Dingermann / Kreis / Nieber / Rimpler / Zündorf
Reinhard Pharmazeutische Biologie

Dingermann / Kreis / Nieber / Rimpler / Zündorf

Reinhard Pharmazeutische Biologie

Grundlagen und Humanbiologie

Begründet von
Ernst Reinhard, Tübingen

Fortgeführt von
Theodor Dingermann, Frankfurt/Main
Wolfgang Kreis, Erlangen
Karen Nieber, Gommern
Horst Rimpler, Freiburg/Breisgau
Ilse Zündorf, Frankfurt/Main

Mit 15 Fotos von Bettina Rahfeld, Halle/Saale

8., völlig neu bearbeitete und erweiterte Auflage

Mit 690 Abbildungen und 98 Tabellen

Wissenschaftliche Verlagsgesellschaft Stuttgart

Zuschriften an
lektorat@dav-medien.de

Anschrift der Autoren

Prof. Dr. Theodor Dingermann
Johann Wolfgang Goethe-Universität
Institut für Pharmazeutische Biologie
Max-von-Laue-Str. 9
60438 Frankfurt

Prof. Dr. Horst Rimpler (em.)
Burgunder Str. 32
79104 Freiburg

Prof. Dr. Wolfgang Kreis
Friedrich-Alexander-Universität
Lehrstuhl für Pharmazeutische Biologie
Staudtstr. 5
91058 Erlangen

Dr. Ilse Zündorf
Johann Wolfgang Goethe-Universität
Institut für Pharmazeutische Biologie
Max-von-Laue-Str. 9
60438 Frankfurt

Prof. Dr. Karen Nieber (em.)
Bahnhofstr. 8
39245 Gommern

Alle Angaben in diesem Buch wurden sorgfältig geprüft. Dennoch können die Autoren und der Verlag keine Gewähr für deren Richtigkeit übernehmen.

Ein Markenzeichen kann markenrechtlich geschützt sein, auch wenn ein Hinweis auf etwa bestehende Schutzrechte fehlt.

Bibliografische Information der Deutschen Nationalbibliothek
Die Deutsche Nationalbibliothek verzeichnet diese Publikation in der Deutschen Nationalbibliografie; detaillierte bibliografische Daten sind im Internet unter https://portal.dnb.de abrufbar.

Jede Verwertung des Werkes außerhalb der Grenzen des Urheberrechtsgesetzes ist unzulässig und strafbar. Das gilt insbesondere für Übersetzungen, Nachdrucke, Mikroverfilmungen oder vergleichbare Verfahren sowie für die Speicherung in Datenverarbeitungsanlagen.

8., völlig neu bearbeitete und erweiterte Auflage

ISBN 978-3-8047-3261-2 (Print)
ISBN 978-3-8047-3533-0 (E-Book, PDF)
ISBN 978-3-8047-3546-0 (E-Book, EPUB)

© 2016 Wissenschaftliche Verlagsgesellschaft Stuttgart
Birkenwaldstraße 44, 70191 Stuttgart
www.wissenschaftliche-verlagsgesellschaft.de

Printed in Germany

Satz: primustype Hurler GmbH, Notzingen
Druck und Bindung: Esser printSolution GmbH, Bretten
Umschlagabbildung: Virus, Sebastian Kaulitzki/fotolia
Umschlaggestaltung: deblik, Berlin
Indexer: Frauke Bahle, Karin Dembowsky, verantwortlich: Walter Greulich, Publishing and more
Grafiken: Bearbeitet von Dr. Ilse Zündorf

Vorwort

Die 8. Auflage des „Reinhard" präsentiert sich zum einen im bewährten Format. Darüber hinaus enthält diese Auflage aber auch ganz neue und wichtige Inhalte. Die auffälligste Neuerung ist der neue große Abschnitt „Humanbiologie", der von Frau Prof. Karen Nieber geschrieben wurde. Im Vorwort zur letzten Auflage hatten wir noch versucht, das Fehlen dieses Kapitels zu rechtfertigen. Wir hatten aber auch angekündigt, dass sich unsere damalige Einschätzung bei der Vorbereitung zu einer neuen Auflage sehr wohl ändern könnte. Denn bei allen Rechtfertigungsversuchen zum Fehlen dieses großen Kapitels mussten wir dann doch selbstkritisch feststellen, dass der „Reinhard" ohne ein Kapitel zur Humanbiologie seinem ursprünglichen Anspruch, die biologischen Inhalte im pharmazeutischen Grundstudium umfassend darzustellen, tatsächlich nicht erfüllt.

So sind wir sehr froh, mit Frau Prof. Nieber eine neue Autorin in unser Team aufgenommen zu haben, die diese beachtliche Lücke geschlossen hat. Im Kapitel 13 „Grundlagen der Humanbiologie" werden die prüfungsrelevanten Inhalte dieses Teilgebiets auf fast 100 Seiten übersichtlich und reich illustriert dargestellt. Folglich fällt auch die neue Auflage bezogen auf die Seitenzahl umfangreicher aus, wobei eine gewisse Handlichkeit, die jedem Lehrbuch gut zu Gesicht steht, nicht verloren gegangen ist.

Treu geblieben sind wir Autoren der ganz eindeutigen Intention des Initiators dieses mittlerweile als Standardwerk etablierten Lehrbuchs, Prof. Dr. Ernst Reinhard, das erforderliche biologische Wissen im pharmazeutischen Grundstudium aktuell aber „prüfungsnah" für die Studierenden aufzuarbeiten.

Treu geblieben sind wir in der neuen Auflage auch dem didaktischen Konzept. Wieder imponiert das Buch durch Illustration und Farbe, didaktische Accessoires, deren sich zeitgemäße Lehrbücher gerade auch in den Biowissenschaften längst wie selbstverständlich bedienen. Denn Biologie muss man nicht nur lernen. Man kann und sollte Biologie „erleben" – sowohl auf organistischer als auch auf molekularer Ebene. Dies ermöglicht der neue „Reinhard", der reichlich und farbig bebildert das Lernen und Verstehen biologischer Strukturen und biochemischer Reaktionswege anschaulich macht. Und immer wurde darauf geachtet, den umfangreichen Lehrstoff „prüfungsnah" zu halten. Dabei wird hin und wieder durchaus auch ein Blick über das Grundstudium hinaus gewagt, um die pharmazeutische Relevanz des umfangreichen Basiswissens deutlich zu machen. Durch diese Einschübe weitergehender Inhalte eignet sich das Lehrbuch als ein Referenzwerk, das sehr wohl auch einen Platz im Handapparat der Apothekenliteratur finden könnte.

Natürlich wurde das Lehrbuch inhaltlich wieder gründlich überarbeitet. Aus heutiger Sicht überflüssige oder überholte Textstellen und Abbildungen wurden gestrichen. Wo immer notwendig wurden Text und Abbildungen aktualisiert. Wichtige neue pharmazeutische Erkenntnisse aus der jüngsten molekularbiologischen Forschung, sowie Anpassungen bei der Systematik der Arzneipflanzen wurden berücksichtigt. Alle Änderungen aufzuzählen, würde den Rahmen dieses Vorworts deutlich sprengen. Wir Autoren sind jedenfalls zuversichtlich, mit dem „Reinhard" in seiner 8. Auflage das Angebot an zeitgemäßer Lehrbuchliteratur vor allem (aber durchaus nicht nur) für die Studierenden der Pharmazie signifikant bereichert zu haben.

Erlangen, Frankfurt/M.,
Freiburg/Br., Gommern
im Frühjahr 2016   Die Verfasser

Inhaltsverzeichnis

Vorwort		V
1	**Zytologie**	**1**
1.1	Morphologische Grundlagen der Zelle	1
1.1.1	Zellen der Bakterien, Samenpflanzen und Säugetiere	2
1.1.2	Stoffliche Zusammensetzung der Zelle	6
1.2	**Chemie, Struktur, Funktion von Zellwänden, Interzellularsubstanz und Glykocalyx**	**10**
1.2.1	Bakterien	10
1.2.2	Pflanzen	18
1.2.3	Säugetiere	24
1.2.4	Pilze	25
1.3	**Biomembranen**	**26**
1.3.1	Chemie und Aufbau	26
1.3.2	Endozytose, Exozytose, Pinozytose, Membranfluss	30
1.3.3	Semipermeabilität, Osmose, Membranpotenzial	32
1.3.4	Zellkontakte	35
1.3.5	Spezifischer Stofftransport durch Biomembranen	36
1.3.6	Signaltransduktion und Informationsverarbeitung	40
1.3.7	Plasmamembran der Bakterien	44
1.3.8	Andere Aufgaben von Membranen	44
1.4	**Zellstrukturen und ihre Funktion**	**45**
1.4.1	Zusammensetzung und Funktion des Cytosols	46
1.4.2	Zellkern	46
1.4.3	Vakuolen	51
1.4.4	Endoplasmatisches Retikulum	53
1.4.5	Dictyosomen, Golgi-Apparat	57
1.4.6	Speichervesikel	61
1.4.7	Mitochondrien	62
1.4.8	Plastiden	65
1.4.9	Ribosomen	68
1.4.10	Peroxisomen und Glyoxysomen	70
1.4.11	Lysosomen	71
1.4.12	Zytoskelett und Geißeln	73
2	**Morphologie, Histologie und Anatomie der Samenpflanzen**	**77**
2.1	Allgemeines	77
2.1.1	Zellen, Form und Struktur	77
2.1.2	Bildungsgewebe	80
2.1.3	Grundgewebe	81
2.1.4	Abschlussgewebe und Absorptionsgewebe	81
2.1.5	Leitgewebe und Leitbündel	87
2.1.6	Festigungsgewebe	91
2.1.7	Exkretionsgewebe und Exkretzellen	92
2.2	**Wurzel**	**95**
2.2.1	Struktur und Funktion	95
2.2.2	Definition von Radix-Drogen	99
2.3	**Sprossachse**	**99**
2.3.1	Struktur und Funktion	99
2.3.2	Definition von Herba-, Rhizom-, Cortex-, Lignum- und Stipites-Drogen	106
2.4	**Blatt**	**107**
2.4.1	Struktur und Funktion	107
2.4.2	Anatomie, taxonspezifische Merkmale	113
2.4.3	Definition von Folium-Drogen	116
2.5	**Blüte**	**118**
2.5.1	Struktur und Funktion	118
2.5.2	Blütenstände, taxonspezifische Merkmale	122
2.5.3	Definition von Flos- und Stigma-Drogen	123
2.6	**Frucht**	**123**
2.6.1	Struktur und Funktion	124
2.6.2	Fruchttypen, taxonspezifische Merkmale	124
2.6.3	Definition von Fructus-Drogen	127
2.7	**Samen**	**128**
2.7.1	Struktur und Funktion	128
2.7.2	Anatomie, taxonspezifische Merkmale	129
2.7.3	Definition von Semen-Drogen	131
3	**Genetik**	**132**
3.1	**Nukleinsäuren**	**134**
3.1.1	Desoxyribonukleinsäure (DNA)	136
3.1.2	Ribonukleinsäuren (RNA)	143
3.1.3	Genetischer Code	147
3.2	**Umsetzung der genetischen Information (Transkription)**	**149**
3.2.1	Genbegriff	149
3.2.2	Ablauf der Transkription	150
3.2.3	Prozessieren der RNA	161
3.2.4	Translation – Proteinbiosynthese	163
3.2.5	Regulation der Proteinbiosynthese	168
3.3	**Weitergabe und Verteilung der genetischen Information**	**172**
3.3.1	Replikation der Nukleinsäuren	172
3.3.2	Zellzyklus, Mitose und Meiose	175
3.3.3	Meiotische Systeme	181
3.3.4	Plasmatische Vererbung	187

3.3.5	Parasexuelle (parameiotische) Systeme, Phagen und Plasmide	188	4.5.8	Anaplerotische Reaktionen	307
3.3.6	Hemmung von Replikation, Transkription und Translation	197	4.5.9	Energiegewinnung durch Gärung	308
			4.6	**Pflanzliche und bakterielle Stoffwechselprozesse**	**310**
3.4	**Veränderungen des Erbguts**	**206**	4.6.1	Photosynthese – die Assimilation des Kohlenstoffs	310
3.4.1	Mutation	206			
3.4.2	Mutationstypen	207	4.6.2	Chemosynthese	317
3.4.3	Mutagene Faktoren und transponierbare genetische Elemente	211	4.6.3	Calvinzyklus	317
			4.6.4	Einfluss ökologischer Faktoren auf die Photosynthese	321
3.4.4	Umordnung von Genen: Antikörperbildung	224	4.6.5	Aufnahme und Verwertung von Stickstoff, Schwefel und Phosphor	322
3.5	**Grundlagen der Molekularbiologie**	**227**			
3.5.1	Gentechnologie bei Bakterien	227	4.6.6	Sekundärstoffwechsel	329
3.5.2	Gentechnologie bei höheren Pflanzen	234	**4.7**	**Entwicklungsphysiologie der Pflanzen**	**335**
3.5.3	Somatische Hybridisierung	235	4.7.1	Totipotenz, Polarität	335
3.5.4	Pflanzenzucht mit Protoplasten	238	4.7.2	Wirkung ökologischer Faktoren (Licht, Wasser, Temperatur, Nährstoffe)	344
4	**Stoffwechsel- und Entwicklungsphysiologie**	**240**	4.7.3	Wasserhaushalt, Elektrolythaushalt und Stofftransport	350
4.1	**Grundlagen biochemischer Reaktionen – Enzyme**	**240**	**5**	**Grundlagen der Systematik und Taxonomie**	**358**
4.1.1	Einteilung der Enzyme	241	**5.1**	**Domäne: Archaea**	**359**
4.1.2	Kinetik von Enzymreaktionen – Reaktionsprinzip	252	**6**	**Viren**	**360**
4.1.3	Ribozyme	258	**6.1**	**Aufbau und Merkmale**	**360**
4.2	**Grundzüge des Kohlenhydratstoffwechsels**	**259**	6.1.1	Größenordnung	360
			6.1.2	Stoffliche Zusammensetzung	360
4.2.1	Mono-, Di-, Oligo- und Polysaccharide	259	6.1.3	Struktur	361
4.3	**Grundzüge des Stickstoffstoffwechsels**	**265**	**6.2**	**Vermehrung von Viren**	**364**
4.3.1	Aminosäuren	265	6.2.1	Bakteriophagen	364
4.3.2	Proteine	272	6.2.2	Entwicklungszyklen humanpathogener Viren	364
4.3.3	Abbau von Proteinen zu Aminosäuren	276			
4.3.4	Abbau von Aminosäuren	277	**6.3**	**Medizinisch wichtige Viren**	**369**
4.4	**Grundzüge des Fettstoffwechsels**	**279**	6.3.1	Herpesviridae	369
4.4.1	Fettsäuren und Fette	279	6.3.2	Orthomyxoviridae	371
4.4.2	Biosynthese von Fettsäuren	280	6.3.3	Paramyxoviridae	374
4.4.3	Bildung von Lipiden	283	6.3.4	Picornaviridae	374
4.4.4	Abbau von Lipiden zu Fettsäuren	284	6.3.5	Retroviridae	375
4.4.5	Abbau der Fettsäuren durch β-Oxidation	284	**6.4**	**Viroide und Prionen**	**377**
4.5	**Grundzüge des Energiestoffwechsels**	**285**	6.4.1	Viroide	377
4.5.1	Energetische Kopplung: abbauende und aufbauende Stoffwechselwege	287	6.4.2	Prionen	377
			6.5	**Interferone**	**378**
4.5.2	Glykolyse	289	6.5.1	Allgemeine Eigenschaften	378
4.5.3	Pyruvatdecarboxylierung	293	6.5.2	Interferonarten	379
4.5.4	Citratzyklus	295			
4.5.5	Glyoxylsäurezyklus	297	6.5.3	Wirkungsmechanismus der Interferone	380
4.5.6	Anabole Stoffwechselwege	298			
4.5.7	Atmung, Endoxidation	301	6.5.4	Weitere Interferonwirkungen	381

7	**Bakterien (Bacteria)**	**383**
7.1	Morphologie und Zytologie	383
7.1.1	Morphologische und biochemische Einteilung der Bacteria	383
7.1.2	Gram-Färbung	385
7.1.3	Pathogenität und Pathogenitätsfaktoren von Bakterien	385
7.2	Wachstum und Entwicklung der Bacteria	388
7.2.1	Wachstum	388
7.2.2	Ernährungstypen	389
7.3	Pharmazeutisch, technisch und medizinisch wichtige Prokaryonten	391
7.3.1	Proteobacteria	392
7.3.2	Cyanobacteria	396
7.3.3	Spirochaetes	396
7.3.4	Chlamydiae	396
7.3.5	Firmicutes	396
8	**Einführung in die Systematik der Eukaryonten (Eucarya, Eukaryota)**	**403**
8.1	Reich: Amoebozoa	404
8.2	Reich: Opisthokonta	404
8.3	Reich: Excavata	405
8.4	Reich: Chromalveolata (SAR)	405
8.4.1	Unterreich: Rhizaria	405
8.4.2	Unterreich: Alveolata	405
8.4.3	Abteilung: Heterokonta	406
8.5	Reich: Plantae (Archaeplastida)	406
8.5.1	Unterreich: Viridiplantae	407
9	**Fungi (Pilze)**	**411**
9.1	„Zygomycota"	413
9.1.1	Unterabteilung: Mucoromycotina	413
9.2	Abteilung (Stamm): Ascomycota	415
9.2.1	Unterabteilung: Saccharomycotina	415
9.2.2	Unterabteilung: Pezizomycotina	417
9.3	Abteilung (Stamm): Basidiomycota	424
9.3.1	Unterabteilung: Agaricomycotina	424
10	**Klasse: Phaeophyceae (Braunalgen)**	**429**
10.1	Ordnung: Laminariales	429
10.2	Ordnung: Fucales	431
11	**Abteilung: Rhodophyta (Rotalgen)**	**432**
11.1	Klasse: Bangiophyceae	432
11.2	Klasse: Florideophyceae	432
12	**Samenpflanzen**	**435**
12.1	Klasse: Pinopsida (Gymnospermae)	435
12.1.1	Unterklasse: Cycadidae	436
12.1.2	Unterklasse: Ginkgoidae	436
12.1.3	Unterklasse: Cupressidae	437
12.1.4	Unterklasse: Gnetidae	438
12.1.5	Unterklasse: Pinidae	438
12.2	Klasse: Magnoliopsida (Angiospermae)	440
12.2.1	Basale Ordnungen der Angiospermae	441
12.2.2	Mesangiospermae	443
12.2.3	Unterklasse: Liliidae (Monocotyledoneae)	443
12.2.4	Mesodicotyledoneae	457
12.2.5	Unterklasse: Magnoliidae	457
12.2.6	Chloranthales, Ceratophyllales	459
12.2.7	Eudicotyledoneae	460
12.2.8	Gunneridae	466
12.2.9	Superrosidae	466
12.2.10	Unterklasse: Rosidae	467
12.2.11	Superasteridae	488
12.2.12	Unterklasse: Asteridae	493
13	**Grundlagen der Humanbiologie**	**522**
13.1	Nervensystem	522
13.1.1	Gehirn	523
13.1.2	Blut-Hirn-Schranke	525
13.1.3	Rückenmark	527
13.1.4	Hirn- und Rückenmarkshäute, Liquor	528
13.1.5	Peripheres vegetatives Nervensystem	529
13.1.6	Somatisches (willkürliches) Nervensystem	532
13.1.7	Reflexbogen	533
13.1.8	Darmnervensystem	534
13.1.9	Nervengewebe	535
13.2	Erregungsleitung	540
13.2.1	Ruhemembran- und Aktionspotenzial	540
13.2.2	Mechanismen der synaptischen Übertragung	541
13.2.3	Rezeptoren	544
13.2.4	Neurotransmitter	548
13.3	Sinnesorgane	553
13.3.1	Auge	554
13.3.2	Hör- und Gleichgewichtsorgan	556
13.4	Muskulatur	559
13.4.1	Struktur und Funktion der quergestreiften Muskulatur	559
13.4.2	Glatte Muskulatur	564
13.5	Kardiovaskuläres System	565
13.5.1	Herz	565

13.5.2	Erregungsprozesse im Herz	566
13.5.3	Elektrokardiogramm	568
13.5.4	Regulation der Herzaktion	569
13.5.5	Gefäßsystem	570
13.5.6	Blut	574
13.5.7	Hämostase	577
13.5.8	Lymphsystem	579
13.6	**Immunsystem**	**580**
13.6.1	Angeborenes Immunsystem	580
13.6.2	Erworbenes Immunsystem	581
13.6.3	Antigenerkennung	583
13.6.4	Antikörper	584
13.7	**Elektrolyt- und Wasserhaushalt**	**584**
13.7.1	Säure-Basen-Haushalt	585
13.8	**Niere und ableitende Harnwege**	**586**
13.8.1	Niere	586
13.8.2	Ableitende Harnwege	590
13.9	**Atmungsorgane**	**591**
13.9.1	Bau und Funktion der Lunge	591
13.9.2	Atmung	592
13.10	**Haut**	**594**
13.10.1	Aufgaben der Haut	594
13.10.2	Aufbau der Haut	595
13.11	**Verdauungsorgane**	**596**
13.11.1	Mundhöhle und Speiseröhre	597
13.11.2	Magen	597
13.11.3	Dünndarm	600
13.11.4	Dickdarm	601
13.11.5	Bauchspeicheldrüse	602
13.11.6	Leber und Galle	603
13.12	**Fortpflanzungsorgane**	**605**
13.12.1	Männliche Geschlechtsorgane	605
13.12.2	Weibliche Geschlechtsorgane	606
13.12.3	Menstruationszyklus	608
13.12.4	Embryonalentwicklung	609
13.12.5	Schwangerschaft und Geburt	610
13.13	**Hormonsystem**	**611**
13.13.1	Einteilung der Hormone	611
13.13.2	Hormonelle Regulation	612
13.13.3	Endokrine Organe	612

Quellen, Literatur 619
Sachregister 620
Autoren 657

1 Zytologie

Wolfgang Kreis

1.1 Morphologische Grundlagen der Zelle

Das Leben auf der Erde hat im Lauf der Evolution eine ungeheure Vielfalt von Organismen hervorgebracht. Die drei Domänen der Lebewesen (Bacteria, Archaea, Eukarya) haben vieles gemeinsam: Ablauf der Glykolyse (▶ Kap. 4.5.2), semikonservative Replikation der DNA (▶ Kap. 3.3), genetischer Code (▶ Kap. 3.1.3), Synthese von Proteinen durch Transkription und Translation (▶ Kap. 3.2.3), Besitz von Plasmamembranen (▶ Kap. 1.3), Ribosomen (▶ Kap. 1.4.9) und andere.

In Gestalt von Archaea, Bakterien, Protisten, Pilzen, niederen und höheren Pflanzen, den verschiedenartigsten Organismen im Tierreich begegnet uns das Leben in den unterschiedlichsten Organisations- und Differenzierungsstufen, in einer überwältigenden Formenfülle. Zudem begegnet man einer Vielfalt physiologischer Leistungen sowie der Anpassung an unterschiedliche Lebensbedingungen.

Alle Lebewesen sind aus Zellen aufgebaut, aus einer Zelle die Einzeller, z. B. Bakterien, aus vielen Zellen die Vielzeller. Die Zelle ist die kleinste, noch selbstständig lebensfähige morphologische Einheit. Auch im vielzelligen Organismus sind die einzelnen Zellen relativ selbstständig. Unter bestimmten Bedingungen können aus dem Verband herausgelöste Zellen in geeigneter Nährlösung lange weiterleben, sich teilen und vermehren. Viren, Viroide und Prionen zählen nicht zu den Lebewesen; sie nehmen eine Sonderstellung ein (▶ Kap. 6).

Einzelne Zellen eines vielfältig differenzierten Organismus können über die genetische Information des gesamten Organismus verfügen. Aus bestimmten, aus Pflanzen isolierten Zellen können wieder ganze Pflanzen regeneriert werden. Solche Zellen sind **omnipotent**.

Die **Zelle** steht mit ihrer **Umgebung** in einem stetigen **Energie- und Stoffaustausch**. Sie kann auf Änderungen ihrer Umgebung reagieren. Hierbei spielen vielfältige zelluläre Strukturen und Prozesse zusammen (Rezeptoren, Signaltransduktionskaskaden, Genexpressionskontrolle etc.). Zellen können sich durch Teilung oder Sprossung (Hefe) vermehren. Man kann die Zelle in Partikel aufteilen, welche außerhalb der Zelle in sogenannten zellfreien Systemen noch Teilfunktionen erfüllen können. Alle Funktionen, die einer lebendigen Substanz zugeordnet sind, können jedoch nur innerhalb der elementaren Funktionseinheit Zelle erfüllt werden.

> ■ **MERKE** Zellen können nur aus Zellen hervorgehen, entweder durch Teilung oder bei der Befruchtung durch Verschmelzung von Zellen. Stoffwechsel, Wachstum und Vermehrung sind charakteristische Eigenschaften der lebenden Zelle.

Zellen begegnen uns in den verschiedensten Differenzierungsformen. Bereits die einzelligen Lebewesen zeigen vielfältige, morphologische und physiologische Abwandlungen dieser Grundeinheit des Lebens. Noch vielfältiger abgewandelt ist die Zelle in den vielzelligen hochdifferenzierten Organismen. Hier begegnen uns Zellen als Leitelemente, als Nervenzellen, als Epidermiszellen, als Drüsenzellen, als Assimilationszellen, als Blutzellen usw.

Zellen können verschiedene Formen und Größen besitzen. Dies entspricht ihren unterschiedlichen Funktionen. Die kleinsten Zellen finden sich bei Bakterien. Mikrokokken haben einen Durchmesser von etwa 0,2 µm. Die Größe einer Tier- oder Pflanzenzelle liegt zwischen 10 und 200 µm. Jedoch gibt es von diesen Durchschnittsgrößen sehr starke Abweichungen (◻ Tab. 1.1, ○ Abb. 1.1).

◻ **Tab. 1.1** Zellgrößen

Zelle	Größe ca.
Lein (Fasern)	5 cm
Mark (Parenchymzelle)	0,4 mm
Epidermiszelle	0,05 mm (50 µm)
Escherichia coli	0,003 mm (3 µm)

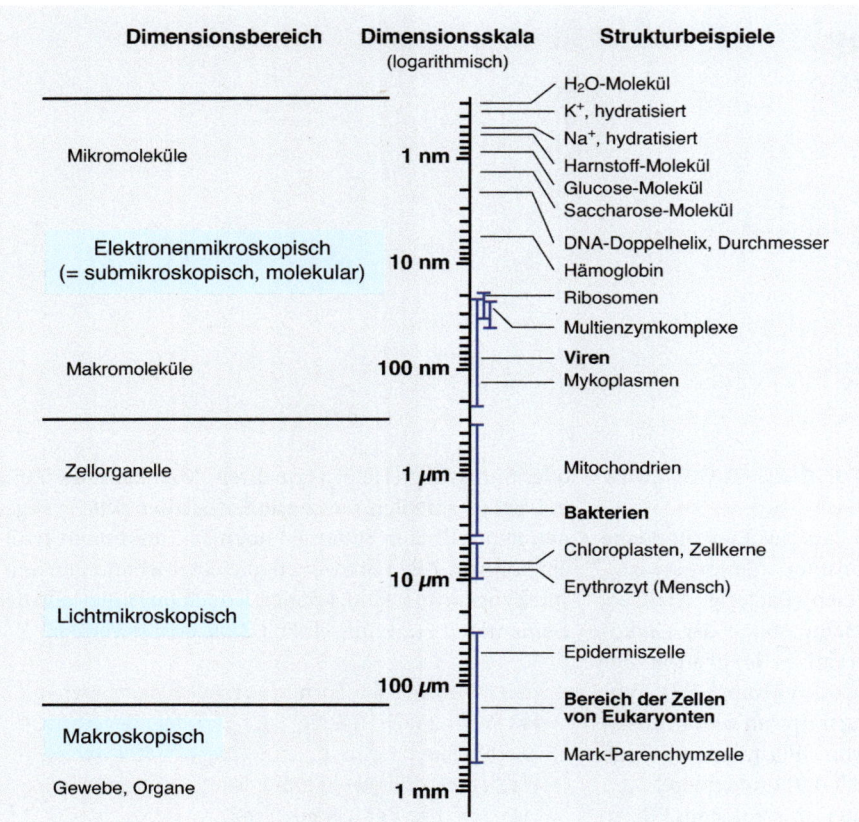

Abb. 1.1 Größenordnungen von Zellen und Molekülen

Vereinfachend kann man sagen, dass die Größe von Viren im unteren Nanometer-, die von Bakterien im unteren Mikrometer- und die von Zellen höherer Lebewesen im oberen Mikrometer-Bereich liegt.

1.1.1 Zellen der Bakterien, Samenpflanzen und Säugetiere

Eine Zelle ist vom Protoplasma erfüllt. Im **Protoplasma** von Eukaryonten lassen sich **Zellkern** und **Zytoplasma** unterscheiden. Das Zytoplasma besteht aus einer hyalinen, flüssigen Grundsubstanz, dem **Cytosol**, und den darin eingebetteten Zellorganellen und Einschlüssen. **Eukaryontische Zellen** besitzen in der Regel **einen Zellkern**, sie sind **monoenergid**. Dieser ist durch eine Doppelmembran, die **Kernhülle**, vom Zytoplasma abgetrennt und besteht aus **Kernplasma** (Karyoplasma), **Chromosomen** und **Nukleoli**. Manche Zellen haben mehrere Zellkerne, sind also **polyenergid**. **Kernlose Zellen**, wie Zellen in Siebröhren oder Erythrozyten, haben nur eine sehr kurze Lebensdauer. **Prokaryonten** besitzen nur sogenannte **Kernäquivalente** (Nukleoide). Diese lassen sich im Mikroskop nach entsprechender Anfärbung als unregelmäßig geformte Strukturen erkennen.

Das Protoplasma ist immer von einer Hülle umgeben, die es nach außen begrenzt, der **Plasmamembran**. Diese Plasmamembran ist eine **Lipoproteidmembran**, die in ihren Grundstrukturen und in ihrem chemischen Aufbau bei den Zellen aller Lebewesen weitgehende Übereinstimmungen zeigt. Bei **tierischen Zellen** ist der Plasmamembran eine sehr dünne Schicht von Glykolipiden, Glykoproteinen und Mucopolysacchariden aufgelagert. Diese Schicht, die Glykocalyx, trägt u. a. Antigenstrukturen und Hormonrezeptoren. Sie spielt eine wesentliche Rolle bei immunologischen Vorgängen, bei Wechselwirkungen zwischen Zellen und bei der Kommunikation der Zelle mit der Außenwelt. Tierische Zellen besitzen jedoch keine den pflanzlichen Zellen vergleichbare Zellwand (Tab. 1.2).

Bei den **Zellen höherer Pflanzen** wird der Protoplast von einer festen **Zellwand** umhüllt. Diese besteht in der Hauptsache aus **Cellulose** und ist bereits im Lichtmikroskop leicht erkennbar. Auch die Zellen der **Pilze** und **Bakterien** haben eine mehr oder weniger feste **Zellwand**. Hauptbestandteil der Zellwand der **Pilze** ist das **Chitin** (N-Acetylglucosamin, polymerisiert). Die Zellwände der **Bakterien** sind sehr komplex zusammengesetzt und werden aus mehreren Grundsubstanzen aufgebaut. Für die Stützfunktion wesentlich ist hier die **Mureinschicht**.

Eukaryontische Zellen

Zur Aufklärung der Struktur der Zelle haben Lichtmikroskopie und Elektronenmikroskopie entscheidend beigetragen. Das Auflösungsvermögen des Lichtmikroskops ist durch die Wellenlänge des sichtbaren Lichts begrenzt. Es liegt etwa bei 0,2 µm. Das entspricht etwa dem 1000-fachen Auflösungsvermögen des menschlichen Auges (Tab. 1.3, Abb. 1.2).

Die Zellen von Pflanzen, Tieren und anderen Eukaryonten sind komplexer und größer als jene der **Prokaryonten** (siehe unten). Wesentlich bei der eukaryontischen Zellfunktion ist die Kompartimentierung der Zelle.

Bei pflanzlichen Zellen ist die **Zellwand** als mehr oder weniger dicke Schicht zu sehen. In manchen Fällen ist schon im Lichtmikroskop eine deutliche Schichtung zu erkennen. Die Zellwand ist stellenweise von **Tüpfeln** durchbrochen. Durch diese Tüpfel verbinden Plasmakanäle (Plasmodesmata) die Protoplasten benachbarter Zellen. Es sind Bahnen des Stoffaustausches zwischen den Zellen. Alle Protoplasten einer Pflanze bilden über die Plasmodesmata eine Einheit, den **Symplasten**. Die Plasmamembran pflanzlicher oder tierischer Zellen ist im Lichtmikroskop nicht erkennbar. Das **Zytoplasma** sieht man als durchsichtige, hyaline körnige Masse. Darin liegt der **Zellkern** (Nukleus, Karyon) als kugeliger oder elliptischer, formveränderlicher Körper. Bei entsprechender Färbung kann man im Zellkern ein feines Netzwerk, das **Chromatingerüst**, erkennen. Im Zellkern fallen noch durch ihre starke Lichtbrechung kugelige Körperchen, die **Nukleoli** oder Kernkörperchen, auf. An der Grenze des Auflösungsvermögens des Lichtmikroskops liegen die **Mitochondrien**. Mit besonderen Techniken lassen sie sich als meist länglich-ovale Gebilde wahrnehmen. In embryonalen pflanzlichen Zellen sind zusätzlich Proplastiden zu erkennen. In pflanzlichen und tierischen Zellen finden sich mehr oder weniger zahlreiche **Vakuolen** unterschiedlicher Größe. Bei **ausdifferenzierten pflanzlichen Zellen** (Abb. 1.3) nimmt eine große **Zentralvakuole** den größten Teil des Zellinneren ein. Das **Zytoplasma** bildet nur noch einen **dünnen wandständigen Belag**. Es lassen sich deutlich **Plastiden** nachweisen, je nach Funktion der Zelle **grüne Chloroplasten, farblose Leukoplasten** und **gelbe** oder **orangegefärbte Chromoplasten**. Schon im Lichtmikroskop ist zu sehen, dass der grüne Farbstoff der Chloroplasten, das Chlorophyll, nicht gleichmäßig in diesen verteilt, sondern in bestimmten Bereichen, den **Grana** angereichert ist. Daneben sind **tote Zelleinschlüsse**, z. B. **Stärkekörner, Oxalatkristalle** oder **Aleuronkörner** zu erkennen.

Die **Zellen der Tiere** haben **keine Zellwand** und besitzen im Gegensatz zu den Pflanzenzellen **keine Plastiden**.

Das **Elektronenmikroskop**, welches das Auflösungsvermögen des Lichtmikroskops um etwa das 500-Fache übertrifft, liefert ein wesentlich detaillierteres Bild der Zelle (Tab. 1.3). Mit seiner Hilfe kann man erkennen, dass zahlreiche **Membransysteme** und Strukturen das

Tab. 1.2 Beispiele für Unterschiede zwischen pflanzlichen und tierischen Zellen

Parameter	Tierische Zelle	Pflanzliche Zelle
Zellwand	–	+
Zentralvakuole	–	+
Plastiden	–	+
Streckungswachstum	–	+
Glykocalyx	+	–
Golgi-Apparat	kompakt	dispers

Tab. 1.3 Größe von Zellbestandteilen

Zellbestandteil	Größe
Lichtmikroskopie[1]	
Chloroplasten	4,0–8,0 µm
Mitochondrien	0,5–0,8 µm (500–800 nm)
Elektronenmikroskopie[2]	
Dictyosomen	0,2 µm (200 nm)
Ribosomen	10–15 nm
Elementarmembran	6–8 nm
Hämoglobin	6,4 nm
DNA-Helix	2,5 nm

[1] Grenze des Auflösungsvermögens 0,2 µm (200 nm),
[2] Grenze des Auflösungsvermögens 0,8 nm

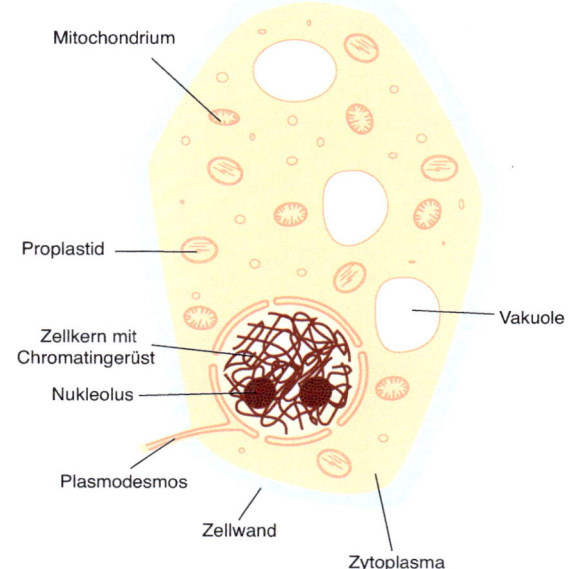

Abb. 1.2 Schema einer meristematischen Pflanzenzelle im Lichtmikroskop

Zytoplasma erfüllen und dieses in viele voneinander getrennte **Reaktionsräume (Kompartimente)** aufteilen (o Abb. 1.4). Nun lässt sich die **Plasmamembran** als feine Doppellinie um das Zytoplasma erkennen. Das **Zytoplasma** selbst wird vom Röhren-, Zisternen- und Bläschensystem des **Endoplasmatischen Retikulums (ER)** durchzogen. Dieses steht in unmittelbarem Kontakt mit der Plasmamembran, dem Golgi-Apparat, sowie der Kernmembran. Die **Kernmembran** ist eine Doppelmembran, die von Poren, den **Kernporen**, durchbrochen ist. Sie entsteht aus dem Endoplasmatischen Retikulum.

Die Membranen des Endoplasmatischen Retikulums sind an der Außenseite teilweise dicht mit kleinen rundlichen Körnchen besetzt, die sich auch frei im Zytoplasma finden. Es sind die **Ribosomen,** resp. deren Untereinheiten. Der Teil des Endoplasmatischen Retikulums, der mit Ribosomen besetzt ist, erscheint im Elektronenmikroskop rau und körnig und wird deshalb als **raues Endoplasmatisches Retikulum** (raues ER) bezeichnet. An die Membranen des sogenannten **glatten Endoplasmatischen Retikulums** sind keine Ribosomen gebunden. In Pflanzen zieht sich das Membransystem des Endoplasmatischen Retikulums als **Desmotubulus** durch die Plasmodesmen und ist so mit dem Membransystem der Nachbarzellen verbunden.

Als Stapel übereinandergeschichteter, lang gezogener Hohlräume, sogenannter Zisternen, erscheinen die **Dictyosomen.** Sie finden sich in mehr oder weniger

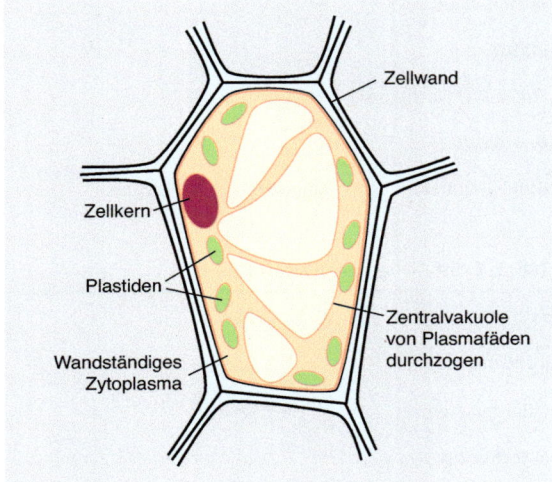

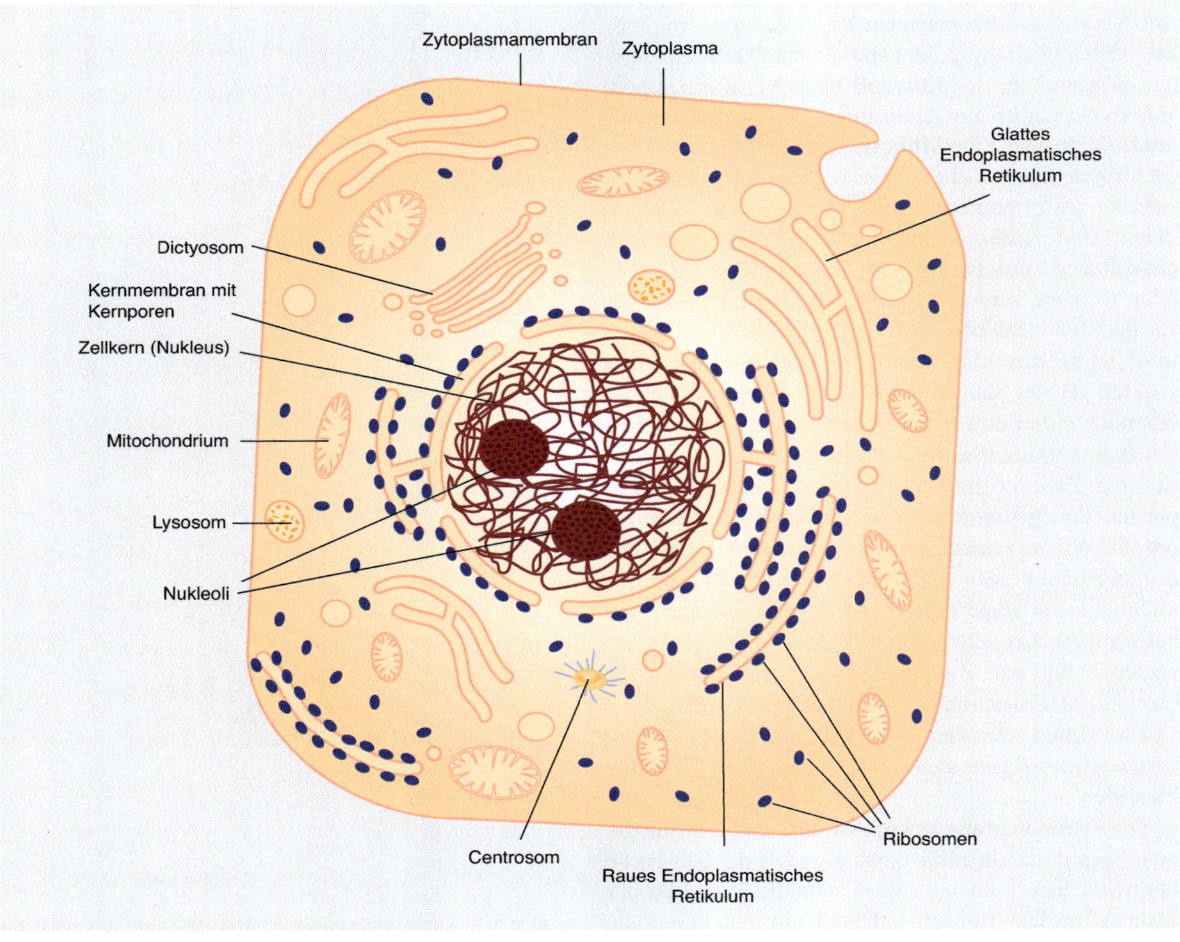

o **Abb. 1.3** Differenzierte Pflanzenzelle

o **Abb. 1.4** Schema der Feinstruktur einer tierischen Zelle

Tab. 1.4 Anzahl von Organellen pro Zelle (Eucyte)

Zelle	Anzahl
Kern	1
Mitochondrien	500–200000
Dictyosomen	20 bis mehrere Tausend
Ribosomen	etwa 10^6

großer Anzahl in der Zelle (Tab. 1.4). In ihrer Gesamtheit werden sie als **Golgi-Apparat** bezeichnet.

Besonders in den peripheren Bereichen des Zytoplasmas finden sich röhrenförmige Gebilde, die **Mikrotubuli**. Dies sind filamentöse Strukturen. Sie sind am Aufbau des **Zytoskeletts** und Bewegungsvorgängen der Zelle beteiligt.

Die **Mitochondrien** zeigen im Elektronenmikroskop eine sehr charakteristische Feinstruktur. Einer äußeren Hüllmembran liegt in geringem Abstand eine innere an, die stark in den Innenraum des Mitochondriums, die sogenannte **Matrix**, hinein gefaltet ist.

Eine ähnliche Feinstruktur zeigen die **Chloroplasten** der höheren Pflanzen. Auch hier wird der Innenraum – hier **Stroma** genannt – von einer Vielzahl von Lamellen, den **Thylakoiden**, durchzogen.

Die **Vakuolen** der pflanzlichen und tierischen Zelle werden von einer einfachen Biomembran vom Plasma abgegrenzt. Die **Biomembran**, die bei differenzierten pflanzlichen Zellen die große zentrale Zellsaftvakuole umgibt, wird **Tonoplast** genannt. Weitere Organellen, die von nur einer Biomembran umgeben sind, sind **Lysosomen**, **Peroxisomen** und **Glyoxysomen**.

Trotz der Bereicherung der Zytologie durch das Elektronenmikroskop wären die Kenntnisse der Zelle ohne entsprechende chemische, biochemische, molekulargenetische und biophysikalische Arbeiten doch sehr unvollkommen.

Nach entsprechender Extraktion ist es möglich, durch vielfältige Aufarbeitungsgänge und Nachweisverfahren eine Übersicht über den Bestand der Zelle an organischen Molekülen zu gewinnen. Nach Veraschung der Zellen lässt sich der Gehalt an Mineralstoffen, an anorganischen Ionen analysieren. Durch Homogenisierung von Zellen und Fraktionierung des Homogenisates in der Ultrazentrifuge gelingt es, den größten Teil der Zellorganellen zu isolieren sowie ihren chemischen Bau und ihre Enzymausstattung zu bestimmen. So können Kenntnisse über die Funktion der einzelnen Zellbestandteile sowie über die Verteilung der einzelnen Moleküle in der Zelle gewonnen werden. Die Enzymausstattung, vor allem die für die Funktion der Organellen wichtigen Enzyme, die sogenannten Leitenzyme (Marker-Enzyme), geben Aufschluss über die Funktion der verschiedenen Zellorganellen (Tab. 1.5). Der all-

Tab. 1.5 Lokalisierung wichtiger Enzyme und Stoffwechselvorgänge in der Zelle

Lokalisierung	Enzyme, Stoffwechselvorgänge
Zellkern	DNA-Polymerasen (Replikation der DNA), RNA-Polymerasen (Transkription der DNA unter Bildung von mRNA, tRNA und rRNA)
	Leitenzym: NAD-Pyrophosphorylase
Mitochondrien	Enzyme des Citratzyklus, Atmungskette (Elektronentransport), oxidative Phosphorylierung (ATP-Synthese), Fettsäureabbau
	Leitenzyme: Glutamat-Dehydrogenase, Cytochrom-Oxidase
Raues Endoplasmatisches Retikulum	Proteinbiosynthese (Ribosomen), Verteilung von Stoffwechselprodukten
	Leitenzym: Proteindisulfid-Isomerase
Ribosomen	Proteinbiosynthese (Translation)
Lysosomen	Leitenzym: Saure Phosphatase
Peroxisomen	Leitenzym: Katalase
Plasmamembran	Energieverbrauchende Transportsysteme, ATPasen, Permeasen
	Leitenzym: 5'-Nukleotidase
Chloroplasten	Elektronentransport, Reduktion von Kohlendioxid, Reduktion von Nitrit zu NH_4^+, Reduktion von Sulfat, Synthese von Aminosäuren, Synthese von Fettsäuren
	Leitenzym: Ribulosebisphosphat, Carboxylase-Oxygenase
Dictyosomen, Golgi-Apparat	Bildung der Plasmamembran und sekretorischer Vesikel
	Leitenzym: Galactosyltransferase
Glattes Endoplasmatisches Retikulum	Lipidsynthese, Steroidsynthese, Hydroxylierungen, Biotransformationen
	Leitenzym: Glucose-6-Phosphatase
Mikrotubuli	Zytoskelett, Steuerung von Bewegungsvorgängen, Spindelfasern
Cytosol	Glykolyse, Pentosephosphatzyklus, Fettsäuresynthese, Mononukleotid-Synthese, Aminoacyl-tRNA-Synthetase
Glyoxysomen	Umwandlung von Reservefetten in Kohlenhydrate (u. a.)
	Leitenzyme: Isocitrat-Lyase, Malat-Oxidase

■ **Tab. 1.6** Vergleich von Prokaryonten- und Eukaryontenzelle

Parameter	Procyte	Eucyte
Größenbereich	0,3–2,5 µm	10–200 µm
Zellkern	–	+
Organisation des Genoms	Ein zirkuläres DNA-Molekül	Mehrere lineare Moleküle in Chromosomen
Introns in Genen	–	+
Histone	–	+
Ribosomen	70 S	80 S
Kompartimentierung	Gering	Hoch entwickelt
Zytoplasmamembran	+	+
Mitochondrien	–	+
Plastiden	–	+
Mikrotubuli	–	+

gemeinen Übereinstimmung der Zellstruktur entspricht eine relative Einheitlichkeit grundsätzlicher Zellfunktionen. Viele Vorgänge des Stoffwechsels und der Energiegewinnung laufen in allen lebendigen Systemen recht ähnlich ab. Alle Organismen, die bisher untersucht wurden, arbeiten z. B. mit ähnlichen Enzymen des Glucoseabbaus, des Fettsäurestoffwechsels, der Zellatmung oder der Photosynthese.

Prokaryontische Zellen
Wesentlich einfacher ist die Zelle der Prokaryonten zusammengesetzt. Sie besitzt, wie bereits erwähnt, **kei-**

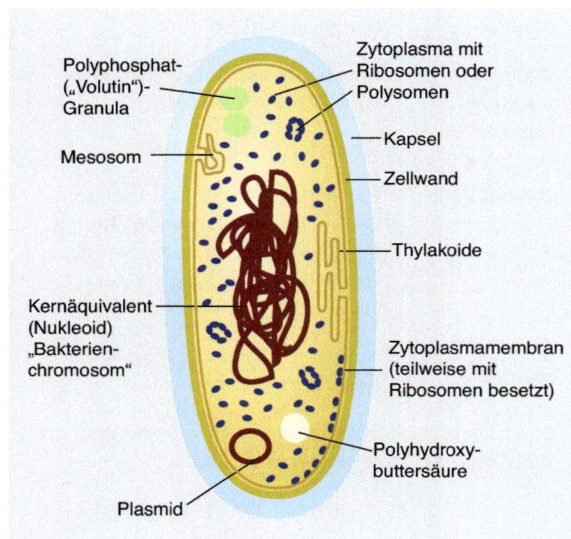

○ **Abb. 1.5** Schema des Aufbaus einer Bakterienzelle

nen Zellkern sondern nur ein **Kernäquivalent (Nukleoid)** d.h. ein ringförmiges DNA-Molekül (■ Tab. 1.6). Von den eben aufgezählten Zellorganellen der Eukaryonten-Zellen sind in der Prokaryonten-Zelle nur die **Ribosomen** vorhanden. Die **Funktionen** anderer **Zellorganellen** der **Eukaryonten-Zelle** werden bei den **Prokaryonten** von der **Plasmamembran** übernommen. Beispielsweise sind zahlreiche Enzyme des Energiestoffwechsels, die bei Eukaryonten an Mitochondrien gebunden sind, bei Prokaryonten in der Plasmamembran lokalisiert. Bei photoautotrophen Bakterien enthalten lamellenartige Ausstülpungen der Plasmamembran, die **Thylakoide,** die Photosynthesepigmente. Sie entsprechen funktionell den Thylakoiden der Chloroplasten höherer Pflanzen. Die Feinstruktur einer prokaryontischen Zelle zeigt die ○ Abb. 1.5.

■ **MERKE** Zellen von Prokaryonten weisen eine wesentlich geringere Kompartimentierung auf, als die Zellen der Eukaryonten. Sie besitzen als einzige Biomembran die Plasmamembran, welche ihr Zytoplasma umgibt.

1.1.2 Stoffliche Zusammensetzung der Zelle

Am Aufbau der Zelle beteiligte Elemente
Von den über 100 bekannten chemischen Elementen sind nur etwa 20 am Aufbau der lebenden Substanz beteiligt (■ Tab. 1.7) Vorwiegend handelt es sich um die leichteren Elemente des Periodensystems. Die sechs am häufigsten vorkommenden Elemente sind **Kohlenstoff,**

Tab. 1.7 Am Aufbau der Zelle beteiligte Elemente

Bestandteil	Element	Wichtige Funktionen
Hauptbestandteile aller Zellen (mit 1–50 % am Zellgewicht beteiligt) Elemente, die in geringerer Menge in allen Zellen vorkommen (0,01–1 %)	Wasserstoff (H), Stickstoff (N), Sauerstoff (O), Phosphor (P), Schwefel (S), Kohlenstoff (C)	Universelle Bausteine aller Zellen Beteiligung am Ablauf biophysikalischer Prozesse in der Zelle; Kofaktoren bei enzymatischen Reaktionen
Spurenelemente (< 0,001 %), nicht in allen Zellen vorkommend	Natrium (Na)[1], Magnesium (Mg), Chlor (Cl)[1], Kalium (K), Calcium (Ca), Bor (B), Fluor (F), Silicium (Si), Vanadium (V), Mangan (Mn), Eisen (Fe), Cobalt (Co), Nickel (Ni), Kupfer (Cu), Zink (Zn), Molybdän (Mo), Iod (I)	Bsp. Kofaktoren bei enzymatischen Reaktionen

[1] Weniger bei Pflanzen, hauptsächlich bei tierischen Zellen

Wasserstoff, Stickstoff, Sauerstoff, Phosphor und **Schwefel.** Sie werden vorwiegend für den **Aufbau der organischen Strukturen** der Zellen benötigt. Ihr Anteil an der lebenden Materie beträgt 96 %, davon stellt beispielsweise Phosphor etwa 1 % und Kohlenstoff 50 %. Die Elemente **Natrium, Magnesium, Chlor, Kalium** und **Calcium** sind mit etwa 0,01–1 % am Aufbau der Zelle beteiligt. Sie liegen hauptsächlich als dissoziierte Mineralsalze vor. Die wichtigsten mineralischen **Kationen** sind Na^+, K^+, Mg^{2+}, Ca^{2+}, die wichtigsten mineralischen **Anionen** Cl^-, SO_4^{2-}, CO_3^{2-}, NO_3^-, PO_4^{3-}.

Am strukturellen Aufbau des Organismus ist nur Calcium in Form von Calciumphosphaten in den Knochen der Vertebraten in nennenswerter Menge beteiligt.

Weitere Elemente, die in der Zelle vorkommen, sind **Bor, Fluor, Silicium, Vanadium, Mangan, Eisen, Cobalt, Nickel, Kupfer, Zink, Molybdän** und **Iod.** Ihr Anteil an den Organismen beträgt im Allgemeinen weniger als 0,001 %. Eine **Ausnahme** bildet das **Silicium.** Es ist vorwiegend am Aufbau bestimmter Strukturen beteiligt, z. B. in den Schalen von Diatomeen (Kieselalgen) oder den verkieselten Stängeln von Schachtelhalmen und Gräsern.

Aufgaben von Ionen in der Zelle

Ionen sind für die Aufrechterhaltung fast aller Zellfunktionen von grundsätzlicher Bedeutung (Tab. 1.8). Von ihnen werden u. a. **Permeabilität, Kontraktilität** und **Reizvorgänge** beeinflusst. Magnesiumionen regulieren z. B. auch den Aggregatzustand der Ribosomen und damit die Proteinbiosynthese. Kationen sind außerdem Gegenionen zu negativ geladenen Makromolekülen, z. B. Proteinen, Nukleinsäuren, Polysacchariden und Phospholipiden. Beispielsweise kommt dem Zusammenspiel von Ca^{2+}-Ionen mit den in der Membran gebundenen negativ geladenen Phospholipiden eine wichtige Funktion bei der Regulation der Membranpermeabilität zu. Magnesium und Calcium sind auch Kofaktoren vieler Enzyme.

Darüber hinaus beeinflussen Ionen die Lösungseigenschaften vieler Zellbestandteile, die elektrische Ladung der Zelle und die Funktionen eines Großteils der Makromoleküle und Organellen einer Zelle.

In der Zelle wird ständig ein spezifisches **Gleichgewicht** der verschiedenen **Ionen** aufrechterhalten. Mangelerscheinungen und Mangelkrankheiten können die Folge von Störungen des Ionengleichgewichts des Organismus sein.

Neben den bereits aufgezählten anorganischen Ionen der Zelle sind auch organische Elektrolyte für die Zelle von Bedeutung, z. B. organische Säuren, Aminosäuren, Peptide und Proteine.

In der pflanzlichen Zelle dienen Ionen einerseits zur Aufrechterhaltung und Regulation von Zellfunktionen (Tab. 1.8), zum anderen sind sie wichtige Nährstoffe. Die Pflanze vermag Elemente aus anorganischen Ionen in organische Substanzen einzubauen, zu „assimilieren", z. B. Schwefel aus SO_4^{2-} oder Stickstoff aus NO_3^- (▸ Kap. 4.6.5). Das Defizit von Anionen, das bei diesen Prozessen entsteht, wird von der Pflanze durch Synthese organischer Säuren ausgeglichen, z. B. Oxalsäure, Äpfelsäure, Fumarsäure und Citronensäure. Neben ihrer allgemeinen Funktion als Substrate energieliefernder Prozesse dienen diese Anionen in der Pflanze auch zur Aufrechterhaltung des Ladungsgleichgewichts in den Zellen.

K^+ ist für die pflanzliche Zelle wichtig, Na^+ dagegen selten. In vielen Pflanzen ist Ca^{2+} das dominierende Kation.

Alle Ionen in den **Zellen** sind **hydratisiert.** Die Dipole der Wassermoleküle gruppieren sich mehr oder weniger geordnet um sie. Hierdurch verändern sich ihre Beweglichkeit und ihre Permeabilitätseigenschaften. Die Hydratation eines Ions ist seiner Ladung direkt und seinem Durchmesser umgekehrt proportional. Je stärker die Ladung, desto mehr Wassermoleküle sind an der Hydratationshülle beteiligt. Auch Proteine sind aufgrund ihrer Ladungen immer hydratisiert. Durch die

◻ **Tab. 1.8** Ionen und einige ihrer Funktionen in Zellen

Ion	Funktionen
NO_3^-, NH_4^+	Stickstoffquelle für organische Verbindungen
Na^+	Beteiligt bei Bildung von Aktionspotenzialen und an aktiven Transportvorgängen
Mg^{2+}	Kofaktor vieler Enzyme, Zentralatom im Chlorophyll
PO_4^{3-}	Einbau in org. Verbindungen, z. B. Nukleinsäuren, Koenzyme, Phospholipide; Schlüsselrolle bei Energieübertragungsreaktionen
SO_4^{2-}	Schwefelquelle für org. Verbindungen, z. B. schwefelhaltige Aminosäuren
Cl^-	Osmoregulation, vor allem bei Tieren
K^+	Wirkung auf Pflanzenkolloide, Antagonist zu Ca^{2+}, beteiligt an der Osmoregulation bei Pflanzen
Ca^{2+}	Kofaktor in Enzymen, Bestandteil von Membranen, Regulation der Membranaktivität, Antagonist zu K^+, Knochensubstanz
I^-	Bestandteil des Thyroxins (Schilddrüsenhormon), reichlich in einigen Meeresalgen
BO_3^{3-}	Wichtig für manche Pflanzen, wahrscheinlich als Enzym-Kofaktor
SiO_4^{2-}	Einlagerung in Zellwände, Kieselskelett der Diatomeen, Strukturbestandteil
Mn^{2+}	Kofaktor vieler Enzyme
Fe^{2+}, Fe^{3+}	Kofaktor vieler Sauerstoff übertragender Enzyme und des Elektronentransports; Zentralatom des Blutfarbstoffs
Co^{2+}, Co^{3+}	Zentralatom des Cobalamins (Vitamin B_{12})
Ni^{2+}	Kofaktor weniger Enzyme
Cu^{2+}	Kofaktor vieler Sauerstoff übertragender Enzyme
Zn^{2+}	Kofaktor vieler Enzyme, besonders von Dehydrogenasen
MoO_4^{2-}	Kofaktor einiger Enzyme

Ausbildung von Hydrathüllen um Ionen liegt ein Teil des Zellwassers immer gebunden vor. Man unterscheidet deshalb zwischen freiem und gebundenem Wasser. Etwa 5% des Zellwassers sind so stark gebunden, dass sie als Lösungsraum nicht zur Verfügung stehen.

Ionen schwerer Elemente finden sich vor allem als Bestandteile prosthetischer Gruppen oder von Koenzymen, z. B. Fe^{2+} oder Co^{2+} in Enzymen von Elektronentransportketten, Zn^{2+} in verschiedenen Hydrolasen, sowie im Hormon Insulin.

Die Rolle des Wassers bei Aufbau und Funktion der Zelle

Wasser ist von fundamentaler Bedeutung für alle Lebensprozesse. Die wichtigsten Eigenschaften des Wassers lassen sich auf die Dipolnatur des Wassermoleküls zurückführen. Diese Polarität bedingt die hohe Dielektrizitätskonstante und die innere Struktur des Wassers, die durch Bildung von Wasserstoffbrücken zustande kommt.

Wasser hat im lebenden Organismus unter allen Verbindungen den **mengenmäßig höchsten Anteil** an der Zusammensetzung der Zellen. Der Wassergehalt variiert je nach Organismus, ist aber immer hoch. Im Durchschnitt beträgt z. B. der Anteil des Wassers am menschlichen Organismus 63%. Bei Pilzen kann er 83%, bei Quallen 98% betragen. Er ist auch im gleichen Organismus in unterschiedlichen Geweben verschieden. Beispielsweise enthält die menschliche Lunge 70%, die Muskelmasse 83% Wasser. Der Wassergehalt verändert sich auch im Lauf der Entwicklung. Der zwei Monate alte menschliche Embryo enthält 94%, das Neugeborene 69% Wasser. Beim fertig ausgebildeten, vielzelligen Organismus kann sich der Wassergehalt nur noch geringfügig ändern. Ein Wasserentzug von 10% führt beispielsweise bei Säugetieren zu schweren Funktionsstörungen. Starker Wasser- und Ionenverlust sind lebensbedrohliche Erscheinungen bei manchen Erkrankungen, z. B. der Cholera (▶ Kap. 7.3.1).

◻ Tab. 1.9 Chemische Zusammensetzung einer Bakterienzelle

Stoffklasse	Anteil am Gesamtgewicht
Wasser	80 %
Trockenmasse	20 %
Zellpolymere (Anteile) Trockenmasse	
Proteine	50 %
Ribonukleinsäuren	10–20 %
Desoxyribonukleinsäure	3–4 %
Polysaccharide	20 %
Lipide	10 %

Der geringste Wassergehalt findet sich in Sporen von Pilzen und Bakterien oder in den Samen von Pflanzen. Er liegt dort zwischen 10 % und 20 %. Keiner der mit dem Leben verbundenen Vorgänge kann bei völliger Abwesenheit von Wasser ablaufen.

Wasser dient als **Lösungsmittel** für Elektrolyte und Nichtelektrolyte, als **Dispersionsmittel** für die kolloidal gelösten Makromoleküle des Zytoplasmas, als **Transportmittel** für aufzunehmende und auszuscheidende Substanzen, als **Substrat** bei einer Reihe von enzymatischen Reaktionen sowie als **Wasserstoffdonator** bei den Prozessen der **Chemo-** und **Photosynthese**.

Die organischen Bausteine der Zelle
Siehe auch ▸ Kap. 4.2 bis ▸ Kap. 4.4.

Der überwiegende Teil der organischen Substanz einer Zelle liegt in **hochmolekularer Form** vor, als **Proteine**, **Nukleinsäuren** und **Polysaccharide** (◻ Tab. 1.9). Diese Makromoleküle mit Molekülmassen von 1000 bis zu mehreren Millionen sind Polymere, die aus kleinen Grundbausteinen zusammengesetzt sind. **Niedermolekulare organische Substanzen** sind in großer Vielfalt in jeder Zelle vorhanden. Jedoch sind die Konzentrationen dieser Stoffe, gleichgültig ob es sich um **Aminosäuren**, **Zucker**, **Nukleotide** oder **Koenzyme** handelt, sehr begrenzt. Sie bilden nur 1–2 % der Gesamtmasse. Sie sind Zwischenprodukte bei synthetischen Prozessen, Energiequellen oder Abbauprodukte für die energieliefernden Reaktionen sowie Kofaktoren oder Koenzyme von Enzymen. Charakteristisch für diese niedermolekularen Zellbestandteile ist in der Regel eine **relativ kurze Lebensdauer**. Wird eine derartige Substanz von einer Zelle aufgenommen oder in ihr gebildet, so wird sie meist sehr schnell durch nachfolgende Reaktionen umgesetzt (◯ Abb. 1.6). Spezialisierte Zellen können allerdings auch bestimmte Metaboliten in großen Mengen speichern.

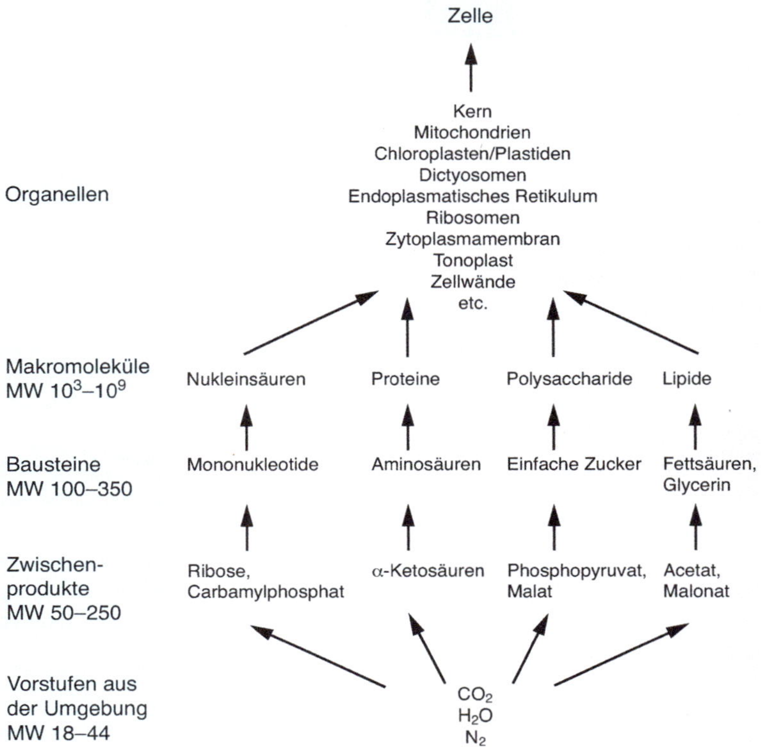

◯ **Abb. 1.6** Die Hierarchie der molekularen Organisation in der Zelle

Zusammenfassung

- Die Zelle ist die kleinste noch selbstständig lebensfähige morphologische Einheit. Sie zeigt alle Eigenschaften des Lebens. Sie steht mit ihrer Umgebung in einem ständigen Stoff- und Informationsaustausch, sie kann sich teilen und dadurch vermehren. Grundsätzlich zu unterscheiden sind die Zellen der Prokaryonten (Procyte) und die Zellen der Eukaryonten (Eucyte). Zellen enthalten das Protoplasma und werden von einer Membran (Plasmamembran, Plasmalemma) umgeben. Im Protoplasma der Euzyten sind Zytoplasma und Zellkern zu unterscheiden. Ein Procyte besitzt an Stelle eines Zellkerns nur ein Kernäquivalent.

- Das Zytoplasma besteht aus dem Grundplasma oder Cytosol (Hyaloplasma) und darin eingebetteten **Zellorganellen** und Einschlüssen. Die wichtigsten Zellorganellen der Eukaryonten sind Mitochondrien, Dictyosomen, Endoplasmatisches Retikulum, Ribosomen, Mikrotubuli und bei Pflanzen zusätzlich Plastiden. Bei Prokaryonten sind von diesen Zellorganellen nur die Ribosomen vorhanden.

- Durch die Membransysteme der Zellorganellen wird die Zelle der Eukaryonten in zahlreiche Reaktionsräume (**Kompartimente**) gegliedert. Die Zelle der Prokaryonten ist nur geringfügig kompartimentiert. Sie besitzt als einziges Membransystem die Plasmamembran, die in manchen Fällen knäuel- oder lamellenartige Ausstülpungen erkennen lässt, denen spezielle Funktionen zukommen.

- Die am Aufbau der **organischen Strukturen** vorwiegend beteiligten **Elemente** sind Kohlenstoff, Wasserstoff, Stickstoff, Sauerstoff, Phosphor und Schwefel. Andere Elemente, die hauptsächlich in Form ihrer Ionen in den Zellen vorkommen, sind am Ablauf biophysikalischer Prozesse beteiligt, z. B. Mg^{2+}, Ca^{2+}, K^+. Andere, nur in Spuren vorkommende Elemente sind z. B. Eisen, Kupfer, Mangan, Zink, Molybdän u. a.

- **Ionen** spielen in der Zelle eine Rolle bei der Regulation der Permeabilität, bei der Kontraktilität und bei Reizvorgängen. Darüber hinaus beeinflussen Ionen die Lösungseigenschaften vieler Zellbestandteile, die elektrische Ladung der Zelle und die Funktion von Makromolekülen und Organellen. In der Zelle wird ständig ein spezifisches Gleichgewicht verschiedener Ionen aufrechterhalten. Für die Pflanze sind Ionen wichtige Nährstoffe, die sie aus dem Boden aufnimmt.

- Den überwiegenden Teil der **organischen Substanz** eines Organismus stellen Makromoleküle, Proteine, Lipide, Polysaccharide und Nukleinsäuren. Niedermolekulare organische Substanzen sind in den Zellen nur in geringer Konzentration enthalten und werden im Zellstoffwechsel rasch umgesetzt.

Makromoleküle haben in allen Zellen die gleichen Funktionen. Die **Nukleinsäuren** dienen der **Speicherung** und **Übertragung** der **genetischen Information**. Die meisten **Proteine** der Zelle sind **Enzyme**, andere dienen als **Strukturelemente**. Proteine sind nach Struktur und Funktion die vielseitigsten Makromoleküle. Manchen Proteinen kommen auch **Speicherfunktionen** zu (z. B. Legumine, Prolamine, Ferritin). Die **Polysaccharide** haben hauptsächlich zwei Funktionen. In Form von **Stärke, Glykogen** u. a. dienen sie als **Speicherformen** für energieliefernde Prozesse. Andere Polysaccharide, z. B. **Cellulose**, sind **Strukturelemente** pflanzlicher Zellwände. Auch **Lipide** üben zwei grundsätzliche Funktionen aus. Einige sind **strukturelle Hauptbestandteile aller Biomembranen**, andere dienen als **Energiespeicher** für energieliefernde Prozesse in der Zelle.

Makromoleküle liegen im Protoplasma meist dispers verteilt vor und verleihen diesem so die Eigenschaften einer kolloidalen Lösung (Sol). Neben diesen Makromolekülen und ihren Grundbausteinen sind noch **anorganische Ionen** sowie **Wasser** an der stofflichen Zusammensetzung der Zelle beteiligt. Außer den „primären" Bestandteilen der Zelle enthält vor allem die Pflanzenzelle zahlreiche **Sekundärstoffe**, wie z. B. Alkaloide, Cardenolide oder Anthranoide.

1.2 Chemie, Struktur, Funktion von Zellwänden, Interzellularsubstanz und Glykocalyx

1.2.1 Bakterien

Bakterien besitzen, von ganz wenigen Ausnahmen abgesehen, eine **Zellwand**. Dieser Zellwand kann bei manchen Bakterien nach außen eine **Kapsel** aufgelagert sein. Nach innen grenzt an die Zellwand die **Plasmamembran,** die das **Zytoplasma** umhüllt. Im Zytoplasma befinden sich u. a. **Ribosomen** und ein **Nukleoid**. In manchen Fällen lassen sich in Bakterienzellen **Plasmide** nachweisen (○ Abb. 1.5).

Kapseln

Manche Bakterien sind von einer Kapsel umgeben. Dies ist eine schleimartige Hülle, deren Dicke ein Mehrfaches des Durchmessers des Bakteriums betragen kann. Die Zusammensetzung der Kapsel ist artspezifisch.

Kapseln bestehen überwiegend aus Polysacchariden, z. B. bei Klebsiellen und Pneumokokken (o Abb. 1.7). Bei *Leuconostoc mesenteroides* besteht die Kapsel aus Dextran, einer Substanz, die als Plasmaersatzmittel oder als Analysenhilfsmittel (Gelfiltration, Sephadex) Verwendung findet.

Auch Proteine und Polypeptide kommen als Kapselbestandteile vor. Bei Streptokokken besteht die Kapsel aus Hyaluronsäure. Die Kapsel der Milzbrandbazillen (*Bacillus anthracis*) besteht aus einem D-Glutaminsäure-Polypeptid.

Kapselsubstanzen sind **Träger** von **Antigenstrukturen**. Es sind die **Vi-** bzw. **K-Antigene.** Sie erlauben eine serologische Typisierung. Innerhalb einer Art kann die chemische Zusammensetzung der Kapsel variieren, Stämme mit gleicher Kapselsubstanz bilden einen Typ. Bei Pneumokokken sind beispielsweise etwa 80 Kapseltypen bekannt, die sich serologisch unterscheiden lassen. Man kann daher nicht allgemein gegen Pneumokokken immunisieren, sondern nur gegen einen oder mehrere Stämme. Aktuelle Impfstoffe gegen bekapselte Pneumokokken sind polyvalent und enthalten Kapselpolysaccharide von bis zu 13 Serotypen.

Die Kapsel erfüllt vielfältige Funktionen:

- Schutz vor Phagozytose,
- Schutz vor lytischen Enzymen,
- Schutz gegen Phagen,
- Antigenstrukturen (Vi, K).

Sie bietet den betreffenden Bakterien einen Schutz gegen Phagozytose. Dies trifft z. B. für Pneumokokken, Streptokokken der Typen A und C, Klebsiellen und *Haemophilus influenza* zu. Es kommt dadurch zu einer Erhöhung der Virulenz. Daher die Bezeichnung Vi(Virulenz)-Antigene. Pneumokokken beispielsweise sind nur im bekapselten Zustand pathogen. Formen, die durch Mutation die Fähigkeit zur Kapselbildung verloren haben, werden rasch von Lymphozyten phagozytiert, d. h. ins Zellinnere aufgenommen und dadurch unschädlich gemacht. Bekapselte Formen dagegen werden nur schlecht phagozytiert und können sich so im Organismus schnell vermehren. Kapselbildung ist jedoch nicht in allen Fällen ein Zeichen von Virulenz. Vi- resp. K-Antigene sind je nach ihrer chemischen Natur thermolabil (Proteine) oder thermostabil (Polysaccharide).

Weiterhin bildet die Kapsel einen Schutz gegen das Eindringen von Phagen (Bakterienviren). Sie bietet auch einen Schutz gegen die Einwirkung von Lysozym und anderen lytischen Enzymen.

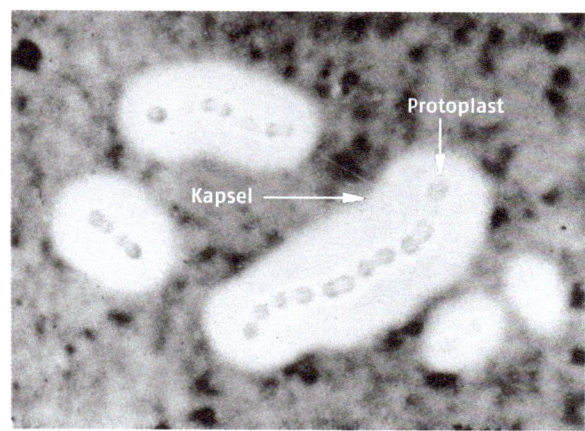

o **Abb. 1.7** Pneumokokken mit Kapsel (× 200)

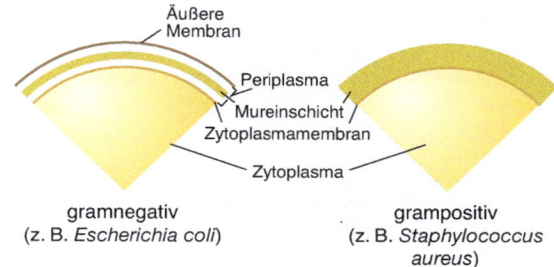

o **Abb. 1.8** Schema des Baus gramnegativer und grampositiver Zellwände

Die Kapseln prägen auch den Kolonietyp. Stämme mit Kapseln bilden glatte Kolonien, sogenannte S-Formen (s, smooth), solche ohne Kapseln bilden raue Kolonien, sogenannte R-Formen (r, rough).

Zellwand

Die Zellwand der Bakterien hat sehr unterschiedliche Funktionen (☐ Tab. 1.10). Sie verleiht den verschiedenen Bakterienarten ihre charakteristische Gestalt und bietet der Bakterienzelle die notwendige Stabilität gegen mechanische und osmotische Belastungen. Die Zellwände der Bakterien sind relativ feste, starre, zugleich aber auch elastische, mehrschichtige Strukturen (o Abb. 1.8). Sie sind aus mehreren makromolekularen Komponenten aufgebaut. Ihr Anteil am Trockengewicht der Bakterienzelle beträgt zwischen 20 und 30 %. Während des Wachstums eines Bakteriums ist sie in stetigem Aufbau und Umbau begriffen.

Darüber hinaus sind Bestandteile der Zellwand Antigenstrukturen, Phagenrezeptoren und Toxine (Endotoxine gramnegativer Bakterien; ▶Kap. 7.1.3). Die Zellwand ist Angriffsort einiger Antibiotika. Darüber hinaus sind zahlreiche Enzyme in der Zellwand lokalisiert, z. B. auch solche, die ihren Träger Resistenz gegen Antibiotika verleihen (▶Kap. 3.3.5).

Jede Bakterienzellwand besteht aus einer **Stützschicht** und einer **plastischen Schicht.** Beide sind eng

Tab. 1.10 Funktionen der Bakterien-Zellwand

Schicht	Funktion
Lipopoly-saccharid-Schicht	Antigenstrukturen
	Phagenrezeptoren
	Permeationshindernis für Antibiotika
Mureinschicht	Form
	Mechanische Festigkeit
	Angriffsort von Antibiotika

miteinander verzahnt und durchdringen sich gegenseitig. Die Stützschicht (die **Mureinschicht**, das **Murein**) umgibt als geschlossener Beutel, als mehr oder weniger dichtes Netz (Sacculus) die Zelle.

Die plastische Schicht ist ein Komplex hochmolekularer Verbindungen. Es finden sich in ihr **Lipoproteine**, **Lipopolysaccharide**, **Proteine**, **Lipide**, **Polysaccharide** und **Teichonsäuren**. Die Beteiligung dieser Verbindungen am Aufbau der Zellwand ist bei den einzelnen Bakterienarten sehr unterschiedlich.

Grampositive Bakterien

Die Zellwand grampositiver Bakterien (▶ Kap. 7.1) erscheint im Elektronenmikroskop als etwa 30 nm dicke, kontrastreiche, mehrschichtige Hülle. Sie ist von der Plasmamembran durch eine transparente Zwischenschicht getrennt. In dieser Zwischenschicht sind verschiedene Enzymsysteme lokalisiert.

Die **Stützschicht** ist bei grampositiven Bakterien sehr **mächtig ausgebildet**, während die plastische Schicht vergleichsweise dünn ist. Neben **Murein** sind **Teichonsäure** und **Polysaccharide** die mengenmäßig am stärksten vertretenen Bausteine der Zellwand grampositiver Bakterien. Aber auch **Proteine** und **Lipide** kommen vor.

Gramnegative Bakterien

Die Zellwand gramnegativer Bakterien ist komplexer gebaut als die der grampositiven (o Abb. 1.9). Die Mureinschicht (Peptidoglykanschicht) ist nur einschichtig. Sie ist jedoch im Wesentlichen ebenso aufgebaut wie die Mureinschicht der grampositiven Bakterien.

Charakteristisch für die Zellwand gramnegativer Bakterien ist die sogenannte **äußere Membran**. Diese besteht aus Phospholipiden, Proteinen und dem Lipopolysaccharid (LPS, o Abb. 1.9). Letzterem kommen ganz wesentliche Funktionen zu. Die „äußere Membran" ist als Phospholipiddoppelschicht (Lipidmembran) ausgebildet. Sie enthält Porine. Diese bilden, in trimerer Anordnung wassergefüllte Poren mit einem Durchmesser von etwa 1 nm, die die lipophile Membran für kleine hydrophile Moleküle durchgängig machen. Hierdurch wird die „äußere Membran" etwa 10-mal durchlässiger als die Plasmamembran. Die Selektivität der Porine ist gering. Meist unterscheiden sie sich nur hinsichtlich ihrer Eigenschaft entweder Kationen oder Anionen passieren zu lassen. Daneben finden sich in der „äußeren Membran" hochspezifische Transportsysteme, darunter Siderophore. Dies sind Chelatbildner, die Eisen als Komplex gelöst halten. Sie sind außerordentlich wichtig für die Eisenversorgung schnell wachsender Bakterien. Sie können auch als Pathogenitätsfaktoren (▶ Kap. 7.1.3) betrachtet werden, wenn sie mit dem Wirtsorganismus um das Eisen konkurrieren.

In die Oberfläche der „äußeren Membran" ist über das Lipid A der Lipopolysaccharid-Komplex gebunden

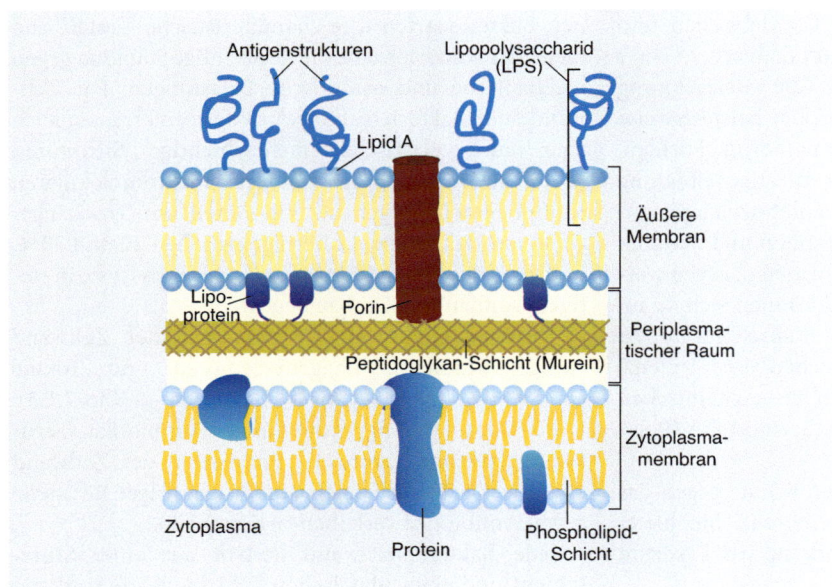

o **Abb. 1.9** Bau der Zellwand gramnegativer Bakterien

(o Abb. 1.9). Der Raum zwischen der „äußeren Membran" und der Plasmamembran wird als **Periplasmatischer Raum** bezeichnet. In ihm ist die **Mureinschicht** angeordnet und über Proteine in der Plasmamembran und der „äußeren Membran" verankert. Im Periplasmatischen Raum finden sich verschiedene lösliche Proteine, z. B. Enzyme zur Inaktivierung von Antibiotika (▶ Kap. 3.3.5) und Enzyme zum Abbau hochmolekularer Nährstoffe, die als solche die Plasmamembran nicht durchdringen können.

Die Grundbausteine der Mureinschicht sind **Aminozucker** und **Aminosäuren**. Als Aminozucker lassen sich N-Acetylglucosamin (NAc) sowie N-Acetylmuraminsäure nachweisen. N-Acetylmuraminsäure ist der Milchsäure-Ether des N-Acetylglucosamins (o Abb. 1.10).

- **MERKE** Das Vorkommen von Aminosäuren auch in der D-Konfiguration ist charakteristisch für bakterielle Zellwände.

In der Mureinschicht sind die beiden Aminozucker alternierend β-1,4-glykosidisch miteinander verknüpft. Sie bilden lange Polysaccharidketten, die ringförmig die Bakterienzelle umgeben (o Abb. 1.11). Jede Bakterienzelle wird von zahlreichen solcher Ringe umspannt. Diese Ringe werden zu den Zellenden hin fortlaufend kleiner.

- **MERKE** N-Acetylglucosamin ist in der Natur weit verbreitet als Bestandteil natürlicher Polymere. Chitin, das hauptsächliche Strukturmaterial des Außenskeletts von Insekten, ist ausschließlich aus N-Acetylglucosamin aufgebaut. N-Acetylglucosamin findet sich auch in der Zellwand vieler Pilze und kommt in tierischem Bindegewebe vor. Die N-Acetylmuraminsäure findet sich dagegen nur als Bestandteil der Zellwand von Bakterien.

Während sich bei allen bisher untersuchten Bakterienarten diese beiden Aminozucker finden, lassen sich bei unterschiedlichen Bakterienarten **verschiedene Aminosäuren** nachweisen. Als Beispiel soll im Folgenden nur der Bau der Stützschicht von *Staphylococcus aureus*, also eines grampositiven Bakteriums, geschildert werden. Hier finden sich an Aminosäuren in der Stützschicht D- und L-**Alanin**, D-**Glutaminsäure**, L-**Lysin** sowie **Glycin**.

Diese Aminosäuren sind in der Reihenfolge L-Alanin, D-Glutaminsäure, L-Lysin und D-Alanin jeweils zu Oligopeptiden verknüpft. Die Verbindung mit einer Polysaccharidkette erfolgt über den Lactat-Rest eines N-Acetyl-Muraminsäuremoleküls (o Abb. 1.12). An jedem der Polysaccharidringe, die die Bakterienzelle umspannen, finden sich also zahlreiche Oligopeptidketten. Die Peptidketten zweier benachbarter Polysaccharidringe sind jeweils mithilfe eines **Pentaglycylglycin-Moleküls** untereinander quer vernetzt. Diese Verknüpfung erfolgt über die freie Aminogruppe des *Lysins* der einen Peptidkette zur freien Carboxylgruppe des endständigen D-**Alanins** der benachbarten Peptidseitenkette (o Abb. 1.13). Durch diese Quervernetzung erhält die Stützschicht ihre Festigkeit.

Bei gramnegativen Bakterien fehlt das Zwischenstück des Pentaglycylglycin-Moleküls. Ihre Peptidseitenketten werden von der freien Aminogruppe einer Diaminosäure direkt zur Carboxylgruppe eines endständigen D-Alanins verbunden. Die Diaminosäure kann, wie bei grampositiven Bakterien, L-Lysin oder eine andere entsprechende Aminosäure sein.

o **Abb. 1.10** Die beiden Aminozucker der Stützschicht der Bakterienzellwand

Verknüpfung von N-Acetylmuraminsäure (M) und N-Acetylglucosamin (A) im Murein

In der Mureinschicht bilden Polysaccharidketten aus N-Acetylmuraminsäure und N-Acetylglucosamin zahlreiche „Ringe" um die Bakterienzelle (grobschematische Darstellung)

o **Abb. 1.11** Polysaccharidketten der Mureinschicht

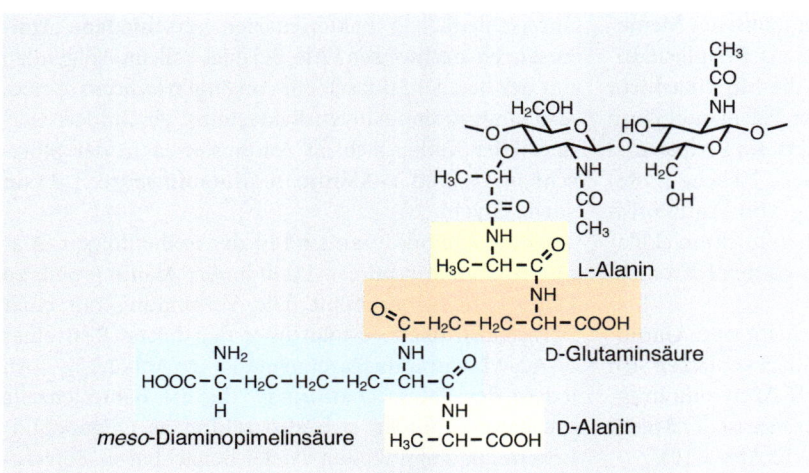

Abb. 1.12 Mucopeptideinheit (Peptidoglykan) aus einer Bakterienzellwand

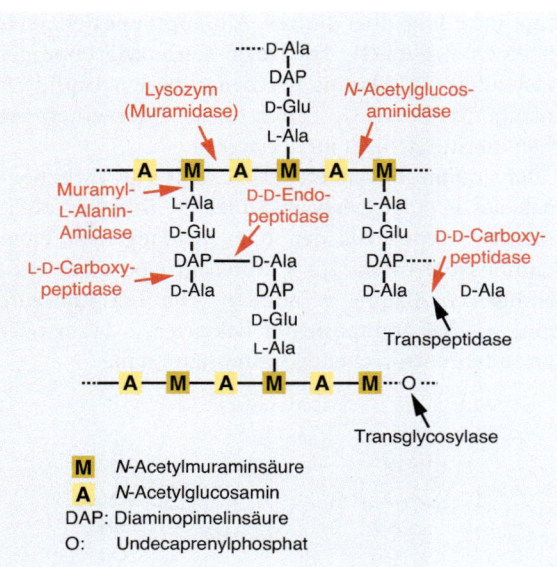

Abb. 1.13 Struktur des Mureins von *Escherichia coli*. Die Angriffspunkte der spezifischen Murein-Hydrolasen sind rot hervorgehoben.

Die Mureinschicht besteht aus einem Glykopeptid und bildet ein Netzwerk, das die Bakterienzelle umgibt. Die relativ großen Maschen dieses Netzes werden von der plastischen Schicht der Zellwand sowie von der Plasmamembran ausgefüllt. Bei gramnegativen Bakterien bildet die Mureinschicht ein einschichtiges Netz, bei grampositiven eine mehrschichtige Schale.

Vermutlich hat jede Bakterienart ihr eigenes, spezifisches Murein. Die Unterschiede liegen in den Peptiden und Quervernetzungen sowie den Substituenten der Aminozucker.

Lysozym (*N*-Acetyl-Muramidase) bricht die glykosidische Bindung zwischen dem C-1 der *N*-Acetylmuraminsäure und dem C-4 des *N*-Acetylglucosamins. Hierdurch wird die Polysaccharidkette des Mureins zum Disaccharid *N*-Acetylglucosamin-*N*-Acetylmuraminsäure abgebaut. Durch seine Fähigkeit, Peptidoglykane der bakteriellen Mureinschicht abzubauen und damit insbesondere grampositive Bakterien abzutöten, zählt Lysozym zu den wichtigsten, unspezifischen Abwehrmechanismen des menschlichen Organismus gegen Infektionen.

Biosynthese der Stützschicht und Angriffsorte von Antibiotika

Die Stützschicht muss während des Wachstums einer Zelle ständig erweitert werden. Sie wächst durch Einsetzen neuer Mucopolysaccharide. Dazu müssen die Peptidbrücken zwischen den Polysaccharidringen geöffnet werden. Die Bakterienzelle enthält Murein-Hydrolasen, die den Mureinsacculus auflösen können (o Abb. 1.13). Diese sind für das Wachstum der Bakterienzelle unentbehrlich. Wachstum und Teilung eines Bakteriums sind nur dann möglich, wenn gleichzeitig auch der Mureinsacculus erweitert wird. Hierzu müssen ständig Maschen im Netzwerk geöffnet werden, damit neue Mureinbausteine eingefügt werden können. Diese Auflösung des Netzwerkes des Mureins erfolgt ringförmig in der Mitte einer Bakterienzelle. Der Mureinsacculus wird damit in zwei Tochtersacculi geteilt. Im normalen Lebenszyklus eines Bakteriums halten sich Transpeptidasen und Hydrolasen das Gleichgewicht. Wird durch β-Lactamantibiotika die Transpeptidase aus diesem System „herausgefangen", dann wird der Mureinsacculus einseitig von den Hydrolasen abgebaut und die Bakterienzelle platzt durch ihren Innendruck auf (o Abb. 1.16).

Die Biosynthese der Mureinschicht kann durch mehrere Antibiotika gestört werden, die in verschiedene Schritte der Biosynthese eingreifen (o Tab. 1.11).

Der Aufbau der Grundbausteine für die Mureinschicht erfolgt teils im Zytoplasma, teils in der Plasmamembran. In der Zellwand werden diese dann zu Rin-

◻ **Tab. 1.11** Antibiotika, die die Biosynthese der Bakterienzellwand hemmen.

Antibiotikum	Funktion
Phosphonomycin	Hemmt die Verknüpfung von Phosphoenolpyruvat mit N-Acetylglucosamin
Cycloserin	Hemmt die Enzyme Alanin-Racemase und D-Alanyl-D-Alanin-Synthetase und blockiert damit die Synthese des Muramylpentapeptids
Vancomycin, Ristocetin	Blockieren den Transport der Mureinvorstufen durch die Zytoplasmamembran
Bacitracin	Unterbricht den Polyprenolzyklus
Penicilline, Cephalosporine	Verhindern die Vernetzung der Mureinvorstufen mit dem Murein durch Hemmung der Transpeptidase

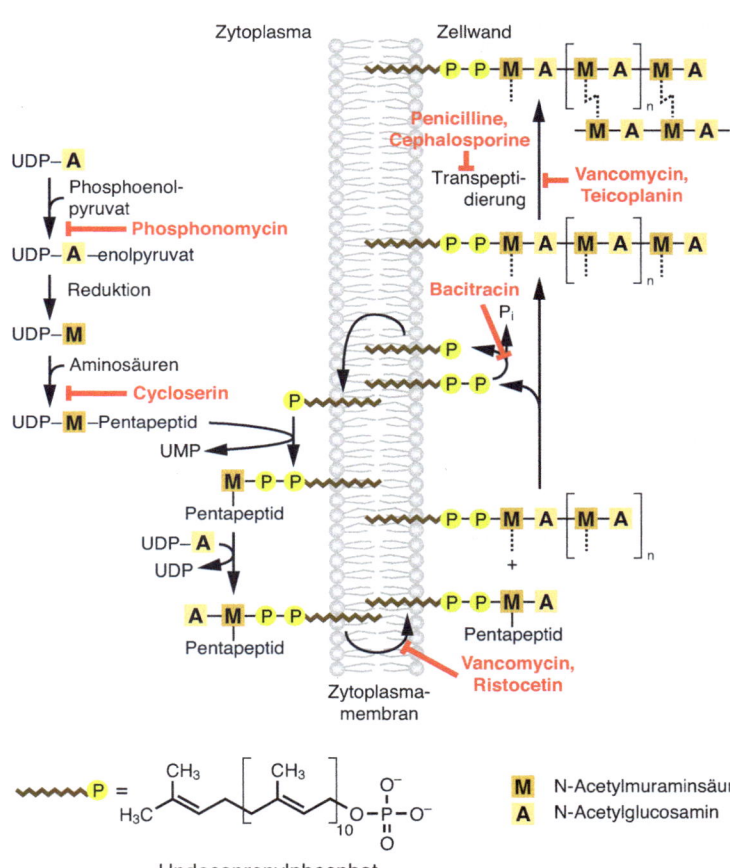

○ **Abb. 1.14** Synthese der Peptidoglykanschicht. Die Angriffspunkte einiger Antibiotika sind hervorgehoben. **Unten** Undecaprenylphosphat ist wichtig für den Transport der Vorstufen durch die Plasmamembran.

gen polymerisiert und mit schon bestehenden Teilen der Mureinschicht vernetzt. Dieser letzte Schritt der Biosynthese der Mureinschicht wird von Penicillinen und Cephalosporinen blockiert.

Biosynthese der Grundbausteine im Zytoplasma

Im Zytoplasma erfolgt die Synthese des N-Acetylglucosamins (○ Abb. 1.14). Es liegt als Uridin-diphosphat-N-acetylglucosamin vor. Ein Teil dieser Moleküle wird mit Milchsäure zur Muraminsäure verknüpft. Hierbei wird jeweils ein Molekül **Phosphoenolpyruvat** mit der Hydroxylgruppe am C-3 des Glucosamins verbunden. Bereits dieser Schritt der Biosynthese kann durch ein Antibiotikum, das **Phosphonomycin**, gehemmt werden. Schrittweise werden dann L-Alanin, D-Glutaminsäure und L-Lysin mit der Muraminsäure verknüpft. Die Peptidseitenkette wird vervollständigt durch die Verbindung mit einem D-Alanin-Alanyl-Dipeptid. Die Synthese dieses Peptids erfolgt durch eine **Alanin-Racemase** und eine **D-Alanin-D-Alanin-Ligase**. Beide

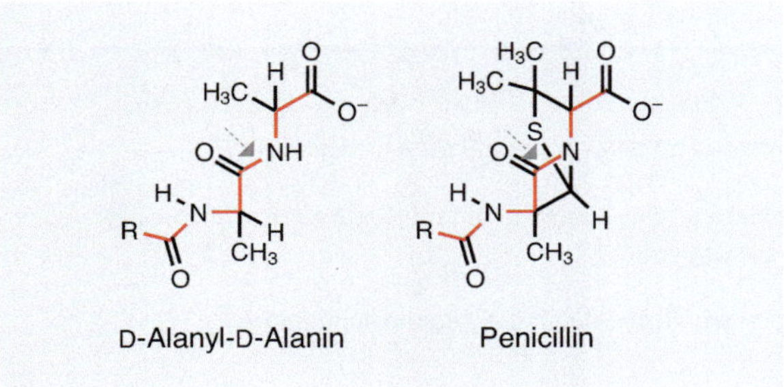

Abb. 1.15 β-Lactamantibiotika (Penicilline, Cephalosporine) besitzen eine Strukturähnlichkeit mit D-Alanyl-D-Alanin, dem eigentlichen Substrat der Transpeptidase. Sie werden daher vom Enzym als „Substrat" erkannt und umgesetzt. Bei der Reaktion mit Penicillin spaltet die Transpeptidase in Analogie zur Spaltung der D-Alanyl-D-Alanin-Peptidbindung die β-Lactambindung im Penicillinmolekül. Es entsteht ein Penicilloyl-Transpeptidase-Komplex. Dieser kovalente Komplex kann nicht weiter reagieren. Die Transpeptidase wird so durch Penicillin „abgefangen". Die Pfeile zeigen die Bindungen, die von den Transpeptidasen gespalten werden.

Enzyme werden durch **Cycloserin** gehemmt. In Gegenwart von Cycloserin kann also die Peptidseitenkette der Muraminsäure nicht aufgebaut werden. Damit ist die Synthese einer weiteren Muraminvorstufe, des Uridinphosphat-Muramylpentapeptids, beendet. N-Acetylglucosamin und das Muramylpentapeptid werden im Zytoplasma über β-1,4-glykosidische Bindungen verknüpft. Dabei können höher molekulare Komplexe beider Grundbausteine entstehen. Diese sind an UDP gebunden.

Transport durch die Plasmamembran
Die Biosynthesevorstufen müssen nun durch die Plasmamembran in die Zellwand transportiert werden. Dazu werden sie durch ein membranständiges Enzym mit einem Lipid verknüpft. Dies ist der Phosphatester eines polyisoprenen Alkohols, das **Undecaprenol** (Bactoprenol, o Abb. 1.14). Unter Abspaltung von Uridinmonophosphat wird Muramylpentapeptidphosphat mit Undecaprenylphosphat verbunden. Membranenzyme katalysieren die Anknüpfung von fünf Glycinmolekülen an das Muramylpentapeptid. Gebunden an Undecaprenylphosphat können die Muraminvorstufen durch die Plasmamembran transportiert werden. Der Transport durch die Membran wird durch **Vancomycin** gehemmt. Vancomycin bindet zudem fest an die D-Ala-D-Ala-Enden der zur Quervernetzung anstehenden Peptidoglykaneinheiten der bakteriellen Zellwand, außerdem wird die Peptidoglykan-Synthese gehemmt.

Auf der Außenseite der Plasmamembran wird Undecaprenyldiphosphat abgespalten. Die Mureinbausteine werden in die Zellwand eingebaut. Undecaprenyldiphosphat wird in der Plasmamembran gespalten in Undecaprenylphosphat und Phosphat. Hierdurch wird Undecaprenylphosphat wieder frei für den Transport weiterer Mureinbausteine durch die Plasmamembran. Die Spaltung des Undecaprenyldiphosphats wird durch **Bacitracin** gehemmt. Bacitracin unterbricht damit den Undecaprenylzyklus. Wenn Undecaprenylphosphat nicht mehr regeneriert werden kann, wird in der Folge der Transport der Mureinvorstufen durch die Plasmamembran unterbunden.

Einbau der Vorstufen in die Zellwand
In der Zellwand erfolgt nun der Einbau der Mureinvorstufen in das bereits vorhandene Mureinmolekül. Hierzu müssen die neu einzubauenden Teile mit bereits vorhandenem Murein verknüpft werden. Dies erfolgt über die freie Aminogruppe des endständigen Glycins und die freie Carboxylgruppe des endständigen Alanins zweier Peptidseitenketten. Diese Quervernetzung wird durch das Enzym Transpeptidase katalysiert, das in der Zellwand lokalisiert ist. Es spaltet das endständige D-Alanin des Muramylpentapeptids ab und knüpft die Peptidbindung zwischen zwei Peptidseitenketten (o Abb. 1.15).

Die Abspaltung des endständigen Alanins kann auch durch D,D-Carboxypeptidasen erfolgen. Im Gegensatz zur Transpeptidase kann dieses Enzym keine neue Peptidbindung knüpfen, sondern lediglich das endständige D-Alanin von der Vorstufe abspalten. Beide Enzyme werden durch **Penicilline** und **Cephalosporine** gehemmt. Diese Antibiotika **blockieren** damit **die Quervernetzung der neuen Mureinbausteine mit dem Murein,** den letzten Schritt in der Biosynthese der Stützschicht. Bei der Hemmung der Transpeptidase und der Carboxypeptidase durch Penicilline und Cephalosporine handelt es sich um kompetitive Hemmungen aufgrund der Strukturähnlichkeit dieser Antibiotika mit D-Alanyl-D-Alanin (o Abb. 1.15). Viele Bakterien enthalten mehrere Transpeptidasen, die vermutlich an unterschiedlichen Teilprozessen des Wachstums beteiligt sind.

Weitere Penicillin- bzw. allgemeiner β-Lactamantibiotika-empfindliche Enzyme, nämlich die D,D-Endopeptidasen, hydrolysieren die D-Ala-m-A_2pm-Peptidbindungen (o Abb. 1.13), die von den Transpeptidasen geknüpft werden.

Die Hemmung der Biosynthese der Stützschicht verläuft bei gramnegativen und grampositiven Bakterien nach den gleichen Prinzipien, da auch die Biosyntheseschritte bei beiden Bakteriengruppen im Wesentlichen gleich sind.

Dass gramnegative Bakterien dennoch von manchen der hier aufgeführten Antibiotika, z. B. den Engspektrumpenicillinen, nicht angegriffen werden können, hat folgende Ursachen: Manche Penicilline, z. B. **Penicillin G**, vermögen nicht die dickere plastische Schicht der

Zellwände gramnegativer Bakterien zu durchdringen. Sie können also gar nicht an den Ort ihrer Wirkung gelangen. Erst wenn polare Gruppen in das Molekül eingeführt werden, z. B. die Aminogruppe beim **Ampicillin**, oder die Carboxylgruppe beim **Carbenicillin**, vermögen solche Penicilline, ebenso wie die Acylureidopenicilline, auch die plastische Schicht gramnegativer Bakterien zu durchdringen. Dies sind Penicilline mit einem erweiterten Wirkungsspektrum. Sie zählen zu den sogenannten Breitspektrumantibiotika.

■ **MERKE** Antibiotika, die in die Biosynthese der Zellwand eingreifen, sind nur gegen wachsende Bakterien wirksam, also solche, bei denen die Biosyntheseprozesse gerade ablaufen.

Der Verlust der Zellwand führt in der Regel zum Zelltod. Solche Antibiotika, z. B. die Penicilline, wirken bakterizid. In gewissen Fällen können Bakterien jedoch auch ohne Zellwand überleben, als amöboide Zellen, ohne feste Gestalt, sogenannte Listerformen. Nach Absetzen des Antibiotikums regenerieren diese Formen ihre Zellwand und vermehren sich wieder. Dies kann Grundlage von Rezidiven (Krankheitsrückfällen) sein. Es gibt auch einige wenige, von Natur aus wandlose Bakterien, die Mykoplasmen. Sie verursachen Krankheiten bei Tieren und Pflanzen und finden sich auch beim Menschen. Zu den Mykoplasmen zählen die kleinsten zellulären Lebewesen. Sie sind mit 100 nm Durchmesser kleiner als Pockenviren.

Antigenstrukturen, Phagenrezeptoren und Toxine in der Zellwand

Auf der Oberfläche grampositiver und gramnegativer Bakterien finden sich Strukturen, die als Antigene wirken. Es sind die sogenannten **O-Antigene**. Auch finden sich Phagenrezeptoren, d. h. spezifische Bindungsstellen für Bakterienviren. Vor allem bei gramnegativen Bakterien wirken manche Zellwandbestandteile als Toxine.

Gramnegative Bakterien

In den äußeren Oberflächenschichten der plastischen Schicht gramnegativer Bakterien finden sich Lipopolysaccharid-Komplexe als Träger der antigenen Eigenschaften der Zellwand. Am besten untersucht sind die Lipopolysaccharid-Komplexe (LPS) von Salmonellen. Ein solcher Komplex besteht aus langkettigen Heteropolymeren, auf denen sich chemisch und funktionell drei Regionen unterscheiden lassen (o Abb. 1.17).

Die **Region I,** der äußerste Abschnitt, besteht aus sich wiederholenden Einheiten von Oligosacchariden aus Dreier- und Fünferkombinationen verschiedener spezifischer Zuckermoleküle, die in spezifischer Reihenfolge miteinander verknüpft sind. Diese Oligosaccharideinheiten sind Bestandteile der Oberfläche der Bakterienzellwand. Es sind die antigenen Determinan-

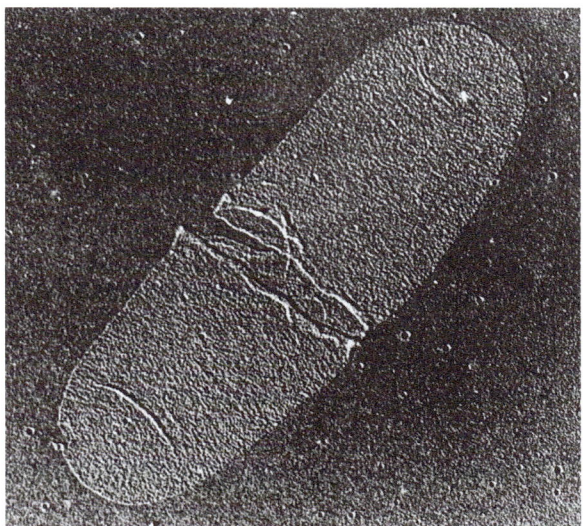

o **Abb. 1.16** Mureinsacculus einer Penicillin-lysierten *Escherichia-coli*-Zelle. Man erkennt deutlich, dass die Mureinhydrolasen den Mureinsacculus nur in der Mitte der Bakterienzelle ringförmig auftrennen. Elektronenmikroskopische Aufnahme eines isolierten Mureinsacculus bei einer Vergrößerung von $5,4 \times 10^6$. Aufnahme H. Frank

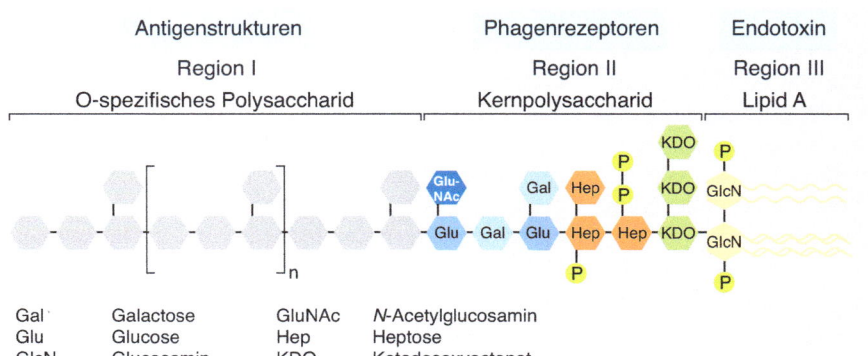

o **Abb. 1.17** Schema des Lipopolysaccharid-Komplexes in der Zellwand von gramnegativen Bakterien. Die genaue Chemie des Lipid-A- und des Polysaccharidanteils ist von Spezies zu Spezies unterschiedlich, vor allem der O-spezifischen Seitenkette.

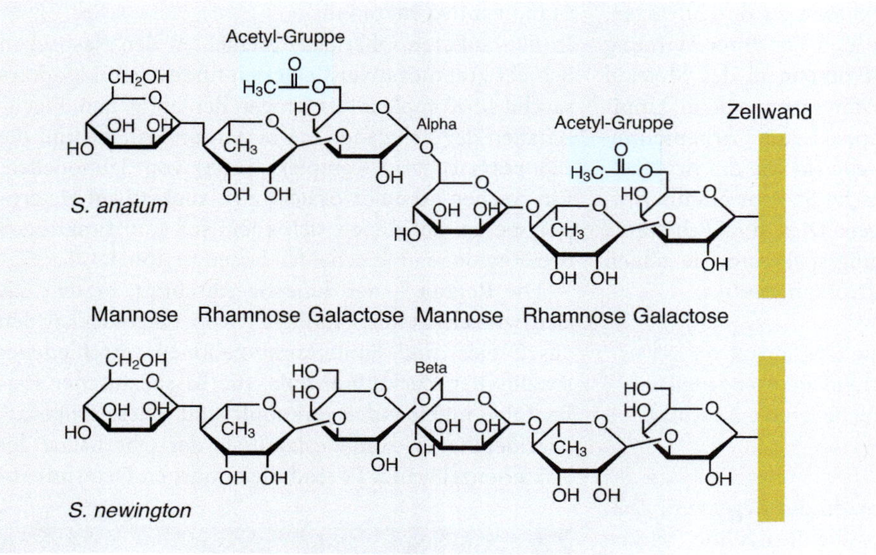

Abb. 1.18 Antigenstrukturen von *Salmonella*-Serotypen

ten, die Haptene der Körper- oder O-Antigene der Bakterienzellwand, die im Säugetierorganismus die Bildung von O-spezifischen Antikörpern auslösen. Wegen ihrer Polysaccharidnatur sind diese Antigene der Bakterienzellwand thermostabil.

Die O-spezifische Oligosaccharidkette von *Salmonella newington* besteht z. B. aus 10–20 sich wiederholenden Einheiten von Trisacchariden. Ein solches Trisaccharid setzt sich jeweils aus Mannose, Rhamnose und Galactose zusammen.

Infolge der großen Variationsmöglichkeiten in der chemischen Zusammensetzung der Oligosaccharide, in der Sequenz der Zuckerbestandteile und der Art der Bindung der Zucker gibt es eine große Zahl von unterschiedlichen O-Antigenen mit unterschiedlicher serologischer Spezifität. Die Unterschiede in der Zusammensetzung der O-Antigene sind ebenfalls **Grundlage** für eine **Typendifferenzierung** innerhalb einer Bakterienart (Abb. 1.18). Die O-spezifischen Seitenketten können durch Mutation verändert werden, auch die Aufnahme von Phagennukleinsäure in das Genom eines Bakteriums kann zu einer Veränderung der O-Antigene führen.

Die **Region II** eines LPS besteht ebenfalls aus einem Oligosaccharid. Es besteht aus fünf oder mehr Zuckermolekülen und wird als Core- oder Kernpolysaccharid bezeichnet. Bei Salmonellen besteht es z. B. aus Ketodesoxyoctonat und einer Folge von Heptosen, Glucose, Galactose und Glucosamin. Solche Core-Polysaccharide können als Phagenrezeptoren fungieren.

Die **Region III** des LPS besteht aus einem Lipidpolysaccharidprotein, dem sogenannten Lipid A. Es ist über die Ketodesoxyoctonsäure gebunden. Dieses Lipid A wirkt im Säugetierorganismus als Toxin. Es handelt sind um die **Endotoxine gramnegativer Bakterien.**

Beim Absterben von Bakterienzellen (Zell-Lyse) wird der LPS-Komplex freigesetzt. Die endotoxische Wirkung ist jedoch nur auf den Lipoid-A-Anteil zurückzuführen. Die wichtigste Reaktion des Körpers auf Endotoxine ist das Fieber. Auf diese **pyrogene Wirkung** der **Endotoxine** lassen die **Arzneibücher Injektabilia** prüfen.

Das Lipid A ist ein Phospholipid, das bei den verschiedenen Arten der gramnegativen Keime ähnlich aufgebaut ist. Deshalb ist auch die toxische Wirkung der Endotoxine im Prinzip übereinstimmend.

Grampositive Bakterien
Bei grampositiven Bakterien spielen Verbindungen der Teichonsäure in der Zellwand die Rolle von Antigenstrukturen und Phagenrezeptoren.

Teichonsäuren bestehen aus Ketten von Ribit- oder Glycerol-Molekülen, die über Phosphodiesterbindungen miteinander verknüpft sind. Weiter enthalten alle Teichonsäuren D-Alanin. Als zusätzliche Komponenten können Mono-, Di- oder Trisaccharide aus Glucose, N-Acetylglucosamin, Galactose oder Mannose enthalten sein. Über Phosphodiesterbindungen sind die Teichonsäuren mit Murein verbunden. Sie sind innerhalb oder zu beiden Seiten der Stützschicht lokalisiert.

1.2.2 Pflanzen

Alle pflanzlichen Zellen sind von einer Zellwand umgeben. Sie verleiht der Zelle die **äußere Form** und gibt ihr die notwendige **mechanische Festigkeit**. Die Zellwände Höherer Pflanzen lassen sich in vier Schichten, nämlich **Mittellamelle**, **Primärwand**, **Sekundärwand** und **Tertiärwand** unterteilen.

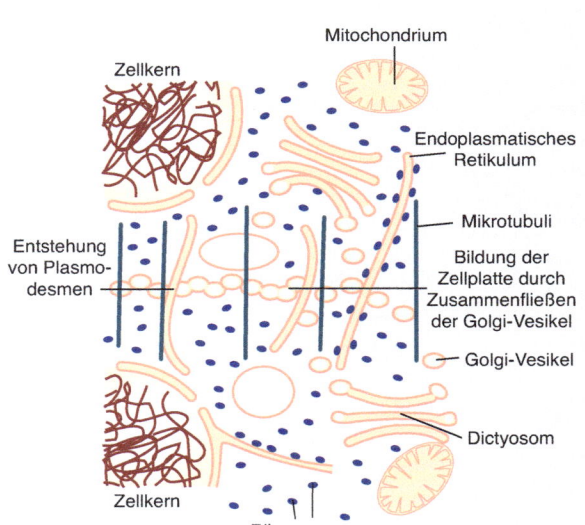

Abb. 1.19 Bildung der neuen Zellwand. Im Phragmoplasten bilden sich durch Zusammenfließen von Golgi-Vesikeln die Mittellamelle und die Zytoplasmamembranen der beiden neuen Zellen. Mikrotubuli sind ebenfalls beim Aufbau der Zellplatte beteiligt.

Bildung einer neuen Zellwand

Der **Aufbau einer neuen Wand** erfolgt durch den **Phragmoplasten**. Dies ist ein Plasmakörper in der Äquatorialebene einer Zelle, die sich im Endstadium der Kernteilung befindet. Im Phragmoplasten finden sich zahlreiche, parallel gerichtete Mikrotubuli. In der Umgebung des Phragmoplasten sind zahlreiche Dictyosomen zu beobachten. Von diesen werden mit **Protopektinen** gefüllte Vakuolen, die **Golgi-Vesikel** abgeschieden. In der Telophase wird die Bildung einer neuen Zellwand erkennbar. Kleine, färbbare, halbflüssige, zunächst nicht zusammenhängende **Golgi-Vesikel** lassen sich in der Äquatorialebene der Zelle nachweisen. Diese fließen schließlich zusammen. Der Inhalt der Golgi-Vesikel bildet die **Zellplatte** aus Pektin. Die Membranen der Golgi-Vesikel fließen zur Plasmamembran beiderseits der Zellplatte zusammen. Die Zellplatte bildet die erste Trennungsschicht zwischen den beiden Tochterzellen. Sie wird von Kanälen des Endoplasmatischen Retikulums durchzogen, die in der fertigen Zellwand die **Plasmodesmata** bilden, die mehr oder weniger deutlich im Lichtmikroskop als **Tüpfel** sichtbar sind (Abb. 1.19). Noch während des Wachstums der Zellplatte wird von beiden Tochterzellen weiteres Zellwandmaterial auf sie aufgelagert. Es entstehen so beidseitig der Zellplatte die Primärwände. Sie schließen die Zellplatte zwischen sich ein. Diese wird im weiteren Verlauf der Zellwandbildung zur **Mittellamelle**.

Eine besondere Rolle bei der Bildung der Zellplatte spielen **Mikrotubuli,** die in einem Doppelring an jeder Seite der Teilungsebene angeordnet sind. Sie leiten die Golgi-Vesikel nach innen, bis diese die Teilungsebene erreichen. Dort fusionieren die Golgi-Vesikel miteinander, bilden so die Zellplatte, sowie zu beiden Seiten davon die Plasmamembran. Der Ring aus Mikrotubuli bewegt sich kreisförmig nach außen, während die Golgi-Vesikel weiterhin Vorstufen zur wachsenden Zellplatte hinzufügen. Schließlich fusioniert die Zellplatte mit der Zellwand der Mutterzelle und trennt damit die zwei durch die Zellteilung entstandenen Tochterzellen.

Die **Dictyosomen** des Golgi-Apparats (▶ Kap. 1.4.5) bilden und sezernieren auch die Polysaccharide der Grundsubstanz der pflanzlichen Zellwand, Primär- und Sekundärwand, liefern also Hemicellulosen und Pektine.

Die in diese Grundsubstanz eingebauten **Cellulosefibrillen** werden jedoch **nicht vom Golgi-Apparat geliefert.** Cellulose wird von einem Enzymkomplex, der **Cellulose-Synthetase** synthetisiert. Dieser Enzymkomplex ist an die Plasmamembran der Zelle gebunden. Zuckernukleotide aus dem Cytosol, hauptsächlich UDP-Glucose, werden durch die Plasmamembran nach außen transportiert und durch die Cellulose-Synthetase an der Außenfläche der Plasmamembran zu Cellulose verknüpft. Neu gebildete Celluloseketten lagern sich sofort zu Mikrofibrillen zusammen und bilden so eine Schicht auf der Plasmamembran. Da die Celluloseschichten an der Außenseite der Plasmamembran gebildet werden, wird jede neue Wandlamelle unter der vorherigen abgeschieden. Die sekundäre Zellwand besteht daher aus konzentrisch angeordneten Lamellen. Diese schichtweise Verdickung der Celluloseschichten wird als **Appositionswachstum** bezeichnet. Die Schichtung der pflanzlichen Sekundärwände ist im Lichtmikroskop zu erkennen (Abb. 1.20).

Die Zellwand wird von zahlreichen Poren, den Tüpfelkanälen durchzogen (Abb. 1.20). Durch diese Tüpfelkanäle ziehen sich das Endoplasmatische Retikulum und andere Bestandteile des Protoplasmas hindurch

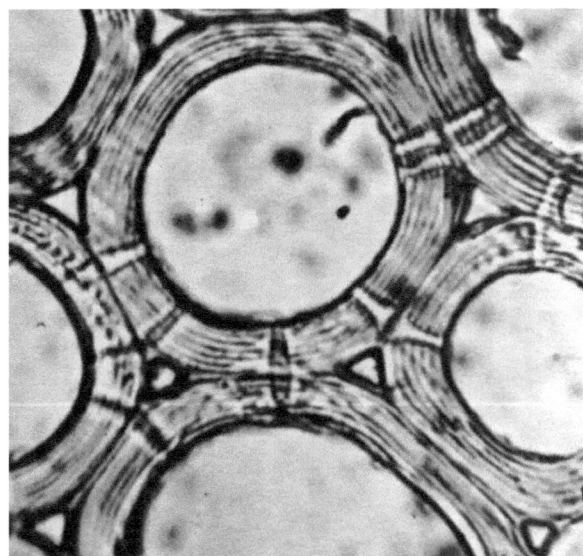

Abb. 1.20 Zellen mit verdickten Wänden, deren Schichtung deutlich zu erkennen ist (Sekundärwände). Die Wände sind von Tüpfeln durchbrochen. Nultsch, Grahle 1968

und vernetzen so die Protoplasten benachbarter Zellen. Diese Plasmastränge, die Plasmodesmata, verbinden also die Protoplasten eines Gewebes zu einem gemeinsamen Protoplasten, dem **Symplasten.** Die Plasmodesmata bilden somit Transportwege für den Stofftransport zwischen den Zellen eines Gewebes.

Auch Pflanzenviren, z. B. das Tabakmosaikvirus, können sich über die Plasmodesmata von Zelle zu Zelle ausbreiten.

Der pflanzlichen Zellwand kommen also Trenn- und Transportfunktionen zu. Die Transportfunktion der Zellwand äußert sich auch im extrazellulären Wasser- und Stofftransport. Diesem liegen Diffusionsvorgänge zugrunde. Er kann durch Ausbildung besonderer Wandstrukturen gelenkt und geregelt werden.

Schichtenbau der Zellwand

Die Zellplatte bildet in der fertigen Zellwand die **Mittellamelle** (o Abb. 1.21), die die einzelnen Zellen eines Gewebes zusammen hält. Sie besteht aus **Pektinen** und erscheint im Elektronenmikroskop homogen. Auf die Mittellamelle lagern die beiden neu entstandenen Zellen beidseitig ihre Primärwand auf. Dies erfolgt bereits während des Wachstums der Zellplatte. **Die Primärwand** bildet eine feine elastische, verformbare Haut. Sie wird aus **Pektin und Hemicellulosen** aufgebaut, ist also chemisch ähnlich zusammengesetzt wie die Mittellamelle. In diese Grundsubstanz (Matrix) aus Pektin und Hemicellulosen sind miteinander verflochtene, submikroskopische Cellulosefibrillen als Gerüstsubstanz eingestreut (**Streutextur**). Die Primärwand ist elastisch und dehnbar und kann sich der Größenzunahme beim Wachstum der Zelle anpassen. Nach Erreichen der endgültigen Zellgröße verbinden Proteine die eingestreuten Cellulosefibrillen und stabilisieren so die Primärwand. Beteiligt an diesem Stabilisierungsprozess sind u. a. hydroxyprolinreiche Glykoproteine (HPRG, siehe unten).

Gegen Abschluss des Streckungswachstums der Zelle wird auf die Primärwand eine Verdickungsschicht abgelagert, die **Sekundärwand** als eigentliche **Festigungsschicht der Zellwand.** In der Sekundärwand herrschen die **Cellulosefibrillen** vor, der Anteil der Grundsubstanz (Matrix) tritt zurück. Die Cellulosefibrillen sind hier parallel gelagert und verkleben streckenweise miteinander. Dies verleiht der Sekundärwand eine **Paralleltextur**. Die Fibrillen verlaufen meist schraubenförmig um das Zell-Lumen herum (Schraubentextur). Das wird vor allem in den Ring- und Schraubenverdickungen der Tracheiden und Gefäße deutlich (▶ Kap. 2.1.5). Die Sekundärwände pflanzlicher Zellen können, besonders bei Steinzellen oder Faserzellen, erhebliche Stärke erreichen. Die Sekundärwand weist immer einen **Schichtenbau** auf. Dieser äußert sich in einer mikroskopisch sichtbaren **Lamellenstruktur** der Sekundärwand. Besonders deutlich ist dies bei Sklerenchymfasern zu erkennen. Die einzelnen Schichten werden nacheinander durch **Appositionswachstum** aufgelagert. Die Strichrichtung der Fibrillen der verschiedenen Lamellen verkreuzt sich meist, wodurch die Sekundärwand zusätzlich verfestigt wird. In der Sekundärwand lagern sich kettenförmig verknüpfte Cellulosemoleküle zu einem Mizellarstrang (Elementarfibrille) zusammen. In manchen Abschnitten des Mizellarstrangs sind die Cellulosemoleküle so geordnet, dass sich die Struktur eines Kristallgitters ergibt. Diese Bereiche werden als Mizellen bezeichnet. Sie wechseln mit weniger geordneten Abschnitten der Mizellarstränge ab.

Mehrere **Mizellarstränge** lagern sich zu einer **Mikrofibrille** zusammen. Die Zwischenräume zwischen den Mikrofibrillen sind die Intermizellarräume. Sie sind für Wasser und kleinere Moleküle zugänglich. Die Mikrofibrillen können sich zu **Makrofibrillen** zusammenlagern. Die Art der Anordnung der Mikrofibrillen in einer Ebene wird als Textur bezeichnet.

Durch den Aufbau aus Fibrillen ergibt sich in der Zellwand ein System feiner Kapillaren, wo Wasser, Ionen und kleinere Moleküle aufgenommen und geleitet werden können.

Der Sekundärwand ist schließlich eine innere, sehr **dünne Tertiärwand**, aufgelagert. Ähnlich der Primärwand besteht sie zum großen Teil aus Pektinen als Grundsubstanz. In die Tertiärwand sind wieder Fibrillen eingelagert. Im Gegensatz zur Primärwand sind die Fibrillen hier jedoch parallel geschichtet, weisen also wie in der Sekundärwand eine Paralleltextur auf.

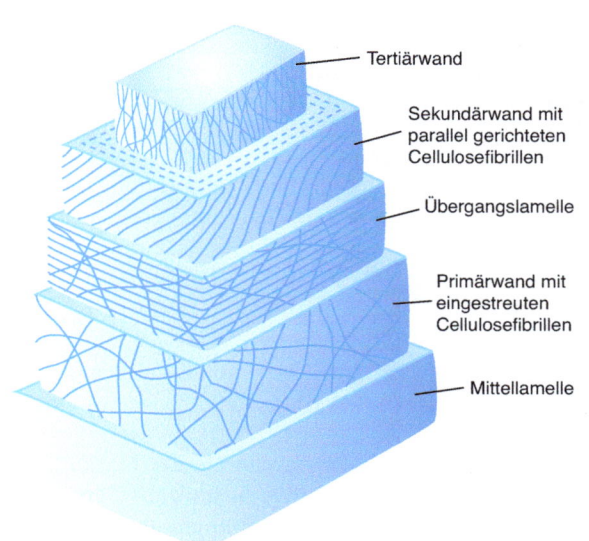

Abb. 1.21 Schema des Schichtenbaus der pflanzlichen Zellwand

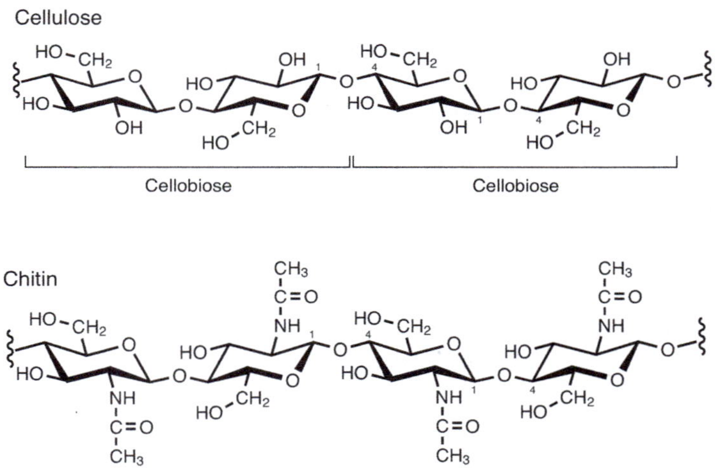

Abb. 1.22 Gerüstsubstanzen pflanzlicher und pilzlicher Zellwände

■ **MERKE** Die pflanzliche Zellwand besteht aus einer gelartigen Grundstruktur (Matrix), in die mehr oder weniger dicht Cellulosefibrillen eingelagert sind. In der Zellwand der Pflanze finden sich Cellulose, Pektine, Hemicellulosen und Polypeptide.

In der lebenden Zelle ist die Zellwand durch Wasser stark gequollen. Sie erlaubt im Gegensatz zur Plasmamembran die freie Diffusion von Wasser und Ionen und ist für im Wasser gelöste Stoffe permeabel (freier Diffusionsraum).

Durch sekundäre Ein- und Auflagerungen, also **Inkrustierungen** und **Adkrustierungen**, werden Struktur und Eigenschaften der Zellwand stark verändert.

Die chemische Zusammensetzung der pflanzlichen Zellwand

Gerüstsubstanzen

Die wichtigste pflanzliche Gerüstsubstanz ist die **Cellulose**. Dies ist eine hochpolymere Verbindung, die sich aus Glucosemolekülen zusammensetzt, die 1,4-β-glykosidisch miteinander zu langen, gestreckten Ketten verknüpft sind. Die Ketten- oder Fadenmoleküle der Cellulose kommen in der Natur nie frei vor, sondern stets in einem Kettengitterverband. Große Teile dieses Verbandes sind kristallin angeordnet (Mizellen). In den Sekundärwänden von Pflanzenfasern sind etwa 70 % der Ketten kristallin geordnet und etwa 30 % ungeordnet.

Die Cellulose kommt in allen Zellwänden von höheren Pflanzen vor, ebenso in den Zellwänden der Grünalgen. Auch bei Rot- und Braunalgen ist sie verbreitet

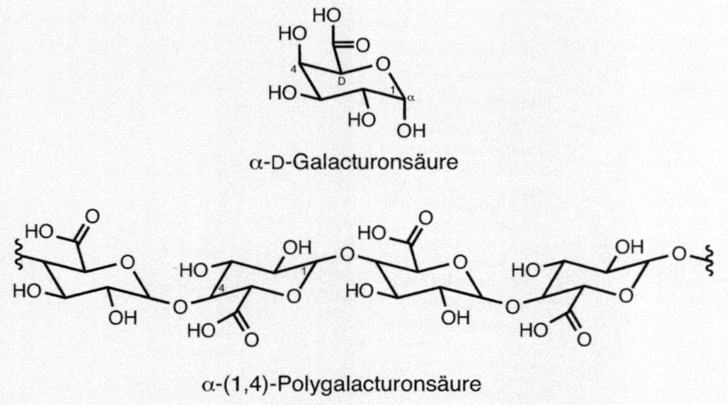

Abb. 1.23 Grundsubstanzen pflanzlicher Zellwände

α-D-Galacturonsäure

α-(1,4)-Polygalacturonsäure

(Zellwände von Algen ►Kap. 10 und ►Kap. 11). Die Zellwände von Pilzen enthalten entweder Cellulose oder Chitin als Gerüstsubstanz (Abb. 1.22).

Grundsubstanzen

Neben der Cellulose kommen, sowohl in der Primär- als auch in der Sekundärwand, Heteropolymere vor, die man den zwei Polysaccharidklassen **Pektinstoffe** und **Hemicellulosen** zuordnet.

Pektinstoffe: Der Grundbaustein der Pektine ist die **Galacturonsäure**. Diese ist durch α-1,4-glykosidische Bindungen zu hochpolymeren Ketten verbunden. Die α-1,4-Polygalacturonsäure ist die Pektinsäure, eine vielwertige Säure, mit zahlreichen Carboxylgruppen. Die Carboxylgruppen können mit Mg^{2+}- oder Ca^{2+}-Ionen leicht Salze bilden (Pektate). Pektinsäure ist eine sehr schwache Säure. In der Pflanze ist ein großer Teil der Carboxylgruppen mit Methylalkohol verestert. Solche veresterten Pektinsäuren werden als **Pektine** bezeichnet. Durch die zahlreichen hydrophilen Gruppen können Pektine starke Hydrathüllen ausbilden. Sie sind außerordentlich stark quellbar (Abb. 1.23).

■ **MERKE** Pektine sind im wesentlichen Polygalacturonsäuren, mit wechselnden Anteilen von D-Galactosyl-, L-Arabinosyl- oder L-Rhamnosylresten.

Hemicellulosen: Hemicellulosen sind kurzkettige und teilweise lösliche Polymere, die aus Xylosyl-, Glucosyl-, Galactosyl-, Arabinosyl- oder Mannosylresten aufgebaut sind. Je nach dominierendem Zucker spricht man von **Xylanen**, **Galactanen** oder z. B. von **Arabinogalactanen**, wenn Arabinose und Galactose im Polymer etwa gleich häufig sind.

Hemicellulosen dienen in der Pflanze, neben ihren Funktionen beim Aufbau der Zellwand, vielfach als **Reservesubstanzen**.

Die Polysaccharide der Matrix sind also chemisch außerordentlich heterogen. Diese Heterogenität der chemischen Zusammensetzung ist offensichtlich die Voraussetzung für wichtige physiologische Funktionen der Matrix-Polysaccharide. Sie sind z. B. an der Steuerung des Pollenschlauchwachstums im Griffel beteiligt. Oligosaccharide der Matrix wirken offensichtlich auch regulierend auf Wachstums- und Entwicklungsvorgänge der Pflanze ein.

Glykoproteine: In der Zellwand der Pflanzen finden sich Glykoproteine mit einem hohen Anteil an hydroxylierten Prolinen. Sie werden deshalb als **Hydroxyprolin-reiche Glykoproteine** (HPRG) bezeichnet und sind im Pflanzenreich ubiquitär. In vielen Primärwänden können solche Proteine bis zu 10 % des Trockengewichts ausmachen. HPRG bilden in der Zellwand ein räumliches Netzwerk und tragen so zur Verkittung und Verfestigung der Zellwand bei. Die Hydroxyprolin-Reste sind meist glykosyliert. Bei den Pinopsida (Gymnospermae) sind es 79–86 %; bei den Magnoliopsida (Angiospermae) findet man bei den Liliidae 25–34 % und den Magnoliidae 87–97 % glykosylierte Proline.

Inkrustierungen

Die Zellwand verändert nicht nur ihre Gestalt durch die Bildung von sekundären Verdickungsschichten. Sie verändert sich auch in ihrer stofflichen Zusammensetzung. Zu der bereits vorhandenen Grundsubstanz der Matrix und der Gerüstsubstanz der Cellulosefibrillen treten durch nachträgliche Einlagerung weitere Wandstoffe, sogenannte **Inkrusten** hinzu. Erst durch solche Inkrustationen wird die Wand zu einem starren, festen Gehäuse (Abb. 1.24).

Der weitgehende Ersatz der Grundsubstanz (Matrix) der Zellwände durch Lignin verleiht den Zellwänden die Fähigkeit, starken mechanischen Belastungen zu widerstehen. Auf diese Weise werden Zellen stabilisiert, deren Form nach Absterben der Protoplasten nicht

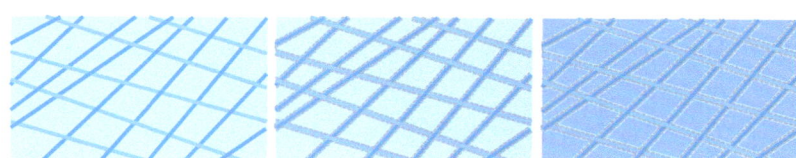

Abb. 1.24 Inkrustierung der pflanzlichen Zellwand

mehr durch den Turgordruck aufrechterhalten werden kann.

Verholzung

Die wichtigste Zellwandinkrustierung ist die **Verholzung** oder **Lignifizierung**. Bei der Differenzierung der pflanzlichen Gewebe verholzen einzelne Zellen, Zellgruppen oder ganze Zellverbände. Im Allgemeinen stirbt die Zelle nach der Verholzung (Ligineinlagerung) der Zellwand ab. Von dieser Lignifizierung kann je nach Zell- und Gewebetyp die Mittellamelle und die Primärwand (manche Bastfasern) oder die Sekundärwand (z. B. Leitelemente des Xylems, Steinzellen) betroffen sein. In den Sekundärwänden erfolgt die Verholzung durch Umkleidung der Cellulosefibrillen mit Lignin. Bei der Verholzung der verschiedenen Schichten der Zellwand wird die Grundsubstanz der Matrix weitgehend durch Lignin ersetzt. Ligineinlagerungen finden sich bei Farnen und Samenpflanzen.

Ligineinlagerungen können in **Mittellamelle, Primärwand** und **Sekundärwand** mit Phloroglucin-HCl (Rotfärbung) oder Anilinsulfat (Gelbfärbung) nachgewiesen werden (Reagenzien DAB/Ph. Eur.).

Man kennt drei chemisch verschiedene Formen von Ligninen, bei Liliidae, Magnoliidae und Pinopsida. Vorstufen der Lignine sind Phenylpropane wie p-Cumarylalkohol, Sinapylalkohol und Coniferylalkohol, die sich von Zimtsäure und damit vom Phenylalanin ableiten (o Abb. 1.25). Sie werden im Zytoplasma gebildet und als Glykoside über Golgi-Vesikel aus der Zelle ausgeschieden. In der Zellwand werden die Glykoside durch eine β-Glucosidase gespalten. Die freigesetzten Alkohole werden enzymatisch vermutlich unter Einwirkung von Peroxidasen zu Radikalen dehydriert und polymerisieren zum dreidimensionalen Lignin. Die Riesenmoleküle des Lignins durchwuchern das Gerüst der Cellulose-Mikrofibrillen. Die ursprüngliche Zellwandmatrix wird durch Lignin ersetzt. Lignin ist nach der Cellulose mengenmäßig die zweithäufigste organische Substanz in der Natur.

> **MERKE** Lignine sind Mischpolymerisate aus Phenylpropanderivaten, die in den Interfibrillärräumen der Zellwände polymerisiert werden. Die Ligninmoleküle sind mit den Polysacchariden der Zellwand kovalent verknüpft.

Einlagerung von Gerbstoffen

Die Grundsubstanz wird jedoch nicht vollständig durch Lignin ersetzt. Es können des weiteren Gerbstoffe, Kernholzfarbstoffe und Mineralstoffe eingelagert werden. Diese Einlagerungen erfolgen erst nach längerer Zeit in die ausdifferenzierte Zellwand. Ein typisches Beispiel für solche Einlagerungen ist die Bildung des gefärbten Kernes mancher Hölzer. Man spricht deshalb auch von einer Verkernung. Hierunter wird vor allem die Einlagerung von Gerbstoffen verstanden.

Mineralisierung

Zellwände enthalten Mineralstoffe. In alternden Zellen häufen sich oft schwer lösliche Substanzen wie Kieselsäure und Calciumsalze an. Auch schwer lösliche Mangan- und Eisensalze können in Zellwänden eingelagert werden. Sie füllen im Lauf der Zeit die Räume zwischen den Cellulosefibrillen aus. Auf diese Weise werden vor allem Epidermen von Blättern, aber auch die Zellwände von Hölzern mineralisiert. Die Mineralisierung der Zellwand kann einen so hohen Grad erreichen, dass besondere mineralisierte Protuberanzen (Auswucherungen) gegen das Zellinnere gebildet werden. Solche **Cystolithen** finden sich gehäuft in manchen Pflanzenfamilien, z. B. den Moraceen, und tragen zur mikroskopischen Charakterisierung von Drogen bei, beispielsweise die Cystolithen von Hanf (*Cannabis sativa*, Fam. Cannabaceae), die sich dort in Haarbildungen finden.

Adkrustierungen

Bildung einer Cuticula

Zellen von äußeren Abschlussgeweben werden nach außen mit einer für Wasser schwer durchlässigen Schicht, der **Cuticula**, überzogen. Sie besteht aus lipophilen Substanzen (**Cutin**) und lässt sich besonders nach Anfärbung durch lipophile Farbstoffe (z. B. Sudan-III-Glycerol) mikroskopisch nachweisen. Die Cuticula wird als halbfeste Masse durch die Außenwand der sich differenzierenden Zellen ausgeschieden und erstarrt dort infolge nachträglicher chemischer Veränderungen. Bei Pollenkörnern ist die Cuticularschicht oft auffallend strukturiert. Die Außenschicht der Pollenkörner, die cutinisierte Exine, gibt diesen ein charakteristisches Aussehen. Die Cuticula selbst kann noch durch eine **Wachsschicht** nach außen abgegrenzt

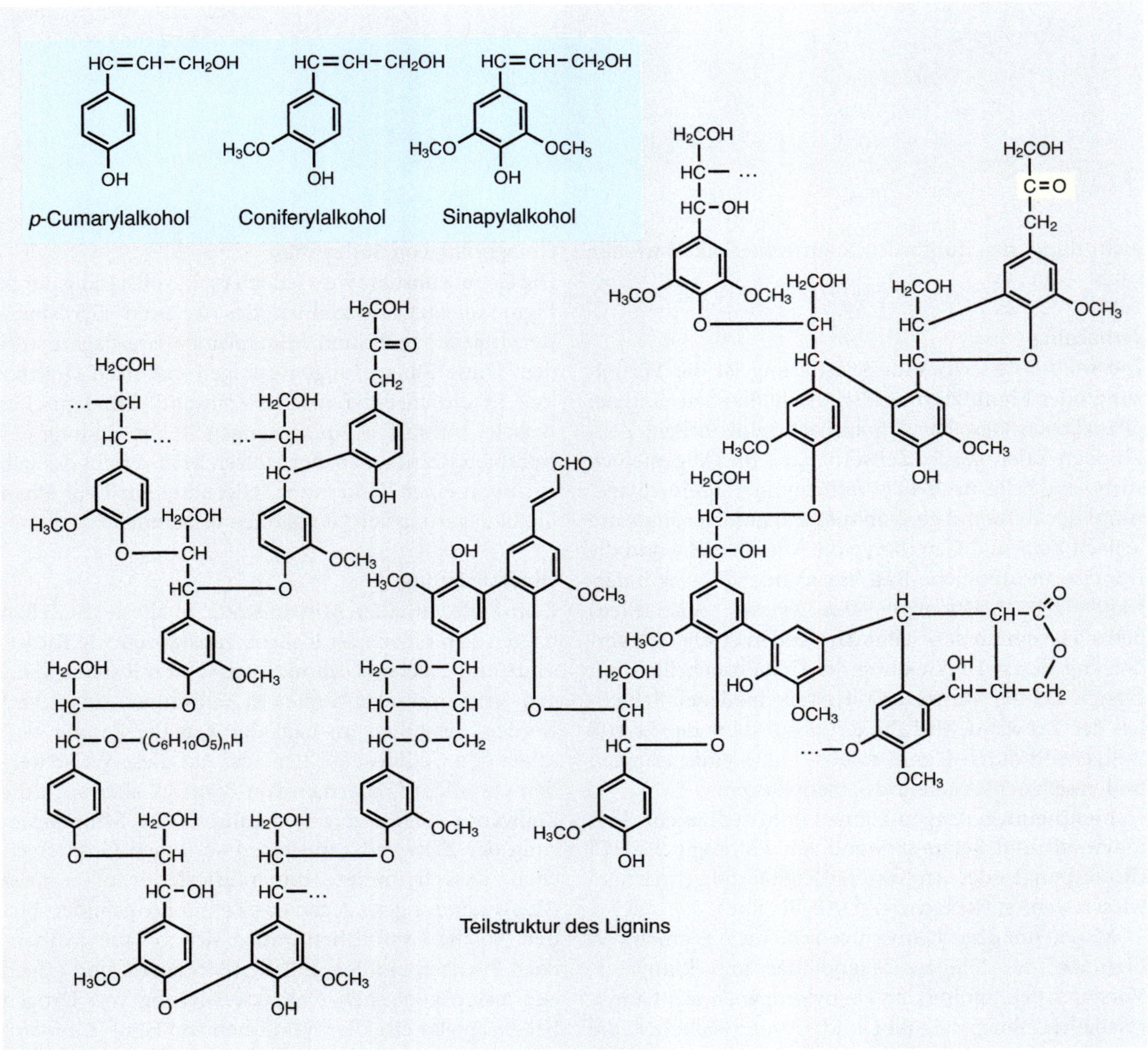

Abb. 1.25 Grundbausteine des Lignins (hier Lignin der Pinopsida). Die Ligninmoleküle bilden komplexe dreidimensionale Gerüste. Die Vorstufen p-Cumarylalkohol, Sinapylalkohol und Coniferylalkohol sind farblich unterlegt. Der histochemische Ligninnachweis mit saurem Phloroglucin beruht auf Halbacetalbildung mit den Carbonylgruppen des Lignins.

werden. Zahlreiche Blattdrogen lassen deutlich die aufgelagerte Cuticula erkennen, z. B. Bärentraubenblätter.

Verkorkung
Bei manchen Zellen ist der Zellwand auf der Innenseite eine Schicht aus einem lipophilen Wandstoff (**Suberin**) aufgelagert. Dies ist die Kork- oder Suberinlamelle. Diese **Suberinlamelle** findet sich beispielsweise in „Korkzellen" des Periderms, in Zellen der Hypodermis oder Endodermis sowie in Exkretbehältern. Nach Bildung der Korklamelle stirbt die Zelle rasch ab. Die Korklamelle wird auf die Primärwand aufgelagert und bildet in verkorkten Zellen die Sekundärwand, die also in solchen Fällen aus Suberin besteht, dem keinerlei Gerüstsubstanz eingelagert ist. Im elektronenmikroskopischen Bild erkennt man, dass sich in der Suberinschicht Lamellen aus Suberin mit monomolekularen Lipidfilmen abwechseln. Diese unterbinden, als extrem hydrophobe Zwischenschichten, sehr weitgehend den Wasserdurchtritt durch solche Zellwände (o Abb. 1.26).

1.2.3 Säugetiere
Tierische Zellen (o Abb. 1.4) haben keine stabile Zellwand, besitzen aber in der Regel eine komplexe extrazelluläre Matrix. Diese besteht aus fibrillären Proteinen wie Kollagen und Glykoproteinen.

Die extrazelluläre Matrix übernimmt ganz unterschiedliche Aufgaben:

- Sie hält Zellen in Geweben zusammen.
- Sie trägt zu den mechanischen Eigenschaften von Geweben und Organen bei (Knochen, Knorpel, Haut).
- Sie beeinflusst den Stofftransport.
- Sie enthält wichtige „Antennen" für die Zell-Zell-Kommunikation.

Nervengewebe besitzt nur wenig extrazelluläre Matrix, Knochen und Knorpel hingegen sehr viel. Auch die **Basalmembran** ist eine Form der extrazellulären Matrix. Es handelt sich hierbei um eine Schicht, die an der basalen (unteren) Seite von Epithelien zu finden ist und die als stabilisierende Schicht Epithel mit dem darunter liegenden Gewebe mechanisch verbindet bzw. physiologisch von ihm trennt, z. B. Nierenzellen von einem Blutgefäß.

Die Zusammensetzung der sogenannten **extrazellulären Matrix** zeigt zell- bzw. gewebetypische Unterschiede. Die extrazelluläre Matrix der Knochenzellen besteht hauptsächlich aus Kollagen und Calciumphosphat und verleiht den Knochen ihre Stabilität. Andere extrazelluläre Matrices bestehen aus riesigen Molekülen, deren molekulare Masse mehr als 100 Millionen Dalton betragen kann. Diese komplex aufgebauten **Proteoglykane** bestehen im Wesentlichen aus langen Mucopolysaccharid-Ketten, die kovalent mit Proteinen verknüpft sind.

1.2.4 Pilze

Pilze besitzen in ihren Zellwänden Glucane und Chitin, das man auch im Exoskelett der Gliederfüßer (Arthropoden) findet, als Gerüstsubstanz. Cellulose kommt nur in den Eipilzen (Peronosporomycetes, Oomyceten) vor, die allerdings mit den Algen enger verwandt sind als mit den echten Pilzen. Bei diesen macht eine mehrschichtige Zellwand aus Kohlenhydratpolymeren und Proteinen bis zu 30 % der Trockenmasse aus. Glucane können die Zellwand mengenmäßig dominieren. Die Zellwand der Bäckerhefe beispielsweise besteht zu etwa 60 % aus Glucanen. Man unterscheidet β-1,3 und β-1,6 Glucane, wobei die β-1,3 Glucane dominieren. Die im Glucan eingelagerten Chitinfibrillen sind bei der Hefe vor allem für die mechanische Stabilität der Zellwand verantwortlich. Chitin, das in den Zellwänden anderer Pilzen dominiert, stellt in der Bäckerhefe nur 1–2 % der Zellwandmasse. Es besteht aus β-1,4-glykosidisch gebundenen *N*-Acetyl-D-Glucosamineinheiten und stellt das zweithäufigste biogene Polysaccharid dar. Chitin bildet fibrilläre Stränge, die antiparallel (α-Chitin) oder parallel (β-Chitin) angeordnet sein können. Im γ-Chitin mit Triplettanordnung sind zwei Stränge parallel und ein dritter antiparallel angeordnet.

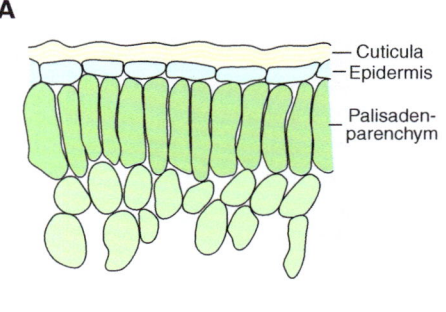

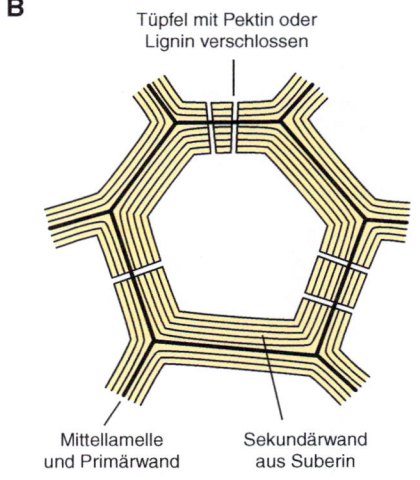

Abb. 1.26 Adkrustierungen. **A** Cuticula bei Bärentraubenblättern, **B** Feinbau einer verkorkten Zellwand

Einige Pilze enthalten in ihren Zellwänden neben Chitin auch Chitosan, welches ein (partiell) desacetyliertes Chitin darstellt. Der Übergang zwischen Chitin und Chitosan ist fließend, auch kann man niedermolekulare (Mr ≤ 150 000) von mittelmolekularen (Mr ~ 400 000) und hochmolekularen (Mr ≥ 600 000) trennen. Da humane Zellen keine derartige Zellwand besitzen, bietet sich mit der Hemmung der Zellwandbiosynthese ein Target für Antimykotika. Die Echinocandine beispielsweise inhibieren die β(1,3)-D-Glucan-Synthase, die bei der Behandlung von invasiven Candida-Infektionen eingesetzt werden. Chitosan findet im a) technischen und b) medizinischen Bereich Verwendung als a) Flockungsmittel in der Abwasserreinigung, in der Folienherstellung, als Chromatographiematerial bzw. b) in Zahnpasta zur Kariesprophylaxe, Medizinprodukten zur Wundheilung oder Entwicklung künstlicher Haut und anderer Gewebe.

Zusammenfassung

- Die Zellen von Bakterien sind von einer festen, komplex zusammengesetzten **Zellwand** umgeben. Für die Stützfunktion wesentlich ist die Mureinschicht. Aufbau und Umbau der bakteriellen Zellwand kann durch verschiedene Antibiotika (Penicilline, Cephalosporine, Vancomycin) spezifisch gehemmt werden.

- **Zellen höherer Pflanzen** besitzen eine Zellwand, deren Hauptbestandteil in der Regel Cellulose ist.

- Die pflanzliche Zellwand gibt der Zelle die äußere Form und verleiht ihr mechanische Festigkeit. Sie weist einen Schichtenbau auf. Die Mittellamelle, die aus der Zellplatte entsteht, besteht aus Pektinen. Die Grundsubstanz (Matrix) der Primärwand wird aus Pektin und Hemicellulosen aufgebaut. In diese Matrix aus Pektin und Hemicellulose sind Cellulosefibrillen eingestreut.

- Die Primärwand ist elastisch verformbar. Die Sekundärwand ist die eigentliche Festigungsschicht der pflanzlichen Zellwand. Sie besteht hauptsächlich aus Cellulosefibrillen. Diese sind parallel gelagert.

- Die Sekundärwand weist immer einen Schichtbau aus unterschiedlich gelagerten Schichten von Cellulosefibrillen auf. Dieser Schichtenaufbau erfolgt durch Appositionswachstum. Die Tertiärwand besteht wieder in der Hauptsache aus Pektinen, in die Cellulosefibrillen eingelagert sind. In die Zellwand sind Inkrusten eingelagert, z. B. Lignin, Gerbstoffe (Phlobaphene) und Mineralsalze. Auflagerungen auf die Zellwand (Adkrusten) sind Cutin und Suberin.

- Pflanzliche Zellwände bestehen aus Grundsubstanzen und Gerüstsubstanzen. Wichtigste Gerüstsubstanz der Zelle höherer Pflanzen ist Cellulose (Grundbaustein β-D-Glucose). Grundsubstanzen sind Pektine (Grundbaustein Galacturonsäure) und Hemicellulosen.

- **Tierische Zellen** besitzen **keine Zellwand**, besitzen aber in der Regel eine komplexe extrazelluläre Matrix aus fibrillären Proteinen und Glykoproteinen.

- Die **Zellwände von Pilzen** enthalten Glucane und Chitin (Grundbaustein *N*-Acetylglucosamin) als Gerüstsubstanz.

1.3 Biomembranen

1.3.1 Chemie und Aufbau

Membranen sind wesentliche Strukturelemente der Zelle, für deren Funktionen sie eine zentrale Rolle spielen. **Die Plasmamembran,** bei pflanzlichen Zellen auch **Plasmalemma** genannt, grenzt den **Protoplasten** nach außen ab. Bei Pflanzen setzt sich diese äußere Plasmamembran über die Plasmodesmata in den Membranen der Nachbarzellen fort. Hier begrenzen also die Plasmamembranen eines Gewebes oder auch des gesamten Organismus eine Einheit, einen **Symplasten**. Membranen umschließen bestimmte Strukturen im Inneren der Zelle, z. B. die **Tonoplastenmembran** die große Zentralvakuole bei Pflanzenzellen. Weiter werden wichtige Zellorganellen, wie **Mitochondrien, Chloroplasten, Dictyosomen,** der **Zellkern** usw. von Membranen umgeben. Das Membransystem des **Endoplasmatischen Retikulums** bildet in der Zelle ein ausgedehntes System von Kanälen, deren Lage sich ständig verändert. Durch Membranen wird die Zelle der Eukaryonten in zahlreiche Reaktionsräume, sogenannte Kompartimente, gegliedert, die besondere Stoffwechsel-, Transport- und Speicherfunktionen übernehmen. Etwa 60–90 % der Trockenmasse sind Membranen. Der geordnete Verlauf von Lebensprozessen hängt wesentlich davon ab, dass bestimmte Stoffe durch Membranen hindurchtransportiert, andere wiederum zurückgehalten werden können.

Membranen sind **selektiv permeabel** und regeln den spezifischen Ein- und Austritt von Molekülen und Ionen in die und aus der Zelle, resp. in die verschiedenen Kompartimente innerhalb der Zelle.

Biologische Membranen sind also **hochspezifische Vermittler** zwischen Innen und Außen. Biomembranen dienen einerseits als **Diffusionsbarrieren,** andererseits ermöglichen sie einen **selektiven Stoffaustausch.** Sie erfüllen somit **Trenn- und Verbindungsfunktionen.** Biomembranen bilden die **strukturelle Basis von Enzymen** und können damit spezielle Stoffwechselfunktionen erfüllen. Die unterschiedlichen Funktionen verschiedener Zellen und Organellen bedingen Aufbau und Zusammensetzung der jeweiligen Membran und die Eigenschaften der darin eingelagerten Proteine. So werden z. B. zahlreiche **Energietransformationen** im Zuge der Photosynthese oder der Atmung durch membrangebundene Enzyme katalysiert und laufen an Membranen ab. Schließlich sind Biomembranen beteiligt an **Reizaufnahme, Erregungsbildung, Reizleitung** und chemischer Informationsübertragung:

- Abgrenzung und Kompartimentierung innerer Milieus,
- Diffusionsbarriere,
- osmotische Regulation,

- Stoffaustausch (passiver, aktiver und Massen-Transport),
- Energietransformation (Photosynthese, Atmung),
- Elektronentransport,
- Drüsenfunktion,
- sensorische Erregungsbildung,
- Reizleitung in Nerven,
- Träger von Enzymen,
- Chemische Informationsübertragung,
- Stoffwechselvorgänge.

Stoffliche Zusammensetzung

Organisation und Funktion der Biomembranen beruhen auf ihrer stofflichen Zusammensetzung: Lipide, Proteine, Kohlenhydrate. Lipide sind für die Integrität der Membranen verantwortlich, Proteine regulieren den Stofftransport und dienen als Signalempfänger, Kohlenhydrate sind an Lipide oder Proteine (Glykolipide, Glykoproteine) gebunden und an Zell-Zellerkennung oder der spezifischen Erkennung bestimmter freier Moleküle beteiligt. Die Dicke der Biomembranen beträgt durchschnittlich 7–8 nm. Biomembranen können sich auch zu **Doppel-** oder **Mehrfach-Membranen** parallel anordnen, wie etwa bei Mitochondrien und Zellkern oder der Myelinscheide von Nervenzellen.

Lipide (▶ Kap. 4.4) bilden die Grundsubstanz, die Matrix der Membranstruktur. Aufgrund ihrer hydrophoben Eigenschaft bilden sie die Phasengrenze zwischen zwei wässrigen Kompartimenten.

Für die Stabilität der Membranen sind ferner neutrale Lipide, **Steroide** wie **Cholesterol** wesentlich. Cholesterol kommt v. a. in den Membranen tierischer Zellen vor. Cholesterol lagert sich in die Zwischenräume von benachbarten Phospholipidmolekülen ein.

Die **Proteine** (▶ Kap. 4.3) der Membranen können **Strukturproteine** oder **Enzyme** sein. Die Ausstattung mit Enzymen variiert stark, je nach den speziellen Funktionen einer Membran. Eine Gruppe von Enzymen, die **Adenosintriphosphatasen** (ATPasen), scheint jedoch in allen Membranen vorzukommen. Diese Enzyme spalten ATP und setzen so die Energie frei, die für den aktiven Transport von Stoffen durch die Membran notwendig ist.

Manche Biomembranen enthalten beträchtliche Mengen an **Kohlenhydraten** (▶ Kap. 4.2). Diese befinden sich an der Außenseite der Membran und sind kovalent an Lipide oder Proteine gebunden. Der Kohlenhydratanteil von Glykolipiden kann sich verändern, z. B. wenn eine Zelle zur Tumorzelle entartet.

Außerdem sind ein- oder mehrwertige **Kationen,** insbesondere Ca^{2+} und Mg^{2+}, Bestandteile der Membranen. Sie sind für deren Stabilität sehr wesentlich.

Diese grundsätzliche chemische Zusammensetzung ist allen bisher untersuchten Zellmembranen gemeinsam, wohl kann sich aber der chemische Charakter der

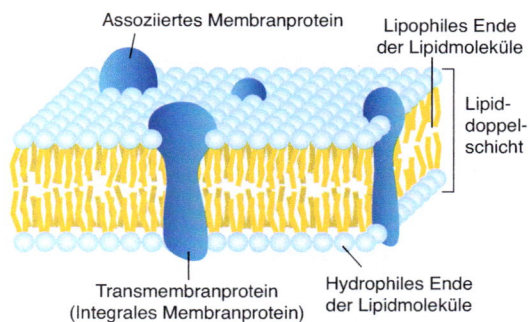

Abb. 1.27 Zellmembran. Schematische, dreidimensionale Abbildung eines kleinen Ausschnitts

Lipide, ihr Mengenverhältnis und die speziellen Eigenschaften der Proteinschichten mit dem Zelltyp und der Funktion der Zelle ändern.

Struktur von Membranen

Alle biologischen Membranen haben die gleiche Grundstruktur. Sie lassen sich im Elektronenmikroskop nach entsprechender Kontrastierung als Doppellinien darstellen und bestehen aus Lipid- und Proteinmolekülen.

Biomembranen sind veränderliche, fließende Strukturen. Die meisten der Lipid- und Proteinmoleküle sind in der Membranebene beweglich.

Die **Lipidmoleküle** sind in einer zusammenhängenden Doppelschicht angeordnet. Diese bildet die Grundstruktur einer Biomembran. Die Lipiddoppelschicht dient als Diffusionsbarriere für viele wasserlösliche (hydrophile) Moleküle.

Die **Proteinmoleküle** sind in die Lipiddoppelschicht integriert oder an eine ihrer Oberflächen assoziiert (● Abb. 1.27). Integrale Proteine bilden die Basis für die Transportleistungen der Zelle, z. B. als Ionenpumpen, oder Carrierproteine, sowie für Signaltransduktion. Assoziierte Proteine sind reversibel an die Oberfläche von Membranen gebunden.

Die Membranproteine vermitteln die meisten, spezifischen Funktionen einer Biomembran, z. B. als Transportproteine, Enzyme, Rezeptoren oder Bindungsproteine zum Zytoskelett. **Biomembranen** sind **asymmetrisch.** Die innere und die äußere Oberfläche unterscheiden sich in der Zusammensetzung ihrer Lipide und Proteine. Dies spiegelt unterschiedliche Funktionen der verschiedenen Bereiche einer Biomembran wider.

Viele Proteine können frei in der Membran wandern, manche scheinen auch in spezifischen Membranregionen verankert zu sein. Die freie Beweglichkeit eines Proteins in einer Membran kann dadurch behindert sein, dass es mit einer zytoplasmatischen Domäne an das Zytoskelett gebunden ist oder dadurch, dass es sich zusammen mit anderen Proteinen auf einem **Lipid-**

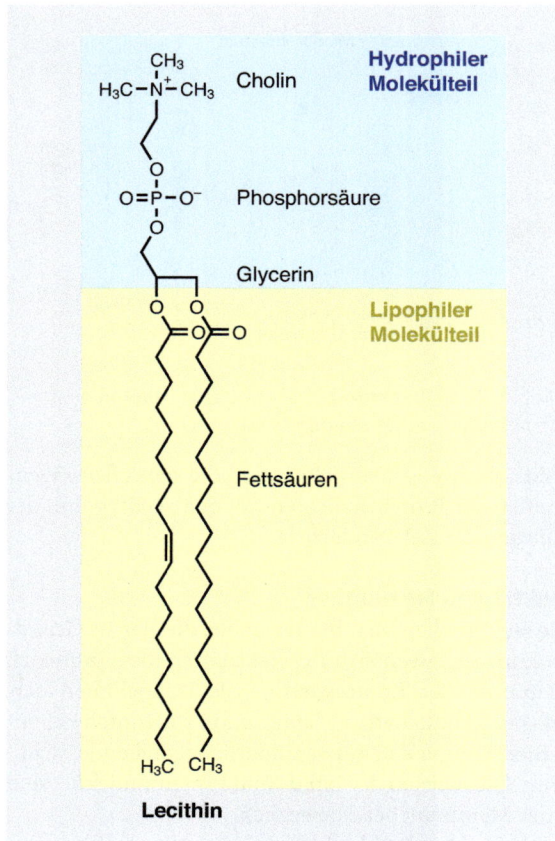

Abb. 1.28 Aufbau eines Phospholipids

floß (lipid raft) befindet. Die Lipide, aus denen diese Flöße aufgebaut sind, haben eine andere Zusammensetzung als die umgebenden Phospholipide und können Proteine festhalten.

Eine Biomembran besitzt daher eine **Mosaikstruktur,** die veränderlich ist und damit unterschiedliche Domänen mit unterschiedlichen Funktionen bilden und verändern kann. Man spricht deshalb von einer flüssigen Mosaikstruktur oder beschreibt die Membranen nach dem „Fluid mosaic"-Modell.

Biomembranen sind nicht fest und starr. Die Membranen unterschiedlicher Zellorgane können ineinander übergehen und dabei ihre Funktionen wechseln.

Membranlipide

Die Lipidschicht biologischer Membranen ist ein Flüssigkeitsfilm, dessen Moleküle sich in seitlicher Richtung bewegen können. Dabei sind die Lipidmoleküle in der Membran so angeordnet, dass ihr hydrophiles Ende nach außen, ihr lipophiles Ende nach innen gerichtet ist (o Abb. 1.28). Die Lipidmoleküle sind gewöhnlich in ständiger thermischer Bewegung und können sich innerhalb der Membranebene frei bewegen. Trotzdem ist die Doppelschicht stabil, da die Lipidmoleküle in ihr die günstigste Orientierung haben.

Ein wichtiger Faktor für die Fließeigenschaften der Biomembranen von tierischen Zellen ist das Cholesterol. Darüber hinaus beeinflusst es die Durchlässigkeit für kleinere wasserlösliche Moleküle und erhöht die mechanische Festigkeit der Lipiddoppelschicht.

Wichtig für die Fluidität von Biomembranen ist auch der Bau der Fettsäuremoleküle in den Membranlipiden. In der Regel liegt in einem Molekül eine ungesättigte und eine gesättigte Fettsäurekette unterschiedlicher Länge vor. Dies verhindert Phasentrennungen in der Lipiddoppelschicht.

Membranlipide haben selten eine spezifische biologische Funktion. Da sie aber die Grundsubstanz einer Biomembran darstellen, bestimmen sie auch im Wesentlichen deren physikochemischen Eigenschaften, vor allem die Flexibilität und Fluidität. Membranlipide bestehen aus einer polaren (hydrophilen) Kopfgruppe und einem unpolaren (hydrophoben) Schwanzteil. Es sind also amphipathische (amphiphile) Verbindungen.

Den lipophilen, unpolaren Bereich bilden die Acylreste von langkettigen, gesättigten (Palmitinsäure, Stearinsäure) oder ungesättigten (Ölsäure, Linolsäure, Linolensäure, Arachidonsäure, Myristinsäure) Fettsäuren. Die Fluidität einer Biomembran wird durch ihre chemische Zusammensetzung bedingt. Im Vergleich zur Palmitinsäure führt ein höherer Anteil von Myristinsäure, Ölsäure oder Linolsäure zu einer erhöhten Fluidität einer Biomembran.

Bei den **Glycerolipiden** sind die Fettsäuren über Esterbindungen mit Glycerol verbunden.

Die polare Kopfgruppe der Membranlipide besteht aus Phosphosäureestern oder Zuckerresten. Diese können elektrisch neutral oder positiv bzw. negativ geladen sein.

Cholesterol und andere Sterole besitzen als polare Gruppe eine Hydroxylgruppe. Die starre, planare Steroidstruktur hat einen verfestigenden, stabilisierenden Effekt auf die benachbarten Acylkettenbereiche.

Membranproteine

Die meisten Aufgaben biologischer Membranen werden von Membranproteinen erfüllt. Viele Membranproteine, sogenannte Transmembranproteine, erstrecken sich durch die Lipiddoppelschicht hindurch. Sie besitzen lipophile Bereiche, welche mit den Lipidmolekülen im Inneren der Doppelschicht in Wechselwirkung treten. Die hydrophilen Abschnitte der Transmembranproteine (Tunnelproteine) ragen auf beiden Seiten aus der Lipiddoppelschicht heraus. Transmembranproteine sind meist glykosyliert. Ihre Oligosaccharidketten liegen stets auf der extrazellulären Seite der Membran. Andere Proteine, die mit Membranen assoziiert sind, sind nur an eine der beiden Membranaußenseiten gebunden (o Abb. 1.29).

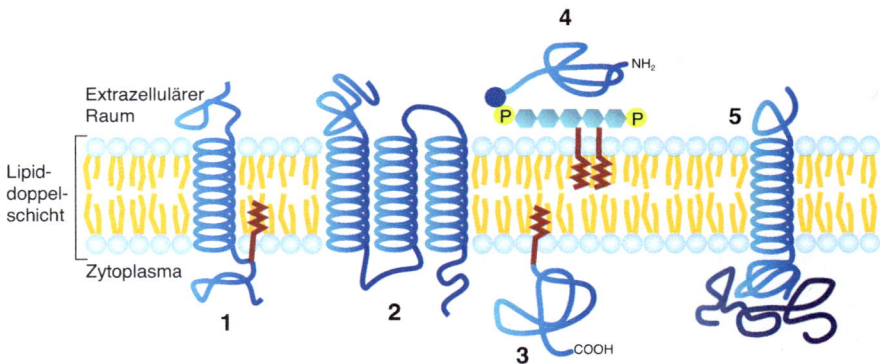

○ **Abb. 1.29** Verknüpfungsarten von Membranproteinen mit der Lipiddoppelschicht. Transmembranproteine durchziehen die Lipiddoppelschicht als einzelne **1** α-Helix oder **2** mit mehreren α-Helices. **3** Andere Membranproteine sind nur über ein kovalent gebundenes Lipid mit der Doppelschicht verbunden. **4** Auf der Außenseite der Membran können Oligosaccharide an der Bindung beteiligt sein. **5** Viele Proteine sind auch durch nicht kovalente Wechselwirkungen mit anderen Membranproteinen an die Membran gebunden.

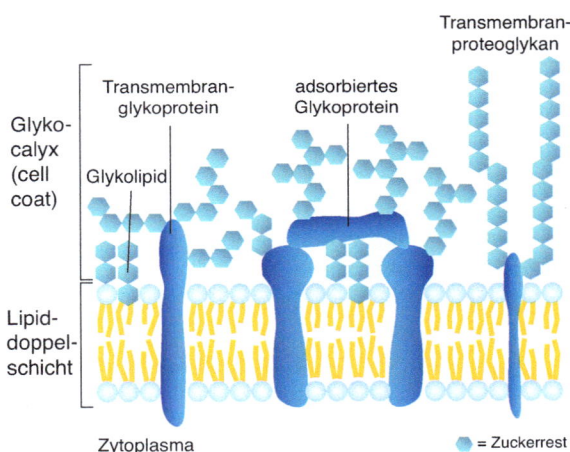

○ **Abb. 1.30** Schematische Darstellung der Glykocalyx (cell coat). Sie besteht aus den Oligosaccharid-Seitenketten der Glykolipide und der integralen Membranproteine sowie aus den Polysaccharidketten der integralen Proteoglykane. Bei manchen Zellen gehören zur Glykocalyx auch von außen adsorbierte Glykoproteine und Proteoglykane (nicht dargestellt). Man beachte, dass sich alle Zuckerreste ausschließlich auf der Außenseite der Membran befinden.

Funktionen der Membranproteine: Proteine sind an den selektiven aktiven und passiven **Transportvorgängen** durch Biomembranen beteiligt. Sie bieten die Grundlage für die hochselektive Permeabilität der Membran. Andere Proteine dienen als spezifische **Rezeptoren** für Hormone, Neurotransmittersubstanzen, Antigene und Viren. Auch einige **Enzyme** sind in der Biomembran verankert. Damit ist sichergestellt, dass bestimmte biochemische Reaktionen örtlich festgelegt ablaufen. Die Membranproteine sind spezifisch für jeden Membrantyp einer Zelle. Das Endoplasmatische Retikulum besitzt andere Membranproteine als z. B. die Plasmamembran oder die Mitochondrien. Dies ist Ausdruck der unterschiedlichen Funktionen verschiedener Biomembranen. Mit einem **Funktionswechsel** der Biomembran ist der **Austausch** von **Membranproteinen** verbunden. Beispiele sind die Ausschleusung von Viren aus der Zelle (▶ Kap. 6.2.2) sowie Funktionswechsel von Biomembranen beim Membranfluss zwischen verschiedenen, membranumschlossenen Organellen der Zelle.

Membrankohlenhydrate

Auf der Außenseite von Plasmamembranen von bestimmten Eukaryontenzellen (bei Säugetieren) finden sich Kohlenhydrate, die in der Regel als Oligosaccharide an Membranproteine (Glykoproteine) oder seltener Membranlipide (Glykolipide) gebunden sind.

Ein einziges Glykoprotein kann viele Oligosaccharide tragen. Die kohlenhydratreiche Zone auf der Außenseite solcher Plasmamembranen wird als cell coat oder **Glykocalyx** bezeichnet. Ihr kommt eine Funktion bei Zell-Zell-Erkennungsvorgängen zu (○ Abb. 1.30).

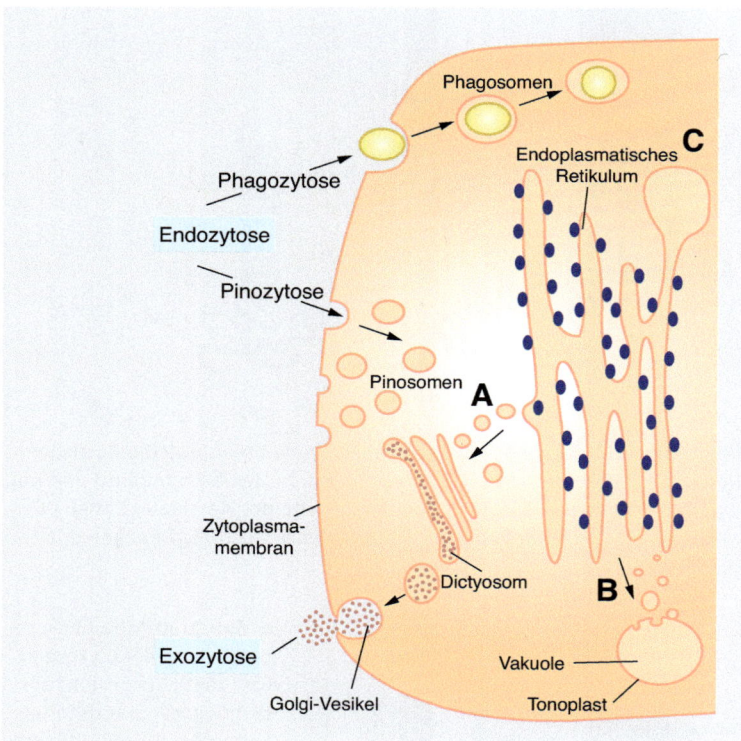

Abb. 1.31 Membranfluss. Endozytose: Aufnahme von Partikeln (Phagozytose) oder Flüssigkeit (Pinozytose) durch Abschnürung von Vesikeln an der Zytoplasmamembran. Exozytose: Ausscheidung aus der Zelle z. B. des Inhalts von Golgi-Vesikeln. **A** Übergang von Vesikeln des Endoplasmatischen Retikulums zum Dictyosom, **B** Übergang von Vesikeln des Endoplasmatischen Retikulums in eine Vakuole, **C** Bildung einer Vakuole durch Vergrößerung der Zisterne des Endoplasmatischen Retikulums

Glykoproteine besitzen meist kurze Oligosaccharidketten (bis 15 Monosaccharid-Einheiten). Spezifisch ausgeformte Oligosaccharide können an komplementär ausgebildete Strukturen auf Nachbarzellen binden. Aus Membranen abgespaltene Kohlenhydrate können Signalfunktion haben, sie dienen z. B. als „Elicitoren" einer Abwehrreaktion bei Pflanzen.

1.3.2 Endozytose, Exozytose, Pinozytose, Membranfluss

Makromoleküle, wie Proteine, Nukleinsäuren und Polysaccharide, können nicht von Transportproteinen durch Biomembranen transportiert werden. Ebenso kann die Aufnahme von großen Partikeln, z. B. Bakterien und Viren, nicht durch Vermittlung von Transportproteinen erfolgen. Hierzu dienen die Mechanismen der **Endozytose** oder der **Exozytose**. Die unspezifische Aufnahme von Lösungen unter Beteiligung von Vesikeln bezeichnet man als **Pinozytose**. Die Aufnahme großer Partikel über Vesikel nennt man auch **Phagozytose**. Hierbei erfolgt die Aufnahme oder Ausscheidung über die Bildung und Fusion membranumhüllter Vesikel (o Abb. 1.31). Diese Transportvorgänge sind also mit einem Verschmelzen von Biomembranen verbunden.

Endozytose

Durch Einstülpen von begrenzten Bereichen der Plasmamembran ins Innere der Zelle und Abschnüren kleiner Vakuolen können durch **Pinozytose** oder **Phagozytose** Bestandteile des Außenmediums in die **Zelle aufgenommen** werden. Der Größenbereich der pino- oder phagozytierten Partikel reicht von Kolloiden bis zu Bakterien.

Einen Sonderfall stellt die **rezeptorvermittelte Endozytose** dar. Bei Tieren wird sie genutzt, um ganz bestimmte Makromoleküle zu erkennen und aufzunehmen. Rezeptorgekoppelte Endozytose ist wichtig für die Funktion der Immunantwort. Polymorphkernige Granulozyten und Makrophagen phagozytieren in den Organismus eingedrungene Krankheitserreger, wenn diese vorher mit Antikörpern oder Komponenten des Komplementsystems reagiert haben, also Signalstrukturen für die zellgebundenen Rezeptoren tragen. Als integrale Membranproteine binden sie Substanzen spezifisch an bestimmten Orten der Plasmamembran. Diese Orte nennt man **Coated Pits** (überzogene Gruben), die im elektronenmikroskopischen Bild als Vertiefungen in der Plasmamembran erkennbar sind. Die Innenseite der Coated Pits ist von Proteinen wie Clathrin überzogen (o Abb. 1.32). Die Coated Pits stülpen sich nach innen und schnüren sich als Coated Vesicles („Stachelsaumvesikel") ab. Durch Abstoßen der Clathrinhülle wandeln sie sich in Endosomen um. Das Endosom fusioniert mit primären Lysosomen zu einem sekundären Lysosom, in dem das endozytierte Material abgebaut wird. Die Abbauprodukte, z. B. Zucker oder Aminosäuren, werden in das Zytoplasma transportiert.

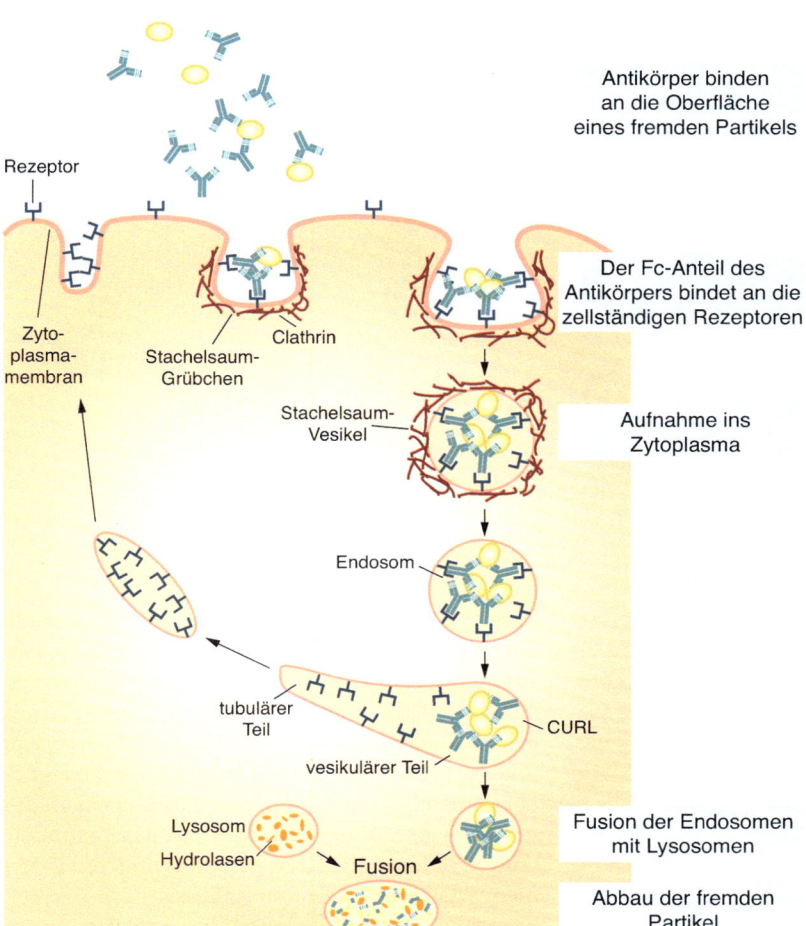

Abb. 1.32 Rezeptorgekoppelte Endozytose. Die rezeptorgekoppelte Endozytose ermöglicht die gezielte Aufnahme großer Moleküle oder Partikel, z. B. Viren und Bakterien. Die Rezeptoren sind diffus über die Zelloberfläche verteilt. Sie sammeln sich, wenn sie ein Partikel gebunden haben, in „Coated Pits" (Stachelsaum-Grübchen). Diese stülpen sich nach innen und schnüren sich als „Coated Vesicles" (Stachelsaum-Vesikel) ab. Die Clathrinhülle wird abgestoßen, die so entstandenen Endosomen fusionieren mit Lysosomen, deren Enzyme das aufgenommene Partikel abbauen.

Die Bewegungsvorgänge der Vesikel werden durch das Zytoskelett der Zellen kontrolliert. Eine Störung dieses Systems verhindert die Endozytose. Bei Zellen von Säugetieren kann die Endozytose daher je nach Zelltyp über die Nahrungsaufnahme hinaus sehr **spezielle Funktionen** übernehmen. z. B. wird **Cholesterol** im Menschen durch rezeptorvermittelte Endozytose aufgenommen. Um das Körpergewebe mit Lipiden zu versorgen, werden diese zusammen mit Cholesterol in Partikel verpackt. **LDL-Partikel (low density lipoprotein)** müssen von den Leberzellen zum Recycling aufgenommen werden. Die Aufnahme beginnt mit der spezifischen Erkennung von LDL durch Rezeptoren. **Familiäre Hypercholesterolämie** ist eine erbliche Stoffwechselerkrankung, bei der ein LDL-Rezeptor geschädigt ist.

Zellen des **Immunsystems**, sogenannte Phagozyten (Makrophagen und polymorphkernige Granulozyten), haben die Fähigkeit z. B. Bakterien oder Moleküle aufzunehmen und zu eliminieren. Die Endozytose verläuft bei Säugetierzellen sehr spezifisch über die Bindung der aufzunehmenden Zellen und Strukturen an membranständige Rezeptoren. So tragen die Phagozyten des Immunsystems u. a. sogenannte Fc-Rezeptoren. An diese kann der Fc-Teil eines Antikörpers binden, wenn der Antikörper seinerseits an ein Antigen gebunden ist. Bakterienzellen oder Viren, die an die Antikörper gebunden haben, können von dem Phagozyten endozytiert (phagozytiert) werden (Abb. 1.31).

Viren und intrazellulär sich vermehrende Bakterien und Parasiten bedienen sich des Endozytosewegs, um in Körperzellen des Wirts einzudringen. Sie binden oft sehr spezifisch an Rezeptoren bestimmter Zielzellen. Solche **intrazellulär lebende Bakterien** sind z. B. Rickettsien und Chlamydien. Auch die Sporozoen von *Toxoplasma gondii* und Plasmodien (Malaria-Erreger) gelangen auf dem Wege der Endozytose in ihre Zielzellen.

Manche **Bakterien** vermögen nach Endozytose sogar in den Phagozyten (Makrophagen) zu überleben und sich in diesen Zellen zu vermehren. Beispiel hierfür sind *Legionella pneumophila*, Tuberkelbazillen und *Mycobacterium leprae*, der Erreger der Lepra.

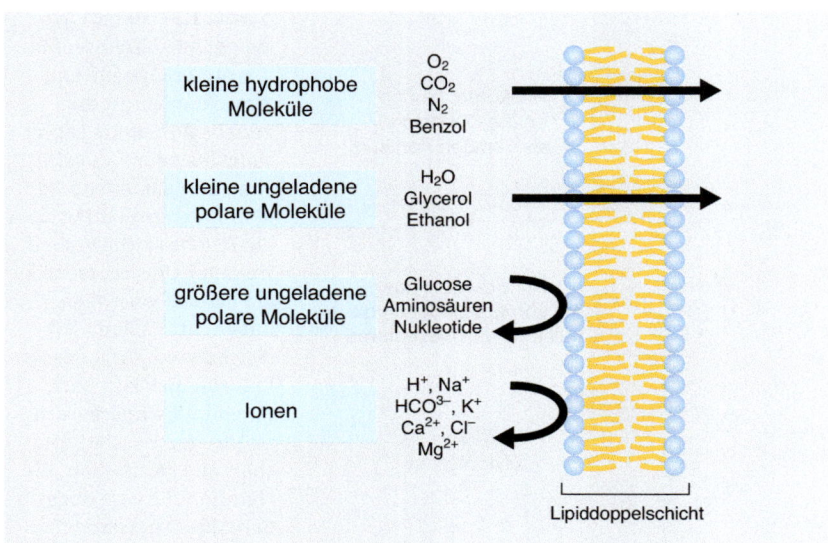

Abb. 1.33 Permeabilitätseigenschaften einer künstlichen Lipiddoppelschicht für unterschiedliche Molekülklassen

Exozytose

Durch **Exozytose** können Stoffe aus der Zelle ausgeschleust werden (Abb. 1.31). Diese Möglichkeit ist für Sekretion und Exkretion von Bedeutung. Die Membranen von Vakuolen im Inneren der Zelle, welche die auszuscheidenden Stoffe enthalten, z. B. Golgi-Vesikel, verschmelzen mit der Plasmamembran, der Inhalt wird nach außen entleert. Danach geht die Golgimembran in der Plasmamembran auf. Bei Exozytose und Endozytose liegen die Makromoleküle abgetrennt in membranumschlossenen Vesikeln. Sie vermischen sich zunächst nicht mit anderen Makromolekülen der Zelle. Die Vesikel verschmelzen nur mit ganz bestimmten Membranen. Hieraus resultiert ein gerichteter Stofftransport zwischen Zellumgebung und Zellinnerem, aber auch ein gerichteter Transport zwischen membranumschlossenen Organellen im Zellinneren.

Auch für den **intrazellulären Stoffaustausch** spielen solche Vorgänge eine wichtige Rolle. So können z. B. membranumschlossene Partikel vom Endoplasmatischen Retikulum abgeschnürt werden und zu Golgi-Zisternen verschmelzen. Hierdurch werden Proteine vom Endoplasmatischen Retikulum zu den **Dictyosomen** transportiert. Vesikel des Endoplasmatischen Retikulums können auch mit der Tonoplastenmembran verschmelzen und ihren Inhalt in die Vakuole entleeren. Des Weiteren können Stoffwechselreaktionen durch Verschmelzen verschiedener Vakuolen in Gang gesetzt werden. So werden etwa die abbauenden Enzyme der Lysosomen unter Verschmelzung der Membranen beider Vakuolen in die **Pinosomen** entleert. Zum anderen kann sich auch die Pinosomenmembran auflösen und mit dem Vakuoleninhalt im Grundplasma der Zelle aufgehen.

Membranfluss

Endozytose, Exozytose und intrazellulärer Stoffaustausch über membranumschlossene Vesikel ist also mit einem Austausch von Membranstücken verbunden. Teile der Plasmamembran, der Tonoplastenmembran, des Endoplasmatischen Retikulums, der Dictyosomen und der Lysosomen können miteinander verschmelzen. Diese membranumschlossenen Zellorganellen können sich auch gegenseitig aufbauen, z. B. das Endoplasmatische Retikulum die Kernmembran und die Dictyosomen. Die Plasmamembran entsteht nach der Teilung pflanzlicher Zellen durch Zusammenfließen von Golgi-Vesikeln, also aus Dictyosomenmembranen (Abb. 1.19).

■ **MERKE** Innerhalb der Zelle findet ein Austausch von Membranen, ein Membranfluss statt. Ausgenommen hiervon sind die hochspezialisierten Membranen der Mitochondrien und Plastiden.

1.3.3 Semipermeabilität, Osmose, Membranpotenzial

Die Lipiddoppelschicht stellt eine nichtwässrige Barriere zwischen zwei wässrigen Kompartimenten dar. Der Austausch von wasserlöslichen Molekülen und Ionen zwischen diesen Kompartimenten ist daher stark eingeschränkt. Je lipophiler ein Molekül ist, desto besser diffundiert es durch eine Biomembran. Wasser und sehr kleine Moleküle (z. B. Glycerol, Ethanol) bilden eine Ausnahme: Sie passieren Biomembranen schneller als man es von ihrer Lipidlöslichkeit erwarten sollte (Abb. 1.33).

Semipermeabilität

Die Eigenschaft von Biomembranen, kleine hydrophile Moleküle frei passieren zu lassen, größere jedoch nicht, wird als Semipermeabilität bezeichnet. Sie ist die Grundlage für alle osmotischen Vorgänge.

Moleküle mit hydrophoben Eigenschaften können dagegen in den lipophilen Bereich der Biomembran eindringen oder sich durch die Membran „hindurchlösen". Zu dieser Gruppe von Molekülen gehören z. B. die Steroidhormone.

Biomembranen sind selektiv permeabel. Sie sind gut durchlässig für Wasser, jedoch weniger gut oder gar nicht für in Wasser gelöste organische oder anorganische Stoffe. Ungeladene, lipidlösliche Substanzen können recht gut durch Biomembranen permeieren. Dagegen sind Biomembranen für Ionen und organische polare Stoffe, wie Glucose oder Aminosäuren, kaum oder gar nicht permeabel. Die Möglichkeit einer Permeation (Diffusion) von Ionen durch Biomembranen nimmt mit steigender Ladungszahl und Ionengröße ab. Hierdurch hält z. B. die Plasmamembran ein osmotisches Gleichgewicht und ein Konzentrationsgefälle mit der Umgebung der Zelle aufrecht. Dadurch wird ein bestimmtes, für den Stoffwechsel unbedingt notwendiges inneres Milieu gegenüber sehr unterschiedlich zusammengesetzten Außenlösungen aufrechterhalten und verhindert, dass für die Zellfunktion notwendige Stoffe aus der Zelle diffundieren. Auch innerhalb der Zelle bilden die verschiedenen Membransysteme Barrieren gegen einen freien Stoffaustausch. Funktionell unterschiedliche, membranumschlossene Kompartimente der Zelle unterscheiden sich auch durch einen unterschiedlichen Stoffbestand.

> **MERKE** Die Funktionen der Membranen als Diffusionsbarrieren sind eng mit der Lebensfähigkeit der Zelle verbunden. Ein Erlöschen dieser Barrierenfunktion ist ein sicheres Zeichen für den Zelltod.

Die geringe Durchlässigkeit der Membran für Ionen ist für die Resorption von Arzneimitteln von großer Bedeutung. Viele Arzneimittel dissoziieren in wässriger Lösung in positiv und negativ geladene Ionen. Da die ionisierte Form eines Arzneimittels biologische Membranen fast nicht oder sehr viel schlechter zu passieren vermag als die nichtionisierte, elektrisch neutrale, möglicherweise auch lipidlösliche Substanz, spielt der Dissoziationsgrad von Stoffen, z. B. Arzneimitteln in wässriger Lösung, für die Resorption und den Stofftransport im Organismus eine wesentliche Rolle.

Schwache Säuren, wie Penicilline, werden besser aus dem Magen resorbiert, da sie im dort herrschenden sauren Milieu nicht dissoziiert sind. Schwache Basen wie Phenazon können ebenfalls bereits im Magen aufgenommen werden, da sie trotz des sauren Milieus nur teilweise dissoziiert vorliegen. Stärkere Basen werden erst im Dünndarm aus dem alkalischen Speisebrei resorbiert. Quartäre Ammoniumverbindungen, z. B. Curarin, werden auf diesem Wege nur sehr langsam und in geringem Umfang aufgenommen.

Osmose

Semipermeable Membranen sind die Voraussetzung für die Osmose. Unter Osmose versteht man die Passage von Wasser oder auch anderen Lösungsmitteln durch eine semipermeable Membran.

Wasser diffundiert mit hoher Geschwindigkeit durch biologische Membranen. Selbst wenn die Konzentration des Wassers in beiden Kompartimenten, d. h. zu beiden Seiten der Membran gleich ist, werden ständig Wassermoleküle durch die Membran hindurch ausgetauscht. Die treibende Kraft hierbei ist die thermische Energie der Wassermoleküle.

Befinden sich zu beiden Seiten einer semipermeablen Membran Lösungen unterschiedlicher Wasserkonzentration, so strömt Wasser vom Kompartiment mit der höheren in das mit der niedrigeren Wasserkonzentration. Die Wasserkonzentration, die Molarität des Wassers, wird durch darin gelöste Stoffe verringert.

Wasser fließt also aus dem Kompartiment mit der niedrigeren Konzentration gelöster Stoffe in das mit der höheren Konzentration gelöster Stoffe.

Durch die gelösten Stoffe wird die Beweglichkeit des Wassers behindert. Hierdurch entsteht ein Druckgradient in Richtung auf die konzentriertere Lösung. Man spricht auch von einer Potenzialdifferenz des Wassers zwischen Kompartimenten unterschiedlicher Konzentration. Diese Potenzialdifferenz ist die Triebkraft der Osmose.

Die Konzentration der gelösten Stoffe bestimmt die Saugkraft einer Lösung, ihren osmotischen Wert. Der **osmotische Wert** eines Kompartiments bzw. einer Zelle kann als **osmotischer Druck** gemessen werden. Kompartimente, zwischen denen keine osmotische Druckdifferenz besteht, werden als **isoosmotisch** bezeichnet. Dies trifft in den allermeisten Fällen für die Zellen von Tieren und die sie umgebenden Körperflüssigkeiten zu. **Osmotisch wirksame Substanzen** in der Zelle sind vor allem **Elektrolyte** und **polare Nichtelektrolyte**. Zu den Elektrolyten zählen **anorganische** und **organische Ionen**, zu den polaren Nichtelektrolyten Zucker, Alkohole, Purine und Pyrimidine. **Makromoleküle**, wie Nukleinsäuren, Proteine oder Polysaccharide sind wegen ihrer geringen Molarität osmotisch praktisch unwirksam.

Pflanzliche Zellen entwickeln immer einen hohen osmotischen Druck. Sie benötigen deshalb eine feste Zellwand. Da die pflanzliche Zellwand keine rasche Volumenänderung zulässt, baut sich ein Innendruck auf, den man als Turgor bezeichnet. Dieser hält krautige

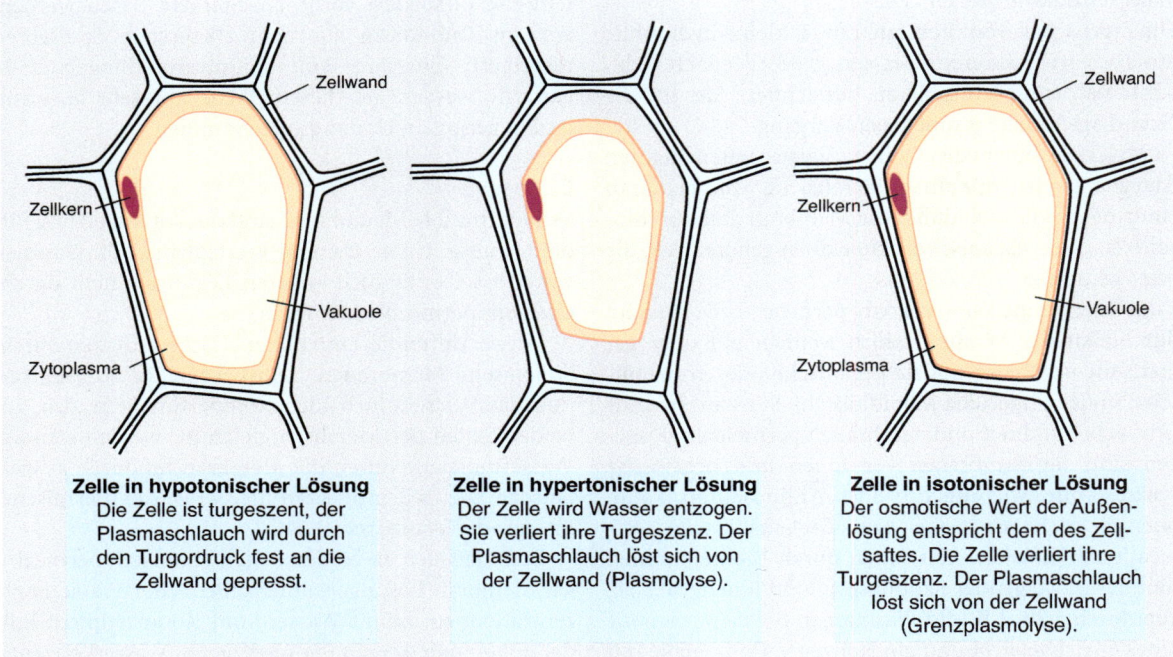

Abb. 1.34 Plasmolyse

Pflanzen aufrecht und ist Triebkraft für die Vergrößerung von Pflanzenzellen und damit auch für das Pflanzenwachstum.

Der Aufbau von Konzentrationsgradienten zwischen dem inneren und äußeren Milieu von Zellen ist ein wichtiger Mechanismus, mit dessen Hilfe beispielsweise Exkretions- und Sekretionszellen einen passiven Wassertransport ermöglichen. Absorptionsgewebe von Pflanzen, z. B. Rhizodermiszellen, halten immer einen Konzentrationsgradienten mit dem Bodenwasser aufrecht und können so Wasser aus dem Boden aufnehmen.

Plasmolyse

Der osmotische Druck einer pflanzlichen Zelle kann u. a. durch Plasmolyse gemessen werden. Bringt man Zellen, z. B. Epidermiszellen, in eine **hypertonische Lösung**, d. h. eine Lösung mit höherer Konzentration gelöster, osmotisch wirksamer Substanzen als in der Zentralvakuole, so wird der Zelle Wasser entzogen. Der Protoplast löst sich von der Zellwand. Bringt man die plasmolysierte Zelle wieder in Wasser (hypotonische Lösung), so nimmt die Zelle umgekehrt wieder Wasser auf; sie drückt sich wieder fest an die Zellwand.

Bringt man die Zelle in eine Lösung mit gleicher Konzentration gelöster Stoffe wie in der Zentralvakuole, also in eine äquimolare (isotonische, isoosmotische) Lösung, so verliert die Zelle ihren Turgor, der Protoplast löst sich gerade etwas von der Zellwand ab. Dieser Zustand wird als Grenzplasmolyse bezeichnet (o Abb. 1.34). Der Druck der Außenlösung entspricht dem osmotischen Druck der Zelle. Der osmotische Druck einer Lösung lässt sich in einem Osmometer messen.

Membranpotenzial

Ionen können keine Biomembran durchqueren, wenn sie dabei nicht durch Kanäle und Transportproteine unterstützt werden (s. unten). **Protonenpumpen** führen z. B. dazu, dass der Zellinnenraum einer **Pflanzenzelle** im Vergleich zur Umgebung stark negativ wird. Eine derartige Ladungsdifferenz über eine Membran bezeichnet man als **Membranpotenzial**. Das Membranpotenzial kann mit **Mikroelektroden** gemessen werden. Die meisten Pflanzenzellen halten ein Membranpotenzial von mindestens –120 mV aufrecht.

Besondere Bedeutung hat das Membranpotenzial bei der Erzeugung und Weiterleitung von Nervenimpulsen in tierischen Axonen (o Abb. 1.35). Dort beträgt das sogenannte **Ruhepotenzial** ungefähr –60 mV. Dieses Ruhepotenzial schafft die Möglichkeit auf Reize schnell reagieren zu können. Ein **Aktionspotenzial** ist eine besonders starke Veränderung des Membranpotenzials. Hierbei kommt es zu einer plötzlichen Spannungsumkehr über einen bestimmten Bereich der Membran und es fließt über 1–2 Millisekunden lang ein Strom durch die Membran. Die Zellinnenseite wird gegenüber der Außenseite kurzfristig sogar positiv geladen. Ein Reiz oder Nervenimpuls wird dadurch übermittelt, dass sich Aktionspotenziale am Axon entlang bewegen. Ionenpumpen und -Ionenkanäle können Membranpotenziale verändern und Ruhe- bzw. Aktionspotenziale erzeugen. Die Weiterleitungsgeschwindigkeit von Aktionspotenzialen ist bei den Wirbeltieren durch die Ausbildung einer diskontinuierlichen Myelinscheide (im Vergleich zu wirbellosen Tieren, die nichtmyelinisierte Axone besitzen) dramatisch erhöht. Die Aktionspotenziale „springen" in myelinisierten Axonen von einem Ranvier-Schnürring zum nächsten. An diesen Stellen, die dicht mit Ionenkanälen besetzt sind, lässt die elektrisch isolierende Myelinscheide die Axonmembran frei. Ein ausgelöstes Aktionspotenzial kann aber nicht über die von Myelin umhüllte und daher isolierte Membran selbst weitergeleitet werden. Der Ionenstrom erfolgt daher durch das Zytoplasma. Dieser Strom kann die Membran am nächsten Schnürring depolarisieren und ein Aktionspotenzial auslösen. Diese Art der Impulsverarbeitung nennt man **saltatorische Erregungsleitung**.

1.3.4 Zellkontakte

Zellen, die miteinander verbunden sind oder verbunden werden sollen, bilden bestimmte Strukturen aus, die entweder der **Haftung oder dauerhaften Bindung oder Kommunikation** dienen. Diese spezialisierten Zell-Zell-Verbindungen nennt man bei tierischen Zellen auch „Junctions". Drei wichtige Typen von Verbindungen sind die **Tight Junctions, Desmosomen** und **Gap Junctions**

Tight Junctions sind spezielle Strukturen der Plasmamembran, die benachbarte Epithelzellen miteinander verbinden. Es handelt sich hierbei um fest miteinander verknüpfte Membranproteine. Sie versiegeln Gewebe, speziell Epithelien, und verhindern den freien Transport gelöster Stoffe durch die Zellzwischenräume. So müssen alle Stoffe bestimmte Zellen passieren und können zielgerichtet in den einen oder anderen Teil des Körpers geleitet werden.

Desmosomen sind mit der Plasmamembran verbundene Strukturen, die Zellen druckknopfartig miteinander verbinden, aber die Bewegung von Stoffen kaum behindern. Auf der zytoplasmatischen Seite besitzt jedes Desmosom einen sogenannten desmosalen Plaque, an den spezielle Zelladhäsionsproteine der Plasmamembran angeheftet sind. Über diese Proteine erfolgt die Bindung an die Nachbarzelle. Außerdem sind die Desmosomen mit Intermediärfilament-Proteinen des Zytoskeletts verbunden (▶ Kap. 1.4.12). Diese ziehen sich quer durch die Zellen und verleihen z. B. den epithelialen Geweben ihre hohe mechanische Stabilität.

Die **Basalmembran**, eine spezielle Form der extrazellulären Matrix tierischer Zellen (▶ Kap. 1.2.3) ist über sogenannte **Hemidesmosomen** mit den Epithelzellen verknüpft.

Während die Tight Junctions und Desmosomen mechanische Aufgaben erfüllen, dienen die Gap Junc-

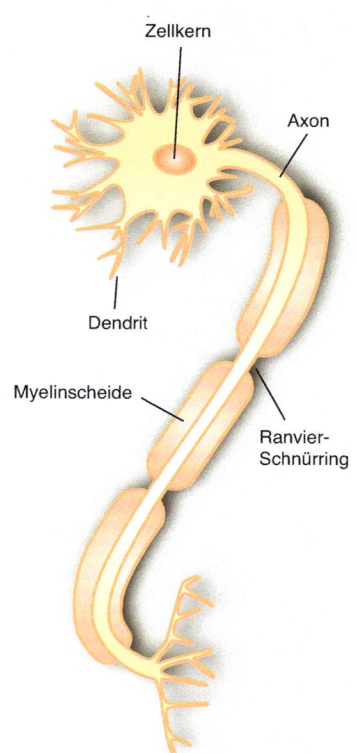

Abb. 1.35 Nervenzelle (Neuron). Myelinisiertes Axon mit Ranvier-Schnürringen

tions der Zell-Zell-Kommunikation. Sie können bis zu 25 % der Plasmamembran tierischer Zellen ausmachen und hunderte kleine Kanäle bilden. Im Bereich solcher Zell-Zell-Verbindungen treffen sogenannte Connexone aufeinander, die miteinander verknüpft werden. Ein Connexon kann als Halbkanal aufgefasst werden, der sich mit einem Connexon der Nachbarzellen zu einem funktionellen Kanal verbindet. Über diese Kanäle können kleine Signalmoleküle, Metaboliten oder Ionen von einer Zelle in die andere gelangen, sie sind jedoch zu eng, um Proteine durchzulassen. Connexone sind aus sechs identischen Connexin-Untereinheiten aufgebaut. Connexin ist ein Protein. Die Gap Junctions ermöglichen den miteinander verknüpften Zellen eine Kooperation im Bereich Energie- und Bausteinstoffwechsel sowie der Signalübermittlung.

Die **Plasmodesmata** (Plasmodesmen) der Pflanzenzellen (▶ Kap. 1.2.2) entsprechen funktionell den Gap Junctions der tierischen Zellen. Eine typische Pflanzenzelle besitzt viele Tausend Plasmodesmata. Im Gegensatz zu den Gap Junctions sind bei den Plasmodesmata nicht nur Kanalproteine miteinander verbunden, sondern es handelt sich um von der Plasmamembran ausgekleidete Zell-Zell-Verbindungen, das heißt in diesen Bereichen wurden die Plasmamembranen benachbarter Zellen miteinander fusioniert. Die so gebildeten

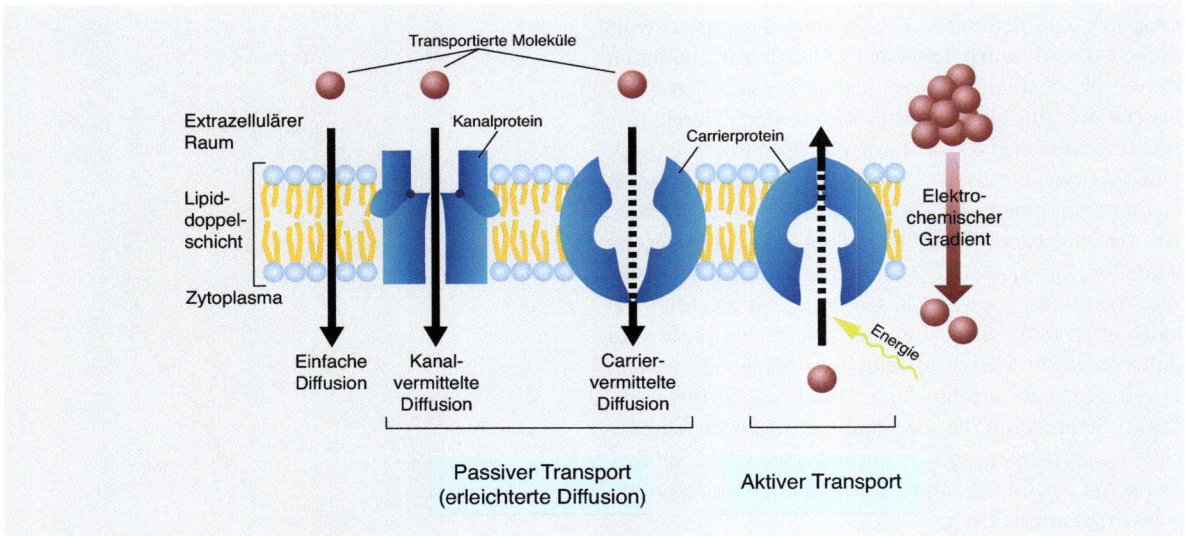

Abb. 1.36 Schematische Darstellung des passiven Transports, der einem elektrochemischen Gradienten folgt, und des aktiven Transports, der in der entgegengesetzten Richtung verläuft. Die einfache Diffusion und der von Membrantransportproteinen vermittelte passive Transport (auch „erleichterte Diffusion" genannt) laufen spontan ab, der aktive Transport dagegen erfordert die Zufuhr von Stoffwechselenergie. Durch einfache Diffusion können nur nicht polare und kleine, ungeladene, polare Moleküle die Lipiddoppelschicht durchqueren, andere polare Moleküle werden mit nennenswerter Geschwindigkeit nur von Carrier- oder Kanalproteinen transportiert.

Kanäle besitzen einen etwa viermal größeren Durchmesser als die Connexone der Gap Junctions. Die Stoffpassage wird allerdings durch die Einlagerung eines kompakten Zylinders, dem sogenannten Desmotubulus erschwert, sodass auch zwischen den Pflanzenzellen normalerweise nur kleine Moleküle transportiert werden können. Allerdings können auch größere Moleküle und Viren über Plasmodesmata transportiert werden. Pflanzenviren besitzen Gene, die so genannte Bewegungsproteine (movement proteins) codieren, die die Plasmadesmata vorübergehend erweitern.

1.3.5 Spezifischer Stofftransport durch Biomembranen

Neben ihrer Trennfunktion sind die Biomembranen Organelle des Stoff- und Informationsaustausches in der Zelle. Wasser, Nährstoffe, z. B. Glucose, Aminosäuren, Ionen sowie Nukleotide und zahlreiche Zellmetaboliten müssen von der Zelle aufgenommen, Endprodukte des Stoffwechsels ausgeschieden werden und dabei die Plasmamembran passieren. Auch zwischen den einzelnen Reaktionsräumen in der Zelle muss ein spezifischer, kontrollierter Stoffaustausch ermöglicht werden.

Für den vielfältigen Stoffaustausch zwischen den Kompartimenten einer Zelle sowie der Zelle und ihrer Umgebung enthalten Biomembranen zahlreiche **spezifische Translokatoren**. Dies sind spezielle Membranproteine, die man als **Membrantransportproteine** bezeichnet.

Jedes dieser Proteine ist darauf spezialisiert, eine bestimmte Klasse von Verbindungen oder nur ein bestimmtes Molekül zu transportieren.

Alle bisher bekannten Membrantransportproteine sind Proteine, welche die Lipiddoppelschicht mit mehreren α-Helices durchdringen (Multipass Transmembranproteine, Abb. 1.29).

Es gibt zwei Hauptklassen von Transportproteinen: Carrierproteine und Kanalproteine. Die **Carrierproteine** binden spezifisch die zu transportierenden Moleküle und transportieren diese mittels Konformationsänderung auf die andere Seite der Biomembran.

Die **Kanalproteine** dagegen formen wassergefüllte Poren durch die Lipiddoppelschicht. Wenn diese Poren geöffnet sind, erlauben sie z. B. anorganischen Ionen den Durchtritt durch die Membranen (Abb. 1.36, Abb. 1.37).

In beiden Fällen wird ein spezifischer Transport ermöglicht (Tab. 1.12).

Der **spezifische Transport** ist von der freien Diffusion durch folgende Kriterien zu unterscheiden:

- Er ist normalerweise schneller als die freie Diffusion.
- Er wird durch spezifische Translokatoren vermittelt.
- Er ist substratspezifisch.
- Er verläuft bis zu einer Sättigung.
- Er ist spezifisch hemmbar.

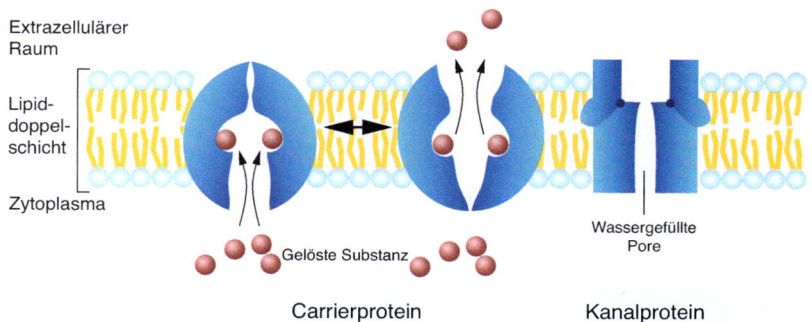

Abb. 1.37 Die beiden Klassen von Membrantransportproteinen in vereinfachter, schematischer Darstellung. Ein **Carrierprotein** kann zwei verschiedene Konformationen einnehmen und so die Bindungsstelle für das zu transportierende Molekül zuerst auf der einen und dann auf der anderen Seite der Membran zugänglich machen. Ein **Kanalprotein** dagegen bildet eine wassergefüllte Membranpore, durch die spezifische Ionen hindurchfließen können.

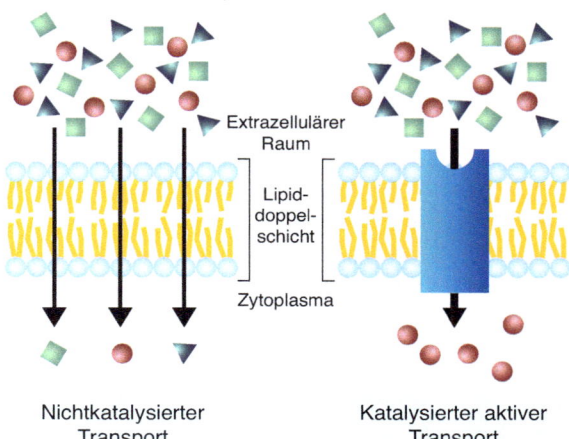

Abb. 1.38 Transport durch eine Biomembran. Nichtkatalysierter Transport: wenig selektive, langsame Diffusion. Katalysierter aktiver Transport: schneller, sehr selektiver Transport bestimmter Moleküle durch Vermittlung von Translokatoren

Tab. 1.12 Stofftransport durch Biomembranen (Übersicht)

Transportart	Bemerkung
1. **Freie Diffusion:** Diffusion kleiner hydrophiler bzw. lipophiler Moleküle	**Passiv, ohne Energieverbrauch** nur mit Konzentrationsgradienten
2. **Erleichterte Diffusion:** Über Translokatoren, substratspezifisch, sättigbar, hemmbar, schneller als freie Diffusion	
3. **Aktiver Transport:** ■ primärer aktiver Transport, ■ sekundärer aktiver Transport, ■ Gruppentranslokation, ■ Polyprenolzyklus	**Aktiv, unter Energieverbrauch** gegen Konzentrationsgradienten, nur in eine Richtung

Es werden grundsätzlich zwei Formen von spezifischem Transport unterschieden (o Abb. 1.38, o Abb. 1.39):

- passiver Transport (katalysierte, erleichterte Diffusion),
- aktiver Transport.

Passiver Transport (katalysierte, erleichterte Diffusion)

Die katalysierte Diffusion kann wie die freie Diffusion nur zu einem Konzentrationsausgleich zwischen zwei Kompartimenten führen. Katalysierte Diffusion im Stoffaustausch mit der Umwelt ist nicht bekannt. Offensichtlich sind hier selektive Anreicherungsvorgänge

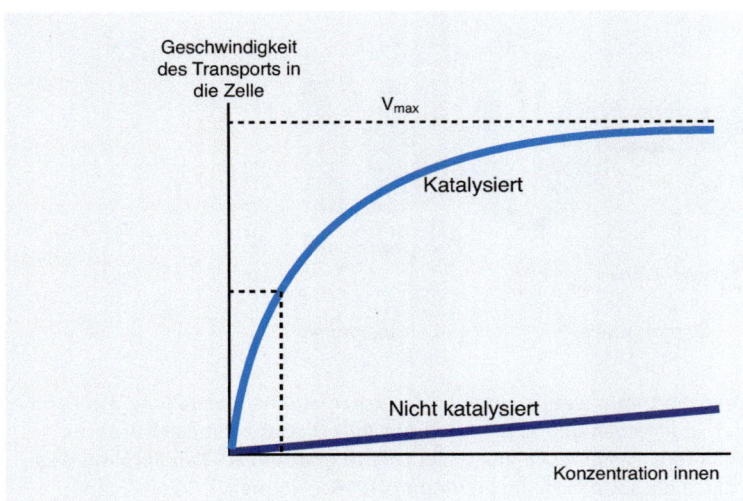

Abb. 1.39 Kinetik katalysierter (erleichterte Diffusion) und nichtkatalysierter (freie Diffusion) Transportprozesse. Katalysierte Transportprozesse verlaufen viel schneller als der nichtkatalysierte Transport.

durch aktiven Transport unerlässlich. Bei Zellen im Inneren vielzelliger Organismen, die von einer körpereigenen Flüssigkeit mit relativ konstanter molekularer Zusammensetzung umgeben sind, können jedoch Aminosäuren oder Glucose durch katalysierte Diffusion aufgenommen werden, z. B. aus dem Blut. Epithelzellen können umgekehrt Moleküle an das Blut abgeben, ohne dass hierfür Energie aufgewendet werden muss.

Ein gut untersuchtes Beispiel für ein solches Transportsystem ist der Glucose-Translokator der Erythrozytenmembran beim Menschen. Über diesen kann Glucose um den Faktor 10^5 schneller aufgenommen werden als durch freie Diffusion.

Es sind auch Translokator-Systeme nach dem Prinzip der katalysierten Diffusion für Ionen bekannt. Dies sind die sogenannten Ionenkanäle in den Plasmamembranen elektrisch erregbarer Zellen, Nervenzellen und Muskelzellen, für Na^+, K^+, Ca^{2+} und Cl^-.

Spezifische Transportsysteme beschleunigen dabei lediglich den Transport von Stoffen durch die Membran in Richtung eines Konzentrationsgefälles. Passive Transportsysteme können daher Substanzen in beiden Richtungen durch eine Biomembran transportieren. Die Richtung des Transportes wird allein durch die Richtung des Konzentrationsgefälles der Substanz bedingt.

■ **MERKE** Passive Transportvorgänge durch Biomembranen benötigen keinen Energieaufwand von Seiten der Zelle. Sie können jedoch nur in Richtung eines Konzentrationsgefälles verlaufen.

Aktiver Transport

Eine Zelle braucht Transportproteine, die Moleküle aktiv gegen ein Konzentrationsgefälle durch die Biomembranen transportieren. Dieser aktive Transport wird immer von Carriermolekülen ausgeführt und benötigt Energie. Ein Carrierprotein bindet spezifisch ein bestimmtes Molekül und transportiert es durch die Lipiddoppelschicht. Bei aktiven Transportvorgängen können verschiedene Mechanismen unterschieden werden.

Beim **primären aktiven Transport** werden Protonen und anorganische Ionen unter **ATP-Verbrauch** durch die Zytoplasmamembran gepumpt. Primäre aktive Transportsysteme sind Na^+/K^+-ATPase, Ca^{2+}-ATPase, K^+/H^+-ATPase und H^+-ATPase.

Die Na^+/K^+-ATPase bewirkt in tierischen Zellen eine Ungleichverteilung von Na^+ und K^+ zwischen Zytoplasma und Zellumgebung.

Die Ca^{2+}-ATPase hält die Konzentration von Ca^{2+} im Zytoplasma niedrig. Die H^+/K^+-ATPase in den Belegzellen des Magens ist für die Aufrechterhaltung des sauren Magenmilieus verantwortlich.

Die H^+-ATPase fungiert z. B. in Pflanzenzellen als Protonenpumpe. Zellen verwenden einen erheblichen Teil ihrer chemischen Energie in Form von ATP für die Energetisierung des aktiven Transports.

Beim **sekundären aktiven Transport** ist der Transport eines Na^+-Ions oder eines Protons mit dem Transport eines organischen Moleküls gekoppelt (Kotransport). Voraussetzung hierfür ist ein elektrochemisches Potenzial dieser Ionen, das durch einen primären aktiven Transport aufgebaut werden kann.

Für den Vorgang des **Kotransports** selbst wird keine Energie benötigt, sondern das elektrochemische Potenzial des Ions ausgenutzt. Auf diese Weise werden z. B. Zucker und Aminosäuren in die Zelle transportiert.

Der sekundäre aktive Transport besteht aus zwei strukturell getrennten Transportsystemen, einmal der Na^+- oder H^+-ATPase, bei dem ATP verbraucht wird und einer katalysierten Diffusion in Gegenrichtung, in Form eines Kotransports. Die über dieses System rück-

1.3.5 Spezifischer Stofftransport durch Biomembranen

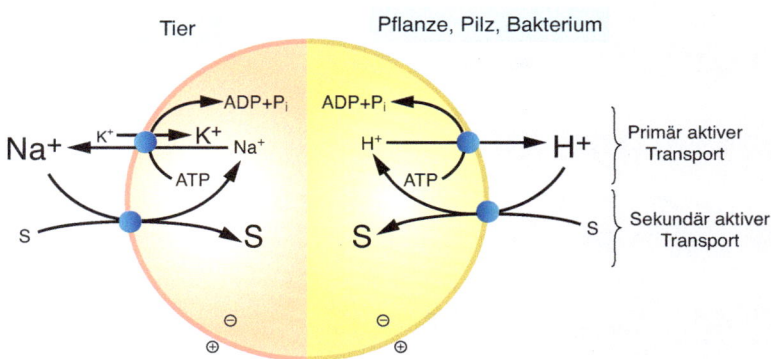

Abb. 1.40 Aktive Transportvorgänge. Durch primär aktive Transportvorgänge hält die Zelle Protonen- bzw. Ionengradienten mit der Umgebung aufrecht. Diese Vorgänge des „Ionenpumpens" sind energieabhängig und verlaufen unter ATP-Verbrauch. Bei der Rückdiffusion von Protonen bzw. Ionen in die Zelle können sie andere Substrate, z. B. Glucose oder Aminosäuren, sekundär aktiv ohne erneuten Energieverbrauch in die Zelle „mitnehmen" (Kotransport). **S** Substrat, **links** tierische Zellen pumpen u. a. Na$^+$ und K$^+$, **rechts** Pflanzen, Pilze und Bakterien vornehmlich H$^+$

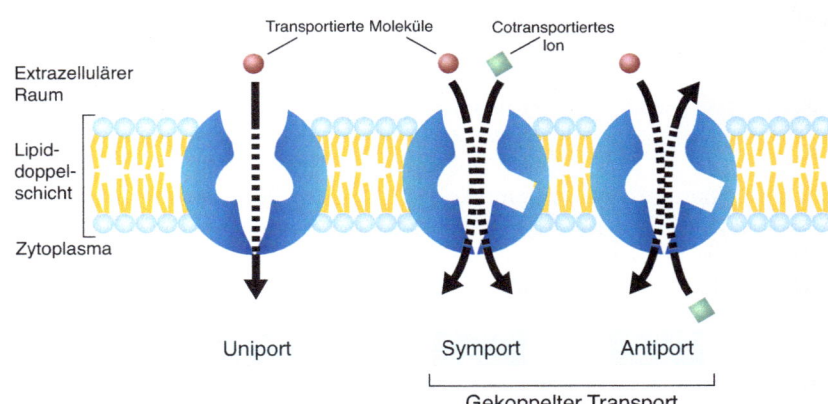

Abb. 1.41 Die Funktionsweise von Uniport-, Symport- und Antiport-Carrierproteinen

diffundierenden Na$^+$-Ionen oder Protonen nehmen gewissermaßen ein anderes Molekül mit, das angereichert werden kann, vorausgesetzt, die Zelle hält den aktiven primären Transportvorgang von Ionen bzw. Protonen aufrecht (○ Abb. 1.40, ○ Abb. 1.41).

Ein Beispiel für einen sekundären aktiven Transport ist die sogenannte Natriumpumpe. Bei höheren Tieren ist eine treibende Kraft für den aktiven Transport von Substanzen in die Zelle das aktive Ausschleusen (Herauspumpen) von Na$^+$ aus der Zelle. Die Na$^+$-Konzentration in der Zelle wird hierdurch niedrig, die der umgebenden Körperflüssigkeit hoch gehalten. Der so entstehende Na$^+$-Konzentrationsgradient von außen nach innen bildet offensichtlich die Grundlage für die aktive Aufnahme von Stoffen, wie K$^+$, Glucose oder Aminosäuren. Diese Natriumpumpe der tierischen Zellen verbraucht einen erheblichen Teil der gesamten ATP-Produktion der Zelle. Sie ist an ein in der Membran lokalisiertes ATPase-System gekoppelt.

Pflanzenzellen können in der Regel kein Na$^+$ pumpen. Na$^+$-ATPasen wurden aber z. B. in Moosen nachgewiesen

Bei Prokaryonten sind weitere Transportsysteme bekannt. Gut untersucht ist das Phosphotransferase-System. Von diesem werden Zucker unter Verwendung metabolischer Energie in das Zytoplasma transportiert und dabei gleichzeitig zu Zuckerphosphaten phosphoryliert, also in energiereiche Verbindungen überführt.

Ein anderes Transportsystem dient bei Bakterien dazu, Zucker und Oligosaccharide aus dem Zytoplasma durch die Plasmamembran zu transportieren. Dieser **Polyprenolzyklus** transportiert z. B. Bausteine für die Mureinschicht von innen nach außen durch die Plasmamembran von Bakterien (▶ Kap. 1.2.1).

Bei Eukaryonten werden von diesem Transportsystem Zucker resp. Oligosaccharide durch die Membranen des Endoplasmatischen Retikulums, resp. der Dic-

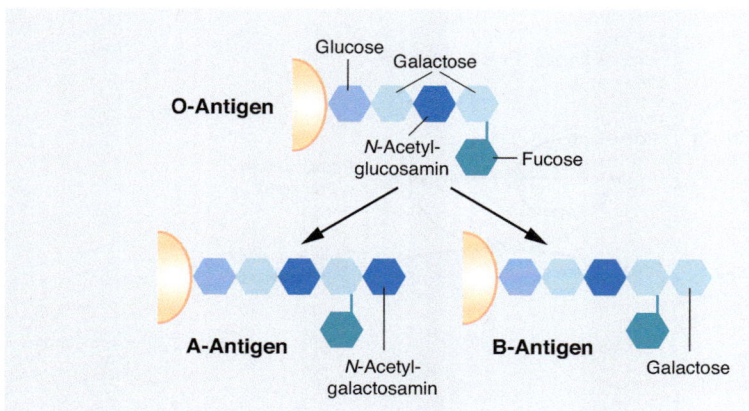

Abb. 1.42 Determinanten des AB0-Blutgruppensystems als Beispiel für einen Oberflächenrezeptor in einer Zytoplasmamembran. Erythrozyten der Blutgruppe 0 tragen nur die „Kern-Zucker" Glucose, Galactose, N-Acetylglucosamin und Fucose. Bei der Blutgruppe A kommt noch ein endständiges N-Acetylglucosamin, bei der Blutgruppe B eine endständige Galactose hinzu.

tyosomenmembran, zur Synthese von Wandsubstanzen oder Glykoproteinen transportiert.

■ **MERKE** Der aktive Transport ist für den Zellstoffwechsel unentbehrlich. Hiermit können Nährstoffe aus der Umgebung spezifisch aufgenommen und in der Zelle angereichert werden. Die Ionenkonzentration innerhalb der Zelle oder bei Tieren auch in Körperflüssigkeiten wird mithilfe aktiver Transportvorgänge reguliert.

In einigen Fällen ist die Biosynthese eines Transportsystems mit der Synthese spezifischer Enzyme für den Abbau der in die Zelle transportierten Substanz gekoppelt. Ein Beispiel dafür bietet das Transportsystem für β-Galactoside bei *E. coli* (▶ Kap. 3.2.1).

1.3.6 Signaltransduktion und Informationsverarbeitung

Die Plasmamembran muss die Beziehung der Zelle zu ihrer Umgebung und zu anderen Zellen vermitteln. Plasmamembranen von Säugetierzellen enthalten **Glykoproteine** und **Glykolipide**, deren Oligosaccharid-Seitenketten ausschließlich auf der Außenseite der Membran lokalisiert sind (○ Abb. 1.30). Diese Glykoproteine und Glykolipide werden im Endoplasmatischen Retikulum und den Dictyosomen gebildet und gelangen von den Membranen dieser Organellen durch Membranfluss in die Plasmamembran. Die Struktur der Oligosaccharidketten kann sehr vielfältig sein. Vielen dieser Oberflächenstrukturen kommen **Rezeptorfunktionen** zu. An sie binden z. B. Viren bei der „Adsorption" an die Zelloberfläche. Zu diesen Strukturen zählen auch die zellständigen Antigene. Die verschiedenen Zelltypen eines tierischen Organismus unterscheiden sich in der Struktur und Zusammensetzung ihrer Glykocalyx und damit auch in ihren zellständigen Antigenen. Auf solchen Oberflächenstrukturen beruhen die Phänomene der Zell-Zell-Erkennung. Die Bindung einer bestimmten Substanz kann als Signal dienen, um eine bestimmte Zellfunktion zu regulieren. Gerade in der Medizin sind solche Erkennungsphänomene von weit reichender Bedeutung. Um die Glucose-Homöostase aufrecht zu erhalten, die durch Insulin und Glucagon gesteuert wird, müssen diese Hormone an bestimmte Rezeptoren der Zielzellen binden, damit eine Zellantwort erfolgen kann.

Bei Bluttransfusionen und Organ- bzw. Gewebetransplantationen können Zellen und Gewebe mit körperfremden Oberflächenstrukturen vom Immunsystem des Empfängers angegriffen werden. Die Blutgruppenantigene sind auf den Plasmamembranen der Erythrozyten lokalisiert. Die antigenen Determinanten des AB0-Systems sind Zuckerreste (○ Abb. 1.42). Die wichtigsten Rezeptoren für die Erkennung körpereigener Zelloberflächen gehören zum HLA-System (Humanes Lymphozyten-Antigen), auch Transplantations- oder Histokompatibilitätssystem genannt. Es findet sich in den Plasmamembranen aller Zellen, mit Ausnahme der Erythrozyten.

Signale und Signaltransduktion

Für Zellen ist die Kommunikation mit der Umgebung von essenzieller Bedeutung, um Differenzierungsprozesse oder Zellbewegung zu steuern. Diese **Steuerung** erfolgt z. B. durch **Ionen, Neurotransmitter, Zytokine** oder **Hormone**. Viele Hormone, z. B. Peptidhormone, Catecholamine wie Adrenalin und Noradrenalin und alle bekannten Neurotransmitter können Plasmamembranen nicht passieren. Sollen sie ihre Wirkung entfalten, müssen sie an der Oberfläche von Zellen von **Rezeptoren** gebunden werden. Von dieser Bindung aus können sie in der Zelle Stoffwechselvorgänge auslösen. Die Übertragung eines Nervenimpulses z. B. geschieht durch Neurotransmittersubstanzen. In der postsynaptischen Plasmamembran finden sich Rezeptoren zur Bindung dieser Transmittermoleküle. Durch deren Bindung werden Ionenkanäle in dieser Membran geöffnet. Der Impuls wird so von Zelle zu Zelle weiter gereicht.

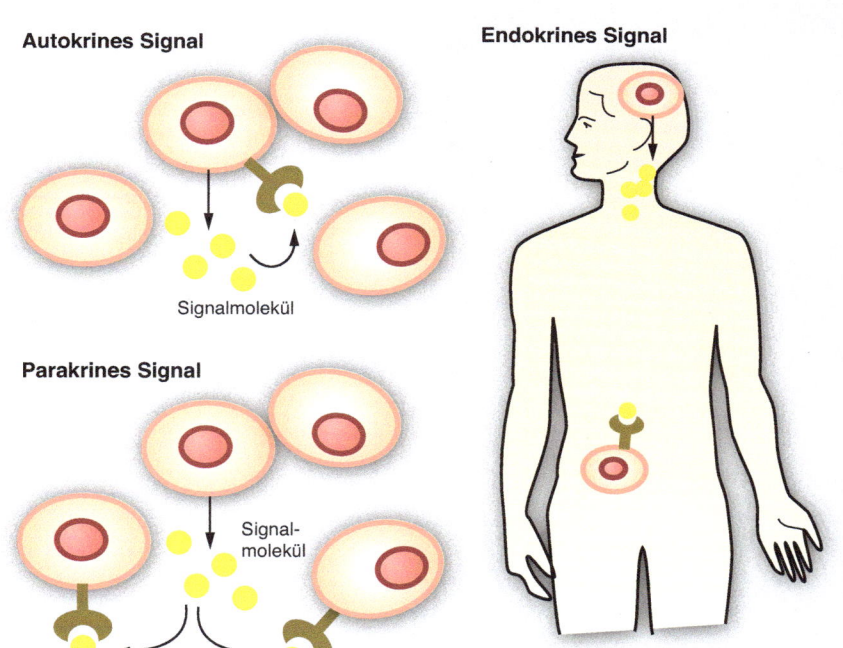

Abb. 1.43 Autokrine, parakrine und endokrine Signale

Innerhalb eines vielzelligen Organismus erreichen chemische Signale ihre Ziele durch Diffusion oder Zirkulation. Man unterscheidet (○ Abb. 1.43):

- **Autokrine** Signalstoffe: Sie beeinflussen die Zellen von denen sie produziert wurden.
- **Parakrine** Signalstoffe: Die signalgebenden Zellen beeinflussen so Zellen in unmittelbarer Nachbarschaft.
- **Endokrine** Signalstoffe: Sie wirken über weitere Entfernungen und werden in Säugetieren mit dem Blutstrom verteilt.

Signale müssen erzeugt, empfangen, evtl. moduliert, übersetzt oder anderweitig verarbeitet werden, um in der Zielzelle einen Effekt auszulösen. Diese Schritte zusammen bilden einen **Signaltransduktionsweg** oder eine **Signalkaskade**. Zu einem Signaltransduktionsweg gehören Signal (s. oben), Rezeptor, die eigentliche Transduktion (meist mehrere Schritte) und die Reaktion (z. B. Expression eines Gens).

Rezeptor

Die erste Komponente der Signalübertragung der Empfängerzelle ist ein Rezeptor. Dieser kann ein Transmembranprotein sein, dessen Konformation sich nach Bindung eines geeigneten Signals verändert. Durch die Bindung eines Signalmoleküls (Liganden) kann der Teil des Rezeptorproteins, der ins Zellinnere ragt und zum Beispiel Proteinkinase-Eigenschaften hat, in eine katalytisch aktive Konformation überführt werden. Es kommt in diesem Fall zur Übertragung eines Phosphatrests von ATP auf eine geeignete Aminosäure (z. B. Tyrosin, Serin) eines Proteins. Das Signal ist so in die Zelle gelangt und kann weiterverarbeitet werden. Die Elemente, die zur Signaltransduktion verwendet werden, sind bei allen Lebewesen dieselben:

- Ein Rezeptor verändert nach Bindung eines Signalmoleküls seine Konformation.
- Die Konformationsänderung bedingt eine Proteinkinase-Aktivität.
- Die Phosphorylierung verändert die Funktion eines Effektorproteins.
- Das Signal wird verstärkt und transportiert.
- Ein Transkriptionsfaktor wird aktiviert.
- Ein Promotor (und damit Genexpression) wird aktiviert bzw. reprimiert.
- Die Zellaktivität wird verändert.

Rezeptoren haben eine hohe Spezifität für ihr Signalmolekül und werden in der Regel nicht verändert, d. h. ihre Bindung muss reversibel sein, damit der Rezeptor überhaupt seine Schalterfunktion erfüllen kann. Es gibt viele Arten von Rezeptoren, sie sich strukturell stark voneinander unterscheiden, sie lassen sich aber in zwei große Gruppen einteilen, nämlich die **zytoplasmatischen Rezeptoren** und die **Plasmamembran-Rezeptoren**.

Apolare Liganden können die Plasmamembran durchqueren und in der Zelle an ihren Rezeptor binden (z. B. Steroidhormone). Die Bindung eines Liganden führt hier zu einer Strukturänderung des Rezeptors, sodass dieser in den Zellkern eindringen und dort als

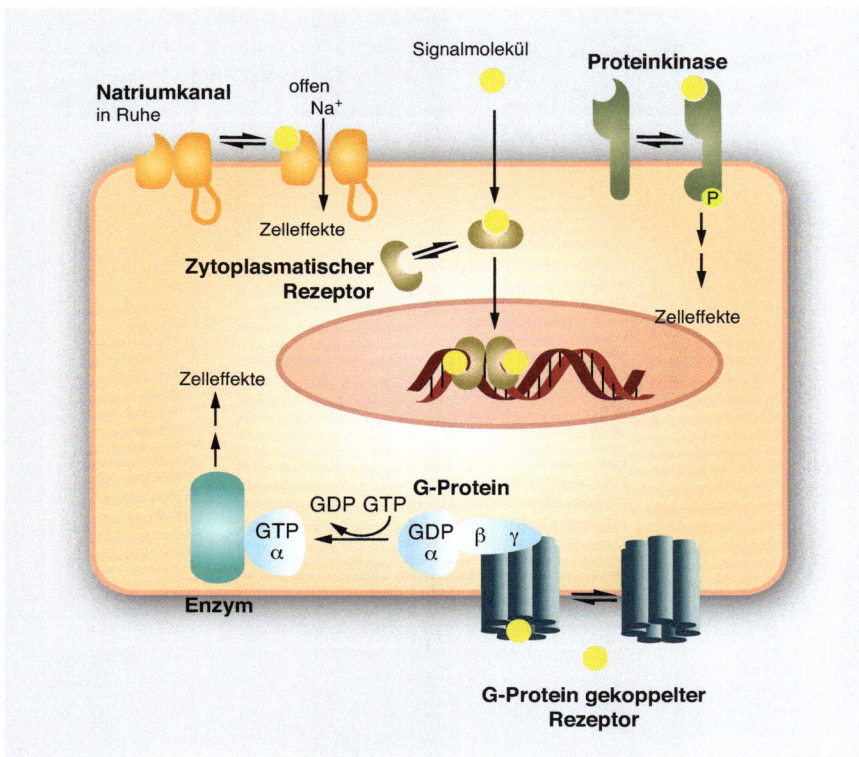

Abb. 1.44 Beispiele für Rezeptor-vermittelte Vorgänge. Erläuterungen zu Ionenkanälen („Natriumkanal"), Proteinkinasen und G-Protein gekoppelten Rezeptoren im Text

Transkriptionsfaktor wirken kann. Polare Liganden (z. B. Acetylcholin) oder große Liganden (z. B. Insulin) können die Plasmamembran nicht passieren, ihre Rezeptoren müssen daher eine extrazelluläre Bindedomäne besitzen. Bei den Säugetieren gibt es drei gut untersuchte Arten von Plasmamembran-Rezeptoren (o Abb. 1.44):

- Ionenkanäle,
- Proteinkinasen,
- G-Protein-gekoppelte Rezeptoren.

Ionenkanäle „schleusen" Ionen (Na^+, K^+, Ca^{2+}, Cl^-) in die Zelle hinein oder aus dieser heraus. Das Signal, das die Konformationsänderung der kanalbildenden Proteine hervorruft, ist nicht das zu transportierende Ion, sondern ein anderer chemischer Ligand oder ein sensorischer Reiz (z. B. Licht). Der Acetylcholinrezeptor ist beispielsweise ein Ionenkanal. Binden zwei Moleküle Acetylcholin an diesen Rezeptor, öffnet er sich für etwa eine Tausendstelsekunde. Na^+ strömt in die Zelle ein und es wird ein Aktionspotenzial aufgebaut, das zur Muskelkontraktion führt.

Proteinkinasen wurden weiter oben bereits vorgestellt. Beispiel für einen solchen Rezeptor ist der Insulinrezeptor. Insulin ist ein Proteinhormon, das in den Inselzellen der Bauchspeicheldrüse gebildet und für die Regulation des Blutzuckerspiegels benötigt wird. Wenn zwei Insulinmoleküle an die extrazelluläre Domäne des Rezeptors binden, verändert dieser seine Struktur und entfaltet auf der zytoplasmatischen Seite seine Proteinkinase-Aktivität.

G-Protein-gekoppelte Rezeptoren haben eine komplexe Struktur und sind mit sieben Transmembranhelices in der Plasmamembran verankert. Wiederum bewirkt die Bindung eines Liganden an der extrazellulären Seite des Rezeptors die Änderung der Struktur auf der zytoplasmatischen Seite. Dort kann nach Stimulierung ein anderes Membranprotein, ein sogenanntes G-Protein binden, das außer der Bindestelle für das Rezeptorprotein auch eine Bindestelle für die Nukleotide GDP bzw. GTP besitzt. G-Proteine bestehen aus mehreren Untereinheiten. Bindet das G-Protein an einen aktivierten Rezeptor, dann bindet in der Folge eine der Untereinheiten GTP. Diese trennt sich zusammen mit dem gebundenen GTP vom Komplex und diffundiert an der Membran entlang, bis es auf ein Effektorprotein trifft, das z. B. ein Ionenkanal oder ein Enzym sein kann. Nach der Bindung wird das GTP zu GDP hydrolysiert worauf sich die G-Protein-Untereinheit vom Effektorprotein löst. Diese Untereinheit muss mit den anderen G-Protein-Untereinheiten einen Komplex bilden, um dann wieder an den G-Protein-gekoppelten Rezeptor binden zu können. Kommt die Bindung zustande, wird das noch anhaftende GDP gegen GTP ausgetauscht und das neue Signal kann verarbeitet werden. G-Proteine können ihre Effektoren entweder aktivieren (Adrenalin-Wirkung am Herzen über die Bildung von zyklischem Adenosinmonophosphat, s.

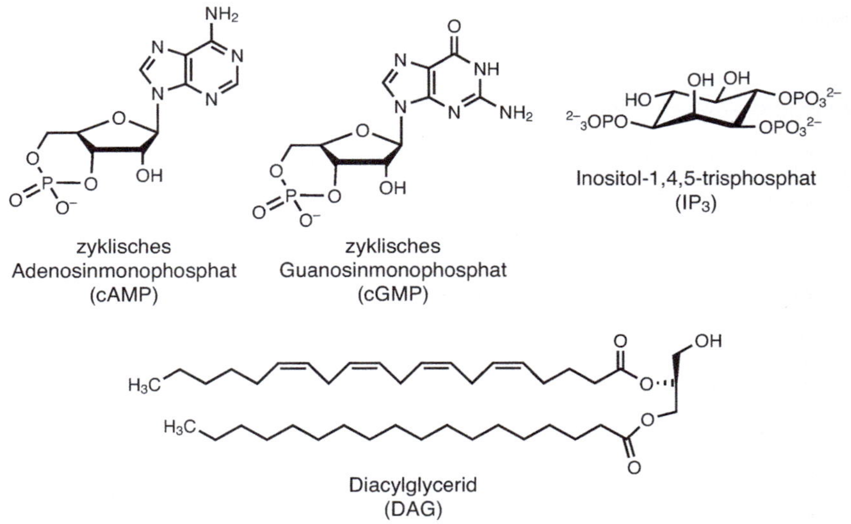

Abb. 1.45 Beispiele für sekundäre Botenstoffe (second messenger)

unten) oder hemmen (Adrenalin-Wirkung an der glatten Muskulatur führt zur Muskelentspannung).

Signaltransduktion

Das vom Rezeptor empfangene Signal löst eine Kaskade von biochemischen Reaktionen aus, wodurch das Signal verstärkt und weiter getragen werden kann. Das Signal kann entweder direkt oder indirekt transduziert werden. Die **direkte Signaltransduktion** ist eine Funktion des Rezeptors selbst, die **indirekte Signaltransduktion** benötigt zusätzliche Moleküle, die das Signal in die Tiefe der Zelle übermitteln können. Man bezeichnet solche Botenstoffe als „second messenger".

Reine **Proteinkinasekaskaden** benötigen keinen second messenger. In diesem Fall wird eine Folge von Proteinen der Reihe nach durch Kinasen phosphoryliert und damit aktiviert. Eukaryontische Genome codieren für hunderte oder tausende von Kinasen. Nicht alle Kinasen sind in allen Zellen oder Geweben gleichzeitig aktiv. Am Ende einer Proteinkinasekaskade steht immer ein Protein, das nach Aktivierung in den Zellkern eindringt und dort die Transkription beeinflussen kann. Proteinkinasekaskaden kann man folgendermaßen charakterisieren:

- Bei jedem Schritt der Kaskade wird das Signal verstärkt.
- Die Vielzahl der Schritte erlaubt Spezifität und Variation.

Sekundäre Botenstoffe

Sekundäre Botenstoffe (second messenger) sind Verbindungen, die im Zytoplasma freigesetzt werden, nachdem ein erster Botenstoff, nämlich das Signalmolekül, an seinen Rezeptor gebunden hat. Auch über sekundäre Botenstoffe kann ein Eingangssignal verstärkt werden.

Zyklisches Adenosinmonophosphat (cAMP, Abb. 1.45) ist ein universeller sekundärer Botenstoff. Es wird von einer Adenylat-Cyclase aus ATP gebildet. Das Enzym ist an der zytoplasmatischen Seite der Plasmamembran lokalisiert. In der Regel wird es durch G-Proteine (siehe oben) aktiviert. cAMP kann als Cofaktor oder allosterischer Regulator von Zielproteinen dienen. Zu diesen zählen z. B. Ionenkanalproteine oder Proteinkinasen. So kann direkte und indirekte Signaltransduktion kombiniert und feinreguliert werden.

Andere wichtige sekundäre Botenstoffe sind **Diacylglycerol** (DAG) und **Inositoltrisphosphat** (IP_3, Abb. 1.45), die beide nach Hydrolyse eines Membranlipids (Phosphatidylinositol-4,5-bisphosphat, PIP_2) durch Phospholipasen – ein wichtiger Vertreter ist die Phospholipase C – entstehen. Die Initiation der Signaltransduktionskaskade über diese sekundären Botenstoffe kann wiederum über G-Proteine (s. oben) erfolgen. Nach der Hydrolyse verbleibt das lipophile DAG in der Plasmamembran, wo es die Proteinkinase C (PKC), ein membranständiges Enzym, aktiviert. Die PKC ist Ca^{2+}-abhängig. Ca^{2+}-Ionen können selbst sekundäre Botenstoffe sein (s. unten). Jetzt kommt IP_3, das zweite Produkt der Hydrolyse ins Spiel: Es diffundiert zum glatten Endoplasmatischen Retikulum und moduliert dort einen Ionenkanal so, dass Ca^{2+} ins Zytoplasma entlassen wird. Dies führt zusammen mit DAG zur Aktivierung der PKC, die dann verschiedene Proteine phosphorylieren kann.

Die Konzentration von Ca^{2+} im Cytosol ist in der Regel sehr gering. Transportproteine pumpen dieses Ion aus der Zelle hinaus oder in das Endoplasmatische Retikulum hinein. Dazu wird Energie in Form von ATP verbraucht. Die intrazelluäre Ca^{2+}-Konzentration wird durch das Öffnen und Schließen von Kanälen zusammen mit den membranständigen Ionenpumpen reguliert.

Stickstoffmonoxid (NO) ist ein gasförmiger sekundärer Botenstoff, der in lebenden Geweben nur eine Halbwertszeit von fünf Sekunden besitzt. NO wird in Endothelzellen durch die NO-Synthase aus Arginin gebildet. Dieses Enzym ist durch Ca^{2+} aktivierbar. In der glatten Muskulatur aktiviert NO die Guanylat-Cyclase und zyklisches **Guanosinmonophosphat (cGMP)** wird gebildet. Diese Reaktionsfolge führt schließlich zur Muskelerschlaffung, Blutgefäße werden erweitert, der Blutzufluss zum Herzen und in den Beckenbereich wird verstärkt. Dieser Mechanismus erklärt die Wirksamkeit von Nitroglyzerin bei coronaren Durchblutungsstörungen (Angina pectoris) und Aktivatoren der NO-Synthese bei Erektionsstörungen.

- **MERKE** Viele rezeptorvermittelte Signale werden über sogenannte sekundäre Botenstoffe (second messenger) verstärkt und weitergegeben. Zu diesen Stoffen zählen zyklisches Adenosinmonophosphat (cAMP), zyklisches Guanosinmonophosphat (cGMP), Diacylglycerol und Inositoltrisphosphat, Ca^{2+} und Stickstoffmonoxid.

1.3.7 Plasmamembran der Bakterien

Einziges **Biomembransystem** der **Bakterienzelle** ist die **Plasmamembran**. Wie die Plasmamembran der Zellen von Pflanzen und Tieren ist die der Bakterien eine Lipoproteinmembran. In ihrer chemischen Zusammensetzung weicht sie aber von entsprechenden Membranen der Eukaryonten deutlich ab. Wie bei der Eukaryontenzelle dient sie jedoch als **osmotische Barriere** und **Regulationsorganell** des **Stofftransportes**. Sie regelt den Stoffaustausch der Bakterienzelle mit der Umgebung und besitzt Strukturen und Enzyme, die den passiven und aktiven Stoffaustausch der Zelle mit der Umgebung ermöglichen und regulieren. Ein Erlöschen dieser Membranfunktion bedeutet den Zelltod. Antibiotika, die diese Funktionen der Plasmamembran stören, wirken daher primär bakterizid, d. h. zelltötend auch auf ruhende Keime. Zu solchen Antibiotika gehören z. B. **Polymyxin**, **Colistin** und **Tyrothricin**. Da der Bau der Zytoplasmamembran der Zellen des Menschen demjenigen der Plasmamembran der Bakterien ähnelt, wirken solche Antibiotika nicht spezifisch. Sie sind daher nur bei strenger Indikationsstellung, vornehmlich lokal anwendbar und zeigen starke Nebenwirkungen. Bei den Prokaryonten hat die Plasmamembran darüber hinaus noch weitere Aufgaben als Ort wichtiger Stoffwechselfunktionen.

Funktionen der prokaryontischen Zytoplasmamembran:
- Diffusionsbarriere,
- aktiver Transport,
- Proteinbiosynthese (+ Ribosomen),
- Energiestoffwechsel (evtl. Mesosomen),
- Photosynthese (evtl. Thylakoide),
- Angriffsort von Antibiotika.

Die Zytoplasmamembran ist Sitz des **Elektronentransportsystems** und zumindest einiger Enzyme des **Citratzyklus**. Weiterhin ist die Plasmamembran hier ein Ort aktiver **Proteinsynthese**; an ihr sind **Ribosomen assoziiert**. Auch bei der Biosynthese der Zellwand und der Kapselkomponenten spielt sie eine Rolle.

Bakterien besitzen **keine Mitochondrien**. Deren Funktion als Träger der Enzyme der Endoxidation wird von der Plasmamembran übernommen.

Lamellenförmige Einfaltungen der Plasmamembran können Photosynthesepigmente tragen. Solche **Thylakoide** sind bei manchen **photoautotrophen Bakterien** ausgebildet. Sie entsprechen funktionell den Thylakoiden der Chloroplasten von Pflanzen.

1.3.8 Andere Aufgaben von Membranen

Bisher wurden die Hauptfunktionen von Membranen dargestellt: Kompartimentierung, Transport, Zell-Zell-Erkennung sowie Signalempfänger und -umsetzer. Weitere wichtige Aufgaben erfüllen sie bei der **Informationsverarbeitung**, der **Energieumwandlung** und der **Kopplung chemischer Reaktionen**.

Membranen dienen als strukturelle Basis für eine ganze Reihe von Enzymen, die nur in Bindung an Membranen aktiv sind. Beispiele sind die Membranen der Mitochondrien und Chloroplasten. Membrangebundene Enzyme katalysieren hier sehr wichtige Stoffwechselvorgänge, nämlich den Elektronentransport (▸Kap. 4.5.7), die oxidative Phosphorylierung (▸Kap. 4.5.7) und die Photosynthese (▸Kap. 4.6.1).

Biosynthesen und andere Zellleistungen erfordern eine definierte Abfolge biochemischer Reaktionen. Diese werden in der Regel durch Enzyme katalysiert, die jeweils nur eine chemische Reaktion durchführen können. Zwar gibt es auch sehr effiziente multifunktionelle Enzyme und Enzymkomplexe, die Spezialisierung hat aber auch ihre Vorteile, z. B. weil die monofunktionellen Enzyme vielfältiger eingesetzt werden können. Da meist das Produkt einer bestimmten Enzymreaktion das Substrat für ein weiteres Enzym liefert, würde eine Bildung der Zielprodukte nur sehr langsam und ungerichtet verlaufen, wenn man nicht annimmt, dass die Enzymkomponenten eines bestimmten Biosynthesewegs in einer geeigneten Reihenfolge z. B. an Membranen gebunden vorliegen. Dadurch können in einem

Zusammenfassung

- Biomembranen bestehen aus Lipiden und Proteinen. Sie enthalten Aminoalkohole, Aminosäuren, Fettsäuren, Sterole und Zucker. Sie gliedern die Zellen von Eukaryonten in zahlreiche Reaktionsräume, Kompartimente. Biomembranen haben eine flüssige Mosaikstruktur. Grundstruktur ist ein doppelter Lipidfilm, in den Proteine eingelagert oder angelagert sind. Membranproteine verleihen der jeweiligen Membran ihre spezifische Funktion. Sie vermitteln z. B. die Transportvorgänge durch die Membran. Andere sind Rezeptoren für Hormone oder Neurotransmitter. In Membranen sind zahlreiche Enzyme eingelagert.

- Biomembranen dienen als **Diffusionsbarrieren**. Sie sind semipermeabel. Die Semipermeabilität von Biomembranen ist die Grundlage für alle osmotischen Vorgänge. Lipophile Stoffe dagegen können sich durch die Lipidschicht hindurchlösen. Pflanzliche Zellen entwickeln immer einen hohen osmotischen Druck. Sie benötigen daher eine feste Zellwand. Osmotisch wirksame Substanzen sind Ionen und polare Nichtelektrolyte, z. B. Zucker, Alkaloide. Makromoleküle sind osmotisch unwirksam. Die Lipidschichten von Biomembranen sind für die meisten wasserlöslichen Moleküle und Ionen undurchlässig.

- Zum Transport derartiger Moleküle dienen zahlreiche spezifische Transportproteine, die in die Biomembran integriert sind. Es sind dies Carrier- und Kanalproteine.

- **Carrierproteine** binden niedermolekulare Stoffe und transportieren sie durch Konformationsänderung durch die Biomembran.

- Dieser Transport kann ohne Energieaufwand als katalysierte, resp. erleichterte Diffusion entlang eines Konzentrationsgradienten erfolgen. Andere Carrier-vermittelte Transportvorgänge verlaufen aktiv unter Energieaufwand, meist über eine Hydrolyse von ATP, und können das gebundene Molekül gegen einen Konzentrationsgradienten transportieren.

- **Kanalproteine** bilden wassergefüllte Poren, welche die Lipiddoppelmembran durchdringen. Sie ermöglichen anorganischen Ionen entsprechend ihrem Konzentrationsgradienten den Durchtritt durch die Biomembran. Solche Ionenkanäle öffnen sich gewöhnlich nur als Antwort auf spezifische Reize, die die Membran treffen.

- Durch Ein- bzw. Ausstülpungen und Bildung von Transportvakuolen sind Biomembranen an den Vorgängen der **Endozytose** und **Exozytose** beteiligt. Der Größenbereich der so transportierten Partikel reicht von Kolloiden bis zu Bakterien, einschließlich Zellen und Zellbestandteilen.

- Innerhalb der Zelle kann ein Austausch von Membranteilen zwischen verschiedenen Membranen stattfinden. An diesen Vorgängen des **Membranflusses** sind die Plasmamembran, die Tonoplastenmembran, das Endoplasmatische Retikulum, die Dictyosomen, Lysosomen und andere Vakuolenmembranen beteiligt. Nicht am Membranfluss beteiligt sind die Membranen der Mitochondrien und Plastiden.

- Biomembranen vermitteln **Erregungsleitung** und Erregungsübertragung.

- Die direkte **Kommunikation** zwischen Zellen erfolgt über Gap Junctions (tierische Zellen) oder Plasmodesmata (pflanzliche Zellen). Desmosomen heften tierische Zellen fest aneinander, hemmen aber nicht den Stoffdurchtritt. Tight Junctions verhindern den Durchtritt von Molekülen durch den Interzellularraum.

- Zellen empfangen **Signale** von der Umwelt und von anderen Zellen. Die Signalübertragung umfasst drei Schritte: Aufnahme des Signals (**Rezeptor**), die Übertragung des Signals (**Signaltransduktion**) und die zelluläre Reaktion. Rezeptoren können Ionenkanäle, Proteinkinasen und G-Protein-gekoppelte Rezeptoren sein. Signaltransduktion kann direkt oder indirekt über **sekundäre Botenstoffe** erfolgen. Wichtige sekundäre Botenstoffe sind **cAMP, cGMP, Ca^{2+}, NO, DAG** und **IP$_3$**.

sogenannten **Metabolite Channelling** die Zwischenprodukte wie an einem Fließband von Enzym zu Enzym weiter gereicht werden; die Reaktionen laufen so schneller und effizienter ab.

1.4 Zellstrukturen und ihre Funktion

Prokaryontische und eukaryontische Zellen haben im Lauf ihrer Evolution unterschiedliche Strukturen entwickelt, die besondere Funktionen erfüllen. Gemeinsame Strukturen sind Plasmamembranen, Zytoplasma und Ribosomen. Zu den für manche Bakterien charakteristischen Strukturen zählen komplex aufgebaute

Zellwände (▸ Kap. 1.2.1), eine innere Membran (z. B. bei Cyano- und Purpurbakterien), die eine verbesserte **Kompartimentierung** von Stoffwechselvorgängen erlaubt, Geißeln und Pili sowie Ansätze eines Zytoskeletts. Eukaryontische Zellen sind nicht nur sehr viel größer als prokaryontische Zellen, sondern auch wesentlich komplexer strukturiert und enthalten eine Vielzahl von **Organellen**.

1.4.1 Zusammensetzung und Funktion des Cytosols

Das Zytoplasma setzt sich aus Cytosol und unlöslichen Partikeln zusammen. Das Cytosol besteht hauptsächlich aus Wasser. Es enthält Ionen, kleine Moleküle und einige wasserlösliche Polymere. Substanzen und Partikel sind im Cytosol in ständiger Bewegung. Eukaryontische Zellen enthalten zusätzlich zahlreiche Kompartimente (Organellen), deren Innenraum durch Membranen vom Cytosol getrennt ist (▸ Kap. 1.1.1).

1.4.2 Zellkern

Die Zelle der **Eukaryonten** besitzt in der Regel einen Zellkern. **Kernlose Zellen** sind äußerst selten. Sie können sich nicht mehr teilen und haben nur eine relativ kurze Lebensdauer. Beispiele sind die **Erythrozyten** der Säugetiere und die differenzierten Siebzellen höherer Pflanzen. Der Zellkern ist mit ca. 5 μm Durchmesser das größte Organell, er ist größer als die meisten prokaryontischen Zellen. Er ist von zwei Membranen umgeben, die zusammen die **Kernhülle** ergeben. Der Zellkern hat mehrere Aufgaben: Er ist der Ort der DNA-Verdopplung (Replikation ▸ Kap. 3.3.1), der Ort der genetischen Kontrolle der Zellaktivitäten (Transkriptionskontrolle, ▸ Kap. 3.2) und der Ort der Bildung und des Zusammenfügens von Ribosomenbausteinen (im Nukleolus).

> ■ **MERKE** Wichtige strukturelle Bestandteile des Zellkerns sind Chromatin, Nukleoli, Kernplasma und Kernmembran.

Nur **selten** sind in einer Zelle **mehrere Kerne** zu finden. So etwa bei manchen Algen, Pilzen (Basidiomyceten: Paarkernstadium) und Protozoen, bestimmten Zellen der Leber und des Knochenmarks sowie in quergestreiften Muskelfasern. In solchen mehrkernigen Zellen bildet ein Kern zusammen mit einem Teil des Zytoplasmas eine **Energide**. Vielkernige Zellen sind polyenergid.

Nahezu die gesamte Erbinformation einer Eukaryontenzelle ist im Zellkern enthalten (siehe Mitochondrien, Plastiden). Im Zellkern ist die genetische Information in linearen, doppelsträngigen DNA-Molekülen gespeichert. Hier erfolgt die Replikation der DNA, hier beginnen die Gen-Wirkketten mit der Synthese von RNA.

Gewöhnlich ist der Zellkern annähernd kugelförmig und liegt mehr oder weniger zentral in der Zelle. Je nach dem Funktionszustand der Zelle ändern sich Form und Funktion des Zellkerns sowie der Chromosomen. Es lassen sich zwei verschiedene Zustände unterscheiden: der Interphasekern und der Mitosekern.

Interphasekern

Als Interphasekern (Arbeitskern) wird der Kern einer Zelle bezeichnet, die sich nicht in Teilung befindet.

> ■ **MERKE** Im Interphasekern wird die DNA der Chromosomen verdoppelt (Replikation) und es findet die RNA-Synthese statt (Genexpression).

Die DNA der Chromosomen wird verdoppelt und es findet RNA-Synthese statt. In dieser Phase ist der Zellkern von einer Doppelmembran umgrenzt. Sie besteht aus zwei Lamellen, die durch den perinukleären Raum voneinander getrennt sind. Die äußere Kernmembran ist teilweise mit Ribosomen besetzt und geht direkt in das Endoplasmatische Retikulum über (▸ Kap. 1.4.4). Die **Kernmembran** ist von Poren durchbrochen, durch die größere Moleküle aus dem Kern heraus oder in den Kern hinein transportiert werden können. Die **Kernporen** verbinden Karyoplasma und Zytoplasma und vermitteln den Austausch von Makromolekülen zwischen Karyo- und Zytoplasma. Die Kernporen haben einen inneren Durchmesser von etwa 8 nm. Sie sind an ihrem inneren und äußeren Rand von einem Ringwulst umgeben. Dieser besteht aus acht großen, oktogonal angeordneten Proteinuntereinheiten (Porenkomplex, ○ Abb. 1.46). Der Zentralkanal der Kernporen dient dem selektiven Transport wasserlöslicher Moleküle zwischen Kernplasma und Zytoplasma. Im Bereich der Kernporen ist ein hoher ATP-Verbrauch festzustellen. Dies deutet auf aktive Transportvorgänge hin. Über diese aktiven Transportvorgänge werden z. B. Proteine in den Zellkern transportiert. Die Kernporen können sich erweitern, wenn sie von einem großen Protein aktiviert werden. Nur Proteine mit entsprechenden Signalstrukturen werden aktiv und selektiv durch die Kernporen hindurch in den Zellkern transportiert. Eine solche Struktur kann an einer beliebigen Stelle im Protein lokalisiert sein. Sie besteht aus einem kurzen Peptid aus etwa vier bis acht Aminosäuren. Es ist reich an positiv geladenen Aminosäuren, Lysin und Arginin. Oft ist auch noch Prolin enthalten. Solche Signalstrukturen werden auch an viralen Proteinen gefunden, die für die Replikation viraler DNA im Zellkern benötigt werden.

Der Mechanismus, mit dem Proteine in den Zellkern aufgenommen werden, unterscheidet sich grundlegend von den Transportprozessen, mithilfe derer Proteine in andere Zellorganellen aufgenommen werden. Der

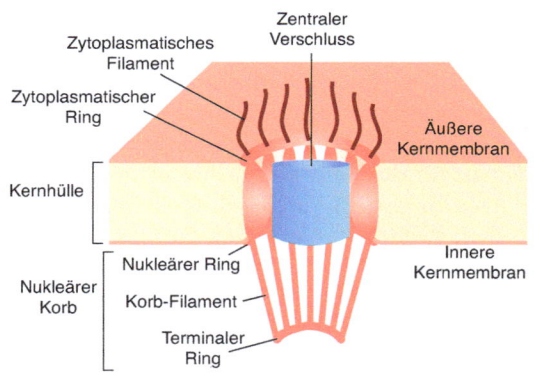

○ **Abb. 1.46** Feinbau der Kernporen. Jede Pore ist von einem Kernporenkomplex ausgekleidet, der aus acht im Achteck angeordneten Proteinen besteht. Proteinfibrillen auf der Kerninnenseite bilden eine Art Käfig. Kernporen vermitteln einen aktiven, selektiven Stofftransport zwischen Zellkern und Zytoplasma.

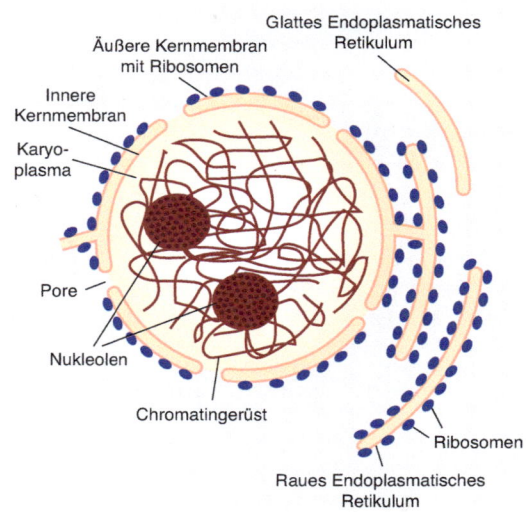

○ **Abb. 1.47** Interphasenkern, Arbeitskern

Transport in den Zellkern erfolgt nicht durch eine Biomembran hindurch, sondern durch mit wässriger Lösung gefüllte Poren. Wichtige Kernproteine, die durch die Kernporen in den Zellkern transportiert werden müssen, sind die **Histone**. Kernproteine gelangen so spezifisch in den Zellkern, nicht jedoch in andere Organellen. Import und Export von Proteinen werden von Transportrezeptoren, den Importinen und Exportinen, vermittelt.

Die Kernporen transportieren Ribosomen-Untereinheiten und mRNA-Moleküle, die im Kern gebildet wurden, in das Zytoplasma. Sie können die Kernporen nur in eine Richtung, nämlich nach außen, passieren. Offensichtlich existieren auch hier spezifische Signalstrukturen. Ribosomen können nicht in den Zellkern gelangen. Damit ist sichergestellt, dass die Proteinsynthese nur im Zytoplasma stattfindet. Die Kernmembran trägt auf ihrer äußeren, zytoplasmatischen Oberfläche oft Ribosomen und ist mit dem Membransystem des Endoplasmatischen Retikulums verbunden (○ Abb. 1.47). Das Innere des Zellkerns, die Matrix, ist vom Karyoplasma erfüllt. In dieses sind die Chromosomen eingebettet. Sie sind in diesem Stadium nicht als Einzelindividuen erkennbar, sondern liegen als lange, dünne, vielfach gewundene Fäden vor, die ein scheinbar regelloses Netzwerk innerhalb des Zellkerns, das Chromatingerüst, bilden. Dies ist die Funktionsform der Chromosomen. **Chromatin** ist ein filamentöser Komplex aus DNA und einer Vielzahl von Proteinen.

Im Inneren des Kernes sind die **Kernkörperchen**, die **Nukleolen**, im Lichtmikroskop erkennbar. Sie bilden kugelige, stark lichtbrechende, elastische, homogen erscheinende Einschlüsse, die nicht von einer Membran umgrenzt sind. Ein Kern kann einen Nukleolus oder mehrere Nukleolen enthalten. Nukleolen treten durch ihre hohe Dichte und ihren kompakten Bau im Licht- und Elektronenmikroskop deutlich hervor. Ein Nukleolus enthält vor allem Proteine (ca. 80 %) und RNA (ca. 5 %). Er wird immer von Chromatinfäden durchzogen.

Die Kernhülle des Interphasenkerns kann auf ihrer zytoplasmatischen Seite Ribosomen tragen (○ Abb. 1.47).

▪ **MERKE** Den Nukleolen kommt eine wesentliche Funktion bei der Synthese der ribosomalen RNA zu. Hier findet durch die Nukleolus-eigene RNA-Polymerase I die Synthese und Prozessierung der großen RNA-Moleküle statt. In den Nukleolen werden die Präribosomen gebildet. Diese Vorstufen der zytoplasmatischen Ribosomen werden durch die Kernporen ins Zytoplasma transportiert. Erst dort werden die Ribosomen zusammengesetzt.

Mitosekern

Bei Beginn der Kernteilung werden die Kernmembran und die Nukleolen aufgelöst. Die **Chromosomen** treten als lichtmikroskopisch erkennbare, individuell gestaltete Gebilde in Erscheinung. Sie haben die Gestalt kurzer, gedrungener Stäbchen, die oft etwas gekrümmt oder abgewinkelt sind und im Allgemeinen zwei Schenkel aufweisen, die durch eine Einschnürung voneinander getrennt sind. An dieser primären Einschnürung liegt das **Centromer**, an dem die **Spindelfasern** während der Mitose angreifen.

Daneben sind auch sekundäre Einschnürungen an den Chromosomenschenkeln zu beobachten. Durch sie werden sogenannte **SAT-Bereiche** abgesetzt. Der SAT-Bereich ist mit dem Chromosom durch ein dünnes Fila-

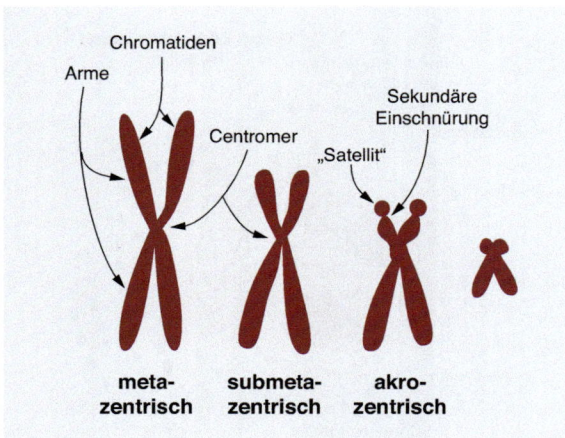

○ **Abb. 1.48** Chromosomenformen

▫ **Tab. 1.13** Chromosomenzahlen verschiedener Organismen (2 n)

Organismus	Chromosomen
Fruchtfliege (*Drosophila melanogaster*)	8
Rotklee (*Trifolium pratense*)	14
Erbse (*Pisum sativum*)	14
Biene (*Apis mellifera*)	16
Mais (*Zea mays*)	20
Tomate (*Solanum lycopersicum*)	24
Katze (*Felis catus*)	38
Mensch (*Homo sapiens*)	46
Schimpanse (*Pan troglodytes*)	48
Kartoffel (*Solanum tuberosum*)	48
Natternzunge (*Ophioglossum vulgatum*)	480

Nach Abschluss der Mitose lösen sich die Chromosomen wieder zu Chromatin auf. Dabei bleibt die Anheftung an die Scaffoldproteine erhalten. Damit bleibt auch im Interphasenkern die Schleifenanordnung des Chromatins erhalten. Die Schleifen werden an ihrer Basis durch die Scaffoldproteine zusammengehalten. An der Basis einer Chromatinschleife, also der Anheftungsstelle für die Scaffoldproteine finden sich charakteristische Nukleotidsequenzen. Das Chromatin ist ein System von DNA-Schleifen, welches das Innere des Zellkerns ausfüllt. Jede Schleife kann dabei als Bereich eines oder mehrerer Gene angesehen werden.

Auf den Chromatiden lassen sich in großer Zahl stark färbbare, in Größe und Gestalt unterschiedliche Knoten, die sogenannten **Chromomeren,** nachweisen. Die Anordnung dieser Chromomeren ist für jedes Chromosom charakteristisch und bei den Chromatiden ein und desselben Chromosoms gleich. **Homologe Chromosomen** besitzen das gleiche **Chromomerenmuster.**

Manche Chromatinabschnitte lassen sich mit DNA-spezifischen Farbstoffen besonders stark anfärben. Sie werden als **heterochromatische Zonen** von den normal anfärbbaren **euchromatischen Zonen** unterschieden. Die euchromatischen Bereiche enthalten fast alle Gene und mehr DNA als das Heterochromatin. Heterochromatin liegt auch während der Interphase in mitotisch kondensiertem Zustand vor. Es enthält einen hohen Anteil an repetitiven DNA-Sequenzen (▶ Kap. 3.1.1) und ist transkriptionsinaktiv.

Euchromatin liegt in der Interphase dekondensiert vor. Es stellt den Bereich hoher Transkriptionsaktivität dar.

Die einzelnen Chromosomen einer Zelle haben in ihrer Transportform eine ganz bestimmte, unverwechselbare Gestalt (○ Abb. 1.48). Für Chromosomenuntersuchungen eignen sich besonders Chromosomen, die in der Metaphase einer Kernteilung in der Äquatorialebene einer Zelle angeordnet sind, sogenannte Metaphasenchromosomen.

Die Anzahl der Chromosomen pro Zelle ist artkonstant (▫ Tab. 1.13). Auch die Verteilung der Formen der Chromosomen ist für jede Zelle einer Art konstant und charakteristisch. Geschlechtsspezifische Unterschiede können auftreten (Sex-Chromosomen, ○ Abb. 1.49). In diploiden Zellen entsprechen sich je zwei Chromosomen in Größe und Gestalt. Sie werden als homologe Chromosomen bezeichnet. Durch somatische Mutationen kann der Chromosomensatz einzelner Zellen innerhalb eines Organismus unterschiedlich werden (▶ Kap. 3.4).

ment verbunden, in dem sich die DNA schlecht anfärben lässt. Man nahm daher früher an, dass dieser Teil des Chromosoms keine DNA enthält (**S**ine **A**cido **T**hymonucleinico). Chromosomen mit einem solchen Anhang werden SAT-Chromosomen genannt. Das Filament der SAT-Chromosomen wird auch als Nukleolarfaden oder **Nukleolusorganisator** bezeichnet. An ihm entsteht nach der Kernteilung, beim Übergang der Chromosomen in die Funktionsform, der Nukleolus.

Struktur der Chromosomen

Die Struktur der Chromosomen wird durch ein zentrales Proteingerüst (Scaffold) aufrechterhalten. An dieses ist das Chromatin in Schleifen gebunden.

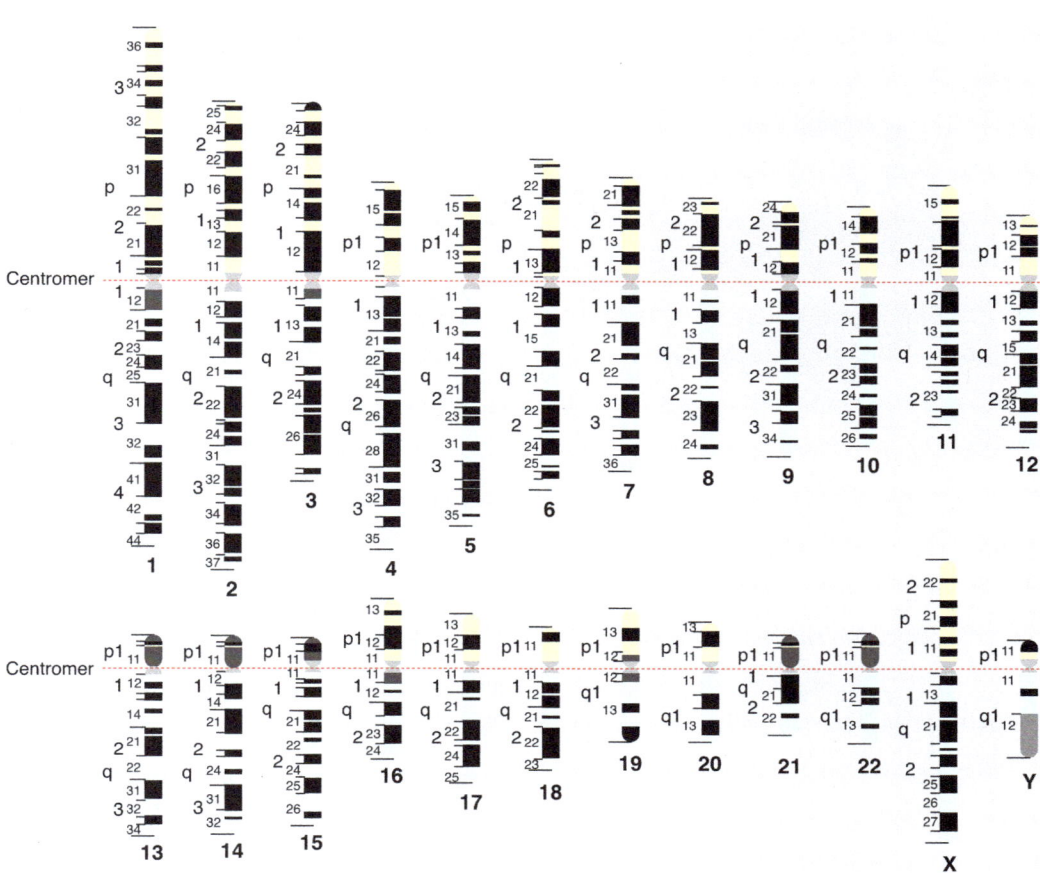

Abb. 1.49 Die Chromosomen des Menschen. Die Autosomenpaare nach Größe und Lage des Centromers geordnet (Metaphasenchromosomen). Haploider Chromosomensatz im männlichen Geschlecht

Stoffliche Zusammensetzung der Chromosomen

In den Chromosomen der eukaryontischen Organismen lassen sich **DNA, RNA,** verschiedene **Proteine** sowie **Lipide, Polysaccharide** und **Metallionen** nachweisen. Bei den Proteinen, die in Chromosomen vorkommen, handelt es sich hauptsächlich um **Histone.** Dies sind **basische Proteine** mit einem hohen Gehalt an Arginin, Lysin und Histidin. Alle Histone sind mit DNA zu einem Nukleohistonkomplex verbunden. Das Massenverhältnis von DNA und Histonen in Eukaryontenzellen beträgt in der Regel 1:1. Histone werden synchron mit der DNA synthetisiert und weisen praktisch keinen Turnover auf. Es sind fünf verschiedene Gruppen von Histonen bekannt. Daneben finden sich als Bestandteile der Chromosomen sogenannte **Nichthistonproteine,** die auch als „saure" Proteine bezeichnet werden.

Feinbau von Chromatin und Chromosomen

Als Chromatin wird die Gesamtheit des chromosomalen Materials einer Zelle bezeichnet. Ein Chromosom kann chemisch definiert werden als DNA-Doppelhelix mit basischen und nichtbasischen Proteinen und etwas RNA.

Bei Eukaryonten ist das Chromatin aus 15–35 nm dicken Fäden, Nukleofilamenten (Chromonemen), aufgebaut, die lockere bis dichte Überstrukturen bilden.

Die Nukleofilamente zeigen im Elektronenmikroskop eine perlenkettenartige Struktur. Durch **Endonukleasen** können sie in **Untereinheiten,** die **Nukleosomen** zerlegt werden. Nukleosomen bestehen aus einem doppelsträngigen DNA-Abschnitt und Histonen (o Abb. 1.50), 4 oder 5 Histone bilden durch Selbstorganisation stabile Oktamer-Komplexe, so genannte Core-Partikel. In den Nukleosomen umwindet die DNA dieses flach-ellipsoide Histonoktamer auf dessen Außenseite (o Abb. 1.51).

Die Perlenkettenstruktur des Chromatins tritt nur nach Entfernung des H1-Histons auf. Dieses Histon ist nicht am Aufbau der Core-Partikel beteiligt. Es bewirkt vielmehr das Auftreten übergeordneter Chromatinstrukturen und reguliert so den Kondensationsgrad des Chromatins. Durch Wechselwirkung der Nukleosomen mit H1-Histonen werden die Core-Partikel zu dichteren

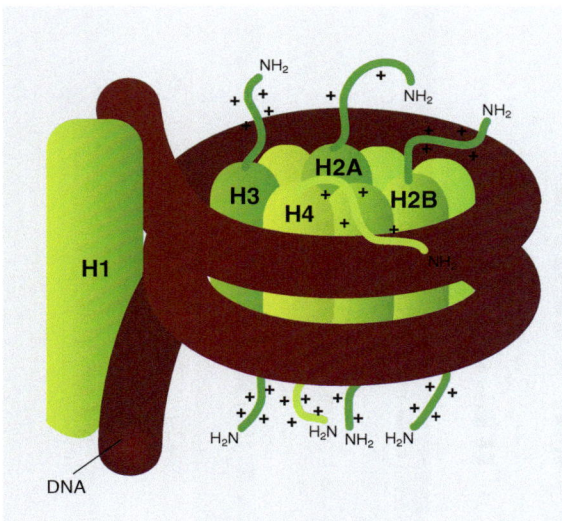

Abb. 1.50 Struktur des Nukleosoms. Ein Nukleosom ist ein Komplex aus Histonen und DNA. Er besteht im Wesentlichen aus einem Core-Partikel (Histon-Rumpfteilchen), um das der DNA-Strang etwa zweimal herumgewickelt ist. Das Innere des Core-Partikels bilden 8 Histonmoleküle. Man vermutet, dass die Enden der Histone aus dem Core-Partikel herausragen und mit anderen Molekülen in Wechselwirkung treten können. Nukleosomen und die Histon-freie DNA dazwischen bilden zusammen das Chromatin.

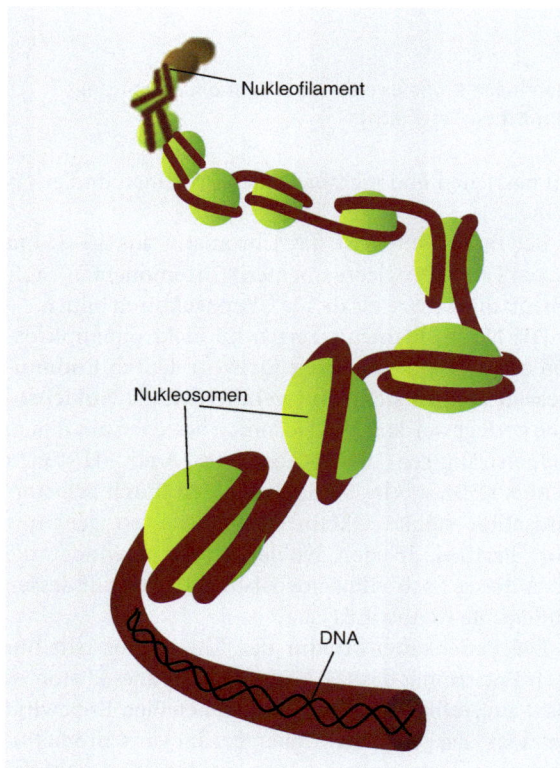

Abb. 1.51 Die DNA von Eukaryonten ist in den Nukleofilamenten um Histonkomplexe gewunden.

Strukturen zusammengezogen. Dadurch bilden sich unterschiedlich dicke Nukleofilamente (o Abb. 1.52). Nukleosomen-freie DNA kann an besonders transkriptionsaktiven DNA-Abschnitten beobachtet werden.

Die Chromosomen des Menschen

Man ordnet die 22 Chromosomenpaare des Menschen je nach ihrer Größe, der Lage des Centromers, dem Vorhandensein von Satelliten und anderen Merkmalen in Gruppen ein (o Abb. 1.49).

Die genaue Einteilung und Zuordnung der Chromosomen ist eine wesentliche Voraussetzung für das Auffinden von Chromosomenanomalien, die zu erheblichen Funktions- und Entwicklungsstörungen führen können (▶ Kap. 3.4.2).

Riesenchromosomen

Bei Zweiflüglern (Dipteren, z. B. Fliegen) sowie Schmetterlingen werden in den Zellkernen der Speicheldrüsen Riesenchromosomen beobachtet. Diese sind auch ohne Kernteilung als deutliche Dauerstruktur sichtbar, d. h. sie lassen auch während der Interphase ihre im Lichtmikroskop sichtbare charakteristische Gestalt erkennen. Hierauf beruht ihre Bedeutung für entwicklungsphysiologische Studien. Riesenchromosomen zeigen nach Anfärbung ein charakteristisches Querscheibenmuster. Dieses Muster ist konstant, wenn man Chromosomen aus gleichen Zellarten und Zellen gleichen Entwicklungsstadiums vergleicht.

Riesenchromosomen bestehen aus Hunderten von Chromatidsträngen. Diese entstehen durch vielfache Verdoppelung der Stränge, die ohne mitotische Trennung verlaufen. Die Querscheiben werden durch die Chromomeren der einzelnen Stränge gebildet (o Abb. 1.53).

Kernäquivalent der Prokaryonten

Prokaryonten (Bacteria und Archaea) besitzen keinen Zellkern. An seine Stelle tritt ein sogenanntes **Kernäquivalent, Nukleoid,** das die wesentlichste Funktion des Zellkerns, nämlich Weitergabe der Erbinformation und Steuerung der Proteinbiosynthese übernimmt. Bakterienzellen haben einen hohen Gehalt an Nukleinsäuren. Die DNA der Bakterien liegt in Form von **ringförmig geschlossenen, doppelsträngigen** Molekülen vor. Diese entsprechen als Träger des Genoms **funktionell** den Chromosomen der Eukaryonten. Daher werden auch Bezeichnungen wie „**Bakterienchromosomen**" oder „ringförmiges Bakteriengenom" gebraucht. Der Umfang dieses „Bakterienchromosoms" beträgt bei E. coli etwa 1,4 mm. In der Zelle ist das DNA-Molekül durch Knäuelung stark komprimiert.

Zusätzlich können in Bakterienzellen **Plasmide** vorkommen. Dies sind ebenfalls doppelsträngige DNA-Ringstrukturen, jedoch wesentlich kleiner als das Bak-

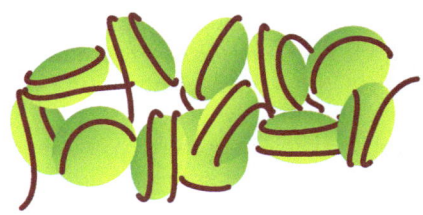

○ **Abb. 1.52** Übergeordnete Chromatinstrukturen mit hohem Kondensationsgrad. Der Grundbaustein der Chromatinstruktur ist das Nukleosom. Jedes Nukleosom besteht aus einem zentralen Teil, dem Chromatosom, in dem die Helix in zwei superhelikalen Windungen um einen Komplex von Histonproteinen „umgewickelt" ist.

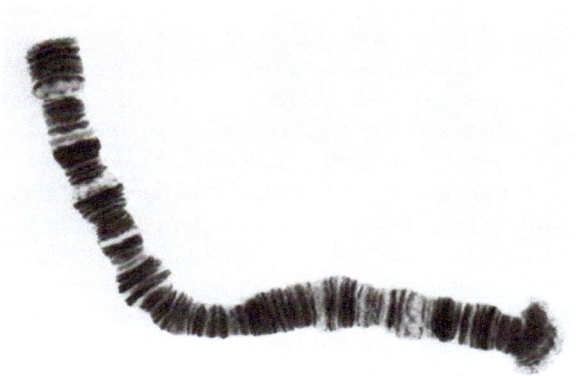

○ **Abb. 1.53** Riesenchromosom von *Glyptotendipes pallens* (Chironomidae, Diptera). Aufnahme O. Hoffrichter

terienchromosom. Sie bieten der Zelle eine zusätzliche Erbinformation. Die Gene auf solchen Plasmiden können unter anderem die Ausbildung der **Resistenzen gegen Antibiotika** determinieren (▫ Tab. 3.9). Das Vorkommen solcher Plasmide ist vor allem für die gramnegativen Enterobacteriaceen sowie die grampositiven Staphylokokken bekannt (▸ Kap. 3.3.5).

Zusammenfassung

- In der Regel besitzt die Zelle der Eukaryonten einen Zellkern. Jedoch können in besonderen Fällen auch kernlose oder mehrkernige Zellen beobachtet werden. Ein Zellkern ist von einer Doppelmembran umschlossen. Diese weist Poren auf, wird vom Endoplasmatischen Retikulum gebildet und bleibt mit dem Membransystem des Endoplasmatischen Retikulums in Verbindung. Über dieses Membransystem sind die Kernmembranen benachbarter Zellen miteinander verbunden.

- Das Innere des Zellkerns wird vom Karyoplasma erfüllt. Hierin finden sich Chromatin und Nukleolen. Das Chromatin ist aus Nukleofilamenten aufgebaut. Diese bestehen aus DNA und Proteinen. Nukleolen sind die Orte der Synthese und Prozessierung der mRNA. In den Nukleolen werden Präribosomen gebildet.

- Chromosomen werden während der Zellteilung besonders in der Metaphase in ihrer individuellen Gestalt sichtbar. Sie lassen in ihrem Inneren Chromatiden erkennen. Jede Chromatide besteht aus einer DNA-Doppelhelix mit assoziierten Proteinen. Diese Filamente zeigen im Elektronenmikroskop eine Perlenketten-artige Struktur. Diese wird verursacht durch Nukleosomen. Nukleosomen bestehen aus einem Kern von Histonen, um den die DNA gewunden ist. Chromosomen bestehen aus DNA und Proteinen. Die basischen Histon-Proteine sind an der Genregulation beteiligt.

- Die Zahl der Chromosomen pro Zelle ist artkonstant und -typisch. In diploiden Zellen entsprechen sich je zwei Chromosomen in Größe und Gestalt. Im Zellkern der Eukaryonten finden die Replikation von DNA, die Speicherung von DNA, die Transkription und die Prozessierung der RNA statt.

1.4.3 Vakuolen
Die Zentralvakuole bei Pflanzen

Parenchymzellen von Pflanzen sind im ausgewachsenen Zustand von einer großen, zentralen Vakuole erfüllt, der sogenannten Zellsaftvakuole. Diese ist durch eine einfache Biomembran, dem **Tonoplast**, gegen das Zytoplasma abgegrenzt. Die Zentralvakuole entsteht während der Entwicklung einer meristematischen zur ausdifferenzierten Pflanzenzelle durch Fusion kleiner Vesikel und Vakuolen. Letztere entstehen ihrerseits aus Vesikeln des Endoplasmatischen Retikulums und der Dictyosomen. In der ausdifferenzierten Pflanzenzelle nimmt die Zentralvakuole bis zu 90 % des Zellvolumens ein. Im Zuge der Zellteilung zerfällt sie in kleinere Vakuolen und Vesikel, die nach erfolgter Zellteilung wieder miteinander verschmelzen.

■ MERKE Die Zentralvakuole ist das größte Kompartiment ausdifferenzierter Parenchymzellen von Pflanzen. Sie enthält eine wässrige Lösung zahlreicher anorganischer und organischer Ionen und Moleküle, z. B. Aminosäuren, Zucker, Nukleotide und organische Säuren, wie Äpfelsäure, Citronensäure, Oxalsäure.

Die Zellsaftvakuole kann Makromoleküle wie Proteine oder Pektine enthalten. Kohlenhydrate sind vor allem als Mono- oder Disaccharide enthalten, z. B. als Saccharose oder Fructose. Auch Glucose kann in beträchtlicher Menge im Zellsaft gespeichert werden. Saccharose kann als Reservestoff z. B. in Zellen der Zuckerrübe und des Zuckerrohrs gespeichert werden. Auch Inulin, das typische Reservepolysaccharid der Asteraceen, findet sich im Zellsaft.

Ihre wichtigste Aufgabe erfüllt die Zentralvakuole als **osmotisches System** bei der Regulierung des Zellturgors. Durch die gelösten Stoffe enthält die Vakuolenflüssigkeit („Zellsaft") einen hohen osmotischen Wert. Auf diesem beruht die Saugkraft der Zelle für Wasser sowie die Gewebespannung (Turgor) pflanzlicher Gewebe.

Die molare Gesamtkonzentration des Zellsafts liegt weit über der der Flüssigkeit außerhalb der Zellen. Der Zellsaft ist also hypertonisch und saugt deshalb Wasser durch Plasmamembran und Tonoplast in die Zentralvakuole. Der hierdurch entstehende hydrostatische Druck, der **Turgordruck,** spannt die Zellwand und wird vom Zellwanddruck aufgefangen.

Die Zellsaftvakuole dient also über die Regulierung des osmotischen Drucks zur Aufrechterhaltung der Turgeszens, der Regulierung des Wasserhaushalts.

Neben dem Grundtyp der Vakuole, bei dem eine einzige Vakuole den größten Teil der Zelle ausfüllt und der Protoplast auf einen dünnen Saum zwischen Vakuole und Zellwand beschränkt ist, gibt es Zellen, die mehrere Vakuolen enthalten. Bei der Ausdifferenzierung wird von allen Zellen ein solches Stadium durchlaufen, da sich die zentrale Vakuole durch Vereinigung vieler, anfänglich kleiner Vakuolen entwickelt. Beim dritten Vakuolentyp ist der Vakuolenraum durch zahlreiche Plasmastränge gegliedert.

Die **Grundfunktion** der Zentralvakuole steht zweifelsohne in Zusammenhang mit dem **Wasserhaushalt** der Pflanze. Die Vakuole stellt ein osmotisches System dar, das je nach Konzentration der osmotisch wirksamen Moleküle der Umgebung Wasser entzieht oder an diese abgibt. Durch osmotisch aktive Substanzen in der Vakuole entwickelt die Zelle **Saugkräfte,** die wesentlichen Anteil an der Wasseraufnahme der Pflanze haben (▸ Kap. 4.7.3). Durch diese Saugkraft trägt die Vakuole wesentlich zur **Festigung** der **nicht verholzten Gewebe** bei. Auch beim Streckungswachstum der Pflanze ist die Vakuole beteiligt (▸ Kap. 4.7.1).

Die Zentralvakuole ist wichtiger **Wasserspeicher** für die Pflanze. Neben Wasser können in der Vakuole zahlreiche andere Stoffe gespeichert werden. Zahlreiche sogenannte **sekundäre Pflanzenstoffe** sind in der Vakuole nachweisbar. Phenole, hydrophile Farbstoffe wie Anthocyane oder Betalaine, Alkaloide und Herzglykoside, werden in der Vakuole vorübergehend oder dauernd gespeichert. Der Transport solcher Moleküle in die und aus der Vakuole wird durch die Tonoplastenmembran spezifisch geregelt.

Vor dem Transport vom Zytoplasma in die Vakuole werden manche Verbindungen glykosidiert. Dies erhöht ihre Wasserlöslichkeit. Manche dieser Verbindungen sind für Pflanzenzellen toxisch. Ihre Konzentration und Speicherung in der Vakuole kann als „Entgiftungsvorgang" angesehen werden. Neben diesen organischen Verbindungen finden sich in den Vakuolen auch anorganische Ionen sowie gelegentlich ungelöste Ca^{2+}-Salze von Oxal- oder Kohlensäure. Die kristallinen Einschlüsse, z. B. **Calciumoxalatdrusen, Rhaphiden** und **Kristallsand,** können zur mikroskopischen Erkennung von Drogen dienen.

Grundsätzlich besteht für alle Stoffe, die in der Vakuole gespeichert sind, die Möglichkeit, wieder in das Zytoplasma aufgenommen und damit wieder in den Stoffwechsel zurückgeführt zu werden.

Dies gilt vor allem für anorganische Ionen und organische Reservestoffe, wie Mono- und Disaccharide, Aminosäuren, Nukleotide und Enzyme. Auch Proteine, die als Reservestoffe dienen, können in der Zentralvakuole gespeichert werden, u. a. auch als **Aleuronkörner** und **Proteinkristalle.** Die Speicherproteine werden am rauen ER gebildet. Die Aleuronkörner entstehen entweder direkt aus ER-Vesikeln oder über die Dictyosomen durch Zusammenfließen von Golgi-Vesikeln. Bei der **Proteinspeicherung,** z. B. in Samen, handelt es sich allerdings um einen Grenzfall besonderer Art. Die Vakuolen gehen dabei graduell in spezielle Speicherorganellen über, sogenannte Protein-Bodies. Bei der Mobilisierung der Proteine im Zuge der Samenkeimung verschmelzen die leeren Protein-Bodies unter erneuter Bildung der Vakuolen.

Ein weiteres Beispiel für kurzfristige Speicherung in der Vakuole ist bei Hefen bekannt. Hefen speichern vor allem basische Aminosäuren in der Vakuole, z. B. liegen 95 % des freien Arginins in der Vakuole vor. Wachsen Hefen auf einem stickstofffreien Medium, dann wird das Arginin des Vakuolenspeichers aufgebraucht. Wird dem Medium dann eine Stickstoffquelle zugesetzt, wird der Argininspeicher der Vakuole sofort wieder aufgefüllt.

Über den Transport sekundärer Pflanzenstoffe in die Vakuolen ist bisher nur wenig bekannt. In einigen Fällen konnte man zeigen, dass sogenannte ABC-Transporter (**A**TP **B**inding **C**assette) die Aufnahme ermöglichen. Viele dieser Verbindungen liegen in der Vakuole als Glykoside vor. Die entsprechenden zuckerübertragenden Enzyme, Glykosyltransferasen, sind im Zytoplasma und in Plastiden lokalisiert. Der Transport durch den Tonoplasten erfolgt mittels spezifischer Transportsysteme, durch aktiven Transport. Die Energie hierfür wird durch Tonoplasten-spezifische ATPasen geliefert.

Neben der Regulierung des Wasserhaushalts und der Stoffspeicherung dient die Zentralvakuole der ausdifferenzierten Pflanzenzellen auch als **lysosomales Kompartiment.** Der Zentralvakuole fällt somit eine Rolle beim Abbau organischer Strukturen und Moleküle zu. In allen daraufhin untersuchten Zentralvakuolen höherer und niedrigerer Pflanzen wurden Hydrolasen gefunden. Im Zytoplasma solcher Zellen lassen sich keine Lysosomen nachweisen. Die lysosomalen Enzyme finden sich dagegen im Zellsaft.

Der Vakuole kommt eine viel aktivere und vielfältigere Rolle im Stoffwechselgeschehen zu, als bisher angenommen.

Spezialisierte Vakuolen

In spezialisierten Vakuolen von Dauerzellen von Pflanzen kann es zu einer Akkumulation praktisch nur einer Substanzklasse kommen, z. B. von Gerbstoffen, Proteinen und Schleimstoffen.

Gerbstoffvakuolen finden sich etwa in Rinden und manchen Früchten (Ericaceen).

Vakuolen mit fetten Ölen finden sich gehäuft in Speicherorganen z. B. ölhaltiger Samen und Früchte. Fettes Öl wird jedoch nicht in einer Zentralvakuole, sondern in kleinen, im Plasma verstreuten Vakuolen akkumuliert.

Aus Kohlenhydraten bestehender **Schleim** findet sich in den Zentralvakuolen mancher Zwiebeln und Knollen (z. B. Scillae bulbus, Salep tubera). Schleim dient in diesen Fällen als Reservepolysaccharid. Zur Osmoregulation und Unterstützung der Wasserspeicherung dienen Schleimsubstanzen in Vakuolen von Zellen in Blättern und Stängeln sukkulenter Pflanzen. In Vakuolen spezialisierter Zellen können sich auch **ätherische Öle** finden, z. B. in den Ölzellen von Kalmus (*Acorus calamus*), Ingwer (*Zingiber officinale*), Zimt (*Cinnamomum ceylanicum*), Lorbeer (*Laurus nobilis*) und Pfeffer (*Piper nigrum*). Solche Zellen werden auch als **Ölidioblasten** bezeichnet.

Reservestoffe wie Stärke, Glykogen und Speicherlipide (fette Öle) finden sich nicht in der Zentralvakuole. Reservestärke wird in besonderen Organellen, den Amyloplasten gebildet und gelagert. Fette Öle finden sich als flüssige Ansammlung, sogenannte Oleosomen, im Zytoplasma. Solche verstreut im Zytoplasma liegende Öltröpfchen sind wegen ihrer hohen Lichtbrechung gut im Lichtmikroskop zu erkennen, z. B. auf Querschnitten von Bärentraubenblättern. Sie lassen sich mit Sudan-III rot anfärben

> **Zusammenfassung**
>
> ▪ Vakuolen sind mit Flüssigkeit erfüllte Räume innerhalb der Zelle, die durch Biomembranen gegen das Zytoplasma abgegrenzt sind.
>
> ▪ Typische pflanzliche Zellen besitzen eine große Zentralvakuole. Diese ist durch die Tonoplastenmembran vom Zytoplasma abgegrenzt. In dieser großen Zentralvakuole finden sich Kohlenhydrate, Glykoside, Proteine sowie Farbstoffe, z. B. Betalaine oder Anthocyane.
>
> ▪ Der Zentralvakuole der Pflanze kommt wesentliche Bedeutung bei osmotischen Vorgängen zu. Sie dient zur Aufrechterhaltung der Gewebsspannung.

1.4.4 Endoplasmatisches Retikulum

Vorkommen

Das Endoplasmatische Retikulum (**ER**) kommt, mit Ausnahme der Erythrozyten und Thrombozyten, in allen **tierischen, pilzlichen** und **pflanzlichen Zellen** vor. Das stark gefaltete Membransystem des Endoplasmatischen Retikulums bildet im Normalfall mehr als die Hälfte der Membranmenge einer Eukaryontenzelle. Es erstreckt sich durch das ganze Zytoplasma.

Bau

Das lichtmikroskopisch homogen erscheinende Grundplasma der Zellen der Eukaryonten zeigt sich im Elektronenmikroskop durchzogen von einem **Netzwerk** von miteinander verbundenen **röhrenförmigen Kanälchen,** die häufig zu **flächigen Hohlräumen,** sogenannten **Zisternen** oder **rundlichen Bläschen** unterschiedlicher Größe erweitert sind. Dieses Netzwerk durchzieht als lockeres oder dichtes, mehr oder weniger geordnetes System große Teile der Zelle (o Abb. 1.54).

Es kann ausgedehnt oder eingeschränkt, bei Bedarf neu aufgebaut oder weitgehend abgebaut werden. Zahlreiche Fremdstoffe, die in die Zelle eindringen, beispielsweise Arzneimittel, können seine Ausbildung hemmen oder stimulieren.

Die Kanäle, Zisternen und Bläschen des ER werden **von einer Biomembran umgeben.** Ihre Dicke ist variabel, beträgt jedoch im Durchschnitt etwa 7,5 nm.

Im Inneren des ER findet sich eine serumartige Flüssigkeit. Auch größere Einschlüsse, Proteinkristalle, Lipidtröpfchen, lassen sich beobachten.

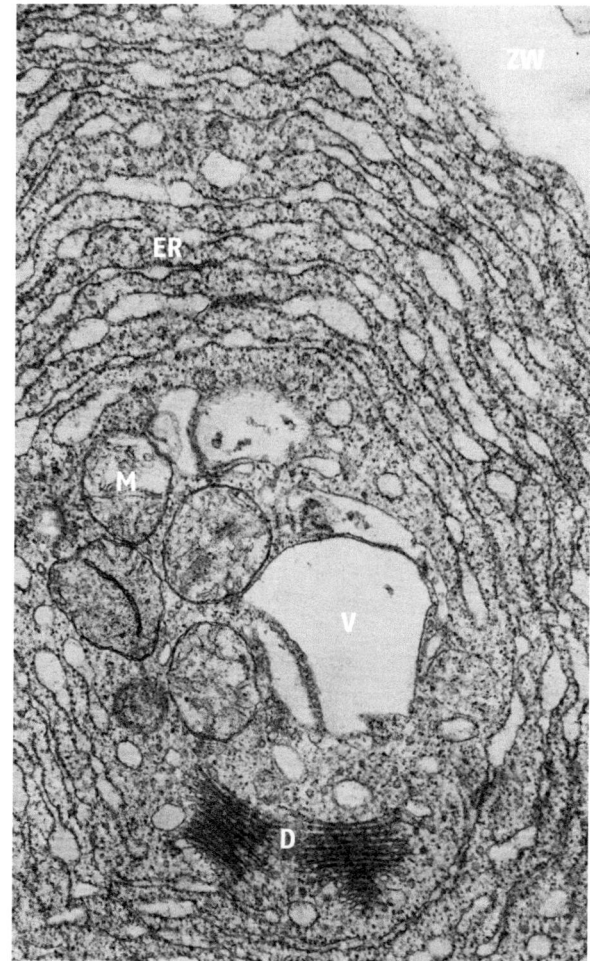

Abb. 1.54 Endoplasmatisches Retikulum in einer Rhizomzelle von *Acorus calamus*. **ER** Endoplasmatisches Retikulum, **ZW** Zellwand, **V** Vakuole, **D** Dictyosom, **M** Mitochondrium. Amelunxen 1969

Das Membransystem des ER bildet als hohlkugelig gestaltete Zisterne die Kernmembran und steht andererseits mit den Dictyosomen und der Plasmamembran in Verbindung. Die Innenräume des ER haben also eine offene Verbindung zum sogenannten perinukleären Raum und zum Extrazellularraum.

> ■ MERKE Das Endoplasmatische Retikulum ist kein festes, starres System, sondern äußerst variabel. Ausmaß und Form seiner Ausbildung sind in hohem Maße abhängig vom Entwicklungszustand und vom Stoffwechsel der Zelle.

Das Membransystem des ER liegt in der Zelle in zwei Modifikationen vor, die nach dem Aussehen im Elektronenmikroskop als **glattes** und **raues ER** bezeichnet werden.

Die Membranen des **rauen ER** sind außen **dicht mit Ribosomen** besetzt. An den Membranen im **glatten ER** fehlen diese. Die Bindung der Ribosomen an die Membranen des ER entspricht einer lockeren Assoziation. Sie ist in starkem Maße abhängig vom Zelltyp sowie von dessen Funktions- und Differenzierungszustand. Die raue granuläre Form findet sich meist in Form von parallel geordneten Zisternen, die dicht gepackt in den betreffenden Zellen liegen und als Ergastoplasma bereits in lichtmikroskopischen Untersuchungen beschrieben wurden. Die glatte Form des ER ist ausschließlich aus röhrenartigen Elementen aufgebaut.

Beide Formen des ER stehen miteinander in Verbindung. Ihr Anteil in den einzelnen Zellen ist recht unterschiedlich. In pflanzlichen Meristemzellen oder in den Epithelzellen der Retina ist die raue Form nur spärlich ausgebildet. In Leberzellen findet sich neben einem großen Anteil des glatten ER auch ein gut ausgebildetes, raues ER. In endokrinen Pankreaszellen sowie in Plasmazellen, die der Antikörperbildung dienen, also in Zellen, die hauptsächlich Proteine bilden und sezernieren, ist bevorzugt die raue Form entwickelt.

Funktionen des Endoplasmatischen Retikulums

Durch das Endoplasmatische Retikulum werden definierte, vom Grundplasma **getrennte Stoffwechselräume,** Kompartimente geschaffen. Das Innere des ER bietet einen **Transportweg** in der Zelle. Die Membranen des ER bilden eine **Matrix für zahlreiche Enzyme,** die an den verschiedensten Stoffwechselreaktionen der Zelle teilnehmen. Die Enzymausstattung der Membranen ist je nach Funktion der Zelle im Organismus sehr unterschiedlich. An den Membranen des ER verlaufen eine Reihe von außerordentlich wichtigen biochemischen Reaktionen, z. B. **Proteinbiosynthese, Biosynthese von Fettsäuren, Steroiden** und **Phospholipiden** sowie **Ionentranslokationen.** In Membranuntereinheiten des ER lässt sich eine **Elektronentransportkette** nachweisen. In den Leberzellen ist eine Vielzahl von wichtigen Stoffwechselenzymen an die Membranen des ER gebunden, die u. a. eine sehr wesentliche Rolle für die **Biotransformation von Arzneimitteln** spielen.

Als spezifisches Enzym der Membranen des glatten ER tritt in verschiedenen Geweben, z. B. Leber, Niere, Nebenniere, Intestinum, Glucose-6-Phosphatase auf. In den Leberzellen hängt dieses Enzym eng mit der spezifischen Leistung dieses Organs, Glykogen zu synthetisieren, zusammen.

Funktionen des rauen ER

Die raue Form des ER findet sich gehäuft in Zellen mit intensiver **Proteinsynthese.** Durch die an der Außenseite der Membran gebundenen Ribosomen ist es ein Organell der Proteinbiosynthese. Die Proteine werden aus Aminosäuren an den Ribosomen gebildet und anschließend in das Innere des Retikulums aufgenommen. Proteingranula und Proteinkristalle lassen sich in den intrazisternalen Räumen des rauen ER beobachten. Das raue ER fungiert allgemein als **Sammelbecken** und **Transportbahn** für die an seiner Oberfläche gebildeten Proteine. Auch die Enzymausstattung der Lysosomen, die vom Grundplasma getrennt gespeichert wird, sammelt sich bei der Synthese zunächst in ER-Zisternen. **Transmembranproteine** durchqueren die ER-Membran nur teilweise und werden in diese integriert. Sie werden durch **Membranfluss** auch in das Membransystem anderer Zellorganellen oder in die Plasmamembran eingebaut.

Proteine, die später als Sekrete aus der Zelle ausgeschieden werden, werden vollständig durch die ER-Membran transportiert und in das Lumen des ER aufgenommen. Sie werden von dort in das Lumen anderer Zellorganellen, z. B. der **Dictyosomen**, transportiert. Auch dieser Transport wird durch Membranfluss, d. h. Abscheidung von membranumschlossenen Vesikeln, Transportvesikeln, aus dem ER bewirkt (▶ Kap. 1.3.2, ○ Abb. 1.31). Alle Proteine, die in das Lumen des ER aufgenommen werden, müssen bestimmte **Signalpeptide** enthalten (▶ Kap. 3.2.4, ○ Abb. 3.41). Im Lumen des ER werden die aufgenommenen Proteine glykosyliert, d. h. kovalent mit Zuckern verknüpft. Die meisten Proteine, die sich im Lumen des ER ansammeln und von dort zum Golgi-Apparat, zu den Lysosomen, zur Plasmamembran transportiert oder aus der Zelle ausgeschieden werden, sind daher Glykoproteine (bei Säugetierzellen). Im Cytosol gebildete Proteine werden dagegen kaum glykosyliert.

Die Synthese der Oligosaccharide erfolgt an der Außenseite der ER-Membran unter Koppelung an ein membrangebundenes Lipid, dem Dolichol (○ Abb. 1.55). Dieses Lipidmolekül klappt im Verlaufe der Biosynthese des Oligosaccharids in der Membran zur Lumenseite hin um und transportiert so das Oligosaccharid in das Lumen des ER. Das Oligosaccharid wird dann im ER in der Regel über die NH$_2$-Gruppe eines Asparaginrests in einem Protein gebunden. Die N-gekoppelten Oligosaccharide werden noch im ER modifiziert, ein Vorgang, der im Golgi-Apparat fortgesetzt wird.

Die Proteine des Grundplasmas werden an freien, d. h. nicht ER-gebundenen Ribosomen, gebildet. Es gibt jedoch Belege dafür, dass auch membrangebundene Ribosomen in nichtsekretorischen Geweben, z. B. im Gehirn, intrazelluläres Protein synthetisieren.

Manche Hormone, z. B. Thyroxin und Wachstumshormon, stimulieren die Bildung von intrazellulären Membranen und die Akkumulation von Ribosomen.

An den Membranen des rauen Endoplasmatischen Retikulums können sich Enzyme des glatten ER (s. unten) befinden. Damit kann dieses zusätzlich zur Proteinsynthese auch Funktionen des glatten ER übernehmen.

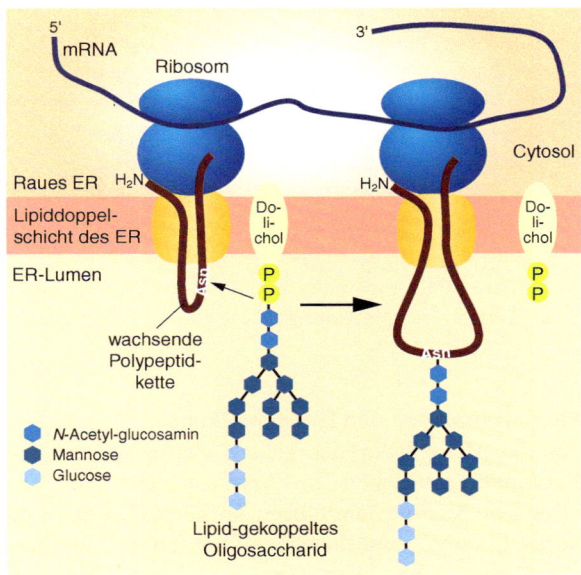

○ **Abb. 1.55** G-gekoppelte Proteinglykosylierung im ER. Eine Polypeptidkette wird fast sofort nach ihrem Eindringen ins ER-Lumen an den erreichbaren Asparaginresten (Asn) glykosyliert.

Funktionen des glatten ER

Das glatte Endoplasmatische Retikulum findet sich vor allem in Zellen, die Lipide oder Steroidhormone produzieren, so z. B. in Talgdrüsen oder in den Hoden. Damit in Zusammenhang steht das Vorkommen von Enzymen für den Auf- und Abbau von Lipiden und Steroiden an den Membranen des glatten ER. Die meisten Enzyme, die für die **Cholesterolbiosynthese** benötigt werden, finden sich in der Mikrosomenfraktion, die hauptsächlich Membranstücke des ER enthält. Teilprozesse der Cholesterolbiosynthese werden allerdings auch durch Enzyme, die an den Mitochondrien und im Zytoplasma lokalisiert sind, katalysiert. Die Cholesterolsynthese ist ein eindrucksvolles Beispiel für das Zusammenwirken verschiedener Zellorganellen im Zellstoffwechsel. Die Aufteilung der Reaktionskette auf verschiedene Zellstrukturen und Kompartimente ist sicher auch von Bedeutung für die Regulation solcher Biosynthesen. Die Membran des glatten ER bildet fast alle Lipide, die für den Aufbau neuer Biomembranen in der Zelle benötigt werden, auch Phospholipide und Cholesterol. Das hauptsächliche Phospholipid, das an den Membranen des glatten ER synthetisiert wird, ist das **Lecithin** (Phosphatidylcholin). Die notwendigen Enzymsysteme sind an die ER-Membran gebunden. Deren aktive Zentren sind zum Cytosol hin ausgerichtet. Zunächst verknüpfen Acetyltransferasen zwei Fettsäuremoleküle mit einem Molekül Glycerinphosphat. Die entstehende Phosphatidsäure ist lipidlöslich und wird in die ER-Membran integriert. In weiteren Reaktionsschritten werden Cholin oder andere Bausteine mit der Phosphatidsäure verknüpft.

■ **MERKE** Die meisten Lipiddoppelschichten für die Biomembranen der Zelle werden im ER zusammengesetzt. Durch Membranfluss über Transportvesikel werden diese neugebildeten Membranen zur Plasmamembran, zu Dictyosomen, Lysosomen und Kernmembran befördert. Mitochondrien und Plastiden sind nicht am Austausch von Membranen über Membranfluss beteiligt. Zu diesen Organellen transportieren Phospholipidtransfer-Proteine die vom ER gebildeten Phospholipidmoleküle.

Biotransformation und Enzyminduktion

An die Membranen des glatten Endoplasmatischen Retikulums sind zahlreiche Enzyme gebunden, die verschiedene Stoffumwandlungen an körpereigenen und körperfremden Substanzen durchführen können. Desalkylierungen, hydrolytische Spaltung, Oxidationen, Desaminierungen, Abspaltungen von Seitenketten oder Koppeln mit anderen Molekülen wie Acetylierung, Sulfurierung, Hydroxylierung, Koppeln mit Glucuronsäure sind Reaktionen, die durch Enzyme des glatten ER katalysiert werden können. Proteine können im glatten ER zu Lipoproteinen umgebaut werden.

Diese Enzymsysteme sind für die **Biotransformation** von **Arzneimitteln** von größter Bedeutung. Im Wirbeltierorganismus laufen solche Prozesse vorwiegend in der Leber ab. Diese Biotransformation dient vor allem der Umwandlung biologisch aktiver Stoffe in eine besser wasserlösliche Form, die über die Niere ausgeschieden werden kann. Diese Enzymsysteme können durch manche Arzneimittel und Gifte gehemmt werden, sodass u. a. auch der Arzneimittelabbau verlangsamt wird. Durch eine solche Enzyminhibition wird der Abbau etwa von Hexobarbital, Phenazon oder Codein stark gehemmt. Im Elektronenmikroskop lassen sich parallel hierzu strukturelle Veränderungen des ER der Leberzellen beobachten.

Von besonderer Bedeutung ist jedoch, dass diese Enzymsysteme unter dem Einfluss bestimmter Arzneimittel auch vermehrt gebildet werden können.

Durch Gabe von solchen Enzyminduktoren können auch andere Arzneimittel im Organismus schneller umgesetzt werden. Bei Gabe von Phenobarbital wird beispielsweise der Abbau von gleichzeitig gegebenem Phenazon, Testosteron, Pregnenolon, Androsteron oder Griseofulvin stark erhöht. Da Steroidhormone als körpereigene Substanzen ohnehin normale Substrate der Enzyme des ER sind, wird mit einer Enzyminduktion ihr Umsatz im Organismus stark erhöht.

In den Membranen des ER wurde ein **Elektronentransportsystem** gefunden, das Elektronen über $NADH+H^+$ oder $NADPH+H^+$ zu Cytochrom P450 transportiert. Mit Cytochrom P450 (CY8) wird eine Gruppe von Monooxygenasen bezeichnet. Ihre prosthetische Gruppe ist Häm. Das Häm-Eisen ist mit Cystein-Schwefel des Apoproteins verknüpft. Es sind sogenannte Häm-Thiolat-Proteine. Cytochrom P450 kann mit molekularem Sauerstoff reagieren und vermag u. a. Steroide und andere Substanzen zu hydroxylieren. Cytochrom-P450-Enzyme sind induzierbar. Es ist an der Biotransformation u. a. von Arzneimitteln am glatten ER, vor allem von Leberzellen, beteiligt.

Spezielle Funktionen des ER

In verschiedenen Zelltypen hat das ER spezielle Funktionen. In Muskelzellen steht das ER, hier speziell **Sarkoplasmatisches Retikulum** genannt, in funktionellem Zusammenhang mit den Kontraktions- und Erschlaffungserscheinungen der Muskeln, möglicherweise durch Resorption und Speicherung von Ca^{2+} während der Erschlaffung. Für einen funktionellen Zusammenhang sprechen hier auch morphologische Kriterien, nämlich die spezielle Anordnung der Membranen im quergestreiften Muskel, die das Sarkolemma mit den kontraktilen Strukturen verbindet.

Besondere Differenzierungsformen sind die sogenannten Myeloidkörper. Sie stellen ein lokal differenziertes System dicht gepackter Membranen in Form bikonvexer Linsen dar, die vor allem in Pigmentzellen der Retina vorkommen und vermutlich lichtempfindliche Organellen darstellen.

> ### Zusammenfassung
>
> ■ Das ER bildet innerhalb der Zelle ein System von röhrenförmigen, flächigen oder abgerundeten Hohlräumen. Im Inneren werden Stoffe transportiert. Es bestehen enge Beziehungen zur Plasma- und zur Kernmembran.
>
> ■ An die Membran des rauen ER sind Ribosomen gebunden; dort findet Proteinbiosynthese statt. An die Membranen des glatten ER sind je nach der Funktion der Zelle verschiedene Enzyme gebunden. Diese sind u. a. am Steroid- und Lipidmetabolismus, an der Glykogenbiosynthese sowie an der chemischen Umwandlung, der Biotransformation, von Arzneimitteln beteiligt.
>
> ■ Das ER ist Bildungsort für Transportproteine und Lipide. Des Weiteren werden Membranproteine und Membranlipide anderer membranumschlossener Zellorganellen am ER gebildet. Auch an den Membranen des rauen Endoplasmatischen Retikulums können sich Enzyme des glatten ER befinden. Damit kann dieses, zusätzlich zur Proteinsynthese, auch Funktionen des glatten ER übernehmen.

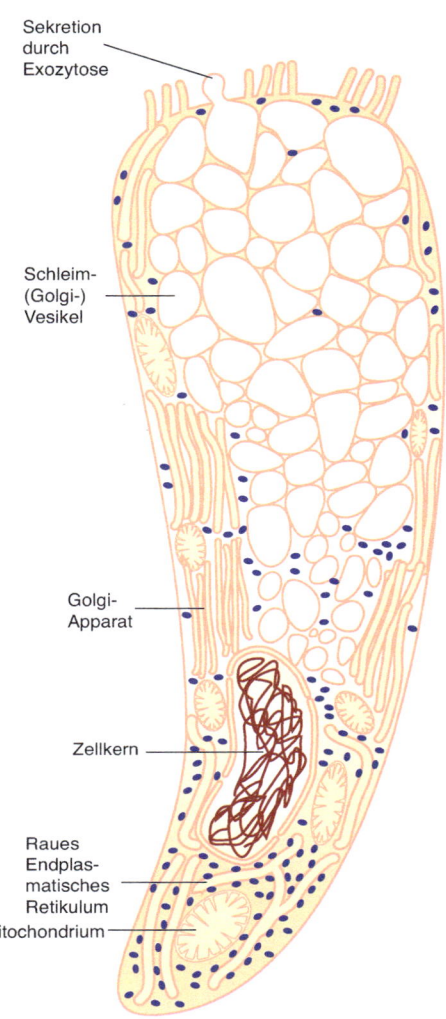

o **Abb. 1.56** Schleimsekretierende Zelle aus der Darmschleimhaut. Die Glykoproteine des Schleims werden im Golgi-Apparat gebildet und von den Golgi-Vesikeln ausgeschieden.

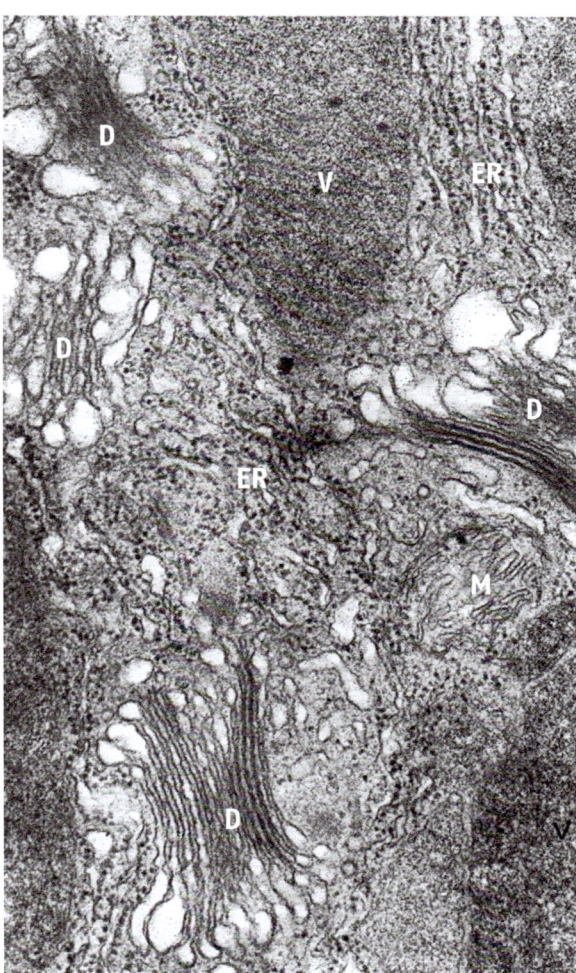

o **Abb. 1.57** Dictyosomen und granuläres Endoplasmatisches Retikulum aus einem Drüsenhaar von *Mentha piperita*. ER Endoplasmatisches Retikulum, D Dictyosomen, M Mitochondrium, V gefüllte Vakuolen. Aufnahme Prof. Amelunxen

1.4.5 Dictyosomen, Golgi-Apparat
Vorkommen

Dictyosomen entstehen über Membranfluss aus dem Endoplasmatischen Retikulum. Sie finden sich in den Zellen aller Eukaryonten. Prokaryonten besitzen dagegen keine Dictyosomen.

In tierischen Zellen, vor allem in endokrinen Drüsenzellen, sind die Dictyosomen oft in bestimmten Bereichen konzentriert. Sie formen dann in ihrer Gesamtheit einen nach oben offenen Kelch, der die Sekretionsgranula umhüllt (o Abb. 1.56, o Abb. 1.57). In Zellen höherer Pflanzen umringen die Dictyosomen gelegentlich den Zellkern. Jedoch hängt die Lokalisation dieser Zellorganelle vom Entwicklungszustand und der speziellen Funktion der betreffenden Zellen ab. Sowohl bei Tieren, etwa in den neurosekretorischen Zellen, als auch bei Pflanzen finden sich Dictyosomen unregelmäßig verstreut in der Zelle.

Die Gesamtheit der Dictyosomen einer Zelle wird **Golgi-Apparat** genannt. Der Golgi-Apparat erledigt wichtige Aufgaben:

- Er empfängt Proteine vom ER und kann diese weiter modifizieren.
- Er verpackt und sortiert Proteine.
- In ihm werden einige Polysaccharide (nicht jedoch Cellulose!) synthetisiert.

Dictyosomen sind je nach Funktion und Entwicklungszustand in mehr oder weniger großer Zahl vorhanden. Im Durchschnitt finden sich etwa 20 Dictyosomen pro Zelle. In Drüsenzellen kann ihre Zahl bis zu mehrere

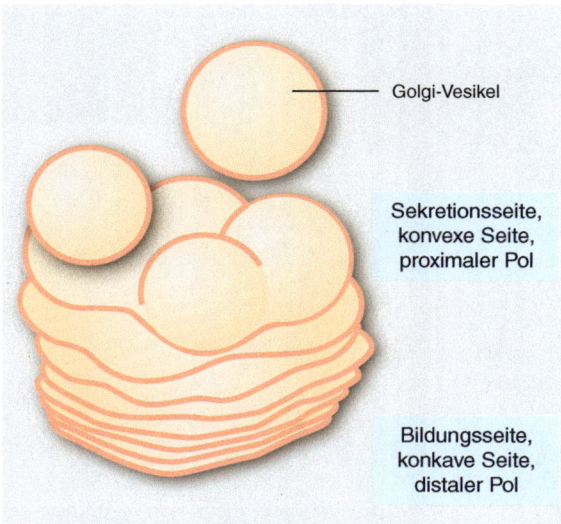

Abb. 1.58 Stapel von Golgi-Zisternen (schematisch)

Tausend betragen. Einige einzellige Organismen dagegen besitzen nur ein Dictyosom.

Bau

Ein Dictyosom besteht aus einem Stapel von flachen Zisternen, d. h. flachen, von einer Biomembran umschlossenen Hohlräumen, den sog. **Golgi-Zisternen.** Jede Zisterne hat die Form einer Scheibe. Sie ist im Allgemeinen leicht gekrümmt und an der äußeren Umrandung gitterartig durchbrochen. In einem Dictyosom finden sich durchschnittlich 4–8 Zisternen, die, parallel angeordnet, übereinandergestapelt erscheinen (o Abb. 1.58).

Die Zisternen eines Dictyosoms sind nicht alle gleich. Diejenigen, die zur konvexen, äußeren Seite hin liegen, sind dünner, während diejenigen, die zur konkaven, inneren Seite hin orientiert sind, verdickt erscheinen. Je nach ihrer Lage im Dictyosom enthalten die Hohlräume der Zisternen verschiedene Inhalte. Dictyosomen besitzen also eine anatomische und funktionelle Polarität, mit einem inneren, distalen und einem äußeren, proximalen Pol. Der distale Teil ist dem Kern zugewandt und wird auch als *cis*-Seite oder Bildungsseite des Golgi-Apparats bezeichnet. Den proximalen, eher der Zelloberfläche zugewandten Teil nennt man entsprechend *trans*-Seite oder Sekretionsseite. Der mittlere Teil des Komplexes wird auch als mediale Seite bezeichnet. Die Bereiche besitzen unterschiedliche Enzymausstattungen und haben unterschiedliche Funktionen. An die konvexe Außenseite, also an den proximalen Pol grenzt oft eine Zisterne des Endoplasmatischen Retikulums an. An der konkaven inneren Seite, am distalen Pol sowie an den äußeren Rändern der einzelnen Zisternen, können zahlreiche kleine Vakuolen, die sogenannten **Golgi-Vesikel** beobachtet werden. Dies sind kugelförmige Vakuolen mit einem Durchmesser von 20–100 nm. Sie besitzen den gleichen Inhalt wie die Golgi-Zisternen und sind wie diese von einer Elementarmembran umschlossen.

Durch Verschmelzen zahlreicher Golgi-Vesikel können immer größer werdende Vakuolen entstehen. Diese finden sich vor allem am distalen Pol des Dictyosoms und werden in endokrinen Drüsenzellen in der Regel von den Zisternen umgeben.

■ **MERKE** Ein typisches Dictyosom besteht aus einem Stapel übereinandergeordneter Zisternen sowie Golgi-Vesikeln und einer oder mehreren Golgi-Vakuolen. Diese Vakuolen entstehen durch Abschnüren der äußeren Teile der Zisternen, vor allem am distalen Pol des Dictyosoms.

Stoffliche Zusammensetzung

Durch histochemische Untersuchungen ließen sich **Polysaccharide**, **Mucopolysaccharide, Glykoproteine**, vereinzelt auch Lipide nachweisen. Ebenso finden sich Sulfomucine, d. h. mit H_2SO_4 veresterte Mucopolysaccharide. Solche Verbindungen sind vor allem in den distalen Zisternen sowie in den Golgi-Vesikeln enthalten. Dictyosomen haben eine charakteristische Enzymausstattung. Vor allem sind Enzyme des Kohlenhydratstoffwechsels mit den Dictyosomen assoziiert, wie Inosindiphosphatase und Glykosyltransferasen. **Galactosyltransferase** kann als **Leitenzym** für die **Dictyosomen-Fraktionen** angesehen werden. Daneben finden sich noch verschiedene Phosphatasen, z. B. Nukleosiddiphosphatase.

Funktionen der Dictyosomen

Durch morphologische und autoradiographische Untersuchungen liegen zahlreiche Informationen über die Rolle der Dictyosomen in der Zelle vor. In die Zisternen der Dictyosomen werden unterschiedliche Substanzen abgeschieden. Dort werden sie polymerisiert oder chemisch umgewandelt und in dieser veränderten Form in den Golgi-Vesikeln an die Zellgrenzfläche transportiert, wobei in den Golgi-Vesikeln ebenfalls noch stoffliche Veränderungen stattfinden können. Die Abscheidung aus dem Protoplasten geschieht unter Fusion der Vesikelmembran mit der Plasmamembran durch Exozytose (▸Kap. 1.3.2). Stoffe, die auf diese Weise aus der Zelle abgeschieden werden, sind von ihrer Akkumulation in den Zisternen des Dictyosoms bis zu ihrer Abscheidung aus dem Plasma von einer Membran umhüllt und so vom Cytosol getrennt. Die Dictyosomen sind also Organelle der Sekretkondensation und Sekretion und finden sich daher gehäuft in Sekretzellen. Die Substanzen, die über den Golgi-Apparat ausgeschieden werden, sind strukturell sehr heterogen, ebenso die Rolle, die der Golgi-Apparat in verschiedenen Organen und Zelltypen spielt.

Funktionen in pflanzlichen Zellen
Die Dictyosomen liefern die **Matrix**, die Grundsubstanz der **pflanzlichen Zellwand**. Diese besteht im Wesentlichen aus **Pektinen** und **Hemicellulosen**, also einem Gemisch von sauren Polysacchariden, die wiederum aus Vorstufen, wie Glucose und Galactose, in den Zisternen des Golgi-Apparats polymerisiert werden.

Die chemisch ähnlich zusammengesetzten **Schleimstoffe**, die etwa an der Oberfläche der Zellen der Wurzelhaube und der Wurzelhaare zu finden sind, werden ebenfalls im Golgi-Apparat synthetisiert und mithilfe der Golgi-Vesikel ausgeschleust. Auf gleiche Weise werden auch bei **Braun-** und **Rotalgen** Schleimstoffe produziert und ausgeschieden.

Carnivore Pflanzen, wie etwa der Sonnentau, sezernieren an den äußeren Drüsenzellen der Tentakel einen klebrigen **Fangschleim**. Auch dieser besteht aus einem Gemisch von sauren Polysacchariden und ist ein Produkt des Golgi-Apparats. Hauptaufgabe der Dictyosomen pflanzlicher Zellen ist es also, ein großes Spektrum extrazellulärer Polysaccharide zu bilden und zu sezernieren.

Die **Zellplatte**, das erste flexible Häutchen zwischen zwei Tochterzellen nach der Kernteilung, wird durch **Zusammenfließen** von **Golgi-Vesikeln** gebildet. Die neu entstehende **Zytoplasmamembran** wird wiederum von den miteinander verschmelzenden Membranen dieser Golgi-Vesikel aufgebaut. Die Beteiligung am weiteren Aufbau der Zellmembran lässt sich besonders gut an Zellen mit Spitzenwachstum nachweisen. Dies sind beispielsweise Wurzelhaare und Pollenschläuche. Im gesamten Wurzelhaar finden sich zahlreiche aktive Dictyosomen, deren Golgi-Vesikel an der Wurzelhaarspitze angereichert werden und dort Substanzen in die wachsende Zellwand abscheiden (Abb. 1.59).

Funktionen in tierischen Zellen
Bei tierischen Zellen ist der Golgi-Apparat vorwiegend an der **Ausscheidung proteinhaltiger Sekrete** beteiligt. In der großen Mehrzahl werden dabei Proteine abgeschieden, die einen mehr oder weniger großen Anteil an Kohlenhydrat besitzen, also **Glykoproteine**. Am besten untersucht ist die Beteiligung des Golgi-Apparats an der Bildung und Abscheidung der Zymogengranula durch die endokrinen Pankreaszellen. In den Milchdrüsen der Säugetiere wird das Milcheiweiß vom Golgi-Apparat geformt und ausgeschieden. Außer Pankreas und Milchdrüsen ist eine große Zahl von anderen sekretorisch tätigen Organen im Elektronenmikroskop untersucht worden. In zahlreichen Fällen ließ sich eine deutliche Beziehung zwischen der Ausbildung des Golgi-Apparats und der Sekretion nachweisen. Wie die

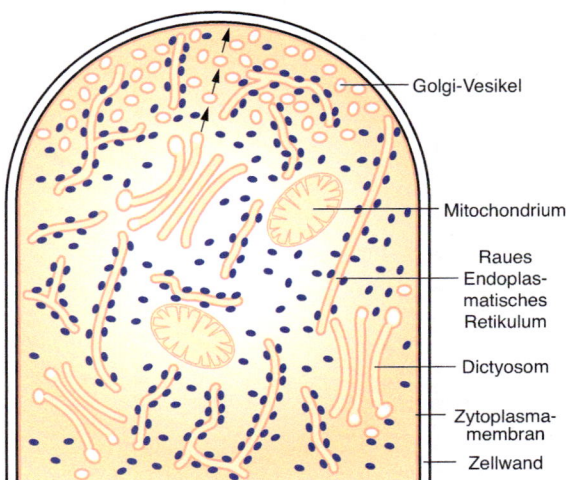

Abb. 1.59 Längsschnitt durch die Spitze eines Wurzelhaars, schematisch. Bildung von Golgi-Vesikeln am Rand der Golgi-Zisternen mit kontrastierbarer Substanz. Der Weg der Golgi-Vesikel von den Dictyosomen zur wachsenden Zellpartie ist durch Pfeile gekennzeichnet.

Tab. 1.14 Sekrete, an deren Bildung und Ausscheidung der Golgi-Apparat beteiligt ist (Säugetiere)

Sekret	Bildungsgewebe
Neurosekrete	Nervenzellen
Enzyme	Bauchspeicheldrüse
Schleimsubstanzen	Magenschleimhaut
Nahrungsproteine	Milchdrüsen
Hormone	Hypophyse, Schilddrüse, Nebenschilddrüse, Nebennierenmark, Plazenta
Antikörper	Plasmazellen

Zusammenstellung in der Tab. 1.14 zeigt, ist der Golgi-Apparat an der Bildung und Ausscheidung recht verschiedenartiger Sekrete beteiligt. Die Proteine der über den Golgi-Apparat ausgeschleusten Sekrete werden zunächst an den Ribosomen des granulären Endoplasmatischen Retikulums gebildet. Dann gelangen sie in das Innere des ER, werden dort mit Oligosacchariden verknüpft und über membranumschlossene Vesikel zu den Dictyosomen transportiert. In den Zisternen der Dictyosomen werden diese Glykoproteine modifiziert, teilweise mit H_2SO_4 verestert und schließlich portionsweise mit den Golgi-Vesikeln abgeschnürt und aus der Zelle ausgeschleust (Abb. 1.60, Abb. 1.61).

Der Golgi-Apparat ist jedoch nicht das einzige Organell der Zelle, in dem Proteine mit Zuckern verknüpft werden. In den sekretorischen Zellen der Schilddrüse

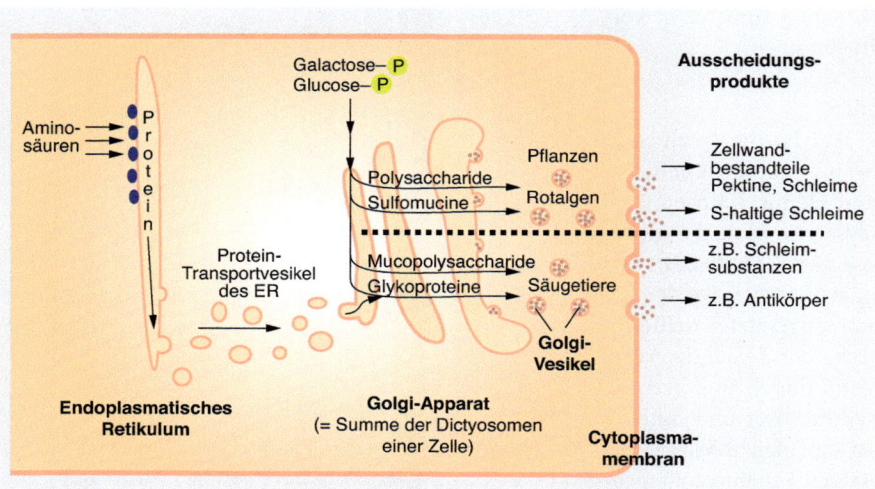

○ **Abb. 1.60** Schematische Darstellung der Rolle des Golgi-Apparats in der tierischen und pflanzlichen Zelle

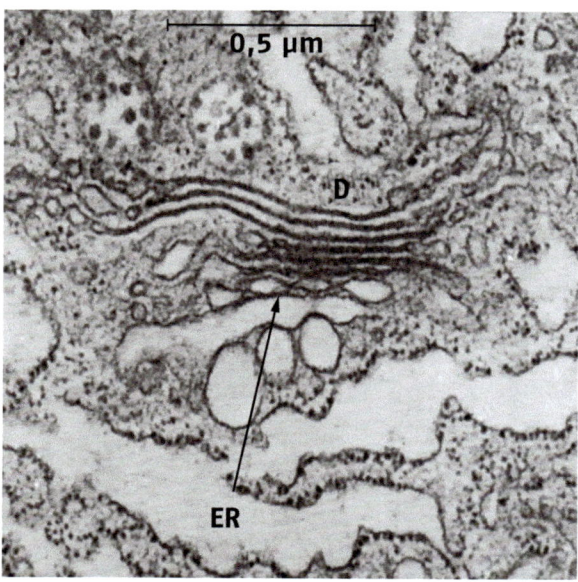

○ **Abb. 1.61** Entstehung eines Dictyosoms (D) aus dem Endoplasmatischen Retikulum (ER)

wird beispielsweise die Mannose schon an Ribosomen, die an das ER gebunden sind, an das Thyreoprotein gebunden. Bei der anschließenden Passage durch die Dictyosomen werden Galactosemoleküle zugefügt. Tatsächlich findet sich in der Polysaccharidseitenkette dieses Proteins der Mannoseteil direkt an das Protein geknüpft, während sich der Galactoseteil am Ende der Seitenkette findet. Offensichtlich erfolgt die Bildung der Polysaccharidseitenkette in der Zelle schrittweise. Dies ist auch für die Bildung der Antikörper in den Plasmazellen bekannt. Auch hier wird nur ein Teil der Polysaccharidseitenkette in den Dictyosomen angeknüpft. Auch im Lumen des ER können Proteine glykosyliert werden (▸Kap. 3.2.4).

Nicht in allen Fällen erfolgt die Sekretion von Proteinen über den Golgi-Apparat. Beim Wachstum der Fibroblasten werden die Kollagenvorstufen nach ihrer Abscheidung ins ER direkt aus der Zelle ausgeschieden, offensichtlich in ähnlicher Weise, nämlich durch Abschnüren von Transportvesikeln am nichtgranulären Teil des ER.

Dictyosomen sind also in der tierischen Zelle Organelle, in denen Polysaccharide mit Proteinen verknüpft und aus der Zelle ausgeschieden werden können.

Fast alle Proteine, die von tierischen Zellen ausgeschieden werden, seien es nun Verdauungsenzyme, Hormone, Schleimsekrete oder Antikörper, enthalten einen mehr oder weniger großen Anteil an Kohlenhydraten. Auch Bestandteile der Glykocalyx tierischer Zellen werden im Golgi-Apparat gebildet und durch Golgi-Vesikel an die Außenseite der Plasmamembran transportiert. Dabei verschmelzen die Membranen der Golgi-Vesikel mit der Plasmamembran und können so die durch Endozytosevorgänge entstandenen Verluste der Plasmamembran kompensieren.

Zusammenhang zwischen Dictyosomen und ER

Der Übergang der Proteine vom Endoplasmatischen Retikulum in die Zisternen der Dictyosomen findet mithilfe kleiner Vakuolen, sogenannter Übergangselemente statt. Solche Vakuolen finden sich in großer Zahl zwischen der äußersten Golgi-Zisterne an der proximalen Seite des Dictyosoms und den angrenzenden Teilen des ER. Diese werden vom ER abgeschnürt und ihr Inhalt in die Zisternen des Dictyosoms aufgenommen. Untersuchungen an der Darmschleimzelle sprechen dafür, dass die Zisterne an der proximalen Seite eines Dictyosoms ständig durch Zusammenfließen solcher proteinhaltiger Vesikel neu gebildet wird, während die Zisterne an der distalen Seite in Golgi-Vesikel aufgelöst wird.

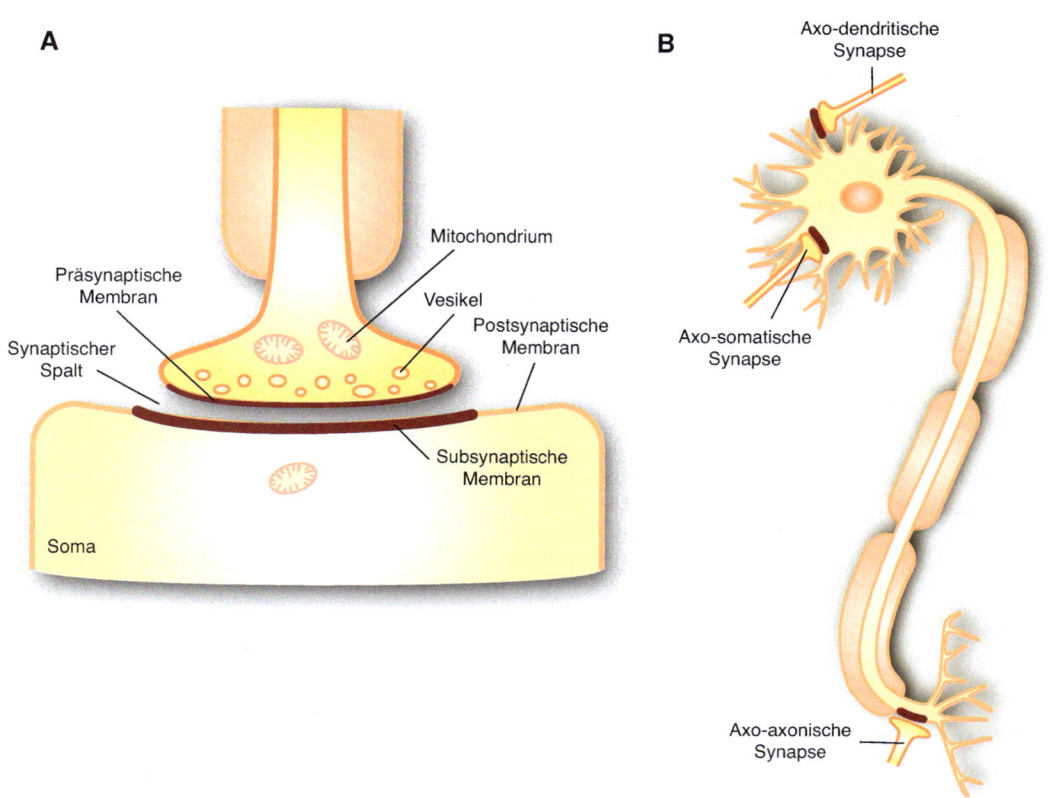

Abb. 1.62 Morphologische Charakteristika der Synapsen. **A** Aufbau einer Synapse (schematisch), **B** Unterscheidung der Synapsen nach ihrer Lage: axosomatische Synapsen verbinden das Ende einer Nervenfaser mit einem Zellkörper, axodentritische Synapsen findet man am Soma-nahen Teil der Dendriten, axo-axonische Synapsen befinden sich am Neuritenende.

1.4.6 Speichervesikel

Nervenzellen (○ Abb. 1.35) geben Signale mithilfe von Botenstoffen weiter, die in **Speichervesikel** verpackt im Inneren der Zelle bereit liegen. Die elektrische Erregung, die das Axon entlang wandert, bewirkt am synaptischen Endkopf die Freisetzung von dort in Vesikeln gespeicherten **Neurotransmittern** in den synaptischen Spalt. Diese diffundieren über den Spalt zur postsynaptischen Membran, wo spezielle Rezeptoren stimuliert werden und so der Reiz von der Nachbarzelle aufgenommen und ausgewertet bzw. weiter geleitet werden kann (○ Abb. 1.62). Neurotransmitter werden im synaptischen Spalt enzymatisch abgebaut und/oder sehr effizient von Transportproteinen wieder in das Endköpfchen des Axons aufgenommen.

Am Zellkörper als **Aktionspotenzial** erzeugt (▶ Kap. 1.3), gelangt das elektrische Signal über die Nervenfaser bis zur **Synapse**. Dort veranlasst es bestimmte Kanäle in der Zellmembran, sich zu öffnen und **Calcium** einströmen zu lassen (sogenannte N-Typ Ca^{2+}-Kanäle). In der Zelle animiert das Calcium dann die Speichervesikel, mit der Zellmembran zu verschmelzen. An der Membranfusion mit der präsynaptischen Plasmamembran sind verschiedene Proteine beteiligt. Durch Interaktion dieser Proteine öffnet sich die Vesikelmembran zum synaptischen Spalt hin. Die Freisetzung erfolgt also durch **Exozytose**.

Die Zellmembran selbst muss umgehend recycelt werden, weil sie sich sonst durch die Fusion mit immer wieder neuen Vesikeln übermäßig ausdehnen würde. Außerdem müssen die Vesikel regeneriert werden. An manchen Stellen der Nervenzelle stülpt sich die Membran daher nach innen und bildet neue Vesikel. Diese können wieder mit Neurotransmittern gefüllt werden, die mit Ausnahme der neurotransmittorischen Neuropeptide in den Nervenendigungen selbst synthetisiert werden.

Zusammenfassung

- Dictyosomen entstehen durch Zusammenfließen von Vakuolen, die vom Endoplasmatischen Retikulum abgeschnürt werden. Dabei findet ein Stofftransport vom ER zu den Dictyosomen statt.

- Die Gesamtheit aller Dictyosomen einer Zelle wird Golgi-Apparat genannt. Dictyosomen sind aus Membranen aufgebaute Stapel übereinandergeschichteter Hohlräume. Über die Vorgänge des Membranflusses treten Dictyosomen mit anderen Biomembranen in Wechselwirkung. Die in den Dictyosomen gebildeten Stoffe werden in Golgi-Vesikeln in der Zelle transportiert.

- Bei Pflanzen ist der Golgi-Apparat am Aufbau der Mittellamelle und am Aufbau der Zellwand beteiligt. Auch Pflanzenschleime, niemals jedoch Cellulose, können in Dictyosomen gebildet und über Golgi-Vesikel durch Exozytose aus der Zelle ausgeschleust werden.

1.4.7 Mitochondrien

Vorkommen

Mitochondrien finden sich **nur in eukaryontischen Zellen**. Sie sind außerordentlich formveränderlich, besitzen die Gestalt von Stäbchen oder sind rundlich. Sie sind bewegliche und plastische Organellen, die ihre Gestalt ständig ändern. Auch Verschmelzung von Mitochondrien sind bei Hefe, manchen Algen und höheren Pflanzen beobachtet worden. Unter bestimmten Außenbedingungen oder in Abhängigkeit vom Entwicklungsstadium können bei manchen Algen zahlreiche Mitochondrien einer Zelle zu einem Riesenmitochondrium verschmelzen, das dann wieder in Einzelmitochondrien auseinander fallen kann. Die Bewegung, Orientierung und Verteilung der Mitochondrien in den verschiedenen Zelltypen wird offensichtlich durch Mikrotubuli gesteuert. Mitochondrien sind in der Regel etwa 3 µm lang bei einem Durchmesser von 1 µm, können also gerade noch im Lichtmikroskop wahrgenommen werden. Ihre Anzahl pro Zelle variiert sehr stark. Sie kann je nach Organismus von 20–50 000 betragen. Die Zahl der Mitochondrien pro Zelle ist auch abhängig von deren Funktion. In einer normal funktionierenden Leberzelle finden sich etwa 2000–3000 Mitochondrien. Bei unzureichender Nahrungszufuhr verringert sich diese Zahl auf 500–700. In der quergestreiften Muskulatur ist die Zahl der Mitochondrien pro Zelle Ausdruck ihrer Leistung. Je mehr ein Muskel beansprucht wird, desto mehr Mitochondrien sind in den Zellen enthalten. Diese Vermehrung oder Verminderung der Mitochondrien in der Zelle bedeutet natürlich letzten Endes eine Vermehrung oder Verminderung der Enzyme, die der Zelle für die Energiegewinnung zur Verfügung stehen.

Feinstruktur

Im Elektronenmikroskop zeigen die Mitochondrien eine charakteristische Ultrastruktur. Sie sind umgeben von einer elastischen **Außenmembran**. Die **innere Membran** zeigt zahlreiche Ausstülpungen, die in den Innenraum, die Matrix, hineinragen. Hierdurch entstehen zwei Kompartimente, ein äußeres zwischen den beiden Membranen, der Intermembranraum, und ein inneres, von der inneren Membran umschlossen, der sogenannten Matrix. Diese ist von einer **feingranulären Grundsubstanz** erfüllt (o Abb. 1.63).

Besonders auffällig sind die Ausbuchtungen der inneren Mitochondrienmembran, die in die Matrix hineinragen. Diese können sehr unterschiedlich gestaltet sein und im Schnitt röhrenförmig (Tubuli) oder lamellenartig (Cristae) aussehen. Diese Ausstülpungen, allgemein als Sacculi bezeichnet, vergrößern die innere Oberfläche der Mitochondrienmembran ganz erheblich (o Abb. 1.64). An die **innere Mitochondrienmembran** ist das Enzym **ATP-Synthase** gebunden. Dieses katalysiert die Synthese von ATP. Es handelt sich um einen großen Enzymkomplex, durch den Protonen entlang ihres elektrochemischen Gradienten in die Matrix zurückfließen. Dies ist mit der Bildung von ATP aus ADP und P_i in der Matrix gekoppelt.

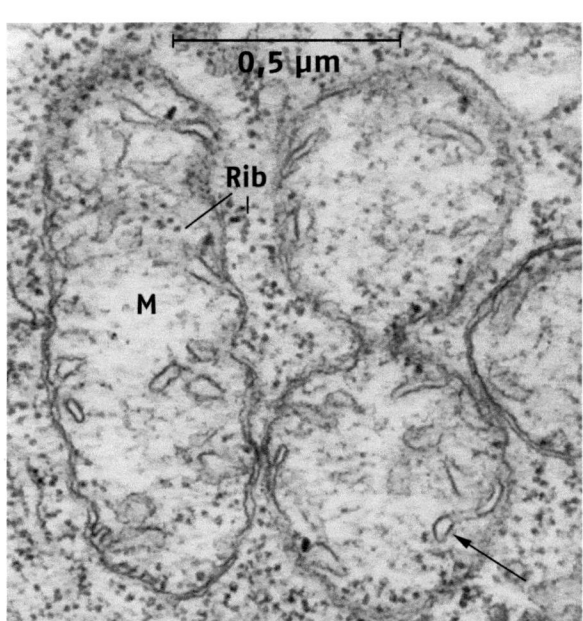

o **Abb. 1.63** Mitochondrien in Zellen von Erbsenwurzeln. In den Mitochondrien (**M**) sind Ribosomen (**Rib**) zu erkennen. Aufnahme Prof. Amelunxen

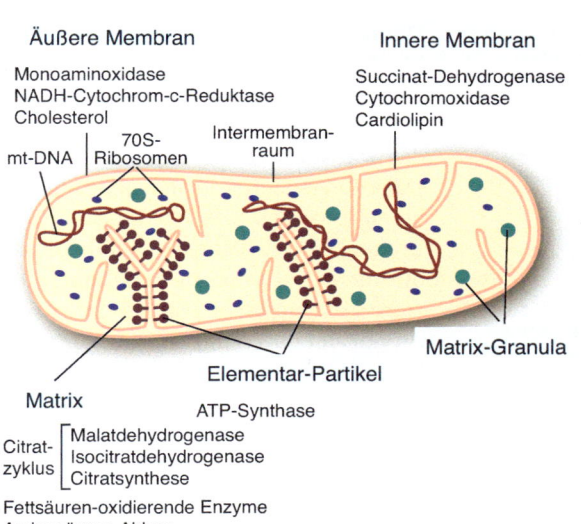

Abb. 1.64 Schema eines Mitochondriums mit wichtigen Struktur- und Funktionselementen. Innere und äußere Membran unterscheiden sich nicht nur in Gestaltung und Enzymausstattung, sondern auch in ihrer Lipidzusammensetzung (Cardiolipin/Cholesterol). Die innere Membran bildet durch Einfaltungen Cristae, an deren der Matrix zugewandten Seite ATP-Synthase-Komplexe lokalisiert sind.

■ **MERKE** ATP wird in der Mitochondrienmatrix durch oxidative Phosphorylierung von ADP gebildet.

Ein Antiportsystem in der Innenmembran der Mitochondrien transportiert ATP im Austausch gegen ADP ins Cytosol. Hierdurch wird in der Matrix eines Mitochondriums eine hohe ADP-Konzentration, im Cytosol eine hohe ATP-Konzentration aufrechterhalten.

Die **Ultrastruktur** der Mitochondrien ist dynamisch. Sie befindet sich in ständiger Umgestaltung. Der Grad der Ausstülpungen der inneren Membran ist von der Funktion der Mitochondrien abhängig. In manchen Tumorzellen ist das gesamte Zentrum der Mitochondrien von dicht gepackten, parallelen Innenlamellen ausgefüllt. Die Membranen der Mitochondrien sind Lipoproteinmembranen. Sie bilden die Grundstruktur, der zahlreiche Enzyme auf- oder eingelagert sind. Sie enthalten auch geringe Mengen Ribonukleinsäure.

Die Außenmembran ist glatt und hat Schutzfunktion. Eingelagert sind sogenannte Porine, die die Außenmembran für Moleküle von 10 000 Dalton und darunter, auch für kleine Proteine, durchlässig macht. Solche Moleküle können in den Intermembranraum eindringen. Dieser entspricht in der Zusammensetzung seiner kleinen Moleküle dem Cytosol. Die meisten dieser Moleküle können jedoch die innere Membran der Mitochondrien nicht passieren. Der Matrixraum ist daher in Bezug auf seine chemische Zusammensetzung vom Cytosol sehr verschieden. Des Weiteren finden sich an der äußeren Membran Enzyme, die an der mitochondrialen Lipidsynthese beteiligt sind. Die Permeabilität der äußeren Mitochondrienmembran ist wesentlich höher als die der inneren.

Die Innenmembran ist hochspezialisiert und für Ionen besonders undurchlässig. Sie enthält ebenfalls eine Reihe von Transportproteinen, die sie für kleinere Moleküle selektiv permeabel macht. Außerdem enthält sie einen hohen Anteil an dem Phospholipid Cardiolipin. Auch die Matrix der Mitochondrien enthält zahlreiche Enzyme (○ Abb. 1.64).

Ein weiteres strukturelles Element ist die Mitochondrien-assoziierte ER-Membran (MAM). Ihre Bedeutung wird zunehmend erkannt. Es handelt sich um eine membranöse Struktur an der Schnittstelle zwischen Mitochondrien und dem ER. Man hat beobachtet, dass MAM-Elemente bis zu 20 % der äußeren mitochondrialen Membran umschließen, dass hier ER und Mitochondrium nur durch einen 10–25 nm großen Spalt getrennt sind und durch einen Proteinkomplex zusammengehalten werden. Die MAM enthält neben Ca^{2+}-Ionenkanälen auch Enzyme des Phospholipidaustauschs. Die Entdeckung der MAM zeigt, wie eng Mitochondrien an das Endomembransystem gekoppelt sind.

Funktion der Mitochondrien

Die Enzyme für wichtige Stoffwechselwege sind in der inneren Mitochondrienmembran lokalisiert. Eine große Zahl weiterer wichtiger Stoffwechselenzyme findet sich in der Matrix der Mitochondrien. Sie enthält Enzyme, die Pyruvat und Fettsäuren zu Acetyl-CoA metabolisieren und solche, die Acetyl-CoA im Citratzyklus oxidieren. Wichtige, an Mitochondrien gebundene Enzyme sind Cytochrom-Oxidase und Glutamat-Dehydrogenase.

Jedoch sind manche Teilprozesse solcher energieliefernder Reaktionen nicht ausschließlich an Mitochondrien gebunden, sondern können parallel auch in anderen Bereichen der Zelle ablaufen.

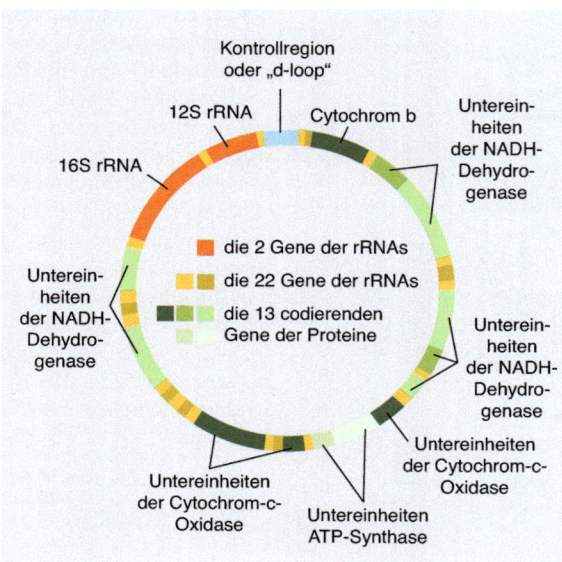

Abb. 1.65 Mitochondriale DNA des Menschen. Mitochondriale DNA besteht aus doppelsträngigen DNA-Ringen. In der Zelle liegen diese allerdings wie bakterielle DNA in superhelikaler Form vor.

MERKE Mitochondrien sind die wesentlichsten Elemente für die Energiegewinnung der Zelle. Sie besitzen die vollständige Enzymausstattung für den Fettsäureabbau, den Citratzyklus, die oxidative Phosphorylierung, sowie für den Elektronentransport in der Atmungskette.

Genetisches System

Mitochondrien vermehren sich ausschließlich durch Wachstum und Teilung vorhandener Mitochondrien oder durch Wachstum und Differenzierung von Promitochondrien. Letztere finden sich in embryonalen Zellen. Die mittlere Lebensdauer eines Mitochondriums ist bedeutend geringer als die der Zelle. Sie wurde für Lebermitochondrien auf 7–10 Tage berechnet.

Mitochondrien enthalten in der Matrix DNA, RNA, 70S-Ribosomen sowie alle für eine eigene Proteinsynthese benötigten Enzyme. Sie sind in manchen Funktionen unabhängig vom Zellkern und stellen ein eigenes genetisches System in der Zelle dar.

Darauf deuten, neben der Anwesenheit von Nukleinsäuren und Ribosomen, u. a. auch Veränderungen von Zellfunktionen hin, die auf Mutationen der mitochondrialen DNA zurückzuführen sind. In den Mitochondrien selbst wird jedoch nur eine vergleichsweise geringe Zahl von Proteinen gebildet. Der Großteil der mitochondrialen Proteine (u. a. Enzyme) wird an Ribosomen des Cytosols synthetisiert und in die Mitochondrien transportiert. Die gesamte DNA aller Mitochondrien der Zelle entspricht etwa 0,2 % der DNA im Zellkern, ist also vergleichsweise gering. Die mitochondriale DNA liegt in Form doppelsträngiger DNA-Ringe in der Matrix vor. Diese DNA-Ringe haben einen Umfang von etwa 5 nm und ein Molekulargewicht von 9×10^6. In einem Mitochondrium existieren bis zu 6 solcher Ringe, die wie die Glieder einer Kette aneinanderhängen. DNA-Ringe, deren Umfang ein Mehrfaches von 5 nm beträgt, wurden z. B. in Mitochondrien menschlicher Leukozyten von Patienten gefunden, die unter Leukämie litten. Auch in anderen Tumorzellen sind sie nachzuweisen. Insgesamt ist der DNA-Gehalt pro Mitochondrium zu gering, um die genetische Information für alle Strukturen eines Mitochondriums zu enthalten.

Die DNA der Mitochondrien ist nicht mit Histonen assoziiert. Ähnlichkeiten in Struktur und im Mechanismus der Replikation mitochondrialer DNA erinnern an die DNA der Bakterien. Die **Ribosomen** der Mitochondrien unterscheiden sich von denen des Zytoplasmas. Mitochondrien enthalten 70S-Ribosomen und spezifische tRNA-Moleküle sowie Aminoacyl-tRNA-Synthetasen, die im Zytoplasma nicht vorkommen. Zahlreiche Antibiotika, z. B. Chloramphenicol, können die mitochondriale Proteinsynthese stark hemmen.

Mitochondriale DNA (mtDNA): Die Mitochondrien der meisten Zellarten enthalten in ihrer Matrix 5–10 DNA-Moleküle. Die mitochondriale DNA (mtDNA) von tierischen Zellen ist relativ klein und kann höchstens für zwei oder drei Dutzend Proteine codieren. Die mtDNA von Pflanzenzellen ist wesentlich größer. Man findet beträchtliche Unterschiede in Größe, Struktur und genetischer Organisation von Art zu Art und auch innerhalb einer Zelle. Die mtDNA des Menschen codiert 2 rRNA-Moleküle, 22 verschiedene tRNA-Arten und 13 verschiedene Proteine, darunter die drei Untereinheiten der Cytochrom-c-Oxidase, Cytochrom b und eine Untereinheit der ATP-Synthase (Abb. 1.65). Die restlichen Untereinheiten dieser Enzyme werden von Zellkern-DNA codiert, im Zytoplasma gebildet und in die Mitochondrien transportiert (Abb. 1.66).

MERKE Funktionell zusammengehörige Proteine werden teilweise von der Kern-DNA und teilweise von der mtDNA codiert.

Man kann annehmen, dass die Enzymausstattung der inneren Mitochondrienmembran teilweise von mitochondrialer DNA codiert wird. So weiß man, dass die Cytochrome a, a_3, b und c_1 der Hefe von mitochondrialer DNA determiniert werden.

Das Cytochrom c der Säugetiere andererseits wird kernabhängig im Zytoplasma gebildet, in die Mitochondrien transportiert und dort eingebaut.

Auch die ribosomalen Proteine werden von Zellkern-DNA codiert und ins Mitochondrium eingeschleust. Bemerkenswert ist, dass die Mitochondrien zwar über eigene Erbinformation verfügen, jedoch entsprechende Reparaturenzyme in Mitochondrien nicht vorhanden sind. Mutationen in der mtDNA können daher nicht repariert werden.

Die Mitochondrien-Gene einiger Pflanzen und Pilze (z. B. Hefen) enthalten Introns, die beim Prozessieren der mRNA herausgeschnitten werden müssen.

Die Gesamtheit aller mitochondrialen Gene wird als **Chondriom** bezeichnet. Der Begriff **Plasmon** umschreibt die Summe aller Gene in Plastiden und Mitochondrien einer Pflanzenzelle. Die Vererbung der mitochondrialen Erbeigenschaften ist, mit wenigen Ausnahmen (Hefen), **matroklin**, d. h. die mitochondrialen Erbeigenschaften werden von der Mutter auf die Nachkommen übertragen, „vererbt", da nur die Eizelle Zytoplasma zur Zygote beisteuert.

Bei der mtDNA gibt es Abweichungen vom genetischen Code. So bedeutet z. B. die Basenfolge UGA im Standardcode ein Stoppzeichen und beendet damit die Synthese eines Polypeptids. Bei allen bisher untersuchten Mitochondrien dagegen codiert diese Sequenz die Aminosäure Tryptophan. AUA codiert im Standard-Code Isoleucin, in den Mitochondrien von Säugern, Protozoen, Bäckerhefe und Fruchtfliege jedoch Methionin.

Mutationen in der mitochondrialen DNA können zu pathologischen Veränderungen in der Zelle führen. Aufgrund der speziellen Eigenschaften mitochondrialer DNA und Proteinsynthese wird es vielleicht möglich sein, selektiv mitochondriale Funktionen zu beeinflussen und Stoffwechselstörungen zu beheben, die auf Funktionsstörungen der Mitochondrien zurückzuführen sind.

Zusammenfassung

- Mitochondrien finden sich in allen aeroben Zellen von Tieren und Pflanzen. Sie vermehren sich durch Teilung. Mitochondrien sind wichtige Organellen zur Energiegewinnung der Zelle.

- Hier sind die Enzyme des Fettsäureabbaus, des Citratzyklus, der oxidativen Phosphorylierung, der Atmungskette sind lokalisiert. Sie liefern ATP für den Zellstoffwechsel und verfügen über eine Elektronentransportkette. Sie enthalten in ihrer Matrix DNA, 70S-Ribosomen und alle für eine eigene Proteinbiosynthese notwendigen Enzyme.

- Wie Chloroplasten stellen sie ein eigenes genetisches System dar, das in Teilfunktionen vom Zellkern unabhängig ist.

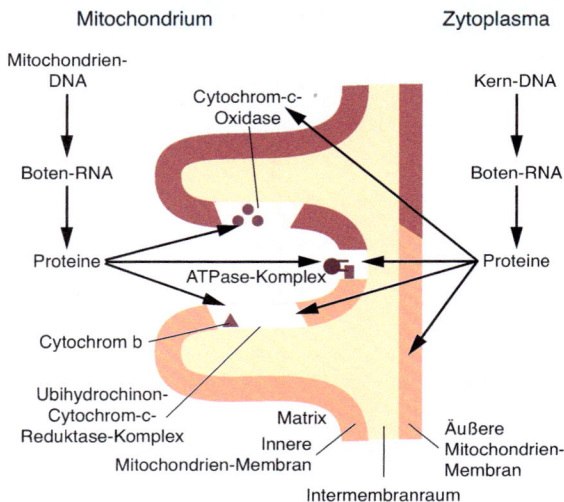

Abb. 1.66 Codierung von Proteinen der Mitochondrienmembran durch Mitochondrien- und Kern-DNA. Mitochondriale DNA trägt u. a. die Information für einige Proteine. Einige dieser Proteine sind Untereinheiten von Enzymen in der inneren Mitochondrienmembran. Die anderen Untereinheiten dieser Enzyme werden jedoch von Zellkern-DNA codiert, an den Ribosomen des Zytoplasmas synthetisiert und in das Mitochondrium eingeschleust. Da die genetische Information von Mitochondrien nicht ausreicht, um alle Proteine (und RNA-Moleküle) zu codieren, sind Mitochondrien, wie Chloroplasten (▶ Kap. 1.4.8), genetisch semiautonome Zellorganellen.

1.4.8 Plastiden
Vorkommen

Plastiden werden nur in Pflanzen und manchen Protisten gebildet. In embryonalen Zellen höherer Pflanzen finden sich **Proplastiden**. Dies sind formveränderliche Organellen, gewöhnlich größer als Mitochondrien (▶ Kap. 1.4.7) aber ebenfalls von einer Doppelmembran umgeben. Alle Plastidenarten der höheren Pflanzen leiten sich von den Proplastiden der embryonalen Zelle her. Im typischen Falle entwickeln sich aus Proplastiden im Dunkeln **Leukoplasten**, im Licht **Chloroplasten** (Abb. 1.67). **Chromoplasten** können in Licht und Dunkel aus Proplastiden differenziert werden (Abb. 1.71).

Feinstruktur

Die Chloroplasten sind in den höheren Pflanzen in der Regel kugelig bis linsenförmig, mit einem Durchmesser von etwa 3–8 µm. Bei Algen können sie wesentlich größer und von sehr unterschiedlicher Gestalt sein.

Chloroplasten zeigen im Elektronenmikroskop eine charakteristische Feinstruktur. Sie sind von einer Doppelmembran umgeben, die einen Innenraum, das Stroma, einschließt. Das Stroma ist von zahlreichen Membranen durchzogen. Diese bilden ein System flacher Zisternen, hier Thylakoide genannt. Sie entstehen

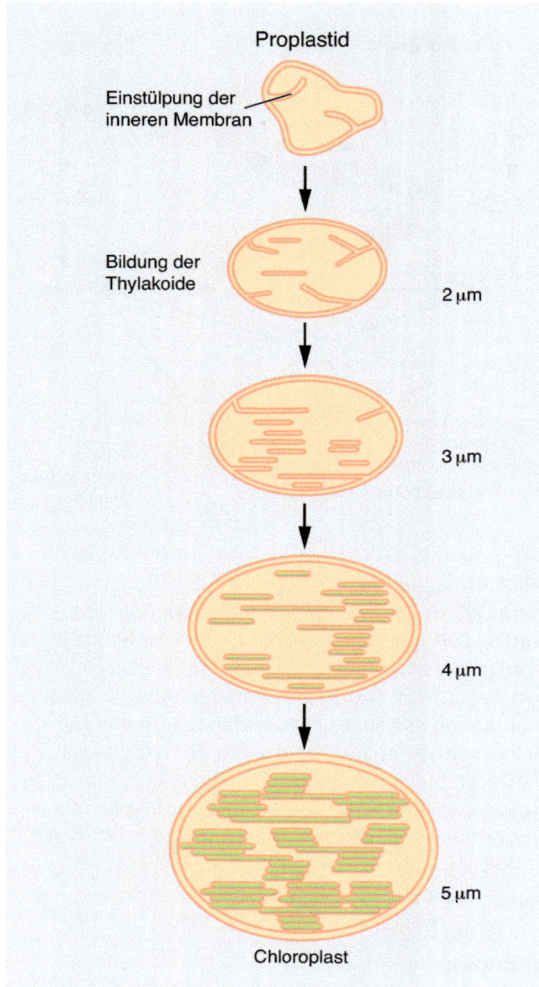

Abb. 1.67 Entwicklung eines Proplastiden zum Chloroplasten

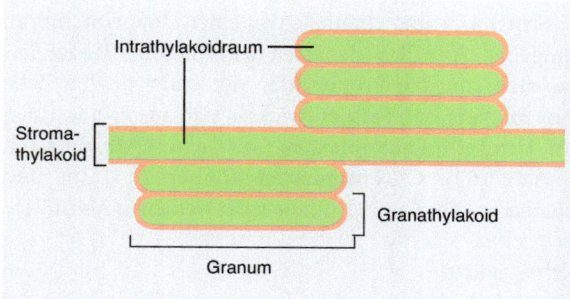

Abb. 1.68 Anordnung der Thylakoide im Chloroplasten

durch Abgliederung aus der inneren Chloroplastenmembran. Bei den Chloroplasten der höheren Pflanzen finden sich stellenweise besonders dicke Thylakoidstapel, die Grana. Sie entstehen durch gegenseitiges Überschieben von Seitenlappen der Thylakoide (o Abb. 1.68 bis o Abb. 1.70). Diese Grana sind schon im Lichtmikroskop als dichtgrüne Strukturen zu erkennen. Bei den Chloroplasten der Algen ist eine solche Granastruktur nicht ausgebildet. Hier durchziehen die Thylakoide gleichmäßig das Stroma. Durch die Thylakoide wird eine enorme Vergrößerung der inneren Oberfläche eines Chloroplasten erreicht. Der Chloroplast enthält drei abgetrennte Membransysteme:

- die gut permeable Außenmembran,
- die weniger gut durchlässige Innenmembran, in die einige spezielle Membrantransportproteine eingelagert sind,
- die Thylakoidmembran.

Diese Membranen umschließen drei Kompartimente:

- den Intermembranraum,
- das Stroma,
- den Thylakoidinnenraum.

■ MERKE Die Thylakoidmembranen sind Träger der Photosynthesepigmente und der Enzyme, die an den Lichtreaktionen der Photosynthese beteiligt sind. In der Thylakoidmembran sind das photosynthetische, lichtabsorbierende System, eine Elektronentransportkette und eine ATP-Synthase lokalisiert.

An den Thylakoidmembranen findet die **Photophosphorylierung** statt (▶ Kap. 4.6.1). Die Porphyrine des Chlorophylls dürften an der Flächengrenze von Protein und Lipidschicht angeordnet sein.

Die Grundsubstanz der Chloroplasten, das Stroma, enthält die Enzyme für die Dunkelreaktionen der Photosynthese (Calvinzyklus, ▶ Kap. 4.6.3), aber auch DNA und RNA sowie Ribosomen und Enzyme der Proteinbiosynthese.

In den Chloroplasten wird während der Assimilation des Kohlenstoffs Stärke gebildet. Diese **Assimilationsstärke** (primäre Stärke, transitorische Stärke) wird nachts wieder abgebaut.

In den Chloroplasten werden jedoch nicht nur Kohlenhydrate als wichtigste Energiequelle für den pflanzlichen Organismus gebildet. Im Zusammenhang mit der CO_2-Fixierung entstehen in den Chloroplasten eine Vielzahl weiterer Verbindungen, z. B. **Nukleotide** für die Synthese chloroplasteneigener Nukleinsäuren sowie **Proteine**, **Fettsäuren** und **Pigmente**. Wichtige weitere Reaktionen, die im Chloroplasten ablaufen, sind die **Nitratreduktion** (▶ Kap. 4.6.5), die **Nitritreduktion** und die **assimilatorische Sulfatreduktion**. In den Chloroplasten werden also Stickstoff und Schwefel in organische Bindungen überführt.

Auch die Bildung von **Aminosäuren** zählt zu den wichtigen Aufgaben der Chloroplasten. Hierzu müssen allerdings, mithilfe spezifischer Translokatoren, Vorstufen aus dem Cytosol in die Chloroplasten eingeschleust werden. Solche Vorstufen befinden sich im Cytosol z. B.

als Produkte der Glykolyse, des Citratzyklus oder des oxidativen Pentosephosphatzyklus.

Funktionen der Plastiden

Leukoplasten enthalten kein Chlorophyll. Sie finden sich bei grünen Pflanzen in der Regel in nicht-grünen, auch unterirdischen, Organen. Sie sind typisch für sich nicht mehr teilende Zellen, z. B. in den Epidermen oder vielen inneren Geweben von Pflanzen. Es sind vergrößerte Proplastiden. In **Speicherorganen** bzw. Speichergeweben bauen sie aus Zucker Stärke auf. Sie werden in diesen Fällen als **Amyloplasten** bezeichnet. Leukoplasten können auch noch andere Speicherfunktionen wahrnehmen. Beispiele sind die Öl-speichernden Plastoglobuli (Elaioplasten), oder die Protein-speichernden Proteinoplasten. Bei Belichtung können sich Leukoplasten zu Chloroplasten differenzieren.

Die **Chromoplasten** enthalten **Carotine** und **Xanthophylle,** sind daher orangerot oder gelb gefärbt. Sie sind häufig für die Färbung von Pflanzenteilen verantwortlich.

Die **Chloroplasten** sind Organellen der **Photosynthese,** d. h. der Umwandlung von Lichtenergie in chemische Energie. Ihre **grüne Farbe** wird durch den Gehalt an **Chlorophyll** bedingt. Bei Lichtmangel werden die Plastiden ergrünungsfähiger Gewebe zu **Etioplasten.** Diese sind durch Carotinoide schwach gelb gefärbt.

Die verschiedenen **Formen** der **Plastiden,** die Proplastiden meristematischer Zellen, die farblosen Leuko- und Amyloplasten, die bunten Chromoplasten und die grünen Chloroplasten vermögen sich **ineinander umzuwandeln** (o Abb. 1.71). Eine Ausnahme bilden die Gerontoplasten. So bezeichnet man die „Herbstlaubplastiden", in denen Chlorophyll weitgehend abgebaut ist und in denen gelb oder rot gefärbte Pigmente, Carotinoide, vorherrschen. Sie entstehen aus Chloroplasten, und sind daher von den eigentlichen Chromoplasten zu unterscheiden.

Genetisches System

Plastiden stellen wie Mitochondrien ein eigenes genetisches System innerhalb der Zelle dar, das in seinen Funktionen teilweise vom Zellkern unabhängig ist. Sie sind zu eigener Proteinsynthese befähigt.

Die DNA der Plastiden hat die übliche Doppelhelixstruktur und wird unabhängig von der DNA des Kerns repliziert. Sie bildet keine DNA-Histonkomplexe und unterscheidet sich hierin von der DNA-Struktur des Zellkerns. Ribosomen (70S), tRNA- und RNA-Polymerase der Plastiden haben ähnliche Eigenschaften wie jene der Mitochondrien und Prokaryonten. Wie dort ist auch hier die Proteinsynthese durch Chloramphenicol, Streptomycin, Erythromycin und Tetracyclin in Konzentrationen hemmbar, die noch keinen Einfluss auf die kerngesteuerte Proteinsynthese des Zytoplasmas haben.

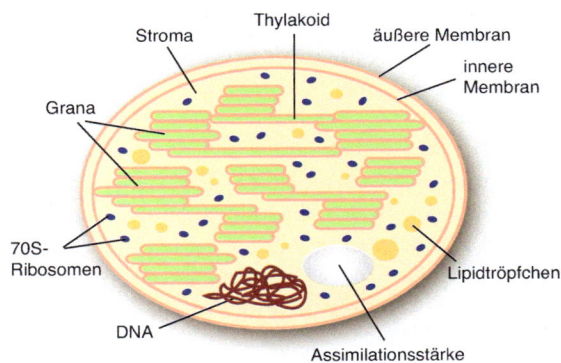

o **Abb. 1.69** Schema eines Chloroplasten

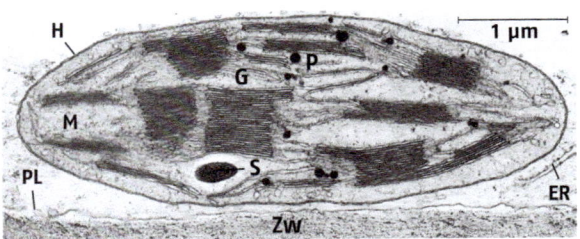

o **Abb. 1.70** Junger Chloroplast aus den Zellen einer Kürbisranke. **H** Äußere Chloroplastenmembran, **Pl** Plasmalemma, **Zw** Zellwand, **P** Plastoglobuli, **M** Matrix, **S** Assimilationsstärke, **G** Grana, **ER** Endoplasmatisches Retikulum. Aufnahme: Prof. Amelunxen

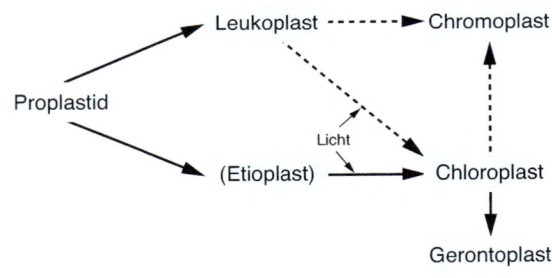

o **Abb. 1.71** Umwandlungsmöglichkeiten der Plastiden. Der häufigste Entwicklungsgang verläuft allerdings in eine Richtung.

Wie bei den Bakterien beginnt die Proteinbiosynthese in den Chloroplasten mit *N*-Formylmethionin und nicht mit Methionin wie im Cytosol der Zelle. Chloroplasten-DNA kann von *E.-coli*-RNA-Polymerase transkribiert werden.

Die Chloroplasten-DNA findet sich im Stroma des Chloroplasten. Es können pro Chloroplast etwa 20–80 DNA-Moleküle vorkommen. Die Zahl ist je nach Pflanzenart verschieden. Darüber hinaus haben Chloroplasten in älteren Zellen eine geringere Zahl von DNA-Molekülen. Die Größe der einzelnen DNA-Ringe, sowie die Anordnung der Gene ist artunterschiedlich. Chloroplasten führen, ebenso wie Mitochondrien, ihre eigene DNA-Replikation, DNA-Transkription und Proteinbiosynthese durch.

Plastidäre DNA (ptDNA)
Chloroplasten-DNA enthält ca. 120 Gene. Etwa ein Fünftel davon wird lichtabhängig reguliert. Bei einigen Pflanzen konnte man in Plastidengenen Introns nachweisen. Das Chloroplastengenom ist nur semi-autonom. Es codiert nur für einen Teil der im Chloroplasten benötigten Proteine.

- MERKE Plastiden sind weder nur Ort der Photosynthese, noch dienen sie nur der Aufnahme von Speicherstoffen. Plastiden (Chloroplasten) produzieren ATP, NADH und NADPH. Darüber hinaus werden in Plastiden Purine, Pyrimidine und die meisten Aminosäuren gebildet. Die Fettsäuresynthese der Pflanzen findet in den Plastiden statt. In tierischen Zellen dagegen werden Fettsäuren ausschließlich im Cytosol gebildet.

So wird z. B. durch Chloroplasten-DNA nur die größere Untereinheit der Ribulosebisphosphat-Carboxylase codiert. Die kleinere Untereinheit dieses Enzyms wird von Kern-DNA codiert. Die Gesamtheit aller in Plastiden lokalisierten Erbfaktoren wird als Plastom bezeichnet. Plastiden können sich innerhalb der Zellen teilen. Bei zahlreichen Pflanzen verliert die männliche Spermienzelle ihre Plastiden. Pflanzen übernehmen somit ihre Plastiden nur von der Eizelle. Plastiden und ihre Erbfaktoren werden also nur von der mütterlichen Pflanze vererbt. Die Plastidenvererbung ist matroklin, d. h. die phänotypisch erkennbaren Eigenschaften der Nachkommen entsprechen den phänotypisch erkennbaren Eigenschaften der Mutter.

Zusammenfassung

- Plastiden sind typisch pflanzliche Zellorganellen. Sie entstehen aus Proplastiden. Verschiedene Funktionsformen der Plastiden können ineinander umgewandelt werden, z. B. Leukoplasten in Chloroplasten und umgekehrt.

- Leukoplasten finden sich in farblosen Organen der Pflanze. Als Amyloplasten können sie aus Glucose Stärke aufbauen. In ihnen bildet sich die Reservestärke. Chromoplasten enthalten kein Chlorophyll, jedoch andere Farbstoffe, wie Carotine und Xanthophylle. Chloroplasten enthalten Chlorophyll.

- Sie sind die Organellen der Photosynthese. Chloroplasten sind von einer Doppelmembran umgeben. Ihr Innenraum, das Stroma, wird von zahlreichen Thylakoidmembranen durchzogen. Die Thylakoidmembranen sind Lipoproteinmembranen, in die u. a. die Photosynthesepigmente eingelagert sind. In den Chloroplasten wird ATP gebildet. Die Enzymsysteme für die Dunkelreaktion der Photosynthese finden sich im Stroma.

- Im Stroma der Chloroplasten finden sich auch DNA in Form von DNA-Ringen sowie 70S-Ribosomen, RNA und alle Enzyme, die zur Proteinsynthese nötig sind. Chloroplasten sind selbstreproduzierende Organellen. Sie können sich durch Teilung vermehren. Sie besitzen ein eigenes genetisches System und sind in Teilfunktionen vom Zellkern unabhängig.

1.4.9 Ribosomen
Vorkommen
Ribosomen finden sich in den Zellen aller Lebewesen entweder frei im Zytoplasma oder bei Eukaryonten, je nach den Funktionen der Zelle, auch an die Membranen des Endoplasmatischen Retikulums und des Zellkerns gebunden. Entsprechend liegen die Ribosomen bei Bakterien teilweise an die Plasmamembran gebunden vor. Neben solchen „freien" und membrangebundenen Ribosomen des Zytoplasmas finden sich Ribosomen in anderen Zellorganellen, nämlich in den **Chloroplasten** der **Pflanzen** sowie in den **Mitochondrien eukaryontischer** Zellen. **Vorstufen** der Ribosomen werden bei Eukaryonten in den **Nukleoli** des Zellkerns gebildet.

Struktur
Einteilung nach dem Sedimentationskoeffizienten
Ribosomen werden im Allgemeinen charakterisiert durch ihre Sedimentationskoeffizienten in der Ultrazentrifugation (Dichtegradientenzentrifugation). Als Sedimentationskoeffizienten bezeichnet man den Quotienten aus Sedimentationsgeschwindigkeit und Zentrifugalbeschleunigung. Diese Konstante wird in Svedberg-Einheiten ($S \triangleq 10^{-13}$ Sekunden) gemessen. Nach ihren Dimensionen und Molekülmassen, die ja in direkter Beziehung zum Sedimentationskoeffizienten stehen, lassen sich alle bisher untersuchten Ribosomen grob in zwei Gruppen unterteilen: 70S- und 80S-Ribosomen.

Ribosomen mit einem Sedimentationskoeffizienten um 70S findet man in Prokaryonten sowie in Mitochondrien und Chloroplasten von Eukaryonten.

Das höhere Partikelgewicht der 80S-Ribosomen beruht vor allem auf deren höherem Proteingehalt von

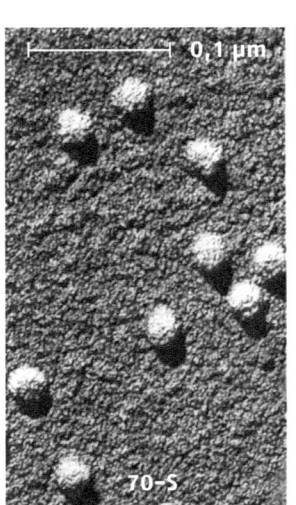 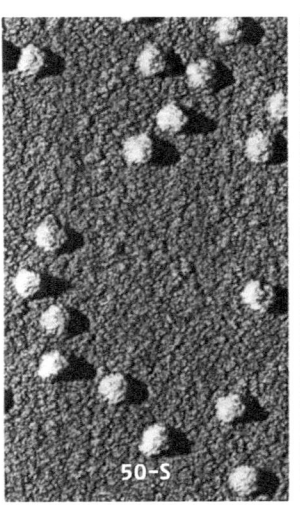 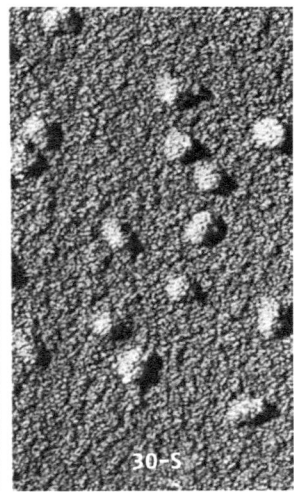

○ **Abb. 1.72** 70S-Ribosomen und ihre Untereinheiten im Elektronenmikroskop. Aufnahme Prof. Amelunxen

maximal 55 % im Vergleich zu 37 % bei den 70S-Ribosomen.

Diese Einteilung in 70S- und 80S-Ribosomen dient nur einer groben Orientierung. Die 80S-Ribosomen von Tieren und Pflanzen unterscheiden sich in der RNA ihrer Untereinheiten wesentlich voneinander. Ribosomen aus Mitochondrien haben einen Sedimentationskoeffizienten von 73S, die aus Bakterien und Chloroplasten einen von 70S. Innerhalb der Bakterien variieren die Sedimentationskoeffizienten artspezifisch zwischen 66S und 73S. Auch bei tierischen Zellen weisen die Ribosomen artspezifische Unterschiede auf.

Untereinheiten

Im Elektronenmikroskop erscheinen die Ribosomen als dichte, rundliche Körnchen (○ Abb. 1.72). Sie bestehen aus einer größeren und einer kleineren Untereinheit. Die Untereinheiten der 70S-Ribosomen haben im Durchschnitt Sedimentationskoeffizienten von 50S resp. 30S, die Untereinheiten der 80S-Ribosomen solche von 60S bzw. 40S. Diese Untereinheiten sind nur während der Elongationsphase der Proteinbiosynthese miteinander verbunden. Mit der Freisetzung der fertigen Polypeptidkette trennen sich die Untereinheiten wieder (▶ Kap. 3.2.3).

Stoffliche Zusammensetzung

Ribosomen bestehen aus **Ribonukleinsäure (rRNA)** und **Proteinen**. An die Ribosomen sind Enzyme gebunden, die Einzelschritte der Translation katalysieren. Der wichtigste niedermolekulare Bestandteil jedes Ribosoms sind zweiwertige Metallionen, hauptsächlich Mg^{2+}. Diese Ionen stabilisieren den Komplex aus beiden Untereinheiten. Sinkt die Mg^{2+}-Konzentration unter einen Grenzwert, so dissoziiert das Ribosom in die Untereinheiten, die getrennt nicht zur Proteinsynthese befähigt sind.

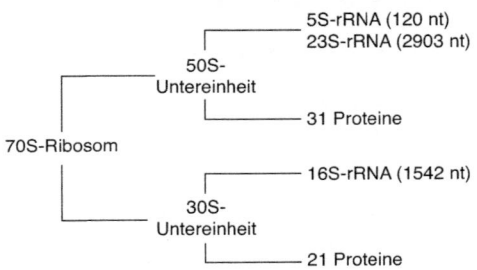

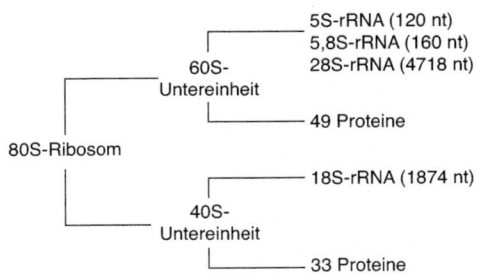

○ **Abb. 1.73** Die Bestandteile der Ribosomen-Nukleotide

Durch Phenolbehandlung und Ultrazentrifugation lassen sich aus den Untereinheiten der Ribosomen rRNA-Moleküle isolieren. Diese unterscheiden sich deutlich in Molekulargewicht und Sedimentationskoeffizienten (○ Abb. 1.73).

Aus den 50S-Untereinheiten der prokaryontischen Ribosomen lassen sich zwei rRNA-Molekülarten isolieren, eine mit einem Sedimentationskoeffizienten von 23S und eine kleinere von 5S. Die 30S-Untereinheit des Ribosoms enthält ein rRNA-Molekül mit einem Sedimentationskoeffizienten von 16S. Die beiden größeren rRNA-Moleküle unterscheiden sich erheblich in ihrer Basenzusammensetzung. Allgemein hat die rRNA

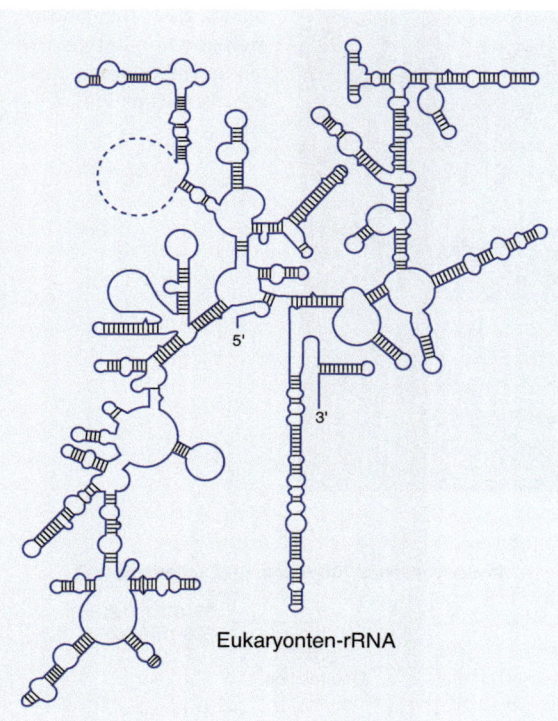

Abb. 1.74 Das komplexe Muster aus Schleifen und basengepaarten Stielen in der gefalteten Struktur der 18S-rRNA der Hefe *Saccharomyces cerevisiae*. Die Haupt-Strukturmerkmale scheinen allen bekannten 16S-artigen rRNAs gemeinsam zu sein.

Durch Behandlung mit Harnstoff und hohen Lithiumchlorid-Konzentrationen lassen sich in der Ultrazentrifuge aus beiden Untereinheiten Proteine abspalten, die man chromatographisch in einzelne Polypeptidketten auftrennen kann.

Die 70S-Ribosomen enthalten etwa 56, die 80S-Ribosomen etwa 80 Polypeptidketten mit einer Molekülmasse von durchschnittlich 20 000. In diesen Proteinen überwiegen basische Aminosäuren.

Auch in der Proteinzusammensetzung der Ribosomen wurden artspezifische Unterschiede gefunden, etwa bei Leberribosomen verschiedener Tierarten.

Funktion der Ribosomen

Ribosomen sind die Organellen der **Proteinbiosynthese.** An ihnen laufen die Vorgänge der Translation ab. Hierbei kommt der ribosomalen RNA eine zentrale Rolle zu. Bei der Proteinbiosynthese treten die einzelnen Ribosomen zu größeren Funktionseinheiten, den **Polysomen,** zusammen (o Abb. 1.75). Ein solches Polysom besteht in der Regel aus 4–7 Ribosomen, die durch ein fadenförmiges Molekül von messenger-RNA zusammengehalten werden (o Abb. 3.40). Solche Polysomen finden sich in Zellen mit starker Proteinsynthese in Gestalt von Rosetten oder von Spiralen, bei denen die kleinere Untereinheit der einzelnen Ribosomen nach innen orientiert ist. Sind die Polysomen membrangebunden, so sitzen die größeren Untereinheiten der Membran an. In Krebszellen oder Zellen, die von Viren befallen sind, können Polysomen wesentlich vergrößert sein und bis zu 30 Ribosomen umfassen.

> **Zusammenfassung**
>
> - Ribosomen bestehen aus zwei unterschiedlich großen Untereinheiten. Beide bestehen aus rRNA und Proteinen. Die Aggregation der Untereinheiten zum vollständigen Ribosom ist eine wesentliche Voraussetzung für den Ablauf der Proteinbiosynthese. Bei Prokaryonten finden sich 70S-Ribosomen. Diese sind teilweise frei im Zytoplasma lokalisiert, teilweise an die Plasmamembran assoziiert.
>
> - Die Zellen der Eukaryonten besitzen 70S- und 80S-Ribosomen. 70S-Ribosomen finden sich hier in den Mitochondrien und Chloroplasten. 80S-Ribosomen sind teilweise im Protoplasma lokalisiert, teils an die Membranen des rauen Endoplasmatischen Retikulums und des Zellkerns assoziiert.
>
> - Ribosomen sind die Organellen der Proteinbiosynthese. An ihnen spielen sich die Vorgänge der Translation ab. Während der Proteinbiosynthese assoziieren mehrere Ribosomen mit mRNA zu einem Funktionskomplex, einem Polysom.

1.4.10 Peroxisomen und Glyoxysomen
Peroxisomen

Peroxisomen haben einen Durchmesser von ca. 1 nm, sie besitzen eine **einfache Biomembran.** Sie tragen ihren Namen, weil sie über Enzyme verfügen, die organischen Substraten mithilfe molekularen Sauerstoffs Wasserstoff unter Bildung von Wasserstoffperoxid entziehen können.

Durch das Enzym Katalase wird dann H_2O_2 umgesetzt, um andere Verbindungen zu oxidieren, z. B. Ethanol zu Acetaldehyd. Solche „Entgiftungsreaktionen" laufen z. B. in Leber und Nierenzellen ab.

Peroxisomen sind sehr vielseitige Organellen. Sie können in verschiedenen Zelltypen recht unterschiedliche Enzymausstattungen besitzen.

In Pflanzen finden sich Peroxisomen auch in Blättern. Sie spielen dort eine Rolle bei der Photorespiration. Dabei wird Glykolat in Peroxisomen in ein Molekül Phosphoglycerat und CO_2 umgewandelt. In vielen Pflanzen geht durch die Photorespiration etwa ein Drittel des durch die Photosynthese fixierten CO_2 wieder verloren.

Tab. 1.15 Beispiele von Lysosomen-Enzymen

Abbau von	Enzym
Proteinen	■ Phosphoprotein-Phosphatase, ■ Kathepsin, ■ Kollagenase
Nukleinsäuren	■ Saure DNase, ■ saure RNase, ■ saure Phosphatase
Lipiden	■ Phospholipasen A und C Esterasen
Strukturpolysacchariden	■ β-Glucuronidase, ■ β-Galactosidase, ■ α-Mannosidase, ■ Hyaluronidase, ■ Muraminidase (Lysozym)
Speicherpolysacchariden (Glykogen)	■ α-Glucosidase

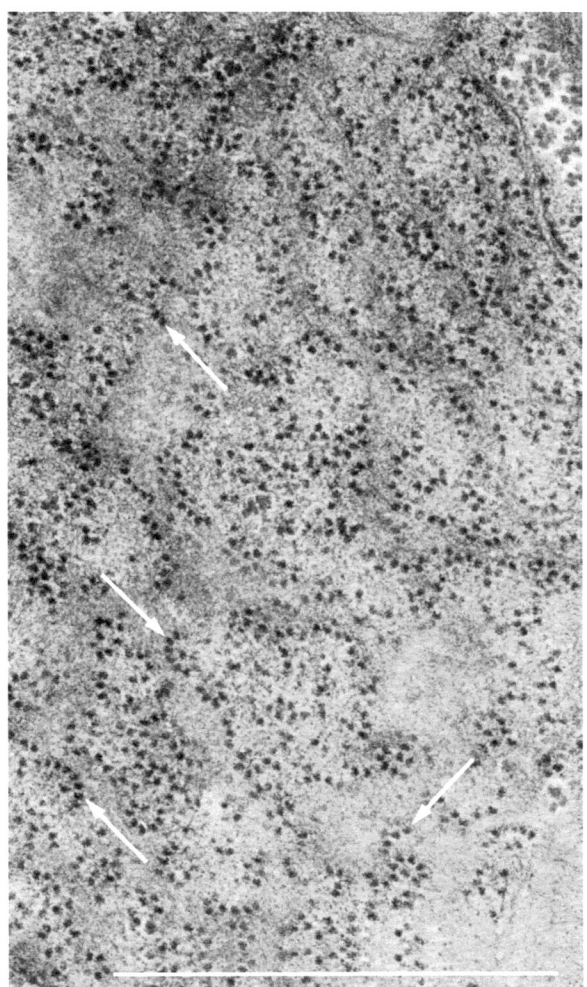

○ **Abb. 1.75** Membrangebundene Polysomen. Endoplasmatisches Retikulum aus einer Leberzelle der Ratte. Einige besonders charakteristische Konfigurationen sind durch Pfeile markiert. Die Strichmarke entspricht 1 μm. Aufnahme H. Falk

Glyoxysomen

Glyoxysomen sind ebenfalls kleine, von nur **einer Biomembran** umschlossene Zellorganellen. Sie bauen Fettsäuren durch β-Oxidation zu Acetyl-Coenzym A ab. Sie finden sich nur in Kotyledonen und Endosperm von keimenden Pflanzensamen. Ihre Enzymausstattung ermöglicht die Umwandlung der in den Lipiden der Samen gespeicherten Fettsäuren zu Zuckern, welche die Keimpflanze zu ihrem Wachstum benötigt.

Die Umwandlung der Fettsäuren zu Zuckern verläuft über den **Glyoxylatzyklus** (▶ Kap. 4.5.5). Die Glyoxysomen gehören zu einer Gruppe von Zellorganellen, die unter dem Begriff Peroxisomen zusammengefasst werden. Sie tragen ihren Namen, weil sie über Enzyme verfügen, die organischen Substraten mithilfe molekularen Sauerstoffs Wasserstoff unter Bildung von Wasserstoffperoxid entziehen können (▶ Kap. 1.4.10).

1.4.11 Lysosomen

Lysosomen sind von einer **Biomembran** umschlossene, kleine Vakuolen, die sich in tierischen und selten in pflanzlichen Zellen finden. In pflanzlichen Zellen übernimmt in der Regel die Zentralvakuole die Funktion der Lysosomen. Sie besitzen keine im Elektronenmikroskop charakteristische Ultrastruktur und können nur durch ihre biochemischen Eigenschaften, insbesondere durch ihre Enzymausstattung, von anderen Zellstrukturen unterschieden werden. Lysosomen enthalten zahlreiche Enzyme, meist **Hydrolasen,** mit weit differierender Spezifität und einem Wirkungsoptimum im sauren pH-Bereich (◻ Tab. 1.15). Die absoluten und relativen Konzentrationen der lysosomalen Enzyme in den Zellen verschiedener Gewebe können beträchtlichen Schwankungen unterworfen sein. Besonders reich an Lysosomen sind Leber, Niere, Milz und Leukozyten. Primäre Lysosomen werden durch Abscheidung von Vesikeln aus Dictyosomen gebildet.

Funktion der Lysosomen

Lysosomen dienen dem intrazellulären Abbau von Makromolekülen. Sie enthalten eine große Zahl von Enzymen, z. B. Proteasen und Glykosidasen. Sie spielen in der Zelle eine wichtige Rolle für den Abbau von zellfremden und zelleigenen Stoffen. Durch ihren Bestand an hydrolytischen Enzymen sind die Lysosomen **zum Abbau aller wichtigen biologischen Verbindungen in der Lage.** Die Membran schützt jedoch das Zytoplasma der Zelle vor einer Einwirkung dieser Hydrolasen und damit vor der Autolyse. Die abbauenden Enzyme können also nur zur Wirkung kommen, wenn Substanzen in die Lysosomen gelangen.

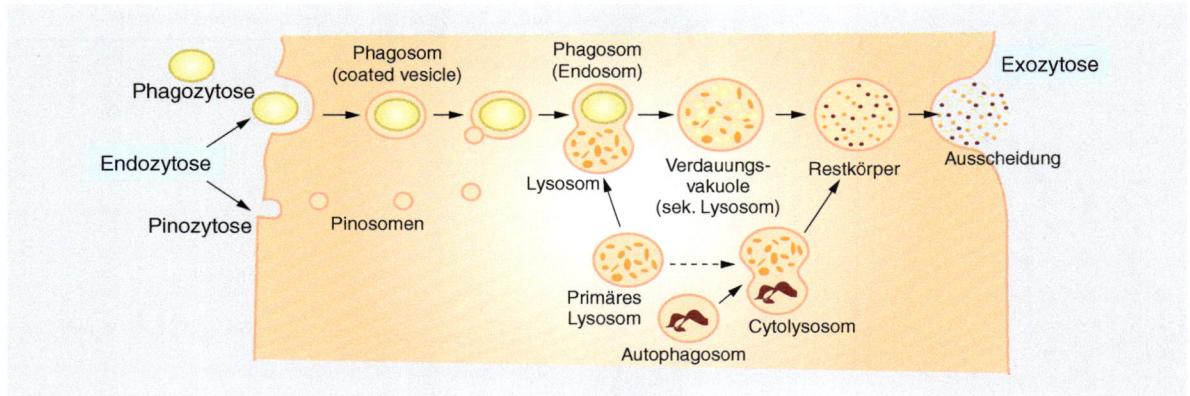

Abb. 1.76 Schematische Darstellung der Lysosomenfunktion

Der intrazelluläre Abbau von Substanzen durch die Lysosomenenzyme kann Substanzen exogener oder endogener Herkunft betreffen. Der erstere Vorgang wird als **Heterophagie**, der letztere als **Autophagie** bezeichnet.

Heterophagie

Partikel, z. B. **Bakterien**, **Viren** oder **Makromoleküle**, werden durch **Endozytose** (Phagozytose, Pinozytose) in die Zelle aufgenommen. In der Zelle liegen die so aufgenommenen Substanzen dann in membranumschlossenen Vakuolen. Diese Endozytosevesikel zeichnen sich durch eine charakteristische Hülle aus und werden als „Coated Vesicles" bezeichnet (▸ Kap. 1.3.2). Sie transportieren das endozytierte Material zu größeren Vesikeln, den **Endosomen**. Diese verschmelzen mit primären **Lysosomen**. In den so entstehenden Vakuolen, den sekundären Lysosomen („Verdauungsvakuolen"), wird das endozytierte Material dann durch lytische Enzyme abgebaut (⚬ Abb. 1.31, ⚬ Abb. 1.32). Niedermolekulare Verbindungen, die hierdurch entstehen, werden in das Zytoplasma ausgeschleust und stehen dort für weitere Stoffwechselvorgänge zur Verfügung. Unverdaubares Material bleibt als Restkörper weiter von der Membran umschlossen und wird entweder in dieser Form in der Zelle deponiert oder durch Exozytose aus der Zelle ausgeschleust (⚬ Abb. 1.76). Bei den **Protozoen** stellen die Lysosomen reine Verdauungsorganellen dar. Bei den **Metazoen** erfüllen sie daneben noch speziellere Funktionen. In den Leukozyten sowie im gesamten **Immunsystem** erfüllen sie in erster Linie eine Abwehrfunktion. Leukozyten enthalten zahlreiche Lysosomen. Deren Bildung erfolgt im Golgi-Apparat der unreifen Granulozyten. Endozytose und Verdauung von Bakterien durch Leukozyten tritt besonders dann ein, wenn diese mit Antikörpern reagiert haben. In den Lysosomen der Makrophagen werden antigene Stoffe teilweise abgebaut und bestimmte Bereiche hiervon, die aus etwa 8–12 Aminosäuren bestehen, an der Zelloberfläche den T-Lymphozyten „präsentiert". Dies ist eine wesentliche Voraussetzung für den Ablauf einer Immunreaktion. Die Aufgabe der Lysosomen in der **Niere** besteht offensichtlich darin, die aus dem Primärharn resorbierten Proteine dem Organismus durch Abbau als Aminosäurebausteine wieder zugänglich zu machen. In der **Schilddrüse** spalten die lysosomalen Enzyme Thyreoglobulin und mobilisieren auf diese Weise Thyroxin.

Autophagie

Teile des Zytoplasmas, einschließlich darin enthaltener Organellen wie Mitochondrien, ER, Dictyosomen, können von einer Elementarmembran umhüllt und damit abgesondert werden. In diesen Vakuolen, den **Cytolysosomen**, (⚬ Abb. 1.76) werden die zelleigenen Substanzen abgebaut (autolysiert). Sie treten besonders unter unphysiologischen Bedingungen in der Zelle auf, wie Nahrungs- und Sauerstoffmangel, unter dem Einfluss von Zellgiften und nach Bestrahlung. Ebenso finden sie sich in Zellen, die Differenzierungsprozesse durchmachen. Bei der Embryonalentwicklung und der Metamorphose sind die Cytolysosomen am Umbau der Gewebe beteiligt, indem sie funktionslos gewordene Strukturen eliminieren. Ihre physiologische Bedeutung besteht offensichtlich im intrazellulären Abbau von nicht mehr funktionsfähigen Teilen des Zytoplasmas.

Auf das Fehlen lysosomaler Enzyme können wahrscheinlich viele Speicherkrankheiten zurückgeführt werden. So fehlt den Lysosomen bei einer bestimmten Form der Glykogen-Speicherkrankheit die α-Glucosidase. Hierdurch kommt es zur Anhäufung von Glykogen in der Zelle. Ursache des Fehlens lysosomaler Enzyme sind im Allgemeinen Mutationen in einem Strukturgen, das bestimmte lysosomale Enzyme codiert. In anderen Fällen, z. B. der Mucolipidose II (I-Zellkrankheit), ist das Fehlen der hydrolytischen Enzyme in den Lysosomen auf eine Fehlverteilung dieser Enzyme zurückzuführen. Sie finden sich nicht in den Lysosomen, aber im Blut der Patienten.

Lysosomale Enzyme besitzen mit Mannose-6-Phosphat eine gemeinsame Erkennungsstruktur. Über diesen Molekülteil werden lysosomale Enzyme am Mannose-6-Phosphat-Rezeptor an der Lysosomenmembran gebunden und dann ins Lysosom aufgenommen.

Proteasom
Während Lysosomen membranumschlossene proteinabbauende Kompartimente darstellen, welche unselektiv Proteine zur Gewinnung von Aminosäuren abbauen, ist das Proteasom ein hochselektiver, im Zytoplasma und im Zellkern lokalisierter Proteinasekomplex. Das Proteasom in Eukaryonten besteht aus einer 20S- und zwei 19S-Untereinheiten, die ihrerseits wieder aus mehreren Proteinen zusammengesetzt sind. Dem Proteasom der Prokaryonten fehlt die 19S-Untereinheiten. Die Größe des Proteasoms ist 17×11 nm. Proteasomen bestehen aus vier gestapelten Proteinringen mit je sieben Untereinheiten. Die inneren beiden Ringe („β-Ringe") stellen das aktive Zentrum des Enzyms dar, das die katalytische Funktion trägt. Die beiden äußeren Ringe („α-Ringe") haben regulierende Aufgaben. Proteasomen spielen eine wichtige Rolle beim Abbau von falsch gefalteten Proteinen (z. B. Prionen). Außerdem werden hier Peptidfragmente gebildet, die der MHC I (Major Histocompatibility Complex) auf Zelloberflächen dem Immunsystem zur Induktion der Antikörperproduktion präsentiert. Diese und andere Funktionen machen das Proteasom zu einem zentralen Schalter innerhalb der Zelle. Das Proteasom wurde mittlerweile als ein mögliches Ziel für die Therapie verschiedener Krankheiten, darunter auch Tumorerkrankungen erkannt, weil das Proteasom auch am Abbau von Proteinen beteiligt ist, die den Zellzyklus und somit Zellwachstum und -teilung regulieren.

> **Zusammenfassung**
>
> - Weitere Organellen, die von nur einer Biomembran umgeben sind, sind Lysosomen, Peroxisomen und Glyoxysomen. Alle drei Organellen lassen sich durch ihre jeweilige Enzymausstattung charakterisieren.
>
> - Lysosomen dienen dem intrazellulären Abbau von Makromolekülen und enthalten Verdauungsenzyme, wie Proteasen, Lipasen und Glykosidasen.
>
> - Peroxisomen sind Organellen, die Peroxide akkumulieren und entgiften können. Solche Peroxide fallen als Nebenprodukte biochemischer Reaktionen an. Bei diesen Reaktionen entsteht H_2O_2, das von der Katalase genutzt wird, um andere Substrate zu oxidieren.
>
> - Eine Sonderform der Peroxisomen stellen die Glyoxysomen dar. Sie bauen durch β-Oxidation Fettsäuren ab.

Tab. 1.16 Unterteilung der intermediären Filamente des Zytoskeletts bei Säugern und Mensch

Filamente	Typisch für
Keratinfilamente	Epithelzellen
Desminfilamente	Muskelzellen
Vimentinfilamente	Bindegewebszellen
Neurofilamente	Nervenzellen
Gliafilamente	Nähr- und Stützgewebe des Nervensystems

1.4.12 Zytoskelett und Geißeln

Das Zytoplasma der Eukaryonten enthält lange, dünne Filamente, die in ihrer Gesamtheit als Zytoskelett bezeichnet werden. Das Zytoskelett

- verleiht der Zelle Form und Reißfestigkeit,
- ermöglicht zelluläre Bewegung,
- dient der Verankerung verschiedener Strukturen,
- liefert „Schienen" für den Transport von Zellbestandteilen.

Die drei Hauptbestandteile des Zytoskeletts sind: **Actinfilamente**, **Intermediärfilamente** und **Mikrotubuli**.

Actinfilamente

Die **Actinfilamente** tierischer Zellen kommen einzeln, in Bündeln oder in Netzen vor. Ihr Durchmesser beträgt nur etwa 7 nm, daher werden sie auch als Mikrofilamente bezeichnet. Sie sind aus Actin aufgebaut und unterstützen die Beweglichkeit und Formstabilität der Zellen. In Muskelzellen sind die Actinfilamente mit Myosin assoziiert und die Wechselwirkung dieser beiden Proteine ist für die Muskelkontraktion verantwortlich. Actinfilamente sind auch an der Ausbildung von **Pseudopodien** („Scheinfüßchen") verantwortlich, mit denen sich z. B. Amöben fort bewegen können. Auch die **Mikrovilli** der **Darmschleimhaut** werden durch Actinfilamente gestützt.

Intermediärfilamente

Intermediärfilamente kommen nur bei Tieren vor. Sie stabilisieren Zellstrukturen und bieten Widerstand gegen Zugspannung. Sie sind von Zelltyp zu Zelltyp verschieden und spiegeln auch gewisse Entwicklungsstadien im Lauf der Differenzierung wider. Die intermediären Filamente lassen sich unterteilen (Tab. 1.16).

Mikrotubuli

Reversibler Zusammenbau aus Proteineinheiten
Mikrotubuli gelten als universelle Organisationsstrukturen eukaryontischer Zellen. Sie sind in fast allen

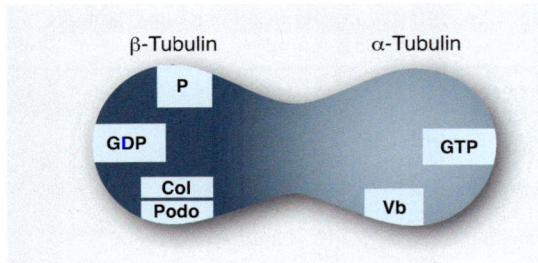

Abb. 1.77 Modell eines Tubulinmonomeren mit Bindungsstellen für GTP, GDP, **Vb** Vinblastin, **Col** Colchicin und **Podo** Podophyllotoxin. Tubulin ist phosphoryliert (P) und zeigt einen polaren Aufbau.

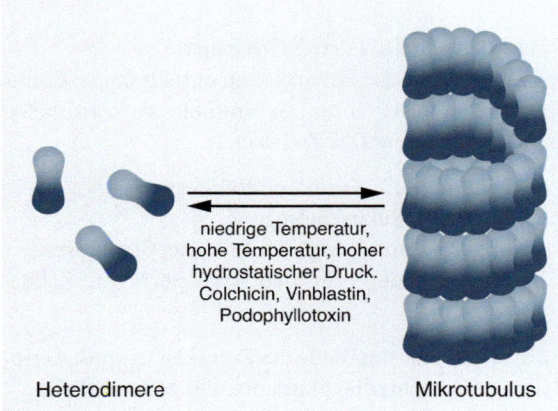

Abb. 1.78 Aufbau eines Mikrotubulus aus heterodimeren Tubulineinheiten mit Angabe einiger Faktoren, die die Aggregation bzw. den Zerfall von Mikrotubuli beeinflussen

pflanzlichen und tierischen Zellen, nicht jedoch in prokaryontischen Zellen beschrieben worden. Es sind gleichförmige Röhren mit einem Außendurchmesser von 25 nm, einem Innendurchmesser von etwa 20 nm und variabler Länge. Sie bestehen aus Untereinheiten, dem sogenannten Tubulin. Tubulin ist ein Protein mit einer Sedimentationskonstanten von 6S. Dies entspricht einer Molekülmasse von etwa 120 000 Dalton. Tubulin ist aus zwei verschiedenen Untereinheiten, α- und β-Tubulin (Abb. 1.77), zusammengesetzt. Diese bilden in regelmäßiger Anordnung parallele Protofilamente, aus denen sich die Mikrotubuli zusammensetzen. Mikrotubuli sind labile Strukturen, die sich rasch zusammenfügen und wieder zerfallen.

In vitro polymerisieren Mikrotubuli spontan, wenn die Tubulinlösung eine bestimmte kritische Konzentration überschreitet. Die Untereinheiten aggregieren weiter, bis keinerlei Verlängerung mehr erkennbar ist. Die Mikrotubuli stehen dann in einem Fließgleichgewicht mit freiem Tubulin. Mikrotubuli-Untereinheiten werden ständig an einem Ende, dem Plus-Ende, hinzugefügt und werden am anderen Ende, dem Minus-Ende, abgestoßen. Mikrotubuli sind also dynamische Strukturen. Tubulinmonomere lagern sich reversibel zu Tubulinpolymeren, den Mikrotubuli, zusammen. Hierbei spielen die Tubulinkonzentration, GTP, Ca^{2+}, die Temperatur sowie verschiedene andere Faktoren eine Rolle.

Dieser **reversible Aufbau der Mikrotubuli** lässt sich z. B. durch Behandlung der Zellen mit Colchicin demonstrieren. Die Mikrotubuli verschwinden, wenn die Zelle einer bestimmten Konzentration an Colchicin ausgesetzt wird. Wird das Colchicin wieder ausgewaschen, so bilden sich die Mikrotubuli innerhalb kurzer Zeit wieder zurück (Abb. 1.78). **Colchicin** (Abb. 1.79) bindet an freies Tubulin und bewirkt dadurch eine Auflösung der Spindelmikrotubuli. Hierdurch wird die Anaphase blockiert. Durch das Ausbleiben der Anaphasenbewegung werden schließlich alle Chromatiden in einen einzigen Kern zusammengeschlossen, der damit die doppelte Zahl von Chromosomen enthält. Durch Behandlung mit Colchicin kann deshalb eine Vervielfachung von Chromosomensätzen, eine Polyploidisierung, erreicht werden (▶ Kap. 3.4.2).

Vinblastin (Abb. 1.79) z. B. bildet mit Tubulin typische Kristalle. Diese enthalten pro Mol Tubulin ein Mol Vinblastin, d. h. Tubulin hat eine Bindungsstelle für Vinblastin. Diese Vinblastin-Tubulin-Kristalle können noch zusätzlich Colchicin binden. Es gibt also neben der Vinblastin-Bindungsstelle noch eine Colchicin-Bindungsstelle. **Podophyllotoxin** (Abb. 1.79) dagegen konkurriert mit dem Colchicin um die gleiche Bindungsstelle.

Paclitaxel (Taxol) ist ein Diterpen aus der Rinde der Pazifischen Eibe (*Taxus brevifolia*, Abb. 1.79). Während die anderen der hier erwähnten Spindelgifte den Zerfall der Mikrotubuli in Tubulinmoleküle bewirken, fördert Paclitaxel die Bildung der Mikrotubuli aus den Tubulindimeren und stabilisiert das Röhrensystem durch Verhinderung seiner Depolymerisation. Hierdurch bedingt stehen der Zelle keine freien Tubulindimere für die Ausbildung des Spindelapparats zur Verfügung. Damit wird die Kern- und Zellteilung unterbunden. Paclitaxel ist ein Zytostatikum und einer der wichtigsten sekundären Pflanzenstoffe überhaupt.

Bedeutung für die Zelle

Das Mikrotubulussystem sichert das Zusammenwirken der zahlreichen mechanischen, chemischen und metabolischen Vorgänge der Zelle. Blutplättchen (Thrombozyten) und Erythrozyten z. B. verdanken ihre Gestalt einem am Plättchenrand verlaufenden Band von Mikrotubuli. Vor allem bei wandlosen Zellen, z. B. tierischen Zellen, beeinflussen Mikrotubuli durch Zusammenlagerung zu verhältnismäßig festen intrazellulären Verstrebungen, dem Zytoskelett, die Zellform.

Eine wichtige Rolle spielen die Mikrotubuli bei der Kernteilung, d. h. bei der Verteilung der Chromatiden auf die beiden Zellpole. Sie sind wesentliche Bestand-

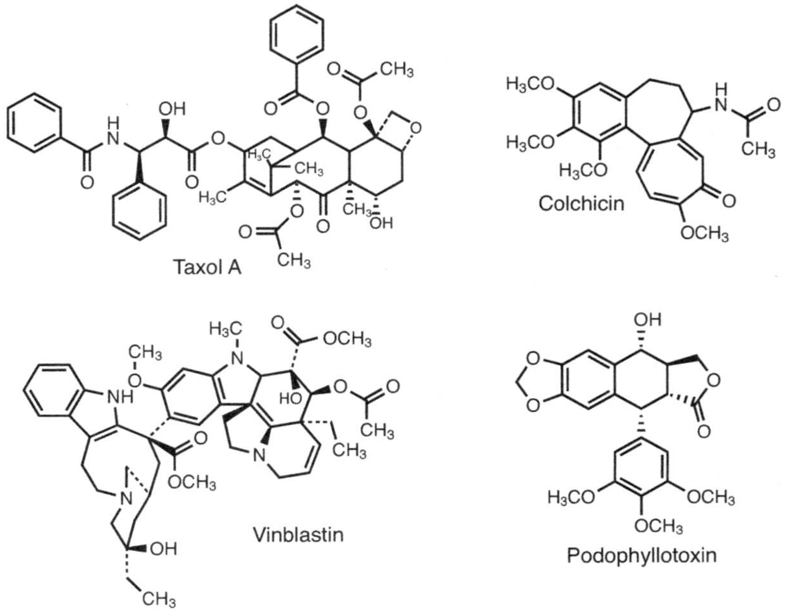

○ **Abb. 1.79** Pflanzliche Naturstoffe, die mit dem Aufbau der Mikrotubuli interagieren

teile des Spindelapparats, der die Bewegung der Chromatiden vermittelt (▶ Kap. 3.3.2). In der Anaphase der Kernteilung werden durch Vermittlung der Spindelfasern, die aus Mikrotubuli aufgebaut sind, die Chromatiden in Richtung auf die beiden Pole der Zelle verschoben.

Auch an der pflanzlichen Zellteilung, die während der Schlussphase der Kernteilung einsetzt, sind Mikrotubuli beteiligt. Während der Telophase werden die Spindelmikrotubuli abgebaut. Zwischen den neu gebildeten Tochterkernen bildet sich zunächst ein Bereich aus, der zahlreiche parallele Mikrotubuli enthält, der **Phragmoplast** (▶ Kap. 1.2.2).

Zwischen der Mitose und Interphase läuft in der Pflanzenzelle ein charakteristischer Mikrotubuluszyklus ab. Die zunächst im Außenbereich des Zytoplasmas verteilten Mikrotubuli sammeln sich bei beginnender Prophase in einem ringförmigen Band, das den künftigen Teilungsäquator markiert. Während der Kernteilung kommt es zur Ausbildung des Spindelapparats und nach dessen Zusammenbruch in der Telophase zur Anhäufung paralleler Mikrotubuli im Bereich des Phragmoplasten, in dem die **Zellplatte** entsteht. Auch die **Orientierung** der **Cellulosefibrillen** in der pflanzlichen Zellwand wird von Mikrotubuli gesteuert. Die Mehrzahl der zytoplasmatischen Mikrotubuli einer Pflanzenzelle sind an der Innenseite der Plasmamembran angeordnet. Sie winden sich in dicht gepackten Helices um die Zelle. Deckungsgleich zu den Mikrotubuli an der Innenseite der Plasmamembran sind die Cellulosefibrillen an der Außenseite der Plasmamembran angeordnet. Die Bildung der Cellulosefibrillen ist dabei nicht von der Anwesenheit von Mikrotubuli abhängig. Jedoch wird eine entwicklungsspezifische Änderung in der Anordnung der Cellulosefibrillen von den Mikrotubuli gesteuert. z. B. finden sich Mikrotubuli immer dort, wo in speziellen Wandbereichen eine lokal begrenzte Verstärkung der Zellwand stattfindet, z. B. bei der Aussteifung von Xylemzellen.

Das Zytoskelett pflanzlicher Zellen reagiert auf extrazelluläre Signale, z. B. Licht. Pflanzen können auf Veränderungen der Lichtintensität oder Richtung des Lichteinfalls reagieren, indem sie die Lage ihrer Chloroplasten verändern. An dieser **Umorientierung** der **Chloroplasten** ist das Zytoskelett beteiligt.

Auch **Phytohormone**, z. B. Gibberellinsäure, beeinflussen die Orientierung der Mikrotubuli. Unter dem Einfluss von Gibberellinsäure orientieren sich die Mikrotubuli an den Innenflächen der Plasmamembran senkrecht zur Längsachse der Zelle. Dies bewirkt eine entsprechende Celluloseauflagerung, welche nur ein Wachstum der Zelle in Längsrichtung erlaubt. Es resultieren dünne, lange Sprosse.

Das Mikrotubulussystem spielt bei der Organisation des Zytoplasmas eine zentrale Rolle. Es steuert die **Bewegung** praktisch aller Zellorganellen und bestimmt damit deren geordnete Verteilung im Zytoplasma. Hierdurch greift das Mikrotubulussystem regulierend in zahlreiche Stoffwechselvorgänge ein. Es koordiniert die Aktivität des Bewegungsapparats der Zelle. Durch direkte oder indirekte Beeinflussung von Zelloberflächen-Rezeptoren, d. h. von Membranproteinen, moduliert es die Wechselwirkungen der Zelle und ihrer Umwelt.

Mikrotubuli finden sich häufig auch in **Geißeln**, den Bewegungsorganellen von z. B. Flagellaten, Zoosporen und Gameten. Viele eukaryontische Zellen besitzen Geißeln (Flagellen) oder Wimpern (Zilien). Wimpern sind kürzer als Geißeln und meist in höherer Zahl vorhanden. Im Querschnitt erkennt man eine „9+2"-Anordnung von Mikrotubuli. An der Basis einer Flagelle oder Zilie findet man den Basalkörper, an den die neun zylinderförmig angeordneten Mikrotubuli (eigentlich verschmolzene Mikrotubuli-Paare) heranreichen. Die beiden zentralen Einzelmikrotubuli reichen nicht bis in den Basalkörper. Diese Konstruktion ermöglicht einen gerichteten Zilien- bzw. Flagellenschlag, der dazu dienen kann, Zellen in einem wässrigen Milieu gezielt zu bewegen oder viskose Flüssigkeiten über Oberflächen zu bewegen. Die Geißeln der Bakterien sind jedoch völlig anders aufgebaut (▶ Kap. 7.1.1).

Zusammenfassung

- Mikrotubuli sind Strukturen eukaryontischer Zellen. Sie bilden Röhren und bestehen aus Untereinheiten, dem sogenannten Tubulin. Mikrotubuli sind u. a. am Aufbau der Spindelfasern während der Kernteilung beteiligt.

- Tubulin bindet Alkaloide wie z. B. Colchicin, Vinblastin und Vincristin. Durch diese Bindung wird der Aufbau der Spindelfasern und damit die Kernteilung unterbunden. Durch Colchicin-Behandlung entstehen daher polyploide Zellen.

- Das Diterpen Taxol dagegen stabilisiert die Mikrotubuli in einer Zelle. Auch hierdurch wird die Kernteilung unterbunden.

- Mikrotubuli sind daneben noch an zahlreichen anderen Funktionen der Zelle beteiligt, z. B. als sogenanntes „Zytoskelett" an der Formbildung von Zellen sowie an Transportvorgängen in der Zelle und an Bewegungsvorgängen der Zelle.

2 Morphologie, Histologie und Anatomie der Samenpflanzen

Wolfgang Kreis

2.1 Allgemeines

2.1.1 Zellen, Form und Struktur

Histologie

Die **Histologie** befasst sich mit dem Aufbau und der Funktion von Geweben, wobei unter **Gewebe** ein Verband gleichartiger Zellen zu verstehen ist. Gewebe können entweder durch ihre Struktur oder durch ihre Aufgaben im Organismus charakterisiert und in Gruppen eingeteilt werden. Während Gewebe letztlich morphologische Einheiten darstellen, sind **Organe** Funktionseinheiten, die aus mehreren Geweben aufgebaut sind. Zwischen Geweben und Organen stehen die **Gewebesysteme**, die bestimmte Teilaufgaben eines Organs übernehmen (z. B. Leitbündel).

Die physiologische Spezialisierung kommt im jeweiligen anatomisch-morphologischen Bau der Zellen zum Ausdruck. Gewebebildende Zellen werden zunächst aufgrund ihrer Umrissformen eingeteilt. Isodiametrische, also rundliche, Zellen bilden **parenchymatische Gewebe** (o Abb. 2.1 A), während längliche Zellen bzw. Faserzellen sich zu **prosenchymatischen Geweben** zusammenfügen. So besteht der größte Volumenanteil des Holzgewebes (▶ Kap. 2.3.1) aus Prosenchymzellen (o Abb. 2.1 B). Flächige, epidermale Zellen findet man besonders in Abschlussgeweben. Strukturell oder funktionell andersartige Zellen, die vereinzelt in ein Gewebe eingefügt sind, z. B. Ölzellen, einzellige Haare, Sklereiden (Steinzellen) oder Kristallzellen bezeichnet man als **Idioblasten** (o Abb. 2.1 C)

Zellen wachsen nicht nur zu einer bestimmten Form heran, sondern sie differenzieren sich auch auf ultrastruktureller und physiologischer Ebene aus. Dieser Vorgang ist eng mit einer Arbeitsteilung verknüpft. Daher bietet sich eine Klassifizierung der pflanzlichen Gewebe nach ihrer Funktion an (o Tab. 2.1).

Charakteristisch für alle Gefäßpflanzen ist die klare Trennung von **Bildungsgeweben** (**Meristemen**) mit teilungsaktiven, plasmareichen Zellen und **Dauergeweben**, die aus teilungsinaktiven, aber häufig hoch spezia-

Tab. 2.1 Die pflanzlichen Gewebe (Übersicht)

	Gewebeart
I Bildungsgewebe (Meristeme)	
A	Apikalmeristeme
B	Restmeristeme
C	Laterale Meristeme
D	Meristemoide
II Dauergewebe	
A	Grundgewebe (Parenchyme): ▪ Speicherparenchym, ▪ Hydrenchym, ▪ Aerenchym, ▪ Assimilationsparenchym, ▪ Schwammparenchym
B	Abschlussgewebe: ▪ primäre Abschlussgewebe, ▪ sekundäre Abschlussgewebe, ▪ innere Abschlussgewebe
C	Absorptionsgewebe
D	Leitgewebe: ▪ Phloem, ▪ Xylem
E	Festigungsgewebe: ▪ Kollenchym, ▪ Sklerenchym
F	Exkretionsgewebe/Exkretzellen: ▪ Milchröhren, ▪ Harzgänge und Exkretbehälter, ▪ Andere Exkretionsorgane

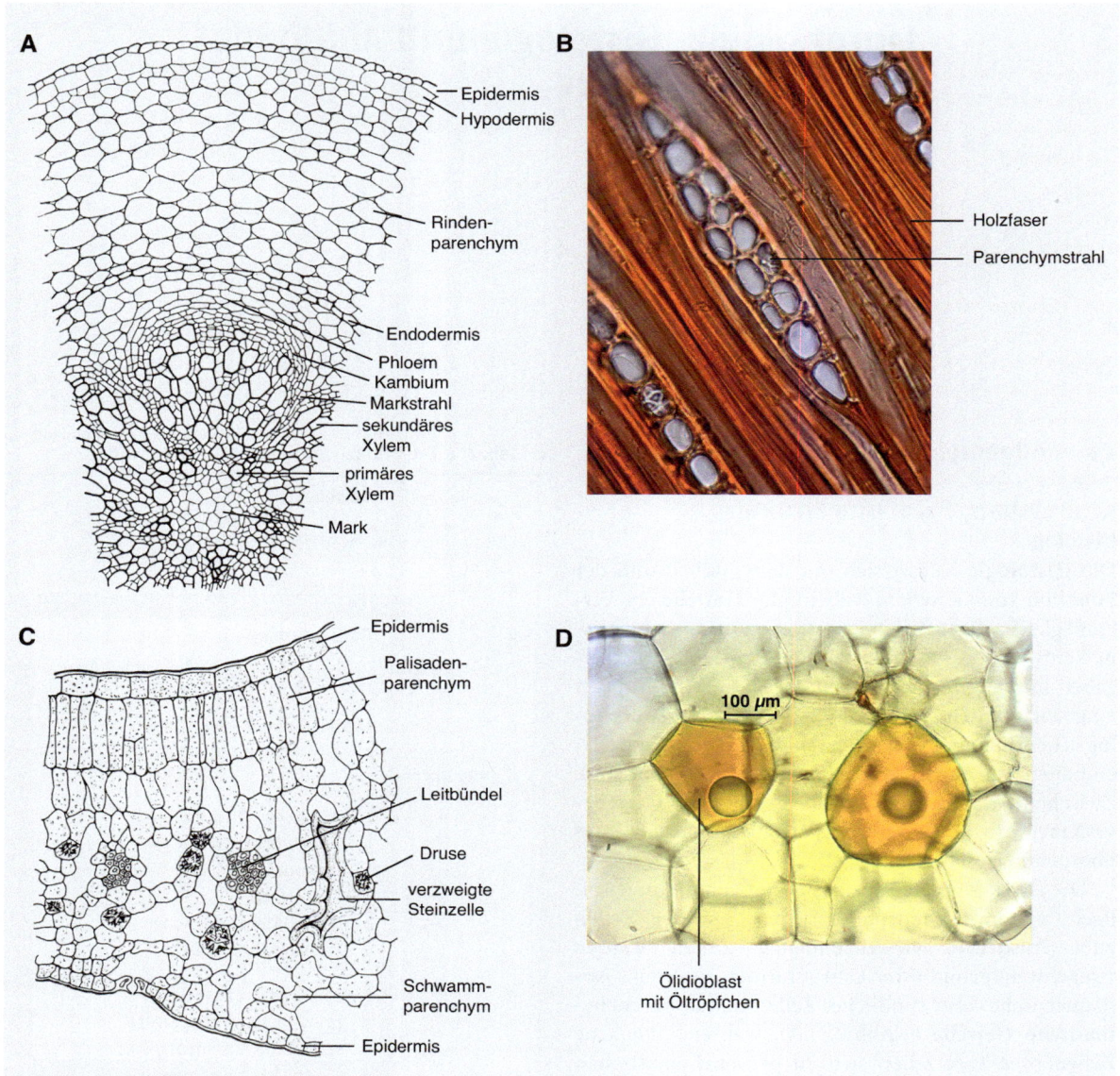

○ **Abb. 2.1 A** Parenchym: Querschnitt durch die Wurzel von Baldrian (*Valeriana officinalis*) mit Rindenparenchym, **B** prosenchymatische Holzfasern in Sandelholz (*Pterocarpus santalinus*), **C** Idioblast: Querschnitt durch das Blatt von Tee (*Camellia sinensis*) mit verzweigter Steinzelle, nach Karsten et al. 1962, **D** Öl-Idioblast in Gelbwurzel (*Curcuma xanthorrhiza*), Aufnahmen B. Rahfeld

lisierten Zellen aufgebaut sind. Dauergewebszellen sind meist recht groß; ihr Volumen kann das meristematischer (embryonaler) Zellen 1000-fach übertreffen. Das Teilungswachstum (embryonales Wachstum) der meristematischen Zellen unterscheidet sich vom **Streckungswachstum** (postembryonales Wachstum) der Dauergewebszellen, das durch Ausbildung einer Zentralvakuole und deren Vergrößerung erreicht wird. Streckungswachstum ist für pflanzliche Zellen typisch; bei Tieren gibt es nichts Vergleichbares. Die Abkömmlinge embryonaler Zellen differenzieren sich an der Peripherie primär meristematischer Gewebe zu Dauergewebszellen aus. Umgekehrt können Dauergewebszellen unter bestimmten Umständen wieder teilungsaktiv werden – also „reembryonalisieren" – und **Folgemeristeme** (sekundäre Meristeme) bilden. Zellen primärer Meristeme sind meist isodiametrisch und vakuolenfrei. Zellen sekundärer Meristeme sind häufig prosenchymatisch und können auch vakuolisiert sein.

Histochemie

Als Hilfe bei der Charakterisierung und Unterscheidung der Gewebe, besonders auch der Erkennung von Idioblasten oder typischen Inhaltsstoffen, bieten sich einfache **histochemische Nachweisreaktionen** an (◘ Tab. 2.2).

Tab. 2.2 Wichtige histochemische Nachweise

Struktur, Inhaltsstoff	Reagenz	Färbung
Chromosomen	Karminessigsäure-Lösung: 5 g Karmin, 55 ml Wasser, 45 ml Eisessig	Rot
Cellulose	Chlorzinkiod-Lösung: 30 g Zinkchlorid, 10 g Kaliumiodid, 2 g Iod, 15 ml Wasser	Rotviolett
Lignin und andere Hydroxyphenylpropane	Phloroglucin-Salzsäure: Lösung I: 0,1 g, Phloroglucin in Ethanol 96 %, Lösung II: Salzsäure 36 %	Rot
Schleim	0,2 g Thionin in 100 ml Ethanol 25 %	Rosa
	0,2 g Toluidinblau in 100 ml Ethanol 25 %	Blau
Stärke	Iodkaliumiodid-Lösung: 1 g Iod, 2 g Kaliumiodid auf 100 ml Wasser	Blau (Amylose)
		Violett (Amylopektin)
Inulin	20 % 1-Naphthol in Ethanol und nach Verdunsten des Ethanols das Präparat mit 1 Tropfen konz. Schwefelsäure versetzen	Violett
Lipophile Substanzen und Strukturen	0,2 g Sudan III in 50 ml 2-Propanol lösen und mit 50 ml Glycerin mischen	Rot
Gerbstoffe, Phenole	10 g Eisen(III)-chlorid in 100 ml Wasser; vor Gebrauch 1:10 mit Wasser verdünnen	Schwärzlichgrün
Catechingerbstoffe	Vanillin-Salzsäure: Lösung I (100 ml): 1 g Vanillin in Ethanol 90 %, Lösung II: Salzsäure 36 %	Rot

In meristematischen Geweben können die Stadien der **Kern- und Zellteilung** durch Färbung und Fixierung der Chromosomen mit **Karminessigsäure** sichtbar gemacht werden. Die **Cellulose** (▸ Kap. 1.2.2) der Zellwände weist man mit **Chlorzinkiodlösung** nach; weniger intensiv blauviolett gefärbte Zonen zwischen den einzelnen Zellen entsprechen den pektinhaltigen Mittellamellen. In verholzten Gewebebereichen sind die Zellwände mit **Lignin** inkrustiert. Lignin, ein Mischpolymer von variabler Struktur, ist aus Phenylpropan-Monomeren aufgebaut. Phenylpropane mit phenolischer Hydroxylgruppe und Methoxygruppe (z. B. Coniferylalkohol) bilden mit **Phloroglucin-Salzsäure** rote Farbkomplexe. **Stärke** (▸ Kap. 4.2.1) lässt sich mit **Iod-Kaliumiodid** anfärben, andere Speicherpolysaccharide, wie etwa das **Inulin** der Asteraceen, mit dem unspezifischeren Kohlenhydrat-Nachweisreagenz **1-Naphthol-Schwefelsäure**. In den Samen vieler Kormophyten werden bei der Samenreife in der Aleuronschicht Proteinspeichervakuolen gebildet, die man als **Aleuronkörner** bezeichnet. Diese ähneln den Stärkekörnern, sie färben sich aber nach Behandlung mit **Iod-Kaliumiodid** nur bräunlich gelb. So lässt sich die Aleuronschicht gegen das stärkehaltige Endosperm abgrenzen.

Zellen mit lipophilen Inhalten (z. B. **ätherisches Öl, fettes Öl**) aber auch lipophile Strukturen, wie **Öltröpfchen, Suberin** oder **Cutin** können mit lipophilen Farbstoffen, z. B. mit **Sudan III**, sichtbar gemacht werden. Suberine sind hochpolymere Ester ungesättigter Fett- bzw. Hydroxyfettsäuren. Sie finden sich als Suberinlamellen in den Korkzellen des Periderms oder der Endodermis. Cutine andererseits sind polymere Ester von meist gesättigten Fett- bzw. Hydroxyfettsäuren und Hauptbestandteil der Oberflächenhaut (Cuticula) primärer Abschlussgewebe (▸ Kap. 2.1.4).

Manche Zellen oder ganze Gewebeschichten enthalten **Schleime**. Schleime sind Heteropolysaccharide mit molekularen Massen zwischen 5×10^5 und 2×10^6 Da. Entsprechend ihrer unterschiedlichen Lokalisierung differenziert man zwischen Vakuolen- und Membranschleimen. Chemisch grenzt man die sauren gegen die neutralen Schleime ab. **Saure Schleime** können mit basischen Farbstoffen sichtbar gemacht werden. Mit **Toluidinblau** färben sie sich blau, mit **Thionin** rosa. Auch andere polysaccharidhaltige Strukturen, z. B. Zellwände, werden dabei angefärbt, quellen im Unterschied zu den Schleimzellen jedoch nicht.

Zellen, die **Gerbstoffe** oder andere phenolische Naturstoffe enthalten, lassen sich vom umliegenden Gewebe nach Behandlung mit **Eisen(III)-chlorid** unterscheiden. Speziell für Catechingerbstoffe gibt es einen weiteren histochemischen Nachweis: mit **Vanillin-Salzsäure** färben sich Strukturen, die solche Stoffe enthalten, rot.

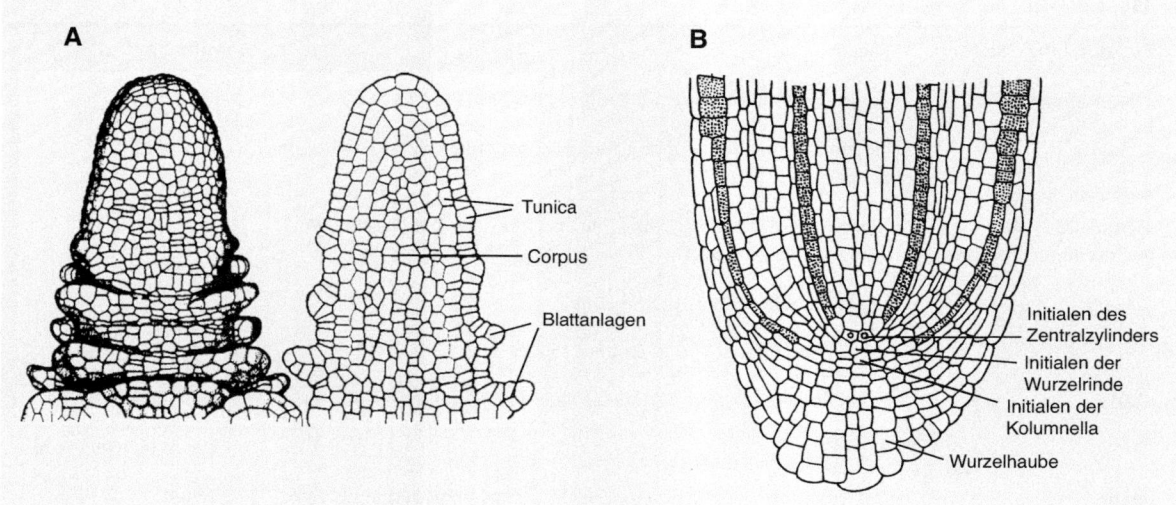

○ **Abb. 2.2 A** Vegetationskegel eines Sprosses der Wasserpest (*Elodea canadensis*), rechts im Schnitt, **B** medianer Längsschnitt durch die wachsende Wurzel von *Brassica napus*. Nach Kaussmann, Schiewer 1989

Andere Inhaltsstoffe geben sich durch ihre **Eigenfärbung** (Flavonoide, Anthocyane, Betalaine, Chlorophyll, Carotinoide, manche Alkaloide) bzw. **Fluoreszenz** (Cumarine, Stilbene, manche Alkaloide) zu erkennen oder können im Drogenpulver (Anthrachinone, Saponine, Schleime), einem einfach herzustellenden Extrakt (Alkaloide, Anthrachinone, Cardenolide) oder nach Mikrosublimation (Anthrachinone, Coffein) nachgewiesen werden.

2.1.2 Bildungsgewebe

Die befruchtete Eizelle (Zygote) entwickelt sich durch intensive Zellteilungsaktivität zum Embryo (▶ Kap. 2.7.1). Sobald der Embryo größer geworden ist, beschränkt sich das **Teilungswachstum** auf bestimmte Zonen in der Spross- bzw. Wurzelspitze (○ Abb. 2.2 A, ○ Abb. 2.2 B). Sie finden sich auch in Seitensprossen und -wurzeln. Solche **Bildungsgewebe** nennt man **apikale Meristeme** oder Scheitelmeristeme (**Vegetationspunkte**). Alle apikalen Meristeme besitzen **Initialzellen** (Stammzellen), die sich inäqual teilen. Die eine Tochterzelle ist wiederum eine Initialzelle, während die andere sich letztlich zu einer Dauerzelle ausdifferenziert. Die Vegetationspunkte sind meist kegelförmig organisiert, weshalb man auch von einem „Vegetationskegel" spricht. Vegetationskegel von Wurzeln und Sprossen unterscheiden sich. Der **Vegetationskegel des Sprosses** zeigt dicht unter dem Scheitel deutliche Auswüchse, aus denen später Blätter oder **Seitensprosse** entstehen. Ihre Bildung erfolgt also „exogen" aus oberflächlichen Zellwucherungen, die meristematisch werden (**Blattprimordien**). Die Auswüchse werden schnell so groß, dass sie den Vegetationskegel als „Knospenschuppen" schützend umhüllen. Der **Vegetationskegel der Wurzel** ist dagegen von einer **Kalyptra** (Wurzelhaube) bedeckt. Sie besteht aus kurzlebigen Zellen, die vom Vegetationspunkt nach außen abgegeben werden. Seitenwurzeln entstehen nicht aus oberflächlichen Meristemen, sondern „endogen" aus dem Perizykel (s. u.).

Während der Gewebedifferenzierung und -spezialisierung behalten Meristemreste in Form begrenzter Zellschichten, -gruppen oder -stränge ihren embryonalen Charakter noch eine gewisse Zeit bei. Solche **Restmeristeme** bilden z. B. bei den **Dicotyledoneae** den Ausgangspunkt für das **sekundäre Dickenwachstum** (**faszikuläre Kambien**) und stehen in Form des **Perikambiums** (**Perizykel**) als Basis für die Entstehung von Seitenwurzeln zur Verfügung (▶ Kap. 2.2.1).

Die bisher genannten Meristeme waren primäre Meristeme (Urmeristeme), die bereits im Embryo angelegt werden. Davon grenzt man die sekundären Meristeme ab.

Von sogenannten **lateralen Meristemen** (**Kambien**) geht das sekundäre Dickenwachstum der Achsenorgane und Wurzeln aus. Teilweise sind sie den primären Meristemen zuzuordnen (faszikuläre Kambien, Perizykel). Oft handelt es sich jedoch um **Folgemeristeme** (z. B. Korkkambium, interfaszikuläres Kambium). Die Zellen dieser Kambien sind größer und stärker vakuolisiert als jene der Apikalmeristeme.

Häufig findet man in den Differenzierungszonen von Sprossen und Blättern kleine Bereiche teilungsaktiver Zellen, die jedoch keine Initialzellen enthalten. Alle Zellen dieser **Meristemoide** werden schließlich zu Dauerzellen, die sich von den Zellen des umgebenden Gewebes in Form und Funktion unterscheiden (**Idioblasten**). Auch die Bildungszellen für Spaltöffnungen oder mehrzellige Haare rechnet man zu den Meristemoiden.

2.1.3 Grundgewebe

Das **Grundgewebe** (**Parenchym**) bildet bei krautigen Pflanzen die Hauptmasse des Vegetationskörpers und ist mit dem Bindegewebe der Tiere vergleichbar. Es ist meist aus dünnwandigen, rundlichen (isodiametrischen) Zellen aufgebaut. Ein mehr oder weniger großer Teil des Grundgewebes entfällt daher auf Interzellularräume. Man kann die wenig spezialisierten parenchymatischen Gewebe entsprechend ihrem Vorkommen in der Pflanze in **Rindenparenchym**, **Holzparenchym** und **Markparenchym** gliedern. Eine andere Einteilung, der hier gefolgt werden soll, betont die unterschiedlichen Funktionen der einzelnen Gewebe und schlägt daher eine Untergliederung der Parenchyme vor, nämlich in:

- Speicherparenchym,
- Aerenchym,
- Assimilationsparenchym und
- Schwammparenchym.

Es ist jedoch zu berücksichtigen, dass Parenchyme ihre Funktion im Lauf der Entwicklung auch ändern können.

Speicherparenchyme dienen der Speicherung bestimmter Reservestoffe (Stärkekörner, Proteinkristalloide, fette Öle). Solche Gewebe dominieren in Speicherorganen (Rüben, Knollen, Zwiebeln) und im Nährgewebe von Samen.

Pflanzen sehr trockener Standorte neigen zur Sukkulenz, das heißt, sie legen Wasserspeicher in stark vakuolisierten Zellen an. Gewebe, die aus solchen großen parenchymatischen Zellen zusammengesetzt sind, bezeichnet man als **Hydrenchyme**.

Bei Sumpf- und Wasserpflanzen wird der Gasaustausch untergetauchter Organe mit der Atmosphäre durch ein **Aerenchym** gewährleistet, das bis zu über 70 % aus Interzellularräumen besteht (o Abb. 2.3A). Diese Interzellularraumsysteme reichen bis zu den Spaltöffnungen der über das Wasser hinausragenden Pflanzenteile. Manche Aerenchyme sind aus Zellen aufgebaut, die sich nur an ihren langen, armartigen Fortsätzen berühren. Man bezeichnet solche Aerenchyme ihrer Form wegen als **Sternparenchyme**.

Assimilationsparenchyme (Chlorenchyme) sind auf Photosynthese spezialisiert und folglich aus chloroplastenreichen Zellen aufgebaut. Die Palisadenschicht des Assimilationsparenchyms der Blätter (Mesophyll, ▸ Kap. 2.4.2) besteht aus länglichen – also eigentlich prosenchymatischen – Zellen. Man rechnet die Palisadenschicht aber dennoch zu den parenchymatischen Geweben.

Das **Schwammparenchym** der Blätter ist gleichzeitig Assimilationsgewebe und Aerenchym. Es dient vor allem dem Gasaustausch und kann auch als „Transpirationsgewebe" aufgefasst werden. Unter den Spaltöffnungen vergrößern sich die Interzellularräume des Schwammparenchyms und bilden sogenannte „Atemhöhlen" (o Abb. 2.3 B).

2.1.4 Abschlussgewebe und Absorptionsgewebe

Abschlussgewebe grenzen einzelne Teile der Pflanze gegeneinander oder gegen die Umwelt ab. Anders herum betrachtet dienen Abschlussgewebe dazu, kontrollierten Kontakt mit der Umwelt oder anderen Geweben zu halten. Man unterscheidet **primäre** und **sekundäre Abschlussgewebe**. Gemeinsames Merkmal ist das interzellularenfreie Aneinanderschließen der Zellen dieser Gewebe. Durch Imprägnierung oder Inkrustierungen können Abschlussgewebe für Wasser und darin gelöste Stoffe undurchlässig gemacht werden. Spezielle Bereiche in den Geweben erlauben dennoch den Stoffaustausch mit der Umgebung (z. B. Spaltöffnungen der Epidermis, ▸ Kap. 2.4.2; Lentizellen des Korks, ▸ Kap. 2.3.1; Durchlasszellen der Endodermis, ▸ Kap. 2.2.1).

Primäre Abschlussgewebe: Epidermis mit Cuticula

Bei krautigen Pflanzenteilen überzieht ein meist einschichtiges Gewebe die Außenseite der Organe. Diese **Epidermis** besteht aus plattenförmigen, lückenlos aneinander schließenden, meist miteinander verzahnten Zellen. Die Epidermis schützt die Organe vor mechanischen Einwirkungen und vor dem Austrocknen. Eine zentrale Rolle spielt dabei die **Cuticula**, die der Epidermisoberfläche aufgelagert ist. Die Cuticula ist eine cellulosefreie, lipophile Zellwandschicht aus einer polymeren Matrix (**Cutin**), in die dünne Wachsschichten eingezogen sind. Diese **Cuticularwachse** bestehen aus sehr lipophilen C_{25}- bis C_{33}-Kohlenwasserstoffen. Bedingt durch diesen Aufbau wird der Durchtritt von Wasser sehr effektiv gehemmt. Die Ausbildung eines derartigen Transpirationsschutzes machte (zusammen mit anderen biochemischen und morphologischen Entwicklungen, z. B. starke Vakuolisierung, UV-Schutz) für die Pflanzen den Übergang vom Wasser zum Landleben möglich.

Die Bausteine zur Bildung der Cuticula werden von den Epidermiszellen nach außen sezerniert. Die Cuticula ist plastisch verformbar und wächst durch ständige Auflösung der Cutinmatrix, Einlagerung weiteren Cutinmaterials und Knüpfung neuer Bindungen mit den Epidermiszellen mit. Häufig nimmt die Cuticularfläche stärker zu als die Fläche der Epidermiszellen. Dies führt zur Faltenbildung und damit zu charakteristischen **Oberflächenstrukturen**.

Besonders bei Pflanzen trockener Standorte finden sich Wachskristalle auch auf der Oberfläche der Cuticula (Epicuticulares Wachs). Besonders ausgeprägt ist dies bei der Wachspalme *Copernicia prunifera,* die bis

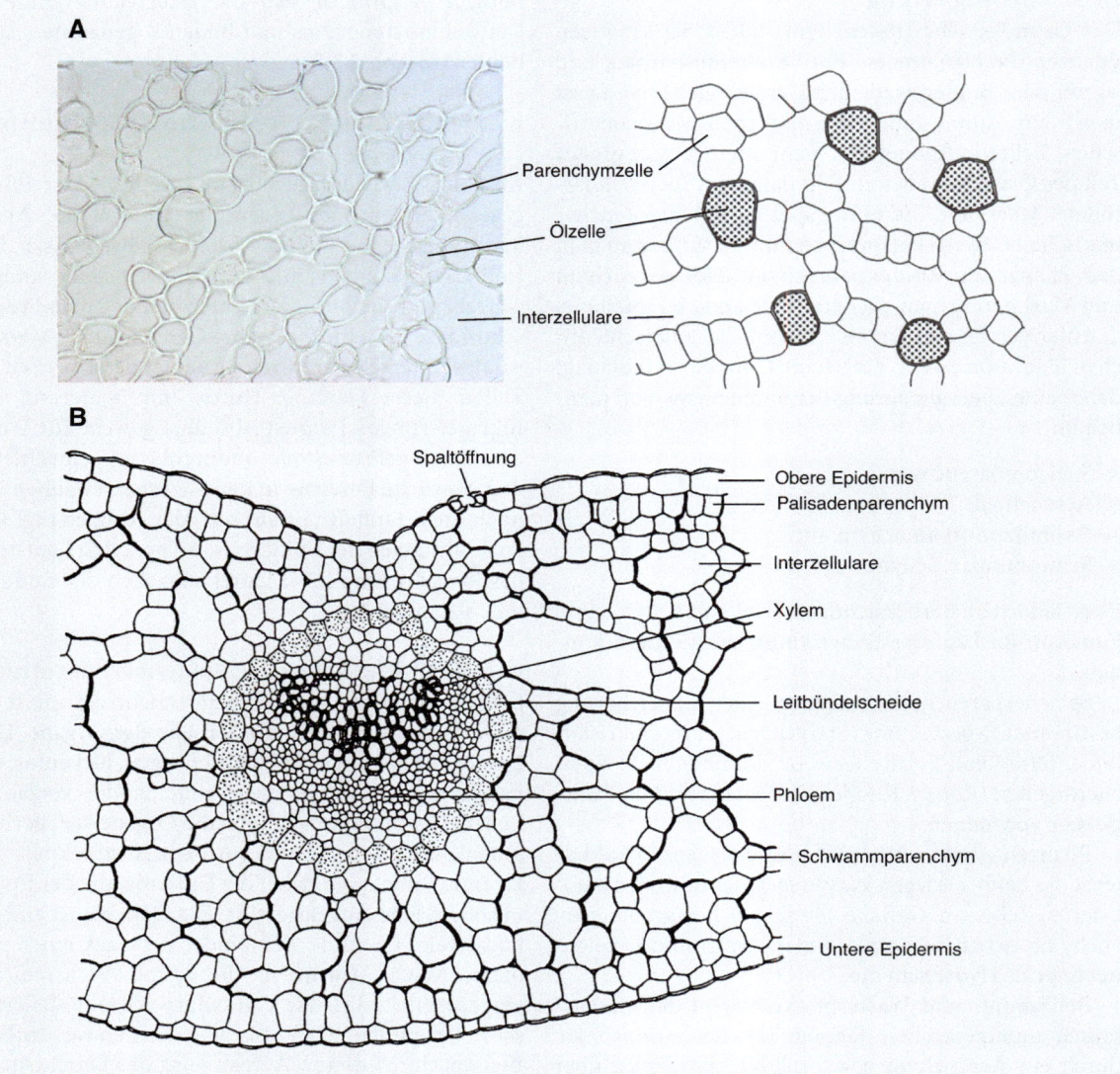

○ **Abb. 2.3** **A** Ausschnitt aus dem Aerenchym im Rhizom von Kalmus (*Acorus calamus*), **B** Schwammparenchym in einem Blattquerschnitt (Ausschnitt) von Fieberklee (*Menyanthes trifoliata*). Karsten et al. 1962

20 µm große, stabförmige Wachskristalle ausscheidet. Der von der Blattoberfläche angewelkter Blätter gebürstete Wachsstaub liefert das Carnaubawachs (Cera carnauba Ph. Eur.), das als Konsistenz verbessernder Hilfsstoff in der Pharmazeutischen Technologie Verwendung findet.

Epidermiszellen können Farbstoffe enthalten und dadurch die Färbung vieler Blätter, Blüten und Stängel bedingen. Sie werden auch zur Speicherung anderer Stoffe, etwa giftiger Alkaloide, genutzt. Nicht selten enthalten Epidermiszellen Schleim, meist in Form verschleimender Zellwandschichten, die das Zellvolumen fast vollständig ausfüllen können (Sennae folium Ph. Eur., Sennesblätter; Lini semen Ph. Eur., Leinsamen).

Haare und Emergenzen
Durch lokales Auswachsen bestimmter Idioblasten (**Trichoblasten**) der noch jungen Epidermis entstehen entweder warzige Strukturen (**Papillen**) oder ein- bis mehrzellige Pflanzenhaare (**Trichome**). Durch Haare können Epidermen über ihre Funktion als reines Abschlussgewebe hinaus zusätzlich **Absorptions- oder Sekretionsaufgaben** übernehmen. Pflanzenhaare sind sehr vielgestaltig; gelegentlich findet man sogar mehrere Haartypen an ein und demselben pflanzlichen Organ. Das macht **Pflanzenhaare** zu **wichtigen diagnostischen Merkmalen** bei der Analyse pflanzlicher Drogen. Bestimmte Haartypen haben auch systematische Bedeutung aufgrund ihres auf eine bestimmte Pflanzengruppe begrenzten Auftretens (Stern-, Spin-

◘ **Tab. 2.3** Haare als pharmakognostische Merkmale

Merkmal	Drogenbeispiele
Einzellige Haare (meist spitz auslaufend oder keulig)	
Mit warziger Cuticula	Anisi fructus (Anisfrüchte), Sennae folium (Sennesblätter)
Dünnwandig	Tiliae flos (Lindenblüten), Melissae folium (Melissenblätter)
Dickwandig	Crataegi folium cum flore (Weißdornblätter mit Blüten), Juglandis folium (Walnussblätter)
Büschelig	Althaeae folium (Eibischblätter),
Zusammenstehend	Malvae folium (Malvenblätter)
Mehrzellige Haare	
Borstenhaare	Menthae piperitae folium (Pfefferminzblätter), Salviae folium (Salbeiblätter)
Peitschenhaare	Farfarae folium (Huflattichblätter)
T-Haare	Absinthii herba (Wermutkraut)
Zwillingshaare	Arnicae flos (Arnikablüten)
Pappushaare	Arnicae flos u. a. Asteraceen-Drogen
Stern- und Etagenhaare	Tiliae flos (Lindenblüten), Verbasci flos (Wollblumenblüten)
Köpfchenhaare	Juglandis folium (Walnussblätter), Melissae folium (Melissenblätter)
Drüsenhaare	
Lamiaceen-Drüsenschuppen	Lamiaceen-Drogen
Asteraceen-Drüsenhaare	Asteraceen-Drogen

del- und Hirschgeweihhaare der Brassicaceae; Schildhaare der Elaeagnaceae).

Epidermishaare sind von einer Cuticula überzogen und können neben Cellulose auch noch Lignin, Kieselsäure oder Calciumcarbonat zur Versteifung enthalten. Nach ihrer Differenzierung sterben die Haarzellen vielfach ab und bilden dann einen makroskopisch sichtbaren, weißlichen Filz lufterfüllter Zellen. Die toten Haare reflektieren und streuen das einfallende Licht und wirken so als Strahlenschutz. Eine filzig-wollige Behaarung beeinflusst außerdem die Transpiration (Transpirationsschutz).

Die Nomenklatur der verschiedenen Haartypen ist uneinheitlich, eine Einteilung wird in ◘ Tab. 2.3 versucht. Auch drüsige Trichome, also Zellen oder Zellgruppen, die bestimmte Stoffe exkretieren, gehören zu den „Haaren", obwohl sie in ihrer Form nicht an solche erinnern und auch bei den Exkretionsgeweben (▶ Kap. 2.1.7) besprochen werden könnten. Grundsätzlich ist zwischen **einzelligen** und **mehrzelligen Haaren** zu unterscheiden. Haare können **einfach** oder **verzweigt** sein. Bei mehrzelligen Haaren unterscheidet sich die in die Epidermis integrierte **Fußzelle** von den anderen haarbildenden Zellen.

Einzellige Haare sind häufig „Borstenhaare", also einzeln stehende unverzweigte, mehr oder weniger abgewinkelte, spitz zulaufende Zellen. Sie können jedoch auch keulenartig ausgebildet sein oder in Büscheln zusammenstehen. Mehrzellige Haare sind noch variabler in ihrer Gestalt (◘ Abb. 2.4 A–F). Besonders zu erwähnen und voneinander zu differenzieren sind die Drüsenhaare der Lamiaceen bzw. jene der Asteraceen, zweier Pflanzenfamilien, zu denen viele Ätherisch-Öl-Pflanzen gehören. Die **Drüsenschuppen der Lamiaceen** setzen sich aus einer Stielzelle und typischerweise 8 Drüsenzellen zusammen (Ausnahmen: Orthosiphonis folium Ph. Eur., Orthosiphonblätter mit 4, Thymi herba Ph. Eur., Thymiankraut mit 12 Drüsenzellen). Die **Asteraceen-Drüsenhaare** sind von der Basis her zweireihig angelegt und enden in zwei sezernierenden Zellen. Das Exkret wird jeweils in einen Raum zwischen Haarzelle und der hier abgehobenen Cuticula abgegeben. Neben diesen beiden wichtigen Bautypen kennt man auch noch andere Arten von Drüsenschuppen. Zum Beispiel entwickeln sich am Grund der zapfenförmig angeordneten Deckblättchen des weiblichen Hopfen-Blütenstands (Strobuli lupuli Ph. Eur.) auf einer Stielzelle vielzellige, schüsselförmige Gebilde, deren

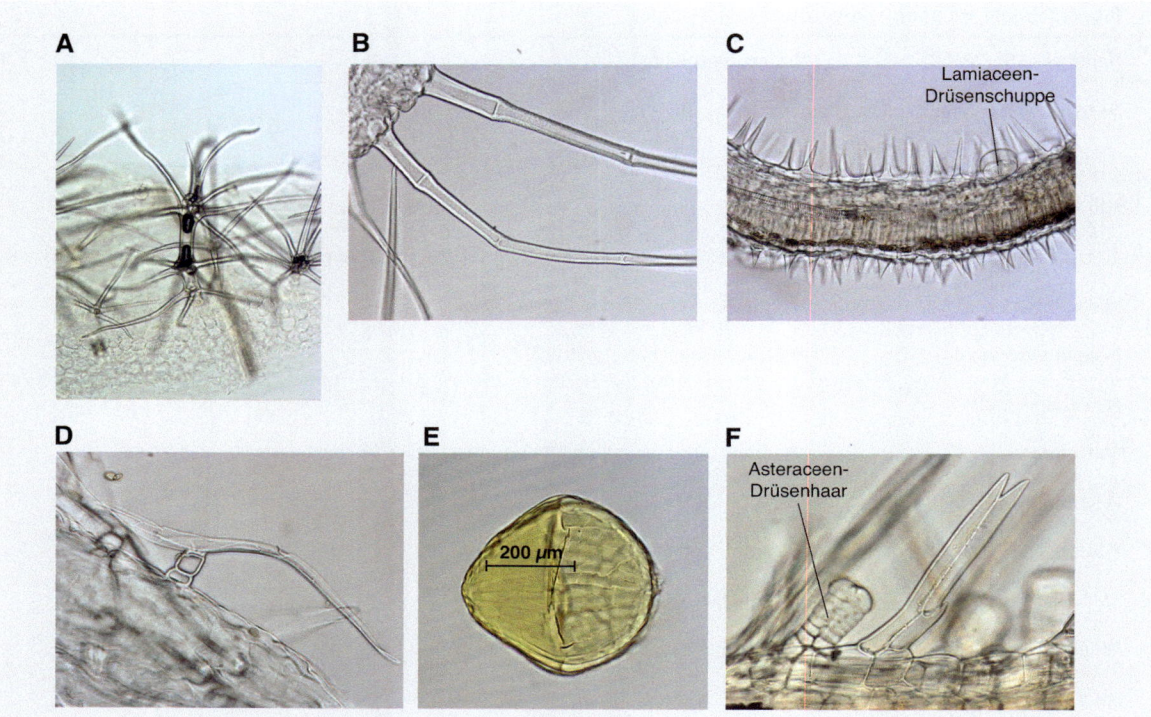

○ **Abb. 2.4 A** Etagenhaar an der Unterseite der Kronblätter der Wollblume (*Verbascum phlomoides*), **B** gegliedertes Borstenhaar an der Blattunterseite der Melisse (*Melissa officinalis*), **C** Lamiaceen-Drüsenschuppe zusammen mit Eckzahnhaaren auf der Blattunterseite von Melisse (*Melissa officinalis*), **D** T-Haar an der Blattoberfläche von Wermut (*Artemisia absinthium*), **E** Drüsenschuppe von einer weiblichen Blüte von Hopfen (*Humulus lupulus*), das Drüsenhaar ist oberhalb der Stielzelle abgebrochen, **F** Asteraceen-Drüsenhaar und Zwillingshaar an der Fruchtknotenwand von Arnika (*Arnica montana*). Aufnahmen B. Rahfeld

Subcuticularraum sich nach und nach mit einer harzigen Masse füllt. Die jetzt kugeligen Drüsenschuppen kann man durch Abklopfen und Absieben aus den Strobuli lupuli gewinnen (Glandulae lupuli, „Lupulin").

Manche Pflanzen trocken-heißer Standorte besitzen an ihren Laubblättern **Saughaare**, mit deren Hilfe der nächtliche Tau aufgesaugt und Wasser speichernden Zellen zugeführt werden kann.

Insektivore Pflanzen (z. B. *Utricularia vulgaris*, Wasserschlauch) haben **Drüsenhaare** entwickelt, die dazu geeignet sind, Fangschleime und Verdauungsfermente abzugeben bzw. verdaute Körperbestandteile der gefangenen Insekten zu absorbieren.

Wenn subepidermale Gewebeschichten an der Ausbildung von Hautausstülpungen beteiligt sind, bezeichnet man diese als **Emergenzen**. Die Tentakel des Sonnentaus sind ebenso Emergenzen wie die Stacheln (nicht Dornen!) der Rose oder die Drüsenzotten („innere Emergenzen") der Citrusfrüchte.

Sekundäres Abschlussgewebe: Kork

Sekundäre Abschlussgewebe entstehen aus einem sekundären Meristem, z. B. dem **Korkkambium (Phellogen)**. Das Korkkambium gliedert durch perikline Teilungen nach innen eine dünne parenchymatische Gewebeschicht (**Phelloderm**) ab; bei manchen Pflanzen ist das Phelloderm nur 1–3 Zelllagen stark, bei wenigen fehlt es ganz. Nach außen hin wird ein massiver, interzellularenfreier Korkkörper aufgebaut (**Phellem**). Die Gesamtheit aus Phellem, Phellogen und Phelloderm nennt man **Periderm**.

Das Phellem ist mehrschichtig und kann nur wenige Zelllagen umfassen (z. B. „Schale" der Kartoffel) oder durch längere Aktivität des Korkkambiums dicke Schichten bilden (z. B. Kork der Korkeichen). Die Wände der noch jungen Korkzellen werden mit **Suberin** akkrustiert. Normalerweise bleibt eine weitere Wandverdickung aus, sodass die Korkzellen meist eine verhältnismäßig dünne Wand besitzen. Sind die Zellwände jedoch zusätzlich verdickt und verholzt, so spricht man von Steinkork, dessen Vorkommen als diagnostisches Merkmal bei der Drogenanalyse herangezogen werden kann (z. B. Cinnamomi cortex Ph. Eur. – Zimtrinde). Ist die Wandbildung abgeschlossen, sterben die Zellen ab und die toten Zellen füllen sich mit Gas. Die Braunfärbung der meisten Korke beruht auf der Einlagerung von Gerbstoffpolymeren.

Zellen, die das Phellogen nach innen zum Zentrum hin abgibt, werden zum Phelloderm. Dessen Zellen enthalten häufig Chloroplasten und differenzieren sich meist zu einem Kollenchym oder Speicherparenchym aus, gleichen daher in Bau und Funktion dem darunter folgenden, primär entstandenen Rindengewebe (o Abb. 2.5).

Verkorkte, mehrschichtige Abschlussgewebe vermindern die Transpiration i. a. stärker als cutinisierte, einfache Epidermen. Eine völlige Verkorkung würde den Wasser- und Gasaustausch der darunter liegenden Zellen mit der Umwelt unmöglich machen. Daher ist das Korkgewebe stellenweise von Korkporen (**Lentizellen**) durchbrochen. An diesen Stellen bildet das Phellogen ein lockeres Gewebe aus interzellularenreichen, abgestorbenen, verkorkten Zellmassen (o Abb. 2.6). Die Zellen sind außerdem mit Wachskristallen besetzt, sodass die Poren unbenetzbar sind, also nicht mit Wasser „verstopft" werden können, und daher auch bei anhaltendem Regen für den Gasaustausch zur Verfügung stehen.

Kork bildet sich auch bei Verletzungen der Pflanze. Es entsteht zunächst eine Gewebewucherung der an die Wunde grenzenden Zellen, die man Wundkallus nennt. In diesem entsteht dann häufig ein Korkkambium, das einen Kork bildet, der die Wunde letztlich verschließt.

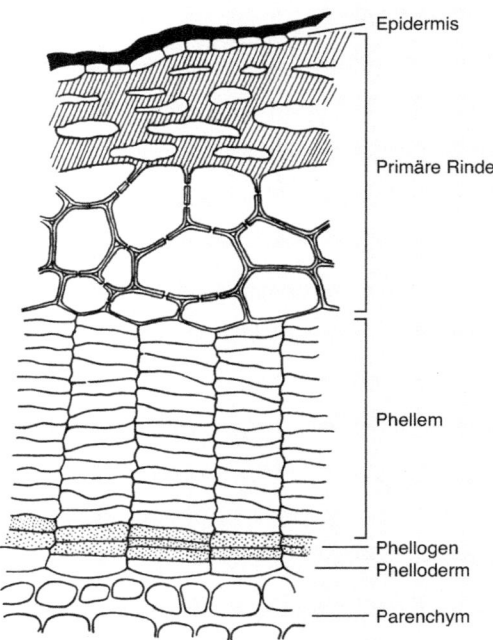

o **Abb. 2.5** Kork bei Johannisbeere (*Ribes rubrum*). Die Anlage des Phellogens erfolgt in der primären Rinde, die zugrunde geht. Kaussmann, Schiewer 1989

Hypodermis und Exodermis

Eine Zwischenstellung nehmen Gewebe ein, die erst später in der pflanzlichen Entwicklung zu Abschlussgeweben werden, aber bereits primär angelegt wurden, also nicht erst aus einem sekundären Meristem gebildet werden müssen. Solche cutinisierten, subepidermalen, lebenden Zellschichten (Hypodermis) können nach dem Verschleiß der ursprünglichen Epidermis funktionell zu Abschlussgeweben werden. Beispielsweise wird bei Wurzeln die Rhizodermis sehr rasch durch die darunter liegende Exodermis, einem ursprünglich hypodermalen Gewebe, ersetzt. Die Exodermis der Wurzel ist häufig mehrschichtig und entsteht aus den äußersten Rindenschichten durch nachträgliche Cutinisierung. Bei den Nadelblättern der Pinopsida (Gymnospermae) wird die Hypodermis zu einem festigenden, sklerotischen Element.

Die Hypodermis kann histologisch von den tiefer liegenden Schichten einer mehrschichtigen Epidermis unterschieden werden. Bedingt durch die perikline Teilung der Epidermiszellen liegen die Zellen einer mehrschichtigen Epidermis nämlich in Reihen übereinander, während dies bei hypodermalen Schichten nicht der Fall ist.

Inneres Abschlussgewebe: Endodermis

In Wurzeln, aber auch in Sprossen und Blättern wird ein inneres Abschlussgewebe angelegt, das man Endo-

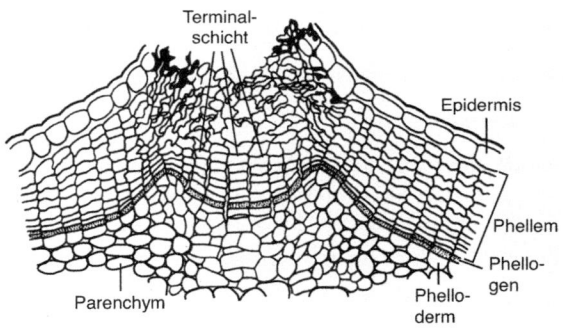

o **Abb. 2.6** Lentizellen bei Holunder (*Sambucus nigra*). Einjährige Lentizelle im Querschnitt. Das Lentizellenphellogen setzt sich auf beiden Seiten in das Korkkambium fort. Die lockeren Füllzellen sind bereits stark verwittert. Nach Kaussmann, Schiewer 1989

dermis nennt. In den Zellwänden der **primären Endodermis der Wurzel** findet man bandförmige Bereiche, die man als **Caspary-Streifen** bezeichnet. An diesen Stellen ist die Zellwand mit Lignin und Suberin-ähnlichen Substanzen inkrustiert, was den apoplastischen Transport von Wasser und Ionen in den **Zentralzylinder**, also den Bereich innerhalb der Endodermis (▸ Kap. 2.2.1), behindert. Diese Stoffe müssen folglich durch die lebenden Zellen transportiert werden und so in den Zentralzylinder gelangen. Spezifische Transportsysteme erlauben hierbei eine Selektion der aufzuneh-

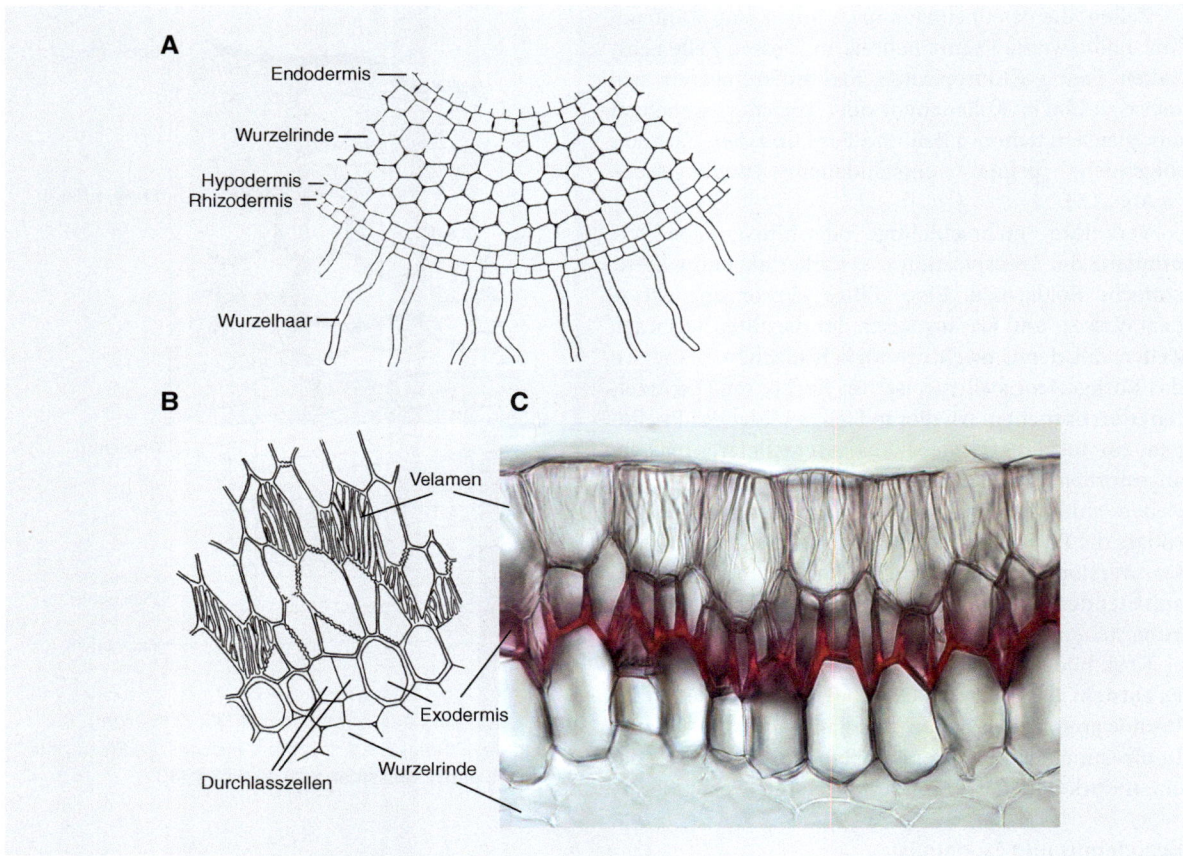

Abb. 2.7 **A** Wurzelquerschnitt einer zweikeimblättrigen Pflanze (Ausschnitt), **B** und **C** Querschnitt durch eine Luftwurzel von *Phalaenopsis* sp., mikroskopischer Schnitt angefärbt mit Sudan III. Kaussmann, Schiewer 1989, Aufnahme B. Rahfeld

menden Stoffe. In älteren Wurzelabschnitten sind häufig fast alle Endodermiszellen dünn suberinisiert, man spricht jetzt von einer **sekundären Endodermis**. Bei fortschreitender, meist asymmetrischer Wandverdickung durch Auflagerung von Celluloseschichten und Inkrustierung mit Lignin kommt es zur Ausbildung einer **tertiären Endodermis**, wie sie für die Wurzeln monokotyler Pflanzen typisch ist. Die meisten Zellen der sekundären bzw. tertiären Endodermen sind für einen Stofftransport nicht mehr geeignet. Deshalb besitzen diese Abschlussgewebe sogenannte Durchlasszellen, die über den Xylemsträngen der umschlossenen Leitgewebe liegen. Diese Zellen verbleiben im Primärstadium und gewährleisten den stofflichen Kontakt zwischen Rindenbereichen und Zentralzylinder.

Absorptionsgewebe

Die Epidermis junger Wurzelbereiche ist nicht cutinisiert; man bezeichnet sie hier als **Rhizodermis**. Die Rhizodermis ist außerdem durch einen dichten Besatz mit **Wurzelhaaren** charakterisiert (o Abb. 2.7A). Diese beiden Eigenheiten führen dazu, dass die Rhizodermis als **Absorptionsgewebe** fungiert, d. h., durch die große resorbierende Oberfläche Wasser und Nährstoffe aus dem Boden aufnehmen kann. Die Zellen der Rhizodermis sind sehr kurzlebig; nach ihrem Absterben erfüllt die **Exodermis** die Funktionen eines Abschlussgewebes (▶ Kap. 2.2.1).

An den Luftwurzeln tropischer, epiphytischer Orchideen ist häufig anstelle der Rhizodermis ein schwammig-löchriges Wasserabsorptionsgewebe entwickelt, das man als **Wurzelhülle** (Velamen) bezeichnet. Es liegt der Exodermis auf und kann Regen- und Tauwasser kapillar aufsaugen (o Abb. 2.7 B–C). Parasitische Pflanzen besitzen **Haustorien**, mit denen die Gewebe der Wirtspflanzen angezapft werden. Man unterscheidet einerseits **Wurzelparasiten** (z. B. *Orobanche* sp., Sommerwurz) von **Sprossparasiten** (z. B. *Viscum album*, Mistel) und grenzt nach anderen Gesichtspunkten **Halbparasiten** gegen **Vollparasiten** ab. Während Halbparasiten lediglich Wasser leitende Systeme des Wirtes anzapfen, müssen Vollparasiten zusätzliche Haustorien in die Assimilatleitbahnen treiben.

2.1.5 Leitgewebe und Leitbündel

Ein effizienter Stofftransport kann bei Landpflanzen einer bestimmten Größe nur durch spezielle Leitbahnen realisiert werden. Während kleine Moose ihre Bedürfnisse meist noch über einen kapillaren Transport stillen können, werden – phylogenetisch gesehen – ab den Farnen besondere Leitgewebe für den **Stofftransport** ausgebildet. Während jedoch ein Strom von **Wasser- und Nährsalzen** die Pflanze von der Wurzel zum Spross durchzieht, werden **Assimilate** von den Blättern („Source") an die Stellen des Verbrauchs bzw. der Speicherung („Sink") geleitet. Wasser- bzw. Assimilatströme nehmen meist unterschiedliche Richtungen und sind an ganz verschiedene physiologische Prozesse gekoppelt. Daher ist es verständlich, dass man in den höheren Pflanzen zwei Leitbahnsysteme antrifft, die in der Regel zu Leitbündeln zusammengefasst sind und sich z. B. als „Blattnerven" deutlich zu erkennen geben. In den **Leitbündeln** werden Stoffe über längere Strecken transportiert (**Langstreckentransport**). Davon abzugrenzen sind der **Mittelstreckentransport**, der v. a. im Apoplasten verläuft, und der **Kurzstreckentransport**, also der intrazelluläre Transport bzw. der Transport durch Membranen (▶ Kap. 1.3.5).

Die Leitungsgewebe sind durch lang gestreckte Zellen charakterisiert, wobei durch teilweise oder vollständige Auflösung aneinander schließender Zellwände lange Röhren entstehen können. Man unterscheidet das Assimilat transportierende **Phloem** vom **Xylem**, in dem der Wasser- und Salztransport erfolgt.

Phloem

Die Leitelemente des Phloems können unterschiedlich ausgebildet sein. Einen sehr ursprünglichen Typ stellen die **Siebzellen** dar, englumige prosenchymatische Zellen mit schräg stehenden Querwänden, die über **Siebporen** (erweiterte Plasmodesmata) mit den anschließenden Siebzellen verbunden sind. Aus diesem primitiven Bautyp hat sich ein kontinuierliches System aus **Siebröhrengliedern** (Siebelemente) mit größerem Durchmesser und siebartig durchbrochenen Querwänden (**Siebplatten**) entwickelt, wie es für viele Angiospermen typisch ist. Ausdifferenzierte Siebzellen und Siebröhrenglieder enthalten lebende Protoplasten ohne Zellkern und Zentralvakuole (○ Abb. 2.8). Das Zytoplasma und der ursprüngliche Zellsaft der Vakuole vermischen sich nach Auflösung des Tonoplasten zu einem wasserreichen **Miktoplasma**. Die Zellwände bleiben unverholzt. Als kernlose Zellen sind sie nicht lange aktiv; am Ende der Vegetationsperiode werden zunächst die Löcher der Siebplatten mit **Kallose** verschlossen, danach kollabieren sie und bilden zusammengepresst ein **Keratenchym**. Bei mehrjährigen Pflanzen werden für die nächste Vegetationsperiode aus Kambiumderivaten abgeleitete sekundäre Siebelemente gebildet. Bei

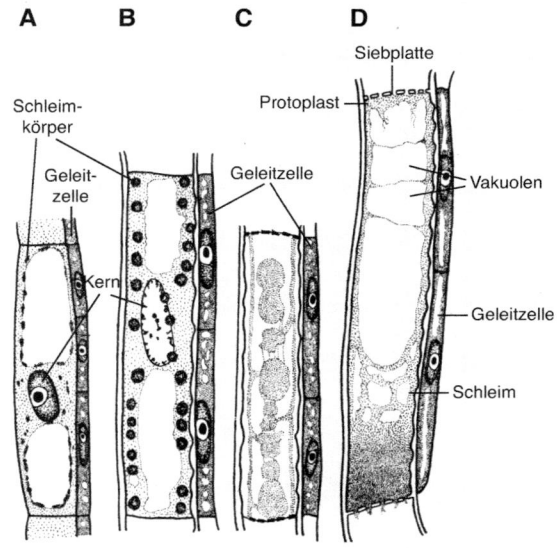

○ **Abb. 2.8** Bildung eines Siebröhrenglieds. **A** Junges Siebröhrenglied mit benachbarten Geleitzellen, einem Zellkern und den sich bildenden Schleimkörpern, **B** die Schleimkörper haben ihre maximale Größe erreicht, der stark vakuolisierte Zellkern degeneriert, die Zellwände verdicken sich, **C** der Zellkern ist verschwunden und die Schleimkörper fließen zu einer amorphen Masse zusammen, **D** Siebröhrenglied, dessen Protoplast mit jenen der oberen und unteren benachbarten Siebröhrenglieder durch Siebporen verbunden wurde. Kaussmann, Schiewer 1989

manchen Arten wird die Kallose im Frühjahr allerdings aufgelöst und die primären Siebröhren können ihre Funktion wieder aufnehmen.

Bei den Angiospermen wird von den Siebröhrengliedern durch inäquale Längsteilung eine drüsenartige, mitochondrienreiche **Geleitzelle** mit großem Kern abgespalten. Über zahlreiche Plasmodesmata ist sie mit der zugehörigen Siebröhre verbunden. Die Geleitzelle ergänzt den Stoffwechsel des Siebröhrenglieds und bildet mit diesem eine physiologische Einheit.

Bei dikotylen Pflanzen kann ein **Phloemparenchym** ausgebildet sein, in das die Siebröhren eingebettet sind. Gelegentlich findet man im Phloem auch lange, unverholzte Fasern.

Xylem

Die Wasser leitenden Elemente des Xylems bestehen im Gegensatz zu den Leitelementen des Phloems aus toten Zellen, von denen nach Absterben des Protoplasten nur die verholzten, von Tüpfeln durchbrochenen Zellwände übrig bleiben. Wasser wird durch den Transpirationsstrom nach oben gesaugt. Dabei entsteht in den Kapillarröhren ein enormer Unterdruck, der die Gefäße kollabieren ließe, wären sie nicht mit den für Wasserleitge-

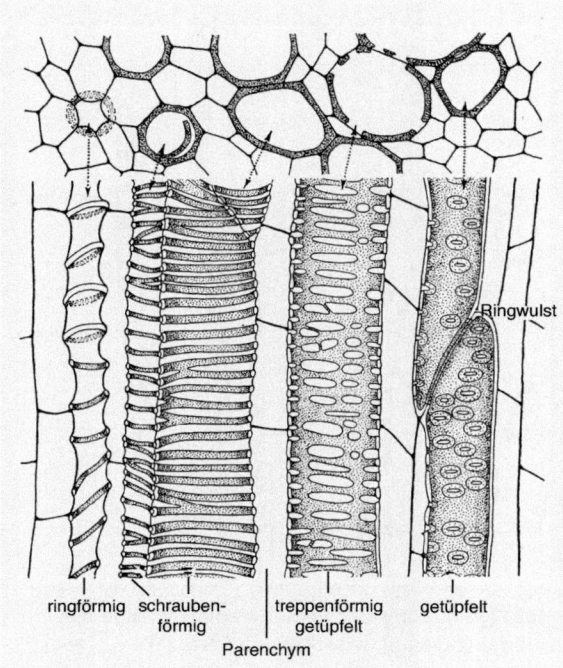

Abb. 2.9 Tracheen. **Oben** Teil des primären Xylems im Stängel von Osterluzei (*Aristolochia* sp.) im Querschnitt, **unten** im Längsschnitt. Das älteste Ringgefäß (links) ist nach Abschluss der Entwicklung passiv gestreckt worden, angrenzende Parenchymwände wölben sich in das Lumen des Gefäßes hinein, die Schraubengefäße zeigen Übergänge zu Gefäßen mit netzförmigen Wandverdickungen, die Endwände der Tüpfelgefäßelemente (rechts) sind aufgelöst, die ursprüngliche Perforationsplatte ist als Ringwulst zu erkennen. Esau 1969

fäße so typischen Wandversteifungen ausgestattet (s. u.). Man unterscheidet zwei Formen „trachealer" Wasserleitelemente, nämlich die **Tracheiden** und die **Tracheen**.

Tracheiden sind lange, schmale, in der Regel zu den Enden hin spitz zulaufende Zellen mit stark getüpfelten Endwänden, denen neben der Wasserleitfunktion auch noch eine Stützfunktion zukommt. Die Wände der Tracheiden sind unregelmäßig verdickt und stark verholzt. Im primären Xylem sieht man hauptsächlich Tracheiden mit ring-, schrauben-, leiter- oder netzartigen Wandverdickungen. Sie treten gehäuft z. B. in den Nervenendigungen der Blätter auf. Im sekundären Xylem, das während des sekundären Dickenwachstums gebildet wird (▸ Kap. 2.3.1), finden sich außerdem Tracheiden mit Hoftüpfeln. Die Tracheiden der Gymnospermenhölzer haben größere Querschnitte und setzen durch schräg stehende, getüpfelte Querwände dem Wasserstrom einen geringeren Widerstand entgegen. Sie bilden dort auch überwiegend den tragenden Stamm. Tracheiden sind die ursprünglichere Form der Wasserleitelemente und für Farne und Nacktsamer typisch, wo Tracheen nur vereinzelt angetroffen werden.

Bedeutend kürzer und weitlumiger (60 bis über 700 µm!) als die Tracheiden sind die **Tracheenglieder**, deren Querwände meist bis auf einen wandständigen Wulst aufgelöst werden, sodass lange **Tracheen (Gefäße)** entstehen. Wegen ihres geringeren Strömungswiderstands sind Tracheen wesentlich leistungsfähiger als Tracheiden. Sie haben ausschließlich Wasserleitfunktion, die Stützfunktion wird von einem anderen Gewebe übernommen (Holzfasern, s. u.). Die Gefäße noch wachsender Organe haben charakteristische, lignifizierte Wandverdickungen. Ähnlich wie bei den Tracheiden finden wir schraubig angeordnete oder ringförmige Verdickungsleisten (◦ Abb. 2.9). Solche Gefäße sind bis zu einem gewissen Grade form- und dehnbar, können sich also dem wachsenden Gewebe anpassen. Bei netzartigen Wandversteifungen ist dies schon kaum mehr möglich und bei den Tüpfelgefäßen und den weitlumigen Hoftüpfelgefäßen praktisch ausgeschlossen.

Bruchstücke von Tracheen und Tracheiden können wichtige diagnostische Merkmale zur Identifizierung von Pulverdrogen darstellen. In Blatt- oder Blütendrogen sollte man nur Ring- oder Schraubengefäße finden, während das Vorkommen von Tüpfelgefäßen auf Holz- oder Wurzeldrogen hindeutet.

Tracheen und Tracheiden sind jeweils umgeben von lebenden **Holzparenchymzellen** und begleitet von **Holzfasern**, die in Form und Größe den Tracheiden ähneln, jedoch dickere Zellwände und keine Hoftüpfel besitzen. Zwischen Holzfasern und Tracheiden gibt es Übergangsformen, die **Fasertracheiden**. Außerdem erkennt man gelegentlich ein- oder mehrzellige Fasern aus lebenden Zellen, die morphologisch zwischen Holzfasern und Holzparenchymzellen einzuordnen sind. Man nennt sie **Ersatzfasern**.

Leitbündel

Die Leitgewebe von Wurzel, Sprossachse, Blättern und anderen Organen sind in der Regel zu Leitbündeln zusammengefasst. Diese sind immer von einer interzellularenfreien **Bündelscheide** umgeben, die aus parenchymatischen, sklerenchymatischen oder einer Mischung beider Zelltypen besteht. Die Leitbündel durchziehen die gesamte Pflanze, wobei sich das zentrale **Sammelleitbündel** der Wurzel beim Übergang zum Spross in einzelne Leitbündel aufspaltet, die sich ihrerseits stark verzweigen, um an der Peripherie, z. B. in den Blattnerven höherer Ordnung (▸ Kap. 2.4.1), schließlich zu enden. Nach der Anordnung und Lage von Xylem und Phloem zueinander unterscheidet man verschiedene Leitbündeltypen, die teilweise organ- oder taxonspezifisch sind (◦ Abb. 2.10). Damit sind die Leitbündel ein wichtiges diagnostisches Merkmal bei

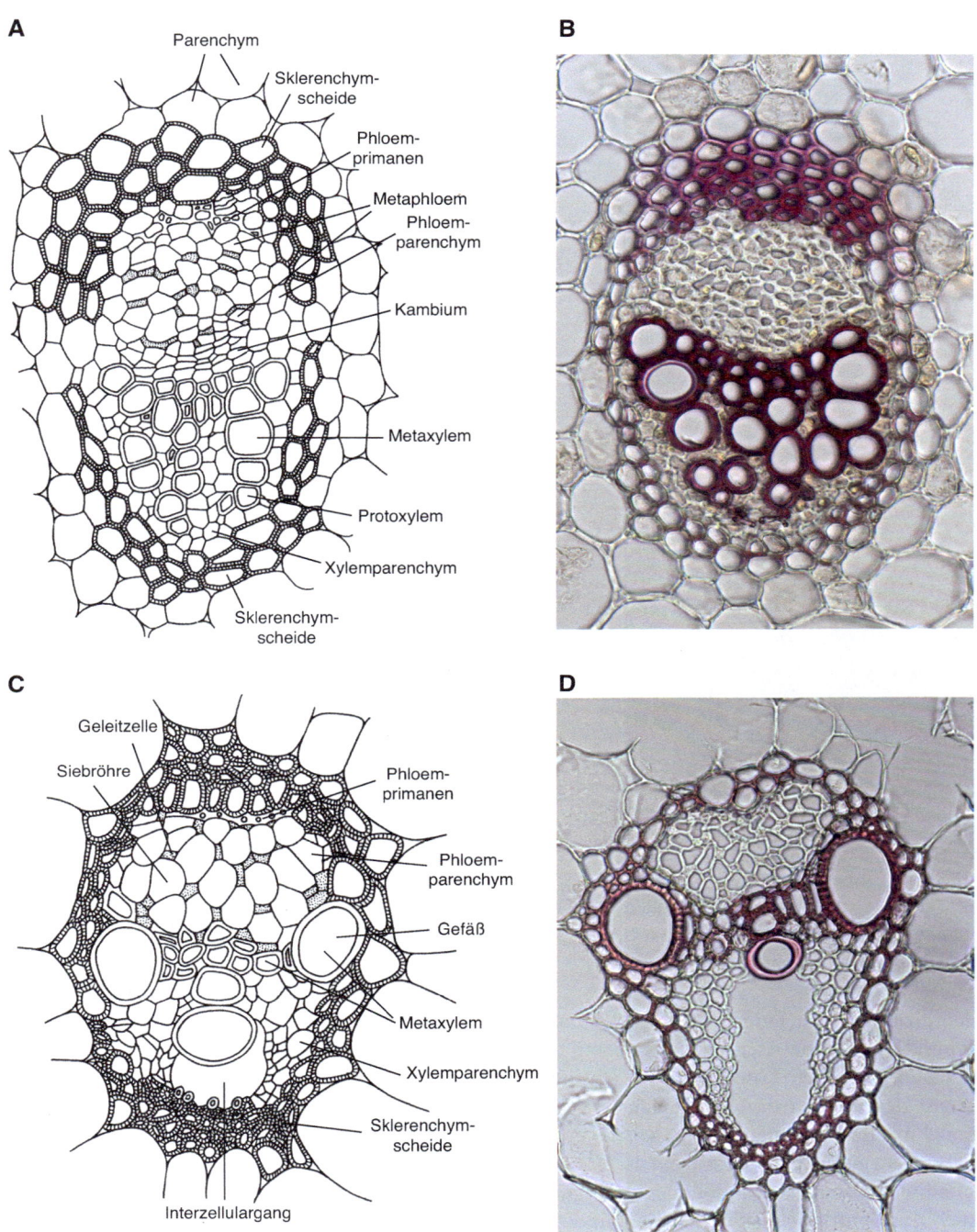

Abb. 2.10 A, B Querschnitt durch ein offen kollaterales Leitbündel eines Ausläufers von Hahnenfuß (*Ranunculus repens*). Zwischen Holz- und Siebteil ist ein faszikuläres Kambium eingeschaltet, in dessen Nachbarschaft die sklerenchymatische Bündelscheide durchbrochen ist. C, D Querschnitt durch ein geschlossen kollaterales Leitbündel im Spross von *Zea mays*. Aufnahmen B. Rahfeld. (Fortsetzung ▸)

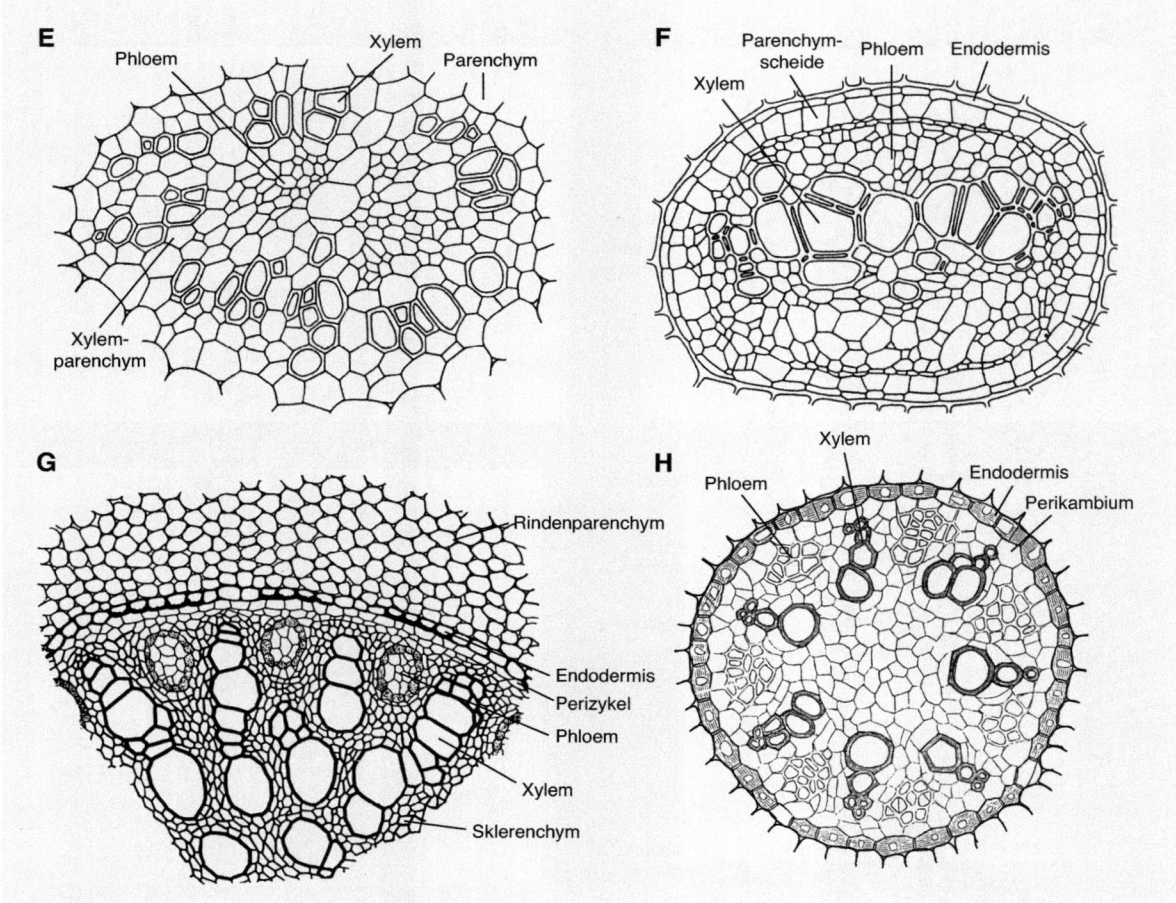

Abb. 2.10 E Leptozentrisches Leitbündel aus dem Zentralzylinder von *Iris germanica*, das zentrale Phloem ist von Xylem umgeben. Dazwischen liegt Xylemparenchym. **F** Hadrozentrisches Leitbündel im Rhizom von *Polypodium glaucophyllum*, das zentrale Xylem wird von Phloem umgeben. Kaussmann, Schiewer 1989. **G** Polyarches Gefäßbündel einer Adventivwurzel von *Veratrum album* (Ausschnitt). Karsten et al. 1962. **H** Heptarches Gefäßbündel einer Adventivwurzel von *Primula auricula*. Nach Haberlandt 1924

der Identifizierung von Drogen. Zunächst kann man die Leitbündel in konzentrische, kollaterale und radiäre Bündel einteilen. Bei den **konzentrischen Leitbündeln** umschließt das Phloem das Xylem oder umgekehrt. Leitbündel mit Innenxylem sind bei Farnen verbreitet, man bezeichnet sie auch als **hadrozentrische Leitbündel**. Leitbündel, in denen das Phloem innen liegt, nennt man auch leptozentrische Leitbündel; man findet sie in Rhizomen der **Monocotyledoneae**.

Der häufigste und variabelste Typ ist der des **kollateralen Leitbündels**. Liegen Xylem- und Phloemstränge direkt nebeneinander, nennt man es ein **geschlossen kollaterales Leitbündel**. Man findet diesen Typ in den Sprossen und Rhizomen der **Monocotyledoneae**. Sind Phloem und Xylem durch die meristematische Schicht eines faszikulären Kambiums voneinander getrennt, spricht man von einem **offen kollateralen Leitbündel**. Es ist der gewöhnliche Leitbündeltyp in den Sprossen der **Dicotyledoneae**. Eine Sonderform stellt das **bikollaterale Leitbündel** dar, bei dem ein Xylemstrang von zwei äußeren, einander gegenüber liegenden Phloemsträngen begleitet wird. Bikollaterale Leitbündel sind typisch für Nachtschatten-, Hundsgift-, Kürbis- und Enziangewächse.

Nicht ganz korrekt bezeichnet man das Sammelleitbündel, das im **Zentralzylinder primärer Wurzeln** anzutreffen ist, im Allgemeinen als **radiäres Leitbündel**. Mehrere Xylem- und Phloemstränge liegen hier nebeneinander und sind durch parenchymatische Bereiche voneinander getrennt. Dies ergibt insgesamt eine radiärsymmetrische, strahlige Anordnung der Leitelemente. Bei den **dikotylen Angiospermen** und auch den **Pinopsida** findet man gewöhnlich wenigstrahlige (2–8), sogenannte **oligarche Bündel**, während die Wurzeln von Vertretern der Liliidae innerhalb der Angiospermae durch **polyarche Bündel** (20–50) gekennzeichnet sind.

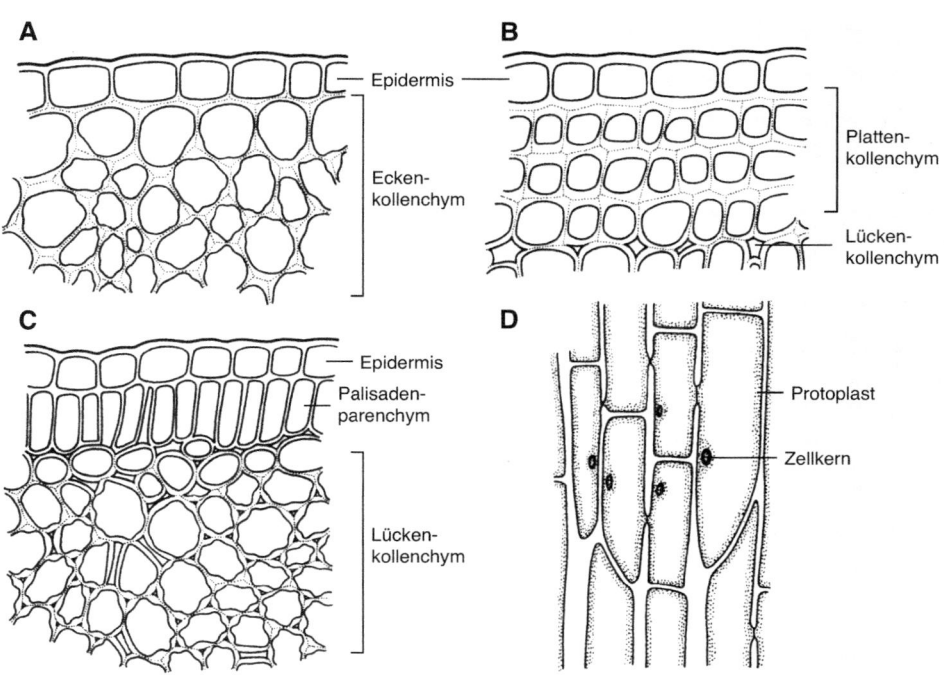

Abb. 2.11 Kollenchym. **A** Eckenkollenchym bei Kürbis (*Cucurbita pepo*), **B** Plattenkollenchym mit Übergang zu Lückenkollenchym bei Kartoffel (*Solanum tuberosum*), **C** Lückenkollenchym bei Tabak (*Nicotiana tabacum*), **D** Kollenchym eines Blattstiels von Salbei im Längsschnitt (*Salvia sclarea*). Kaussmann, Schiewer 1989

2.1.6 Festigungsgewebe

Kleine krautige Pflanzen und zarte Organe größerer Pflanzen verdanken ihre Festigkeit dem Zusammenspiel zwischen Turgor der Vakuole und Gegendruck der Zellwände. Mit zunehmender Vergrößerung der Pflanzen bzw. Organe erhöhen sich die Anforderungen an ihre Festigkeit. Hier treten besondere Festigungsgewebe (**Stereome**) in Funktion, die durch Verstärkungen und Versteifungen der Zellwände die hohe Druck- und Zugbelastung mancher pflanzlicher Organe gewährleisten. Auf die Bedeutung von Tracheiden als Festigungselemente wurde bereits weiter oben hingewiesen. Aber auch spezielle **Festigungsgewebe** tragen zur Versteifung von Sprossen, Blättern und Wurzeln bei.

Kollenchyme bestehen aus lebenden, prosenchymatischen Zellen. Hier werden bestimmte Zonen der Zellwand durch abwechselnde Pektin- und Celluloseauflagerungen lamellenartig verstärkt. Eine Lignifizierung (Verholzung) findet nicht statt; daher ist die Festigkeit solcher Gewebe nur mäßig. Kollenchyme finden sich bevorzugt in noch wachsenden Pflanzenteilen, typischerweise in den subepidermalen Bereichen von Blattstielen und Stängeln.

Werden nur die Längskanten der Zellen verdickt, so entsteht ein **Kanten-** oder **Eckenkollenchym**. Wenn ganze Längswände verstärkt werden, spricht man von einem **Plattenkollenchym**. In interzellularenreichen Geweben kann es zur Ausbildung eines **Lückenkollenchyms** kommen. Hier sind die verdickten Zellwandleisten um den Interzellularraum angeordnet. Die genannten Typen (Abb. 2.11) können nebeneinander vorkommen, außerdem gibt es Übergangsformen. In älteren Geweben können Kollenchymzellen zu Sklerenchymzellen (s. u.) werden und absterben.

Sklerenchyme sind aus abgestorbenen Zellen aufgebaut. Die Zellwände sind durch aufgelagerte Celluloseschichten stark und gleichmäßig verdickt. Es entstehen englumige Zellen, die man als **Sklerenchymfasern** bezeichnet, wenn sie aus prosenchymatischen Zellen gebildet wurden (Abb. 2.12). Wegen ihres typischen Vorkommens im Holz oder Xylem bzw. in der sekundären Rinde unterscheidet man **Holzfasern** bzw. **Bastfasern** begrifflich von den Sklerenchymfasern anderer Pflanzenteile. Aus ursprünglich parenchymatischen Zellen entstehen **Steinzellen** (Sklereiden). Übergangsformen, also längliche Steinzellen oder relativ kurze Sklerenchymfasern (z. B. Cinchonae cortex, Chinarinde) sind bekannt, sodass eine klare Abgrenzung nicht immer möglich ist. Meist sind die Wände sklerenchymatischer Zellen zusätzlich lignifiziert. Ausnahmen können von diagnostischem Interesse sein: Althaeae radix Ph. Eur. (Eibischwurzel) besitzt als Charakteristikum unverholzte, an den Enden gegabelte Sklerenchymfasern.

Zusammenliegende Fasern bilden mechanisch sehr belastbare **Faserbündel**, die man besonders in Sprossen, aber auch in Wurzeln antrifft. Bei pflanzlichen

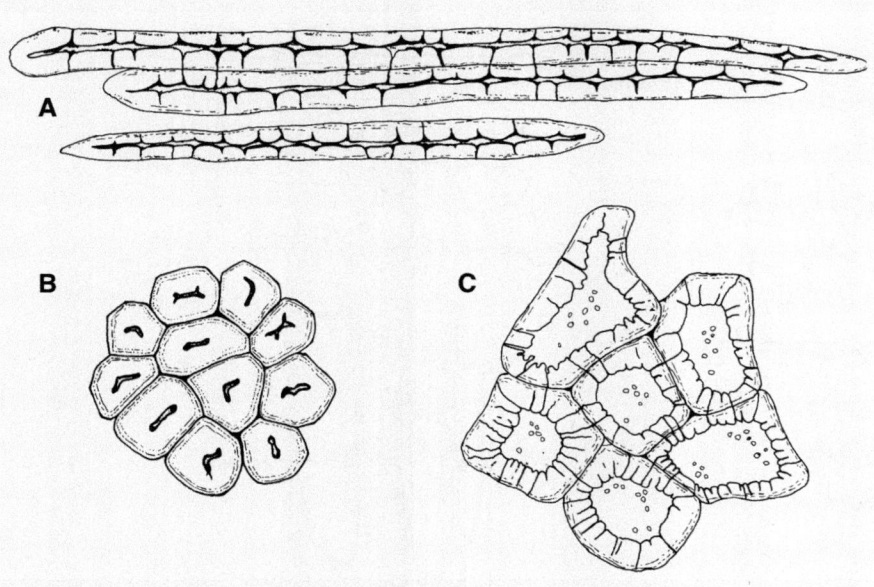

Abb. 2.12 Sklerenchymzellen. **A** Sklerenchymfasern bei Chinarinde (*Cinchona pubescens*), längs, **B** Sklerenchymfasern bei Oleander (*Nerium oleander*), quer, **C** Steinzellen bei Zimt (*Cinnamomum ceylanicum*)

Organen, die sich durch Biegbarkeit und Zugbelastbarkeit auszeichnen, also z. B. Wurzeln oder Stängeln flutender Wasserpflanzen, sind die Festigungsgewebe meist zentral angeordnet (Kabelbauweise). Bei biegungsfesten Strukturen, z. B. den Sprossachsen, liegen die Festigungselemente zweckmäßigerweise peripher (Verbundbauweise).

Steinzellen (Sklereiden) treten häufig als Idioblasten auf, können aber auch Verbände bilden, die eine schützende und stützende Funktion erfüllen (o Abb. 2.12). Solche Verbände von Steinzellen findet man im Perikarp von Steinfrüchten und Nüssen oder als **Steinzellnester** im Rindengewebe vieler Holzgewächse. Das Vorkommen von Steinzellen kann als diagnostisches Merkmal zur Identifizierung von Drogen herangezogen werden. So können die Faulbaumrinden u. a. aufgrund der Anwesenheit von Steinzellen differenziert werden (Frangulae cortex Ph. Eur. ohne Steinzellen).

2.1.7 Exkretionsgewebe und Exkretzellen

Die verschiedenartigsten Stoffe können von Pflanzen nach ihrer Bildung oder Aufnahme über spezielle Zellen und Gewebe ab- bzw. ausgeschieden werden. Eine Unterteilung der Ausscheidungen, welche deren stofflich-funktionelle Zusammensetzung in den Vordergrund stellt und „überflüssige und störende Stoffe" als Exkrete, „Stoffe, die eine bestimmte Funktion erfüllen" jedoch als Sekrete bezeichnet, scheint bei Pflanzen wenig zweckmäßig. Während man die Ausscheidung von Verdauungsflüssigkeit durch insektivore Pflanzen noch am ehesten als „Sekretion" bezeichnen könnte, stellen die pharmazeutisch relevanten pflanzlichen Ausscheidungen, etwa ätherische Öle, Harze, Balsame, Milchsäfte oder Schleime eher Exkrete dar, obwohl viele dieser Ausscheidungen Funktionen in den Beziehungen der Pflanze zu ihrer belebten und unbelebten Umwelt erfüllen können. Der Einfachheit halber sollen hier alle flüssigen pflanzlichen Ausscheidungen als Exkrete angesprochen werden. Exkrete werden von speziellen **Drüsenzellen** gebildet und von diesen i. a. auch ausgeschieden. Eine Ausnahme bilden z. B. die Nektarien der Blüten, die vermutlich von den Siebzellen gespeist werden. Drüsenzellen treten meist einzeln auf; seltener sind mehrere Zellen zu Drüsengeweben zusammengeschlossen. Exkrete können ausgeschieden werden, aber auch intrazellulär im Zytoplasma, den Plastiden oder in der Vakuole abgelagert werden. Häufig werden sie jedoch in den Apoplasten entlassen, wo sie in **Exkretbehältern** oder Öl- bzw. **Harzgängen** gelagert werden. Die Annahme, Komponenten pflanzlicher Exkrete könnten nicht mehr in den Stoffwechsel zurückgeführt werden, lässt sich nach neueren Untersuchungen nicht halten.

Der Ausscheidungsvorgang selbst kann nach unterschiedlichen Mechanismen erfolgen. Werden Exkrete durch Vesikeltransport (Exozytose) ausgeschieden, spricht man von **granulokriner Ausscheidung**. Sehr häufig ist der Golgi-Apparat an diesem Ausscheidungsweg beteiligt; es können so auch Makromoleküle sezerniert werden. An der **ekkrinen Ausscheidung** sind keine Vesikel beteiligt; hier erfolgt der Transport direkt durch die Zytoplasmamembran. Die meisten lipophilen Substanzen werden auf diese Art ausgeschieden. Bei der **holokrinen Ausscheidung** wird die Substanz durch Auflösung der Zelle frei und entweder in Exkreträumen gespeichert oder nach außen abgegeben.

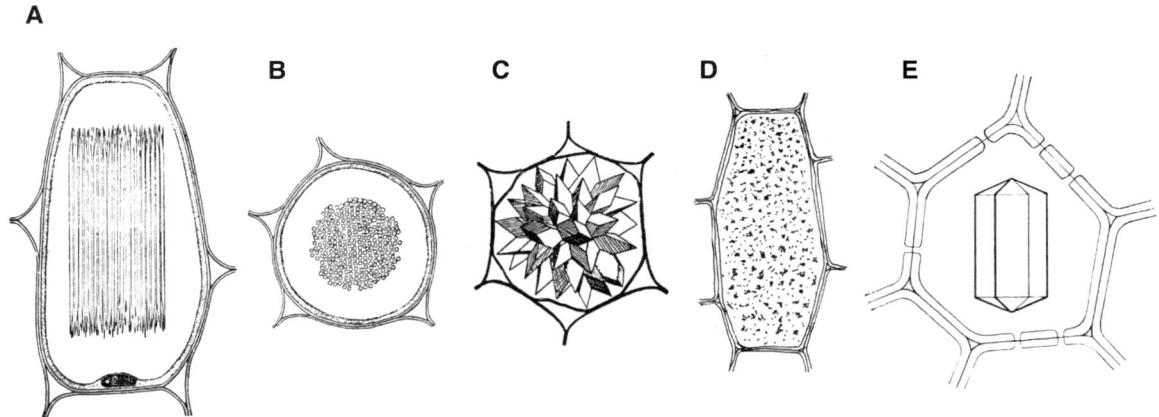

Abb. 2.13 Calciumoxalat-Kristalle. **A** Raphiden längs und **B** quer bei Springkraut (*Impatiens* sp.), **C** Druse bei Feigenkaktus (*Opuntia* sp.), **D** Kristallsand in Nachtschatten (*Solanum* sp.), **E** Einzelkristall in Vanille (*Vanilla* sp.). Deutschmann et al. 1992

Kristallzellen

Prinzipiell können Exkrete innerhalb oder außerhalb der Zelle zu finden sein, allerdings werden die meisten erst durch spezifische Färbereaktionen sichtbar. Eine wichtige Ausnahme bilden Kristalle, die meist intrazellulär in der Zentralvakuole heranwachsen und in Organ- und Gewebeschnitten sofort auffallen. Sie können in Größe, Form und ihrer Lage zueinander (o Abb. 2.13) ganz charakteristisch für bestimmte Drogen sein und deshalb zu deren Identifizierung herangezogen werden. So können beispielsweise Blätter und Blattpulver der Solanaceen-Drogen der Arzneibücher (Belladonnae folium Ph. Eur., Belladonnablätter, Hyoscyami folium Ph. Eur., Hyoscyamusblätter, Stramonii folium Ph. Eur., Stramoniumblätter) leicht anhand ihrer Kristallstrukturen unterschieden werden.

Milchröhren

Bei manchen Pflanzen, besonders aus den Familien Euphorbiaceae, Papaveraceae und Asteraceae, tritt nach Verletzung ein meist milchigweißer oder gelber Saft aus. Dieser **Milchsaft** ist der Zellsaft weit verzweigter schlauchförmiger Exkretbehälter, die man als **Milchröhren** bezeichnet. Die bis zu mehrere Meter messenden Milchröhren sind lebende, vielkernige Zellen. Nach ihrer Entstehung unterscheidet man gegliederte und ungegliederte Milchröhren.

Ungegliederte Milchröhren entstehen aus wenigen, schon im Keimling erkennbaren Einzelzellen. Sie halten mit dem Spitzenwachstum Schritt, verzweigen sich, treten aber nie miteinander in Verbindung. Ungegliederte Milchröhren findet man z. B. bei den Apocynaceae (*Nerium oleander*, Oleander) und den Cannabaceae (*Cannabis sativa*, Hanf). **Gegliederte Milchröhren** entstehen aus Meristemzellen, die zu gestreckten Zellen differenzieren, deren Trennwände früh löchrig werden und sich schließlich mehr oder weniger vollständig auflösen. Durch weitere Verwachsungen (**Anastomosen**) können netzartig verbundene Röhrensysteme gebildet werden (o Abb. 2.14). Gegliederte Milchröhren findet man z. B. bei den Papaveraceae (*Chelidonium majus*, Schöllkraut), der Unterfamilie Cichorioideae der Asteraceae (*Taraxacum officinale* agg., Löwenzahn) und einigen Euphorbiaceae (*Hevea brasiliensis*, Parakautschukbaum).

Harzgänge und Exkretbehälter

Wenn Gruppen benachbarter Zellen eines begrenzten Bereichs zu Drüsenzellen differenzieren, können auf unterschiedliche Weise **Exkretbehälter** gebildet werden. **Lysigene Exkretbehälter** entstehen durch Auflösung aneinander grenzender Wände der Drüsenzellen. Der so entstandene Exkretraum wird von einer verkorkten Wand umgeben. **Schizolysigene Exkretbehälter** sind von lysigen entstandenen nicht zu unterscheiden. Während ihrer Bildung geht jedoch der Auflösung der Zellwände die Bildung eines Interzellularraums voraus. **Schizogene Exkretbehälter** sind aus aktiv sezernierenden Drüsenzellen und einem schizogen entstandenen Interzellularraum zusammengesetzt.

In vielen Fällen werden Exkrete in schizogen entstandenen, langen Exkretgängen akkumuliert, die mit einem Drüsenepithel ausgekleidet sind. Ähnlich wie die Milchröhren können diese **Harzgänge**, die man v. a. bei Nadelhölzern findet, stark verzweigt sein und beachtliche Länge erreichen. Die zähflüssigen Exkrete – **Harze** oder **Balsame** – treten bei Verletzung aus und erstarren an der Luft. Lang gestreckte schizogene Exkretbehälter, die ätherisches Öl enthalten, bezeichnet man auch als **Ölstriemen** oder **Ölgänge**, während

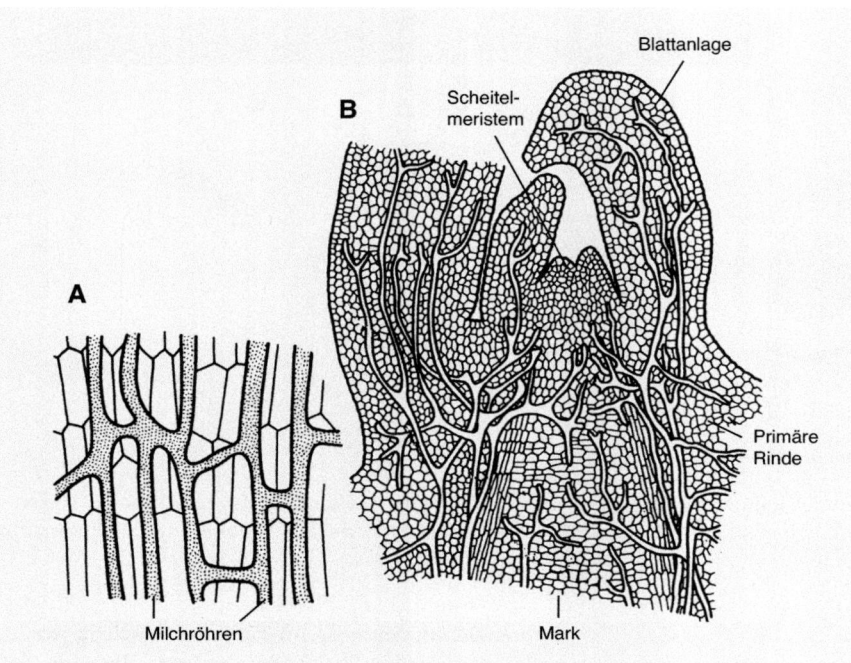

Abb. 2.14 Milchröhren. **A** Gegliederte Milchröhren in der Rübe von Schwarzwurzel (*Scorzonera hispanica*), **B** ungegliederte, verzweigte Milchröhren in der Sprossspitze und den jungen Blattanlagen der Wolfsmilch (*Euphorbia alcicornis*). Kaussmann, Schiewer 1989

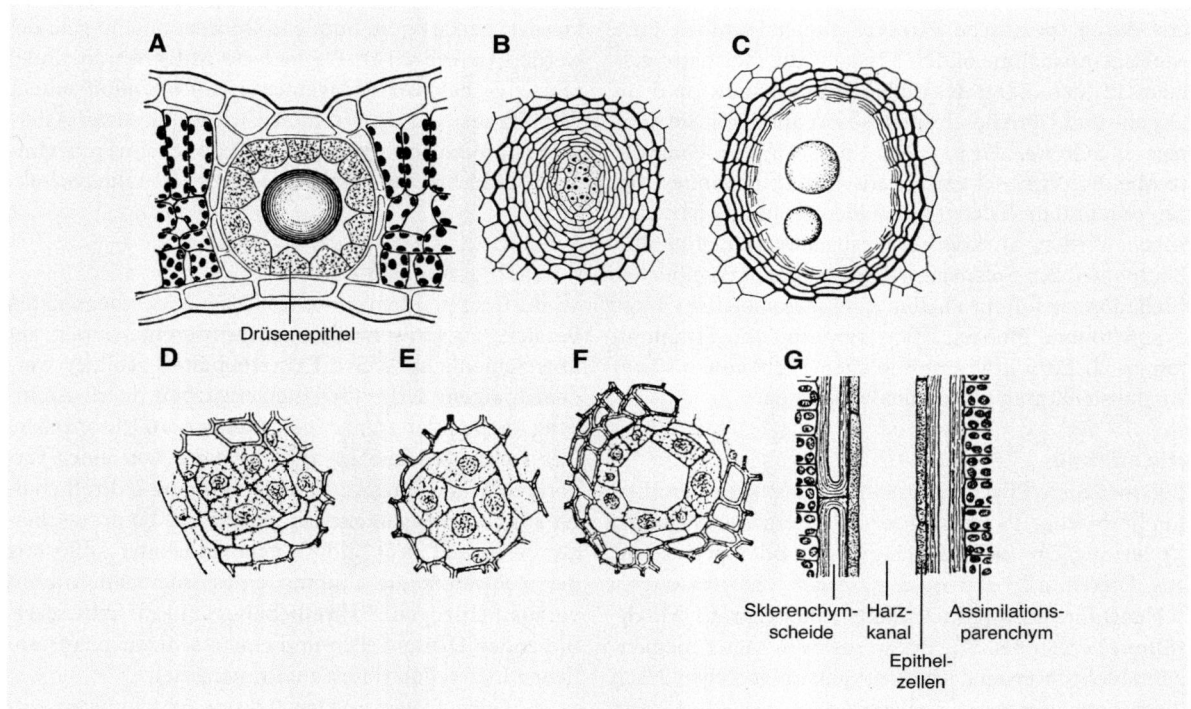

Abb. 2.15 Exkretbehälter und -gänge. **A** Querschnitt durch das Laubblatt von Johanniskraut (*Hypericum perforatum*) im Bereich eines schizogenen Ölbehälters, **B** und **C** lysigener Ölbehälter aus der Fruchtschale der Pomeranze (*Citrus aurantium*) vor und nach der Auflösung, **D–F** schizogene Entstehung eines Harzkanals im Holz von *Pinus*, **G** Harzkanal aus dem Blatt von Pinus im Längsschnitt. Deutschmann et al. 1992

Schleimgänge quellfähige Polysaccharide enthalten (z. B. Tiliae flos Ph. Eur., Lindenblüten). Exkretgänge sind häufig von einer Sklerenchymscheide umgeben (o Abb. 2.15). Über das Vorkommen der verschiedenen Exkretbehälter und -gänge informiert die ◻ Tab. 2.4.

◻ **Tab. 2.4** Vorkommen der verschiedenen Exkretbehälter und -gänge

Pflanzenfamilien	Drogenbeispiele
Lysigene Exkretbehälter und -gänge	
Rutaceae	Bucco folium (Buccoblätter), Aurantii flos (Orangenblüten)
Schizogene, kugelige Exkretbehälter und -gänge	
Hypericaceae	Hyperici herba (Johanniskraut)
Myrtaceae	Eucalypti folium (Eukalyptusblätter)
Schizogene, lang gestreckte Exkretbehälter und -gänge	
Apiaceae	Angelicae radix (Angelikawurzel), Levistici radix (Liebstöckelwurzel), Anisi fructus (Anisfrüchte), Carvi fructus (Kümmelfrüchte), Coriandri fructus (Korianderfrüchte), Foeniculi fructus (Fenchelfrüchte)
Araliaceae	Ginseng radix (Ginsengwurzel), Hederae folium (Efeublätter)
Asteraceae	Pyrethri flos (Insektenblüten)
Burseraceae	Myrrha (Myrrhe)

Andere Exkretionsorgane

Aus **Hydathoden** (Wasserspalten) kann flüssiges Wasser ausgeschieden werden. Diesen Vorgang nennt man **Guttation**. Die Hydathoden sind ähnlich den Spaltöffnungen gebaut, aber nicht regulierbar. Sie sind an Blatträndern zu finden und stehen mit dem Wasser leitenden Xylem (▶ Kap. 2.3.1) in Verbindung. Die „Tautropfen" an den Blättern der Kapuzinerkresse (*Tropaeolum majus*) werden in Wirklichkeit durch Hydathoden ausgeschieden. Die **Verdauungsdrüsen** mancher insektivoren Pflanzen ähneln in ihrem Bau den Hydathoden (z. B. *Drosera rotundifolia*, Sonnentau). Schließlich scheiden viele Nektarien ihr Exkret über den Hydathoden vergleichbare **Nektarspalten** ab.

Zu den Exkretionsorganen zählen auch die **Harzdrüsen** an Knospenschuppen (*Aesculus hippocastanum*, Rosskastanie) und die Salzdrüsen (*Tamarix* sp., Tamariske), die **Salzlösungen** aktiv nach außen abscheiden.

2.2 Wurzel

2.2.1 Struktur und Funktion

Alle **Kormophyten** (Sprosspflanzen) sind in die drei Grundorgane **Wurzel, Sprossachse** und **Blätter** gegliedert. Die meisten **Wurzeln** dienen der **Verankerung** der Pflanze im Boden, der **Aufnahme** von **Wasser** und Ionen und der **Speicherung** von **Reservestoffen**. Die einzelnen Aufgaben können in verschiedenen Wurzeltypen oder -bereichen mehr oder weniger stark betont sein. So sind beispielsweise die Wurzelhaarzonen wachsender Wurzeln nur 1–2 cm lang; das reicht jedoch aus, um eine riesige Absorptionsfläche bereitzustellen. Je nach Pflanze und Standort können Wurzelsysteme breite Netze in den obersten Bodenhorizonten bilden oder bis zu 10 m in die Tiefe vordringen. Je langlebiger eine Pflanze ist, desto komplexer und differenzierter ist ihr Wurzelsystem.

Bewurzelungstypen

Schon im Embryo wird die Primärwurzel angelegt. Aus dem Perizykel der Primärwurzel werden **Seitenwurzeln** gebildet, die sich ihrerseits verzweigen können. Bei den Dicotyledoneae bleibt die Primärwurzel meist erhalten und entwickelt sich durch ausgeprägtes sekundäres Dickenwachstum zur **Hauptwurzel**, im typischen Fall zu einer Pfahlwurzel. Da Haupt- und Seitenwurzeln sich hinsichtlich ihrer Entstehung und Form unterscheiden, spricht man hier auch von **Allorhizie** (Verschiedenwurzligkeit). **Homorhizie** (Gleichwurzligkeit) bedeutet, dass alle Wurzeln gleich gestaltet sind. Eine **primäre Homorhizie** ist typischerweise bei Farnen anzutreffen, die als Sporenpflanzen ja keine Keimlingswurzel haben, die sich zu einer Hauptwurzel entwickeln könnte. Alle Wurzeln entstehen primär auf die gleiche Art und Weise, nämlich sprossbürtig unmittelbar unter den Blattbasen. Bei den **Monocotyledoneae** verkümmert die Primärwurzel frühzeitig und wird durch **sprossbürtige Wurzeln** ersetzt. Die Wurzeln des fertig ausdifferenzierten Wurzelsystems sind gleichartig; man spricht hier von **sekundärer Homorhizie**.

Anatomischer Bau
Primärer Bau der Wurzel

Die Keimwurzel der Samenpflanzen bzw. die sprossbürtigen Wurzeln der Sporenpflanzen wachsen zu funktionsfähigen Absorptions- und Festigungssystemen heran, die zunächst aus dünnen, biegsamen Wurzeln

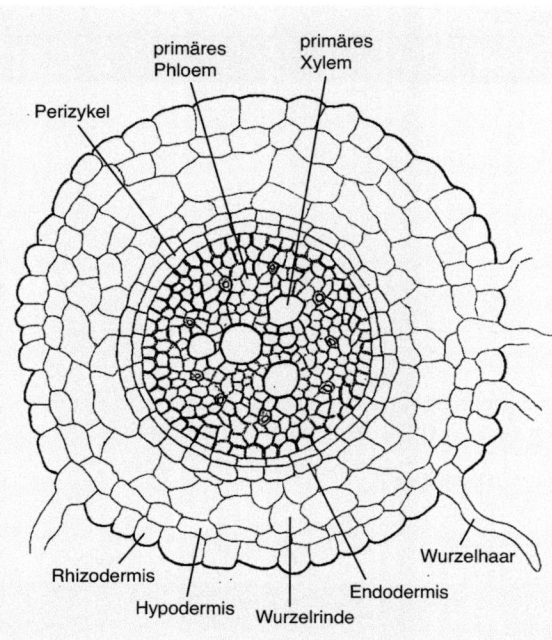

Abb. 2.16 Primäre Wurzel. Querschnitt durch eine junge Wurzel von Süßholz (*Glycyrrhiza glabra*). Tschirch, Oesterle 1900

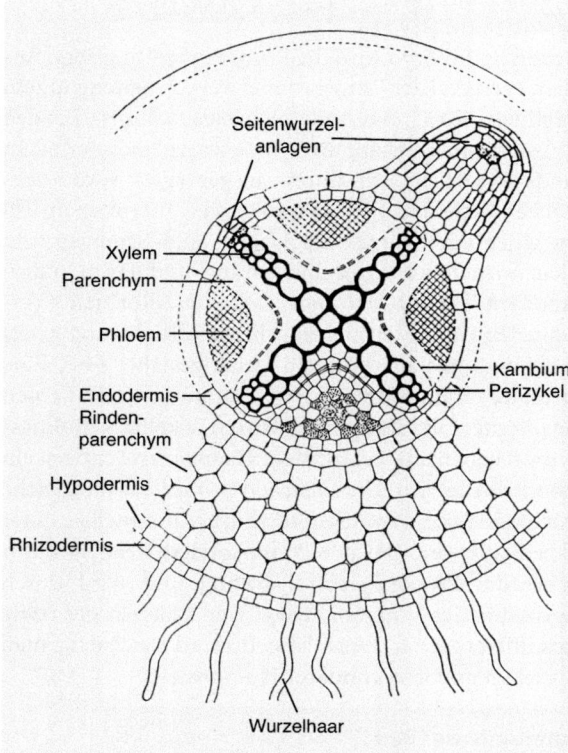

Abb. 2.17 Zentralzylinder. Querschnitt durch das tetrarche Leitelement einer zweikeimblättrigen Pflanze. Deutschmann et al. 1992

bestehen, die im Querschnitt eine Gliederung in ein **Abschlussgewebe**, eine **Wurzelrinde** und einen **Zentralzylinder** erkennen lassen (Abb. 2.16).

Anfangs schließt die Wurzel nach außen hin mit einer **Rhizodermis** ab. Die Zellen der Rhizodermis besitzen keine Cuticula, einige sind zu Wurzelhaaren ausgestülpt. Unmittelbar darunter folgt eine oft schwach suberinisierte, meist einschichtige **Hypodermis**, die nach Verschleiß der Rhizodermis als **Exodermis** die Funktion eines Abschlussgewebes übernimmt. Hypodermale Zellen können auch eine Speicherfunktion erfüllen (z. B. Valerianae radix Ph. Eur., Baldrianwurzel).

Unter der Hypodermis folgt eine ausgeprägte, vielzellige Schicht großer, zellsaftreicher parenchymatischer Zellen, die man als **Wurzelrinde** bezeichnet, und die bei Speicherwurzeln (Stärkespeicherung) besonders mächtig entwickelt ist. Ein großes, bei Sumpf- und Wasserpflanzen besonders ausgebildetes Interzellularensystem gewährleistet die Durchlüftung der Wurzeln. Häufig sind **Idioblasten** in Form von Kristallzellen, Gerbstoffzellen oder Ölzellen in die Wurzelrinde eingestreut. Bei den Wurzeln der **Monocotyledoneae** werden in der Rinde Festigungsgewebe, also **Kollenchyme** und vor allem **Sklerenchyme**, angelegt. Die innerste Schicht der Rinde wird zur interzellularenfreien **Endodermis**, einer physiologischen Barriere zu den Geweben des Zentralzylinders.

Im **Zentralzylinder** liegen, in ein parenchymatisches Grundgewebe eingebettet, die Leitgewebe der Wurzel. Gegen die Endodermis der Wurzelrinde wird der Zentralzylinder durch den meist einschichtigen, interzellularenfreien **Perizykel** (Perikambium) abgegrenzt (Abb. 2.17). Der Perizykel besteht aus dünnwandigen, plasmareichen, teilungsfähigen Zellen. Aus solchen meristematischen Zellen entstehen die **Seitenwurzeln**, die sich durch das Rindenparenchym vorschieben und schließlich die Exodermis nach außen durchbrechen (Abb. 2.17). An der Peripherie des Zentralzylinders wechseln Phloembereiche und Xylemstränge einander ab, sodass im Querschnitt eine strahlenförmige Anordnung der Leitelemente entsteht. Man spricht auch von „**radiären Leitbündeln**" (▶ Kap. 2.1.5). Die Ausbildung der Leitelemente erfolgt von außen nach innen. Die Zellen des Protoxylems bzw. Protophloems liegen also direkt unterhalb des Perikambiums, während die größeren Gefäße des Metaxylems das Zentrum der Wurzel erreichen können, sodass die Xylemstrahlen dort miteinander verbunden sind. Kommt die Bildung von Metaxylem vorher zum Erliegen, findet man innerhalb der isolierten, peripheren Xylemstränge ein **Wurzelmark**, von dem aus sich parenchymatisches Gewebe strahlenförmig zwischen die Leitelemente schiebt. Bei manchen Pflanzen verholzen Teile der parenchymatischen Gewebe des Zentralzylinders; so entstehen zusätzliche Festigungselemente.

Gliedert man die Wurzel in Längsrichtung (o Abb. 2.18), so grenzt man die Vegetationszone (Wachstumszone) der Wurzelspitze von der Verlängerungszone (Streckungszone) und der noch weiter oben liegenden frühen Dauerzone (Wurzelhaarzone) ab. In der Dauerzone ist der primäre Zustand der Wurzel erreicht.

Während viele Wurzeln nach Erreichen des primären Zustands mit einem sekundären Dickenwachstum (s. u.) beginnen, differenzieren sich Wurzeln der Monocotyledoneae in anderer Weise weiter. Durch das polyarche Leitbündelsystem ist eine gewisse Kapazität zur Wurzelverdickung vorgegeben. Die Zugfestigkeit wird häufig durch einen mehrschichtigen, sklerenchymatischen Perizykel gewährt. Typisch für die Monocotyledoneae ist die Weiterentwicklung der Endodermis zu sekundären und tertiären Formen (s. u.); bei den Pinopsida und den Dicotyledoneae wird die Endodermis während des sekundären Dickenwachstums funktionslos und stirbt ab.

Sekundärer Bau der Wurzel

Viele **dikotyle Angiospermen** verlieren während der Weiterdifferenzierung ihre Wurzelrinde, sodass die Endodermis zumindest vorübergehend das Abschlussgewebe nach außen darstellt. Auch aus dem Perizykel kann durch Bildung von Kork ein Abschlussgewebe entstehen; alle weiter außen liegenden Zellen sterben dann ab. Diesen Veränderungen geht meist ein **sekundäres Dickenwachstum** voraus. Sekundäres Dickenwachstum der Wurzel ist typisch für mehrjährige Gewächse der **Pinopsida** und der **dikotylen Angiospermen**, bei den Monocotyledoneae findet man es kaum (Ausnahme: z. B. *Dracaena draco*, Drachenbaum).

Ausgangspunkte des sekundären Dickenwachstums der Wurzel sind das **Perikambium** und sekundär im Parenchym entstehende Meristeme. Die meristematischen Zonen verschmelzen zunächst zu einem geschlossenen, stellenweise nach innen gebuchteten Ring, wobei das primäre **Xylem** innerhalb, das **primäre Phloem** jedoch außerhalb dieses Rings zu liegen kommt. Nach kurzer Zeit rundet sich der Kambiumring ab und die eigentliche Tätigkeit des Kambiums beginnt. Nach außen hin werden Bastzellen differenziert, es entsteht ein Gewebe, das man sekundäres Phloem oder **sekundäre Rinde** nennt. Zum Zentrum hin bildet das Kambium Holzzellen, das gebildete Gewebe wird zum **sekundären Xylem**. Die ursprüngliche radiale Anordnung von Sieb- und Holzteilen verschwindet schließlich, sodass sekundär verdickte Wurzeln unter Umständen von sekundär verdickten Sprossachsen kaum noch zu unterscheiden sind. Da die meisten Wurzeln jedoch kein Mark enthalten, fehlen hier auch primäre Markstrahlen, wie man sie im verholzten Spross findet.

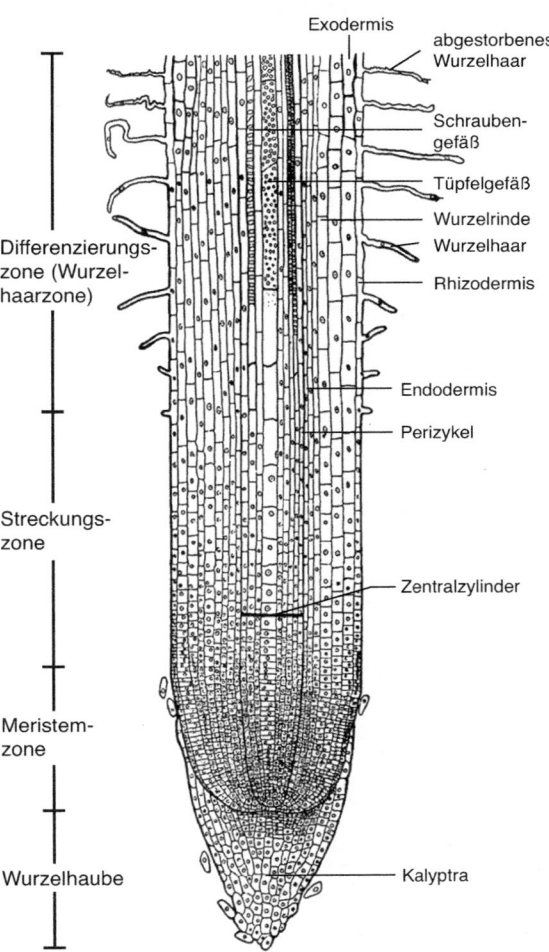

o **Abb. 2.18** Wurzelspitze im Längsschnitt

Sekundär können allerdings auch in der Wurzel Markstrahlen ausgebildet werden. Diese entstehen dadurch, dass über den primären Xylemstrahlen liegende Zellen des Kambiumrings nach innen parenchymatische Zellen bilden. Der Anteil an parenchymatischen Bereichen kann variieren. Krautige Pflanzen haben häufig Wurzeln mit größeren parenchymatischen Bereichen; die Wurzeldrogen solcher Pflanzen sind daher relativ weich (z. B. Althaeae radix Ph. Eur., Eibischwurzel, o Abb. 2.19).

Das Kambium bildet nach außen hin ein Gewebe, welches die ursprünglichen Phloembereiche funktionell ersetzt. In diesem **Bast** (sekundäre Rinde) findet man Siebröhren, parenchymatische Zellen (sekundäres Rindenparenchym) und häufig auch sklerenchymatische **Bastfasern**. Im Vergleich zum Holzkörper, der mächtig entwickelt und als Speichergewebe mit hoher Kapazität ausgebildet sein kann, bleibt die Bastregion meist schmal.

Exodermis, primäre Wurzelrinde und Endodermis beteiligen sich in der Regel nicht am sekundären

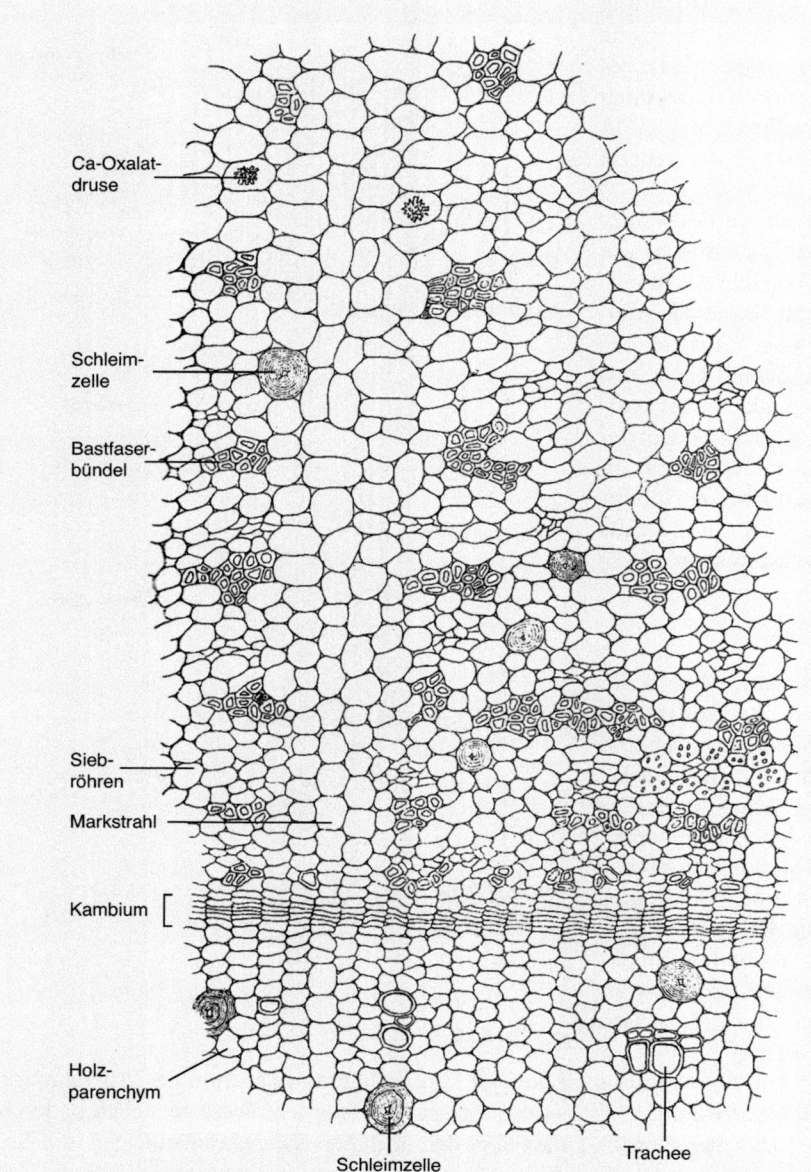

Abb. 2.19 Sekundäre Wurzel. Querschnitt (Lupenbild) durch die Wurzel von Eibisch (*Althaea officinalis*). Zu sehen ist die Linie des Kambiumrings, der den Bastbereich vom sekundären Holzteil trennt. Innerhalb des Rings erkennt man die dickwandigen, verholzten Gefäße in einem ausgeprägten parenchymatischen Grundgewebe, das von Markstrahlen durchzogen ist, die bis in die Bastregion hinein reichen. Tschirch, Oesterle, 1900

Dickenwachstum. Die Exodermis reißt auf, ebenso die primäre Rinde, und beide Gewebe gehen zugrunde. Ein neues Abschlussgewebe wird in aller Regel durch die Aktivität des Perizykels geschaffen, und zwar aus peripheren Bereichen, die nicht in das ringförmige Kambium Eingang fanden. Es entsteht ein **Wurzelkork**, ein Periderm also, das außen liegende Gewebe von der Nährstoffzufuhr abschneidet. In einigen Fällen kann die Korkbildung auch aus subepidermalen Bereichen erfolgen; dann bleiben primäre Rinde und Endodermis erhalten.

Metamorphosen der Wurzel

Manche Wurzeln haben spezielle Aufgaben und unterscheiden sich vom vorgestellten Grundtyp eines unterirdischen Absorptions- und Festigungsorgans.

So bilden sich an den Sprossen des Efeus (*Hedera helix*) und anderer Kletterpflanzen **Haftwurzeln**. Bei Epiphyten, die ja keinen Kontakt zum Boden haben, entstehen sprossbürtig **Luftwurzeln**, die ähnliche Aufgaben erfüllen wie gewöhnliche Erdwurzeln. Die **Stelzwurzeln** und **Atemwurzeln** der Mangrovepflanzen dienen der Befestigung bzw. Durchlüftung unter den besonderen Bedingungen des Gezeitenwechsels. Durch exzessives, ungleichmäßiges Dickenwachstum entstehen **Brettwurzeln** mit Stützfunktion. Gelegentlich, z. B.

bei einigen epiphytischen Orchideen, können ergrünte Wurzeln als Assimilationsorgane sogar die Funktion von Laubblättern übernehmen.

Wichtige Sonderformen stellen die **Speicherwurzeln** vom Typ der **Wurzelknolle** oder **Rübe** dar.

Wurzelknollen sind sprossbürtige Nebenwurzeln mit begrenztem Wachstum. Sie sind vor allem an der Basis verdickt und zeigen häufig ein anomales Dickenwachstum. Von Sprossknollen (z. B. Kartoffeln) kann man sie anatomisch gut unterscheiden: diese besitzen nämlich schuppige Blätter oder deren Reste („Augen") und bilden Ausläufer (Stolonen). Als Beispiele für Knollen- oder Tuber-Drogen seien genannt: Salep tuber (Salepknollen), Aconiti tuber (Eisenhutknollen).

Als **Rüben** bezeichnet man stark verdickte Hauptwurzeln mit ausgeprägter Speicherfunktion. An der Rübenbildung ist auch der Bereich zwischen Wurzel und Sprossachse (Hypokotyl) beteiligt. Zu erkennen gibt sich der Hypokotylanteil einer Rübe durch das Fehlen von Seitenwurzeln. Je nachdem, ob die Bildung des Holzteils oder jene des Bastteils überwiegt, entsteht eine **Holzrübe** (*Raphanus sativus*, Rettich) oder eine **Bastrübe** (*Daucus carota*, Möhre). Die **Beta-Rüben**, zu denen Zucker-, Futter- und Rote Rüben (*Beta vulgaris* ssp. *vulgaris* var. *altissima*, var. *alba* und var. *conditiva*) gehören, zeichnen sich durch anomales sekundäres Dickenwachstum aus. Dabei bleibt das ursprüngliche Kambium nur kurze Zeit aktiv, danach werden andere kurzzeitig tätige Kambien angelegt; es entstehen mehr oder weniger konzentrische, einander abwechselnde Ringe aus Sieb- und Holzteilen. Rüben können sehr komplex aufgebaut und ihr anatomischer Bau nur schwer interpretierbar sein. Dies ist z. B. der Fall bei den älteren Rüben des Medizinalrhabarbers (*Rheum palmatum*), dem Lieferanten der Droge Rhei radix (Rhabarberwurzel) Ph. Eur.

2.2.2 Definition von Radix-Drogen

Pflanzliche Drogen, die ausschließlich aus den unterirdischen Teilen einer Pflanze bestehen, nennt man Wurzeldrogen oder **Radix-Drogen**. Dieser Sammelbegriff ist nicht ganz korrekt; er wird in manchen Arzneibüchern auch auf Drogen angewandt, die zu großen Teilen (Valerianae radix Ph. Eur., Baldrianwurzel) oder praktisch ausschließlich aus Rhizomen bestehen (z. B. Tormentillae rhizoma Ph. Eur.). **Rhizome** sind jedoch Derivate der Sprossachse, was am fehlenden Zentralzylinder, sprosstypischen Leitbündeln und anderen anatomischen Merkmalen im mikroskopischen Bild unschwer zu erkennen ist. Letztlich definieren jedoch die entsprechenden Monographien der Arzneibücher, was unter einer bestimmten Wurzeldroge zu verstehen ist und ob beispielsweise Rhizomanteile als Verunreinigungen aufzufassen sind oder nicht. Wichtige Wurzel- und Rhizom-Drogen sind in ◻ Tab. 2.5 nach morphologischen Gesichtspunkten zusammengefasst.

2.3 Sprossachse

2.3.1 Struktur und Funktion

Die Sprossachse (Achse) stellt ein weiteres der drei Grundorgane des Kormus dar. Wie bei der Wurzel handelt es sich auch hier grundsätzlich um ein radiärsymmetrisches, zylindrisches Organ. Im Gegensatz zur Wurzel entwickelt sich die Sprossachse jedoch i. a. außerhalb der Erde, sie wächst – zumindest in der Hauptachse – negativ geotrop, d. h. senkrecht nach oben. Die Sprossachse stellt das vegetative Gerüst der Kormophyten dar. Ihm entspringen die Blätter, die ihrerseits **assimilatorische** (Laub) **und reproduktive** (Blüte) **Funktionen** haben. Bei Holzgewächsen kann die Sprossachse 100 m lang sein (*Sequoia sempervirens*, Küstenmammutbaum); selbsttragende einjährige Kräuter werden bis zu 6 m hoch (*Helianthus annuus*, Sonnenblume). Die Sprossachse wächst gelegentlich extrem schnell, bei manchen Bambusarten 60 cm pro Tag und 40 m pro Vegetationsperiode.

Verzweigungstypen

Betrachtet man die Sprossachse von der Seite, so fallen verdickte Stellen auf, an denen Blätter entspringen oder die eine narbige Oberfläche zeigen, die davon herrührt, dass sich hier ein Blatt befand, das aber mittlerweile abgeworfen wurde. Diese Zonen nennt man **Nodien** (Singular: Nodus) oder Knoten, die Bereiche zwischen den Nodien bezeichnet man als **Internodien** oder Stängelglieder. Die Internodien können bis zu 50 cm lang sein, meist beträgt der Abstand zwischen den Nodien aber nur wenige Zentimeter. Im Bereich der **Plumula**, der Sprossspitze, sind die Internodien stark gestaucht. Die Blattanlagen stehen hier sehr dicht und werden erst durch Streckungswachstum der dazwischen liegenden Zellen bzw. Teilungswachstum aus einem intercalaren Restmeristem auseinander gedrängt. Die Länge der Internodien kann bei ein und derselben Pflanze stark variieren. Extrem gestauchte Internodien sind typisch für manche Blütenstände und am deutlichsten ausgeprägt bei den Köpfchenblüten der Asteraceae. Zweijährige Kräuter und mehrjährige Stauden bilden zunächst eine „grundständige" Blattrosette (**Kurztrieb**), aus der zu einem späteren Zeitpunkt ein Blüten tragender **Langtrieb** auswächst. Bei anderen Pflanzen wachsen die Langtriebe aus **Zwiebeln**, die ebenfalls gestauchte Sprosse darstellen. Auch die **Blüte**, die aus einer dichten Folge metamorphosierter Blattkreise aufgebaut ist, darf als Kurztrieb aufgefasst werden. Wenn Langtriebe und Kurztriebe sich regelmäßig abwechseln, kann dies zu scheinwirteligen Blattstellungen im Bereich der Kurz-

◻ **Tab. 2.5** Wichtige Wurzel- und Rhizomdrogen

Drogenbezeichnung	Stammpflanze	Bestandteil der Droge
Rhizome mit Wurzel (häufig nur primär verdickt)		
Levistici radix	*Levisticum officinale*	Rhizom und Wurzeln
Primulae radix	*Primula veris, P. elatior*	Die unterirdischen Organe (Wurzeln und Rhizom)
Valerianae radix	*Valeriana officinalis* agg.	Das Rhizom mit den anhängenden Wurzeln
Sekundäre Wurzeln		
Althaeae radix	*Althaea officinalis*	Die von der holzigen Hauptwurzel, von Wurzelfasern und Rindenschichten befreiten Wurzelzweige und Nebenwurzeln
Angelicae radix	*Angelica archangelica*	Rhizom und Wurzeln
Echinaceae angustifoliae radix	*Echinacea angustifolia*	Die getrockneten unterirdischen Teile
Echinaceae pallidae radix	*Echinacea pallida*	Die getrockneten unterirdischen Teile
Echinaceae purpureae radix	*Echinacea purpurea*	Die getrockneten unterirdischen Teile
Eleutherococci radix	*Eleutherococcus senticosus*	Knotiges Rhizom und Wurzel
Gentianae radix	*Gentiana lutea*	Die unterirdischen Organe (Rhizom und Wurzeln)
Ginseng radix	*Panax ginseng*	Möhrenförmige, mehr oder minder verzweigte Wurzel
Harpagophyti radix	*Harpagophytum procumbens*	Geschnittene knollige Sekundärwurzel
Ipecacuanhae radix	*Cephaelis ipecacuanha*	Die Speicherwurzeln mit oder ohne Rhizomteile
Liquiritiae radix	*Glycyrrhiza glabra*	Die geschälten oder ungeschälten, getrockneten Wurzeln und Ausläufer (Stolonen)
Ononidis radix	*Ononis spinosa*	Wurzeln flach, gedreht, verzweigt und tief gefurcht
Pelargonii radix	*Pelargonium sidoides, P. reniforme*	Die unterirdischen Teile
Polygalae radix	*Polygala senega*	Die Pfahlwurzeln einschließlich Wurzelköpfe (gestauchte Sprossachse)
Ratanhiae radix	*Krameria triandra*	Vom Rhizom befreite, wenig verzweigte Wurzelstücke
Rhei radix	*Rheum palmatum, Rheum officinale* und deren Hybriden	Von Kork und Rinde befreite, charakteristisch marmorierte Wurzeltriebe (Rüben)
Rhizome		
Curcumae xanthorrhizae rhizoma	*Curcuma xanthorrhiza*	Knolliges, in Scheibe geschnittenes Rhizom
Graminis rhizoma	*Agropyron repens*	Von den Nebenwurzeln befreiter Wurzelstock, Rhizomstücke längs gefurcht
Hydrastis rhizoma	*Hydrastis canadensis*	Knotiger und gewundener Wurzelstock
Rusci rhizoma	*Ruscus aculeatus*	Wurzelstock mit Wurzeln
Tormentillae rhizoma	*Potentilla erecta*	Von den Wurzeln befreites Rhizom
Zingiberis rhizoma	*Zingiber officinale*	Teilweise oder vollständig vom Kork befreiter Wurzelstock

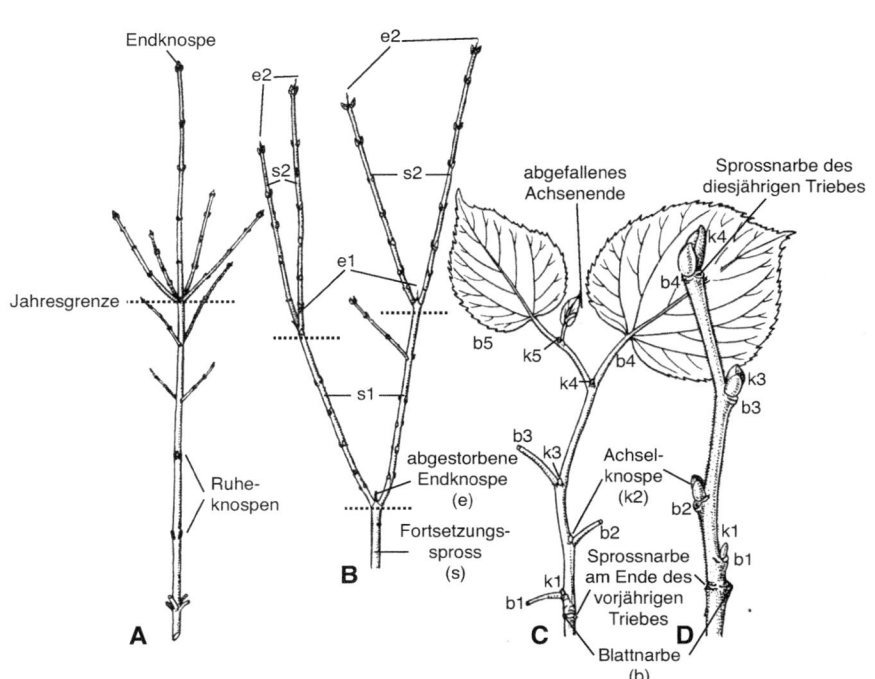

Abb. 2.20 Monopodiale und sympodiale Verzweigung. **A** Monopodium bei Ahorn (*Acer plantanoides*), zweijähriger Gipfeltrieb nach dem Laubfall, **B** Dichasium bei Flieder (*Syringa vulgaris*), Astsystem mit drei Jahrgängen, abgestorbene Endknospen (e, e1, e2), Fortsetzungssprosse (s, s1, s2), **C** Monochasium der Linde (*Tilia cordata*), Zweigende im Frühjahr mit Laubblättern bzw. Stielen (b1–b5) und Achselknospen (k1–k5), **D** Zweigende im Herbst. Kaussmann, Schiewer 1989

triebe führen. Auch in unterirdischen Sprossteilen können Kurztriebe (**Rhizome**) mit Langtrieben (Stolonen, **Ausläufer**) abwechseln.

Das Sprossachsensystem ist in der Regel verzweigt. Im kompliziertesten Fall führt dies zur Ausbildung einer Baumkrone. Sprossverzweigungen werden nach bestimmten Regeln angelegt und entstehen immer aus Blattachselknospen. Folglich hat die Blattstellung (▶ Kap. 2.4.1) einen Einfluss auf die Gesamtform eines verzweigten Sprosssystems. Aus den Blattachselknospen entwickeln sich seitliche Triebe, sogenannte **Seitenachsen**. Auf diese Art und Weise können grundsätzlich zwei Typen von Sprossachsensystemen entstehen, die beide weit verbreitet sind: der **monopodiale Typ** und der **sympodiale Typ**.

Beim **monopodialen Wachstum** bleibt die **Hauptachse immer dominant**. Primäre, sekundäre und spätere Verzweigungen bleiben in ihrem Wachstum ihrer jeweiligen Ausgangsachse untergeordnet. Bei dieser Art des Wachstums resultieren lange, durchgehende Stämme, wie sie für Nadelhölzer typisch, aber auch bei einigen Laubgehölzen (z. B. *Populus*, Pappel) zu sehen sind (o Abb. 2.20).

Beim **sympodialen Wachstum sind die Seitenachsen dominant**. Häufig stellt die Hauptachse rasch ihr Wachstum ein oder bildet eine Blüte. Je nachdem wie viele Seitenachsen gleichzeitig entstehen und das Sprosssystem erweitern, unterscheidet man zwischen einem **Monochasium, Dichasium** oder **Pleiochasium**. Bei Monochasien wird immer nur eine Seitenachse gebildet, die meist einen ausgeprägten negativen Geotropismus entwickelt. Dadurch können monochasial gebaute Laubbäume gelegentlich wie Monopodien wirken, also scheinbar durchgehende Stämme besitzen. In Wirklichkeit setzen sie sich jedoch aus Hauptachse und Seitenachsen verschiedener Ordnungen zusammen und bilden ein **Sympodium**, eine Scheinachse (z. B. *Betula*, Birke; *Tilia*, Linde, o Abb. 2.20). Verbreitet ist auch der Typ des zweiästig-sympodialen Dichasiums, das z. B. bei Mistel (*Viscum album*), Kreuzdorn (*Rhamnus cathartica*) und Flieder (*Syringa vulgaris*) gut zu beobachten ist (o Abb. 2.20). Hier sind die Ebenen aufeinander folgender Verzweigungen rechtwinklig gegeneinander verdreht, sodass ein halbkugelig im Raum verteiltes Sprosssystem entsteht. Der Typ des **vielästigen Pleiochasiums** ist meist nur bei Infloreszenzen (Blütenständen) verwirklicht (▶ Kap. 2.5.2).

Das Wachstum von Seitenachsen kann manchmal im unteren, bodennäheren Bereich des Sprosssystems stärker gefördert sein als im oberen Bereich. Man nennt dieses Phänomen **Basitonie** und beobachtet es bei Stauden und den meisten Sträuchern. Diese Pflanzen (z. B. *Corylus avellana*, Haselnuss) zeigen ein ausgeprägtes Breitenwachstum, sie wirken „buschig". Anders bei Kronen bildenden Bäumen: Hier wachsen die Knospen an der Peripherie bevorzugt zu neuen Zweigen aus. Dadurch wird der Blätter tragende Sprosssystembereich nach oben und außen verschoben. Man hat für diese Art der Förderung des Spitzenwachstums den Begriff **Akrotonie** geprägt.

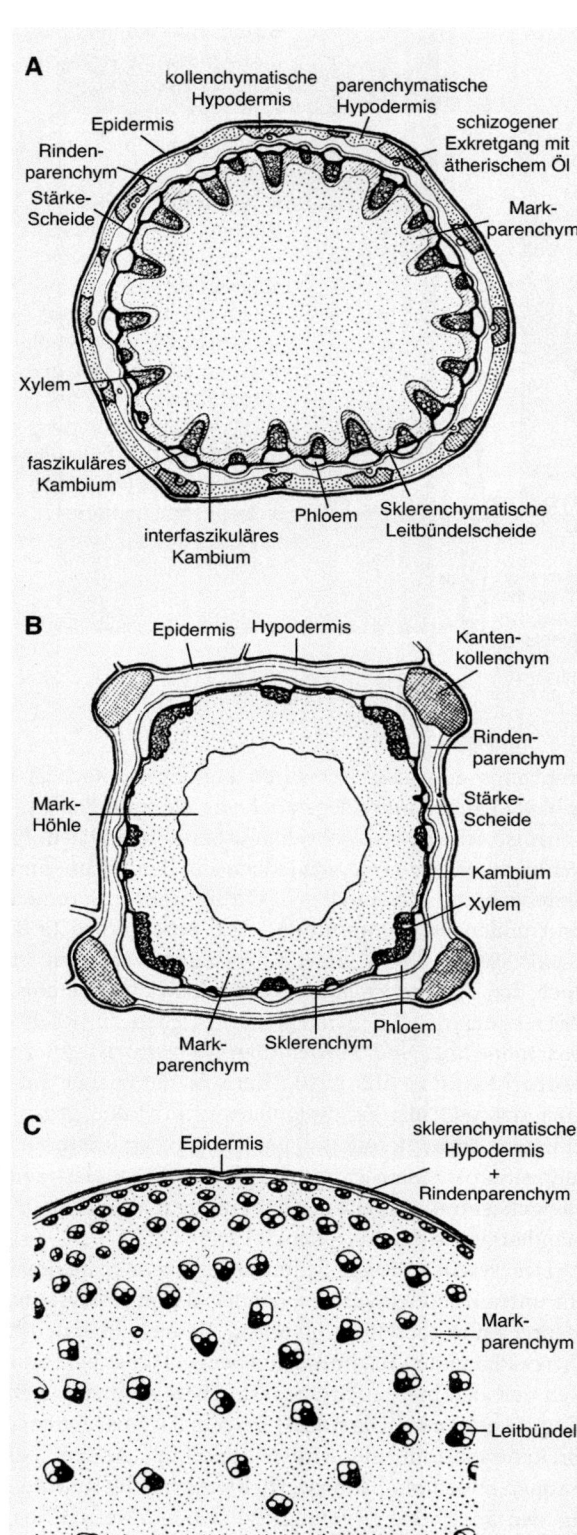

Abb. 2.21 Aufbau der primären Sprossachse. **A** Petersilie (*Petroselinum crispum*), **B** Taubnessel (*Lamium album*), **C** Mais (*Zea mays*). Braune et al. 1983

Anatomischer Bau

Die Hauptaufgaben der Sprossachse sind es, einerseits Blätter und Blüten zu tragen und geeignet zu exponieren sowie andererseits Wasser, Nährsalze und Assimilate geordnet zu transportieren. Die auffälligsten Gewebe des Sprosses sind daher **Festigungsgewebe** und **Leitgewebe**. Die primäre, aus der Tätigkeit eines Apikal- bzw. Restmeristems hervorgegangene Sprossachse unterscheidet sich in ihrem Aufbau deutlich von jener, bei der durch die Aktivität eines Kambiums das **sekundäre Dickenwachstum** ausgelöst wurde.

Primärer Bau des Sprosses

Zwischen den Dicotyledoneae und den Monocotyledoneae bestehen deutliche Unterschiede hinsichtlich des primären Aufbaus der Sprossachse. Im Stängelquerschnitt lassen sich bei den Dicotyledoneae mehrere Gewebe unterscheiden (o Abb. 2.21 A). Eine **Epidermis mit Cuticula** bildet den Abschluss nach außen. Darunter befindet sich das **Rindenparenchym**, dessen Zellen meist Chloroplasten enthalten. Die peripheren Teile der **primären Rinde** sind häufig als stützendes **Kollenchym** ausgebildet. Analog zur primären Wurzel kann die Rinde durch eine einschichtige Endodermis gegen die weiter innen liegenden Bereiche abgegrenzt sein. Häufig ist dieses innere Abschlussgewebe jedoch nicht mehr erkennbar. Wenn in der Endodermis gut entwickelte Amyloplasten zu finden sind, nennt man sie auch eine **Stärkescheide**. Entsprechend gibt es bei den Asteraceen auch eine „Inulinscheide". Ein deutlicher Perizykel, jene Zellschicht also, aus der bei Wurzeln die Seitenwurzeln gebildet werden, ist in der Sprossachse nicht entwickelt. Nach innen folgt nun ein Kranz offen kollateraler Leitbündel, wobei das Xylem zum Zentrum, das Phloem jedoch zur Peripherie hin orientiert ist (Leitbündeltypen ▶ Kap. 2.1.5). Nach außen wird auf das Phloem häufig eine schützende und festigende Sklerenchymschicht aufgelagert, die dann Teil einer das gesamte Leitbündel umhüllenden Leitbündelscheide ist. Die einzelnen Leitbündel sind durch primäre Markstrahlen voneinander getrennt. Abweichend vom bisher geschilderten Typ können in manchen Pflanzenfamilien die Leitbündel auch auf zwei Kreisen kranzartig angeordnet sein. Bei Holzgewächsen werden die Leitgewebe zu einem nahezu vollständigen Zylinder geschlossen, der nur stellenweise von schmalen Markstrahlen durchbrochen ist (*Tilia*-Typ, s. u.). Im Zentrum des Stängels schließlich liegt das parenchymatische Mark. Es kann als Speichergewebe genutzt werden oder aber frühzeitig absterben. Die Wände der Markzellen sind häufig lignifiziert. Gelegentlich findet man im Mark auch Gerbstoffidioblasten, Milchröhren oder Exkretgänge. In wieder anderen Fällen kommt es durch Auflösung oder Zerreißen des Parenchyms zur Ausbildung einer Markhöhle (o Abb. 2.21 B).

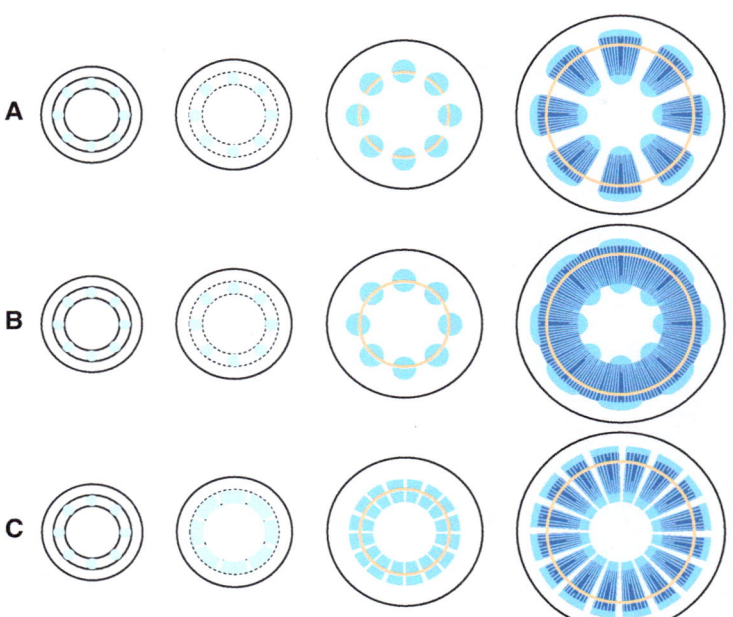

Abb. 2.22 Formen des sekundären Dickenwachstums der Dicotyledoneae. Übergang vom primären (linke Seite) zum sekundären (rechte Seite) Dickenwachstum. A *Aristolochia*-Typ: faszikuläres und interfaszikuläres Kambium verbinden sich zu einem Ring, das interfaszikuläre Kambium liefert Markstrahlzellen, B *Ricinus*-Typ: auch das interfaszikuläre Kambium differenziert Holz und Bast, C *Tilia*-Typ: bereits im primären Zustand liegt ein nahezu geschlossener Kambiumring vor. Deutschmann et al. 1992

Sprossachsen von Vertretern der **Monocotyledoneae** zeigen im Querschnitt ein ganz anderes Bild. Auffällig ist zunächst die Häufigkeit der Leitbündel, die zudem mehr oder minder zufällig über den ganzen Sprossquerschnitt verteilt scheinen (o Abb. 2.21 C). Die Leitbündel selbst können konzentrisch oder kollateral geschlossen gebaut sein, wobei die größten Bündel im Zentrum zu finden sind. Eine Unterteilung in Rinde und Zentralzylinder oder Mark ist nicht immer möglich. Häufig enthält nur eine schmale Schicht unterhalb der Epidermis keine Leitbündel und kann als primäre Rinde angesprochen werden. Sklerenchymatische Elemente sind häufig.

Sekundärer Bau des Sprosses

Die Doppelfunktion als Stütze und zwischen Blättern und Wurzeln vermittelnde Transportbahn erfordert eine Verdickung des Achsensystems, was häufig nur durch ein **sekundäres Dickenwachstum** in geeignetem Maße verwirklicht werden kann. Bei den **dikotylen Angiospermen und den Gymnospermen** geht das sekundäre Dickenwachstum der Sprossachse auf die Tätigkeit des Sprosskambiums zurück, das sich aus meristematischen Zonen unterschiedlicher Genese zusammensetzt. Zwischen Siebteil und Holzteil der offen-kollateralen Leitbündel liegen Restmeristeme, sogenannte **faszikuläre Kambien**. Sie werden durch **interfaszikuläre Kambien** so miteinander verbunden, dass ein geschlossener Ring meristematischer Zellen entsteht. Die interfaszikulären Kambien sind typische sekundäre Meristeme, die dadurch entstehen, dass Zellen des Markstrahlparenchyms reembryonalisieren. Der Kambiumring gibt nach beiden Seiten Zellen ab, die sich in unterschiedlicher Art und Weise zu Dauerzellen ausdifferenzieren.

Grundsätzlich wird – wie bei der Wurzel – nach außen hin eine **sekundäre Rinde** ausgebildet, die man als **Bast** bezeichnet. Die nach innen abgegebenen Zellen entwickeln sich zum **sekundären Xylem** (**Holz**). Die Zellen des interfaszikulären Kambiums können u. U. weiterhin in beide Richtungen Parenchymzellen produzieren, sodass zwischen den Leitelementen breite, **sekundäre Markstrahlen** erhalten bleiben. Diesen Typ des sekundären Dickenwachstums – man nennt ihn *Aristolochia*-Typ – findet man bei Lianen, deren Sprossachsen nur mäßig verdickt und nicht selbsttragend starr versteift sind und so eine gewisse mechanische Flexibilität aufweisen. In anderen Fällen bildet das interfaszikuläre Kambium aber Leitgewebe, sodass zwischen den ursprünglichen Bündeln neue Leitelemente entstehen (*Ricinus*-Typ). Schließlich entsteht ein geschlossener Ring sekundären Leitgewebes, der nur von schmalen Markstrahlen unterbrochen ist. Im ausdifferenzierten Zustand lässt sich eine auf diese Weise verdickte Sprossachse kaum von einem dritten Typ, dem *Tilia*-Typ des sekundären Dickenwachstums, unterscheiden. Dort ist bereits primär ein Ring nicht differenzierten Prokambiums vorhanden, das während der Phase des sekundären Dickenwachstums einen fast geschlossenen Zylinder von Leitgewebe bildet. Es bleiben nur schmale, sekundäre Markstrahlen erhalten, die dadurch entstehen, dass der Kambiumring an manchen Stellen parenchymatische Zellen abgliedert (o Abb. 2.22).

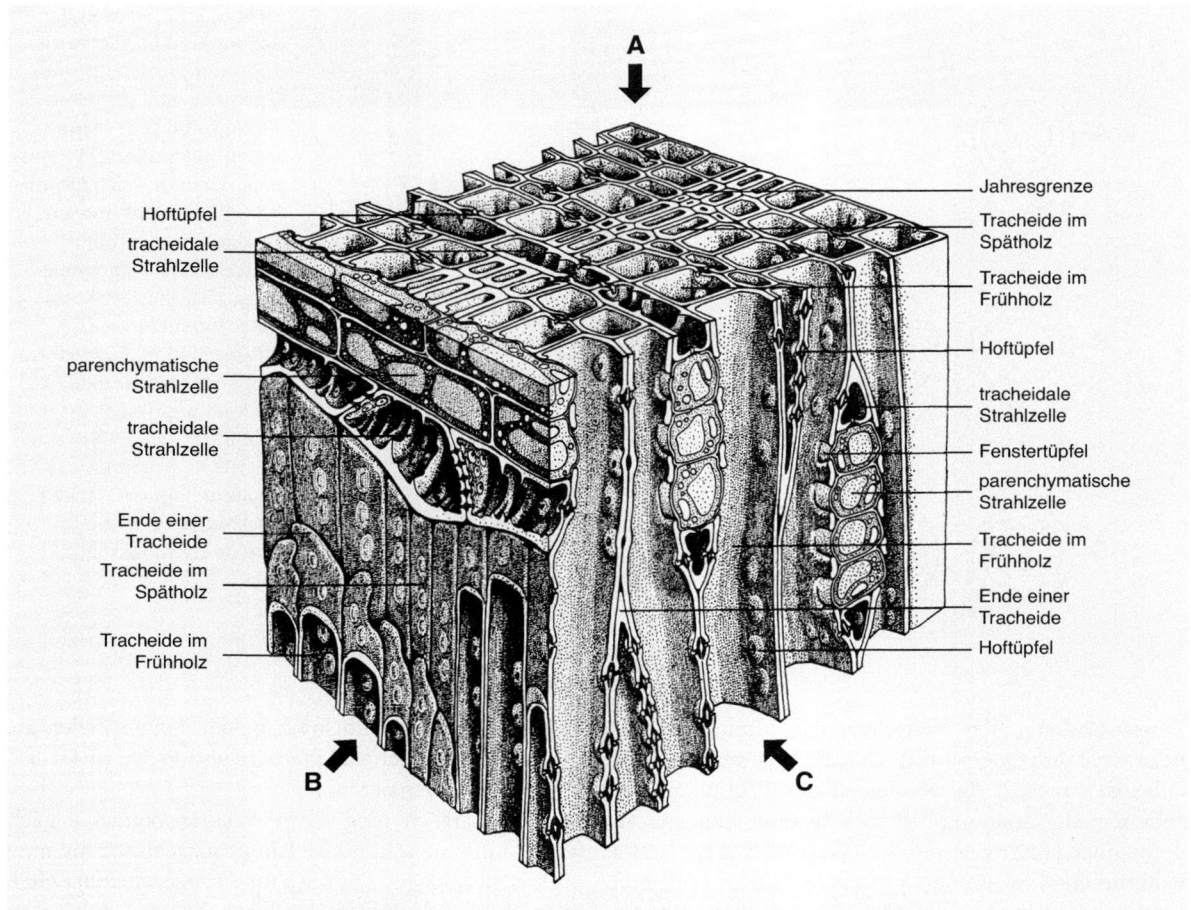

Abb. 2.23 Holz der Gymnospermae. Kiefer (*Pinus*), **A** Querschnitt, **B** radialer Längsschnitt, **C** tangentialer Längsschnitt. Braune et al. 1983

Bei der Mehrzahl der **Monocotyledoneae** erfolgt das Dickenwachstum ausschließlich primär von der Sprossspitze ausgehend. Selbst bei Palmen sind die teilweise recht hohen Stämme ausschließlich durch primäres Dickenwachstum entstanden. Nur einige baumartige Vertreter (*Aloe, Yucca, Dracaena*) zeigen ein sekundäres Dickenwachstum, das jedoch von jenem der Dicotyledoneae und Gymnospermae in wichtigen Punkten abweicht. Das sekundäre Meristem, aus dem das Dickenwachstum erfolgt, wird in den inneren Rindenzelllagen angelegt. Da die embryonalen Zellen nicht prosenchymatisch ausgebildet sind, kann nicht von einem echten Kambium gesprochen werden. Eine sekundäre Rinde wird nur in geringem Umfang gebildet. Der Holzkörper ist kompliziert gebaut und setzt in gewisser Weise die Gewebeanordnung der primär verdickten Sprossachse fort. Es entstehen sekundäre leptozentrische Gefäßbündel mit dazwischen liegendem sekundärem Parenchym. Zahlreiche Anastomosen verbinden die sekundären Bündel zu einem längsmaschigen Netz.

Holz

Das Holz erfüllt drei Grundfunktionen. Für die **Stützfunktion** ist ein Festigungssystem verantwortlich, den **Transport** von Wasser, Salzen und Assimilaten übernimmt ein Leitbahnsystem, die Speicherung von Assimilaten erfolgt in einem **Speichersystem**. Diese Grundfunktionen werden von **Holzfasern** (Libriformfasern), **Tracheiden, Tracheengliedern** und **Holzparenchymzellen** übernommen (▶ Kap. 2.1.5). Um Gliederung, Funktion und Zusammenhang der jeweiligen Gewebebereiche verstehen zu können, muss das Holz im Querschnitt, radialen Längsschnitt und Tangential- bzw. Sekantalschnitt betrachtet werden (o Abb. 2.23, o Abb. 2.24). Im Querschnitt nimmt man die jährlichen Zuwachszonen als Jahresringe wahr. Außerdem sind Breite und Verlauf der Markstrahlen (Holzstrahlen) sichtbar. Im Radialschnitt erkennt man Höhe und Länge der Holzstrahlzellen, sowie deren Verknüpfung mit anderen Zelltypen. Man kann auch die Leitgefäße (Tracheiden oder Tracheen) gut voneinander unterscheiden. Im Tangentialschnitt unterscheiden sich wiederum Tracheen und Tracheiden, außerdem sieht man

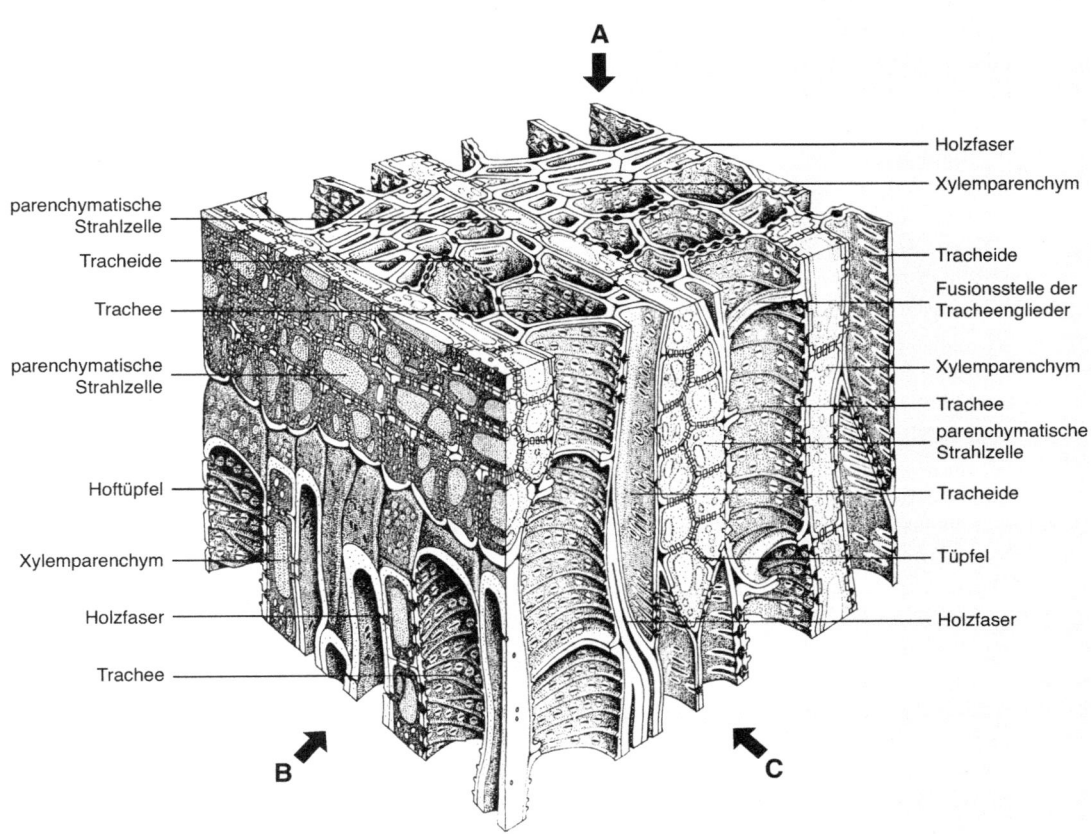

Abb. 2.24 Holz der Dicotyledoneae. Linde (*Tilia*), **A** Querschnitt, **B** radialer Längsschnitt, **C** tangentialer Längsschnitt. Bei den Tracheen erkennt man die Fusionsstellen der Tracheenglieder und die Hoftüpfel in den Tracheenwänden. Nach Braune et al. 1983

die Breite der Holzstrahlen, die jetzt quer geschnitten sind.

Das **Holz der Gymnospermae** (Abb. 2.24) ist relativ einfach und einheitlich gebaut (homoxyler Bau) und besteht im Wesentlichen aus **Tracheiden**, die sowohl der Festigung als auch dem Wassertransport dienen. Die Tracheiden sind untereinander über **Hoftüpfel** verbunden. Parenchymatische Bereiche findet man lediglich in Form von **Holzstrahlen** oder als Drüsenepithel der **Harzgänge**. Im Bereich der Holzstrahlen sind einseitig zu den Tracheiden hin behöfte Tüpfel (Fenstertüpfel) zu erkennen. Die Möglichkeit eines radialen Wassertransports ist vielfach durch Holzstrahltracheiden gegeben, die in den Kanten der Holzstrahlen verlaufen. Die Harzgänge bilden ein Netzwerk, zusammengesetzt aus in den Holzstrahlen (radial) verlaufenden Bereichen und sich parallel zu den Tracheiden (axial) hinziehenden Teilen. Die Jahresringe sind auch makroskopisch deutlich zu erkennen. An einer Jahresringgrenze liegen zum Zentrum hin die englumigen Tracheiden des Spätholzes des vergangenen Jahrs, nach außen hin die weitlumigen Gefäße des Frühholzes eines neuen Jahrs.

Das **Holz der Dicotyledoneae** (Abb. 2.24) ist vergleichsweise kompliziert aufgebaut (heteroxyler Bau). Festigungs- bzw. Leitfunktion werden hier von unterschiedlichen Systemen übernommen. Die Hauptelemente des Leitsystems sind die **stark getüpfelten Tracheen** (▶ Kap. 2.1.5). Durch eine geringere Tüpfelung geben sich die stützenden **Holzfasern** (Libriformfasern) zu erkennen. Der Anteil von Holzfasern am Holz beträgt bei vielen Arten mehr als 50 %. Daneben findet man die dünnwandigen **Ersatzfasern**, **Holzstrahlen** mit parenchymatischen Zellen und die **Holzparenchymzellen**. Das Verhältnis von Holzfasern zu Holzparenchym ist variabel und kann bei der Identifizierung von Holzdrogen von diagnostischer Bedeutung sein. Mark- und Holzstrahlen sind auffällig ausgeprägt und höher und breiter angelegt als bei den Nadelhölzern. So entsteht zusammen mit anderen parenchymatischen Bereichen ein Maschenwerk lebender Zellen, das bis zu 30 % des Holzkörpers ausmachen kann.

Wie bei den Nadelhölzern bilden sich auch bei den Laubhölzern in geographischen Breiten mit Jahreszeitenklima deutliche Jahresringe aus. Bei manchen Arten (z. B. *Quercus*, Eiche; *Castanea*, Esskastanie) werden die weitlumigen Tracheen nur zu Beginn des Jahrs gebildet. Sie sind dann ringförmig angeordnet, weshalb man solche Hölzer auch als **ringporig** (cyclopor) bezeichnet. Daneben gibt es **zerstreutporige Hölzer** (z. B. *Betula*, Birke; *Salix*, Weide; *Aesculus*, Rosskastanie); hier werden die Tracheen unregelmäßig über das ganze Jahr hinweg im Holz angelegt. Gegen Ende der Vegetationsperiode werden fast nur noch englumige Holzfasern gebildet. Die älteren – also weiter innen liegenden – Leitelemente werden nach und nach außer Funktion gesetzt. Bei den zerstreutporigen Hölzern dienen nur die Gefäße der letzten zehn bis zwanzig Jahre der Wasserleitung; bei den ringporigen sind es sogar nur jene der letzten zwei bis drei Jahre. Diesen Bereich bezeichnet man als **Splintholz**. Ein Abschotten der nicht mehr benötigten Gefäße erfolgt über den Verschluss der **Tüpfel** durch ihre **Tori** (Nadelhölzer) oder Verstopfen der Gefäße durch sackartige Ausstülpungen (**Thyllen**) benachbarter Parenchymzellen (Laubhölzer). In der Folge sterben auch die jetzt funktionslos gewordenen parenchymatischen Zellen ab. Dieser Teil des Holzkörpers wird bei manchen Bäumen durch Einlagerungen von Phlobaphenen, Harzen und anderen Stoffen imprägniert und damit zum Wasser undurchlässigen Kernholz, das gegen den helleren Splintholzbereich häufig dunkler bräunlich abgesetzt ist.

Bast, Kork und Borke

Außerhalb des Kambiums findet man eine **sekundäre Rinde** (Bast) mit **sekundärem** und **tertiärem** Abschlussgewebe (Kork resp. Borke). Die anatomischen Verhältnisse sind ausgesprochen komplex. Das Kambium bildet nach außen Bast, ein sekundäres Phloem, dessen Siebzellen nur in der Nähe des Kambiums funktionsfähig sind. Nach außen hin kollabieren sie und bilden eine hornartige Masse (Keratenchym). Die Entwicklung der Leitelemente in die Breite hält nicht mehr mit der Umfangsvergrößerung des wachsenden Stamms Schritt. Dennoch platzt die Rinde nicht auf. Dies liegt daran, dass sich Zellen des Markparenchyms antiklin teilen (Dilatation) und sich so zwischen den Siebbereichen ein immer breiter werdendes Füllgewebe ausbildet. Verstreut oder in mehr oder minder regelmäßigen Mustern trifft man in der sekundären Rinde auch **Bastfasern** oder **Steinzellennester** an. Die stärkste tangentiale Dehnung erfährt die Epidermis, die bald aufreißt und abstirbt. Vor diesem Zeitpunkt nimmt ein sekundäres Kambium, das **Phellogen** (**Korkkambium**) seine Tätigkeit auf und bildet das **Periderm**, bestehend aus (von innen nach außen) Phelloderm, Phellogen und dem eigentlichen Kork (Phellem). Dieses sekundäre Abschlussgewebe ist an einigen Stellen von **Lentizellen** durchbrochen, die funktionell die Spaltöffnungen der Epidermis ersetzen. Das Phellogen ist in der Regel nur kurze Zeit aktiv, eine Ausnahme stellt z. B. die Buche (*Fagus sylvatica*) dar, deren erstes Korkkambium dauerhaft aktiv bleibt. Bei den meisten Bäumen werden in tiefer liegenden Schichten der Rinde immer wieder neue Korkkambien angelegt. Alle außerhalb des innersten Korkkambiums gelegenen Gewebe sterben dann ab, werden durch das fortschreitende Dickenwachstum tangential gedehnt und reißen schließlich auf. Es entsteht ein dicker Mantel einer toten, sich aber ständig von innen her erweiternden Borke. Die Borkenbildung geschieht auf unterschiedliche, für einzelne Baumarten typische Art und Weise. Eine **Ringelborke** entsteht, wenn das neue Korkkambium als geschlossener Ring angelegt wird (z. B. *Betula pendula*, Birke). In den meisten Fällen sind die Folgeperiderme jedoch nicht stammumfassend angelegt, sondern konvex gestaltet, d. h. sie grenzen ringsum an ältere Korklagen. Es bildet sich eine **Schuppenborke** (◘ Abb. 2.25).

2.3.2 Definition von Herba-, Rhizom-, Cortex-, Lignum- und Stipites-Drogen

Herba-Drogen (Krautdrogen) bestehen aus den oberirdischen Teilen krautiger Pflanzen. Die entsprechenden Arzneibuchmonographien definieren, was genau in der jeweiligen Krautdroge enthalten sein darf bzw. was nach der Ernte abgetrennt werden muss. Häufig verlangen die Arzneibücher, dass eine bestimmte Krautdroge keine dicken Stängel oder keine Blüten bzw. Früchte enthalten darf (◘ Tab. 2.6).

Rhizom-Drogen (Wurzelstockdrogen) bestehen aus unterirdischen Sprossorganen mit deutlich sichtbaren Blatt- oder Sprossnarben. Sie sind häufig mit Radix-Anteilen vermischt. Da andererseits auch Radix-Drogen häufig Rhizomanteile enthalten, nehmen manche Arzneibücher keine Rücksicht auf die unterschiedliche Anatomie und wenden den Sammelbegriff „Radix-Drogen" auch auf überwiegend rhizomhaltige Drogen an (Tormentillae „radix", ◘ Tab. 2.5. Eine Sonderform stellen Bulbus-Drogen (Zwiebel-Drogen) dar, die aus Rhizom (Zwiebelboden) und den Niederblättern (Zwiebelschuppen) des Sprosses bestehen (z. B. Scillae bulbus, Meerzwiebel).

Cortex-Drogen (Rindendrogen) bestehen aus dem außerhalb des Kambiums liegenden Bereich sekundär verdickter Sprossachsen oder Wurzeln. Die Arzneibücher legen fest, ob äußere Rindenschichten, also Kork oder Borke, in der Droge enthalten sein dürfen und von welchem Organ (Wurzel oder Spross) die Rinde stammt. Bei sogenannten „geschälten" Rindendrogen (z. B. Cinnamomi cortex Ph. Eur., Zimtrinde) sind Kork bzw. Borke entfernt worden (◘ Tab. 2.7).

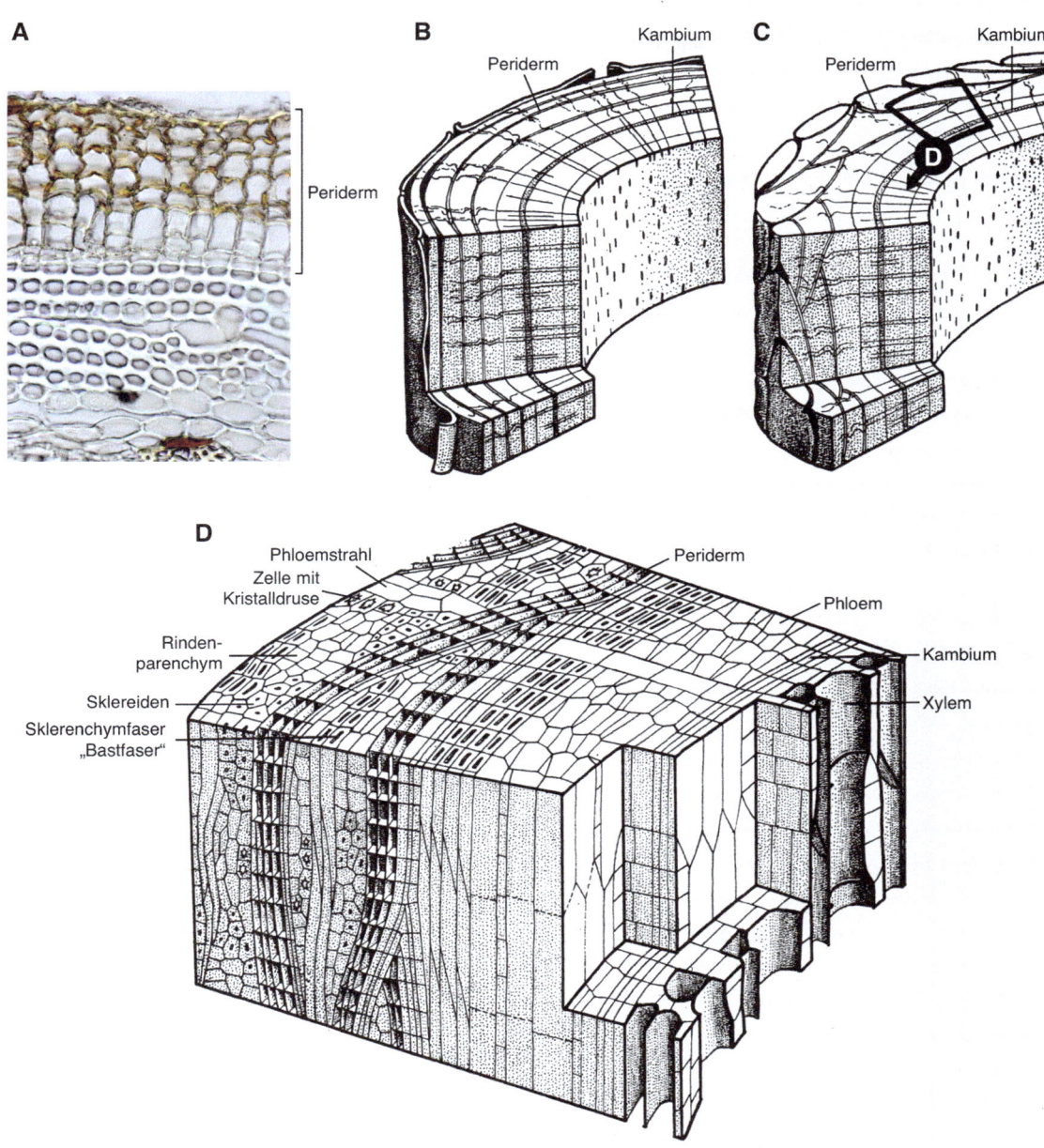

Abb. 2.25 Borke. **A** Periderm und Plattenkollenchym in Holunder (*Sambucus nigra*), Aufnahme B. Rahfeld, **B** Ringelborke, **C** Schuppenborke, **D** Ausschnitt aus C vergrößert. Braune et al. 1983

Lignum-Drogen (Holzdrogen) bestehen aus dem Teil eines sekundär verdickten Stamms, Zweiges oder einer Wurzel, der innerhalb des Kambiums liegt. Der Begriff Lignum ist ein pharmakognostischer Begriff und deckt sich nicht mit der botanischen Definition für Holz.

Stipites-Drogen (Stängeldrogen) bestehen ausschließlich aus Stängelanteilen einer Pflanze. Einziges gängiges Drogenbeispiel sind die Dulcamarae stipites (Bittersüßstängel).

2.4 Blatt

2.4.1 Struktur und Funktion

Die Blätter entspringen der Sprossachse. Sie stellen in ihrer Gesamtheit das dritte Grundorgan des Kormus dar. Die Gestaltung der Blätter ist äußerst vielfältig. Das typische Blatt ist als Laubblatt ein Organ des Aufbaus organischer Stoffe (**Assimilation**) sowie des Gasaustausches und der Wasserabgabe (**Transpiration**). Diese Funktionen bestimmen den inneren und äußeren Auf-

2.4 Blatt

◻ **Tab. 2.6** Krautdrogen (Ph. Eur.)

Drogenbezeichnung	Stammpflanze	Bestandteile der Droge
Agrimoniae herba	*Agrimonia eupatoria*	Blühende Sprossspitzen
Alchemillae herba	*Alchemilla xanthochlora*	Oberirdische Teile der blühenden Pflanze
Ballotae nigrae herba	*Ballota nigra*	Blühende Stängelspitzen
Centaurii herba	*Centaurium minus*	Oberirdische Teile der blühenden Pflanze
Centellae asiaticae herba	*Centella asiatica*	Oberirdische Teile
Chelidonii herba	*Chelidonium majus* L	Oberirdische Teile der blühenden Pflanze
Echinaceae purpureae herba	*Echinacea purpurea*	Blühende oberirdische Teile
Equiseti herba	*Equisetum arvense*	Sterile Sommertriebe, Hauptachse mit Seitensprossen
Fagopyri herba	*Fagopyrum esculentum*	Vor der Fruchtbildung geerntete oberirdische Teile
Fumariae herba	*Fumaria officinalis*	In voller Blüte geerntete oberirdische Teile
Hyperici herba	*Hypericum perforatum*	Blühende Triebspitzen
Leonuri cardiacae herba	*Leonurus cardiaca*	Oberirdische Teile der blühenden Pflanze
Lythri herba	*Lythrum salicaria*	Blühende Zweigspitzen
Marrubii herba	*Marrubium vulgare*	Oberirdische Teile zur Blütezeit
Meliloti herba	*Melilotus officinale*	Oberirdische Teile
Millefolii herba	*Achillea millefolium*	Oberirdische Teile
Origani herba	*Origanum onites, O. vulgare*	Blätter und Blüten, von Stängeln getrennt
Passiflorae herba	*Passiflora incarnata*	Schlingende Triebe mit Blättern, Blüten und jungen Früchten
Polygoni avicularis herba	*Polygonum aviculare*	Blühende oberirdische Teile
Serpylli herba	*Thymus serpyllum*	Oberirdische Sprosse der blühenden Pflanze
Solidaginis herba	*Solidago gigantea, S. canadensis* und deren Hybriden	Blühende oberirdische Teile
Solidaginis virgaureae herba	*Solidago virgaurea*	Blühende oberirdische Teile
Tanaceti parthenii herba	*Tanacetum parthenium*	Oberirdische Teile
Thymi herba	*Thymus vulgaris, Th. cygis*	Blätter und Blüten (sogenannte gerebelte Droge)
Verbenae herba	*Verbena officinalis*	Während der Blüte geerntete oberirdische Teile
Violae herba cum flore	*Viola arvensis, V. tricolor*	Blühende oberirdische Teile

◘ **Tab. 2.7** Rindendrogen (Ph. Eur.)

Drogenbezeichnung	Stammpflanze	Bestandteile der Droge
Cinchonae cortex	*Cinchona pubescens* und ihre Hybriden	Rinde von Stamm und Ästen etwa 8 Jahre alter Bäume
Cinnamomi cortex	*Cinnamomum ceylanicum*	Sekundäre Rinde von Wurzelschösslingen (Blätter, Kork und primäre Rinde werden entfernt)
Frangulae cortex	*Rhamnus frangula*	Im Frühjahr geschälte, ein Jahr gelagerte (oder künstlich durch Erhitzen gealterte) Rinde von Zweigen und Stämmen
Pruni africanae cortex	*Prunus africana*	Rinde von Zweigen und Stämmen
Quercus cortex	*Quercus robur, Q. petraea, Q. pubescens*	Rinde frischer, junger Zweige
Rhamni purshianae cortex	*Rhamnus purshiana*	Im Frühjahr geschälte, ein Jahr gelagerte (oder künstlich durch Erhitzen gealterte) Rinde von Zweigen und Stämmen
Salicis cortex	*Salix purpurea* und andere Arten	Im Frühjahr geschälte Rinde junger Zweige

bau der Laubblätter, sowie deren Verteilung an der Pflanze. In Abweichung von der charakteristischen Ausgestaltung gibt es Sonderformen, z. B. Blattranken oder -dornen, die nicht mehr die ursprüngliche Aufgabe der grünen Blätter erfüllen.

Bildung und Entwicklung
Die Anlage der Blätter erfolgt am **Vegetationskegel**. Dicht unterhalb des Sprossscheitels findet man kleine Höcker, in denen Meristeme aktiv werden. Diese **Blattprimordien** lassen rasch eine Gliederung in Oberblatt und Unterblatt erkennen. Aus der **Oberblattanlage** entstehen die **Blattspreite** und der **Blattstiel**. Die **Unterblattanlage** bildet den **Blattgrund**. Dieser kann stark gegliedert sein und z. B. Nebenblätter (Stipeln) bilden, die für manche Pflanzenfamilien (z. B. Rosaceae) charakteristisch sind. **Nebenblätter** können zu winzigen Schuppen reduziert sein, aber auch der Blattspreite in Größe und Form ähneln. Die Nebenblätter des Hornklees (*Lotus corniculatus*) unterscheiden sich z. B. kaum von den drei Fiedern der Blattspreite. Die „Blattquirle" der Labkräuter (*Galium*) setzen sich aus gleich gestalteten Blattspreiten und Nebenblättern zusammen. Als eine den Nebenblättern äquivalente Ausbildung ist die röhrenförmige **Ochrea** der Polygonaceen aufzufassen (◘ Abb. 2.26). Bei den Poaceae (Süßgräsern) bildet der Blattgrund die familientypische Blattscheide. Das typische Blatt wächst vor allem in die Länge, etwas weniger in die Breite und kaum in die Dicke. Damit unterscheidet es sich in der Art des Wachstums deutlich von Spross und Wurzel.

Bei den **Angiospermae** unterscheiden sich die Blätter der einkeimblättrigen Pflanzen in einigen Punkten von jenen der zweikeimblättrigen. Bei den **Dicotyle-**

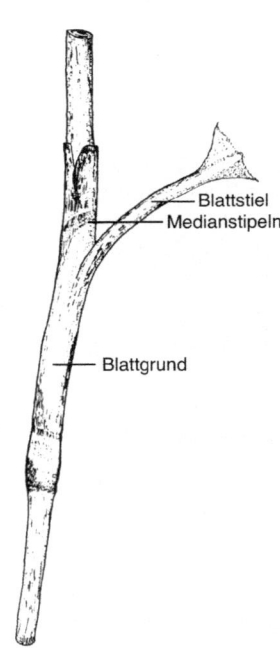

◘ **Abb. 2.26** Ochreabildung bei Knöterich (*Polygonum bistorta*). Nebenblätter und Blattgrund sind zu einer Scheide verwachsen.

doneae findet man häufig **zusammengesetzte**, also **gefiederte** bzw. **gefingerte Blätter**. Das Wachstum kann zonal oder lokal unterschiedlich stark sein. Das zonale Wachstumsverhalten bedingt die Umrissform (herzförmig, eiförmig, lanzettlich, etc.), lokale Unterschiede im Randwachstum sind für die Ausgestaltung des Blattrandes verantwortlich (ganzrandig, wellig, gezähnt, gekerbt, gesägt, gelappt, fiederteilig, etc.). Die

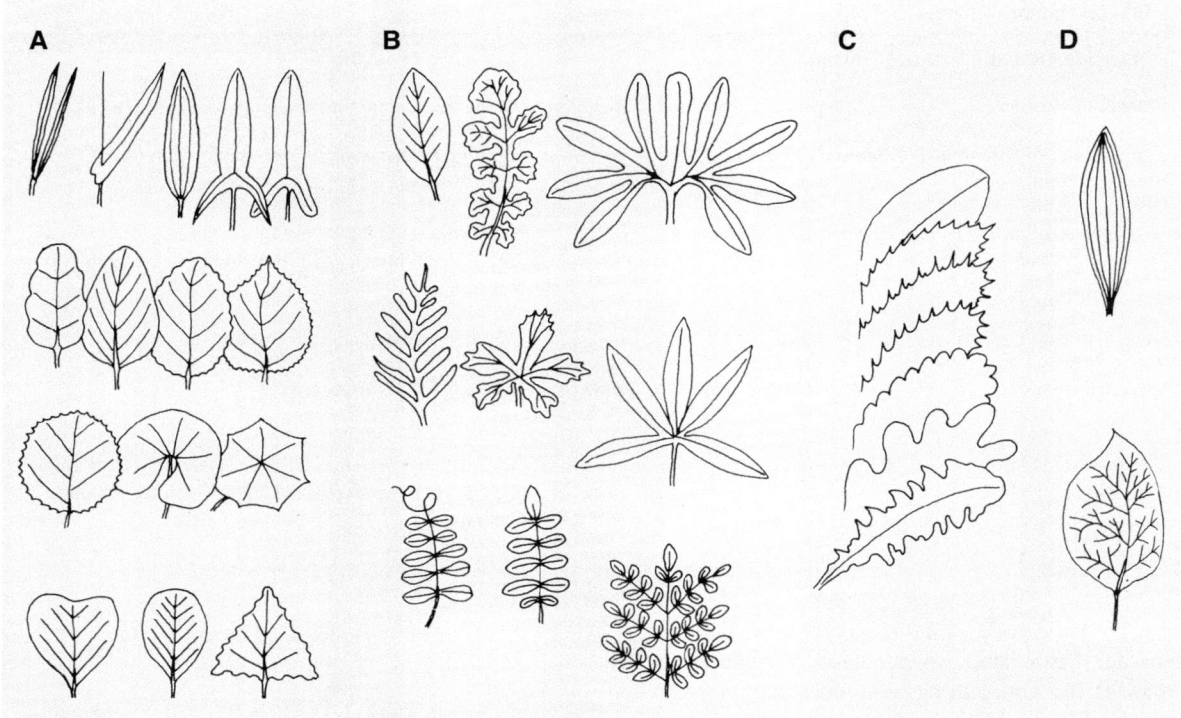

Abb. 2.27 Verschiedenartige Gestaltung der Laubblätter. **A** Blattform, **B** Blattteilung, **C** Blattrand, **D** Blattnervatur. Deutschmann et al. 1992

Ausbildung der **Blattnervatur** (Blattaderung) hängt eng mit den bisher genannten Wachstumsvorgängen zusammen (Abb. 2.27). Die Leitbündel des Blatts finden ihre Fortsetzung in den **Blattspursträngen** des Sprosses. Diese sind untereinander und mit dem stammeigenen Bündelsystem zu einem komplexen Netz verknüpft. In der Blattspreite sind außer dem medianen Bündel in der Regel zwei Lateralbündel vorhanden. Nach Art der Verzweigung, besonders nach der Anordnung der direkt dem Mittelnerv entspringenden Sekundärnerven, unterscheidet man verschiedene Nervaturtypen (z. B. fiedernervig, netznervig). Nicht selten sind zwischen den Blattnerven Querverbindungen vorhanden; man spricht dann von anastomisierenden Leitbündeln. Häufig findet man einen durchgehenden Randnerv, der über **Anastomosen** mit den Blattnerven höherer Ordnung verbunden ist. Nur gelegentlich erscheinen Blätter zweikeimblättriger Pflanzen parallelnervig (*Plantago lanceolata*, Spitzwegerich, Droge: Plantaginis lanceolatae folium Ph. Eur.; *Digitalis lanata*, Wolliger Fingerhut. Hier ist die Ausbildung der Spreitenflügel und damit auch die Verzweigung der Nervatur stark reduziert; medianer Nerv und laterale Nerven dominieren.

Wesentlich **einfacher** sind die **Blätter** der **Monocotyledoneae** gebaut. Sie bilden in der Regel einfache, lang gestreckte, ganzrandige Blätter. Eine Gliederung in Stiel und Spreite ist nicht zu erkennen. Die Nervatur ist meist parallel oder bogig angeordnet (Ausnahme: *Paris quadrifolia*, Einbeere).

Blattstellung, Blattfolge, Blattformen

Die Anordnung der Blätter wird bestimmt durch die genetisch festgelegte **Blattstellung** und spätere, exogen beeinflusste **Torsionsbewegungen des Blattstiels**. Dadurch wird insgesamt eine optimale Lichtausnutzung gewährleistet. Verhältnismäßig ursprünglich ist die wechselständige (spiralige, schraubige) Anordnung der Blätter. Hier entsteht in einer Ebene immer nur eine Blattanlage. Die nächste Blattanlage wird auf einer anderen Ebene und in einem bestimmten Winkel zur vorigen gebildet. Meist sind wechselständige Blätter in ⅖- oder ⅜-Stellung angeordnet: 6. und 11. Blatt (⅖-Stellung, Divergenzwinkel 144°) bzw. 9. und 17. Blatt (⅜-Stellung, Divergenzwinkel 135°) haben dann die gleiche Blattansatzstelle wie das 1. Blatt (Abb. 2.28). Bei **gegenständiger** Anordnung werden in einer Ebene zwei, bei **quirlständiger** (wirtelständiger) Anordnung mehrere Blattanlagen entwickelt. Aufeinander folgende Blattpaare bzw. -quirle stehen auf Lücke. Deutlich ist dies bei den **kreuzgegenständigen** (dekussierten) Blättern der Lippenblütler (Lamiaceae) zu erkennen.

Im Laufe der Entwicklung können an einer Pflanze unterschiedliche **Blattformen** beobachtet werden. Die regelmäßige Aufeinanderfolge unterschiedlich gestalteter Blattorgane am Spross bezeichnet man als **Blatt-**

2.4.1 Struktur und Funktion   111

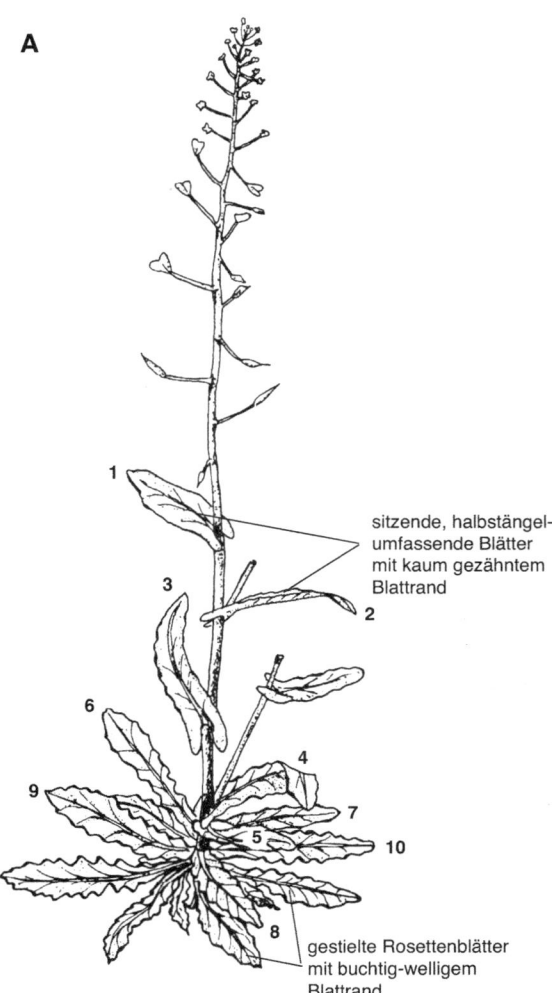

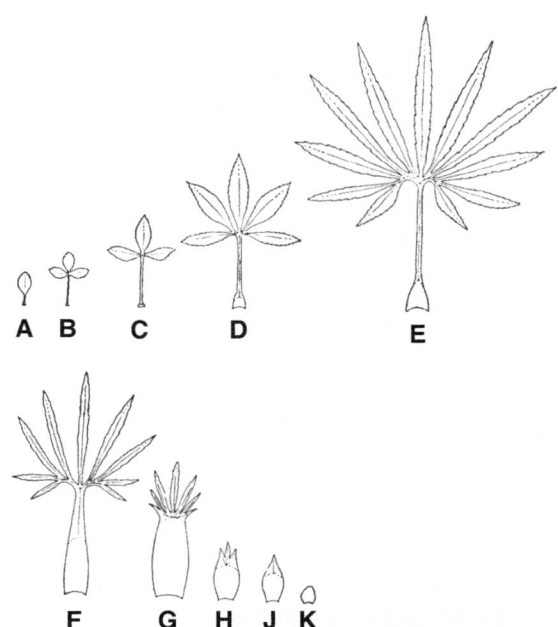

o **Abb. 2.29** Blattfolge bei Nieswurz (*Helleborus foetidus*) **A** Keimblatt, **B–C** Jugendblätter, **D** Laubblatt des ersten Jahrs, **E** Laubblatt des zweiten Jahrs, **F** Übergangsblatt, **G–J** Hochblätter des dritten Entwicklungsjahrs, **K** Blütenhüllblatt. Strasburger 1998

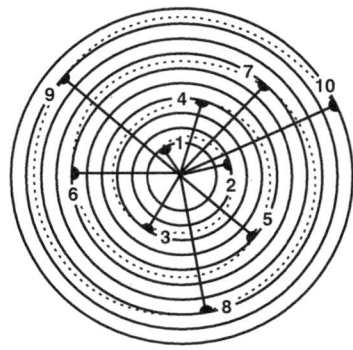

o **Abb. 2.28** Blattstellung. **A** Hirtentäschelkraut (*Capsella bursa-pastoris*) als Beispiel einer Halbrosettenpflanze mit halbstängelumfassenden Blättern in Dreiachtel-Stellung, **B** zugehöriges Blattstellungsdiagramm. Leistner, Breckle 2013

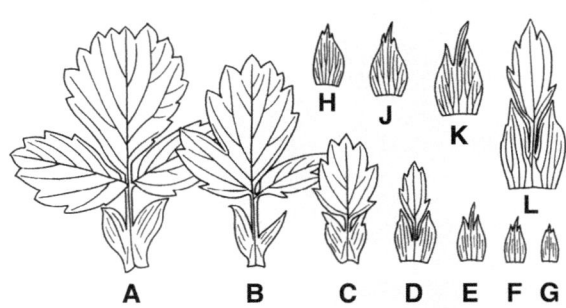

o **Abb. 2.30** Hochblattentwicklung bei Erdbeere (*Fragaria vesca*). **A–C** Laubblattähnliches Hochblatt, **D–K** verschiedene Hochblattformen. Kaussmann, Schiewer 1989

folge. Die **Keimblätter** unterscheiden sich in aller Regel von den **Primärblättern**, an deren Stelle manche Pflanzen schuppenförmige Niederblätter besitzen (o Abb. 2.29). Die **Speicherblätter** der **Zwiebeln** entsprechen den Niederblättern anderer Pflanzen. Die vollständig ausdifferenzierten, häufig kompliziert geformten Laubblätter nennt man **Folgeblätter**. Über den Folgeblättern stehen wieder einfacher gestaltete **Hochblätter**, die schon dem Blütenbereich zugerechnet werden (o Abb. 2.30). Hochblattanteile dominieren z. B. in der Droge Tiliae flos (Lindenblüten) Ph. Eur.

Blattdifferenzierungen können früher oder später auftreten. Bei den meisten *Eucalyptus*-Arten sind die **Jugendblätter** rundlich, die Folgeblätter jedoch lang sichelförmig. Auch der Efeu (*Hedera helix*) zeigt einen auffallenden Blattdimorphismus: die Jugendblätter unterscheiden sich deutlich von den **Altersblättern**. Schließlich können auch durch Umwelteinflüsse Blattform und -funktion verändert werden. Bei vielen Akazienarten sind die Jugendblätter charakteristisch gefiedert. Die Blattfiedern können bei Folgeblättern vollständig reduziert sein, der verbreiterte Blattstiel übernimmt als **Phyllodium** die Funktion der Spreite. Im Extremfall führen die unterschiedlichen Anforderungen an Blätter innerhalb der Blattfolge (gleichen Entwicklungsgrades) zur **Heterophyllie**. So unterscheiden sich die **Unterwasserblätter** von Wasserpflanzen deutlich von den **Schwimmblättern**. Von der Heterophyllie ist die **Anisophyllie** abzugrenzen. Hier sind Laubblätter in unmittelbarer Nachbarschaft, manchmal am selben Nodus, durch den Einfluss der Symmetrie der Sprossachse unterschiedlich entwickelt. Beim Moosfarn (*Selaginella*) stehen zwei Reihen größerer Blätter auf der Unterseite zwei Reihen kleinerer Blätter auf der Oberseite gegenüber.

Blattstiele oder terminale Spreitenbereiche können als **Blattranken** ausgestaltet sein. Ranken reagieren auf einen Berührungsreiz mit Krümmungsreaktionen und können so eine geeignete Stütze umfassen und der Pflanze Halt geben (o Abb. 2.31).

Bei den Asteraceen ist die Blattverdornung weit verbreitet (z. B. „Disteln" der Gattungen *Cirsium*, *Carduus* und *Carlina*). Während hier nur die Blattspitzen durch sklerenchymatisches Gewebe versteift werden, sind bei den eigentlichen **Blattdornen** die Spreitenflügel nur rudimentär entwickelt. Die Langtriebe der Berberitze (*Berberis vulgaris*) sind mit meist dreispitzigen Blattdornen besetzt; nur die Kurztriebe tragen Laubblätter (o Abb. 2.32).

Metamorphose, Analogie, Konvergenz, Homologie

Am Beispiel der vielfältigen morphologischen und funktionellen Sonderformen des Blatts kann man die Begriffe Metamorphose, Analogie, Konvergenz und Homologie gut erläutern und verstehen (□ Tab. 2.8). Unter **Metamorphose** versteht man die unterschiedliche Differenzierung einer bestimmten Grundstruktur als Anpassung an eine bestimmte Aufgabe und Funktion. So kann die Grundstruktur des Blatts als Laubblatt (Photosynthese), Blütenblatt (Schauapparat), Staubblatt (Pollenlieferant), Blattranke (Klammerorgan) usw. entwickelt sein, wobei häufig Zwischen- oder Übergangsformen auftreten. Letztlich entstehen einander unähnliche Strukturen, die sich jedoch in Herkunft und Grundstruktur entsprechen. Man bezeichnet sie als einander **homolog**. Umgekehrt können Strukturen in ihrem Erscheinungsbild oder ihrer Funktion übereinstimmen, aber sich von unterschiedlichen Grundstrukturen ableiten. Man spricht dann von einander **analogen** Organen oder Strukturen. Die Blattdornen der Berberitze sind den Sprossdornen der Schlehe analog, die

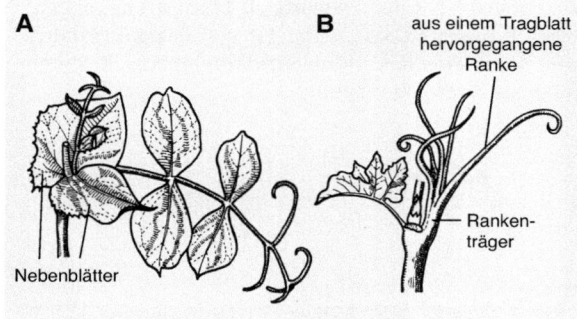

o **Abb. 2.31** Ranken. A Umbildung einzelner Spreitenfiedern zu Ranken bei Erbse (*Pisum sativum*), B Rankensystem bei Kürbis (*Curcubita pepo*). Kaussmann, Schiewer 1989

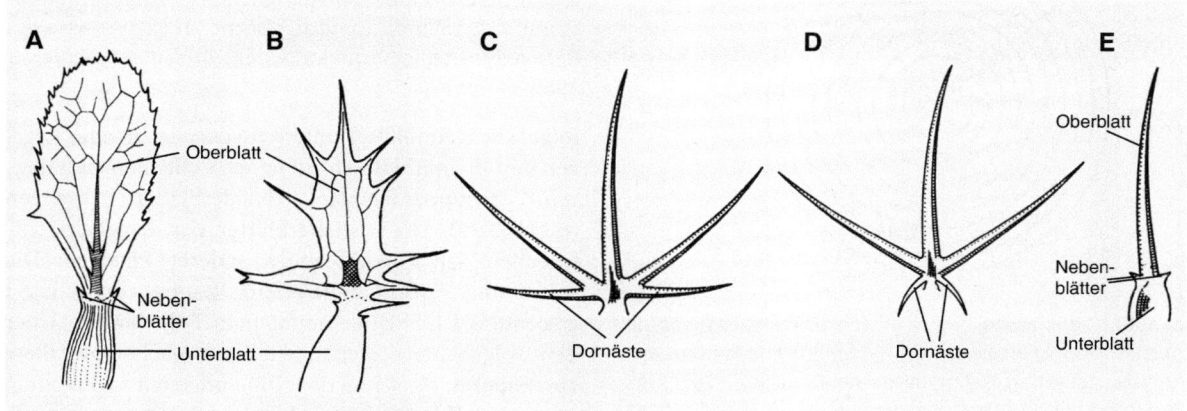

o **Abb. 2.32** Blattdornen und Laubblätter der Berberitze (*Berberis vulgaris*). A Laubblatt, B Übergangsblatt, C–E Dornblattformen, wobei die Dornäste in E völlig reduziert sind. Kaussmann, Schiewer 1989

Sprossranken der Lianen sind den Blattranken der Erbse analog, die Sprossknollen der Kartoffel sind den Wurzelknollen der Süßkartoffel analog. In Anpassung an eine ähnliche Lebensweise können Lebewesen unabhängig von ihrer natürlichen Verwandtschaft ähnliche Strukturen mit vergleichbaren Funktionen ausbilden. Dieses Phänomen, das häufig mehrere Organe der zum Vergleich stehenden Organismen betrifft, bezeichnet man als **Konvergenz**. Eine ganze Reihe von Pflanzen der Trockengebiete zeigen **Sukkulenz** (Anlage von Wasser speichernden Geweben); so sind konvergent „Kakteen" bei unterschiedlichen Pflanzenfamilien, etwa den Cactaceae, Asclepiadaceae, Asteraceae und Euphorbiaceae, entstanden.

2.4.2 Anatomie, taxonspezifische Merkmale

Blätter der Angiospermae

Die zunächst noch embryonalen Zellen der Blattanlagen (s.o.) teilen sich, und die abgegliederten Zellen differenzieren sich zu den charakteristischen Geweben des Blatts. Im typischen Fall ist das Blatt ein dorsiventral gebautes Organ (**bifaziales Blatt**), bei dem klar zwischen Ober- und Unterseite unterschieden werden kann (o Abb. 2.33). Die Oberfläche eines solchen Blatts steht mehr oder minder senkrecht zum einfallenden Licht. Im Querschnitt kann man die folgenden Bereiche unterscheiden:

- interzellularenfreie, dickwandige **obere Epidermis** mit einer Wasser abweisenden Cuticula,
- aus länglichen, chloroplastenreichen Zellen zusammengesetztes **Palisadenparenchym**,
- interzellularenreiches **Schwammparenchym**,
- **untere Epidermis** mit vergleichsweise dünnen Zellwänden und schwach entwickelter Cuticula.

Häufig bilden die Blattepidermen **Trichome** (▶ Kap. 2.1.4). Außerdem sind in den Epidermen **Spaltöffnungen** vorhanden, die eine Regulierung des Gas- und Wasseraustausches ermöglichen. Spaltöffnungen können auf beiden Seiten des Blatts (**amphistomatisches** Blatt), ausschließlich auf der Blattunterseite (**hypostomatisches** Blatt) oder, wie beispielsweise bei Schwimmblättern, nur auf der Blattoberseite (**epistomatisches** Blatt) auftreten. Den gesamten Bereich zwischen den Epidermen bezeichnet man als **Mesophyll**. In das Mesophyll eingebettet, meist etwas nach unten abgedrängt und als erhabene „Adern" ausgeprägt, liegen die Leitelemente. Sie können von Kristallzellen begleitet sein (Kristallzellreihen, z. B. Sennae folium Ph. Eur., Sennesblätter). Häufig sind die Leitbündel von **Sklerenchym**- oder **Kollenchymscheiden** umgeben. Durch sie wird die mechanische Festigkeit des Blatts erhöht. Die kegelstumpfförmigen, obersten Zellen des Schwammparenchyms, die man als **Trichterzellen**

□ **Tab. 2.8** Analoge und homologe Strukturen (Beispiele)

Struktur	Beispiele
Analog	
Assimilationsorgane	Algenthalli, Laubblätter, Phyllokladien, Assimilationswurzeln
Befestigungsorgane	Rhizoide, Wurzeln, Sprossranken, Blattranken
Speicherorgane	Rüben, Rhizome, Sprossknollen, Wurzelknollen
Homolog	
Blattorgane	Keimblätter, Niederblätter, Folgeblätter, Hochblätter, Blattdornen, Blattranken, Phyllodien, Kelch-, Kron-, Staub-, Fruchtblätter
Wurzelorgane	Luftwurzeln, Atemwurzeln, Haustorien, Wurzelknollen, Rüben
Achsenorgane	Rhizom, Ausläufer, Sprossknollen, Sprossranken, Sprossdornen, Phyllokladien

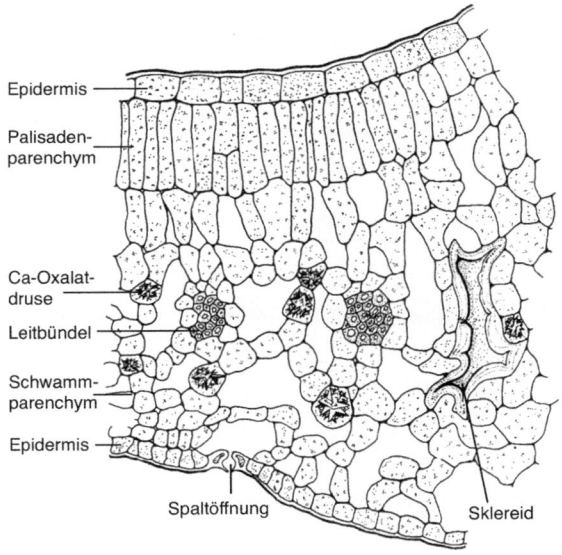

o **Abb. 2.33** Bifaziales Blatt von Tee (*Camellia sinensis*). Hohmann et al. 2000

(Sammelzellen) bezeichnet, dienen u.a. der Ableitung der Assimilate aus den direkt nach oben anschließenden Palisadenzellen. In dem Bereich zwischen Palisaden- und Schwammparenchym findet man häufig auch chloroplastenfreie Idioblasten, z. B. **Kristallzellen**.

Bei manchen Pflanzen sind die Blätter so exponiert, dass sie von beiden Seiten gleichermaßen belichtet werden. Solche Blätter können **äquifacial** gebaut sein. Dies

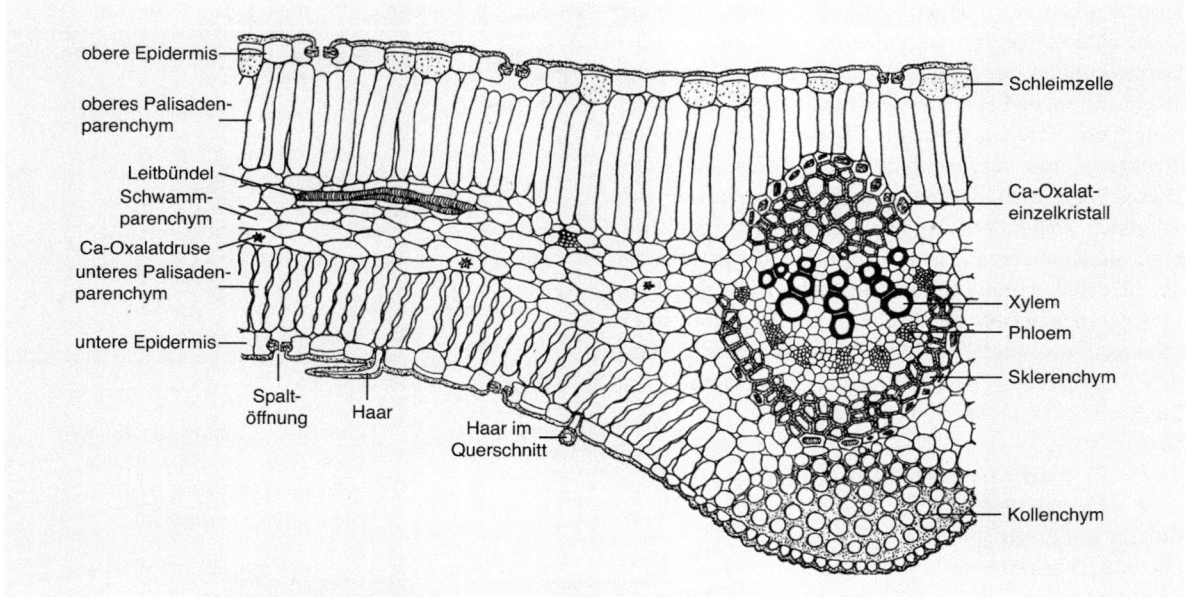

Abb. 2.34 Äquifaziales Blatt. Querschnitt durch das Blatt von Senna (*Senna acutifolia*). Der Mittelnerv ist getroffen, deutlich sind obere und untere Palisadenschicht zu erkennen. Hohmann et al. 2000

bedeutet, dass unter beiden Epidermen palisadenartige Parenchyme liegen (z. B. Sennae folium Ph. Eur., Sennesblätter, o Abb. 2.34).

Als **unifazial** bezeichnet man jene Blätter, bei denen die Blattspreite nur bzw. überwiegend aus der Unterseite der Blattanlage hervorgegangen ist, z. B. die Rundblätter des Schnittlauchs (*Allium schoenoprasum*). Hier kann nicht zwischen Blattunter- und -oberseite unterschieden werden. Auch eine Trennung in Palisaden- und Schwammschicht ist nicht möglich. Ein unifaziales Blatt kann leicht an der Anordnung seiner Leitbündel erkannt werden. Im typischen Rundblatt sind sie als Ring angelegt, im abgeflachten Blatt sind sie in zwei übereinander liegenden Reihen angeordnet.

Nadelblätter

Eine Besonderheit stellen die Blätter der Nadelhölzer dar (o Abb. 2.35). Die Spaltöffnungen sind in das Blatt eingesenkt. Die Epidermiswände sind stark verdickt und lassen nur ein enges Lumen frei. Unter der Epidermis liegt eine ein- bis mehrschichtige Hypodermis mit verstärkten Zellwänden. Besonders an den Blattkanten folgen auf die hypodermalen Zellschichten noch dickwandige Sklerenchymfasern. Nach innen folgt das Chloroplasten führende Mesophyll mit eigenartig geformten Zellen. In das Lumen der Zellen ragen Zellwandleisten hinein, die die innere Oberfläche vergrößern. Harzkanäle, die häufig von einer Sklerenchymscheide umgeben sind, durchziehen das Mesophyll. Eine lückenlose Endodermis grenzt das Mesophyll vom Zentralzylinder ab. Innerhalb der Endodermis, in ein Transfusionsgewebe eingebettet, liegen meist zwei offen-kollaterale Leitbündelstränge. Das Transfusionsgewebe vermittelt den Stofftransport zwischen Leitgewebe und Mesophyll.

Spaltöffnungen

Der lebensnotwendige Gasaustausch zwischen Blattgeweben und der Atmosphäre erfolgt über Spaltöffnungen (Stomata). Gehäuft treten sie in der unteren Epidermis von Laubblättern auf, wo häufig 100–500 Stomata pro Quadratmillimeter zu erkennen sind. Man findet sie aber auch in den Epidermen von Blattoberseiten, Sprossen und Blütenblättern, jedoch nie an Wurzeln. Spaltöffnungen bestehen aus zwei länglichen Schließzellen mit ungleichmäßigen Wandverdickungen, die nur an ihren Enden fest miteinander verbunden sind, in der Mitte aber einen Spalt freilassen. Die Weite des Spaltes kann durch Verformungen der Schließzellen reguliert werden. Unter dem Spalt befindet sich ein zellfreier Raum, der mit dem Interzellularensystem des Mesophylls in Verbindung steht. Die Wände der direkt an die Schließzellen angrenzenden Parenchymzellen sind meist cutinisiert.

Das Funktionsprinzip der Stomata beruht auf Veränderungen des Turgors der Schließzellen. Bei vollturgeszenten, aufgeblähten Schließzellen ist der Spalt maximal geöffnet; bei Wassermangel erschlaffen die Schließzellen, der Spalt schließt sich. Bei prinzipiell gleicher Funktionsweise unterscheiden sich die Schließapparate unterschiedlicher Taxa im Feinbau doch so deutlich, dass verschiedene Typen gegeneinander abgegrenzt werden (o Abb. 2.36 A–C). Der *Mnium*-**Typ** ist bei den Moosen und Farnen verbreitet. Die Schließzellen sind

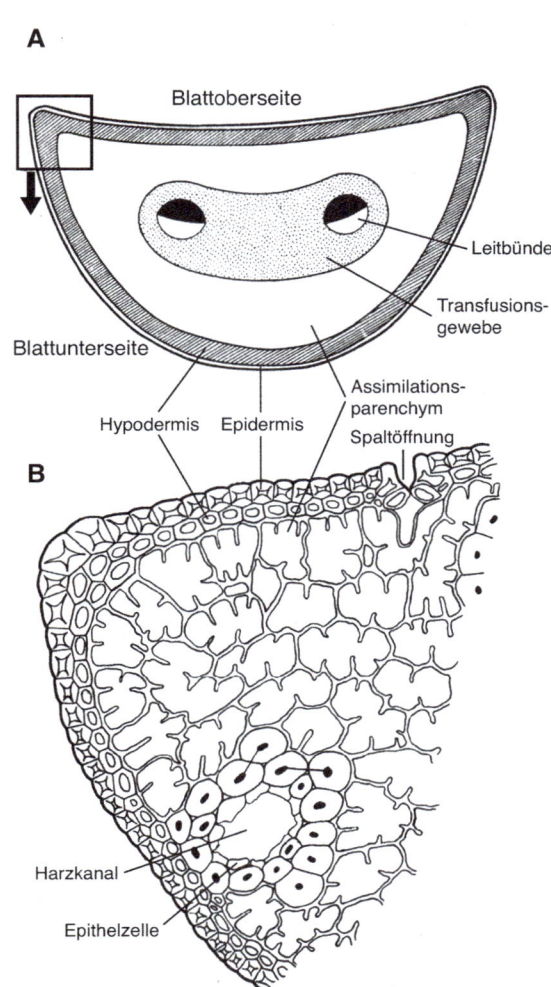

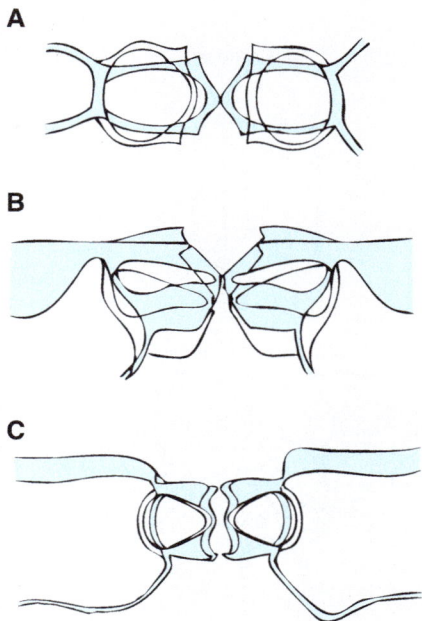

o **Abb. 2.35** Nadelblatt. **A** Querschnitt durch ein Nadelblatt der Kiefer (*Pinus sylvestris*), Schemazeichnung, **B** Detaildarstellung des in **A** markierten Blattbereichs. Kaussmann, Schiewer 1989

o **Abb. 2.36** Spaltöffnungen im Querschnitt. **A** *Mnium*-Typ der Moose und Farne. **B** *Helleborus*-Typ vieler Dicotyledoneae, **C** *Amaryllis*-Typ bei vielen Monocotyledoneae, **hellblau** Spalt geschlossen, **weiß** Schließzellen turgeszent, Spalt geöffnet. Leistner, Breckle 2013

nur wenig verdickt. Nimmt der Turgor zu, runden sich die im Querschnitt ovalen Schließzellen ab, sodass ihr horizontaler Durchmesser geringer wird, die Schließzellen also auseinander treten. Beim *Amaryllis*-**Typ** ist die Bauchwand kräftig verstärkt. Bei Turgorerhöhung wölben sich die bohnenförmigen Schließzellen in die Nebenzellen vor; die Bauchwände werden dabei mitgezogen und der Spalt öffnet sich. Bei vielen Vertretern der Dicotyledoneae findet man den *Helleborus*-**Typ** der Spaltöffnungen. Die Öffnungsbewegung verläuft als Drehbewegung um eine Art Gelenk. Diese biegsamen Bereiche („Hautgelenke") sind als weniger verdickte Stelle in der Außenwand der Nebenzellen zu erkennen. Bei Turgorerhöhung wölben sich die Schließzellen schräg nach innen.

Beim **Gramineen-Typ** der Süß- und Sauergräser sind die Schließzellen hantelförmig (o Abb. 2.37 A,

o Abb. 2.37 B). Die dünnwandigen Enden dehnen sich bei Turgorerhöhung aus und drängen dadurch die starren Mittelteile auseinander; der Spalt öffnet sich. Tief eingesenkt in das umgebende epidermale und subepidermale Blattgewebe sind die Spaltöffnungen vom **Gymnospermen-Typ**, den man bei den Nadelhölzern antrifft (o Abb. 2.37 C). Zwischen Nebenzellen und Schließzellen liegt ein Hautgelenk. Bei steigender Turgeszenz werden die Seitenwände der Schließzellen nach schräg oben in die Nebenzellen gepresst. Dabei weichen die sich berührenden Schließzellkanten auseinander.

Häufig unterscheiden sich die den Schließzellen direkt benachbarten Zellen von den übrigen Epidermiszellen. Solche **Nebenzellen** haben Anteil an der Funktion des Spaltöffnungsmechanismus und bilden zusammen mit den Schließzellen den Spaltöffnungsapparat. Aufgrund der Anordnung der Nebenzellen können unterschiedliche Spaltöffnungstypen unterschieden werden. Sie stellen ein wichtiges Merkmal für die Drogendiagnostik dar.

Der **diacytische Typ** besitzt zwei Nebenzellen, deren gemeinsame Wand senkrecht (diagonal) zum Spalt liegt. Man bezeichnet diese Anordnung auch als Caryophyllaceen-Typ und findet ihn z. B. bei den Lamiaceen-Drogen. Beim **paracytischen Typ** liegen die Nebenzellen seitlich (parallel) an. Diesen Typ nennt man auch Rubiaceen-Typ, er kommt aber ebenso in anderen

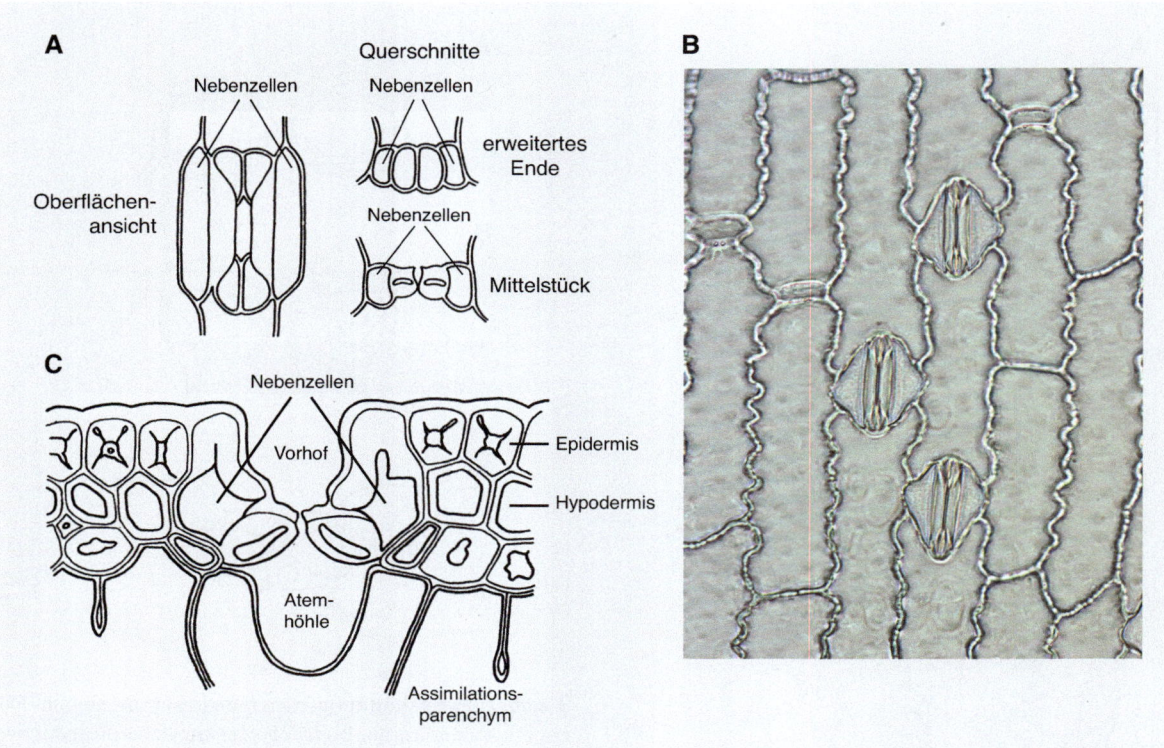

Abb. 2.37 A Gramineen-Typ bei Rispengras (*Poa annua*) in der Oberflächenansicht und im Querschnitt durch das erweiterte Ende bzw. durch das Mittelstück des Schließapparats, **B** Spaltöffnung der Gerste (*Hordeum vulgare*), Aufnahmen B. Rahfeld, **C** Gymnospermen-Typ bei Kiefer (*Pinus mugo*) im medianen Querschnitt. Kaussmann, Schiewer 1989

Familien vor (z. B. Sennae folium Ph. Eur., Sennesblätter; Familie: Fabaceae. **Anisocytisch** sind Spaltöffnungsapparate mit mehreren – häufig drei – Nebenzellen, von denen eine deutlich kleiner als die übrigen ist. Diesen sogenannten Brassicaceen-Typ trifft man z. B. auch bei der Droge Belladonnae folium Ph. Eur. (Belladonnablätter, Familie: Solanaceae) an. Schließlich unterscheidet man noch den **anomocytischen Typ** mit einer unregelmäßigen Anordnung von in der Regel mehr als drei Nebenzellen. Man spricht hier auch vom Ranunculaceen-Typ und findet diesen Aufbau z. B. bei Farfarae folium (Huflattichblätter, Familie: Asteraceae) oder Digitalis purpureae folium Ph. Eur. (*Digitalis-purpurea*-Blätter, Familie: Plantaginaceae). Beim **cyclocytischen Typ** liegen viele Nebenzellen ringförmig angeordnet um die Schließzelle. Man nennt ihn auch Celastraceen-Typ und findet ihn z. B. bei *Piper*- und *Citrus*-Arten, Familie: Piperaceae bzw. Rutaceae. Schließlich unterscheidet man noch den **tetracytischen Typ**, den man bei den Monocotyledoneae antrifft (o Abb. 2.38).

Über den relativen Anteil von Spaltöffnungen in der Epidermis gibt der **Spaltöffnungsindex** Auskunft. Er errechnet sich nach der Formel

$$\text{Spaltöffnungsindex} = \frac{100 \cdot S}{E + S}$$

Dabei steht S für die Anzahl der Spaltöffnungen einer definierten Blattoberfläche, E für die Anzahl der Epidermiszellen (einschließlich Trichome) der gleichen Fläche. Für jede Droge wird der Mittelwert aus mindestens 10 Bestimmungen berechnet. Über ihren Spaltöffnungsindex lassen sich z. B. Blätter von Alexandriner Sennes von jenen der Tinnevelly Sennes unterscheiden (Droge: Sennae folium Ph. Eur., Sennesblätter).

2.4.3 Definition von Folium-Drogen

Folium-Drogen (Blattdrogen) bestehen aus den Folgeblättern der betreffenden Stammpflanze(n), sind also i. a. reine Laubblattdrogen, wobei anteilmäßig die Blattspreite überwiegt (o Tab. 2.9). Sonderformen stellen die Bulbus-Drogen dar. Blattdrogen sind im mikroskopischen Bild vor allem anhand der Behaarung, dem Vorkommen von Kristallidioblasten und der Anordnung der Nebenzellen der Spaltöffnungen zu identifizieren.

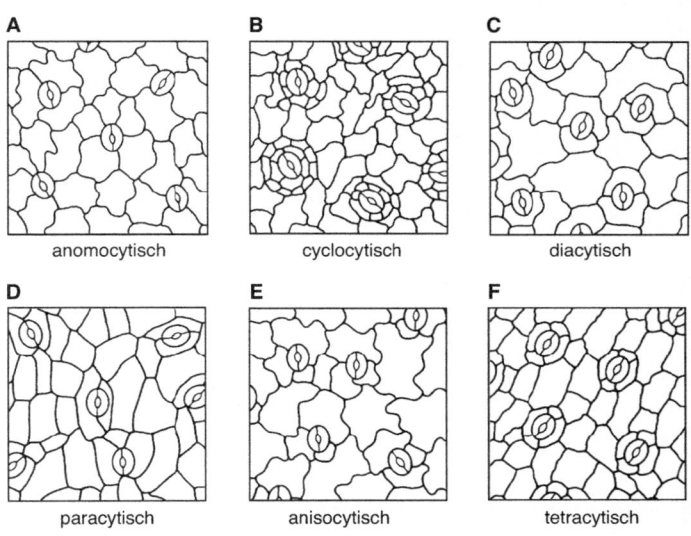

○ **Abb. 2.38** Spaltöffnungsapparate bei den Angiospermae (verschiedene Typen aufgrund der Anordnung der Nebenzellen). **A** Anomocytisch: keine deutlich erkennbaren Nebenzellen oder eine unbestimmte Zahl an Nebenzellen (Ranunculaceen-Typ, auch bei Aceraceae, Berberidaceae, Cucurbitaceae, Malvaceae, Papaveraceae, Primulaceae, Rosaceae, Scrophulariaceae), **B** cyclocytisch: viele Nebenzellen liegen ringförmig angeordnet um die Schließzellen (Celastraceen-Typ), **C** diacytisch: stets mit zwei Nebenzellen, deren Querwände senkrecht zum Spalt liegen (Caryophyllaceen-Typ), auch bei Acanthaceae, oft bei Lamiaceae, Solanaceae, Verbenaceae), **D** paracytisch: Stets mit zwei Nebenzellen, die den Schließzellen seitlich anliegen (Rubiaceen-Typ), auch bei Convolvulaceae, Hypericaceae, Magnoliaceae), **E** anisocytisch: meist drei Nebenzellen, von denen eine auffällig kleiner ist als die anderen beiden (Brassicaceen-Typ), auch bei Loganiaceae, Urticaceae, **F** tetracytisch: vier Nebenzellen, zwei Nebenzellen oft deutlich kleiner, oft als regelmäßiges Zeltmuster bei Monocotyledoneae. Leistner, Breckle 2013

▫ **Tab. 2.9** Blattdrogen (Ph. Eur.)

Drogenbezeichnung	Stammpflanze	Bestandteil der Droge
Althaeae folium	*Althaea officinalis*	Laubblätter
Belladonnae folium	*Atropa belladonna*	Blätter und blühende Zweigspitzen
Betulae folium	*Betula pendula, B. pubescens*	Im Frühjahr geerntete Laubblätter
Boldi folium	*Peumus boldus*	Blätter
Crataegi folii cum flore	*Crataegus monogyna, C. laevigata* und weitere Arten	Blühende Zweigspitzen
Cynarae folium	*Cynara scolymus*	Blätter
Digitalis purpureae folium	*Digitalis purpurea*	Rosettenblätter
Eucalypti folium	*Eucalyptus globulus*	Laubblätter
Hamamelidis folium	*Hamamelis virginiana*	Laubblätter
Hederae folium	*Hedera helix*	Im Frühjahr geerntete Blätter
Melissae folium	*Melissa officinalis*	Laubblätter
Menthae piperitae folium	*Mentha piperita*	Kurz vor der Blüte geerntete Laubblätter
Oleae folium	*Olea europa*	Blätter

Tab. 2.9 Blattdrogen (Ph. Eur., Fortsetzung)

Drogenbezeichnung	Stammpflanze	Bestandteil der Droge
Orthosiphonis folium	*Orthosiphon aristatus*	Vor der Blüte geerntete Laubblätter und Stängelspitzen
Plantaginis lanceolatae folium	*Plantago lanceolata*	Blätter und Blütenschäfte
Rosmarini folium	*Rosmarinus officinale*	Laubblätter
Salviae officinalis folium	*Salvia officinalis*	Zur Zeit der Fruchtbildung geerntete Laubblätter
Salviae trilobae folium	*Saliva triloba*	Zur Zeit der Fruchtbildung geerntete Laubblätter
Sennae folium	*Cassia angustifolia*, *C. senna*	Vor der Fruchtbildung geerntete Fiederblätter
Stramonii folium	*Datura stramonium*	Blätter und blühende Zweigspitzen
Urticae folium	*Urtica dioica*, *U. urens* und deren Hybride	Laubblätter
Uvae ursi folium	*Arctostaphylos uva-ursi*	Immergrüne Laubblätter

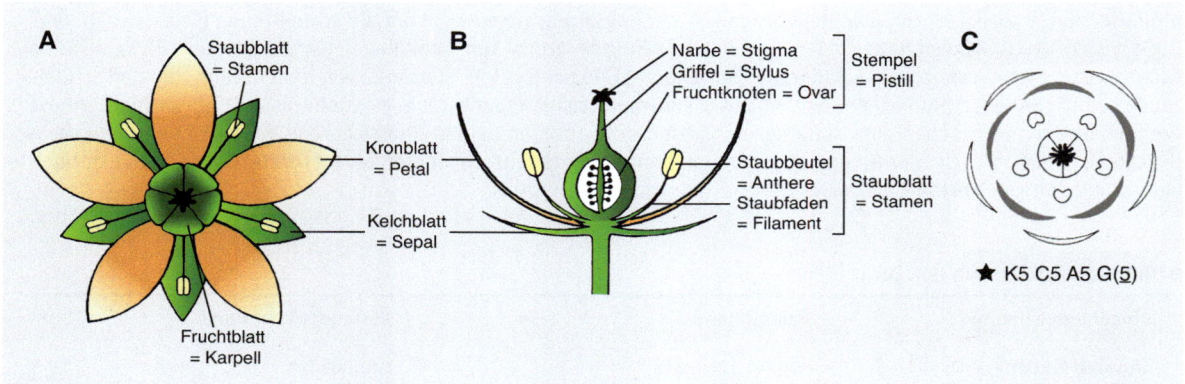

Abb. 2.39 Blütenbau. Schematischer Aufbau einer pentameren, tetrazyklischen, radiärsymmetrischen Blüte mit oberständigem Fruchtknoten. **A** Aufsicht, **B** Längsschnitt, **C** Blütendiagramm und -formel. Nach Leistner, Breckle 2013

2.5 Blüte

Die Blüte entwickelt sich aus einem Vegetationskegel des Sprosses. Nacheinander werden Kelch-, Kron-, Staub- und Fruchtblätter angelegt. Mit der Ausbildung der Fruchtblätter ist das meristematische Gewebe des Vegetationskegels „verbraucht". Die Blüte stellt einen im Wachstum begrenzten Kurzspross dar, der mit Sporophyllen besetzt ist. Alle Blattorgane der Blüte sind stark metamorphosiert und dienen direkt (Staub-, Fruchtblätter) oder indirekt (Hoch-, Kelch-, Kronblätter) der sexuellen Fortpflanzung. Ihre charakteristische Ausgestaltung findet die Blüte bei den Angiospermae.

2.5.1 Struktur und Funktion
Morphologie der Blüte
In ihrer typischen Form zeigt die Blüte eine Gliederung in **Calyx** (Kelch), **Corolle** (Krone), **Stamina** (Staubblätter) und **Karpelle** (Fruchtblätter), o Abb. 2.39). Den Teil der Sprossachse, der die Blütenorgane trägt, nennt man Receptaculum (Blütenachse).

Die **Calyx** besteht in der Regel aus grünen, derb gebauten **Sepalen** (Kelchblättern). Sie übernehmen Schutz- und Stützfunktion für die nach innen folgenden zarten, häufig gefärbten **Petalen** (Kronblätter), die gemeinsam die **Corolle** bilden. Sie stellt in dieser auffälligen Ausprägung einen Schauapparat zur Attraktion potentieller Bestäuber dar. Kelch und Krone ergeben zusammen das **Perianth** (**Blütenhülle**). Ist es wie eben geschildert deutlich in Kelch und Krone gegliedert, spricht man von einem heterochlamydeischen oder

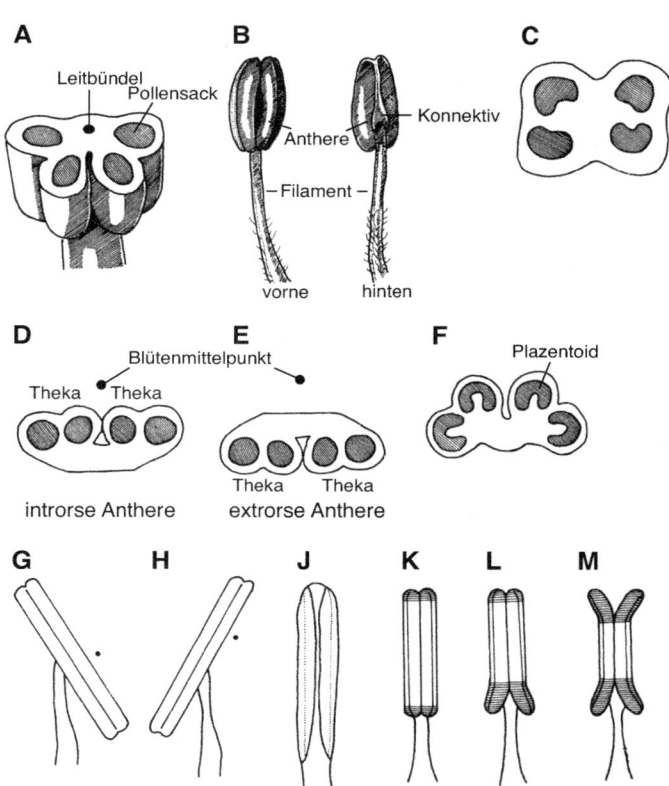

Abb. 2.40 Morphologie des Staubblatts. **A** Schematischer Querschnitt durch eine Anthere, **B** Anthere von Bilsenkraut (*Hyoscyamus niger*), von vorne und hinten, **C** äquifaziale Anthere von *Papaver rhoeas*, **D–F** verschiedene Antherentypen im Querschnitt und **G–M** in der Längsansicht, **G** Hypopeltates, **H** epipeltates Staubblatt, **J** ungegliedertes, **K** nicht pfeilförmiges, **L** pfeilförmiges Staubblatt, **M** Staubblatt mit X-förmiger Anthere. Kaussmann, Schiewer 1989

doppelten **Perianth**. Allerdings können die beiden Hüllkreise auch, wie etwa bei vielen Vertretern der **Monocotyledoneae**, gleichartig gestaltet sein. Eine solche Blütenhülle bezeichnet man als **Perigon** (homochlamydeisches Perianth). Die einzelnen Glieder heißen jetzt **Tepalen**. Das Perigon kann auch nur aus einem Hüllblattkreis aufgebaut sein. Man hat dafür den Ausdruck haplochlamydeisches Perianth geprägt. Schließlich kann die Blütenhülle bei den achlamydeischen Blüten vollständig fehlen.

Innerhalb der Blütenhülle befinden sich die **Stamina** (Staubblätter). Sie sind den Mikrosporophyllen der Pteridophyta (Farnpflanzen) homolog und bilden gemeinsam das **Androeceum**. Das Staubblatt gliedert sich in **Filament** (Staubfaden) und **Anthere** (Staubbeutel), die ihrerseits in zwei **Theken** (**Antherenfächer**) mit je zwei **Pollensäcken** unterteilt ist (○ Abb. 2.40). Neben diesen bithezischen Antheren gibt es allerdings auch monothezische, die also nur eine Theka besitzen. Die Anthere ist über ihr steriles Verbindungsstück mit dem Filament entweder breit verwachsen oder aber dort nur punktförmig verankert. Bei einigen Pflanzen sind die Filamente blattartig verbreitet; diese Staubblätter stellen Übergangsformen zu den Kronblättern dar (z. B. *Nymphea*, Seerose). Die Stamina können sekundär durch Dédoublement (sekundäre Polyandrie) vermehrt sein, durch vielfache Spaltung entstehen **Staubblattbündel**,

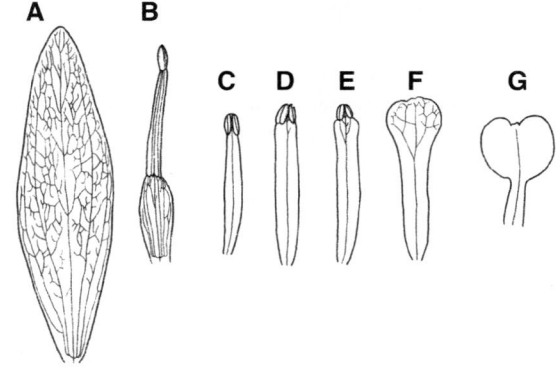

Abb. 2.41 A, B Übergangsformen zwischen Staubblatt und Kronblatt bei Seerose (*Nymphaea colorata*), **C–F** Übergangsformen zwischen Staubblatt und Staminodium bei Waldrebe (*Clematis vitalba*, **G** Staminodium der Lopezie (*Lopezia coronata*). Kaussmann, Schiewer 1989

wie sie z. B. für die Familie der Hypericaceae (Johanniskräuter) charakteristisch sind. Gelegentlich übernehmen modifizierte Staubblätter andere Funktionen als die eines Pollenträgers. Bei gefüllten Blüten sind die zusätzlichen Kronblätter letztlich umgewandelte Staubblätter. Sind alle Staubblätter von dieser Metamorphose betroffen, wird die Blüte männlich-steril (○ Abb. 2.41).

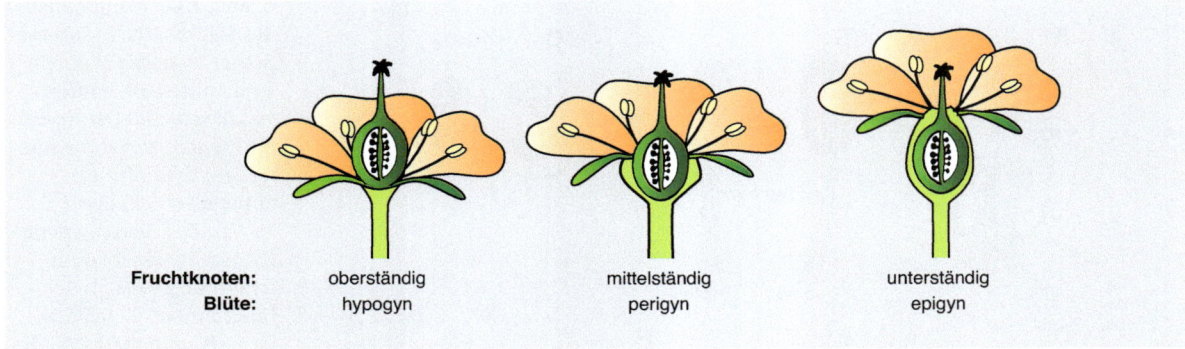

Abb. 2.42 Blütenbau. Schematische Darstellung der möglichen Lagen des Fruchtknotens

Weiterhin können die Staubblätter zu **floralen Nektarien** (**Nektardrüsen**) umfunktioniert oder zu **sterilen Staminodien** reduziert sein. In den Blüten des Salbeis (*Salvia*) sind zwei Antheren zu einem komplizierten Bestäubungsapparat umgebildet. Das Konnektiv ist nach oben lang ausgezogen und trägt dort eine fertile Theka. Der andere Teil des Konnektivs ist sehr kurz und die Theka ist zu einem sterilen flächigen Bereich umgewandelt worden. An diesen Bereichen sind die beiden Antheren miteinander verwachsen und bilden so eine Trittplatte, die den Eingang zum Nektar führenden Blütenschlund versperrt. Beim Blütenbesuch drückt sich das Nektar saugende Insekt geeigneter Größe durch Hebelbewegung die fertilen Antheren auf den Rücken (Schlagbaummechanismus).

Im Zentrum der Blüte befindet sich das **Pistillum** (Stempel), das sich aus **Stigma** (Narbe), **Stylus** (Griffel) und **Ovarium** (Fruchtknoten) zusammensetzt. Der Stempel wird von einem **Karpell** (Fruchtblatt) oder mehreren Karpellen gebildet, die in ihrer Gesamtheit als **Gynoeceum** bezeichnet werden.

> ■ **MERKE** Die Staubblätter sind den Mikrosporophyllen der Pteridophyta (Farnpflanzen) homolog, während die Karpelle den Megasporophyllen der Pteridophyta entsprechen.

Das Stigma ist die Auffangzone für die **Pollenkörner** (s. u.). Innerhalb des mehr oder weniger stielartig ausgezogenen Griffels wachsen die **Pollenschläuche** mit den männlichen Keimzellen dem Fruchtknoten entgegen. Die Lage des Fruchtknotens hängt von der Ausbildung der Blütenachse (Receptaculum, Blütenboden) ab. Man unterscheidet **ober-, mittel- und unterständige Fruchtknoten**, je nachdem wie tief das Gynoeceum in den Blütenboden eingesenkt ist, und spricht von **hypogynem**, bzw. **perigynem** oder **epigynem Blütenbau** (Abb. 2.42). Im Bereich des Fruchtknotens bildet der Stempel einen Hohlraum, in dem sich die **Samenanlagen** befinden. Das **apokarpe** (**chorikarpe**) **Gynoeceum** setzt sich aus zahlreichen, freien Karpellen zusammen, während beim **coenokarpen Gynoeceum** sämtliche Karpelle miteinander vereinigt sind. Beim (**coenokarp-**)**synkarpen Gynoeceum** sind die Karpelle lediglich an den Randflächen miteinander verwachsen, es entsteht ein Fruchtknoten mit echten Scheidewänden. Beim (**coenokarp-**)**parakarpen Gynoeceum** sind die Karpelle an ihren Rändern untereinander verwachsen, sodass im Gebiet des Fruchtknotens ein gemeinsamer Hohlraum entsteht. In den Hohlräumen des Fruchtknotens werden auf Gewebewucherungen (**Plazenta**) wenige bis sehr viele Samenanlagen gebildet. Im synkarpen Gynoeceum liegen Plazenta und **Samenanlagen** in den einzelnen Fächern **zentralwinkelständig**. Beim parakarpen Typ können sie **parietal oder zentral angeordnet** sein (Abb. 2.43); sind die Samenanlagen nur im basalen Teil des Fruchtknotens zu finden, kann man von einer **basiliären Plazentation** sprechen.

Neben dem oben beschriebenen Typ der **zwittrigen Blüten** gibt es auch **eingeschlechtliche Blüten**. Bei rein weiblichen Blüten sind die Stamina zu sterilen Staminodien reduziert bzw. fehlen ganz. Dementsprechend gibt es auch männliche Blüten, bei denen das Gynoeceum rückgebildet ist oder fehlt. Findet man eingeschlechtliche Blüten beider Geschlechter an einer Pflanze, so hat man eine **einhäusige** (**monözische**) Pflanze vor sich, treten sie an getrennten Individuen auf, so handelt es sich um **zweihäusige** (**diözische**) Pflanzen.

Die Blütenteile sind in sehr ursprünglichen Blüten spiralig, in höher entwickelten Blüten durch stetige Verkürzung der Blüten bildenden Achsenbereiche jedoch zyklisch angeordnet. Verbunden mit der Stauchung der Blütenachse ist eine Verringerung und Fixierung der Anzahl der **Blütenblattkreise**. Die Anzahl der Glieder eines Blütenblattkreises ist sehr verschieden, für einzelne Pflanzenfamilien jedoch häufig konstant und charakteristisch. Pentamere Blüten (5 Glieder pro Kreis) sind typisch für die Dicotyledoneae, obwohl es zahlreiche Ausnahmen gibt. Trimere Blüten (3 Glieder pro Kreis) sind bei den Monocotyledoneae häufig. Die Anzahl der Glieder in den einzelnen Kreisen können auch ungleich sein.

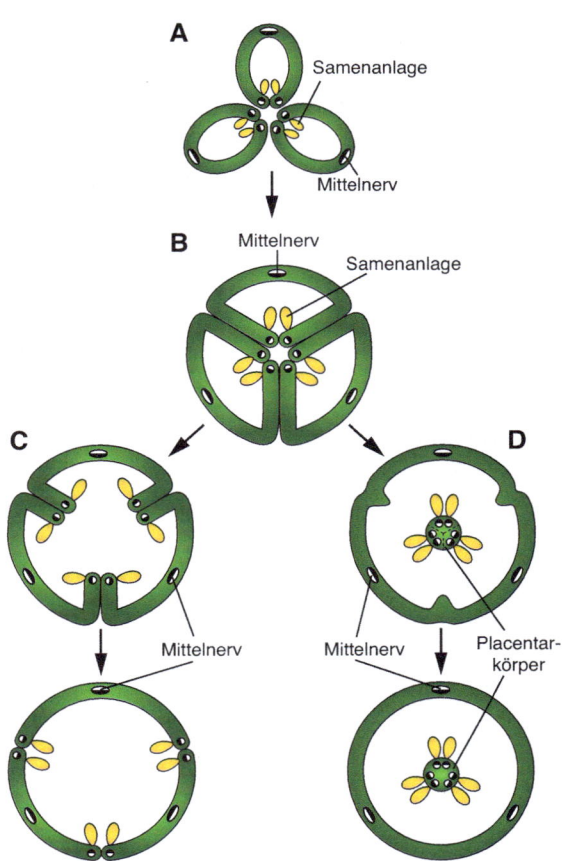

○ **Abb. 2.43** Grundtypen des Gynoeceums. **A** Apokarpes Gynoeceum, **B** daraus abgeleitet das coenokarp-synkarpe Gynoeceum mit zentralwinkelständiger Plazentation. Von hier führt eine Entwicklungsreihe **C** zum coenokarp-parakarpen Gynoeceum mit parietaler Plazentation und **D** zum coenokarp-parakarpen Gynoeceum mit zentraler Plazentation. Nach Kaussmann, Schiewer 1989

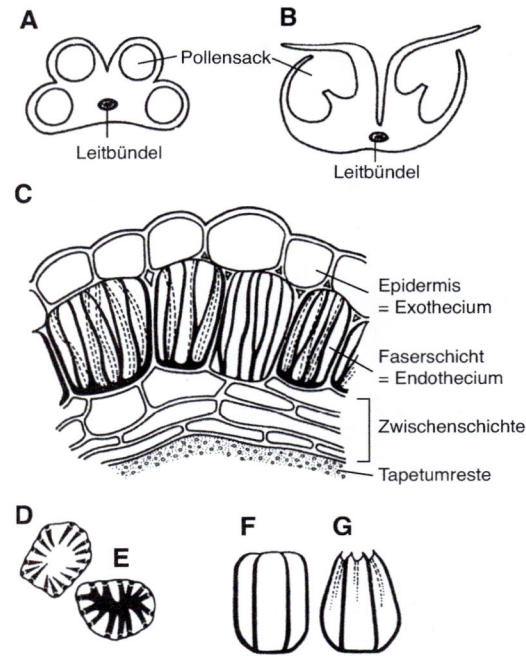

○ **Abb. 2.44** Anatomie des Staubblatts. **A** Querschnitte durch Antheren mit geschlossenem und **B** bereits geöffnetem Pollensack, Querschnitte durch **C** die Pollensackwand und **D** einzelne Zellen des Endotheciums von oben bzw. außen, **E** unten bzw. innen gesehen, **F** Endotheciumzellen vor und **G** während des Schrumpfens. Kaussmann, Schiewer 1989

Im Bereich der Blüte lassen sich **drei Formen** der **Symmetrie** unterscheiden. Die **radiärsymmetrischen (aktinomorphen, polysymmetrischen)** Blüten, bei denen gleichzeitig Dreh- und Spiegelsymmetrie (meist 4 oder 5 Ebenen) vorliegt, stellen einen ursprünglichen Symmetrietyp dar, der sich direkt aus spiralig gebauten Blüten herleiten lässt. Bei den **disymmetrischen (bilateralen)** Blüten stehen zwei Symmetrieebenen aufeinander senkrecht, gleichzeitig sind diese Blüten drehsymmetrisch (Drehung um 180°). Diese Art der Symmetrie ist nicht sehr häufig anzutreffen, jedoch für die Familie der Brassicaceae ein familientypisches Merkmal. Sonderformen der Disymmetrie stellen die transversal-zygomorphen (*Fumaria*) und schräg zygomorphen (Solanaceae) Blüten dar. Weitaus häufiger findet man **monosymmetrische (dorsiventrale, zygomorphe) Blüten**, die sich nur noch in zwei spiegelbildliche Hälften teilen lassen (keine Drehsymmetrie vorhanden).

Monosymmetrie findet man sowohl bei den Dicotyledoneae (Ranunculaceae, Fabaceae, Violaceae, Lamiaceae, Scrophulariaceae) als auch bei den Monocotyledoneae (Orchidaceae). Sie kann als Anpassung an die Dorsiventralität der natürlichen Bestäuber (besonders Insekten) interpretiert werden. Es gibt auch noch **asymmetrische Blüten** (z. B. Valerianaceae), bei denen einzelne Blütenkreise so modifiziert oder reduziert sind, dass keine Symmetrieebene mehr vorhanden ist.

Die Symmetrieverhältnisse aller Glieder der Blüte können in **Blütendiagrammen** symbolisch dargestellt werden (○ Abb. 2.39, ▶ Kap. 12.2)

Anatomie der Blüte

Die **Kelchblätter** gleichen in ihrem Aufbau den Laubblättern (▶ Kap. 2.4.2). Die **Kronblätter** besitzen eine relativ kräftige Epidermis und im Inneren ein Schwammparenchym, dessen Zellen häufig große farbstoffhaltige Vakuolen besitzen.

Stärker umgewandelt sind die **Staubblätter**. Das stark vakuolisierte Parenchym des Filaments wird von nur einem Leitbündel durchzogen. Die Epidermis ist cutinisiert, es können Trichome und Stomata vorhanden sein. Die Grundgewebe von Anthere und Konnektiv sind

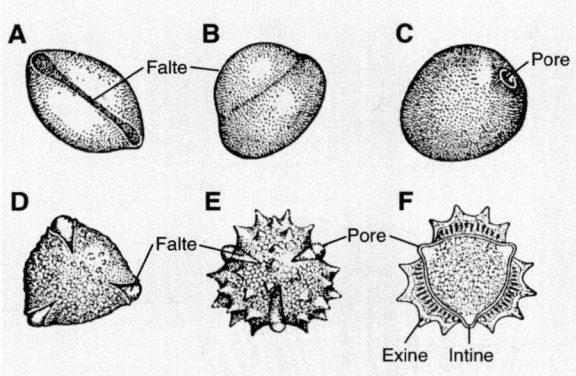

Abb. 2.45 Pollenkörner von Vertretern der Monocotyledoneae (oben) und Dicotyledoneae (unten). **A, B** Dattelpalme (*Phoenix*), **C** Schwingel (*Festuca*), **D** Eiche (*Quercus*), **E, F** Rainfarn (*Tanacetum*). Präparat **A** trocken, Präparate **B–F** nach Wasseraufnahme, Präparate **A–E** Aufsicht, Präparat **F** Schnitt. Deutschmann et al. 1992

ebenfalls parenchymatisch; in der Umgebung der sporogenen Zellen ist es aber stark spezialisiert. Interessant ist der Aufbau der **Antherenwand**. Unter der Epidermis erkennt man das **Endothecium** („Faserschicht") mit seinen typischen leistenförmigen Wandverdickungen, von denen die Außenwände ausgenommen sind. Diese Leisten stehen unter einer Spannung, die sich beim Austrocknen der Pollensackwandung dadurch löst, dass sich die fingerförmigen Leistenbereiche „zusammenkrallen", die Zelle schrumpft (o Abb. 2.44). Dies wiederum führt dazu, dass die Pollensackwand nach außen gekrümmt wird und der Pollensack an einer bestimmten Stelle aufreißt. Auf das Endothecium folgen nach innen eine **Zwischenschicht** aus ein oder zwei Zelllagen und schließlich die **Tapetumschicht** mit ihren plasmareichen Zellen, in denen die großen Zellkerne deutlich zu erkennen sind. Das Tapetum dient der Ernährung der aus dem sporogenen Gewebe (Archespor) entstandenen **diploiden Pollenmutterzellen**, aus denen durch Reduktionsteilung die Pollenkörner entstehen.

■ MERKE Pollenkörner sind in den Pollensäcken durch Meiose entstandene Mikrosporen.

Manchmal bleiben die Pollen nach der Meiose in Vierergruppen vereinigt (Tetraden) oder verkleben zu einer Pollenmasse (Pollinium), meist jedoch sind sie einzeln als sogenannte Monaden anzutreffen. Die reifen Pollen sind umgeben von der **inneren Pollenwand** (**Intine**) und der charakteristisch strukturierten, aus widerstandsfähigen Sporopolleninen aufgebauten, **äußeren Pollenwand** (**Exine**), die von wenigen **Keimporen** oder Keimfalten durchbrochen ist (o Abb. 2.45). Pollenkörner sind von diagnostischer Bedeutung. Sie sind in ihrer äußeren Struktur für die jeweilige Pflanze so charakteristisch, dass sie beispielsweise für paläobotanische Untersuchungen und Honiganalysen wichtige Indizien sein können.

Der anatomische Aufbau des Fruchtblatts entspricht im Wesentlichen jenem des Laubblatts. Während der Fruchtbildung treten allerdings eine Reihe von Umwandlungen auf, die vor allem die sich differenzierende Fruchtwand betreffen und daher an anderer Stelle dargestellt werden sollen (▶ Kap. 2.6). Die Anatomie der Samenanlage wird ebenfalls erst später besprochen (▶ Kap. 2.7).

2.5.2 Blütenstände, taxonspezifische Merkmale

Einige Pflanzen, wie etwa Gartentulpen, tragen nur eine **terminale Blüte**. In anderen Fällen können mehrere Blüten über das ganze Sprosssystem verteilt gebildet werden. Wenn sie in bestimmten Bereichen gehäuft anzutreffen sind, spricht man von **Infloreszenzen** (**Blütenständen**). Blütenstände sind als modifizierte Sprossbereiche aufzufassen, wobei sich in den Achseln der Hochblätter Blüten entwickeln. Diese Hochblätter können ganz fehlen bzw. schuppenartig (bracteat) oder laubblattartig (frondos) ausgebildet sein und so zusammen mit den Blüten und den Achsenanteilen **bracteate** bzw. **frondose Infloreszenzen** bilden. Man unterscheidet weiter zwischen geschlossenen und offenen Infloreszenzen, je nachdem, ob die Hauptachse mit einer terminalen Blüte abschließt oder nicht. Zur weiteren Charakterisierung wird die Form der Verzweigung der Achse herangezogen. Allgemein wird zwischen einem **monopodialen** (**racemösen**) und dem **sympodialen** (**cymösen**) **Typ** unterschieden, obwohl es genau genommen cymöse Verzweigungen nur im Bereich der Partialinfloreszenzen gibt. Bei der **Traube** sind die Einzelblüten gestielt. Ungestielte Einzelblüten haben **Ähren** (mit normaler Sprossachse), **Kolben** (mit verdickter Sprossachse) und **Kätzchen** (mit schlaffer Sprossachse). Ist die Hauptachse so stark gestaucht, dass alle Blüten von einem Punkt ausgehen, erhält man eine **Dolde**. Ist die Hauptachse kugel- bzw. scheibenförmig verdickt und sitzen die Blüten ungestielt auf diesen Achsenbildungen, spricht man von **Köpfchen** bzw. **Körbchen** (o Abb. 2.46). Die letztgenannten Infloreszenzen können als **Pseudanthien** ausgebildet sein, d. h., sie vermitteln den Eindruck einer einzigen Blüte (*Trifolium*, Klee; *Astrantia*, Sterndolde, *Euphorbia*, Wolfsmilch), der durch die Entwicklung auffälliger Randblüten (Asteraceae, Dipsacaceae) noch verstärkt sein kann.

Sind **Partialinfloreszenzen** ausgebildet, entstehen doppelte oder **zusammengesetzte Blütenstände**. Bei monopodialer Ausprägung der Partialinfloreszenzen entstehen **Doppeltrauben, Rispen, Doppelähren, Doppeldolden** oder **Doppelköpfchen**. Sind die Partialinfloreszenzen sympodial verzweigt, bezeichnet man sie als **Thyrsen**. So entstehen die sogenannten **cymösen**

2.5.3 Definition von Flos- und Stigma-Drogen

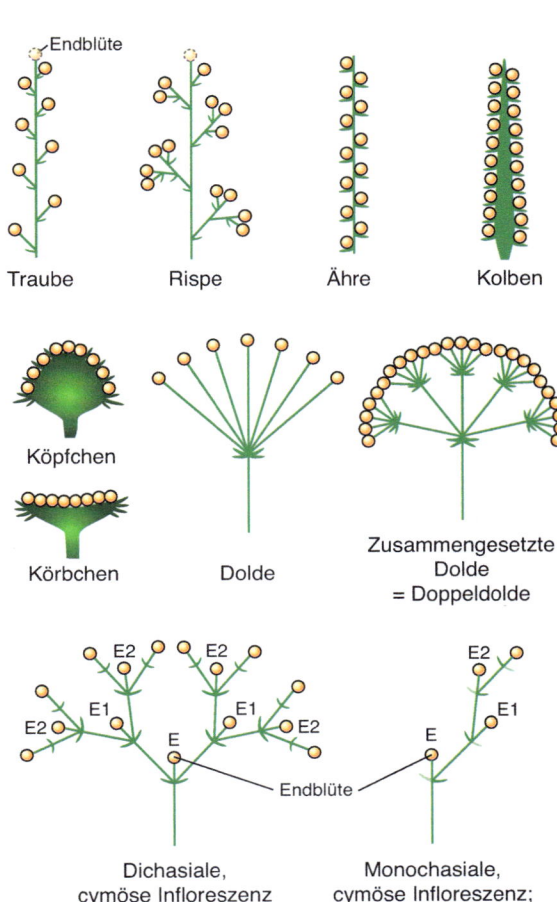

○ **Abb. 2.46** Blütenstandsformen. Nach Holm, Herbst, 2015

Blütenstände, die als **Monochasien, Dichasien** oder **Pleiochasien** entwickelt sein können (▶ Kap. 2.3.11).

2.5.3 Definition von Flos- und Stigma-Drogen

Flos-Drogen (Blütendrogen) bestehen je nach Definition der entsprechenden Monographien der Arzneibücher aus Einzelblüten, Blütenständen oder aus Teilen davon, die i. A. nach dem Aufblühen gesammelt werden (□ Tab. 2.10). Manchmal findet man den Zusatz „cum calycibus" bzw. „sine calycibus", was bedeutet, dass die Droge mit oder ohne Kelch gehandelt wird. Dies kann die pharmazeutische Qualität einer Droge deutlich beeinflussen: Die expektorierend wirkenden Saponine der Primelblüten (Primulae flos Ph. Eur.) sind z. B. ausschließlich in den Kelchblättern zu finden, „Primulae flos sine calycibus" sind unwirksam.

Stigma-Drogen. Einige Drogen enthalten nur Teile der Gesamtblüte, z. B. Croci stigma (Narbenschenkel von *Crocus sativus*, Safran) oder Maydis stigma (Griffel der Blüten von *Zea mays*, Mais).

□ **Tab. 2.10** Wichtige Blütendrogen (Ph. Eur.)

Drogen- bezeichnung	Stammpflanze	Bestandteile der Droge
Arnicae flos	*Arnica montana, A. chamissonis* ssp. *foliosa*	Pseudanthien
Aurantii amari flos	*Citrus aurantium*	Ungeöffnete Blüte
Calendulae flos	*Calendula officinalis*	Einzelblüten ohne Blütenstandboden
Caryophylli flos	*Syzygium aromaticum*	Blütenknospen
Chamomillae romanae flos	*Chamaemelum nobile*	Pseudanthien
Hibisci sabdariffae flos	*Hibiscus s abdariffa*	Kelchblätter
Lavandulae flos	*Lavandula angustifolia*	Blüten
Lupuli flos	*Humulus lupulus*	Weibliche Blütenstände
Malvae sylvestris flos	*Malva sylvestris*	Blüten
Matricariae flos	*Matricaria recutita*	Pseudanthien
Papaveris rhoeados flos	*Papaver sylvestris*	Blütenblätter
Sambuci flos	*Sambucus nigra*	Von den Blütenständen abgetrennte Blüten
Tiliae flos	*Tilia cordata, T. platyphyllos*	Blütenstände mit Hochblatt
Verbasci flos	*Verbascum thapsus, V. densiflorum, V. phlomoides*	Auf die Kronblätter mit angewachsenen Staubblättern reduzierte Blüten

2.6 Frucht

Als Frucht bezeichnet man die Blüte zum Zeitpunkt der Samenreife. Diese entwicklungsphysiologische Umschreibung trifft nicht auf die samenlosen Früchte zu (z. B. Banane, Ananas, manche Mandarinen- und Weintraubenrassen), bei denen die Fruchtbildung ohne vorausgehende Bestäubung und Befruchtung eingeleitet wird (Parthenokarpie). Während der Fruchtentwicklung werden meist Perianth und Stamina abgeworfen, sodass lediglich Gynoeceum und Receptaculum der ursprünglichen Blüte erhalten bleiben und starke Umwandlungen erfahren. Entsprechend kann man die Frucht morphologisch-anatomisch definieren als: Produkt des gesamten Gynoeceums einschließlich der Blütenteile, die im Fruchtzustand mit dem Gynoeceum vereinigt sind. Die Frucht dient direkt (Schließfrüchte) oder indirekt (Streufrüchte) der Ausbreitung der Pflanze.

2.6.1 Struktur und Funktion

Entwicklung und Aufbau der Frucht: Nach der Befruchtung (▶ Kap. 2.7.1) setzt im Bereich des Stempels ein starkes Wachstum ein, das i. a. auf den Bereich des Ovars (Fruchtknoten) begrenzt bleibt, während gleichzeitig Stylum (Griffel) und Stigma (Narbe), die jetzt funktionslos geworden sind, absterben. Das **Ovar** bildet um die **Samen** ein **Gehäuse** (**Seminar**), dessen Wand sich meist in drei deutlich unterscheidbare Schichten ausdifferenziert. Das **Exokarp** entsteht aus der äußeren Epidermis des Karpells, das Mesophyll bildet das **Mesokarp** und die innere Epidermis schließlich das **Endokarp**. Gemeinsam bilden diese drei Schichten das Perikarp (Fruchtwand). Diese Gliederung ist besonders bei den sehr ursprünglichen Fruchttypen (z. B. Balgfrüchte, s. u.) gut zu erkennen. Die Schichten der Fruchtwand können aber bei den verschiedenen Fruchttypen unterschiedlich betont und durch Gewebeneubildungen modifiziert sein. Im Exokarp sind Blattmerkmale, wie Spaltöffnungen und Trichome, zu erkennen; manchmal werden in dieser Schicht Farbstoffe akkumuliert. Im Mesokarp findet man in unregelmäßiger oder regelmäßiger Anordnung Leitbündel, gelegentlich auch Exkretgänge, die ätherisches Öl enthalten (z. B. Fenchel, Kümmel, Anis); das Parenchym kann als Speichergewebe für Kohlenhydrate oder Fette (z. B. Olive) genutzt werden. Das Endokarp ist manchmal auf eine dünne Steinzellen- oder Faserschicht reduziert, kann aber auch fleischig-saftig (Citrusfrüchte) oder mehlig-musartig (Tamarinde) entwickelt sein. Gelegentlich ist es papillös (Vanille) oder besteht hauptsächlich aus Trichomen (Kapok-„Wolle" aus *Ceiba*-Arten, Bombacaceae). Das Perikarp umgibt die **Fruchtfächer** (bzw. das Fruchtfach), die durch echte oder zusätzliche falsche Scheidewände (z. B. bei der Klausenfrucht) voneinander getrennt sein können.

Die **Pinopsida** bilden **keine Früchte**. Bei Juniperi galbulus Ph. Eur. (früher Iuniperi pseudo-fructus, Wacholder„beeren") werden drei harte Samen von umgewandelten Blättern so umhüllt, dass der Eindruck einer Beere entsteht (Beerenzapfen).

2.6.2 Fruchttypen, taxonspezifische Merkmale

Bei der **Beere** ist das gesamte Perikarp fleischig entwickelt oder zumindest nicht sklerotisiert (Johannisbeere, Kürbis, Banane, Paprika). Die **Steinfrucht** ist in eine weiche Fruchthülle (z. B. aus häutigem Exokarp und fleischigem Mesokarp) und ein hartes Endokarp gegliedert (Kirsche, Mirabelle, Zwetschge, Kokosnuss, Walnuss). Schließlich ist bei der **Nussfrucht** das gesamte Perikarp verhärtet (Hahnenfuß, Haselnuss). Nussfrüchte sind gelegentlich geflügelt (Birke, Esche) oder tragen noch Teile des Griffels, die auffällig fedrig (Küchenschelle) oder hakenförmig (Nelkenwurz) gestaltet sein können (◦ Abb. 2.47). Sonderformen stellen Nussfrüchte dar, bei denen Fruchtwand und Samenschale (Testa) verwachsen sind. Sie heißen **Achänen**, wenn sie aus einem unterständigen Fruchtknoten entstanden sind (Asteraceae; Doppelachänen der Apiaceae) bzw. **Karyopsen** bei Entwicklung aus einem oberständigen Fruchtknoten (Poaceae). Die genannten Fruchtformen haben eines gemeinsam: Sie halten den oder die Samen fest umschlossen, lassen ihn zu keiner Zeit frei und stellen als samenhaltige **Schließfrucht** eine **Verbreitungseinheit** dar. Bei anderen Fruchtformen können die Fruchtwände nach der Samenreife an vordefinierten Stellen platzen und so die reifen Samen freigeben (**Streu-** oder **Öffnungsfrüchte**), die dann als Verbreitungseinheit dienen. Zu diesem Typ gehören **Balg, Hülse, Schote** und **Kapsel** (◦ Abb. 2.47). Fruchtformen stellen häufig ein taxonspezifisches Merkmal dar. So findet man Balgfrüchte bei einigen Sippen der Ranunculaceae, Apocynaceae und Asclepiadaceae. Hülsen sind charakteristisch für die Fabaceae s.l. (inklusive Mimosaceae und Caesalpiniaceae), Schoten für die Brassicaceae. Kapseln schließlich findet man bei den Scrophulariaceae, Papaveraceae und manchen Solanaceae (z. B. *Hyoscyamus*). Früchte, die im Reifezustand zerfallen, heißen **Zerfallfrüchte**. Bei ihnen umschließen die Fruchtfragmente in der Regel jeweils einen Samen und bilden gemeinsam mit ihm eine Verbreitungseinheit (◦ Abb. 2.47, ◻ Tab. 2.11).

Früchte, die ausschließlich aus dem Gynoeceum hervorgehen, nennt man **echte Früchte**. Insbesondere bei perigynem und epigynem Blütenbau sind aber auch Blütenboden (Erdbeere), Kelch- (Maulbeere) oder Deckblätter (Ananas) an der Fruchtbildung beteiligt. So entstehen als „unechte" Früchte **Sammelfrüchte**, **Scheinfrüchte** und **Fruchtstände**. Die Erdbeere ist eine Sammelfrucht, bei der man die saftige, fleischig gewordene Blütenachse genießt, während die vielen kleinen Nussfrüchte an der Oberfläche eher als lästiges Beiwerk empfunden werden (◦ Abb. 2.48). Die rote „Frucht" der Rose bezeichnet man als Hagebutte (Droge: Rosae pseudo-fructus Ph. Eur.). Sie entspricht allerdings dem Achsengewebe (Blütenbecher), während die eigentlichen Nussfrüchte – häufig fälschlicherweise als „Samen" angesprochen – im Inneren dieser Scheinfrucht verborgen bleiben. Fruchtstände (Fruchtverbände) entstehen, wenn mehrere Blüten während der Fruchtbildung mit-

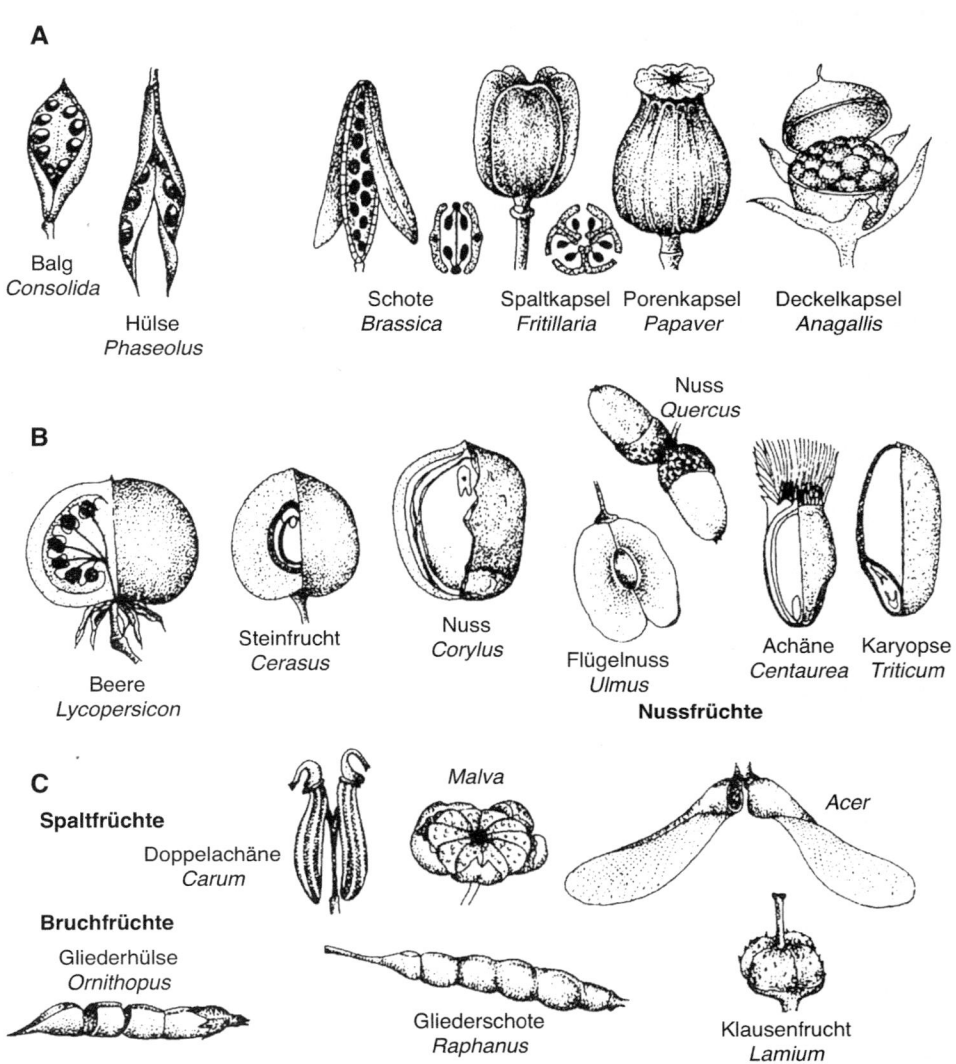

○ **Abb. 2.47** Beispiele für verschiedene Früchte. A Streufrüchte, B Schließfrüchte, C Spalt- und Balgfrüchte. Leistner, Breckle 2013

▫ **Tab. 2.11** Einteilung der Fruchtformen

Hauptgruppe	Untergruppe	Fruchtform	Beispiele
Chorikarpe Früchte (Fruchtblätter auch als Frucht freistehend)	Einblattfrüchte	Balgfrüchte (an der Bauchnaht – also ventral – aufspringend)	*Delphinium*, Rittersporn und andere Ranunculaceae; Apocynaceae
		Hülsen (an Bauch- und Rückennaht – also ventral und dorsal – aufspringend)	*Cassia*, Sennes; *Vicia*, Bohne und andere Fabaceae
		Einblatt-Beeren	*Actaea*, Christophskraut (Ranunculaceae)
		Einblatt-Steinfrüchte	*Prunus*, Kirsche und andere Rosaceae

Tab. 2.11 Einteilung der Fruchtformen (Fortsetzung)

Hauptgruppe	Untergruppe	Fruchtform	Beispiele
Chorikarpe Früchte (Fruchtblätter auch als Frucht freistehend)	Sammelfrüchte	Sammelbalgfrüchte	*Trollius*, Trollblume (Ranunculaceae); *Spiraea*, Spiere (Rosaceae)
		Sammelnussfrüchte	*Fragaria*, Erdbeere; *Rosa*, Rose (Rosaceae)
		Sammelsteinfrüchte	*Rubus*, Himbeere, Brombeere (Rosaceae)
		Apfelfrüchte	*Malus*, Apfel (Rosaceae)
Coenokarpe Früchte (Fruchtblätter verwachsen)	Streufrüchte	Trockene Kapselfrüchte (inkl. Schoten der Brassicaceae)	*Papaver*, Mohn (Papaveraceae); *Gossypium*, Baumwolle (Malvaceae)
		Saftige Kapselfrüchte	*Euonymus*, Pfaffenhütchen (Celastraceae)
	Saftfrüchte	Coenokarpe Steinfrüchte	*Cocos*, Cocosnuss (Arecaceae); *Juglans*, Walnuss (Juglandaceae)
		Coenokarpe Beerenfrüchte (inkl. „Panzerbeeren" der Cucurbitaceae)	*Atropa*, Tollkirsche (Solanaceae); *Convallaria*, Maiglöckchen (Convallariaceae); *Ribes*, Johannisbeere (Saxifragaceae)
	Zerfallfrüchte	Spaltfrüchte	*Acer*, Ahorn (Aceraceae); *Carum*, Kümmel und anderen Apiaceae; *Althaea*, Eibisch und andere Malvaceae
		Coenokarpe Bruchfrüchte (z. B. Gliederschoten und Klausenfrüchte)	*Raphanus*, Rettich (Brassicaceae); *Myosotis*, Vergissmeinnicht (Boraginaceae); *Lamium*, Taubnessel und andere Lamiaceae
	Coenokarpe Nussfrüchte	z. B. Flügelnüsse, Nüsse mit Cupula, Karyopsen, Achänen	*Betula*, Birke (Betulaceae); *Quercus*, Eiche (Fagaceae); *Zea*, Mais (Poaceae); *Silybum*, Mariendistel (Asteraceae)
Fruchtstände	–	–	*Ananas*, Ananas (Bromeliaceae); *Arctium*, Klette (Asteraceae)

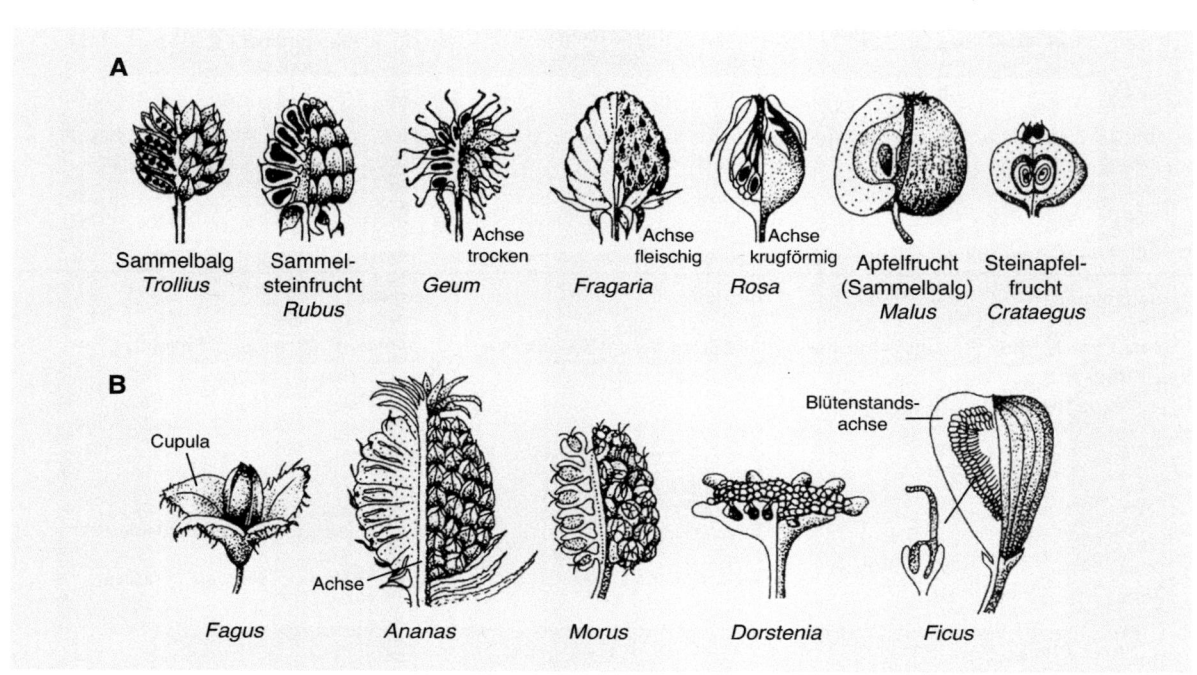

Abb. 2.48 Früchte. **A** Beispiele für Sammelfrüchte und **B** zusammengesetzte Früchte. Leistner, Breckle 2013

◘ **Tab. 2.12** Fruchtdrogen (Ph. Eur.)

Drogenbezeichnung	Stammpflanze	Bestandteile der Droge
Agni casti fructus	*Vitex agnus-castus*	Ganze, reife, getrocknete Frucht
Ammeos visnagae fructus	*Ammi visnaga*	Teilfrüchte der Doppelachäne
Anisi fructus	*Pimpinella anisum*	Teilfrüchte der Doppelachäne
Anisi stellati fructus	*Illicium verum*	Sammelbalgfrüchte
Aurantii amari epicarpium et mesocarpium	*Citrus aurantium* ssp. *aurantium*	Äußere Schicht der Fruchtwand
Capsici fructus	*Capsicum frutescens*	Vom Kelch befreite Beeren
Carvi fructus	*Carum carvi*	Teilfrüchte der Doppelachäne
Coriandri fructus	*Coriandrum sativum* var. *macrocarpum* oder var. *microcarpum*	Doppelachänen (nicht zerfallend)
Crataegi fructus	*Crataegus monogyna, C. laevigata* und ihre Hybriden	Scheinfrüchte
Foeniculi amari fructus	*Foeniculum vulgare* ssp. *vulgare* var. *vulgare*	Teilfrüchte der Doppelachäne
Foeniculi dulcis fructus	*Foeniculum vulgare* ssp. *vulgare* var. *dulce*	Teilfrüchte der Doppelachäne
Juniperi galbulus	*Juniperus communis*	Beerenzapfen
Myrtilli fructus recens	*Vaccinium myrtillus*	Frische Beeren
Myrtilli fructus siccus	*Vaccinum myrtillus*	Getrocknete Beeren
Rosae pseudofructus	*Rosa* sp.	Der krugförmige Blütenboden ohne Früchte und Haare des Achsenbechers
Sennae fructus acutifoliae	*Cassia senna*	Hülsen
Sennae fructus angustifoliae	*Cassia angustifolia*	Hülsen
Silybi marianae fructus	*Silybum marianum*	Achänen ohne Pappus

einander verwachsen (z. B. *Ananas comosus*, Ananas, ◘ Abb. 2.48).

Bei einer Einteilung der Früchte in Gruppen sind morphologisch-anatomische und ökologisch-funktionelle Gesichtspunkte zu berücksichtigen, sodass die Erstellung eines Fruchtsystems schwierig ist und bisher tatsächlich keine verbindliche Klassifizierung existiert. Stellt man die anatomische Ausgestaltung der Fruchtwand in den Vordergrund, können die Früchte in solche mit trockenem Perikarp (Balg, Hülse, Kapsel, Nussfrüchte) und jene mit mindestens teilweise fleischig-saftigem Perikarp (Steinfrüchte, Beeren) eingeteilt werden. Allerdings können einige dieser Früchte (Kapseln, Beeren, Nussfrüchte, Steinfrüchte) chorikarp oder coenokarp sein, also aus einem oder mehreren verwachsenen Fruchtblättern entstehen, oder Teil einer Schein- oder Sammelfrucht oder gar eines Fruchtstands sein.

Die hier gewählte Einteilung berücksichtigt neben den anatomischen Merkmalen besonders die phylogenetische Entwicklung, ausgehend von chorikarpen Formen über coenokarpe Früchte hin zu den Fruchtständen (◘ Tab. 2.11).

2.6.3 Definition von Fructus-Drogen

Fructus-Drogen (Fruchtdrogen) bestehen i. a. aus den Früchten und Samen der Drogen liefernden Pflanzenart ◘ (Tab. 2.12). In wenigen Fällen sind die Samen nicht enthalten, was durch den Zusatz „sine semine" deutlich gemacht wird (z. B. Phaseoli fructus sine semine, Bohnenhülsen). Während bei den Bohnenhülsen die ältere Drogenbezeichnung „Phaseoli pericarpium" botanisch richtig ist, besteht die Droge Aurantii pericarpium (Pomeranzenschale) nur aus äußeren Schichten der Fruchtwand (Flavedoschicht) und wird daher jetzt

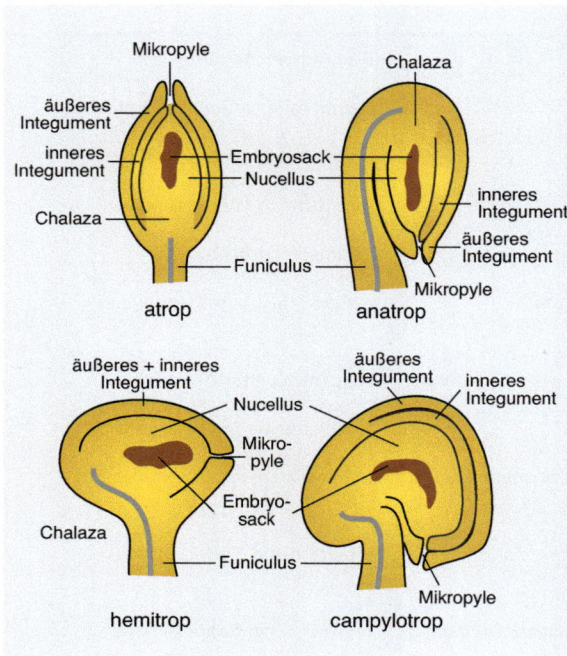

Abb. 2.49 Samenanlage der Angiospermae. Atrop (z. B. Polygonaceae), anatrop (sehr häufig, z. B. Fagaceae, Liliaceae, Rubiaceae), hemitrop (selten, z. B. Brechnuss, *Strychnos*), campylotrop (z. B. Brassicaceae, Caryophyllaceae, Fabaceae), haploide Teile (Gametophyt): Embryosack. Alle anderen Teile der Samenanlage sind diploid und gehören zum Sporophyten.

etwas sperrig als Aurantii amari epicarpium et mesocarpium Ph. Eur. bezeichnet.

2.7 Samen

Der Samen stellt das generative Ruhestadium der Spermatophyta dar. In ihm ist bereits ein kleines Pflänzchen (Embryo) mit Spross- und Wurzelanlagen enthalten, das sich bei der Keimung und den folgenden Entwicklungsschritten weiter ausdifferenziert. Während die Samen bei den Pinopsida (Nacktsamern) frei liegen, sind sie bei den Angiospermae (Bedecktsamern) in Einzahl oder Vielzahl von einem Gehäuse aus Fruchtblättern (Ovar) umschlossen. Besonders viele Samen werden z. B. in den Kapseln der Orchideen gebildet. Die folgende Darstellung konzentriert sich auf die Samen- und Embryobildung bei den Angiospermae (Bedecktsamern).

2.7.1 Struktur und Funktion
Samenanlage vor der Befruchtung
Die Samenanlagen der Angiospermae entstehen auf den Plazenten im Inneren des Fruchtknotens und sind den Megasporangien der heterosporen Farne und der Nacktsamer homolog. Sie setzen sich zusammen aus dem stielartigen Funiculus, an dessen oberem Ende (Chalaza) das Leitbündel endet, und einem vielzelligen Gewebe (Nucellus), in dem sich der Embryosack entwickelt. Der Nucellus entspricht dem weiblichen Gametophyten, der bei den Samenpflanzen, wie die haploide Phase überhaupt, stark reduziert ist. Der Nucellus ist von ein oder zwei Integumenten so umwachsen, dass nur noch eine schmale, röhrenförmige Öffnung (Mikropyle) frei bleibt. Je nach Orientierung der Samenanlage (Lage der Mikropyle in Bezug auf Funiculus und Chalaza) unterscheidet man atrope, anatrope, hemitrope und kampylotrope Samenanlagen (○ Abb. 2.49).

Im Normalfall (ca. 70 % der Samenpflanzen) befindet sich am mikropylaren Ende direkt unter der Nucellusepidermis die Archesporzelle, die sich durch perikline Teilung in eine Deckzelle und die Embryosackmutterzelle aufgliedert.

Die Embryosackmutterzelle teilt sich meiotisch und es entstehen vier haploide Tochterzellen (Makro- oder Megasporen), von denen drei in der Regel zugrunde gehen, die letzte sich aber zum Embryosack entwickelt.

Der Kern des Embryosacks liefert nach drei freien Kernteilungen acht Tochterkerne, die sich jeweils zu viert an den Polen sammeln. Zwei der Kerne wandern dann als **Polkerne** zum Zentrum des Embryosacks und verschmelzen dort zum **diploiden Embryosackkern**. Die drei Kerne am mikropylaren Ende bilden den Eiapparat, bestehend aus **Eizelle und Synergiden**. Die Eizelle ist hier als Makrogamet aufzufassen. Die verbleibenden drei Kerne entwickeln sich zu den **Antipoden** (○ Abb. 2.50).

Bestäubung und Befruchtung
Aus dem sporogenen Gewebe der Anthere entstehen Pollenmutterzellen. Diese teilen sich meiotisch und liefern je vier haploide Mikrosporen. In jeder Mikrospore entsteht durch inäquale Teilung je eine generative und eine vegetative Zelle (**erste Pollenmitose**). Wenn reife Pollen auf die Narben befruchtungsfähiger Gynoeceen übertragen werden, spricht man von **Bestäubung**. Vor der eigentlichen Befruchtung bildet die **vegetative Zelle** des Pollens auf der Narbe den Pollenschlauch aus, der im Griffelgewebe auf die Samenanlage zuwächst. Die generative Zelle teilt sich währenddessen ein zweites Mal (zweite Pollenmitose) und es entstehen die beiden **Spermazellen**. Eine der beiden Spermazellen verbindet sich mit der Eizelle zur **Zygote**, aus der sich der **Embryo** entwickelt (s. u.). Die andere Spermazelle verschmilzt mit dem diploiden Embryosackkern zum jetzt **triploiden Endospermkern**, aus dem nach vielen Kernteilungen und der Bildung von Zellwänden ein vielzelliges Nährgewebe (sekundäres Endosperm) entsteht, das für die Entwicklung der Pflanze vor und manchmal auch nach der Keimung notwendig ist (○ Abb. 2.50).

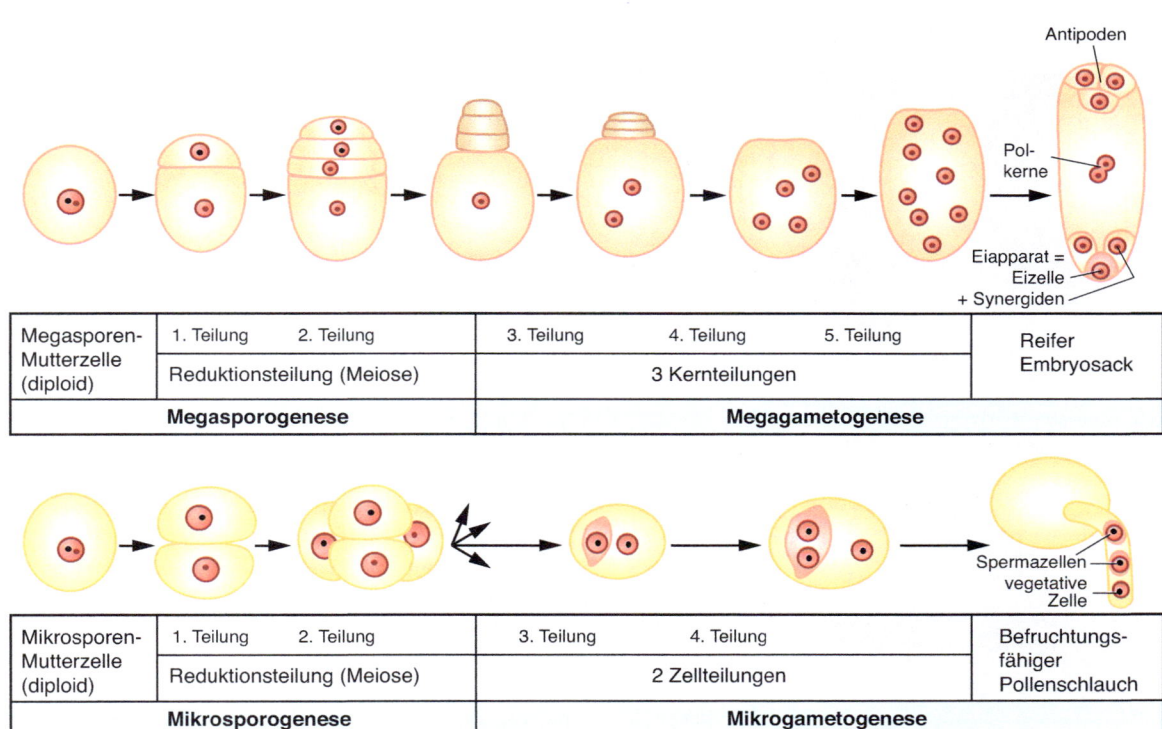

Abb. 2.50 Schema der Embryosack- und Pollenschlauchbildung bei den Angiospermen (Sporo- und Gametogenese). Nach Leistner, Breckle 2013

Die gametophytische Generation entwickelt sich also vollständig auf dem Sporophyten. Der junge Sporophyt der nächsten Generation wird noch auf dem mütterlichen Sporophyten mit einer schützenden Hülle und Nahrungsreserven versehen (Samen). Mit der Bildung eines Samens entsteht ein neuartiges Ausbreitungskonzept, das die Samenpflanzen den anderen Kormophyten so überlegen macht.

2.7.2 Anatomie, taxonspezifische Merkmale

Der Samen entwickelt sich wie oben ausgeführt aus einer Samenanlage. Im reifen Zustand enthält er im Inneren den jungen **Sporophyten** (**Embryo**) mit mehr oder minder ausgeprägten Kotyledonen (s. u.) und ein variabel ausgebildetes **Endosperm**, das auch ganz fehlen kann. Manchmal findet man zusätzlich zum Endosperm oder stattdessen ein **Perisperm**, das sich aus dem Nucellus entwickelt (z. B. *Piper nigrum* und andere Piperaceae, Caryophyllaceae). Die äußere Schicht des Samens, die **Testa** (**Samenschale**), geht aus Integumenten hervor. Sie kann bei manchen einsamigen Schließfrüchten sehr dünn sein, weil hier ein hartes Perikarp den Schutz des Embryos übernimmt (z. B. Karyopsen, Achänen). In allen anderen Fällen ist die Samenschale durch Einlagerungen von Lignin, Cutin, Suberin, Kalk oder Kieselsäure verhärtet und beeinflusst als mechanisch stabile und Wasser undurchlässige Schicht zusammen mit anderen Faktoren (Beleuchtungsverhältnisse, Phytohormone, Keimungsinhibitoren) die Dauer der Samenruhe. Die Mikropyle der Samenanlage bleibt meist als verschlossene Pore erkennbar. Die Abbruchstelle des Funiculus tritt als **Hilum** (Nabel) in Erscheinung (○ Abb. 2.51). Bei der häufig vorkommenden anatropen Samenanlage (s. o.) ist der Funiculus zum größten Teil mit den Integumenten der Samenanlage verwachsen. Bei den abgetrennten reifen Samen ist dieser Teil des Funiculus dann als **Raphe** (Samennaht) zu erkennen. Sonderbildungen der Integumente sind Haare (*Epilobium*, Weidenröschen), **Arillus** (Samenmantel, z. B. *Euonymus*, Pfaffenhütchen), **Caruncula** (Samenwarze, z. B. *Ricinus communis*, ○ Abb. 2.51) und **Elaiosomen** (Ölkörper, z. B. *Chelidonium*, Schöllkraut). Eine weitere strukturelle Besonderheit stellt die Schleimepidermis dar (z. B. *Linum usitatissimum* und andere Linaceae, ○ Abb. 2.52). Samen enthalten wenig Wasser, können aber reich an Reservestoffen (Stärke, Inulin, Schleim, fettes Öl), Phytohormonen, Vitaminen und pharmazeutisch nutzbaren Sekundärstoffen sein. Als **Speichergewebe für Reservestoffe** kommen besonders die **Kotyledonen** des **Embryos**, das **Perisperm** oder das **Endosperm** in Frage.

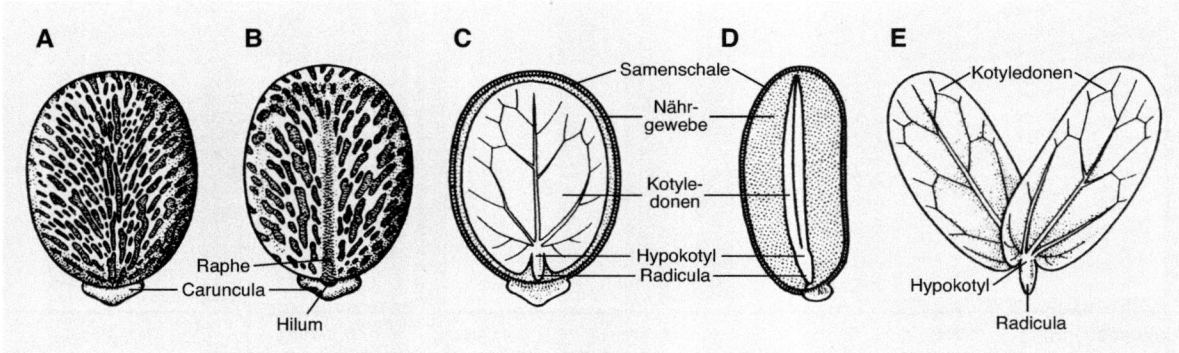

Abb. 2.51 Aufbau des Samens von Rizinus (*Ricinus communis*). **A** Samen von der Rücken- und **B** Bauchseite, **C** im medianen und **D** transversalen Längsschnitt, **E** isolierter Embryo. Kaussmann, Schiewer 1989

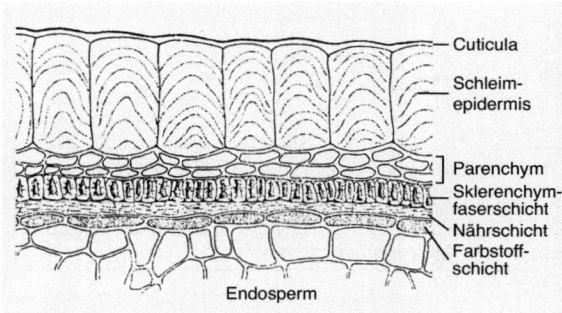

Abb. 2.52 Aufbau der Samenschale. Querschnitt durch die Samenschale von Lein (*Linum usitatissimum*). Karsten et al. 1962

Entwicklung des Embryos

Die durch Befruchtung der Eizelle gebildete Zygote teilt sich und es bildet sich zunächst eine kurze Zellreihe, die man als **Proembryo** bezeichnet. Nur die oberste, zum zukünftigen Endosperm hin orientierte Zelle entwickelt sich zum Embryo, während die restlichen Zellen den stielartigen Suspensor bilden, der den Embryo in sein Nährgewebe – Endosperm oder Perisperm – hineinschiebt (Abb. 2.53 G). Zunächst gibt sich der Embryo als längliches, dann kugeliges Gebilde zu erkennen; nach und nach wird er immer herzförmiger. Es bildet sich eine Achse (**Hypokotyl**), an der die vegetativen Organe der Pflanze, wenigstens in Form der Apikalmeristeme, bereits angelegt sind. Am Suspensor zugewandten Ende befindet sich das Wurzelmeristem, am anderen die **Keimblätter** (Kotyledonen)

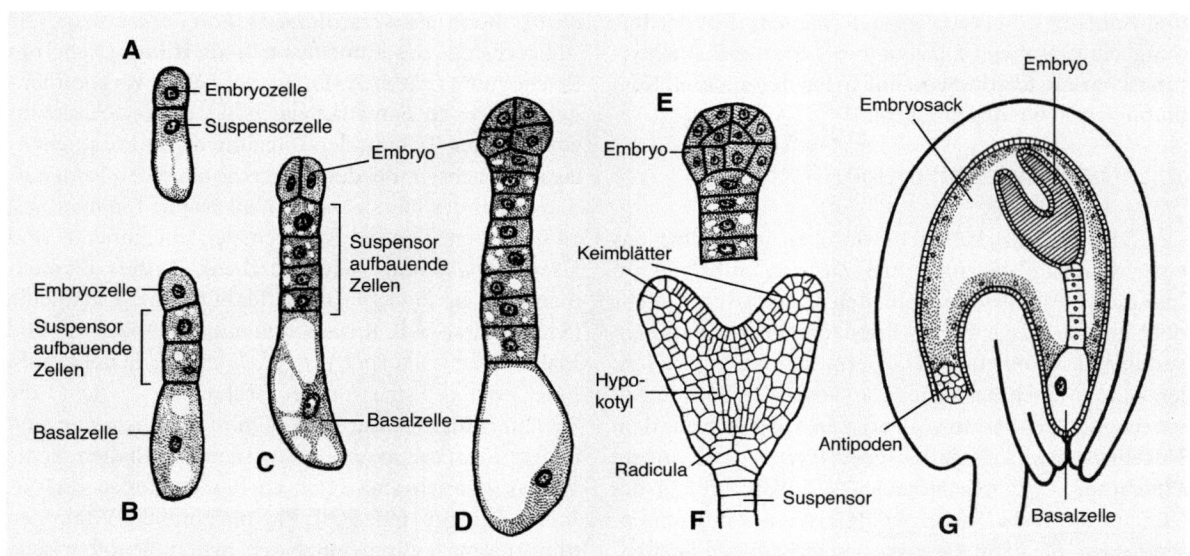

Abb. 2.53 Entwicklung des Embryos bei Hirtentäschelkraut (*Capsella bursa-pastoris*). **A** Teilung der Zygote in die Embryozelle und die Suspensorzelle, **B** Teilung der Suspensorzelle in die Basalzelle und den Suspensor aufbauenden Zellen, **C–E** Bildung des Embryos durch Teilung der Embryozelle, **F** Ausbildung der Keimblätter, des Hypokotyls und der Radicula, **G** median geschnittene anatrope Samenanlage von mit sich entwickelndem Embryo auf Suspensor: Embryosack, Antipoden, Basalzelle, darüber der Suspensor, Embryo. Natho et al. 1990

◻ **Tab. 2.13** Samendrogen (Ph. Eur.)

Drogenbezeichnung	Stammpflanze	Bestandteile der Droge
Colae semen	*Cola nitida, C. acuminate*	Dunkelbraune, längliche Samenkerne
Cyamopsidis seminis pulvis	*Cyamopsis tetragonolobus*	Aus den Samen wird durch Zermahlen des Endosperms Guar gewonnen
Lini semen	*Linum usitatissimum*	Hellbraune bis gelbe ovale Samen mit einem kleinen Schnabel an der Spitze, unter dem mit der Lupe Mikropyle und Hilum zu erkennen sind
Plantaginis ovatae semen	*Plantago ovate*	Hellbraun bis rosa gefärbte Samen mit leicht ablösbarer Samenschale und deutlichem Hilum
Plantaginis ovatae seminis tegumentum	*Plantago ovate*	Samenschalen bestehen aus blassrosa bis beigen Bruchstücken oder Flocken
Psyllii semen	*Plantago psyllium, P. indica*	Braune bis schwarzbraune Samen mit Längsfurche und hell gefärbtem Hilum
Trigonella foenugraeci semen	*Trigonella foenum-graecum*	Braun bis rötlichbraune rhomboide Samen mit Furche

bzw. das Keimblatt (Kotyledo) und das **Sprossmeristem** (Plumula, Sprosspol). Manche Embryonen bilden ein **Epikotyl** (Sprossknospe) und eine **Radicula** (Primordialwurzel), die meist schon mit einer Wurzelhaube versehen ist (◯ Abb. 2.53 A–F). Bei der Keimung tritt die Keimwurzel im Bereich der ursprünglichen Mikropyle der Samenanlage aus.

■ MERKE Während bei den Dicotyledoneae zwei Keimblätter angelegt werden, zwischen denen die Plumula eingebettet liegt, entsteht bei den Monocotyledoneae nur ein Keimblatt, sodass der Sprosspol hier seitlich lokalisiert ist.

Im Embryo können gelegentlich bereits Leitelemente differenziert sein. Manche Embryonen, so die der Poaceae (Süßgräser), sind stark spezialisiert; sie besitzen außer den üblichen Teilen noch zusätzliche Organe (Coleoptile, Coleorhiza). Auf der anderen Seite gibt es auch Beispiele für Samen, die sehr einfach gebaute Embryonen enthalten, bei denen noch nicht einmal Kotyledonen zu erkennen sind und wo keine Nährstoffspeicher angelegt sind (Orchidaceae).

2.7.3 Definition von Semen-Drogen

Semen-Drogen (Samendrogen) bestehen meist aus den kompletten Samen, bestehend aus Embryo, Endosperm und Samenschale (◻ Tab. 2.13). Nur wenige Drogen bestehen aus Teilen des Samens, wie etwa der Samenschale (Plantaginis ovatae seminis tegumentum Ph. Eur., Indische Flohsamenschalen), dem Samen ohne Samenschale (Cacao semen, Kakaobohnen, Colae semen Ph. Eur., Kolanüsse) oder dem Samen ohne Samenschale und Arillus (Myristicae semen, Muskatnüsse).

3 Genetik
Theodor Dingermann

Eine wesentliche Eigenschaft aller Lebewesen ist die Fähigkeit, sich fortzupflanzen. Dies beruht im Grundsätzlichen auf der Möglichkeit, das Erbgut zu replizieren und neue Zellen aufzubauen. Die Entstehung eines neuen Organismus kann vegetativ (asexuell) oder sexuell erfolgen.

Vegetative Vermehrung von Organismen beruht auf mitotischer Kern- und Zellteilung und erfolgt unter Weitergabe der Erbfaktoren in unveränderter Form und in unveränderter Kombination. Die durch vegetative Vermehrung entstandenen Individuen sind im Allgemeinen identisch mit dem Organismus, aus dessen Teilen sie entstanden sind, sowohl hinsichtlich ihres Aussehens (phänotypisch) als auch hinsichtlich ihrer Ausstattung mit genetischer Information (genotypisch). Die auf vegetativem Wege aus einem einzigen Individuum hervorgegangenen Nachkommen bilden einen Klon.

Geschlechtliche oder **sexuelle Fortpflanzung** beruht auf der **Verschmelzung** von **Geschlechtszellen**, den sogenannten Gameten, zu einer **Zygote**. Durch die Vorgänge während der Meiose wird das elterliche Erbgut neu kombiniert. Die Nachkommen weisen neue Merkmalskombinationen auf. Sie sind zwar den Eltern ähnlich, unterscheiden sich jedoch von diesen in einzelnen Merkmalen. Offensichtlich wird von Generation zu Generation Information weitergegeben, in der die Eigenschaften der Nachkommen festgelegt sind.

Diese Information ist das Erbgut eines Organismus. Das Erbgut liegt als Summe voneinander trennbarer Teilinformationen, den Erbfaktoren oder Genen vor. Die Gesamtheit aller Erbfaktoren eines Organismus wird als **Genom** oder **genetische Information** bezeichnet. Bei Bakterien, Blaualgen und DNA-Viren besteht dieses Genom aus einem einzigen Molekül von Desoxyribonukleinsäure, auf dem alle Gene aneinander gekoppelt lokalisiert sind. Bei Eukaryonten, die über wesentlich mehr Erbinformationen verfügen, ist das Erbgut auf mehrere DNA-Moleküle verteilt, auf denen jeweils ein Teil der Gene gekoppelt vorliegen. Wir sprechen hier auch von **Kopplungsgruppen.** Die Träger dieser Kopplungsgruppen sind die Chromosomen. Erbeigenschaften, die auf einem Chromosom lokalisiert sind, werden bei der **Kernteilung** gemeinsam auf die **Folgegeneration** übertragen (**Faktorenkopplung**), es sei denn, es erfolgt ein **Kopplungsbruch**. Jedes Gen nimmt auf dem betreffenden Chromosom, der betreffenden Kopplungsgruppe, einen ganz bestimmten Ort ein, den wir als **Genort** oder **Genlocus** bezeichnen.

Die Gesamtheit der Gene eines Organismus wird auch als dessen **Genotyp** bezeichnet. Nach außen sichtbar wird die **Funktion der Gene** im Auftreten bestimmter Merkmale, der **Phäne**. Die Summe aller Merkmale eines Organismus ist sein **Phänotyp.**

Der Phänotyp eines Organismus wird jedoch nicht nur von den Erbeigenschaften geprägt. Innerhalb des vom Erbgut gesteckten Rahmens wirken auch Umwelteinflüsse, wie Ernährung und Klima, auf die Merkmalsausbildung ein. Solche Umwelteinflüsse können auch bestimmen, welche Erbeigenschaften eines Individuums überhaupt in Merkmale umgesetzt werden. Der Phänotyp eines Organismus spiegelt also dessen Genotyp unter bestimmten Außenbedingungen wider. Ein Merkmal kann von mehreren Genen beeinflusst werden (**Polygenie**). Ebenso kann ein Gen an der Ausbildung mehrerer Merkmale beteiligt sein (**Polyphänie**).

Eine Reihe von Organismen besitzen **Erbinformationseinheiten** (Gene) nur in einer einzelnen Kopie. Hierunter fallen die meisten Viren, alle Bakterien sowie Eukaryonten, die in ihrem Zellkern nur den einfachen, den haploiden Chromosomensatz, besitzen. Derartige Organismen werden als Haplonten bezeichnet.

Diploide Organismen (Diplonten) verfügen über die **doppelte Erbinformation**. Jedes Gen ist in allen Zellen zweimal vorhanden. Diejenigen Chromosomen eines diploiden Organismus, die die gleichen Gene tragen, sind **homologe Chromosomen.** Eines dieser homologen Chromosomen stammt vom väterlichen, das andere vom mütterlichen Gameten.

- **MERKE** Auf homologen Chromosomen nehmen entsprechende Gene die gleichen Genloci ein. Solche Gene nennt man Allele. Allele können völlig identisch sein. Dann ist der Organismus für den betreffenden Genort homozygot. Allele können jedoch auch verschieden sein.

Beispielsweise kann das eine Allel die Blütenfarbe Weiß, das andere Allel die Blütenfarbe Rot determinieren. Ein Organismus mit einem solch unterschiedlichen Allelpaar ist in Bezug auf dieses Merkmal **heterozygot**.

Solche **Unterschiede** von Allelen entstehen durch **Mutation eines Gens**. Im Allgemeinen ist das Erbgut konstant. Außerordentlich selten treten jedoch sprunghafte Veränderungen, Mutationen, auf. Individuen, die eine mutierte Information tragen, werden als Mutanten bezeichnet. Mutationen werden bei allen Organismen beobachtet. Ein Gen kann in mehreren Allelen vorkommen. Bei der Fruchtfliege *Drosophila* z. B. konnten bei einem Gen für Augenfarbe 12 verschiedene Allele gefunden werden. Man spricht hier von **multipler Allelie**. Sie beruht auf mehreren, verschiedenen Mutationen eines Gens in verschiedenen Individuen. Die Änderung der Zustandsform eines Gens, etwa von der Blütenfarbe Rot nach Weiß, ist dem Mutationsereignis entsprechend. **Allele** sind also homologe Gene auf homologen Chromosomen, die in verschiedener oder gleicher Zustandsform vorliegen, d.h. eine minimal verschiedene Nukleotidfolge besitzen können. Kreuzt man Individuen, die sich in einem Genort, einem Allel, unterscheiden, spricht man von einem **monohybriden Erbgang**. Zeigen beide Eltern Unterschiede in zwei, drei oder mehreren Allelen, so spricht man von **dihybriden**, **trihybriden** oder **polyhybriden** Erbgängen.

Erbeigenschaften lassen sich durch Kreuzungsanalysen untersuchen. Die Erkenntnis der Gesetzmäßigkeiten ihrer Übertragung geht auf die Kreuzungsversuche von Gregor Mendel (1822–1884) zurück. Die Ergebnisse dieser Analysen sind in den drei nach ihm benannten **Mendel'schen Regeln** zusammengefasst.

Mendel'sche Vererbungsregeln

1. Mendel-Regel

Kreuzt man zwei reinerbige Rassen, die sich in einem Allelpaar unterscheiden, so sind die Nachkommen – die erste Filialgeneration (F_1-Hybriden) – unter sich gleich (**Uniformitätsgesetz**).

Zytologische Grundlage: Bei der Befruchtung verschmelzen die männlichen und die weiblichen Geschlechtszellen zur Zygote. Daraus entwickelt sich durch erbgleiche, mitotische Teilungen der diploide Organismus. Bei gleichen reinerbigen Elternindividuen kann sich in der Zygote immer nur die gleiche Kombination von Erbanlagen ergeben. Dabei ist es gleichgültig, welcher der beiden Elternorganismen (bei Pflanzen!) die männliche oder die weibliche Keimzelle liefert. Die Ergebnisse reziproker Kreuzungen sind gleich (**Reziprozitätsgesetz**).

2. Mendel-Regel

Kreuzt man zwei Monohybride der F_1-Generation, so sind die Individuen der Nachkommenschaft (F_2-Generation) untereinander nicht gleich, sondern spalten in bestimmten Zahlenverhältnissen auf (**Spaltungsgesetz**).

Zytologische Grundlage: Bei der Meiose werden die homologen Chromosomen getrennt. Die haploiden Gameten können nur jeweils eines der beiden Allele enthalten (**Gesetz von der Reinheit der Gameten**).

3. Mendel-Regel

Kreuzt man zwei Rassen, die sich in zwei oder mehr Allelen unterscheiden, so werden die einzelnen Allele unabhängig voneinander vererbt und können neu kombiniert werden (**Gesetz von der Neukombination der Gene**).

Zytologische Grundlage: Durch Zufallsverteilung werden bei der Meiose die väterlichen und mütterlichen Chromosomen auf die Tochterzellen (Tetraden) verteilt und dabei neu kombiniert. Dies gilt natürlich nur mit der Einschränkung, dass die Allele auf verschiedenen Chromosomen (Kopplungsgruppen) liegen. Allele, die auf den gleichen Chromosomen liegen, können durch Neuverteilung der Chromosomen während der Meiose nicht neu kombiniert werden. Dies wäre nur möglich durch Kopplungsbruch (Stückaustausch zwischen homologen Chromosomen). Dieser Vorgang unterliegt jedoch nicht den Mendel'schen Regeln.

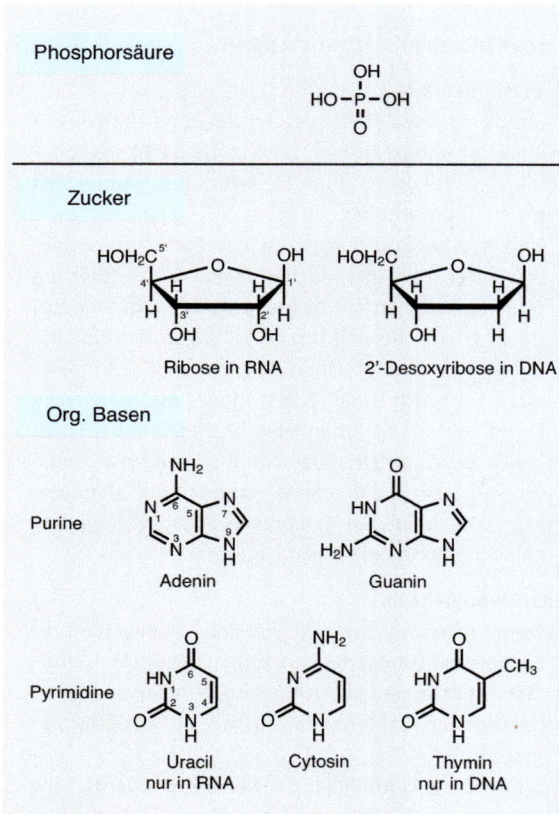

o **Abb. 3.1** Bausteine der Nukleinsäuren

3.1 Nukleinsäuren

Nukleinsäuren sind Biopolymere, die für Speicherung, Nutzung und Übermittlung von genetischer Information benötigt werden. Man unterscheidet zwei Arten: Desoxyribonukleinsäure (DNA) und Ribonukleinsäure (RNA). Nukleinsäuren erfüllen in der Zelle sehr wichtige Funktionen. Die Desoxyribonukleinsäure (DNA) ist neben Proteinen der Hauptbestandteil der Chromosomen **im Zellkern** der **Eukaryonten**. In geringerer Menge ist die **DNA** auch in anderen Zellorganellen dieser Organismen, **in Mitochondrien** und **Plastiden**, enthalten.

Bei den **Prokaryonten**, die keine Kerne enthalten, spricht man von **Kernäquivalenten**. Das sogenannte „Bakterienchromosom" (Nukleoid) besteht aus einem einzelnen ringförmigen DNA-Molekül von beträchtlicher Länge (bis zu 1,2 mm). In den Zellen mancher Bakterien sind daneben weitere ringförmige DNA-Moleküle, sogenannte Plasmide, nachgewiesen worden (▸ Kap. 3.3.5). Auch eine Gruppe von Viren enthält DNA. Diese Viren werden als **DNA-Viren** bezeichnet, im Gegensatz zu den **RNA-Viren**, die RNA als Erbinformationsspeicher besitzen. Während **Viren** entweder nur DNA **oder** RNA enthalten, findet sich bei allen anderen Organismen (**Pro-** und **Eukaryonten**) DNA **und** RNA.

Die **Desoxyribonukleinsäure** bildet die chemische Basis der **genetischen Information,** d. h. der Erbeigenschaften der Organismen. Durch die Anordnung ihrer Bausteine, der Nukleotide, sind die Erbeigenschaften der Organismen festgelegt. Die Moleküle der Desoxyribonukleinsäure können identisch repliziert werden. Mit der Replikation der DNA und der Weitergabe der Duplikate an die Tochterzellen bei der Zellteilung werden die Erbeigenschaften von Zelle zu Zelle weitergereicht. Wird die DNA verändert, sprechen wir von **Mutationen**.

Bei vielen Viren übernimmt eine RNA die Codierungsfunktionen der DNA (▸ Kap. 6.1.2).

Bei allen Lebewesen fließt die genetische Information bei nichtreproduktiven Zellprozessen über die Boten-RNA (messenger-RNA; mRNA). Diese enthält die Information für den Aufbau der Proteine. Zur Nutzung der Information sind weitere RNAs notwendig: Die verschiedenen ribosomalen RNAs (rRNA), deren Gene in den Nukleoli des Zellkerns codiert sind, sind am Aufbau der Ribosomen, den Proteinfabriken der Zelle, beteiligt. Die Transfer-RNAs (tRNA) binden spezifisch Aminosäuren und liefern diese am Ribosom ab, wo sie zum Aufbau der Proteine verwendet werden. Die sogenannten Ribozyme sind biokatalytisch aktive RNAs, die somit Enzymcharakter besitzen, was ansonsten in der belebten Natur nur Proteinen vorbehalten ist.

Hinsichtlich ihrer Struktur sind Nukleinsäuren Makromoleküle mit Molekülmassen in der Größenordnung von einigen Hunderttausend bis Hundertmillionen Dalton. Durch Nukleasen, d. h. Enzyme, die Nukleinsäuren hydrolysieren, lassen sich diese Makromoleküle in Untereinheiten mit Molekülmassen von etwa 350 Dalton zerlegen. Diese Untereinheiten werden **Nukleotide** genannt. Eine Nukleinsäure ist somit aus tausenden solcher Bausteine zu einem Molekül aufgebaut. Durch Säurehydrolyse lassen sich die einzelnen Nukleotide ihrerseits in jeweils drei Komponenten aufteilen. Dies sind eine heterozyklische **organische Base,** ein **Zuckermolekül** und **Phosphorsäure** (o Abb. 3.1).

Als Zucker sind **Pentosen,** d. h. Zuckermoleküle mit fünf Kohlenstoffatomen am Aufbau der Nukleinsäuren beteiligt. Diese Pentosen liegen als zyklische Halbacetale vor. Die **Pentosen** der **Desoxyribonukleinsäure** und der **Ribonukleinsäuren** sind **verschieden**. Auf diesen Unterschied gründet sich die Einteilung der Nukleinsäuren und z. T. deren unterschiedliches chemisches Verhalten. Die Nukleotide der Desoxyribonukleinsäure enthalten als Zuckerkomponente **2-Desoxyribose**, die Nukleotide der Ribonukleinsäuren enthalten hingegen **Ribose**.

Sowohl DNA als auch RNA enthalten in der Hauptsache nur **vier** verschiedene **Nukleotide,** die sich in

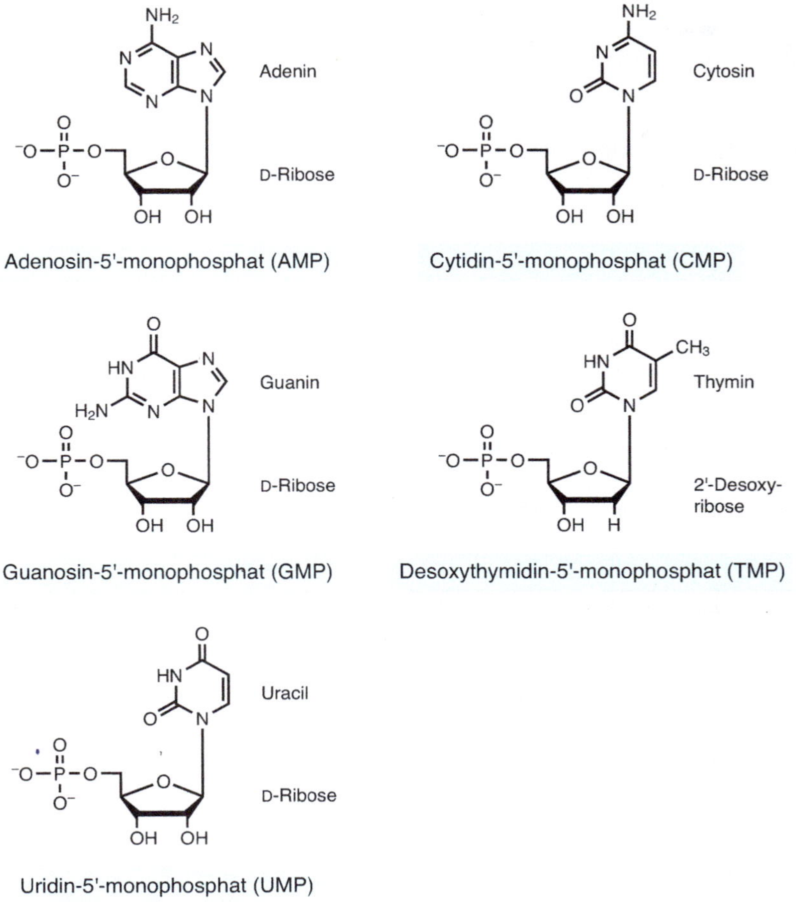

Abb. 3.2 Nukleotide. Die entsprechenden Nukleotide der DNA werden durch den Vorsatz „Desoxy" gekennzeichnet, z. B. Desoxyribose-Adenosinmonophosphat (dAMP).

Adenosin-5'-monophosphat (AMP)

Cytidin-5'-monophosphat (CMP)

Guanosin-5'-monophosphat (GMP)

Desoxythymidin-5'-monophosphat (TMP)

Uridin-5'-monophosphat (UMP)

ihren organischen Basen unterscheiden. Die Grundgerüste der Basen sind Purin- und Pyrimidinringe. Die **Purinbasen** der DNA sind **Adenin** und **Guanin**. Als **Pyrimidinbasen** sind **Cytosin** und **Thymin** enthalten. Die Purinbasen der RNA sind ebenfalls Adenin und Guanin. Als Pyrimidinbasen sind in der RNA **Cytosin** und **Uracil** enthalten. In den Transfer-RNAs kommen zusätzlich modifizierte Formen der Nukleobasen vor, z. B. Methyl-, Acetyl- oder schwefelhaltige Derivate. Ist der Phosphatrest des Zuckers abgespalten, spricht man von **Nukleosiden**.

In den Nukleotiden ist das C-1 der Pentose **N-glykosidisch** mit dem Stickstoffatom in Stellung 3 der Pyrimidine bzw. dem Stickstoffatom in Stellung 9 der Purine verknüpft. Des Weiteren ist die Pentose am C-5 mit einem Molekül Phosphorsäure über eine **Esterbindung** verbunden. **Nukleotide** sind also 5'-**Phosphorsäureester** der entsprechenden **Nukleoside**.

■ **MERKE** Generell unterscheiden sich also die beiden Nukleinsäuretypen durch ihre Zuckerkomponente sowie durch den Gehalt von Thymin in der DNA, resp. Uracil in der RNA (○Abb. 3.1). Nukleotide sind Verbindungen aus Phosphorsäure, Pentose und organischer Base (○Abb. 3.2). Nukleoside bestehen dagegen nur aus einer organischen Base (Purin oder Pyrimidin) und einem Zucker, einer Pentose. Letztere kann Ribose oder 2'-Desoxyribose sein.

Nukleotide fungieren in den Organismen nicht nur als Bausteine der Nukleinsäuren. Im Stoffwechsel der Zelle treten Nukleotide auf, bei denen der esterartig gebundene Phosphatrest durch Pyrophosphatbindungen nochmals mit einem oder zwei Phosphorsäureresten verknüpft ist. Diese Nukleotide spielen für die Prozesse der Energieumwandlung im Zellstoffwechsel eine Rolle. Hierher gehört z. B. das **Adenosintriphosphat** (▫ Tab. 3.1). Ribose ist auch Bestandteil weiterer Verbindungen, wie NADP (▸ Kap. 4.1.1) oder Coenzym A (▸ Kap. 4.5.3).

◻ **Tab. 3.1** Nukleotide: Zusammensetzung, Vorkommen und Funktion im Zellstoffwechsel

Zucker	Nukleosid	Nukleotide	Vorkommen der Nukleotide	Coenzym-Funktionen der Nukleotide
Adenin (A)				
Ribose	Adenosin	Adenosin-5'-mono-, di- und triphosphat (AMP, ADP, ATP)	RNA	Bei fast allen Reaktionen des Energiestoffwechsels; ATP ist Energiedonator bei zahlreichen Synthesen
Desoxyribose	Desoxyadenosin	dAMP, dADP, dATP	DNA	–
Guanin (G)				
Ribose	Guanosin	Guanosin-5'-mono-, di- und triphosphate (GMP, GDP, GTP)	RNA	Bei Reaktionen des Zuckerstoffwechsels; Energiedonator bei der Proteinsynthese
Desoxyribose	Desoxyguanosin	dGMP, dGDP, dGTP	DNA	–
Uracil (U)				
Ribose	Uridin	Uridin-5'-mono-, di- und triphosphat (UMP, UDP, UTP)	RNA	Bei zahlreichen Reaktionen des Zuckerstoffwechsels
Desoxyribose	Desoxyuridin	dUMP, dUDP, dUTP	–	Intermediärprodukte bei der Biosynthese der Thyminnukleotide
Cytosin (C)				
Ribose	Cytidin	Cytidin-5'-mono-, di- und triphosphate (CMP, CDP, CTP)	RNA	Bei vielen Reaktionen des Lipid- und einigen Reaktionen des Kohlenhydratstoffwechsels
Desoxyribose	Desoxycytidin	dCMP, dCDP, dCTP	DNA	–
Thymin (T)				
Ribose	Thymidin	Thymidin-5'-mono-, di- und triphosphate (TMP, TDP, TTP)	–	Bei einigen Reaktionen des Zuckerstoffwechsels
Desoxyribose	Desoxythymidin	dTMP, dTDP, dTTP	DNA	–

3.1.1 Desoxyribonukleinsäure (DNA)

Beweise für die Rolle der Nukleinsäuren als Träger genetischer Information
- 1944 Nachweis der Rolle der DNA bei der **Transformation** durch Avery.
- Nur die DNA bzw. RNA ist für die Infektion einer Wirtszelle und die Vermehrung des Virus wichtig. Jede **Virusinfektion** ist Beweis für die Rolle der Nukleinsäuren als genetisches Material.
- **Transduktion:** Durch Phagen können Teile der DNA eines Bakteriums in ein anderes Bakterium übertragen werden. Dies führt zur Ausbildung neuer Merkmale.
- **Konstanz** der DNA-Menge in der Zelle.
- **Stabilität** der DNA im Stoffwechsel.
- **Mutationen,** d.h. Veränderungen der DNA, führen zu Veränderungen der Erbeigenschaften.

Die DNA besteht aus langen, unverzweigten, linearen Molekülen, die im Elektronenmikroskop sichtbar gemacht werden können. Nachdem Avery 1944 den entscheidenden Beweis für die Rolle der DNA in der Vererbung erbracht hatte, wurde 1953 von Watson und Crick der folgende Molekülbau für die DNA vorgeschlagen.

In der DNA liegen zwei Stränge von Nukleotiden vor. Die Reihenfolge, d.h. die Sequenz der Nukleotide ist in den DNA-Molekülen der verschiedenen Arten von Organismen genau festgelegt. Sie wird als **Nukleotidsequenz** bezeichnet. Die Nukleotide in den einzelnen Strängen sind durch Phosphat-Zuckerbindungen esterartig miteinander verbunden. Es entsteht so eine Polynukleotidkette, die abwechselnd Phosphat und Zucker enthält. An jedem der Zuckermoleküle sitzt eine organische Base. In dieser Kette sind die einzelnen Nukleotide durch 3',5'-Phosphodiesterbindungen miteinander verknüpft. Ein solcher Polynukleotidstrang

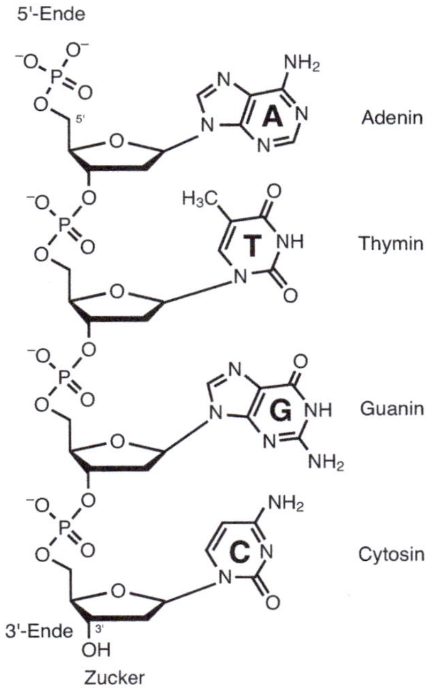

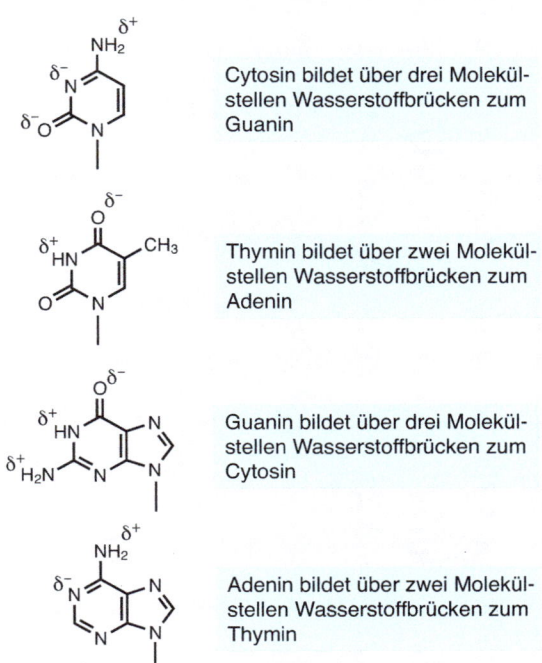

Abb. 3.3 Aufbau eines Nukleotidstrangs der DNA. Die Nukleotide sind über 3',5'-Phosphodiesterbindungen miteinander verknüpft. An einem Ende eines Nukleotidstrangs steht eine freie 3'-OH-Gruppe, am anderen eine Phosphatgruppe. Hierdurch bekommt der Nukleotidstrang einen Richtungssinn, eine Polarität.

Abb. 3.4 Orte der Ausbildung von Wasserstoffbrücken zwischen den Basen der DNA. Diese Gesetzmäßigkeiten liefern auch das Verständnis für die Ausprägung von Punktmutationen.

besitzt eine **Polarität** die daraus resultiert, dass an einem Ende der Polynukleotidkette eine Orthophosphatgruppe am C-5 der Desoxyribose steht. Das andere Ende der Polynukleotidkette bildet ein Desoxyribosemolekül mit einer freien OH-Gruppe am C-3 (o Abb. 3.3).

In einem DNA-Doppelstrang liegen sich immer zwei ganz bestimmte Basen gegenüber, sie sind miteinander „gepaart". Die Purinbase **Adenin** interagiert über Wasserstoffbrücken mit der Pyrimidinbase **Thymin**, die Purinbase **Guanin** mit der Pyrimidinbase **Cytosin**. Diese strikte Festlegung der Basenpaare in der DNA wird unter dem Begriff **Komplementaritätsprinzip** beim Aufbau der DNA verstanden. Ihr kommt für die Funktion der DNA eine entscheidende Bedeutung zu. Durch sie wird die Nukleotidsequenz eines Polynukleotidstrangs im DNA-Molekül durch diejenige des anderen Strangs genau festgelegt (**komplementäre Basen**).

Die Verknüpfung der beiden Nukleotidstränge eines DNA-Moleküls erfolgt durch zahlreiche Wasserstoffbrücken (o Abb. 3.4). Wasserstoffbrücken können sich ausbilden zwischen einem kovalent gebundenen H-Atom und einem negativ geladenen Akzeptoratom. Es handelt sich hierbei um keine kovalente Bindung, sondern lediglich um eine besonders stark ausgeprägte Wechselwirkung von Gruppen gegensätzlicher Polari-

sierung. Hieraus resultiert die Gesetzmäßigkeit bei der „Basenpaarung" in den DNA-Molekülen. Adenin und Thymin besitzen im Molekül jeweils zwei Möglichkeiten zur Ausbildung einer Wasserstoffbrücke, Cytosin und Guanin besitzen jeweils drei solcher Möglichkeiten (o Abb. 3.4). Aus räumlichen Gründen verbinden sich im DNA-Molekül immer jeweils eine Pyrimidinbase mit einer Purinbase (o Abb. 3.5). Ein Abweichen vom Komplementaritätsprinzip beim Aufbau der DNA ist somit nicht möglich.

■ **MERKE** Die beiden Polynukleotidstränge eines DNA-Moleküls besitzen eine gegenläufige Polarität.

Die Bindungsenergie einer Wasserstoffbrückenbindung ist vergleichsweise gering. Sie beträgt 12–29 kJ/mol. Durch die Addition dieser kleinen Energiebeiträge erreicht ein doppelsträngiges DNA-Molekül wegen seiner teils enormen Länge eine sehr große Stabilität. Die Wasserstoffbrücken können durch Temperaturerhöhung und durch den Einfluss von Proteinen bzw. Enzymen gelöst werden.

Im DNA-Molekül sind die beiden durch Wasserstoffbrücken miteinander verbundenen, gegenläufigen Polynukleotidstränge zu einer Doppelspirale, einer **Doppelhelix,** gewunden. Diese DNA-Struktur ist mit

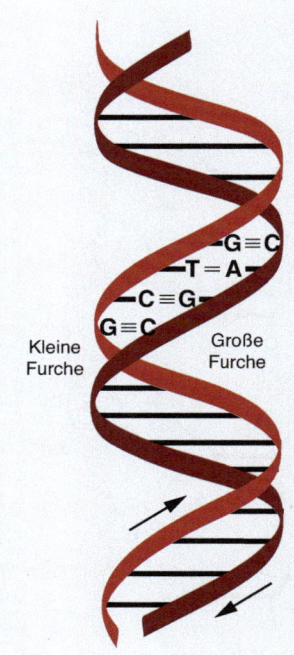

o **Abb. 3.5** Primärstruktur der DNA. Die beiden Nukleotidstränge haben eine gegenläufige Polarität. Sie werden über Wasserstoffbrücken verbunden.

o **Abb. 3.6** Form und Struktur der doppelsträngigen Desoxyribonukleinsäure (Watson-Crick-Modell). Die DNA besteht aus zwei Polynukleotidsträngen, die sich in einer rechtshändigen Spirale umeinander winden. Das der Außenseite zugewandte Rückgrat eines Strangs bildet Zucker und Phosphatgruppen. Diese wechseln einander ab und sind kovalent miteinander verbunden. An jedem Zuckerrest findet sich eine der vier Basen: A Adenin, G Guanin, T Thymin, C Cytosin. Die Basen weisen ins Innere der Helix. Zwischen den Basen der beiden Nukleotidsträngen bilden sich Wasserstoffbrücken aus. Hierdurch werden die beiden Nukleotidstränge zusammengehalten. Die natürliche DNA-Helix ist am stabilsten, wenn sich die Nukleotidstränge alle 10,5 Basenpaare einmal umwinden.

einer verdrillten Strickleiter vergleichbar. Die Basenpaare bilden „die Sprossen", die beiden Zuckerphosphatketten „die Seile". Eine Spiralwindung umfasst etwa 10 Basenpaare. Die Basenpaare stehen senkrecht zu einer gedachten Zentralachse der Doppelspirale. Die komplementären Basen liegen sich in der Spirale nicht diametral gegenüber. Die Wasserstoffbrücken befinden sich also vor der Zentralachse (o Abb. 3.6). Nicht alle in der Natur vorkommende DNA hat eine Doppelspiralstruktur. Bei kleinen Bakteriophagen und Parvoviren konnte auch einzelsträngige DNA nachgewiesen werden, deren Basen allerdings über große Bereiche miteinander Basenpaarungen eingehen.

Aufgrund der **Basenanordnung** in der **DNA-Doppelhelix** muss das molare Mengenverhältnis von **Adenin** zu **Thymin** sowie von **Guanin** zu **Cytosin** stets **1:1** sein. Ebenso ist in einem DNA-Molekül die Summe der Purinbasen Adenin + Guanin stets gleich der Summe der Pyrimidinbasen Thymin + Cytosin.

■ **MERKE** Die chemische Zusammensetzung von doppelsträngigen DNA-Molekülen unterschiedlicher Herkunft (unterschiedlicher Organismenarten) kann sich also nur im Verhältnis der Summe Adenin + Thymin : Guanin + Cytosin, oder vereinfacht im Verhältnis Adenin : Guanin oder Thymin : Cytosin unterscheiden (◻Tab. 3.2).

Superhelikale Konformation der DNA

Die Funktionsfähigkeit der DNA wird durch ihre **topologische Form**, also der speziellen Verdrillung des Moleküls, stark beeinflusst. Dies wurde vor allem zunächst bei ringförmiger DNA von Bakterien untersucht. Ringförmige bakterielle DNA besteht aus zwei helikal gewundenen Nukleotidsträngen. In der Zelle liegen diese Ringe oft verdrillt in Form einer **Superhelix** vor. Ringförmige DNA kann also im gleichen Organismus in zwei verschiedenen Strukturen vorkommen, als entspannter Ring oder als verdrillte Superhelix (o Abb. 3.7). Beide Formen haben natürlich beim gleichen Organismus die gleiche Nukleotidsequenz und somit auch den gleichen Informationsgehalt. Sie **unterscheiden** sich jedoch in ihrer **Funktionsfähigkeit**. Man bezeichnet **doppelsträngige DNA-Ringe** mit **gleicher Nukleotidsequenz** jedoch mit **unterschiedlicher räumlicher Struktur** als Topoisomere.

Tab. 3.2 Basenzusammensetzung der DNA in Zellen verschiedener Gewebe

Herkunft der DNA	A+T / G+C	A %	T %	G %	C %
Mensch, Milz	1,51	29,9	29,8	19,5	20,1
Mensch, Leber	1,53	30,3	30,3	19,5	19,9
Grünalge *Scenedesmus*	0,64	20,2	18,8	30,8	30,2
Hefe	1,79	31,3	32,9	18,7	17,1
Escherichia coli	0,92	23,9	23,9	26,0	26,2
Phage λ	1,06	25,7	25,7	24,4	24,2
Pocken-Virus	1,46	29,5	29,9	20,6	20,2

Die topologische Form beeinflusst die funktionellen Eigenschaften der DNA. Für die wichtigen Funktionen der DNA wie **Transkription, Replikation** und **Rekombination** ist die Superhelix-Form notwendig. Auch die doppelsträngige DNA in den Chromosomen der Eukaryonten liegt in superhelikaler Form vor. Auch hier sind Topoisomerasen, „strangbrechende" Enzyme, an den Vorgängen der DNA-Replikation, der Transkription und der Rekombination beteiligt (▶ Kap. 3.3.1).

Durch Enzyme kann eine topologische Form in die andere überführt werden. Diese Enzyme sind die **DNA-Topoisomerasen**. Die Wirkung dieser Topoisomerasen beruht im Prinzip darauf, dass sie einen DNA-Ring öffnen, einen Abschnitt der DNA durch die Schnittstelle führen und den Ring wieder schließen (○ Abb. 3.8).

Auf Unterschieden zwischen prokaryontischen und eukaryontischen Topoisomerasen beruht die selektive Wirkung der Gyrasehemmer (▶ Kap. 3.3.6).

■ **MERKE** Gyrasehemmer binden an die gyr-A-Untereinheit der Gyrase und hemmen damit die DNA-Replikation und Transkription von Bakterien. Da bakterielle Gyrasen offensichtlich sehr einheitlich gebaut sind, besitzen Gyrasehemmer ein breites Wirkungsspektrum.

Man kennt heute zwei Typen von Topoisomerasen. Der Typ I durchtrennt bei doppelsträngiger DNA nur einen Nukleotidstrang. Typ II durchtrennt beide Nukleotidstränge.

Topoisomerasen wurden inzwischen in zahlreichen Organismen, auch beim Menschen, gefunden. Offensichtlich haben alle pro- und eukaryontischen Organismen sowohl Typ-I- als auch Typ-II-Topoisomerasen (□ Tab. 3.3).

Die Topoisomerasen der Eukaryonten weichen offensichtlich etwas von denen der Prokaryonten ab. Die bakterielle Topoisomerase I bindet kovalent über

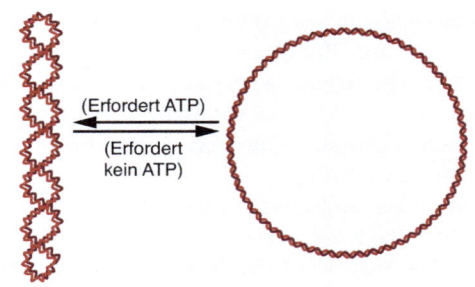

○ **Abb. 3.7** Topoisomere der DNA. DNA kann in verschiedenen Formen (Topoisomeren) vorkommen. Durch Topoisomerasen, z. B. Gyrase bei Bakterien, lassen sie sich ineinander überführen. **Links** verknäuelt und verdrillt zur „Superhelix", **rechts** ringförmiger „entspannter" Zustand

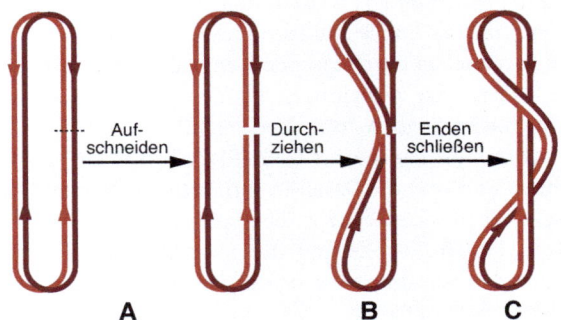

○ **Abb. 3.8** Bildung der Superhelix durch DNA-Gyrase. **A** Die DNA-Gyrase der Bakterien schneidet das ringförmige DNA-Molekül durch beide Nukleotidstränge, **B** steckt den gegenüberliegenden Abschnitt durch die Öffnung und **C** verbindet die Enden des durchtrennten Strangs wieder. Wenn dies an zahlreichen Stellen der DNA geschieht, resultiert eine verknäuelte Form, eine „Superhelix" mit hohem Verflechtungsgrad.

Tab. 3.3 Topoisomerasen bei Pro- und Eukaryonten

Vorkommen in	Moleküle, Zelle (Anzahl)	Struktur	Wichtigste Reaktion
Topoisomerase I			
Bakterien	1000	Eine Untereinheit	Entspannung negativ-superhelikaler DNA
Eukaryonten-Zellen	10^5–10^6	Eine Untereinheit	Entspannung negativ- und positiv-superhelikaler DNA
Topoisomerase II			
Bakterien („Gyrase")	500	Zwei Untereinheiten	Überführung entspannter DNA in negativ-superhelikale DNA
Eukaryonten-Zellen	10^4–10^5	Zwei Untereinheiten	Entspannung superhelikaler DNA

eine Serin-Hydroxylgruppe an das 5'-Phosphat des gespaltenen Nukleotidstrangs, das eukaryontische Enzym dagegen an das 3'-Ende des geöffneten Strangs.

Die bakterielle Topoisomerase II, die Gyrase, führt unter ATP-Verbrauch superhelikale Bindungen in DNA-Ringe ein. Die eukaryontische Topoisomerase II führt unter Verbrauch von ATP eine Entspannung superhelikaler DNA aus.

Von den Typ-II-Topoisomerasen kann nur die DNA-Gyrase der Bakterien einen DNA-Ring überspiralisieren. Die DNA der Bakterien ist normalerweise negativ überspiralisiert, d. h. sie hat ein Defizit an Windungen im Ring. Topoisomerasen kontrollieren den Grad der Überspiralisierung. Die Gyrase überspiralisiert die DNA. Eine Typ-I-Topoisomerase kann sie auf das erforderliche Maß entspannen.

Damit die genetische Information eines DNA-Moleküls verdoppelt, abgelesen oder mit der von anderen Genen rekombiniert werden kann, muss eine Vielzahl von Enzymen an die Nukleotidbasen binden.

In manchen topologischen Konformationen sind die sich paarweise gegenüberstehenden Basen für solche Enzyme zugänglich, in anderen nicht.

Die Doppelhelix eines DNA-Rings kann sich leichter entwinden und die Basen in ihrem Inneren freigeben, wenn sie in superhelikaler, überspiralisierter Form vorliegt. Durch Regulierung des jeweiligen Grades der Überspiralisierung wird offensichtlich die Geschwindigkeit der Replikation und Transkription gesteuert.

Eine Topoisomerase vom Typ I wurde erstmals aus *E. coli* isoliert. Das Enzym hydrolysiert nur einen DNA-Strang an einer Zuckerphosphatbindung. Es steckt dann den anderen DNA-Strang durch die entstandene Lücke und verknüpft die Zucker-Phosphatbindung wieder. Auf diese Weise wird der Verflechtungsgrad eines doppelsträngigen DNA-Rings um eine Überspiralisierung verringert.

Topoisomerasen vom Typ II durchschneiden beide Stränge doppelsträngiger DNA-Moleküle auf einmal. Sie überspiralisieren DNA-Ringe und können doppelsträngige DNA-Ringe in eine Reihe von topologischen Konformationen überführen. Die Gyrasen der Bakterien sind die einzigen Topoisomerasen, die entspannte DNA-Ringe überspiralisieren können. Die Reaktion ist energieabhängig und verläuft unter ATP-Verbrauch.

Ohne ATP verläuft die Reaktion in anderer Richtung. Die Gyrase entspannt dann, allerdings sehr langsam, überspiralisierte Ringe (o Abb. 3.7).

Die Gyrase vermag auch zwei doppelsträngige Ringe miteinander zu verflechten. Dies ist etwa beim Einbau von Phagen in die DNA des Wirtsbakteriums notwendig.

Nukleinsäuren und Umsetzung genetischer Information

Die Desoxyribonukleinsäure stellt bei Prokaryonten, Eukaryonten sowie bei DNA-Viren den genetischen Speicher dar. Sie muss demgemäß zwei Funktionen erfüllen:

Sie muss sich mithilfe entsprechender Enzyme replizieren und die Erbanlagen von Zelle zu Zelle weitergeben können. Bei jeder Replikation der DNA muss eine genaue Kopie des vorhandenen DNA-Moleküls hergestellt werden. Dies ist die **autokatalytische Funktion** der DNA.

Die genetische Information muss „realisiert", d. h. in Merkmalsbildung umgesetzt werden. Hierzu wird die Nukleotidsequenz der DNA in die Aminosäuresequenz von Proteinen übersetzt. Dies geschieht im Rahmen der Proteinbiosynthese, bei der der DNA eine Schlüsselfunktion zukommt. Man spricht hier von der **heterokatalytischen Funktion** der DNA (o Abb. 3.9).

Die Merkmale sind in **Genen** abgelegt. Das Abrufen der in den Genen gespeicherten Information ist streng reguliert. Elemente, die die Gene flankieren, die aber auch in weiter Entfernung von den Genen liegen können, übernehmen zusammen mit bestimmten Transkriptionsfaktoren diese Regulation. Wir bezeichnen sie als **Promotoren**, **Terminatoren**, **Enhancer** oder **Silencer**.

Mosaikstrukturen von Genen

Gene bei Bakterien bestehen aus einem abgegrenzten, nicht unterbrochenen DNA-Abschnitt. Bei Strukturgenen enthält dieser DNA-Abschnitt die Information für ein Protein. Diese Information ist in Reihenfolge von **Nukleotidtripletts** festgelegt und wird Triplett für Triplett in Aminosäuren übersetzt. Die Gene der Bakterien besitzen ein durchgehendes Leseraster.

Die meisten eukaryontischen Gene sind anders strukturiert. Die **Codierungssequenzen** (**Exons**, exprimierte Abschnitte) können oft von langen, nicht-codierenden Sequenzen (**Introns**, intervening sequences, nicht exprimierte Abschnitte) unterbrochen sein. Diese Struktur der Gene wird als Mosaikstruktur bezeichnet. Die Intronsequenzen können sehr unterschiedlich lang sein. Beim Vergleich von Intronsequenzen homologer Gene aus verschiedenen Organismen finden sich enorme Unterschiede in der Länge und in den Nukleotidsequenzen der entsprechenden Introns. Im Gegensatz dazu sind die Längen vergleichbarer Exons von verschiedenen Organismen relativ einheitlich.

Das Ovalbumin-Gen des Huhns, bei dem die Mosaikstruktur von Eukaryontengenen zuerst aufgeklärt wurde, besteht z. B. aus sieben Exons, zwischen denen jeweils ein Intron liegt (o Abb. 3.10).

Die Exons sind auf der DNA in gleicher Reihenfolge angeordnet wie in der Abschrift der mRNA.

Die gesamte Länge des Ovalbumin-Gens, – Exons und Introns – beträgt 7700 Basenpaare (o Abb. 3.10). Damit ist das Gen etwa viermal länger als die fertige mRNA, die 1872 Nukleotide besitzt und fast siebenmal länger, als der mRNA-Abschnitt, der schließlich in Protein übersetzt wird (1158 Nukleotide).

Introns finden sich auch in Genen, die keine Proteine codieren. So können z. B. auch die Gene für die ribosomalen RNAs und für die Transfer-RNAs in Form von Mosaikstrukturen organisiert sein.

Mosaikstrukturen sind bei **Eukaryonten** und **Viren**, die sich in Eukaryonten vermehren, sehr weit verbreitet. Die weitaus meisten Gene der Wirbeltiere und der höheren Pflanzen weisen Mosaikstrukturen auf. Es gibt jedoch bemerkenswerte Ausnahmen: Die Gene für Histone und Interferone enthalten keine Introns.

Es besitzen also nicht alle Eukaryontengene eine Mosaikstruktur. Bei eukaryontischen Einzellern, z. B.

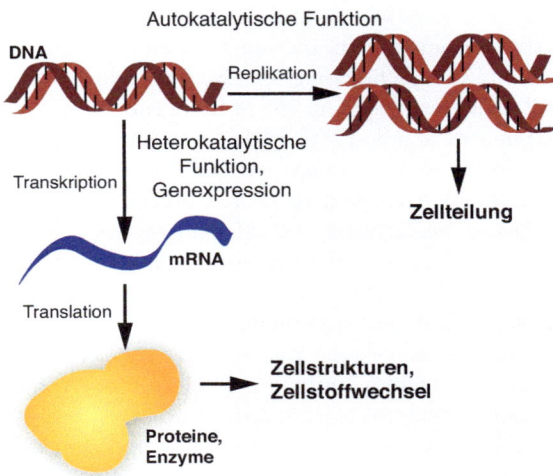

o **Abb. 3.9** Die beiden Funktionen der DNA

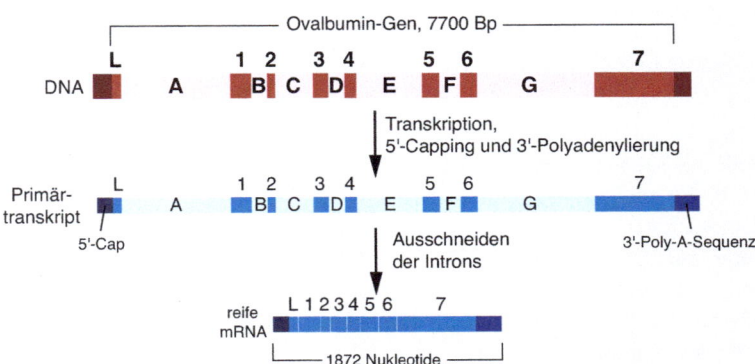

o **Abb. 3.10** Mosaikstruktur des Ovalbumingens. Es besitzt sieben Exons, die durch Introns getrennt werden. Die genetische Information ist in sieben Teile zerstückelt. Beim „Prozessieren" der heterogenen nukleären RNA (hnRNA) im Zellkern werden auf das Primärtranskript zunächst Endstücke aufgesetzt, am 3'-Ende eine Nukleotidfolge von Adenosinmonophosphat, am 5'-Ende ein methyliertes Guanosin über eine Triphosphatbrücke (das Hütchen oder cap, o Abb. 3.13). Dann werden schrittweise die Introns entfernt. Erst die prozessierte RNA wird aus dem Zellkern ins Cytosol ausgeschleust und kann dort als mRNA fungieren.

bei der Hefe *Saccharomyces cerevisiae*, sind die meisten Gene frei von Introns. Nur wenige Gene der Hefe sind durch den Einschub von ein bis zwei kleinen Intronsequenzen unterbrochen.

Ein besonders imposantes Beispiel für eine Gen-Mosaikstruktur stellt der Genbereich dar, der für die verschiedenen Antikörper codiert. Das Prinzip dieser Genomstruktur und der sich daraus abgeleiteten Antikörperbildung wird im ▸ Kap. 3.4.4 beschrieben.

Pseudogene

Bei der Untersuchung von Globingenen wurden Nukleotidsequenzen gefunden, die eine weitgehende Ähnlichkeit mit den aktiven Globingenen aufweisen. Im Gegensatz zu diesen können sie jedoch nicht exprimiert werden. In ihren Exons finden sich zahlreiche Stopp- und Nonsense-Codons und daneben noch zahlreiche Leserastermutationen, die durch kleine Deletionen oder Insertionen hervorgerufen werden. Solche funktionslosen Gene werden als **Pseudogene** bezeichnet. Pseudogene finden sich für viele Gene. Sie sind im Lauf der Evolution entstanden und wurden offensichtlich nicht eliminiert, obwohl sie keine Funktion besitzen.

Andere Pseudogene sind offenbar als das Ergebnis einer umgekehrten Transkription aus mRNA entstanden und enthalten deshalb keine Introns. Man bezeichnet sie auch als Retro-Pseudogene. Als Grund für die Entstehung dieses Typs von Pseudogenen kann man annehmen, dass im Lauf der Evolution einer Art gelegentlich einmal eine reverse Transkription einer mRNA stattgefunden hat, vielleicht als Folge einer Infektion mit einem Retrovirus oder durch die Transkriptase eines Retroposons. Auch in der Nukleotidsequenz dieser Art von Pseudogenen finden sich zahlreiche Mutationen. In beiden Fällen ist dies darauf zurückzuführen, dass solche funktionslosen Pseudogene keinem Selektionsdruck unterliegen, der eine solche Mutation eliminiert hätte.

Repetitive Sequenzen

Säugetierzellen enthalten in der haploiden Form etwa 1000-mal mehr DNA als das Bakterium *Escherichia coli*, produzieren aber nur 10–30-mal so viel verschiedene Proteine. Beim Menschen schätzt man die Zahl der Protein-codierenden Gene auf ca. 25 000–30 000. Die Information dafür könnte auf einem DNA-Strang von 16 mm Länge untergebracht werden. Das ist weniger als 2 % der Gesamtlänge des haploiden menschlichen Genoms.

Der genetische „Raum" der Eukaryonten ist offensichtlich weitgehend leer. Codierende Sequenzen sind auf der chromosomalen DNA verstreut und durch lange, nicht-codierende Sequenzen getrennt. Im Eukaryonten-Genom finden sich Sequenzwiederholungen, sogenannte repetitive Sequenzen. Strukturell sind gehäuft auftretende (geclusterte) und einzeln im Genom verstreute (disperse) Repetitionseinheiten zu unterscheiden. In geclusterten hochrepetitiven Sequenzen sind gewöhnlich relativ kurze Sequenzabschnitte tandemartig wiederholt. Solche Sequenzen speichern keine genetische Information. Ihre biologische Rolle ist unbekannt. Viele repetitive Sequenzen sind nicht informativ. Es gibt jedoch wichtige Ausnahmen, z. B. für die Gene der Histone, der rRNA-Arten und der tRNA-Arten.

Die Gene für rRNA (ribosomale RNA) liegen im Bereich der Nukleolusorganisator-Region der rDNA. Auf diesem DNA-Abschnitt sind die Gene für die rRNAs tandemartig hintereinandergeschaltet. Sie werden unterbrochen von nicht-transkribierten Zwischenstücken, sogenannten **Spacern**. Die rDNA ist ein Beispiel für eine Gen-Familie. Darunter versteht man allgemein mehrere bis viele identische oder fast identische Gene in einem Genom. Eine Gen-Familie ist in der Evolution aus einem Ur-Gen durch Genduplikationen entstanden. Gen-Familien sind z. B. auch bekannt für Immunglobuline und Histone. Viele Gen-Familien sind geclustert, d. h. sie sind wie ein Schwarm von sich wiederholenden Genen auf der DNA angeordnet. Mitunter finden sich mehrere Cluster der gleichen Gen-Familie über das Genom verteilt. Ein Cluster kann bis zu 20 000 Repetitionseinheiten umfassen. Solche repetitiven Sequenzen codieren nur in bestimmten Entwicklungsstadien der Organismen für RNA und sind davor und danach inaktiv. Sie besitzen möglicherweise eine regulatorische Funktion. Während der Keimentwicklung von Seeigeln z. B. sind die geclusterten „frühen" Histongene aktiv. Nach Abschluss der Larvenentwicklung werden sie stillgelegt. Dafür werden die „späten" Histongene, die etwas andere Sequenzen besitzen, aktiviert.

Die Ausprägung der Gene, also der Übersetzungsvorgang der DNA in Protein, verläuft in zwei Hauptstufen:

- die Transkription der DNA-Information in eine komplementäre Ribonukleinsäure (mRNA),
- die Translation der mRNA-Information in die Aminosäuresequenz eines Proteins.

Die Translation der mRNA in Protein – und damit der Übergang von Nukleotid-basierten Polymeren zu Aminosäure-basierten Polymeren – erfolgt auf der Basis des genetischen Codes (▸ Kap. 3.1.3). Dieser ist universell, d. h. in allen Lebewesen identisch, sodass genetische Information prinzipiell in jedem Lebewesen eindeutig verstanden wird und identisch in Protein übersetzt wird.

Zusammenfassung

- Nukleinsäuren bilden in Form der DNA (bei einigen Viren auch in Form von RNA) den biologischen Informationsspeicher. Sie sind chemisch äußerst anspruchslos aufgebaut, entwickeln jedoch ihr ungeheures Potenzial auf Basis zweier Charakteristika: Ihrer enormen Größe und dem damit verbundenen Variationspotenzial in der Abfolge der vier genetischen Buchstaben A, C, G und T, sowie der Fähigkeit zur Komplementation der beiden Buchstabenpaare A und T bzw. G und C.

- Letzteres bedingt eine Doppelsträngigkeit, die bei DNA praktisch obligat ist, die aber auch bei RNA durch intramolekulare Basenpaarung zu großen Teilen realisiert ist. Die sich gegenüberliegenden Stränge verlaufen immer antiparallel und häufig nehmen die Doppelstränge superhelikale Strukturen ein.

- Je größer die Genome, umso „loser" sind sie mit relevanter Information gepackt. So weisen viele Gene der Eukaryonten eine Mosaikstruktur auf, bei der sich informative (Exons) und nicht informative (Introns) Bereiche abwechseln. Es gibt Pseudogene und es haben sich im Lauf der Evolution eine Unzahl repetitiver Sequenzen in den Genomen eingenistet, die keine relevante Funktion erkennen lassen.

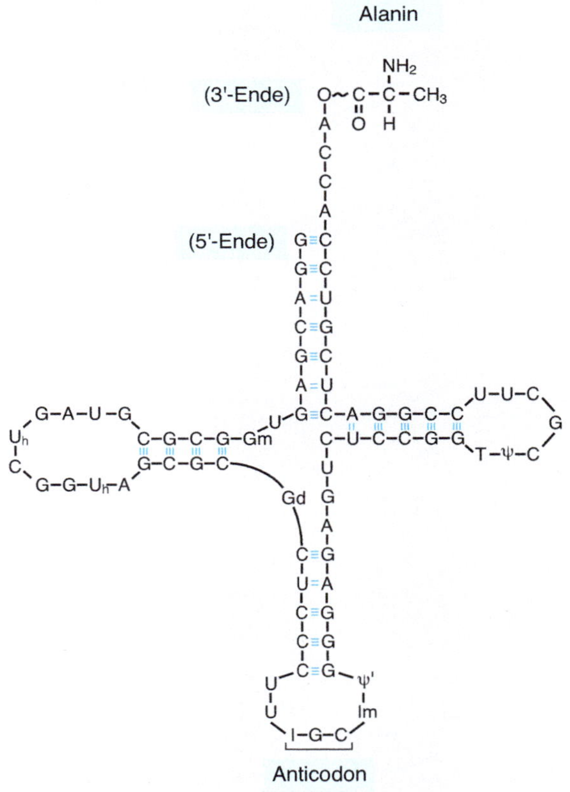

Abb. 3.11 Alanyl-tRNA aus Hefe mit gebundenem Alanin. ψ Pseudouridinphosphat, T Ribothymidinphosphat, U_h Dihydrouridinphosphat, Gm 1-Methylguanosinmonophosphat, I Inosinphosphat, Im 1-Methylinosinphosphat, Gd N-Dimethylguanosinmonophosphat

Tab. 3.4 Die drei hauptsächlichen RNA-Arten

RNA	Größe (ungefähre Angaben)	Funktion
Transfer-RNA (tRNA)	80–90 Nukleotide	Übertragung von Aminosäuren zum Proteinsynthese-Apparat der Zelle
Ribosomale RNA (rRNA)	4 Arten (bei Eukaryonten) mit je ca. 120, 150, 1700, 3500 Nukleotiden	Struktur und Funktionselemente der Ribosomen
Messenger-RNA (mRNA)	Sehr verschieden (einige hundert bis über zehntausend Nukleotide)	Die „Messenger"-(Boten-)RNA überbringt dem Proteinsynthese-Apparat die Abschrift eines Gens

3.1.2 Ribonukleinsäuren (RNA)

Die Strukturen der RNA-Moleküle sind vielfältiger als die der DNA. Man kann daher nicht von einer einheitlichen Struktur der RNA sprechen. Auch die Moleküle der RNA bilden Nukleotidketten mit 3'-5'-Phosphodiesterbindungen zwischen den Nukleotiden. Im Gegensatz zur DNA ist die **RNA** fast immer **einzelsträngig**. Ausnahmen bilden einige Viren, deren RNA doppelsträngig ist und eine der DNA entsprechende Doppelhelix-Struktur aufweist. Auch bei den einzelsträngigen RNA-Molekülen können Teilbereiche doppelsträngig angeordnet sein, etwa bei den Molekülen der Transfer-RNA (○ Abb. 3.11).

Aufgrund ihrer Funktionen werden im Allgemeinen drei RNA-Arten unterschieden (▫ Tab. 3.4):

- ribosomale RNA (rRNA),
- Messenger-RNA (mRNA),
- Transfer-RNA (tRNA).

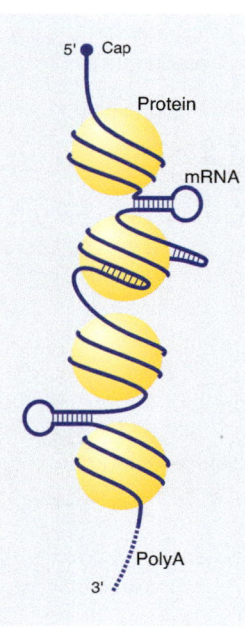

Abb. 3.12 Modell eines Messenger-Ribonukleoproteinpartikels. Am 3'-OH-Ende fast aller mRNA-Moleküle findet sich eine Sequenz von etwa 200 Adenylat-Resten (Poly-A). Am 5'-Ende steht meist ein untypisch verknüpftes Nukleotid, dessen Base (Guanin) methyliert ist. Diese Stück wird als Cap (Hütchen) bezeichnet (○Abb. 3.13). Die mRNA ist mit Proteinen zu Nukleoproteinpartikeln assoziiert. Durch lokale Basenpaarungen können kleine Teilbereiche doppelsträngig sein.

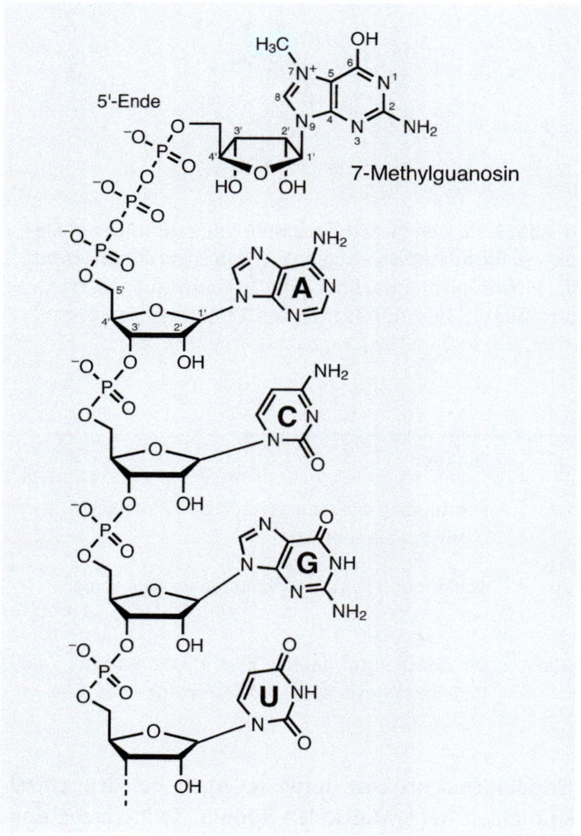

Abb. 3.13 Cap (Hütchen) der mRNA. Am 5'-Ende von eukaryontischer mRNA ist 7-Methylguanosin untypisch über eine 5'-5'-Triphosphatbrücke mit dem nächsten in 2'-Stellung methylierten Nukleosid verknüpft.

Daneben existieren nach neueren Untersuchungen noch weitere RNA-Arten, denen spezielle Funktionen in der Zelle zukommen.

Hierzu gehören z. B. die small nuclear RNAs (snRNA). Dies sind ubiquitär verbreitete RNA-Moleküle mit etwa 90–220 Nukleotiden. Solche RNA-Moleküle sind mit Proteinen assoziiert. Diese Komplexe werden small nuclear ribonucleoproteins (snRNPs) genannt. Man nimmt an, dass einzelne snRNPs spezifische mRNA-Sequenzen mithilfe komplementärer RNA-RNA-Basenpaarung erkennen können. Sie sind im Zellkern mit hnRNA-Ribonukleoproteinpartikeln assoziiert (hnRNA, heteronukleäre RNA).

Bei der Reifung (Prozessierung) der hnRNA zur mRNA spielt snRNA eine wichtige Rolle. Sie ermöglichen das exakte Herausschneiden der Intronsequenzen (▶ Kap. 3.2.2).

Ribosomale RNA

80–90 % der zellulären RNA ist Bestandteil der Ribosomen. Es ist die **ribosomale oder rRNA**. Ribosomen sind submikroskopische, kugelförmige Zellorganellen, die sich aus Protein und rRNA zusammensetzen (▶ Kap. 1.4.9).

In den Molekülen der rRNA finden sich neben den vier Standardbasen in geringer Menge seltene Basen. Diese entstehen in den rRNA-Molekülen durch enzymatischen Umbau der Standardbasen.

Messenger-RNA

Aufgabe der **Messenger-RNA (mRNA)** ist es, bei der Umsetzung der Nukleotidsequenz der DNA in eine entsprechende Aminosäuresequenz in den Proteinen als Matrize zu fungieren. Die mRNA ist weitgehend **einzelsträngig** und enthält ausschließlich die vier Standard-Basen Adenin, Uracil, Guanin und Cytosin. Die Molekülmasse von mRNA-Molekülen kann innerhalb weiter Grenzen variieren, in Abhängigkeit von der Größe und Zahl der zu determinierenden Proteine. Sie liegt in der Größenordnung von 100 000 bis einigen Millionen Dalton.

Die mRNA wird bei **Eukaryonten** im Zellkern gebildet und liegt dort in anderer Form vor als später im Cytosol. Sie wird im Zellkern als **heteronukleäre RNA** (hnRNA) bezeichnet. Erst nach Umstrukturierung (Prozessierung) in funktionsfähige mRNA wird sie ins Cytosol ausgeschleust (▶ Kap. 3.2.2). Die mRNA liegt zunächst als Ribonukleoproteinkomplex vor, bevor sie sich dann im Zytoplasma mit den Ribosomen assoziiert (○ Abb. 3.12, ○ Abb. 3.13).

Bei Prokaryonten dient die an der DNA gebildete mRNA sofort und ohne Umstrukturierung als Matrize für die Proteinsynthese. mRNA-Moleküle von Prokaryonten und Eukaryonten weisen trotz gleicher grundsätzlicher Funktionen doch starke Unterschiede auf.

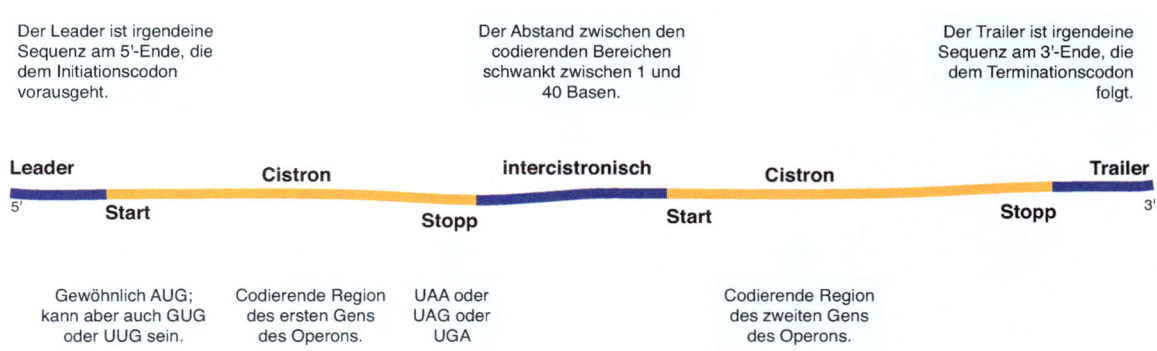

Abb. 3.14 Struktur der polycistronischen mRNA eines Bakteriums. Sie enthält translatierende (cistronische) und nicht-translatierende (intercistronische) Abschnitte. Jeder codierende Bereich (Cistron) besitzt seine eigenen Initiations- und Terminationssignale. Eine typische bakterielle mRNA hat mehrere translatierende Bereiche und ist „polycistronisch".

Bakterielle mRNAs variieren in der Zahl der von ihnen codierten Polypeptidketten. Einige codieren nur ein Protein und sind deshalb **monocistronisch**. Die meisten jedoch haben codierende Sequenzen für mehrere Polypeptide. Sie sind demzufolge **polycistronisch**. In diesen Fällen wird eine einzelne mRNA von einer Gruppe benachbarter Gene, einem Operon, transkribiert.

Alle bakteriellen mRNAs haben zwei unterschiedliche Regionen. Die codierende Region enthält die Information für die Polypeptidketten. Sie beginnt mit einem Start- und endet mit einem Terminationssignal. Bei einer monocistronischen mRNA können an beiden Enden des Moleküls zusätzliche, nicht-codierende Abschnitte vorhanden sein. Vor der Startsequenz (AUG) findet sich der sogenannte Leader. Auf das Terminationssignal der codierenden Region folgt der sogenannte Trailer. Bei polycistronischen mRNA-Molekülen liegen zusätzlich zwischen den codierenden Sequenzen Nukleotidfolgen, die nicht für die Proteinbiosynthese genutzt werden, die sogenannten intercistronischen Regionen (o Abb. 3.14). Die Translation einer polycistronischen mRNA erfolgt sequentiell durch alle Cistrons hindurch.

Fast alle **eukaryontischen mRNAs** sind monocistronisch, jedoch ist jedes mRNA-Molekül gewöhnlich wesentlich länger, als es zur Codierung eines Proteins nötig wäre. Im eukaryontischen Zytoplasma ist die durchschnittliche mRNA etwa 1000–2000 Nukleotide lang. Sie trägt an ihrem 5'-Ende eine sogenannte Cap-Struktur. Diese besteht aus einem methylierten Guanosin (m^7G), dessen 5'-OH-Gruppe untypischerweise über eine Triphosphat-Brücke mit der 5'-OH-Gruppe der ersten transkribierten Base der mRNA verknüpft ist. Am 3'-Ende befinden sich bei eukaryontischen mRNAs Poly-A-Sequenzen, die aus bis zu 300 Adenin-Nukleotiden bestehen. Diese sind nicht in dem korrespondierenden Gen codiert, sondern werden noch im Kern nachträglich an die mRNA ansynthetisiert. Die Cap-Struktur bindet an der 40S-Untereinheit der Ribosomen, an sogenannte Cap-Bindungsproteine. Die Cap-Region tritt bei fast allen zellulären und **viralen mRNAs** auf und ist für die Translation im Zytoplasma wichtig. Einige virale mRNAs, z. B. die des Poliovirus, haben keine Cap-Struktur und können auch ohne Cap-Region translatiert werden. Eine Infektion mit Poliovirus hemmt die Translation der Wirt-mRNA. Dies könnte auf eine störende Einwirkung auf die Cap-Bindungsproteine zurückzuführen sein.

MikroRNA

Ganz analog zu mRNAs wird in Pflanzen und Tieren auch eine andere RNA-Variante, die sogenannte mikroRNA (miRNA) von der RNA Polymerase II transkribiert (o Abb. 3.15). Das dabei entstehende Primärtranskript (pri-miRNA) weist am 5'-Ende ebenfalls eine Cap-Struktur und am 3'-Ende eine Poly-Adenylierung auf. Auf dieser pri-miRNA sind die Sequenzen mehrerer miRNAs enthalten, die noch im Zellkern von einer Typ-III-RNase, genannt Drosha, geschnitten werden. Die dabei entstehenden Vorläufer-miRNAs (pre-miRNA) sind ca. 70–90 Nukleotide lang, bilden eine charakteristische Haarnadelstruktur aus und werden über das Protein Exportin 5 aus dem Zellkern ins Zytoplasma transportiert. Dort wird die doppelsträngige RNA-Struktur der pre-miRNA von dem Enzym Dicer erkannt und geschnitten, wobei ein 21 Bp langes, doppelsträngiges RNA-Molekül (miRNA-Duplex) entsteht. Einer der RNA-Stränge, die mature miRNA, assoziiert nun mit dem Proteinkomplex RISC (RNA induced silencing complex), der andere RNA-Strang wird abgebaut. Durch die mature miRNA wird RISC zu den mRNA-Molekülen geleitet, die eine zur miRNA komplementäre Sequenz enthalten. Sobald die miRNA mit ihrer Ziel-Sequenz auf der mRNA basenpaart, schneidet RISC entweder die Ziel-mRNA, entfernt die Cap-

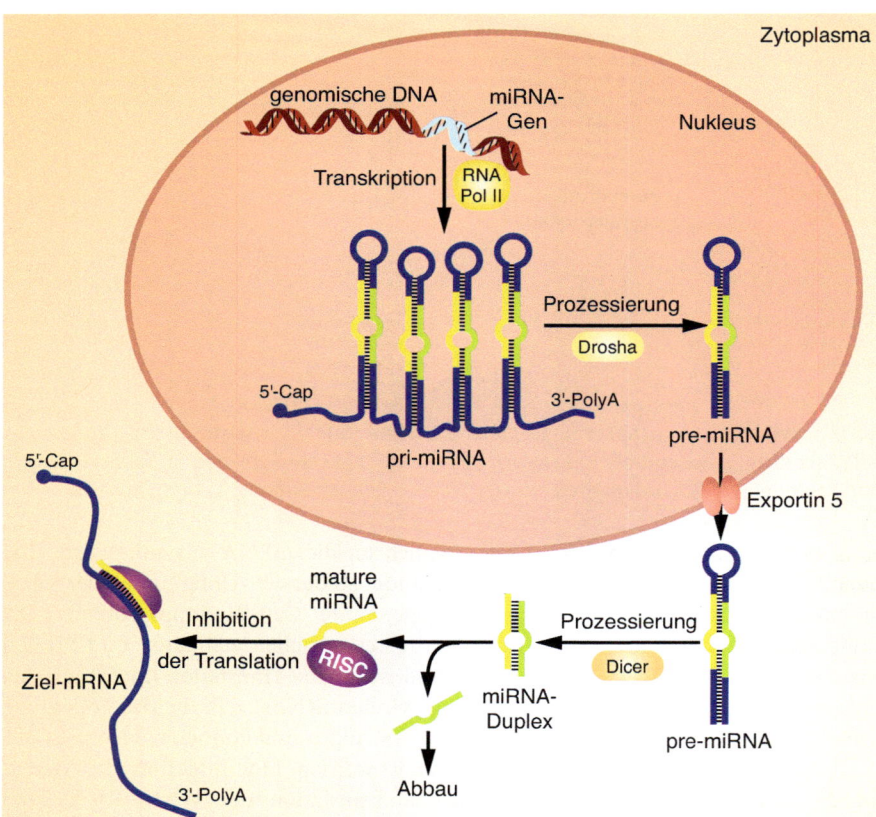

Abb. 3.15 Biogenese der miRNAs und ihr Weg vom Zellkern ins Zytoplasma mit Inhibierung der Translation der entsprechenden Ziel-mRNA. **RISC** RNA-induced silencing complex

Struktur bzw. die Polyadenylierung oder verhindert die Translation ohne die Gesamt-mRNA-Menge zu beeinflussen. Somit dient die miRNA als Regulator der Genexpression. In der Molekularbiologie hat man sich diese Art gezielte Translationskontrolle mit kurzen RNA-Sequenzen, den sogenannten short interfering RNAs (siRNAs) zunutze gemacht. Für die Entdeckung des Mechanismus der RNA-Interferenz (RNAi) erhielten Andrew Z. Fire und Craig C. Mello 2006 den Nobelpreis für Physiologie oder Medizin.

Mittlerweile sind mehrere Tausend miRNAs in Pflanzen, Tieren und Menschen bekannt und man weiß, dass die Bildung verschiedener miRNAs im Menschen zelltypspezifisch erfolgt. Insofern stellen miRNAs wichtige Zielstrukturen beispielsweise für die Diagnose aber auch für die Therapie von Krebserkrankungen dar.

Transfer-RNA

Die **transfer-RNA (tRNA)** spielt ebenfalls bei der **Proteinbiosynthese** eine wesentliche Rolle. Sie stellt etwa 10 % der Gesamt-RNA der Zelle. Jede tRNA ist 70–90 Nukleotide lang. Das Molekulargewicht beträgt etwa 30 000 Dalton. Für jede der 20 Aminosäuren gibt es mindestens ein, jeweils streng spezifisches tRNA-Molekül. Es können aber auch bis zu fünf verschiedene tRNA-Moleküle für eine Aminosäure (Degeneration des genetischen Codes) vorkommen. Die tRNA enthält neben den vier Standardbasen in relativ großer Menge sogenannte seltene Basen. Solche speziellen Basen entstehen sekundär durch enzymatische Umwandlung der zunächst in die tRNA eingebauten Standardbasen.

Die tRNA liegt in weiten Bereichen des Moleküls einzelsträngig vor. In Teilbereichen finden sich jedoch durch Ausbildung von Wasserstoffbrücken zwischen komplementären Basen Doppelhelix-Strukturen. Die Lage der doppelsträngigen Bereiche im Molekül ist bei den unterschiedlichen tRNA-Arten verschieden. Daraus ergeben sich unterschiedliche Sekundär- und Tertiärstrukturen, auf denen die Spezifität der Reaktionen der tRNA mit entsprechenden Aminoacylsynthetasen beruht. Neben dieser durch die Raumstruktur bedingten Spezifität besitzt jedes tRNA-Molekül eine Anhaftungsregion für Aminosäuren. Diese befindet sich am 3'-Ende des Moleküls und besteht immer aus der Basensequenz Cytosin-Cytosin-Adenin (o Abb. 3.11, o Abb. 3.16). Des Weiteren findet sich am Molekül jeder tRNA ein Nukleotidtriplett, das **Anticodon**, das ein Codon der mRNA erkennen kann. Die tRNA-Moleküle sind jeweils für eine bestimmte Aminosäure spezifisch. Es gibt also mindestens so viele unterschiedliche tRNA-Arten wie proteinogene Aminosäuren (▶ Kap. 3.2.3).

Ribozyme

Ribozyme sind **RNA-Moleküle**, die als Biokatalysatoren wirken. Ihre Entdeckung führte zu neuen Hypothesen zum Ursprung des Lebens. Das Dilemma, dass Nukleinsäuren zwar die Erbinformation tragen aber keine biologischen Prozesse katalysieren können und die Proteine zwar katalytische Funktion haben, sich aber nicht vermehren und damit auch nicht mutieren können (vgl. Prionen, ▶ Kap. 6.4.2) ist lösbar, wenn man annimmt, dass das frühe Leben ein Leben in einer „RNA-Welt" war. Die RNA könnte zunächst für ihre eigene Replikation und ersten biochemischen Reaktionen als Katalysator gedient haben. Erst später entwickelten sich im Sinne einer Arbeitsteilung für die Aufgaben „Informationsspeicher" und „Katalysator" besser geeignete Strukturen, nämlich DNA und Proteine. Plausibel wird diese Hypothese u. a. durch den Befund, dass es Ribozyme gibt, die Peptidbindungen knüpfen können und man RNA-Strukturen tatsächlich im Reagenzglas dazu bringen kann, sich selbst zu vervielfältigen. Auch das Vorkommen von RNA-abhängiger DNA-Polymerase (Reverse Transkriptase, ▶ Kap. 6.3.5) passt gut in die Indizienkette.

> **Zusammenfassung**
>
> - RNA unterscheidet sich von DNA in zwei Details: Statt Desoxyribose ist Ribose die Zuckerkomponente und statt der Base Thymin übernimmt Uracil die Funktion, mit Adenin zu paaren.
>
> - Drei „klassische" Typen von Ribonukleinsäuren werden unterschieden: rRNA (ribosomale RNA), mRNA (Messenger-RNA) und tRNA (Transfer-RNA). Als hnRNA (heteronukleäre RNA) bezeichnet man die RNA-Fraktion, die im Zellkern noch als Primärtranskript vorliegt. Erst nach dem Prozessieren verlassen die RNAs den Zellkern, um sich im Zytoplasma an wichtigen biochemischen Reaktionen zu beteiligen.
>
> - Seit kurzem ziehen Mikro-RNAs das Interesse auf sich. Immer mehr solcher RNAs werden in letzter Zeit beschrieben. Sie beteiligen sich entscheidend an Regulationsprozessen und haben einem Teil des Genoms, den man vielleicht zu vorschnell als „Unsinn" apostrophiert hat, nun doch einen beachtlichen „Sinn" verliehen.
>
> - Überraschend war auch, dass RNAs sogar enzymatische Aktivität entfalten können. Derartige RNAs bezeichnen wir heute als Ribozyme.

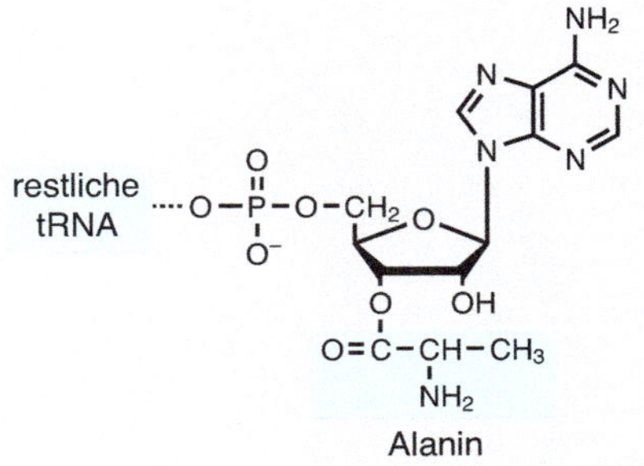

Abb. 3.16 Bindung einer Aminosäure an die tRNA. Eine Aminosäure wird über eine Esterbindung an die 3'-OH- (oder 2'-OH-)Gruppe des terminalen Adenosins eines tRNA-Moleküls gebunden.

3.1.3 Genetischer Code

Die Erbinformation ist in der DNA in Form von Dreierkombinationen von Nukleotiden, sogenannte Tripletts, festgelegt. Sie muss von festen Anfangspunkten aus gelesen werden, da sich nur so sinnvolle Tripletts ergeben. Die Entschlüsselung des genetischen Codes, d. h. die Zuordnung von bestimmten Tripletts zu Aminosäuren konnte mithilfe biochemischer und genetischer Methoden gelöst werden.

Die ersten Hinweise auf die Art des genetischen Codes ergaben sich aus Experimenten von Matthei und Nirenberg von 1961–1966. Sie konnten in zellfreien Systemen mithilfe synthetischer mRNA in vitro Proteine synthetisieren. Ein solches zellfreies System besteht aus den Enzymen der Proteinbiosynthese, sämtlichen tRNA-Molekülen, Ribosomen, allen proteinogenen Aminosäuren und energieliefernden Systemen. Wird dazu eine mRNA gegeben, die nur aus einer Folge von Uridinphosphat, also einer Basenfolge Uracil – Uracil – Uracil besteht, so wird diese Basenfolge in eine Poly-Phenylalanin-Aminosäuresequenz übersetzt. Einer mRNA-Basenfolge Uracil-Uracil usw. entspricht auf der DNA eine Basenfolge Adenin – Adenin – usw. Die Experimente zur Entzifferung des genetischen Codes wurden mithilfe von künstlichen mRNA-Molekülen in zellfreien, proteinsynthetisierenden Systemen durchgeführt.

Allerdings sagt die Beziehung Polyuridinsäure/Polyphenylalanin oder entsprechend z. B. Polyadeninsäure/Polylysin noch nichts über die Notwendigkeit von Nukleotid-Tripletts als Codons aus.

Die endgültige Aufklärung des genetischen Codes ist einer von Khorona angewandten Technik zu verdanken. In seinem Labor gelang es, künstliche mRNA mit gemischter Basenzusammensetzung und bekannter Basenfolge zu synthetisieren. Im Experiment von Nirenberg und Matthei eingesetzt, ließen sich die Codeworte, d. h. die **Triplettfolgen** für alle Aminosäuren aufklären. Bei Verwendung von Poly-UG, z. B. 5'-UGU-

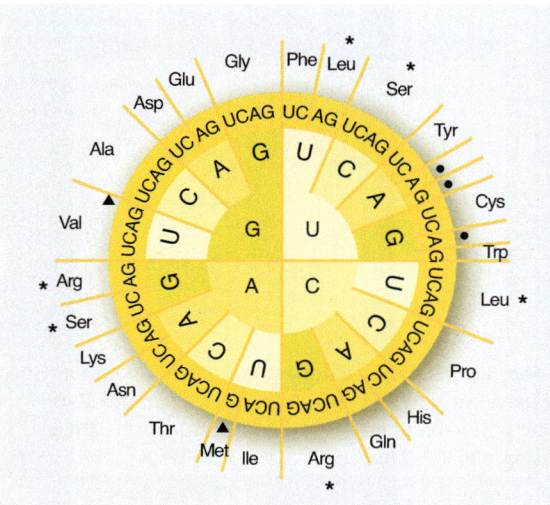

Abb. 3.17 Die Code-„Sonne". Die Codons sind von innen (5') nach außen (3') zu lesen, sie geben die Basensequenz der mRNA-Codons wieder, die für die außerhalb des Kreises stehende Aminosäure codieren. *Zweimal auftretende Aminosäuren, • Terminator-Codons, ▶ Starter-Codons, die am Anfang der Translation stehend bei Prokaryonten stets fMet einbauen, in der weiteren Sequenz der mRNA aber für die in der Sonne angegebenen Aminosäuren stehen.

GUG-3', wird immer ein Polypeptid Cys – Val – Cys – Val – Cys – erhalten.

Wo auch immer das Raster beginnt, es kann immer nur ein Peptid entstehen, das alternierend aus Cystin und Valin besteht. Der Beginn der Einteilung in Tripletts entscheidet lediglich darüber, welche Aminosäure am Anfang steht.

Solche Experimente, die auch entsprechend mit künstlicher mRNA mit drei verschiedenen Basen in bekannter Reihenfolge durchgeführt werden können, bestätigen, dass dem **genetischen Code** ein **Triplettraster** zugrunde liegt, bei dem der Beginn der Ablesung für die weitere Triplettfolge entscheidend ist. Rasterverschiebungen führen zur Bildung von nicht funktionsfähigen Proteinen. Die aus biochemischen Versuchen bekannt gewordenen Codons konnten durch genetische Experimente in vivo vielfältig bestätigt werden. Heute sind die Codeworte für alle Aminosäuren bekannt. Ebenso konnten Start- und Stopp-Codons gefunden werden, die den Beginn bzw. das Ende einer Translation signalisieren (● Abb. 3.17).

Als Startertriplett fungiert bei Eukaryonten AUG, das für Methionin codiert. Bei Prokaryonten wird als Startertriplett neben AUG auch in seltenen Fällen GUG angetroffen, das für Valin codiert. „Stopp"-Signale sind üblicherweise die Tripletts UAA, UAG und UGA.

Nur für zwei Aminosäuren, Tryptophan und Methionin, existiert jeweils ein einziges Codewort. Alle anderen 18 proteinogenen Aminosäuren werden von zwei oder mehr Tripletts codiert (je sechs z. B. für Leucin, Arginin und Serin). Man nennt deshalb den **genetischen Code „degeneriert"**. Diese Degeneration erfolgte jedoch offensichtlich nicht wahllos. Die synonymen Codewörter für ein und dieselbe Aminosäure unterscheiden sich meist nur in der dritten Base, während die beiden ersten konstant bleiben (● Abb. 3.17).

In erster Näherung ist der **genetische Code universell**, d. h. in allen Organismen besitzen gleiche Basen-Tripletts die gleiche Bedeutung. Diese Feststellung muss allerdings etwas eingeschränkt werden. Zunächst wurde gefunden, dass einige Tripletts in den Mitochondrien für andere Aminosäuren codieren als im Zellkern. So steht z. B. das Triplett AUA im Zellkern für Isoleucin, bedeutet aber im „mitochondrialen Code" Methionin. Auch im Zellkern einiger Protozoen wurden Abweichungen vom „Universal-Code" gefunden.

In jeder Zelle gibt es mehr als zwanzig verschiedene tRNA-Arten. Es kann also mehrere tRNA-Arten für ein und dieselbe Aminosäure geben. In *E.-coli*-Zellen werden z. B. drei verschiedene Serin-spezifische tRNAs gefunden, eines für die Codons UCU und UCC, ein weiteres für die Codons UCA und UCG, ein drittes für die Codons AGU und AGC. Manche tRNA-Arten können also offensichtlich an mehrere Codons binden.

Das Codon auf der mRNA muss an das Anticodon der tRNA binden. Codon und Anticodon werden „antiparallel" gebunden. Die 5'-Base des Codons bildet Wasserstoffbrücken mit der 3'-Base eines Anticodons. Die mittleren Basen von Codon und Anticodon bilden ebenfalls Standardwasserstoffbrücken zwischen sich aus. Die dritte, die 5'-Base des Anticodons, kann jedoch in der Wahl ihres Partners auf dem Codon wechseln, z. B. kann Uracil als 5'-Base im Anticodon mit Adenin oder Guanin, im Codon an 3'-Stelle stehend, paaren. Inosin als „ungewöhnliche" Base in 5'-Stellung im Anticodon kann mit Uracil, Cytosin und Adenin, im Codon in 3'-Stellung stehend, Wasserbrücken ausbilden. Diese Abweichungsmöglichkeit von der Standardbasenpaarung in Nukleinsäuren wurde bereits 1965 von Crick als „Wobble"-Hypothese formuliert.

Der genetische Code ist also ein **Rastercode,** bei dem eine Folge von drei Nukleotiden ein Codewort ergibt. Anfangs- und Endsignale bestimmen die genaue Einhaltung des Rasters. Der Code ist degeneriert, da für viele Aminosäuren mehrere Tripletts (Synonyme) existieren. **Rasterverschiebungen** führen zu nicht funktionsfähigen Proteinen. Rasterverschiebungen können z. B. durch Acridine bewirkt werden.

Zusammenfassung

- Der Umsetzung von der Nukleinsäure-Informationsebene in die Protein-Funktionsebene erfolgt auf der Basis des genetischen Codes. Jeweils drei Nukleotide codieren eine Aminosäure. Bemerkenswert ist, dass der genetische Code (weitestgehend) universell ist. Das bedeutet, dass er in der gesamten belebten Natur eindeutig verstanden wird. Wenige Ausnahmen gibt es im Bereich der Plastiden- und Mitochondriengenome.

- Bemerkenswert ist auch, dass der genetische Code degeneriert ist. Die Folge ist, dass die Information von der RNA zum Protein eindeutig ist, umgekehrt jedoch nicht. Das bedeutet, dass ein Codon ganz eindeutig eine Aminosäure codiert, dass jedoch eine Aminosäure in den allermeisten Fällen von mehreren Codons codiert werden kann.

- Nur zwei Aminosäuren werden von einem einzigen Codon codiert: Methionin und Tryptophan. Das Methionin-Codon AUG fungiert in den allermeisten Fällen auch als Start-Codon für die Protein-Biosynthese. Drei Codons – UAG, UGA und UAA – bilden Stopp-Codons, d. h. sie markieren das Ende des codierenden Bereichs einer mRNA.

3.2 Umsetzung der genetischen Information (Transkription)

Die in der DNA niedergelegte genetische Information, muss während des Lebenslaufs eines Organismus in Merkmale umgesetzt werden. Durch Vererbungsexperimente lässt sich zeigen, dass Merkmale, Phäne, bestimmten Genen zugeordnet werden können. Seit den Experimenten von Beadle und Tatum mit Stoffwechselmutanten von *Neurospora crassa* ist erwiesen, dass Gene die Synthese von Enzymen und Strukturproteinen determinieren. Enzyme als primäre Genprodukte katalysieren dann z. B. Stoffwechselreaktionen, die die Grundlagen der Merkmalsbildung der Organismen sind. Die primäre Genwirkung äußert sich in der Produktion von Proteinen. Man spricht deshalb von der **Ein-Gen-ein-Enzym-** oder besser der **Ein-Gen-ein-Polypeptid-Hypothese**. Diese Definition ist allerdings heute nicht mehr haltbar, da durch das alternative Spleißen von einem Gen auch mehrere Polypeptidketten codiert werden können. Die aktuelle Gendefinition trägt diesem Sachverhalt Rechnung und definiert ein Gen als ein DNA-Segment, welches als eine Einheit transkribiert wird und für ein Set verwandter Proteine codiert.

Zudem ist zu bedenken, dass neben solchen Genen, die die Struktur von Proteinen determinieren, den sogenannten Strukturgenen, auch Regulationsgene existieren. Auch bleibt unberücksichtigt, dass Proteine und damit Enzyme in manchen Fällen von mehreren Genen determiniert werden können. Ferner ist in der DNA noch Information für komplementäre RNA vorhanden, die als solche bei verschiedenen zellulären Prozessen eine wesentliche Rolle spielt (Transfer-, „ribosomale", Messenger-RNA).

Die genetische Information ist in der DNA in Form von Nukleotidsequenzen niedergelegt. Proteine bestehen aus Sequenzen von Aminosäuren. Die molekularen Vorgänge, die zur Bildung von Proteinen führen, müssen also in einer Übersetzung der Nukleotidsequenz der DNA zur Aminosäuresequenz der Proteine bestehen. Die DNA bildet allerdings nicht unmittelbar die Matrize, an der die Biosynthese von Proteinen direkt erfolgt. Vielmehr wird die Information der DNA-Nukleotidsequenz in einen komplementären RNA-Strang übersetzt (Messenger-RNA).

3.2.1 Genbegriff

Durch die Nukleotidsequenz der Nukleinsäuren ist die Aminosäuresequenz der Proteine schriftartig festgelegt. Diese „Schrift" besteht aus der sinnvollen Aufeinanderfolge von Nukleotiden. Am Aufbau von Proteinen sind 20 Aminosäuren beteiligt. Die DNA enthält dagegen nur vier unterschiedliche Nukleotide. Daraus folgt, dass nicht jeweils ein Nukleotid ein Buchstabe, ein Codezeichen, für eine Aminosäure sein kann, sondern nur Kombinationen von Nukleotiden. Durch Kombination von 2 Nukleotiden zu einem Codezeichen würden sich 16 (4^2) Möglichkeiten ergeben. Auch dies reicht nicht aus. Die Kombination von drei Nukleotiden zu einem Codezeichen eröffnet 64 (4^3) Möglichkeiten, genug, um alle Aminosäuren und eventuell Start und Endsignale zu determinieren. Tatsächlich ist die genetische Information schriftartig in Dreierkombinationen von Nukleotiden, sogenannten **Tripletts**, verschlüsselt. Jeweils ein Triplett ist ein **Codewort für eine Aminosäure**, wobei allerdings für eine Aminosäure jeweils mehrere Codeworte existieren können. Die genetische Information besteht also aus einem Code aus Nukleotidtripletts.

Durch diesen **genetischen Code** wird die Struktur von Proteinen festgelegt. Ein Abschnitt auf der DNA, der für ein bestimmtes Protein (Polypeptid) codiert, ist ein Gen. Seit es gelungen ist (Sanger, 1977), die vollständige Nukleotidsequenz eines DNA-Phagen zu bestimmen, ist dieser bisher gebräuchliche Genbegriff nicht mehr ganz korrekt.

Die Aufklärung der Nukleotidsequenz des Phagen ΦX 174 brachte als überraschendes Ergebnis, dass ein und derselbe DNA-Abschnitt für zwei Proteine codieren kann, dass sich **Gene „überlappen"**. Die Triplett-

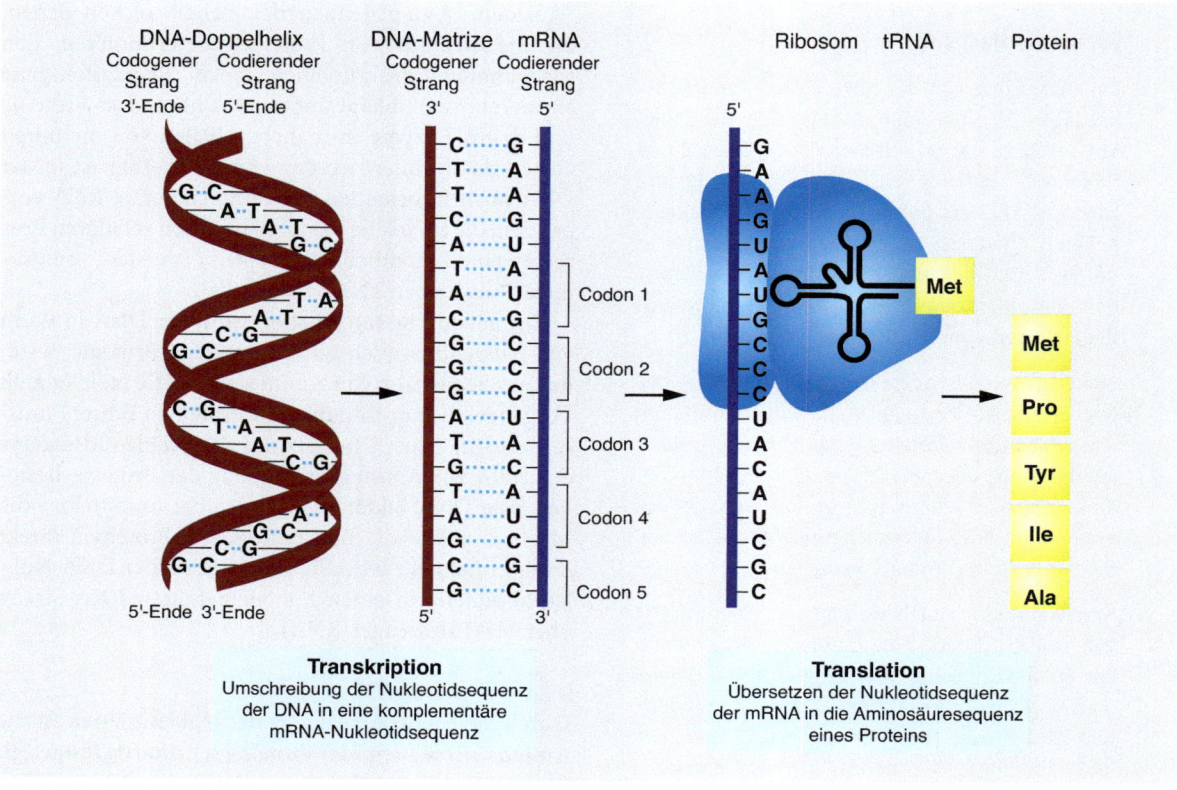

Abb. 3.18 Informationsübergang bei der Proteinbiosynthese

Raster für die beiden „überlappenden Gene" sind dabei um einen Nukleotidrest gegeneinander versetzt. Inzwischen wurde sogar ein Virus gefunden, das Teile seiner DNA mit jeweils einer Rasterverschiebung für die Biosynthese von drei verschiedenen Proteinen nutzt. Es mehren sich die Evidenzen, dass auch in Bakterien und höheren Zellen überlappende genetische Information vorkommt. Meistens findet man überlappende Gene auf unterschiedlichen DNA-Strängen. Aber Überlappungen wurden auch auf gleichen DNA-Strängen gefunden. Hinzu kommt eine massive Informationsüberlappung durch alternatives Spleißen (▶ Kap. 3.2.2).

3.2.2 Ablauf der Transkription

Die Vorgänge, die zur Übersetzung der Nukleotidsequenz in eine Aminosäuresequenz führen, die molekularen Vorgänge der Proteinbiosynthese also, müssen sehr spezifisch sein. An diesen Vorgängen sind neben DNA und entsprechenden Enzymsystemen mRNA, tRNA-Moleküle sowie Ribosomen beteiligt (o Abb. 3.18).

Die als Nukleotidsequenz der DNA vorliegende genetische Information wird zunächst in eine komplementäre Nukleotidsequenz einer RNA, der mRNA (Messenger-RNA) umgeschrieben (Transkription). Dies wird bei Bakterien durch ein Enzym, die DNA-abhängige RNA-Polymerase, katalysiert. Bei Eukaryonten sind drei verschiedene RNA-Polymerasen gefunden worden. Durch diese verschiedenen RNA-Polymerasen werden die verschiedenen RNA-Typen, mRNA, tRNA und rRNA gebildet. Alle diese Polymerasen sind große, aus mehreren Untereinheiten zusammengesetzte Proteine.

RNA-Polymerasen
Prokaryonten
Bei *E. coli* besteht die RNA-Polymerase aus fünf Untereinheiten. Sie werden mit α, β, β' und σ bezeichnet. Für die korrekte Transkription ist ein Komplex aus allen fünf Untereinheiten notwendig, das sogenannte Holoenzym. Es besteht aus dem Core-Enzym, das aus zwei α-, einer β- und einer β'-Untereinheit zusammengesetzt ist, und einem σ-Faktor. Die beiden α-Untereinheiten stabilisieren die Struktur der Polymerase. Bei der Zusammenlagerung der Polymerase bildet sich zunächst ein Dimer aus den beiden α-Untereinheiten. Daran lagern sich nacheinander die β- und die β'-Untereinheit an.

Die α-Untereinheiten vermitteln auch Kontakte der RNA-Polymerasen mit regulatorischen Proteinen, die den Start der Transkription bei manchen Bakteriengenen regulieren.

Über die β-Untereinheit erfolgt die Bindung der Nukleotide. Sie spielt eine Rolle bei der Einleitung der Transkription. Die β'-Untereinheit vermittelt die Bindung der DNA-abhängigen RNA-Polymerase an die DNA.

Der σ-Faktor spielt eine Rolle bei der Erkennung von Startstellen der Transkription von Bakterien-Genen und dissoziiert nach der Initiation der RNA-Synthese vom Core-Enzym wieder ab. Im Genom von *E. coli* sind 7 verschiedene σ-Faktoren codiert, die verschiedene Promotorsequenzen erkennen. Der Hauptanteil der Promotoren wird jedoch von einem bestimmten σ-Faktor ($σ^{70}$) erkannt, der somit die Expression der meisten Gene reguliert. Unter bestimmten Bedingungen werden allerdings auch die anderen σ-Faktoren aktiv und regulieren somit gezielt die Expression einzelner Gene. Die Anzahl der verwendeten σ-Faktoren variiert unter den Eubakterien sehr stark, z. B. exprimiert *Streptomyces coelicolor* ungefähr 60 verschiedene σ-Faktoren.

Eukaryonten

Die DNA-abhängigen RNA-Polymerasen I, II und III der Eukaryonten sind wesentlich komplexer gebaut als die der Prokaryonten. Sie bestehen aus 8–12 Untereinheiten, zwei großen und bis zu 10 kleinen.

Die zwei großen Untereinheiten sind bei den verschiedenen Polymerasen unterschiedliche Proteine. In ihren Funktionen zeigen sie jedoch große Übereinstimmungen mit den Untereinheiten bakterieller Polymerasen. Die hauptsächliche Funktion der größten Untereinheit ist die Bindung an die DNA (β' bei Bakterien). Die zweitgrößte Untereinheit bindet Nukleotide (β bei Bakterien). Die drittgrößte Untereinheit vermittelt die Stabilität des Enzyms (α bei Bakterien).

RNA-Polymerasen sind die Schlüssel-Enzyme bei der Transkription von Genen. Für sich allein könnten sie diese Funktion jedoch nicht wahrnehmen.

Startstelle der Transkription ist eine bestimmte Nukleotid-Sequenz auf der DNA, der **Promotor**. An diese müssen die RNA-Polymerasen spezifisch und passgenau binden. Isolierte RNA-Polymerasen können dies nicht. Zur exakten Transkription sind bei Eukaryonten zusätzliche Proteine, die sogenannten **Transkriptionsfaktoren** erforderlich (Tab. 3.5). Bisher sind bereits über 100 solcher Transkriptionsfaktoren bekannt. Über diese Faktoren erfolgt u. a. auch die Regulation von Genen.

Der Promotor

Die RNA-Polymerase bzw. Transkriptionsfaktoren binden stabil an eine Sequenz auf der DNA, die vor einem Strukturgen liegt. Eine solche Bindestelle ist der **Promotor**.

Prokaryonten

Die Transkription, d. h. die Synthese von mRNA, beginnt bei einem Nukleotid, meist Adenin, dessen Lage in der Sequenz als +1 angegeben wird. Es liegt auf

Tab. 3.5 Bezeichnung und Funktion einiger Transkriptionsfaktoren

Bezeichnung	Funktion
TFII-D	Bindet an das TATA-Element, leitet die Ausbildung des Initiations-Komplexes ein, wichtiger Bestandteil ist das TATA-Bindeprotein (TBP)
TFII-A	Stabilisiert die Bindung von TFII-D an das TATA-Element
TFII-B	Verstärkt die Bindung der RNA-Polymerase II an den Promotor
TFII-F	Führt die RNA-Polymerase an den Promotor, wichtig für die Elongation der Transkription
TFII-E	Verstärkt die Bindung und die Funktion des Faktors TFII-H
TFII-H	Enthält DNA-Helikasen, entwindet die DNA am Promotor

TFII Transkriptionsfaktoren für die RNA-Polymerase II

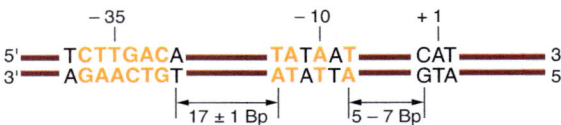

Abb. 3.19 Organisation eines möglichen Promotors im Genom von *E. coli*. Der Promotor legt den Startpunkt der Transkription fest. Diese beginnt meist bei einem Adenin-Nukleotid auf dem nicht-transkribierten Strang der DNA. Dessen Lage im Gen wird als +1 bezeichnet. Etwa 10 Basenpaare „stromaufwärts" (d. h. entgegen der Leserichtung der Polymerase) liegt die TATA-Box, auch −10-Region genannt. Weiter „stromaufwärts" liegt die −35-Region. Beide Regionen bestimmen in Verbindung mit Transkriptionsfaktoren den exakten Startpunkt der Transkription. Der untere Strang in der Abbildung wird transkribiert. Er ist der codogene Strang.

dem nicht codogenen Strang der DNA. Etwa 10 Basenpaare stromaufwärts, also entgegen der Leserichtung der Polymerase, liegt eine Sequenz mit der Nukleotidfolge 5'-TATAAT-3', die sogenannte TATA-Box, oder die −10-Region. In einem Bereich, der etwa 35 Basenpaare stromaufwärts vom Start der Transkription liegt, in der −35-Region, findet sich eine weitere charakteristische Sequenz von Nukleotiden, mit der Folge 5'-TTGACA-3'. Die −10- und die −35-Regionen sind die Grundelemente eines Promotors von *E. coli* und anderen Bakterien (Abb. 3.19). Die Nukleotidfolgen beider Regionen können variieren. Weitere DNA-Sequenzen, stromaufwärts oder stromabwärts davon,

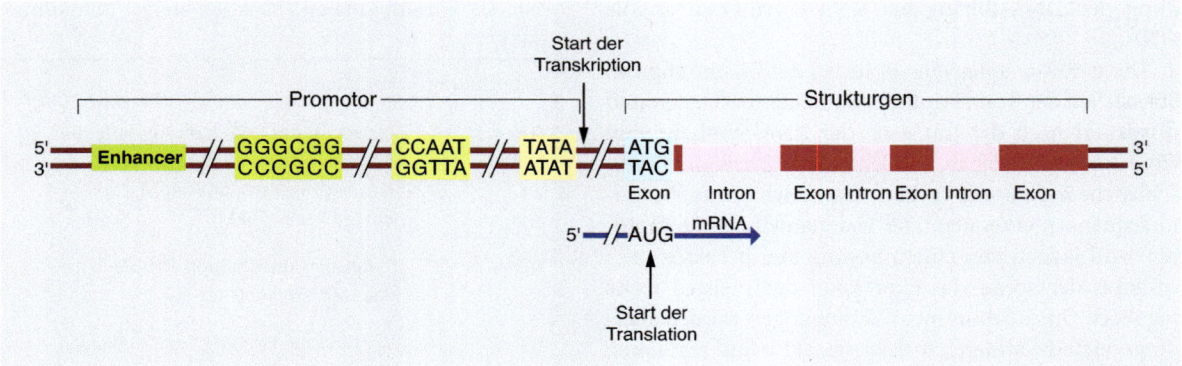

○ **Abb. 3.20** Anordnung der Elemente in einem Protein-codierenden Gen einer Eukaryonten-Zelle. Stromaufwärts vom Start der Transkription liegen die Kontrollelemente des Promotors, stromabwärts die codierenden Sequenzen, das Strukturgens mit Exons und Introns. An die Kontrollelemente binden die Transkriptionsfaktoren, die der RNA-Polymerase II das Erkennen des „richtigen" Promotors und das Binden daran ermöglicht, bzw. die Aktivität des Promotors regulieren. Die TATA-Box liegt immer in genauem Abstand zur Startstelle der Transkription (30 Basenpaare). Die Abstände der anderen Kontrollelemente sind variabel. Der Enhancer (Verstärker) kann oberhalb oder unterhalb des Strukturgens liegen. Oft liegen Enhancer in großer Entfernung vom Strukturgen auf der DNA.

beeinflussen die Transkription, besonders bei regulierbaren Genen (○ Abb. 3.19).

Die RNA-Polymerase bindet schwach an irgendeine Stelle der DNA und gleitet dann, unter ständigem Lösen und Binden, am codogenen DNA-Strang entlang, bis sie auf eine Promotorsequenz trifft, an die sie stabil binden kann.

Eukaryonten
Auch bei Eukaryonten beginnt die Transkription meist bei einem Adenin-Molekül, dem die Position +1 zugeordnet wird. Bei Eukaryonten ist die Promotor-Region wesentlich ausgedehnter als bei Prokaryonten. Hier finden sich eine ganze Reihe von charakteristischen Nukleotidsequenzen, die die Bindung der Polymerasen an die DNA und, in Verbindung mit Transkriptionsfaktoren, den Ablauf der Transkription beeinflussen (○ Abb. 3.20).

Die Polymerase trennt die beiden Nukleotidstränge der DNA gegebenenfalls mithilfe von Transkriptionsfaktoren (TFII-H; □ Tab. 3.7), gleitet dann an einem Strang der DNA, dem **codogenen Strang,** entlang, „liest" die Nukleotidsequenz dieses DNA-Strangs in 3'-nach 5'-Richtung ab und knüpft Nukleotidtriphosphate zu einem mRNA-Molekül, unter Abspaltung von Pyrophosphat (○ Abb. 3.21). Hinter der Polymerase schließt sich die DNA-Doppelhelix wieder.

Bei einem **Transkriptionsvorgang** erfolgt die Bindung der mRNA jeweils nur an einem der beiden DNA-Stränge. Jedoch können beide DNA-Stränge als codogener Strang dienen, wechselweise in verschiedenen Abschnitten der DNA. Beispielsweise wird beim Bakteriophagen T4 sofort nach der Infektion einer Bakterienzelle zunächst ein Bereich an einem DNA-Strang transkribiert, später wird dann, in einem anderen Bereich der DNA, der andere DNA-Strang als codogener Strang genutzt.

Der codogene Strang der DNA dient dabei als Matrize für die Synthese des mRNA-Moleküls. Dessen Nukleotidfolge ist derjenigen des codogenen DNA-Strangs komplementär. An doppelsträngiger DNA beginnt die mRNA-Synthese in vitro nach einer temperaturabhängigen Verzögerungsphase. Die DNA-Helix wird lokal aufgetrennt. Dies kann an zahlreichen Stellen der DNA gleichzeitig geschehen. Bei der Synthese der mRNA ist die Polymerase stabil an die DNA gebunden. Am Ende eines Syntheseabschnitts dissoziiert dieser Enzym-DNA-Komplex unter gleichzeitiger Freisetzung des mRNA-Moleküls. Bei der Transkription wird also die Information eines Teilabschnitts der DNA in Form eines komplementären mRNA-Molekül überschrieben. Dabei muss die Polymerase den richtigen Strang der DNA auswählen und daran die genaue Anfangsstelle erkennen. Bei Eukaryonten geschieht dies mithilfe von Transkriptionsfaktoren (○ Abb. 3.22).

Die Polymerase überschreitet beim Hinweggleiten über die DNA etwa 25–35 Nukleotide pro Sekunde (ca. 10 Codons). Zahlreiche Polymerasemoleküle können hintereinander über den gleichen Abschnitt der DNA hinweggleiten und zahlreiche identische mRNA-Moleküle synthetisieren. Dieser Prozess des Wachstums der RNA-Kette geht so lange weiter, bis das Enzym auf eine weitere, spezielle DNA-Sequenz, das Terminatorsignal trifft. Dort löst sich die Polymerase sowohl von der DNA als auch von der RNA.

Durch die Überschreibung der Information in mRNA-Moleküle wird eine **transportable Teilinformation** erhalten. Außerdem bietet dieser Vorgang die Möglichkeit zur Regulation der Genablesung. Die beteiligte DNA-abhängige mRNA-Polymerase konnte aus Mikroorganismen sowie aus tierischem und pflanzlichem Material isoliert werden. Die Polymerasen höherer Organismen unterscheiden sich in ihrer Struktur von denen der Bakterien und Viren. Hierdurch wird eine selektive Hemmung etwa bakterieller Polymerasen und damit der Proteinbiosynthese von Bakterien durch Antibiotika möglich (▶ Kap. 3.3.6).

Die DNA-abhängige RNA-Polymerase von Bakterien wird durch **Rifamycine,** z. B. Rifampicin, gehemmt.

In Prokaryonten ist die an der DNA gebildete mRNA meist sofort funktionstüchtig. Da kein Zellkern vorhanden ist, beginnt häufig bereits die Proteinbiosynthese auf der entstehenden mRNA, während die Transkription der mRNA an der DNA noch im Gange ist, d. h. bei Prokaryonten entspricht letztlich die DNA-Nukleotidsequenz unmittelbar und kontinuierlich über das Zwischenprodukt mRNA der Aminosäuresequenz eines Proteins (o Abb. 3.18).

Differenzielle Genaktivität

Da in multizellulären Organismen alle Zellen (mit wenigen Ausnahmen) die gleiche Genausstattung besitzen, andererseits aber spezielle Zellen in speziellen Organen ganz unterschiedliche Funktionen ausüben, muss es eine Möglichkeit zur Regulation der Genaktivität geben.

Generell ist Differenzierung auf differenzielle Genaktivität zurückzuführen. Für die Ausbildung einer bestimmten Differenzierung, die sich in morphologischen Unterschieden oder in unterschiedlichen Stoffwechselleistungen der Zellen äußern kann, ist nicht die gesamte genetische Information notwendig, sondern nur ein jeweils spezifischer Teil davon. Eine Erklärung für unterschiedliche Differenzierungszustände kann durch den Nachweis gegeben werden, dass in unterschiedlich differenzierten Zellen bestimmte Gene aktiv, andere hingegen reprimiert sind, d. h. ruhen. Nur die genetische Information der aktiven Gene wird durch Transkription realisiert.

Erste Hinweise auf eine differenzielle Genaktivität erhielt man durch Beobachtung von sogenannten **Puffs** oder **Balbiani-Ringen** an Riesenchromosomen von Dipteren. Solche Riesenchromosomen behalten ihre individuelle Gestalt auch in Zellen, die sich nicht in Teilung befinden. Sie weisen jeweils ein charakteristisches Muster von Querscheiben auf. Die Riesenchromosomen können ihre Struktur ändern. Es erscheinen im Mikroskop sichtbare Ausstülpungen, die einen Wulst um das Chromosom bilden, sogenannte Puffs. Solche Puffs bilden sich u. U. an verschiedenen Stellen des Riesenchromosoms. Sie können von unterschiedlicher Größe sein. Die Entwicklung eines Puffs dauert mehrere Stunden. Danach schrumpft die Ausstülpung zusammen und die jeweilige Stelle des Chromosoms nimmt wieder ihre ursprüngliche Gestalt an.

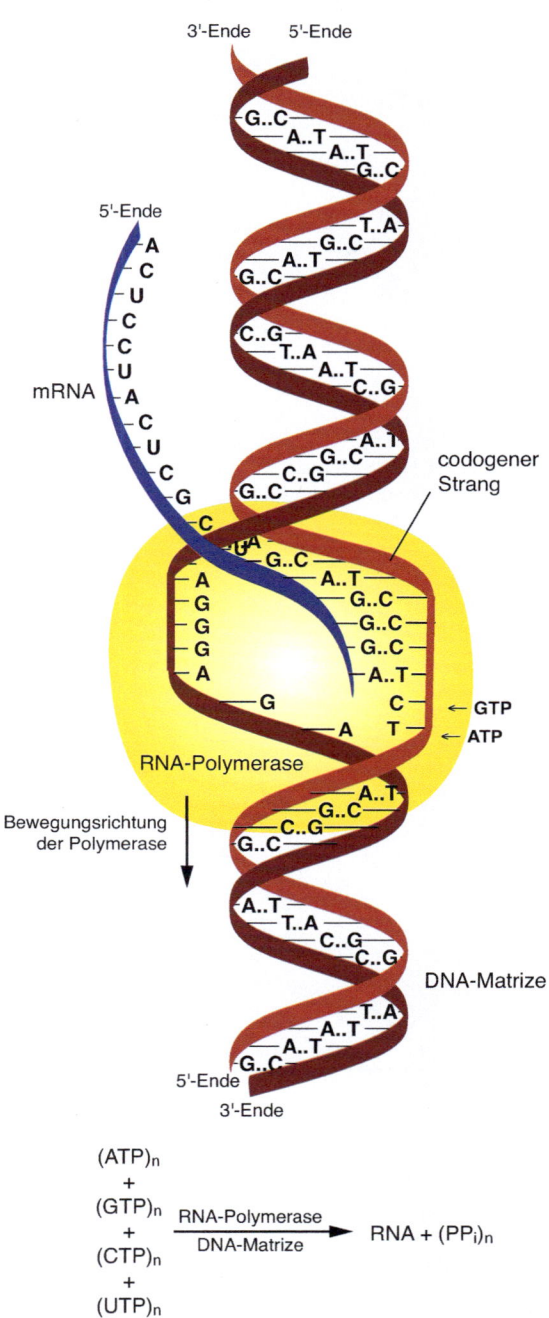

o **Abb. 3.21** Bildung von mRNA mithilfe der RNA-Polymerase. P_i anorganisches Phosphat

Die mikroskopisch nachweisbaren Puffs sind Ausdruck einer Genaktivität. An diesen Stellen des Chromosoms findet Transkription statt, d. h. es wird mRNA gebildet. Es ließ sich nachweisen, dass in bestimmten Entwicklungsstadien von Zellen an spezifischen Stellen des Chromosoms Puffs ausgebildet werden. Einem bestimmten Differenzierungszustand einer Zelle lässt sich ein spezifisches Puffmuster zuordnen (o Abb. 3.23).

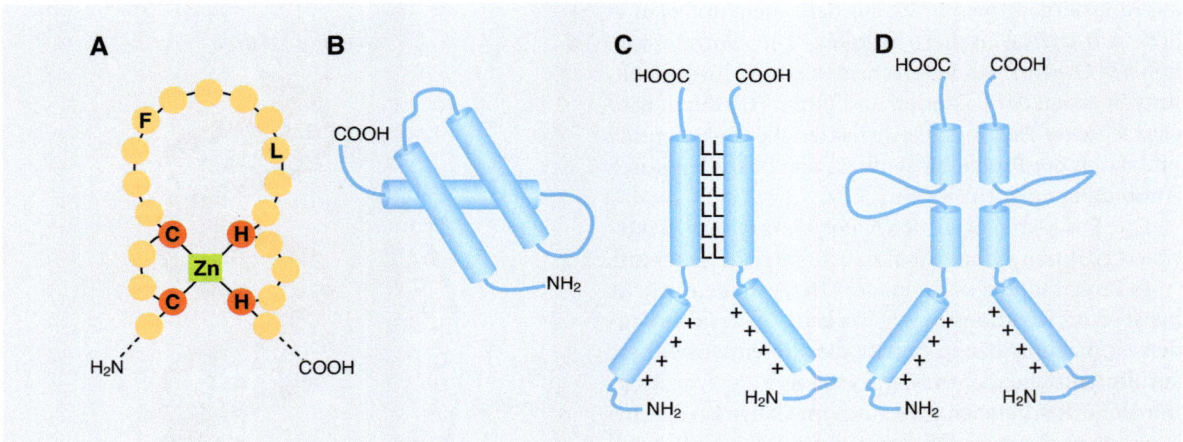

Abb. 3.22 Bau von Transkriptionsfaktoren. **A** Transkriptionsfaktoren mit „Zinkfinger-Motiv". Beispiele sind Faktoren, die mit Steroidhormon-Molekülen reagieren; sie regulieren hormonkontrollierte Gene. **B** Transkriptionsfaktoren mit Homöobox-Domäne, resp. Helix-Turn-Helix-Struktur. Sie besitzen drei charakteristische Domänen in Form von α-Helices. **C** Transkriptionsfaktoren mit Leucin-„Reißverschluss"; sie besitzen eine Region mit basischen Aminosäuren. Diese bindet an die regulatorische Sequenz des Promotors. **D** Transkriptionsfaktoren mit Helix-Loop-Helix-Struktur. Die Sekundärstruktur dieser Transkriptionsfaktoren besteht aus zwei α-helikalen Bereichen, die durch eine Schlaufe (Loop) von Aminosäuren verbunden sind. Allen Transkriptionsfaktoren ist gemeinsam, dass sie sowohl an die DNA als auch an regulatorische Proteine binden können. Es sind allosterische Adaptermoleküle.

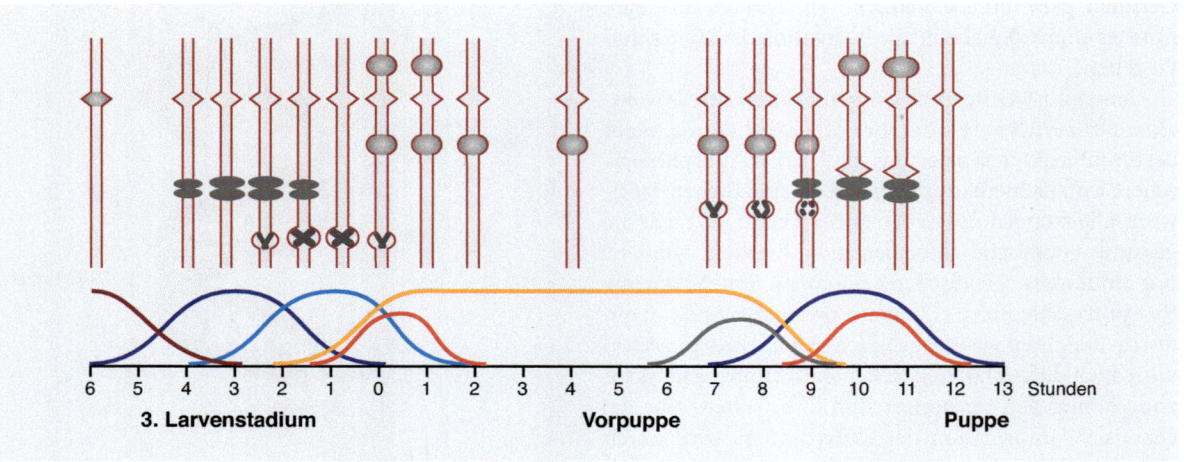

Abb. 3.23 Stadienspezifische Puffmuster auf einem Chromosom während der Entwicklung der Fruchtfliege (*Drosophila melanogaster*)

Unterschiedlich differenzierte Zellen zeigen unterschiedliche Puffmuster und folglich eine unterschiedliche spezifische Genaktivität. Durch diese differenzielle Genaktivität werden spezifische mRNA- und dadurch bedingt verschiedene Enzymmuster in den Zellen gebildet.

Der Differenzierungszustand einer Zelle wird bestimmt durch spezifische Stoffwechselleistungen, d.h. durch das Vorhandensein resp. die Aktivität von besonderen Enzymen. Das Muster aktiver Enzyme und damit die Stoffwechselleistungen und Merkmalsbildung lassen sich auf verschiedenen Wegen regulieren (Tab. 3.6), nämlich durch Regulierung der Genaktivität und damit der Proteinbiosynthese oder durch Regulierung der Aktivität vorhandener Enzyme (Abb. 3.24).

Regulation der Proteinbiosynthese auf der Stufe der Transkription

Regulation der Genaktivität bei Bakterien

Zur Erklärung der Regulation der Genaktivität wurden verschiedene Modell-Vorstellungen entwickelt, verfeinert oder modifiziert.

Regulon: Als Reaktion auf Veränderungen des Nährmediums, plötzliche Erhöhung der Temperatur und anderen Veränderungen in der Umwelt können zahlreiche Gene von *E. coli* (und anderen Bakterien) gleichzeitig aktiviert werden.

Solche, funktionell zusammengehörigen Gene können oft weit verteilt auf dem Bakterienchromosom lokali-

Tab. 3.6 Möglichkeiten der Regulation von Stoffwechselprozessen

Intrazelluläre Regulation	Interzelluläre Regulation
1. Regulation der Genaktivität, Induktion, Repression: ■ Regulation der Transkription (negative, positive Kontrolle), ■ Regulation der Translation	■ Regulation der Gen- bzw. Enzymaktivität über Hormone oder Außenfaktoren
2. Regulation der Enzymaktivität: ■ Endprodukt-Hemmung bzw. -Aktivierung über allosterische Enzyme, ■ kompetitive Hemmung	

siert sein. Trotzdem werden sie gemeinsam reguliert. Sie bilden ein **Regulon**.

Ein Beispiel bilden die Hitzeschock-Gene. Wenige Minuten nach Erhöhung der Temperatur des Nährmediums einer *E.-coli*-Kultur von 30 °C auf etwa 45 °C werden in den Bakterien rund 20 Proteine mit erhöhter Rate synthetisiert. Nach Abkühlung auf 30 °C wird wieder auf eine normale Syntheserate umgestellt. Dieser Effekt lässt sich bei verschiedenen Einwirkungen aus der Umwelt beobachten, z. B. unter dem Einfluss von Antibiotika, Alkohol, Schwermetallen oder Änderungen des pH-Werts. Unter solchen Stress-Situationen werden Gene an ganz verschiedenen Stellen des Bakterien-Genoms in stark erhöhter Rate transkribiert. Dies wird durch eine starke Zunahme eines Regulators hervorgerufen. Mithilfe dieses Regulators, des alternativen Sigma-Faktors, erkennt eine RNA-Polymerase die Promotoren der Hitzeschock-Gene. Diese haben eine andere Nukleotidsequenz als normale Promotoren.

Hier stehen also Gene, die auf dem Bakterienchromosom weit voneinander entfernt lokalisiert sind, unter der Kontrolle eines gemeinsamen Transkriptionsfaktors.

Negative Kontrolle: Im Laufe ihrer Differenzierung durchläuft eine Zelle verschiedene Differenzierungsstadien. Jedes dieser Stadien ist durch ein typisches Muster aktiver und inaktiver Gene gekennzeichnet. Im Laufe der Entwicklung müssen also Gene aktiviert, andere reprimiert werden. Ändert sich das Differenzierungsstadium, so müssen bis dahin reprimierte Gene aktiviert, andere bis dahin aktive Gene reprimiert werden. Dabei stellt sich die Frage nach den Ursachen, die diesen Aktivierungsverschiebungen der Gene zugrunde liegen, nach den Faktoren also, die Gene aktivieren oder reprimieren können.

Die Frage der Regulation der Genaktivität wurde vor allem an Mikroorganismen untersucht. Da hier keine mikroskopischen Strukturveränderungen am „Chromosom" beobachtbar sind, wurde aus dem Auftreten oder Verschwinden bestimmter Enzyme auf die Aktivität der Gene geschlossen, die diese Enzyme codieren. Es wurde also primär die Regulation der Proteinsynthese beobachtet.

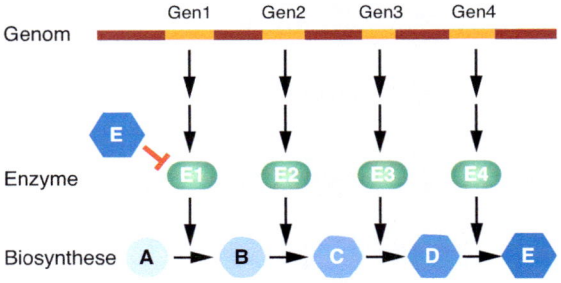

Abb. 3.24 Regulation der Enzymaktivität durch Produkthemmung

Nicht alle Gene sind regulierbar

Die Enzyme, die von ständig aktiven Genen determiniert werden, sind immer in der Bakterienzelle vorhanden. Es sind die **konstitutiven Enzyme**, die von konstitutiven Genen exprimiert werden. Hierher gehören z. B. Enzyme der Glykolyse. **Adaptive Enzyme** dagegen werden von der Zelle nur dann gebildet, wenn sie benötigt werden. Nur ein Teil der Gene von *E. coli* ist ständig aktiv. Viele Gene sind reprimiert und werden erst bei Bedarf aktiviert. Auslösende Faktoren sind oft Umwelteinflüssen zuzuordnen, etwa Veränderungen im Angebot von Nährstoffen. **Adaptive Enzyme** werden von **regulierbaren Genen** codiert. Dabei gibt es keinen allgemeinen Mechanismus der Genregulation, der für alle Gene gültig ist. Vielmehr wird jedes Gen oder jede Gengruppe auf eigene Art reguliert. Einige allgemeine Prinzipien lassen sich jedoch erkennen.

Die Biosynthese von zelleigenen Verbindungen wird durch sogenannte anabole Enzyme, der Abbau von Verbindungen durch sogenannte katabole Enzyme katalysiert. Aufbau und Abbau von Verbindungen erfolgen schrittweise durch eine Reihe funktionell hintereinander geschalteter Enzyme. Die Regulation der Biosynthese solcher Enzyme ist nur dann sinnvoll, wenn sie für alle beteiligten Enzyme einer Biosynthesekette oder eines Abbauwegs gleichsinnig erfolgt. Dies wirft die Frage auf, ob die Gene für diese Enzyme einzeln reguliert werden oder ob für alle Enzyme eines Biosynthese- oder Abbauwegs ein gemeinsamer Regulationsmechanismus existiert.

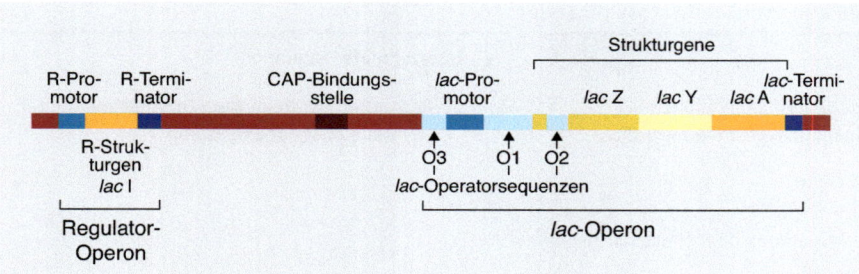

Abb. 3.25 Struktur des Lactose-Operons und zusätzliche Strukturen, die „stromaufwärts" vom *lac*-Promotor liegen

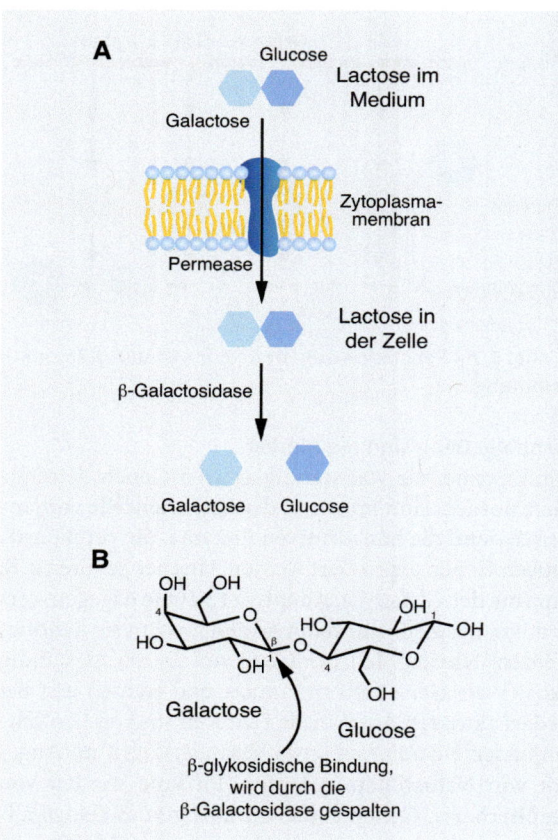

Abb. 3.26 Aufnahme und Abbau der Lactose. An der Verwertung der Lactose als Kohlenstoffquelle sind zwei Enzyme beteiligt. **A** Die in der Zytoplasmamembran lokalisierte Lactose-Permease katalysiert die Aufnahme der Lactose in die Zelle, **B** eine β-Galactosidase in der Zelle spaltet die Lactose in Galactose und Glucose.

Durch die Isolierung zahlreicher Mangelmutanten bei *E. coli* und der Kartierung der Mutationsorte ließ sich nachweisen, dass Defektmutationen für verschiedene Schritte des gleichen Biosynthesewegs benachbart auf dem Bakterienchromosom liegen. So bilden die Gene für die Enzyme zur Biosynthese des Threonins oder des Isoleucins eine zusammenhängende Genkette, ebenso wie die Gene, die die Enzyme für den Abbau von Lactose codieren. Eine Nachbarschaft funktionell verwandter Gene ist auch für Phagen bekannt. Bei höheren Eukaryonten sind jedoch die Gene für die einzelnen Enzyme vieler Syntheseketten auf verschiedene Chromosomen verteilt. Die gemeinsame Anordnung von Genen, die verschiedene Enzyme des gleichen Synthese- oder Abbauwegs codieren, ermöglicht ihre gemeinsame Regulation.

Aus den Befunden an Mikroorganismen entwickelten 1961 F. Jakob und J. Monod ein Modell zur Erklärung der Regulation der Genaktivität bzw. der Regulation der Enzymbiosynthese auf dem Niveau der Transkription.

Regulation durch Genaktivierung

Zusammensetzung der Gengruppe: Die Gengruppe, die den Abbau der Lactose determiniert, besteht aus folgenden Elementen (o Abb. 3.25):

Promotor, *lac* **P:** An Promotoren bindet die RNA-Polymerase an die DNA, gleitet von dort über den Operator zu den Strukturgenen und transkribiert diese zu einer polycistronischen mRNA (hier tricistronisch).

Operator, *lac* **O:** Im *lac*-Operon sind drei Operatorsequenzen in der DNA nachgewiesen worden. O1, der Hauptoperator, O2 und O3 als Nebenoperatoren. An Operatoren können Repressorproteine binden.

Drei Strukturgene: Diese enthalten die Information für drei Enzyme (o Abb. 3.25 und o Abb. 3.26).

1. *lac* Z Strukturgen für die β-**Galactosidase.** Diese spaltet Lactose in Glucose und Galactose.
2. *lac* Y Strukturgen für die β-**Galactosid-Permease.** Diese ist in der Zytoplasmamembran lokalisiert und transportiert Lactose in die Zelle.
3. *lac* A Strukturgen für eine **Transacetylase.** Deren Funktion ist in diesem Fall nicht bekannt.

Diese Gengruppe, bestehend aus Promotor, dem Operator (hier drei Operatoren) und den Strukturgenen wird als Operon, hier als **Lactose-Operon,** bezeichnet. Ein Operon ist eine Regulationseinheit.

In einigem Abstand „stromaufwärts", also gegen die Leserichtung der Polymerase, findet sich auf der DNA das Gen *lac* I, dem ein eigener Promotor vorgeschaltet ist. Beide gemeinsam bilden das **Regulator-Operon.** Das Strukturgen *lac* I enthält die Information für den *lac*-**Repressor.**

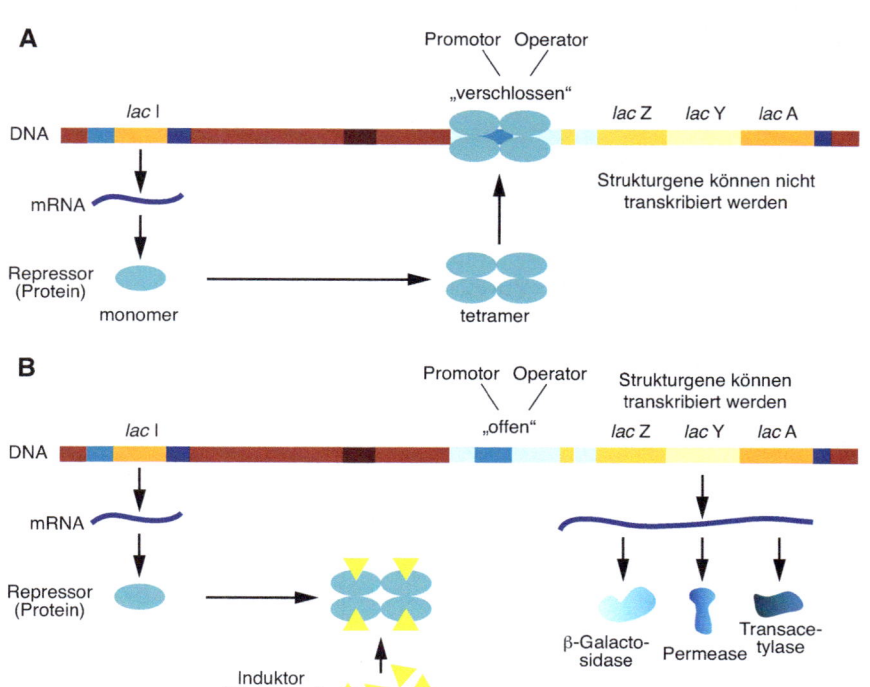

○ **Abb. 3.27** Regulation durch Genaktivierung. **A** Der Repressor bindet an den Operator und in diesem Fall auch an den überlappenden Promotor. Die Strukturgene sind reprimiert. **B** Der Induktor bindet an den Repressor. Dieser ändert seine Raumstruktur und kann nicht mehr an den Operator binden. Die Strukturgene sind aktiviert, die entsprechenden Enzyme werden gebildet. Lactose wird in die Zelle aufgenommen und in Glucose und Galactose gespalten.

Das Ende beider Operons, des Lactose-Operons und des Repressor-Operons, markiert jeweils eine Terminationssequenz.

Schließlich findet sich auf der DNA zwischen *lac* I und dem *lac*-Promotor noch die **CAP-Bindungsstelle**. Diese bindet einen cAMP-CAP-Komplex, der für die positive Kontrolle der Lactoseverwertung durch Aktivierung der Polymerase wichtig ist.

Für die Regulation ist schließlich noch der **Induktor** wesentlich. Induktoren sind kleine Moleküle, die an den Repressor binden können. Durch die Bindung des Induktors an den Repressor wird dieser so in seiner Konformation verändert, dass er nicht mehr an den Operator binden kann. Damit wird eine Bindungsstelle am Promotor für die RNA-Polymerase zugänglich und die Transkription kann initiiert werden.

Ablauf der Regulation der Lactoseverwertung
Negative Kontrolle durch Genaktivierung, Regulierung kataboler Stoffwechselwege

Das Gen *lac* I bildet als Genprodukt den Repressor. Dieser ist ein tetrameres Protein, zusammengesetzt aus vier gleichen Untereinheiten zu je 360 Aminosäuren. Jede Untereinheit hat zwei Domänen: Eine DNA-Binde-Domäne für die Bindung des Repressors an den Operator, sowie eine Bindestelle für den Induktor (hier Allolactose) und die Wechselwirkungen zwischen den Untereinheiten (○ Abb. 3.27).

Lactose ist im Nährmedium nicht vorhanden: Falls den Bakterien **keine Lactose** im Nährmedium zur Verfügung steht, **bindet** der **Repressor** an den **Operator** des Lactose-Operons (hier an zwei Operatoren O1 und O2). Der Haupt-Operator O1 bildet eine Sequenz von rund 24 Basenpaaren aus zwei gegenläufigen (palindromen) Hälften. An jede Hälfte bindet eine Untereinheit des Repressors. Für die spezifische Bindung des Repressors an den Operator O1 ist also nur ein Repressor-Dimer notwendig. Das zweite Repressor-Dimer bindet an eine weitere Repressorsequenz im Lactose-Operon, nämlich an den Operator O2. Dies ist nur möglich, wenn in der DNA eine Schlaufe gebildet wird (○ Abb. 3.28). Damit wird ein sehr effektiver Verschluss des Lactose-Operons erreicht und die RNA-Polymerase kann nicht mehr zu den Strukturgenen gelangen. Die Enzyme, die für die Lactoseverwertung benötigt werden, können nicht gebildet werden. Dies wäre auch äußerst unwirtschaftlich, da keine Lactose vorhanden ist (○ Abb. 3.27 A).

Lactose ist im Nährmedium als einzige Kohlenstoffquelle vorhanden: Steht Lactose im Nährmedium als einzige Energiequelle zur Verfügung, werden die drei **Strukturgene** (*lac* Z, *lac* Y, *lac* A) aktiviert. Lactose wird von der Zelle zu einem geringen Teil in Allolactose umgewandelt. Diese Allolactose fungiert als Induktor und bindet an den Repressor, je ein Molekül an eine Untereinheit. Damit wird der Repressor in seiner räumlichen Struktur so verändert, dass er nicht mehr an die Operatoren binden kann. Die RNA-Polymerase kann an den Promotor binden, über die nun „offenen" Operatoren zu den Strukturgenen gelangen und diese transkribieren. Die entsprechenden Enzyme werden gebildet und Lactose kann als Energiequelle genutzt werden (○ Abb. 3.26, ○ Abb. 3.27 B). Ist die Lactose im Nährmedium verbraucht, wird das Lactose-Operon wieder verschlossen (○ Abb. 3.27 A).

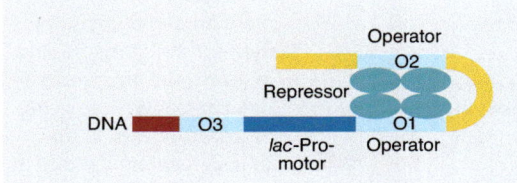

○ **Abb. 3.28** Operatoren im *lac*-Operon. Der tetramere Repressor kann gleichzeitig an zwei Operatorsequenzen, O1 und O2, des *lac*-Operons binden. Hierdurch entsteht in der DNA eine Schlaufe, über welche die RNA-Polymerase nicht hinweggleiten kann. Damit ist der Operator verschlossen, die Strukturgene sind reprimiert.

Die drei beteiligten Enzyme werden also nur „bei Bedarf" gebildet. Es sind **adaptive Enzyme**. Ihre Gene sind auf der DNA hintereinander angeordnet und werden gemeinsam reguliert. Die Genprodukte bewirken den Abbau der Lactose; es sind also **katabole Enzyme**.

Bei *E. coli* sind zahlreiche solcher Operons bekannt, die Aufnahme und Abbau von Nährstoffen regulieren, z. B. die Operons für Galactose und Arabinose. In allen diesen Fällen handelt es sich um induzierbare Operons. In Anwesenheit von entsprechenden Induktoren werden Gene aktiviert und die Bildung von Enzymen induziert.

Positive Kontrolle der Lactoseverwertung durch Aktivierung des *lac*-Promotors, Regulation durch Katabolitrepression

Das Lactose-Operon kann auch von Glucose reguliert werden. Sind Glucose und Lactose gleichzeitig im Nährmedium einer Bakterienkultur vorhanden (hier *E. coli*), so wird zunächst hauptsächlich die Glucose als Energiequelle genutzt (○ Abb. 3.29). Die Aufnahme der Lactose in die Zelle und deren Abbau zu Glucose (und

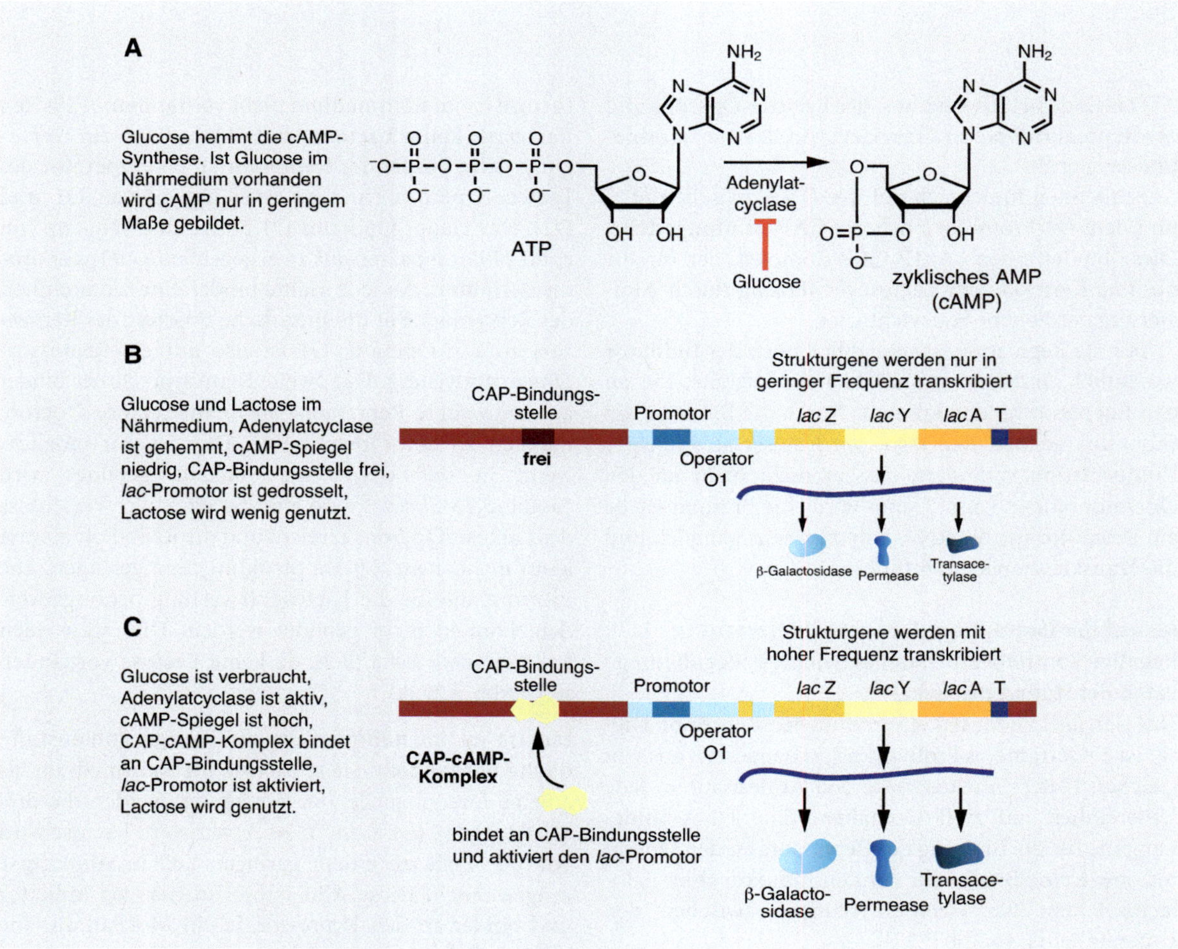

○ **Abb. 3.29** Positive Kontrolle der Lactose-Verwertung durch Aktivierung des *lac*-Promotors

Galactose) in der Zelle ist überflüssig, da ohnehin genug Glucose zur Verfügung steht. Trotzdem wird eine geringe Menge Lactose aufgenommen und abgebaut, sowie Allolactose gebildet und damit die *lac*-Operatoren offengehalten. Wenn die Konzentration der Glucose im Nährmedium absinkt, wird das Lactose-Operon aktiviert und die Lactose als Energiequelle genutzt. Das Lactose-Operon wird also in diesem Fall über die Konzentration der Glucose reguliert. In Gegenwart von Glucose wird das Lactose-Operon „gedrosselt".

An diesem Prozess ist neben dem *lac*-Repressor ein zweites Regulationsprotein beteiligt. Es ist das **Katabolit-Aktivator-Protein CAP**. Auf der DNA findet sich bei *E. coli* zwischen *lac* I und dem *lac*-Promotor die CAP-Bindungsstelle. An diese kann CAP binden, allerdings nur dann, wenn es seinerseits an cAMP gebunden ist. Der CAP-cAMP-Komplex wird in der Zelle nur dann gebildet, wenn cAMP in ausreichend hoher Konzentration in der Zelle vorhanden ist. cAMP wird durch das Enzym Adenylatcyclase aus ATP gebildet (o Abb. 3.29 A). Die Aktivität der Adenylatcyclase wird über die Glucosekonzentration reguliert. Ist diese hoch, wird die Adenylatcyclase gedrosselt, ist die Glucosekonzentration niedrig oder ist gar keine Glucose vorhanden, steigt die Aktivität der Adenylatcyclase. Entsprechend stellt sich die Konzentration des cAMP in der Zelle ein. Ist die Konzentration von cAMP niedrig, wird kein cAMP-CAP-Komplex gebildet und der Lactose-Promotor nicht aktiviert (o Abb. 3.29 B). Bei hoher cAMP-Konzentration dagegen wird ein cAMP-CAP-Komplex gebildet und bindet an die CAP-Bindungsstelle. Damit wird der *lac*-Promotor aktiviert. Aktivierung des *lac*-Promotors bedeutet, dass die Affinität des Promotors zur RNA-Polymerase stark erhöht wird. Dann binden in der Zeiteinheit wesentlich mehr RNA-Polymerasemoleküle an den Promotor als im inaktiven Zustand. Entsprechend häufiger werden die Strukturgene transkribiert und damit größere Mengen an Enzymen für die Lactoseverwertung gebildet, was einen deutlich höheren Lactoseverbrauch zur Folge hat (o Abb. 3.29 C).

CAP ist also ein positives regulatorisches Protein. An seine Bindungsstelle gebunden erhöht es die Bindung der RNA-Polymerase an den Promotor. Selbstverständlich muss dabei die Operatorsequenz frei sein, d. h. es darf dort kein Repressor gebunden sein.

Negative Kontrolle durch Genrepression

Regulierung anaboler Stoffwechselwege: Auch der Ablauf anaboler Stoffwechselwege, also Biosynthesen, können auf der Ebene der Transkription durch negative Kontrolle reguliert werden (o Abb. 3.30). Auch hier werden Gruppen von Genen gemeinsam reguliert. Reprimierbare Gene codieren Enzyme, die an Biosynthesen beteiligt sind. Sie werden von Produkten eines Biosynthesewegs, meist dem Endprodukt, reguliert. Entsprechend den grundsätzlichen Vorstellungen über die Regulierung von Genen lässt sich hier ein Modell entwickeln, das auch in zahlreichen Fällen experimentell bestätigt werden konnte (o Abb. 3.30).

In diesen Fällen kann der Repressor, das Produkt des Regulators, zunächst nicht an den Operator binden. RNA-Polymerase kann an den Promotor binden, über den offenen Operator zu den Strukturgenen gelangen und diese transkribieren. Die Strukturgene sind aktiv und die Enzyme, welche für die Biosynthese benötigt werden, werden gemeinsam gebildet. Ist dann das Endprodukt der Biosynthese in der Zelle so angereichert, dass die Weiterführung der Biosynthese überflüssig wird, können Moleküle des Endprodukts an den Repressor binden. Dessen räumliche Struktur wird hierdurch so verändert, dass er nun an den Operator binden und diesen verschließen kann. Damit kann die RNA-Polymerase nicht mehr zu den Strukturgenen gelangen. Diese sind reprimiert. Der Biosyntheseweg wird gedrosselt, resp. unterbrochen. Erst wenn das Endprodukt der Biosynthese von der Zelle wieder benötigt wird, werden die betreffenden Gene wieder aktiviert. Beispiele für solche reprimierbaren Gene sind das Tryptophan- oder das Phenylalanin-Operon und viele andere. Tryptophan, resp. Phenylalanin, werden auch als Co-Repressoren bezeichnet.

Zusammenfassung

- Zwei stromaufwärts von den Strukturgenen auf der DNA gelegene Bindungsstellen können den Abbau der Lactose regulieren, die Operatoren und die CAP-Bindungsstelle.

- An beide binden regulatorische Proteine, an die Operatorsequenzen der Repressor, an die CAP-Bindungsstelle der cAMP-CAP-Komplex.

- Der *lac*-Repressor, an die Operatorsequenzen gebunden, verhindert die Transkription, indem er den Zugang der RNA-Polymerase zu den Strukturgenen verhindert. Er ist somit ein negatives regulatorisches Protein. Er bewirkt eine negative Kontrolle der *lac*-Strukturgene.

- Der cAMP-CAP-Komplex dagegen, an die CAP-Bindungsstelle gebunden, stimuliert die Transkription der Strukturgene, indem er die Affinität der RNA-Polymerase zum *lac*-Promotor erhöht.

- Er ist ein positives, regulatorisches Protein. Er bewirkt eine positive Kontrolle der *lac*-Strukturgene.

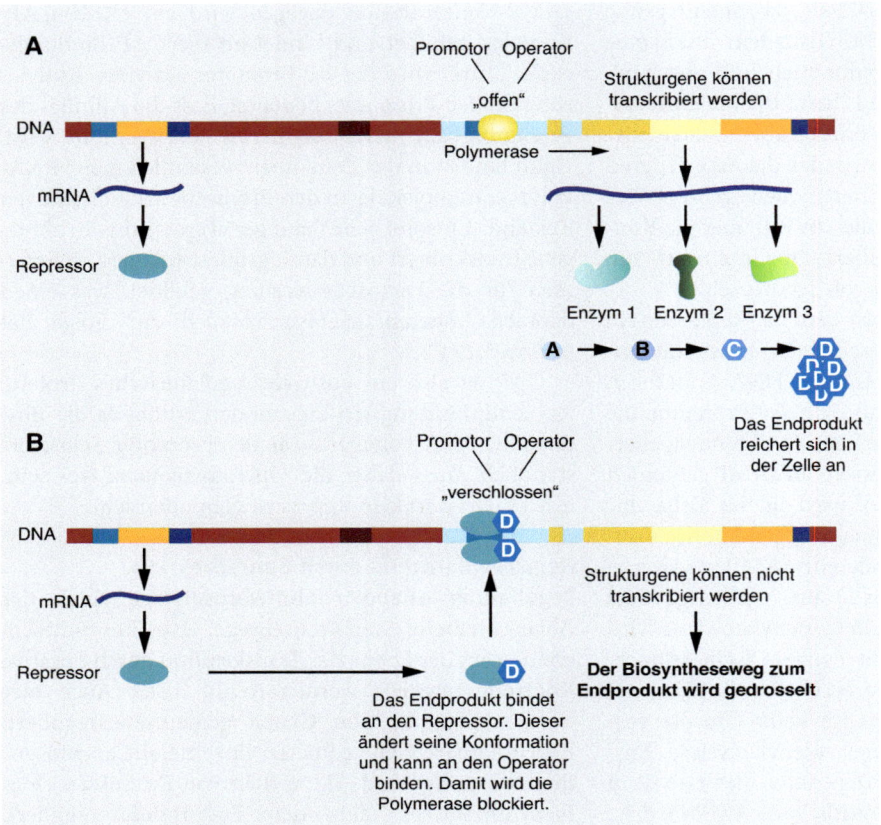

Abb. 3.30 Modell der Regulierung eines Biosynthesewegs durch Genrepression

Regulation über Promotor-Kontrollelemente

Durch Genregulation, Aktivierung und Repression, wird die Zelle in die Lage versetzt, auf Umwelteinflüsse oder regulatorische Signale zu reagieren.

In den Zellen der Eukaryonten wird die Genaktivität mithilfe von Promotor-spezifischen Transkriptionsfaktoren reguliert. Dies sind Proteine, die an spezifische DNA-Elemente binden können, die in den Promotorregionen verschiedener Gene vorkommen.

Auch die Promotoren eukaryontischer Gene befinden sich „stromaufwärts" (ca. 30 Basenpaare entgegen der Leserichtung der Polymerase) vom Startpunkt der Transkription. Sie enthalten eine Nukleotidfolge mit einer Nukleotidsequenz 5'-TATAAA-3', die sogenannte TATA-Box.

Weiter „stromaufwärts" findet sich eine Sequenz mit der Nukleotidfolge CCAAT, die „CAAT-Box", und noch weiter „stromaufwärts" eine Sequenz mit der Nukleotidfolge GGGCGG, die „GC-Box" (o Abb. 3.19).

Diese Nukleotidbereiche, deren Nukleotidfolgen im Detail variieren können (man spricht bei den angegebenen Sequenzen von „**Konsensus-Sequenzen**"), sind die Stellen, an die Transkriptionsfaktoren binden. Die **TATA-Box** fixiert dazu noch den Startpunkt der Transkription, also die Festlegung des Nukleotids +1 für den Start der mRNA-Synthese. Darüber hinaus bestimmt sie auch das Ausmaß, mit dem das nachfolgende Gen pro Zeiteinheit abgelesen wird: Es gibt somit „starke" und „schwache" Promotoren.

Die RNA-Polymerase II der Eukaryonten beginnt 30 Nukleotide „stromabwärts" von der TATA-Box mit der RNA-Synthese. Die meisten transkribierten DNA-Abschnitte starten mit einem Adenin-Nukleotid. Das Start-Nukleotid liegt in einer Sequenz, die als **Initiator** (**Inr**) bezeichnet wird. Diese Sequenz ist in zahlreichen, aber nicht in allen Promotoren vorhanden.

Die **CCAAT-Box** mit der Nukleotidfolge GGCAATC liegt zwischen den Basenpaaren −70 und −80. Dieses DNA-Element findet man, oft in leicht abgeänderter Form, in vielen eukaryontischen Promotoren.

Ein weiteres typisches DNA-Element ist die **GC-Box** (Basenfolge GGGCGG), die ca. 100 Basenpaare stromaufwärts liegt. Sie kann einfach oder mehrfach und in verschiedenen Orientierungen im Promotorbereich vorkommen.

Dieser generelle Bau der Kontrollelemente auf der DNA ist nur für regulierbare Gene typisch. Gene, die ständig exprimiert werden (konstitutive Gene, Haushaltsgene), besitzen andere Nukleotidsequenzen stromaufwärts des Transkriptionsbeginns. Ihnen fehlt z. B. die TATA-Box.

Zu diesen Promotor-Grundelementen kommen in allen regulierbaren Genen weitere spezifische DNA-Sequenzen hinzu. Es sind sogenannte Regulationselemente. Diese können zwischen den CCAT- und GC-Boxen oder weiter stromaufwärts von diesen liegen. Weit vom Promotor entfernt liegende Regulationselemente sind die Enhancer. Diese finden sich gelegentlich in Abständen von mehreren Tausend Basenpaaren vor oder hinter dem Strukturgen. Selbst in Introns können Enhancer lokalisiert sein.

Die Anordnung der Kontrollelemente ist von Gen zu Gen unterschiedlich. Bei jedem Gen ist jedoch die Anordnung der Kontrollelemente auf der DNA in sehr spezifischer Weise festgelegt. An diese DNA-Sequenzen binden Proteine, die Transkriptionsfaktoren.

Das TATA-Bindeprotein

Eine besondere Rolle beim Zusammenbau des Initionskomplexes der Transkription am Promotor spielt der Faktor TFII-D (TFII, Transkriptionsfaktor für die RNA-Polymerase II). Dessen wichtigster Bestandteil ist das TATA-Bindeprotein, TBP. Dieses vermittelt die Bindung des Faktors an die DNA. Darüber hinaus ist es zu Wechselwirkungen mit anderen regulatorischen Proteinen befähigt. Nach Bindung des Faktors TFII-D an die DNA lagern sich die Faktoren TFII-B und TFII-A sowie weitere Faktoren an. Daran kann dann die RNA-Polymerase binden. Nach vollständigem Zusammenbau des Initiationskomplexes beginnt die Transkription (□ Tab. 3.7).

Die GC-Box-Bindeproteine

An die GC-Boxen binden Glykoproteine, die im Zellkern lokalisiert sind. Sie bestehen aus einer DNA-Bindedomäne und einer Aktivierungsdomäne. Die DNA-Bindedomäne besitzt drei hintereinander geschaltete Sequenzen von etwa 30 Aminosäuren. Am Beginn jeder Folge befinden sich in der Regel zwei Cysteinreste, am Ende zwei Histidinreste. Diese binden gemeinsam ein Zink-Ion (o Abb. 3.21A). Hierdurch entsteht in der dazwischen liegenden Sequenz eine Schlaufe, der sogenannte Zinkfinger. Zinkfingerproteine können mehrere hintereinander geschaltete Zinkfinger enthalten, sind u. a. Rezeptoren lipophiler Hormone und fungieren als ligandengesteuerte Transkriptionsfaktoren. Mithilfe der hintereinander liegenden Zinkfinger-Strukturen können sie an DNA binden. Sie lagern sich in die große Furche der DNA ein und steuern so die Aktivität der RNA-Polymerasen. Die Aktivität dieser Transkriptionsfaktoren wird durch bestimmte Liganden geregelt, z. B. durch Steroidhormone. Durch die Ligandenbindung verändert der Rezeptor seine Konformation, was dazu führen kann, dass der Rezeptor dimerisiert. Dies führt zu einer drastischen Affinitätserhöhung für die Rezeptorbindungsstelle auf der DNA. Die Bindung erfolgt an kurze DNA-Sequenzen, sogenannte Hormon-Response-Elemente. Diese Elemente finden sich in Nachbarschaft zu hormongesteuerten Genen. Durch die Bindung des Hormon-Rezeptorkomplexes wird die Transkription dieser Gene stimuliert, indem die Aktivitäts-Domäne dieser Transkriptionsfaktoren die Bildung eines Transkriptions-Initiationskomplexes beschleunigt.

Die CCAAT-Bindeproteine

Es sind eine ganze Reihe verschiedener Proteine bekannt, die an die DNA-Sequenz CCAAT oder ähnliche Sequenzen binden. Einige hiervon kommen in allen eukaryontischen Zellen vor, andere üben spezielle Funktionen in differenzierten (spezialisierten) Zellen aus. Die CAAT-Proteine unterscheiden sich in ihrer Struktur, z. B. in der DNA-Erkennungsstruktur. Gebunden an die CAAT-Sequenz üben sie unterschiedliche Funktionen aus. Sie fungieren einerseits als Aktivatoren der Promotorfunktion, z. B. durch die Beschleunigung des Zusammenbaus des Initiationskomplexes, andererseits als Regulationselemente.

3.2.3 Prozessieren der RNA

Bei den Eukaryonten sind Transkription und Translation räumlich in verschiedene zelluläre Kompartimente getrennt. Die Bildung der mRNA findet im Zellkern statt, während die Proteinbiosynthese im Zytoplasma abläuft. Im Zellkern erfolgt eine weitgehende Modifikation sämtlicher primärer RNA-Transkripte, also der mRNA, tRNA und rRNA.

Dies hängt damit zusammen, dass in fast allen Genen eukaryontischer Organismen sogenannte intervenierende Sequenzen oder Introns vorkommen, die zusammen mit den für ein Protein codierenden Sequenzen (Exons) in RNA transkribiert werden. Introns sind also DNA-Abschnitte, die nicht für eine Aminosäuresequenz codieren. Sie unterbrechen die codierenden Abschnitte (Exons) eines Gens. Häufig sind die nichtcodierenden Introns bei weitem länger als die für ein Protein tatsächlich codierenden Exons.

Bei der Herstellung einer mRNA in Eukaryonten entsteht im Zuge der Transkription im Zellkern zunächst ein RNA-Transkript, das das gesamte Gen, Introns und Exons, umfasst. Diese RNA wird allgemein als **heterogene nukleäre RNA** (hnRNA) bezeichnet. Diese hnRNA, also das primäre Transkript, wird zunächst an beiden Enden modifiziert. An das 5'-Ende wird das sogenannte Cap, an das 3'-Ende eine Sequenz von Adenylatresten (Poly-A) angefügt (o Abb. 3.12, o Abb. 3.13). Die meisten mRNAs tierischer und pflanzlicher Zellen enden an der Stelle, wo eine Kette von 150–250 Adenin-Nukleotiden angeheftet wird. Man bezeichnet diese Stelle als Poly-Adenylierungsstelle (Poly-A-Stelle). Die Anheftung der Poly(A)-Enden erfolgt noch während der Transkription. Die Polyade-

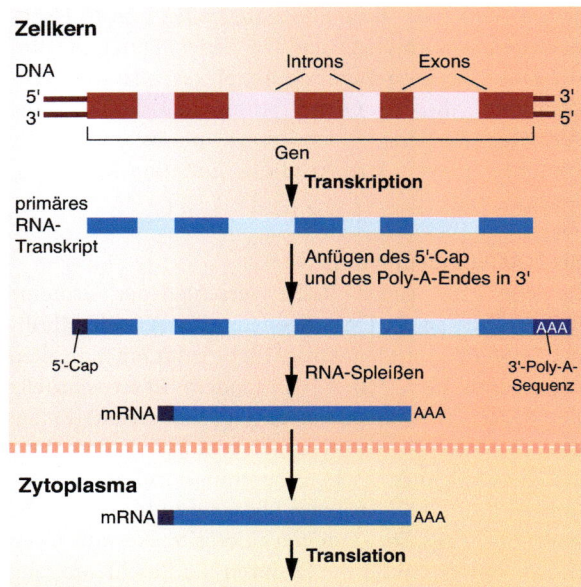

Abb. 3.31 Transkription und Translation bei Eukaryonten. Bei Eukaryonten haben die meisten Strukturgene eine sogenannte Mosaikstruktur. Codierende Sequenzen (Exons) werden durch nicht-codierende Sequenzen (Introns) unterbrochen. Am Gen der DNA wird zunächst eine hnRNA transkribiert, die Exons und Introns miterfasst. Aus dieser hnRNA müssen die Intronsequenzen herausgeschnitten und die Exonsequenzen direkt miteinander verknüpft werden. Zusätzlich müssen am 5'-Ende die Cap-Struktur und am 3'-Ende der mRNA eine Poly(A)-Kette angefügt werden. Letztere besteht aus 150–250 Polyadenylat-Molekülen. Erst dann kann diese RNA als mRNA fungieren.

nylierung kann für die Regulation der Genexpression auf der Ebene der Translation von Bedeutung sein.

Im Zellkern liegt die RNA nie frei vor. Schon im Lauf der Transkription wird sie von Proteinen bedeckt. Es entsteht so das heterogene nukleäre Ribonukleo-Protein (hnRNP). Sehr spezifische enzymatische Mechanismen sind vorhanden, um aus einer hnRNA die Introns zu entfernen und die Exons zu einer kontinuierlichen mRNA zu verknüpfen. Das eigentliche Spleißen bewirken andere Proteine, die sogenannten snRNP-Partikel (small nuclear ribonucleoprotein). Diese Partikel binden meist schon an die noch wachsenden RNA-Ketten. Während des Spleißens bilden sie auf der prä-mRNA die komplexen Strukturen des Spleißkörperchens (Spleißosom). Diese Vorgänge des Schneidens und Verbindens erfolgen im Zellkern der Eukaryonten, ehe die funktionsfertige mRNA aus dem Kern transportiert wird. Erst dann kann im Zytoplasma der Prozess der Translation (o Abb. 3.31), die Proteinbiosynthese, beginnen. Die fertige mRNA wird in das Zytoplasma ausgeschleust und dort zunächst an die kleine Untereinheit der Ribosomen gebunden. An die Cap-Struktur werden Cap-spezifische Proteine gebunden, die am Transport der mRNA und an der Initiation der Translation beteiligt sind.

Regulation durch unterschiedliche Prozessierung der hnRNA, alternatives Spleißen

Ein Exon codiert einen Funktionsabschnitt eines Proteins. Das Entfernen eines Exons aus einem primären Transkriptionsprodukt oder die unterschiedliche Zusammenstellung von Exons während der Prozessierung der hnRNA kann zu verschiedenen mRNAs und damit zu verschiedenen Genprodukten ein und desselben Gens führen. Für dieses „differenzielle Prozessieren" oder „differenzielle Spleißen" sind eine Vielzahl von Beispielen bekannt. Beispielsweise wird das Gen für Calcitonin in zwei Zelltypen des tierischen Organismus exprimiert, zum einen in Zellen der Nebenschilddrüse, zum anderen in Nervenzellen. In der Nebenschilddrüse führt die Genexpression zur Synthese des Hormons Calcitonin, in den Nervenzellen zur Synthese des Neuropeptids CGRP (calcitonin gene related protein, o Abb. 3.32).

In zwei verschiedenen Zelltypen kann also ein primäres Transkriptionsprodukt unterschiedlich prozessiert und Exons zu unterschiedlichen Funktionseinheiten zusammengefügt werden.

Von großer Bedeutung ist dieses unterschiedliche Aufarbeiten der hnRNA auch bei der Genexpression in Lymphozyten (▶ Kap. 3.4.4, o Abb. 3.100, o Abb. 3.101). In ruhenden B-Lymphozyten sind IgM-Antikörper-Moleküle als Rezeptoren in der Zytoplasmamembran der Lymphozyten verankert. Aktive Lymphozyten scheiden dagegen IgM-Moleküle als Antikörper aus. Als membranständiger Rezeptor muss IgM zusätzliche hydrophobe Proteinabschnitte besitzen, die durch zwei spezielle Exons codiert werden. Diese Abschnitte dienen zur Verankerung des Moleküls in der Membran. Beim sezernierten IgM-Antikörper fehlen diese Abschnitte. Die unterschiedlichen Funktionen von IgM-Molekülen werden durch unterschiedliches Prozessieren von hnRNA zu unterschiedlichen mRNA-Molekülen bestimmt.

Durch dieses „alternative" RNA-Spleißen können also zwei oder mehr unterschiedliche Proteine gebildet werden, die letzten Endes auf die gleiche DNA-Sequenz zurückzuführen sind. Dies schränkt die Ein-Gen-Ein-Polypeptid-Hypothese weiter ein. Ein Gen wäre demnach zu definieren als ein DNA-Abschnitt, der als Einheit transkribiert wird und einen Satz von ähnlichen Polypeptidketten (Protein-Isoformen) codiert.

Auch über weitere Mechanismen kann nach der Transkription die Umsetzung der genetischen Information reguliert werden. So kann z. B. der Transport von hnRNA aus dem Zellkern reguliert werden. Nur ein Teil der Gesamt-hnRNA wird aus dem Zellkern ausgeschleust und zu mRNA prozessiert.

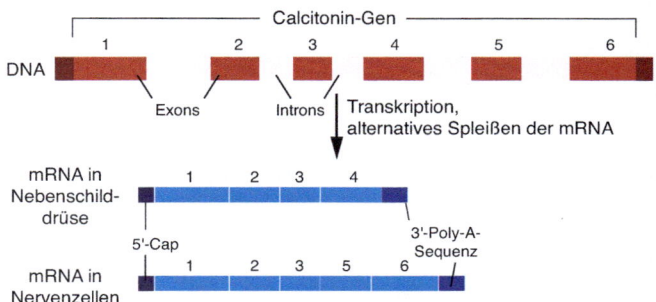

Abb. 3.32 Alternatives Spleißen des Gens für Calcitonin. Das Gen für das Hormon Calcitonin ist aktiv in den Zellen der Nebenschilddrüse und den sensorischen Ganglion-Zellen des Rückenmarks. Genexpression in der Nebenschilddrüse liefert Calcitonin, Genexpression in Nervenzellen das Neuropeptid CGRP (calcitonin gene related protein). Dies wird verursacht durch unterschiedliches Spleißen in den unterschiedlich differenzierten Zellen. Das Gen enthält 6 Exons. In den Zellen der Nebenschilddrüse werden die Exons 1–4 durch Spleißen verbunden. Die Exons 5 und 6 gehen dabei verloren. In Nervenzellen wird dagegen das Exon 4 beim Spleißen entfernt.

Andererseits werden nicht alle mRNA-Moleküle, die in das Zytoplasma eingeschleust werden, auch an den Ribosomen translatiert. So kann die Translation durch spezifische Translations-Repressor-Proteine, die nahe dem 5'-Ende der mRNA binden, blockiert werden. Diese **negative Translationskontrolle** wurde bei Pro- und Eukaryonten nachgewiesen.

Auf der anderen Seite kann auch eine positive Translationskontrolle beobachtet werden. So lässt sich bei Picornaviren eine spezielle Translationsverstärkerregion im mRNA-Molekül nachweisen, die bevorzugt an Ribosomen bindet.

Zahlreiche mRNA-Moleküle unterliegen einer Translationskontrolle. Hierdurch wird der Zelle ermöglicht, die Konzentration eines Proteins rasch und reversibel zu ändern.

Durch Verschiebung des **Translationsrasters** mit der mRNA können unterschiedliche Proteine von ein und demselben mRNA-Molekül gebildet werden. Dies wurde bei Retroviren nachgewiesen, die Kapselproteine (Gag-Proteine) und Pol-Proteine (virale Reverse Transkriptase und Integrase) synthetisieren. *Gag-* und *pol-*Gene liegen in verschiedenen Leserastern, weshalb es zu einer Verschiebung des Translationsrasters kommen muss, um ein funktionelles Protein zu translatieren. Die Rasterverschiebung hängt von spezifischen Sequenzen auf der RNA ab.

Auch durch **Veränderungen der Stabilität** der mRNA kann die Expression von Genen reguliert werden. So erhöhen z. B. Steroidhormone die Stabilität verschiedener mRNA-Moleküle.

Zusammenfassung

- Bei Eukaryonten spielt die RNA-Prozessierung eine wichtige Rolle, da die meisten eukaryontischen Gene als Mosaikgene in Form von alternierenden Exons und Introns organisiert sind. RNA-Prozessierung findet im Zellkern statt und nur mature RNA gelangt ins Zytoplasma.

- Das Heraussspleißen der Introns ist ein komplexer Prozess, der an RNA/Protein-Partikeln, den sogenannten Spleißosomen stattfindet. mRNAs werden zudem am 5'-Ende mit einer Cap-Struktur versehen und am 3'-Ende polyadenyliert.

- Ein wichtiges Instrument zur Generierung struktureller und funktioneller Vielfalt ist das alternative Spleißen.

- Darunter verstehen wir die Eigenschaft, dass beim Spleißen nicht nur Introns, sondern teilweise mit zwei Introns auch Exons herausgeschnitten werden können. Dies geschieht sehr häufig zelltypspezifisch und ist Teil der Regulationsoptionen einer differenzierten Zelle.

3.2.4 Translation – Proteinbiosynthese

Die mRNA enthält die Anweisung für die Herstellung eines bestimmten Proteins, also die Information eines Gens oder eines Genkomplexes. Diese Information liegt dabei immer noch, wie in der DNA, in Form von **Nukleotidsequenzen** vor.

Die Übersetzung dieser Nukleotidsequenz in die Aminosäuresequenz eines Proteins erfolgt an den Ribosomen. Die Spezifität der richtigen Aneinanderreihung

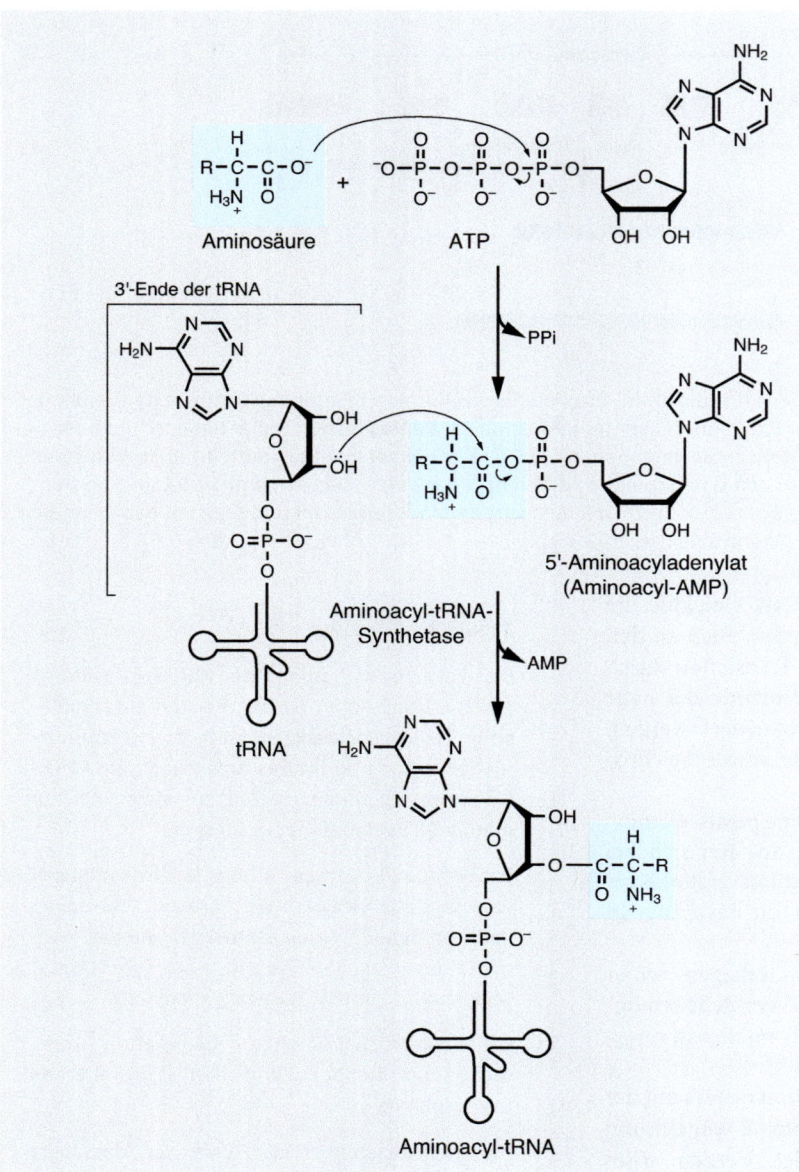

Abb. 3.33 Bindung einer Aminosäure an ein tRNA-Molekül. Die erste Teilreaktion ist die Bildung der Aminoacyl-AMP-Verbindung, der zweite Schritt die Übertragung auf den endständigen Adenosin-Rest der tRNA.

der Aminosäuren wird durch Transfer-RNA (tRNA)-Moleküle und durch spezifische Enzyme, die **Aminoacyl-tRNA-Synthetasen**, bewirkt.

Das tRNA-Molekül und nicht die angekoppelte Aminosäure bestimmt, an welche Stelle die Aminosäure in die wachsende Polypeptidkette eingebaut wird.

Ablauf der Translation
Aktivierung der Aminosäuren
Vor der Synthese des Proteins müssen die Aminosäuren aktiviert und an ein tRNA-Molekül gebunden werden. Jede tRNA kann nur jeweils eine der 20 an der Proteinbiosynthese beteiligten Aminosäuren binden. Jeder der 20 Aminosäuren entspricht mindestens eine tRNA, meist allerdings sind es mehrere (▶ Kap. 3.1.3).

Ehe eine Aminosäure in eine Proteinkette eingebaut werden kann, muss sie mit ihrem Carboxylende an das 3'-Ende der passenden tRNA gebunden werden. Die Aminosäure wird also an einem tRNA-Molekül gebunden, welches das Anticodon enthält, das komplementär zum Codon im mRNA-Molekül ist. Das tRNA-Molekül erfüllt so eine Adapterfunktion.

Durch die Bindung an ein tRNA-Molekül wird die betreffende Aminosäure aktiviert. An ihrem Carboxylende entsteht eine energiereiche Bindung, welche die Ausbildung einer Peptidbindung zu einer weiteren Aminosäure ermöglicht. Dies ist eine Grundvoraussetzung für die Bildung einer Polypeptidkette. Ein tRNA-Molekül funktioniert nur dann, wenn es in bestimmter Raumstruktur vorliegt. Auch hierin unterscheiden sich

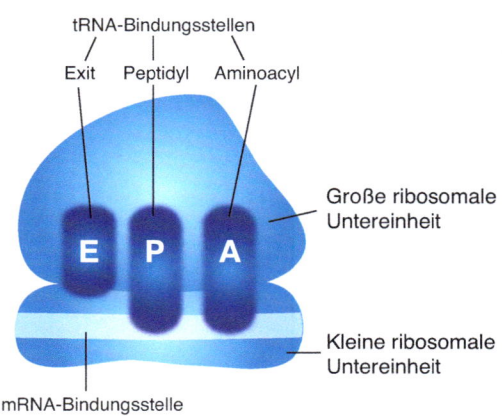

○ **Abb. 3.34** Schema eines Ribosoms mit Bindungsstellen für RNAs

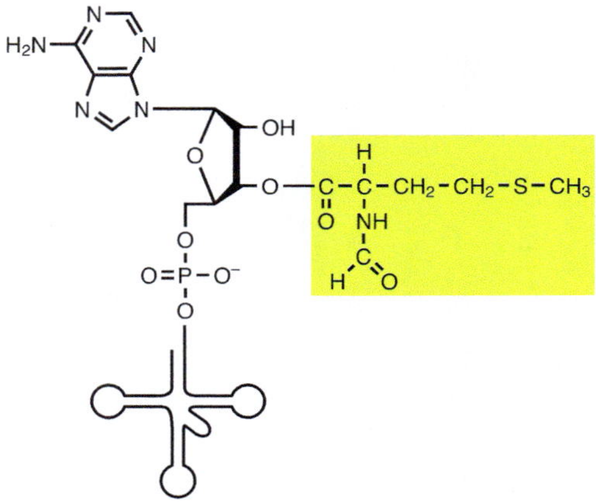

○ **Abb. 3.35** N-Formylmethionyl-tRNA

die verschiedenen tRNA-Moleküle (▶ Kap. 3.1.2). Durch Reaktion mit ATP wird ein energiereiches Anhydrid von Aminosäure und Adenosinmonophosphat gebildet (○ Abb. 3.33). Die aktivierten Aminosäuren werden dann jeweils an ein Molekül tRNA gebunden. Aktivierung und Verknüpfung mit der tRNA wird durch die Aminoacyl-tRNA-Synthetasen katalysiert. Dies sind Ligasen, d. h. Enzyme, die durch gleichzeitige Spaltung von ATP eine energiereiche Bindung erstellen.

Diese Enzyme sind hinsichtlich der Aminosäuren und den entsprechenden tRNA-Molekülen sehr spezifisch. Sie besitzen zwei Bindungsstellen, je eine für die Aminosäure und die entsprechende tRNA.

Jede der Aminosäuren wird also durch ein für sie spezifisches Enzym an eine für sie spezifische tRNA gekoppelt, und zwar jeweils an die 3'-Hydroxylgruppe der Ribose des endständigen Adenosins der betreffenden tRNA. Cofaktor ist hierbei ATP.

Die „Aktivierung" von Aminosäuren besteht in der Bildung von Aminosäurederivaten mit hohem Gruppenübertragungspotenzial. Die Carboxylgruppe der Aminosäuren reagiert mit ATP unter Abspaltung von Pyrophosphat und Bildung einer Aminoacyl-AMP-Verbindung.

Aktivierung: Aminosäure + ATP + Enzym → Aminoacyl-AMP-Enzym + Pyrophosphat

Übertragung: Aminoacyl-AMP-Enzym + tRNA → Aminoacyl-tRNA + AMP + Enzym

Initiation

Die **Proteinbiosynthese**, die Verknüpfung der einzelnen Aminosäuren, findet an den **Ribosomen** statt und verläuft bei Mikroorganismen in Teilschritten.

Ein Molekül mRNA assoziert mit der kleinen (30S)-Untereinheit eines Ribosoms (○ Abb. 3.34). Festgelegt durch ein entsprechendes Startcodon, in den allermeisten Fällen AUG, wird nun bei Bakterien als erste Aminosäure Formylmethionin (○ Abb. 3.35) in Form eines Formylmethionin-tRNA-Komplexes (tRNA^{fMet}) angelagert. Dann tritt zu diesem Startkomplex die 50S-Untereinheit dazu. Damit kann die Proteinbiosynthese beginnen (○ Abb. 3.36).

Die Formylgruppe blockiert die Aminogruppe der ersten Aminosäure bei der Proteinbiosynthese. Hierdurch wird die Polymerisationsrichtung bei der Proteinbiosynthese eindeutig festgelegt. Aminosäuren werden nur an das Carboxylende einer wachsenden Polypeptidkette gebunden. Nach Abschluss der Synthese eines Proteins werden die Formaldehydgruppe und in vielen Fällen auch Methionin wieder abgespalten.

Auch bei Eukaryonten wird eine Proteinsynthese durch eine **Methionyl-tRNA** eingeleitet. Diese bindet an das AUG-Triplett der mRNA, d. h. das Startcodon zur Proteinsynthese. Das Methionin auf der Initiations-tRNA trägt bei Eukaryonten im Gegensatz zu den Prokaryonten keine Formylgruppe.

Für den korrekten Ablauf der Translation müssen zusätzlich noch Initiationsfaktoren und GTP an das Ribosom gebunden werden. Bei Bakterien sind hauptsächlich drei Initiationsfaktoren beteiligt. Für die Initiation der Translation in eukaryontischen Zellen ist eine große Zahl solcher Faktoren notwendig.

Elongation

Jedes Ribosom hat eine Bindungsstelle für mRNA und drei Bindungsstellen für tRNA, die A(aminoacyl)-, die P(peptidyl)- und die E(exit)-Bindungsstelle (○ Abb. 3.34). An die A- und P-Stelle binden tRNAs, die mit einer Aminosäure verknüpft (beladen) sind. Von der E-Stelle werden die tRNA-Moleküle, nach Übertragung ihrer Aminosäure auf die wachsende Proteinkette, aus dem Komplex freigesetzt. Während der Translation sind immer nur zwei dieser Bindungsstellen zum gleichen Zeitpunkt besetzt. Die tRNA^{f-Met} besetzt die P-Stelle. Entsprechend

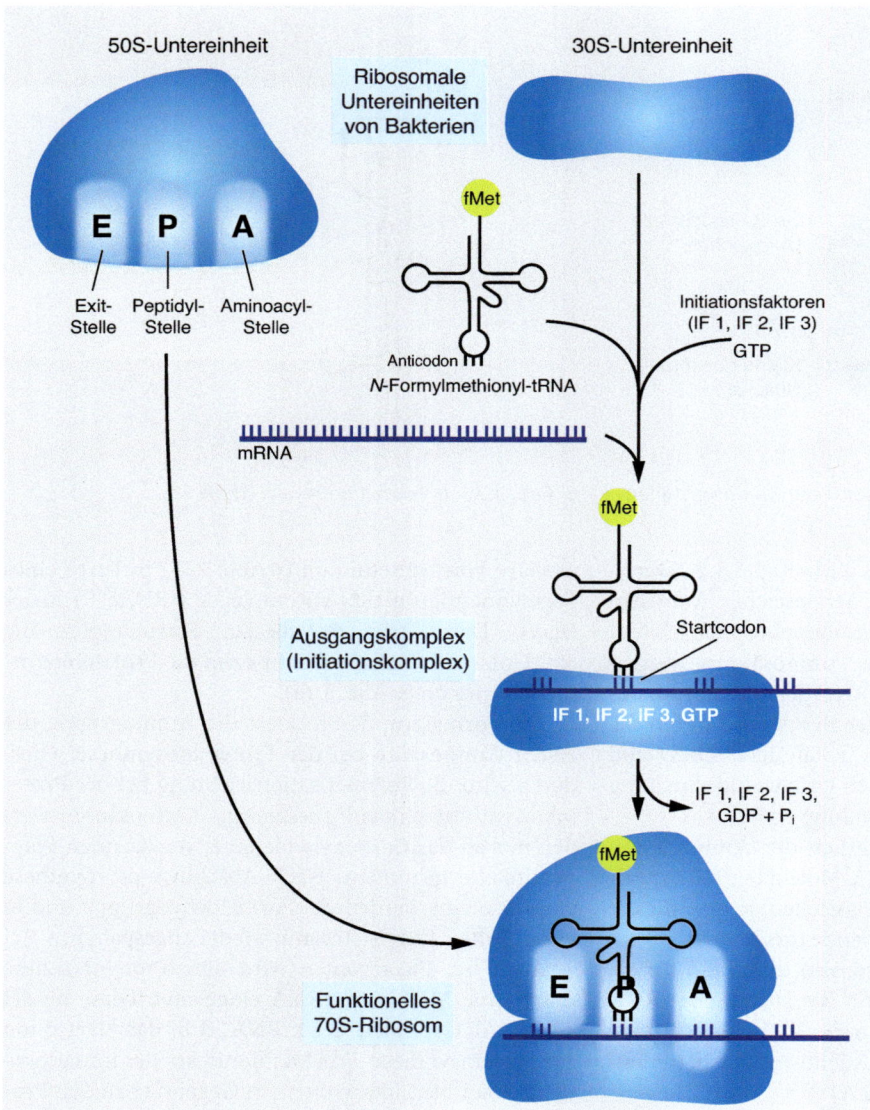

Abb. 3.36 Entstehung eines funktionellen 70S-Ribosoms. Initiationsphase der Proteinbiosynthese

der Basensequenz des nächsten Tripletts wird nun eine tRNA-Aminosäure an die A-Stelle angelagert. Katalysiert durch ein Enzym, das sich an der 50S-Untereinheit befindet, die **Peptidyltransferase**, wird dann Formylmethionin von seiner tRNA getrennt und auf die Aminosäure an der A-Stelle durch Knüpfen einer Peptidbindung übertragen (o Abb. 3.37). An der A-Stelle befindet sich nun eine tRNA mit einem Dipeptid. Das Ribosom rückt nun ein Stück weiter an der mRNA entlang. Hierdurch wird der tRNA-Dipeptidkomplex an die P-Stelle transportiert. Diese Fortbewegung der mRNA benötigt Energie, die durch Spaltung von GTP zu GDP+P_i gewonnen wird. An die jetzt wieder freie A-Stelle wird nun, wieder festgelegt durch das nächste Triplett der mRNA, der nächste tRNA-Aminosäure-Komplex angelagert. Das Peptid an der P-Stelle wird von der tRNA getrennt und auf die dritte tRNA-Aminosäure übertragen. Hierdurch bildet sich an der A-Stelle ein Tripeptid. Danach rückt das Ribosom wieder ein Stück an der mRNA weiter, sodass die A-Stelle wieder frei wird. Durch ständiges Wiederholen dieser Vorgänge entsteht schließlich ein Polypeptid (o Abb. 3.38).

Termination

Ein Endsignal, ein entsprechendes Triplett auf der mRNA, beendet schließlich die Biosynthese des Polypeptids und verursacht dessen Ablösung vom Ribosom (o Abb. 3.39). Der Kettenabbruch erfolgt dann, wenn auf der mRNA eines der Stopp-Codons erreicht wird. Stopp-Codons sind die Tripletts **UAA, UGA** und **UAG.** Für die Stopp-Codons gibt es keine passende tRNA. Diese Tripletts werden hoch spezifisch von „Release"-Faktoren (Terminationsfaktoren) erkannt und damit blockiert. Bei Prokaryonten sind drei Terminationsfak-

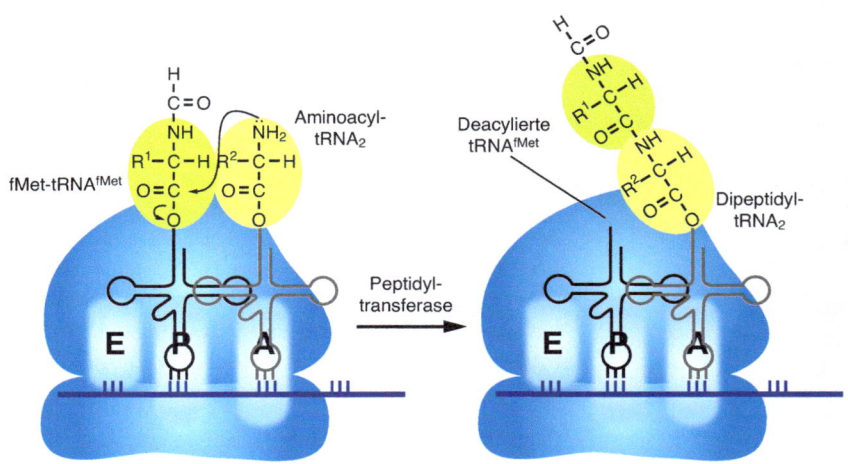

Abb. 3.37 Peptidyltransferase-Reaktion, Bildung einer Peptidbindung

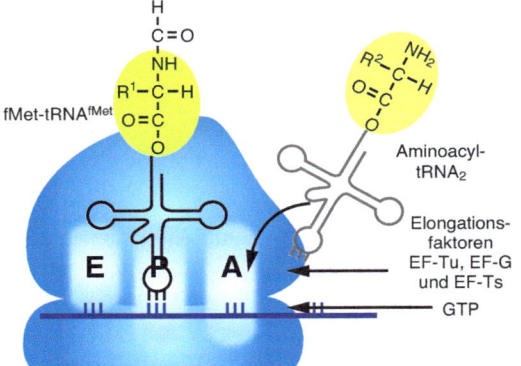

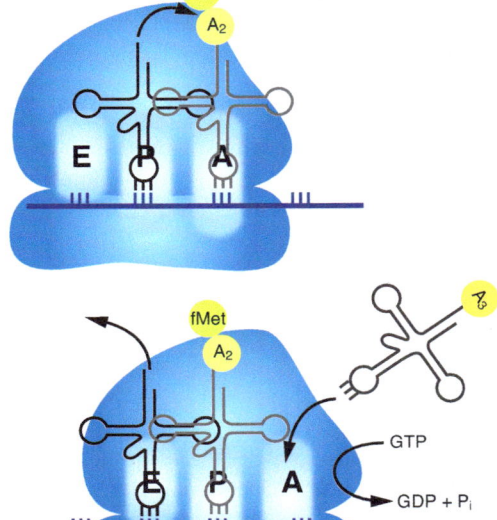

Abb. 3.38 Schritte der Kettenverlängerung (Elongation) bei der Proteinsynthese und ihre Blockierung durch Antibiotika

Aminoacylbindungsreaktion:
Eine Aminoacyl-tRNA bindet an die Aminoacyl-Stelle. Die Reaktion erfordert GTP und Elongationsfaktoren. Wird gehemmt durch **Tetracyclin**.

Peptidyltransferase-Reaktion:
Formylmethionin wird von der tRNA abgespalten und auf die nächste Aminosäure übertragen. Hierbei wird eine Peptidbindung gebildet. Wird gehemmt durch **Chloramphenicol**.

Translokations-Reaktion:
Das Ribosom wandert um ein Codon weiter. Die leere tRNA löst sich von der E-Stelle, die Dipeptidyl-tRNA sitzt an der P-Stelle, die A-Stelle ist frei für eine neue Aminoacyl-tRNA. Wird gehemmt durch **Erythromycin** und **Fusidinsäure**.

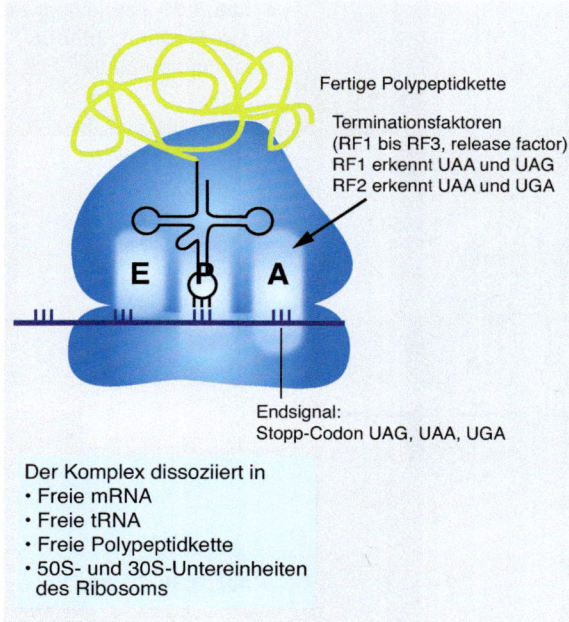

Abb. 3.39 Beendigung der Proteinsynthese (Termination)

toren bekannt. RF-1 terminiert bei den Stopp-Codons UAA und UAG, RF-2 bei den Stopp-Codons UAA und UGA. RF-3 stimuliert die beiden anderen Terminationsfaktoren und hat eine starke Präferenz für UGA. Es kommt in der Folge dazu, dass durch enzymatische Hydrolyse die fertig gestellte Polypeptidkette vom Ribosom entlassen wird. Schließlich dissoziiert das Ribosom in seine 30S- und 50S-Untereinheiten, die mRNA wird freigesetzt.

Zusammenfassung

- Bei der Translation wird die in der mRNA zwischengespeicherte Information in Protein umgesetzt. Ort der Translation sind die Ribosomen.

- Spezifische tRNAs bringen passende Aminosäuren an die Codons, die sich im Bereich der sogenannten Peptidyltransferaseaktivität im Zentrum eines Ribosoms aufhalten.

- Fehler müssen hier unter allen Umständen vermieden werden. Dies wird u. a. dadurch sichergestellt, dass die Beladung der tRNAs mit ihrer jeweiligen Aminosäure ein sehr exakter Prozess ist, der in zwei Schritten abläuft.

- Die Termination der Translation erfolgt an den drei Stopp-Codons UAG, UGA und UAA, weil es für diese drei Codons keine tRNAs gibt. Neben Ribosomen, mRNAs und tRNAs sind noch Initiationsfaktoren, Elongationsfaktoren und Terminationsfaktoren an der Translation beteiligt.

3.2.5 Regulation der Proteinbiosynthese

Die Mechanismen der Regulation der Translation sind nach wie vor noch nicht völlig verstanden. Mit der Entdeckung der miRNAs (▶ Kap. 3.1.2) ist sicherlich ein wichtiger Mechanismus aufgeklärt worden, mit dem Zellen sehr spezifisch die Bildung bestimmter Proteine auf mRNA-Ebene regulieren knnen. Ein interessantes Beispiel für die Translationskontrolle bieten auch die Polioviren. Diese können die Synthese von Wirtszell-Proteinen unterbinden, indem sie Proteine abbauen, die zur Bindung der Cap-Struktur an die mRNA benötigt werden. Dies verhindert die Bindung der Wirtszell-mRNAs an die Ribosomen, welche dann zur Bindung der Virus-mRNAs zur Verfügung stehen.

Polysomen: Die Proteinbiosynthese verläuft in der Regel an Polysomen. Die mRNA durchläuft gleichzeitig mehrere Ribosomen, an denen – zeitlich versetzt – gleiche Proteinmoleküle gebildet werden. An einem solchen Polysom können etwa 5–7 Ribosomen beteiligt sein. Ist am ersten Ribosom die Polypeptidkette vollendet, wird es aus dem Polysomenkomplex entlassen. Die beiden Untereinheiten dissoziieren wieder. Die mRNA bindet an ein neues Ribosom, an dem die Proteinsynthese von neuem beginnt. Auf diese Weise dient ein mRNA-Molekül als Matrize für zahlreiche gleiche Proteinmoleküle (◐ Abb. 3.40).

Die Proteinbiosynthese verläuft bei Eukaryonten im Prinzip gleich. Hier findet sich jedoch an Stelle von Formylmethionin das Methionin als Start-Aminosäure.

Proteinbiosynthese am Endoplasmatischen Retikulum

Bei Eukaryonten läuft die Proteinbiosynthese an zwei Orten ab, einmal an Ribosomen im Cytosol, zum anderen an Ribosomen, die an das Endoplasmatische Retikulum gebunden sind (raues Endoplasmatisches Retikulum (▶ Kap. 1.4.4).

Viele Proteine, die im Cytosol produziert werden, bleiben dort und erfüllen ihre Aufgaben im Zellstoffwechsel. Andere Proteine gelangen in den Zellkern (z. B. Histone) oder in die Mitochondrien.

> **MERKE** Proteine, die am Endoplasmatischen Retikulum synthetisiert werden, sind entweder für den Einbau in das zelluläre Membransystem, für den Transport in Lysosomen oder für die Exkretion bestimmt.

Die Unterscheidungssignale, die bestimmen, wo ein Protein synthetisiert wird, liegen auf der mRNA. Zu Beginn der Synthese eines Proteins, das am Endoplasmatischen Retikulum synthetisiert werden soll, wird zunächst eine Folge von 20–30 hydrophoben Aminosäuren gebildet, ein sogenanntes Signalpeptid. Dieses wird von einem Proteinkomplex des Endoplasmatischen Retikulums erkannt. Die Proteinsynthese wird unterbrochen, bis das Ribosom einen Platz an einem spezifischen Punkt der Membran des Endoplasmatischen Retikulums gefunden hat. Damit bleibt das Ribosom mit anhängender mRNA an der Membran haften. Das Signalpeptid wird wieder abgespalten, sobald es seine Erkennungsfunktion erfüllt hat. Die Proteine, die an der Membran des Endoplasmatischen Retikulums gebildet werden, werden in die Hohlräume dieses Membransystems hineinsynthetisiert (o Abb. 3.41). Im Lumen des Endoplasmatischen Retikulums wird das Protein durch die membranständige Glykosyl-Transferase modifiziert (▸ Kap. 1.4.4). Das Enzym bindet verzweigte Oligosaccharide meist an die Amino-Seitengruppen von Asparaginmolekülen im Protein. Durch Membranfluss (▸ Kap. 1.3.2) gelangen diese Glykoproteine in die Zisternen des Golgi-Apparats. Dort werden die Zuckerreste verändert. Bestandteile der Endoplasmatischen Glykosylierung können entfernt und durch andere Zucker ersetzt werden. Über Golgi-Vesikel werden die Proteine in andere Membransysteme, z. B. die Zytoplasmamembran, eingebaut oder durch Exozytose aus der Zelle ausgeschieden.

Modifikationen neu synthetisierter Proteine

Die an den Ribosomen gebildeten Polypeptide sind häufig noch nicht die endgültigen Produkte. Sie werden oft noch in vielfältiger Weise chemisch modifiziert. Sowohl Formylmethionin (Prokaryonten) als auch Methionin (Eukaryonten) werden später von den Peptidketten wieder abgespalten. Disulfidbrücken werden oxidativ geknüpft. Einige Aminosäuren können gesonderten Veränderungen unterworfen sein, z. B. werden Prolin und Lysin im Kollagen hydroxyliert, das Lysin des Calmodulins wird N-methyliert. Glyko- und Lipoproteine werden durch Verknüpfung mit Zucker oder Fettsäuren vervollständigt.

Proteinbiosynthese ohne Beteiligung von Ribosomen

Die Biosynthese von **Polypeptidantibiotika** durch Bakterien der Gattungen *Bacillus* oder *Steptomyces* findet ohne Beteiligung von Ribosomen statt. Ihre Bildung wird durch einen Multienzymkomplex katalysiert.

Die Lebensdauer der mRNA

Die Geschwindigkeit der mRNA-Synthese in Bakterienzellen liegt bei 20–50 Polymerisationsschritten in der Sekunde. Bei *E.-coli*-Zellen beginnt der Abbau von mRNA-Molekülen schon 1–3 Minuten nach ihrer Synthese. Die kurze Lebensdauer der mRNA ist offensichtlich Teil einer Regulationsstrategie, welche die Expression von genetischer Information nur für den Zeitraum zulässt, in der sie benötigt wird.

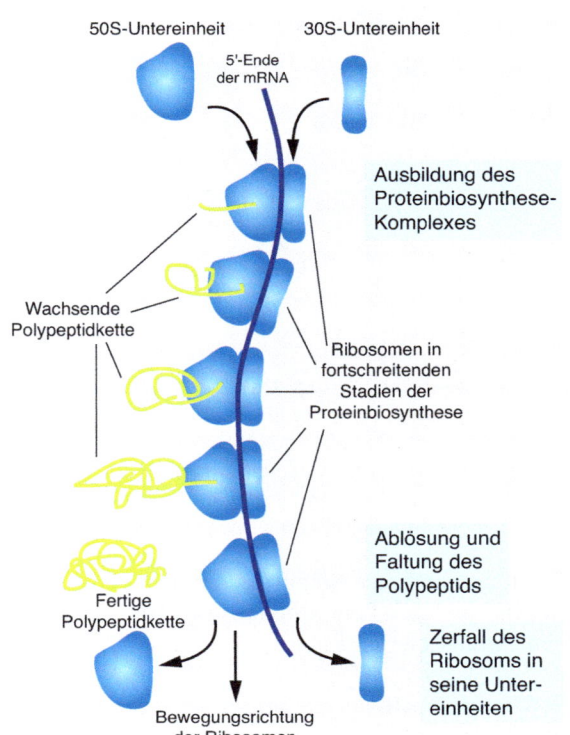

o **Abb. 3.40** Polysomenkomplex

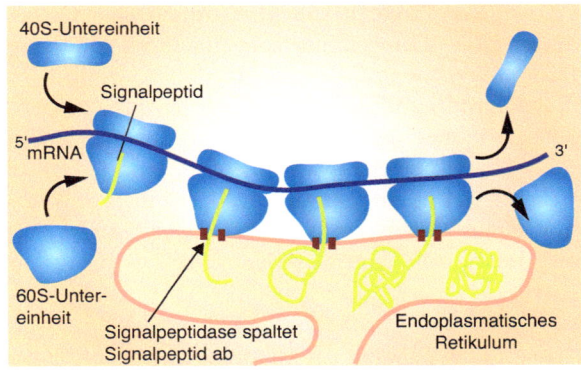

o **Abb. 3.41** Proteinbiosynthese am Endoplasmatischen Retikulum der Eukaryontenzelle

Bei Tieren und Pflanzen hat die mRNA eine wesentlich längere Lebensdauer. Dies betrifft vor allem mRNAs, die die Information zur Synthese zellspezifischer Proteine tragen. Die mRNA für Globin z. B. hat eine Halbwertszeit von 17 Stunden. Die Lebensdauer der meisten mRNAs der Eukaryontenzellen liegt bei etwa 30 Minuten. Die Werte variieren jedoch beträchtlich, abhängig von der Bedeutung der resultierenden Proteine für die Zelle.

Die unterschiedliche Lebensdauer der mRNAs ist z. T. bedingt durch Nukleotidsequenzen in der mRNA selbst. Es sind Sequenzen, die zwischen dem 3'-Ende,

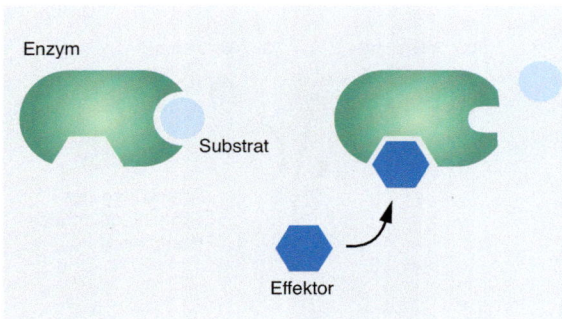

Abb. 3.42 Schema des allosterischen Effekts. Ein allosterisch regulierbares Enzym hat zwei Bindungsstellen, eine für das Substrat, das umgesetzt wird, und eine andere für einen Effektor, meist das Endprodukt einer Biosynthesekette. Der Effektor ändert die Konformation des aktiven Zentrums des Enzyms. Dadurch kann das Substrat nicht mehr an das Enzym gebunden und nicht mehr umgesetzt werden. Das Enzym wird inaktiviert.

bestimmt durch die Stopp-Codons der codierenden Sequenz, und dem Poly(A)-Ende liegen, die sogenannte 3'-nichttranslatierte Region.

Weitere Unterschiede der mRNA bei Prokaryonten und Eukaryonten

Prokaryontische mRNA-Moleküle haben fast immer mehrere Codierungsregionen, d. h. es ist polygenische (polycistronische) mRNA, die damit die Information für mehrere Proteine enthält. Jede einzelne Codierungsregion ist eingerahmt vom Initiations- und vom Terminationscodon.

Eukaryontische mRNAs sind dagegen immer monogenisch (monocistronisch). Sie tragen die Information zur Synthese nur eines Proteins. Dies kann jedoch in manchen Fällen ein sehr langes, sogenanntes Polyprotein sein, das nach der Synthese proteolytisch in kleinere funktionelle Proteine zerlegt wird.

Regulation der Enzymaktivität

Neben der Regulation der Neusynthese von Enzymen durch Kontrolle der Transkription (oder in besonderen Fällen der Translation) verfügt die Zelle auch über Mechanismen, um die Aktivität bereits im Zytoplasma vorhandener Enzyme zu regulieren. Durch die Steuerung der Aktivität von Enzymen wird die Konzentration des Produkts der Enzymreaktion auf einem konstanten Wert gehalten. Die Steuerung kann über eine Hemmung der Aktivität des ersten Enzyms einer Biosynthesekette durch deren Endprodukt erfolgen (Endprodukthemmung).

In einer Biosynthesekette, die ein Molekül A über die Zwischenprodukte B, C und D zum Endprodukt E umwandelt, werden alle Umwandlungsschritte durch Enzyme katalysiert. Jedoch ist nur das 1. Enzym regelbar. Solche regelbaren Enzyme sind meist **allosterische** Enzyme. Sie haben zwei spezifische Bindungsstellen und können mit dem Endprodukt E der Biosynthesekette binden, ebenso mit dem Substrat A (**Abb. 3.24**). Durch Anlagerung des Endprodukts – des Effektors – wird das Enzym in seiner räumlichen Struktur so verändert, dass es nicht mehr mit seinem Substrat reagieren kann. In Verbindung mit dem Effektor ist ein solches Enzym inaktiv (**Abb. 3.42**).

Effektor und Enzym verbinden sich nur kurzzeitig. Ist die Konzentration des Endprodukts hoch, wird schnell ein anderes Molekül mit dem Enzym binden. Ist dagegen die Konzentration gering, bleiben die allosterischen Bindungsstellen der Enzymmoleküle die meiste Zeit unbesetzt, d. h. das Enzym ist aktiv. Die Aktivität eines allosterischen Enzyms wird also über die Konzentration des Endprodukts der Synthesekette stufenlos geregelt. Durch die Regulation der Aktivität des 1. Enzyms wird die gesamte Biosynthesekette kontrolliert, da jeweils nur so viel Substrat in den Biosyntheseweg eingeschleust wird, wie es der Aktivität des 1. Enzyms entspricht.

Da die Hemmung des 1. Enzyms über die Konzentration des Endprodukts zustande kommt, spricht man hier von einer Endprodukthemmung oder Feedback-Regulation. Es liegt ein Rückkoppelungsmechanismus vor. Allosterische Enzyme wurden aus Mikroorganismen und höheren Organismen gewonnen (▶ Kap. 4.1.2).

Regulation durch Peptidhormone

In grundsätzlich anderer Weise als die Steroidhormone wirken Peptidhormone und Adrenalin. Diese Hormone werden selbst nicht in die Zelle aufgenommen. Offensichtlich reagieren solche Hormone mit Rezeptoren, die in der Zytoplasmamembran lokalisiert sind (▶ Kap. 1.3.6). Dies löst eine Kette von Reaktionen aus, die das Signal des Hormons durch die Zytoplasmamembran leiten, im Inneren der Zelle in andere Signale umwandeln und schließlich verschiedene Effekte, z. B. Enzymaktivierungen, auslösen. An dieser Informationsübertragung vom Hormon in die Zelle sind Cyclonukleotide, wie cyclo-Adenosin-3',5'-Monophosphat (cAMP) und cyclo-Guanosin-3',5'-Monophosphat (cGMP) beteiligt. Sie werden durch membrangebundene, regulierbare Enzyme, nämlich die Adenylatcyclase bzw. Guanylatcyclase aus Adenosintriphosphat (ATP) bzw. Guanosintriphosphat (GTP) gebildet.

Zu den Hormonen, deren Wirkung durch Cyclonukleotide in die Zelle übermittelt wird, zählen u. a. Adrenalin, Histamin, Glucagon, Vasopressin, Oxytocin und Gastrin.

Erreichen Hormonmoleküle, die in der Blutbahn zirkulieren, Zellen des Erfolgsorgans, so reagieren sie mit spezifischen Rezeptoren, die an der Außenseite der Membran lokalisiert sind. Hierdurch erfolgt eine Aktivierung etwa der Adenylatcyclase, die daraufhin im

Inneren der Zelle aus ATP das cAMP bildet. cAMP setzt spezifische Stoffwechselreaktionen in Gang und überträgt somit das Signal des Hormons in das Innere der Zelle.

Die am längsten bekannte Wirkung des cAMP ist seine Fähigkeit, Protein-Kinasen zu aktivieren. Diese Enzyme sind für die Phosphorylierung anderer Enzyme verantwortlich, die dadurch entweder aktiviert oder inaktiviert werden.

Ein bekanntes Beispiel ist die Regulation des Glykogenabbaus in Leber und Muskel durch Adrenalin und Glucagon. Diese Hormone erhöhen den cAMP-Spiegel in den betreffenden Zellen. Das cAMP seinerseits aktiviert zwei Kinasen, die Phosphorylase-Kinase und die Synthetase-Kinase. Die Phosphorylase wird dadurch aus der inaktiven in die aktive Form überführt, die bis dahin aktive Synthetase jedoch inaktiviert. Im neuen Zustand ist also der Glykogenaufbau verhindert, der Glykogenabbau erleichtert. Es kommt zur Bildung von Glucose-1- und Glucose-6-Phosphat als Energielieferanten (o Abb. 3.43). Bei einer solchen Regulation wird also über das Hormon als dem 1. Boten (first messenger) eine Information an die Zellen des Erfolgsorgans herangetragen und an einen 2. Boten (second messenger), das cAMP, in die Zelle weitergegeben (▶ Kap. 1.3.6).

Hormone, die über cAMP wirken, beeinflussen sehr spezifisch recht unterschiedliche Stoffwechselvorgänge. Es stellt sich daher die Frage, wieso in allen Fällen dann die gleiche Substanz, das cAMP, in den Zellen der Erfolgsorgane der Hormone einmal Kohlenhydratreserven mobilisiert, die Lipolyse von Fetten anregt, die Resorption von Wasser und Mineralsalzen beeinflusst oder die Muskelkontraktion bzw. -erschlaffung beeinflusst.

Dies hängt offensichtlich von der Differenzierung, von der Funktion der betreffenden Zellen ab. Von einem bestimmten Hormon kann nur in bestimmten Zellen die Bildung von cAMP ausgelöst werden. Die Spezifität dieser Wechselwirkung muss durch geeignete Rezeptoren an der Zelloberfläche bedingt sein. Durch den Differenzierungszustand der Zelle und durch das damit verbundene Enzymmuster wird andererseits jedoch auch festgelegt, welche Stoffwechselreaktionen im Inneren der Zelle durch cAMP in Gang gesetzt werden können.

Diese einfache Vorstellung, die zur Formulierung der berühmten „cAMP-second-messenger-Theorie" führte, nach der die zellulären Effekte allein als eine Folge des Ansteigens von cAMP in der Zelle erscheinen, muss aufgrund zahlreicher neuerer Beobachtungen in Zukunft sicher erweitert werden.

Die Regulation des cAMP-Spiegels in der Zelle erfolgt über zwei Enzyme (o Abb. 3.44). Wie beschrieben, entsteht cAMP in der Zelle unter dem katalytischen Einfluss der **Adenylatcyclase** aus ATP. Die Aktivität der Adenylatcyclase und damit die Konzentrationserhöhung des cAMP in der Zelle wird von

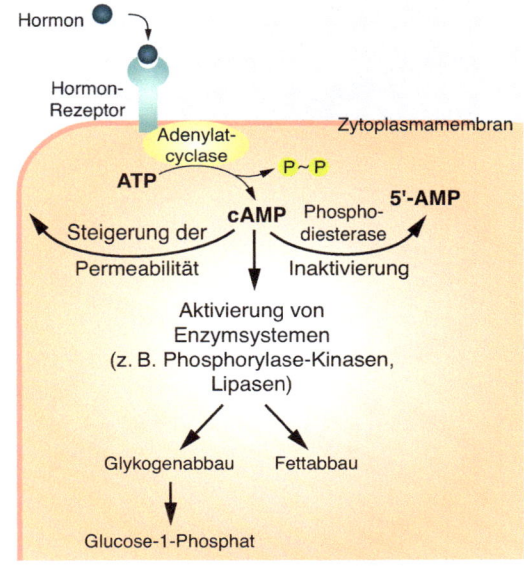

o **Abb. 3.43** Hormonwirkung über den zweiten Botenstoff cAMP

o **Abb. 3.44** Bildung und Hydrolyse von zyklischem Adenosinmonophosphat

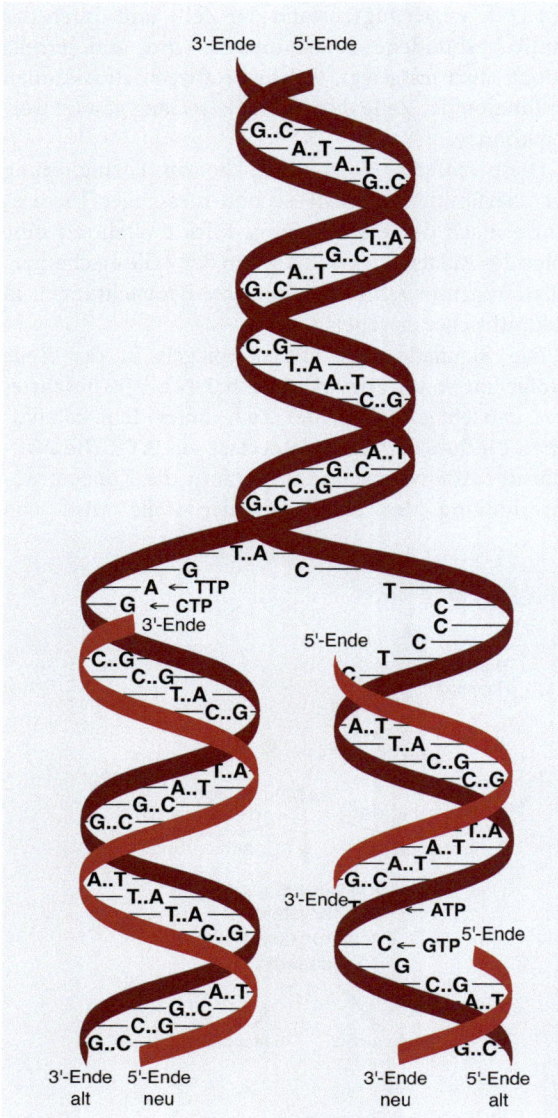

Abb. 3.45 Schema zur semikonservativen Replikation der DNA. Die beiden Stränge des ursprünglichen DNA-Moleküls werden durch Lösen der Wasserstoffbrücken getrennt. Jeder der beiden Stränge dient als Matrize (Template) bei der Synthese eines neuen, komplementären Strangs. Die Verdoppelung schreitet fort, bis zwei neue identische Doppelstränge vorliegen. Jedes neue DNA-Molekül enthält einen Nukleotidstrang des ursprünglichen Moleküls sowie einen neu synthetisierten Strang (semikonservativ). Die Replikation verläuft vom 5'- zum 3'-Ende.

Cyclonukleotide wahrscheinlich auch für andere Regulationsvorgänge im Organismus von Bedeutung. Versuche mit Zellkulturen weisen darauf hin, dass cAMP und cGMP eine Rolle bei der Regulation von Zellteilungsprozessen spielen. Auch an der Regulation der Genaktivität sind diese Moleküle beteiligt.

Hydrophile Signalstoffe können die Transkription von Genen steuern. Beispiele sind Zytokine und Wachstumsfaktoren. Diese lösen durch Bindung an Membranrezeptoren Signalketten aus, die über second messenger und die Phosphorylierung resp. Dephosphorylierung von Transkriptionsfaktoren, Gene aktivieren bzw. reprimieren können.

3.3 Weitergabe und Verteilung der genetischen Information

3.3.1 Replikation der Nukleinsäuren
Replikation der DNA

> **MERKE** Die Replikation der DNA beginnt mit einer abschnittsweisen Trennung ihrer beiden komplementären Nukleotidstränge. Jeder Strang dient dann als Matrize für die Bildung eines neuen DNA-Moleküls. Das ganze Genom einer Zelle muss vor jeder Zellteilung einmal komplett kopiert werden. Diese Replikation der DNA erfolgt semikonservativ.

Die DNA besteht aus einer Doppelhelix wobei die Basensequenz des einen Strangs komplementär zum anderen Strang ist. Die Basenpaare werden nur durch Wasserstoffbrücken zusammengehalten (▶ Kap. 3.1.1). Bei der Replikation trennen sich die beiden Stränge. Nach der Komplementaritätsregel wird dann an jedem der beiden Stränge ein neuer Strang gebildet (o Abb. 3.45).

Wenn sich die beiden DNA-Stränge zur Vorbereitung der Replikation trennen, entsteht ein Y-artiger Abschnitt, die „**Replikationsgabel**", mit zwei zunächst einzelsträngigen Zweigen, deren Nukleotidfolge dann als Matrize zur Synthese von neuen komplementären Nukleotidsträngen dient (o Abb. 3.46). Dabei entstehen zwei Tochtermoleküle der DNA mit den gleichen Nukleotidfolgen wie die des Ausgangsmoleküls. Man nennt diese Art der Vermehrung der DNA semikonservativ, weil in den neu entstandenen DNA-Doppelsträngen noch ein Einzelstrang des Ausgangsmoleküls erhalten geblieben ist.

Die semikonservative Replikation der DNA wird von **DNA-Polymerasen** katalysiert. Alle Polymerasen können freie Nukleotide nur an das 3'-OH-Ende einer schon vorhandenen DNA, der „**Primer**"-**DNA,** anheften. Diese wird dann in der Nukleotidfolge verlängert, die dem Matrizenstrang komplementär ist. Ausgangssubstanzen für die Neusynthese der DNA sind 5'-Tri-

Hormonen beeinflusst. Der Abbau des cAMP und damit die Senkung der cAMP-Konzentration in der Zelle wird durch **Phosphodiesterasen** bewirkt, die cAMP zu AMP hydrolysieren. Auch die Aktivität der Phosphodiesterase ist beeinflussbar.

Neben der Auslösung der Aktivierung oder Inaktivierung von in der Zelle vorhandenen Enzymen sind

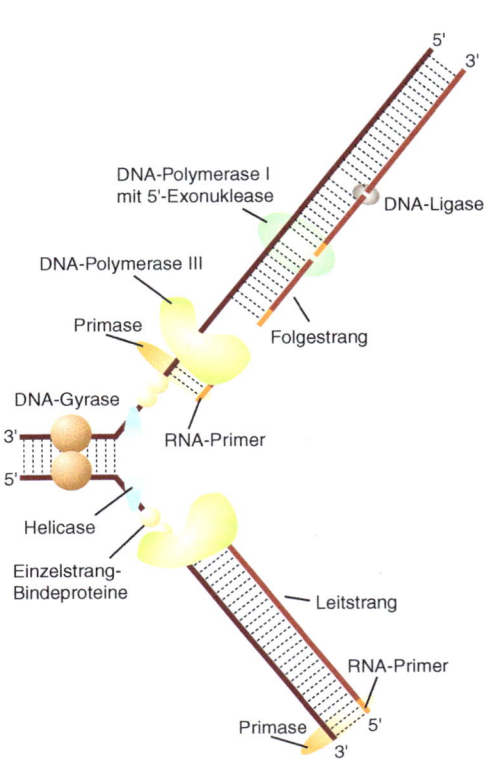

○ **Abb. 3.46** Replikationsgabel bei einem Bakterium

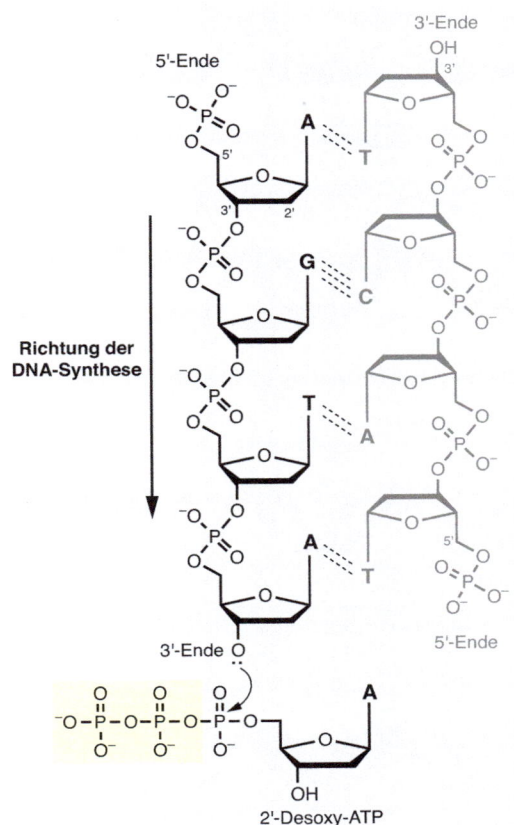

○ **Abb. 3.47** DNA-Synthese. Bei jedem Polymerisationsschritt wird ein Trinukleotid in die wachsende Kette eingebaut. Es wird durch eine DNA-abhängige DNA-Polymerase über eine Phosphoresterbindung an die wachsende DNA gebunden. Die Bindung erfolgt über das 3'-C-Atom der Desoxyribose des letzten Nukleotids mit der Phosphatgruppe am 5'-Ende des Nukleotids. Bei der Reaktion wird die endständige Diphosphatgruppe des neuen verknüpften Nukleotids abgespalten.

phosphate der vier in der DNA vorkommenden Nukleoside. Nach Abspaltung von Pyrophosphat werden die 5'-Monophosphate jeweils mit dem freien 3'-Ende des voranstehenden Nukleotids verknüpft (○ Abb. 3.47).

Der Kopiermechanismus der DNA ist letztlich außerordentlich genau, obwohl die meisten Polymerasen Fehler in einer Größenordnung von einem Fehleinbau pro 10^4 bis 10^5 Basen machen. Dies sind viel zu viele Fehler und es würde zu einer Häufung von Mutationen kommen. Deshalb existiert ein sehr wirkungsvoller Korrekturmechanismus, der nicht gepaarte Nukleotide wieder entfernt. Diese Korrekturenzyme sind **Exonukleasen**. Sie sind bei Bakterien mit den Polymerasen in einem Protein vereinigt. Bei Eukaryonten sind DNA-Polymerasen und Exonukleasen getrennt.

Bei Bakterien wurden drei DNA-Polymerasen gefunden. Mit der **DNA-Polymerase I** sind noch eine 3'-Exonuklease und eine 5'-Exonuklease assoziiert. Die 5'-Exonuklease kann DNA-Einzelstränge durch Spalten der Phosphodiesterbindung aufschneiden. An der Schnittstelle kann das Enzym dann neue Nukleotide an das entstandene freie 3'-OH-Ende des alten Nukleotidstrangs anheften. Die DNA-Polymerase I gleitet also am Nukleotidstrang (Strang 1) entlang, baut Nukleotide aus und ersetzt sie durch neue. Hierdurch werden Fehlstellen in der DNA repariert (▶ Kap. 3.4.3, ▶ Kap. 3.4.3). Die DNA-Polymerase I ist ein Reparaturenzym.

Durch eine **Topoisomerase** (Gyrase, ▶ Kap. 3.1.1) wird vor der Replikationsgabel die topologische Konfiguration der DNA-Helix reguliert. **Helikasen** entwinden die Helix und trennen die Einzelstränge. Einzelstrangbindeproteine halten die beiden Stränge auseinander. Am unteren Gabelast erfolgt durch die **DNA-Polymerase III** eine kontinuierliche DNA-Synthese.

Am oberen Gabelast (Strang 2) erfolgt die DNA-Synthese diskontinuierlich. Hierzu ist eine **Primase** erforderlich, die im Primosom am 3'-Ende der Replikationsgabel zuerst kurze RNA-Stücke als „Primer" erzeugt. An diese werden dann durch die DNA-Polymerase Desoxynukleotide geknüpft und kurze DNA-Fragmente (Okazaki-Fragmente) polymerisiert. Es entstehen also an diesem DNA-Strang zunächst einzelne kurze RNA-DNA-Moleküle von 1000–2000 Nukleotiden bei Bakte-

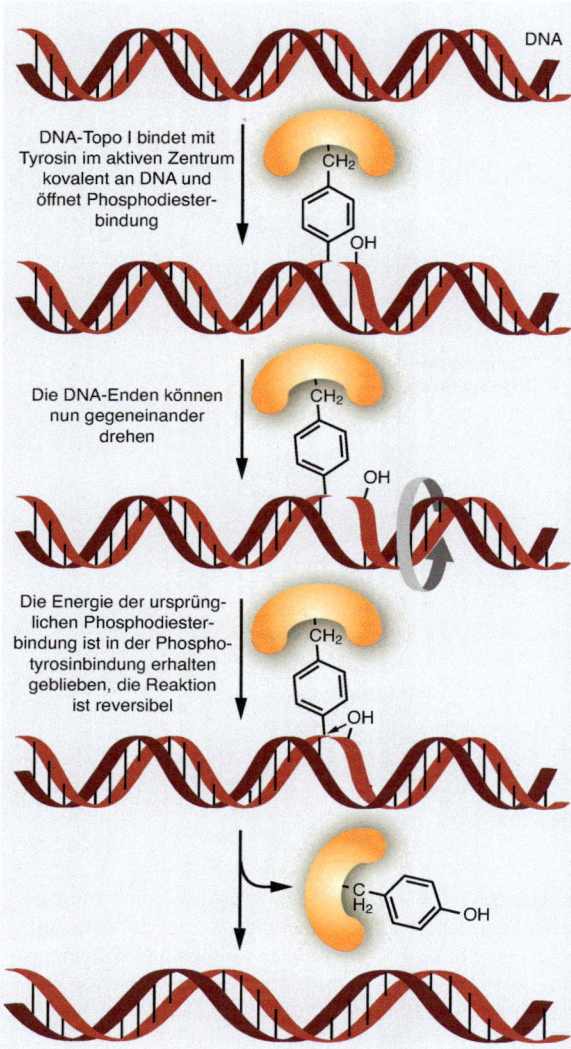

Abb. 3.48 Das DNA-Topoisomerase-I-Enzym der Eukaryonten führt vorübergehend einen Einzelstrangbruch („nick") in die DNA ein, derartige Enzyme bilden zeitweilig eine kovalente Bindung zur DNA.

rien, bzw. 200 Nukleotiden bei Eukaryonten. Erst in einem weiteren Schritt werden die RNA-Stücke abgetrennt und durch DNA ersetzt. Dies erledigt ebenfalls die DNA-Polymerase. Ihre 5'-Exonuklease entfernt die RNA und schließt die Lücke durch Einbau von Desoxynukleotiden. Eine **Ligase** knüpft die letzte Phosphodiesterbindung und verknüpft damit die einzelnen DNA-Fragmente. An beiden Ästen der Replikationsgabel stellt die Gyrase den topologischen Zustand der DNA-Doppelhelix, den superhelikalen Zustand, wieder her. **Gyrasen** erfüllen wichtige Funktionen bei der **Replikation** der **bakteriellen DNA**. Da sie sich von den entsprechenden Topoisomerasen der Eukaryonten unterscheiden, können Gyrasehemmer als selektiv wirkende Antibiotika eingesetzt werden (▶ Kap. 3.3.6).

Die Funktion der DNA-Polymerase II ist nicht bekannt. Die DNA-Polymerase III ist das Enzym, das die Polymerisationsreaktionen bei der Replikation der DNA ausführt. Auch sie ist mit Exonukleasen assoziiert. In eukaryontischen Zellen findet man ebenfalls drei DNA-Polymerasen.

An der DNA-Replikation sind noch weitere Enzyme und Proteine beteiligt, darunter Helikasen (nicht strangschneidend) und Topoisomerasen (strangschneidend).

Funktion der Topoisomerasen bei der Replikation der DNA

Die DNA liegt als Doppelhelix vor. Vor der Replikationsgabel muss die Windung der DNA aufgehoben werden. Hierzu müssen einmal die superhelikalen Bereiche aufgelöst und zum anderen die Doppelhelix entwunden werden. Ohne die Aktivität der Topoisomerasen müsste die DNA vor der Replikationsgabel ständig rotieren, um die Windungen der DNA aufzuheben. Durch die Topoisomerasen wird jedoch vor der Replikationsgabel ein Art „Drehgelenk" gebildet, sodass nur ein kurzer Abschnitt der DNA gedreht und damit entwunden werden muss.

Typ-I-Topoisomerasen (▶ Kap. 3.1.1) erzeugen einen **Einzelstrangbruch**. Hierdurch können die DNA-Stränge beiderseits an dieser Stelle frei gegeneinander rotieren. Als Drehgelenk wirkt dabei die dem Einzelstrangbruch gegenüberliegende Phophodiesterbindung. Solche Vorgänge finden nicht nur bei der Replikation, sondern auch bei der Transkription statt (◉ Abb. 3.48).

Typ-II-Topoisomerasen binden an beide Doppelstränge der DNA-Helix gleichzeitig, erzeugen vorübergehend einen Doppelstrangbruch und können eine andere Stelle der Doppelhelix durch diesen Durchgang „hindurchreichen". Dies verhindert eine Verknäuelung der DNA während der Replikation.

Insgesamt bewirken die Topoisomerasen eine Entwindung der DNA bei der Replikation (und Transkription). Umgekehrt überführen Topoisomerasen die DNA in superhelikale Formen durch Einführung von negativ superhelikalen Strukturen. Verschiedene Schritte der DNA-Replikation sind energieabhängig und benötigen ATP als energiereiche Verbindung. DNA-abhängige ATPasen sind z. B. Helikasen und Topoisomerasen.

Die Menge an neu synthetisierter DNA in einem Organismus ist hoch. Schätzungsweise werden beim Menschen täglich etwa 200×10^9 Erythrozyten aus Vorläuferzellen gebildet. Bei einer DNA-Länge von 2 m pro diploider Körperzelle ist für 200×10^9 Zellteilungen eine DNA-Neusynthese von einer Gesamtlänge von 400×10^6 km erforderlich. Dies entspricht etwa 1000-mal der Entfernung der Erde zum Mond.

Zusammenfassung

- Die Replikation der DNA wird von DNA-Polymerasen katalysiert. Da Nukleinsäuresynthese immer vom 5'-Ende zum 3'-Ende verläuft und die beiden komplementären DNA-Stränge zueinander antiparallel angeordnet sind, wird die DNA des sogenannten Leading-Strangs kontinuierlich entlang der Replikationsgabel, der des sogenannten Lagging-Strangs hingegen diskontinuierlich in Form von Okazaki-Fragmenten synthetisiert.

- DNA kann von DNA-Polymerasen nur verlängert werden. Hier hilft die Primase – eine RNA-Polymerase – aus, die komplementär zum Matrizen-DNA-Strang eine kurze RNA, den RNA-Primer – synthetisiert. Ferner sind an der Replikation noch eine Helikase, Einzelstang-DNA-Bindeproteine und Topoisomerasen beteiligt.

- Topoisomerasen sind sehr essenzielle Enzyme, die in der sich aufwindenden doppelsträngigen DNA Überspiralisierungen lösen bzw. diese wieder aufbauen. Wegen ihrer großen physiologischen Bedeutung sind Topoisomerasen auch validierte Zielstrukturen für Hemmstoffe, die bei bakteriellen Infektionen, aber auch bei Tumorleiden eingesetzt werden.

- Eine Sonderform der DNA-Polymerasen ist die Reverse Transkriptase, die RNA als Matrize benutzt, um DNA zu synthetisieren. Sie ist ein wichtiges Enzym der Retroviren und auch ein validiertes Target im Rahmen der komplexen Behandlung einer HIV-Infektion.

Die Zeit, die erforderlich ist, ein Genom komplett zu replizieren, hängt natürlich von der Größe des Genoms ab. Für die Replikation eines Phagengenoms lassen sich 7 Sekunden errechnen. Die Replikation einer ringförmigen Bakterien-DNA benötigt etwa 20–30 Minuten. Die Replikation der ungleich längeren DNA-Moleküle in den Chromosomen von Eukaryonten beginnt an mehreren Stellen gleichzeitig. Die DNA-Replikation erfolgt hier abschnittsweise. In den einzelnen Abschnitten kann die Replikation synchron oder auch zeitlich versetzt erfolgen. Aktiv replizierende DNA-Abschnitte werden als Replikons bezeichnet.

An diesen Stellen bewegt sich der Multienzymkomplex des Replikationsapparats an der DNA entlang und synthetisiert die neu zu bildenden DNA-Stränge.

Replikation der RNA

RNA, die bei manchen Viren an Stelle von DNA die Funktion des genetischen Materials übernimmt, liegt in der Regel einzelsträngig vor. Bei der Replikation tritt jedoch ein Doppelstrangstadium auf. Die einzelsträngige Virus-RNA, die in eine Zelle eingedrungen ist, dient in manchen Fällen als Matrize für die Synthese eines zweiten komplementären RNA-Strangs. Dieser zweite neugebildete RNA-Strang dient dann seinerseits als Matrize für die Synthese von RNA-Molekülen, die mit dem ersten, ursprünglich in die Zelle eingedrungenen Molekül identisch sind (▸ Kap. 6.2.2).

Ein Sonderfall liegt bei den Retroviren vor. Hier wird die virale RNA mithilfe einer „Reversen Transkriptase" zunächst in einen komplementären DNA-Strang, dann in einen DNA-Doppelstrang umkopiert. Dieser DNA-Doppelstrang kann in das Genom der Wirtszelle eingebaut werden. Der eingefügte DNA-Abschnitt dient dann als Matrize für die Neusynthese der viralen RNA (▸ Kap. 6.2.2).

3.3.2 Zellzyklus, Mitose und Meiose

Zellzyklus

Zellen durchlaufen ein sehr exakt kontrolliertes Programm, wenn sie sich anschicken, sich zu teilen. Dieses Programm bezeichnet man als Zellzyklus.

Im Zellzyklus, d. h. der Zeit von Zellteilung zu Zellteilung, werden vier Phasen unterschieden. Diese bezeichnet man als G_1-Phase (Gap, Lücke), S-Phase (S, Synthese), G_2-Phase und M-Phase (M, Mitose). Die G_1-Phase ist sowohl durch starke RNA-Synthese also auch Proteinbiosynthese gekennzeichnet. In der darauf folgenden S-Phase findet die Replikation der DNA statt. Das gesamte Genom der Zelle wird während des Zellzyklus einmal repliziert. Daran schließt sich die G_2-Phase an. Jedes Chromosom besteht nun aus zwei Chromatiden, die ursprünglich diploide Zelle ist also formal tetraploid. Die Zelle kann nun in die eigentliche Mitose eintreten, die durch Transport- und Verteilungsvorgänge geprägt ist. Diese Vorgänge lassen sich im Lichtmikroskop darstellen.

Die eigentliche Voraussetzung für eine Zellteilung, die DNA-Replikation, findet also während der S-Phase statt und kann nur durch Messung des DNA-Gehalts des Zellkerns erkannt werden. Die Vorgänge während der G_1-, S- und G_2-Phase finden zusammen in der Interphase zwischen zwei Kern- und Zellteilungen (M-Phasen) statt. Die Interphase macht die längste Zeitspanne des Zellzyklus aus.

Bei ihrer Vermehrung durchläuft also eine Zelle verschiedene, sich immer wiederholende, zyklische Phasen. In der G_1-Phase nimmt die Zelle an Größe zu und überwacht die äußeren Bedingungen für ihr Wachstum. In embryonalen, resp. in Zellen der primären Meristeme, folgen darauf unmittelbar die S- und die weiteren Phasen des Zellzyklus. Zellen, die sich zu Gewebszellen differenzieren, z. B. zu Zellen des Assimilationsparenchyms, Zellen der Wurzelrinde, der Epidermis oder des

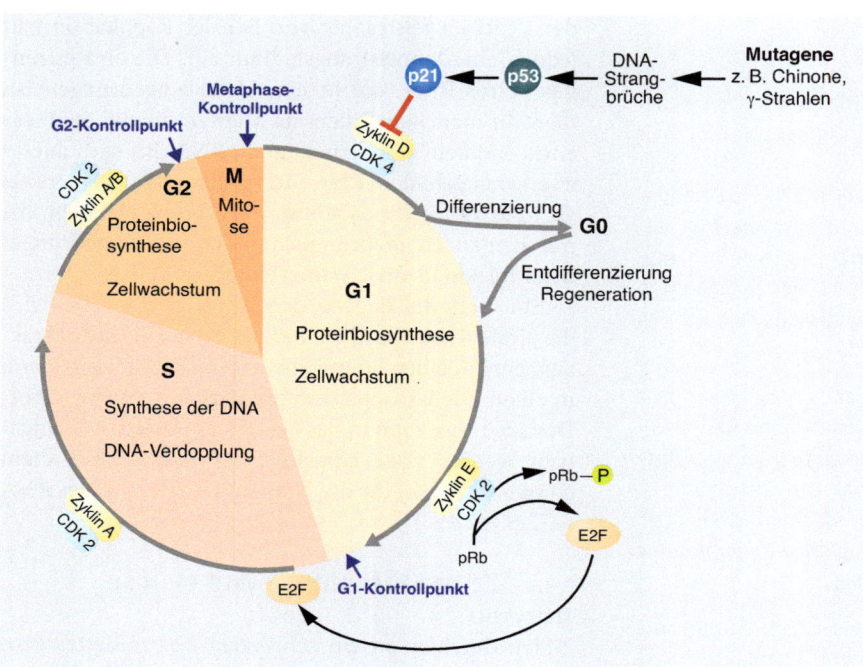

Abb. 3.49 Der Zellzyklus und Prinzipien seiner Regulation

Kollenchyms etc. verharren dagegen in der G_1-Phase bzw. gehen in eine Dauerphase, die G_0-Phase, über. Erst durch Vorgänge der Entdifferenzierung, z. B. bei Regeneration oder der Bildung von Sekundärmeristemen, kann der Zellzyklus solcher Zellen wieder weitergeführt werden.

Der Ablauf des Zellzyklus wird zentral gesteuert. Die Kontrolle wird von einer Vielzahl von Proteinen ausgeübt. Diese überwachen beispielsweise die Umgebung der Zelle, ihren Teilungszustand und DNA-Schäden. Des Weiteren steuern sie die für die Zellteilung nötigen Syntheseschritte. Außerordentlich wichtig ist die Überwachung der Zellumgebung. Unter ungünstigen Bedingungen wird der Zellzyklus angehalten. Man kennt drei Kontrollpunkte. So pausiert die Zellteilung beispielsweise am G_2-Kontrollpunkt so lange bis die Umgebungsbedingungen günstig sind, die DNA vollständig repliziert ist und die Zelle eine gewisse Größe erreicht hat. Erst dann erfolgt der Übergang in die M-Phase.

Bei der Regulation der wichtigen Übergänge im Zellzyklus spielen Proteinkinasen (**CDKs, cyclin-dependent Kinases**) eine entscheidende Rolle. Die Aktivität der CDKs wird durch zwei Proteinfamilien, die **Zykline** und die **CDK-Inhibitoren**, beeinflusst. Die aufeinander folgenden Aktivierungen der CDKs führt die Zelle durch den Zellzyklus. Die Regulierung der CDK-Aktivität erfolgt über Bindung an Zykline und durch Phosphorylierungsreaktionen sowie über die Bindung von CDK-Inhibitoren. Die Zykline sind regulatorische Untereinheiten der CDKs und sind die Voraussetzung für deren Kinase-Aktivität. Zykline werden zu spezifischen Zeitpunkten des Zellzyklus gebildet bzw. abgebaut. Wegen dieses zyklischen Auftretens werden sie als Zykline bezeichnet. Zykline binden an die Kinasen und aktivieren sie zur Phosphorylierung regulatorischer Faktoren. Ein Beispiel ist die Phosphorylierung des sogenannten Retinoblastom-Proteins, pRb, in der G_1-Phase. An den pRb-Komplex ist der Transkriptionsfaktor E2F gebunden. Durch die Phosphorylierung zu pRb-P durch CDK2 wird E2F aus dem Komplex freigesetzt und aktiviert Gene für die DNA-Replikation in der S-Phase des Zellzyklus (Abb. 3.49). Eine weitere Zyklinklasse (Mitotisches Zyklin B) regelt den Übergang von G_2 zu M. Diese Kinase bleibt inaktiv, solange sie selbst an zwei spezifischen Aminosäuren phosphoryliert ist. Erst beim Übergang von der G_2- zur M-Phase wird sie durch Dephosphorylierung aktiviert und phosphoryliert ihrerseits Faktoren, die den Übergang von G_2 zu M regulieren.

Zur Gruppe der zahlreichen CDK-Inhibitoren, die das Zellwachstum abbrechen können, zählt auch das Protein p21. Es bindet an alle G_1-aktiven CDK/Zyklin-Komplexe, unterbricht damit den Zellzyklus und gibt so der Zelle die nötige Zeit für eine DNA-Reparatur. p21 kann durch eine Vielzahl von Substanzen, z. B. Wachstumsfaktoren, Zytokine, Tumorpromotoren, Zytostatika, UV- und Gamma-Strahlung aktiviert werden. Diese Faktoren lösen zuerst die Bildung eines weiteren Proteins, des p53, aus. Unter dem Einfluss der oben genannten Faktoren wird p53 in den Zellkernen der betroffenen Zellen verstärkt gebildet. Auf der Ebene der Transkription, also durch Genregulation, erfolgt dann die Aktivierung der Bildung von p21 durch das Protein p53. p53 kann über zwei Bindungsstellen innerhalb des p21-Promotors an die DNA binden und damit die Transkription des p21-Gens induzieren. Dieser p53-abhängige Aktivierungsweg von p21 läuft dann ab, wenn in der DNA Strangbrüche, verursacht durch Gamma-Strahlung oder Zytostatika, auftreten. Das p21-Protein bindet an CDK-Zyklin-Komplexe, die der G_1-Phase zugeordnet sind, und hält damit den Zellzyklus in der G_1-Phase an. Damit wird die Zellteilung unterbunden. Das Anhalten des Zellzyklus in der G_1-Phase gibt der Zelle Zeit zur Reparatur der DNA-Schäden. p21, dessen Bildung noch auf anderen Wegen aktiviert werden kann, spielt also eine zentrale Rolle bei der Zellteilung.

Das Protein p53 ist ein Tumorsuppressor. In etwa 50 % aller menschlichen Tumoren ist das p53-Gen mutiert. Hierdurch bedingt, kommt es zu einem ungebremsten Wachstum dieser Zellen, da in diesen Zellen das p21-Gen nicht in genügendem Ausmaß aktiviert werden kann. Durch eine Einschleusung von p21 in Tumorzellen konnte das Wachstum verschiedener Tumore in Gehirn, Lunge, Prostata, Knochen und Darm, gehemmt werden.

Wichtige Vorgänge der Regulierung des Zellzyklus und damit der Zellteilung laufen in der G_1-Phase ab. In der frühen G_1-Phase ist die Entscheidung über Wachstumsstillstand und eventueller Differenzierung (Einleitung der G_0-Phase) oder Zellwachstum und Zellteilung noch offen. Zu einem späteren Zeitpunkt in der G_1-Phase fällt diese Entscheidung und die Zelle ist damit für die eine oder andere Entwicklung programmiert.

Mitose
Bedeutung
Zellen vermehren sich durch Zweiteilung. Eine Abfolge von Zellteilungen lässt einen vielzelligen Organismus entstehen.

Bei der mitotischen Kern- und Zellteilung, z.B. in Meristemen höherer Pflanzen, wird die Erbinformation gleichmäßig auf die beiden entstehenden Tochterzellen verteilt. Hierbei werden alle Chromosomen einer sich teilenden Zelle verdoppelt und die Spalthälften, die Chromatiden, gleichmäßig auf die beiden Tochterzellen verteilt. Die mitotische Kern- und Zellteilung ist eine **erbgleiche Teilung**. Dabei wird das Plasma einer Zelle ohne erkennbare Regelmäßigkeit durchtrennt. In den Zellkernen jedoch laufen geordnete Prozesse ab.

Der Zellteilung geht immer die Kernteilung, d.h. die Verteilung der Chromosomen, voraus. Lange vor der Kernteilung, noch in der Interphase, erfolgt die Verdoppelung der DNA in den Chromosomen. Schon vor Beginn der Mitose sind die **Chromosomen verdoppelt**. Die Mitose kann in mehrere Stadien zerlegt werden, die sich im Lichtmikroskop verfolgen lassen (o Abb. 3.50).

Prophase: Im Zellkern werden die Chromosomen als fädige Strukturen erkennbar. Die Chromosomen ver-

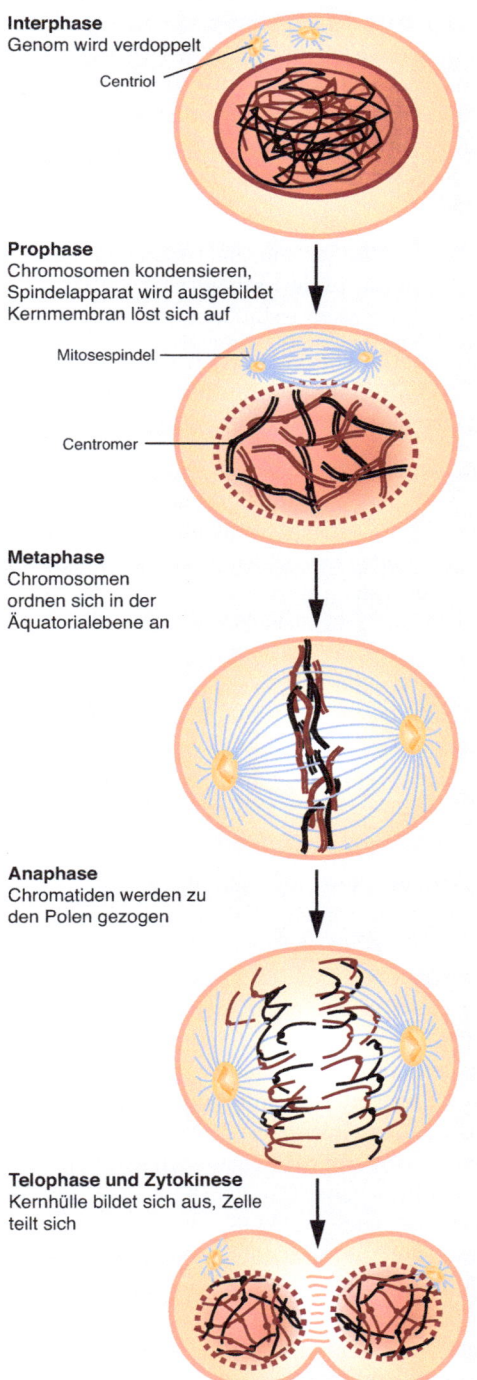

Abb. 3.50 Mitose einer Tierzelle. Die Phasen sind halbschematisch gezeichnet. Aus Gründen der Vereinfachung sind nur wenige Chromosomen abgebildet.

kürzen sich durch Spiralisierung immer mehr. Es ist zu erkennen, dass die Chromosomen als eng zusammenliegende Doppelfäden vorliegen. Die beiden Einzelfäden sind die Spalthälften der Chromosomen, die Chromatiden. Die Chromatiden werden durch die Centromeren zusammengehalten. Gegen Ende der Prophase wird die Kernmembran aufgelöst, die Nukleolen verschwinden.

Metaphase: Die Chromosomen sind nun maximal verdickt. Sie liegen in der Äquatorialebene der Zelle vor. Auch die Centromeren sind nun gespalten.

Anaphase: Die Chromatiden trennen sich und wandern zu den Polen der Zelle. Die Centromeren werden dabei offensichtlich von den Spindelfasern geführt.

Telophase: An den Polen der Zelle angelangt, entspiralisieren sich die Chromatiden wieder und verlieren dabei ihre deutliche Gestalt. Kernmembran und Nukleoli werden neu gebildet. Die beiden Tochterkerne gehen in den Interphasenzustand über. Die Zelle wird zweigeteilt. Es sind zwei neue, **erbgleiche** Zellen entstanden.

> ■ MERKE Wesentlicher Vorgang der mitotischen Teilung ist die Verdoppelung der Desoxyribonukleinsäure (DNA). Diese findet bereits in der Interphase (hier in der S-Phase), lange vor der Verteilung der Chromosomen auf die Tochterzellen, statt (o Abb. 3.49).

Störungen der Kern- und Zellteilung

Der Zellzyklus und damit Kern- und Zellteilung kann durch verschiedene Antibiotika gestört oder unterbrochen werden (▶ Kap. 3.3.6).

Die Bewegungen der Chromosomen während der Kernteilung werden vom Spindelapparat vermittelt. Dieser bildet sich während der Prophase aus, bei tierischen Zellen unter Vermittlung besonderer Zellorganellen, der Centriolen. Bei der Ausbildung des Spindelapparats wandern zahlreiche **Mikrotubuli** von den Polen der Zelle her auf die Kernhülle zu, die im Lauf der Prophase schließlich aufgelöst wird.

Am Ende der Kernteilung wird der Spindelapparat aufgelöst und die Spindelmikrotubuli werden umgebaut. Zwischen den Tochterkernen bildet sich bei Pflanzenzellen der Phragmoplast aus (▶ Kap. 1.2.2). In ihm finden sich zahlreiche, parallel gerichtete Mikrotubuli (▶ Kap. 1.4.12).

Die Funktion des Spindelapparats wird durch verschiedene Alkaloide gestört. **Colchicin** (o Abb. 1.79) hemmt die Aggregation des Spindelproteins (Tubulin). Hierdurch wird das Auseinanderwandern der Chromatiden während der Kernteilung verhindert. Unter dem Einfluss von Colchicin können sich die Chromosomen zwar teilen, aber die Chromatiden werden nicht mehr getrennt. Es findet weder Kern- noch Zellteilung statt. Alle Chromatiden werden schließlich in einen gemeinsamen Kern eingeschlossen. Man nennt diesen Vorgang eine **Endomitose**. Dies führt zu einer Vervielfachung des Chromosomensatzes, zu **Polyploidisierung** (▶ Kap. 3.4.2). Ein Diterpen aus der Eibe, das **Taxol**, unterstützt die rasche Ausbildung von Mikrotubuli und verhindert deren Depolymerisation. Hierdurch wird die Zellteilung unterbunden. Diese zytostatische Eigenschaft wird zur Behandlung des Ovarialkarzinoms genutzt.

Auch dimere Indolalkaloide aus *Catharanthus roseus*, besonders **Vincristin** und **Vinblastin**, stören die Kernteilung. Wegen ihrer antimitotischen und damit zytostatischen Wirkung können sie als **Onkologika** eingesetzt werden, z. B. bei gewissen Formen der Leukämie. Auch diese *Catharanthus*-Alkaloide interferieren mit den Mikrotubuli. Da die Zellteilung unter der Einwirkung von Colchicin und gleich wirkender Verbindungen nicht über die Metaphase hinausgeht, bezeichnet man solche Verbindungen als Metaphasengifte. Unter ihrer Einwirkung kann keine Aufteilung der Chromosomen auf die Tochterzellen erfolgen. Zu den Zytostatika zählen auch einige Antibiotika (▶ Kap. 3.3.6). Ihre zytostatische Wirkung beruht auf anderen molekularen Grundlagen.

Meiose

Bedeutung: Bei der Befruchtung vereinigen sich zwei haploide Gameten zur diploiden Zygote. Früher oder später im Entwicklungszyklus muss dann durch eine Meiose die Zahl der Chromosomen wieder auf den einfachen, haploiden Satz gebracht werden. Die Reduktion des Chromosomenbestands ist jedoch nur eine Folge der Meiose. Im Laufe der Meiose finden jene Vorgänge statt, die zur **Rekombination des Erbguts** führen, nämlich Umverteilung der väterlichen und mütterlichen Chromosomen und eine Umordnung der Gene auf den Chromosomen (o Abb. 3.51).

Prophase: Die Meiose weist eine besonders lange Prophase auf, in der die Vorgänge der Erkennung und Paarung der elterlichen homologen Chromosomen sowie des Cross-overs ablaufen. Man teilt die Prophase der Meiose deshalb in verschiedene Stadien ein.

Im Leptotänstadium (leptos, schmal, dünn) werden durch Spiralisierung der Chromosomen lange Chromosomenfäden erkennbar, die sich, wie in der Mitose, ständig verkürzen und verdicken. Im Gegensatz zur Mitose lassen sich hier jedoch noch keine Doppelstrukturen der Chromosomen erkennen. Im Zygotän (Zygos, Joch) ordnen sich die homologen Chromosomen paarweise an. Dieser Vorgang, die sogenannte **Synapsis**, ist der entscheidende ordnende Vorgang der Meiose.

Die Paarung je eines väterlichen und mütterlichen Chromosoms beginnt meistens an einem Ende der

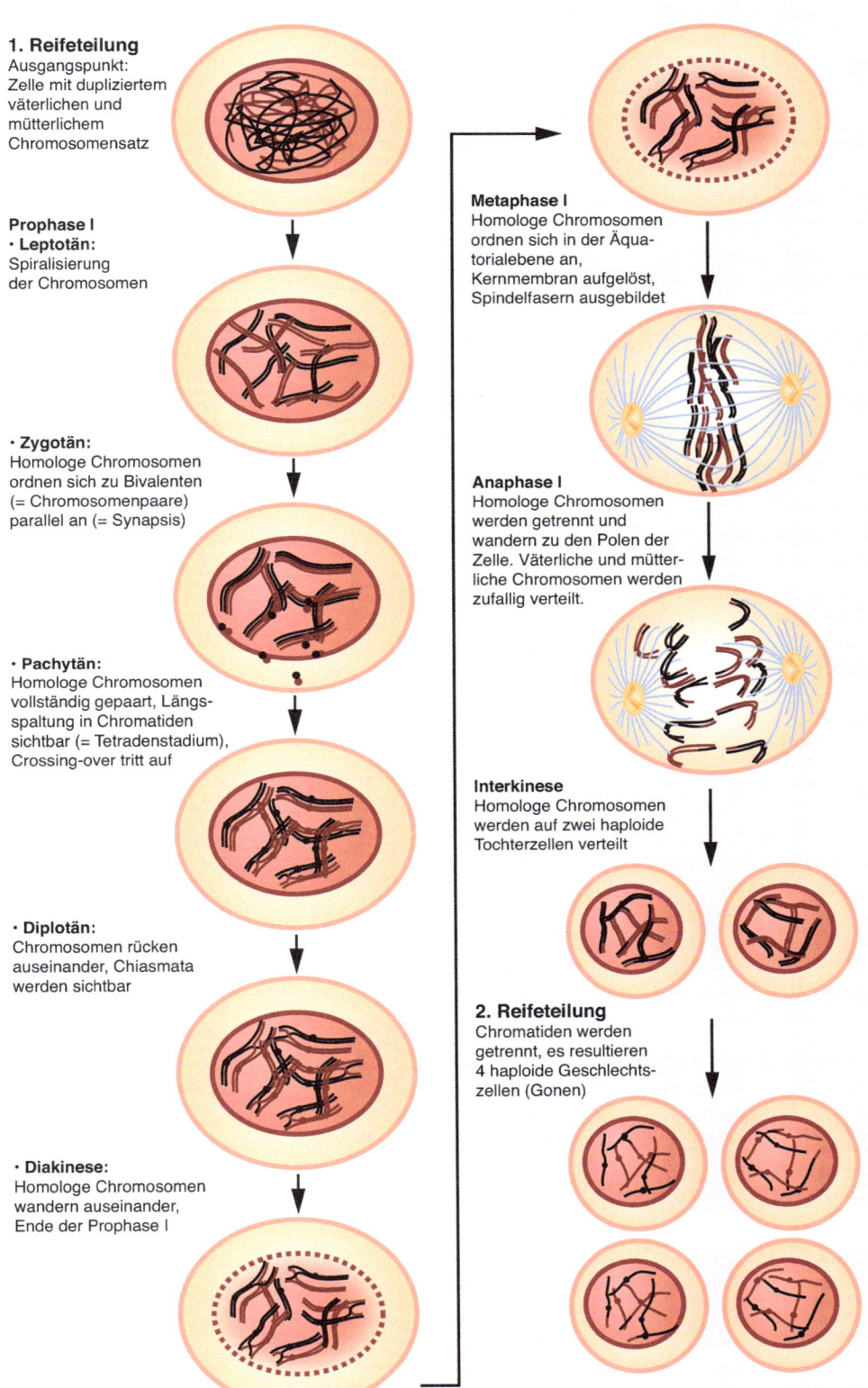

Abb. 3.51 Meiose am Beispiel von sieben Paaren homologer Chromosomen

Fäden. Im Pachytän (pachys, dick) sind die homologen Chromosomen schließlich vollständig gepaart. Die Chromosomen werden weiter verkürzt und verdickt. Sie lassen nun eine Längsspaltung, d. h. eine Teilung in Chromatiden, erkennen, sodass vier parallele Stränge vorliegen, eine sogenannte **Chromatidentetrade**. Die Chromosomen sind in diesem Stadium jeweils in zwei Schwesterchromatiden zerfallen. Im folgenden Diplotän (diploos, doppelt) wandern die homologen Chromosomen wieder auseinander. Zugleich werden sie stark verkürzt. An manchen werden beim Auseinanderwandern Überkreuzungen zwischen Chromatiden sichtbar, sogenannte **Chiasmata**. Diese sind zytologisch sichtbarer Ausdruck des Cross-overs, des Stückaustausches zwischen homologen Chromosomen. Dieses Cross-over findet zwischen Nichtschwesterchromatiden bereits in früheren Stadien der Meiose, im Zygotän der Prophase, statt. An den Überkreuzungsstellen verkleben die Chromosomen. An diesen Stellen bleiben die homologen Chromosomen beim Auseinanderwandern länger aneinander haften, wodurch die mikroskopisch sichtbaren Überkreuzungsfiguren, die Chiasmata, entstehen (o Abb. 3.51).

Ein Chiasma ist Folge eines vorher stattgefundenen, nicht sichtbaren Cross-overs. In der **Prophase** der Meiose findet also der Stückaustausch zwischen Nichtschwesterchromatiden homologer Chromosomen statt. Dieser führt zu einer Rekombination, einer Neuordnung der Gene, auf den Chromosomen und durch „**Kopplungsbruch**" (Faktorenaustausch) zu Rekombinationen.

Schließlich wird im Stadium der Diakinese die Kernmembran aufgelöst. Die Nichtschwesterchromatiden rücken nun ganz auseinander.

Metaphase: In der Metaphase der Meiose ordnen sich nicht wie bei der Mitose einzelne Chromosomen in der Äquatorialebene der Zelle an, sondern homologe Chromosomenpaare, die **Chromatidentetraden**.

Anaphase: Nun werden die homologen Chromosomen getrennt. Die Chromatidentetrade wird so aufgelöst, dass jeweils zwei Schwesterchromatiden zu einem Pol der Zelle wandern. Dabei bleibt es dem Zufall überlassen, welches der homologen Chromosomen zu welchem Pol gelangt. Väterliche und mütterliche Chromosomen werden hierdurch vermischt, die Chromosomen neu kombiniert. Die Folgen dieser Zufallsverteilung der homologen Chromosomen während der Anaphase äußern sich wieder durch rekombinante Nachkommen und drücken sich in den Gesetzmäßigkeiten der Mendel'schen Gesetze aus (**3. Mendel-Gesetz**: Chromosomen, d. h. Kopplungsgruppen, sind frei und unabhängig kombinierbar).

Telophase: An den Polen der Zelle finden sich nun jeweils zwei homologe Chromatiden. Sie entspiralisieren sich kaum.

An diese Reduktionsteilung I genannte Teilung, schließt sich unmittelbar eine weitere Teilung an, die Reduktionsteilung II. Diese verläuft mitoseartig. Die Chromatidpaare ordnen sich erneut in den Äquatorialebenen der beiden Tochterzellen an. Die Schwesterchromatiden werden getrennt und wandern zu den Polen der Zellen. Schließlich entstehen neue Kernmembranen. Durch diese Vorgänge sind **vier haploide Zellen**, Gameten, entstanden.

In der Meiose erfolgen also die zytologischen Vorgänge, Cross-over und Neuverteilung der Chromosomen, die die Grundlagen der Ergebnisse von Kreuzungsexperimenten bilden.

Zusammenfassung

- Die Zellteilung ist Teil des Zellzyklus, der sich in vier Phasen unterteilen lässt: G_1-Phase, S-Phase, G_2-Phase und M-Phase. Kontrolliert wird der Zellzyklus durch Zyklin-abhängige Kinasen (CDKs), die ihrerseits durch spezifische Zykline bzw. spezifische Inhibitoren aktiviert bzw. gehemmt werden.

- Die Zykline werden zu ganz bestimmten Stadien des Zellzyklus synthetisiert und danach auch wieder schnell abgebaut. Sie sind regulatorische Untereinheiten der CDKs und aktivieren diese zur Phosphorylierung regulatorischer Proteine. CDK-Inhibitoren unterbrechen den Zellzyklus an bestimmten Stellen, um der Zelle Zeit zu geben, wichtige Reparaturen an der DNA vorzunehmen, bevor das Erbgut auf zwei Tochterzellen verteilt wird.

- Wir unterscheiden zwei Typen von Zellteilungen: Die Mitose und die Meiose. In der Mitose wird DNA exakt dupliziert und jeweils eines der beiden diploiden Genome auf je eine Tochterzelle verteilt. Man kann die Mitose als Form der klonalen Vermehrung bezeichnen. In der Meiose hingegen werden die Genome halbiert, sodass haploide Zellen resultieren.

- Ferner kommt es im Verlauf der Meiose zu Rekombinationsereignissen zwischen homologen Chromosomen. Die Meiose liefert vier haploide Zellen, die Gameten, die zu den Keimbahnzellen gehören. Nur diese Zellen sind in der Lage, nach Fusion und Ausbildung einer Zygote genetische Information an eine nächste Generation von Individuen weiterzugeben.

3.3.3 Meiotische Systeme
Generationswechsel, Kernphasenwechsel

In vielzelligen Organismen mit sexueller Fortpflanzung werden geschlechtlich differenzierte Keimzellen, Gameten, gebildet. Diese sind haploid und verschmelzen bei der Befruchtung paarweise zur diploiden Zygote. Aus dieser entwickeln sich die Individuen der nächsten Generation. Früher oder später im Generationszyklus müssen dann durch eine Reduktionsteilung, eine Meiose, die Chromosomen wieder auf den haploiden Satz reduziert werden. Die Produkte der Meiose, jeweils vier Meiozyten, sind im Pflanzenreich vielfach als Meiosporen ausgebildet. Häufig liegen sie als Tetraden vor. Bei vielzelligen Pflanzen werden sie meist endogen in Meiosporangien gebildet. In vielen Fällen, z. B. bei heterosporen Farnen und höheren Pflanzen entstehen aus Meiosporen geschlechtlich differenzierte weibliche (größere, Makrogametophyten) oder männliche (kleinere, Mikrogametophyten) Gametophyten. In diesen Fällen sind die Meiosporen als Mega- bzw. Mikrosporen ausgebildet.

Meiosporen und Meiosporangien entstehen immer im Zusammenhang mit sexueller Fortpflanzung und treten nur in der Diplophase in Erscheinung. Mitosporen entstehen dagegen in der Folge von Mitosen und treten in der Diplo- und in der Haplophase auf. Reduktionsteilung kann sofort nach der Befruchtung, irgendwann später oder unmittelbar vor der Bildung der Gameten erfolgen.

Im Entwicklungsgang einer Pflanze wechseln sich also zwei verschiedene Generationen ab, der Sporophyt und der Gametophyt. Auf dem Sporophyten werden als Fortpflanzungszellen Sporen gebildet. Auf dem Gametophyten Gameten.

Der Wechsel zwischen Sporophyt und Gametophyt, also Wechsel zwischen zwei Generationen, die sich in verschiedener Weise fortpflanzen, wird Generationswechsel genannt. Sporophyt und Gametophyt können dabei selbstständige Individuen sein (z. B. bei Farnen: Der Gametophyt ist das Prothallium, die Farnpflanze ist der Sporophyt). Oder die eine Generation ist stark reduziert, entwickelt sich auf der jeweils anderen Generation und wird von dieser ernährt (z. B. bei Moosen: Der Gametophyt ist die Moospflanze, der Sporophyt entwickelt sich auf dieser und besteht nur aus einem Stielchen, dem die Sporenkapsel aufsitzt). Bei höheren Pflanzen (Angiospermae) ist der Gametophyt stark reduziert. Der männliche und der weibliche Gametophyt entwickeln sich auf dem Sporophyten. Der Sporophyt ist die Pflanze.

Je nach zeitlicher Lage der Reduktionsteilung im Generationszyklus ergeben sich haploide, diplohaploide oder diploide Organismen. Einen besonderen Fall stellen die **Dikaryohaplonten** dar (Ascomyceten, Basidiomyceten, ▶ Kap. 9).

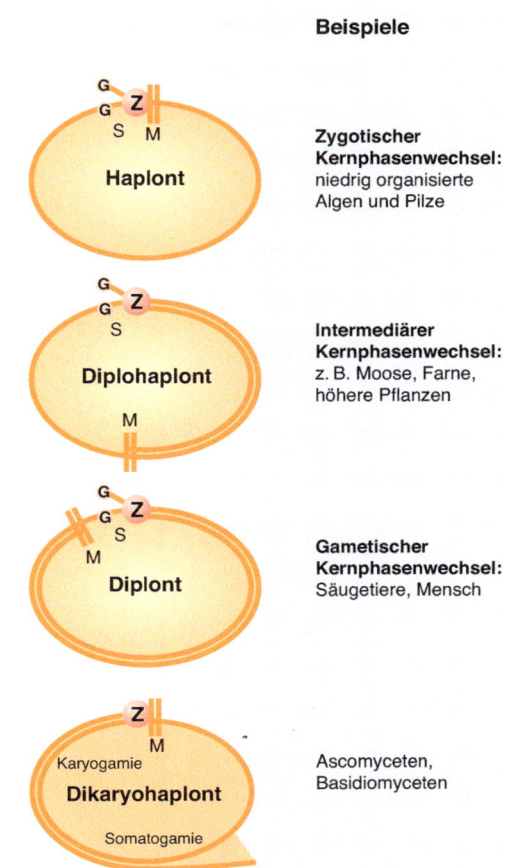

○ **Abb. 3.52** Schema wichtiger Typen des Kernphasenwechsels. Die ontogenetische Entwicklung ist im Uhrzeigersinn zu lesen. **S** Sexualvorgang, Verschmelzung der Geschlechtszellen, **M** Meiose, **Z** Zygote, **einfache Linie** Haplophase, **doppelte Linie** Diplophase, resp. dikaryontische Phase

Bei allen Organismen mit geschlechtlicher Fortpflanzung tritt im Entwicklungszyklus ein Kernphasenwechsel auf. Die haploiden Gameten verschmelzen zur diploiden Zygote. Eine haploide und eine diploide Phase wechseln sich ab (○ Abb. 3.52).

Haplonten
Bei Haplonten erfolgt die Meiose, d. h. die Reduktion der Chromosomenzahl, bereits als erste Teilung der Zygote (Zygotischer Kernphasenwechsel). Die diploide Phase beschränkt sich auf eine Zelle, die Zygote. Der Vegetationskörper dieser Organismen liegt in der haploiden Phase vor. Dies ist der Fall bei vielen Algen und Pilzen.

Diplohaplonten
Bei Diplohaplonten liegt die Meiose intermediär im Entwicklungszyklus (Intermediärer Kernphasenwechsel). Die Zygote und die nachfolgenden Zellen teilen

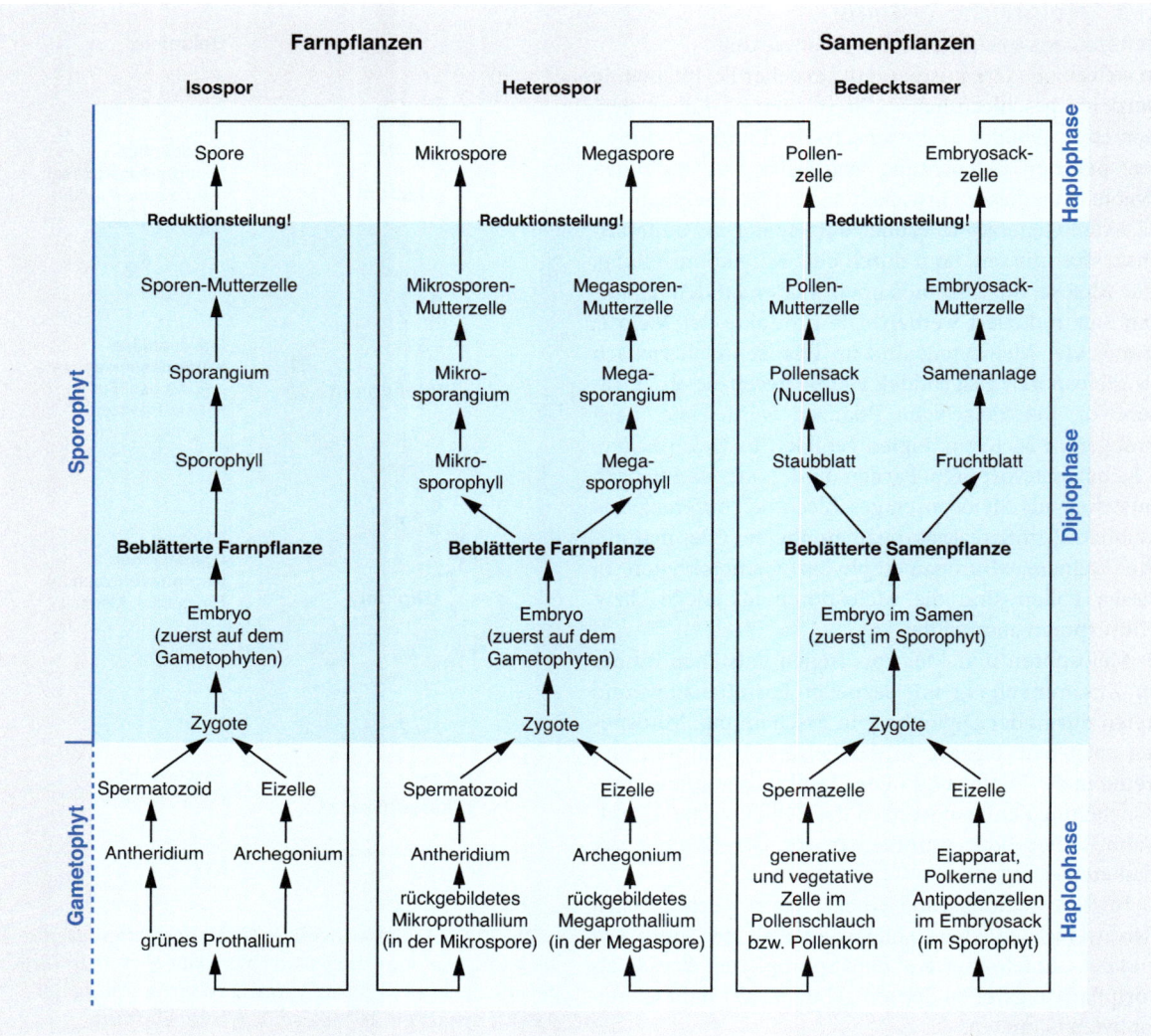

Abb. 3.53 Vergleich des Generations- und Kernphasenwechsels bei den iso- und heterosporen Farnpflanzen sowie den Samenpflanzen. Homologe Entwicklungsphasen, Fortpflanzungszellen und -organe stehen jeweils auf der gleichen Ebene.

sich mitotisch bis irgendwann im Entwicklungszyklus solcher Organismen eine Meiose und damit verbunden die Reduktion der Chromosomenzahl stattfindet. Aus der Zygote entwickelt sich somit zunächst ein diploider Sporophyt, nach der Reduktionsteilung ein haploider Gametophyt. Die diploide Phase solcher Organismen ist nicht, wie bei den Haplonten, auf die Zygote beschränkt. Dies ist der Fall bei höher organisierten Algen, z. B. Laminarien, Moosen, Farnen und höheren Pflanzen (o Abb. 3.53). Im Zuge der Höherentwicklung der Organismen wird die haploide Phase immer weiter reduziert. Bei Moosen beispielsweise ist die eigentliche Moospflanze der haploide Gametophyt. An ihr entwickeln sich in männlichen und weiblichen Geschlechtsorganen die Gameten. Nach der Befruchtung wächst aus der Zygote, der befruchteten Eizelle, der Sporophyt, ein Stielchen mit der Sporenkapsel, der vom Gametophyten ernährt wird. Bei der Bildung von Sporen in der Sporenkapsel erfolgt die Reduktionsteilung. Die haploiden Sporen keimen aus und bilden nach einem kurzen Zwischenstadium (Protonema) den Gametophyten.

Farnpflanzen dagegen sind diploid (Sporophyten). Sie bilden meist an der Unterseite der Farnwedel nach der Reduktionsteilung haploide Sporen, aus denen sehr kleine selbstständige Organismen, die Prothallien als Gametophyten hervorgehen. Auf diesen entwickeln sich männliche und weibliche Geschlechtsorgane und in diesen die männlichen und weiblichen Gameten. Bei den höheren Pflanzen (Angiospermae) bestehen die Gametophyten schließlich nur noch aus wenigen Zellen. Hier ist die Pflanze der diploide Sporophyt. Im Pollensack (dem Mikrosporangium) entwickeln sich die Pollenmutterzellen (Mikrosporenmutterzellen). Durch Reduktionsteilung entstehen daraus die Pollenzellen

(Mikrosporen), die sich zu Pollenkörnern differenzieren (▶ Kap. 2.7.1). In den Pollenkörnern erfolgt die Entwicklung des stark reduzierten männlichen Gametophyten (Mikrogametophyt). Die einkernige Pollenzelle teilt sich mitotisch in eine vegetative und eine generative Zelle. Nach einer zweiten mitotischen Kernteilung entstehen aus der generativen Zelle, meist erst im Pollenschlauch, zwei Spermazellen (Mikrogameten). Der Kern der einen Spermazelle verschmilzt mit dem Kern der Eizelle zur diploiden Zygote. Durch mitotische Kernteilungen entwickelt sich aus dieser der diploide Sporophyt, die Pflanze. Der männliche Gametophyt ist also bei den höheren Pflanzen (Angiospermae) auf drei Zellen reduziert.

Die Entwicklung des weiblichen Gametophyten (Makrogametophyt) beginnt mit der einkernigen Embryosackzelle (Megaspore). Durch mitotische Teilungen entwickeln sich aus dem Embryosack-Kern acht Zellkerne. Aus einem hiervon entsteht die Eizelle, aus anderen die Synergiden (2), die Antipoden (3) und die Polkerne (2). Auch der weibliche Gametophyt ist also bei den höheren Pflanzen auf wenige Zellen reduziert.

Der weibliche Gametophyt wird durch den Sporophyten ernährt, er „parasitiert" auf dem Sporophyten.

Diplonten
Erfolgt die Meiose erst unmittelbar vor der Gametenbildung, ist der betreffende Organismus ein Diplont (Gametischer Kernphasenwechsel). Die haploide Phase ist nur auf die Geschlechtszellen (Gameten) beschränkt. Dies ist der Fall bei Säugetieren und Menschen. Im Pflanzenreich sind Diplonten selten.

Haplodikaryonten
Im Entwicklungszyklus der höheren Pilze, Ascomyceten und Basidiomyceten, sind die Vereinigung der Zellen (Somatogamie) und die Verschmelzung der Zellkerne (Karyogamie) zeitlich getrennt. Während einer bestimmten Entwicklungsphase besteht der Vegetationskörper aus Zellen mit jeweils zwei getrennten Zellkernen (Dikaryontenstadium). Erst unmittelbar vor der Meiose vereinigen sich die beiden Kerne. Nach der Meiose beginnt die haploide Phase der betreffenden Organismen, der Dikaryohaplonten.

Verteilung von Erbanlagen am Beispiel eines Haplonten
Die grundsätzlichen Vorgänge der Vererbung lassen sich sehr gut am Beispiel eines Haplonten ableiten. Haplonten sind Organismen, die in allen vegetativen Zellen nur den einfachen, **haploiden Chromosomensatz** besitzen. Jedem erkennbaren Merkmal kann formal ein Gen zugeordnet werden. Ein haploider Zellkern besitzt nur ein Exemplar jedes einzelnen Gens. Dieses stammt entweder vom väterlichen oder mütterlichen Elternteil. Die Ausbildung eines Merkmals wird nur von diesem einen Gen, diesem einen Allel, determiniert. Die Gesetzmäßigkeiten der Neukombination von Erbanlagen werden hier nicht, wie bei den Diplonten, durch dominante oder rezessive Gene verdeckt bzw. kompliziert. Der **Phänotyp** entspricht hier dem **Genotyp**. Die Erbeigenschaften drücken sich unmittelbar als Merkmale aus.

Ein bekanntes Objekt für genetische Analysen ist der Pilz *Neurospora crassa*. Von *Neurospora* konnten zahlreiche Stoffwechselmutanten hergestellt und isoliert werden. Diese unterscheiden sich beispielsweise in der Fähigkeit, bestimmte Aminosäuren selbst synthetisieren zu können. Normalerweise ist *Neurospora* befähigt, alle Aminosäuren selbst zu synthetisieren. Solche **prototrophen Wildtypen** lassen sich zu **auxotrophen Formen** mutieren. Diese haben die Fähigkeit verloren, bestimmte Aminosäuren oder andere Substanzen selbst zu synthetisieren. Sie wachsen nur auf Nährmedien, denen diese Substanzen zugefügt sind. Solche Mutationen können z. B. die Aminosäuren Prolin, Leucin, Arginin und Glycin betreffen. Der Wildtyp kann diese selbst bilden. Er ist Prolin$^+$ (Pro$^+$), Leucin$^+$ (Leu$^+$), Arginin$^+$ (Arg$^+$) und Glycin$^+$ (Gly$^+$). Der Mutante müssen diese Aminosäuren über das Nährmedium zugeführt werden. Sie ist Pro$^-$, Leu$^-$, Arg$^-$ und Gly$^-$. Die Gene arg$^+$, arg$^-$, gly$^+$, gly$^-$ resp. leu$^+$, leu$^-$, pro$^+$, pro$^-$ liegen auf homologen Chromosomen. Sie sind auf das gleiche Merkmal wirkende Gene in unterschiedlichen Zustandsformen, d. h. es sind homologe Gene, die als Allele bezeichnet werden (○ Abb. 3.54).

Kreuzt man in einem angenommenen Beispiel den Wildtyp mit der auxotrophen Mutante, so werden durch die Vereinigung der Geschlechtszellen die Eigenschaften von Wildtyp und Mutante zusammengeführt. Die **diploide Zygote** vereinigt die Eigenschaften beider Eltern. Beide Eltern bringen symmetrisch und gleichberechtigt ihr Erbgut in die Zygote ein. Dabei ist das Ergebnis reziproker Kreuzungen gleich. Der Genotyp von Zygoten aus Kreuzungen mit diesen Eltern ist immer gleich, ist uniform. Bei *Neurospora* ist wie bei allen Haplonten die erste Kernteilung der Zygote sofort wieder eine **meiotische Teilung**. Der diploide Chromosomensatz der **Zygote** wird dabei zu einem **haploiden Chromosomensatz** reduziert und die Chromosomen auf die Tochterzellen, hier die Sporen, verteilt. Hierbei kann das Erbgut neu kombiniert werden. In der Nachkommenschaft treten Individuen auf, die den beiden Elterntypen gleichen. Daneben finden sich auch Individuen, die neue Merkmalskombinationen aufweisen. Solche **Rekombinanten** können beispielsweise Prolin und Leucin oder Arginin und Glycin selbst synthetisieren, während sie für die anderen beiden Aminosäuren noch auxotroph sind. Dabei zeigt es sich, dass die Erbeigenschaften für Prolin und

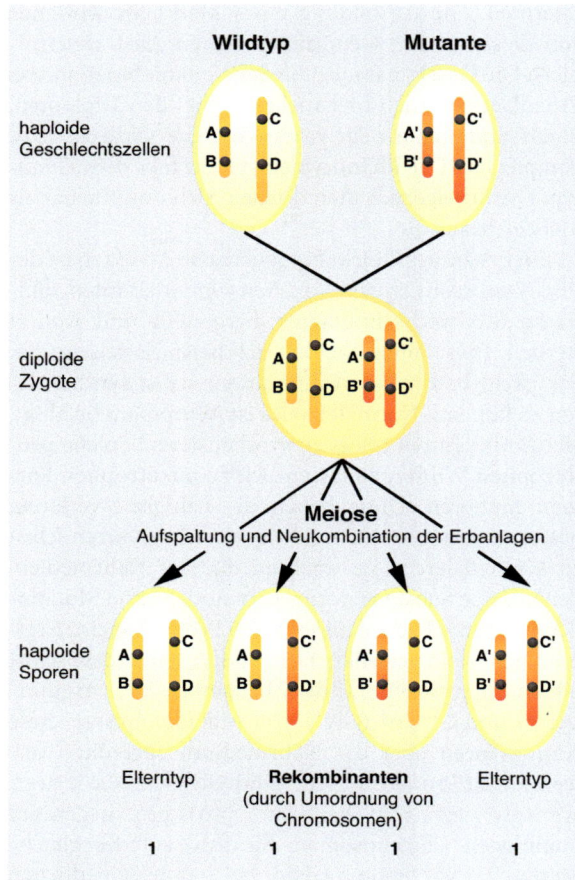

o **Abb. 3.54** Erbgang bei einem Haplonten

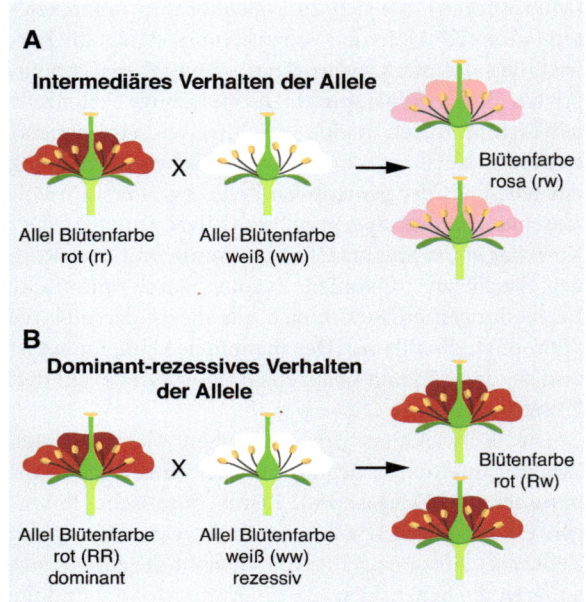

o **Abb. 3.55** Kreuzungsverhältnisse bei diploiden Organismen. **A** Bei der intermediären Vererbung resultieren beispielsweise aus rot und weiß blühenden Eltern in der F_1-Generation Nachkommen mit rosa Blüten. **B** Ist die Blütenfarbe der Nachkommen ebenfalls durchgängig rot, handelt es sich um eine dominant-rezessive Vererbung, d. h. die Blütenfarbe Rot ist dominant, Weiß dagegen rezessiv.

Leucin einerseits und Arginin und Glycin andererseits immer gemeinsam weitergegeben werden. Sie sind offensichtlich strukturell aneinander gekoppelt, liegen auf der gleichen Kopplungsgruppe bzw. dem gleichen Chromosom. Die vier möglichen Kombinationen, die aus einer solchen Kreuzung zu erwarten sind, treten im Verhältnis 1:1:1:1 auf, 50 % der Nachkommen entsprechen den beiden Elterntypen, den Parentaltypen, 50 % zeigen Neukombinationen von Erbeigenschaften, sind Rekombinanten. Diese Zahlenverhältnisse entsprechen einer Zufallsverteilung der Kopplungsgruppen während der Meiose (o Abb. 3.54).

Kreuzungsverhältnisse bei diploiden Organismen

Diplonten haben in allen Körperzellen, mit Ausnahme der Zellen der Keimbahn, den doppelten Chromosomensatz. Damit ist **jedes Gen doppelt** vorhanden. Bei der Befruchtung wurde eines vom Vater und eines von der Mutter beigesteuert. Ein Merkmal steht bei Diplonten also grundsätzlich unter der Kontrolle eines Genpaars. Sind die beiden homologen Gene im gleichen Zustand, d. h. liegen gleiche Allele vor, so wird natürlich im Phänotyp das hierdurch festgelegte Merkmal auftreten. Der betreffende Organismus ist in Bezug auf dieses Merkmal homozygot, reinerbig. In Bezug auf dieses eine Merkmal liegt eine reine Linie vor. Sind die Allele dagegen verschieden, wirken sich beide unterschiedlich auf das Merkmal aus. Der Organismus ist dann in Bezug auf dieses Material heterozygot, mischerbig. Es liegt ein **Hybrid**, ein **Bastard** vor. Dabei kann die Ausprägung des Merkmals verschieden erfolgen. Liegt es etwa in der Mitte zwischen den Merkmalen beider Eltern, spricht man von einer **intermediären Vererbung** (o Abb. 3.55). Bei Kreuzungen von weiß und rot blühenden Pflanzen z. B. kann die Blütenfarbe der Kreuzung, der Hybrid, rosa, d. h. intermediär, sein. Beide Allele haben zur Merkmalsbildung beigetragen.

In anderen Fällen bestimmt nur eines der beiden Allele das Merkmal. Dieses Allel ist **dominant**, das andere, das nicht auf den ersten Blick erkennbar zur Merkmalsbildung beiträgt, ist **rezessiv**. Seine Wirkung wird durch das dominante Gen überdeckt.

Die Dominanz eines Gens ist in den allermeisten Fällen nicht absolut. Fast immer wird die Anwesenheit eines rezessiven Gens an kleinen Unterschieden erkennbar sein. Die Wirkung eines Allels ist u. a. auch von äußeren Einflüssen, Umwelteinflüssen, abhängig. Unter Umständen kann hierdurch die Dominanz eines

Allels abgeschwächt werden. Dominantes oder rezessives Verhalten eines Allels ist also relativ und nur unter bestimmten Bedingungen ausgeprägt.

Da bei Diploiden jeweils ein Allelpaar auf die Merkmalsausbildung einwirkt, muss bei Diplonten der Genotyp, d. h. die Erbanlagen, nicht mit dem Phänotyp, den erkennbaren Merkmalen, übereinstimmen. Durch die Dominanz eines Gens verursacht, können gleichen Phänotypen unterschiedliche Genotypen zugrunde liegen. Die Deutung von Kreuzungsexperimenten wird hierdurch bei Diplonten komplizierter als bei Haplonten.

Monohybrider Erbgang, Mendel'sche Regeln
Kreuzt man zwei reine, d.h. homozygote Linien, die sich in einem Merkmal unterscheiden, so erhält man in der ersten Filialgeneration (F_1) eine Nachkommenschaft von einheitlichem, uniformem Aussehen. Beide Eltern (Parentalgeneration) bilden Gameten (Geschlechtszellen). Die Gameten vom männlichen bzw. weiblichen Elter sind dabei jeweils unter sich gleich. Männliche und weibliche Gameten unterscheiden sich jedoch in Bezug auf das eine Merkmal bzw. Allel. Bei der Befruchtung werden jeweils ein väterliches und ein mütterliches Allel in der diploiden, heterozygoten Zygote vereinigt. Aus dieser Zygote entwickelt sich durch fortlaufende Mitosen ein diploider Organismus, der in allen seinen Zellen den heterozygoten Zustand beibehält.

Alle Individuen der F_1-Generation sind erbgleich und erscheinungsgleich. Sie haben den gleichen Genotyp und den gleichen Phänotyp in Bezug auf das eine Merkmal (◯ Abb. 3.55). Dabei ist es gleichgültig, welche der beiden Eltern als Vater oder Mutter diente. Die Ergebnisse reziproker Kreuzungen sind gleich. Diese Gesetzmäßigkeiten sind im 1. Mendel'schen Gesetz beschrieben (◻ Tab. 3.1). Sinngemäß sind diese auch auf die Zygote der Haplonten übertragbar. Bei Diplonten hängt der Phänotyp der F_1-Generation davon ab, ob sich das Merkmal intermediär oder dominant/rezessiv verhält.

Bei der **Meiose**, die in der F_1-**Generation** zur Bildung der Geschlechtszellen führt, werden die homologen Gene, die Allele, von Vater und Mutter getrennt. Die Gameten der F_1-Generation sind ungleich. Kreuzt man zwei Individuen der F_1-Generation, so sind infolgedessen die Nachkommen, die F_2-Generation, unter sich nicht gleich (◯ Abb. 3.55). Die Merkmale spalten auf und das Erbgut wird zum Teil neu kombiniert. Durch Umverteilung der Chromosomen, die auch als Kopplungsgruppen bezeichnet werden, bestehen 50 % der Nachkommenschaft aus Individuen, die dem Parentaltyp gleichen und **homozygot** sind. 50 % der Nachkommen sind wieder **heterozygot**. Die Aufspaltung im Genotyp in 50 % Parentaltypen und 50 % Heterozygote entspricht der Aufspaltung bei den Haplonten.

Bei den Diplonten werden im Phänotyp diese Spaltungsverhältnisse bei dominant/rezessiven Verhalten der Allele maskiert. Hier ergeben sich Aufspaltungen der F_2-Generation im Phänotyp im Verhältnis 3:1. Drei Viertel der Nachkommen gleicht phänotypisch dem einen Parentaltyp, ein Viertel dem homozygot rezessiven Parentaltyp. Welche der Individuen mit dem dominanten Allel homozygot oder heterozygot sind, kann nur durch Rückkreuzung mit einem homozygoten Parentalindividuum gefunden werden. Bei intermediärem Verhalten der Allele spaltet die F_2-Generation im Phänotyp im Verhältnis 1:2:1 auf. Ein Viertel der Nachkommen gleicht jeweils einem der Eltern und ist somit jeweils homozygot. Zwei Viertel der Nachkommen sind heterozygot. Bei einem intermediären Verhalten der Allele lässt sich bei einem monohybriden Erbgang auch bei Diplonten in der F_2-Generation vom Phänotyp auf den Genotyp schließen. Diese Gesetzmäßigkeiten sind im 2. Mendel'schen Gesetz niedergelegt. Dies ist das sogenannte Spaltungsgesetz und beschreibt die statistische Verteilung von Merkmalen, die Zahlenverhältnisse bei der Aufspaltung der F_2-Generation, denen eine Umverteilung der väterlichen und mütterlichen Chromosomen bei der Bildung der Gameten der F_1-Generation und deren Kombination in der F_2-Generation zugrunde liegt. Dieses Gesetz wird auch das **Gesetz von der Reinheit der Gameten** genannt. Jeder Gamet enthält nur eines der Allele und ist in Bezug auf die Merkmalsbildung rein.

Das **dritte Mendel'sche Gesetz** besagt, dass Gene bei der sexuellen Fortpflanzung neu kombiniert werden können. Die am Beispiel des Haplonten *Neurospora crassa* gemachten Ausführungen über die freie und unabhängige Kombinierbarkeit von Kopplungsgruppen (Chromosomen) gelten selbstverständlich auch für Diplonten und lassen sich auch hier durch entsprechende Kreuzungsanalysen, wie sie erstmals von Mendel durchgeführt wurden, ableiten. Für die Verteilung der Gene (Allele) gilt jedoch die Einschränkung, dass Gene nur frei und unabhängig kombiniert werden können, wenn sie auf verschiedenen Chromosomen (Kopplungsgruppen) lokalisiert sind. Gene, die auf den gleichen Chromosomen liegen, werden gemeinsam vererbt und können durch Neuverteilung der Chromosomen während der Meiose nicht frei und unabhängig kombiniert werden.

Kreuzt man zwei reine Linien, die sich in zwei, drei oder mehr Merkmalen unterscheiden, spricht man von di-, tri- oder polyhybridem Erbgang. Die hier an einem monohybriden Erbgang (◯ Abb. 3.56) abgeleiteten einfachen Zahlenverhältnisse werden dann wesentlich komplizierter.

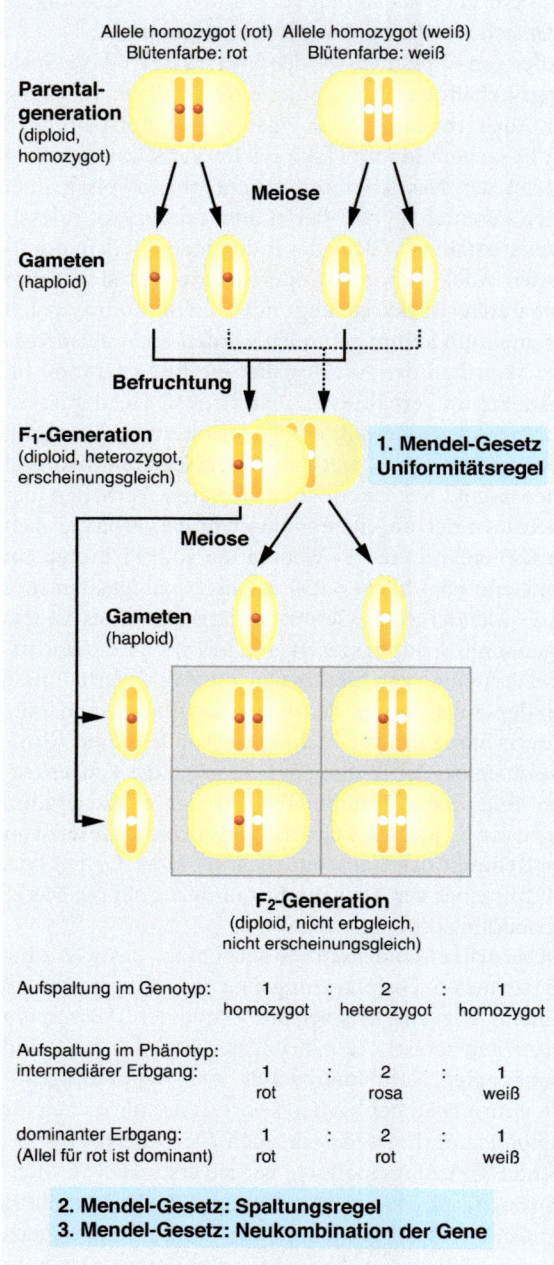

Abb. 3.56 Monohybrider Erbgang. Kreuzungsbeispiel zwischen einer Rasse mit roten und einer Rasse mit weißen Blüten

Die Bedeutung der Neukombination der Erbanlagen durch geschlechtliche Fortpflanzung lässt sich durch folgendes Zahlenbeispiel verdeutlichen. In einer Art mögen durch zufällige Mutationen 10 neue Rassen entstanden sein, d. h. 10 Allele sind mutiert. Bei ausschließlich vegetativer, ungeschlechtlicher Vermehrung der Individuen dieser Rassen würde die Zahl der Rassen über lange Zeit hinweg erhalten bleiben. Bei der geringen natürlichen Mutationsrate (auf 10^6 bis 10^{11} Zellteilungen kommt im Durchschnitt eine Mutation) ist die Aussicht gering, dass neue Rassen in einem kurzen Zeitraum hinzukommen. Können sich jedoch diese 10 Rassen geschlechtlich vermehren, d. h. können durch wechselseitige Befruchtung Genneukombinationen entstehen, so ergibt sich eine Kombinationsrate und damit eine mögliche Zahl neuer Rassen von $2^{10} = 1024$. Dies bedeutet, dass durch eine Kreuzung der 10 durch Mutation entstandenen Rassen 1024 im Genotyp verschiedene Genkombinationen entstehen können.

Durch die geschlechtliche Fortpflanzung und die damit verbundenen Vorgänge der Umverteilung von Chromosomen und der Neuverteilung von Genen auf homologen Chromosomen besitzen die Eukaryonten ein sehr erfolgreiches Verfahren zur Erzeugung genetischer Variation. Dies ist die Voraussetzung für die Weiterentwicklung der Organismen und der Anpassung an sich ändernde Umweltbedingungen. Auch die häufig beobachtete Variabilität der wirksamen Inhaltsstoffe der Arzneipflanzen beruht u. a. auf dieser genetischen Variabilität. Natürlich spielen auch der Entwicklungszustand des Individuums und seine Umwelt eine Rolle bei der Variabilität der Inhaltsstoffe, bzw. der Merkmale allgemein. Genetische Variabilität von Merkmalen kann deshalb nur analysiert werden, wenn sich die fraglichen Individuen in gleicher Umwelt und in gleichem Entwicklungszustand befinden.

Neuverteilung der Gene durch Kopplungsbruch

Oft lassen sich unter der Nachkommenschaft von Kreuzungen auch Rekombinationen finden, deren zahlenmäßiger Anteil von der Zufallsverteilung abweicht. Der Anteil solcher Rekombinanten in der Nachkommenschaft liegt im Verhältnis zu den Parentaltypen unter 50 %. Die Analyse dieser Rekombinanten zeigt, dass hier Erbeigenschaften, die normalerweise immer getrennt verteilt werden, da sie auf unterschiedlichen Kopplungsgruppen liegen, nun gemeinsam auftreten und auf die Nachkommenschaft der Rekombinanten gemeinsam weitervererbt werden. Dies kann nur durch den Austausch von Stücken zwischen homologen Chromosomen erklärt werden. Durch solche Austauschvorgänge wird die Kopplung von Genen durchbrochen, es kommt zu einem Kopplungsbruch. Dieser Stückaustausch führt zu einer Neuverteilung von Genen auf Chromosomen und es bilden sich neue Kopplungsgruppen. Dies geschieht durch ein **Cross-over**, ein Überkreuzen von Chromatiden homologer Chromosomen. Diese brechen an der Überkreuzungsstelle auseinander und ligieren wieder „über Kreuz" (**Abb. 3.57**).

Das Cross-over ist ein Zufallsereignis. Es findet in den Chromosomentetraden an zufälligen Stellen statt. Die Wahrscheinlichkeit, dass Genpaare durch ein Cross-over getrennt werden, ist umso größer, je weiter die beiden Gene auf einem Chromosom auseinander liegen. Die Austauschhäufigkeit ergibt damit ein Maß für die relativen Genabstände. Genaustausch durch Kopplungsbruch lässt sich nur erklären, wenn die Gene linear auf dem Chromosom angeordnet sind.

Zusammenfassung

- Im Entwicklungsgang von Pflanzen wechseln sich zwei verschiedene Generationen ab: der Sporophyt und der Gametophyt. Auf dem Sporophyt werden als Fortpflanzungszellen die Sporen, auf dem Gametophyt die Gameten gebildet. Beide Organismen können als getrennte Individuen oder zusammen als ein einzelnes Individuum vorkommen.

- Bei höheren Pflanzen ist der Sporophyt die Pflanze auf der die männlichen und weiblichen Gametophyten in stark reduzierter Form ausgebildet sind. Wir unterscheiden Haplonten (viele Algen und Pilze), Diplohaplonten (höher organisierte Algen, Moose, Farne und höhere Pflanzen), Diplonten (Säuger inkl. Mensch) und Haplodikaryonten (Ascomyceten und Basidiomyceten).

- Die wichtigsten Vererbungsregeln hat Mitte des 19. Jahrhunderts Gregor Mendel erarbeitet. Danach sind z. B. die Nachkommen zweier reiner, homozygoter Linien, die sich in einem Merkmal unterscheiden, alle gleich. Kreuzt man hingegen zwei Individuen der F_1-Generation, so sind diese nicht mehr gleich. Man erhält 50 % parenterale Genotypen und 50 % heterozygote Genotypen. Je nachdem, ob sich die Merkmale dominant oder rezessiv ausprägen, sind die Merkmale in den Heterozygoten zu erkennen bzw. nicht zu erkennen.

- Schließlich wurde von Mendel gefunden, dass sich Merkmale unabhängig voneinander vererben, wenn sie nicht auf gleichen Chromosomen liegen. Sind Merkmale hingegen gekoppelt, so können sie zwischen homologen Chromosomen während der Meiose ausgetauscht werden. Die Wahrscheinlichkeit einer solchen Rekombination ist umso größer, je weiter die Merkmale auf dem Chromosom voneinander entfernt sind. Wir reden in diesem Fall von Kopplungsbruch.

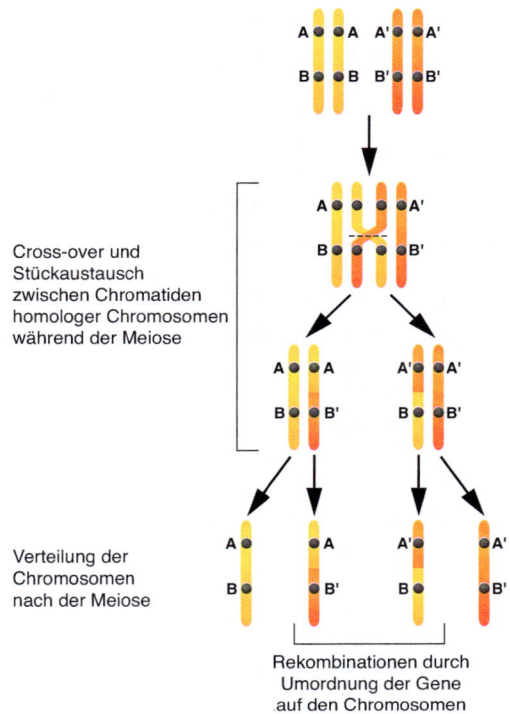

Abb. 3.57 Umordnung von Genen auf den Chromosomen durch Kopplungsbruch

3.3.4 Plasmatische Vererbung

Der weitaus größte Teil der genetischen Information ist bei den Zellen der Eukaryonten im Zellkern enthalten. Ein kleiner Teil jedoch findet sich auf der DNA von **Mitochondrien** und **Plastiden** (▶ Kap. 1.4.7, ▶ Kap. 1.4.8).

Diese außerhalb des Zellkerns liegenden Organellen haben ihren eigenen Anteil an Vererbungserscheinungen. Sie unterliegen jedoch nicht dem Verteilungsmechanismus von Mitose und Meiose und damit nicht dem der Mendel'schen Regeln.

Das gesamte außerhalb des Zellkerns liegende Erbgut wird als **Plasmon** bezeichnet und dem Erbgut des Zellkerns, dem Genom, gegenübergestellt. Das **Chondriom** ist das Erbgut der **Mitochondrien**, das **Plastom** das Erbgut der **Chloroplasten (Plastiden)**.

Die Phänomene der plasmatischen Vererbung werden oft bei Artkreuzungen sichtbar. Bei Artkreuzungen sind die **Nachkommen reziproker Kreuzungen** in der F_1-Generation in der Regel nicht gleich. Sie zeigen in ihrem Phänotyp jeweils mehr Ähnlichkeiten mit dem mütterlichen Organismus, d. h. sie sind **matroklin**. Dies beruht darauf, dass bei der Befruchtung der Eizelle durch einen der generativen Kerne des Pollenschlauchs von der väterlichen Pflanze zwar das ganze Erbgut des Zellkerns, in die Eizelle übertragen wird, nicht jedoch Plastiden und Mitochondrien mit ihrem Anteil am Erbgut. Die Nachkommenschaft hat ein Genom, das von beiden Eltern stammt. Das Plasmon wird jedoch nur von der Eizelle, d. h. der mütterlichen Pflanze, eingebracht. Artunterschiede im Plasmon werden deutlich in einer mehr zur Mutter neigenden Merkmalsausprägung (Matroklinie). Auch bei der Befruchtung einer tierischen Eizelle durch eine Spermienzelle wird von der Spermienzelle nur der Zellkern (Genom), nicht aber die Mitochondrien (Plasmon) übertragen. Die befruchtete Eizelle und alle Zellen des Organismus, der sich daraus entwickelt, haben nur mütterliche Mitochondrien.

Dies kann bei Artbastarden, z. B. zwischen Pferd und Esel, gezeigt werden. Bei Maultieren ist die Pferdestute das mütterliche Tier. Sie haben Mitochondrien-DNA der Pferde. Beim Maulesel ist die Eselstute das mütterliche Tier. Sie haben Mitochondrien-DNA von Eseln. Auch hier erklärt sich die unterschiedliche Ausprägung der Nachkommen reziproker Kreuzungen, also Maultier und Maulesel, durch unterschiedliche Zusammensetzung des Plasmons. Die Genome der beiden Artbastarde sind gleich.

■ MERKE Die Erbanlagen von Chloroplasten und Mitochondrien tragen zur Vererbung bei. Diese Erbanlagen unterliegen jedoch nicht der Mendel-Verteilung.

3.3.5 Parasexuelle (parameiotische) Systeme, Phagen und Plasmide

Bei **Prokaryonten** gibt es kein meiotisches System mit seinen Möglichkeiten der Schaffung von Neukombinationen von Erbeigenschaften. Bei Bakterien sind jedoch andere Systeme des Genaustausches bekannt. Es handelt sich um parameiotische oder parasexuelle Prozesse. Sie führen wie die Meiose bei Eukaryonten zu neuen Merkmalskombinationen. Die molekulare Grundlage der genetischen Information bildet in einer Bakterienzelle ein ringförmiges doppelsträngiges DNA-Molekül. Vor der Teilung einer Bakterienzelle wird dieses repliziert und die beiden Moleküle auf die Tochterzellen verteilt. Diese vegetative Vermehrung der Bakterienzellen führt zu erbgleichen Tochterzellen. Jede Bakterienzelle verfügt nur über die einfache Erbinformation. Veränderungen der DNA, Mutationen, sind unmittelbar im Phänotyp erkennbar. Für Vererbungsexperimente mit Bakterien sind vor allem auf Mutationen beruhende Stoffwechseländerungen von Bedeutung. Solche Stoffwechselmutanten unterscheiden sich vom Wildtyp etwa durch Resistenz gegen Antibiotika, durch Unvermögen zur Biosynthese von Aminosäuren oder durch Unvermögen, bestimmte Kohlenstoffquellen als Nährstoffe zu verwenden.

Durch das Studium der Übertragung solcher mutierter Gene ließen sich bei Bakterien drei parameiotische Prozesse finden:

1. Transduktion,
2. Transformation,
3. Konjugation.

Bei **Transduktionen** werden Gene mithilfe von Phagen von einem Bakterium auf das andere übertragen.

Von der **Transformation** einer Zelle spricht man, wenn diese durch Aufnahme von Bruchstücken fremder DNA, also Aufnahme neuer Erbeigenschaften, verändert wird. Die fremde DNA wird stabil in die DNA der Empfängerzelle eingebaut. Bei der **Konjugation** schließlich werden durch eine plasmatische Verbindungsbrücke zwischen zwei Bakterien Eigenschaften von einer Zelle in die andere geschleust. Durch solche Neukombinationen von Genen entstehen in einer Bakterienpopulation Individuen mit veränderten Eigenschaften.

Transduktion

Zum Verständnis dieses parameiotischen Prozesses sind Kenntnisse der Phagenentwicklung notwendig. Phagen sind „**Viren**", die sich in Bakterienzellen vermehren. Es gibt Tausende verschiedener Phagen. Für die Genetik wichtig und gut untersucht sind die Phagen T_1 bis T_7. Sie vermehren sich in bestimmten Stämmen von *Escherichia coli*. Diese Phagen sind in einen Kopf- und Schwanzteil gegliedert. Form und Größe des Kopfes weisen bei einzelnen Phagen Unterschiede auf. Er kann rund, polygonal oder zylindrisch sein. Auch Gestalt und Länge des Schwanzteiles sind verschieden. Am Ende des Schwanzteiles findet sich eine Platte mit 6 Krallen und 6 Schwanzfäden (o Abb. 3.58).

Chemisch bestehen Phagen aus **Protein** und **Nukleinsäure,** beispielsweise der Phage T_2 aus 60 % Protein und 40 % DNA. Als Nukleinsäure besitzen die meisten Phagen doppelsträngige DNA. Es gibt jedoch auch RNA-haltige Phagen. Die DNA von Phagen kann besondere Basen enthalten. So tritt beispielsweise bei den Phagen T_2, T_4 und T_6 an Stelle des Cytosins das 5-Hydroxymethylcytosin. Die DNA findet sich im Inneren des Phagenkopfes. Sie wird von Protein umhüllt. Ebenso wie die Hülle des Phagenkopfes bestehen Schwanzteil, Endplatte, Krallen und Schwanzfäden aus Protein.

Außerhalb von Bakterien zeigen Bakteriophagen keine Lebenserscheinungen. Sie besitzen wie andere Viren keinen eigenen Stoffwechsel und keine Enzymsysteme, die diesen aufrechterhalten könnten. Trifft ein Phage auf eine geeignete Bakterienzelle, so wird er an deren Oberfläche adsorbiert. Danach dringt die DNA des Phagen in die Bakterienzelle ein. Die Phagen-DNA determiniert die Synthese von Phagenproteinen mithilfe der Enzymsysteme der Zelle. Schließlich wird die Phagen-DNA repliziert und mit Phagenproteinen zu neuen Phagen zusammengebaut. Der Aufbau der Pha-

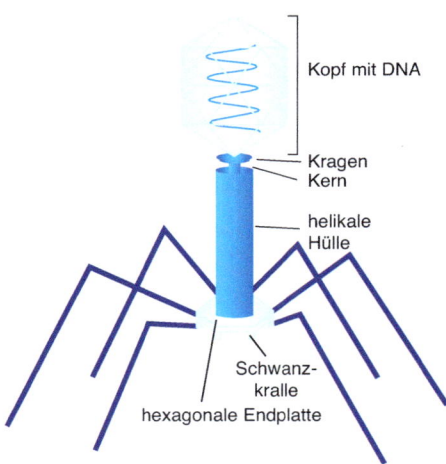

Abb. 3.58 Aufbau des Phagen T₄. Die Phagenhülle besteht aus Protein. Im Kopfteil ist die DNA eingeschlossen. Die Schwanzfäden dienen der Erkennung des richtigen Bakteriums, die Krallen zum Anheften an der Bakterienoberfläche. Der Schwanzteil bildet eine Kanüle, durch die die Phagen-DNA in das Innere eines Bakteriums injiziert wird.

gen-DNA und des Phagenproteins erfolgt mithilfe zelleigener Aminosäuren und Nukleotide, die durch Abbau von Proteinen und Nukleinsäuren der Bakterienzelle gewonnen werden. Dies führt zu einer Auszehrung und schließlich Auflösung (Lyse) der Bakterienzelle und damit zu deren Absterben. Schließlich platzt die Bakterienwand. Eine neue Phagengeneration von etwa 50–300 neugebildete Phagen wird pro Bakterienzelle freigesetzt. Der Entwicklungszyklus eines solchen **virulenten Phagen** beträgt etwa 10–20 Minuten (o Abb. 3.59).

Das Eindringen von Phagennukleinsäure in eine Bakterienzelle muss nicht in jedem Fall unmittelbar zur Lyse dieser Zelle führen. Die DNA **temperenter Phagen** kann nach dem Eindringen in die Zelle in die DNA des Bakteriums integriert werden. Es kommt damit nicht zu einer Lyse der Bakterienzelle. Diese in die Bakterien-DNA eingebaute Phagen-DNA wird mit der Bakterien-DNA repliziert und bei der Zellteilung auf die Tochterzellen verteilt, also regelrecht vererbt (o Abb. 3.60). Die Phagen-DNA kann jedoch nach einer mehr oder weniger langen Zeit der Integration in die Bakterien-DNA wieder freigesetzt werden. Dies führt, wie bei virulenten Phagen, zur Phagenvermehrung und in der Konsequenz zur Lyse der Bakterienzelle. Eine Bakterienzelle, die Phagen-DNA in ihrer eigenen DNA integriert enthält, nennt man lysigen, die integrierte Phagen-DNA bezeichnet man als Prophagen. **Lysigene Bakterien** sind häufig, beispielsweise bei Salmonellen, Staphylokokken, *Escherichia coli* oder *Pseudomonas aeruginosa*.

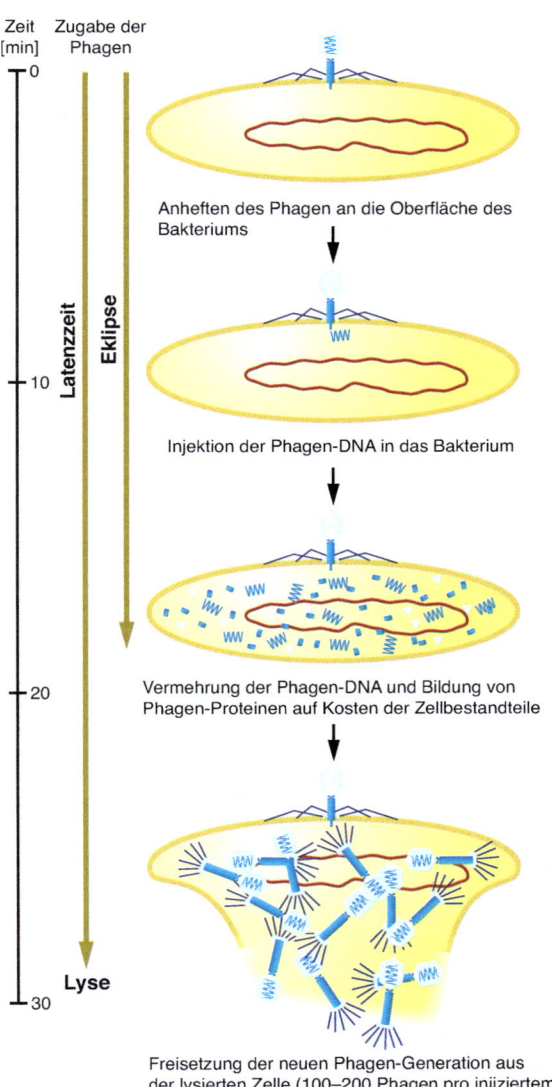

Abb. 3.59 Vermehrungszyklus virulenter Phagen

Konversion durch Phagen: **Lysigene Bakterien** können sich in verschiedenen Eigenschaften von Bakterien der gleichen Art, die keinen Prophagen tragen, unterscheiden. Beispielsweise geht bei Salmonellen die Anwesenheit bestimmter Prophagen mit dem Auftreten von O-Antigenen einher. In diesen Fällen determiniert das zusätzliche Genom spezifische Antigenstrukturen. Diphtherietoxine werden von Prophagen determiniert, d. h., nur Diphtheriebakterien, die einen Prophagen in ihrer DNA integriert haben, sind Krankheitserreger. Diphtheriebakterien ohne Prophagen sind harmlos. Auch die Bildung der Scharlachtoxine scheint an die Phagen-DNA in Scharlachbakterien gebunden zu sein. Durch die zusätzliche genetische Information des Prophagen kann also eine Merkmalsveränderung (**Konver-**

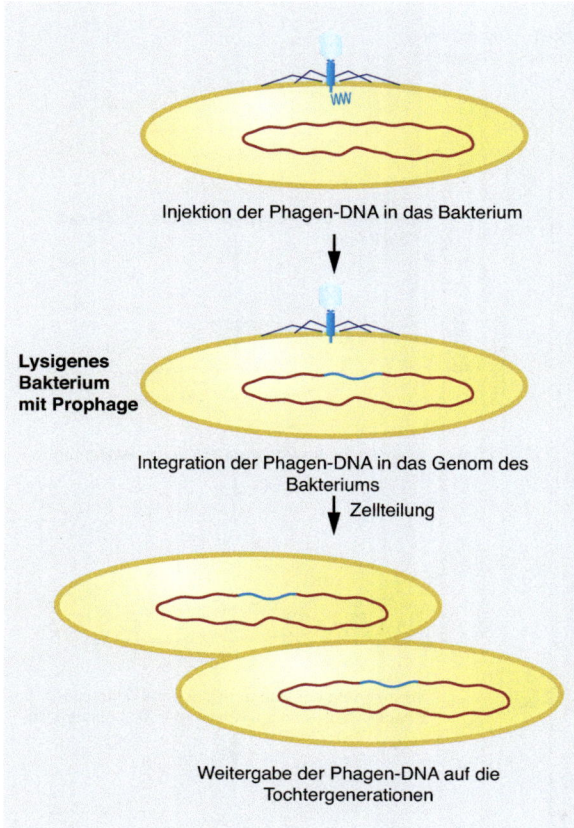

Abb. 3.60 Integration und Vermehrung eines temperenten Phagen

sion) der betreffenden Bakterien eintreten. Man spricht von einer **Phagenkonversion** oder besser von einer Konversion durch Phagen.

Genübertragung durch Transduktion: Temperente Phagen können genetische Information von einem Bakterium in ein anderes übertragen. Diesen Vorgang bezeichnen wir als **Transduktion**. Bei der Trennung der DNA temperenter Phagen vom Bakteriengenom kann ein Stück der Bakterien-DNA mit herausgelöst werden. Diese genetische Information des Bakteriums wird in der Folge mit der Phagen-DNA vermehrt und in die entstehenden Phagen eingebaut. Nach Befall einer neuen Bakterienzelle durch solche Phagen kann das Stück mitgeschleppter Bakterien-DNA in die DNA dieses neu infizierten Bakteriums eingebaut werden, das damit diese genetische Information neu gewinnt (Abb. 3.61). Experimentell lässt sich eine solche Transduktion mithilfe von Stoffwechselmutanten demonstrieren. Wesentlich ist die Transduktion von Resistenzeigenschaften bei **Staphylokokken**. Dort werden allerdings nicht Resistenzgene aus dem Bakterienchromosom transduziert, sondern Resistenzfaktoren (Plasmide) übertragen (▶ Kap. 3.3.5).

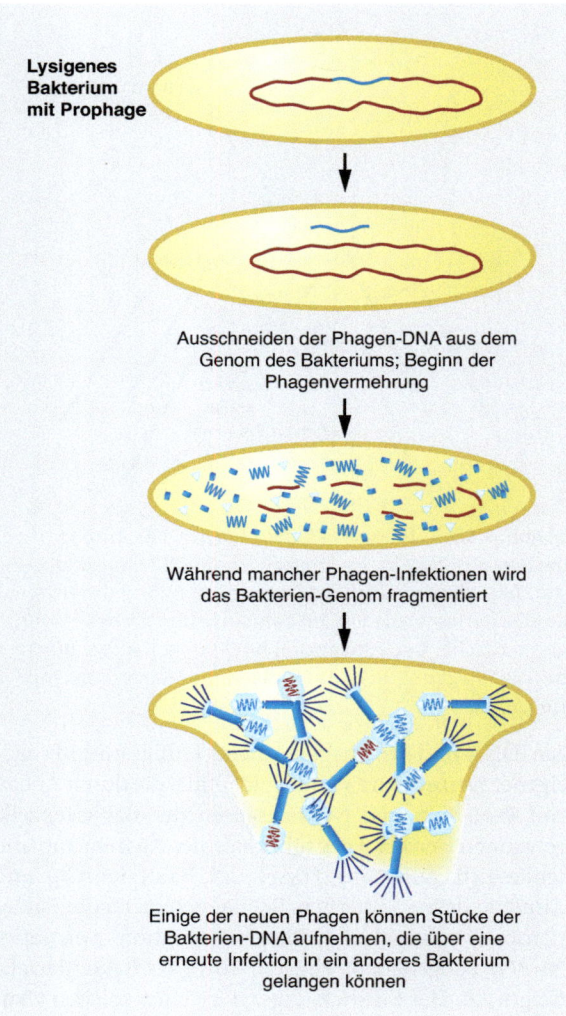

Abb. 3.61 Unspezifische Transduktion

Transformation

Bruchstücke von DNA können wie andere nieder- oder höhermolekulare Stoffe von der Bakterienzelle aufgenommen werden. Unter gewissen Voraussetzungen kann diese fremde DNA in die DNA der Bakterienzelle eingebaut werden. Sie wird dann mit dieser repliziert und wird Teil der Erbeigenschaften des Bakteriums. Durch diese zusätzliche genetische Information wird das betreffende Bakterium in seinen Eigenschaften verändert, **transformiert**. Die ersten Beobachtungen über Transformationen stammen von Griffith (1928). Er konnte nachweisen, dass hitzeabgetötete Zellen eines virulenten Pneumokokkenstamms Zellen eines nichtvirulenten Pneumokokkenstamms zu virulenten Zellen transformierten. Später ließen sich solche Transformationen auch mit zellfreien Extrakten des virulenten Stamms durchführen. 1944 konnte Avery die **DNA** als das **transformierende Prinzip** nachweisen. Damit war gleichzeitig ein wichtiger Beweis für die Behauptung erbracht, die DNA sei das genetische Material.

Durch Transformation lassen sich verschiedene Eigenschaften übertragen, etwa die Änderung des Kapseltyps, Resistenz gegen Antibiotika oder andere biochemische Fähigkeiten (o Abb. 3.62). Bei der Transformation werden offensichtlich doppelsträngige DNA-Bruchstücke mit einem Molekulargewicht um 5 Millionen aufgenommen. Dies entspricht etwa 1/200–1/500 des Gesamtgenoms einer Bakterienzelle. Kleinere DNA-Bruchstücke oder einzelsträngige DNA sind wirkungslos. Das Eindringen der DNA geht sehr schnell vor sich. Bereits nach 10 Sekunden ist die DNA in die Zelle aufgenommen. In der Zelle rekombinieren aufgenommenes DNA-Fragment und Genom, sodass die übertragenen Eigenschaften stabil verankert werden.

Konjugation

Für eine Genübertragung durch Konjugation ist der direkte Kontakt zweier Bakterienzellen erforderlich. Zwischen den beiden Bakterien wird dabei eine Plasmabrücke, ein Pilus, ausgebildet. Durch diese Plasmabrücke wird genetische Information von einem Bakterium zum anderen übertragen. Diese Übertragung erfolgt nur in eine Richtung. Das eine Bakterium fungiert als **Donor**, das andere als **Rezipient**. Das Donorbakterium besitzt einen F-Faktor (Fertility), es ist F^+. Dem Rezipientenbakterium fehlt dieser Faktor, es ist F^-.

F-Faktoren sind ringförmige DNA-Moleküle. Sie tragen, wie das Bakterienchromosom, Erbeigenschaften, u. a. auch die Gene, die die Pilusbildung codieren. Ein solcher F-Faktor kann unabhängig vom Bakterienchromosom in der Zelle vorkommen. Er wird jedoch in der Regel synchron mit dem Bakterienchromosom repliziert, sodass sich im Allgemeinen ein F-Faktor pro Zelle findet. Der F-Faktor kann jedoch auch, ähnlich einem Prophagen, in das Bakterienchromosom integriert sein. In diesem Zustand wird der F-Faktor natürlich auch mit dem Bakterienchromosom repliziert und bei der Zellteilung auf die beiden Tochterzellen verteilt. Ein Genom-assoziierter F-Faktor kann wieder in den episomalen Zustand übergehen und umgekehrt.

Eine Genübertragung erfolgt in aller Regel von F^+- zu F^--Bakterien. F^+-Bakterien konjugieren nur sehr selten mit F^+-Bakterien. F^--Bakterien konjugieren nicht miteinander. In vielen Fällen wird bei der Konjugation nur der F-Faktor übertragen. Hierdurch wird ein F^--Bakterium zu einem F^+-Bakterium und kann nun seinerseits mit F^--Bakterien konjugieren. Seltener werden durch Konjugation auch Stücke des Bakterienchromosoms übertragen. Dies gilt für sogenannte hfr-Stämme (high frequency of recombination). Bei diesen ist der F-Faktor in das Bakterienchromosom integriert. Er bricht vor der Konjugation an einer vorbestimmten Stelle auf und schiebt das Bakterienchromosom durch die Plasmabrücke des Pilus in das F^--Bakterium hinein. Hierbei werden häufig kleinere Stücke, und somit auch

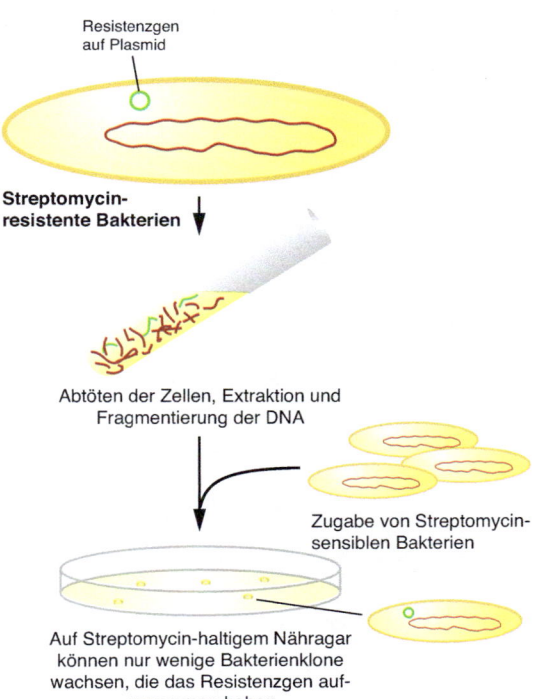

o **Abb. 3.62** Transformation

nur wenige Gene des F^+-Bakteriums in das F^--Bakterium übertragen und dann die Konjugation beendet. Der F-Faktor verbleibt in diesen Fällen in der Donorzelle. Durch Rekombination des übertragenen DNA-Stückes mit dem Bakterienchromosom der Rezipientenzelle wird das DNA-Fragment stabil in das Genom dieser Zelle eingebaut. Die Nachkommen dieser Zelle (o Abb. 3.63) besitzen dann neue Merkmalskombinationen.

Plasmide

Unter dem Begriff „Plasmid" werden Prophagen, F-Faktoren und R-Faktoren zusammengefasst. Sie wurden bisher bei Hefen und Bakterien gefunden. Plasmide sind kleine, zirkuläre, doppelsträngige DNA-Moleküle, die nur wenige Gene tragen. Ihre Größe beträgt etwa 1–2 % des Bakteriengenoms. Plasmide können sich unabhängig vom Genom der Wirtszelle vermehren. Unter Umständen erfolgt die Replikation plasmidischer DNA wesentlich schneller als die DNA des „Bakterienchromosoms".

Die Plasmide können unabhängig vom „Bakterienchromosom" durch **Konjugation** oder **Transduktion** von Bakterium zu Bakterium übertragen werden.

Die Gene, die diese zusätzlichen DNA-Ringe tragen, sind zwar für die normalen Funktionen der Zelle entbehrlich, verändern jedoch die Eigenschaften der Trägerzelle teilweise ganz erheblich.

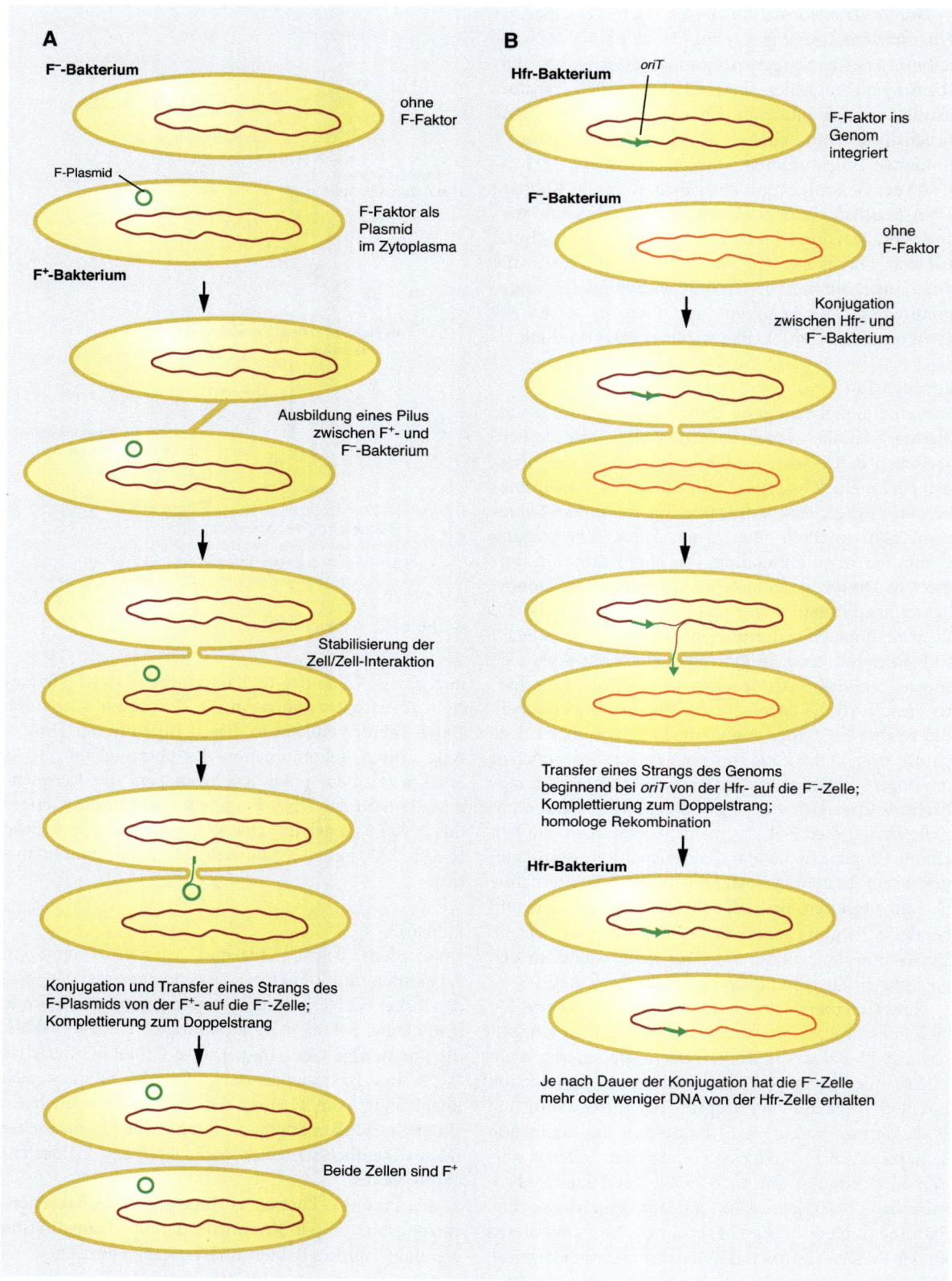

Abb. 3.63 Konjugation. **A** Genübertragung von F⁺- zu F⁻-Bakterien, **B** Genübertragung von hfr- zu F⁻-Bakterien

Plasmide haben sich als Vektoren zur Aufnahme und zur Übertragung von fremden Erbeigenschaften im molekularbiologischen Methodenrepertoire ihren festen Platz gesichert. In Plasmide können z. B. menschliche Gene eingebaut und in Bakterien, z. B. *E. coli*, zur Expression gebracht werden (▸ Kap. 3.5.1).

Übertragung von Resistenzen gegen Antibiotika

Von größter Bedeutung für Medizin und Pharmazie sind Plasmide, die Gene tragen, welche ihren Trägerbakterien Resistenzen gegen Antibiotika, Sulfonamide oder Desinfektionsmittel verleihen. Es sind dies sogenannte Resistenz-Faktoren (R-Faktoren). Solche **R-Faktoren** tragen Gene für Enzyme, die Antibiotika und Sulfonamide inaktivieren. Sie verleihen dadurch der Trägerzelle eine Resistenz gegen diese Arzneimittel. Man spricht hier von einer „extrachromosomalen" Resistenz. Selbstverständlich kann die Resistenz gegen Antibiotika auch durch Gene auf dem „Bakterienchromosom" determiniert werden. Plasmidisch bedingte Resistenzen haben jedoch die größte Bedeutung.

Solche plasmidbedingte Resistenzen sind bei verschiedenen Bakteriengruppen bekannt, so bei den gramnegativen Enterobakterien, z. B. *Escherichia coli* (Darmbakterien), *Salmonella* (Typhus und Paratyphus), *Shigella* (bakterielle Ruhr) sowie einer Reihe von Eiter- und Entzündungsbakterien der Gattungen *Aerobacter*, *Proteus* und *Klebsiella*. Extrachromosomale Resistenz ist auch von den grampositiven Staphylokokken bekannt.

Auf den R-Faktoren finden sich in der Regel mehrere Resistenzdeterminanten. Die Trägerbakterien sind dadurch gegen mehrere Antibiotika gleichzeitig resistent. Man spricht deshalb von der „bakteriellen Mehrfachresistenz". Hierdurch werden die Therapiemöglichkeiten mit Antibiotika stark eingeschränkt.

Die R-Faktoren der Enterobakterien: Die R-Faktoren der Enterobakterien werden durch Konjugation übertragen. Gleich den F-Faktoren besitzen sie Gene, die die Ausbildung von Pili (Plasmabrücken) an dem Trägerbakterium determinieren. In einer Zelle, die einen R-Faktor durch Konjugation neu erworben hat, repliziert dieser im Zytoplasma sehr schnell und unabhängig von der bakteriellen DNA. An einem solchen Bakterium entstehen zahlreiche Pili, durch die R-Faktoren auf andere Bakterienzellen übertragen werden können. Hierdurch wird eine große Zahl von sensitiven Zellen in kurzer Zeit mit R-Faktoren infiziert, die dann alle gegen bestimmte Antibiotika resistent werden.

Die R-Faktoren können so innerhalb der Enterobakterien auf alle Arten übertragen werden. Darüber hinaus ist der Nachweis der Übertragung auch auf *Pasteurella pestis* und *Vibrio cholerae* gelungen (❍ Abb. 3.64).

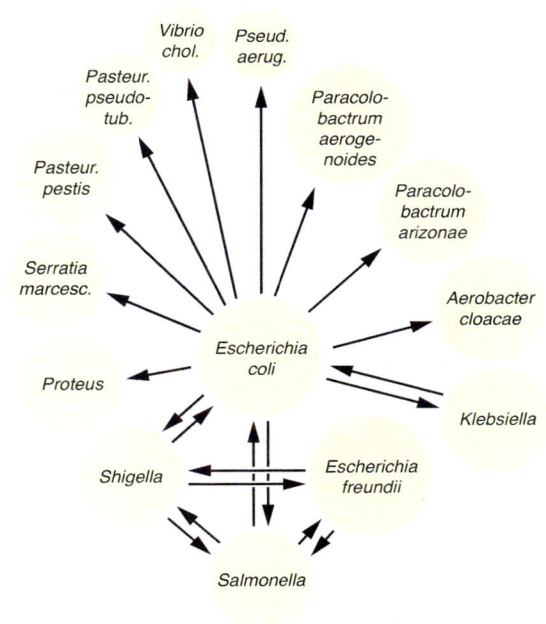

❍ **Abb. 3.64** Übertragungsmöglichkeiten von Mehrfachresistenzen von *Escherichia coli* auf pathogene Bakterien

Die R-Faktoren der Staphylokokken: Die R-Faktoren der Staphylokokken werden durch Transduktion übertragen. Viele Staphylokokkenstämme tragen Prophagen, die eine Transduktion von DNA des Wirtsorganismus ermöglichen, seien es nun Gene der Bakterien-DNA oder Plasmide wie R-Faktoren. Spontane Transduktion von Erbeigenschaften kann sehr oft in Mischkulturen von Staphylokokken beobachtet werden. Die Übertragung erfolgt nur innerhalb der Gattung *Staphylococcus*. Die bestuntersuchten Faktoren sind die sogenannten Penicillinase-Plasmide. Sie tragen Determinanten für die Ausbildung von β-Lactamasen und verleihen ihren Trägerbakterien Resistenz gegen β-Lactamantibiotika, die Penicilline und die Cephalosporine. Auch Resistenzdeterminanten gegen Erythromycin sowie gegen anorganische Derivate (in Desinfektionsmitteln) können auf solchen „Penicillinase"-Plasmiden enthalten sein.

Je nach der Kombination der Resistenzdeterminanten auf den Plasmiden lassen sich auch hier eine Reihe unterschiedlicher Faktoren nachweisen. So finden sich Plasmide, die ihren Trägerbakterien Resistenz gegen Tetracycline, Kanamycin oder Chloramphenicol verleihen. Anders als bei den R-Faktoren der Enterobakterien, bei denen verschiedene Resistenzdeterminanten gegen Antibiotika auf einem Plasmid gemeinsam vorkommen können, finden sich bei den Staphylokokken die Resistenzdeterminanten gegen Antibiotika wie

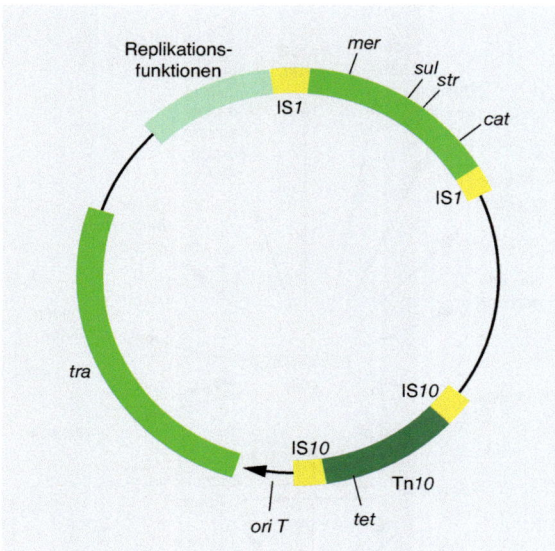

Abb. 3.65 Genetische Karte des Resistenzplasmids R100. Das Resistenzplasmid R100 besteht aus einem doppelsträngigen DNA-Ring, die wichtigsten Antibiotikaresistenzgene sowie einige Schlüsselfunktionen sind markiert. **IS** Positionen der Insertionssequenzen, wobei die Bereiche zwischen den Insertionssequenzen als Block übertragen werden können. Resistenzgene gegen Quecksilberionen (*mer*), Sulfonamide (*sul*), Streptomycin (*str*), Chloramphenicol (*cat*) und Tetracycline (*tet*). **Tn10** Transposon 10, **ori T** Startpunkt des DNA-Transfers bei der Konjugation, *tra* Gene, die für die Übertragung von Zelle zu Zelle verantwortlich sind, Replikationsfunktionen: Gene, die für die Replikation des Plasmids wichtig sind

R-Faktoren mit unterschiedlichen Resistenzdeterminanten

Gefunden bei *E. coli* in Deutschland und der Schweiz. Nach Lebek

- R-Tetracyclin,
- R-Streptomycin,
- R-Chloramphenicol,
- R-Kanamycin,
- R-Streptomycin + Sulfonamid,
- R-Tetracyclin + Streptomycin,
- R-Tetracyclin + Sulfonamid,
- R-Chloramphenicol + Tetracyclin,
- R-Chloramphenicol + Sulfonamid,
- R-Chloramphenicol + Streptomycin,
- R-Tetracyclin + Streptomycin + Sulfonamid,
- R-Tetracyclin + Streptomycin + Ampicillin,
- R-Chloramphenicol + Streptomycin + Ampicillin,
- R-Tetracyclin + Chloramphenicol + Streptomycin,
- R-Streptomycin + Sulfonamid + Ampicillin,
- R-Chloramphenicol + Streptomycin + Sulfonamid,
- R-Tetracyclin + Chloramphenicol + Sulfonamid + Streptomycin,
- R-Tetracyclin + Streptomycin + Kanamycin + Neomycin + Ampicillin,
- R-Tetracyclin + Streptomycin + Kanamycin + Neomycin + Sulfonamid,
- R-Tetracyclin + Chloramphenicol + Streptomycin + Kanamycin + Neomycin + Sulfonamid + Ampicillin.

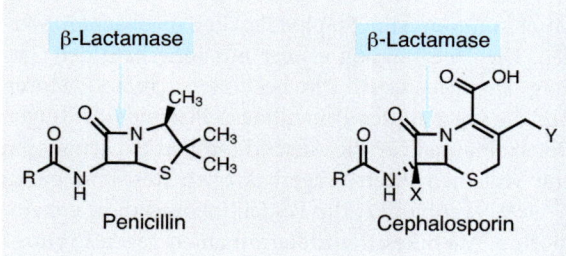

Abb. 3.66 Aufspaltung von β-Lactamantibiotika durch β-Lactamasen

Chloramphenicol, Tetracycline oder Kanamycin jeweils auf getrennten Plasmiden.

Aufbau eines Resistenzfaktors: Ein R-Faktor enthält einen sogenannten RTF-Teil und verschiedene Strukturgene. Der RTF-Teil trägt Gene, die die Replikation des Plasmids sowie seine Übertragung durch Konjugation unter Pilusbildung determinieren. An diese RTF-Region angehängt sind Strukturgene, welche die Resistenz gegen verschiedene Chemotherapeutika determinieren (**Abb. 3.65**). Es sind eine Vielzahl von R-Faktoren bekannt geworden, die sich in der Kombination der auf ihnen codierten Resistenzgene unterscheiden (siehe Kasten).

Die Resistenzgene der R-Faktoren determinieren in der Trägerzelle die Bildung von Enzymen. Bei Enterobakterien werden diese Enzyme immer gebildet, es sind also konstitutionelle Enzyme. Sie sind in der Zellwand dieser gramnegativen Bakterien lokalisiert und inaktivieren Antibiotika beim Durchtritt durch die Zellwand.

Inaktivierung der Antibiotika

Alle Resistenzgene auf Plasmiden determinieren die Bildung von Enzymen, durch welche Antibiotika inaktiviert werden. Bei β-Lactamantibiotika wird durch β-Lactamasen der β-Lactamring geöffnet. Die dadurch entstehenden Verbindungen sind nicht antibiotisch wirksam (**Abb. 3.66**). Man kennt inzwischen eine Vielzahl von β-Lactamasen bei grampositiven und gramnegativen Bakterien. Sie unterscheiden sich in verschiedenen Eigenschaften.

Die β-Lactamasen der grampositiven Staphylokokken haben Molekülmassen von 28 000–36 000. Es sind adaptive Enzyme, die aus der Zelle ausgeschieden wer-

Tab. 3.7 Substratprofile unterschiedlicher β-Lactamasen. Angegeben sind die relativen v_{max}-Werte der Enzyme für verschiedene Substrate. Der jeweilige Wert für Penicillin wurde willkürlich auf 100 festgelegt. 0 bedeutet keine Ringöffnung, d. h. das Trägerbakterium ist sensitiv gegen das betreffende Antibiotikum. Je höher die Zahlen, desto schneller erfolgt die Inaktivierung des Antibiotikums durch eine gegebene β-Lactamase, d. h. das Trägerbakterium ist mehr oder weniger resistent gegen das betreffende Antibiotikum. Beispielsweise verleiht die β-Lactamase IA dem Bakterium, welches über dieses Enzym verfügt, eine hohe Resistenz gegen Cefaloridin, aber nur eine geringe gegen Ampicillin und Carbenicillin.

Lactamase	PenG	Amp	Cef	Cefx	Carb
IA	100	0	8000	620	0
IIA	100	80	0	0	45
III (TEM)	100	180	140	2	10
IV C	100	170	70	0	50
VI (B 70)	100	60	10000	600	–

PenG Penicillin, **GAmp** Ampicillin, **Cef** Cefaloridin, **Cefx** Cefalexin, **Carb** Carbenicillin

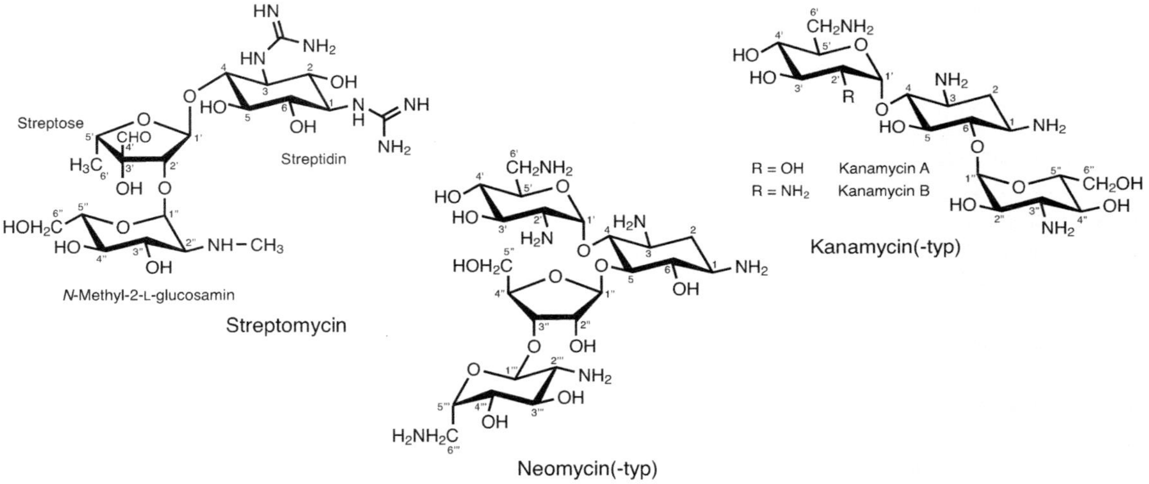

Abb. 3.67 Grundgerüste von Streptomycin, Kanamycin und Neomycin

den und bereits in der Umgebung der Zelle β-Lactamantibiotika inaktivieren können. Bei Staphylokokken sind die β-Lactamasegene immer auf Plasmiden lokalisiert.

β-Lactamasen gramnegativer Enterobakterien sind konstitutive Enzyme. Gene, die diese Lactamasen determinieren, können auf Plasmiden oder auf der bakteriellen DNA lokalisiert sein. Die pharmazeutisch bedeutsamste Eigenschaft der Lactamasen sind ihre unterschiedlichen Substratspektren.

Unterschiedliche β-Lactamasen inaktivieren unterschiedliche β-Lactame in sehr verschiedenem Ausmaß (Tab. 3.7).

Chloramphenicol wird durch Acetylierung inaktiviert. Ein entsprechendes Enzym, die Chloramphenicol-Acetyltransferase, führt unter Beteiligung von Acetyl-CoA Acetylgruppen in C-1- und C-3-Stellung des Moleküls ein. Die acetylierten Derivate haben keinerlei antibiotische Aktivität.

Von großer Bedeutung ist die Inaktivierung von Aminoglykosidantibiotika, wie Streptomycin, Kanamycin und Gentamicin. Diese besitzen zahlreiche -OH- und -NH$_2$-Gruppen im Molekül (Abb. 3.67), die durch bakterielle Enzyme mit Substituenten modifiziert werden können. Durch solche Enzyme können Acetyl-, Adenyl- und Phosphorylgruppen in das Molekül von Aminoglykosidantibiotika eingeführt werden (Tab. 3.8). Diese substituierten Verbindungen haben keine antibiotische Wirkung.

Einen Sonderfall stellt die Tetracyclin-Resistenz dar. Sie manifestiert sich nicht durch ein Enzym, sondern der Resistenzfaktor ist ein „Transportprotein". Dieses transportiert in der Zelle vorhandenes Tetracyclin aktiv nach außen.

Tab. 3.8 Plasmidbedingte Inaktivierung von Aminoglykosidantibiotika durch Enzyme. Es sind zahlreiche solcher Enzyme bekannt, die das Molekül des Antibiotikums an verschiedenen Stellen substituieren und damit inaktivieren. Deshalb erwerben Bakterien schnell Resistenzen gegen die Aminoglykosidantibiotika.

Chemische Modifikation	Position der Modifikation, abgekürzte Bezeichnung des Enzyms	Substrate
O-Nukleotidylierung (Adenylylierung): Aminoglykosid-Adenylyltransferasen	3", [AAD(3")]	Streptomycin, Spectinomycin
	4', [AAD(4')]	Kanamycin, Amikacin, Tobramycin, Neomycin
	2', [AAD(2')]	Gentamicin, Tombramycin, Kanamycin
	6, [AAD(6)]	Streptomycin
O-Phosphorylierung: Aminoglykosid-Phosphortransferasen	3", [APH(3")]	Streptomycin
	3', [APH(3')]	Neomycin, Kanamycin
	2", [APH(2")]	Gentamicin
	6, [APH(6)]	Streptomycin
N-Acetylierung: Aminoglykosid-Acetyltransferasen	6', [AAC(6')]	Kanamycin, Neomycin, Amikacin
	2', [AAC(2')]	Gentamicin, Tobramycin
	3', [AAC(3')]	Gentamicin, Kanamycin, Tobramycin, Neomycin

Verlust von Plasmiden

Plasmide, also auch R-Faktoren, die Resistenzgene tragen, können der Trägerzelle spontan verloren gehen. Nach Absetzen einer Antibiotikabehandlung lässt sich beobachten, dass der Anteil R-Faktoren-tragender Bakterien und die Population nach einiger Zeit wieder überwiegend oder völlig aus sensitiven Keimen bestehen.

Die Verlustspektren sind für einzelne R-Faktoren zwar charakteristisch, aber nicht für alle gleich. So fanden Lebek et al. Resistenzfaktoren, die in einem Stamm von *Salmonella „heidelberg"* zum Verlust aller Resistenzeigenschaften mit Ausnahme der Tetracyclinresistenz neigten. Andere R-Faktoren neigen dagegen in dem gleichen Stamm der Wirtsbakterien, *S. „heidelberg"*, zunächst zum Verlust der Tetracyclinresistenz und erst danach zum Verlust der restlichen Resistenzeigenschaften. Hinsichtlich der Antibiotikatherapie bakterieller Infekte ist es tröstlich zu wissen, dass auch mehrfachresistente Erregerpopulationen wieder sensitiv, d. h. wieder einer Antibiotikabehandlung zugänglich werden können.

Zusammenfassung

- Die Tatsache, dass meiotische Systeme auf Eukaryonten beschränkt sind, bedeutet nicht, dass nicht auch unter Prokaryonten genetisches Material ausgetauscht werden kann.

- Wir unterscheiden hier Transduktion, Transformation und Konjugation. Bei der Transduktion handelt es sich um infektiöse Prozesse, bei denen Phagen ihr genetisches Material in eine Zelle injizieren.

- Bei der Transformation wird von einer Zelle DNA aus der Umgebung aufgenommen. Bei der Konjugation dagegen wird genetisches Material von einer Donor-Zelle auf eine Rezipientenzelle übertragen.

- Diese Art des Gen-Austausches ist besonders gefürchtet, da so vor allem auch Antibiotika-Resistenzen sehr schnell übertragen werden können. Diese sind meist Plasmid-codiert. Plasmide können, wenn ein Selektionsdruck fehlt, auch wieder aus einer Zelle verloren gehen.

- In der klinischen Praxis spielt das aber keine Rolle, sodass das Abtöten von Antibiotika-resistenten Bakterien zu einer immer stärkeren Herausforderung wird.

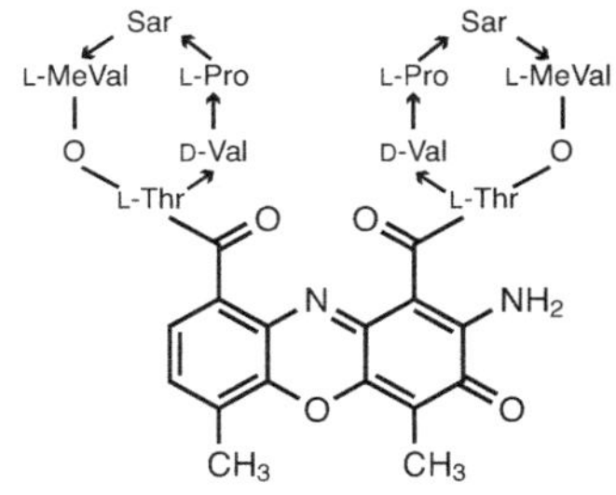

Abb. 3.68 Actinomycin D. **Sar** Sarkosin

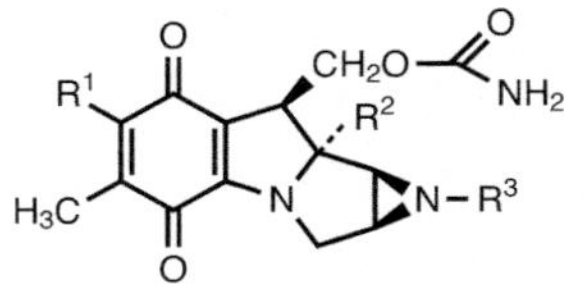

Abb. 3.69 Mitomycine

3.3.6 Hemmung von Replikation, Transkription und Translation

Viele Antibiotika hemmen die Vorgänge, die zur Ausprägung der genetischen Information führen. In die Transkription greifen Aktinomycine, Daunorubicin und Rifamycine ein. Die Translation wird u. a. durch Chloramphenicol, Tetracycline, Aminoglykosidantibiotika und Makrolidantibiotika gehemmt. Neben diesen in der Medizin verwendeten Antibiotika sind noch eine Reihe weiterer Antibiotika bekannt, die in die Vorgänge der Proteinsynthese eingreifen, z. B. Puromycin und Chalkomycin (Tab. 3.9).

Tab. 3.9 Antibiotika, die Transkription oder Translation hemmen

Transkription	Translation
Aktinomycine	Chloramphenicol
Mitomycine	Tetracycline
Daunorubicin	Aminoglykosidantibiotika
Rifamycine	Makrolidantibiotika, Lincomycin, Puromycin

Hemmung der Replikation und Transkription
Matrizenblocker
Aktinomycine, Mitomycin, Daunorubicin und Bleomycine hemmen die DNA-abhängige Bildung von mRNA. Sie greifen direkt an der DNA an, blockieren also die Matrize für die Biosynthese der RNA. Daher werden diese Antibiotika auch als Matrizenblocker oder Matrizeninhibitoren bezeichnet. Diese Antibiotika bilden Assoziate mit der DNA. Konzentrationsabhängig hemmen diese Verbindungen auch die Replikation der DNA und damit die Zellteilung. Hierauf gründet sich ihre Verwendung in der Tumortherapie.

Chromopeptidantibiotika (Aktinomycine): Für die Bindung von Aktinomycinen (Abb. 3.68) an die DNA ist eine 2-Aminopurin-Gruppierung notwendig. In der DNA ist diese nur im Guanin enthalten. Mit dieser Gruppierung reagiert die chromophore Gruppe des Antibiotikums. Bei der Komplexbildung schiebt sich der Chromophor flach über oder unter ein Guanin-Cytosin-Basenpaar in die DNA-Helix ein. Man spricht von einer **Interkalation**.

Aktinomycine sind starke Inhibitoren der DNA-abhängigen RNA-Polymerase-Reaktion. Die Hemmwirkung wird von der Sekundärstruktur der DNA und deren Guaningehalt beeinflusst. Die in die DNA eingeschobenen Aktinomycinmoleküle verhindern das Fortschreiten der RNA-Polymerase an der DNA-Matrize. Durch Aktinomycine wird auch die Replikation der DNA und damit die Zellteilung verhindert.

Benzochinone (Mitomycine): Mitomycine (Abb. 3.69) wirken durch **Alkylierung** der DNA. Die beiden komplementären DNA-Stränge werden durch kovalente Bindungen miteinander verbunden, sodass die beiden DNA-Stränge zur DNA-Replikation und RNA-Synthese an bestimmten Stellen nicht mehr getrennt werden können. Durch Mitomycine werden also die DNA-Replikation und die RNA-Biosynthese blockiert. Mitomycine wirken auf Säugetierzellen stark toxisch.

Anthracyclinantibiotika (Daunorubicin, Doxorubicin): Zu den Anthracyclinantibiotika gehören Daunorubicin (Daunomycin) und Doxorubicin (Adriamycin, Abb. 3.70). Anthracycline sind sehr toxische Verbindungen. Sie wirken durch **Komplexbildung** mit DNA als Matrizenblocker. Sie hemmen die Biosynthese von DNA und RNA in gleichem Maße. Die Wirkung hängt nur wenig von der Basensequenz der DNA ab. Offensichtlich verhindert auch Daunorubicin eine Trennung der komplementären DNA-Stränge bei der DNA-Replikation und bei der RNA-Biosynthese. Daunorubicin bildet nicht nur mit DNA, sondern auch mit RNA, Oligonukleotiden und Mononukleotiden Komplexverbindungen. Die Hemmwirkung ist wesentlich geringer als die von Aktinomycin. Daunorubicin und Doxorubicin werden wegen ihrer Antitumorwirkung

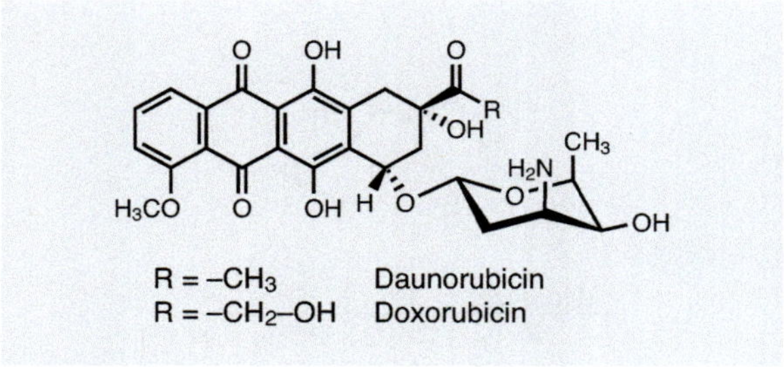

Abb. 3.70 Daunorubicin und Doxorubicin

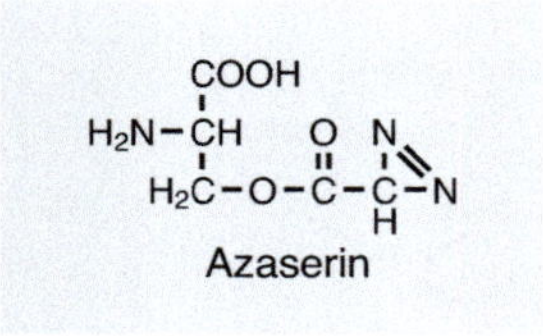

R = –CH₃ Daunorubicin
R = –CH₂–OH Doxorubicin

Abb. 3.71 Azaserin

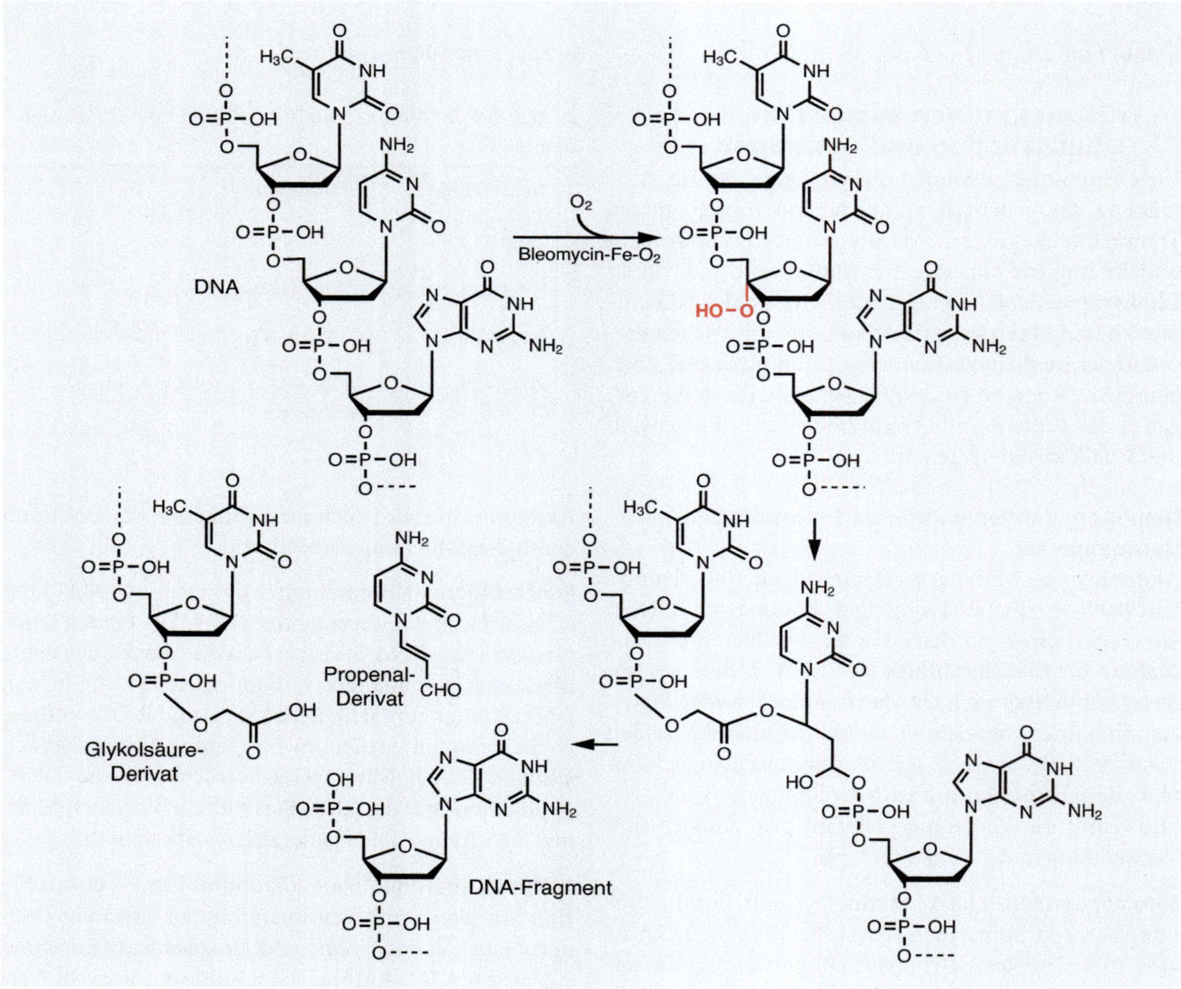

Abb. 3.72 Wirkungsmechanismus der Bleomycine. Bleomycine trennen aus einem Nukleotidstrang doppelsträngiger DNA Thyminmoleküle heraus. Die DNA-Degradation durch Bleomycin erfolgt oxidativ, nachdem Bleomycin in die DNA interkaliert hat. Fe^{2+}-Ionen spielen dabei eine große Rolle, indem sie mit Bleomycin, aber auch mit molekularem Sauerstoff komplexieren. Nun wird am C-4'-Atom der Desoxyribose des räumlich benachbarten DNA-Strangs ein Hydroperoxid gebildet, das unter Spaltung der C-C-3' und C-4' des Desoxyriboserests und anschließender Eliminierung eines Glykolsäure-Derivats weiterreagiert. Als Endprodukte entstehen schließlich das Propenal der Base und zwei DNA-Fragmente. Bleomycin wird durch seine Reaktion mit der DNA nicht inaktiviert.

klinisch eingesetzt, z. B. bei verschiedenen Formen der Leukämie.

Azaserin, Bleomycin: Azaserin (o Abb. 3.71) und Bleomycine blockieren ebenfalls die Funktion der DNA.

Bleomycine sind Glykopeptide mit starker Antitumorwirkung (o Abb. 3.72).

Alle diese Verbindungen wirken nicht spezifisch auf Mikroorganismen. Sie blockieren ebenso die DNA- und

RNA-Synthese von Pflanzen- und Säugetierzellen. Ihrer Anwendung beim Menschen steht ihre Toxizität im Wege. Wegen ihrer Hemmwirkung auf das Zellwachstum können sie in der Tumortherapie eingesetzt werden. Jedoch sind auch hier die Möglichkeiten ihrer Anwendung stark eingeschränkt, da sie auch DNA- und RNA-Synthese bei gesunden Zellen hemmen. Des Weiteren wirken diese Verbindungen wegen ihrer Wechselwirkung mit der DNA mutagen. Auch dies verbietet eine breitere, unkritische Anwendung beim Menschen (◘ Tab. 3.10).

Hemmung der RNA-Polymerase – Rifamycine

Einen grundsätzlich anderen Wirkungsmechanismus als die vorgenannten Antibiotika haben die Rifamycine (◘ Abb. 3.73). Sie blockieren nicht die DNA-Matrize, sondern sind **Hemmstoffe** der DNA-abhängigen RNA-Polymerase.

Ihre Wirkung ist unabhängig von der Basenzusammensetzung und der Sekundärstruktur der DNA. Rifamycine zeigen Hemmwirkung nur am freien Enzymprotein. Sobald die RNA-Polymerase an die DNA gebunden ist, ist sie durch Rifamycine nicht mehr hemmbar.

Durch Rifamycine kann also nur der Start der RNA-Synthese gehemmt werden. Einmal in Gang gekommen, läuft die RNA-Synthese auch in Anwesenheit von Rifamycin ab. Rifamycin wirkt sehr spezifisch und hemmt selektiv den Start der DNA-gesteuerten RNA-Synthese von Mikroorganismen, wodurch die Proteinbiosynthese unterbrochen wird. Rifamycine wirken auf wachsende Keime bakterizid. Ruhende Keime werden kaum oder gar nicht beeinflusst. RNA-Polymerasen von Säugetieren werden nicht beeinträchtigt. Rifamycine sind hochaktiv gegen grampositive Keime, wie Staphylokokken und Streptokokken. Gramnegative Keime werden weniger beeinflusst.

Dies ist offensichtlich auf die unterschiedliche Penetrationsfähigkeit des Rifamycins durch die Zellwände grampositiver und gramnegativer Bakterien zurückzuführen. Eine besonders ausgeprägte Wirkung zeigt Rifampicin gegen *Mycobacterium tuberculosis*. Diese Verbindung findet deshalb vor allem bei der Behandlung der **Tuberkulose** Anwendung.

Hemmung der Gyrase – Chinolone

Bei der Suche nach neuen Wirkstoffen gegen bakterielle Infektionen sind in den letzten Jahren die Chinolone immer stärker in den Vordergrund getreten. Es sind synthetische Verbindungen, die sich durch ein breites Wirkungsspektrum auszeichnen. Insbesondere bei schweren bakteriellen Infektionen sind sie den herkömmlichen Antibiotika überlegen. Als erstes Präparat dieser Gruppe wurde die Nalixidinsäure eingeführt. Sie wirkt bakterizid auf gramnegative Bakterien und Kokken. Abgesehen von ihrem Einsatz bei Harnwegsinfektionen hat Nalixidinsäure keine größere medizinische Bedeutung erlangt (◘ Abb. 3.74). Durch Molekülvariationen, z. B. durch Einfügen eines Fluor-Atoms, konnte das Wirkungsspektrum der Chinolone erweitert und die antibakterielle Wirkung stark erhöht werden, z. B. im Ciprofloxacin, Ofloxacin oder Moxifloxacin. Diese Verbindungen verfügen über ein breites Wirkungsspektrum gegen gramnegative und grampositive Keime. Sie **hemmen** die **Gyrase** und werden daher auch **Gyrasehemmer** genannt. Die Gyrase ist ein Enzym, das ausschließlich bei Bakterien vorkommt und zu den Topoisomerasen zählt (▶ Kap. 3.1.1). Es katalysiert die superhelikale Organisation der DNA in der Bakterienzelle. Wird die Aktivität der Gyrase inhibiert, führt dies zu einer Blockierung der Funktion der bakteriellen DNA und in der Folge zum Absterben der Bakterienzellen. Da die Gyrase bisher in höheren Organismen nicht gefunden wurde, ist dieser Effekt selektiv für Mikroorganismen.

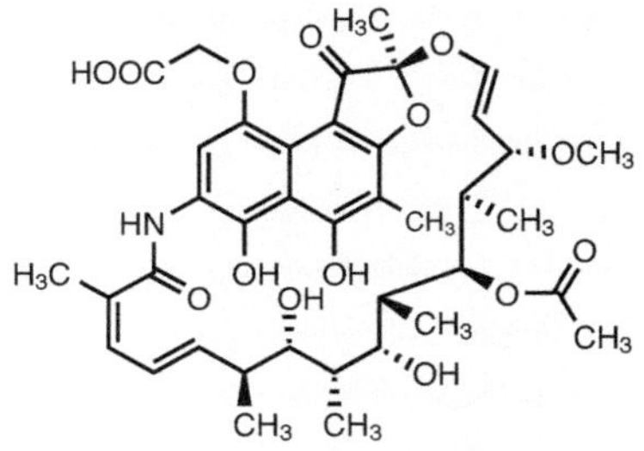

Abb. 3.73 Rifamycin B

Tab. 3.10 Die wichtigsten Antitumor-Antibiotika

Antibiotikum	Stoffklasse	Produktionsstamm
Actinomycin C$_1$, C$_3$	Chromopeptid	*Streptomyces antibioticus*
Doxorubicin, Daunorubicin	Anthracycline	*S. peucetius*
Chromomycin A$_3$	C-Glykosid	*S. griseus*
Mithramycin	–	*S. plicatus, S. argillaceus, S. atroolivaceus.*
Mitomycin C	Benzochinon	*S. caespitosus*
Bleomycin A$_2$, B$_2$	Glykopeptid	*S. verticillus*
Neocarzinostatin	Peptid	*S. carzinostaticus*

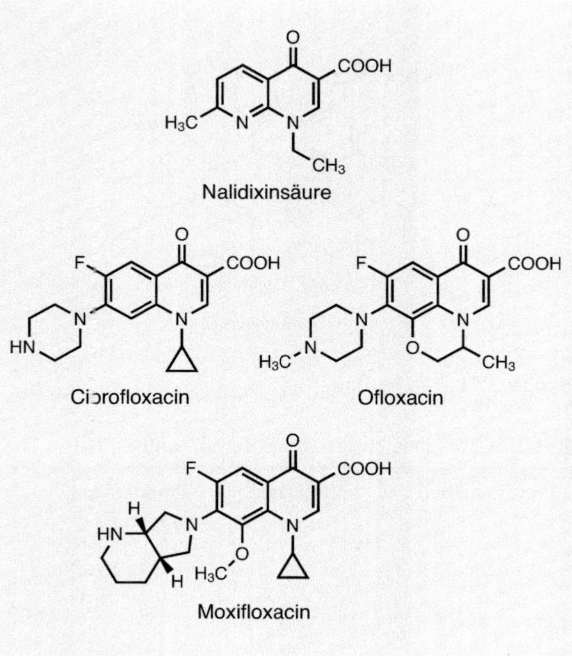

Abb. 3.74 Chinolone

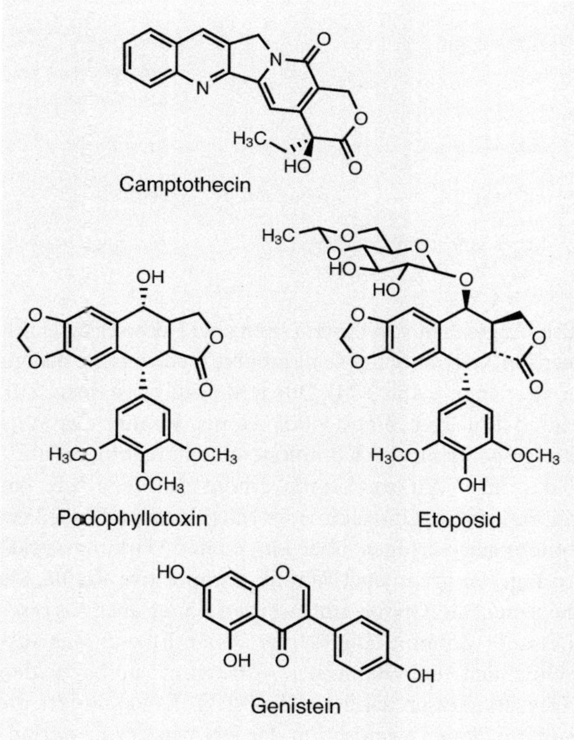

Abb. 3.75 Weitere Topoisomerasehemmstoffe

Die DNA-Gyrase der Bakterien besteht aus zwei Untereinheiten. Chinolone blockieren die Funktion der DNA nach Bindung an die größere Untereinheit (A). Novobiocin dagegen bindet an die kleinere Untereinheit (B, Tab. 3.11).

Tab. 3.11 DNA-Gyrase besteht aus zwei Untereinheiten, die unterschiedlichen Antibiotika als Angriffspunkt dienen. Gyrase ist ein Tetramer von 400 000 Dalton mit der Struktur A_2B_2.

Untereinheit	Größe in Dalton	Auf die Untereinheit wirkende Antibiotika
A	105 000	Nalidixinsäure, Chinolone
B	95 000	Novobiocin

Weitere Topoisomerasehemmstoffe

Eine Reihe von Zytostatika hemmt Topoisomerasen. Die DNA kann dann nicht in die entspannte Form überführt werden, sodass Replikation und Transkription nicht ablaufen können. Die Zelle geht zugrunde. Das Alkaloid Camptothecin (Abb. 3.75) hemmt bei Säugetieren spezifisch die Topoisomerase I. Als das Ziel etablierter Zytostatika erwies sich die Topoisomerase II. Hohe Topoisomerase-II-Konzentrationen finden sich in schnell wachsenden Tumorzellen. Etoposid, Teniposid und Anthracycline hemmen die Topoisomerase II. Etoposid und Teniposid sind halbsynthetische Derivate des pflanzlichen Mitosehemmstoffs Podophyllotoxin. Zu den Anthracyclinen zählen Substanzen wie Daunorubicin, Doxorubicin (Abb. 3.70) und Epirubicin.

Das Flavonoid Genistein hemmt die Tyrosinkinase und blockiert daneben auch die Topoisomerase II. Topoisomerasehemmstoffe sind für die Tumortherapie bedeutsam.

Hemmung der Translation (Proteinbiosynthese)

Die Biosynthese der Proteine kann in verschiedenen Teilprozessen durch Antibiotika gehemmt werden.

Chloramphenicol (Abb. 3.76) wird bevorzugt von der 50S-Untereinheit der 70S-Ribosomen gebunden. An Untereinheiten von 80S-Ribosomen kann Chloramphenicol nicht binden und hemmt so spezifisch die Proteinsynthese von Bakterien. Jedoch wird auch die Proteinbiosynthese höherer Organismen, die an 70S-Ribosomen von Plastiden und Mitochondrien abläuft, gestört. Chloramphenicol muss vor Bildung des Initiationskomplexes aus 30S-Untereinheit, mRNA, Formylmethionyl-tRNA und 50S-Untereinheit an die 50S-Untereinheit binden, um wirksam zu werden. Bereits in Gang gekommene Proteinbiosynthesen werden nicht mehr gehemmt.

Vermutlich wirkt Chloramphenicol durch Blockierung der Peptidverknüpfungsreaktion, also über die **Hemmung der Peptidyltransferase**. Dabei reicht die Bindung von einem Molekül Chloramphenicol an eine 50S-Untereinheit aus, um die Proteinsynthese in Bakterien zu hemmen. Andere Antibiotika, wie Erythromycin und Lincomycin, konkurrieren mit Chloramphenicol um die gleiche Bindungsstelle.

Nach Behandlung mit Chloramphenicol können schwere Knochenmarkschäden auftreten. Reversible Knochenmarkschäden beobachtet man zudem regelmäßig an Patienten, die höhere Chloramphenicoldosen erhielten. Chloramphenicol-bedingte Schäden können auch zur aplastischen Anämie mit letalem Ausgang führen. Inwieweit solche Nebenwirkungen auf die Hemmung der mitochondrialen Proteinsynthese zurückzuführen ist, ist noch nicht geklärt. Die aplastische Anämie könnte auch durch Metaboliten des Chloramphenicols verursacht werden, da sie häufig erst im Abstand von mehreren Jahren nach der Arzneimittelbehandlung auftritt.

Tetracycline binden ebenfalls an Ribosomen, und zwar an 70S- wie an 80S-Ribosomen. Jedoch wird die Proteinbiosynthese von Bakterien weitaus stärker gehemmt. Vermutlich blockieren Tetracycline die Bindung der Aminoacyl-tRNA an das Ribosom. Tetracycline binden an beide Untereinheiten von Ribosomen, bilden jedoch stabilere Komplexe mit den kleineren Untereinheiten.

Streptomycin bindet an ein Protein der 30S-Untereinheit von 70S-Ribosomen. Hierdurch wird offensichtlich die Konfiguration des Ribosoms verändert. Die Proteinbiosynthese kann noch ablaufen, jedoch ist die hohe Spezifität der Wechselwirkung zwischen der Aminoacyl-tRNA und der mRNA gestört. Die Pyrimidinnukleotide der mRNA werden nicht mehr richtig abgelesen. Hierdurch entstehen Proteine mit fehlerhafter Aminosäuresequenz, sogenannte „**Non-sense**"-**Proteine**.

Durch Zerlegung der 30S-Untereinheiten ließ sich das Protein, an das Streptomycin bindet, auffinden. Die Wirkung von Streptomycin ist konzentrationsabhängig. In niederen Konzentrationen kommt es zur Ausbildung von Nonsense-Proteinen. Höhere Konzentrationen bewirken eine völlige Hemmung der Proteinbiosynthese. Streptomycin bewirkt auch Veränderungen der Membraneigenschaften und damit Permeabilitätsänderungen.

Andere Aminoglykosidantibiotika, wie Neomycin, Kanamycin und Gentamicin haben den gleichen Wirkungsmechanismus wie Streptomycin. Sie verursachen jedoch in gleichen Konzentrationen wesentlich höhere Raten von Ablesefehlern. Ihre Bindung erfolgt an andere Proteine der 30S-Untereinheit. Streptomycin kann nur sehr bedingt bei der Behandlung von Tuberkulose angewandt werden. Unter Einfluss von Streptomycin entwickeln die Erreger sehr schnell eine Resistenz. Diese beruht u. a. auf der Mutation des Gens, welches das Protein der 30S-Untereinheit codiert, an das Streptomycin bindet.

Makrolide binden nur an die 50S-Untereinheit von 70S-Ribosomen. Sie hemmen die Translokation, d. h. die Übertragung der Peptidyl-tRNA von der Aminoacylbindungsstelle auf die Peptidylbindungsstelle des Ribosoms.

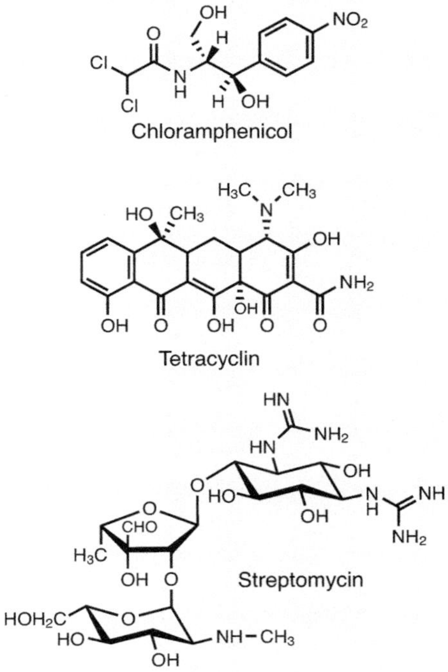

Abb. 3.76 Hemmstoffe der Translation

Fusidinsäure, ein Antibiotikum mit steroidähnlicher Struktur, hemmt ausschließlich das Wachstum **grampositiver Keime**. Es findet klinische Anwendung gegen grampositive Infektionen (z. B. Staphylokokken), die gegen gebräuchlichere Antibiotika resistent sind. Fusidinsäure hemmt die Translokation und verhindert die Spaltung von GTP zu GDP.

■ MERKE Die Übertragung der Erbinformation kann also durch verschiedene Antibiotika gestört oder ganz blockiert werden. Nur solche Substanzen, die hierbei mehr oder weniger selektiv die Vorgänge bei Bakterien stören, können in der Therapie Verwendung finden.

Hemmung von Replikation, Transkription und Translation durch Antimetaboliten

Die Übertragung der genetischen Information kann auch noch durch sogenannte Antimetaboliten gestört werden. Antimetaboliten der Nukleinsäuresynthese sind strukturanaloge Verbindungen zu natürlichen Nukleotiden. Solche Verbindungen werden an Stelle von natürlichen Nukleotiden in die DNA eingebaut. Dies führt zur Bildung von mutierter, d. h. stark funktionsgestörter DNA. Solche nukleotidstrukturanaloge Verbindungen sind z. B. 5-Iod-2'-desoxyuridin, Cytarabin und Vidarabin (● Abb. 3.77, ▶ Kap. 3.4.2).

Diese Verbindungen haben keine selektive Wirkung. Sie können in sehr beschränktem Umfang in der Virus-

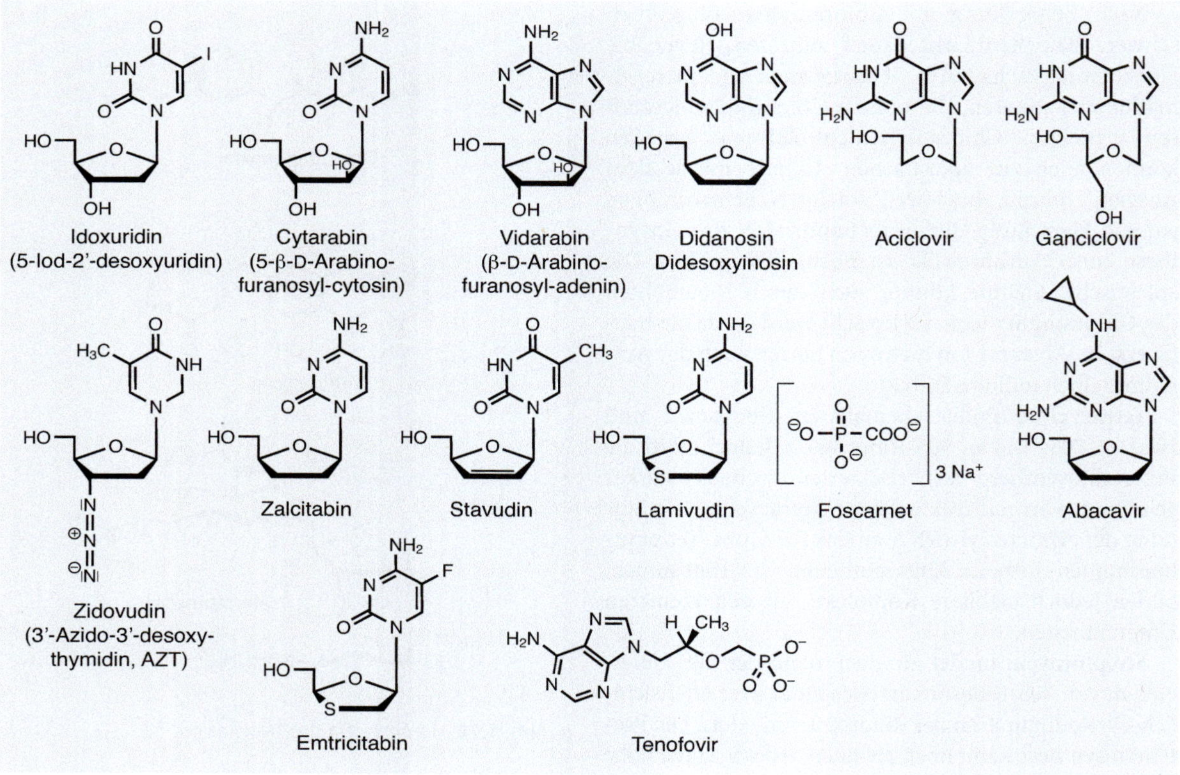

Abb. 3.77 Verbindungen, die als Virostatika wirken

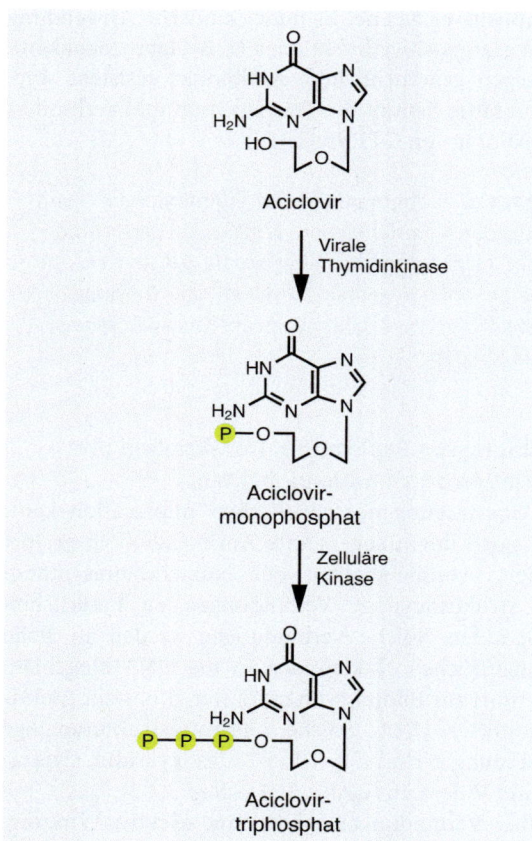

Abb. 3.78 Überführung von Aciclovir in die Wirkform

therapie eingesetzt werden. 5-Iod-2'-desoxyuridin etwa wird zur Behandlung von Herpes corneae verwendet. Die Erreger dieser Krankheit vermehren sich in den Zellen der Hornhaut. Diese Zellen selbst zeigen selten Zellteilung und DNA-Replikation. Die DNA der Viren wird im Verhältnis wesentlich schneller vermehrt. 5-Iod-2'-desoxyuridin wird an Stelle von Thymin vornehmlich in die DNA der Viren eingebaut, wodurch die Matrizenfunktion dieser DNA gestört wird. Als Folge davon werden fehlerhafte Proteine codiert, die wiederum Fehler im Zusammenbau der Virionen verursachen. Die Virusvermehrung wird gehemmt (▶ Kap. 6.2).

Die Selektivität solcher Arzneimittel ist gering. Sie beruht nur auf quantitativen Unterschieden der DNA-Syntheseraten von Viren und ihren Wirtszellen. Substanzen mit geringer therapeutischer Breite, die zudem mutationsauslösend sind, können nur äußerlich angewandt werden.

Spezifischere Wirkungen zeigen Aciclovir und Ganciclovir. Beide Verbindungen leiten sich vom Guanosin ab. Es sind Acycloguanosine. Diese beiden Substanzen selbst sind keine antiviralen Hemmstoffe. Sie werden jedoch in Zellen, in denen sich Herpesviren vermehren, durch eine Virus-spezifische Thymidinkinase an der Seitenkette zum Monophosphat phosphoryliert. Dieses wird dann durch wirtszelleigene Enzyme zum Triphosphat phosphoryliert (o Abb. 3.78). Die Triphosphate beider Verbindungen sind dann die wirksamen Hemm-

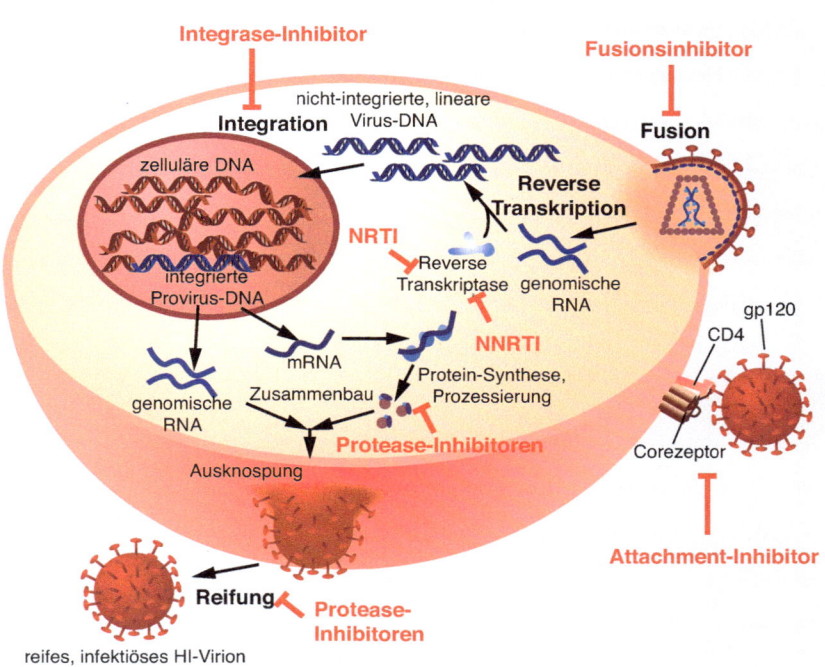

Abb. 3.79 Entwicklungsgang eines HI-Virus. Das Virus bindet über das virale Oberflächenprotein gp120 an das CD4-Molekül und einen weiteren Corezeptor an die Plasmamembran der Wirtszelle (Adsorption). Es wird in die Zelle aufgenommen, die ssRNA wird freigesetzt, es entsteht ein DNA-Provirus, das in die Zell-DNA integriert wird. Die virale DNA wird mit der Zell-DNA repliziert. Gelegentlich kann die virale DNA jedoch zu viraler RNA transkribiert werden. Die virale RNA kann als mRNA mit Ribosomen der Zelle zur Translation viraler Proteine dienen (Gag, Pol, Env). Virale RNA und virale Proteine werden schließlich zu neuen Viren zusammengebaut und an besonders vorbereiteten Stellen aus der Zelle ausgeschleust. Die Störung der Reversen Transkription unterbricht den Entwicklungszyklus. Die in der AIDS-Therapie verwendeten Wirkstoffgruppen sind rot hervorgehoben. **NRTI** nukleosidische Reverse-Transkriptase-Inhibitoren, **NNRTI** nicht-nukleosidische Reverse-Transkriptase-Inhibitoren

stoffe. Die Triphosphate haben eine um 10- bis 30-fach höhere Affinität zur viralen Polymerase als zum entsprechenden Enzym der Wirtszelle. Sie werden also bevorzugt in die virale DNA eingebaut. Nach Einbau dieses Antimetaboliten in die DNA ist an dieser Stelle des Moleküls keine 3'-5'-Verknüpfung mehr möglich. Dies ist jedoch für die Kettenverlängerung der DNA unerlässlich. Es kommt daher zum Kettenabbruch, d. h. zum Abbruch der Verlängerung der viralen DNA und damit zum Abbruch der Virusvermehrung in der Zelle. Beide Substanzen werden also erst in Zellen und nur in den Zellen in die aktive Form überführt, in denen sich auch Viren vermehren. Sie besitzen zudem eine hohe Affinität zur viralen DNA-Polymerase. Aus beiden Gründen haben diese Verbindungen im Vergleich zu anderen Antimetaboliten eine relativ geringe Toxizität gegenüber dem Wirtsorganismus. Aufgrund dieser guten Verträglichkeit ist Aciclovir zur topischen Behandlung von Lippenherpes seit Juli 1992 von der Rezeptpflicht befreit. Aciclovir-haltige Arzneiformen zur systemischen Anwendung stehen dagegen, wegen des Risikos möglicher Nebenwirkungen, unter Rezeptpflicht.

Ganciclovir ist nur als Infusionslösung zur intravenösen Applikation im Handel. Es hat, als Infusion verabreicht, erhebliche Nebenwirkungen, ist nur für ein eng begrenztes Indikationsgebiet zugelassen und steht natürlich unter Rezeptpflicht. Es wird zur Behandlung von Lebens- und Augenlicht-bedrohlichen Erkrankungen durch Zytomegalie-Viren verwendet.

Weitere wichtige Arzneimittel sind beispielsweise die Nukleosidanaloga Zidovudin (Azidothymidin) und Didesoxyinosin (Didanosin). Beide hemmen die Reverse Transkriptase, also ein Enzym, welches die RNA von Retroviren (HIV) in DNA transkribiert (○ Abb. 3.79). Beide sind zugelassen zur Behandlung von HIV-Infektionen (AIDS). Didanosin soll weniger Nebenwirkungen besitzen als Retrovir (□ Tab. 3.12). Wie dieses kann es jedoch nur den zeitlichen Verlauf einer AIDS-Erkrankung hinauszögern. Eine Heilung der Krankheit ist derzeit nicht möglich (▶ Kap. 6.3.5).

Auch die Reverse-Transkriptase-Inhibitoren (Zidovudin, Didanosin, Zalcitabin, Stavudin, Lamivudin und Abacavir) müssen in der Zelle zunächst zum Triphosphat phosphoryliert werden. Sie werden alle von der Reversen Transkriptase als Nukleotidbausteine „aner-

◻ **Tab. 3.12** Beispiele für Deutschland zugelassene HIV-Medikamente. Der Vollständigkeit halber sind hier auch die Protease-, Integrase- und Fusionsinhibitoren mit aufgeführt.

Arzneistoff	Tagesdosierung	Wichtige Nebenwirkungen
Nukleosidische Reverse-Transkriptase-Inhibitoren (NRTI)		
Abacavir (Ziagen®)	2 × 1 Tbl. oder 1 × 2 Tabl. à 300 mg	Übelkeit, Durchfall, Hypersensitivitätsreaktion
Zidovudin (AZT, Retrovir®)	500 oder 600 mg in 2–3 Einzeldosen	Übelkeit, Magendruck, Anämie, Leukopenie, Myositis, Kopfschmerzen
Lamivudin (3TC, Epivir®)	2 × 1 Tbl. à 150 mg oder 1 × 1 Tbl. à 300 mg	Meteorismus, Durchfall, Kopfschmerzen, Arthralgie
Abacavir/3TC (Kivexa®)	1 × 1 Tbl. à 600 mg Abacavir + 300 mg 3TC	Wie bei Abacavir und 3TC
AZT/3TC (Combivir®)	2 × 1 Tbl. à 300 mg AZT + 150 mg 3TC	Wie bei AZT und 3TC
AZT/3TC/Abacavir (Trizivir®)	2 × 1 Tbl. à 300 mg AZT + 150 mg 3TC + 300 mg Abacavir	Wie bei AZT, 3TC und Abacavir
Didanosin (DDI, Videx®)	< 60 kg: 2 × 125 mg oder 1 × 250 mg	Durchfall, Polyneuropathie, Pankreatitis
	≥ 60 kg: 1 × 400 mg oder 2 × 200 mg	
Stavudin (D4T, (Zerit®)	< 60 kg: 2 × 1 Kps. à 30 mg	Polyneuropathie, Schlafstörungen, Transaminasenerhöhungen, Myalgien, Lipoatrophie, Lipidstoffwechselstörungen
	≥ 60 kg: 2 × 1 Kps. à 40 mg	
Emtricitabin (FTC, (Emtriva®)	1 × 1 Kps. à 200 mg	Durchfall, Kopfschmerzen
Nukleotidische Reverse-Transkriptase-Inhibitoren		
Tenofovir (Viread®)	1 × 1 Tbl. à 245 mg	Durchfall, Nephrotoxizität, Kopfschmerzen
Tenofovir/Emtricitabin (Truvada®)	1 × 1 Tbl. à 245 mg Tenofovir + 200 mg Emtricitabin	Wie bei Tenofovir und Emtricitabin
Efavirenz/Emtricitabin/Tenofovir (Atripla®)	1 × 1 Tbl. à 600 mg Efavirenz, 200 mg FTC, 245 mg Tenofovir	Wie bei Efavirenz, FTC, Tenofovir
Nichtnukleosidische Reverse-Transkriptase-Inhibitoren (NNRTI)		
Nevirapin (Viramune®)	14 Tage 1 × 1 Tbl., dann 2 × 1 Tbl. à 200 mg	Exanthem, Fieber, Transaminasenanstieg
Efavirenz (Sustiva®)	1 × 3 Kps. à 200 mg oder 1 × 1 Tbl. à 600 mg nüchtern	ZNS-Nebenwirkungen, Angstträume, Halluzinationen, Exantheme, Durchfall
Proteaseinhibitoren (PI), geboostert[1]		
Indinavir (Crixivan®)	800 mg (2 Kps. à 400 mg oder 4 Kps. à 200 mg)	Fettstoffwechselstörungen, Nierensteine
Saquinavir (Invirase®)	2 × 2 Tbl. à 500 mg Saquinavir gemeinsam mit 2 × 1 Kps. Ritonavir à 100 mg	Durchfall, Übelkeit, abdominale Beschwerden, Dyspepsie, Lipodystrophie, Fettstoffwechselstörung
Nelfinavir (Viracept®)	2 × 5 Tbl. oder 3 × 3 Tbl. à 250 mg (keine Boosterung möglich)	Durchfall, Exanthem, Meteorismus, Lipodystrophie, Fettstoffwechselstörung
Fosamprenavir (Telzir®)	2 × 1 Tbl. à 700 mg gemeinsam mit 2 × 1 Kps. Ritonavir à 100 mg	Exanthem, Durchfall, Fettstoffwechselstörung, Kopfschmerzen
Lopinavir/Ritonavir (Kaletra®)	2 × 2 Tbl. à 200/50 mg (fixe Kombination)	Durchfall, Lipodystrophie, Fettstoffwechselstörung

Tab. 3.12 Beispiele für Deutschland zugelassene HIV-Medikamente. Der Vollständigkeit halber sind hier auch die Protease-, Integrase- und Fusionsinhibitoren mit aufgeführt. (Fortsetzung)

Arzneistoff	Tagesdosierung	Wichtige Nebenwirkungen
Tipranavir (Aptivus®)	2 × 2 Kps. à 250 mg gemeinsam mit 2 × 2 Kps. Ritonavir à 100 mg	Durchfall, Übelkeit, Erbrechen, Kopfschmerzen, Bauchschmerzen
Atazanavir (Reyataz®)	1 × 2 Kps. à 150 mg gemeinsam mit 1 × 1 Kps. Ritonavir à 100 mg[3]	Durchfall, Hyperbilirubinämie
Darunavir (Prezista®)	2 × 2 Tbl. à 300 mg gemeinsam mit 2 × 1 Kps. Ritonavir à 100 mg[2]	Kopfschmerzen, Durchfall, Übelkeit, Erbrechen; selten Hautausschlag 10 d nach Therapiebeginn
Integraseinhibitor		
Raltegravir (Isentress®)	2 × 1 Tbl. à 400 mg[2]	Durchfall, Übelkeit, Kopfschmerzen
Fusionsinhibitoren		
Enfuvirtid (T20, Fuzeon®)	2 subkutane Injektionen à 90 mg/Tag[2]	Reaktionen an der Injektionsstelle, Hypersensitivität
Maraviroc (Celsentri®)	2 × 150 mg, 300 mg oder 600 mg[2], abhängig von anderen Arzneimitteln, nur Patienten mit CCR5-tropen HIV1	Kopfschmerzen, Müdigkeit, Appetitlosigkeit

[1] Die Dosierungen in nicht geboosterter Form können den jeweiligen Fachinformationen entnommen werden.
[2] In Europa bislang nur bei vorbehandelten Patienten zugelassen.

kannt" und in die provirale DNA eingebaut. Der Einbau dieser Verbindungen blockiert jede weitere Elongation der DNA-Kette und führt zum Kettenabbruch. Das Spektrum der retroviralen Reverse-Transkriptase-Hemmer wurde durch den nukleotidischen Inhibitor Tenofovir erweitert. Tenofovir Disoproxil ist ein Prodrug und liegt im Fertigarzneimittel als Fumarat vor, daher auch der Name Tenofovir DF. Die Substanz wird in vivo in Tenofovir, ein Nukleosidmonophosphat- bzw. Nukleotid-Analogon, umgewandelt. Nach zweimaliger Phosphorylierung entsteht daraus der aktive Metabolit Tenofovirtriphosphat, der die Reverse Transkriptase hemmt.

Eine andere Klasse von Hemmstoffen sind die sogenannten Nichtnukleosidischen Inhibitoren der Reversen Transkriptase (NNRTI, ○ Abb. 3.80). Diese Wirkstoffe sind keine Substrate der Reversen Transkriptase, sondern fungieren als nicht-kompetitive Inhibitoren (▶ Kap. 4.1.2). Strukturell gleichen sie daher auch nicht mehr den Nukleotiden, denn sie binden nicht am aktiven Zentrum des Enzyms, sondern an einer anderen Stelle. Durch die Bindung wird allerdings die Struktur des Enzyms so verändert, dass es seine enzymatische Aktivität einbüßt.

Ein weiterer Hemmstoff der viralen DNA-Replikation ist Foscarnet-Na. Es handelt sich dabei um das Trinatriumsalz der Phosphonoameisensäure. Foscarnet ist selbst die aktive Form und hemmt als solches die DNA-Replikation. Es ist zugelassen bei Lebens- und Augenlicht-bedrohlichen Erkrankungen durch Zytomegalie-

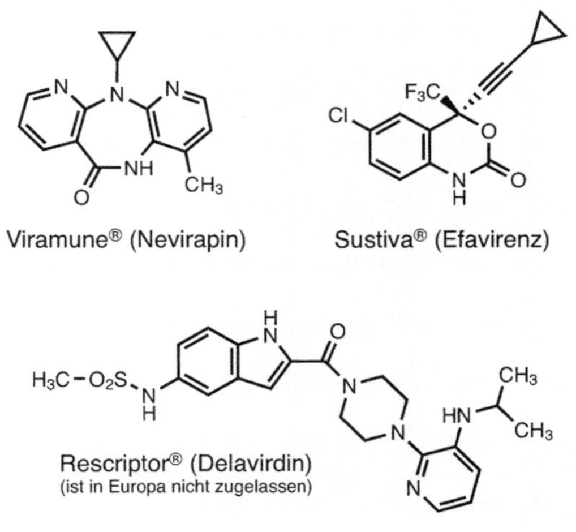

Viramune® (Nevirapin)   Sustiva® (Efavirenz)

Rescriptor® (Delavirdin)
(ist in Europa nicht zugelassen)

○ **Abb. 3.80** Nichtnukleosidische Inhibitoren der Reversen Transkriptase (NNRTI)

Viren bei Patienten mit erworbener Immunschwäche (AIDS). Foscarnet wirkt auf Zytomegalie-Viren virostatisch. Foscarnet-Na ist als Infusionslösung zur intravenösen Applikation im Handel. Foscarnet ist auch als antivirale Creme zugelassen, zur topischen Anwendung bei Symptomen rezidivierender Haut- und Schleimhautinfektionen durch Herpes-simplex-Virus (HSV) Typ I und II wie Herpes labialis, Herpes integumentalis und Herpes genitalis.

Zusammenfassung

- Infektiöse Agenzien wie Bakterien oder Viren oder entartete Zellen an der Vermehrung zu hindern, ist ein prominentes Ziel einer medikamentösen Intervention. Eine solche Hemmung kann auf verschiedenen Ebenen erfolgen: der Replikation, der Transkription oder der Translation.

- Matrizenblocker wie Aktinomycine, das Mitomycin, Anthracyclinantibiotika wie Daunorubicin und Doxorubicin, sowie Azaserin und Bleomycin sind Beispiele, die die DNA- und/oder die RNA-Synthese durch einen direkten Angriff an den Nukleinsäuren inhibieren.

- Rifamycine hingegen hemmen die RNA-Polymerase, die Chinolone und andere Topoisomerase-Hemmstoffe inaktivieren die Topoisomerase I und die Gyrase.

- Die Translation stören eine Vielzahl „klassischer" Antibiotika, darunter Chloramphenicol, Tetracycline, Aminoglykosidantibiotika wie Streptomycin, Neomycin, Kanamycin oder Gentamicin, die Makrolide und auch die Fusidinsäure.

- Eine beachtliche Zahl von Antimetaboliten interferiert mit der Aktivität der Reversen Transkriptase der HI-Viren, die zudem durch nichtnukleosidische Reverse-Transkriptase-Hemmer blockiert werden kann.

- Ein Hemmstoff der viralen DNA-Replikation ist Foscarnet, das für die Behandlung einer Zytomegalie-Virus-Infektion oder in Form einer topischen Formulierung für die Behandlung einer Herpes-Virus-Infektion zugelassen ist.

3.4 Veränderungen des Erbguts

3.4.1 Mutation

Begriffe, Definitionen

Mutationen sind bleibende Veränderungen des Erbmaterials. Neben Stoffwechsel und Reproduktion gehört der Erbwandel durch Mutation zu den charakteristischen Vorgängen des Lebens. Er ist eine wesentliche Voraussetzung der Evolution. Mutationen können bei allen Organismen und in allen Zellen auftreten.

Bei Vielzellern finden sich Mutationen sowohl im Soma, also in den Körperzellen, als auch in der Keimbahn. Als Keimbahn wird eine Folge von Zellgenerationen bezeichnet, an deren Ende die Meiose steht. **Mutationen** in der **Keimbahn** führen zu Veränderungen des Genotyps der Keimzellen. Eine Erbänderung in der Keimbahn findet sich in allen Zellen der folgenden Generation wieder. **Somatische Mutationen** betreffen nur Körperzellen außerhalb der Keimbahn. Mutationen, die im Soma während der Embryonalentwicklung stattfinden, führen zu sogenannten Mosaiken. Der Organismus besteht in der Folge aus Bereichen mit normalen und Bereichen mit mutierten Zellen. Ein Beispiel ist der Mosaik-Mongolismus beim Menschen. Die Entstehung dieses Krankheitsbilds lässt sich durch eine fehlerhafte Chromosomenverteilung in einer Zelle während der Embryonalentwicklung erklären. Die Auswirkung einer somatischen Mutation ist umso umfangreicher, je früher sie in der Entwicklung des Organismus eintritt. Die Chromosomensätze von somatischen Zellen eines Organismus können also unterschiedlich sein.

Bei **haploiden Organismen** sind struktur- oder funktionsrelevante Mutationen sofort im Phänotyp erfassbar. Sie äußern sich beispielsweise als veränderte Stoffwechselleistungen oder als morphologische Veränderungen. Bei **diploiden Organismen** führen Mutationen zu heterozygoten Zellen bzw. Organismen, da mit allergrößter Wahrscheinlichkeit nur eines der beiden Allele mutiert. Die meisten Mutationen sind hier rezessiv, d.h. sie sind im Phänotyp nicht erkennbar. Solche rezessiven Mutationen werden nur dann bemerkbar, wenn sich Individuen paaren, die im gleichen Allel gleichsinnig mutiert sind. Hierdurch kann ein Teil der Nachkommen in Bezug auf das betroffene Allel homozygot mutant werden, wodurch die Erbänderung im Phänotyp erkennbar wird. In seltenen Fällen ist das mutierte Allel dominant, oder eine Mutation führt zu einem intermediären Phänotyp. In der Regel führen Mutationen nur zu mehr oder weniger geringfügigen Veränderungen des Erbguts eines Individuums. Stärkere Veränderungen bedingen meist den Tod des betroffenen Organismus (Letalmutationen).

Mutationen sind immer zufällige Veränderungen. Sie sind nie gerichtet und als solche für den betroffenen Organismus zunächst einmal weder gut noch schlecht. Erst die Reaktion des mutierten Organismus mit Umweltfaktoren, also der Selektionsdruck eines gegebenen Lebensraums, entscheidet, ob sich eine Mutation nachteilig auswirkt oder von Vorteil für den betroffenen Organismus ist. Meist haben auch nicht-letale Mutationen nachteilige Folgen. Sie setzen die Vitalität herab, d.h. verglichen mit nicht-mutierten Individuen ist die Überlebens- und Vermehrungsaussicht der Mutante vermindert.

Mutation ist im Zusammenwirken mit der Selektion der Motor der Evolution. Die natürliche oder „spontane" Mutationsrate eines Gens ist jedoch sehr gering. Sie liegt bei 10^{-5} bis 10^{-9} pro Verdoppelung eines Gens. Beispielsweise findet sich unter 10^5 bis 10^9 Bakterien des gleichen Typs ein Individuum, das in Bezug auf das in Frage stehende Gen mutiert ist (◘ Tab. 3.13). Diese niedrige **spontane Mutationsrate** ist zweckvoll. Hierdurch wird, trotz möglicher Veränderlichkeit, die Lebensfähigkeit auf dem bewährten Niveau gehalten. Gewisse Veränderungen sind jedoch notwendig, um die Fähigkeit der Art zur Anpassung an Umweltveränderungen zu garantieren und die Evolution zu ermöglichen. Wegen des Gleichgewichts von Neumutation und Selektion besitzt jede diploide Population genotypisch ein beachtliches Reservoir rezessiver Mutationen. In allen Organismen gibt es relativ häufige (1:10 000) und seltene Mutationen. Dies ist abhängig von der Mutationsrate sowie der Erhaltung des mutierten Allels in der Population. Die Höhe der Mutationsrate hängt auch vom Entwicklungsstadium des Organismus ab.

Mutationen können durch verschiedene Faktoren experimentell ausgelöst werden, vor allem durch Strahlung, chemische Agenzien und Infektion mit bestimmten Viren. Auch die natürlichen Mutationsraten können durch diese Faktoren wesentlich erhöht werden. Man spricht dabei, im Gegensatz zur spontanen Mutation, von **induzierten Mutationen**.

Spontane und induzierte Mutationen führen im Wesentlichen zu gleichen Veränderungen der DNA. Mutationen können durch Rückmutationen wieder aufgehoben werden.

3.4.2 Mutationstypen

Nach der Art der Veränderung des Erbguts lassen sich verschiedene Mutationstypen unterscheiden.

Genommutationen

Durch Veränderung der Anzahl der Chromosomen pro Zelle ergeben sich abnorme Chromosomensätze (Tab. 3.14).

Euploidie (Polyploidie): Numerische Veränderung des ganzen Chromosomensatzes

Polyploide Organismen entstehen durch Vervielfachung des ganzen Chromosomensatzes in allen Zellen bedingt durch Endomitosen (▶ Kap. 3.3.2). Dies kann spontan erfolgen, kann jedoch auch induziert werden, z. B. durch Colchicin (Abb. 1.79). Polyploidie findet

◻ **Tab. 3.13** Mutationsraten beim Menschen (Mutationen pro Gen und Genom). Bachmann

Mutation	Rate pro Gen und Genom
Autosomal dominant	
Muskeldystrophie	5×10^{-7}
Zwergwuchs	$4{,}3-7 \times 10^{-5}$
Autosomal rezessiv	
Amaurotischer Schwachsinn	$1{,}1 \times 10^{-5}$
Epidermolysis bullosa lateralis	$5{,}0 \times 10^{-5}$
X-gekoppelt rezessiv	
Hämophilie B	$0{,}5-2 \times 10^{-6}$
Muskeldystrophie (Becker-Typ)	$4{,}7 \times 10^{-5}$

◻ **Tab. 3.14** Terminologie der Genommutationen

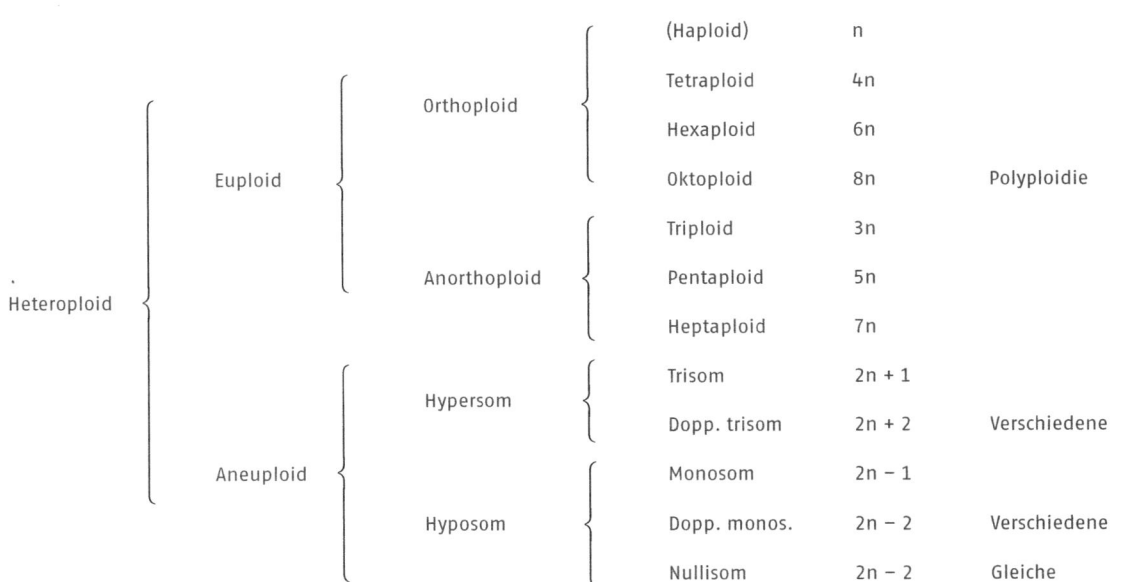

Tab. 3.15 Häufige Trisomien beim Menschen. Nach Lenz

Parameter	Trisomie 13 (Patau-Syndrom)	Trisomie 18 (Edwards-Syndrom)	Trisomie 21 (Down-Syndrom)
Häufigkeit	1:7600–1:9000	1:3500–1:6700	1:600
50 % verstorben	Bis Ende des 1. Monats	Bis Ende des 2. Monats	Bis zum 10. Lebensjahr
Funktionelle Symptome	Taubheit, Krämpfe, Hypotonie der Muskulatur, verzögerte psychische Entwicklung	Schwere Entwicklungsverzögerung	Schwachsinn, Häufige Infekte
Chemische Besonderheiten	Embryonales und fetales Hämoglobin	–	Vermehrte Serumharnsäure, Anomalien im Tryptophanstoffwechsel

sich häufig bei Kulturpflanzen wie Weizen, Tabak und Kartoffeln. Polyploide Pflanzen weisen eine **höhere Anpassungsfähigkeit** an veränderte Umweltbedingungen auf als die entsprechenden diploiden Pflanzen. Sie enthalten eine größere Anzahl von Allelen als diese. In Übereinstimmung damit steht die geographische Verbreitung polyploider Samenpflanzen. Diese stellen einen hohen Anteil der Angiospermenflora junger Siedlungsgebiete oder extremer Standorte. So beträgt z. B. in der Flora Nordgrönlands der Anteil polyploider Pflanzen etwa 86 %.

Bei **Arzneipflanzen** wurde vielfach versucht, durch Polyploidisierung die Ausbeute an wirksamen Inhaltsstoffen zu beeinflussen. Jedoch sind hier die Ergebnisse sehr widersprüchlich. Keineswegs führt eine Vermehrung der Chromosomenzahl zwangsläufig zu einer Erhöhung des Gehalts an Wirkstoffen. Eine Alkaloiderhöhung durch Polyploidisierung wurde verschiedentlich für *Datura stramonium*, *Atropa belladonna*, *Lobelia inflata* und *Hyoscyamus niger* berichtet. Diese Ergebnisse sind jedoch nicht gesichert. Als Folge der Polyploidisierung ist oft die Entwicklung der Pflanze verlangsamt und die Blühphase verzögert. Dies kann in speziellen Fällen von praktischer Bedeutung sein. Bei *Fagopyrum tartaricum*, aus dessen Blättern Rutin gewonnen wird, ist als Folge der Genomvervielfachung die vegetative Phase verlängert. Diese Pflanzen liefern einen höheren Blattertrag als die diploiden Pflanzen und damit einen höheren Ertrag an Rutin.

Bei Tieren ist Polyploidie extrem selten. Beim Menschen ist das Auftreten einer Polyploidie in der Zygote letal. Etwa 3 % aller Totgeburten werden durch Triploidie des Fötus bedingt. **Triploide Pflanzen** sind lebensfähig, können jedoch nur vegetativ vermehrt werden.

Nicht alle Zellen eines Organismus müssen zwangsläufig den gleichen Chromosomensatz haben. Durch **Endomitosen** kann während der Differenzierung in bestimmten Zellen oder Geweben eines diploiden Organismus eine Vervielfachung des Chromosomensatzes stattfinden. In Insektenlarven ist z. B. Polyploidie in Speicheldrüsen oder Darmzellen beobachtet worden. Die Leber von Säugetieren enthält oft tetraploide Zellen. Solche endoploiden Zellen zeichnen sich durch eine hohe Enzymproduktion aus.

Aneuploidie (Trisomie): Numerische Veränderung einzelner Chromosomen

Aneuploide Organismen entstehen durch numerische Veränderungen einzelner Chromosomen. Bestimmte Chromosomen können überzählig sein oder fehlen. Individuen mit fehlenden oder überzähligen Chromosomen entstehen durch fehlerhafte Verteilung während der Meiose oder Mitose. Der Verlust eines Chromosoms ist meist letal.

Häufig sind **Trisomien**. Bei trisomen Individuen findet sich in den betroffenen Zellen ein Chromosom zu viel, d. h. es sind von einem Chromosom, das bei einem diploiden Organismus normalerweise doppelt vorhanden ist, drei Exemplare vorhanden. Ein Beispiel überzähliger Chromosomen bietet unter den Arzneipflanzen die Gattung *Datura* mit normalerweise 2×12 Chromosomen. Hier konnten alle 12 möglichen Fälle von Trisomie gefunden werden. Die Pflanzen unterscheiden sich phänotypisch. Auswirkungen auf die Inhaltsstoffe wurden nicht untersucht.

Genomanomalien beim Menschen

Beim Menschen führen Trisomien zu mehr oder weniger stark ausgeprägten Krankheitsbildern. Trisomien können Autosomen und Geschlechtschromosomen (Gonosomen) betreffen.

Autosomale Trisomien

Solche Chromosomenanomalien sind u. a. für die Chromosomen 13, 18 und 21 beschrieben (Tab. 3.15). Autosomale Trisomien sind häufige Ursache für Fehlgeburten.

Die weitaus häufigste dieser Chromosomenanomalien ist die Trisomie 21, bekannt als **Mongolismus**. Sie entsteht u. a. durch Störungen der Meiose bei der Mutter. Mit dem Alter der Mutter wächst die Wahrscheinlichkeit des Auftretens solcher Chromosomenanoma-

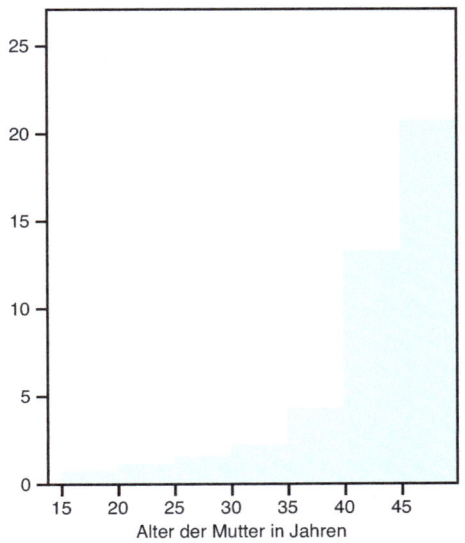

Abb. 3.81 Häufigkeit der Trisomie 21 in Abhängigkeit vom Alter der Mutter

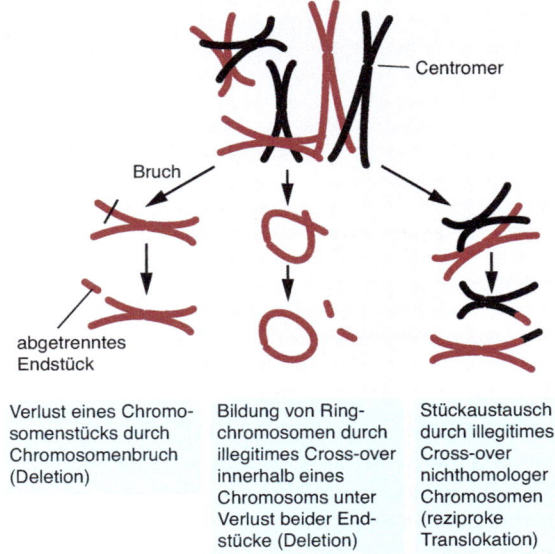

Abb. 3.82 Vereinfachtes Schema zur Entstehung von Chromosomenmutationen

lien bei den Kindern (○ Abb. 3.81). Trisomien können auch durch Störungen der Mitose in der frühen Embryonalentwicklung verursacht werden, wenn bei der Zellteilung beide Chromosomen in eine Zelle wandern. Je nachdem, wann in der Entwicklung eine solch fehlerhafte Mitose stattfindet, werden größere oder kleinere Bereiche des sich entwickelnden Individuums trisom. Ein Beispiel ist der Mosaik-Mongolismus. Bei etwa 2 % aller Mongoloiden ist die Krankheitsursache auf diese Weise entstanden.

Heterosomale Trisomien

Auch die Geschlechtschromosomen können von solchen Anomalien betroffen werden. Auf etwa 1000 weibliche Neugeborene kommt eines mit einem überzähligen X-Chromosom. Diese XXX-Individuen erscheinen körperlich völlig normal, bleiben jedoch geistig etwas zurück.

Auf etwa 1000 männliche Neugeborene kommen ein bis zwei mit dem Chromosomenbild XYY. Dieses abnorme Chromosomenbild bedingt körperliche und geistige Entwicklungsstörungen sowie Unfruchtbarkeit. Dieser Chromosomenzustand ist ausschließlich auf Störungen in der Spermiogenese zurückzuführen. Chromosomenanomalien lassen sich bereits vor der Geburt feststellen.

Chromosomenmutationen
Mutagene Faktoren

Chromosomenmutationen sind Strukturänderungen einzelner Chromosomen. Chromosomenmutationen treten **selten spontan** auf, können aber durch verschiedene Einflüsse induziert werden, so durch **Strahlung, Virusinfektion** und **chemische Agenzien,** wie Benzol oder Senfgas.

Bei Überlebenden von Hiroshima und Nagasaki, bei Personen, die durch Unfall (Tschernobyl) einer **Alpha-** oder **Neutronenstrahlung** ausgesetzt waren, oder bei Patienten, die mit **Röntgenstrahlung** behandelt wurden, ließen sich Chromosomenfragmente, Ringbildung und Translokationen nachweisen. Das gehäufte Auftreten von Leukämie nach Strahlenexposition kann seine Ursache in Chromosomenmutationen haben. Virusinfektionen, etwa Windpocken, Masern, Herpes simplex können Chromosomenmutationen auslösen. Kinder mit Rötelnembryopathie zeigen vermehrt Chromosomenbrüche.

In Tumorzellen sind oft abnorm gebaute Chromosomen zu beobachten. Bei chronischer myeloischer Leukämie findet sich in den entarteten Zellen des Knochenmarks gewöhnlich das sogenannte Philadelphia-Chromosom. Dies ist ein Chromosom 22, bei dem ein Teil des langen Armes durch ein kleines Stück des Chromosoms 9 ersetzt ist (Translokation, siehe unten).

Die Entstehung von Chromosomenmutationen lässt sich durch Cross-over an nichthomologen Stellen erklären (○ Abb. 3.82). Hierdurch können Chromosomenstücke verloren gehen sowie Endstücke auf dem gleichen oder verschiedenen Chromosomen ausgetauscht werden.

◻ **Tab. 3.16** Phänotyp bei Deletionen (Mensch). Nach Lenz

Deletion am Chromosom Nr.	4	5	18	21
Katzenschrei	–	+	–	–
Schwachsinn	+	+	+	+
Hirnmissbildungen	+	–	–	–
Gaumenspalte	+	–	–	–
Karies	–	–	+	–
Vermehrte Wirbelmuster	–	(+)	–	+

Mutationstypen

Bei **Inversionen** wird ein Chromosomenabschnitt im gleichen Chromosom gedreht. Er wird in umgekehrter Richtung wieder eingebaut.

Bei **Duplikation** wird ein Chromosomenabschnitt verdoppelt. Der Verlust eines Chromosomenstücks, eine Deletion oder „partielle Monosomie" ist beim Menschen an verschiedenen Chromosomen beschrieben worden. Es zieht mehr oder weniger tief greifende Folgen nach sich (◻ Tab. 3.16). Bei einer **Deletion** am Chromosom 5 bleiben Säuglinge in ihrer geistigen und körperlichen Entwicklung zurück. Auffallend ist der weite Augenabstand. Kinder mit dieser Deletion schreien als Neugeborene kläglich wie junge Katzen. Diese Deletion ist deshalb als Katzenschrei-Syndrom bekannt. Durch Deletionen kann das Coderaster der DNA verschoben werden.

Ringchromosomen können entstehen, wenn ein Chromosom an beiden Enden ein Stück verliert und die Bruchenden verschmelzen. Ihre Entstehung hat Entwicklungsstörungen und morphologische Anomalien zur Folge. Ringbildungen wurden beim Menschen am Chromosom 18 und 21 beobachtet.

Bei **Translokationen** sind Stücke zwischen nicht homologen Chromosomen ausgetauscht. Haben beide Chromosomen nach dem Austausch der Fragmente noch ein Centromer, können die weiteren mitotischen Teilungen ungestört ablaufen. Solche stabilen reziproken Translokationen haben manchmal keine Konsequenzen für den Betroffenen. Die Anordnung des genetischen Materials ist zwar verändert, aber es ist weder vermehrt noch vermindert worden. Die Chromosomenzahl ist normal, die Translokation balanciert. Teilweise werden durch reziproke Translokationen aber auch schwere Krankheiten (meist Tumorerkrankungen) ausgelöst (siehe unten).

In der Meiose bei der Paarung homologer Chromosomenabschnitte kann das Vorhandensein von Translokationschromosomen jedoch zu Störungen führen. Die exakte Verteilung homologer Chromosomenabschnitte auf die Tochterzellen ist nicht mehr garantiert. Translokationschromosomen können unverändert auf die Nachkommen vererbt werden und brauchen sich nicht in irgendeiner Weise bemerkbar zu machen. Jedoch ist der chromosomale Apparat, welcher der gleichmäßigen Genverteilung auf die Keimzellen dient, gestört. Dies kann in seltenen Fällen zu einem Ausfall von Chromosomenstücken und damit einer quantitativen Veränderung des Genbestands bei den Nachkommen führen. Es ist eine der Grundlagen von familiärer Häufung multipler Missbildungen.

Ein Beispiel ist der Translokationsmongolismus. Er ist selten bei mongoloiden Kindern junger Mütter zu beobachten. Er beruht auf einer Translokation zwischen Chromosomen der Gruppen G und D durch zentrische Fusion. Personen mit einer Translokation 21/21 können keine gesunden Kinder zeugen oder gebären, auch wenn sie selbst phänotypisch normal sind.

Translokationen treten bei der Entwicklung von Lymphozyten regelmäßig auf und führen zur Festlegung der Antigenspezifität.

Translokation als Ursache der Krebsentstehung

Chromosomentranslokationen können Ursache von Krebsentstehung sein (◉ Abb. 3.83). Dies ist nachgewiesen beim menschlichen Burkitt-Lymphom. Das Burkitt-Lymphom ist ein sehr schnell wachsender Krebs der B-Zellen. Durch reziproke Translokation in B-Zellen wird ein Onkogen, ein potenziell krebserzeugendes Gen, in die Nähe einer DNA-Sequenz verlagert, welches normalerweise die Antikörperproduktion verstärkt. Diese sehr aktive Sequenz verstärkt dann am neuen Genort die Aktivität des nun in seine Nachbarschaft geratenen Onkogens. Dieser Mechanismus ist offensichtlich auch Ursache für andere Tumorarten, z. B. bei B-Zell-Leukämien. Offensichtlich liegen auf Chromosom 18 und Chromosom 11 des Menschen Onkogene, die durch Translokation zu Chromosom 14 unter den Einfluss von Verstärkersequenzen kommen. Es sind die bcl-Gene (**B**-**C**ell-**L**eukämie).

Genmutationen (Punktmutationen)
Veränderungen der Basenstruktur

Gen- oder Punktmutationen beruhen auf kleinsten molekularen Änderungen in der DNA. Sie haben ihre Ursache in chemischen Veränderungen der Purin- bzw. Pyrimidinbasen, im Einbau von Basenanalogen, im Verlust oder Austausch von Nukleotiden. Punktmutationen führen zu einer Änderung der Nukleotidsequenz in der DNA und damit primär zum Falscheinbau von Aminosäuren in Proteine. Punktmutationen sind Ursache zahlreicher **Enzymdefekte**, die zu erblich bedingten Stoffwechselstörungen führen können. Bei diploiden Organismen sind solche Punktmutationen in den allermeisten Fällen **rezessiv**. In einem Gen können mehrere Punktmutationen gleichzeitig auftreten.

Zusammenfassung

- Wir unterscheiden Genommutationen, Chromosomenmutationen und Genmutationen.

- Genommutationen lassen sich unterteilen in Euploidie (Polyploidie), bei der eine numerische Veränderung des gesamten Chromosomensatzes vorliegt, oder in Aneuploidie (z. B. Trisomie), bei der eine numerische Veränderung einzelner Chromosomen vorliegt. Polyploidie findet man nicht selten bei Kulturpflanzen. Beim Menschen kommt dieses Phänomen nicht vor. Dagegen sind Trisomien beim Menschen nicht so außergewöhnlich. Allerdings werden durch derartige Veränderungen in aller Regel bestimmte Krankheiten verursacht.

- Chromosomenmutationen lassen sich unterteilen in Inversionen, Duplikationen, Deletionen und Translokationen. Auch hier resultieren nicht selten bestimmte Krankheiten.

- Genmutationen sind meist Punktmutationen, bei denen nur eine einzelne Base ausgetauscht ist. Diese sind heute in Form der SNPs (single nucleotide polymorphisms) ins zentrale Interesse der Genomforschung gerückt, da sie einen großen Teil der Individualität determinieren.

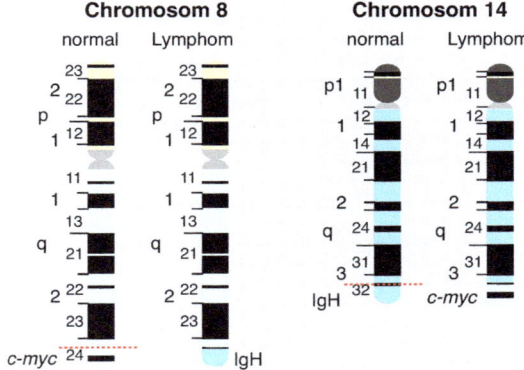

Abb. 3.83 Reziproke Translokation in Zellen des Burkitt-Lymphoms. Es findet ein Austausch zwischen Chromosom Nr. 8 und Chromosom Nr. 14 statt. Von Chromosom 8 gelangt hierdurch ein Chromosomenabschnitt an das Chromosom 14. Auf dem translozierten Chromosomenstück des Chromosoms 8 befindet sich das sogenannte *c-myc*-Gen. Normalerweise wird dieses Gen nur zu Beginn des Zellzyklus kurz aktiviert. Durch die Translokation gerät das Gen nun in die Nachbarschaft einer sehr aktiven Gengruppe IgH, die in Lymphozyten ständig hochaktiv ist. Sie codiert für die schwere Kette eines Antikörpers. Hierdurch wird auch das *c-myc*-Gen ständig aktiviert, der Zellzyklus läuft ständig und schnell ab, d. h. die Zelle wird zu ständigem Wachstum, zur Proliferation angeregt. Das *c-myc*-Gen wird zum Onkogen. Es wird am neuen Genort nicht mehr richtig reguliert. Es ist neben ein Verstärkerelement geraten. Das Endstück von Chromosom 8 kann auch auf die Chromosomen 2 und 22 übertragen werden.

3.4.3 Mutagene Faktoren und transponierbare genetische Elemente

Durch Strahlung oder chemische Agenzien können Veränderungen in der DNA hervorgerufen werden. Diese als Prämutationen bezeichneten primären Veränderungen können in manchen Fällen durch besondere Enzymsysteme wieder repariert werden. Prämutationen werden erst nach DNA-Replikation als echte Mutationen, d. h. dauerhafte Basenänderungen manifest. Für einzelne mutationsauslösende Faktoren ist der molekulare Wirkungsmechanismus aufgeklärt.

Ames-Test zur Mutagenitätsprüfung

Von zahlreichen Chemikalien in unserer Umwelt ist bekannt, dass sie kanzerogen wirken können. Kanzerogenität ist oft mit Mutation des Erbguts verknüpft. Ständig werden neue Verbindungen produziert, vor deren Verwendung ein Mutagenitätstest durchgeführt werden muss.

Allgemein wird hierzu heute u. a. das Verfahren von Ames benutzt. Man misst dabei die Rückmutation einer histidinbedürftigen, auxotrophen Mutante von *Salmonella typhimurium* zum prototrophen Wildtyp.

Histidin-Mangelmutanten von *Salmonella typhimurium* können nur auf Nährmedien wachsen, denen die Aminosäure Histidin zugesetzt ist. Durch Rückmutation können sie die Fähigkeit zur eigenen Histidinbildung wieder erlangen. Sie sind dann wieder prototroph und wachsen wieder auf histidinfreien Nährmedien. Bei der Mutagenitätsprüfung wird die Zahl der Bakterienkolonien gemessen, die auf einem histidinfreien Medium wachsen.

Bei den verwendeten *Salmonella*-Stämmen ist durch eine weitere Mutation ein wichtiges Reparatursystem ausgeschaltet. Hierdurch wird die Empfindlichkeit gegen Mutationen erheblich gesteigert. Viele mutagene und damit auch potentiell kanzerogene Verbindungen werden erst im Säugetierorganismus in eine aktive Form überführt. Ein Beispiel hierfür ist Aflatoxin (**Abb. 9.10**). Dieser Tatsache wird auch im Ames-Test Rechnung getragen. Man gibt eine Fraktion aus der Rattenleber, in der die wichtigsten Enzyme zur Biotransformation angereichert sind, dem Nährmedium zu. Diese Fraktion nennt man die „S9-Fraktion", da sie als Überstand nach Zentrifugation eines Leberhomogenates bei 9000 × g erhalten wird.

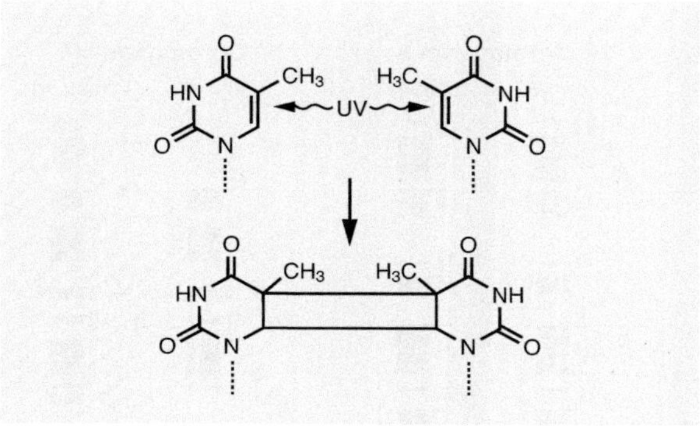

Abb. 3.84 Durch UV-Strahlung werden zwei am gleichen Nukleotidstrang benachbart stehende Thyminmoleküle dimerisiert.

Auf Agarplatten mit histidinfreiem Nährsubstrat werden 10^8–10^9 Testbakterien und die S9-Fraktion des Leberhomogenates verteilt. In die Mitte der Agarplatte wird eine Filterpapierscheibe gelegt, die mit der Verbindung getränkt ist, deren mutagene Wirkung untersucht werden soll. Die Substanz diffundiert in den Agar und erreicht die Bakterien. Rückmutanten erscheinen als Ring von Bakterienkolonien rund um die Filterpapierscheiben. Ausgewertet wird die Zahl der Kolonien im Verhältnis zur Konzentration der mutagenen Verbindung. Aflatoxin B_1 beispielsweise erzeugt in einer Konzentration von 0,1 mg pro Platte etwa 2200 Kolonien rückmutierter Bakterien.

Mutagene Agenzien, physikalische Mutagene
UV-Strahlen
UV-Strahlen werden direkt von den Nukleinsäuren absorbiert. Das Absorptionsmaximum bei 260 nm fällt mit dem Maximum der mutagenen Wirkung zusammen. Die Wirkung des UV-Lichts betrifft vor allem die Pyrimidine in der DNA, also Cytosin und Thymin. Cytosin lagert unter UV-Wirkung an eine Doppelbindung Wasser an. Es entsteht ein Hydrat, das jedoch nicht sehr langlebig ist, d. h. diese Veränderung der DNA kann sich spontan wieder in den Ausgangszustand zurückwandeln. Die hauptsächliche Wirkung von UV-Strahlung besteht in der **Dimerisierung von Thyminmolekülen**, die in einem DNA-Strang benachbart sind. Durch Öffnen der Doppelbindung und Verknüpfungen zwischen C-4 und C-5 entsteht ein Cyclobutanring zwischen den beiden Pyrimidinbasen (o Abb. 3.84). Diese Verbindung ist stabil. Thymidindimere verzerren die räumliche Struktur der DNA.

Reparatur von UV-Schäden
1. Photoreaktivierung. Diese Prämutation lässt sich durch ein **lichtabhängiges Enzym löschen**, d. h. die Dimere werden wieder gespalten. Eine Bakterienpopulation, die mit UV-Licht von 260 nm bestrahlt wurde und nach dieser mutagenen Bestrahlung mit langwelligem UV-Licht um 350 nm oder mit Blaulicht nachbestrahlt wird, ergibt eine wesentlich geringere Ausbeute an Mutanten, als ohne diese Nachbehandlung. Man spricht hier von einer Photoreversion oder Photoreaktivierung. Das hierbei beteiligte Enzym, die Photolyase, bindet an das Thymidindimer und spaltet nach Beleuchtung mit Licht der Wellenlänge 340–400 nm den Cyclobutanring (o Abb. 3.85).

Die ursprünglichen Monomerstrukturen werden wieder freigesetzt. Bei dieser Reaktion wird keine Nukleotidsequenz aus der DNA herausgeschnitten, wie das für andere DNA-Reparatursysteme typisch ist. Funktionsfähige Photolyasen sind in Pro- und Eukaryonten und in Archaea, nicht jedoch bei höheren Säugetieren, zu finden. Beim Menschen sind nah verwandte Proteine, die Cryptochrome, für den circadianen Rhythmus verantwortlich.

2. Exzisionsreparatur (Dunkelreversion). Prämutationen können durch spezielle Endonukleasen erkannt und aus der DNA entfernt werden.

So erkennt z. B. die **uvr-Endonuklease** Thymidindimere und schneidet unter Verbrauch von ATP auf beiden Seiten der geschädigten Stelle den betroffenen DNA-Strang auf (o Abb. 3.86). Hierdurch wird das Thymindimer einschließlich einiger Nukleotide beiderseits der Schadstelle entfernt. In die entstandenen Lücken werden dann durch das Enzym **DNA-Polymerase I** die fehlenden Nukleotide komplementär zum erhalten gebliebenen Strang der DNA wieder eingesetzt. Die Verbindung zum alten Strang wird durch das Enzym **Ligase** geschlossen (weitere Reparaturenzyme in ▸ Kap. 3.4.3). Durch entsprechende Nukleasen können auch Prämutationen, die durch chemische Mutagene erzeugt wurden, erkannt und entfernt werden.

Der Ausfall dieses Reparaturwegs verursacht z. B. die Krankheitserscheinungen der Xeroderma pigmentosum. Störungen dieser Art lassen sich pränatal erkennen. Die entsprechende Nuklease lässt sich dann nicht nachweisen.

Ionisierende Strahlen
Ionisierende Strahlenarten, α-, β- oder γ-Strahlen werden nicht selektiv von der DNA absorbiert. Ob ihre mutagene Wirkung nur auf direkte „Treffer" der DNA oder auch auf Sekundärreaktionen über Veränderungen im Plasma zurückzuführen ist, ist noch umstritten. Nach Bestrahlung von isolierter DNA mit Röntgenstrahlen lassen sich Peroxide und Glykole vor allem der Pyrimidinbasen nachweisen. Des Weiteren lassen sich Brüche in der DNA beobachten, die auf Esterspaltungen der Zucker-Phosphatbindungen zurückzuführen sind. Jedoch lassen sich die Ergebnisse solcher In-vitro-Versuche nicht ohne weiteres auf die Verhältnisse in der Zelle übertragen.

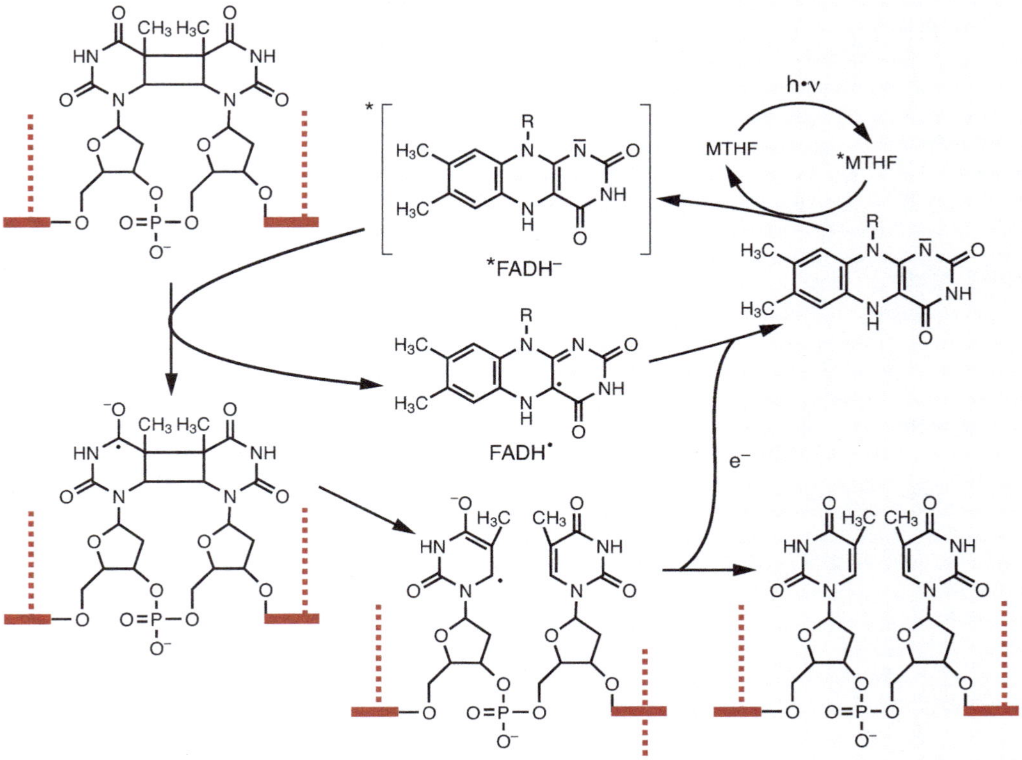

○ **Abb. 3.85** Lichtreparatur einer UV-Mutation. Die Photolyase bindet an Pyrimidin-Dimere und spaltet in Anwesenheit von Licht der Wellenlänge 340–400 nm den Cyclobutanring. Dafür sind zwei Chromophore erforderlich: 5,10-Methylentetrahydrofolat (MTHF) dient als „Lichtsammler" und überträgt Elektronen auf das Flavin-Adenin-Dinukleotid (FAD). Die reduzierte Form liefert die Elektronen für die Spaltung des Cyclobutanrings.

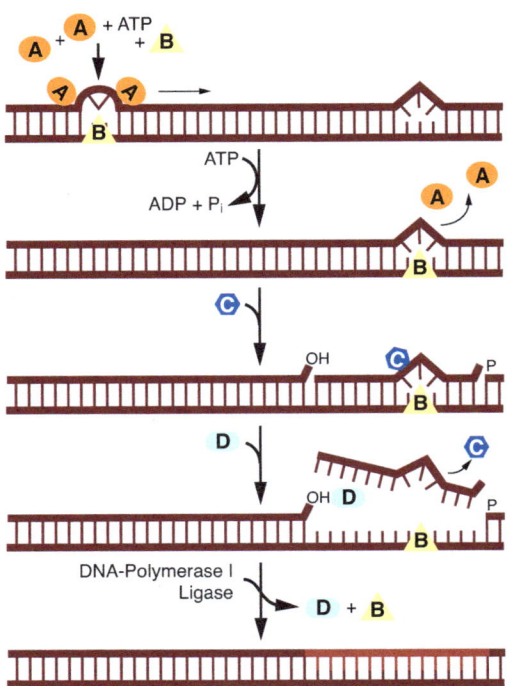

○ **Abb. 3.86** Exzisionsreparatur von UV-Schäden (Dunkelreversion). Zwei UvrA-Proteine („A") bilden in Anwesenheit von ATP einen Komplex mit UvrB („B"), der spezifisch DNA-Schäden, wie z. B. Pyrimidin-Dimere oder unförmige Basenmodifikationen, erkennt. Nach der Bindung an die geschädigte DNA wird UvrA durch UvrC ersetzt und der neue UvrBC-Komplex schneidet die DNA acht Nukleotide 5'-wärts und fünf Nukleotide 3'-wärts vom DNA-Schaden. Anschließend wird die UvrD-Helikase aktiv und entfernt das geschädigte DNA-Stück. Nun kann die DNA-Polymerase I die DNA neu und richtig synthetisieren und die Ligase schließt die Lücke.

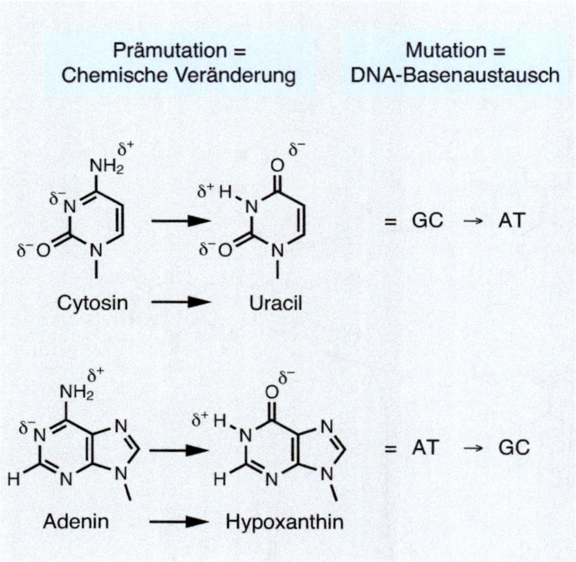

Mutagene Agenzien, chemische Mutagene

Von zahlreichen Stoffen aus den verschiedensten Verbindungsklassen wurde eine mutagene Wirkung berichtet. Diese Wirkungen wurden hauptsächlich an höheren Pflanzen, z. B. Zwiebelwurzelspitzen oder Bakterien, Phagen und Viren untersucht. Dabei wurden in der Regel sehr hohe Dosierungen der betreffenden Verbindung verwendet. Diese Ergebnisse lassen sich nicht ohne weiteres auf die Verhältnisse bei Säugetieren und beim menschlichen Organismus übertragen. Hier werden nur bei extrem hoher Dosierung oder lang dauernder Einwirkung mutagene Effekte erreicht, die sicher nur in seltenen Fällen in der Keimbahn auftreten. Arzneimittel, deren mutagene Wirkung in Versuchen mit Mikroorganismen gezeigt wurde, z. B. Aktinomycin, Mitomycin oder Basenanaloge, werden ohnehin nur in sehr speziellen Fällen unter strenger ärztlicher Kontrolle angewandt.

○ **Abb. 3.87** Die molekularen Grundlagen der mutagenen Wirkung von salpetriger Säure (HNO_2). Ihre Einwirkung führt zu einer Desaminierung von Basen, die eine NH_2-Gruppe tragen. Hierdurch ändern sich die Möglichkeiten zur Ausbildung von Wasserstoffbrücken zwischen den Basen (Nitritmutanten).

■ **MERKE** Erwartungsgemäß führen Änderungen der Struktur von Purinen und Pyrimidinen zu Mutationen, da die beiden DNA-Stränge über Wasserstoffbrückenbindungen zwischen den jeweils komplementären Basen miteinander interagieren. Jedoch können auch Substanzen, die die Wasserstoffbrückenbildung nicht direkt beeinflussen, durch Verschiebung des Gleichgewichts zwischen den tautomeren Formen von Pyrimidinen und Purinen und der damit verbundenen Änderung der Bindungskapazität, mutagene Wirkung haben.

□ **Tab. 3.17** Vergleich des Stoffwechselverhaltens einiger Purin- und Pyrimidinbasenanaloge bei der Nukleinsäurebiosynthese

Effekt auf Nukleinsäurebiosynthese	Basenanalogon
Einbau in DNA, dagegen nicht in RNA	■ 5-Bromuracil bzw. 5-Brom-2'-desoxyuridin, ■ 5-Ioduracil bows. 5-Iod-2'-desoxyuridin, ■ 5-Trifluormethyluracil bzw. 5-Trifluormethyl-2'-desoxyuridin
Einbau in RNA, dagegen nicht in DNA	■ 5-Fluoruracil bzw. 5-Fluoruridin, ■ 5-Fluororotsäure, ■ 2-Thiouracil
Einbau sowohl in DNA als auch in RNA	■ 8-Azaguanin, ■ 6-Thioguanin, ■ 5-Fluorcytidin
Kein Einbau in Nukleinsäuren	■ 6-Mercaptopurin, ■ 4-Azauracil bzw. 4-Azauridin, ■ 5-Fluor-2'-desoxyuridin

Salpetrige Säure (Nitrit)

Salpetrige Säure ruft Mutationen durch **Desaminierung** von Cytosin zu Uracil bzw. von Adenin zu Hypoxanthin hervor. Durch Desaminierung von Adenin zu Hypoxanthin ergibt sich nach zweimaliger Replikation der DNA ein **Basenaustausch** A:T zu G:C, da Hypoxanthin mit Cytosin paart. Wird Cytosin desaminiert, ergibt sich entsprechend ein Basenübergang C:G zu T:A (○ Abb. 3.87). Da bei dieser wie auch bei anderen Punktmutationen ein DNA-Strang unverändert bleibt, finden sich in der Nachkommenschaft prämutierter Individuen nichtmutierte und mutierte Formen (○ Abb. 3.88).

Solche Basenaustauschmutationen werden Transitionen genannt. Auch Guanin kann durch salpetrige Säure desaminiert werden. Es entsteht Xanthin. Diese Verbindung kann mit keiner anderen Base paaren und stört daher die DNA-Replikation. Auch spontane Desaminierungen, z. B. von Cytosin zu Uracil, treten auf. Man schätzt ihre Zahl auf etwa 100 pro Genom und Tag.

Basenanaloge

Der Einbau von Basenanalogen in die DNA kann Mutationen verursachen (Tab. 3.17). An Stelle des Thymins werden z. B. in 5-Stellung halogenierte Uracilderivate in die DNA eingebaut. Dies sind 5-Iod- und 5-Bromuracil. Der Ionenradius dieser Halogenidionen entspricht etwa dem Ionenradius der CH_3-Gruppe in 5-Stellung des Thymins. Das entsprechende Fluorderivat des Uracils wird an Stelle von Uracil in die RNA eingebaut. Der Ionenradius des Fluors entspricht etwa dem des H-Atoms.

Der Einbau einer basenanalogen Verbindung in die DNA hat als solcher zunächst keine Konsequenzen. Diese ergeben sich erst, wenn durch eine tautomere Umlagerung die Möglichkeiten zur Ausbildung von Wasserstoffbrücken verändert werden (Abb. 3.89).

Wird z. B. Bromuracil an Stelle des Thymins in die DNA eingebaut, so löst dies zunächst keine Mutation aus, da die basenanaloge Verbindung bei der Replikation ebenfalls mit Adenin paart. Lagert sich Bromuracil jedoch in die **Enolform** um, besteht die Möglichkeit zur Ausbildung von drei Wasserstoffbrücken. In dieser Form kann eine Verbindung mit Guanin erfolgen. Es resultiert dann nach den beiden folgenden Replikationen ein **Basenübergang** T:A zu C:G. Geht die Enolform wieder in die Ketoform über, so wird hierdurch die Prämutation aufgehoben. Wird Bromuracil bereits in der Enolform in die DNA eingebaut, so ersetzt es dort Cytosin und paart mit Guanin. Wandelt es sich dann in die Ketoform um, erfolgt nach entsprechenden Replikationen der Übergang C:G zu T:A.

Basenanaloge können in besonderen Fällen in der Virustherapie verwendet werden (▶ Kap. 3.3.6). Auch spontane Mutationen können auf tautomeren Umlagerungen der vier normalen Basen beruhen.

Alkylierende Agenzien

Starke Mutagene sind alkylierende Agenzien, wie Dimethylsulfat, β-Propiolacton, Stickstofflost, Diethylsulfat, Ethylen- und Propylenoxid, Methyl- und Ethylmethansulfonat sowie Aflatoxine (▶ Kap. 9.2.2, Abb. 9.10). Alkylierung findet vorwiegend am Stickstoff in 7-Stellung des Guanins statt, kann jedoch auch, allerdings weitaus weniger häufig, an der 1-Position des Adenins und der 3-Position des Cytosins erfolgen. Durch Substitution in Position 7 des Guanins entsteht ein quarternäres, stark basisches N-Atom. Hierdurch wird die Glykosidbindung an N-9 zur Desoxyribose instabil. Das 7-Alkylguanin löst sich leicht aus der DNA. 7-Alkylguanin kann auch mit Thymin paaren (Abb. 3.90).

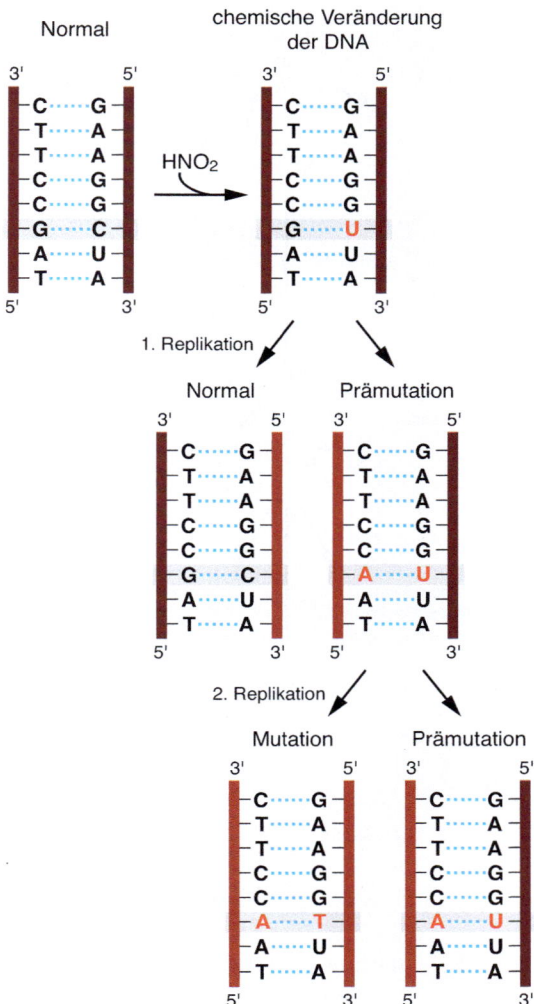

Abb. 3.88 Basenaustauschmutation (GC → AT) nach Desaminierung von Cytosin. Erst nach der 2. DNA-Replikation zeigen sich stabile Mutanten.

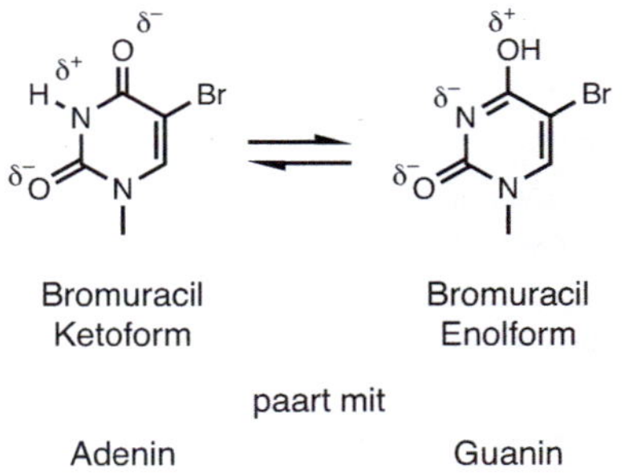

Abb. 3.89 Keto-Enoltautomerie von Bromuracil und die Veränderung der Möglichkeiten zur Ausbildung von Wasserstoffbrücken

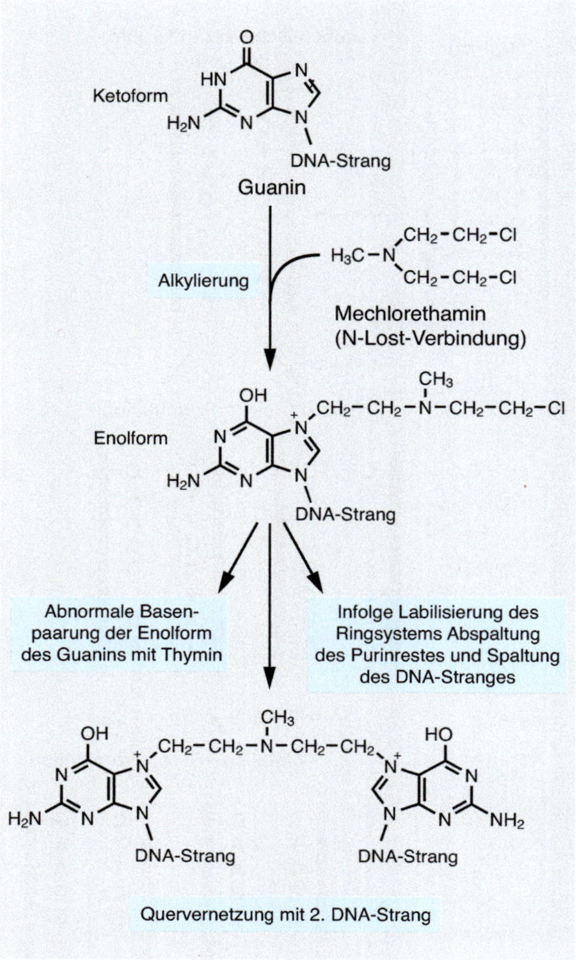

Abb. 3.90 Wirkungsmechanismen alkylierender Agenzien. Die DNA wird vornehmlich am Stickstoff in Position 7 des Guanins alkyliert. Es kann dann: 1. eine falsche Basenpaarung eintreten, mit Thymin an Stelle von Cytosin, da alkyliertes Guanin hauptsächlich in der Enolform vorliegt, 2. eine Guaninabspaltung eintreten, hierdurch wird der DNA-Strang gespalten (s. Bleomycine) und damit unterbrochen, 3. bei bifunktionell alkylierenden Verbindungen eine Quervernetzung mit einem anderen Guaninmolekül erfolgen.

Acridinderivate

Acridinderivate haben eine flache, basenähnliche Form. Sie schieben sich in die DNA zwischen zwei benachbarte Basenpaare und drängen sie auf etwa den doppelten Abstand auseinander. Eine solche **Interkalation** verursacht während der folgenden DNA-Replikation Einschübe oder Ausfälle einzelner Nukleotidpaare. Hierdurch wird das Raster der DNA-Tripletts verschoben. Man spricht hier von Schubmutationen, **Leserastermutationen** bzw. „Frameshift"-Mutationen.

Leserastermutationen treten gehäuft in DNA-Abschnitten auf, in denen mehrere gleiche Nukleotidpaare hintereinander vorkommen.

Leserastermutationen ereignen sich vor allem dann, wenn einer der beiden DNA-Stränge Lücken aufweist, z. B. in der Nähe der Replikationsgabel, oder bei Rekombination und Reparaturprozessen.

Mutationen durch spontanen Zerfall der DNA

Bei hoher Temperatur und in Gegenwart starker Säuren wird die glykosidische Bindung zwischen der Desoxyribose und den Purin- bzw. Pyrimidinbasen gelöst. Die Phosphat-Zucker-Kette der DNA bleibt jedoch erhalten (AP-Stellen). Solche Depurinierungen oder Depyrimidinierungen ereignen sich selten auch unter physiologischen Bedingungen (o Abb. 3.91).

Bei der Replikation der DNA können gegenüber solchen basenfreien Stellen beliebige Nukleotide in den neuen DNA-Strang eingebaut werden. Sehr häufig kommt es aber dabei zum Einbau von dATP. Daraus resultiert oft ein Übergang von G:C nach A:T.

Man schätzt, dass täglich etwa 5000 Purinbasen aus der DNA jeder menschlichen Zelle verloren gehen.

Mutationsorte

Punktmutationen können an beliebigen Stellen innerhalb eines Gens oder auch an mehreren Stellen gleichzeitig erfolgen. Sie sind jedoch nicht gleichmäßig über die DNA verteilt. Es existieren bevorzugte Stellen, die als „hot spots" bezeichnet werden. Die Verteilung der Mutationshäufigkeiten über die DNA, die ein Mutationsspektrum ergibt, ist charakteristisch für das betreffende Mutagen. Spontanmutationen sind ebenfalls in charakteristischen Spektren verteilt.

Reparatur von DNA-Schäden

Die Reparaturmöglichkeiten von UV-Schädigungen wurden bereits geschildert (▶ Kap. 3.4.3).

Durch **chemische Veränderungen** in der DNA einer Zelle ereignen sich täglich Tausende von Zufallsveränderungen (Prämutationen). Jedoch manifestieren sich daraus nur wenige Mutationen pro Jahr. Die meisten Prämutationen werden sehr effektiv durch DNA-Reparaturmechanismen wieder rückgängig gemacht. Hierbei werden die verschiedenen Prämutationen von unterschiedlichen Reparaturenzymen erkannt.

DNA-Glykosylasen

DNA-Glykosylasen sind eine Gruppe relativ kleiner Enzyme. Sie erkennen in der DNA „fremde" Basen und entfernen diese durch Spaltung der N-Glykosylbindung zwischen Base und Zucker. DNA-Glykosylasen sind sehr spezifisch und erkennen nur jeweils einen Typ einer falschen Base.

Die häufigsten sind die Uracil-DNA-Glykosylasen und die Hypoxanthin-DNA-Glykosylasen. Sie erkennen die durch Desaminierung von Cytosin entstandenen Uracilreste, bzw. die durch Desaminierung von

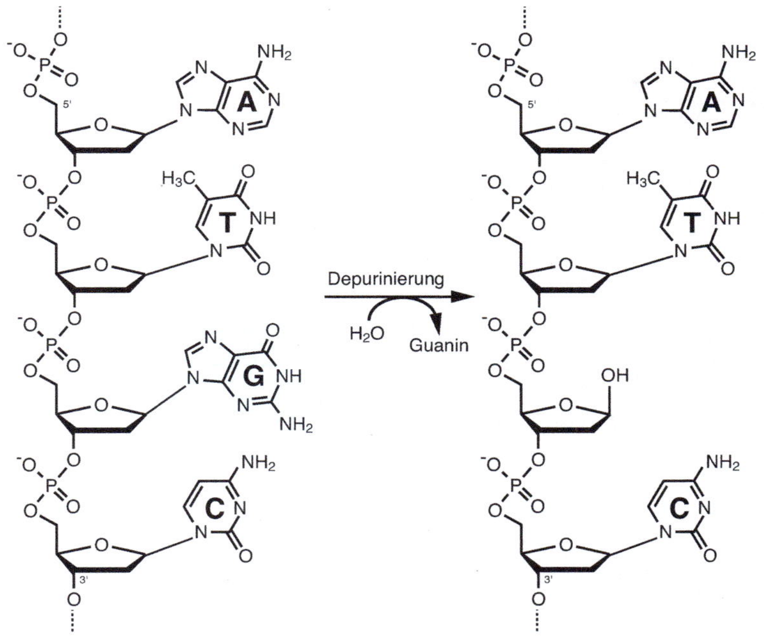

Abb. 3.91 Mutationsauslösung durch Depurinierung

Adenin entstandenen Hypoxanthinreste in einem DNA-Strang und entfernen diese.

Andere DNA-Glykosylasen erkennen und entfernen alkylierte Basen aus der DNA. Die 3-Methyl-Adenin-DNA-Glykosylase z. B. erkennt in 3-Stellung methyliertes Adenin.

AP-Endonukleasen

Das Ergebnis der Glykosylasewirkung ist in jedem Falle eine fehlende Pyrimidin- oder Purinbase und die Etablierung einer AP-Stelle.

Solche AP-Stellen werden von AP-Endonukleasen erkannt. AP-Endonukleasen schneiden aus dem DNA-Strang, der eine AP-Stelle enthält, ein Stück mit dieser Stelle heraus, sodass ein 5'-Phosphat- und ein 3'-OH-Ende entsteht. Hierdurch bildet sich eine Lücke im betreffenden DNA-Strang. Diese Lücke wird durch die DNA-Polymerase I aufgefüllt, indem an das 3'-OH-Ende der erhalten gebliebenen Teile des DNA-Strangs Nukleotide angefügt werden. Eine DNA-Ligase schließt schließlich den neu gebildeten DNA-Strang an das andere Ende des erhalten gebliebenen Strangs an (o Abb. 3.92). DNA-Glykosylasen und AP-Endonukleasen sind bei Prokaryonten und Eukaryonten weit verbreitet.

O^6-Methylguanin-Transferase

Dieses Enzym trennt Methylgruppen von Guanin-Molekülen, die an der O^6-Stellung methyliert sind, und überträgt sie auf eine enzymeigene Cystein-Seitenkette. Da das Enzym die Methylgruppe nicht weitergeben kann, inaktiviert es sich damit selbst.

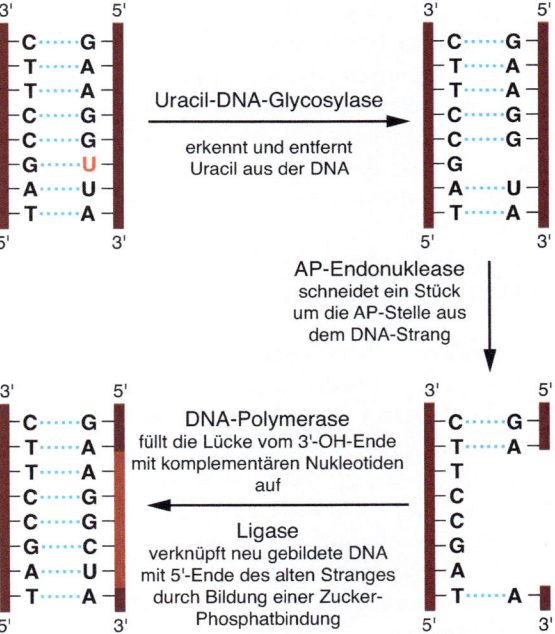

Abb. 3.92 Reparaturweg nach Desaminierung eines Cytosinrests

Alkylierende Verbindungen können kanzerogen wirken. Durch solche Verbindungen können Säugetierzellen maligne transformiert werden, d. h. sie wachsen ungeordnet und unkontrolliert als Krebszellen. Es konnte gezeigt werden, dass die Transformation einer Zelle mit der Verweildauer von O^6-Methylguanin kor-

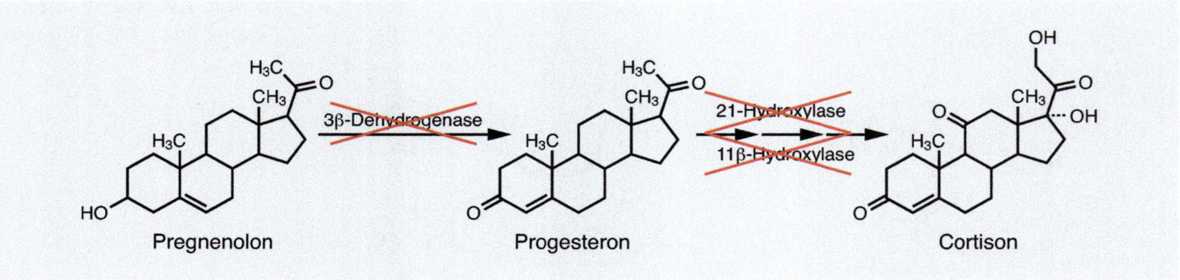

Abb. 3.93 Störungen der Steroidsynthese durch Enzymdefekte beim androgenitalen Syndrom

reliert, d. h. Zellen, in denen ein alkylierter Guanin-Rest nicht entfernt wird, werden mit größerer Wahrscheinlichkeit zu Tumorzellen als Zellen mit nicht alkylierten Guanin-Resten. Der O^6-Methylguanin-Transferase kommt so eine besondere Bedeutung zu.

SOS-System

Alkylierende Verbindungen, polyzyklische Kohlenwasserstoffe oder UV-Bestrahlung können tief greifende Schäden in der DNA verursachen, mit schwer wiegenden Konsequenzen für den betreffenden Organismus. Diese Störung der Struktur der DNA resultiert aus einer Unterbrechung der DNA-Replikation.

In diesen Fällen werden 15 Gene aktiviert. Es sind sogenannte din-Gene (**d**amage **in**duced).

Im Zuge der SOS-Reaktion wird auch die Aktivität anderer Gengruppen erhöht, z. B. die der *uvr*-Gene (uvr, uv-repair), die uvr-Endonukleasen codieren.

Andere Gengruppen, die im Rahmen der SOS-Reaktion aktiviert werden, codieren für Proteine, welche die Zellteilung verhindern oder die Aktivität von Nukleasen blockieren.

Insgesamt werden durch diese Mechanismen in verstärktem Maße Reparaturenzyme für die Zelle verfügbar.

Bei Bakterien wurde über das SOS-System hinaus noch ein weiteres System gefunden. Es wird aktiviert, wenn in der DNA methylierte Nukleotide auftreten. Auch bei Hefezellen wurde ein induzierbares DNA-Reparatursystem gefunden. Solche induzierbaren DNA-Reparatursysteme werden auch in anderen Eukaryontenzellen vermutet.

Eine Zelle vermag also auf Schädigung ihrer DNA mit Genaktivierungen und Synthese von Reparaturenzymen zu reagieren.

Beispiele aus der Humanmedizin

Beispiele aus der Humanmedizin für die Auswirkung von Punktmutationen sind z. B. Albinismus, Phenylketonurie, Galaktosämie, Sichelzellenanämie, das Lesch-Nyhan-Syndrom, das androgenitale Syndrom sowie Xeroderma pigmentosum, um nur einige der zahlreichen Krankheiten zu nennen.

Das **Lesch-Nyhan-Syndrom** wird durch eine Genmutation auf dem X-Chromosom verursacht. Diese bedingt einen Defekt des Enzyms Hypoxanthin-Guanin-Phosphoribosyl-Transferase und damit eine Störung der Nukleotidbiosynthese. Die Krankheit äußert sich in schweren Gehirnschäden.

Die Erscheinungen des **androgenitalen Syndroms** werden durch Cortisonmangel bedingt. Sie umfassen u. a. Pseudohermaphroditismus und Virilisierung bei Mädchen, Pseudopubertas praecox bei Knaben und Nebennierenrindenhyperplasie. Je nach quantitativem Ausmaß des Enzymdefektes sind die Krankheitsbilder mehr oder weniger ausgeprägt. Gestört sind vor allem die Umwandlung von Pregnenolol zu Progesteron durch Defekt einer 3β-Dehydrogenase sowie die Umwandlung von Progesteron zu Cortisol durch Ausfall der 21-Hydroxylase und der 11β-Hydroxylase (Abb. 3.93).

Xeroderma pigmentosum zählt zu den Erbkrankheiten, die zur Bildung bösartiger Hauttumoren disponieren. Sie beruht auf einem Defekt von DNA-Repara-

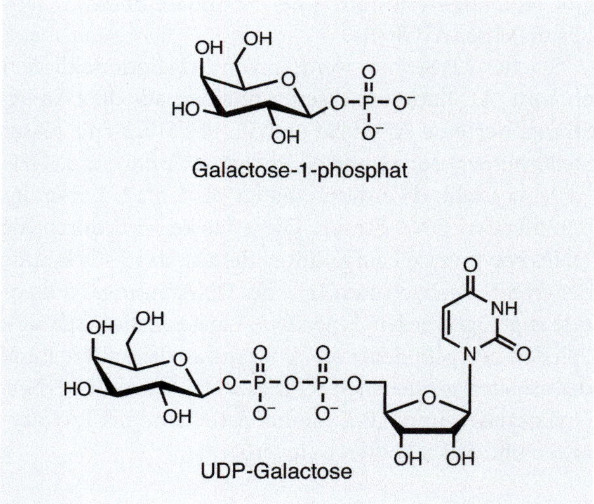

Abb. 3.94 Molekulare Grundlage der Galactosämie. Das Enzym baut beim Säugling die Galactose der Milch in eine verwertbare Form ab. Der Ausfall des Enzyms führt zur Anreicherung von Galactose-1-Phosphat in verschiedenen Geweben und somit zu den Erscheinungen der Galactosämie.

turenzymen. Sie äußert sich in einer verstärkten Bildung von Sommersprossen, Hautatrophie und Keratosen. Maligne Melanome bilden sich vor allem an Stellen, die der Sonne (UV-Strahlung) ausgesetzt sind.

Diese Erbkrankheit ist äußerst selten. Die Betroffenen sind schon als Kinder sehr lichtempfindlich und bekommen Monate bis Jahre nach der ersten Sonnenexposition, an allen bestrahlten Hautstellen Lichtschäden, aus denen sich Hauttumoren entwickeln können.

Bei der **Galactosämie** besteht der primäre Defekt in einem Mangel an Galactose-1-Phosphat-Uridyl-Transferase (o Abb. 3.94). Hierdurch kommt es zur Anhäufung von Galactose-1-Phosphat in verschiedenen Geweben, die durch toxische Konzentrationen geschädigt werden. Die Folge sind vielfältige Krankheitserscheinungen, wie Leberzirrhose, Funktionsstörungen der Nieren, Trübung der Augenlinsen. Diese Symptome lassen sich durch eine Diät ohne Milchzucker verhüten und in begrenztem Maße heilen.

Die **Phenylketonurie** beruht auf einem Defekt der Phenylalaninhydroxylase. Dieses Enzym katalysiert die Umwandlung von Phenylalanin zu Tyrosin (o Abb. 3.95). Völliger Mangel an Phenylalaninhydroxylase führt u. a. zu Schwachsinn, verminderter Pigmentierung der Haut, der Haare und der Iris.

Durch eine andersartige Mutation des betreffenden Gens kann eine Variante der Phenylalaninhydroxylase resultieren, die bedingt funktionsfähig ist, jedoch durch höhere Phenylalaninkonzentrationen gehemmt wird.

Dies führt zu einer milden Form der Phenylketonurie. Phenylketonurie ist bereits wenige Wochen nach der Geburt durch vermehrte Ausscheidung von Phenylalanin, Phenylmilchsäure, Phenylessigsäure und vor allem Phenylbrenztraubensäure zu erkennen.

Phenylketonurie ist eine sehr verbreitete Erbkrankheit. Etwa jedes 15 000. Neugeborene besitzt das mutierte Gen homozygot, d.h. leidet phänotypisch unter dieser Krankheit. Daraus lässt sich errechnen, dass jeder 60. Mensch das Gen heterozygot trägt. Durch eine möglichst frühzeitig einsetzende Phenylalaninfreie Diät lassen sich die Symptome der Krankheit unterdrücken.

Auch der **Albinismus** ist auf eine Mutation zurückzuführen, als deren Folgen der Tyrosinstoffwechsel gestört ist (o Abb. 3.95). Durch Ausfall der Tyrosinhydroxylase in den Melanozyten wird der Stoffwechselweg, der zum Melanin führt, gestört. Die Folge ist ein Ausfall der Hautpigmentierung.

Ein Musterbeispiel einer Punktmutation bietet die **Sichelzellenanämie.** Die primäre Wirkung dieser Mutation äußert sich im Austausch einer Aminosäure im Hämoglobin.

Das normale Hämoglobin erwachsener Menschen besteht aus je 2 α- und β-Ketten. Am Ende der normalen β-Ketten findet sich die Aminosäure-Reihenfolge Valin – Histidin – Leucin – Threonin – Prolin – Glutaminsäure – Glutaminsäure. Im Sichelzellhämoglobin (S-Hämoglobin) ist eine Glutaminsäure durch ein Valin

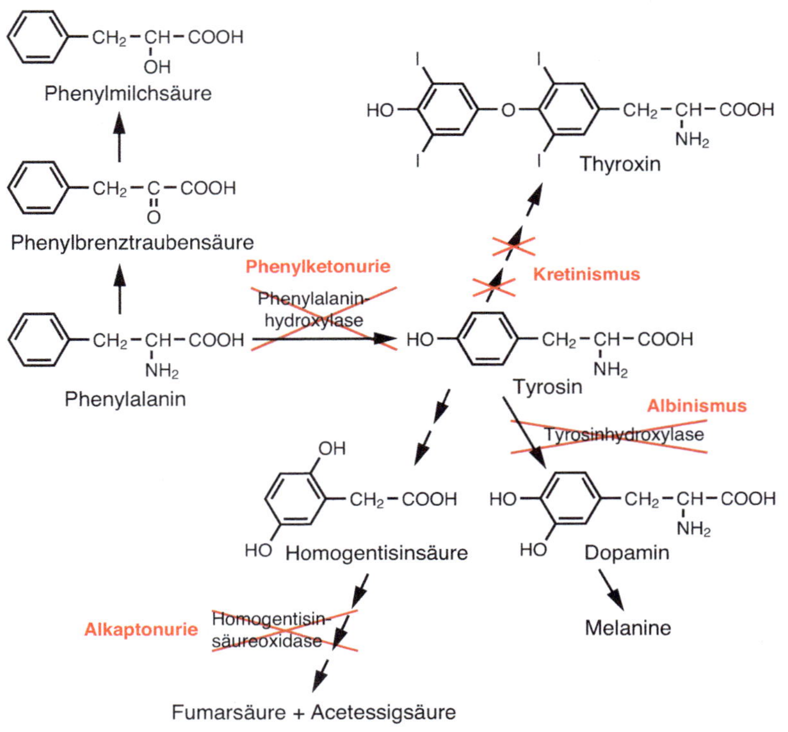

o **Abb. 3.95** Ausschnitt aus dem Stoffwechsel von Phenylalanin und Tyrosin mit den durch Enzymdefekte verursachten Erbkrankheiten

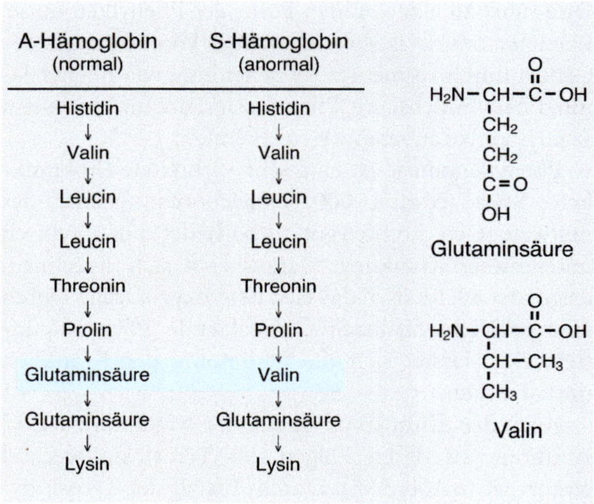

Abb. 3.96 Eine Mutation und ihre Folgen. Der Austausch von Glutaminsäure der β-Kette durch Valin führt zum Sichelzellenhämoglobin. Die unterschiedliche elektrische Ladung der beiden Aminosäuren bedingt eine Verschiebung des isoelektrischen Punkts des Hämoglobins. Dies verursacht eine veränderte Löslichkeit des Proteins im reduzierten Zustand und ist Ursache der Sichelzellenanämie.

ersetzt (Abb. 3.96). Personen, bei denen die Mutation homozygot auftritt, besitzen nur Sichelzellenhämoglobin. Die roten Blutkörperchen, die S-Hämoglobin enthalten, verändern bei verringerter Sauerstoffkonzentration ihre Form. Die vorher ovalen Zellen werden sichelförmig. Die Krankheit äußert sich in Anämie, Herzerweiterung, Knochendeformierungen, Lähmungen, temporärer oder dauernder Blindheit. Personen, die das mutierte Gen heterozygot tragen, haben zur Hälfte Erythrozyten mit normalem, zur anderen Hälfte mit S-Hämoglobin. Sie sind phänotypisch normal. Die Krankheit macht sich nur bei schweren Belastungen störend bemerkbar.

Die Sichelzellenanämie ist vor allem in Zentralafrika und Südostasien häufig. Ihr Hauptverbreitungsgebiet deckt sich mit dem der Malaria tropica, da Träger des Sichelzellengens in Malariagebieten bessere Überlebenschancen haben. Mit Malaria infizierte Zellen bleiben leicht an Gefäßwänden hängen. Erythrozyten mit Sichelzellenhämoglobin werden bei der dadurch verursachten starken Sauerstoffabgabe sichelförmig und können in diesem Zustand von den Zellen der Gefäßwände phagozytiert werden. Hierdurch werden Erythrozyten mit Malariaparasiten selektiv aus dem Organismus entfernt. Die an sich nachteilige Mutation verleiht ihren Trägern unter besonderen Bedingungen – in Malariagebieten – Vorteile. Dies erklärt, dass in solchen Gebieten etwa 30 % der Bevölkerung das Sichelzellengen tragen. In den USA, wohin dieses Gen mit den Sklaven eingeschleppt wurde, beträgt der Anteil im schwarzen Bevölkerungsteil nur noch 9 %. Dies ist auf eine allmähliche Ausverdünnung des Gens zurückzuführen, da dort die Malaria ausgerottet ist.

Neben der Sichelzellenanämie sind zahlreiche weitere erbliche Blutkrankheiten bekannt, die von durch Mutationen bedingte Veränderungen in der Aminosäuresequenz des Hämoglobins verursacht werden (Tab. 3.18).

Einige dieser Hämoglobin-Varianten sind weniger stabil als normales Hämoglobin. Beim Hb Zürich können als Folge dieser verminderten Stabilität nach Gabe oxidierender Medikamente, vor allem von Sulfonamiden, schwere hämolytische Erscheinungen beobachtet werden.

Allgemein müssen sich erblich bedingte Proteindefekte nicht unbedingt und in jedem Falle unmittelbar in Krankheitserscheinungen äußern. Erst durch Zusammenwirken mit einem äußeren Faktor, z. B. der Gabe eines Medikaments, wirken sich solche Proteindefekte aus. Ein Beispiel hierfür ist neben der erwähnten Hämoglobinvariante Hb Zürich ein Isoenzym der Pseudocholinesterase. Das Vorliegen dieser Enzymvariante zeigt sich bei ihren Trägern nur nach Gabe von Succinylcholinchlorid (Muskelrelaxans) und führt zu lang anhaltendem Atemstillstand. Weitere Beispiele genetisch bedingter Besonderheiten in der Reaktion auf Medikamente sind in Tab. 3.19 zusammengefasst.

Inaktivierung von Viren: Chemische und physikalische Eingriffe in die Struktur der Nukleinsäuren, die zu Mutationen führen, können auch Inaktivierung von DNA- oder RNA-Viren bewirken. Dies kann im Auftreten letaler Mutanten oder der Unterbindung der korrekten Replikation gegeben sein. Durch Inaktivierung will man im Idealfall ein nichtinfektiöses, also nicht mehr vermehrungsfähiges Virus erhalten, das jedoch noch eine Antikörperbildung induzieren kann.

Die erste Substanz, durch die ein inaktiviertes Virus für Impfstoffe gewonnen wurde, war Formaldehyd. Dieser reagiert mit Aminogruppen der Nukleinsäure und des Hüllproteins. Die antigenen Eigenschaften des Hüllproteins werden hierdurch nicht merklich beeinflusst. Die Addition von $H_2C=O$-Gruppen zu Aminogruppen von Purinen und Pyrimidinen der Nukleinsäure unterbindet deren Matrizen- und Messengerfunktion und führt damit zur Inaktivierung des Virus. Auf der Grundlage der Inaktivierung des Poliovirus durch Formaldehyd war der Salk-Impfstoff aufgebaut. Zur Immunisierung gegen Maul- und Klauenseucheviren wird ebenfalls ein Impfstoff mit formaldehydinaktivierten Viren verwendet.

Die Verwendung inaktivierter Viren in Impfstoffen hat jedoch große Nachteile. Beispielsweise ist die Bindung von Formaldehyd an Aminogruppen reversibel. Nach Entfernen des Formaldehyds oder starker Ver-

Tab. 3.18 Mutative Änderungen des Hämoglobins

Bezeichnung des anormalen Hämoglobins	Krankheitsbild	Kette	Stelle	Änderung im Hämoglobin Aminosäure	Änderung im mRNA-Molekül Ersatz von/durch
Torino	Anämie	α	43	Phe → Val	U → G
Chesapeake	Polyzythämie	α	92	Arg → Leu	G → U
Bibba	Anämie	α	136	Leu → Pro	U → C
Hb C	Sichelzellenanämie (mäßig)	β	6	Glu → Lys	G → A
Hb S	Sichelzellenanämie	β	6	Glu → Val	A → U
Hb E	Thalassämie	β	26	Glu → Lys	G → A
Genova	Hämolytische Anämie	β	28	Leu → Pro	U → C
Zürich	Nach Sulfonamid schwere hämolytische Krisen	β	28 63	His → Arg	A → G
Sydney	Hämolytische Anämie	β	67	Val → Ala	U → C
Rainier	Erythrozythämie	β	145	Tyr → His	U → C

A Adenin, C Cytosin, G Guanin, U Uracil

Tab. 3.19 Genetisch bedingte Besonderheiten in der Reaktion auf Medikamente

Medikament oder Lebensmittel	Enzym und Varianten	Häufigkeit, Erblichkeit	Klinische Ausprägung bei Zufuhr des Medikaments
Succinylcholindichlorid „Suxamethonium" (Muskelrelaxans bei Narkosen)	Pseudocholinesterase. Mehrere Varianten mit verminderter oder fast völlig fehlender Aktivität	1:2500 bis 1:3000. Autosomal rezessiv; in Heterozygoten nachweisbar	Abnorm protrahierte Muskelschlaffheit bei Narkose mit Succinylcholin. Behandlung: Bluttransfusion (Blut und Plasma enthalten Pseudocholinesterase)
Probenecid, Phenacetin, Nitrofurantoin, Sulfanilamid, Tolbutamid, Primaquin usw. Ebenso *Vicia faba* (Saubohne) und Johannisbeeren	Glucose-6-phosphat-Dehydrogenase. Etwa 50 Varianten mit verminderter oder fehlender Aktivität	Nord- und Mitteleuropa 0 %; Südeuropa stellenweise 3–10 bis 35 % der männlichen Bevölkerung. Häufig im vorderen Orient, Thailand, Südchina, Neuguinea, Afrika. X-chromosomal mit intermediärer Manifestation bei Heterozygoten	Hämolytische Anämie
Isoniazid, Sulfadimidin, Hydralazin	Acetyltransferase	Enzymdefekt (langsame Inaktivierung) bei 52–56 % der Europäer und Nordamerikaner, 11 % der Japaner. Autosomal-rezessiv, in Heterozygoten nachweisbar	„Neuritis" nach Isoniazid bei Spätausscheidern, weit häufiger kein Einfluss auf therapeutische Wirksamkeit der üblichen Isoniaziddosen

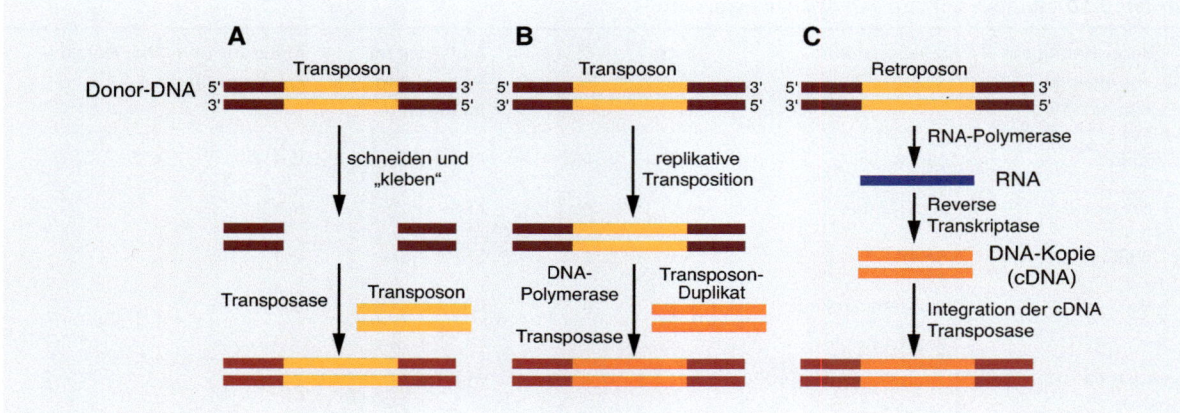

○ **Abb. 3.97** Verschiedene Strategien der Verlagerung von Transposons, resp. Retroposons im Genom. **A** Die Transposon-Sequenz wird aus der ursprünglichen DNA (Donor-DNA) herausgeschnitten. Diese wird an den Schnittstellen wieder „verklebt", verliert jedoch die auf dem Transposon lokalisierte Information. Das „freie" Transposon kann sich im Genom bewegen und an anderer Stelle wieder in das Genom integriert werden. **B** Das Transposon wird durch eine DNA-Polymerase repliziert. Das Transposon-Duplikat kann an anderer Stelle in eine andere DNA-Sequenz eingebaut werden. **C** Die genetische Information von Retroposons wird durch eine RNA-Polymerase in RNA transkribiert. Von dieser RNA-Sequenz wird durch eine Reverse Transkriptase doppelsträngige DNA synthetisiert. Diese DNA kann an anderer Stelle im Genom wieder in die DNA integriert werden. Diese Strategie hat viele Gemeinsamkeiten mit der Vermehrung der Retroviren.

dünnung der Lösung kann daher die Infektiosität der Viren zurückkehren. Dies bedeutet ein erhebliches Risiko bei Schutzimpfungen. Eine Alternative dazu ist der Einsatz von Lebendimpfstoffen. Diese basieren auf der Verwendung von Mutanten, die noch voll vermehrungsfähig sind und die volle Antigenität besitzen. Sie sind jedoch so abgewandelt, dass sie nicht mehr pathogen sind. Hierauf beruht z. B. der Impfstoff gegen Poliomyelitis von Sabin. Die Impfviren wurden durch zahlreiche Passagen auf Gewebekulturen selektioniert.

Transponierbare Elemente („Springende Gene")
Das Auftreten eigenartiger Mutationen bei Bakterien, Pflanzen und Tieren führte zur Entdeckung einer besonderen Art von Gensequenzen. Sie sind nicht, wie normale Gene, an einer festen, definierten Stelle im Genom fixiert, sondern können von einer Stelle an eine andere übertragen, transponiert werden. Solche Nukleotidsequenzen können sich zwischen verschiedenen Stellen des Genoms hin und her bewegen. Es sind transponierbare Elemente, Insertionssequenzen, Transposons und Plasmide.

Transponierbare Elemente bei Bakterien
Insertionssequenzen: Die einfachsten transponierbaren Elemente sind die Insertionssequenzen (IS). Je nach Typ bestehen IS-Elemente von *E. coli* aus 800–2000 Basenpaaren. Jedes IS-Element ist eine selbstständige Einheit und codiert nur für solche Proteine, die es für seine eigene Transposition braucht. IS-DNA ist meist an beiden Enden von sehr kurzen Sequenzwiederholungen eingerahmt. Die Reihenfolge der Nukleotide ist dabei spiegelbildlich gegenläufig (invertierte Sequenzwiederholungen). Sie sind meist 15–25 Basenpaare lang.

Die kürzeste Insertionssequenz, IS1, von *E. coli* codiert für zwei Proteine, die beide für die Transposition notwendig sind. Andere IS-Elemente haben einen langen Bereich, der die Transposase codiert. Die Transposase ist die enzymatische Aktivität der IS-Elemente, die die DNA an der Insertionsstelle aufschneidet und das Element dort platziert.

Falls eine Insertions-Sequenz in den codierenden Bereich eines Strukturgens eingefügt wird, führt dies zu einem Verlust dieser Genfunktion. Die Transposition von IS-Elementen ist eine häufige Ursache von Mutationen in Bakterienkulturen.

Transposons IS-Elemente haben nur die genetische Information für die eigene Transposition. Transposons dagegen haben darüber hinaus zusätzliche genetische Information, z. B. Gene für Antibiotikaresistenzen. Sie bestehen aus dem zentralen Bereich, der die Funktionsgene enthält und sind flankiert von invertierten Sequenzwiederholungen (○ Abb. 3.97). Manche Transposons werden als solche aus der Wirts-DNA herausgeschnitten und an einer anderen Stelle wieder eingesetzt (Schnitt- und Klebeweg, cut and paste). Andere werden vor der Transposition repliziert und nur die Kopie wird verlagert, während das ursprüngliche Transposon an der Ausgangsstelle verbleibt (Replikativer Weg, copy and paste). Manche Transposons bedienen sich beider Mechanismen.

Resistenzgene gegen Antibiotika können durch Transposition von einem DNA-Molekül auf ein anderes übertragen werden, etwa von einem Plasmid auf ein anderes oder von einem Plasmid auf die DNA des „Bakterienchromosoms" und umgekehrt.

Zahlreiche Transposons sind inzwischen entdeckt worden (Tab. 3.20). Der pharmazeutisch/medizinisch wichtigste Aspekt im Zusammenhang mit Transposons ist der Übergang von Transposons vom Bakterienchromosom auf Plasmide. Dabei entstehen Plasmide, die ein oder mehrere Resistenzgene enthalten können. Solche Resistenzplasmide (R-Plasmide, Kap. 3.3.5) verbreiten sich in einer Bakterien-Population rasch durch Konjugation (▶Kap. 3.3.5), falls Antibiotika anwesend sind und somit nur solchen Bakterien das Überleben ermöglicht wird, die diese Antibiotika inaktivieren können. Über diesen Mechanismus sind bereits 1955 in Japan multiresistente *Shigella*-Stämme entstanden, die zahlreiche Antibiotika inaktivieren konnten. Infektionen mit solchen Bakterienstämmen waren mit den meisten der damals verfügbaren Antibiotika nicht mehr therapierbar (Tab. 3.20).

Tab. 3.20 Einige bakterielle Transposons und die durch sie verursachten Resistenzen

Bezeich-nung	Ungefähre Größe (Basenpaare)	End-struktur	Resistenz gegen
Klasse I			
Tn 5	5700	IS 50	Kanamycin
Tn 9	2650	IS 1	Chloramphenicol
Tn 10	9300	IS 10	Tetracyclin
Klasse II			
Tn 3	5000	38	Ampicillin
Tn 501	8200	38	Quecksilber-Salze
Tn 1000 (543, 540)	5700	35	–

Transponierbare Elemente bei Eukaryonten

Transponierbare Elemente, sogenannte „springende Gene", sind auch bei Eukaryonten zu finden. Sie sind denen der Prokaryonten vergleichbar gebaut. Vermutlich enthält jedes Genom ein ganzes Spektrum beweglicher DNA-Sequenzen. Sie liegen gewöhnlich in jeder Zelle in mehreren Kopien vor.

Ihre Länge variiert von einigen hundert bis zu mehreren zehntausend Basenpaaren. Auch bei den Transposons der Eukaryonten gibt es mehrere Mechanismen der Transposition. Bei einem Typ solcher transponierbarer Elemente gleicht der Vorgang einem Teil des Entwicklungszyklus von Retroviren. Sie werden daher als **Retrotransposons** (Retroposons) bezeichnet. Die Transposition solcher Elemente beginnt mit der Transkription des gesamten Elements. Die dabei gebildete RNA-Kopie wird durch eine Reverse Transkriptase schließlich wieder in doppelsträngige DNA überführt.

Retroposons kommen in den Genomen aller Eukaryonten vor. Wie bei den Retroviren wird auch hier der normale Fluss der genetischen Information umgekehrt. Auch hier dient RNA als Matrize für die Synthese von DNA. Der Fluss der genetischen Information verläuft hierbei also rückwärts (retro). Manche Retroposons haben Sequenz-Übereinstimmungen mit Retroviren. Von bestimmten Proteinen (gag-Proteinen) geschützt können einige von ihnen in der Zelle als Virus-ähnliche Partikel nachgewiesen werden. Andere RNA-Transkripte werden in DNA-Kopien umgeschrieben. Diese gelangen durch Integration an verschiedene Stellen des Genoms. Falls sie in aktive Gene eingebaut werden, können sie Mutationen auslösen (Insertionsmutagenese).

Andere transponierbare Elemente werden aus der Wirtszell-DNA herausgeschnitten und ohne Replikation an einer anderen Stelle wieder eingebaut. Die DNA wird wieder geschlossen. Durch das Wiederverbinden der DNA an der Austrittstelle des Transposons kommt es dabei oft zu Veränderungen der Nukleotidsequenz, d. h. zu Mutationen („Schneiden und Kleben").

Andere transponierbare Elemente replizieren sich vor der Transposition. Es wird durch Replikation eine DNA-Kopie gebildet, die dann an einer zufälligen anderen Stelle in das Genom eingebaut wird (replikativer Weg, Abb. 3.97). Ein solches Element kann sich nur innerhalb einer einzigen Zelle und ihren Nachkommen im Genom hin und her bewegen.

Transponierbare Elemente können nicht nur sich selbst bewegen. Sie bewirken auch Verschiebungen und Umordnungen in den benachbarten DNA-Sequenzen des Wirtsgenoms. Sie verursachen z. B. Chromosomenbrüche. Hierdurch entstehen Translokationen, Deletionen oder Inversionen. Auch Genmutationen werden durch Transposons ausgelöst.

Transponierbare Elemente können auch die Genfunktion verändern, sie können Gene an- und abschalten. Ein Beispiel liefert der Mais. Hier wurden Transposons im Phänotyp bunt gesprenkelter Maiskörner entdeckt. Wenn ein Transposon in ein Gen, das für die rotviolette Pigmentierung von Maiskörnern verantwortlich ist, insertiert wird, so wird das Gen inaktiviert. Es kann keine Pigmentierung mehr stattfinden. Das Maiskorn bleibt gelblich-weiß. Springt das Transposon wieder aus dem Gen heraus, so kann die betroffene Zelle und deren Nachkommen wieder Pigment bilden, das betreffende Gen ist rückmutiert (Abb. 3.98).

Bei Pflanzen kennt man auch den Austausch von Gen-Sequenzen zwischen den DNA-Molekülen der

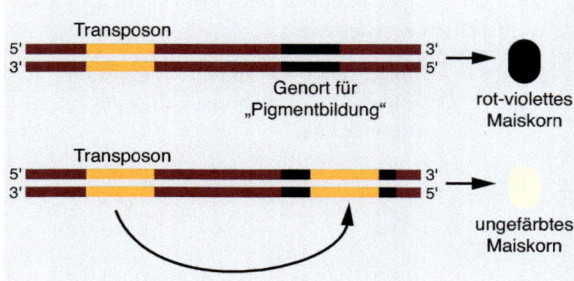

Abb. 3.98 Mutation durch transponierbare Elemente. Ein transponierbares Element, das an einen Genort für Pigmentbildung verlagert wird, führt dort u. U. zu einer Mutation. Das Enzym für Pigmentbildung fällt aus und die Pigmentbildung, z. B. im Maiskorn, unterbleibt. Springt das Transposon erneut an eine andere Stelle, wird das Gen für Pigmentbildung rückmutiert. Das Pigment kann wieder gebildet werden, d. h. springende Gene schalten andere Gene an und aus.

Plastiden und Mitochondrien. Ein solcher Austausch kann auch zwischen der DNA dieser Organellen und der DNA im Zellkern stattfinden. Auch Bakteriengene können in pflanzliche Zellen übertragen werden. Bodenbakterien wie *Agrobacterium tumefaciens* können bei höheren Pflanzen die Bildung von Tumoren auslösen. Die Bakterien selbst finden sich in den Tumorzellen nicht, jedoch ein Stück bakterieller DNA. Dieses ist in das Genom solcher Zellen integriert, wird mit der Zell-DNA repliziert und bei jeder Zellteilung auf die Tochterzellen weitergegeben. Solche Zellen fallen durch die Synthese eigenartiger Aminosäuren auf, die als Opine bezeichnet werden. Auf dieser Basis werden auch die induzierenden Plasmide unterschieden, z. B. die Nopalin-Plasmide oder die Octopin-Plasmide.

Die DNA-Sequenz der Bakterien in den Pflanzenzellen stammt von einem Plasmid, dem Ti-Plasmid (Tumor induzierend), wobei allerdings immer nur ein Teil eines solchen Plasmids in die Pflanzenzelle übertragen wird.

Diese in das Genom einer Pflanzenzelle integrierbaren Gensequenzen von Bakterien eröffnen die Möglichkeit, Pflanzen durch gentechnologische Methoden zu verändern (▶ Kap. 3.5.2).

Zusammenfassung

- Mutationen können, müssen sich aber nicht phänotypisch ausprägen. Einer der bekanntesten Tests auf mutagene Agenzien ist der Ames-Test. Mutagene Agenzien sind beispielsweise energiereiche Strahlung (UV-/ionisierende Strahlung) oder bestimmte chemische Agenzien. Bekannte Mutagene sind salpetrige Säure (A:T → G:C oder C:G → T:A), Basenanaloga wie 5-Iod- oder 5-Bromuracil (T:A → C:G oder C:G → T:A), alkylierende Agenzien (z. B. Dimethylsulfat, *p*-Propiolacton, Stickstofflost, Aflatoxine u. a.), oder auch Acridinderivate, die in einen DNA-Doppelstrang interkalieren und so vor allen Dingen Frameshift-Mutationen verursachen.

- Ein Teil der Mutationen kann durch unterschiedliche Reparatursysteme wieder korrigiert werden. Dies gilt sowohl für UV-Schäden als auch für chemisch induzierte Schäden. Sind die Reparatursysteme ihrerseits durch Mutationen inaktiviert, resultieren schwere Krankheiten, wie beispielsweise die Xeroderma pigmentosa und das Krebsrisiko steigt dramatisch.

- Eine besondere Art der Mutation sind DNA-Insertionen, die von transponierbaren Genen oder von Viren stammen können. Dies stellt auch ein relevantes Problem bei dem Bemühen dar, schwere Erbdefekte durch Gentherapie zu korrigieren. Da die DNA, die das zu substituierende Gen trägt, in aller Regel in die Genome der behandelten Zellen integriert, verhält sie sich formal wie ein Insertions-Mutagen. Dies wurde in klinischen Studien auch tatsächlich beobachtet, was für die Patienten teils fatale Folgen hatte.

3.4.4 Umordnung von Genen: Antikörperbildung

Jedes gesunde Individuum ist mit einem Set von Antikörpern ausgestattet, das jede beliebige Oberfläche zu erkennen vermag. Ein Antikörpermolekül besteht aus vier Polypeptidketten, zwei „leichten" (L) mit jeweils etwa 220 Aminosäuren, und zwei „schweren" (H), mit jeweils etwa 330–440 Aminosäuren, je nach Antikörperklasse. Diese Polypeptidketten werden durch Disulfidbrücken verbunden. Sowohl L- als auch H-Ketten haben an einem Ende eine variable, am anderen Ende eine konstante Region (● Abb. 3.99). Die **konstante Region** ist bei allen Antikörpern bis auf geringe Unterschiede zwischen den einzelnen Antikörperklassen, den sogenannten Isotypen, gleich.

Die **variablen Regionen,** die Antigenbindungsstellen oder Paratope, sind jedoch ungeheuer vielfältig. Man schätzt die Anzahl der verschiedenen Paratope in einem gesunden Organismus auf ca. 10^{11}.

Diese Variabilität der Aminosäuresequenz innerhalb der variablen Regionen ist die strukturelle Grundlage für die Vielfalt der Antikörper, die sicherstellt, dass gegen jede beliebige biologische Oberfläche ein spezifischer Antikörper gebildet werden kann.

Es ist ausgeschlossen, dass eine solche Vielfalt molekularer Variabilität von einer entsprechenden Anzahl „klassischer Gene" codiert werden kann. Jeden Antikörper durch ein eigenes Gen zu codieren, wäre auch eine Verschwendung genetischer Informationen, da die Hälfte einer jeden leichten Kette und dreiviertel einer jeden schweren Kette strukturell identisch (weil konstant) sind.

Die Natur hat das Problem dadurch gelöst, dass sie die Gene für die Antikörper modular aufgebaut hat. Nur bestimmte Teile eines Antikörpers sind im Genom in einer großen Redundanz vorhanden. Diese Bereiche (Exons) sind durch Introns voneinander getrennt.

Die Umstrukturierung der Immunglobulin-Gene erfolgt in immunkomponenten Zellen durch einen Prozess, den wir als somatische Rekombination bezeichnen. Im Laufe dieser somatischen Rekombination werden auf DNA-Ebene unterschiedliche Exons, die jeweils eine Proteindomäne codieren, zu einem funktionellen Gen neu kombiniert.

Leichte Ketten sind aus zwei Domänen zusammengesetzt, einer C_L und einer V_L-Domäne. Bei den C_L-Domänen lassen sich κ- und λ-Domänen unterscheiden. Die Aminosäuresequenz der variablen Domäne bestimmt die Antigenspezifität.

In Zellen, die keine Antikörper produzieren, sind die Gen-Segmente für die V_L- und C_L-Domänen durch Introns voneinander getrennt. Selbst in voll ausdifferenzierten B-Lymphozyten stoßen die V_L- und C_L-Gensegmente nicht unmittelbar aneinander. Diese beiden Segmente sind vielmehr durch eine kleine DNA-Sequenz voneinander getrennt, die als J-Gensegment bezeichnet wird (o Abb. 3.100).

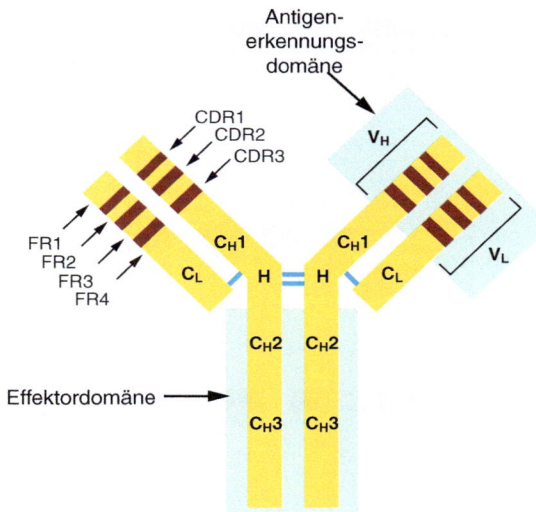

o **Abb. 3.99** Schema eines Antikörpermoleküls (Immunglobulin G). In den L- und H-Ketten finden sich je drei hypervariable Regionen. Diese bilden gemeinsam die Antigenbindungsstelle des Antikörpers. **CDR** complementarity determining region, hypervariable Regionen, C_H konstanter Bereich der schweren Kette, C_L konstanter Bereich der leichten Kette, **FR** framework region, **H** hinge-Region, „Gelenk"-Region, V_H variabler Bereich der schweren Kette, V_L variabler Bereich der leichten Kette

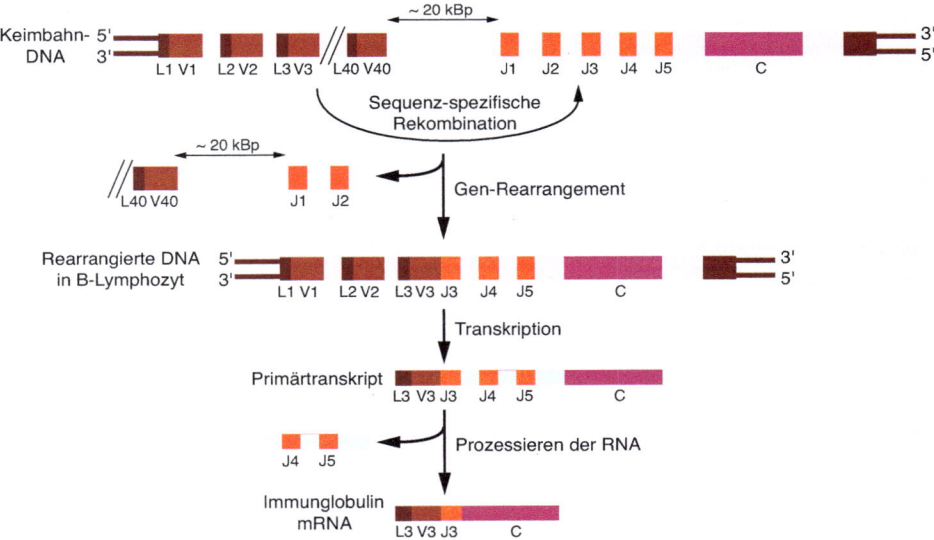

o **Abb. 3.100** Die Verknüpfung der V-, J- und C-Gensequenzen bei der Synthese einer L-Kette eines Antikörpers. In der Keimbahn-DNA liegen diese Gensequenzen, durch Introns getrennt, weit voneinander entfernt. Die V-Gensegmente lassen sich noch in Genfamilien unterteilen. Im Laufe der Differenzierung des B-Lymphozyten findet eine Umlagerung der Gene unter Deletion von Genabschnitten statt. Bei der Differenzierung der Keimbahn-DNA zur B-Lymphozyten-DNA geht also Erbinformation verloren. Beim Prozessieren der hnRNA werden weitere Sequenzen entfernt, sodass schließlich ein V-, ein J- und das C-Segment in der mRNA übrig bleiben. Durch Translation entsteht hieraus die leichte Kette eines Antikörpers.

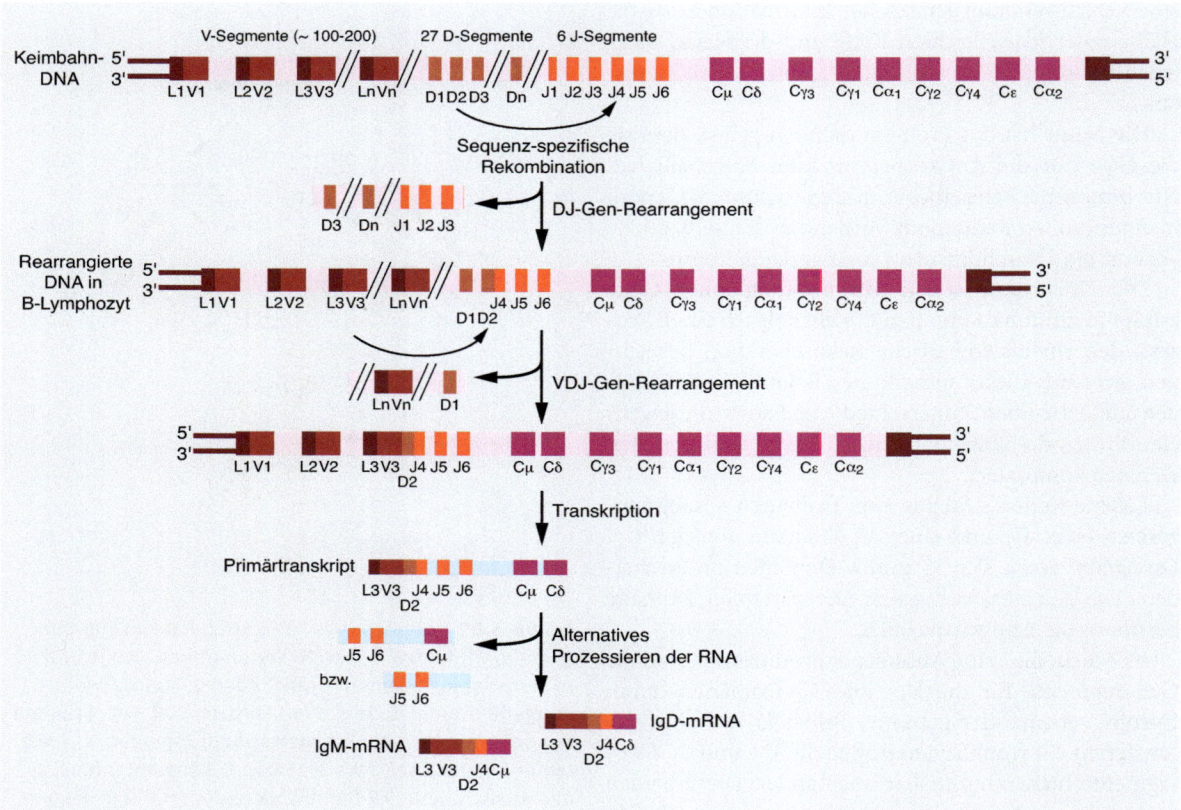

Abb. 3.101 Struktur der Keimbahn-DNA für die schwere Kette eines Antikörpers in der Vorläuferzelle eines B-Lymphozyten der Maus. Hier stehen etwa 1000 V-Gensegmente, 27 D-Gensegmente, 6 J-Gensegmente und 5 C-Gensegmente, je eines für die verschiedenen Antikörperklassen, zur Verfügung. Aus diesem „Sortiment" von Exons lässt sich eine Vielzahl von Kombinationen, die für unterschiedliche Antikörpermoleküle codieren, durch zufällige Deletionen und Prozessieren der hnRNA „zusammenfügen".

Im Laufe der Differenzierung von B-Zellen rearrangiert die genomische DNA derart, dass ein beliebiges V-Segment an eines von fünf J-Gensegmenten fusioniert wird. Die dazwischen liegende DNA geht im Laufe dieses Rekombinationsprozesses verloren. Das „neue" Gen wird in eine große Vorläufer-mRNA transkribiert, die anschließend zu einer maturen mRNA prozessiert wird. Dabei werden, wie üblich, alle nicht codierenden Bereiche, darunter Introns und die übrigen, nicht relevanten Gensegmente der variablen und konstanten Exons eliminiert. Die Translation dieser mRNA führt zu einer leichten κ-Kette. Zwei hypervariable Regionen stammen von dem V-Gensegment, eine dritte entsteht an der Verbindungsstelle zwischen V- und dem J-Segment. Durch die möglichen Kombinationen zwischen V-Segmenten und J-Segmenten können theoretisch ca. 500 verschiedene variable κ-Regionen gebildet werden.

Durch einen ganz ähnlichen Mechanismus werden die leichten Ketten des λ-Typs gebildet.

Die Gene für die schweren Ketten befinden sich beim Menschen auf dem Chromosom 14. Diese Gene sind in ihrer „Grundausstattung" in vier Gensegmenten angeordnet, denn anders als bei den Genen der leichten Ketten, kommen zu den V-, J- und C-Segmenten noch sogenannte D-Segmente hinzu (○ Abb. 3.101).

- Wie bei den Gen-Clustern der leichten Ketten befinden sich am Anfang des Gen-Clusters der schweren Ketten auch wieder 100–200 VH-Gensegmente, denen alle eine Leader-Sequenz vorangestellt ist. In diesem Bereich sind die Aminosäuren 1–95 der schweren Ketten codiert.
- Es folgen, getrennt durch einen großen Intron-Bereich, 27 D-Segmente (diversity-Segmente), auf denen die Aminosäuren 96–101 codiert sind.
- Weiter stromabwärts befinden sich sechs funktionelle J-Segmente. Diese codieren die Aminosäuren 102–110.
- Schließlich folgen 9 Gensegmente für unterschiedliche konstante Regionen der schweren Ketten. Diese werden als C_μ-, C_δ-, $C_{\gamma 3}$-, $C_{\gamma 1}$-, $C_{\alpha 1}$-, $C_{\gamma 2}$-, $C_{\gamma 4}$-, C_ϵ- und $C_{\alpha 2}$-Segmente bezeichnet. Sie codieren die Isotypen IgM, IgD, IgG_3, IgG_1, IgA_1, IgG_2, IgG_4, IgE und IgA_2.

Der Mechanismus, der zu funktionellen schweren Ketten in den sich differenzierenden B-Zellen führt, ist ganz ähnlich dem der leichten Ketten. Zunächst wird ein D-Gensegment mit einem J-Gensegment fusioniert. Dies bezeichnet man als D-J-Rearrangement. Auch hierbei werden wieder die überschüssigen DNA-Bereiche eliminiert. Im nächsten Schritt wird eines der 100–200 V_H-Gene mit dem bereits rearrangierten DJ-Segment verknüpft. Dieser Prozess wird als V-D-J-Rearrangement bezeichnet. Nun wird eine VDJ-C_μ-mRNA und anschließend das entsprechende VDJ-C_μ-Protein synthetisiert. Nach Abspalten der Leader-Sequenz wird auch dieses Protein aus der Zelle ausgeschleust und auf der Zellmembran verankert.

Das erste mRNA-Transkript, das von einer B-Zelle gemacht wird, nachdem das V-D-J-Rearrangement geglückt ist, enthält die Kopien des Exons für die V_H-Kette und die Kopien der Exons für die konstanten Domänen einer μ- und einer δ-Kette. Diese mRNA wird derart differentiell gespleißt, dass eine μ-mRNA und eine δ-mRNA entstehen, die beide die gleiche V_H-Region besitzen. Aus diesem Grund tragen die ersten Antikörper, die von einer B-Zelle gebildet werden, immer μ- und δ-schwere Ketten. Das heißt, es entstehen zunächst immer IgM- und IgD-Isotypen, die jeweils in die Membran fixiert werden. Werden B-Zellen danach durch ein Antigen stimuliert, sezerniert diese B-Zelle zunächst die IgM-Antikörper in einer pentameren Form.

In dem Maße wie die Immunantwort voranschreitet, ändert sich der Antikörperisotyp. Es finden weitere Rearrangierungen der DNA statt, wobei nun andere konstante Gensegmente an die originale V_H-Region anrekombiniert werden. Im Gegenzug werden die dazwischen liegenden DNA-Regionen mit den μ- und δ-schwere-Kette-Gensegmenten eliminiert.

Diese komplexen Prozesse bedingen die enorme Antikörpervielfalt. Das Prinzip ist Rekombination (genetische Instabilität), die an sogenannten **Mosaikgenen** realisiert wird. Man schätzt, dass der Mensch auch ohne Antigenstimulation etwa 10^6 bis 10^8 unterschiedliche Antikörpervarianten besitzt.

Zusammenfassung

- Antikörpergene gehören neben den Genen für die T-Zellrezeptoren zu den genomischen Bereichen, wo ein Umbau genetischer Information erlaubt ist – allerdings nur in B- und T-Zellen, wenn die von Vorläuferzellen zu ausdifferenzierten Zellen heranreifen.

- Ein ausgeklügeltes Baukastenprinzip bildet die Basis für das, was wir unter „somatischer Rekombination" verstehen. Nur so ist es möglich, dass sich Antikörper und T-Zellrezeptoren von so ausgeprägter Affinität und Spezifität bilden können.

- Neben diesen Rekombinationsmechanismen, die von spezifischen Enzymen katalysiert werden, werden in der Phase der Ausbildung funktioneller Antikörper- und T-Zellrezeptorgene auch ganz bewusst Fehler zugelassen, aus denen Mutationen resultieren, die ihrerseits zur den besonderen Eigenschaften dieser Adaptermoleküle beitragen.

- Wir können daher mit gutem Recht behaupten, dass für nahezu jede denkbare molekulare Oberfläche durch ein Zusammenspiel von Rekombination und Mutation ein Antikörper- und (mit Abstrichen auch) ein T-Zellrezeptormolekül gebildet werden kann.

3.5 Grundlagen der Molekularbiologie

Die Methoden der Gentechnologie eröffnen die Möglichkeit zur Bildung neuer Kombinationen und **Expression** von **Erbmaterial** auch über die **Artgrenzen** hinweg. So gelingt beispielsweise der Einbau menschlicher Gene in Bakterienzellen, die dann menschliche Proteine, wie Insulin, Wachstumshormon, Interferon usw. produzieren. Gentechnologische Methoden ermöglichen auch einen Genaustausch zwischen Bakterien und Pflanzenzellen und zwischen Zellen von Säugetieren in Zellkulturen.

Ferner haben diese Methoden die Grundlagenforschung revolutioniert, u. a. durch innovative und extrem aussagekräftige Möglichkeiten einer funktionellen Genanalyse. Die Entdeckung der Mosaikstruktur der Gene (▶ Kap. 3.1.1), die Erkennung von Kontrollelementen und der „springenden" Gene (▶ Kap. 3.4.3) seien hier als Beispiele aufgeführt.

3.5.1 Gentechnologie bei Bakterien
Gewinnung von Genen

Um Gene in fremde DNA einbauen zu können, müssen diese erst isoliert oder synthetisiert werden. Möglichkeiten der Gewinnung von Genen:

- Isolierung aus dem Bakterienchromosom, z. B. mithilfe des Phagen λ,
- chemische Synthese eines Gens,
- Synthese über mRNA mithilfe der Reversen Transkriptase: cDNA (copy DNA),
- Zerschneiden von DNA mit Restriktionsenzymen.

Es ist heute möglich, Gene, d. h. DNA-Abschnitte, chemisch zu synthetisieren. Wenn die Aminosäuresequenz eines Proteins bekannt ist, lässt sich die entsprechende Nukleotidfolge der DNA durch die Gesetzmäßigkeiten des genetischen Codes ableiten. Chemisch synthetisiert wurden beispielsweise die Gene, die für Somatostatin oder für die beiden Ketten des Insulins codieren (o Abb. 3.102).

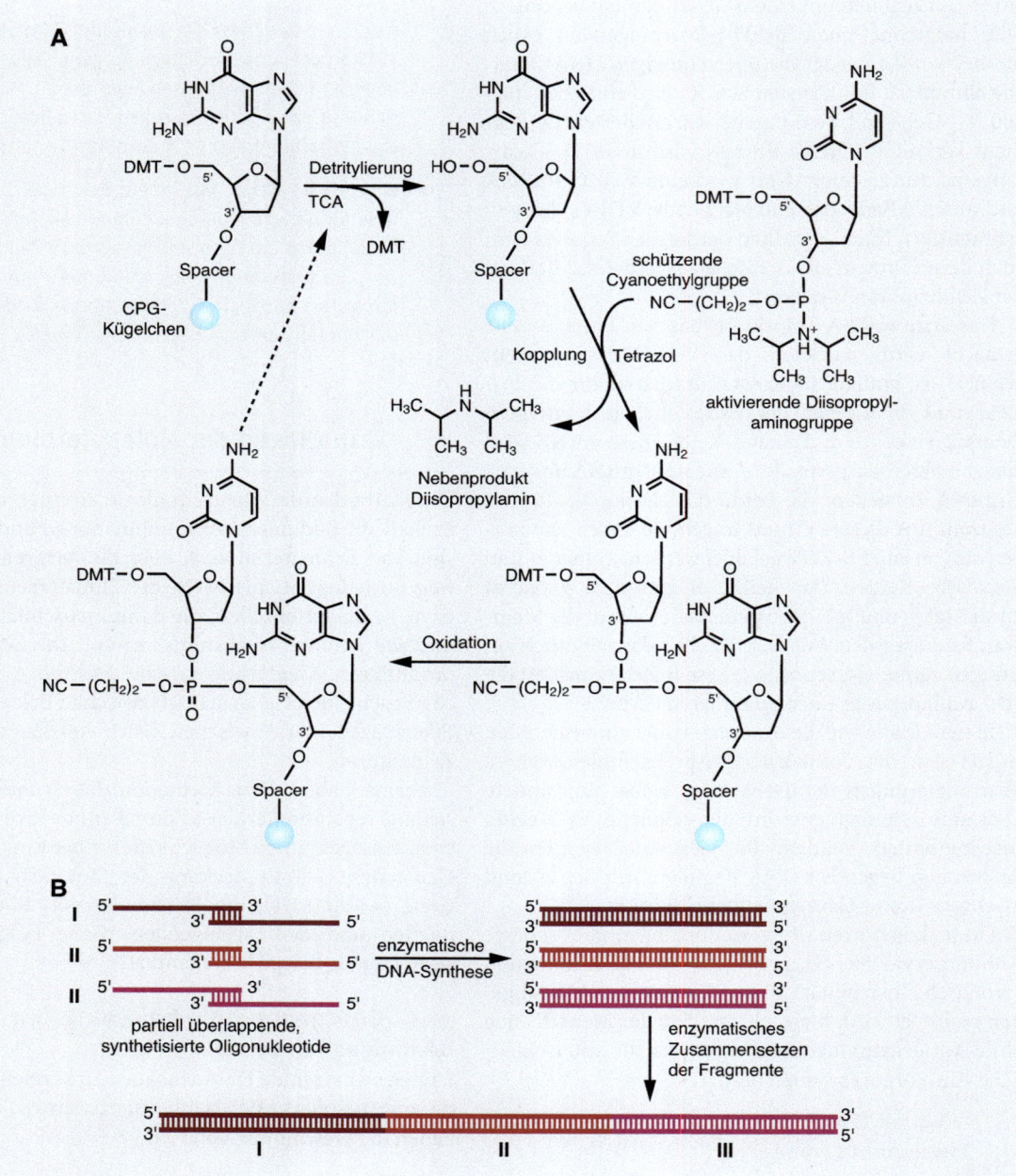

Abb. 3.102 Prinzip der Gensynthese. **A** Der erste Teil der Gensynthese ist rein chemischer Art. An einer festen Phase, d. h. auf der Oberfläche von CPG-Kügelchen (controlled pore glass), ist über eine Molekülbrücke (spacer) ein Starternukleotid gekoppelt. Die reaktive 5'-OH-Gruppe ist zu diesem Zeitpunkt noch durch eine Dimethoxytrityl(DMT)-Schutzgruppe blockiert. Nach Detritylierung reagiert das nächste 3'-Phosphoramidit-Derivat mit dem endständigen Nukleotid der festen Phase. Das Kopplungsreagenz in dieser Reaktion ist Tetrazol. Der bei der Kopplungsreaktion entstandene Phosphit-Triester wird schließlich zum Phosphat-Triester oxidiert. Zu beachten ist, dass die chemische Synthese von Nukleinsäuren vom 3'-Ende zum 5'-Ende hin erfolgt. Im Gegensatz dazu werden biologisch alle Nukleinsäuren vom 5'-Ende zum 3'-Ende hin synthetisiert. Die Reaktionsausbeuten der chemischen DNA-Synthese sind heute in den einzelnen Schritten so hoch, dass leicht Oligonukleotide von 50 Bausteinen und mehr synthetisiert werden können. Der Reaktionsablauf wird dabei durch rechnergesteuerte Automaten kontrolliert. **B** Der zweite Teilschritt der Gensynthese besteht im Zusammenbau der Oligonukleotide zu DNA-Doppelsträngen. Hierzu werden je zwei partiell zueinander komplementäre Oligonukleotide enzymatisch zu einem durchgehenden DNA-Doppelstrang „aufgefüllt". Die kleinen doppelsträngigen DNA-Fragmente (I, II, III) lassen sich zu längeren DNA-Molekülen zusammensetzen und werden enzymatisch kovalent verknüpft. Das Insulingen für die A-Kette wurde aus 11, das Gen für die B-Kette aus 19 Teilstücken zusammengesetzt.

Tab. 3.21 Beispiele von Restriktionsendonukleasen

Bezeichnung	Herkunft	Erkennungsstelle	Resultierende Enden	
EcoRI	*Escherichia coli* KY 13	G↓AATTC	G	AATTC
		CTTAA↑G	CTTAA	G
HindIII	*Haemophilus influenza*	A↓AGCTT	A	AGCTT
		TTCGA↑A	TTCGA	A
BamHI	*Bacillus amyloliquefaciens*	G↓GATCC	G	GATCC
		CCTAG↑G	CCTAG	G

Eine andere Methode, Gene zu erhalten, ist das „Umschreiben" von mRNA in komplementäre DNA, also in cDNA, mithilfe der Reversen Transkriptase (▸ Kap. 6.3.5). Von Eukaryonten abgeleitete cDNA enthält keine Introns, da sie ja aus „prozessierter" mRNA gewonnen wurde (▸ Kap. 3.2.2). Sie kann also von RNA-Polymerasen der Prokaryonten direkt in eine mature mRNA überschrieben werden, vorausgesetzt, es wird der cDNA ein prokaryontischer Promotor vorgeschaltet (▸ Kap. 3.2.1). Schließlich lassen sich Gene auch durch „Zerschneiden" von DNA mithilfe von Endonukleasen gewinnen.

Klonieren von Genen
Die weiteren Methoden der Gentechnologie folgen einem einheitlichen Grundschema. Dies sei am Beispiel des Insulingens erläutert.
Gentechnische Schritte zur Produktion von Insulin durch *E. coli*:

- Synthese der Gene für die A- und B-Kette des Insulins,
- Klonierung der Gene,
- Kopplung mit Kontrollelementen (Promotor und Terminator) und Einbau in ein Plasmid,
- Einbau des Expressionsvektors in spezielle *E.-coli*-Stämme.

Gleichgültig, wie man ein Gen gewonnen hat, die Menge dieser Nukleinsäure ist so gering, dass sie erst vermehrt werden muss, ehe sie weiter bearbeitet werden kann. Man nennt diesen Schritt, bei dem viele identische DNA-Moleküle entstehen, **Klonieren der DNA**.

Hierzu muss die „fremde" DNA in eine DNA-Einheit eingebaut werden, die zur Selbstreplikation fähig ist. Dies kann ein Plasmid sein, wenn ein Gentransfer in Bakterien geplant ist, oder eine ringförmige Virus-DNA, z. B. die des Simian-Virus 40 (SV 40), wenn das „fremde" Gen in eine Säugetierzelle eingeschleust werden soll. Solche DNA-Einheiten dienen als Überträger, als Vektoren oder Genfähren, für fremde DNA.

Plasmide sind doppelsträngige, ringförmige DNA-Moleküle, die in der Bakterienzelle unabhängig vom „Bakterienchromosom" (▸ Kap. 3.3.5) replizieren können. Solche Plasmide kann man aus bestimmten Bakterienzellen isolieren. Sie lassen sich auch wieder in lebende Bakterienzellen einschleusen, in denen sie anschließend eigenständig replizieren und in unterschiedlich hoher Kopienzahl persistieren.

Restriktionsendonukleasen
Um eine fremde DNA, in unserem Beispiel ein chemisch synthetisiertes Insulin-Gen, in ein bakterielles Plasmid einbauen zu können, muss das ringförmige Plasmid „aufgeschnitten" werden. Dies ist möglich mithilfe von **Restriktionsendonukleasen**. Die Entdeckung dieser Enzyme in den 1960er Jahren war der Schlüssel zur Gentechnologie.

Restriktionsendonukleasen sind Enzyme, die zwei Ribose/Phosphat-Bindungen in jeweils einem Strang der doppelsträngigen DNA hydrolysieren. Man kennt heute eine sehr große Zahl solcher „Schneide-Enzyme". Sie schneiden DNA in sehr charakteristischer und jeweils spezifischer Weise (◻ Tab. 3.21).

Ein Enzym aus *E. coli*, z. B. EcoRI, schneidet ein DNA-Molekül immer so auf, dass es eine Verbindung zwischen Guanin und Adenin löst, wenn die nächste Basenfolge AATT ist. Es schneidet also ein DNA-Molekül nicht einfach „glatt" durch, sondern erzeugt freie, sehr spezifische Enden. An diese überstehenden Enden kann das Ende einer anderen DNA, z. B. ein Ende des Insulin-Gens, gebunden werden, vorausgesetzt, an diesem Ende befindet sich ebenfalls eine EcoRI-Schnittstelle, sodass komplementäre, überstehende Nukleotidfolgen vorliegen. Durch Hydrolyse mit einem weiteren Enzym wird ein weiteres freies Ende mit einer anderen überstehenden Nukleotidfolge generiert (◯ Abb. 3.103, ◯ Abb. 3.104). So lässt sich die fremde DNA seitenrichtig in ein Plasmid einbauen, wenn auch dieses die entsprechenden charakteristischen Endsequenzen besitzt.

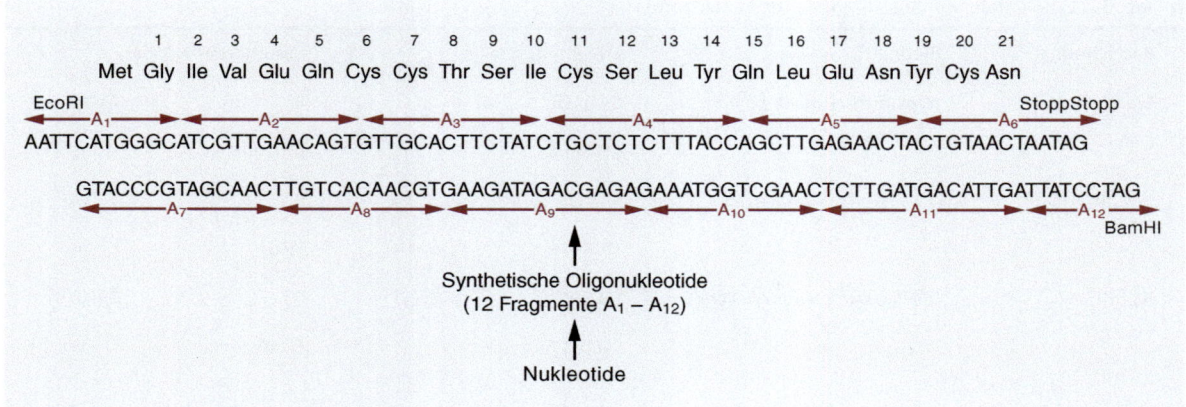

○ **Abb. 3.103** A-Ketten-Gen des Insulins. Aus der bekannten Aminosäuresequenz der Polypeptidketten des Insulins lässt sich die Nukleotidfolge des entsprechenden Gens konstruieren. Jeder Aminosäure im Polypeptid, hier der Insulin-A-Kette, entsprechen in der DNA drei Nukleotide, z. B. der ersten Aminosäure Glycin, die Basenfolge Guanin, Guanin, Cytosin. Am Anfang (links) und am Ende (rechts) eines solchen synthetischen Gens müssen Anfangs- und Endsignale eingebaut werden. Außerdem müssen an beiden Enden freie Einzelstrangenden überstehen (EcoRI, BamHI). Sie sind am Anfang und Ende des Gens verschieden und dienen dem Einbau des Gens in das Verbundplasmid. Da für jede Aminosäure mehrere Tripletts möglich sind, entspricht das synthetische Gen in seinem molekularen Bau nicht unbedingt dem „natürlichen" Gen. Der Informationssinn ist jedoch der gleiche. Der codogene Strang dieses synthetisierten Gens ist die untere Nukleotidfolge. Beginnend beim 2. Nukleotid (T) ergibt sich ein Triplett TAC. Dies entspricht dem Codon auf der mRNA (AUG) und codiert die Aminosäure Methionin. Nach rechts fortschreitend ist das nächste Triplett CCG, entsprechend GGC auf der mRNA, codiert für die Aminosäure Glycin.

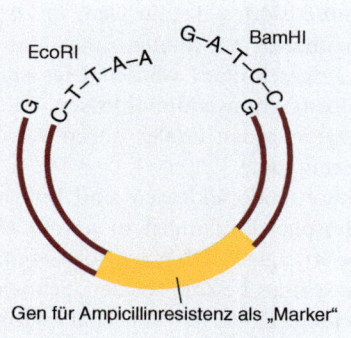

○ **Abb. 3.104** Schema eines durch zwei Restriktionsnukleasen „geschnittenen" Plasmids. Durch die Restriktionsenzyme EcoRI und BamHI wird aus dem Plasmid ein kurzes Stück herausgeschnitten. Das Restplasmid hat zwei Enden mit unterschiedlicher Basenfolge. An diese überstehenden „klebrigen" Enden kann ein anderes Stück DNA, z. B. das Insulingen für die A-Kette, gebunden werden. Die unterschiedlichen Enden garantieren dabei den Einbau in die richtige Richtung.

Markergene

Ein Plasmid, das als Vektor dienen soll, muss ein Gen tragen, mit dessen Hilfe das Plasmid in Bakterien nachgewiesen werden kann. Solche Marker sind beispielsweise Resistenzgene gegen Ampicillin oder Tetracyclin. Als Marker können auch Enzyme (z. B. die β-Galactosidase) fungieren, die durch Spaltung eines Leukofarbstoffs einen Farbstoff generieren, der diejenigen Bakterien identifizierbar macht, die den Marker tragen. So präparierte Plasmide können in E.-coli-Zellen eingeschleust werden. Dort werden sie und mit ihr die fremde DNA vervielfältigt, sodass identische Kopien in großer Zahl hergestellt werden. Es entsteht ein Klon von DNA mit identischer Nukleotidfolge und somit mit identischen Eigenschaften. Man spricht von der Klonierung der DNA (○ Abb. 3.105).

Einbau von Kontrollregionen

Damit das fremde Gen, z. B. ein Insulin-Gen, in der Bakterienzelle auch abgelesen werden kann, muss es von Kontrolleinheiten (Promotor und Terminator) flankiert werden. Diese Kontrolleinheiten müssen aus dem Organismus stammen, in dem das Fremdgen exprimiert werden soll. Ist dies ein Bakterium, so kann man als Promotor beispielsweise den Promotor der bakteriellen β-Galactosidase (○ Abb. 3.106) verwenden.

Ein derart konstruiertes Plasmid besitzt nun die Fähigkeit, zum einen in E. coli zu replizieren und zu persistieren. Zum anderen wird von ihm durch den Transkriptions- und Translationsapparat des Bakteriums humanes Insulin synthetisiert (○ Abb. 3.107). Die E.-coli-Zellen, die das Plasmid tragen, können über ihre Antibiotikaresistenz, die ebenfalls auf dem Plasmid codiert ist, selektioniert werden. Dies ist wesentlich, da die Teilschritte einer solchen Rekombination bei weitem nicht quantitativ verlaufen und die Schneide- und Verbindungsprodukte vielfach nicht die richtigen Sequenzen tragen. Aus Millionen von Bakterien müssen diejenigen herausgefunden werden, die ein korrekt

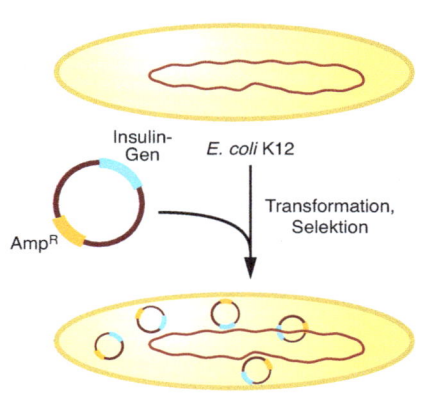

Abb. 3.105 Schema der Klonierung des Gens, das für die Insulinkette A codiert. Das Gen wurde in ein Plasmid eingebaut, welches außerdem noch ein Gen für Ampicillin-Resistenz trägt. Dies ist notwendig, um mithilfe der Resistenz gegen Ampicillin die Bakterien wiederzufinden, die das Plasmid aufgenommen haben. Die Plasmide werden in eine Suspension von Bakterien (*E. coli* K 12) gegeben. Mit einer sehr geringen Wahrscheinlichkeit werden sie in einzelne Zellen aufgenommen. Die ganze Kultur wird dann auf Agarplatten mit Ampicillin übertragen. Nur die ampicillinresistenten, d. h. die plasmidtragenden Bakterien wachsen und mit ihnen vermehren sich die Plasmide und die Insulingene. Die Plasmide können wieder isoliert und erneut bearbeitet werden. Man erhält auf diese Weise viele identische Kopien eines Gens, d. h. einen Klon identischer DNA.

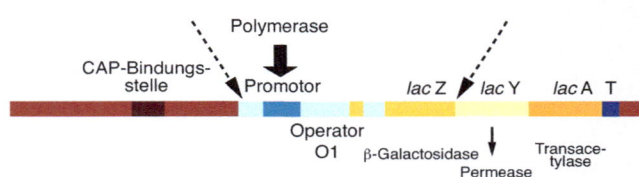

Abb. 3.106 Konstruktion eines genetischen Elements. Bei der Konstruktion eines genetischen Elements, eines Expressionsvektors, das in *E. coli* die Produktion von Insulin codieren soll, müssen die Insulin-Gene jeweils in eine Regulationseinheit eingebaut werden. Hierzu wurde ein Teil des sogenannten Lactoseoperons aus *E. coli* verwendet, welcher die Promotorregion enthält. Dies ist die Nukleotidsequenz, an der die Polymerase an die Nukleinsäuren bindet. Hierdurch wird das richtige Leseraster sichergestellt. Ferner enthält die Regulationseinheit noch das Strukturgen für β-Galactosidase. An dieses Strukturgen wird das jeweilige Insulingen angebunden. Dieser Teil des Lactoseperons kann mithilfe des Phagen λ aus dem Bakterienchromosom isoliert werden.

zusammengebautes, rekombiniertes Plasmid besitzen. Dies geschieht mithilfe der Antibiotikaresistenz und anderer Marker.

Bis heute sind über 130 Wirkstoffe zugelassen, die in genetisch veränderten Bakterien, Hefezellen oder Säugerzellen erzeugt werden (□ Tab. 3.22). Und ein Ende ist keineswegs absehbar. Im Gegenteil, die Zahl der jährlich neu zugelassenen rekombinanten Wirkstoffe ist zwischenzeitlich ähnlich groß, wie die der neu zugelassenen chemisch synthetisierten Wirkstoffe. Die außerordentliche Bedeutung der gentechnischen Herstellung von Arzneimitteln wird aus □ Tab. 3.27 ersichtlich.

Mithilfe gentechnischer Methoden wurden bereits Hunderte von kompletten Genomen bis auf die letzte Base entschlüsselt, darunter auch das komplette humane Genom. Folglich lassen sich auch Mutationen nachweisen, die zu Erbkrankheiten (▶ Kap. 3.4.3) führen. Durch Analyse der DNA fetaler Zellen lassen sich derartige Mutationen bereits pränatal erkennen und damit Erbkrankheiten frühzeitig diagnostizieren. Ein Austausch solcher mutierter Gene durch normale Gene, also eine Art „Gentherapie" befindet sich allerdings nach wie vor in einem experimentellen Stadium. Dabei gibt es nicht nur technische Probleme zu überwinden. Es hat sich gezeigt, dass die Therapien auch mit signifi-

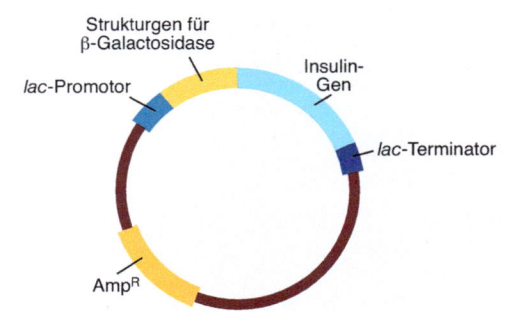

Abb. 3.107 Aufbau des Plasmids für die Insulinproduktion. Erst wenn dem Insulingen eine Regulationseinheit vorgeschaltet ist, die vom Bakterium erkannt werden kann, können Polymerasen des Bakteriums die Information des Insulingens in mRNA überschreiben, d. h. erst dann kann das Bakterium das menschliche Hormonprotein bilden. Dies enthält zunächst immer noch Galactosidaseprotein, welches mit chemischen Methoden abgetrennt wird.

kanten Gefahren verbunden sind, die darin bestehen, dass die eingeschleuste DNA in wichtige Gene insertiert (siehe Insertionsmutagenese), was dann zu fatalen Folgekrankheiten, wie Leukämien, führen kann.

Tab. 3.22 Beispiele für gentechnisch gewonnene Arzneimittel

Wirkstoff	Produktionszelle, -organismus	Anwendung
Antikörper		
Omalizumab	CHO	Allergie
Efalizumab	CHO	Psoriasis
Alefacept	CHO	
Infliximab	SP0/2	Rheumatoide Arthritis, Colitis ulcerosa
Adalimumab	CHO	
Etanercept	CHO	
Abciximab	Murin-humane Hybridomazelle	Reperfusionsprophylaxe
Palivizumab	Myelomzelle NS0	Passive Immunisierung gegen RSV
Natalizumab	Murine Zelllinie	Multiple Sklerose
Basiliximab	Myelomzelle	Transplantat-Abstoßungsprophylaxe
Daclizumab	NS0-Myelomzelle	
Alemtuzumab	CHO	Tumortherapie
Bevacizumab	CHO	
Cetuximab	Säugerzelle SP2/0	
Ibritumomab Tiuxetan	CHO	
Rituximab	CHO	
Trastuzumab	CHO	
Ranibizumab	E. coli	Altersbedingte Makuladegeneration
Enzyme		
Alteplase (tPA)	CHO	Thrombose, Schlaganfall
Reteplase	E. coli	
Tenecteplase	CHO	
Antithrombin III	Ziege	ATIII-Mangel
Dornase alfa	CHO	Mukoviszidose
Imiglucerase	CHO	Lysosomale Speicherkrankheiten
Agalsidase alfa	Humane Fibrosarcoma Zelle	
Agalsidase beta	CHO	
Laronidase	CHO	
Idursulfatase	Humane Fibrosarcoma Zelle	
Galsulfase	CHO	
Alglucosidase alfa	CHO	
Rasburicase	S. cerevisiae	Tumortherapie
Gerinnungsfaktoren		
Eptacog alfa	BHK	Gerinnungsstörungen
Faktor VIII	BHK	
Faktor VIII	CHO	
Moroctocog alfa	CHO	
Octocog alfa	CHO	
Nonacog alfa	CHO	
Hormone		
Insulin human	E. coli	Diabetes
Insulin human	S. cerevisiae	
Inhalatives Insulin human	E. coli	
Insulin lispro	E. coli	
Insulin aspart	S. cerevisiae	
Insulin glulisin	E. coli	
Insulin glargin	E. coli	
Insulin detemir	S. cerevisiae	
Glucagon	S. cerevisiae	Hypoglykämie
Follitropin alfa	CHO	In-vitro-Fertilisation
Follitropin beta	CHO-K1	
Lutropin alfa	CHO	
Choriogondotropin alfa	CHO	

◻ **Tab. 3.22** Beispiele für gentechnisch gewonnene Arzneimittel (Fortsetzung)

Wirkstoff	Produktionszelle, -organismus	Anwendung	Wirkstoff	Produktionszelle, -organismus	Anwendung
Nebenschilddrüsen-Hormon	E. coli	Osteoporose-Prophylaxe	Dibotermin alfa	CHO	Knochenwachstum
Teriparatid	E. coli		Eptotermin alfa	CHO	
Lachscalcitonin	E. coli	Knochenschwund	Palifermin	E. coli	Schleimhautläsionen
Thyrotropin alfa	CHO	Tumordiagnostik/-therapie	Filgrastim	E. coli	Tumortherapie/Wachstumsfaktoren für Granulozyten
Somatropin	E. coli	Wachstumsstörung/Kleinwuchs	Lenograstim	CHO	
Somatropin	S. cerevisiae		Pegfilgrastim	E. coli	
Inhibitoren/Rezeptorantagonisten			**Zyokine**		
Desirudin	S. cerevisiae	Thrombose-Prophylaxe	Interferon alfa-2a	E. coli	Tumortherapie/Virale Infektionen
Lepirudin	S. cerevisiae		Interferon alfa-2b	E. coli	
Anakinra	E. coli	Rheumatoide Arthritis	Peginterferon alfa-2a	E. coli	Hepatitis B/C-Infektionen
Pegvisomant	E. coli	Wachstumsstörung/Akromegalie	Peginterferon alfa-2b	E. coli	
Wachstumsfaktoren			Interferon beta-1a	CHO	Multiple Sklerose
Epoetin alfa	CHO	Blutarmut	Interferon beta-1b	E. coli	
Epoetin beta	CHO		Interferon gamma	E. coli	Gamma-Aglobulinämie
Epoetin delta	Humane Fibrosarcoma Zelle		Aldesleukin	E. coli	Tumortherapie
Darbepoetin alfa	CHO-K1		Tasonermin	E. coli	
Becaplermin	S. cerevisiae	Wundheilung	Drotrecogin alfa	HEK293	Sepsis

Zusammenfassung

- Das Prinzip der Gentechnologie besteht darin, genetische Information zu isolieren, zu modifizieren und in einem anderen Organismus als dem Quellorganismus zur Wirkung zu bringen.

- Dazu bedarf es biochemischer Reagenzien und Hilfsmittel, die in großer Vielfalt in einschlägigen Katalogen gefunden und bei spezialisierten Firmen bestellt werden können.

- Das Potenzial ist beeindruckend und die Techniken reduzieren sich im Wesentlichen auf Experimentvorschriften, die leicht zu reproduzieren sind. Dies hat nicht nur Auswirkungen im Forschungsbereich.

- Zwischenzeitlich sind über 130 gentechnisch hergestellte Wirkstoffe zugelassen, die das Spektrum an relevanten Interventionsmöglichkeiten bei der Behandlung teils schwerster Krankheiten deutlich erweitert haben.

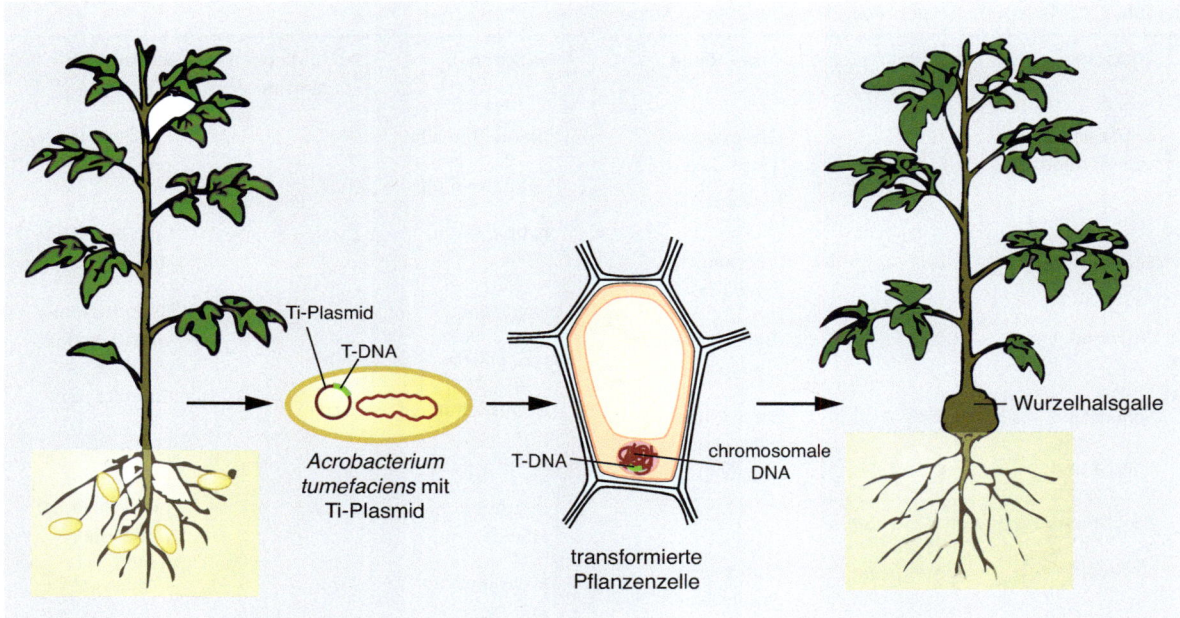

Abb. 3.108 Wurzelhalsgallen durch *Agrobacterium tumefaciens*, einem Bodenbakterium, das in der Wurzelzone zahlreicher Pflanzen lebt. Es kann in die Zellen am Wurzelhals eindringen. Dabei wird ein Plasmid, das Ti-Plasmid, in Pflanzenzellen übertragen. Ein transponierbarer Teil dieses Plasmids, ein Transposon, die T-Region (T-DNA), wird in die DNA der Pflanzenzelle eingebaut und veranlasst damit Tumorwachstum. Es bildet sich ein Tumor, eine sogenannte Wurzelhalsgalle.

3.5.2 Gentechnologie bei höheren Pflanzen

Plasmide von Agrobacterium tumefaciens

Plasmide des Bakteriums *Agrobacterium tumefaciens* führen bei zahlreichen Pflanzen zu Tumoren, sogenannte Wurzelhalsgallen (o Abb. 3.108). Diese Plasmide sind wichtige Vektoren für die experimentelle Genübertragung bei Pflanzen. Virulente Stämme des Bakteriums enthalten dieses tumorinduzierende Plasmid, das **Ti-Plasmid.** Ein Teil dieses Plasmids, die T-Region wird während der Infektion in der DNA des Zellkerns von Pflanzen integriert und bleibt dort während des Tumorwachstums über Jahre erhalten. Sie induziert in den Tumorzellen die Bildung spezieller Aminosäuren, sogenannter Opine. Diese Opine dienen den Bakterien als Kohlenstoff- und Stickstoffquelle. Das Ti-Plasmid kann aus *Agrobacterium tumefaciens* isoliert und genetisch verändert werden. Es gelingt, die tumorinduzierenden Eigenschaften auszuschalten und ein fremdes Gen in das Plasmid einzubauen. Das so modifizierte Plasmid kann in Zellkulturen eingeschleust werden. Pflanzen, die aus einer solchen transformierten Zelle regeneriert werden, tragen in allen ihren Zellen das neu erworbene Gen. Dieses wird über die Samen auf die nächsten Generationen übertragen (o Abb. 3.109).

Man nutzt die Gentechnik, um solche Erbanlagen zu übertragen, die sich nicht auf klassischem Weg einkreuzen lassen, d.h. Erbanlagen von nicht verwandten Arten. So wurde z.B. das Toxingen des Bakteriums *Bacillus thuringiensis* in Kartoffel, Kohl, Tomate und Baumwolle eingesetzt, um diese Kulturpflanzen vor Insekten-Schädlingsfraß zu schützen. Für Menschen, Säugetiere und Vögel sind diese Gifte unschädlich.

Mithilfe der Gentechnik lassen sich Pflanzen vor Virusinfektionen schützen, die oft verheerende Schäden in Kulturen anrichten. In diese Pflanzen wurde das Gen für ein Virushüllprotein eingebaut. In Pflanzenzellen, die dieses Hüllprotein bilden, können sich Viren nur sehr langsam vermehren. Diese Verzögerung von einigen Wochen reicht aus, damit diese Pflanzen ungestört Frucht ansetzen und normale Ernteerträge erbringen. Dieses Gen wurde schon in Kartoffel, Gurke, Raps, Zucchini, Kiwi, Palme, Mango und viele andere Pflanzen eingebaut.

Auch Arzneipflanzen wurden durch die Übertragung einzelner Gene verändert. Ein Beispiel bietet *Atropa belladonna*. Diese Pflanze bildet normalerweise überwiegend Hyoscyamin und wenig Scopolamin. Hyoscyamin wird in der Pflanze durch eine enzymatische Reaktion in Scopolamin überführt. In *Atropa belladonna* wird das Gen für dieses Enzym nur gering exprimiert. Da der Bedarf an Scopolamin wesentlich höher ist, als der an Hyoscyamin, wurde das entsprechende Gen aus *Hyoscyamus niger*, das wesentlich stärker exprimiert wird, isoliert und in das Genom von *Atropa belladonna* eingebaut. *Atropa-belladonna*-Pflanzen mit diesem zusätzlichen Gen produzieren nun überwiegend Scopolamin.

Auch qualitative Verbesserungen von Früchten lassen sich mithilfe der Gentechnik erreichen. So wurde z. B. in Tomaten ein Gen für Antisense-RNA eingebaut. Die Antisense-RNA verhindert die Bildung des Reifungsenzyms Polygalacturonase. Die Fruchtschale solcher Tomaten kann dann nicht erweicht werden. Damit werden die Tomaten wochenlang lagerungsfähig.

> **Zusammenfassung**
>
> - Auch bei höheren Pflanzen ist Gentechnologie heute Routine. Hierzu hat maßgeblich ein ausgeklügeltes Transformationsverfahren auf Basis des Bakteriums *Agrobacterium tumefaciens* beigetragen.
>
> - Es gibt eine Vielzahl von Applikationen. Allerdings wird die „grüne Gentechnologie" in der Bevölkerung nach wie vor kaum akzeptiert.
>
> - Somit wird wohl auch noch eine lange Zeit vergehen, bis Arzneipflanzen durch gentechnische Maßnahmen modifiziert werden, obwohl das durchaus möglich ist.

3.5.3 Somatische Hybridisierung

Voraussetzung für die Züchtung neuer Rassen, Varietäten und Produktionsstämme ist die Vermischung, die Rekombination des Erbguts erbungleicher Organismen. Eine solche Rekombination von Erbgut findet in der Natur z. B. bei der sexuellen Vermehrung statt.

Eine Neukombination von Erbgut kann experimentell jedoch auch somatisch erreicht werden.

■ **MERKE** Die Methodik der Erzeugung somatischer Hybride ist interessant bei Organismen, die sexuell nicht kompatibel sind oder bei Organismen, bei denen sexuelle Fortpflanzung nicht bekannt ist, z. B. bei manchen Pilzen. Somatische Hybridisierung lässt sich durch Protoplastenfusion oder durch Zellfusion erreichen.

Protoplastenfusion

Eine Protoplastenfusion ist bei Bakterien, Pilzen und Zellen von höheren Pflanzen möglich. Sie hat sich als eine der wichtigsten Entwicklungen der letzten Jahre in der angewandten Genetik erwiesen.

Bei Bakterien und Pilzen lassen sich Protoplasten durch Auflösen der Zellwände mit Lysozym oder anderen lytischen Enzymen gewinnen. Die Zellwände höherer Pflanzen lassen sich mit Pektinasen und Cellulasen „abverdauen" (o Abb. 3.110).

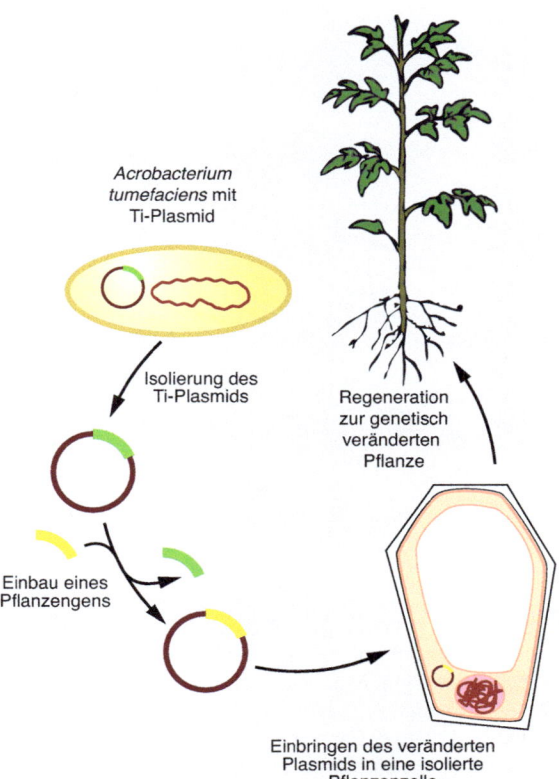

o **Abb. 3.109** Übertragung eines Pflanzengens in isolierte Pflanzenzellen. Über deren Regeneration zu einer ganzen Pflanze wird das Pflanzengen in alle Zellen dieser Pflanze übertragen.

Die von der Zellwand befreiten Protoplasten können dann fusionieren. Wegen der stark negativen Ladung der Protoplastenoberfläche treten Fusionen normalerweise selten auf. Erst in Gegenwart von beispielsweise Polyethylenglykol verschmelzen die Protoplasten und es kommt bei der nächsten Teilung der DNA zu einer Vereinigung des Erbmaterials der Ausgangszellen (o Abb. 3.111). Nach Regeneration der Zellwand können sich aus solchen somatischen Hybridzellen Organismen entwickeln. Unter diesen finden sich unter Umständen Rekombinanten, d. h. solche mit neuen Erbeigenschaften.

Intraspezifische Fusion

Protoplastenfusionen sind besonders bei solchen Arten erfolgreich, die sich selbst mit einem artgleichen Partner nur selten paaren. Dies ist beispielsweise bei den Streptomyceten der Fall. Hier wird die Protoplastenfusion mit Erfolg zur Verbesserung der Antibiotikaproduktion sowie des Auffindens neuer Antibiotika genutzt. Auch bei *Bacillus*-Stämmen ist die Protoplastenfusion anwendbar.

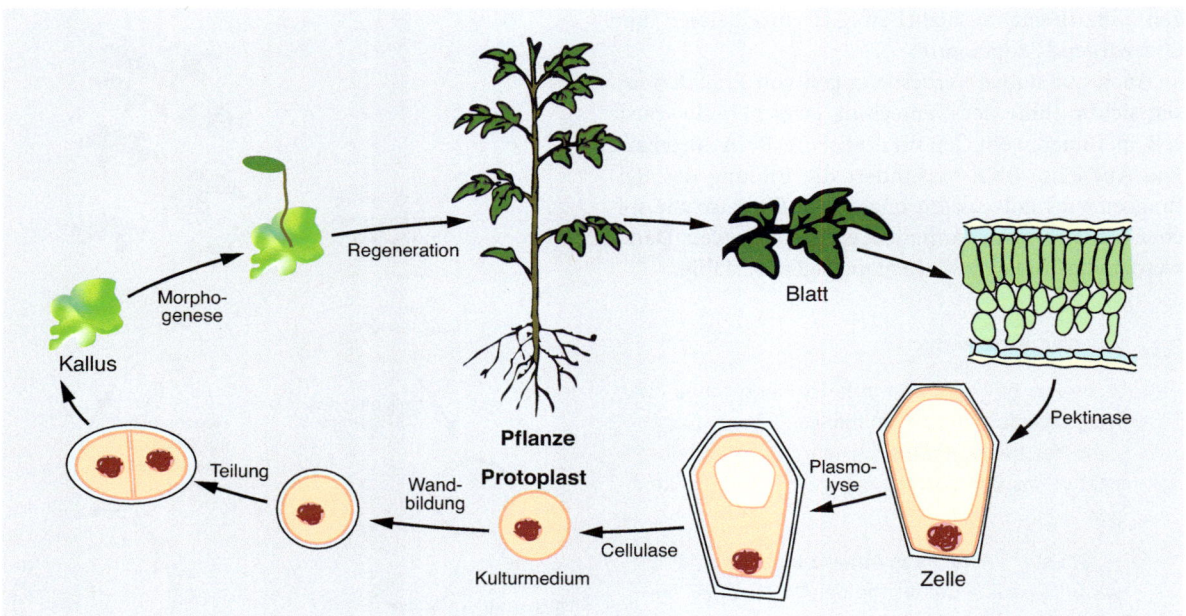

Abb. 3.110 Isolierung von Protoplasten aus Pflanzenzellen. Blattmesophyllzellen werden mit Pektinasen und Cellulasen behandelt. Hierdurch wird der Zellverband gelöst und die Zellwand entfernt. Die Protoplasten runden sich ab. Unter geeigneten Bedingungen lässt sich aus einem solchen Protoplasten wieder eine ganze Zelle gewinnen, die nach ausreichenden Teilungen zunächst einen Kallus und schließlich eine komplette Pflanze bildet. Protoplasten lassen sich vielfältig manipulieren, so kann man Protoplasten unterschiedlicher Herkunft miteinander fusionieren oder fremde DNA, z. B. Ti-Plasmid-DNA, einbringen. Über Protoplasten lässt sich auch die Auslese somatischer Mutanten zur Anzucht neuer Varietäten durchführen.

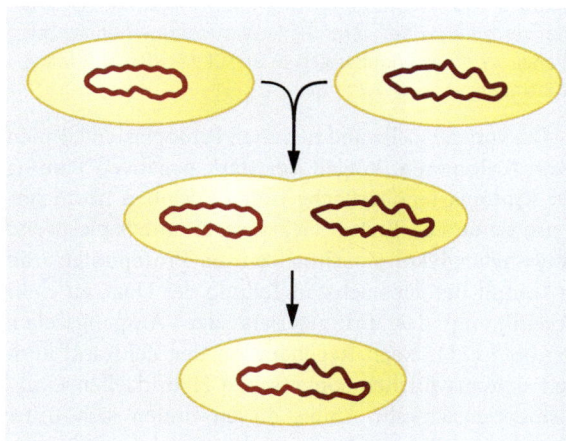

Abb. 3.111 Fusion von Protoplasten zweier *Streptomyces*-Stämme. Bei der Fusion von zwei Protoplasten verschmilzt das Protoplasma und die DNA-Moleküle vereinigen sich zu einem gemeinsamen Molekül. Als Resultat entsteht eine somatische Hybride mit neuen Erbeigenschaften. Aus dem gemeinsamen Protoplasten regeneriert wieder eine Bakterienzelle und gibt ihr neu kombiniertes Erbgut an ihre Nachkommenschaft weiter.

Erfolgreich wurde die Protoplastenfusion bei verschiedenen Pilzen, wie *Aspergillus*-, *Penicillium*- und *Cephalosporium*-Stämmen eingesetzt. Eine besonders erfolgreiche Rolle spielte diese Methodik bei der Entwicklung von *Cephalosporium*-Stämmen. Rekombinanten mit einer Steigerung der Cephalosporin-C-Bildung um bis zu 40 %, die zudem auch noch besser wuchsen und eine verbesserte Sporenbildung zeigten, konnten isoliert werden. Mutterkornalkaloide werden heute auch über Submerskulturen von *Claviceps*-Stämmen produziert. In Submerskulturen fehlt die sexuelle Entwicklungsphase des Pilzes. Hier bietet die Protoplastenfusion neue Ansatzpunkte zur Stammentwicklung.

Interspezifische Fusion

Auch Protoplasten verschiedener Arten lassen sich miteinander verschmelzen. Dies bietet die Möglichkeit, das Erbgut von Arten miteinander zu kombinieren, die natürlicherweise nicht miteinander paaren würden. Es gelingt so, die Artschranke zu durchbrechen. Man hofft, damit zu neuen modifizierten Produkten zu kommen. Ein Einsatz der Protoplastenfusion mit dieser Zielsetzung ist vor allem bei der Suche nach neuen Antibiotika interessant. Allerdings müssen für eine erfolgreiche Anwendung dieser Technik die Arten, deren Protoplasten fusioniert werden, nahe verwandt sein.

Von Bedeutung kann die somatische Erzeugung von Artbastarden durch Protoplastenfusion auch bei höheren Pflanzen werden. Von pharmazeutischem Interesse sind beispielsweise somatische Hybride zwischen *Datura stramonium* und *Datura innoxia*. Solche Hybride ließen eine deutliche Steigerung der Alkaloidbildung erkennen. Vor einer breiten praktischen Anwendung in der Pflanzenzüchtung müssen hier jedoch noch zahlreiche Fragen der Grundlagenforschung gelöst werden. Es lassen sich zwar von sehr vielen Pflanzenarten Protoplasten isolieren. Bei einigen Versuchen gelang auch die Fusion von Protoplasten unterschiedlicher Arten. Bei sehr wenigen jedoch ließen sich aus den Fusionsprodukten wieder ganze Pflanzen regenerieren. Am besten gelingt das bisher innerhalb der Familie der Solanaceen.

Zellfusion
Kulturzellen tierischen und menschlichen Ursprungs lassen sich ebenfalls miteinander fusionieren. Als Fusionsvermittler kann auch hier wieder Polyethylenglykol dienen.

Die Fusion zweier Zellen führt zunächst zu einer zweikernigen Zelle, einem Heterokaryon. Bei der ersten Zellteilung verschmelzen die beiden Kerne zu einem einzigen Kern, der die Chromosomen beider Elternzellen vereint. So lassen sich beispielsweise menschliche Fibroblastenzellen mit Mauszellen hybridisieren. In diesen Mensch-Maus-Hybridzellen gehen allerdings bei den nachfolgenden Teilungen die menschlichen Chromosomen wieder verloren. Solche Zellfusionen sind wesentlich für manche Fragen der Grundlagenforschung.

Herstellung monoklonaler Antikörper
Von größter praktischer Bedeutung ist die **Zellfusion** jedoch für die Herstellung monoklonaler Antikörper. Grundlage hierfür ist die Fusion von B-Lymphozyten mit Myelomzellen. Myelome sind maligne Tumoren des Immunsystems. Die B-Lymphozyten steuern die Fähigkeit zur Bildung spezifischer Antikörper bei, die Myelomzellen die unbegrenzte Teilungsfähigkeit der Zellhybride. Aus jeder Hybridzelle entsteht ein Zellklon. Solche Hybridzellen lassen sich unendlich vermehren. Ein Zellklon produziert dann nur Antikörper mit gleicher Antigenspezifität, also monoklonale Antikörper (o Abb. 3.112). Solche monoklonalen Antikörper besitzen eine hohe Spezifität. Ihnen kommt eine ständig wachsende Bedeutung in Medizin und Pharmazie zu, z. B. in der Diagnose, Analytik und Stoffisolierung. Sie lassen sich in nahezu beliebiger Menge gewinnen. Monoklonale Antikörper nehmen zwischenzeitlich auch einen bedeutenden Stellenwert unter den zugelassenen Arzneimitteln ein und sie haben weiterhin eine große Zukunft. Zum Teil werden die Gene derartiger monoklonaler Antikörper gentechnisch modifiziert, wobei nur die Bereiche als „Maus-Sequenzen" belassen werden, die für die spezifische Erkennung des Antigens erforderlich sind. Alle anderen Bereiche werden durch „humane Sequenzen" ersetzt. Man bezeichnet derartige Antikörper als „chi-

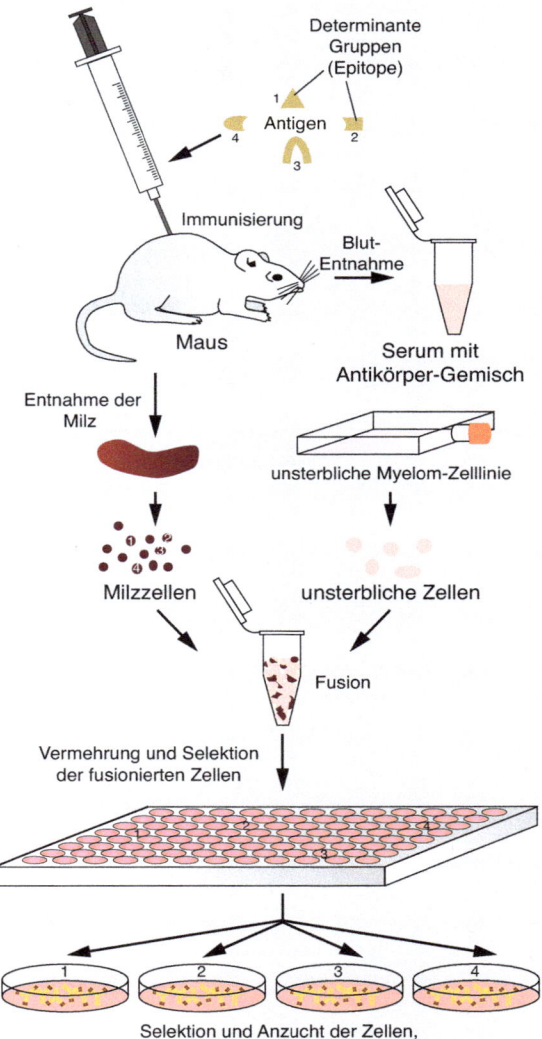

o **Abb. 3.112** Herstellung monoklonaler Antikörper. Ein Antigen (oben) hat in der Regel mehrere determinante Gruppen mit unterschiedlichen Strukturen, in unserem Beispiel vier. Injiziert man dieses Antigen in eine Maus oder ein anderes Säugetier, so werden als Abwehrreaktionen des Immunsystems Klone von Lymphozyten differenziert und vermehrt. Jeder dieser Lymphozytenklone produziert Antikörpermoleküle, die z. B. mit einer determinanten Gruppe des Antigens reagieren können. Entnimmt man dieser Maus Blut, gewinnt man ein Antiserum mit einem Antikörpergemisch, das das Antigen erkennt. Normale Lymphozyten lassen sich nicht außerhalb eines lebenden Organismus kultivieren, sie teilen sich nicht in künstlichen Nährmedien. Myelomzellen, d. h. tumorartig wuchernde B-Zellen, die selbst keine spezifischen Antikörper mehr bilden können, wachsen und teilen sich jedoch in künstlichen Nährmedien. Verschmilzt man normale Lymphozyten aus einem immunisierten Tier mit Myelomzellen, so erhält man eine vegetative Hybridzelle, eine Hybridomzelle. Aus einem Gemisch lassen sich über die Selektion von Einzelzellen Zellklone, d. h. erbgleiche Nachkommenzellen, züchten.

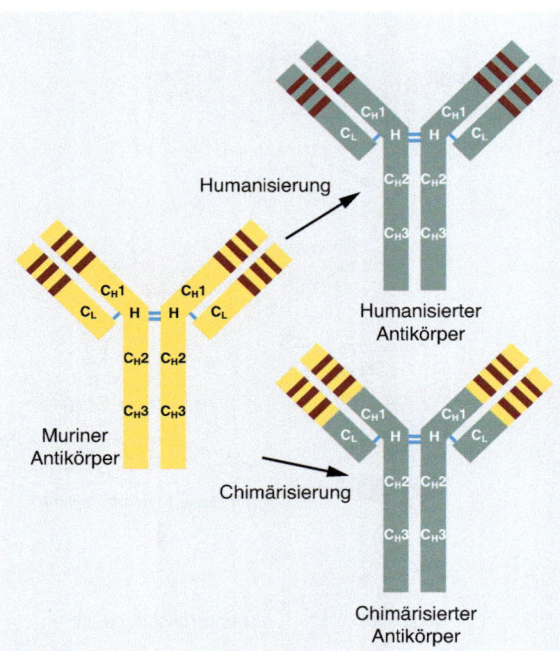

Abb. 3.113 Chimärisierte und humanisierte Antikörper. Gentechnisch lassen sich monoklonale murine Antikörper derart verändern, dass sie die konstanten Bereiche menschlicher Antikörper besitzen. Auf diese Weise entstehen chimärisierte Antikörper, die meist an der Endung „-ximab" der INN-Namen zu erkennen sind. Bei den humanisierten Antikörpern mit Namen, die auf „-zumab" enden, werden zusätzlich die Framework-Regionen in den variablen Abschnitten durch humane Sequenzen ersetzt. Dadurch reduziert sich der murine Anteil auf 5–10 %. Mittlerweile lassen sich gentechnisch auch sogenannte humane Antikörper (Endung „-umab") herstellen, bei denen keine Maus mehr im Spiel war.

märisierte Antikörper" (o Abb. 3.113). Diese werden deutlich besser vertragen als reine Maus-Antikörper, da sie signifikant geringer antigen sind. Beispiele für in Deutschland zugelassene rekombinante Antikörper sind in ▫ Tab. 3.27 aufgeführt: So ist Simulect® als Immunsuppressivum bei Nierentransplantationen zugelassen. Dieser monoklonale Antikörper blockiert die alpha-Kette des Interleukin-2-Rezeptors (CD25-Rezeptor) der T-Zellen. Hierdurch wird die Vermehrung der T-Zellen und damit die Abstoßungsreaktion (Immunreaktion) gegen das transplantierte Organ verhindert. Herceptin® dient zur Behandlung von Brustkrebs.

Ein Fab-Fragment eines human-murin-chimären monoklonalen Antikörpers enthält das Präparat ReoPro® (Abciximab). Bei diesem ursprünglich murinen Antikörper wurden alle konstanten Bereiche mithilfe gentechnologischer Methoden durch entsprechende Sequenzen aus humanen Antikörpern ersetzt. Nur die variablen Bereiche, die für die spezifische Erkennung des GPIIb/IIIa-Rezeptors verantwortlich sind, wurden als murine Sequenzen belassen. Das Antikörperfragment wird eingesetzt, um die Gefahr einer Restenose nach Dilatation von Koronargefäßen zu verringern.

Zusammenfassung

- Auch durch somatische Hybridisierung lassen sich neue Organismen erzeugen, ohne dass gentechnische Verfahren im Spiel sind. Im Bereich von Bakterien und Pflanzen werden Protoplasten fusioniert.

- Säugerzellen hingegen lassen sich wegen des Fehlens einer Zellwand unter geeigneten Bedingungen auch direkt fusionieren. Dies wurde in der Hybridomatechnologie zur Herstellung monoklonaler Antikörper zur Perfektion gebracht.

- Derartige Hybridomazellen bilden die Basis für die Herstellung therapeutischer Antikörper, wobei die aus der Hybridomatechnologie resultierenden Mausantikörper noch gentechnisch modifiziert werden, um sie akzeptabel verträglich zu machen.

3.5.4 Pflanzenzucht mit Protoplasten

In einem pflanzlichen Organismus befinden sich zahlreiche mutierte Zellen. Diese verdanken ihre Entstehung Mutationen von Somazellen (▶ Kap. 3.4.1). Die Entstehung somatischer Mutationen ist auf eine Reihe verschiedener Ursachen zurückzuführen, auf Chromosomenaberrationen, Punktmutationen, Mutationen im Genom oder in der DNA von Chloroplasten oder Mitochondrien. Diese genetische Variabilität von Somazellen lässt sich in der Pflanzenzüchtung für die Entwicklung neuer Sorten nutzen.

Aus dem Blattmesophyll höherer Pflanzen können in sehr großer Zahl Protoplasten isoliert werden. Aus diesen Protoplasten lassen sich wieder ganze Pflanzen regenerieren (▶ Kap. 1.1). Diese Pflanzen, jede einzeln aus einem einzigen Protoplasten der gleichen Pflanze regeneriert, sind in der Regel unter sich und der Ausgangspflanze sehr ähnlich oder gleich. Es lassen sich unter den regenerierten Pflanzen jedoch auch solche finden, die in ihren Eigenschaften von der Ausgangspflanze abweichen. Man spricht von somaklonaler Variation. Durch Selektion lassen sich aus diesen Varianten neue Sorten gewinnen, die z. B. bei Kartoffeln, resistenter gegen Pilzerkrankungen sind. Der Vorteil dieser Methodik liegt darin, dass Abertausende von Protoplasten und daraus entstehende Zellkulturen auf kleinstem Raum im Labor untersucht werden können.

Zusammenfassung

- Im Prinzip bedient sich die Gentechnologie geeigneter Plasmide zur Übertragung von genetischem Material von einer Donorzelle (im therapeutischen Bereich meist eine menschliche Zelle) in eine Akzeptorzelle, wo das fremde genetische Material dann korrekt abgelesen und in Protein translatiert wird.

- Die Plasmidringe werden mit „Schneide-Enzymen", sogenannten Restriktionsendonukleasen geöffnet und an die freien Enden wird eine neue Gensequenz gekoppelt.

- Hierdurch entsteht ein neuer Plasmidring mit einer zusätzlichen Erbinformation. Diese veränderten Plasmide können in beliebige Zellen eingeschleust werden. Sie vermehren sich dort und mit ihnen das eingefügte Gen. Es entsteht so eine größere Anzahl von identischen Kopien des eingesetzten Gens, ein Klon identischer DNA.

- Damit die Erbinformation des eingesetzten Gens exprimiert werden kann, muss dem eingesetzten Gen auf dem Plasmid noch eine Regeleinheit vorgeschaltet werden.

- Plasmide dienen also als Vektoren zur Übertragung von Fremdgenen in Bakterien. Auch zur Übertragung von bakteriellen Genen in pflanzliche Zellen dienen Plasmide (von *Agrobacterium tumefaciens*), oder ringförmige DNA von Viren (z. B. eines Blumenkohlvirus), die in pflanzliche Zellen eindringen und eingesetzte Fremdgene „mittragen" können.

- Zur Übertragung von Genen in Säugetierzellen kann u. a. ringförmige DNA von Papovaviren (SV 40) dienen.

4 Stoffwechsel- und Entwicklungsphysiologie

Theodor Dingermann

Wesentliches Kennzeichen aller zellulären Lebensvorgänge ist der Stoffwechsel (Metabolismus), d. h. Aufbau, Umbau und Abbau von Zellbestandteilen. Dieses in hohem Maß geordnete metabolische Geschehen erfordert die ständige Zufuhr von Energie. Dabei werden im Rahmen des Stoffwechsels ganz verschiedene Aufgaben erfüllt (o Abb 1.6):

1. Aus anorganischen oder organischen Verbindungen der Umgebung (Nährstoffen) oder aus absorbiertem Sonnenlicht wird chemische Energie gewonnen.
2. Aus den Nährstoffen werden die Grundbausteine für die zellulären Makromoleküle hergestellt.
3. Aus diesen Grundbausteinen erfolgt die Synthese von Proteinen, Nukleinsäuren, Lipiden, Polysacchariden und anderen Zellkomponenten.
4. Durch den Abbau von Proteinen, Fettsäuren und Kohlenhydraten gewinnt die Zelle Energie.

Die Stoffwechselvorgänge verlaufen im sogenannten Primärstoffwechsel in Prokaryonten und Eukaryonten weitgehend übereinstimmend. Wie umfangreich die Stoffwechselvorgänge sind, zeigt sich daran, dass ein Erwachsener im Zeitraum von 40 Jahren insgesamt ca. 6 Tonnen Nahrungsmittel und 36 000 Liter Wasser zu sich nimmt und dennoch sein Gewicht weitgehend konstant bleibt.

■ MERKE Dissimilation ist die Energiegewinnung und Bereitstellung von Metaboliten durch Abbau von Nährstoffen.

Leben bedarf der dauernden Zufuhr von Energie. Photosynthetisierende Organismen benützen die Sonnenenergie, um chemische Energie in Form von Glucose und anderen organischen Substanzen aufzubauen. Heterotrophe Organismen benützen diese Produkte der Photosynthese als Vorstufen für ihre zelleigenen Bestandteile und als energiereichen Brennstoff für ihre energieverbrauchenden Funktionen. Die wichtigsten Nahrungs- und Reservestoffe für Menschen, Tiere, Pflanzen und Mikroorganismen sind Kohlenhydrate, Proteine und Fette. Heterotrophe Organismen müssen diese Substanzen mit der Nahrung aufnehmen. Die wichtigsten Stoffwechselwege beim Abbau von Nähr- bzw. Reservestoffen sind bei Mensch, Tier, Pflanze und Mikroorganismen ähnlich. Die Prinzipien sind unter den jeweiligen Kapiteln (▸Kap. 4.2 bis ▸Kap. 4.5) behandelt.

4.1 Grundlagen biochemischer Reaktionen – Enzyme

Die dem Stoffwechsel zugrunde liegenden biochemischen Reaktionen weisen gegenüber chemischen Reaktionen eine Reihe von Besonderheiten auf. Dazu gehören vor allem, dass (von wenigen Ausnahmen abgesehen) die von Enzymen katalysierten Reaktionen im pH-Bereich um den Neutralpunkt und bei mäßigen Temperaturen ablaufen.

Enzyme sind fast immer **Proteine**. Ausnahmen sind bestimmte RNA-Moleküle, die eine katalytische Aktivität entfalten können. Dies ist beispielsweise beim autokatalytischen Spleißen der Fall, wenn mRNA-Moleküle ihre eigene Sequenz modifizieren.

Zahlreiche Enzyme können ohne Aktivitätsverlust aus der Zelle isoliert und u. U. sogar kristallin erhalten werden. Untersuchungen mit isolierten Enzymen im Reagenzglas haben wichtige Erkenntnisse über die Struktur und Wirkung dieser Biokatalysatoren erbracht.

■ MERKE Enzyme lassen sich durch ihre Substrate, ihre Cofaktoren, durch ihren isoelektrischen Punkt oder durch ihre Michaelis-Menten-Konstante charakterisiert. Zudem besitzen alle Enzyme eine eindeutige Klassifizierung, die aus der EC-Nummer hervorgeht (□Tab. 4.1).

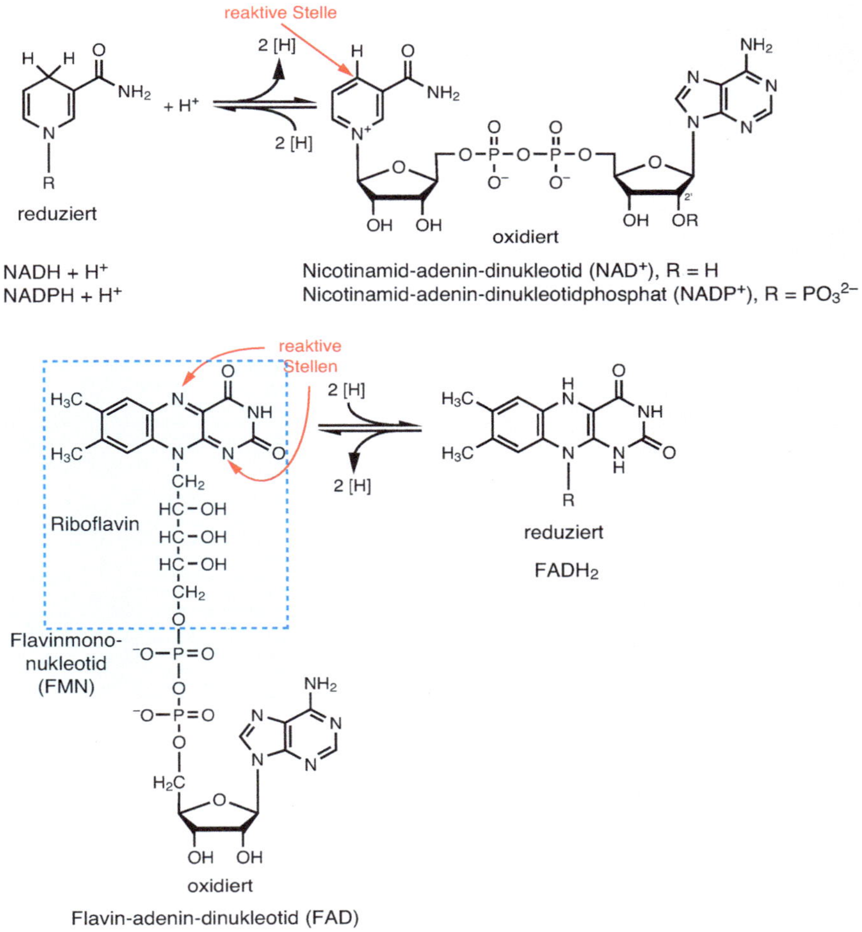

Abb. 4.1 NAD, NADP, FMN bzw. FAD

NADH + H⁺
NADPH + H⁺
Nicotinamid-adenin-dinukleotid (NAD⁺), R = H
Nicotinamid-adenin-dinukleotidphosphat (NADP⁺), R = PO_3^{2-}

Flavin-adenin-dinukleotid (FAD)

4.1.1 Einteilung der Enzyme

Die Enzyme werden nach ihren Substratspezifitäten und nach dem Typ der von ihnen katalysierten Reaktionen in verschiedene Gruppen eingeteilt. Wegen ihrer großen Zahl wurde von der internationalen Enzymkommission eine systematische Klassifizierung in sechs Hauptklassen, die wiederum in Unterklassen und Untergruppen gegliedert sind, empfohlen (◻ Tab. 4.1).

> **Grundlegende Eigenschaften der Enzyme**
> 1. Jede enzymatische Reaktion beginnt mit einer reversiblen Bindung des Substrats.
> 2. Enzyme beschleunigen die Einstellung von Reaktionsgleichgewichten, sie beeinflussen nicht die Richtung der chemischen Reaktion.
> 3. Enzyme gehen unverändert aus einer Reaktion hervor.
> 4. Enzyme können in ihrer Aktivität reguliert werden.

Bau der Enzyme

Die Spezifität eines Enzyms ist durch seine Struktur bedingt, insbesondere durch den Bereich, an den das Substrat gebunden und an dem es zu einem Produkt umgesetzt wird. Dies ist die Substratbindungsstelle, das sogenannte „aktive" oder „katalytische" Zentrum. Das aktive Zentrum befindet sich häufig im Inneren des Enzyms in einer hydrophoben Tasche. Jedes Enzym besitzt ein **aktives Zentrum**, an dem die katalytische Umsetzung des Substrats abläuft (o Abb. 4.13).

Einige Enzyme benötigen für ihre enzymatische Aktivität zusätzlich Cofaktoren. Als Cofaktoren können **Metallionen** oder organische **Moleküle** (**Coenzyme**) dienen (◻ Tab. 4.2). Enzymprotein plus Cofaktor wird als Holoenzym bezeichnet, während der Proteinanteil des Enzyms allein als **Apoenzym** bezeichnet wird. Cofaktoren lassen sich in vielen Fällen vom Enzym trennen, sie sind im Gegensatz zum Enzymprotein im Allgemeinen thermostabil und besitzen ein niedriges Molekulargewicht. Cofaktoren fungieren häufig als Überträger von Elektronen, Wasserstoffatomen oder funktionellen Gruppen (o Abb. 4.1, ◻ Tab. 4.3). Viele

◻ **Tab. 4.1** Einteilung und Nomenklatur der Enzyme[1]

Hauptklasse und Untergruppen (Auswahl)	Beispiele
EC 1. Oxidoreduktasen (Enzyme der biologischen Oxidation und Reduktion)	
EC 1.1 Auf > CH–OH wirkend	
EC 1.1.1 Mit NAD oder NADP als Akzeptor	Lactat-Dehydrogenase
EC 1.1.3 Mit O_2 als Akzeptor	Glucose-Oxidase
EC 1.2 Auf Aldehyde wirkend	
EC 1.2.1 Mit NAD oder NADP als Akzeptor	Glycerinaldehyd-3-phosphat-Dehydrogenase
EC 1.4 Auf > $CH–NH_2$-Gruppen wirkend	
EC 1.4.3 Mit O_2 als Akzeptor	L-Aminosäure-Oxidase
EC 1.13–1.14 Oxygenasen	
EC 1.13.11 Zwei Sauerstoff-Atome einführend	Tryptophan-2,3-Dioxygenase
EC 1.14.13–1.14.17 Mit zwei Donoren, ein Sauerstoff-Atom einführend und Wasser bildend	Phenylalanin-4-Monooxygenase
EC 2. Transferasen (gruppenübertragende Enzyme)	
EC 2.1 C_1-Gruppen-übertragend	
EC 2.1.1 Methyl-Transferasen	Guanidinoacetat-Methyl-Transferase
EC 2.1.3 Carboxyl- und Carbamoyl-Transferasen	Ornithin-Carbamoyl-Transferase
EC 2.3 Acyl-Transferasen	Lecithin-Cholesterol-Acyl-Transferase
EC 2.4 Glykosyl-Transferasen	Lactose-Synthase
EC 2.6 N-haltige Gruppen-übertragend	
EC 2.6.1 Amino-Transferasen	Alanin-Transaminase
EC 3. Hydrolasen (Enzyme, die hydrolytische Spaltungen katalysieren)	
EC 3.1 Esterbindungen spaltend	
EC 3.1.1 Carboxylester-Hydrolasen	Phospholipase A_2
EC 3.1.3 Phosphomonoesterasen	Glucose-6-Phosphatase
EC 3.1.11–3.1.31 Nukleasen	
EC 3.2 Glykoside spaltend	

Hauptklasse und Untergruppen (Auswahl)	Beispiele
EC 3.2.1 Glykosidasen	
EC 3.4 Peptidbindungen spaltend	
EC 3.4.11 Aminoacylpeptidhydrolasen	Aminopeptidase
EC 3.4.21–3.4.24 Proteinasen	Trypsin
EC 4. Lyasen (katalysieren Eliminierungsreaktionen unter Ausbildung einer Doppelbindung, oder in Umkehrung Additionen an Doppelbindungen)	
EC 4.1 C-C-Lyasen	
EC 4.1.1 Carboxyl-Lyasen	Pyruvat-Decarboxylase
EC 4.1.2 Aldehyd-Lyasen	Aldolase
EC 4.2 C-O-Lyasen	
EC 4.2.1 Hydro-Lyasen	Fumarat-Hydratase (Fumarase)
EC 4.3 C-N-Lyasen	Histidin-Ammoniak-Lyase
EC 5. Isomerasen (sie katalysieren Umlagerungen innerhalb des Moleküls)	
EC 5.1 Racemasen und Epimerasen	
EC 5.1.3 Auf Kohlenhydrate wirkend	Ribulose-5-phosphat-Epimerase
EC 5.3 Intramolekulare Oxidoreduktasen	
EC 5.3.1 Aldosen-Ketosen umwandelnd	Glucose-6-phosphat-Isomerase
EC 5.4 Intramolekulare Transferasen	Methylmalonyl-CoA-Mutase
EC 6. Ligasen (sie knüpfen Bindungen unter gleichzeitiger Spaltung von ATP)	
EC 6.1 C-O-Bindungen knüpfend	
EC 6.1.1 Aminosäuren-RNA-Ligasen	Aminosäuren-aktivierende Enzyme
EC 6.3 C-N-Bindungen knüpfend	
EC 6.3.1 Säure-Ammoniak Ligasen	Glutamin-Synthetase
EC 6.4 C-C-Bindungen knüpfend	Acetyl-CoA-Carboxylase, Pyruvatcarboxylase
EC 6.4.1 Carboxylasen	

[1] Enzyme Nomenclature. Recommendations (1992) of the Nomenclature Committee of the International Union of Biochemistry. Academic Press New York, www.chem.qmul.ac.uk/iubmb/enzyme/

Coenzyme enthalten als aktive Molekülkomponenten Flavin, Thiamin oder Nicotinamid, also Verbindungen, die der Mensch nicht selbst synthetisieren kann, sondern als Vitamine aufnehmen muss (◘ Tab. 4.3).

Sind die Coenzyme sehr fest in das Enzymprotein eingebunden, werden sie als **prosthetische Gruppen** bezeichnet. Auf die Coenzyme trifft die Definition des Katalysators nicht zu. Sie gehen nicht unverändert aus der Reaktion hervor. Erst in einer weiteren enzymatischen Reaktion wird das Coenzym wieder regeneriert. Deshalb werden Coenzyme vielfach auch als **Cosubstrate** bezeichnet.

Spezifität der Enzyme

Eine wesentliche Eigenschaft von Enzymen ist ihre ausgeprägte **Substratspezifität**, d. h. die Fähigkeit, nur die Umsetzung bestimmter Substrate zu katalysieren, während andere chemisch nahe verwandte Verbindungen zwar möglicherweise noch am Enzym gebunden, aber nicht umgesetzt werden können, d. h. sie wirken gegebenenfalls als kompetitive Hemmsubstanzen.

Nur wenige Enzyme verfügen allerdings über eine nahezu absolute Spezifität für ein einziges Substrat. Die meisten Enzyme haben eine etwas breitere Spezifität und können verschiedene, chemisch sehr nahe verwandte Verbindungen umsetzen. Ob ein bestimmtes Substrat von einem Enzym umgesetzt wird, hängt hauptsächlich von zwei Faktoren ab:

1. Das Substrat muss chemische Voraussetzungen erfüllen, die eine spezifische Bindung an das Enzym ermöglichen.
2. Das Substrat muss meist noch zusätzliche Bindevalenzen besitzen, sodass es in der Nähe des katalytischen Zentrums des Enzyms fixiert werden kann.

Für die Substratspezifität spielt natürlich auch die Struktur des Enzymproteins eine ausschlaggebende Rolle. Funktionell wichtige Gruppen in den Enzymmolekülen sind in der linear betrachteten Peptidkette oft weit voneinander entfernt.

Damit diese Gruppen zu einem **aktiven Zentrum** zusammengelagert werden, muss die Peptidkette entsprechend strukturiert und gefaltet sein.

Bedingt durch diese Tertiärstruktur können innerhalb eines Enzymmoleküls sowohl hydrophile als auch hydrophobe Zonen entstehen, die für die Anlagerung und räumliche Orientierung des Substrats im katalytischen Zentrum wesentlich sind.

Coenzyme

Typische dissoziable Coenzyme sollten eigentlich besser Cosubstrate genannt werden. Es handelt sich um **Nicht-Proteinanteile** eines Enzyms.

Sie sind reversibel an den Proteinanteil eines Enzyms gebunden. Sie erfahren bei der Reaktion eine Umwand-

◘ **Tab. 4.2** Beispiele für Enzyme, die Metallionen und/oder Coenzyme enthalten

Enzym	Metallion	Coenzym
Alkohol-Dehydrogenase	Fe, Zn	NAD
Carboanhydrase	Zn	–
Cytochrom-Oxidase	Cu	–
Cytochrom b	Fe^{2+}/Fe^{3+}	
Katalase	Mn	–
Succinat-Dehydrogenase	FeS	FAD
Tyrosinase	Cu	–
Pyruvat-Carboxylase	Zn, Mn	Biotin
Glucose-Oxidase	–	FAD
Glucose-6-phosphat-Dehydrogenase	–	NADP
Pyruvat-Dehydrogenase	–	NAD, FAD, Thiaminpyrophosphat, Liponsäure
Transaminasen	–	Pyridoxalphosphat
Decarboxylasen	–	Pyridoxalphosphat
Transferasen	–	Pyridoxalphosphat

lung. Zur Wiederherstellung ihres ursprünglichen Zustands ist eine zusätzliche Reaktion erforderlich. Sie übernehmen die Rolle von Wasserstoff- oder Gruppendonatoren. Phosphatreste werden beispielsweise von Kinasen übertragen. Der Phosphatrest stammt hierbei vom ATP. Bei vielen Reaktionen der Oxidoreduktasen dient NAD^+ als reduzierbares Cosubstrat.

Beide Cosubstrate, ATP und NAD^+, fungieren als zweites Substrat, das sich mit dem eigentlichen Substrat stöchiometrisch und nicht katalytisch umsetzt. In einer zweiten Reaktion, die durch ein anderes Enzymprotein katalysiert wird, wird ADP wieder Phosphat aufnehmen und $NADH + H^+$ Wasserstoff wieder abgeben.

Die katalytische Wirkung eines Coenzyms kommt erst durch seine Bindung mit beiden Enzymen zu einem Enzymsystem zustande (◘ Abb. 4.2).

Coenzyme vermitteln so zwischen verschiedenen Enzymen. Durch sie wird die Übertragung von Stoffwechselmetaboliten, z. B. Phosphat, Wasserstoff oder anderen organischen Gruppen erst möglich. Man nennt Coenzyme daher auch „Transportmetaboliten".

Tab. 4.3 Einige Beispiele für Coenzyme und prosthetische Gruppen und ihre Funktion

Coenzym, prosthetische Gruppe	Häufige Abkürzung	Übertragene Gruppe	Zugehöriges Vitamin
I. Wasserstoff und Elektronen übertragende Coenzyme			
Nicotinamid-Adenin-Dinukleotid	NAD^+	Wasserstoff	Nicotinsäureamid
Nicotinamid-Adenin-Dinukleotidphosphat	$NADP^+$	Wasserstoff	Nicotinsäureamid
Flavinmononukleotid	FMN	Wasserstoff	Riboflavin
Flavin-Adenin-Dinukleotid	FAD	Wasserstoff	Riboflavin
Ubichinon	Q	Wasserstoff	–
Zellhämine	–	Elektronen	–
Liponsäure	Lip (S_2)	Wasserstoff und Acyl-Gruppen	–
II. Gruppenübertragende Coenzyme			
Adenosintriphosphat	ATP	Phosphorsäure-Rest (und AMP-Rest)	–
Phosphoadenylsäuresulfat	PAPS	Schwefelsäure-Rest	–
Pyridoxalphosphat	PLP	Amino-Gruppe	Pyridoxin (Vitamin B_6)
Cytidindiphosphat	CDP	Phosphocholin und verwandte Gruppen	–
Uridindiphosphat	UDP	Zucker, Uronsäure	–
Coenzyme für C_1-Transfer			
Adenosylmethionin	SAM	Methyl-Gruppe	(Methionin)
Tetrahydrofolsäure	H4-folat	Formyl-Gruppe	Folsäure
Biotin	–	Carboxy-Gruppen (CO_2)	Biotin
Coenzyme für C_2-Transfer			
Coenzym A	CoA	Acetyl (Acyl)	Pantothensäure
Thiamindiphosphat	ThPP	C_2-Aldehyd-Gruppen	Thiamin
III. Wirkgruppen der Isomerasen und Lyasen			
Uridindiphosphat	UDP	Zuckerisomerisierung	–
Pyridoxalphosphat	PLP	Decarboxylierung	Pyridoxin (Vitamin B_6)
Thiamindiphosphat	ThPP	Decarboxylierung	Thiamin
B_{12}-Coenzym	B_{12}	Umlagerung	Cobalamin

Prosthetische Gruppen

Ist ein Coenzymen fest an das Enzymprotein gebunden, spricht man von einer prosthetischen Gruppe. Das Holoenzym reagiert nacheinander mit zwei verschiedenen Substraten. Ein Beispiel ist die Aminosäure-Oxidase, die mit FAD (Flavin-Adenin-Dinukleotid) als prosthetischer Gruppe verbunden ist (o Abb. 4.3).

Einteilung und Funktionen von Coenzymen

Fast alle Coenzyme enthalten Nukleotid-Anteile (o Abb. 4.1). Oft sind Vitamine Bestandteile von Coenzymen. Coenzyme werden nach der Reaktion eingeteilt, an deren Ablauf sie beteiligt sind (Tab. 4.3).

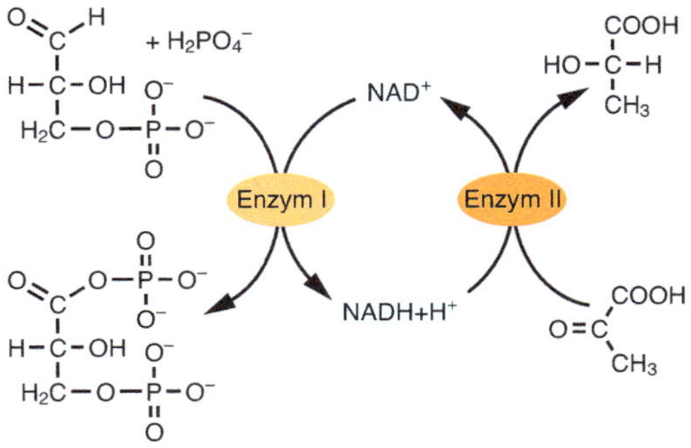

○ **Abb. 4.2** Zur Reaktionsweise von Coenzymen. In diesem Beispiel wirkt das Nicotinamid-adenin-dinukleotid (NAD) als Cosubstrat der Glycerinalphosphat-Dehydrogenase. **Oben links** NAD übernimmt den Wasserstoff von einem Derivat des Glycerinaldehyds. **Unten links** Dieser wird zum Säurederivat oxidiert. Das Wasserstoff beladene (reduzierte) Coenzym wird dann, gebunden an ein anderes Enzym, z. B. die Lactat-Dehydrogenase, wieder oxidiert. **Rechts** Damit verbunden ist die Reduktion von Pyruvat zu Lactat.

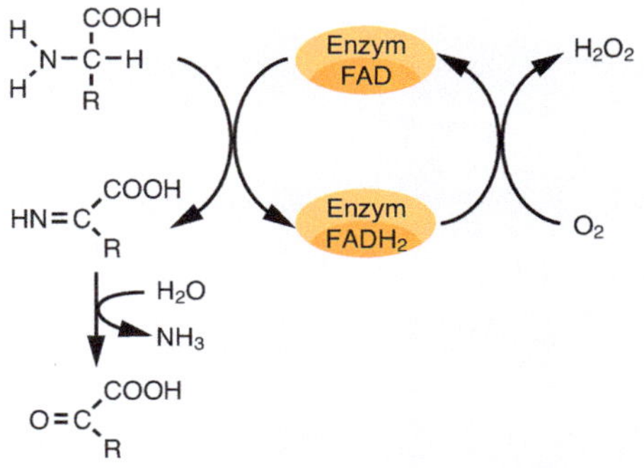

○ **Abb. 4.3** Zur Reaktionsweise von prosthetischen Gruppen. In diesem Beispiel übernimmt ein Enzym (eine Aminosäure-Oxidase) mit Flavin-Adenin-Dinukleotid als prosthetischer Gruppe den Wasserstoff von einer Aminosäure. Diese wird dann in einer zweiten Reaktion des gleichen Enzyms, unter Bildung von H_2O_2 auf Sauerstoff übertragen. Das Enzym geht wieder in die dehydrierte (oxidierte) Form über. Damit ist der katalytische Zyklus einmal durchlaufen.

Coenzyme der Oxidoreduktasen

Oxidoreduktasen katalysieren Redoxreaktionen. Wichtige Coenzyme dieser Enzyme sind Nicotinamid-Nukleotide. Wasserstoff wird hierbei vom Substrat auf Nicotinamid-Adenin-Dinukleotid (NAD) oder auf Nicotinamid-Adenin-Dinukleotidphosphat (NADP) übertragen. Nicotinamid bildet den reaktiven Bestandteil. Der Pyridinring ist N-glykosidisch mit Ribose verknüpft. Der Pyridinteil in den beiden Coenzymen trägt eine positive Ladung. Sie werden daher als NAD^+ bzw. $NADP^+$ bezeichnet. Beide Coenzyme können Wasserstoff reversibel aufnehmen. Der Pyridinring nimmt ein zusätzliches H-Atom auf und wird dabei reduziert.

Bei der Reduktion des Pyridinrings handelt es sich um einen 2-Elektronen-Übergang. Beide Elektronen werden gemeinsam mit einem Proton übertragen.

NAD^+ und $NADP^+$ sind Coenzyme zahlreicher Dehydrogenasen. Sie katalysieren z. B. die Dehydrierung von primären und sekundären alkoholischen Gruppen. In der Regel sind die Reaktionen reversibel. Beide Coenzyme sind wichtige Transportmetaboliten. Sie übernehmen den Wasserstofftransport innerhalb der Zelle, jedoch mit unterschiedlicher Funktionszuweisung.

NADP·H liefert bei **Biosynthesen** den nötigen Wasserstoff, resp. die „Reduktionsäquivalente". **NAD·H** ist mehr in katabole Prozesse involviert und gibt seinen Wasserstoff beispielsweise an die Enzyme der **Atmungskette** ab. Diese Reaktionen werden dann zur Synthese von ATP genutzt.

Nicotinsäure und Nicotinamid zählen zu den Vitaminen der B-Gruppe.

Flavinnukleotide

Flavinnukleotide sind die prosthetischen Gruppen der Flavoproteine. Es sind Alloxanderivate. Flavinmononukleotid (FMN) ist ein Riboflavin-5-Phosphat, das Riboflavin ein Vitamin der B-Gruppe (○ Abb. 4.1). Andere Flavoproteine enthalten das Flavin-Adenin-Dinukleotid (FAD) als prosthetische Gruppe.

Flavoproteine sind bei zahlreichen Reaktionen beteiligt, als Dehydrogenasen, Oxidasen – z. B. Aminosäure-Oxidasen (○ Abb. 4.3) – oder Monooxigenasen. Ein Beispiel ist die NADH-Dehydrogenase der Atmungskette (▸ Kap. 4.5.7). Auch bei der β-Oxidation der Fettsäuren und im Citratzyklus spielen flavinhaltige Dehydrogenasen eine wichtige Rolle.

Ferredoxine

Ferredoxine sind Proteine, die Gruppen von Eisen und Schwefel enthalten. Sie übertragen Elektronen in der Atmungskette und bei der Photosynthese.

Enzyme, die Eisen-Schwefelgruppen besitzen und zusätzlich noch Flavinnukleotide und Metalle, sind z. B. die Succinat-Dehydrogenase, die Nitrat-Reduktase und die Nitrogenase.

Chinone

Chinone sind Redoxsysteme in der Atmungskette (Ubichinon) oder Photosynthese (Plastochinon, ○ Abb. 4.4). Chinone sind wasserunlöslich. Sie bilden Reduktionsäquivalente in Lipidmembranen. Sie übertragen $2e^- + 2\,H^+$. Plastochinone und Ubichinone sind membrangebunden und an Elektronentransportketten beteiligt.

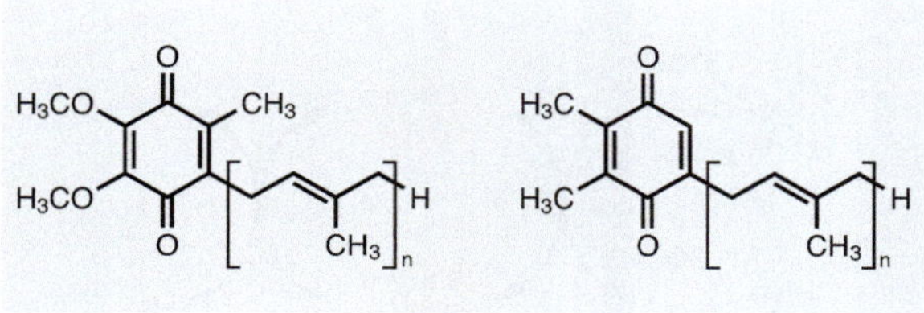

Abb. 4.4 Links Ubichinon (n = 6–10), rechts Plastochinon (n = 9)

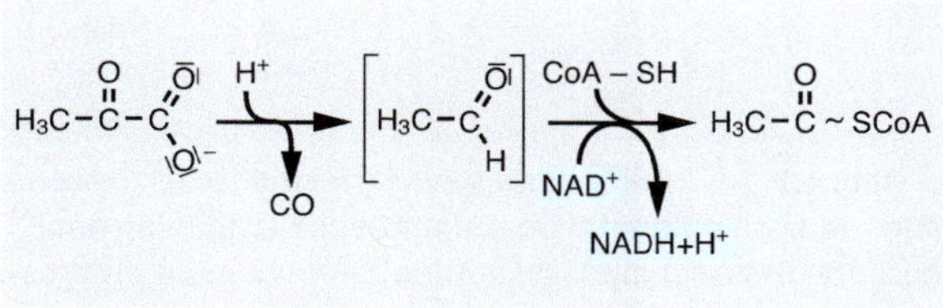

Abb. 4.5 Die Reaktionsfolge einer oxidativen Decarboxylierung. Das Beispiel zeigt die oxidative Decarboxylierung von Pyruvat durch die Pyruvat-Dehydrogenase. Bei der Oxidation des Aldehyds zum CoA-Derivat der Carbonsäure dient NAD$^+$ als Wasserstoffakzeptor. Es entstehen CO$_2$ und die nächst niedrigere Carbonsäure, in diesem Beispiel Acetyl-CoA.

An Wasserstoffübertragung beteiligt ist auch die Liponsäure. Liponsäure ist als prosthetische Gruppe säureamidartig an das Enzymprotein gebunden. Diese Enzyme sind an der oxidativen Decarboxylierung von 2-Oxosäuren beteiligt, z. B. von Pyruvat und weiteren 2-Oxosäuren, die Transaminierungsprodukte von z. B. Valin darstellen. Dabei entstehen CO$_2$ und die nächst niedere Carbonsäure (○ Abb. 4.5). Ein Beispiel ist die Pyruvat-Dehydrogenase. Dieser Multienzymkomplex enthält drei verschiedene Untereinheiten. An das Kernenzym ist Liponsäure in Säureamidbindung an einen Lysinrest gebunden. Eine weitere Untereinheit, die Decarboxylase-Dehydrogenase hat als prosthetische Gruppe das Thiamindiphosphat. Die dritte Untereinheit ist ein Flavoprotein. Weitere Cosubstrate des Pyruvat-Dehydrogenase-Komplexes sind Coenzym A und NAD$^+$. Als Endprodukte der Reaktion ergeben sich CO$_2$, NADH+H$^+$ und Acetyl-CoA. Auch zyklische Tetrapyrrole sind wichtige prosthetische Gruppen von Oxidoreduktasen, z. B. der Cytochrome. In den Cytochromen fungiert Eisen in Form von Fe^{2+}/Fe^{3+} als bedeutendes Redoxpaar, z. B. in den Enzymen der Atmungskette (▶ Kap. 4.5.7).

Gruppenübertragende Enzyme und ihre Coenzyme

Gruppenübertragungsreaktionen werden von Transferasen katalysiert. Transferasen sind eine sehr vielfältige Gruppe von Enzymen. Sie übertragen eine große Anzahl von Molekülgruppen, die auf zahlreiche Akzeptormoleküle übertragen werden, z. B. Methylgruppen, Phosphat- oder Zuckerreste und zahlreiche andere. Als Donatoren für solche Gruppen dienen Cosubstrate, die eine entsprechende Molekülgruppe tragen. Donator für Methylgruppen ist z. B. das S-Adenosylmethionin (▶ Kap. 4.3.1, ○ Abb. 4.30). Donator für Phosphatgruppen ist häufig Adenosintriphosphat. Gruppenübertragungsreaktionen sind stark exergon. Wegen der hohen Energie, die in den meisten Fällen bei der Hydrolyse der gebundenen Gruppen frei wird, spricht man von „energiereichen Verbindungen" oder „aktivierten Gruppen", z. B. aktiven Methylgruppen, aktiver Ameisensäure usw. Der Gruppendonator ATP besitzt drei Phosphatgruppen, sodass eine Vielzahl von Reaktionen ermöglicht wird.

Zur Gruppe der Transferasen zählen auch die **Kinasen**. Sie übertragen die endständige Phosphatgruppe. Ein Beispiel ist die Phosphorylierung der Glucose durch die **Hexokinase** zu Glucose-6-phosphat (▶ Kap. 4.5.2). Als Akzeptoren können alkoholische Hydroxylgruppen, Carboxygruppen u. a. dienen.

Adenosintriphosphatasen (ATPasen) übertragen die Phosphatgruppe auf Wasser. Diese stark exergone Reaktion ist immer mit besonderen Leistungen der Zelle verknüpft, z. B. beim aktiven Transport.

Nukleotidyl-Transferasen übertragen Adenosinmonophosphat (AMP) auf verschiedene Substrate. Hierbei wird Pyrophosphat abgespalten. Diese Reaktion ist wichtig, z. B. bei der Aktivierung von Aminosäuren und Carbonsäuren und bei der Biosynthese von NAD$^+$ und FAD. Die gebildeten Säureanhydride sind energiereich. Auch andere Nukleosidtriphosphate können als Coenzyme dienen.

Coenzyme für Transferasen, die C$_1$-Gruppen übertragen, sind Adenosylmethionin (Methylgruppen), Tetrahydrofolsäure (Formylgruppen), und Biotin, das auch als Vitamin H bezeichnet wird (CO$_2$-Transfer). C$_2$-Gruppen werden durch Coenzym A übertragen. Coenzym A kann Essigsäure oder andere Carbonsäuren in energiereicher Bindung aufnehmen. Coenzym A und Acyl-Coenzym A reagieren dabei wie echte Cosubstrate. Sie können Reaktionspartner verschiedener Apoenzyme sein. Entscheidend für die Reaktionsfähigkeit ist die SH-Gruppe am Cysteaminteil des Coenzyms A. Die wichtigste Verbindung des Coenzyms A ist das Acetyl-Coenzym A (Acetyl-CoA), die „aktivierte Essigsäure" (▶ Kap. 4.5.3, ○ Abb. 4.62).

Transferasen sind auch die Transaminasen (Aminotransferasen). Substrate für diese Enzyme sind Aminosäuren sowie einige Zwischenprodukte des Citratzyklus. Pyridoxalphosphat fungiert hierbei als Coenzym. Die Aminogruppen von zahlreichen Aminosäuren werden von verschiedenen Transaminasen auf 2-Oxoglutamat oder Oxalacetat übertragen. Die Aminosäure (z. B. Alanin) reagiert mit dem enzymgebundenen Pyridoxalphosphat. Es entsteht eine 2-Oxosäure (z. B. Pyruvat). Die Aminogruppe bleibt an das Pyridoxalphos-

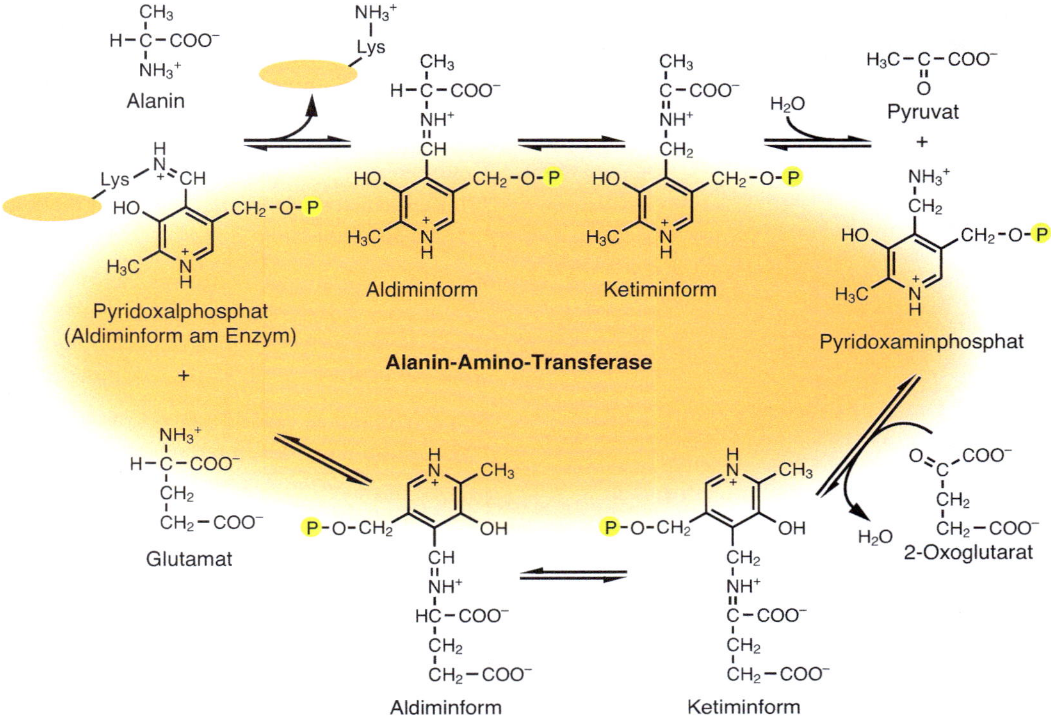

Abb. 4.6 Reaktionsfolge einer Transaminierung. Im Beispiel bindet die Aminosäure Alanin an das enzymgebundene Pyridoxalphosphat, und zwar an dessen Aldehydgruppe. Es entsteht eine Schiff'sche Base. Durch Mesomerie, Verschiebung der Doppelbindung und Hydrolyse wird die 2-Oxosäure Pyruvat als Oxidationsprodukt des Alanins gebildet. Pyridoxaminphosphat, das unter Reduktion aus Pyridoxalphosphat entstanden ist, bleibt an das Enzym gebunden. Im nächsten Schritt reagiert Pyridoxaminphosphat mit 2-Oxoglutarat unter Bildung einer Schiff'schen Base. Nach Verschiebung der Doppelbindung und Hydrolyse wird Glutamat freigesetzt. Solche Transaminierungsreaktionen sind reversibel.

phat gebunden und wird auf eine Ketosäure übertragen (z. B. 2-Oxoglutarat – Glutamat). Die Transaminierungsreaktionen sind reversibel (○ Abb. 4.6).

Coenzyme der Lyasen

Durch Lyasen werden Verbindungen in zwei Bruchstücke gespalten oder umgekehrt eine kovalente Bindung zwischen zwei Molekülen katalysiert (Synthasen).

Zu den Lyasen zählen **Decarboxylasen**. Die prosthetische Gruppe bei der Decarboxylierung von Aminosäuren ist **Pyridoxalphosphat**. Thiamindiphosphat ist Cofaktor bei der Decarboxylierung von Brenztraubensäure zu Acetaldehyd (Pyruvatdecarboxylase). Pyridoxalphosphat ist der wichtigste Cofaktor des Aminosäurestoffwechsels (○ Abb. 4.7). Es ist Cofaktor von Amino-Transferasen, Aminosäure-Decarboxylasen, einiger Lyasen und Synthasen, die am Aminosäurestoffwechsel beteiligt sind. Ein Beispiel für die Reaktionsweise einer Lyase (Aldolase) ist die Spaltung von Fructose-1,6-bisphosphat in Glycerinaldehydphosphat und Dihydroxyacetonphosphat (▶ Kap. 4.5.2).

Ein weiteres Beispiel für eine Lyase ist die Pyruvat-Decarboxylase. Die Pyruvat-Decarboxylase enthält als

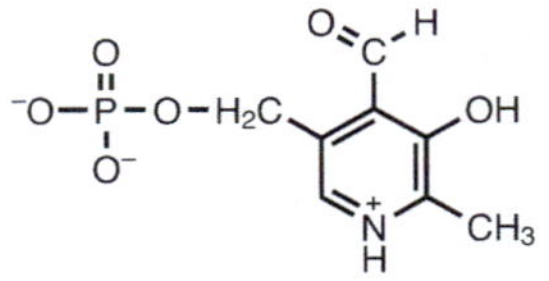

Abb. 4.7 Die Wirkform der Vitamin-B_6-Gruppe ist Pyridoxalphosphat. Es ist Cofaktor zahlreicher Enzyme, z. B. von Aminosäure-Decarboxylasen, Aminotransferasen, Racemasen, Lyasen und Synthasen.

prosthetische Gruppe Biotin. Dieses kann Carboxygruppen in energiereicher Bindung aufnehmen.

Als weiteres Beispiel kann die Acetyl-CoA-Carboxylase aufgeführt werden, die Acetyl-CoA zu Malonyl-CoA carboxyliert. Auch hier dient Biotin als prosthetische Gruppe. Schließlich wäre hier noch die Ribulosediphosphat-Carboxylase zu erwähnen, ein Enzym, das die Anlagerung von CO_2 an Ribulosediphosphat katalysiert.

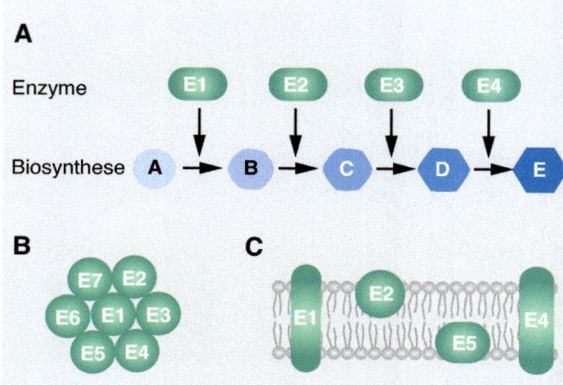

Abb. 4.8 Schematische Darstellung verschiedener Möglichkeiten von Enzymsystemen. **A** Ein lösliches oder dissoziiertes Enzymsystem mit diffundierenden Zwischenprodukten (B, C, D), z. B. die Enzyme der Glykolyse, die im Cytosol lokalisiert sind. Das kleine Substratmolekül diffundiert von einem Enzym zum anderen. **B** Multienzymkomplex, meistens bleiben die Zwischenprodukte während der Umsetzung fest in den Komplex eingebunden, z. B. bei der Fettsäure-Synthese. **C** Membrangebundenes Multienzymsystem, z. B. die Atmungskette in der Mitochondrienmembran

Coenzyme, Beziehung zu den Vitaminen

Zahlreiche Coenzyme sind Bestandteile von Vitaminen.

Thiamin, Vitamin B_1: Thiamindiphosphat ist Coenzym der oxidativen Decarboxylierung von z. B. Pyruvat und Coenzym der Pyruvatdecarboxylase. Thiaminmangel führt zur Krankheit Beriberi.

Vitamin-B_2-Komplex: Die einzelnen Vertreter dieses Komplexes sind Riboflavin, Nicotinamid, Folsäure und Pantothensäure.

Riboflavin ist stets in Form eines Flavoproteins gebunden, das entweder FMN oder FAD als prosthetische Gruppe enthalten kann. Ihr Isoalloxazin-Ring wirkt als reversibles Redoxsystem.

Nicotinamid ist Bestandteil von NAD^+ und $NADP^+$, die als Wasserstoff-übertragende Coenzyme eine wichtige Rolle im Zellstoffwechsel spielen. Mangel führt zu Pellagra, Diarrhö, Delirium.

Folsäure (Tetrahydrofolsäure) ist Coenzym des C_1-Stoffwechsels. C_1-Fragmente sind u. a. für die Biosynthese des Purinrings erforderlich. Mangel an Folsäure wirkt sich daher vor allem auf die Biosynthese der Nukleinsäuren aus.

Pantothensäure ist Bestandteil des Coenzyms A und des Multienzymkomplexes der Fettsäuresynthese.

Vitamin B_6 (Pyridoxol): Vitamin B_6 ist ein substituiertes Pyridin. Es steht in Beziehung zum Pyridoxal. Pyridoxal ist ein wichtiges Coenzym im Aminosäurestoffwechsel.

Vitamin B_{12} (Cobalamin): Vitamin B_{12} ist in Form des Adenosylcobalamins ein Coenzym von Isomerasen. Es ist beteiligt an Umlagerungsreaktionen, bei denen Wasserstoff und organische Gruppen ihren Platz tauschen.

Ein Beispiel ist die Isomerisierung von Methylmalonyl-CoA zu Succinyl-CoA.

Vitamin C: Vitamin C kann reversibel in Dehydroascorbinsäure übergehen und gehört zu den biochemischen Redoxsystemen. Bei einigen Oxidoreduktasen wirkt Ascorbinsäure als Wasserstoffdonator.

Biotin (Vitamin H): Biotin ist ein Cofaktor für die Übertragung von COO-Gruppen (CO_2-Transfer). Es ist die prosthetische Gruppe von Carboxy-Transferasen. Diese katalysieren β-Carboxylierungen.

Multienzymsysteme

In der lebenden Zelle läuft die Vielzahl der enzymkatalysierten Reaktionen eines Stoffwechselwegs normalerweise in einer geordneten Reihenfolge ab. Das Produkt des einen Enzyms bildet das Substrat des nächsten Enzyms usw. In einigen Fällen werden daher bestimmte Stoffwechselsequenzen durch ein Multienzymsystem katalysiert (Abb. 4.8). Dabei sind die entsprechenden Enzyme in einem Komplex vereinigt, der die betreffende Reaktionsabfolge ohne freigesetzte Zwischenprodukte ermöglicht. Als Beispiele für Multienzymsysteme seien der Fettsäuresynthetasekomplex, die Atmungskette oder der Citratzyklus angeführt. Häufig ist das Endprodukt einer biosynthetischen Reaktionssequenz, bei der mehrere Enzyme beteiligt sind, ein Inhibitor eines an dieser Reaktionssequenz beteiligten Enzyms.

Lokalisation von Enzymsystemen in der Zelle

Die verschiedenen Enzymsysteme der Zelle sind in charakteristischer Weise an morphologische Strukturen der Zelle gebunden. Enzyme der **Glykolyse** sind im **Cytosol** lokalisiert. Die Enzymsysteme des Elektronentransports, der Atmungskette und der oxidativen Phosphorylierung, sind an die innere Membran der Mitochondrien gebunden. Enzyme des **Fettsäureabbaus** und des **Citratzyklus** sind dagegen in der **Matrix** der **Mitochondrien** lokalisiert. An den Membranen des Endoplasmatischen Retikulums befinden sich unter anderem die Enzymsysteme der Fettsäuresynthese, der Steroidsynthese sowie hydroxylierende Enzymsysteme, die beim Arzneimittelabbau wichtig sind. Diese Kompartimentierung von Enzymen in der Zelle ermöglicht eine zeitliche sowie räumliche Koordination und Regulation von intrazellulären Stoffwechselvorgängen (Tab. 1.5).

Energiereiche Verbindungen

Viele Stoffwechselprozesse der Zelle, z. B. die Synthese von Proteinen, erfordern den Aufwand von Energie. Diese lebensnotwendige Energie gewinnt die Zelle aus dem Abbau von Nährstoffen oder durch Nutzung der Lichtenergie.

Die dabei freigesetzte Energie kann von der Zelle in Form von energiereichen Verbindungen gespeichert werden. Dies sind Verbindungen, die aufgrund ihrer besonderen Struktur die Übertragung von chemisch gebundener Energie zwischen energieliefernden und energieverbrauchenden Prozessen übernehmen (□ Tab. 4.4).

Die wichtigsten energiereichen Verbindungen der Zelle sind **Nukleosidtriphosphate.** Sie besitzen ein hohes Gruppenübertragungspotenzial, d. h. sie können Phosphatgruppen leicht auf andere Verbindungen übertragen und diese damit „aktivieren", d. h. enzymatischen Umsetzungen zugänglich machen.

Die Nukleosidtriphosphate bestehen aus einer Purin- bzw. Pyrimidinbase, einer Ribose und einer Triphosphat-Einheit. Von den verschiedenen Nukleosidtriphosphaten besitzt das **Adenosintriphosphat (ATP)** quantitativ bei weitem die größte Bedeutung (○ Abb. 4.9). Es ist in allen Zellen vorhanden. Bei seiner Hydrolyse, d. h. der Abspaltung einer Phosphatgruppe unter Bildung von Adenosindiphosphat (ADP) und Phosphorsäure, werden unter Standardbedingungen (pH 7,0, 25 °C) etwa 30 kJ/mol ($\Delta G^{0'}$ = 30 kJ/mol) freigesetzt. Ein Teil dieser Energie kann in der Zelle zu chemischen Umsetzungen genutzt werden, ein weiterer Teil geht als Wärme verloren. An ATP-abhängigen Reaktionen ist Mg^{2+} als Cofaktor beteiligt. Bei vielen biochemischen Reaktionen reagiert nicht freies ATP, sondern ein Komplex mit Mg^{2+}-Ionen (○ Abb. 4.9).

Bei vielen enzymatischen Prozessen wird die endständige Phosphatgruppe des ATP auf andere Moleküle übertragen, es handelt sich um Phosphorylierungsreaktionen, die durch Kinasen katalysiert werden. So wird z. B. Glucose mit ATP durch Glucokinase oder Hexokinase zu Glucose-6-Phosphat phosphoryliert, wobei ADP freigesetzt wird. Die bei der Hydrolyse der Pyrophosphorsäurebindung des ATP freiwerdende Energie (30 kJ/mol) bleibt zum Teil in der Phosphatesterbindung des Glucose-6-phosphats erhalten (12 kJ/mol). Dadurch wird die Reaktionsfähigkeit der Glucose für weitere biochemische Umsetzungen erhöht. Außer der Phosphatgruppe kann auch u. U. die Pyrophosphatgruppe auf ein Substrat übertragen werden, oder unter Abspaltung von Pyrophosphat der Adenylrest an ein Molekül gebunden werden. Jede dieser Reaktionen des ATP wird durch spezifische Enzyme katalysiert (□ Tab. 4.5).

Die Bildung von ATP aus AMP resp. ADP und anorganischem Phosphat ist immer mit energieliefernden

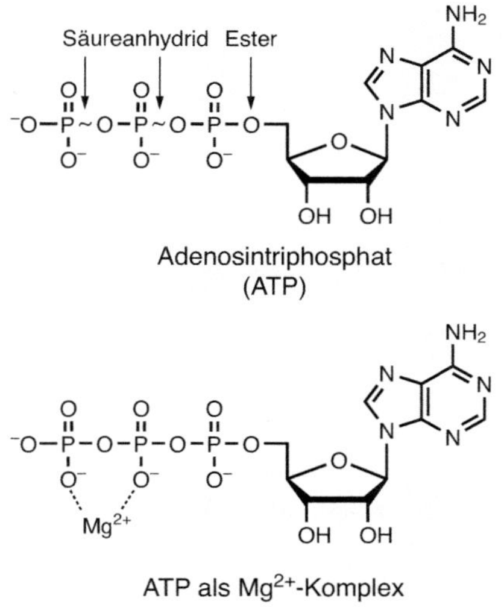

○ **Abb. 4.9** Beispiel eines energiereichen Triphosphats. Die Reaktivität solcher Moleküle hängt von der Art der innermolekularen Bindungen ab. Sie enthalten zwei Phosphorsäure-Anhydrid-Bindungen, die einen hohen Energiegehalt haben, sowie eine Esterbindung. ~ = energiereiche Bindungen

□ **Tab. 4.4** Energiereiche Verbindungen

Verbindung	Bindungsart	$\Delta G^{0'}$ [kJ/mol]
Glucose-6-phosphat	Ester	−14
Pyrophosphat	Säureanhydrid	−21
Adenosintriphosphat, ATP	Säureanhydrid	−35
Phosphoenolpyruvat, PEP	Enolphosphat	−60
Kreatinphosphat	Phosphoamid	−43

Reaktionssequenzen gekoppelt und findet hauptsächlich bei der Atmung, bei der Photosynthese und bei der Gärung statt. Die ATP-Konzentrationen in der Zelle werden stets innerhalb enger Grenzen konstant gehalten, sodass die Zelle immer über einen schnell verfügbaren Speicher an chemisch gebundener Energie verfügt, der sich für Syntheseleistungen (chemische Arbeit), Bewegungsenergie (mechanische Arbeit) oder Wärmeenergie (Aufrechterhaltung der Körpertemperatur) nutzen lässt.

Thioester: Weitere energiereiche Verbindungen sind Thioester. Ein Beispiel ist Coenzym A-SH. Für die Reaktionsfähigkeit entscheidend ist die SH-Gruppe am Cysteaminteil des Moleküls.

□ **Tab. 4.5** Reaktionsmöglichkeiten von ATP

ATP-Übertragung	Reaktionsgleichung
Übertragung der terminalen Phosphatgruppe auf ein Substrat (S)	ATP + S → ADP + S-Phosphat
Übertragung der terminalen Pyrophosphatgruppe auf ein Substrat	ATP + S → AMP + S-Pyrophosphat
Übertragung von AMP auf ein Substrat	ATP + S → Pyrophosphat + S-AMP
Übertragung der Adenylgruppe auf ein Substrat	ATP + S → Phosphat + Pyrophosphat + Adenyl-S
Abspaltung von Phosphat bzw. Pyrophosphat, zur Ermöglichung einer Reaktion	ATP + S_1 + S_2 → AMP + [S_1–S_2] + Pyrophosphat oder ATP + S_1 + S_2 → ADP + [S_1–S_2] + Phosphat

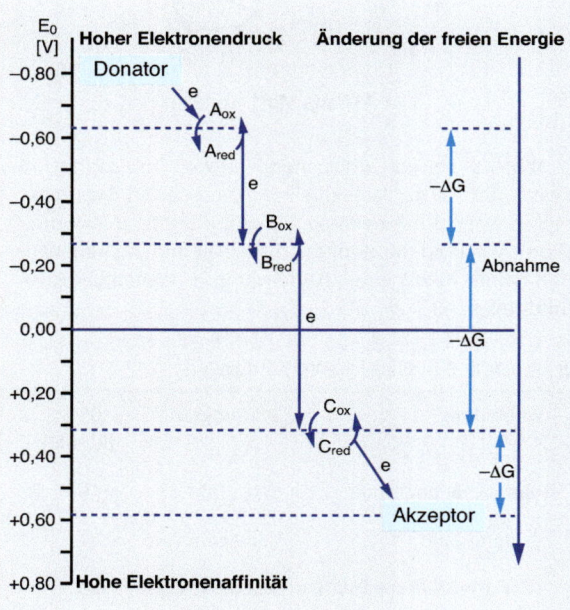

○ **Abb. 4.10** Schema einer biologischen Elektronentransportkette

Redoxsysteme

Die wichtigsten Prozesse der Zelle zur **Energiegewinnung** sind **Photosynthese** und **Atmung**. In beiden Fällen handelt es sich dabei um eine Kette von Oxidations-Reduktions-Reaktionen, die mit der Phosphorylierung von ADP unter Bildung von ATP gekoppelt sind. Bei Oxidations-Reduktions-Reaktionen (Redoxreaktionen) werden Elektronen von einem Reaktionspartner auf den anderen übertragen. Ein Elektronendonor (Reduktionsmittel, reduzierendes Agens) gibt dabei Elektronen an einen Elektronenakzeptor (Oxidationsmittel, oxidierendes Agens) ab. Bei einigen Reaktionen werden bei der Übertragung von Elektronen gleichzeitig auch Wasserstoffionen übertragen. Reduzierende Substanzen haben die Neigung, Elektronen abzugeben, d. h. sie besitzen einen bestimmten „Elektronendruck". Oxidierende Substanzen dagegen haben die Tendenz, Elektronen aufzunehmen, da sie durch eine hohe „Elektronenaffinität" gekennzeichnet sind. Die Neigung einer reduzierenden Substanz, Elektronen abzugeben, wird durch die Größe des unter Standardbedingungen ermittelten Redoxpotenzials beschrieben.

Die Messung der Potenzialdifferenz von Redoxsystemen erfolgt mithilfe eines Potentiometers, das zwischen zwei Halbzellen geschaltet ist. Unter Standardbedingungen besteht eine Halbzelle aus einer Platinelektrode in 1 N HCl, die mit Wasserstoffgas (10,1 MPa) bei 25 °C umspült wird (Wasserstoffelektrode = Bezugselektrode). Die andere Halbzelle enthält eine je einmolare Lösung der Substanzen des Redoxsystems und eine inerte Elektrode. Beide Halbzellen sind über eine Agarbrücke leitend miteinander verbunden. Die zwischen den Halbzellen gemessene Spannung ist das Normalpotenzial E_0 (Volt).

Die Messung der Redoxpotenziale biologischer Systeme wird jedoch nicht auf diese Standardbedingungen (einmolare Konzentration aller Reaktionsteilnehmer) bezogen, sondern erfolgt mit einer Lösung von pH 7 (H^+-Konzentration = 10^{-7}). Das elektrische Potenzial wird dann nicht mehr als E_0, sondern als E'_0 bezeichnet. Das Standardredoxpotenzial der Wasserstoffelektrode erreicht unter diesen Bedingungen einen Wert von –0,42 Volt. Stärkere Reduktionsmittel als H_2 besitzen ein negativeres, schwächere ein positiveres Normalpotenzial. Redoxsysteme mit einem stark negativen Standardredoxpotenzial haben also ein hohes Reduktionsvermögen und eine große Neigung, Elektronen abzugeben. Dagegen entspricht einem stark positiven Redoxpotenzial eine hohe Oxidationsneigung und eine starke Affinität für Elektronen. Ordnet man verschiedene Redoxsysteme nach ihrem Redoxpotenzial, so erhält man eine Elektronentransportkette (○ Abb. 4.10). Da der Elektronenfluss vom **negativen** zum **positiven Potenzial** hin erfolgt, kann mithilfe der Standardpotenziale verschiedener biologischer Oxidations-/Reduktionssysteme die Richtung des Elektronenflusses vorhergesagt werden. Die stufenweise Verringerung des Elektronendrucks bei jeder einzelnen Reaktion einer Elektronentransportkette ist gleichzeitig mit einem **Verlust** an **freier Energie** verbunden. In der Zelle wird der Elektronen- bzw. Wasserstoff-Fluss von einer Reihe von elektronen- bzw. wasserstoffübertragenden Enzymen katalysiert, deren Coenzyme bei der katalytischen Funktion eine wesentliche Rolle spielen.

Nicotinamid-Adenin-Dinukleotid (NAD^+) und **Nicotinamid-Adenin-Dinukleotidphosphat** ($NADP^+$) sind Coenzyme einer ganzen Reihe von wasserstoffübertragenden Enzymen (o Abb. 4.1). Der bei enzymatischen Umsetzungen entscheidende Molekülanteil ist das Pyridinderivat Nicotinamid. Nicotinamid-Dinukleotidphosphat besitzt gegenüber dem NAD^+ noch eine Phosphatgruppe mehr, und zwar am C-Atom 2 der mit dem Adeninring verknüpften Ribose. Beide Coenzyme nehmen Wasserstoff reversibel auf. Dabei entstehen die reduzierten Formen $NADH + H^+$ bzw. $NADPH + H^+$. In der oxidierten Form besitzt der Pyridinkern eine positive Ladung. Die Coenzymfunktion wird durch die Aufnahme von 2 Elektronen in Verbindung mit 2 Protonen erfüllt, wobei die positive Ladung des Pyridinrings aufgehoben wird und er dadurch seine aromatische Natur verliert. Die Bindung des einen Wasserstoffatoms erfolgt dabei stereospezifisch in 4-Stellung des Pyridinrings als Hydridanion (H^-), während das zweite Wasserstoffatom als Proton (H^+) keine feste Bindungsstelle besitzt. Beim Übergang von der reduzierten Form (NADH bzw. NADPH, Dihydropyridinform) zur oxidierten Form (NAD^+, $NADP^+$, Pyridinform, o Abb. 4.1) des Coenzyms kommt es zu einer starken Abnahme der Lichtabsorption bei 340 nm. Diese Veränderung der Lichtabsorption bildet die Grundlage für die optische Messung von Enzymaktivitäten, an denen dieses Coenzym beteiligt ist. NAD^+ und $NADP^+$ sind in der Regel nicht kovalent an die entsprechenden Enzyme, **Dehydrogenasen**, gebunden. Sie werden deshalb nicht als feste prosthetische Gruppen betrachtet, sondern eher als Cosubstrate, da sie in den meisten Fällen während der enzymatischen Reaktion vom aktiven Zentrum des Enzyms dissoziieren. NAD^+ und $NADP^+$ stellen daher bewegliche **Überträger** von Wasserstoff bzw. Elektronen dar.

Flavinmononukleotid (FMN) und **Flavin-Adenin-Dinukleotid** (FAD) sind Coenzyme der Flavoproteine (o Abb. 4.1). Ihre gelbe Farbe verdanken diese wasserstoffübertragenden Enzyme dem Riboflavin (Vitamin B_2). Die reversible Anlagerung von Wasserstoff erfolgt bei beiden Coenzymen an die Stickstoffatome 1 und 10 des Isoalloxazinringsystems. Die Flavin-Coenzyme sind im Gegensatz zu NADH und NADPH meist sehr fest an den Proteinteil des Enzyms (Apoenzym) gebunden, sie werden dann als prosthetische Gruppe bezeichnet.

Ubiquitär bei Pflanzen und Tieren verbreitet ist eine Gruppe von Benzochinonderivaten, die **Ubichinone**. Sie unterscheiden sich in der Länge der Isoprenoid-Seitenketten. Die Fähigkeit zum reversiblen Übergang

o **Abb. 4.11** Coenzym Q (Ubichinon)

vom reduzierten in den oxidierten Zustand erhalten diese Verbindungen durch die parachinoide Struktur. Das in tierischen Mitochondrien lokalisierte Ubichinon wird als **Coenzym Q** bezeichnet (o Abb. 4.11).

Prosthetische Gruppen zahlreicher elektronenübertragender Systeme sind **Eisenporphyrine**. Hierher gehören die **Cytochrome**. Bei diesen Enzymen ist das im Porphyrinringsystem komplex gebundene Eisen zur Aufnahme und Abgabe von Elektronen befähigt. Cytochrome enthalten Fe^{2+}/Fe^{3+}-Porphyringruppen. Es sind elektronenübertragende Enzyme. Sie katalysieren 1-Elektronen-Übertragungen.

$[Fe^{3+} - \text{Porphyrin}] + e^- \leftrightarrow [Fe^{2+} - \text{Porphyrin}]$

Eine Reihe von elektronenübertragenden Enzymen enthält Kupfer als Cofaktor.

Zusammenfassung

- Stoffwechselvorgänge werden von chemischen Reaktionen bestimmt, die nur deshalb unter physiologischen Bedingungen (meist ca. 36 °C und ca. pH 7,5) ablaufen können, weil eine Vielzahl von Enzymen die Reaktionen katalysieren. Fast alle Enzyme sind Proteine. Allerdings können auch RNAs (Ribozyme) Strukturen annehmen, die die Aktivierungsenergie spezifischer Reaktionen herabsetzen können.

- Nicht selten benötigen Enzyme Cofaktoren – beispielsweise Metallionen oder Cosubstrate, die ihrerseits an der katalysierten Reaktion direkt beteiligt sind. Sind diese kovalent mit dem Protein verbunden, sprechen wir von prosthetischen Gruppen. Etliche der Cosubstrate gehören zu den Vitaminen, d. h. unser Organismus kann diese wichtigen Komponenten nicht selbst synthetisieren.

- Unter Multienzymsystemen versteht man eine Gruppe von Enzymen und Coenzymen, die in eine zusammenhängende Stoffwechselsequenz eingebunden sind. Beispiele sind die Aktivitäten des Fettsäuresynthetasekomplexes, der Glykolyse und des Citratzyklusses. Derartige Komplexe sind in charakteristischer Weise an morphologische Strukturen der Zelle gebunden. So findet die Fettsäurebiosynthese am Endoplasmatischen Retikulum statt, die Glykolyse läuft im Cytosol ab und der Citratzyklus generiert Reduktionsäquivalente in der Matrix der Mitochondrien.

- Die Energie, die viele biochemische Prozesse erfordert, wird in Form chemischer Verbindungen bereitgestellt. Wichtige energiereiche Verbindungen sind Nukleosidtriphosphate und Thioester von Fettsäuren, die unter Einbindung des Coenzyms A gebildet werden. Ferner kann Energie aus der Potenzialdifferenz verschiedener Oxidationsstufen gewonnen werden.

4.1.2 Kinetik von Enzymreaktionen – Reaktionsprinzip

Die allgemeinen Gesetzmäßigkeiten für die Kinetik chemischer Reaktionen gelten auch für enzymkatalysierte Umsetzungen. In einem geschlossenen System stellt sich bei chemischen Reaktionen nach einer gewissen Zeit immer ein Gleichgewichtszustand ein, in dem keine Veränderungen in der Konzentration der Reaktanden mehr stattfinden. Es handelt sich um ein statisches Gleichgewicht. Die Lage dieses Gleichgewichts wird durch das Verhältnis der Konzentrationen der Reaktionspartner und der Reaktionsprodukte bestimmt und kann durch die Gleichgewichtskonstante K beschrieben werden. Die Gesetzmäßigkeiten des chemischen Gleichgewichts gelten nur für sogenannte geschlossene Systeme, d. h. für Reaktionen, bei denen kein Austausch von Materie und Energie mit der Umgebung stattfindet.

Eine Zelle oder ein Organismus ist jedoch kein geschlossenes, sondern ein offenes System. Stoffe und Energie werden ständig mit der Umgebung ausgetauscht. Das Stoffwechselsystem der Zelle befindet sich in einem **Fließgleichgewicht**. Alle Prozesse verlaufen in Richtung des Gleichgewichts. Dieser Zustand wird in einem offenen System jedoch nie erreicht. Dadurch bleibt das lebende System in der Lage, kontinuierlich aus den ablaufenden Reaktionen **Energie zu gewinnen**. Ein Fließgleichgewicht ist dadurch gekennzeichnet, dass Ausgangsverbindungen mit der gleichen Geschwindigkeit in das Reaktionssystem eingebracht werden, mit der die Produkte das Reaktionssystem verlassen. Das Leben der Organismen ist an die Aufrechterhaltung des Fließgleichgewichts gebunden. Wird das Gleichgewicht statisch, erlischt das Leben, da keine Energiebildung mehr möglich ist.

Zahlreiche Reaktionsfolgen im Zellstoffwechsel befinden sich im Fließgleichgewicht, z. B. die Glykolyse oder die Atmungskette. Bei solchen Prozessen ist die freie Energie $\Delta G'$ negativ, d. h. sie leisten Arbeit, es sind **exergonische Reaktionen**, und die freigesetzte Energie kann z. B. in Form energiereicher Verbindungen in „chemische Energie" umgewandelt und in der Zelle gespeichert werden.

Nicht alle Reaktionen eines Fließgleichgewichts sind exergonisch. Es sind im komplexen Stoffwechselgeschehen auch **endergonische**, energieverbrauchende **Reaktionen** eingeschaltet. Der Ablauf von endergonischen Reaktionen wird durch Kopplung mit einer exergonischen Reaktion ermöglicht. Eine endergonische Reaktion ist also stets energetisch an eine exergonische Reaktion gekoppelt. Man spricht von einer energetischen Kopplung.

Zum Beispiel erfolgt die Bildung von ATP aus ADP und Phosphat durch energetische Kopplung an eine stark exergonische Reaktion. Auf der anderen Seite kann durch Spaltung von ATP in ADP und Phosphat Energie freigesetzt und zum Betrieb einer anderen endergonischen Reaktion verwendet werden. Dabei aktiviert ATP ein Molekül, z. B. Glucose, durch Übertragung einer Phosphatgruppe (Phosphorylierung).

Chemische Reaktionen laufen nur dann ab, wenn die beteiligten Moleküle zeitweise in einer aktivierten Form vorliegen, um eine chemische Bindung aufzubrechen oder neu herzustellen. Dieser aktivierte Zustand (Übergangszustand) stellt eine Energiebarriere dar, die die Ausgangssubstanz vom Produkt trennt. Die Geschwindigkeit einer chemischen Reaktion ist unmittelbar proportional zu der Konzentration an aktivierten Molekülen. Die Aktivierungsenergie ist die Energiemenge, die zugeführt werden muss, um alle Moleküle einer Verbindung (bezogen auf 1 Mol) in den aktivierten, reaktionsfähigen Zustand zu überführen.

Es gibt im Allgemeinen zwei verschiedene Wege, durch die eine chemische Reaktion beschleunigt werden kann. Zum einen durch die Erhöhung der Temperatur. Bei vielen Reaktionen wird die Reaktionsgeschwindigkeit verdoppelt, wenn die Temperatur um 10 °C erhöht wird. Zum anderen kann die Geschwindigkeit einer chemischen Reaktion auch durch den Zusatz von Katalysatoren beschleunigt werden. Zwischen Katalysator und Ausgangssubstanz bildet sich dabei ein kurzlebiges Zwischenprodukt, das unter Regeneration des Katalysators rasch zum Produkt weiterreagiert. Ein Katalysator beschleunigt eine chemische Reaktion durch Erniedrigung der Aktivierungsenergie. Richtiger ist jedoch die Aussage, dass die katalysierte Reaktion über einen Mechanismus mit niedrigerer Aktivierungsenergie abläuft. Sind die Reaktionsprodukte gebildet, geht der Katalysator unverändert aus der Reaktion wieder hervor.

■ **MERKE** Bei biochemischen Reaktionen spielen die Enzyme die Rolle des Katalysators. Sie können die Aktivierungsenergie, die notwendig ist, um Reaktionspartner zur Umsetzung zu bringen, stark herabsetzen (o Abb. 4.12). Die katalytische Wirkungsweise von Enzymen besteht im Wesentlichen in der Bildung einer kurzlebigen, aber sehr reaktionsfähigen Enzym-Substrat-Verbindung (o Abb. 4.13). Durch die Bindung an das Enzym wird das Substrat aktiviert und die Aktivierungsenergie für die Gesamtreaktion erniedrigt.

Die Geschwindigkeit enzymatischer Reaktionen ist von der Substratkonzentration abhängig. Bei ausreichend niedrigen Substratkonzentrationen ist die Geschwindigkeit der enzymkatalysierten Reaktion proportional der Substratkonzentration. Die Sättigungskonzentration ist enzymspezifisch. Bei enzymkatalysierten Reaktionen nimmt die Geschwindigkeit (v) der Umsetzung mit steigender Substratkonzentration [S] allerdings nicht linear zu. Bei konstanter Enzymkonzentration steigt die Reaktionsgeschwindigkeit bei Erhöhung von [S] im Bereich niedriger Substratkonzentration zunächst linear an. Bei hohen Substratkonzentrationen ist v dann nahezu unabhängig von [S]. Das Enzym ist substratgesättigt. Die Reaktion läuft mit maximaler Geschwindigkeit, v_{max}, ab. Bei Substratsättigung ist dann die Gesamtgeschwindigkeit der Reaktion allein von der Konzentration des Enzyms abhängig. Im Jahre 1913 stellten L. Michaelis und M. L. Menten eine allgemeine Theorie über die Wirkung und Kinetik von Enzymen auf. Das Michaelis-Menten-Modell geht davon aus, dass das Enzym zuerst eine Verbindung mit dem Substrat eingeht. Es wird ein Enzym-Substrat-Komplex gebildet. In einem zweiten Schritt zerfällt dieser Komplex dann in freies Enzym und das Produkt (o Abb. 4.13).

Bei ihren kinetischen Betrachtungen stellten Michaelis und Menten eine Gleichung auf, die die Geschwindigkeit v einer enzymatischen Reaktion mit der Substratkonzentration [S] verbindet.

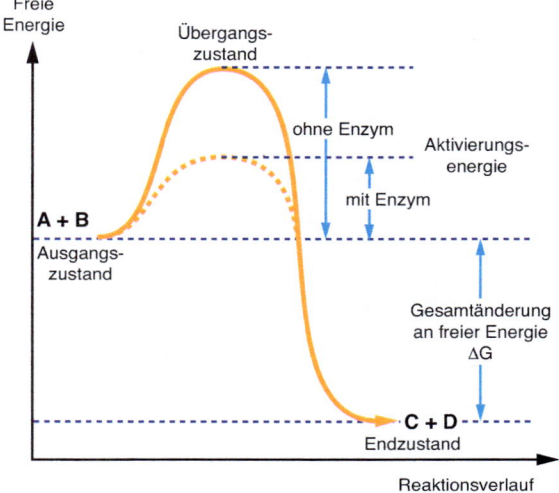

o **Abb. 4.12** Enzyme katalysieren chemische Reaktionen durch Erniedrigung der Aktivierungsenergie

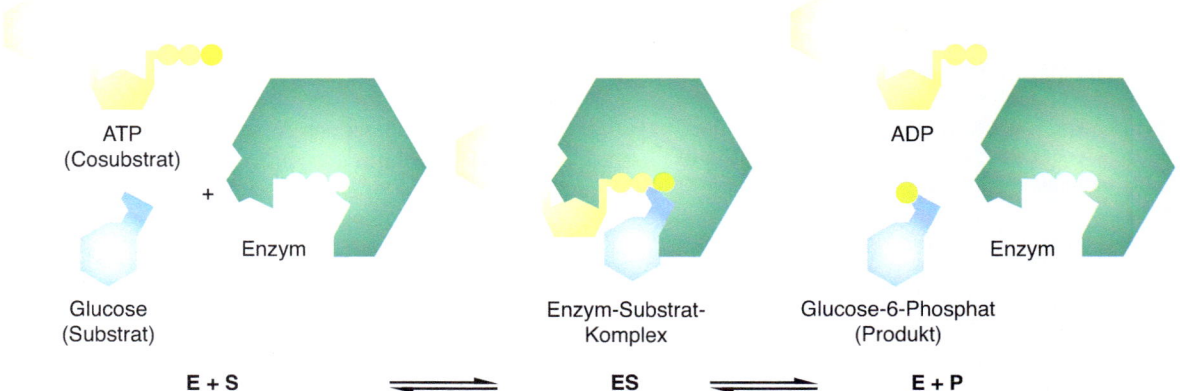

o **Abb. 4.13** Schematische Darstellung einer enzymkatalysierten Reaktion am Beispiel der Phosphorylierung von Glucose zu Glucose-6-phosphat. ATP hat die Funktion eines gruppenübertragenden Cosubstrats. Am Enzym treten Substrat und Cosubstrat zusammen und bilden einen Enzym-Substrat-Komplex. In dieser engen räumlichen Bindung kann die Übertragung der Phosphatgruppe von ATP zu Glucose erfolgen. Anschließend trennen sich die Reaktionspartner und das Enzym, das veränderte Cosubstrat sowie das entstandene Produkt werden frei.

Enzymatische Reaktion:

$$E + S \underset{k_{-1}}{\overset{k_{+1}}{\rightleftharpoons}} [ES] \xrightarrow{k_{+2}} E + P \quad (1)$$

Anfangsbedingungen, praktisch noch ohne Produkt:

$$k_{+1}[E][S] = k_{+2}[ES] + k_{-1}[ES] \quad (2)$$

Auflösung der Gleichung:

$$K_M = \frac{[E] \cdot [S]}{[ES]} = \frac{k_{-1} + k_{+2}}{k_{+1}} \quad (3)$$

Geschwindigkeit ist der Konzentration an Enzym/Substrat-Komplex [ES] proportional:

$$v \sim [ES] \quad (4)$$

Für die maximale Geschwindigkeit der Reaktion gilt:

$$v_{max} = [ES]_{max} \quad (5)$$

Für die halbmaximale Geschwindigkeit gilt:

$$\tfrac{1}{2}\, v_{max}: [E] = [ES] \quad (6)$$

Mit (6) in (3) ergibt sich:

$$K_M = [S] \text{ bei } \tfrac{1}{2}\, v_{max} \quad (7)$$

Die Geschwindigkeit einer enzymatischen Reaktion errechnet sich nach Michaelis und Menten:

$$v = \frac{v_{max} \cdot [S]}{K_M + [S]} \quad (8)$$

Abb. 4.14 Herleitung der Michaelis-Menten-Konstante. Eine enzymatische Reaktion lässt sich nach **1** beschreiben. Daraus leitet sich für Anfangsbedingungen, wo praktisch noch kein Produkt gebildet ist, **2** ab. Bringt man alle Konzentrationen auf die eine und alle Konstanten auf die andere Seite, kann man die Konzentrationen zu K_M zusammenfassen **3**. In **4** ist formuliert, dass die Geschwindigkeit einer enzymatischen Reaktion der Konzentration an Enzym-Substrat-Komplex [ES] proportional ist. Denn nur über diesen Komplex kann ein Substrat zu einem Produkt umgesetzt werden. Damit ist auch klar, dass jede enzymatische Reaktion mit einer maximalen Geschwindigkeit v_{max} ablaufen kann, die dann erreicht wird, wenn alles zur Verfügung stehende Enzym mit Substrat gesättigt ist ([ES]$_{max}$, **5**. Die halbmaximale Geschwindigkeit $\tfrac{1}{2}\, v_{max}$ ergibt sich dann bei 50 % Enzym/Substrat-Sättigung, d. h. wenn gleiche Konzentrationen an freiem und Substrat-gesättigtem Enzym vorliegen ([E] = [ES]), **6**. Überträgt man dies in Formel **3**, so ergibt sich $K_M = [S]$, da sich [E] und [ES] herauskürzen. Somit ist K_M eine Substratkonzentration [S] und zwar die Substratkonzentration bei halbmaximaler Geschwindigkeit $\tfrac{1}{2}\, v_{max}$ **7**. Die Geschwindigkeit einer enzymatischen Reaktion lässt sich dann nach Michaelis und Menten durch die Gleichung **8** beschreiben.

Eine Folge dieser Überlegungen war die Einführung der sogenannten **Michaelis-Menten-Konstante**, des K_M-Werts (Abb. 4.14).

■ **MERKE** Die Michaeliskonstante ist eine charakteristische Kenngröße für ein Enzym und gibt die Substratkonzentration in mol/l an, bei der die Reaktionsgeschwindigkeit halbmaximal ist.

Die Michaeliskonstante erlaubt Aussagen zur Affinität des Enzyms zum Substrat. Die Dissoziationskonstante des Enzym-Substrat-Komplexes ist unabhängig von der Enzymkonzentration. Eine niedrige Michaelis-Menten-Konstante zeigt an, dass die Affinität des Substrats zum Enzym groß ist (Abb. 4.15). Sie ist unabhängig von der Enzymkonzentration. Der Wert von K_M für ein Enzym kann experimentell bestimmt werden, indem die Anfangsgeschwindigkeit der enzymkatalysierten Reaktion bei verschiedenen Substratkonzentrationen und einer gleich bleibenden Enzymkonzentration gemessen wird.

Allerdings kann die Maximalgeschwindigkeit v_{max} experimentell nicht ermittelt werden, da eine Sättigung des Enzyms mit Substrat nur asymptotisch erreicht wird. Um v_{max} und damit auch K_M zu ermitteln hilft eine mathematische/graphische Umformung der Michaelis-Menten-Gleichung. Aus der entsprechenden Lineweaver-Burk-Auftragung können v_{max} und K_M dann leicht graphisch ermittelt werden. Für die meisten Enzyme liegen die K_M-Werte zwischen 10^{-1} und 10^{-6} mol/l.

Die Geschwindigkeit enzymatischer Reaktionen ist sowohl Temperatur- als auch pH-abhängig. Das Temperaturoptimum liegt meist zwischen 30 und 50 °C (Abb. 4.16). Die Abnahme der Reaktionsgeschwindigkeit bei höheren Temperaturen ist Folge der verstärkt einsetzenden Denaturierung der katalytischen Enzymproteine. Das pH-Optimum liegt häufig innerhalb eines eng begrenzten pH-Bereichs (Abb. 4.17). Zwar zeigen die meisten Enzyme ihre optimale Aktivität zwischen pH 6 und 8, es gibt jedoch Ausnahmen, z. B. Pepsin mit einem pH-Optimum um pH 2.

Hemmung von Enzymen

Enzymatische Reaktionen können in verschiedener Weise gehemmt werden. Die Hemmung von einigen Enzymen durch bestimmte Stoffwechselzwischenprodukte (Metaboliten) ist ein wichtiger Faktor bei der Regulation des Intermediärstoffwechsels. Enzyme können aber auch durch zellfremde Substanzen gehemmt werden. Dies ist insbesondere für die Pharmazie und Medizin von Bedeutung, da zahlreiche Pharmaka die katalytische Wirkung von Enzymen erheblich beeinträchtigen können. Die Hemmung von Enzymen kann reversibel oder irreversibel sein. Die

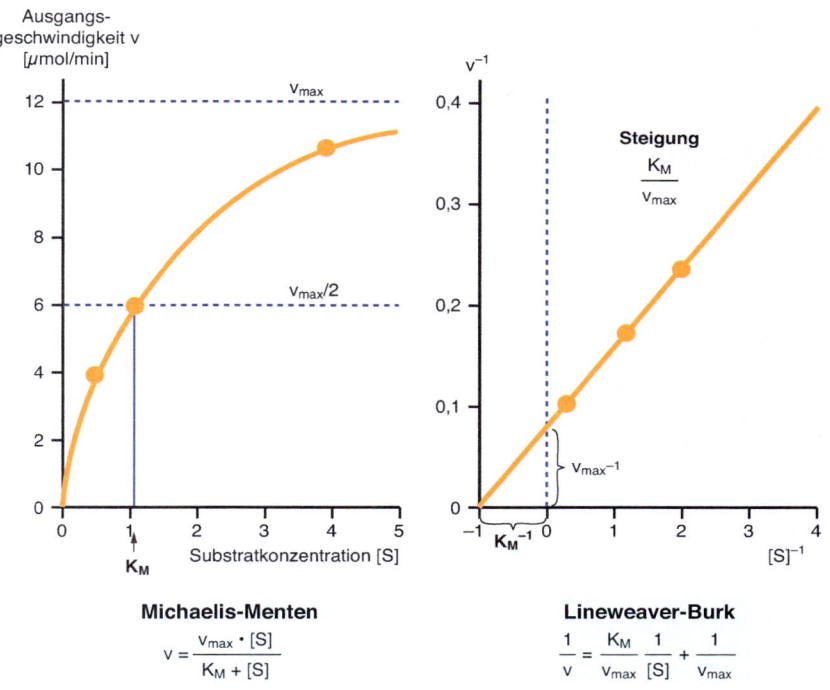

Michaelis-Menten

$$v = \frac{v_{max} \cdot [S]}{K_M + [S]}$$

Lineweaver-Burk

$$\frac{1}{v} = \frac{K_M}{v_{max}} \frac{1}{[S]} + \frac{1}{v_{max}}$$

○ **Abb. 4.15** Der Einfluss der Substratkonzentration [S] auf die Geschwindigkeit v einer enzymkatalysierten Reaktion. Es wird die Anfangsgeschwindigkeit v der Enzymreaktion extrapoliert zum Zeitpunkt Null in verschiedenen Ansätzen gemessen. Die Ansätze haben unterschiedliche Anfangskonzentrationen an Substrat. Diese müssen unterhalb des Sättigungsbereichs liegen. **Links** Einfache Auftragung der Messwerte nach Michaelis-Menten: v als Funktion von [S]. K_M erhält man als die Konzentration, bei der die halbmaximale Geschwindigkeit erreicht ist. **Rechts** Doppeltreziproke Darstellung nach Lineweaver-Burk. Es ist oft schwierig, v_{max} nach der Darstellung von Michaelis-Menten zu bestimmen. Die Michaelis-Menten-Gleichung kann durch die Lineweaver-Burk-Gleichung linearisiert werden. Dabei wird die reziproke Geschwindigkeit als lineare Funktion der reziproken Substratkonzentration ausgedrückt. Da eine Gerade exakter extrapolierbar ist, können v_{max} und K_M sicherer bestimmt werden. Sie ergeben sich aus den Schnittpunkten der Geraden mit der y- bzw. der x-Achse. Die Reaktionsgeschwindigkeit wird in mmol/min = Enzymeinheit (E) angegeben. Beispiel: v_{max} = 12 mmol/min = 12 E, K_M = 1 mmol/l

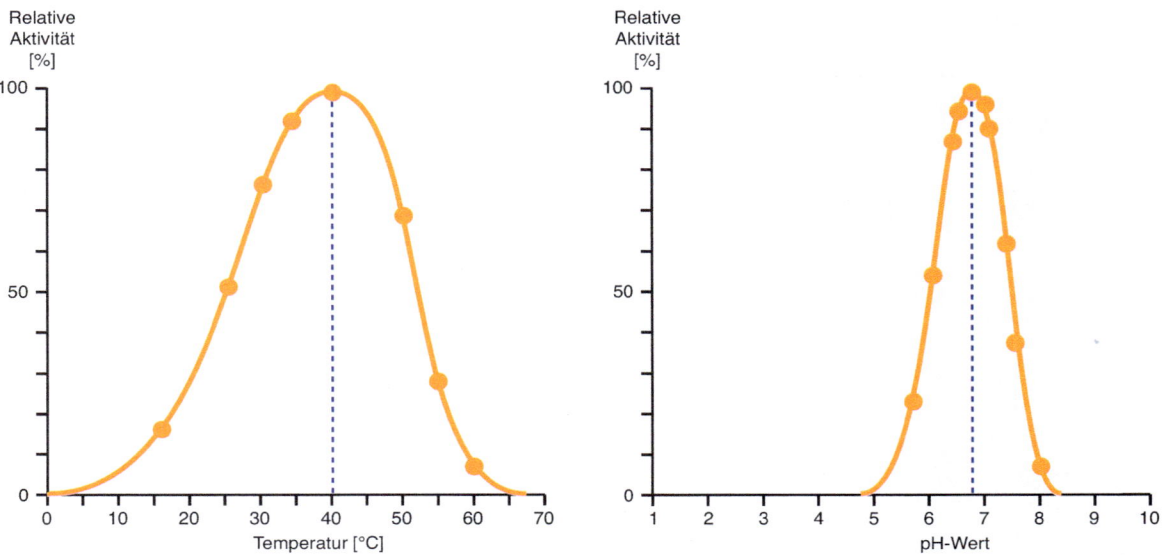

○ **Abb. 4.16** Abhängigkeit der Enzymaktivität von der Temperatur

○ **Abb. 4.17** Abhängigkeit der Enzymaktivität von der Wasserstoffionenkonzentration

irreversible Hemmung beruht meist auf der permanenten chemischen Veränderung der wesentlichen funktionellen Gruppen des Enzyms. **Reversible Hemmungen** können je nach Natur des Hemmstoffs auf unterschiedliche Weise zustande kommen. Bei der **kompetitiven Hemmung** (○ Abb. 4.18) reagiert ein dem Substrat strukturähnliches Molekül (Inhibitormolekül) mit dem aktiven Zentrum des Enzyms zu einem Enzyminhibitorkomplex entsprechend der Reaktion des Substrats mit dem Enzym. Diese Hemmung ist reversibel und kann durch eine Erhöhung der Substratkonzentration überwunden werden, d. h. bei Zugabe einer ausreichend großen Menge an Substrat wird der Inhibitor vom aktiven (katalytischen) Zentrum des Enzyms verdrängt. Zwar wird hier v_{max} nicht verändert, der **K_M-Wert,** also die **Michaeliskonstante** bzw. die Substratkonzentration, die zur halbmaximalen Sättigung des Enzyms erforderlich ist, wird allerdings erhöht. Bei der nicht-kompetitiven Hemmung dagegen lagert sich die Hemmsubstanz auch an Bindungsstellen außerhalb des aktiven Zentrums an das Enzymmolekül an. Es beeinflusst das aktive Zentrum, ohne selbst dort zu binden. Die Enzym-Substrat-Bindung muss bei der nicht-kompetitiven Hemmung nicht beeinträchtigt sein. Eine Umsetzung des Substrats zum Produkt kann jedoch nicht mehr katalysiert werden. Entsprechend wird bei einer nicht-kompetitiven Hemmung v_{max} herabgesetzt, während der K_M-Wert unverändert bleibt. Die nicht-kompetitive Hemmung kann auch nicht durch eine Erhöhung der Substratkonzentration aufgehoben werden. Nicht-kompetitive Inhibitoren sind z. B. Schwermetallionen

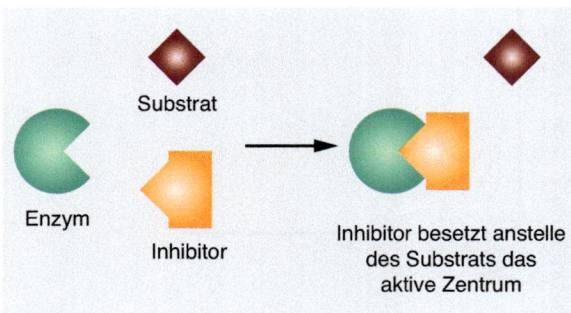

○ **Abb. 4.18** Schematische Darstellung der kompetitiven Hemmung. Der Inhibitor konkurriert mit dem Substrat um das aktive Zentrum am Enzym. Im Gegensatz zum Substrat kann der Inhibitor durch das Enzym nicht umgesetzt werden.

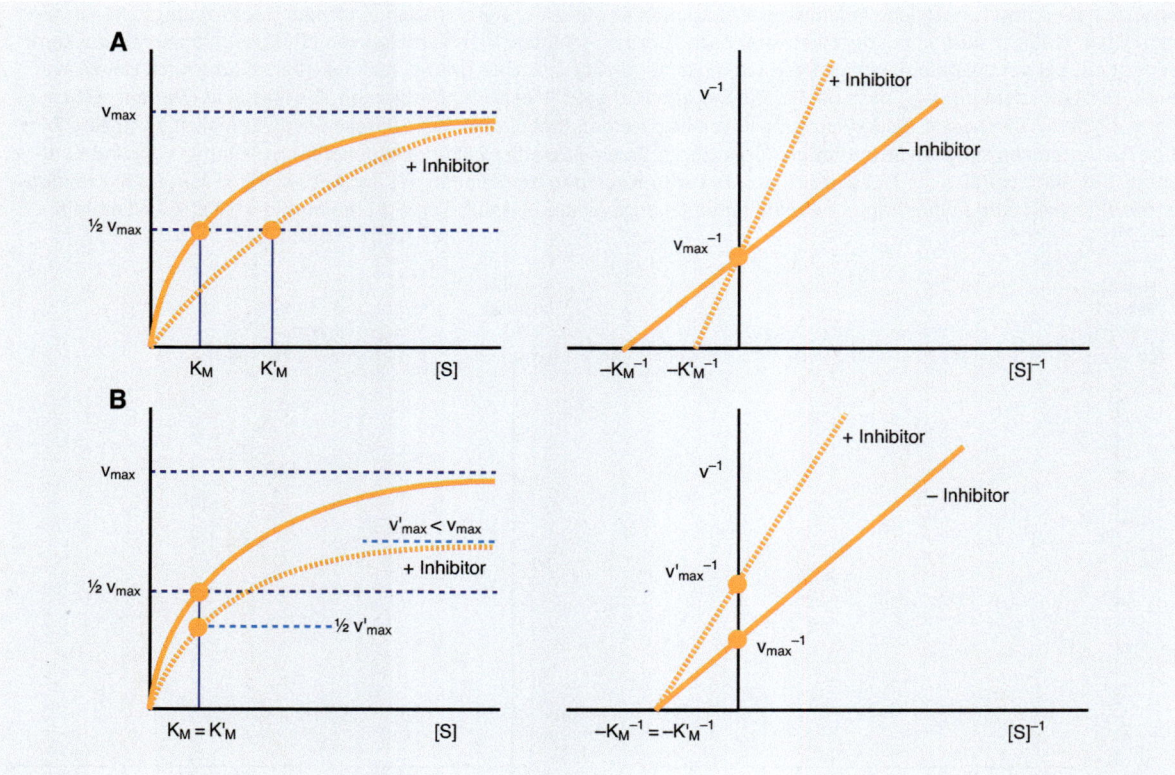

○ **Abb. 4.19** Die häufigsten Hemmtypen von Enzymreaktionen, **links** dargestellt nach Michaelis-Menten, **rechts** nach Lineweaver-Burk. **A** Kompetitive Hemmung, das gleiche Diagramm ergibt sich für die Produkthemmung. **B** Nicht-kompetitive Hemmung. Die veränderten kinetischen Größen in Gegenwart des Inhibitors werden als K'_M, bzw. v'_{max} bezeichnet. Sie erlauben eine Berechnung der Affinität des Inhibitors zum Enzym.

wie Hg^{2+} oder Cu^+, die mit den SH-Gruppen der Proteine reagieren (o Abb. 4.19).

> ■ **MERKE** Kompetitive Inhibitoren ähneln in ihrer Struktur dem Substrat, mit dem sie um die Bindungsstelle am Enzym kompetieren. Sie erhöhen scheinbar den K_M für das Substrat. V_{max} ändert sich hingegen nicht. Der Hemmeffekt kann durch eine Erhöhung der Substratkonzentration aufgehoben werden. Demgegenüber verändern nicht-kompetitive Inhibitoren den K_M nicht. Sie erniedrigen allerdings die v_{max} der Reaktion. Ihre Wirkung ist nicht durch eine Erhöhung der Substratkonzentration aufhebbar.

Allosterische Enzyme
Die Reaktionskinetik vieler Enzyme kann nicht durch das Michaelis-Menten-Modell erklärt werden. Bei der Auftragung von v gegen [S] ergibt sich nämlich keine hyperbole Kurve, sondern eine sigmoide Form. Diese Enzyme werden als allosterische Enzyme bezeichnet.

> ■ **MERKE** Allosterische Enzyme besitzen zusätzlich zu ihrem katalytischen Zentrum noch Bindungsstellen, an denen ein Effektor- oder Modulatormolekül reversibel binden kann. Allosterische Enzyme haben mindestens zwei Bindungsstellen.

Durch allosterische Modulatoren kann die katalytische Aktivität des Enzyms verringert, gegebenenfalls aber auch erhöht werden, d.h. es gibt sowohl negativ als auch positiv wirkende Modulatormoleküle. Allosterische Enzyme sind in der Regel größer und komplizierter gebaut als normale Enzyme, da nahezu alle allosterischen Enzyme aus zwei oder mehr Polypeptidketten aufgebaut sind. Allosterische Enzyme zeigen ein von anderen Enzymen abweichendes kinetisches Verhalten. **Allosterische Hemmung** oder **Aktivierung** ist immer vollständig reversibel.

Allosterische Enzyme spielen eine bedeutende Rolle für die zelluläre Regulation. Ihre Bindungsstellen für Modulator-Moleküle können als Chemosensoren für eine intrazelluläre Metabolitenkonzentration angesehen werden, die damit eine unmittelbare metabolische Feinsteuerung ausüben. Allosterische Enzyme können durch die Endprodukte einer Biosynthesekette gehemmt werden (▶ Kap. 3.2.4).

Isoenzyme
Enzyme, die dieselbe **enzymatische Reaktion katalysieren**, jedoch einen unterschiedlichen, molekularen Aufbau besitzen, bezeichnet man als Isoenzyme. Man kann Isoenzyme mithilfe geeigneter Trennmethoden, z. B. der Elektrophorese, einzeln isolieren. Isoenzyme können innerhalb eines Organismus oder sogar innerhalb einer Zelle präsent sein.

Ein gut untersuchtes Beispiel für das Vorliegen von Isoenzymen stellt die **Lactat-Dehydrogenase** (LDH) dar. Der Mensch besitzt 5 Isoenzyme der LDH. Jedes dieser Enzyme besteht aus vier Untereinheiten, die zwei verschiedenen Typen, die H- und die M-Form, zugeordnet sind. Fünf Kombinationen sind beim Menschen realisiert, die organspezifisch auftreten: LDH-1 (4H) im Herz, LDH-2 (3H1M) im Lymphsystem, LDH-3 (2H2M) in den Zellen der Lunge, LDH-4 (1H3M) in den Nieren und LDH-5 (4M) in Leber und quergestreifter Muskulatur.

Isoenzyme haben verschiedene **Michaeliskonstanten** und spielen bei der Regulation von Stoffwechselvorgängen eine Rolle. Am Beispiel der Lactat-Dehydrogenase der Säugetiere ließ sich erstmals nachweisen, dass sich das Isoenzym-Muster je nach Gewebe und Entwicklungszustand ändert. Auch für höhere Pflanzen wurde in vielen Fällen eine Gewebe- und Stadienspezifität von Isoenzym-Mustern nachgewiesen. Unterschiedliche Isoenzym-Muster bedingen u. U. auch individuelle Besonderheiten in der Reaktion auf Medikamente (▶ Kap. 3.4.3).

> **Isoenzyme**
> - Isoenzyme führen für das gleiche Substrat zu unterschiedlichen Michaelis-Menten-Konstanten.
> - Verschiedene Isoenzyme können innerhalb der gleichen Zelle auftreten.
> - Das Isoenzymmuster ist in den Zellen eines Organismus abhängig von dessen Entwicklungszustand und kann sich im Lauf der Differenzierung ändern.

Zusammenfassung

- Die allgemeinen Gesetzmäßigkeiten für die Kinetik chemischer Reaktionen gelten auch für enzymatisch katalysierte Reaktionen. Es wird sich bei einer chemischen Reaktion in einem geschlossenen System ein Gleichgewicht einstellen, dass durch eine Gleichgewichtskonstante K beschrieben werden kann. Dieses Gleichgewicht wird in lebenden Systemen allerdings nie erreicht, da dort Fließgleichgewichte herrschen, die dadurch gekennzeichnet sind, dass Ausgangsverbindungen mit der gleichen Geschwindigkeit in das Reaktionssystem eingespeist werden wie Reaktionsprodukte aus dem System abgezogen werden.

- Fließgleichgewichte, die netto Energie freisetzen, werden als exergonische Reaktionen bezeichnet, wohingegen Reaktionsabfolgen, die netto Energie verbrauchen als endergonische Reaktionsfolgen bezeichnet werden.

- Katalysatoren – also auch Enzyme – verschieben nicht das Gleichgewicht. Sie ermöglichen allerdings das schnellere Einstellen des Gleichgewichts, indem sie die Aktivierungsenergie herabsetzen. Ferner wird die Geschwindigkeit, mit der sich ein Gleichgewicht einstellt, von der Konzentration der Reaktionspartner bestimmt. Eine relevante Kennzahl eines jeden Enzyms ist die Michaelis-Menten-Konstante (K_M), die in mol/l die Substratkonzentration beschreibt, bei der die Reaktionsgeschwindigkeit halbmaximal ist.

- Enzyme sind wichtige Zielstrukturen für eine therapeutische Intervention, da sie sich hemmen und z. T. auch aktivieren lassen. Wir unterscheiden die kompetitive von der nicht-kompetitiven Hemmung. Bei der kompetitiven Hemmung konkurriert der Hemmstoff mit dem Substrat um die Bindung im aktiven Zentrum. Charakteristisch für diesen Hemmtyp ist, dass sich der K_M-Wert für das Substrat scheinbar erhöht, die maximale Reaktionsgeschwindigkeit (v_{max}) für eine bestimmte Enzymkonzentration aber konstant bleibt. Bei der nicht-kompetitiven Hemmung bindet der Hemmstoff nicht in der Substrattasche. Vielmehr verursacht die Bindung eine „Verformung" des Enzyms, die einer partiellen Denaturierung entspricht. Als Konsequenz ändert sich der K_M-Wert für das Substrat zwar nicht, allerdings nimmt die maximale Reaktionsgeschwindigkeit (v_{max}) ab. Ein dritter Hemm- bzw. Aktivierungstyp wird durch allosterische Effektoren geprägt. Hier kommt zum Tragen, dass allosterisch hemm- oder aktivierbare Enzyme praktisch immer aus mehreren Untereinheiten bestehen und in der komplexeren multimeren Form sehr viel aktiver sind als in der monomeren Form. Die Hemmung bzw. Aktivierung eines allosterisch regulierbaren Enzyms folgt einer sigmoidalen Kurve, was zur Folge hat, dass in dem Bereich des Umschlagspunkts kleinste Konzentrationsunterschiede eine drastische Enzymaktivierung bzw. -inhibierung nach sich ziehen können.

- Isoenzyme stellen eine Gruppe von Enzymen dar, die die gleiche Reaktion katalysieren, wobei sich allerdings die Kennzahlen wie K_M und v_{max} unterscheiden können. Sie können entwicklungsspezifisch und zelltypspezifisch exprimiert werden und sind somit an der Feinregulation bestimmter Reaktionen beteiligt.

4.1.3 Ribozyme

Vor etwa 20 Jahren wurde gezeigt, dass nicht nur Proteine, sondern auch komplexe Ribonukleinsäuremoleküle (RNA) in der Lage sein können, biochemische Reaktionen zu katalysieren. Dies war sehr erstaunlich, denn RNA war bis dato ausschließlich als Träger genetischer Information (virale RNA), als Zwischenspeicher genetischer Information (mRNA), als Adaptermolekül (tRNA) und als Strukturkomponente (rRNA) bekannt. Mit der Entdeckung, dass RNA unter bestimmten strukturellen Vorgaben zusätzlich auch katalytische Funktionen übernehmen kann, wird heute der RNA eine Schlüsselrolle bei der Entstehung des Lebens zugedacht.

Katalytisch aktive RNA-Moleküle werden als **Ribozyme** bezeichnet. Verschiedene Arten natürlich vorkommender Ribozyme sind im Lauf der letzten 20 Jahre in Pflanzen, niederen Eukaryonten, Bakterien und Viren beschrieben worden. In Wirbeltieren hingegen sind Ribozyme bisher selten nachgewiesen worden. Man unterscheidet drei Hauptgruppen.

Selbstspleißende RNAs
Selbstspleißende RNAs sind in der Lage, aus einer Prä-mRNA die nicht codierenden Sequenzen (Introns) autokatalytisch zu entfernen. Demzufolge heißen Ribozyme mit Spleißaktivität **Intron-Ribozyme**.

Im Prinzip kann man zwei Gruppen von Intron-Ribozymen unterscheiden: Die eine Gruppe erlangt die autokatalytische Spleißaktivität durch die Ausbildung konservierter Sekundärstrukturen. Bei der anderen Gruppe handelt es sich um obligate Metallenzyme, die zweifach geladene Kationen wie Mg^{2+} oder Mn^{2+} benötigen, um katalytisch aktiv zu sein.

Selbstspaltende RNAs

Selbstspaltende RNAs katalysieren die Spaltung in der eigenen Nukleotid-Sequenz. Man unterscheidet verschiedene konservierte Motive, die nach ihrem Erscheinungsbild oder Vorkommen benannt werden. Am bekanntesten sind **Hammerhead**-, **Hairpin**- und **HDV**- sowie **VS-Ribozym**, die zwischen 40 und 160 Nukleotide lang sein können.

Ribonuklease P

Die Ribonuklease P kommt in allen Zellen und Organellen vor. Das Ribozym spaltet von dem Vorläufermolekül der transfer-RNA überhängende RNA-Moleküle ab, damit diese im Anschluss daran mit Aminosäuren beladen werden und in den Prozess der Proteinbiosynthese involviert werden kann. Die Ribonuklease P kann je nach Organismus aus 250–450 Nukleotiden bestehen und in einem Proteinkomplex eingebettet sein. Für die katalytische Aktivität sind aber in jedem Fall die RNA-Moleküle verantwortlich.

Kürzlich konnte auch für ein Einzelstrang-DNA-Molekül eine katalytische Aktivität nachgewiesen werden. In Analogie zu den Ribozymen werden diese Enzyme als DNAzyme bezeichnet.

Ribozyme lassen sich auch synthetisch herstellen und mit vielen Spezifitäten versehen. Diese Möglichkeit verleiht Ribozymen zwischenzeitlich den ernstzunehmenden Status eines Wirkstoffkandidaten. Da RNA generell sehr labil ist, verwendet man für synthetische Ribozyme oft modifizierte Nukleobasen, um den Molekülen eine höhere biologische Stabilität zu verleihen. Verschiedene Ribozyme für unterschiedliche Indikationen befinden sich in fortgeschrittenen Phasen der klinischen Entwicklung.

> **Zusammenfassung**
>
> - Ribozyme sind RNA-Moleküle, die aufgrund einer speziellen dreidimensionalen Struktur als Katalysatoren fungieren können.
>
> - Wir unterscheiden selbstspleißende RNAs, die aus einer Prä-mRNA Introns autokatalytisch entfernen, selbstspaltende RNAs, die eine Hydrolyse innerhalb einer RNA katalysieren und die Ribonuklease P, die Vorläuferstrukturen der Transfer-RNAs zurechttrimmt.

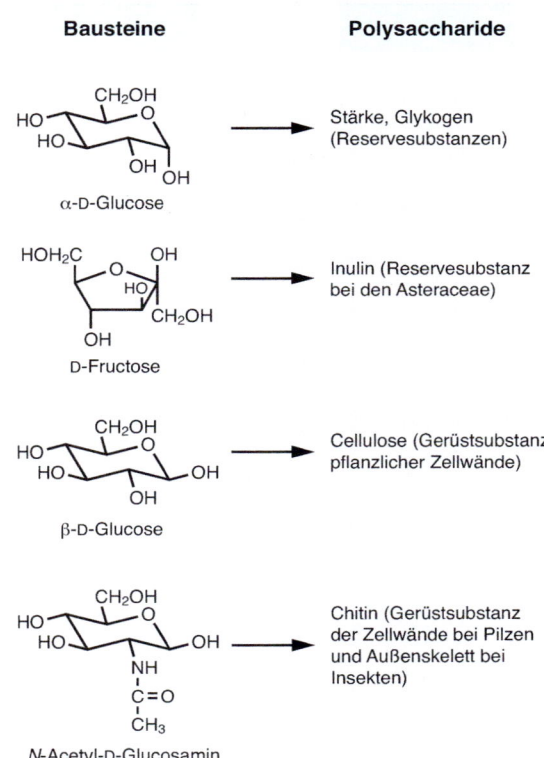

Abb. 4.20 Wichtige Polysaccharide und ihre Bausteine

4.2 Grundzüge des Kohlenhydratstoffwechsels

Kohlenhydrate sind aus Kohlenstoff, Sauerstoff und Wasserstoff aufgebaut und ihre allgemeine Formel lautet $(CH_2O)_n$. Man unterteilt sie in vier Kategorien: Monosaccharide sowie Disaccharide, Oligosaccharide und Polysaccharide, die ihrerseits aus glykosidisch verknüpften Monosacchariden zusammengesetzt sind. Einige Kohlenhydrate tragen zusätzliche funktionelle Gruppen. Die wichtigsten sind die Zuckerphosphate (z. B. Glucose-6-phosphat, Fructose-1,6-diphosphat) und Aminozucker (z. B. Glucosamin).

4.2.1 Mono-, Di-, Oligo- und Polysaccharide

Die Kohlenhydrate erfüllen in der Zelle zwei Hauptfunktionen. In niedermolekularer Form als Mono- oder Disaccharide sind sie für die meisten Zellen die wichtigste, leicht erschließbare **Energiequelle**. In hochpolymerer Form, als **Polysaccharide,** bilden sie in der Zelle **Reservestoffe** oder dienen als **Gerüstsubstanzen** zum Aufbau von Zellwänden (**o** Abb. 4.20). Die **Glucose** ist in den meisten Zellen das wichtigste Monosaccharid. Von ihr ausgehend erfolgt die Synthese anderer Mono-

Tab. 4.6 Wichtige Polysaccharide

Polysaccharid	Darin enthaltene Monosaccharide
Cellulose: Gerüstsubstanz pflanzlicher Zellwände	Glucose in β-1,4-glykosidischer Bindung
Pektine: Grundsubstanz pflanzlicher Zellwände	Galacturonsäure in α-1,4-glykosidischer Bindung, α-1,2-Rhamnose
Stärke: Reservepolysaccharid bei Pflanzen	Zwei verschiedene Bestandteile: Amylose = Glucose in α-1,4-glykosidischer Bindung. Amylopektin = Glucose in α-1,4-glykosidischer Bindung, daneben im Molekül Verzweigungen durch α-1,6-glykosidische Bindungen
Glykogen: Reservepolysaccharid bei Tieren und Pilzen	Glucose in α-1,4-glykosidischer Bindung, zahlreiche Verzweigungen durch 1,6-glykosidische Bindungen, mehr als im Amylopektin
Inulin: Reservepolysaccharid bei Asteraceen	Fructose in β-1,2-glykosidischer Bindung mit endständiger Glucose
Alginsäure: Polysaccharid bei Braunalgen	β-D-Mannuronsäure in β-1,4-glykosidischer Bindung, α-L-Guluronsäure (Guluronomannuronan)
Agar: Bestandteil der Zellwände bei Rotalgen	Zwei verschiedene Bestandteile: Agarose, Agaropektin; Agarose: β-D-Galactose + 3,6-Anydro-α-L-galactose = Agarobiose (Galactane)
Carrageen: Bestandteil der Rotalgen	L-Galactose, D-Galactose, 3,6-Anydro-L-galactose, 3,6-Anhydro-D-galactose, D-Galactose-4-sulfat, D-Galactose-2,6-disulfat (Galactane)
Chitin: Außenskelett bei Insekten, Zellwandsubstanz bei Pilzen	N-Acetylglucosamin in β-1,4-glykosidischer Bindung
Galaktomannane: Zellwandreservestoffe	Mannose in β-D-1,4-glykosidischer Bindung mit α-D-1,6-verknüpften Galactose-Einheiten

saccharide und deren Überführung in Di- und Polysaccharide.

Die Zelle vermag eine Vielzahl von verschiedenen Zuckern zu bilden und hieraus komplizierte Polysaccharide aufzubauen (Tab. 4.6). Dabei entstehen Makromoleküle mit Molekulargewichten bis zu mehreren Millionen. **Die wichtigsten** Polysaccharide, die in Form von **Reservekohlenhydraten** als Energiespeicher dienen, sind für Tiere und Pilze das **Glykogen**, für höhere Pflanzen dagegen die **Stärke**. Bei den Asteraceen dient Inulin als Reservesubstanz. Inulin ist im Zellsaft gelöst. Es handelt sich um ein Fructosan mit endständiger Glucose (o Abb. 4.20, Tab. 4.6). In manchen Pflanzenfamilien, z. B. Fabaceen, lagern Zellen des Endosperms während der Samenreifung Kohlenhydrate als Reservestoffe in ihre Zellwände ein. Diese erscheinen dann im Mikroskop stark verdickt. Diese Reservestoffe bestehen oft aus Galactomannanen. Sie setzen sich zusammen aus einer Kette von β-D-1,4-verknüpften Mannose-Molekülen, an die über α-D-1,6-Bindungen Galactose-Einheiten gebunden sind (o Abb. 4.22).

Andere Zellwandpolysaccharide, wie Glucomannane, Xyloglucane, u. a. dienen zahlreichen dikotylen Pflanzen (Magnoliidae) als Reservestoffe.

Wichtige, als **Stütz- und Gerüstsubstanzen** spezialisierte Polysaccharide, sind die **Cellulose** als Hauptbestandteil der pflanzlichen Zellwand oder **Chitin** als Hauptkomponente des Außenskeletts der Insekten sowie der Zellwand der Pilze. Bei Bakterien besteht die Zellwand überwiegend aus Polysacchariden, die meist eine sehr komplexe Struktur haben.

Häufig kommen Polysaccharide in Bindung an Proteine vor. Diese **Mucopolysaccharide** spielen eine besondere Rolle als Gleitsubstanz an Gelenkflächen. Man findet sie auch als Substanzen an der Oberfläche von Zellen, z. B. des tierischen Verdauungstrakts, sowie in den Zellwänden der Bakterien. Zu den Peptidoglykanen zählt das **Murein**, die Stütz- und Gerüstsubstanz der Zellwände von Bakterien.

Einige pharmazeutisch wichtige Kohlenhydrate kommen als Bestandteile der Zellwände von Algen vor. **Rotalgen** (Rhodophyceae) liefern Agar. **Agar** besteht aus unverzweigten und verzweigten, mit Schwefelsäuren veresterten Polygalactanen, Agarose und Agaropek-

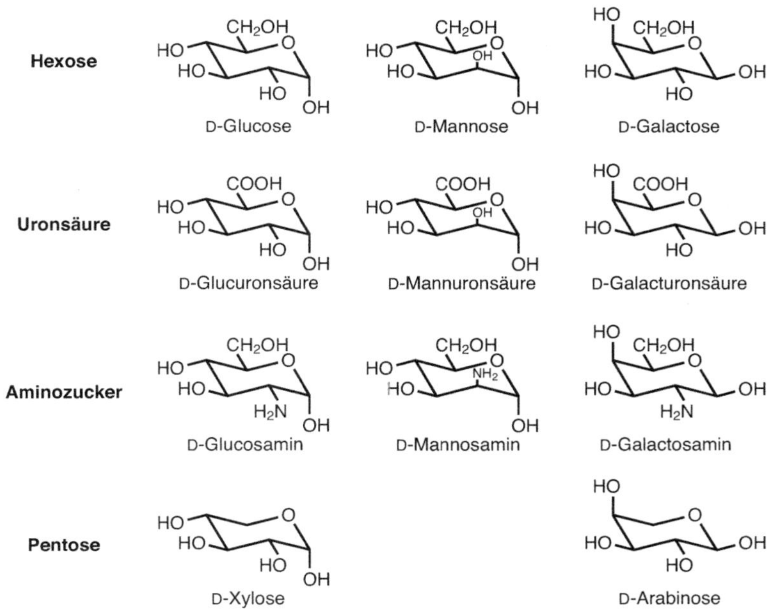

Abb. 4.21 Weitere wichtige Polysaccharidbausteine

Hexose: D-Glucose, D-Mannose, D-Galactose

Uronsäure: D-Glucuronsäure, D-Mannuronsäure, D-Galacturonsäure

Aminozucker: D-Glucosamin, D-Mannosamin, D-Galactosamin

Pentose: D-Xylose, D-Arabinose

tin. Agar wird aus Rotalgen der Gattungen *Gelidium* und *Gracilaria* gewonnen. Er findet als Quellmittel in der Lebensmittelindustrie, Medizin und Pharmazie vielfältige Verwendung, z. B. zur Herstellung von festen Nährböden für Bakterien- und Pilzkulturen, als quellendes Laxans oder als Tablettensprengmittel.

Carrageen ist ein Polygalactan, das aus *Chondrus*- und *Gigartina*-Arten gewonnen wird.

Eine Schleimsubstanz der **Braunalgen** (Phaeophyceae) ist die **Alginsäure**, ein β-D-1,4-Polymannuronid mit wechselnden Anteilen von Guluronsäure im Molekül. Sie ist Bestandteil der Zellwände, wird aber auch in Interzellularräume abgelagert. Salze der Alginsäure bilden hochviskose Lösungen (K^+, Na^+) oder Gallerten (Ca^{2+}). Diese finden vielfache Anwendung in Pharmazie und Lebensmittelindustrie. Als Quelle für die Gewinnung von Alginsäure dienen *Ascophyllum*-, *Laminaria*- und *Macrocystis*-Arten (▶ Kap. 10.1).

Abbau von Polysacchariden zu Glucose
Die wichtigsten Polysaccharide für die heterotrophe Ernährung sind **Stärke** und **Glykogen**, beide sind aus Glucose aufgebaut. Wie bereits erwähnt tritt bei den Asteraceen (hier auch Unterfamilie Cichoriaceen) **Inulin** an die Stelle der Stärke. In vielen Pflanzen werden **Xylane, Arabinane** und andere Zucker in den Zellwänden von Samen als Reservekohlenhydrate gespeichert. Dextrane nutzen Hefen und Bakterien als Reservepolysaccharide. Der Grundbaustein von Dextran ist ebenfalls Glucose.

Stärke wird von den höheren Pflanzen gebildet und als osmotisch inaktives Makromolekül gespeichert.

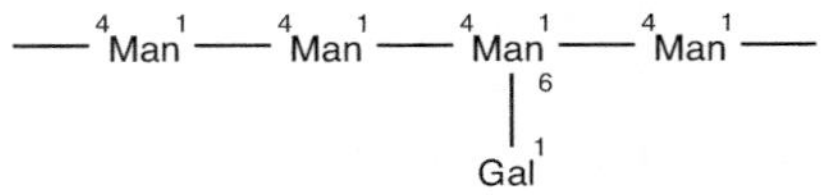

—⁴Man¹—⁴Man¹—⁴Man¹—⁴Man¹—
                          |6
                         Gal¹

Abb. 4.22 Molekülausschnitt eines Galactomannans

Mensch und Tier nehmen einen Großteil der Kohlenhydrate der Nahrung in Form von Stärke auf. **Glykogen** ist das Reservepolysaccharid von Mensch und Tier und Pflanzen und findet sich bei Menschen insbesondere reichlich in Leber und Muskelzellen. **Stärke** besteht aus **Amylose** und als **Amylopektin**.

Die **Amylose** ist ein wenig verzweigtes **Kettenmolekül**, in dem die Glucoseeinheiten durch α-1,4-glykosidische Bindungen miteinander verknüpft sind (**o** Abb. 4.23). Die Zahl der Glucosemoleküle in der Amylose variiert sehr stark zwischen 1000–2000. Amylose ist nicht wirklich in Wasser löslich, sondern bildet Mizellen, die Wasser aufnehmen können. Durch Einlagerung von Iod lässt sich die Amylose bekanntermaßen blau anfärben.

Amylopektin enthält neben α-1,4 auch α-1,6-glykosidische Bindungen. Es besteht aus Sequenzen von 20–30 Glucoseeinheiten, die α-1,4-glykosidisch miteinander verknüpft sind. Über α-1,6-glykosidische Bindungen treten dann Verzweigungen auf. Das Amylopektinmolekül ist also stark verzweigt.

Glykogen besteht wie Amylopektin aus Glucoseketten, die α-1,4-glykosidisch verknüpft sind. Im Glykogen finden sich jedoch weit mehr α-1,6-Bindungen als Amylopektin, d. h. Glykogen ist noch stärker verzweigt.

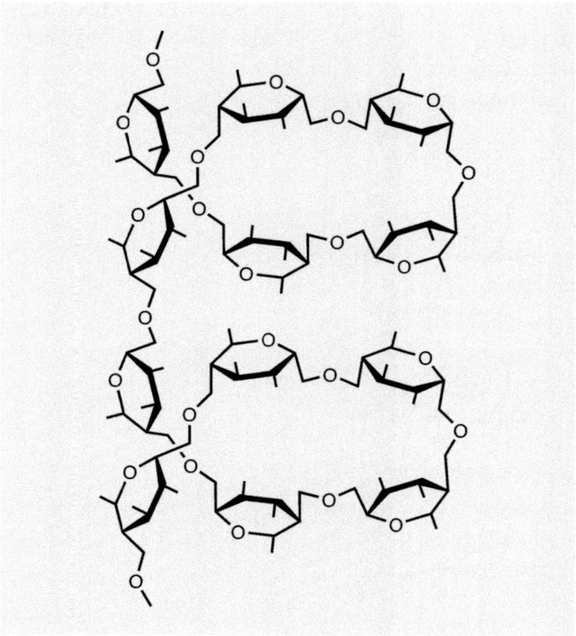

Abb. 4.23 Ausschnitt aus einem schraubig aufgewundenen Amylosemolekül. Die Hydroxylgruppen wurden für die Übersichtlichkeit weggelassen.

Eine verknüpfte Einheit besteht hier aus 8–12 Glucosemolekülen. Glykogen ergibt mit Iod eine rot-violette Färbung.

Für ihre Verwendung im Zellstoffwechsel müssen die Reservepolysaccharide zunächst zu einzelnen Glucosemolekülen abgebaut werden. Dabei wirken mehrere Enzyme mit verschiedener Substratspezifität zusammen.

α-Amylase

Die **α-Amylase** hydrolysiert 1,4-α-glykosidische Bindungen. Das Enzym zerlegt Amylose und Amylopektin zunächst in kleinere Bruchstücke von 6–7 Glucoseeinheiten, indem es als **Endoenzym** die Moleküle von innen her hydrolysiert. Bei längerer Einwirkung des Enzyms werden die Oligosaccharide zum Disaccharid **Maltose** abgebaut. α-Amylase kann aber α-1,6-glykosidische Bindungen nicht abbauen. Amylopektin kann daher durch α-Amylase nicht vollständig enzymatisch hydrolysiert werden (○ Abb. 4.24). α-Amylase kommt insbesondere im Speichel und im Pankreas vor, aber auch in Pflanzen ist α-Amylase nachgewiesen worden.

β-Amylase

β-Amylase kommt dagegen fast ausschließlich im Pflanzenreich vor. Dieses Enzym hydrolysiert als **Exoenzym** das Stärkemolekül vom nichtreduzierenden Ende her und spaltet jede zweite α-1,4-glykosidische Bindung unter Freisetzen von **Maltosemolekülen**. Amylose kann so von β-Amylase vom Ende her fortschreitend vollständig zu Maltose abgebaut werden. Aber auch β-Amylase kann keine α-1,6-glykosidischen Bindungen spalten. Beim Abbau des Amylopektins bleibt ein niedermolekulares Restmolekül, das sogenannte **Grenzdextrin**, zurück. Dieses enthält noch alle α-1,6-Bindungen (○ Abb. 4.25).

R-Enzym (Iso-Amylase)

Pflanzen verfügen im Gegensatz zu Mensch und Tier über ein Enzym, das als **R-Enzym** bezeichnet wird. Dieses kann auch α-1,6-glykosidische Bindungen spalten. Es hydrolysiert die niedermolekularen Restmoleküle der α-Amylasespaltung, aber auch die höhermolekularen β-Amylasegrenzdextrine, sodass Moleküle übrig bleiben, die nur noch α-1,4-glykosidische Bindungen aufweisen (○ Abb. 4.26). Diese werden dann durch die anderen Amylasen weiter zu Maltose hydrolysiert. Die Hydrolyse der Stärke durch die Amylasen bleibt somit auf der Stufe des Disaccharids Maltose stehen.

Stärkephosphorylase

Die Stärkephosphorylase im Pflanzenreich baut die Polysaccharide schrittweise vom nichtreduzierenden Ende des Moleküls her ab (○ Abb. 4.27). Es handelt sich dabei um eine **phosphorolytische Spaltung**, bei der jeweils der abgespaltene Glucoserest in 1-Stellung phosphoryliert und als Glucose-1-phosphat abgetrennt wird. Da auch Phosphorylasen α-1,6-glykosidische Bindungen nicht zu spalten vermögen, bleiben auch hier **Grenzdextrine** übrig. Im Gegensatz zu Amylose kann daher Amylopektin durch diese Enzyme nicht vollständig zu Glucose-1-phosphat abgebaut werden.

Bei der Mobilisierung der Stärke während der Samenkeimung wird α-Amylase neu synthetisiert, während β-Amylase aus einer gebundenen Form freigesetzt wird. Die Neusynthese von **α-Amylase** in der Aleuronschicht wird durch die **Gibberellinsäure** induziert. Dies wurde bei der **Keimung** von Gerstenfrüchten (Karyopsen) nachgewiesen.

Maltase

Die Hauptkohlenhydrate der menschlichen Nahrung sind **Stärke** (Kartoffel, Mehl, Reis etc.) und **Glykogen** (Fleisch). Beide werden im Verdauungstrakt zu Glucose abgebaut (○ Abb. 4.28).

Bei **Mensch** und **Tier** wird Stärke, die mit der Nahrung aufgenommen wird, im Verdauungstrakt zu Glucose abgebaut. Die im Speichel und in der Pankreasflüssigkeit vorhandene α-Amylase zerlegt dabei das Polysaccharid zu **Dextrinen** und zu Maltose. Die Dextrine, die noch α-1,6-glykosidische Bindungen enthalten, werden durch eine Oligo-1,6-Glucosidase gespalten. Die Maltose wird durch das Enzym Maltase schließlich

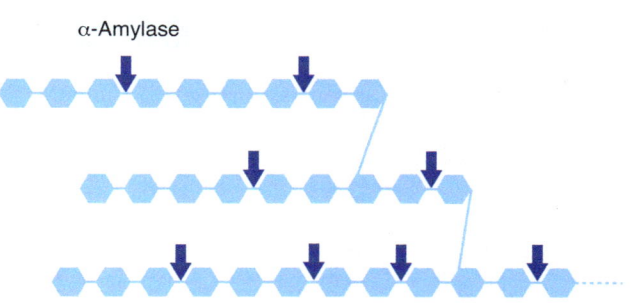

Abb. 4.24 Wirkungsweise der α-Amylase. Als Endoenzym spaltet sie α-1,4-glykosidische Bindungen in der Stärke. α-Amylase kann α-1,6-glykosidische Bindungen nicht hydrolysieren. Als Endoenzym kann sie die Verzweigungen aber umgehen.

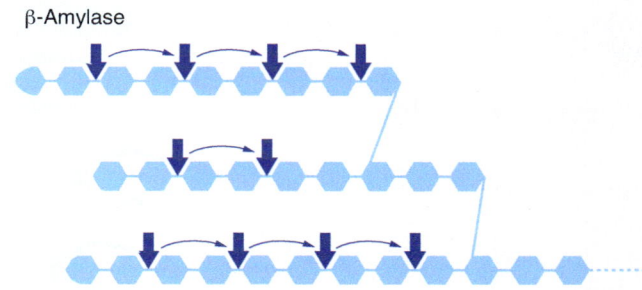

Abb. 4.25 Wirkungsweise der β-Amylase. Als Exoenzym spaltet sie vom nichtreduzierenden Ende der α-1,4-glykosidisch aufgebauten Ketten des Stärkemoleküls jeweils ein Molekül Maltose ab. Das Enzym kann α-1,6-glykosidische Bindungen nicht spalten und nicht umgehen. Amylose kann durch β-Amylase vollständig zu Maltose abgebaut werden. Bei Amylopektin bleibt ein Grenzdextrin übrig, das alle α-1,6-glykosidischen Bindungen enthält.

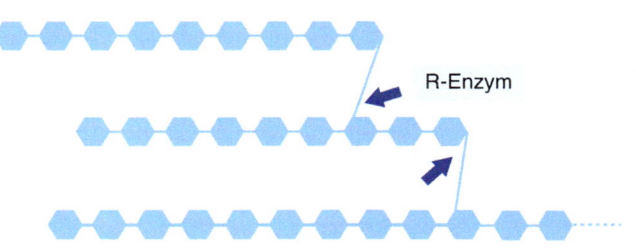

Abb. 4.26 Wirkungsweise des R-Enzyms. R-Enzym spaltet nur α-1,6-glykosidische Bindungen. Es bleiben α-1,4-glykosidisch verknüpfte Moleküle übrig.

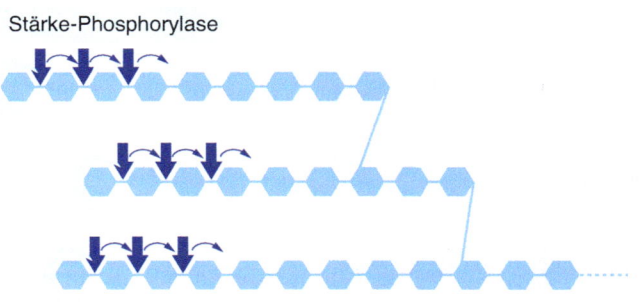

Abb. 4.27 Wirkungsweise der Stärkephosphorylase. Dieses Enzym spaltet vom nichtreduzierenden Ende her jeweils ein Glucosemolekül ab und überträgt es auf anorganisches Phosphat. Es entsteht Glucose-1-phosphat. Amylose kann vollständig abgebaut werden. Von Amylopektin bleiben Grenzdextrine, da die Phosphorylase keine α-1,6-glykosidischen Bindungen spalten kann.

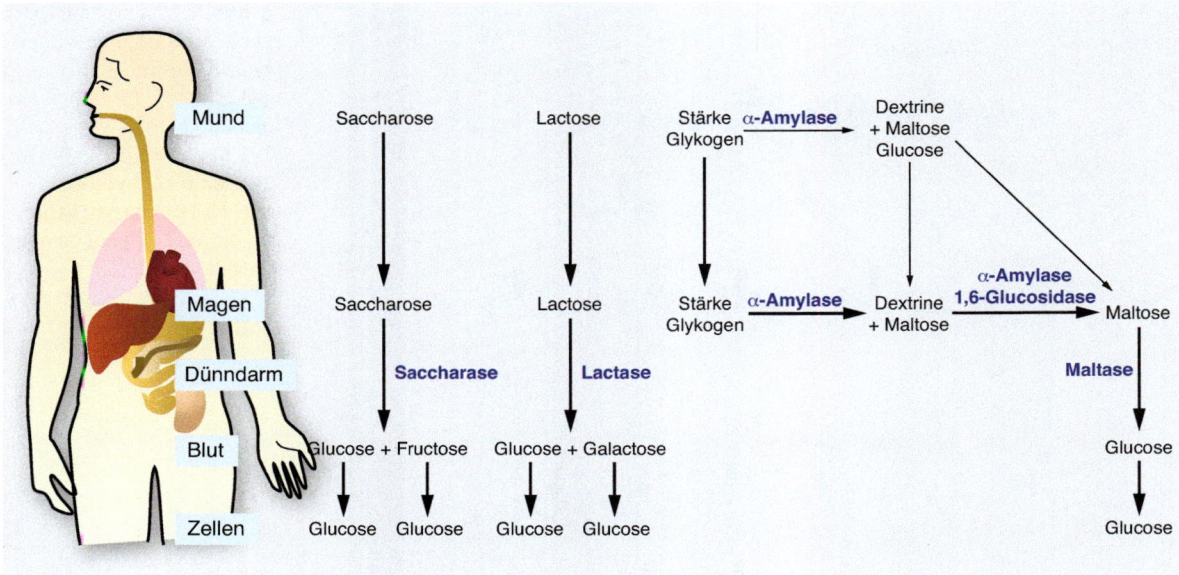

○ **Abb. 4.28** Abbau der wichtigsten Kohlenhydrate beim Menschen

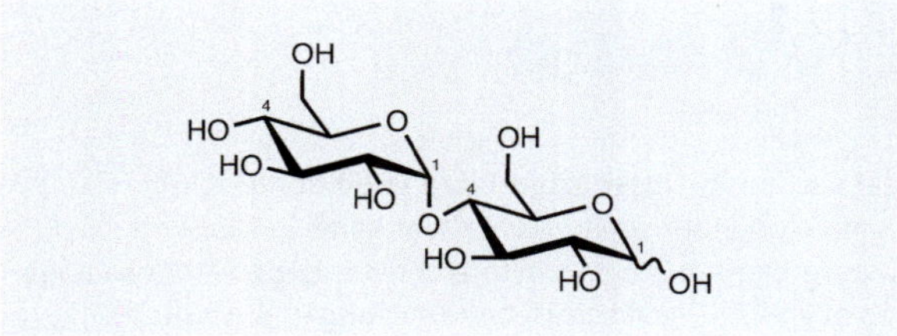

○ **Abb. 4.29** Maltose

□ **Tab. 4.7** Glykogenspeicherkrankheiten

Defektes Enzym	Betroffene Organe	Krankheitsbilder
Glucose-6-Phosphatase	Leber, Niere, Intestinaltrakt	Hepatomegalie, Hypoglykämie, Azidose
Amylo-α-1,4-Glucosidase	Generalisiert, Herz, Lunge, Gehirn	Kardiomegalie, Herzversagen, Muskelschwäche
Amylo-α-1,6-Glucosidase	Leber, Herz, Muskel	Muskelschwäche
Amylo(1,4 → 1,6)-Transglucosidase	Leber, Milz, Herz, Muskel	Leberzirrhose, Leberversagen
Muskel-Phosphorylase	Skelettmuskel	Schmerzen, Steifheit, Schwäche bei Bewegung, Hypoglykämie
Leber-Phosphorylase	Leber	Hepatomegalie, Hypoglykämie

zu 2 Molekülen Glucose gespalten (○ Abb. 4.29). Die durch den Stärkeabbau freigesetzte Glucose wird dann aus dem Verdauungstrakt resorbiert und steht zur Energiegewinnung oder zum Einbau in das tierische Reservepolysaccharid Glykogen zur Verfügung.

Abbau des Glykogens
Der Abbau des Glykogens erfolgt durch zwei Enzymsysteme. **Glykogenphosphorylase** spaltet α-1,4-glykosidische Bindungen **phosphorolytisch** vom Ende des Glykogenmoleküls, sodass Glucose-1-phosphat freigesetzt wird. Die α-1,6-Bindungen des Glykogens werden von einer **Amylo-1,6-Glucosidase** gespalten. In Leberzellen wurde auch α-Amylase nachgewiesen.

Der Abbau des eigenen Speicherglykogens wird bei den Säugetieren hormonell sorgfältig reguliert. Bei dieser Steuerung spielt das zyklische Adenosin-3',5'-monophosphat (cAMP) eine wichtige Rolle. Der Ausfall von glykogenabbauenden Enzymen ist Ursache von erblichen Glykogenspeicherkrankheiten. Es erfolgt eine übersteigerte Speicherung von Glykogen in verschiedenen Organen (□ Tab. 4.7). Die Glucose bzw. Glucose-1-phosphat werden im Rahmen der Glykolyse, besonders aber nach weiterem Abbau über die Atmungskettenphosphorylierung, zur Gewinnung von Energie im Organismus genutzt.

Weitere, für die menschliche Ernährung wichtige Kohlenhydrate
Neben Glucose spielen in der normalen Ernährung auch andere Monosaccharide als Bausteine von Kohlenhydraten eine Rolle. Diese müssen ebenfalls in den Stoffwechsel eingeschleust werden. Fructose ist Bestandteil der **Saccharose**, die durch **Saccharase**

gespalten wird. Fructose wird nach Aktivierung durch eine ATP-abhängige Phosphorylierung in die Glykolyse eingeführt.

Die Lactose der Milch ist aus je einem Galactose- und Glucose-Molekül aufgebaut. Die **Lactase** im Dünndarm spaltet dieses Disaccharid. Das Fehlen der Lactase bei Erwachsenen ist häufig der Grund für die Unverträglichkeit von Milch (**Lactose-Intoleranz**).

Galactose wird zu Glucose isomerisiert, indem sie zunächst mit ATP zu Galactose-1-phosphat aktiviert wird. Dann wird mit UDP-Glucose UDP-Galactose gebildet, die schließlich zu UDP-Glucose isomerisiert wird. Die entstandene Glucose wird über die Glykolyse zur Energiegewinnung genutzt.

Zusammenfassung

- Kohlenhydrate bestehen in ihrer Grundform aus Kohlenstoff, Wasserstoff und Sauerstoff. In komplexerer Form können sie aber vielfältig modifiziert sein. Sie fungieren als Energiespeicher (Reservestoffe) oder als Gerüstsubstanzen. Ferner bilden sie in Form der Ribose bzw. Desoxyribose wichtige Elemente der Nukleinsäuren RNA und DNA.

- Um Kohlenhydrateinheiten in ausreichender Menge speichern zu können ohne Probleme mit dem osmotischen Druck einer Zelle zu bekommen, sind die Monomere in der Lage zu polymerisieren und Moleküle von Molekulargewichten bis zu mehreren Millionen aufzubauen. Unter diesen Makromolekülen finden sich auch pharmazeutisch interessante Vertreter, die als Hilfsstoffe in der Technologie oder als Quellstoffe in der Therapie eingesetzt werden.

- Stärke und Glykogen sind Polysaccharide, die nur aus Glucoseeinheiten aufgebaut sind und die daher als Energiereserven von besonderer Bedeutung sind. Um einzelne Glucose-Moleküle wieder zu mobilisieren sind Amylasen erforderlich, die die 1,4-α-glykosidischen Bindungen (α- und β-Amylase) und die 1,6-α-glykosidischen Bindungen (Iso-Amylase) hydrolysieren können. Ferner können Stärke und Glykogen auch phosphorolytisch abgebaut werden. Hierbei wird Glucose-1-phosphat aus dem Makromolekül freigesetzt.

- Für die menschliche Ernährung besonders wichtige Kohlenhydrate sind neben der Glucose die Saccharose, die Lactose und die Galactose.

Tab. 4.8 Die 20 proteinogenen Aminosäuren

Aminosäure	Seitenkette
A. Polare Aminosäuren	
Asparaginsäure	negativ
Glutaminsäure	negativ
Arginin	positiv
Lysin	positiv
Histidin	positiv
Asparagin	ungeladen, polar
Glutamin	ungeladen, polar
Serin	ungeladen, polar
Threonin	ungeladen, polar
Tyrosin	ungeladen, polar
B. Unpolare Aminosäuren	
Alanin	unpolar
Glycin	unpolar
Valin	unpolar
Leucin	unpolar
Isoleucin	unpolar
Prolin	unpolar
Phenylalanin	unpolar
Methionin	unpolar
Tryptophan	unpolar
Cystein	Unpolar

4.3 Grundzüge des Stickstoffstoffwechsels

4.3.1 Aminosäuren
Bedeutung der Aminosäuren für Bau und Stoffwechsel der Organismen

Aminosäuren sind die Grundbausteine der Proteine (o Abb. 4.30). Die meisten Proteine sind aus maximal 20 verschiedenen L-α-Aminosäuren zusammengesetzt. Die 20 Aminosäuren, die als Grundbausteine von Proteinen dienen können, werden **proteinogene Aminosäuren** genannt (o Tab. 4.8). Die Formeln dieser Aminosäuren sind in o Abb. 4.30 zusammengestellt. Die Menge freier Aminosäuren, die den sogenannten Aminosäure-Pool bilden, ist in der Zelle gering. Diese Ami-

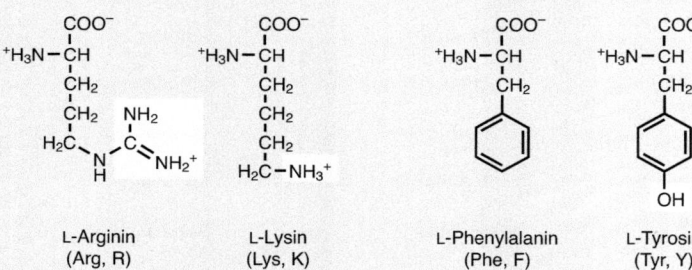

Abb. 4.30 Die proteinogenen Aminosäuren

◘ **Tab. 4.9** Nicht-proteinogene Aminosäuren und einige davon abgeleitete Verbindungen von biologischer Bedeutung

Name	Vorkommen, Funktion
β-Alanin	Teil der Pantothensäure und damit von Coenzym A sowie von natürlich vorkommenden Peptiden wie Carnosin u. a.
γ-Aminobuttersäure (GABA)	Bestandteil von Pflanzengewebe sowie der Hirnzellen von Säugern, einigen Amphibien und Vögeln
Sarcosin	Zwischenprodukt im C_1-Stoffwechsel, Bestandteil der Aktinomycine
Betain	Bestandteil von pflanzlichen und tierischem Gewebe, Zwischenprodukt des Lipidstoffwechsels
O-Diazoacetylserin (Azaserin)	Antibiotikum
Homoserin	Wichtiges Zwischenprodukt im Aminosäurestoffwechsel von Pflanzen und Tieren
Ornithin	Wichtiges Zwischenprodukt bei der Harnstoffsynthese
Citrullin	Wichtiges Zwischenprodukt bei der Harnstoffsynthese
Adrenalin, Tyramin, Dopamin, Noradrenalin	Hormone
Ephedrin	Protoalkaloid
Taurin	Oxidationsprodukt von Cystein, Konjugationspartner der Gallensäuren

◘ **Tab. 4.10** Für den Menschen essenzielle und nicht-essenzielle Aminosäuren

Essenziell	Nicht-essenziell
Valin	Glycin
Leucin	Alanin
Isoleucin	Serin
Threonin	Cystein (abhängig von Methioninzufuhr)
Phenylalanin	Glutaminsäure
Tryptophan	Glutamin
Methionin	Prolin
Lysin	Asparaginsäure
	Asparagin
	Arginin (für Säuglinge essenziell)
	Histidin (für Säuglinge essenziell)
	Tyrosin (abhängig von Phenylalaninzufuhr)

nosäuren stehen der Zelle für die verschiedenen Stoffwechselprozesse zur Verfügung (◘ Tab. 4.9).

Eine Reihe von Mikroorganismen sowie die grünen pflanzlichen Organismen sind in der Lage, alle Aminosäuren z. T. aus Vorstufen selbst zu synthetisieren. Der Mensch sowie die meisten Tiere sind dagegen auf die Zufuhr bestimmter Aminosäuren von außen angewiesen. Derartige Aminosäuren werden für den betreffenden Organismus als „**essenziell**" bezeichnet (◘ Tab. 4.10). Der Hauptteil der Synthese der nicht essenziellen Aminosäuren erfolgt im Säugetierorganismus in der Leber. Sie werden auf dem Blutweg zu ihrem Verwendungsort transportiert. Die Konzentration der freien Aminosäuren in einer Zelle wird durch Regelmechanismen innerhalb enger Grenzen konstant gehalten.

Neben ihrer Funktion als **Bausteine** von Proteinen erfüllen die Aminosäuren noch andere Aufgaben im Stoffwechsel der Zelle, beispielsweise als **Donoren** aktiver Gruppen für die Biosynthese anderer Zellbestandteile (◘ Tab. 4.11).

Methionin spielt eine wichtige Rolle im Intermediärstoffwechsel als „Methylgruppendonor". Bei verschiedenen Biosynthesen wird vom Methionin eine Methylgruppe auf andere Moleküle übertragen. Hierzu wird Methionin zunächst unter Spaltung von ATP an Adenosin gebunden und dadurch „aktiviert". Von diesem „aktiven Methionin", dem **S-Adenosylmethionin** (◘ Abb. 4.31), können Methylgruppen auf andere Verbindungen übertragen werden. S-Adenosylmethionin zerfällt bei der Methylgruppenübertragung in Adenosin und Homocystein.

In einer reversiblen Reaktion überträgt **Serin** eine Hydroxymethylgruppe (CH_2OH), **Histidin** eine Formylgruppe (–CHO–) z. B. auf Tetrahydrofolsäure. Tetrahydrofolsäure ist eine wichtige Verbindung im

Tab. 4.11 Mögliche Rollen der Aminosäureester bei der Strukturierung der Proteine und der Funktion der Enzyme

Aminosäurerest	Funktionseigenschaften
Arginyl	Hydrophil; elektrostatische Wechselwirkungen
Lysyl	Hydrophil; elektrostatische Wechselwirkungen; Bindung prosthetischer Gruppen oder Cofaktoren in Amidbindung; bildet Schiff'sche Basen; Ligand zu Metallionen
Histidyl	Hydrophil oder hydrophob (je nach Ionisierung); elektrostatische Wechselwirkungen; Protonen-Transfer; Ligand zu Metallionen; Wasserstoffbrücken; Akzeptor bei Transfer-Reaktionen
Glutamyl Aspartyl	Hydrophil; elektrostatische Wechselwirkungen; Protonen-Transfer; Ligand zu Metallionen; kovalente Bindung zu Estern oder Amiden durch ω-Carboxyl
Glutaminyl	Hydrophil; Wasserstoffbrücken
Asparaginyl	Hydrophil; Wasserstoffbrücken
Seryl	Wasserstoffbrücken; nukleophil; kovalente Bindung des OH in Ester
Threonyl	Wasserstoffbrücken; nukleophil; kovalente Bindung des OH in Ester
Glycyl	Abwesenheit der Seitenkette erlaubt Flexibilität bei der Faltung und Wasserstoffbrückenbindung
Alanyl Valyl Leucyl Isoleucyl Phenylalanyl	Hydrophobe Wechselwirkungen; determinieren sterische und konformationelle Spezifität: Viele Alanylreste begünstigen die Bildung einer α-Helix, während viele Valyl- oder Isoleucylreste in einer Folge dies behindern.
Tyrosyl Tryptophanyl	Hydrophob; Wasserstoffbrücken; Protonen-Transfer; elektrostatische Wechselwirkungen bei hohem pH; Ligand zu Metallionen
Cysteinyl	Hydrophob; nukleophil; Acylakzeptor; Wasserstoffbrücken; Ligand zu Metallionen
Cystinyl	Querverbindungen durch Disulfidbrücken
Methionyl	Hydrophob; Wasserstoffbrücken zu S; Ligand zu Metallionen
Prolyl	Hydrophob; Unterbrechung der α-Helix- oder β-Strukturen

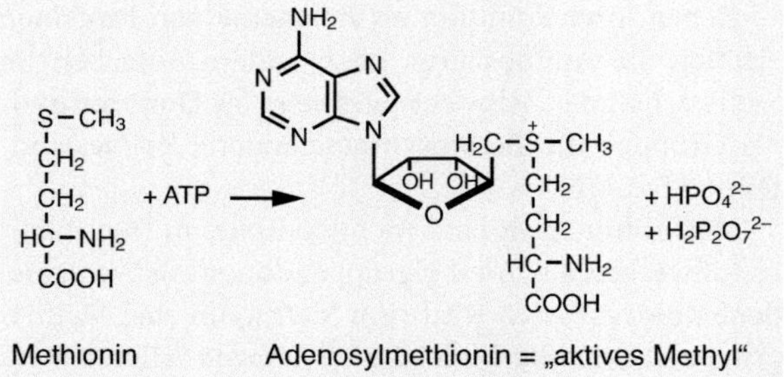

Abb. 4.31 Bildung von Adenosylmethionin

C_1-Stoffwechsel. Sie ist z. B. an der Synthese der Purin- und Pyrimidin-Nukleobasen als wichtiger Cofaktor beteiligt. Sie überträgt Hydroxymethylgruppen (aktivierter bzw. aktiver Formaldehyd) und Formylgruppen (aktivierte bzw. aktive Ameisensäure, ○ Abb. 4.31). Tetrahydrofolsäure wird von manchen Mikroorganismen als Wuchsstoff benötigt.

Des Weiteren sind Aminosäuren Ausgangsverbindungen bei verschiedenen Synthesen, z. B. der Nukleotide, von Alkaloiden und Porphyrinen.

Aminosäuren dienen der Zelle auch als **Stickstoffquelle**. Durch ihren Abbau und ihre Veratmung können sie von den Organismen für energieliefernde Prozesse nutzbar gemacht werden.

Struktur von Aminosäuren

Proteinogene Aminosäuren besitzen in der Regel zwei funktionelle Gruppen, die Aminogruppe (–NH$_2$) und die Carboxylgruppe (–COOH). Beide sind an C-2 gebunden. Die Aminogruppe steht bei den biologisch wichtigen Aminosäuren in α-Stellung zur Carboxylgruppe. Mit Ausnahme des Glycins trägt das α-C-Atom vier verschiedene Substituenten. Es ist asymmetrisch substituiert und daher optisch aktiv. Dies führt zu Spiegelbildisomerie. Von einer Aminosäure sind daher, mit Ausnahme des Glycins, stets zwei Enantiomere möglich, die der L-Reihe resp. der D-Reihe zugeordnet werden können (○ Abb. 4.33). In den Proteinen kommen nur Aminosäuren der L-Reihe vor. Aminosäuren der D-Reihe finden sich z. B. in der Mureinschicht der Zellwände von Bakterien.

In wässriger Lösung sind bei physiologischem pH sowohl die α-Aminogruppe als auch die α-Carboxylgruppe dissoziiert, d.h. die Aminosäure liegt dann als Zwitterion vor (o Abb. 4.34). Beide Funktionsgruppen tragen entgegengesetzte Ladungen.

Durch Veränderung der Wasserstoffionenkonzentration kann jeweils eine der beiden Gruppen entladen werden, die Carboxylgruppe durch Erhöhung, die Aminogruppe durch Erniedrigung der Wasserstoffionenkonzentration.

Die proteinogenen Aminosäuren besitzen, mit Ausnahme des Prolins, alle ein gemeinsames konstantes Strukturmerkmal: die Carboxylgruppe mit dem benachbarten α-C-Atom, das die Aminogruppe trägt. Unterschiedlich ist jedoch bei allen Aminosäuren der vierte Substituent des α-C-Atoms, häufig als Seitenkette R oder variabler Anteil bezeichnet. Die Carboxylgruppe und die Aminogruppe am α-C-Atom sind in Proteinen stets an der Ausbildung von Peptidbindungen beteiligt. Die Seitenkette R, der variable Molekülanteil, bestimmt dagegen mit ihren unterschiedlichen chemischen und physikalischen Eigenschaften das Verhalten der einzelnen Aminosäuren im Verband einer Peptidkette. Eine Einteilung der Aminosäuren nach Struktur und Eigenschaften der Seitenketten gibt die o Abb. 4.30.

Eine biologisch sehr wichtige Reaktion ist die Verknüpfung von Aminosäuren zum **Säureamid**. Die Aminogruppe einer Aminosäure reagiert mit der Carboxyl-Gruppe einer zweiten Aminosäure unter Wasserabspaltung. Die entstehende **Peptidbindung** verknüpft beide Aminosäuren zu einem Dipeptid. Durch Verknüpfungen mit weiteren Aminosäuren entstehen Peptide, resp. Proteine (o Abb. 4.35).

Je nach der Zahl der miteinander verknüpften Aminosäuren spricht man von **Oligo-** oder **Polypeptiden**. Polypeptide mit Molekulargewichten von mehr als 10 000 Da werden als **Proteine** bezeichnet. Biologisch wichtige Oligopeptide sind beispielsweise die Antibiotika **Penicillin** oder **Gramicidin S** oder das **Phalloidin**, ein stark wirksames Gift des **Knollenblätterpilzes**. Zu den Oligopeptiden gehören viele Peptidhormone, wie **Oxytocin** und **Vasopressin**. Während die Proteinbiosynthese immer an den Ribosomen erfolgt, werden manche Oligopeptide nicht-ribosomal an Enzymkomplexen (z. B. Gramicidin-S-Synthase) gebildet.

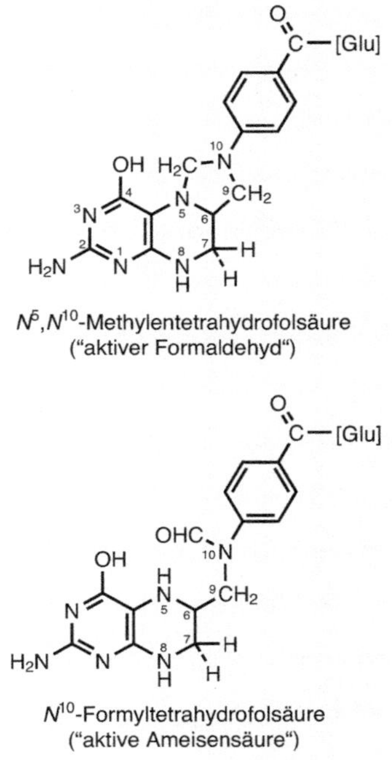

Biosynthese von Aminosäuren

Bakterien und Pflanzen können in der Regel alle proteinogenen Aminosäuren selbst synthetisieren. Säugetiere vermögen nur einen Teil der notwendigen Aminosäuren de novo zu synthetisieren. Die übrigen sogenannten essenziellen Aminosäuren müssen sie mit der Nahrung aufnehmen.

Die Biosynthese der 20 proteinogenen Aminosäuren erfolgt mit verschiedenen Enzymen auf zum Teil komplizierten Stoffwechselwegen (o Abb. 4.36). Grundlegend wichtige Reaktionen bei der Biosynthese der Ami-

o **Abb. 4.32** Aktiver Formaldehyd und aktive Ameisensäure

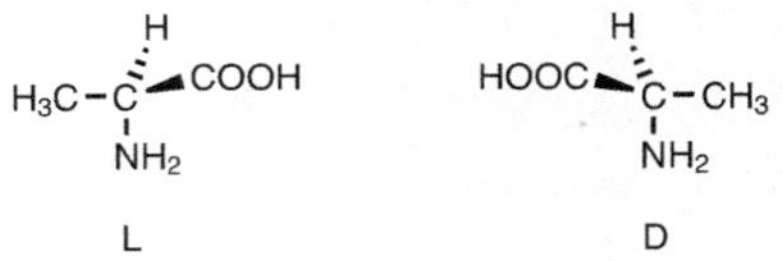

o **Abb. 4.33** Spiegelbildisomerie der Aminosäuren am Beispiel D-, L-Alanin

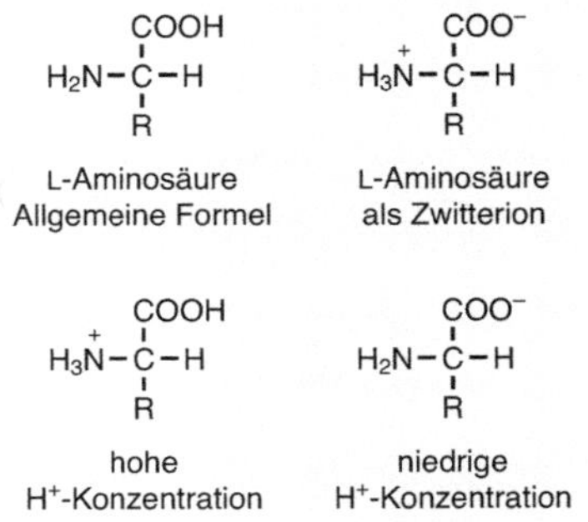

o **Abb. 4.34** Ladungszustände und allgemeine Formel von L-Aminosäuren

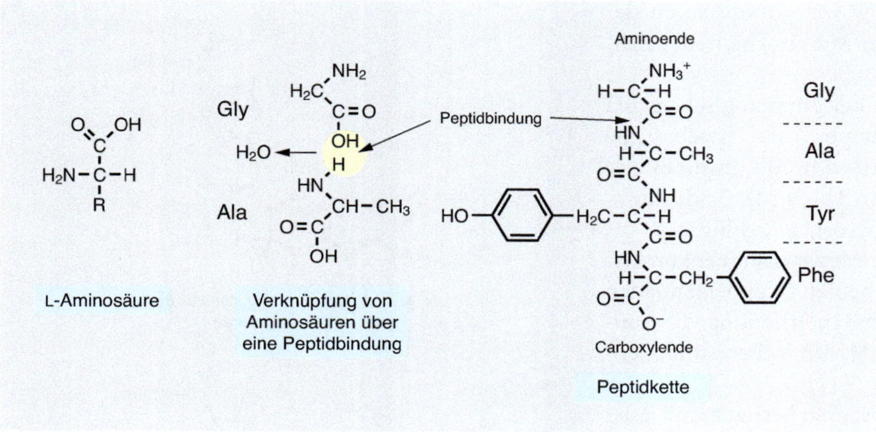

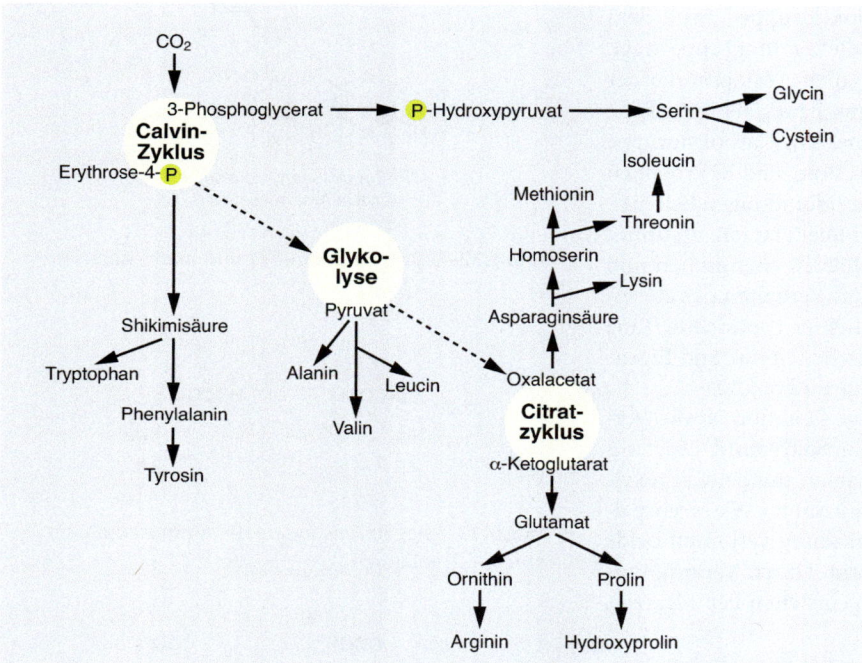

Abb. 4.35 Verknüpfung von Aminosäuren zu Peptidketten

Abb. 4.36 Biosynthesewege von Aminosäuren

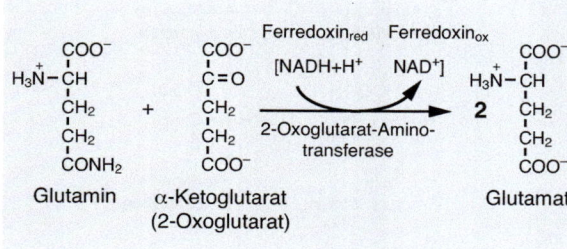

Abb. 4.37 Bildung von Glutamat aus Glutamin in Chloroplasten

nosäuren sind: **reduktive Aminierungen**, **Amidbildung** und **Transaminierung**. Veränderungen des Kohlenstoffgerüstes der Aminosäuren erfolgen auf der Stufe von organischen Säuren über die Bildung entsprechender Ketosäuren. Der wichtigste Weg für die Bildung von Aminogruppen aus NH_4^+ und organischen Vorstufen ist die **reduktive Aminierung** von α-Ketosäuren zu α-Aminosäuren. Dieser Biosyntheseweg scheint bei allen Organismen in gleicher Weise abzulaufen.

Glutamat kann durch die **Glutamin-Synthetase** zu Glutamin amidiert werden. Diese Reaktion dient zur Überführung von Ammoniumstickstoff in eine organische Bindung in Form von Amidogruppen.

Glutamat + NH_4^+ + ATP → Glutamin + ADP + P_i

Vom Glutamin kann die Amidogruppe durch eine Glutamin-2-Oxoglutarat-Aminotransferase reduktiv auf 2-Oxoglutarat (α-Ketoglutarat) irreversibel übertragen werden. Dabei ist in Chloroplasten reduziertes Ferredoxin Elektronendonor, in nichtgrünen Zellen dagegen NADH + H^+ (o Abb. 4.37).

Andere Wege vom Ammoniumstickstoff zu Aminosäuren führen über Brenztraubensäure zum Alanin oder von der Oxalessigsäure zur Asparaginsäure und zum Asparagin. Neben Glutamin ist Asparagin eine wichtige Speicherform für organisch gebundenen Stickstoff. Die Bildung von **Glutamin** und **Asparagin** findet bei Pflanzen vor allem in reifenden Samen statt. Diese Stickstoffreserven dienen dem Aufbau von Speicherproteinen.

Alle anderen Aminosäuren werden über **Transaminierungsreaktionen** gebildet. Glutaminsäure bzw. Glutamin, aber auch Asparaginsäure und Asparagin dienen als Donoren für Aminogruppen. Von entsprechenden Enzymen, den Transaminasen, werden die Aminogruppen auf Ketosäuren übertragen. Die Transaminierung stellt in der Biosynthese von Aminosäuren meist den letzten Schritt der Reaktionskette dar (● Abb. 4.38). **Prosthetische Gruppe** der Transaminasen ist das Pyridoxalphosphat, ein Bestandteil des Vitamin-B_6-Komplexes. Die Kohlenstoffgerüste einiger Aminosäuren stammen aus dem Calvinzyklus, dem Pentosephosphatzyklus, der Glykolyse und dem Citratzyklus. Bei anderen Aminosäuren, z. B. Valin, Phenylalanin, Tyrosin und Tryptophan, muss das Kohlenstoffgerüst erst über eine Reihe spezieller Reaktionen aufgebaut werden. Die Biosynthese einiger anderer Aminosäuren, z. B. Serin, Glycin und Cystein, ist in der grünen Pflanze eng an die CO_2-Assimilation gebunden (● Abb. 4.36).

Aminosäuren dienen als Bausteine der Protein- bzw. Proteidsynthese, sind jedoch auch Vorstufen für die

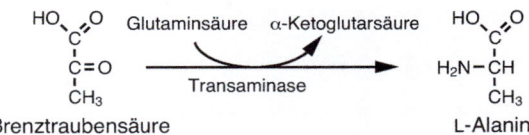

Abb. 4.38 Beispiel für eine Transaminierungsreaktion. NH_2 wird von Glutaminsäure auf Brenztraubensäure übertragen, es entsteht L-Alanin. Die Glutaminsäure wird zu α-Ketoglutarsäure desaminiert.

verschiedensten Zellbestandteile, z. B. für Hormone, Vitamine, Porphyrine, Alkaloide, Antibiotika (□ Tab. 4.12).

Die meisten Biosynthesewege, die zu Aminosäuren führen, unterliegen einer Regulation über die Endprodukthemmung (▶ Kap. 3.2.4).

Störungen der Biosynthese von Aminosäuren führen zu Stoffwechselstörungen mit entsprechenden Krankheitssymptomen (▶ Kap. 3.4.3).

Zusammenfassung

- Die Grundbausteine der Proteine sind die Aminosäuren. Bei den sogenannten proteinogenen Aminosäuren handelt es sich ausschließlich um L-α-Aminosäuren. Einige dieser Aminosäuren (essenzielle Aminosäuren) können wir Menschen nicht synthetisieren, sondern müssen sie mit der Nahrung aufnehmen.

- Aminosäuren sind nicht nur „Building Blocks" für Proteine. Sie können auch Cosubstratfunktionen übernehmen, indem sie beispielsweise Methylgruppen (Methionin), Hydroxymethylgruppen (Serin) oder Formylgruppen (Histidin) übertragen. Im Sekundärstoffwechsel der Pflanzen und Pilze dienen einige Aminosäuren als Biosynthesestartpunkt für Alkaloidsynthesen.

- Aminosäuren sind Zwitterionen. Dieses Charakteristikum geht verloren, wenn Aminosäuren zu Peptiden und Proteinen kondensieren, denn sowohl die α-Aminogruppe als auch die α-Carboxylgruppe sind Teil der resultierenden Peptid-(Säureamid)-Bindung. Die Seitenketten, die ganz unterschiedliche Eigenschaften aufweisen (sauer, basisch, hydrophob, hydrophil, aromatisch, aliphatisch) verleihen Proteinen bzw. Proteinregionen die für viele Funktionen so wichtigen Charakteristika.

- Die Biosynthesen der Aminosäuren beinhalten z. T. sehr komplexe Reaktionsabfolgen, an denen viele Enzyme beteiligt sind. Die Kohlenstoff-Gerüste einiger Aminosäuren stammen aus dem Calvinzyklus, dem Pentosephosphatzyklus, der Glykolyse und dem Citratzyklus. Einige Aminosäuren, z. B. Valin, Phenylalanin, Tyrosin und Tryptophan, werden komplett neu aufgebaut. Grundlegend wichtige Reaktionen sind reduktive Aminierungen, Amidbildung und Transaminierung. Veränderungen des Kohlenstoffgerüstes der Aminosäuren erfolgen meist auf der Stufe der α-Ketosäuren. Durch reduktive Aminierung werden die α-Ketosäuren in α-Aminosäuren überführt.

◻ **Tab. 4.12** Aminosäuren als Vorstufen zur Biosynthese organischer Verbindungen

Aminosäuren	Biosyntheseprodukte
Arginin	Spermin, Putrescin, Harnstoff
Asparaginsäure	Pyrimidin
Glutaminsäure	Glutathion
Glycin	Purine, Tetrapyrrole, Betain, Cholin, Glutathion
Histidin	Histamin, Ergothionein, Pilocarpin
Lysin	Anabasin, Coniin
Ornithin	Hyoscyamin, Scopolamin (Tropanalkaloide) Cocain
Tyrosin	Adrenalin, Meskalin, Ephedrin, Morphin, Codein, Papaverin, Thyroxin, Chloramphenicol, Novobiocin
Tryptophan	Nicotinsäure, Serotonin, Psilocybin, Indolessigsäure, Indolalkaloide (z. B. Reserpin, Strychnin, Vincristin, Raubasin)

◻ **Tab. 4.13** Molekülmasse, Anzahl der Peptidketten und Disulfid-Bindungen von Proteinen

Proteine	Molekülmasse	Ketten	–S–S–Brücken
Insulin	5 800	2	3
Ribonuklease	13 700	1	4
Lysozym	14 400	1	5
Myoglobin	17 000	1	0
Papain	20 900	1	3
Trypsin	23 800	1	6
Chymotrypsin	24 500	3	5
Carboxypeptidase	34 300	1	0
Hexokinase	45 000	2	0
Rinderserumalbumin	66 500	1	17
Hämoglobin	68 000	4	0
Alkalische Phosphatase	80 000	2	4
Leber-Alkohol-Dehydrogenase	83 000	2	0
Glycerinaldehyd-3P-Dehydrogenase	140 000	4	0
Lactat-Dehydrogenase	140 000	4	0
Aldolase	142 000	3	0
Hefe-Alkohol-Dehydrogenase	150 000	4	0
γ-Globulin	160 000	4	25
Glutamat-Dehydrogenase	250 000	4	0
Myosin	620 000	3	0

4.3.2 Proteine

Aufbau und Funktion der Proteine

Proteine sind hochmolekulare Substanzen. Ihre Molekülmassen reichen von einigen Tausend bis zu mehreren Millionen (◻ Tab. 4.13). Sie bilden die Grundsubstanz der Zelle. Mengenmäßig sind sie deren Hauptbestandteil. Sie stellen 50–80 % des Trockengewichts eines Zellhomogenates dar und bestimmen maßgeblich die Strukturen und Funktionen der Zelle. Kleinere Proteine bestehen aus etwa 70–80 Aminosäuren, während große Proteine mehrere tausend Aminosäuren enthalten. Hochmolekulare Proteine sind in der Regel aus mehreren Polypeptidketten zusammengesetzt. Die einzelnen Ketten können dabei auch sehr unterschiedlich aufgebaut sein. Beispielsweise besteht das **Hämoglobin** aus vier Polypeptidketten, von denen je zwei identisch sind.

In der Aminosäurezusammensetzung verschiedener Proteine zeigen sich sehr große Unterschiede. So treten in den **Histonen**, den basischen Proteinen des Zellkerns und den **ribosomalen Proteinen** vor allem basische Aminosäuren auf. Andere Proteine wie z. B. das **Pepsin** sind durch das bevorzugte Auftreten von sauren Aminosäuren (Glutaminsäure, Asparaginsäure) charakterisiert. In Bezug auf die Aminosäurezusammensetzung zeigen homologe Proteine artspezifische Unterschiede. Dies gilt beispielsweise für die Proteine der Ribosomen verschiedener Herkunft sowie der Hämoglobine unterschiedlicher Arten und Rassen.

Proteine zeigen größte Vielfalt im Aufbau und in den spezifischen funktionellen Eigenschaften. Als **Enzyme** katalysieren sie die meisten chemischen Reaktionen. Als **Hormone** (Peptidhormone) erfüllen sie Regelfunktionen im Organismus. Als **Rezeptoren** sind sie an der Signalerkennung und -weiterleitung beteiligt. Als **Antikörper** sind sie Teil des Immunsystems der Säugetiere. **Serumalbumin** wirkt im Blut als Puffersubstanz. **Hämoglobin**, das eisenhaltige Protein der Erythrozyten, transportiert den Sauerstoff im Organismus. Daneben erfüllen sie mechanische Aufgaben, so etwa die **Skleroproteine** als Bestandteile von Stütz- und Gerüstsubstanzen des Körpers. Die Kontraktionsfähigkeit eines Muskels ist auf das Zusammenwirken zweier Proteine, des **Myosins** und des **Aktins** zurückzuführen.

Proteine, die in unterschiedlichen Arten von Pflanzen und Tieren vorkommen, sind für die jeweilige Art charakteristisch und können serologisch voneinander unterschieden werden. „Artfremdes Eiweiß" wird vom Immunsystem der Wirbeltiere und des Menschen als fremd erkannt und eliminiert.

Strukturen der Proteine
Primärstruktur
In einer Polypeptidkette ist die sequenzielle Abfolge der einzelnen Aminosäuren genau festgelegt. Diese **Aminosäuresequenz** wird als **Primärstruktur** des Proteins bezeichnet. Sie ist genetisch determiniert und verleiht dem Proteinmolekül seine ganz typische Spezifität.

Das erste Protein, dessen vollständige Aminosäuresequenz bestimmt wurde, war das Insulin (Sanger 1954, ○ Abb. 4.39). Heute kennt man die Primärstrukturen aller menschlichen und sehr vieler pflanzlicher und tierischer Proteine, da die entsprechenden Genome zwischenzeitlich sequenziert sind und sich die Proteinsequenzen aus diesen direkt ableiten lassen, selbst wenn man die Proteine noch gar nicht näher charakterisiert hat.

Sekundärstruktur
Im sogenannten „**nativen**" Zustand liegen die Proteine nicht als gestreckte Polypeptidketten vor. Sie nehmen unter Ausbildung von Wasserstoffbrücken hauptsächlich zwischen >C=O- und >N-H-Gruppen die Gestalt einer Schraube (**Helix**) oder aber die Form eines **Faltblatts** an. Diese **Helix**- bzw. **Faltblattstruktur** wird als Sekundärstruktur der Proteine bezeichnet (○ Abb. 4.40).

Die einfachere Faltblattstruktur findet sich bei einer kleinen Gruppe von Strukturproteinen. Hierher gehören z. B. das Seidenfibroin und das Keratin. Die Ausbildung der Faltblattstruktur ist nur möglich, wenn die Peptidkette aus Aminosäuren mit sehr kurzen (Serin, Alanin) oder fehlenden Seitenketten (Glycin) zusammengesetzt ist. Die längeren Seitenketten der meisten Aminosäuren verhindern eine derart einfache Faltung der Kette aus räumlichen Gründen. Hier wird dann eine **α-Helix** ausgebildet. Diese Form ist sehr stabil, da sie zwischen den >C=O- und >N-H-Gruppen jeder Windung die größtmögliche Anzahl von Wasserstoffbrückenbindungen aufweist. Das Rückgrat dieser Spirale ist wieder die regelmäßig aufeinander folgende Gruppierung -NHCH(R)CO-. Die Reste R der Aminosäuren ragen aus dieser Spirale nach außen (○ Abb. 4.40).

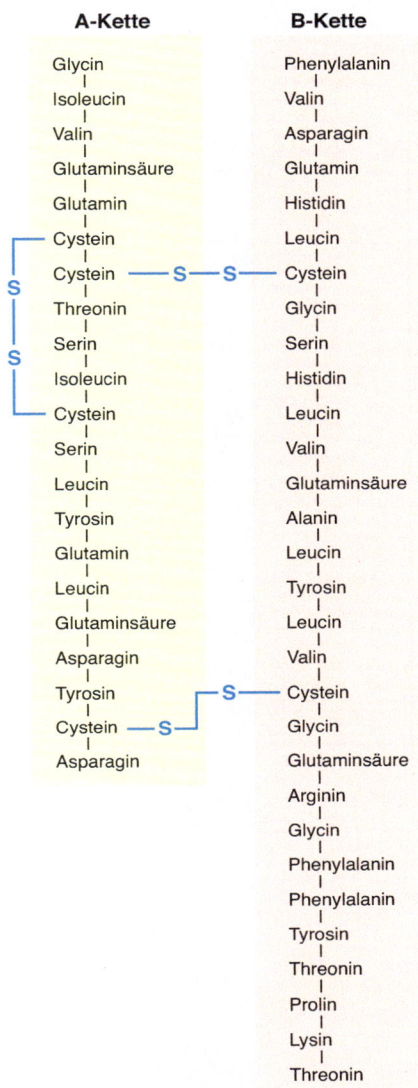

○ **Abb. 4.39** Aminosäuresequenz (Primärstruktur) des Insulins. Insulin besteht aus zwei über Schwefelbrücken verbundenen Polypeptidketten.

Tertiärstruktur
Die α-helikalen Spiralen der Sekundärstruktur erstrecken sich meist nur über relativ kurze Bereiche. Insbesondere Prolin gilt als „**Helixbrecher**". Meist folgt auf einen helikalen Bereich ein β-Faltblattbereich. Die verschiedenen Sekundärstrukturbereiche stabilisieren sich untereinander durch die Ausbildung von Disulfidbrücken, von weiteren Wasserstoffbrückenbildungen, Ionenbindungen und von hydrophoben und hydrophilen Wechselwirkungen. So entsteht in den meisten Fällen ein dreidimensionales, dicht gepacktes, oft kugelförmiges (globuläres) Molekül (○ Abb. 4.41). Es gibt aber auch Fälle, wo die Tertiärstruktur eine lang gestreckte, fibrilläre Form annimmt.

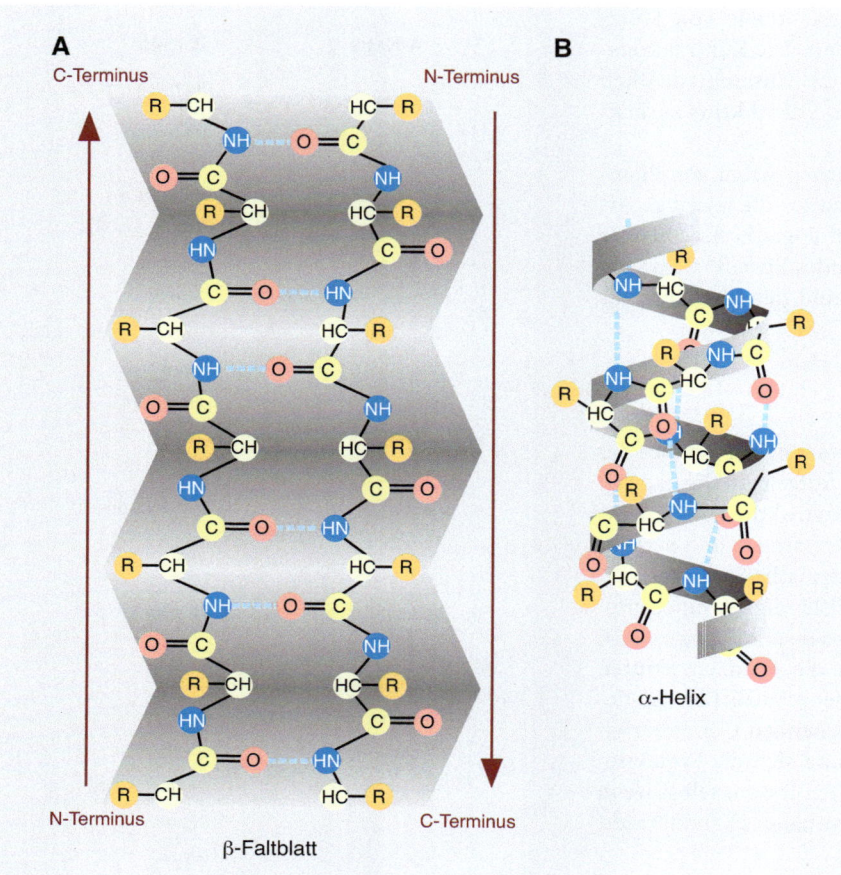

Abb. 4.40 Sekundärstrukturen von Proteinen (punktiert: Wasserstoffbrücken). **A** Faltblattstruktur zweier antiparalleler Polypeptidketten, **B** α-Helix-Struktur einer Polypeptidkette

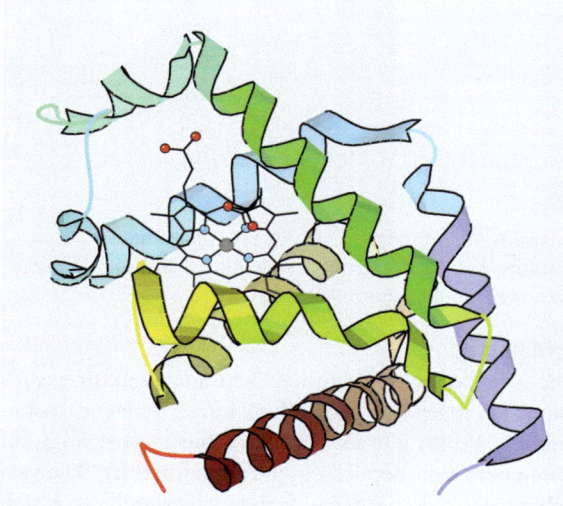

Abb. 4.41 Tertiärstruktur des Myoglobins. Myoglobin besteht aus 135 Aminosäuren und weist acht Helixbereiche auf. Über zwei Histidinreste wird die Häm-Gruppe fixiert.

Die Tertiärstruktur steht im Gegensatz zum „zufälligen Knäuel". Sie ist durch die Aminosäuresequenz, die Primärstruktur, vorgegeben. Allerdings ist diese Vorgabe nicht eindeutig. Andere Strukturen sind denkbar, führen dann aber zum Funktionsverlust. In einigen Fällen ist sogar eine Funktionsänderung bei alternativen Tertiärstrukturen möglich. Das ist beispielsweise bei **Prionen** der Fall, die in einer globulären Tertiärstruktur Funktionen in der Zellmembran wahrnehmen, in einer alternativen eher fibrillären Form allerdings massiv aggregieren, was dann zum Absterben der Zelle führt. Dies ist die Basis für die Creutzfeldt-Jakob-Krankheit beim Menschen bzw. für BSE bei Rindern und Scrapie bei Schafen.

Viele Zellen enthalten spezielle Proteine, die als **Chaperone** bezeichnet werden und bei der Ausbildung der korrekten Tertiärstruktur behilflich sind.

Quartärstruktur

Sind am Aufbau eines Proteins mehrere **Polypeptidketten** beteiligt, die nicht durch Peptidbindungen zusammengehalten werden, so wird die räumliche Zuordnung der einzelnen Peptidketten zueinander als Quartärstruktur bezeichnet. Die Quartärstruktur eines Proteins ist veränderlich. Die Zahl der Untereinheiten, die Art der Verknüpfung und die räumlichen Beziehungen sind variabel. Derartige Veränderungen in der Quartärstruktur bedingen allerdings wesentliche Veränderungen in der Funktion des Proteins. Ein Beispiel für ein solches zusammengesetztes Protein ist das **Hämoglobin**, das aus vier Peptidketten besteht.

Die Folgestrukturen eines Proteins ergeben sich aus der Primärstruktur. Durch die Windungen und Faltungen sowie durch Zusammenlagerung mehrerer Peptidketten erhält das Proteinmolekül eine spezifische, unverwechselbare Gestalt und Oberflächenstruktur. Die biologische Funktion eines Proteinmoleküls hängt zwingend von dieser räumlichen Ordnung des Moleküls ab.

Wird die Primärstruktur durch Austausch einzelner Aminosäuren oder durch eine Änderung der Reihenfolge der Aminosäuren in der Peptidkette modifiziert, so kann dies in dem betreffenden Bereich veränderte **Sekundär**- und **Tertiärstrukturen** zur Folge haben. Dies kann zu einem teilweisen oder vollständigen Funktionsverlust des Proteins führen.

Protein-Komplexe

Zahlreiche Proteinmoleküle enthalten neben dem Proteinanteil noch eine nicht-proteinartige Gruppe. Je nach der Natur dieser zusätzlichen Gruppe unterscheidet man:

- Phosphoproteine,
- Lipoproteine,
- Glykoproteine,
- Metalloproteine und
- Nukleoproteine.

Bei den **Phosphoproteinen** sind einzelne Serin- Threonin- oder Tyrosinreste esterartig mit der Phosphorsäure modifiziert. Beispiele für eine Serin-Phosphorylierung sind das im Magensaft vorkommende Verdauungsenzym **Pepsin** und das **Ovalbumin** im Eiklar. Tyrosinphosphorylierung findet man häufig in Signaltransduktionskaskaden, über die Signale von Wachstumsfaktoren weiter geleitet werden. Das macht die beteiligten Tyrosinkinasen zu interessanten Zielen für die Entwicklung neuer Krebstherapeutika.

Bei den **Lipoproteinen** sind verschiedenartige Lipideinheiten an die Carbonsäurereste der Polypeptidketten gebunden. Die Lipid- und Peptidanteile können sowohl durch elektrostatische Kräfte als auch durch kovalente Bindungen miteinander verbunden sein. Lipoproteine sind wesentliche Bestandteile von biologischen Membranen.

Glykoproteine enthalten einen Kohlenhydratanteil, der einen erheblichen Anteil der Gesamtmasse des Moleküls ausmachen kann. Bei einem sehr großen Kohlenhydratanteil spricht man von Mucopolysacchariden oder Mucoiden. Typische Glykoproteine sind die **γ-Globuline** des Blutserums, darunter auch die Antikörper. Zu den Mucopolysacchariden gehören u. a. Zellwandbestandteile von Bakterien.

Bei den **Chromoproteinen**, resp. **Metalloproteinen** sind ein oder mehrere Atome verschiedener Metalle in das Protein eingebunden. Eine wichtige Verbindung dieser Art ist das **Hämoglobin**. Es enthält vier Eisenatome pro Molekül.

Eine biologisch sehr wichtige Gruppe der zusammengesetzten Proteine sind die **Nukleoproteine**. Sie bestehen aus Nukleinsäure und Protein, die zu sehr großen Einheiten verbunden sind. Sie werden in allen lebenden Zellen sowohl im Kern als auch im Zytoplasma gefunden. Ebenso sind sie Bestandteil aller Viren.

Zusammenfassung

- Proteine stellen die direkte „Realisierung" der genetischen Information dar. Mengenmäßig bilden sie mit 50–80 % die Hauptmasse des Trockengewichts einer Zelle.

- Proteine zeigen größte Vielfalt im Aufbau und in den spezifischen funktionellen Eigenschaften. Sie kommen als Enzyme, Hormone, Rezeptoren und Kanäle, Antikörper und Puffersubstanzen (Albumin), Transportvehikel (Hämoglobin), als Bestandteile der Stütz- und Gerüstsubstanzen (Skleroproteine), als Funktionseinheiten kontraktiler Elemente (Aktin und Myosin), als lösliche oder membrangebundene Moleküle oder als Nukleinsäure-bindende Einheiten vor.

- Die jeweiligen spezifischen Eigenschaften werden durch die Sequenz der Aminosäuren mit den jeweils charakteristischen Seitenketten determiniert. Dieses Charakteristikum bezeichnet man als Primärsequenz. Die Primärsequenz determiniert ihrerseits zwei Sekundärsequenzstrukturen (α-Helix und β-Faltblatt). Diese Strukturen sind sehr stabil, da sich viele Wasserstoffbrückenbindungen zwischen den >C=O- und den >N-H- Gruppen ausbilden.

- Die Proteine falten sich dann weiter in Tertiär- und gegebenenfalls Quartärstrukturen. Hierzu sind vielfach Hilfsproteine (Chaperone) erforderlich, um die Ausbildung der einen Struktur zu gewährleisten, die für eine funktionsfähige (native) Proteinstruktur erforderlich ist. Alle anderen denkbaren Faltungsstrukturen führen zu inaktiven (denaturierten) Proteinen.

- Proteine können posttranslational modifiziert werden, indem nicht-proteinartige Gruppen eingeführt werden. Wir unterscheiden dann Phosphoproteine, Lipoproteine, Glykoproteine, Metalloproteine und Nukleoproteine.

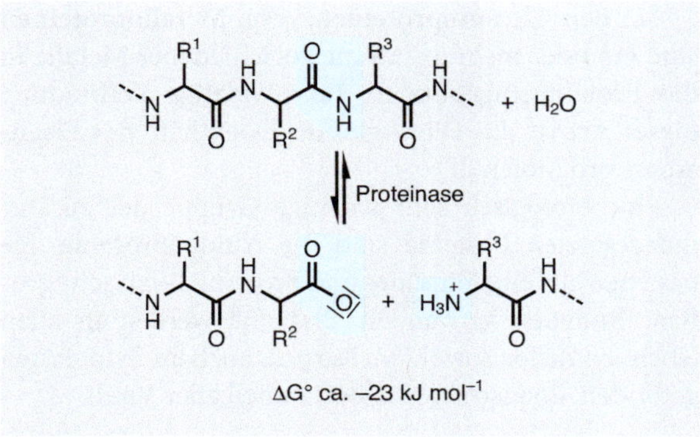

Abb. 4.42 Spaltung einer Peptidbindung durch eine Proteinase

4.3.3 Abbau von Proteinen zu Aminosäuren
Proteolytische Enzyme

Proteinasen sind neben Amylasen die wichtigsten hydrolytischen Enzyme. Sie katalysierten die Hydrolyse von Peptid- oder Säureamidbindungen, die ihrerseits aus der Reaktion einer Carboxylgruppe mit einer Aminogruppe gebildet wurden (● Abb. 4.42). Im Gegensatz zu den meisten anderen Enzymen sind die Proteinasen nicht spezifisch auf bestimmte Proteine eingestellt, sondern auf bestimmte Strukturmerkmale der Polypeptidketten.

Bei der Keimung des Samens werden Speicherproteine, die in erster Linie als Stickstoffreserven dienen, durch Proteinasen in ihre Aminosäurebestandteile gespalten. Diese Speicherproteine bestehen vor allem aus den stickstoffreichen Aminosäuren Glutamin, Asparagin und Arginin. Diese werden in die Zellen des Keimlings transportiert. Proteinspeichervakuolen fungieren hierbei als Cytolysosomen, als Kompartimente des intrazellulären Stoffabbaus. Die Mobilisierung erfolgt bei der Keimung nach Neusynthese von Proteinasen mit saurem pH-Optimum. Im keimenden Samen sind mehrere proteolytische Enzyme nachweisbar. Pflanzliche Proteinasen sind z. B. **Papain**, **Ficin**, **Bromelain**.

Proteinasen werden aufgrund ihres Angriffspunkts bei der Spaltung von Proteinen in **Endopeptidasen** und **Exopeptidasen** eingeteilt. Endopeptidasen spalten Peptidbindungen innerhalb des Proteinmoleküls und spalten das Protein so in kleinere Peptide. Exopeptidasen dagegen spalten fortschreitend vom Ende eines Proteinmoleküls her Aminosäuren ab. Nach ihrer Spezifität für die jeweilige terminale Peptidbindung werden Exopeptidasen in **Carboxypeptidasen** bzw. **Aminopeptidasen** unterteilt. Beide bauen in der Regel kleinere Proteine und Bruchstücke von größeren Proteinen zu Aminosäuren ab. Im Gegensatz zu den meisten anderen Enzymen wirken Proteinasen nicht spezifisch auf bestimmte Substrate. Ihr „Substrat" ist die Peptidbindung per se. Allerdings bevorzugen bestimmte Enzyme bestimmte Sequenzmerkmale der Proteine. Diese Spezifitäten werden in der biochemischen Forschung vielfach genutzt.

Nach der internationalen Enzymnomenklatur werden die Proteinasen nach den reaktiven Gruppen des aktiven Zentrums in Untergruppen eingeteilt

1. Serin-Proteinasen, die häufigste Proteinase-Klasse, mit Serin und Histidin im aktiven Zentrum (Trypsin, Chymotrypsin u. a.).
2. Cystein-Proteinasen, die einen Cystein-Rest im aktiven Zentrum tragen, z. B. Papain.
3. Aspartat-Proteinasen, bei denen die Carboxy-Gruppen von Asparaginsäure-Resten an der Katalyse beteiligt sind, z. B. Pepsin. Sie spalten nur im sauren pH-Bereich.
4. Metall-Proteinasen mit einem Metallion (häufig Zn^{2+}, Ca^{2+}).
5. Enzyme mit ungenau untersuchten Reaktionsmechanismen.

Proteinasen können durch bestimmte Inhibitorproteine gehemmt werden. Diese finden sich z. T. in größeren Mengen in den Speicherorganen von Pflanzen. Die Inhibitorproteine hemmen auch tierische und bakterielle Proteasen. Ein Proteinaseinhibitor ist z. B. das Aprotinin (Trasylol®), ein aus 58 Aminosäuren bestehendes Peptid. Es wurde zur Prophylaxe und Therapie verschiedener Formen des Schocks verwendet. Wegen schwerer unerwünschter Wirkungen hat Bayer den Wirkstoff im November 2007 vom Markt genommen und das BfArM hat ein Ruhen der Zulassung zunächst bis 30.03.2009 angeordnet.

Beim Menschen (● Abb. 4.43) und den Säugetieren werden die mit der Nahrung aufgenommenen Proteine durch Proteasen des Verdauungstrakts abgebaut. **Pepsin**, **Trypsin** und **Chymotrypsin** hydrolysieren die Nahrungsproteine zu kleineren Peptiden, die dann durch Peptidasen wie **Carboxypeptidasen** oder **Aminopeptidasen** schrittweise zu Aminosäuren abgebaut werden. Durch die Mukosa des Dünndarmes können die Aminosäuren resorbiert werden. Es werden aber auch kleinere Peptide resorbiert. Die Aminosäuren stehen dann in den Zellen für die Proteinsynthese zur Verfügung, oder sie werden weiter ab- und umgebaut und dienen so als Ausgangsmaterial für die Synthese des Kohlenstoffgerüstes verschiedener anderer Stoffwechselverbindungen. Schließlich kann das Kohlenstoffgerüst der Aminosäuren auch zur Energiegewinnung in der Zelle verwandt werden.

Proteinasen, die sich extrazellulär im Blut und den extrazellulären Flüssigkeiten befinden, üben dort spezifische regulatorische Funktionen aus, z. B. bei der **Blutgerinnung**, bei der **Fibrinolyse** oder der Aktivierung von **Komplementfaktoren**. Innerhalb der Zellen finden sich Proteinasen vor allem in den Lysosomen (▶Kap. 1.4.11).

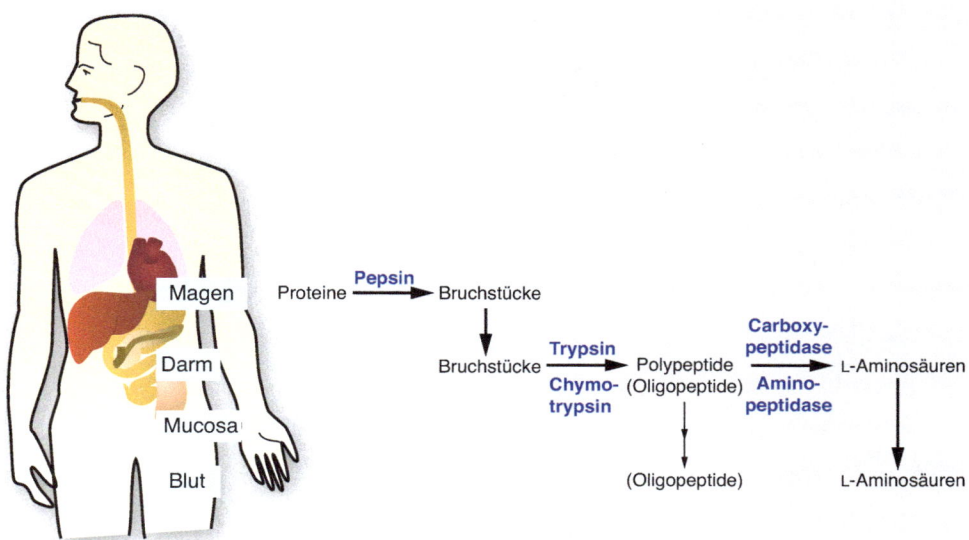

Abb. 4.43 Abbau von Proteinen beim Menschen

Zusammenfassung

- Proteasen sind Hydrolasen, die den Abbau der Proteine zu Peptiden (Endopeptidasen) und schließlich zu Aminosäuren (Exopeptidasen) katalysieren.

- Sie sind sehr häufig durch ein eher grobes Spezifitätsspektrum gekennzeichnet und erkennen nicht etwa bestimmte Proteine, sondern bestimmte Konsensussequenzen in Proteinen, die durch eine typische Aminosäureabfolge gekennzeichnet sind. Exopeptidasen hydrolysieren Peptide entweder vom C-terminalen Ende (Carboxypeptidase) oder vom N-terminalen Ende (Aminopeptidasen) her.

- Um zu verhindern, dass Proteasen unkontrolliert Proteine abbauen, befinden sie sich entweder in speziellen Organellen (Lysosomen), werden durch Inhibitoren kontrolliert gehemmt, oder kommen im Organismus als inaktive Vorstufen vor, die spezifisch aktiviert werden müssen.

- Kaskadenartig organisierte Proteinase-Ketten sind beispielsweise das Blutgerinnungssystem und das Komplementsystem. Beides sind „Notfallsysteme", die initial aktiviert werden und sich dann selbst durch konsekutive Protease-Reaktionen zur vollen Funktion weiter aktivieren.

4.3.4 Abbau von Aminosäuren

Aminosäuren können neben ihrer Verwendung als Bausteine für die Proteinbiosynthese und die Biosynthese anderer Produkte wie Porphyrine oder Purine auch zur Energiegewinnung herangezogen werden. Viele Mikroorganismen benutzen daher Aminosäuren sowohl als Kohlenstoffquelle als auch als Energiequelle. Auch in Pflanzen spielt der Abbau von Aminosäuren eine große Rolle, obwohl bei ihnen die Neusynthese von Aminosäuren im Allgemeinen überwiegt. Bei Mensch und Tier werden die körpereigenen und die mit der Nahrung aufgenommenen Proteine zur Herstellung von Stoffwechselmetaboliten und zur Energiegewinnung herangezogen. Der Abbau der 20 proteinogenen Aminosäuren erfolgt hauptsächlich in der Leber. Die oft langen und komplizierten Abbauwege der Aminosäuren verlaufen über viele Zwischenprodukte und münden in den meisten Fällen in Pyruvat, Acetyl-Coenzym A, Acetessigsäure und letztlich im Citratzyklus (o Abb. 4.44).

Der erste Schritt des **Aminosäureabbaus** ist in der Regel die Entfernung der α-Aminogruppe. Dies geschieht entweder durch Transaminierung oder durch oxidative Desaminierung. Durch **Transaminierung** werden in erster Linie initial folgende Aminosäuren abgebaut: Alanin, Arginin, Asparaginsäure, Cystein, Isoleucin, Leucin, Lysin, Tyrosin und Valin. Die Aminogruppe der Aminosäuren wird dabei auf eine α-Ketosäure übertragen und die Aminosäure selbst geht in eine α-Ketosäure über. Die bei diesen Reaktionen beteiligten Enzyme werden Aminotransferasen oder Transaminasen genannt (o Abb. 4.45). Als Akzeptor der Aminogruppen dient in der Hauptsache

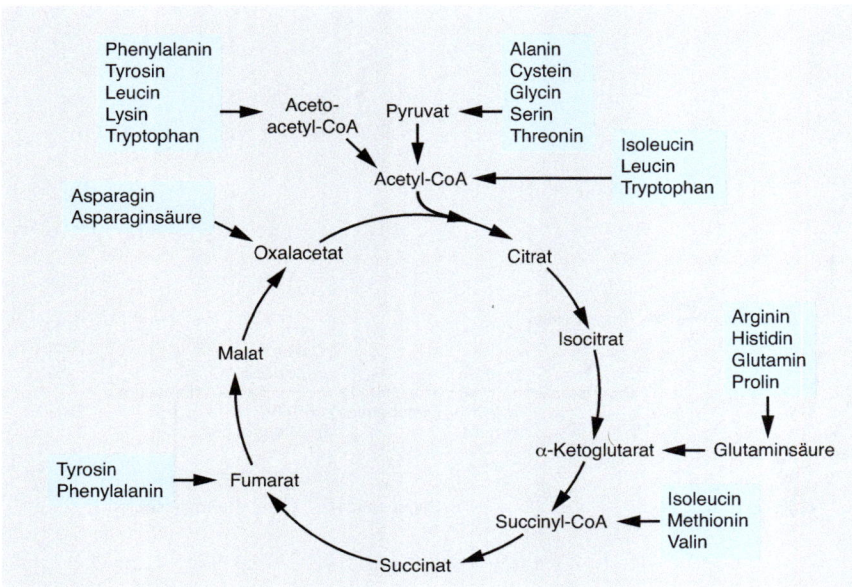

Abb. 4.44 Einschleusung der Kohlenstoffgerüste der Aminosäuren in den Citratzyklus

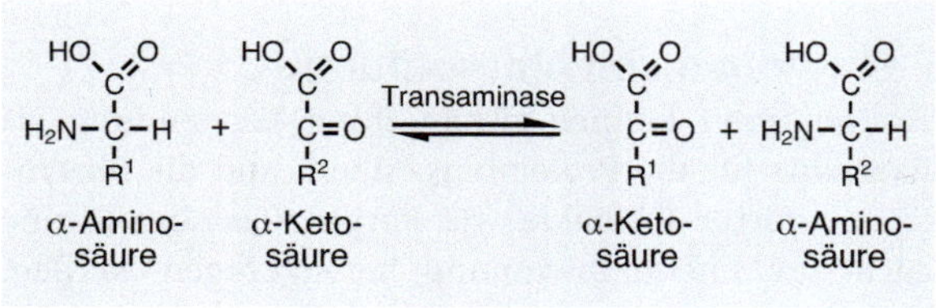

Abb. 4.45 Schema der Transaminierung. Die Aminogruppe einer Aminosäure wird reversibel auf eine Ketosäure übertragen.

α-Ketoglutarat, das zu Glutaminsäure umgesetzt wird. Alle Transaminasen besitzen als prosthetische Gruppe das Pyridoxalphosphat, ein Bestandteil des Vitamin-B$_6$-Komplexes. Pyridoxalphosphat ist als Coenzym noch bei einer Reihe anderer Umsetzungen beteiligt, die Aminosäuren betreffen, z. B. bei der Decarboxylierung von Aminosäuren zu biogenen Aminen. Die durch die verschiedenen Transaminierungsreaktionen entstandene Glutaminsäure wird entweder zu weiteren Transaminierungen verwendet oder zum Abbau oxidativ desaminiert. Dieser Schritt erfolgt durch das Enzym **Glutamat-Dehydrogenase**.

L-Glutaminsäure + NAD$^+$ ⇌ α-Ketoglutarsäure + NH$_4^+$ + NADH + H$^+$

Die **Glutamat-Dehydrogenase** verwendet sowohl **NAD$^+$** als auch **NADP$^+$** als **Wasserstoffakzeptor**. Das bei der Oxidation entstandene NADH + H$^+$ kann über die Atmungskette zur Gewinnung von ATP herangezogen werden. Neben der **Glutamat-Dehydrogenase**, dem wichtigsten Enzym für die oxidative Desaminierung, gibt es noch weitere Enzyme, die diesen Schritt katalysieren.

Die Kohlenstoffgerüste von **Cystein**, **Serin** und **Threonin** werden über **Pyruvat** abgebaut. Die Desaminierung von **Alanin** führt unmittelbar zum Pyruvat. Der Abbau von **Phenylalanin**, **Tyrosin**, **Lysin**, **Tryptophan** und **Leucin** führt zum Acetoacetyl-Coenzym A, ein Produkt, das ebenfalls beim Fettsäureabbau entsteht. Acetoacetyl-Coenzym A wird thiolytisch in zwei Mol Acetyl-Coenzym A gespalten, die in den Citratzyklus geschleust werden. Die Kohlenstoffgerüste von **Arginin**, **Histidin**, **Glutaminsäure**, **Glutamin** und **Prolin** werden über die α-Ketoglutarsäure in den Citratzyklus eingebracht. Die Kohlenstoffgerüste von **Methionin**, **Isoleucin** und **Valin** gelangen über die **Bernsteinsäure** (Succinat) in den Citratzyklus. **Asparagin** und **Asparaginsäure** werden zu **Oxalessigsäure** (Oxalacetat) umgebaut und können damit im Citratzyklus metabolisiert werden.

Verschiedene Erbkrankheiten des Menschen beruhen auf Enzymdefekten in den oben angeführten Stoffwechselwegen (z. B. Phenylketonurie, ▸ Kap. 3.4.3).

Aminosäuren dienen auch als Vorstufen zur Biosynthese von biogenen Aminen. Biogene Amine sind Substanzen wie **Histamin**, **Adrenalin**, **Dopamin** oder **5-Hydroxytryptamin (Serotonin)**.

Wie in ▸ Kap. 4.5.5 und ▸ Kap. 4.5.6 ausgeführt wird, kann Glucose via Gluconeogenese bei Mensch und Tier nicht aus Fettsäuren aufgebaut werden. Beim Abbau von Aminosäuren entstehen neben Acetyl-CoA auch Zwischenprodukte des Citratzyklus und Pyruvat. Aus letzteren kann beim Menschen Glucose biosynthetisiert werden. Entsprechend der beim Aminosäureabbau auftretenden Produkte spricht man deshalb von ketoplastischen und glucoplastischen Aminosäuren, je nachdem ob ein Umbau zur Glucose möglich ist (glucoplastisch) oder nicht (ketoplastisch).

Zusammenfassung

- Aminosäuren nehmen auch direkt am Stoffwechsel teil, indem sie zu anderen Molekülen oder zur Energiegewinnung umgebaut werden können. Bei Säugern erfolgt der Umbau primär in der Leber.

- Ähnlich komplex wie die Biosynthesen der Aminosäuren ist auch deren Ab- und Umbau. Als erster Schritt wird in der Regel (bei Alanin, Arginin, Asparaginsäure, Cystein, Isoleucin, Leucin, Lysin, Tyrosin, Valin) die Aminogruppe entfernt, sodass eine α-Ketosäure entsteht. Als Akzeptor der Aminogruppe dient meist α-Ketoglutarat, sodass Glutaminsäure entsteht. Alle Transaminasen, die diesen Reaktionstyp katalysieren, verwenden als prosthetische Gruppe Pyridoxalphosphat, ein Bestandteil des Vitamin B_6.

- Zur Energiegewinnung über den Citratzyklus und die Atmungskette wird Alanin direkt, Cystein, Serin und Threonin über Zwischenstufen zum Pyruvat abgebaut. Der Abbau von Phenylalanin, Tyrosin, Lysin, Tryptophan und Leucin führt zum Acetyl-CoA, und die Aminosäuren Arginin, Histidin, Glutaminsäure, Glutamin und Prolin gelangen über α-Ketoglutarat in den Citratzyklus. Methionin, Isoleucin und Valin werden über Bernsteinsäure (Succinat) und Asparagin und Asparaginsäure über Oxalacetat dem Citratzyklus zugeführt.

- Als decarboxylierte Derivate fungieren einige Aminosäuren bzw. Aminosäureanaloga in Form von Histamin, Adrenalin, Dopamin und Serotonin als biogene Amine.

4.4 Grundzüge des Fettstoffwechsels

Als Lipide wird eine sehr große Gruppe verschiedenartiger Substanzen biologischen Ursprungs zusammengefasst. Gemeinsam ist ihnen vor allem ihr Löslichkeitsverhalten. Sie sind weitgehend unlöslich in Wasser, gut löslich in organischen Lösungsmitteln, wie Ether, Chloroform, Benzol oder Hexan. Dies wird durch die aliphatischen oder aromatischen Kohlenwasserstoffe der Lipidmoleküle bedingt. Tragen derartige unpolare, hydrophobe Moleküle an einem Ende eine hydrophile Gruppe, so werden sie amphiphil, d. h. sie besitzen dann einen ausgeprägt hydrophoben und einen hydrophilen Teil. Solche Lipidmoleküle schließen sich in Anwesenheit von Wasser zu gerichteten Einheiten, **Mizellen**, zusammen. Dies ist besonders bei der Bildung von Bio-

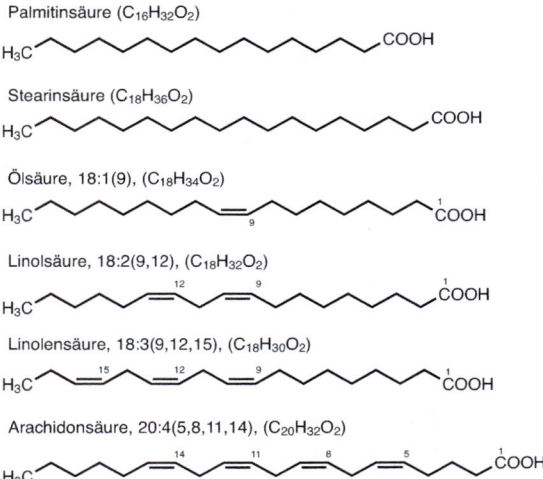

Abb. 4.46 Wichtige Fettsäuren in Pflanzen. Linolsäure und Linolensäure sind für den Menschen essenziell.

membranen von Bedeutung (▶ Kap. 1.3). Die Bildung von **Biomembranen** innerhalb einzelner Zellen oder zwischen verschiedenen Zellen ist eine der Hauptfunktionen der amphiphilen Lipide. Steroide, Phospholipide, Lipoproteine und Glykolipide erfüllen hier wichtige Funktionen beim Stofftransport in die Zelle, aus der Zelle und innerhalb der Zelle. Daneben kommt den Lipiden in vielen Zellen, ebenso wie den Polysacchariden, eine **Funktion als Energiespeicher** zu. Als Energiespeicher sind vor allem die Neutralfette von Bedeutung. Dies sind **Triglyceride** von Fettsäuren (○ Abb. 4.46).

4.4.1 Fettsäuren und Fette

Fettsäuren können in drei Gruppen eingeteilt werden:

1. Gesättigte Monocarbonsäuren.
2. Einfach und mehrfach ungesättigte Monocarbonsäuren. Für die Doppelbindungen ist hier allgemein die *cis*-Konfiguration typisch.
3. Verbindungen mit Doppelbindungen in *trans*-Konfiguration, Dreifachbindungen, sowie verzweigte Ketten.

Höhere Pflanzen können mehrfach ungesättigte Fettsäuren bilden, z. B. Linolsäure und Linolensäure. Beide sind für Mensch und Säugetiere essenziell, d. h. sie müssen mit der Nahrung aufgenommen werden. Sie finden sich u. a. in Leinöl, Mohnöl und Sonnenblumenöl. Sie werden vor allem für Membranlipide, aber auch für die Biosynthese z. B. von Prostaglandinen und Leukotrienen, benötigt. Arachidonsäure ist eine Vorstufe der Prostaglandine und findet sich in Prostaglandinfraktionen tierischer Fette. Von Pflanzen, Menschen und Tieren gebildete Fettsäuren enthalten in der Regel eine gerade Anzahl von C-Atomen.

◻ **Tab. 4.14** Wichtige Lipide

Gruppe	Aufbau
Neutralfette, ubiquitäre Reservesubstanzen	Triacylglycerole: Triester von Fettsäuren mit Glycerol; z. B. Palmitinsäure (C_{16}), Stearinsäure (C_{18}), ungesättigte Fettsäuren
Phosphatide, Bestandteile von Biomembranen	Diester von Fettsäuren mit Glycerol: Eine Hydroxylgruppe des Glycerols ist mit Phosphorsäure verestert, die mit einem Amin, z. B. Cholin, verknüpft ist, z. B.: Lecithine, Cephaline.
Steroide, ubiquitäre Substanzen	Grundgerüst: Steran, ein zyklischer Kohlenwasserstoff; z. B. Cholesterol, Steroidhormone
Carotinoide, besonders bei Pflanzen weit verbreitet	Grundbaustein: Isopren z. B. β-Carotin

Fette sind für viele Tiere und den Menschen wichtige Nährstoffe und können als Reservestoffe gespeichert werden. Viele Nahrungsstoffe, die über den Normalbedarf hinaus aufgenommen werden, werden größtenteils in Fette umgewandelt und in Fettgeweben gespeichert. Gegenüber der Speicherung in Form von Kohlenhydraten bietet dies Vorteile. Fette sind sehr viel energiereicher. Ihre Verbrennungswärme beträgt 39 kJ/g, wohingegen die Verbrennungswärme der Kohlenhydrate nur 17 kJ/g beträgt. Im Gegensatz zu Kohlenhydraten sind Fette nicht hydratisiert. Durch Fettspeicherung kann pro Gewichtseinheit neunmal so viel Energie gespeichert werden wie bei der Speicherung von Glykogen.

Die verschiedenen Lipide haben ganz unterschiedliche Bedeutung für den Organismus: **Fette** und **Öle** sind Energiespeicher. **Carotinoide** sind Licht absorbierende Pigmente, die in Pflanzen und Tieren vorkommen. **β-Carotin** trägt dazu bei, im Zuge der Photosynthese Lichtenergie einzufangen. Im Menschen kann β-Carotin zu zwei Molekülen **Vitamin A** gespalten werden. Daraus wird das für den Sehvorgang benötigte Rhodopsin gewonnen. Auch die **Vitamine D, E und K** zählen zu den Lipiden. **Phospholipide** sind wichtige Membranbestandteile, **Prostaglandine** zählen zu den Signalmolekülen. Die **Steroide** sind wichtige Vertreter der Sexual- und Nebennierenrindenhormone. Und in der Gruppe der vom Isopren abgeleiteten Moleküle finden sich neben einigen **Vitaminen** und **Hormonen** auch viele **sekundäre Pflanzenstoffe** (◻ Tab. 4.14).

Zu den Lipiden zählen auch die Wachse. Haardrüsen sondern Wachse ab, Federn sind mit einer Wachsschicht überzogen, Honigwaben bestehen aus Wachs und auch Pflanzen besitzen z. B. auf ihren Blättern wachsartige Überzüge, die auch pharmazeutische Verwendung finden (Cera carnauba Ph. Eur., gewonnen aus den Blättern der Wachspalme *Copernicia cerifera*).

Zusammenfassung

- Fettsäuren und Fette sind wichtige physiologische Energiespeicher.
- Im Vergleich zu Kohlenhydraten ist ihre Verbrennungswärme mehr als doppelt so hoch (39 kJ/g vs. 17 kJ/g).
- Neben Fetten und Fettsäuren enthält die Lipidfraktion einer Zelle u. a. noch Carotinoide, fettlösliche Vitamine (A, D, E und K), Phospholipide, Prostaglandine und Steroide.
- Prominente Lipide unter den sekundären Pflanzenstoffen sind u. a. die ätherischen Öle und die Wachse.

4.4.2 Biosynthese von Fettsäuren

Die Biosynthese der Bausteine der Fette – Glycerin und Fettsäuren – erfolgt getrennt in unterschiedlichen Stoffwechselwegen. Pflanzen, Tiere und Mensch bilden Fette, bzw. allgemein Lipide, hauptsächlich durch Umwandlung von Kohlenhydraten. Jedoch können auch Proteine zu Lipiden umgebaut werden. Bei Pflanzen ist dies besonders dann ausgeprägt, wenn in ihren Samen fette Öle als Reservestoffe gespeichert werden. Tier und Mensch überführen überschüssige Glucose in Fettsäuren und speichern Fette in Fettgeweben.

Die **Fettsäuresynthese** findet bei allen Organismen im **Zytoplasma** statt, jedoch nicht ausschließlich. Die Acetylgruppe des in den Mitochondrien gebildeten Acetyl-CoA kann aber nicht durch die Mitochondrienmembran ins Zytoplasma gelangen und wird daher innerhalb der Mitochondrien auf Oxalacetat übertragen. Dabei entsteht Citrat, das dann aus den Mitochondrien ins Zytoplasma ausgeschleust werden kann. Dort wird die Acetylgruppe wieder auf zytoplasmatisches CoA übertragen. Citrat dient also zusammen mit einem Carrierprotein als Überträger von Acetylgruppen aus den Mitochondrien in das Zytoplasma.

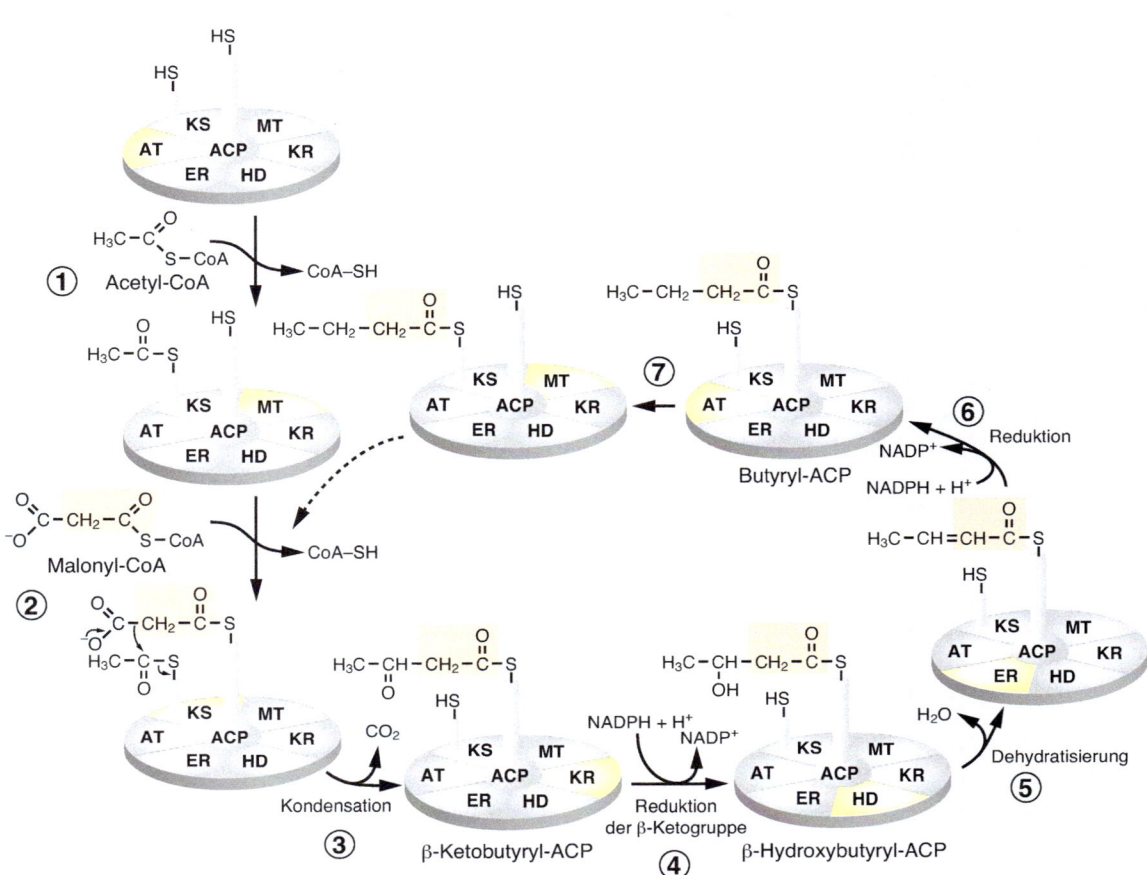

Abb. 4.47 Ablauf der Fettsäuresynthese im Enzymkomplex der Fettsäure-Synthase (ein Umlauf). Der Fettsäure-Synthase-Komplex ist schematisch dargestellt, wobei jedes Segment für eine enzymatische Aktivität steht. In der Mitte befindet sich das Acyl-Carrier-Protein (ACP) mit dem Phosphopantethein-Arm. **AT** Acetyl-CoA-ACP-Transacetylase, **MT** Malonyl-CoA-ACP-Transferase, **KS** β-Keto-ACP-Synthase mit einem essenziellen Cystein-SH-Rest, **KR** β-Ketoacyl-ACP-Reduktase, **HD** β-Hydroxyacyl-ACP-Dehydratase, **ER** Enoyl-ACP-Reduktase

Bei **grünen Pflanzen** kann der **Aufbau von Fettsäuren** auch in Chloroplasten erfolgen. Die erforderlichen Synthesevorstufen werden allerdings teilweise im Cytosol gebildet und in die Chloroplasten transportiert. In den Chloroplasten werden offensichtlich vor allem gesättigte Fettsäuren aus C-2-, resp. C-3-Vorstufen gebildet. Dabei wird 3-Phospho-D-glycerat, ein Produkt der photosynthetischen Kohlendioxidfixierung, als Ausgangssubstrat für die Synthese von Acetyl-Coenzym A über Pyruvat verwendet, von dem aus die Fettsäuresynthese startet. Die in Chloroplasten gebildeten Fettsäuren dienen überwiegend der Synthese von Membranlipiden, nicht aber von Reservefetten. Daneben existieren in den Mitochondrien Enzymsysteme, die Fettsäuremoleküle verlängern können.

Die De-novo-Synthese der Fettsäuren wird bei Pilzen und Säugetieren von einem Multienzymkomplex, der **Fettsäure-Synthase**, katalysiert (●Abb. 4.47). Dieser Enzymkomplex besteht aus zwei multifunktionellen Enzymproteinen, die die einzelnen Syntheseschritte katalysieren. Als Coenzyme sind Coenzym A, NADPH+H$^+$ und Biotin beteiligt. Biotin fungiert als prosthetische Gruppe der Acetyl-CoA-Carboxylase. Bei Bakterien und höheren Pflanzen lassen sich die beteiligten Enzyme getrennt isolieren. Sie liegen in diesen Organismen in freier Form vor.

Hauptprodukte der De-novo-Synthese der Fettsäuren sind bei Säugetieren und Mensch Palmitinsäure (C$_{16}$), bei Pflanzen Palmitinsäure und Stearinsäure (C$_{18}$). Erst durch nachträgliche Reaktionen wie Kettenverlängerungen oder Dehydrierung entsteht daraus die Vielfalt an Fettsäuren, wie sie in der Natur angetroffen wird.

Die Biosynthese geradzahliger Fettsäuren geht von einem Molekül Acetyl-CoA aus dem Acetyl-CoA-Pool des Cytosols aus. Dieses fungiert als Starter (primer) der Reaktion. Alle weiteren Acetylgruppen, die zur Kettenverlängerung Verwendung finden, müssen zunächst

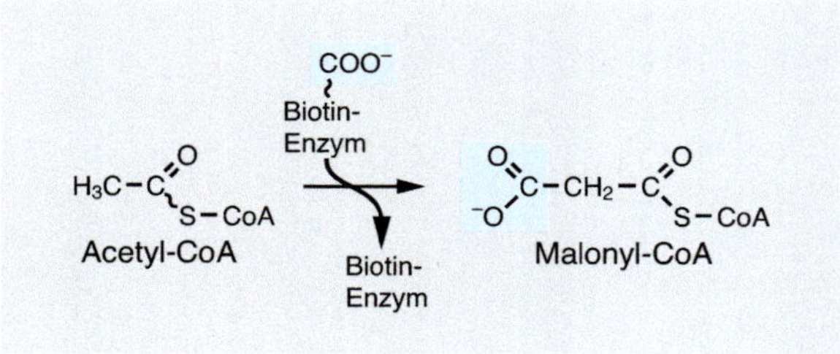

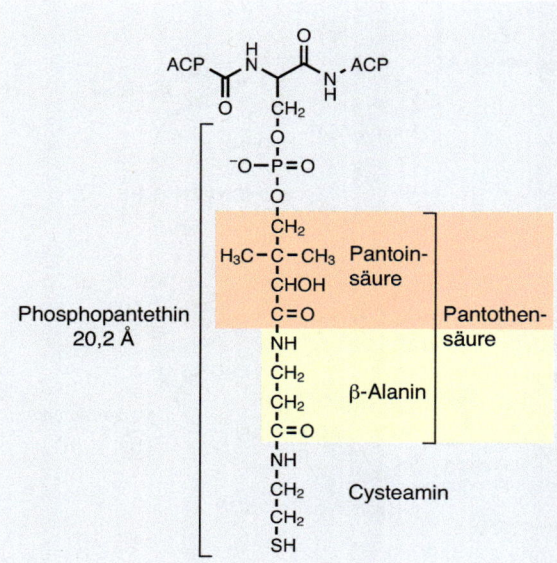

Abb. 4.48 Acetyl-CoA wird durch die biotinhaltige Acetyl-CoA-Carboxylase zu Malonyl-CoA carboxyliert.

Abb. 4.49 Acyl-Carrier-Protein (ACP) der Fettsäure-Synthase

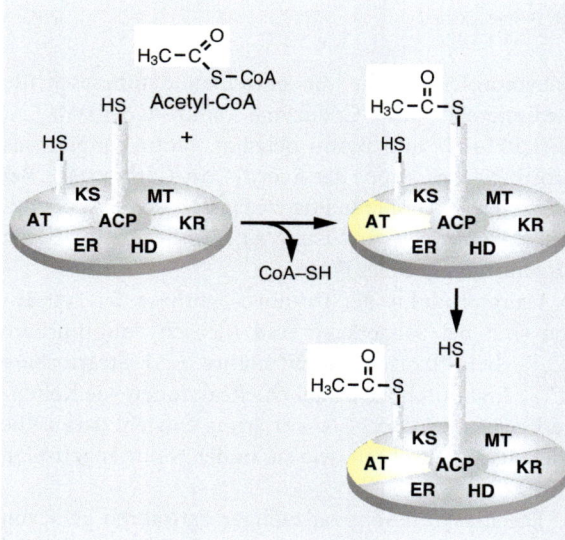

Abb. 4.50 Startreaktion der Fettsäuresynthese, Acyltransfer

durch Carboxylierung zu Malonyl-CoA aktiviert werden. Dieses Molekül ist wesentlich reaktionsfähiger und für die Kettenverlängerung besser geeignet.

Die Carboxylierung erfolgt durch die Acetyl-CoA-Carboxylase (○ Abb. 4.48). Dieses Enzym benutzt wie viele andere Carboxylasen Biotin als prosthetische Gruppe. Es ist nicht Bestandteil des Fettsäure-Synthase-Komplexes. Die Acetyl-CoA-Carboxylase ist das geschwindigkeitsbestimmende Enzym der Fettsäuresynthese. Zur Carboxylierung von Malonyl-CoA aus Acetyl-CoA ist jeweils 1 ATP erforderlich.

Um **Palmitinsäure** zu synthetisieren müssen somit ein **Molekül Acetyl-CoA** und **7 Moleküle Malonyl-CoA** bereitgestellt werden.

Acetyl-CoA + 7 Malonyl-CoA + 14 NADPH + H$^+$ → CH$_3$(CH$_2$)$_{14}$COO$^-$ + 7 CO$_2$ + 8 CoA-SH + 14 NADP$^+$

Während der Biosynthese ist die wachsende Fettsäurekette über eine Thioesterbindung unmittelbar an den Enzymkomplex gebunden, d. h. alle Zwischenprodukte sind kovalent mit einer SH-Gruppe verknüpft.

Die Bindung erfolgt über ein relativ kleines, hitzestabiles Protein, das **Acyl-Carrier-Protein** (ACP, ○ Abb. 4.49). Die Acylgruppen des Acetyl-CoA und des Malonyl-CoA werden auf die Thiolgruppe des ACP übertragen, katalysiert durch die Enzyme **Acetyl-Transacylase** und **Malonyl-Transacylase**.

Die einzelnen **enzymatischen Schritte** bei der **Fettsäuresynthese** sind:

1. Startreaktion, Acyltransfer: Die Übertragung der Acetylgruppen des Acetyl-CoA auf den Fettsäure-Synthase-Komplex erfolgt zunächst auf die SH-Gruppe des Acyl-Carrier-Proteins (ACP) und von dort weiter auf eine SH-Gruppe des kondensierenden Enzyms (○ Abb. 4.47, 1 und ○ Abb. 4.50).

Die **Acetyl-Transacylase** ist kein für Acetyl-CoA absolut spezifisches Enzym. Auch andere an CoA gebundene Acylgruppen können gegebenenfalls auf die SH-Gruppe des Fettsäure-Synthase-Komplexes übertragen werden. So wird z. B. ausgehend von Propionyl-CoA Propionyl-Enzym gebildet, sodass schließlich auch **ungeradzahlige Fettsäuren** entstehen können.

2. Malonyltransfer: Der Malonylrest wird durch die hochspezifische **Malonyl-Acyltransferase** vom Malonyl-CoA auf die Sulfhydrylgruppe des ACP übertragen.

Aufgrund dieser Reaktionen liegt nunmehr ein **Acetyl~S-, Malonyl~S-ACP-Enzym** vor (○ Abb. 4.47, 2).

3. Kondensation: Die Acetylgruppe wird nun auf die Malonylgruppe übertragen. Dabei wird aus der freien Carboxylgruppe des Malonyl-S-ACP CO$_2$ abgespalten. Das Gleichgewicht dieser Reaktion wird in Richtung der Kondensation verschoben, da die Decarboxylierung des Malonylrests stark exergon ist. Es entsteht β-Ketobutyryl-ACP (○ Abb. 4.47–3).

4. Erste Reduktion: β-Ketobutyryl-ACP wird durch NADPH+H$^+$ zum β-Hydroxybutyryl-ACP reduziert. Katalysiert wird diese Reaktion durch die **β-Ketoacyl-ACP-Reduktase** (○ Abb. 4.47, 4).

5. Dehydratisierung: Der Hydroxybutyrylrest unterliegt einer Wasserabspaltung. Dies führt zum **Crotonyl-ACP** (○ Abb. 4.47, 5).

6. Zweite Reduktion: Der Crotonylrest wird durch NADPH+H$^+$ zum Butyrylrest reduziert (○ Abb. 4.47, 6).

7. Transacylase-Reaktion: Mit der Bildung von **Butyryl~S-ACP-Enzym-SH** ist die Biosynthese einer gesättigten Fettsäure (C$_4$ in unserem Beispiel) beendet. Vor der Bindung eines neuen Malonylrests an das ACP des Enzymkomplexes wird der Butyrylrest innerhalb der Fettsäure-Synthase auf die Sulfhydrylgruppe des kondensierenden Teilenzyms übertragen (○ Abb. 4.47, 7).

Damit kann erneut ein Malonylrest auf die Sulfhydrylgruppe des ACP übertragen und ein erneuter Umlauf eingeleitet werden.

Bei jedem Umlauf wird die wachsende Fettsäure um eine C$_2$-**Einheit verlängert.** Zur Biosynthese der Palmitinsäure (C$_{16}$) sind 7, für Stearinsäure (C$_{18}$) 8 Umläufe erforderlich. Am Ende der Synthese wird die fertige Fettsäure von der Fettsäure-Synthase abgespalten.

Die Verwendung von Acetylresten als Grundbausteine der Fettsäurebiosynthese erklärt einleuchtend, warum in der Natur fast ausschließlich geradzahlige Fettsäuren vorkommen.

NADPH+H$^+$, das für die Fettsäuresynthese benötigt wird, kann von photoautotrophen Pflanzen durch zwei Stoffwechselwege gewonnen werden: einmal als Endprodukt der Lichtreaktion der **Photosynthese,** zum anderen über den **Pentosephosphatweg.** Bei heterotrophen Organismen ist der Pentosephosphatweg der einzige Weg zur Gewinnung von NADPH+H$^+$. Bei Säugetieren und Menschen läuft diese Reaktionsfolge in der Leber und in Fettgewebe, also den Orten intensiver Fettsäuresynthese, mit hoher Umsatzrate ab.

Die hauptsächlichen Endprodukte der **De-novo-Fettsäuresynthese,** Palmitinsäure und Stearinsäure, dienen nun selbst als Vorstufen für die Biosynthese weiterer Fettsäuren, z. B. kann eine Kettenverlängerung der Palmitinsäure durch verschiedene Enzyme erfolgen, die in den Mitochondrien, den Chloroplasten oder am Endoplasmatischen Retikulum lokalisiert sind. Durch Einführung einer oder mehrerer Doppelbindungen entstehen ungesättigte Fettsäuren. Dies wird bei Pflanzen und Tieren durch spezifische Oxidoreduktasen katalysiert.

R-CH$_2$-CH$_2$-R + O$_2$ + NADPH+H$^+$ → R-CH=CH-R + NAD$^+$ + 2 H$_2$O

Bei grünen Pflanzen sind solche Enzyme an die Thylakoidmembranen der Chloroplasten gebunden.

Mehrfach ungesättigte Fettsäuren wie **Linolsäure** oder **Linolensäure** werden von Pflanzen aus Vorstufen aufgebaut, die sich von einfach ungesättigten Fettsäuren ableiten (○ Abb. 4.46). Diese beiden Fettsäuren werden nur von Pflanzen bzw. Mikroorganismen synthetisiert und müssen von Säugetieren und Mensch mit der Nahrung aufgenommen werden. Es sind für sie **essenzielle Fettsäuren,** da sie sowohl zur Synthese gewisser Membranlipide, als auch der Prostaglandine notwendig sind.

Zusammenfassung

- Der Ort der Fettsäurebiosynthese ist bei allen Lebewesen das Cytosol. Bei Pflanzen ist die Fettsäurebiosynthese aber auch in den Chloroplasten und teilweise auch in Mitochondrien möglich.

- Die Synthese erfolgt an einem als Fettsäure-Synthase bezeichneten Multienzymkomplex. Sukzessive wird Acetyl-CoA durch C$_2$-Einheiten (aus Malonyl-CoA als Substrat unter Abspaltung von CO$_2$) verlängert, wobei CoA-SH, NADPH+H$^+$ und Biotin als Coenzyme beteiligt sind.

- Die einzelnen Reaktionsschritte lassen sich in Acyltransfer, Malonyltransfer, Kondensation, erste Reduktion, Dehydratisierung, zweite Reduktion und Transacylasereaktion unterteilen.

- Hauptprodukte sind bei Säugern die Palmitinsäure (C$_{16}$) und bei Pflanzen die Stearinsäure (C$_{18}$). Durch nachgeschaltete Reaktionen werden längere und ungesättigte Fettsäuren gebildet.

- Die wichtigen mehrfach ungesättigten Fettsäuren Linol- und Linolensäure sind für den Menschen essenziell.

4.4.3 Bildung von Lipiden

Die Synthese von Glycerolipiden, die u. a. als Depot- und Speicherform für Fettsäuren dienen, erfolgt durch Veresterung von Glycerinphosphat mit entsprechenden Fettsäuren. Zunächst werden die freien Hydroxylgruppen des Glycerinphosphats durch zwei Moleküle Fettsäure-CoA-Thioester acyliert. Dabei entstehen **Phosphatidsäuren**.

Die als Zwischenprodukte der Neutralfettsynthese fungierenden Phosphatide weisen durch den Phosphorsäurerest eine Polarisierung zwischen einem lipophilen Kohlenwasserstoffanteil und einem hydrophilen Säureanteil auf. Darauf beruht ihre besondere Eignung zur Bildung von Schichten zwischen lipoiden und wässrigen Phasen. Entsprechend sind sie die wichtigsten Teilstrukturen der Biomembranen (▶ Kap. 1.3).

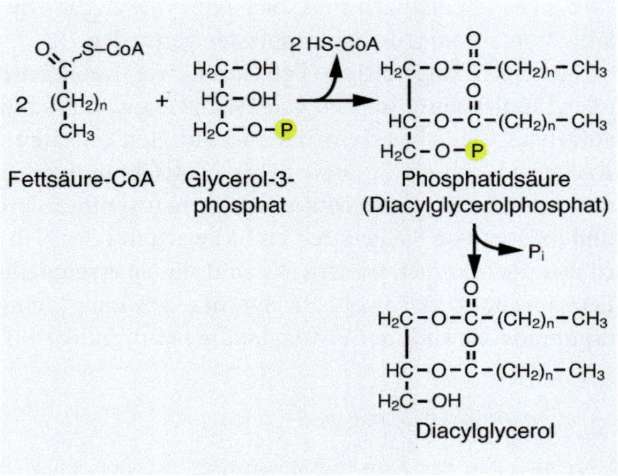

Abb. 4.51 Bildung von Lipiden (resp. Neutralfetten). Bei der Biosynthese von Phospholipiden (und Neutralfetten) treten Phosphatidsäuren als Zwischenprodukte auf. Über Acyl-CoA werden Acylgruppen („aktivierte Fettsäuren") durch eine Acyltransferase auf Glycerol-3-phosphat übertragen. Glycerol-3-phosphat selbst kann durch Reduktion von Dihydroxyacetonphosphat gebildet werden. Von Diacylglycerolphosphat wird dann durch eine Phosphatase anorganisches Phosphat abgespalten, unter Bildung von Diacylglycerol (resp. Triacylglycerolen).

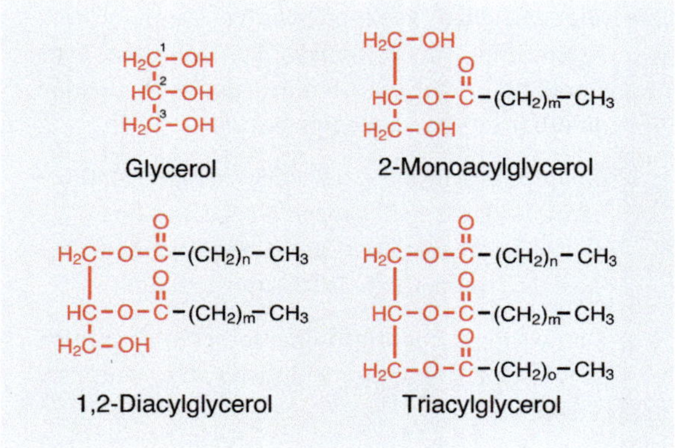

Abb. 4.52 Acyl-Glycerole

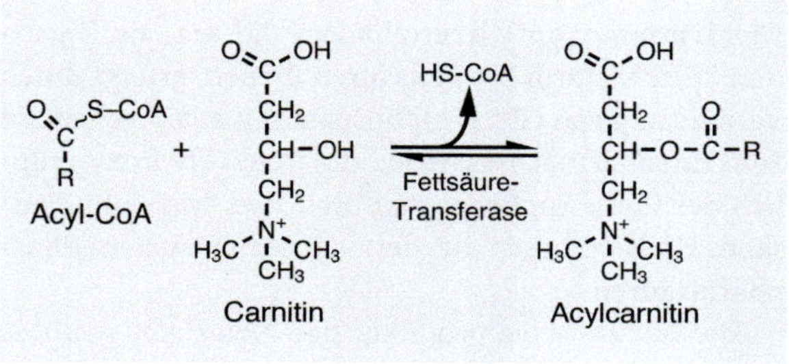

Abb. 4.53 Bildung von Acyl-Carnitin

Zur weiteren Biosynthese der Depotlipide wird die Phosphatgruppe der Phosphatidsäure hydrolytisch abgespalten (o Abb. 4.51). Die dabei entstehenden **Diacylglycerole** reagieren mit einer weiteren Fettsäure zu **Triacylglycerolen** (o Abb. 4.52).

■ **MERKE** Fettsäuren reagieren mit einem Glycerinbaustein zu den Triacylglyceriden (Neutralfette) oder den Phosphoglyceriden, die als Membranbausteine eine prominente Rolle spielen.

4.4.4 Abbau von Lipiden zu Fettsäuren

Verschiedene Pflanzen sind in der Lage, Lipide in Form von fetten Ölen als **Reservestoffe** in ihren Samen zu speichern. Hierher gehören z. B. **Ölpalme**, **Erdnuss**, **Sonnenblume** und **Lein**. Bei der Keimung der Samen werden die Reservestoffe mobilisiert und zunächst in Fettsäuren und Glycerin gespalten. Säugetiere nehmen Lipide zwar hauptsächlich mit der Nahrung auf, sie synthetisieren die Speicherlipide jedoch selbst und lagern sie im Fettgewebe ein. Vor der weiteren Verwertung im Stoffwechsel müssen auch die Lipide tierischer Organismen in Glycerin und Fettsäuren gespalten werden. Die Spaltung der Nahrungslipide in Fettsäuren und Glycerin erfolgt durch Enzyme im Verdauungstrakt. Erst dadurch werden Fette gut resorbierbar.

Die spezifischen Enzyme der Lipidspaltung, die **Lipasen,** sind **Hydrolasen.** Sie hydrolysieren die Esterbindungen zwischen Fettsäuren und Glycerin unter Aufnahme von Wasser. Glycerin wird auf dem Weg des Kohlenhydratstoffwechsels im Organismus weiter metabolisiert. Die Fettsäuren werden hingegen durch β-Oxidation zu kleineren C_2-Fragmenten abgebaut.

■ **MERKE** Der Abbau der Lipide wird von Lipasen (Hydrolasen) katalysiert. Auf diese Weise werden die Freisetzung von Fettsäuren und die Mobilisierung der in ihnen gespeicherten Energie induziert.

4.4.5 Abbau der Fettsäuren durch β-Oxidation

Der Abbau der Fettsäuren erfolgt in den **Mitochondrien** und verläuft bei Mensch, Tier, Pflanze und Mikroorganismen im Prinzip gleich. Bei Pflanzen können Fettsäuren hauptsächlich in den Glyoxysomen abgebaut werden (▶ Kap. 1.4.10). Zunächst müssen allerdings die Fettsäuren aus dem zytoplasmatischen Raum in die Mitochondrien transportiert werden. Dafür werden die Fettsäuren „aktiviert", d. h. als Thioester an das Coenzym A gebunden. Die dafür nötige Energie wird von ATP unter Abspaltung von Pyrophosphat geliefert.

Langkettige Fettsäuren können allerdings nur in geringem Ausmaß als CoA-Thioester durch die Mitochondrienmembran transportiert werden. Daher wird die Fettsäure von Coenzym A auf **Carnitin** übertragen (o Abb. 4.53).

Die **Carnitinfettsäureverbindung** (Acylcarnitin) wird nun durch die Mitochondrienmembran transportiert. Im Inneren des Mitochondriums wird die Fettsäure wieder vom Carnitinrest auf Coenzym A übertragen. Das Carnitin spielt also beim Transport der Fettsäuren aus dem Zytoplasma in die Mitochondrien die Rolle eines **Transportvehikels** (**Carrier**).

Der Abbau der Fettsäuren erfolgt schließlich durch die Enzyme des Fettsäureoxidationszyklus. Die Enzyme sind im Inneren des Mitochondriums lokalisiert. Bei den sich anschließenden enzymatischen Schritten bleiben die Fettsäuren immer als Thioester an das Coenzym A gebunden.

1. Zunächst wird das Acyl-Coenzym A durch das Enzym **Acyl-CoA-Dehydrogenase** am C-2 und C-3 dehydriert. Wasserstoffakzeptor bei dieser Reaktion ist das Flavin-Adenin-Dinukleotid (FAD, o Abb. 4.54, 1).
2. Die entstandene α,β-ungesättigte Acyl-CoA-Verbindung wird nun enzymatisch durch Wasseranlagerung in eine **L-3-Hydroxyacyl-CoA-Verbindung** überführt (o Abb. 4.54, 2).
3. Der nächste Schritt des Fettsäureabbaus ist wiederum eine **Oxidation**. Die 3-Hydroxyacylverbindung wird unter Wasserstoffabspaltung zum **3-Ketoacyl-Coenzym A** oxidiert. Als Wasserstoffakzeptor bei dieser Reaktion fungiert NAD^+ (o Abb. 4.54, 3).
4. Der letzte Schritt des Fettsäurezyklus ist eine **thiolytische Spaltung** des 3-Ketoacyl-Coenzym A durch das Enzym **Thiolase**. Dabei wird von der Fettsäure ein C_2-Fragment als Acetyl-Coenzym A abgespalten. Der um 2 C-Atome verkürzte Rest der Fettsäure bleibt am Coenzym A gebunden und wird erneut der β-Oxidation unterzogen (o Abb. 4.54, 4).

Diese Reaktionssequenz wiederholt sich so lange, bis das Fettsäuremolekül vollständig zu C_2-Fragmenten abgebaut ist. Die bei der Oxidation der Fettsäuren entstandenen **Reduktionsäquivalente** werden in die Atmungskette eingeschleust und tragen dort zur Energiegewinnung in Form von ATP bei. Die entstehenden Acetyl-Coenzym-A-Reste können über den Citratzyklus zur weiteren Energiegewinnung eingesetzt werden. Es bleibt festzuhalten, dass bei der β-Oxidation der Fettsäuren keine sofort verwendbaren energiereichen Verbindungen in Form von Nukleosidtriphosphaten, z. B. ATP, gewonnen werden.

Bei jedem Umlauf, d. h. jeder Abspaltung eines C_2-Fragmentes und Übertragung auf Coenzym A werden 1 $FADH_2$ und 1 $NADH + H^+$ gewonnen. Zum vollständigen Abbau z. B. der Myristicinsäure (C_{14}) entstehen 6 Mol $FADH_2$, 6 Mol $NADH + H^+$, und 7 Mol Acetyl-CoA. Beim vollständigen Abbau von Palmitinsäure (C_{16}) entstehen 7 Mol $FADH_2$, 7 Mol $NADH + H^+$ und 8 Mol Acetyl-CoA.

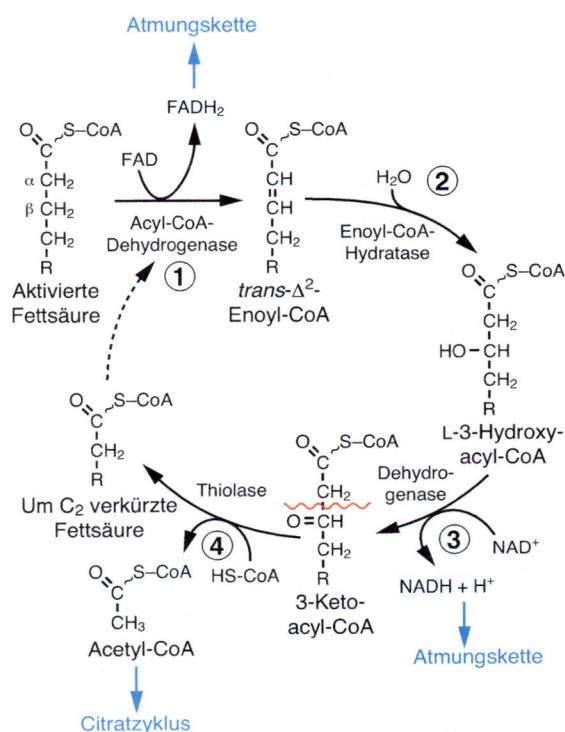

Abb. 4.54 Schema eines Umlaufs der β-Oxidation von Fettsäuren

Zusammenfassung

- Der Abbau der Fettsäuren erfolgt in umgekehrter Sequenzfolge wie der Aufbau. Allerdings unterscheiden sich Enzyme des Fettsäureoxidationszyklus von denen des Fettsäure-Synthase-Komplexes.

- Die Enzyme des Fettsäureoxidationszyklus sind zudem im Inneren der Mitochondrien lokalisiert. Als Cosubstrate fungieren CoA-SH, FAD und NAD^+. Bei jedem Zyklus wird eine C_2-Einheit oxidativ abgespalten, weshalb der Fettsäureabbau auch als β-Oxidation bezeichnet wird.

- Als Bilanz des Abbaus einer C_{16}-Fettsäure resultieren 7 Mol $FADH_2$, 7 Mol $NADH + H^+$ und 8 Mol Acetyl-CoA.

4.5 Grundzüge des Energiestoffwechsels

Je nachdem, in welcher Form die Organismen bzw. Zellen Kohlenstoff aus ihrer Umgebung aufnehmen, lassen sie sich zwei großen Gruppen zuordnen (o Tab. 4.15).

Autotrophe Zellen und Organismen sind in der Lage, das Kohlendioxid der Luft als einzige Kohlenstoff-

4.5 Grundzüge des Energiestoffwechsels

◻ **Tab. 4.15** Einteilung der Organismen nach deren Kohlenstoff- und Energiequellen

Organismentyp	Kohlenstoffquelle	Energiequelle	Elektronendonoren	Beispiele
Photoautotroph	CO_2	Licht	Anorganische Verbindungen (H_2O, H_2S, S)	Grüne Zellen höherer Pflanzen, Blaualgen, photosynthetisch tätige Bakterien
Photoorganotroph	Organische Verbindungen (aber auch CO_2)	Licht	Organische Verbindungen	Schwefelfreie Purpurbakterien
Chemoautotroph	CO_2	Redoxreaktionen	Anorganische Verbindungen (H_2, S, H_2S, Fe(II), NH_3)	Knallgas, Schwefel-, Eisen- und nitrifizierende Bakterien
Heterotroph	Organische Verbindungen	Redoxreaktionen	Organische Verbindungen, z. B. Glucose, Fettsäuren	Alle höheren Tiere, die meisten Mikroorganismen, photosynthetisch nicht tätige Pflanzenzellen

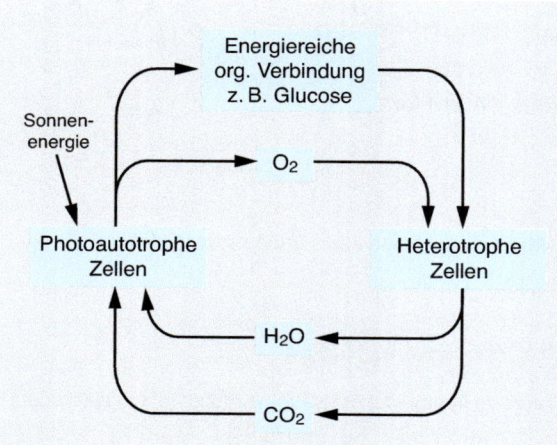

○ **Abb. 4.55** Der Kreislauf des Kohlenstoffs und des Sauerstoffs in der Biosphäre

quelle zu verwenden und daraus organische Moleküle aufzubauen. Benutzen sie zur Reduktion des CO_2 die Energie des Sonnenlichts, spricht man von **photoautotrophen** Organismen, wird die Energie zur Reduktion des CO_2 aus chemischen Umsetzungen gewonnen, von **chemoautotrophen** Organismen.

Heterotrophe Zellen (Organismen) können dagegen Kohlendioxid nicht zum Aufbau von Kohlenhydraten nutzen, sondern müssen Kohlenstoff in Form von organischen Nährstoffen, wie z. B. Glucose, Fett oder Protein, aufnehmen. Sie sind also auf die organischen Syntheseprodukte anderer Organismen angewiesen (○ Abb. 4.55).

Die lebenswichtige Energie wird von den verschiedenen Organismen auf ganz unterschiedliche Weise gewonnen. **Photoautotrophe** Organismen können die **Energie des Sonnenlichts** zum einen bei der Photophosphorylierung zur Bildung von ATP aus ADP und PO_4^{3-} nutzen. Zum anderen können sie bei der Photosynthese unter CO_2-Assimilation in mehreren aufeinander folgenden Reaktionsschritten Glucose aufbauen.

Sie sind jedoch auch zur Energiegewinnung durch Atmung befähigt, d. h. sie können die aus der Assimilation des CO_2 hervorgegangenen organischen Substanzen wieder zu CO_2 + H_2O abbauen. Photoautotrophe Zellen gewinnen ihre Energie bei Belichtung durch Photosynthese, bei Dunkelheit durch Atmung, d. h. durch den Abbau der durch die Photosynthese gewonnenen Verbindungen. Der entscheidende Vorgang der Photosynthese besteht in einer Übertragung von Wasserstoff bzw. Elektronen auf CO_2, dabei wird das Kohlendioxid reduziert. Der Wasserstoff stammt aus dem Wasser, das mithilfe der Energie des Sonnenlichts „photolysiert", d. h. in Sauerstoff und Wasserstoff gespalten wird.

Kohlendioxid + Wasser + Sonnenenergie → organische Verbindungen + Sauerstoff

Heterotrophe Organismen können ihre Energie nur über die Prozesse der **Atmung** (aerobe organismen) oder **Gärung** (anaerobe Organismen) gewinnen.

Die wichtigsten Vorgänge für den Energiegewinn der Organismen sind also die Verwertung der Sonnenstrahlung durch die Prozesse der **Photosynthese** sowie die Reaktionsfolgen beim Abbau organischer Substanzen (○ Abb. 4.56), d. h. die Prozesse der **Atmung**.

Bei der Photosynthese und der Atmung beruht die Energiegewinnung auf dem gleichen Prinzip. An einen Elektronenfluss über eine Kette von Redoxsystemen (Elektronentransportkette) ist die Phosphorylierung von ADP zu ATP gekoppelt.

Bei der Photosynthese stammen die Elektronen bzw. der Wasserstoff für die Reduktion des Kohlendioxids aus dem Wasser. Die Energie, die den Elektronenfluss bzw. Wasserstofftransport antreibt, ist die Sonnenenergie.

Bei den Reaktionsfolgen der Atmung folgt der Elektronen- bzw. Wasserstoff-Fluss dem natürlichen Energiegefälle. Bei der Atmung werden organische Moleküle unter Verbrauch von Sauerstoff zu H_2O und CO_2 abgebaut. Bei diesen Abbauvorgängen werden im Prinzip Elektronen bzw. Wasserstoff freigesetzt und auf Sauerstoff als letzten Elektronenakzeptor übertragen. Die Atmung ist formal eine Umkehrung der Photosynthese.

Organische Verbindungen + Sauerstoff → Kohlendioxid + Wasser + Energie

Neben Photosynthese und Atmung dienen auch **Gärungsprozesse** zur Energiegewinnung. Unter Gärung versteht man die Gewinnung von Energie durch lebende Zellen bei Abwesenheit von Sauerstoff (anaerobe Organismen). Wichtige Gärungsprozesse sind die **alkoholische Gärung**, die **Milchsäuregärung** und die **Buttersäuregärung**. Der Energiegewinn aus diesen Prozessen ist, verglichen mit der Atmung, gering. Anaerobe Organismen verwenden an Stelle von Sauerstoff andere Substanzen als Elektronenakzeptoren, nämlich **Acetaldehyd**, **Brenztraubensäure**, **Butyraldehyd**, etc.

Anaerobe Organismen, denen Sauerstoff grundsätzlich nicht als Elektronenakzeptor dienen kann, sind **obligat anaerob**. Auf sie wirkt Sauerstoff giftig. Viele Organismen bzw. Zellen sind jedoch nur **fakultativ anaerob**. Sie können in Abwesenheit von Sauerstoff oder bei Sauerstoffmangel ihre Energie durch Gärung, bei Anwesenheit von Sauerstoff durch Atmung gewinnen.

Die Zellen und Organe eines Organismus können durchaus verschiedene Stoffwechselwege zur Gewinnung von Energie beschreiten. Die grünen Zellen einer Pflanze sind z. B. autotroph, die Wurzelzellen heterotroph. Die Muskelzellen der Tiere können ihre Energie durch Atmung oder Gärung gewinnen (**Milchsäuregärung**).

Autotrophe und heterotrophe Organismen sind in ihrer Ernährung untereinander abhängig.

Mit dem Kreislauf des Kohlendioxids von photoautotrophen über heterotrophe Organismen ist gleichzeitig ein Energiekreislauf gekoppelt, in dem die Sonne als Energiespender die entscheidende Rolle spielt. Durch die Photosynthese wird die Energie des Sonnenlichts in chemische Energie organischer Verbindungen überführt. Diese wird dann von den heterotrophen Organismen genutzt. Letzten Endes stammt also alle von Zellen genutzte Energie aus der Sonnenenergie.

4.5.1 Energetische Kopplung: abbauende und aufbauende Stoffwechselwege

Im Stoffwechsel laufen ständig und gleichzeitig zwei voneinander abhängige Prozesse ab. Ihre Reaktionsfolgen, die sogenannten **Stoffwechselwege**, lassen sich jedoch getrennt analysieren.

- Unter abbauenden bzw. **katabolen Stoffwechselwegen** werden Umsetzungen verstanden, bei denen

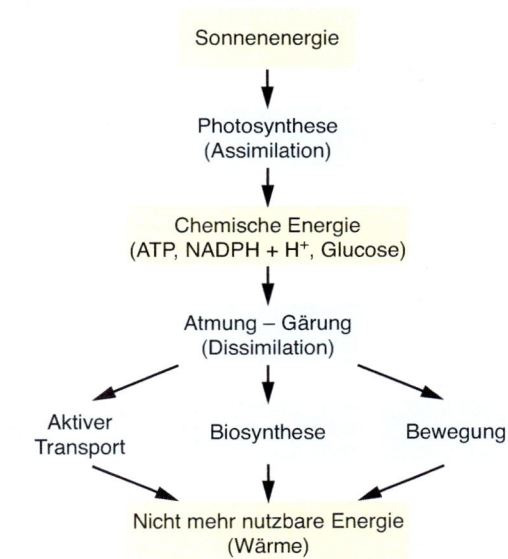

Abb. 4.56 Energiefluss in der Biosphäre

größere Moleküle zu kleineren abgebaut werden. So führen die Abbauwege ausgehend von Proteinen, Polysacchariden oder Fetten über Aminosäuren, Zucker und Fettsäuren und zahlreiche weitere Zwischenstufen letztlich zum Kohlendioxid.

- Als aufbauende bzw. **anabole Stoffwechselwege** werden dagegen Biosynthesevorgänge verstanden, die ausgehend von einfachen Molekülen zu komplexen, höhermolekularen Verbindungen führen. Die Zwischenprodukte in diesem Geschehen werden als **Metaboliten**, das ganze Geschehen als **Intermediärstoffwechsel** bezeichnet.

- **MERKE** Katabole Vorgänge sind mit der Freisetzung der von Molekülen gebundenen Energien verbunden. Diese wird in die Form energiereicher Phosphatbindungen, z. B. ATP überführt. Anabole Vorgänge dagegen bedürfen der Zufuhr von Energie, die wiederum aus dem ATP gewonnen wird. Der Stoffwechsel der Zelle ist also immer mit einem Energieaustausch gekoppelt (Energiekopplung).

Der Abbau der Hauptbestandteile der Nahrung (Fette, Polysaccharide, Proteine) erfolgt durch zahlreiche hintereinander geschaltete enzymkatalysierte Reaktionen. Zunächst werden die polymeren Moleküle in ihre monomeren Bausteine zerlegt: Fette zu Fettsäuren und Glycerin, Polysaccharide zu Zuckern, Proteine zu Aminosäuren. Diese Grundbausteine werden häufig auf verschiedene Weise zu einem C_2-Körper, der „aktivierten Essigsäure" abgebaut. Aminosäuren werden daneben auch zu α-Oxoglutarsäure, Bernsteinsäure, Fumarsäure oder Oxalessigsäure „desaminiert". Der C_2-Kör-

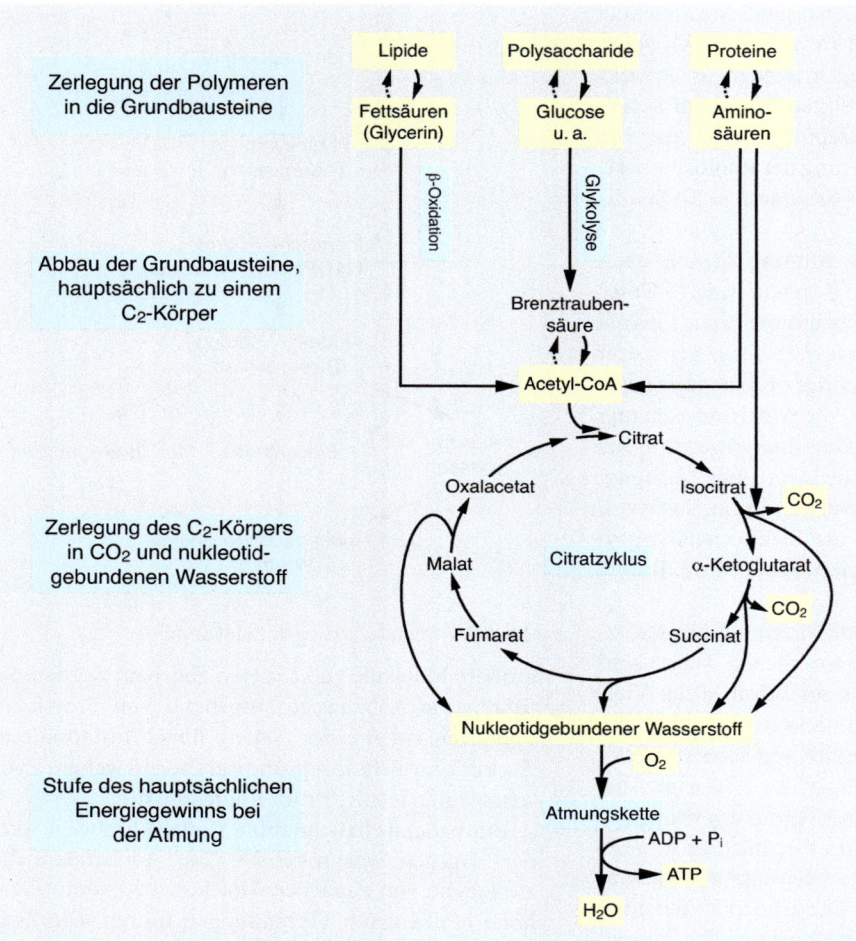

Abb. 4.57 Übersicht über die wichtigsten Abbauwege (katabole Stoffwechselwege)

Zusammenfassung

- Autotrophe Organismen können mithilfe von CO_2 als einziger Kohlenstoffquelle leben. Verwenden sie die zur Reduktion des CO_2 erforderliche Energie aus dem Sonnenlicht, so bezeichnen wir diese Organismen als photoautotrop. Chemoautotrophe Organismen beziehen die Energie aus chemischen Umsetzungen.

- Heterotrophe Organismen benötigen höher organisierte Kohlenstoffverbindungen (Glucose, Fette, Proteine), um sich über Atmung oder Gärung mit Energie zu versorgen.

- Photosynthese und Atmung sind somit die wichtigsten Quellen für die Bereitstellung chemischer Energie. Die Atmung ist formal die Umkehrung der Photosynthese. Als weitere Möglichkeit chemische Energie zu generieren dient die Gärung. Hierunter versteht man ganz allgemein Energiegewinnung in Abwesenheit von Sauerstoff.

- Katabole (energieliefernde) und anabole (energieverbrauchende) Stoffwechselwege laufen immer gleichzeitig nebeneinander ab. Da ein Teil der Energie in Form von Wärme verlorengeht, sind alle Organismen auf externe Energiequellen angewiesen. Autotrophe Organismen assimilieren CO_2, heterotrophe Organismen müssen energiereiche Moleküle aufnehmen.

per und die Abbauprodukte der Aminosäuren werden schließlich in einem zentralen Kreisprozess des Stoffwechsels, dem **Citratzyklus**, zu CO_2 abgebaut.

In der Atmungskette (**Endoxidation**) wird der u. a. in Form von $NADH+H^+$ als **Reduktionsäquivalent** auftretende Wasserstoff unter Bildung von Wasser auf Sauerstoff übertragen (○ Abb. 4.57). Dabei findet der wesentliche Prozess der Energiegewinnung, die oxidative Phosphorylierung von ADP zu ATP statt.

Die grundlegenden anabolen Stoffwechselwege könnte man formal als Umkehr der entsprechenden katabolen Vorgänge auffassen. Katabole und anabole Stoffwechselwege sind jedoch meist nicht identisch, sondern werden von unterschiedlichen Enzymen katalysiert. Oft sind auch anabole und katabole Stoffwechselwege in verschiedenen Kompartimenten der Zelle lokalisiert. Der Abbau der Fettsäuren z. B. erfolgt in den Mitochondrien, die Fettsäuresynthese dagegen im Zytoplasma außerhalb der Mitochondrien, teilweise durch Enzyme, die an das Endoplasmatische Retikulum gebunden sind.

Die Reaktionsfolgen des Citratzyklus stellen hingegen einen Stoffwechselweg für anabole und katabole Vorgänge dar (**amphiboler Stoffwechselweg**).

4.5.2 Glykolyse

Die aus den Reserve- und Nahrungskohlenhydraten freigesetzte Glucose wird in den Zellen weiter abgebaut. Die daran beteiligten enzymatischen Reaktionen werden unter dem Begriff „Glykolyse" zusammengefasst. Die Glykolyse wird durch eine Gruppe von 11 Enzymen katalysiert und verläuft bei den verschiedenen Organismen über die gleichen Zwischenstufen. Bei der Glykolyse wird zum einen das Kohlenstoffgerüst der Glucose bis zur **Brenztraubensäure** abgebaut. Zum anderen wird dabei als energiereiche Verbindung ATP gewonnen. Die Glykolyse läuft im Zytoplasma der Zelle ab. Zwischenprodukte, die bei der Glykolyse auftreten, können auch zur Synthese anderer Zellbestandteile verwandt werden. Die einzelnen Schritte der Glykolyse sind in o Abb. 4.58 zusammengefasst.

Der erste Reaktionsschritt der Glykolyse ist eine Phosphorylierung der Glucose in 6-Stellung zu **Glucose-6-phosphat**, die durch das Enzym **Hexokinase** katalysiert wird. Die Hexokinase phosphoryliert nicht nur Glucose, sondern kann auch eine Reihe von anderen Hexosen in 6-Stellung phosphorylieren, z. B. **Fructose**, **Mannose** und **Glucosamin**. Die Reaktion wird auch durch das Enzym **Glucokinase** katalysiert. **Glucokinase**, die hauptsächlich in der Leber vorkommt, ist allerdings spezifisch für Glucose und phosphoryliert keine anderen Hexosen. Beide Enzyme gehören in die Gruppe der Transferasen (Kinasen).

ATP + α-D-Glucose ⇌ ADP + α-D-Glucose-6-phosphat $\Delta G^{o'} = -16{,}7$ kJ

Glucose-6-phosphat wird durch das Enzym **Glucose-6-phosphat-Isomerase** zu Fructose-6-phosphat umgelagert. Diese Reaktion ist leicht reversibel.

Glucose-6-phosphat ⇌ Fructose-6-phosphat $\Delta G^{o'} = +1{,}7$ kJ

In einer weiteren Phosphorylierungsreaktion wird nun Fructose-6-phosphat durch das Enzym **Phosphofructokinase**, einer Transferase, in 1-Stellung unter Verbrauch von ATP phosphoryliert.

Die **Regulation der Glykolyse** erfolgt über die **Phosphofructokinase**.

Die Aktivität der **Phosphofructokinase** wird durch hohe ATP-Konzentration allosterisch gehemmt. Im Gegensatz hierzu wirken ADP und AMP als allosterische Aktivatoren auf dieses Enzym.

ATP + Fructose-6-phosphat ⇌ ADP+ Fructose-1,6-bisphosphat $\Delta G^{o'} = -14{,}2$ kJ

Bis zur Bildung von Fructose-1,6-bisphosphat werden also pro Mol Glucose 2 Mol ATP aufgebracht. Das Fructose-1,6-bisphosphat wird durch das Enzym **Fructosebisphosphat-Aldolase** in Glycerinaldehyd-3-phosphat und Dihydroxyacetonphosphat (DHAP) gespalten (Aldolspaltung, Spaltung einer C-C-Bindung durch eine Aldehydlyase).

Fructose-1,6-bisphosphat ⇌ Dihydroxyacetonphosphat + Glycerin-aldehyd-3-phosphat $\Delta G^{o'} = +24{,}0$ kJ

Das Gleichgewicht zwischen den beiden Triosen, das weit auf der Seite des DHAP liegt, wird durch die **Triosephosphat-Isomerase** eingestellt. In der nachfolgenden Reaktion dient nur **Glycerinaldehyd-3-phosphat** als Substrat, das dadurch ständig aus dem Gleichgewicht entfernt wird. Glycerinaldehyd-3-phosphat wird durch das Enzym **Glycerinaldehydphosphat-Dehydrogenase** oxidiert. Die Aldehydgruppe wird an eine SH-Gruppe der Dehydrogenase addiert. Bei der anschließenden Dehydrierung wird der Wasserstoff auf NAD$^+$ übertragen. Die energiereiche Thioesterbindung wird durch Phosphorolyse unter Bindung von P$_i$ gelöst. Es entsteht **3-Phosphoglyceroyl-1-phosphat**. Bei der Oxidation entsteht also nicht unmittelbar die freie Carbonsäure, sondern ein gemischtes Anhydrid mit Phosphorsäure. Diese Anhydridbindung ist sehr energiereich und hat ein höheres Phosphatgruppenübertragungspotenzial als ATP. Die energiereich gebundene Phosphorsäure wird durch die **Phosphoglycerat-Kinase** auf ADP übertragen. Damit entstehen 3-Phosphoglycerat und ATP. Eine Reaktionsfolge, bei der aus ADP und anorganischem Phosphat ATP gebildet wird, ist eine „**Substratkettenphosphorylierung**".

Glycerinaldehyd-3-phosphat + NAD$^+$ + P$_i$ → 3-Phosphoglyceroyl-1-phosphat + NADH + H$^+$ $\Delta G^{o'} = +6{,}3$ kJ

3-Phosphoglyceroyl-1-phosphat + ADP ⇌ 3-Phosphoglycerat + ATP $\Delta G^{o'} = -18{,}8$ kJ

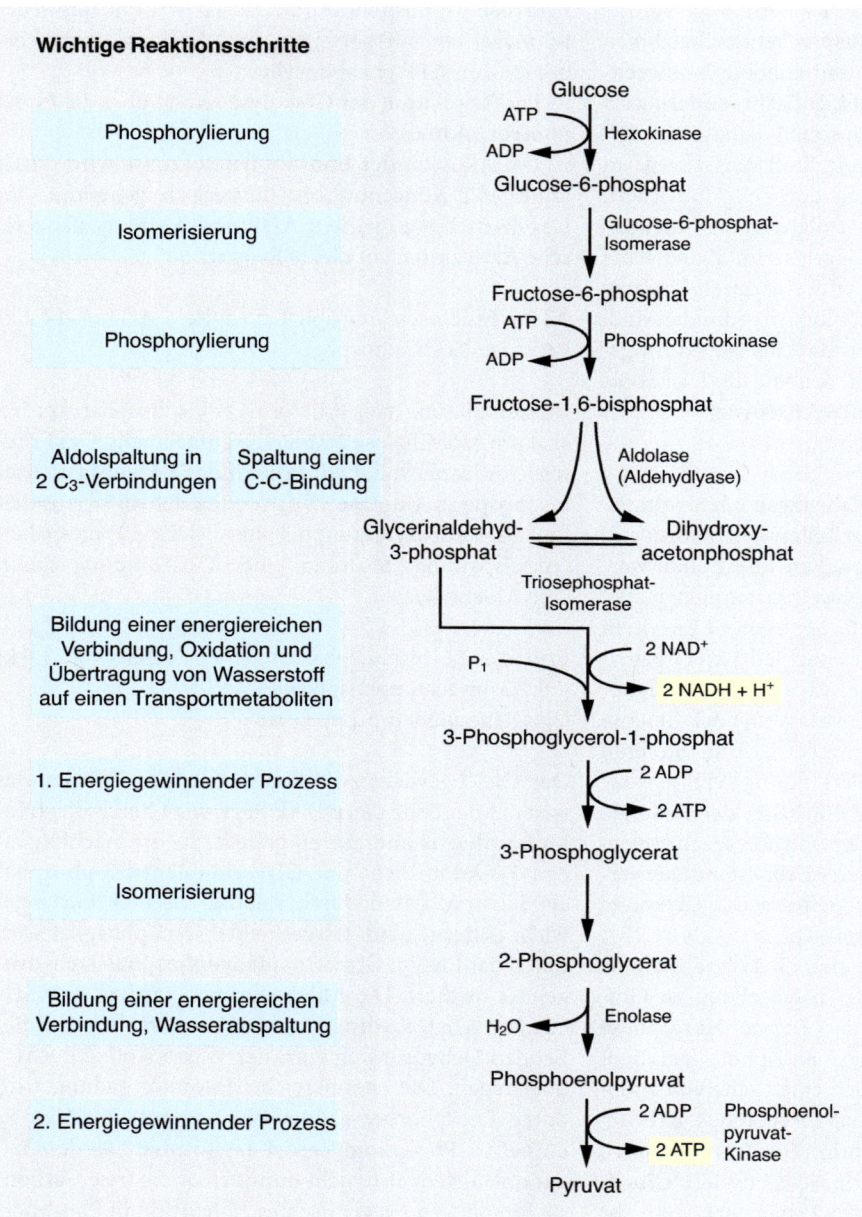

Abb. 4.58 Übersicht über die Reaktionen der Glykolyse

Dieser Reaktionsschritt bildet den ersten energieliefernden, exergonischen Prozess. Die Energiebilanz des bisherigen Verlaufs der Glykolyse ist damit ausgeglichen, da zu Beginn pro Mol Glucose 2 Mol ATP investiert werden mussten, die nun zurück gewonnen wurden, da aus jeder Glucose 2 Nukleotid-Triphosphate entstanden sind.

Im nächsten Reaktionsschritt wird die Phosphatgruppe von C-3 auf das C-2 der **Phosphoglycerinsäure** übertragen.

3-Phosphoglycerinsäure ⇌ $\Delta G^{0'} = -4{,}4$ kJ
2-Phosphoglycerinsäure

Aus **2-Phosphoglycerinsäure** entsteht schließlich durch enzymatische Wasserabspaltung **Phosphoenolpyruvat**. Die Reaktion wird durch das Enzym **Enolase** katalysiert.

2 Phosphoglycerinsäure ⇌ $\Delta G^{0'} = +1{,}8$ kJ
Phosphoenolpyruvat + H$_2$O

Dadurch entsteht wiederum eine energiereiche Phosphatbindung. Die **Pyruvat-Kinase** überträgt diese Phosphatgruppe unter Bildung von **Pyruvat** anschließend auf ADP.

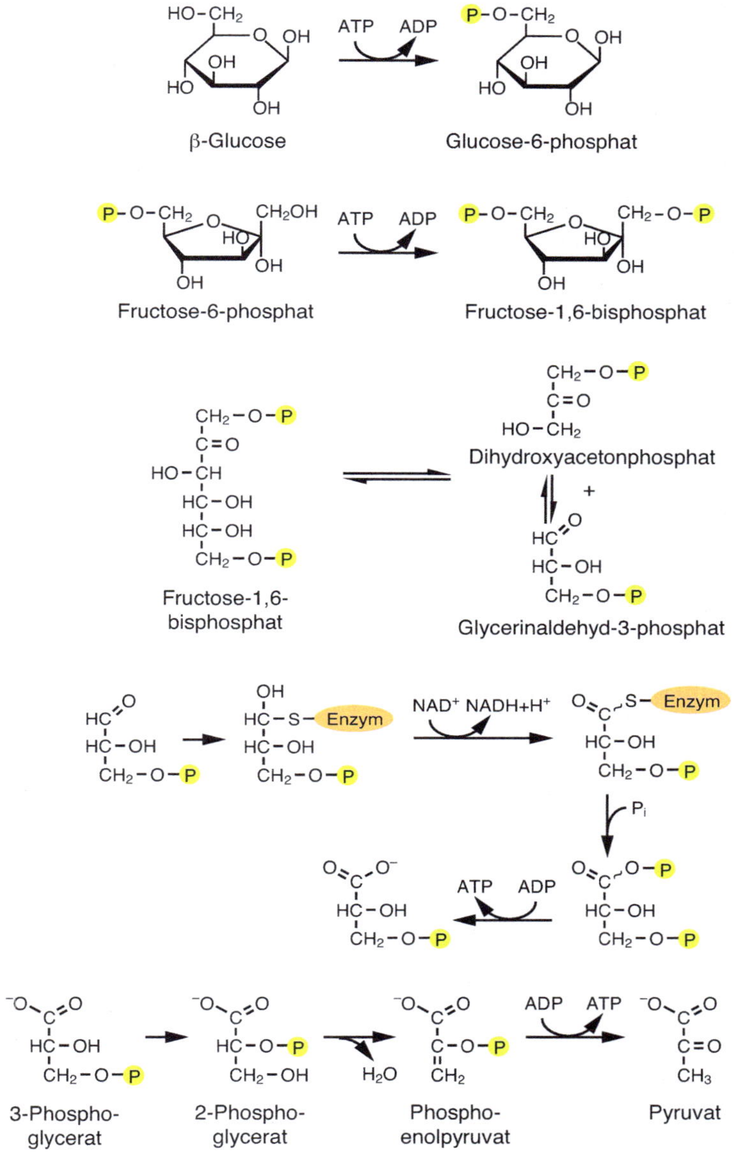

Abb. 4.59 Darstellung der Reaktionsfolgen der Glykolyse mit Strukturformeln

Aktivierungsreaktion: Phosphat wird von einer Transferase (Hexokinase, Glucokinase) auf Glucose übertragen.

Glucose-6-phosphat wird durch die Glucose-6-phosphat-Isomerase zu Fructose-6-phosphat isomerisiert. Durch Übertragung eines weiteren Phosphatrestes entsteht Fructose-1,6-bisphosphat. Die Phosphat-übertragende Transferase, die Phosphofructokinase, wird allosterisch durch ATP gehemmt.

Fructose-1,6-bisphosphat wird durch eine Lyase (Aldolase) zu 2 Triosen, Dihydroxyacetonphosphat und Glycerinaldehyd-3-phosphat, gespalten.

Glycerinaldehyd-3-phosphat reagiert weiter zu 3-Phosphoglycerat. Dabei wird NADH+H$^+$ und ATP gewonnen (Substratkettenphosphorylierung durch die Glycerinaldehyd-3-phosphat-Dehydrogenase).

Durch die Isomerase wird der Phosphatrest von der 3- auf die 2-Stellung des Glycerats übertragen. Durch eine Lyase wird Wasser abgespalten. Es entsteht ein energiereiches Enolphosphat, das Phosphoenolpyruvat. Eine Transferase überträgt den Phosphatrest auf ADP, so dass wieder ATP gewonnen wird.

Phosphoenolpyruvat + ADP → Pyruvat + ATP $\quad \Delta G^{0'} = -31{,}4$ kJ

Durch diese Reaktion werden wiederum 2 Mol ATP pro Mol Glucose gewonnen (o Abb. 4.58, o Abb. 4.59).

Das Pyruvat kann nun in verschiedene Stoffwechselwege eingeschleust werden. Es ist nicht nur eine wichtige Vorstufe für weitere Biosynthesen, sondern auch von großer Bedeutung für die Energiegewinnung. Beim weiteren Abbau des Pyruvats ist entscheidend, ob der Stoffwechsel des Organismus anaerob oder aerob verläuft.

■ **MERKE** Im anaeroben Stoffwechsel wird Pyruvat in Gärungsreaktionen weiter umgesetzt, z. B. zu Milchsäure oder Ethanol. Bei der aeroben Energiegewinnung wird Pyruvat bis hin zum Wasser und Kohlendioxid vollständig oxidiert.

Pentosephosphatweg

Zu einem geringen Teil kann Glucose auch über den **Pentosephosphatweg** oxidativ abgebaut werden. Dieser Reaktionsprozess besteht im Prinzip aus einer Abspaltung von Wasserstoff von Glucose-6-phosphat. Die Reaktion verläuft in zwei Stufen (o Abb. 4.60):

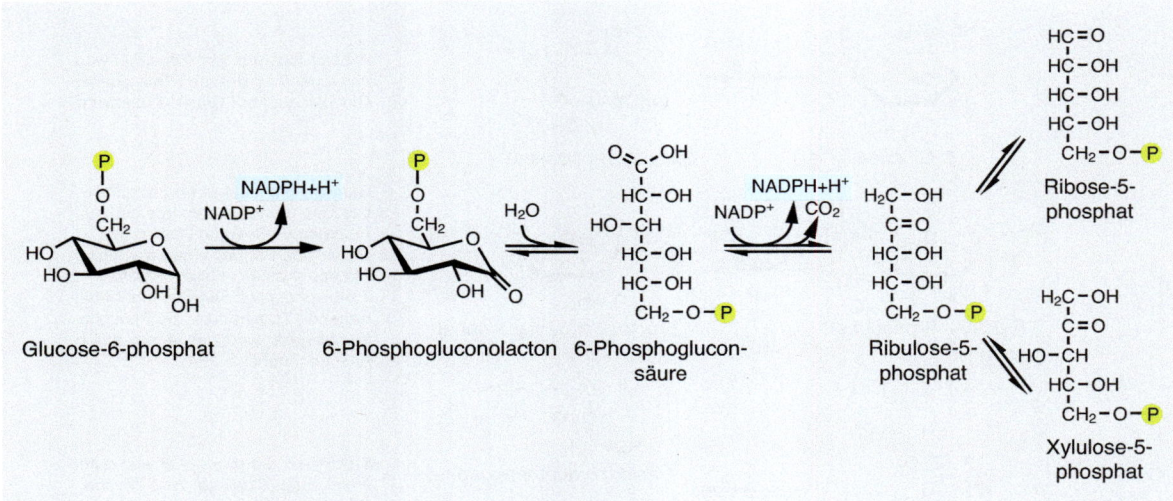

Abb. 4.60 Pentosephosphatweg. Die ersten Reaktionen zum oxidativen Abbau der Glucose

1. Glucose-6-phosphat wird durch die **Glucose-6-phosphat-Dehydrogenase** am C-1 dehydriert (oxidiert).
2. Die entstandene 6-Phosphogluconsäure unterliegt einer Dehydrierung am C-3, verbunden mit einer CO_2-Abspaltung durch das Enzym **6-Phosphogluconat-Dehydrogenase**. Es entsteht D-**Ribulose-5-phosphat**. In beiden Dehydrierungsreaktionen wird $NADP^+$ zu $NADPH + H^+$ reduziert.

Das Ribulose-5-phosphat wird anschließend durch das Enzym **Ribulose-5-phosphat-Isomerase** zu Ribose-5-phosphat isomerisiert.

Ribose-5-phosphat wird über einen vielstufigen, zyklischen Reaktionsweg wieder zu Glucose-6-phosphat regeneriert. In dieser Reaktionsfolge treten C-7-, C-6-, C-5-, C-4- und C-3-Verbindungen auf, die als Vorstufen für die Biosynthese zahlreicher Zellbestandteile dienen können, z. B. von Nukleotiden.

Der Pentosephosphatweg ist formal eine **Umkehrung** des Calvin-Zyklus (▶ Kap. 4.6.3). Letzterer wird auch als **reduktiver Pentosephosphatzyklus** bezeichnet, wohingegen der hier besprochene Stoffwechselweg als **oxidativer Pentosephosphatzyklus** bezeichnet wird. Die Enzyme beider Stoffwechselwege sind zum Teil identisch. In grünen Pflanzen sind sie für beide Stoffwechselwege in den Chloroplasten lokalisiert.

$NADPH + H^+$ kann nicht über die Atmungskette oxidiert werden. Der oxidative Pentosephosphatzyklus dient daher nicht der Energiegewinnung, sondern der Bereitstellung von $NADPH + H^+$ für Reduktionsreaktionen bei Biosynthesen, z. B. der Fettsäuresynthese, der Synthese von Mevalonsäure, der Aminierung von α-Ketoglutarsäure zu Glutaminsäure und vieler anderer Synthesen.

Der Pentosephosphatweg liefert also **Reduktionsäquivalente** für **Biosynthesen** und stellt der Zelle ein Spektrum von Bauelementen zur Verfügung. Bei Säugetieren und beim Menschen wird Glucose über den Pentosephosphatweg vor allen Dingen in Organen mit hoher Fettsäurebiosynthese oder allgemein solchen mit hohem $NADPH + H^+$-Verbrauch oxidiert, z. B. in Fettgewebe, Nebenniere und Erythrozyten.

Zusammenfassung

- Die Glykolyse leitet die „Verwertung" von Glucose ein, die schließlich bis zum CO_2 abgebaut wird. Auf dem Weg dorthin entstehen ATP, GTP und Reduktionsäquivalente in Form von $NADH + H^+$ und $FADH_2$. Diese werden schließlich benötigt, um in der Atmungskette O_2 zu H_2O zu reduzieren. Die aus dieser stark exothermen Reaktion frei werdende Energie wird genutzt, um ATP zu synthetisieren.

- Die eigentliche Glykolyse liefert ausgehend von einem Molekül Glucose als Endprodukt zwei Moleküle Pyruvat. In der Bilanz erhalten wir bei einem Durchgang pro Mol Glucose 2 Mol ATP und 2 Mol $NADH + H^+$.

- Ein Teil der Glucose fließt in den Pentosephosphatweg ein. Hier wird Glucose-6-P über 6-P-Gluconolacton zu D-Ribulose-5-P und schließlich zu Ribose-5-P umgewandelt. Hierbei entstehen 2 Mol $NADPH + H^+$, die nicht etwa zur Energiegewinnung, sondern als Reduktionsäquivalente für Biosynthesereaktionen genützt werden.

- In einem vielstufigen, zyklischen Reaktionsweg wird ein Teil des Ribose-5-P über C-7-, C-6-, C-5-, C-4- und C-3-Verbindungen wieder zu Glucose-6-P regeneriert. Der Pentosephosphatweg ist formal eine Umkehrung des Calvin-Zyklus.

Es besteht auch die Möglichkeit, dass Glucose am C-6-Kohlenstoff oxidiert wird. Unter Erhalt der Aldehydfunktion am C-1 entsteht so Glucuronsäure, eine Schlüsselsubstanz für die Biosynthese von Polyuronsäuren (Bestandteile von Schleimen, Zellwänden, Pektinen). Glucuronsäure dient im Säuger bevorzugt auch zur Konjugation mit lipophilen Arzneisubstanzen, die dadurch wasserlöslich und damit nierengängig gemacht werden.

4.5.3 Pyruvatdecarboxylierung

Pyruvat, das durch den Abbau der Glucose, anderer Monosaccharide oder durch andere Abbauwege gebildet wurde, kann oxidativ decarboxyliert werden. Diese Reaktion wird von der **Pyruvat-Dehydrogenase** katalysiert. Dieser Enzymkomplex ist in der Matrix der Mitochondrien lokalisiert. Der Enzymkomplex besteht aus drei Enzymteilen und mehreren Cofaktoren. Das **Thiamindiphosphat** ist die prosthetische Gruppe einer Decarboxylase-Dehydrogenase. Der Grundkörper dieses Coenzyms, das Thiamin, muss von Menschen als lebenswichtiges Vitamin mit der Nahrung aufgenommen werden.

Das Apoenzym trägt als prosthetische Gruppe die **Liponsäure** (Thiooctansäure, o Abb. 4.61). Diese ist mit ihrer terminalen Carboxyl-Gruppe mit einem Lysylrest des Enzymproteins verknüpft. Sie liegt im Enzymkomplex als **Liponamid** (Liponsäureamid) vor. Sie kann in einer oxidierten und einer reduzierten Form vorliegen. Liponsäure ist als prosthetische Gruppe an Redoxprozessen (oxidative Decarboxylierung) beteiligt. Sie ist über eine Aminogruppe mit einer Untereinheit des jeweiligen Enzyms verbunden, z. B. der α-Ketoglutarat-Dehydrogenase und der Pyruvat-Dehydrogenase. Die Liponsäure ist an der oxidativen Decarboxylierung von 2-Oxo-Säuren beteiligt. Weitere Cofaktoren sind Coenzym A, NAD$^+$, Mg^{2+} und FAD.

Das Kernenzym hat weiterhin die Funktion einer **Transacetylase.** Es überträgt den Acetylrest vom Liponamid auf das Coenzym A. Das dritte Enzym ist die **Dihydroliponamid-Dehydrogenase.** Es dehydriert Dihydroliponamid wieder zu Liponamid. Der Wasserstoff wird hierbei auf NAD$^+$ übertragen (o Abb. 4.62).

■ **MERKE** Endprodukte der Decarboxylierung sind CO_2, NADH + H$^+$ und Acetyl-CoA.

Regulation der Pyruvat-Dehydrogenase

Die oxidative Decarboxylierung von Pyruvat ist eine wichtige Zwischenreaktion im Kohlenhydrat- und Alanin-Stoffwechsel. Hier verzweigen sich Stoffwechselwege zum Endabbau, resp. zur Fettsäuresynthese. Die Aktivität der Pyruvat-Dehydrogenase kann über verschiedene Mechanismen reguliert werden. Das Endprodukt **Acetyl-CoA** hemmt die **Transacetylase**. Das Endprodukt NADH + H$^+$ hemmt die Dihydroliponamid-Dehydrogenase (o Abb. 4.62).

Die **Decarboxylase-Dehydrogenase** kann durch eine **Pyruvat-Dehydrogenase-Kinase** an einem Serinrest phosphoryliert werden. Hierdurch wird die Pyruvat-Dehydrogenase inaktiviert. Ein weiteres regulierba-

o **Abb. 4.61** Prosthetische Gruppen des Pyruvat-Dehydrogenase-Komplexes. Die Liponsäure ist als Amid an das Enzym gebunden und kann über die reaktive Disulfidbindung entweder als Überträger für Wasserstoff oder für Acetyl-/Acylgruppen fungieren. Thiaminpyrophosphat (TPP) ist direkt an der oxidativen Decarboxylierung von Pyruvat beteiligt.

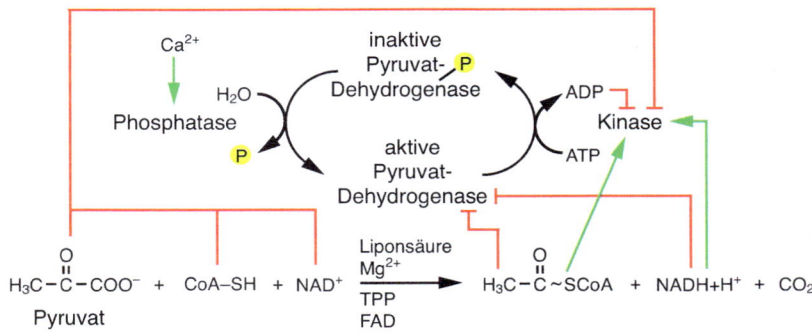

o **Abb. 4.62** Oxidative Decarboxylierung von Pyruvat durch den Pyruvat-Dehydrogenase-Multienzymkomplex. Das Enzym wird einerseits über die entstandenen Produkte gehemmt (rote Blockpfeile), andererseits über eine spezifische Kinase inaktiviert bzw. Phosphatase aktiviert. Diese beiden Regulationsenzyme werden ebenfalls umfassend reguliert.

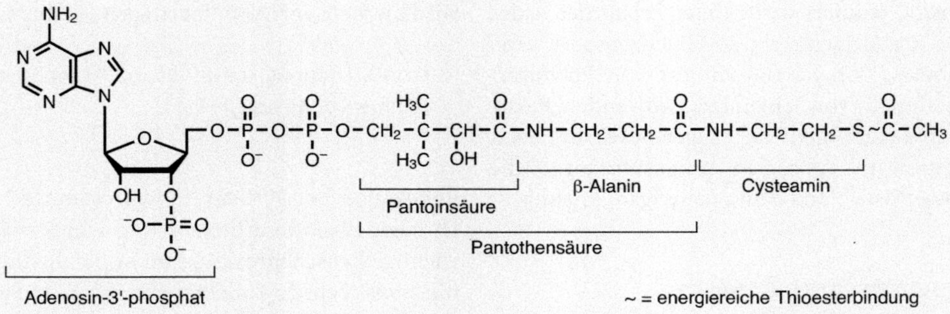

Abb. 4.63 Acetyl-Coenzym A

res Enzym ist eine Ca^{2+}-abhängige Phosphatase. Sie spaltet den Phosphatrest von der Pyruvat-Dehydrogenase ab. Damit wird dieses Enzym wieder aktiviert.

Je nach Stoffwechsellage kann so der Pyruvat-Dehydrogenase-Komplex durch Phosphorylierung oder Dephosphorylierung aktiviert oder inaktiviert werden oder durch Endprodukthemmung die Enzymaktivität reguliert werden.

Die oxidative Decarboxylierung

Neben Pyruvat unterliegen 2-Oxoglutarat sowie einige weitere 2-Oxosäuren, die als Transaminierungs-Produkte von Valin, Isoleucin und Leucin gebildet werden, einer oxidativen Decarboxylierung. Grundsätzlich entstehen bei dieser Reaktion aus einer 2-Oxosäure CO_2 und die nächst niedere Carbonsäure. Primäres Produkt der Decarboxylierung ist ein Aldehyd, der an das Enzym gebunden bleibt. Er wird im Verlauf der oxidativen Decarboxylierung zur Carbonsäure oxidiert, die in Form des Coenzym-A-Derivats anfällt.

Bei der Oxidation des Aldehyds dient NAD^+ als Wasserstoffakzeptor (● Abb. 4.62).

Durch die Reaktionsfolge der Pyruvat-Dehydrogenase wird Acetat als Thioester an das Coenzym A gebunden (● Abb. 4.63). Diese Thioesterbindung ist energiereich, das Acetyl-CoA stellt die aktivierte Essigsäure dar. Daneben entsteht bei dieser Reaktion noch $NADH + H^+$, das als Reduktionsäquivalent über die Atmungskette zur weiteren Energiegewinnung eingesetzt werden kann.

Die Decarboxylierungsreaktion ist stark exergon.

Pyruvat + NAD^+ + CoA-SH → $\quad \Delta G^{\circ\prime}$ = –33,5 kJ
Acetyl-S-CoA + $NADH + H^+$ + CO_2

Das **Acetyl-Coenzym A** nimmt im Stoffwechsel eine **zentrale Stellung** ein. Es entsteht nicht nur durch die oxidative Decarboxylierung von Pyruvat, also über den Abbau von Glucose und anderen Monosacchariden, sondern wird auch beim Abbau von Fettsäuren und verschiedenen Aminosäuren gebildet.

Vom Acetyl-Coenzym A nehmen zahlreiche Stoffwechselwege ihren Ausgang. So dient es als Grundbaustein für die Biosynthese von Fettsäuren, Carotinoiden, Terpenen und Steroiden. Es ist darüber hinaus das Zwischenglied bei der Umwandlung von Glucose in Fettsäuren. Weiterhin kann die Acetylgruppe des Coenzyms A in die Reaktionsfolge des Citratzyklus eingeschleust und dadurch vollständig zu CO_2 oxidiert werden. Die aktivierte Essigsäure stellt daher ein außerordentlich wichtiges Bindeglied sowohl für anabole als auch für katabole Stoffwechselwege dar.

Zusammenfassung

- Eine wichtige Schnittstelle beim Totalabbau der Glucose ist die Umwandlung von Pyruvat zu Acetyl-CoA. Diese Reaktion wird durch die Pyruvat-Dehydrogenase katalysiert, ein Enzymkomplex, der in der Matrix der Mitochondrien lokalisiert ist. Drei enzymatische Reaktionszentren und eine ganze Reihe von Coenzymen und prosthetischen Gruppen (Thiaminphosphat, Liponsäure, Coenzym A, NAD^+, Mg^{2+} und FAD) sind an der Reaktion beteiligt, die ein C_3-Molekül in ein C_2-Molekül umwandelt.

- Verschiedene Regulationsmechanismen greifen an dieser Stelle, sodass je nach Stoffwechsellage der Pyruvat-Dehydrogenase-Komplex durch Phosphorylierung oder Dephosphorylierung aktiviert oder gehemmt oder durch Endprodukthemmung reguliert werden kann.

- Durch den Umbau von Pyruvat zu Acetyl-CoA entstehen pro Mol Glucose zwei weitere Mol $NADH + H^+$. Ferner wurden die ersten beiden CO_2-Moleküle freigesetzt, sodass aus einem C_6-Molekül zwischenzeitlich zwei C_2-Moleküle und zwei CO_2 entstanden sind.

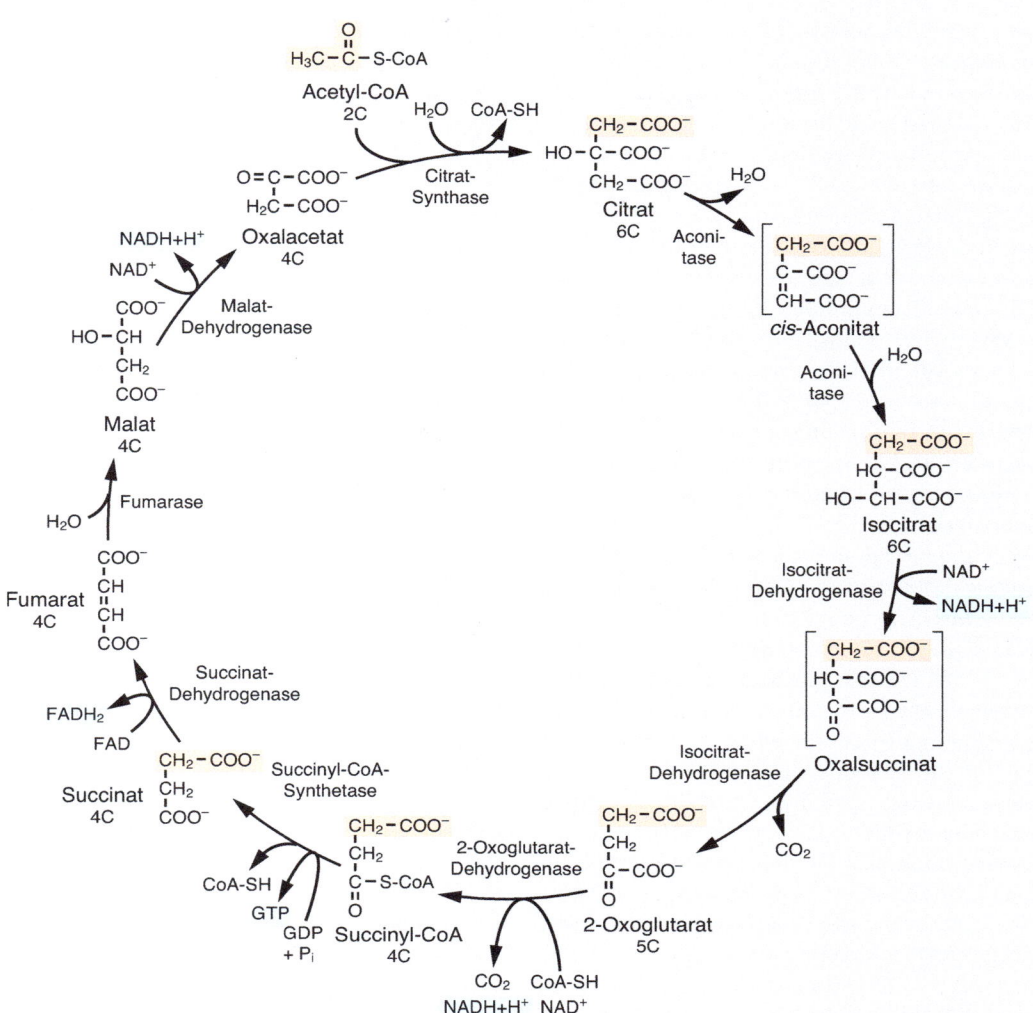

Abb. 4.64 Die Reaktionsfolgen des Citratzyklus. In Mitochondrien und aeroben Bakterien werden die aus dem Pyruvat stammenden Acetylgruppen als CO_2 abgespalten. Die Wasserstoffatome werden auf die Transportmetaboliten NAD^+ und FAD übertragen.

4.5.4 Citratzyklus

Die abbauenden, katabolen Stoffwechselwege der wichtigsten Nahrungsstoffe wie Kohlenhydrate, Fette und vieler Aminosäuren der Proteine führen letzten Endes alle zur Bildung von **Acetyl-Coenzym A**. In dieser Form werden die verbliebenen C_2-Einheiten zum weiteren Abbau in den Citratzyklus eingeschleust. Dieser auch als **Tricarbonsäurezyklus** bezeichnete Kreisprozess ist eine Kette von Reaktionen, die in den Mitochondrien fast aller **aerober** Organismen abläuft. Bei Sauerstoffmangel kommt dieser Prozess schnell zum Stillstand.

Die Bilanzgleichung des Citratzyklus lautet:

Acetyl-CoA + GDP + P_i → 2 CO_2 + GTP + 8 [H] + CoA-SH

In einer Folge nacheinander ablaufender Reaktionen wird im Citratzyklus das Kohlenstoffgerüst des Acetats vollständig oxidiert und der Kohlenstoff als CO_2 ausgeschieden. Der dabei frei werdende Wasserstoff wird in Form von Reduktionsäquivalenten gewonnen (NADH + H^+ und $FADH_2$), die dann in der Atmungskette zur Energiegewinnung eingesetzt werden. Weiterhin wird bei der Oxidation des Acetats im Citratzyklus noch 1 Mol Nukleotidtriphosphat in Form von GTP gebildet. Die verschiedenen, im Citratzyklus auftretenden Zwischenprodukte können auch als Vorstufen für die Biosynthese zahlreicher Substanzen dienen.

Die Umsetzungen des Citratzyklus nehmen ihren Ausgang vom **Citrat**, das in mehreren Schritten zu **Oxalacetat** abgebaut wird und dabei zwei C-Atome als CO_2 verliert (Abb. 4.64).

Citrat wird wieder regeneriert, indem Oxalacetat mit der Acetylgruppe des Acetyl-CoA eine Kondensationsreaktion eingeht. Diese Kondensationsreaktion wird durch das Enzym **Citrat-Synthase** (eine **Lyase**) katalysiert. Die enzymatische Reaktion verläuft dabei im Sinne einer **Aldolkondensation** zwischen der Methylgruppe des Acetatrests und der Carbonylgruppe des Oxalacetats. Unter Abspaltung von freiem Coenzym A entsteht Citrat. Das Oxalacetat, das hier benötigt wird, kann entweder aus dem Aminosäurestoffwechsel stammen, z. B. durch Transaminierung von Aspartat, oder aus Pyruvat. Pyruvat kann zu Oxalacetat carboxyliert werden. Dies ist die wichtigste anaplerotische Reaktion (▶ Kap. 4.5.8). Das beteiligte Enzym ist die **Pyruvat-Carboxylase**, eine biotinhaltige **Ligase**.

Im nächsten Reaktionsschritt wird das Citrat durch das Enzym **Aconitase** (**Aconitat-Hydratase**) zu Isocitrat **isomerisiert**.

Die Reaktion besteht in einer Verschiebung der Hydroxylgruppe. Dabei tritt cis-**Aconitsäure** als enzymgebundenes Zwischenprodukt auf. Das Gleichgewicht dieser Isomerisierungsreaktion liegt sehr stark auf der Seite des Citrats. Da aber Isocitrat durch die nachfolgende enzymatische Umsetzung dauernd aus dem Reaktionsgleichgewicht entfernt wird, verläuft die Aconitasereaktion in Richtung der Isocitratbildung. Das entstandene Isocitrat wird nun durch die **Isocitrat-Dehydrogenase** oxidiert. Es entsteht Oxalbernsteinsäure (**Oxalsuccinat**), die als Zwischenstufe am Enzym gebunden bleibt und sofort zu α-Oxoglutarat decarboxyliert wird. Aufgrund der Abspaltung von CO_2 wird das Gleichgewicht in Richtung α-Oxoglutarat verschoben. Die Isocitrat-Dehydrogenase nutzt NAD^+ als Cosubstrat. Bei der **Dehydrierung** des **Isocitrats** wird Wasserstoff in Form von $NADH + H^+$ gewonnen.

Isocitrat + NAD^+ → α-Oxoglutarat + CO_2 + $NADH + H^+$

Anschließend wird α-Oxoglutarat durch die **α-Oxoglutarat-Dehydrogenase** zu Succinyl-CoA oxidiert.

α-Oxoglutarat + NAD^+ + CoASH ⇌ Succinyl-CoA + CO_2 + $NADH + H^+$

Bei dieser Reaktion handelt es sich um eine **oxidative Decarboxylierung** analog der Oxidation von Pyruvat, bei der Acetyl-Coenzym-A entsteht (▶ Kap. 4.5.3). Diese Reaktion ist irreversibel. Sie wird von einem Multienzymkomplex katalysiert. Es wird CO_2 abgespalten und gleichzeitig wird dehydriert. Das um ein C-Atom kürzere Succinat liegt in der „aktivierten" Form als **Succinyl-CoA** vor. Auch hier sind Thiaminpyrophosphat und Liponsäure beteiligt. Weitere an der Reaktion beteiligte Coenzyme sind CoA und NAD^+. Der bei dieser Oxidation entzogene Wasserstoff wird wiederum auf NAD^+ übertragen und in Form von $NADH + H^+$ gespeichert. Im nächsten Schritt des Citratzyklus wird die im Thioester des Succinyl-CoA enthaltene chemische Energie zur Bildung von Guanosintriphosphat verwendet. Dabei werden Succinat und Coenzym A freigesetzt.

Succinyl-CoA + P_i + GDP ⇌ Succinat + GTP + CoA-SH

Vom Guanosintriphosphat kann die endständige Phosphatgruppe auf ADP übertragen werden, sodass schließlich ATP gewonnen wird.

Das entstandene Succinat wird durch die **Succinat-Dehydrogenase** zu Fumarat oxidiert. Als wasserstoffübertragendes Coenzym der Succinat-Dehydrogenase dient ein **Flavin-Adenin-Dinukleotid**, das kovalent in den Enzymkomplex eingebunden ist. Der Enzymkomplex selbst ist fest an die innere Membran der Mitochondrien gebunden. Die Succinat-Dehydrogenase wird durch Malonat gehemmt. Es handelt sich um eine kompetitive, also reversible Hemmung.

Succinat + FAD ⇌ Fumarat + $FADH_2$

Der nächste, **vorletzte Reaktionsschritt** des Citratzyklus besteht in einer Anlagerung von Wasser an Fumarat. Diese durch das Enzym **Fumarase** katalysierte Anlagerung von Wasser erfolgt stereospezifisch. Dieses Enzym, das auch **Fumarat-Hydratase** genannt wird, gehört zur Gruppe der Lyasen. Es entsteht nur die L-Form des Malats.

Fumarat + H_2O ⇌ L-Malat

Im **letzten Schritt** der Reaktionsfolge wird Malat zu Oxalacetat oxidiert. Das dabei beteiligte Enzym, die **Malat-Dehydrogenase,** kann nur L-Malat oxidieren. NAD^+ dient in dieser Reaktion wieder als Cofaktor, $NADH + H^+$ wird als Reduktionsäquivalent gewonnen.

L-Malat + NAD^+ ⇌ Oxalacetat + $NADH + H^+$

Mit der Rückbildung des Oxalacetats ist die Kreisreaktion des Citratzyklus beendet. Oxalacetat steht nun wieder als Akzeptor für Acetyl-Coenzym A zur Verfügung.

Zusammenfassung

- Im Citratzyklus, der in der mitochondrialen Matrix abläuft, werden die gebildeten C_2-Moleküle (Acetyl-CoA) zu CO_2 abgebaut.

- Dazu wird ein Mol Acetyl-CoA auf Oxalacetat übertragen, wobei Citrat entsteht, das dem Zyklus den Namen gegeben hat.

- Im Laufe des Zyklus, bei dem das Citrat wieder zum Oxalacetat abgebaut wird, werden neben den beiden CO_2-Molekülen noch 1 Mol GTP, 2 Mol $NADH + H^+$ und 1 Mol $FADH_2$ gebildet.

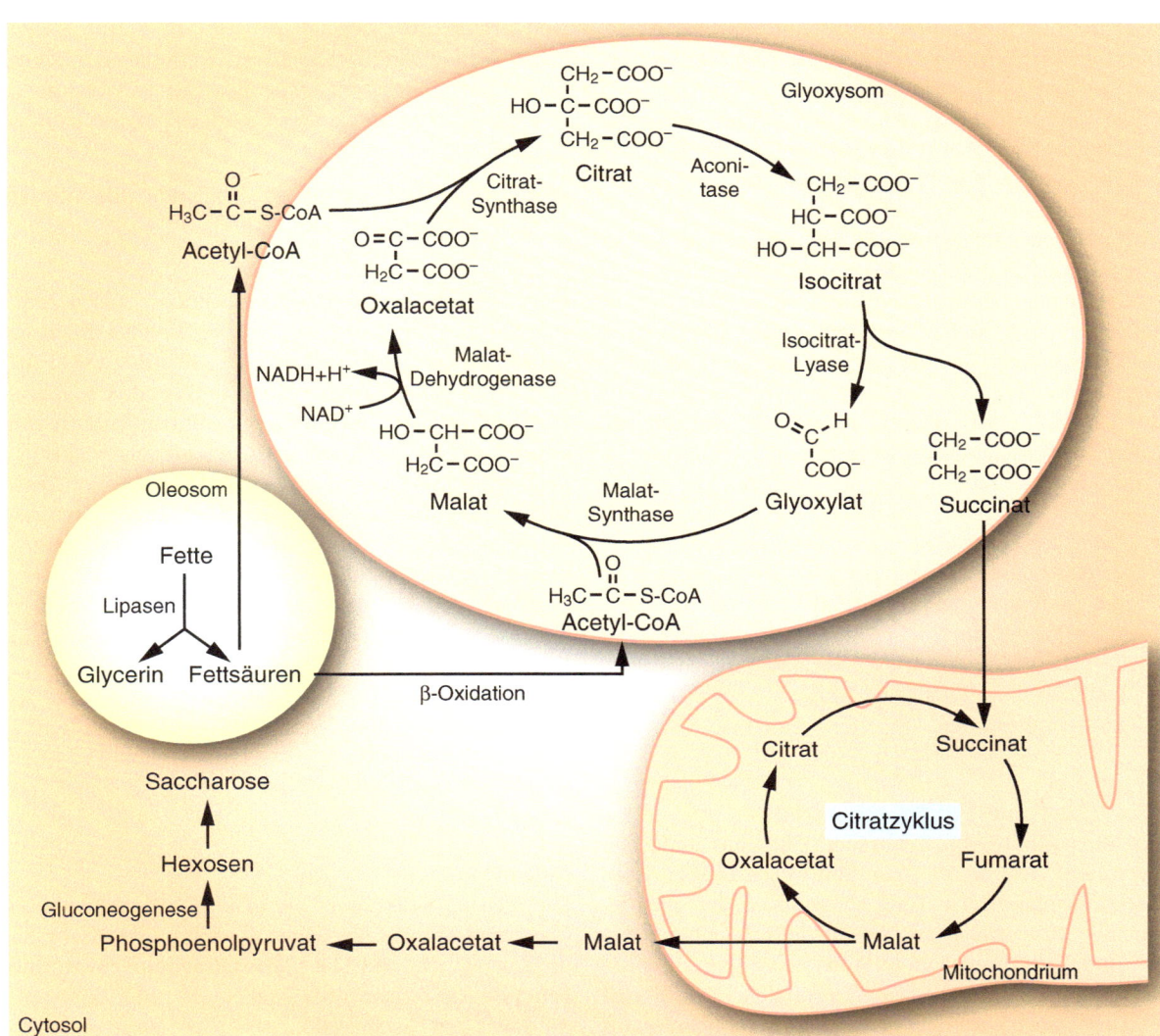

Abb. 4.65 Glyoxylsäurezyklus. Abbau der Fette und Fettsäuren. Die Reaktionen des Glyoxylsäurezyklus in den Glyoxysomen und des Citratzyklus im Mitochondrium laufen gleichzeitig ab und stehen miteinander in Verbindung. Zwischenprodukte werden über das Cytosol zwischen den Kompartimenten ausgetauscht.

4.5.5 Glyoxylsäurezyklus

Pflanzen, die in ihren Samen fette Öle als Reservestoffe speichern, verfügen über einen besonderen Stoffwechselweg, der bei der Keimung den Umbau der Fettsäuren zu Kohlenhydraten ermöglicht. Der Abbau der Fettsäuren erfolgt hier nicht in den Mitochondrien, sondern in spezialisierten Zellorganellen, den **Glyoxysomen**, jedoch liefert der Fettsäureabbau auch in diesem Falle NADH+H$^+$ und Acetyl-CoA. Das Acetyl-CoA wird dabei in einem besonderen Stoffwechselweg, dem Glyoxylsäurezyklus, metabolisiert, der eine Modifikation des Citratzyklus darstellt. Anders als bei diesem wird jedoch hier Isocitrat zu Glyoxylat und Succinat gespalten. Durch Kondensation des entstandenen Glyoxylats mit Acetyl-CoA entsteht unter Abspaltung von CoA Malat, das zu Oxalacetat oxidiert wird. In den Glyoxysomen erfolgt der Abbau der Fettsäuren bis zum Acetyl-CoA in gleicher Reaktionsfolge, wie in den Mitochondrien. Die hierfür benötigten Enzyme zur β-Oxidation der Fettsäuren sind in der Membran der Glyoxysomen lokalisiert.

An der Umwandlung von Fettsäuren zu Kohlenhydraten sind Enzymsysteme beteiligt, die in verschiedenen Zellkompartimenten lokalisiert sind (o Abb. 4.65).

Die Einbeziehung des Glyoxylats ermöglicht also einen zusätzlichen **abgekürzten Reaktionsweg.** Insgesamt wird damit an zwei Stellen Acetyl-CoA in die Reaktionsfolge eingeführt, einmal über den Akzeptor Oxalacetat und zum anderen über Glyoxylat. Dadurch wird ein Überschuss an C$_4$-Verbindungen erzielt, die vor allem für Biosynthesen Verwendung finden können. So kann z. B. über das Succinat aus solchen C$_4$-Körpern Glucose aufgebaut werden. Dazu wird Succinat aus den Glyoxysomen ausgeschleust und in die Mitochondrien aufgenommen. Dort kann es von den entsprechenden Enzymen des Citratzyklus zu Malat umgebaut werden. Malat wird dann von den Mitochondrien in das Zytoplasma ausgeschieden und über Oxalacetat zu Phosphoenolpyruvat umgewandelt. Dieses dient als Ausgangsverbindung für die Neubildung der Glucose (Gluconeogenese, ▶ Kap. 4.5.6, ○ Abb. 4.65).

Auch verschiedene Mikroorganismen, die Acetat, Ethanol oder Fettsäuren als Kohlenstoff-Quelle benutzen, verfügen über die Enzyme des Glyoxylsäurezyklus. Säugetiere und Mensch verfügen nicht über diesen Stoffwechselweg. Sie können Fette nicht in Kohlenhydrate umwandeln. Sie vermögen jedoch andere Verbindungen, z. B. Aminosäuren, zu Glucose umzubauen, sofern beim Metabolismus Pyruvat oder Oxalacetat als Produkte entstehen.

■ MERKE Die Pflanzen verfügen über einen besonderen Reaktionsweg, mithilfe dessen sie in der Lage sind, im Samen gespeicherte Fette in Kohlenhydrate umzuwandeln, um schnell über Energiereserven verfügen zu können. Beteiligt sind dabei neben den speziellen Organellen, den Glyoxysomen, auch die Mitochondrien.

4.5.6 Anabole Stoffwechselwege

Die **Biosynthese** von Zellbestandteilen aus einfachen Vorstufen verläuft oft über Stoffwechselwege, deren Reaktionsfolgen formal als Umkehrung der entsprechenden Abbauwege erscheinen. Jedoch entsprechen sich **katabole** und **anabole Stoffwechselwege** niemals völlig. Einzelschritte, denen reversible Reaktionen zugrunde liegen, können gemeinsam sein. Mindestens einer der Einzelschritte in beiden Stoffwechselwegen verläuft jedoch irreversibel in eine Richtung. Die Biosynthese eines Zellbestandteils ist also nie die einfache Umkehr seines Abbauwegs.

Häufig verlaufen Biosynthese-Reaktionen innerhalb anderer Zellkompartimente als die entsprechenden Abbauwege. So verläuft z. B. die Fettsäuresynthese im Cytosol, der Fettsäureabbau dagegen in den Mitochondrien.

Die Biosyntheseprozesse der Zelle sind immer **energieverbrauchende Reaktionen** und daher stets an die Verfügbarkeit energiereicher Verbindungen wie ATP gebunden. Anabole und katabole Stoffwechselwege werden zwar getrennt reguliert, werden aber durch gemeinsame Regulationsmechanismen der Zelle in einem ausgewogenen Verhältnis gehalten.

Biosynthese von Kohlenhydraten

Die Bildung von Kohlenhydraten ist mengenmäßig der vorherrschende Syntheseprozess in der Biosphäre. Pflanzen erzeugen riesige Mengen an polymeren Kohlenhydraten, überwiegend in Form von Stärke, Cellulose und anderen Polysacchariden. Schlüsselverbindung bei der Biosynthese von Kohlenhydraten ist **Glucose**.

Glucose kann durch zwei wichtige Prozesse gebildet werden:

- durch die Assimilation des Kohlendioxids mithilfe der Photosynthese (▶ Kap. 4.6.1),
- durch Gluconeogenese.

Über die Gluconeogenese wird Glucose aus organischen Verbindungen gewonnen. So können Pflanzen Fettsäuren und Aminosäuren zu Glucose, also Fette und Proteine in Kohlenhydrate umbauen. Da Säugetiere und der Mensch Fettsäuren nicht zur Synthese von Glucose verwenden können, dienen hier als Ausgangsprodukte für die Gluconeogenese Aminosäuren sowie Milchsäure, die unter anaeroben Bedingungen in Muskelzellen gebildet wurde. Für **heterotrophe Organismen** ist die **Gluconeogenese** der einzige Weg zur Eigensynthese von Glucose. In der Hauptsache gewinnen sie Glucose jedoch durch Abbau von Kohlenhydraten, die sie mit der Nahrung aufnehmen.

■ MERKE Autotrophe Organismen können Glucose sowohl über die CO_2-Assimilation als auch über die Gluconeogenese synthetisieren.

Gluconeogenese

Die meisten Reaktionen dieses Biosynthesewegs werden durch Enzyme der Glykolyse katalysiert, und zwar diejenigen, die zwischen **Phosphoenolpyruvat** und **Fructose-1,6-bisphosphat** liegen (▶ Kap. 4.5.2). Jeweils die Start- bzw. Endreaktionen von Glykolyse und Gluconeogenese werden jedoch von Enzymen katalysiert, die für den jeweiligen Stoffwechselweg spezifisch sind. Diese Enzyme katalysieren irreversible Reaktionen und bestimmen die Richtung der Reaktionsfolge, es handelt sich also um **Regulator-Enzyme**.

Die erste Reaktion bei der Gluconeogenese ist die Bildung von **Phosphoenolpyruvat** (○ Abb. 4.66). Sie kann aus energetischen Gründen nicht durch einfache Umkehr der entgegen gerichteten Glykolysereaktion aus Pyruvat und ATP erfolgen, sondern verläuft über mehrere Reaktionsschritte, die teils in den Mitochondrien, teils im Zytoplasma ablaufen.

In den Mitochondrien wird Pyruvat zunächst durch die **Pyruvat-Carboxylase** unter Energieverbrauch zu **Oxalacetat** carboxyliert. Die Aktivität der Pyruvat-Carboxylase wird durch die Konzentration von Acetyl-CoA reguliert. Ist diese hoch, so ist das Enzym aktiv. Bei Abwesenheit von Acetyl-CoA ist es inaktiv. Auf diese Weise sind Fettsäureabbau und Gluconeogenese regulatorisch miteinander verknüpft.

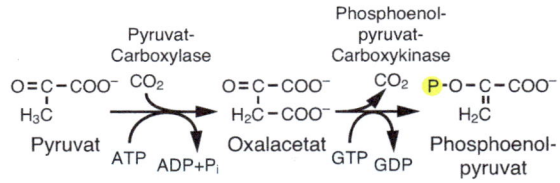

Abb. 4.66 Die ersten Reaktionsfolgen der Gluconeogenese

Oxalacetat wird dann ebenfalls in den Mitochondrien durch NADH+H⁺ zu Malat reduziert. Dies wird aus den Mitochondrien in das Zytoplasma ausgeschleust und dort unter Bildung von NADH+H⁺ zu Oxalacetat rückoxidiert. Malat fungiert hier als Überträger (Carrier) des Wasserstoffs aus den Mitochondrien ins Zytoplasma.

Das Oxalacetat wird schließlich mithilfe der **Phosphoenolpyruvat-Carboxykinase** durch Decarboxylierung und gleichzeitige Phosphorylierung (mit GTP) zu Phosphoenolpyruvat umgesetzt.

Pyruvat + CO$_2$ + ATP + H$_2$O ⇌ Oxalacetat + ADP + P$_i$ + 2 H⁺

Oxalacetat + GTP ⇌ Phosphoenolpyruvat + GDP + CO$_2$

Für die Bildung eines Moleküls Phosphoenolpyruvats müssen also 2 ATP aufgewendet werden. Damit kann die Pyruvatkinasereaktion der Glykolyse thermodynamisch reversibel gestaltet werden, wenn auch über zwei energieverbrauchende Einzelschritte.

Bis zum **Fructose-1,6-bisphosphat** werden die Reaktionsschritte der Gluconeogenese durch die gleichen Enzyme katalysiert wie bei der Glykolyse, da diese Reaktionen reversibel sind. Die Richtung der Reaktion wird nur durch das Verhältnis der Konzentrationen der Reaktionspartner bestimmt.

Die Bildung von **Fructose-6-phosphat** aus Fructose-1,6-bisphosphat wird durch die **Bisphosphofructose-Phosphatase** katalysiert, ein Enzym, das bei der Glykolyse keine Rolle spielt. Es spaltet irreversibel die Phosphatgruppe am C-1 der Fructose ab. Dieses Enzym besitzt mehrere Bindungsstellen für Adenosinmonophosphat (AMP). Seine Aktivität wird durch die AMP-Konzentration allosterisch reguliert. Eine hohe AMP-Konzentration hemmt, eine niedrige steigert die Aktivität des Enzyms. Fructose-6-phosphat wird schließlich reversibel zu **Glucose-6-phosphat** isomerisiert.

Nutzung von Glucose-6-phosphat für Biosynthesen

Glucose-6-phosphat, das der Zelle entweder aus der CO$_2$-Assimilation mithilfe der Photosynthese oder aus den Reaktionen der Gluconeogenese zur Verfügung steht, dient nicht nur der Energiegewinnung, sondern ist Ausgangssubstanz für zahlreiche Synthesen.

Der Pflanze dient Glucose-6-phosphat sowohl als Grundbaustein der Cellulose zum Aufbau ihrer Zellwände als auch zum Aufbau von Stärke als Reservestoff. Pilze und Tiere bauen aus Glucose-6-phosphat dagegen Glykogen als Reservesubstanz auf.

Glucose kann über zwei wichtige Stoffwechselwege für Biosynthesen genutzt werden:

- über den Pentosephosphatweg (▶ Kap. 4.5.2),
- über die Bildung nukleotidgebundener Zucker.

Bei photosynthetisch aktiven Pflanzen dienen auch Zwischenprodukte des Calvinzyklus als Ausgangsprodukt für zahlreiche Biosynthesen.

Bildung nukleotidgebundener Zucker

Zucker können von der Zelle für Biosynthesen nur genutzt werden, wenn sie vorher „aktiviert", d. h. in eine reaktionsfähige Form überführt werden. Ein wichtiger Weg der Aktivierung von Zuckern durch Umwandlung in Nukleosiddiphosphat-Zucker, wie UDP-Zucker, ADP-Zucker, CDP-Zucker und GDP-Zucker. Diese Nukleosiddiphosphatzucker dienen dann der Übertragung der betreffenden Zuckerreste.

Bei Säugetieren werden Zucker ausschließlich über die Bindung an Uridindiphosphat (UDP) aktiviert. Bei Pflanzen und Mikroorganismen spielen neben UDP noch ADP und CDP bei der Übertragung von Zuckern eine gewisse Rolle.

Beim Aufbau der Polysaccharide wird durch entsprechende Enzyme, z. B. **Glykogen-Synthase**, **Amylose-Synthetase** usw., unter Spaltung der energiereichen Bindung des Zuckers an einem Nukleotiddiphosphat ein Zuckermolekül an das andere geknüpft (**Abb. 4.67**).

Bei Säugetieren und Mensch wird die Polymerisation der Glucose zu Glykogen, ebenso wie der Abbau und die Neusynthese von Glucose (Gluconeogenese) durch Hormone wie **Glucagon** und **Adrenalin** reguliert.

Auch bei der Biosynthese von Disacchariden dienen nukleotiddiphosphatgebundene Zucker als Zwischenverbindungen (**Abb. 4.68**).

UDP-Glucose + Fructose-6-phosphat → UDP + Saccharose-6-phosphat

UDP-Galactose + D-Glucose → UDP + Lactose

In der Bindung an Nukleosiddiphosphate können Zucker auch strukturelle Veränderungen erfahren, wie Epimerisierungen:

UDP-Glucose → UDP-Galactose.

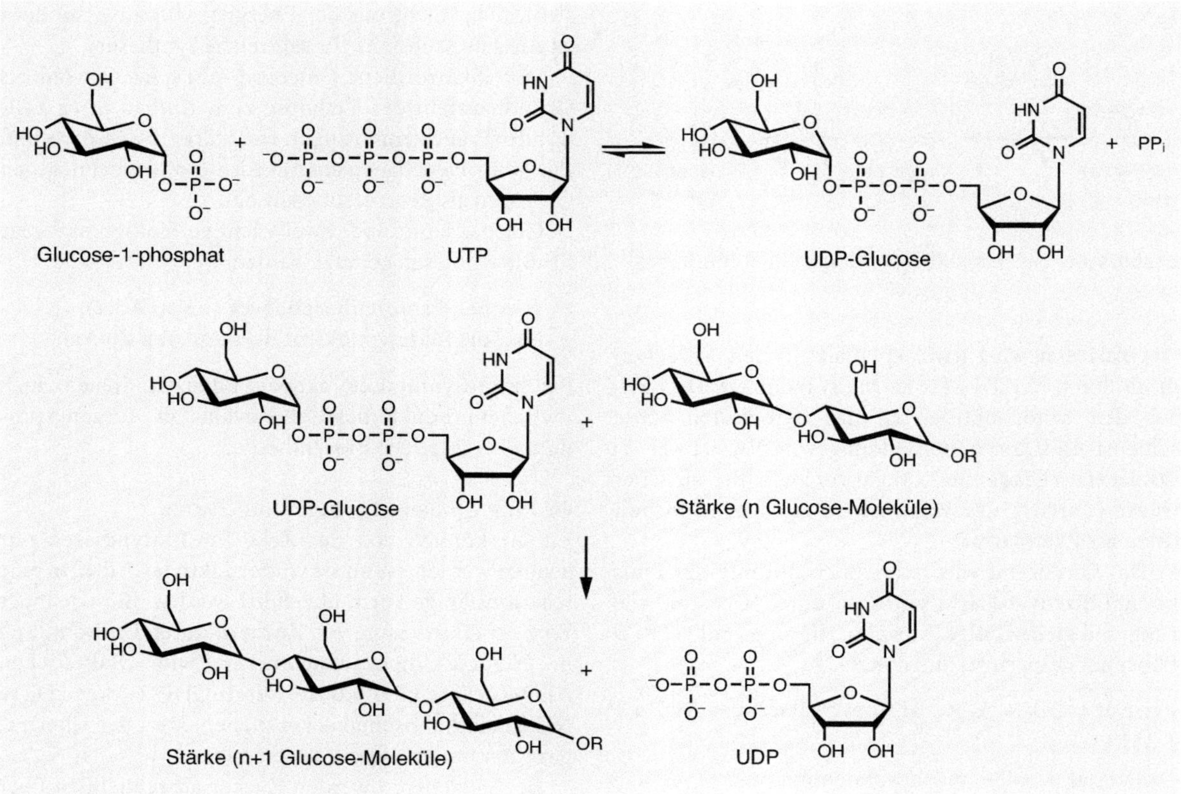

○ **Abb. 4.67** Aufbau der Stärke

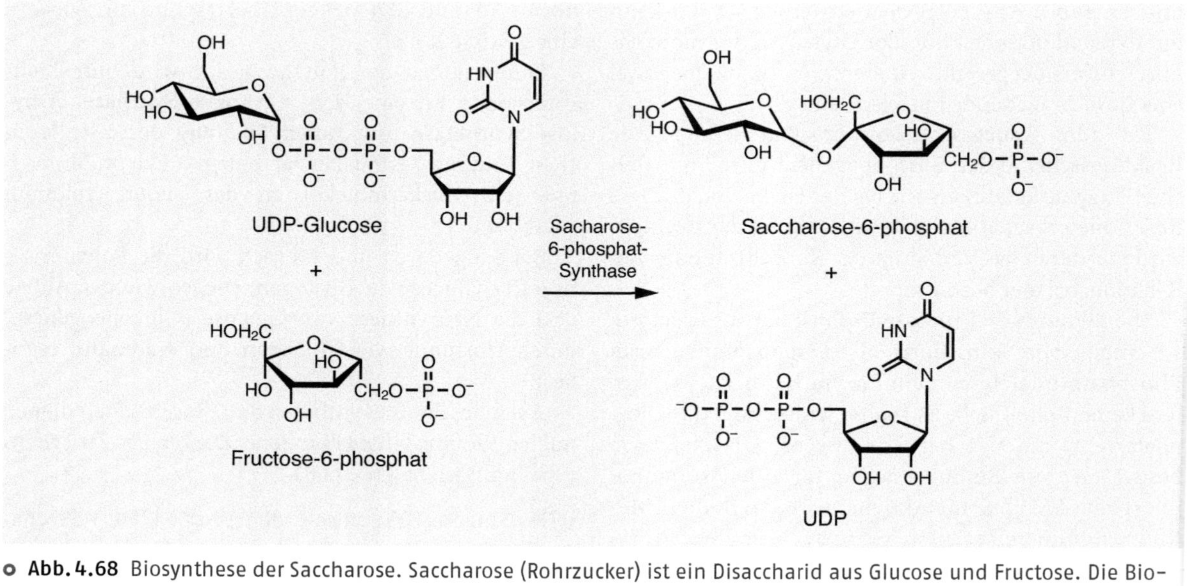

○ **Abb. 4.68** Biosynthese der Saccharose. Saccharose (Rohrzucker) ist ein Disaccharid aus Glucose und Fructose. Die Biosynthese von Saccharose spielt in der Pflanze eine wichtige Rolle. Glykosyldonor ist UDP-Glucose, Akzeptor Fructose-6-phosphat. Dieser Phosphatrest wird anschließend abgespalten.

Zusammenfassung

- Bei Energieüberschuss macht es keinen Sinn, Pyruvat in Richtung Citratzyklus abzubauen. Wird daher ein ATP-Überschuss registriert, wird Pyruvat zunächst durch die Pyruvat-Carboxylase unter Energieverbrauch zu Oxalacetat carboxyliert.

- Oxalacetat wird dann durch NADH+H$^+$ zu Malat reduziert, das aus den Mitochondrien ausgeschleust wird und im Cytosol wieder zu Oxalacetat rückoxidiert wird. Die Phosphoenolpyruvat-Carboxylase decarboxyliert dann das Oxalacetat zu Phosphoenolpyruvat, wobei das Phosphat aus GTP stammt.

- Auf diese Weise wird die Umkehrung der Glykolyse induziert, wobei an einer Stelle ein spezielles Enzym zum Einsatz kommt: die Bisphosphofructose-Phosphatase. Sie spaltet irreversibel die Phosphatgruppe am C1 des Fructose-1,6-bisphosphats ab. Die Bisphosphofructose-Phosphatase ist ein durch AMP allosterisch reguliertes Enzym, das bei hohen AMP-Konzentrationen gehemmt und bei niedrigen AMP-Konzentrationen aktiviert ist.

- Das am Ende dieser Reaktionskette stehende Glucose-6-P ist ein „begehrtes" Zwischenprodukt. Es kann zur Synthese von Cellulose oder zur Synthese von Stärke verwendet werden. Ferner ist es Substrat für die Bildung von nukleotiddiphosphatgebundener Glucose (UDP-, ADP-, CDP-, GDP-Glucose), die in dieser Form vielfältig verstoffwechselt werden kann.

4.5.7 Atmung, Endoxidation

Die Gewinnung von Energie erfolgt bei allen Organismen durch schrittweisen Abbau geeigneter Verbindungen (Assimilate, zugeführte Nährstoffe). Dieser Abbau führt schließlich zur Oxidation des Kohlenstoffs zu CO_2 und einer Abspaltung von Wasserstoff. Dieser wird in Form von Reduktionsäquivalenten NADH+H$^+$ und $FADH_2$ gespeichert und so für den Stoffwechsel verfügbar.

Prinzip der Atmungskette

Bei der Zellatmung wird Sauerstoff mit Wasserstoff zu Wasser reduziert. Diese Reaktion ist sehr stark exergon. Die dabei frei werdende Energie beträgt – 220 kJ.

$$H_2 + \tfrac{1}{2} O_2 \rightarrow H_2O \qquad \Delta G^{\circ\prime} = -220 \text{ kJ/mol}$$

Für eine biochemische Reaktion ist dieser Energiebetrag zu hoch. Er wäre in dieser Form für die Zelle nicht nutzbar. In der Atmungskette werden die Reaktion von Wasserstoff mit Sauerstoff und die damit frei werdende Energie in „Portionen" zerlegt. Der Wasserstoff bzw. die Elektronen werden kaskadenartig über eine Kette von **Redoxkatalysatoren** geführt. Dabei wird die frei werdende Energie auf **Redoxreaktionen verteilt**, bei denen jeweils nur ein kleinerer Energiebetrag freigesetzt wird. Dies ermöglicht auch eine Kopplung mit endergonen Prozessen. Die Energie des Elektronenflusses wird primär dazu genutzt, um H$^+$-Ionen vom Matrixraum durch die innere Mitochondrienmembran zu transportieren (o Abb. 4.69). Dies führt zum Aufbau eines elektrochemischen Potenzials. Die dabei gespeicherte Energie wird sekundär für endergone Reaktionen genutzt, z. B. die Bildung von ATP aus ADP und P_i. Der elektrochemische Gradient von H$^+$-Ionen kann daneben auch für den Transport von Ionen durch die Membran

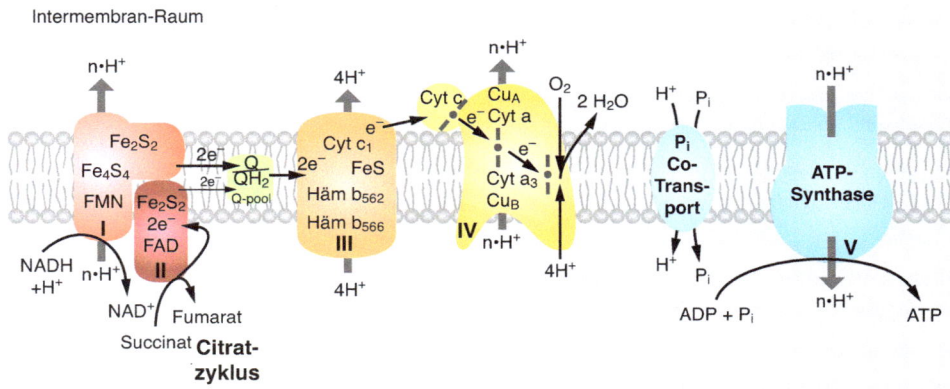

Abb. 4.69 Modellvorstellung zum Bau der inneren Mitochondrienmembran mit den Redoxkomplexen der Atmungskette, der ATP-Synthase und einem Co-Transportsystem für Phosphationen

genutzt werden, z. B. für den Transport von Phosphationen.

> **MERKE** In der Atmungskette wird also der Wasserstoff in einer Kette von Redoxreaktionen zusammen mit seinen Elektronen auf molekularen Sauerstoff übertragen, d. h. Sauerstoff wird reduziert. Diese Reaktionsfolge wird als Atmungskette bezeichnet. Um ein Molekül O_2 zu reduzieren, werden 4 Elektronen benötigt.

Die Atmungskette besteht aus einer Reihe von Proteinkomplexen, die als Komplexe I-IV bezeichnet werden (□Tab. 4.16). Sie wirken als Oxidoreduktasen, als Redoxsysteme, welche Elektronen übertragen können. Ihre Funktion besteht darin, die Elektronen bzw. den Wasserstoff des im Stoffwechsel gebildeten $NADH + H^+$ oder aus anderen Quellen aufzunehmen und über eine Folge von Redoxreaktionen letztendlich auf Sauerstoff als Endakzeptor zu übertragen.

Die elektronenübertragenden Proteinkomplexe sind teilweise integrale, d. h. fest in die Membran eingebundene Bestandteile der inneren Mitochondrienmembran, teilweise fungieren sie als bewegliche Elektronenüberträger. Auch die integralen Membranproteine sind nicht völlig starr in der Membran fixiert. Sie können sich senkrecht zur Membran um ihre Längsachse drehen sowie in der Membran seitlich verschoben werden.

Integrale Bestandteile der inneren Mitochondrienmembran sind die **Komplexe I bis IV**. Drei dieser Komplexe werden der eigentlichen Atmungskette zugeordnet. Es sind dies die **Komplexe I**: NADH: Ubichinon-Oxidoreduktase, **Komplex III**: Ubichinon: Cytochrom-c-Reduktase und **Komplex IV**: die Cytochrom-Oxidase Cytochrom c: O_2-Oxidoreduktase). Zwischen den Komplexen I, III und IV verlaufen die Elektronenübergänge mit großen Redoxpotenzial-Unterschieden. Die dabei frei werdende Energie wird für den Aufbau eines Protonengradienten genutzt. Diese Komplexe katalysieren zwei Prozesse:

- Zum einen den Elektronentransport innerhalb der Membran von Komplex zu Komplex,
- zum anderen wirken sie als Protonenpumpen, indem sie den Transport von Protonen durch die Membran hindurch katalysieren (o Abb. 4.70).

Bei **Komplex II** entfällt wegen des niedrigen Potenzialgefälles zum Ubichinon die Funktion als Protonenpumpe. Er fungiert lediglich als Dehydrogenase (**Succinat-Dehydrogenase**).

Die beiden beweglichen Komponenten der Atmungskette sind **Ubichinon** und Cytochrom c. Diese beiden Redox-Hilfssubstrate dienen als Sammelbecken sowie Überträger für Elektronen resp. Wasserstoff.

Die **Multiproteinkomplexe** der **Atmungskette** enthalten Reaktionszentren mit Flavinen, Eisen-Schwefel-Komplexen und Eisenporphyrinen (Cytochromen).

Im ersten Teil der Atmungskette katalysieren die Redoxsysteme 2-Elektronenübergänge. Vom Ubichinon ab finden 1-Elektronenübergänge statt. Die Reduktionsäquivalente, z. B. $NADH + H^+$ oder $FADH_2$, werden dissoziiert in H^+-Ionen und Elektronen, die durch das Cytochromsystem transportiert werden. Die Cytochrome fungieren als **Elektronenüberträger** durch den Valenzwechsel des Häm-Eisens. Entsprechend den Redoxpotenzialen werden die Elektronen über **Cytochrom b** und Cytochrom c zum **Cytochrom a,a3** trans-

□ **Tab. 4.16** Die Elektronentransportkomplexe der mitochondrialen Atmungskette

Komplex	Trivial- und systematischer Name	H_2-Donor, e^--Donor
I	NADH-Dehydrogenase (NADH:Ubichinon-Oxidoreduktase)	$NADH + H^+$
II	Succinat-Dehydrogenase (Succinat:Ubichinon-Reduktase)	Succinat
III	Cytochrom-bc1-Komplex (Ubichinon:Cytochrom-c-Oxidoreduktase)	Ubihydrochinon
IV	Cytochrom-Oxidase (Cytochrom c:O_2-Oxidoreduktase)	Cytochrom c

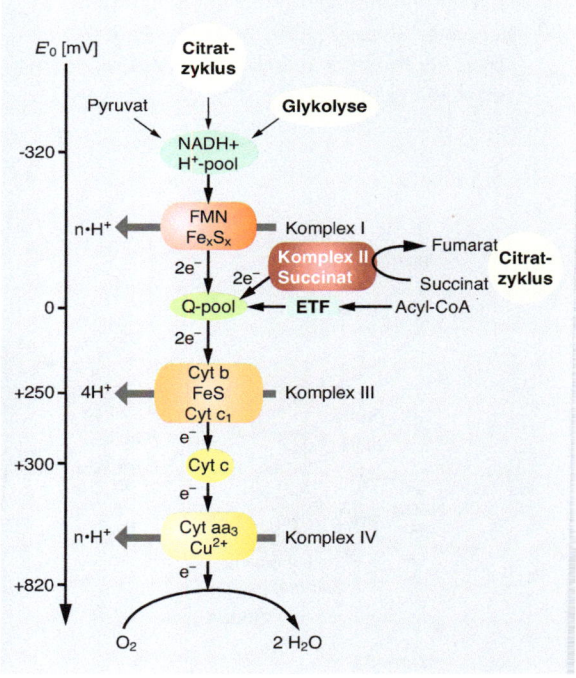

o **Abb. 4.70** Anordnung der Redoxkomplexe der Atmungskette nach deren Redoxpotenzialen mit den wichtigsten Quellen für Reduktionsäquivalente

portiert. Von Letzterem werden sie auf Sauerstoff übertragen.

■ **MERKE** Wie die Elektronentransportkette der Photosynthese, besteht die Atmungskette aus einer Reihe von hintereinander geschalteten Redoxsystemen, über die Wasserstoff bzw. dessen Elektronen von Verbindungen mit negativen Potenzialen zu Verbindungen mit positiven Potenzialen transportiert werden. Ein Teil der dabei frei werdenden Energie kann in der Zelle als ATP gespeichert werden. Die Enzyme der Atmungskette sind alle in oder an der inneren Mitochondrienmembran lokalisiert.

Struktur der Atmungskette

Wasserstoff bzw. Elektronen werden hauptsächlich von $NADH + H^+$ in die Atmungskette eingeschleust.

$NADH + H^+$ dient als Sammelbecken für Wasserstoff bzw. Elektronen aus den verschiedensten Substraten, die durch eine NAD-abhängige Dehydrogenase oxidiert werden. Entsprechend seinem stark negativen Potenzial von –0,32 Volt können von $NADH + H^+$ Wasserstoff bzw. Elektronen auf Flavoproteine im Komplex I übertragen werden.

Der **Komplex I**, die **NADH-Ubichinon-Oxidoreduktase**, übernimmt den Wasserstoff vom $NADH + H^+$ auf seine prosthetische Gruppe Flavin-Adenin-Mononukleotid (FAM) und oxidiert damit $NADH + H^+$ zum NAD^+. Weitere Wirkgruppen des Komplexes sind eine Reihe von **Eisen-Schwefelproteinen**. Ein FeS-Protein ist vermutlich der Elektronendonor zum Ubichinon (Q), welches damit zum **Ubihydrochinon** (QH_2) reduziert wird. Mehrere Untereinheiten des Komplexes durchqueren die Membran. Sie sind wahrscheinlich am Protonentransport durch die Membran beteiligt. $NADH + H^+$ kann nur vom Matrixraum des Mitochondriums aus an den Komplex gebunden und oxidiert werden.

Der **Komplex II**, die **Succinat-Oxidoreduktase**, ist nicht nur ein Enzym der Atmungskette, sondern auch ein Enzym des Citratzyklus. Es ist als einziges Enzym des Citratzyklus fest in die innere Membran des Mitochondriums integriert. Das Enzym trägt, kovalent gebunden, FAD sowie Eisen-Schwefel-Proteine als Wirkgruppen. FAD (Flavin-Adenin-Dinukleotid) dient als Wasserstoffakzeptor. Die Bindungsstelle für Succinat liegt auf der Matrix-Seite der Membran. Die **Succinat-Ubichinon-Oxidoreduktase** überträgt Wasserstoff vom Succinat zum **Ubichinon** (Q) und reduziert es zum **Ubihydrochinon** (QH_2), jedoch wegen des geringen Potenzialunterschiedes zwischen den beiden Reaktionspartnern, ohne Kopplung an einen Protonentransport. Die Reaktion ist deshalb auch reversibel.

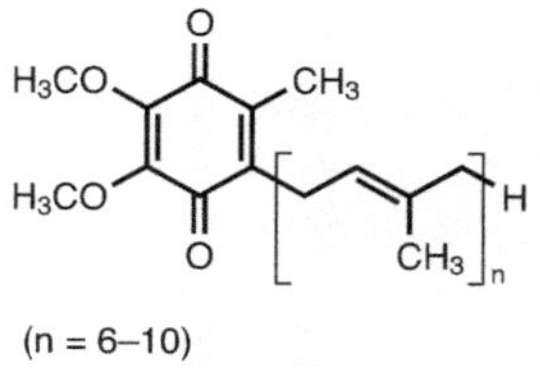

○ **Abb. 4.71** Ubichinon

Das Elektronen übertragende **Flavoprotein** (ETF) besteht aus zwei FAD-haltigen Untereinheiten. Die **Acyl-Dehydrogenase** überträgt Wasserstoff zunächst auf FAD und von dort auf ein Eisen-Schwefel-Protein, die **ETF-Ubichinon-Reduktase**. Diese reduziert dann Ubichinon (Q) zum Ubihydrochinon (QH_2). Auf diesem „Seitenweg" wird Wasserstoff bzw. werden Elektronen aus dem Fettsäureabbau in die Atmungskette eingebracht.

Ubichinon (Coenzym Q) fungiert als Sammelbecken (Pool) für den Wasserstoff, resp. Elektronen, die teils vom $NADH + H^+$, teils vom Succinat, teils vom Fettsäureabbau oder aus anderen Wasserstoffquellen geliefert werden. Ubichinon ist lipophil und in der Lipidschicht der inneren Mitochondrienmembran beweglich. Dies ist wichtig für seine Funktion bei der Wasserstoff- und Elektronen-Übertragung. Es fungiert als mobiler Redoxkatalysator. Der Übertragungsmodus ist der gleiche wie beim Plastochinon in der Photosynthese. Auch Plastochinon ist ein mobiler Elektronenüberträger. Verglichen mit anderen Redoxkomponenten ist Ubichinon etwa im 10–15-fachen Überschuss vorhanden. Ubichinon gehört zur Gruppe der **Polyprenylchinone** (○ Abb. 4.71).

Der **Komplex III**, Ubihydrochinon-Cytochrom-c-Oxidoreduktase, hat als Redoxzentren Cytochrom b mit zwei Häm als prosthetische Gruppen, ein Eisen-Schwefelprotein und ein Cytochrom c_1. Komplex III hat zwei Bindungs- und Reaktionsstellen für Ubichinon (Q). Die eine ist zum Intermembranraum, die andere zum Matrixraum orientiert.

Gibt QH_2 Wasserstoff ab, werden zwei Protonen nach außen gepumpt. Ein Elektron wandert über ein Fe-S-Protein zum Cytochrom c_1, wird von diesem auf Cytochrom c übertragen und verlässt damit den Komplex. Ein weiteres Elektron reduziert Ubichinon (Q) zum Semichinon (Q*). Letzteres nimmt ein Elektron vom Komplex I und 2 H^+ aus dem Matrixraum auf und wird so zum QH_2, dem Substrat von Komplex III. Formal befindet sich ein Elektron immer im zyklischen Umlauf durch das System und ermöglicht so die Mitnahme von zwei Protonen je Elektron, das auf Cytochrom c übertragen wird. Dieser Prozess wird als **Q-Zyklus** bezeichnet (○ Abb. 4.72).

Cytochrom c ist wie Ubichinon ein **Hilfssubstrat** der **Atmungskette**. Es ist ein wasserlösliches Hämprotein,

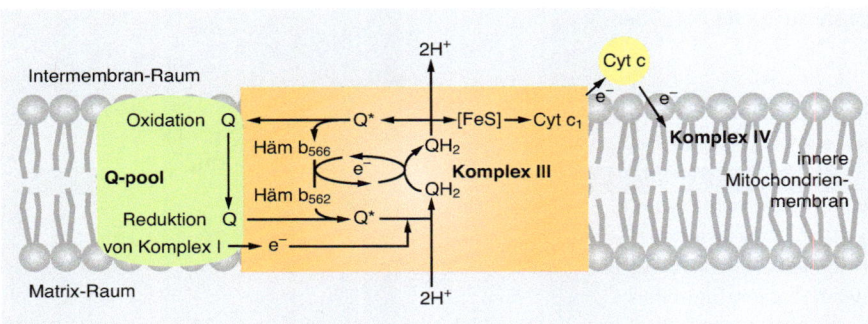

Abb. 4.72 Schema des Q-Zyklus am Komplex III der inneren Mitochondrienmembran. Komplex III hat zwei Bindungsstellen für Coenzym Q (Ubichinon). Eine (Q-Reduktion) liegt nahe der inneren, die andere (Q-Oxidation) nahe der äußeren Grenzfläche der inneren Mitochondrienmembran.

Atmungskettenphosphorylierung (oxidative Phosphorylierung)

Im Zuge des Elektronentransports über die Redox-Systeme der Atmungskette werden Protonen aus dem Matrixraum der Mitochondrien durch dessen innere Membran hindurch in den Intermembranraum transportiert. Die Energie hierfür liefert die bei den Elektronenübergängen frei werdende Redoxenergie. Der hierdurch entstehende Protonengradient wird zur Synthese von ATP durch die ATP-Synthase genutzt. Die beteiligten Komplexe I, III und IV sind also nicht nur Oxidoreduktasen, sondern fungieren auch als Protonenpumpen. Mit der Anreicherung von Protonen im Intermembranraum wird Redoxenergie zum Aufbau eines elektrochemischen Potenzials genutzt.

Die **ATP-Synthase** ist ein integraler Proteinkomplex der inneren Mitochondrienmembran (**Komplex V**). Er besteht aus zahlreichen Untereinheiten mit unterschiedlichen Funktionen. Die ATP-Synthase ermöglicht den Rückfluss der Protonen aus dem Intermembranraum in den Matrixraum der Mitochondrien. An diesen Protonenstrom ist die ATP-Synthese energetisch gekoppelt. Im Zusammenspiel mit den protonenpumpenden Komplexen I, III und IV wird so ein Protonenkreislauf aufrechterhalten.

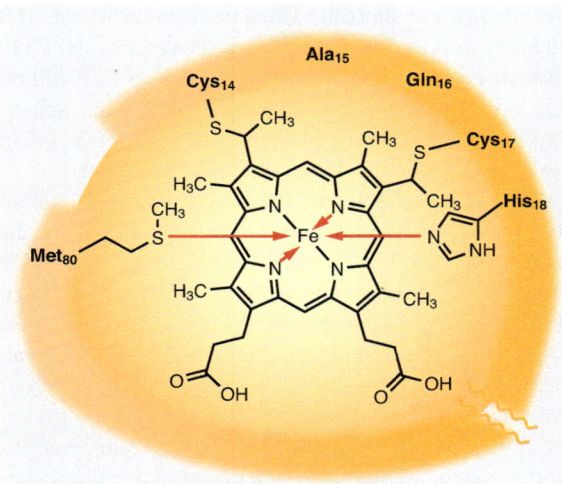

Abb. 4.73 Schema der Bindung von Häm c im aktiven Zentrum von Cytochrom c. Eisenporphyrin sitzt in einer hydrophoben Tasche.

das vornehmlich durch elektrostatische Kräfte an die Intermembranseite der inneren Mitochondrienmembran gebunden ist (Abb. 4.73).

Cytochrom c übernimmt ein Elektron vom Komplex III und überträgt es auf den **terminalen Komplex IV** der Atmungskette, die **Cytochrom-Oxidase**. Dieser Komplex besteht aus 13 Untereinheiten, bildet aber **ein** integrales Membranprotein. Es besitzt eine hochaffine Bindungsstelle für Cytochrom c. Seine Funktion als protonentransportierendes Redoxsystem ist an zwei Untereinheiten gebunden.

Der Komplex enthält **zwei Häm a** und insgesamt **drei Cu-Atome**, wovon zwei am Elektronentransport beteiligt sind. Dieser verläuft vom Cytochrom c über eines der Häm-a-Zentren und Cu_A zum Häm a_3 und Cu_B. Die beiden letzteren bilden ein **Reaktionszentrum**, an dem die Reduktion von molekularem Sauerstoff, dem Endakzeptor, stattfindet. Insgesamt werden vier Elektronen in einzelnen Reaktionsschritten übertragen, sodass am Ende zwei Moleküle Wasser vorliegen.

■ **MERKE** Maximal können von jedem dieser Komplexe vier Protonen pro transportiertem Elektronenpaar durch die Membran gepumpt werden. Die Gesamtleistung der Atmungskette wäre damit 12 H^+. Insgesamt müssen über die ATP-Synthase vier Protonen zurückfließen, damit ein Mol ATP aus ADP und P_i (PO_4^{3-}) entsteht.

Ein Proton wird für den Co-Transport eines Phosphat-Ions aus dem Cytosol in den Matrixraum benötigt. Demnach sollten durch die Oxidation von NADH+H^+ drei ATP gebildet werden Dies wird durch den **P/O-Quotienten** ausgedrückt, der angibt, wie viele Moleküle ATP pro Sauerstoffatom bzw. pro Molekül Wasser gebildet werden. Er dient als Maß für die Energiekonservierung. Der P/O-Quotient bei der **Oxidation von 1 NADH+H^+** beträgt demnach 3.

Wird Wasserstoff von Komplex II oder anderen „Seiteneinstiegen" in die Atmungskette eingebracht, ergibt sich ein P/O-Quotient von 2, d. h. es werden pro Sauerstoffatom nur zwei ATP gebildet.

Eine Absenkung des P/O-Quotienten unter drei kann auch erfolgen, wenn der Protonengradient zum Co-Transport von Ionen oder anderen niedermolekularen Substanzen genutzt wird. Letzteres ist eine weitere wichtige Funktion des Protonengradienten. Zur „Grundausstattung" der Atmungskettenphosphorylierung gehören zwei weitere integrale Membranproteine. Eines davon ist für den Phosphat-Transport, das andere für den ADP/ATP-Austauschtransport verantwortlich.

Die Bildung von ATP aus ADP und anorganischem Phosphat ist ein stark endergoner Prozess.

Bei der Bildung von drei Molekülen ATP durch die **Atmungskettenphosphorylierung** werden etwa 40 % der beim Elektronentransport frei werdenden Energie als chemische Energie für die Zelle nutzbar gemacht. Die Atmungskette ist also ein Prozess, in dem stufenweise Energie freigesetzt und teilweise in die chemische Energie energiereicher Phosphatbindungen überführt wird. Dies wird durch die Kopplung exergoner (NADH-Oxidation) und endergoner (ATP-Bildung) Prozesse ermöglicht.

Der **Gesamtprozess** lässt sich zerlegen in einen **exergonen** Teil:

$NADH + H^+ + ½ O_2 \rightarrow$ $\Delta G^{o'} = -220$ kJ/mol
$NAD^+ + H_2O$

und einen **endergonen** Teil:

$3 ADP + 3 H_3PO_4 \rightarrow$ $\Delta G^{o'} = 3 \times 29{,}3 = 92$ kJ/mol
$3 ATP + 3 H_2O$

Die Oxidation von $NADH + H^+$ kann nur ablaufen, wenn genügend ADP zur Verfügung steht, d. h. wenn ATP verbraucht wird. Über das ADP/ATP-Verhältnis kann der Prozess reguliert werden. Wird viel ATP in der Zelle verbraucht, entsteht ADP, das den Elektronenfluss stimuliert und dabei zu ATP phosphoryliert wird. Ist ADP verbraucht, verlangsamt sich der Elektronenfluss wieder.

Energiebilanz des Zuckerabbaus

Bilanz des aeroben Abbaus der Glucose zu CO_2 und H_2O

Glucose wird durch die Reaktionsfolgen der **Glykolyse**, des **Citratzyklus** und der **Atmungskette** vollständig zu Kohlendioxid und Wasser abgebaut. Für den Gesamtvorgang ergibt sich die Bilanzgleichung:

$C_6H_{12}O_6 + 38 ADP + 38 P_i + 6 O_2 \rightarrow$
$6 CO_2 + 6 H_2O + 38 ATP$

$C_6H_{12}O_6 + 6 O_2 \rightarrow 6 CO_2 + 6 H_2O$ $\Delta G^{o'}$ ca. -2826 kJ/mol

$38 ATP \rightarrow 38 ADP + 38 P_i$ $\Delta G^{o'} = -1160$ kJ/mol

Energieausbeute als ATP   etwa 40 %

Der Gewinn von ATP verteilt sich wie folgt auf die Teilabschnitte des Glucoseabbaus:

Bilanz der Glykolyse
$C_6H_{12}O_6 + 2 NAD^+ + 2 ADP + 2 P_i \rightarrow$
$2 C_3H_4O_3 + 2 NADH + H^+ + 2 ATP$
(Glucose $\rightarrow$ Pyruvat)   **2 ATP**

Der im $NADH + H^+$ gebundene Wasserstoff erbringt bei seiner Oxidation über die **Atmungskette** weitere chemische Energie.

$2 NADH + H^+ + 6 ADP + 6 P_i + O_2 \rightarrow$
$2 NAD^+ + 2 H_2O + 6 ATP$ **6 ATP**

Die beiden Pyruvat-Moleküle werden decarboxyliert und in Acetyl-CoA überführt.

$2 C_3H_4O_3 + 2 NAD^+ + 2 CoA \rightarrow 2$ Acetyl-CoA $+ 2 NADH + H^+ + 2 CO_2$

Diese 2 Mole $NADH + H^+$ erbringen über die Atmungskette: **6 ATP**

Die beiden Acetylreste werden über den Citratzyklus vollständig zu CO_2 abgebaut. Dabei entstehen je 8 Reduktionsäquivalente in Form von 2×3 $NADH + H^+$ und 2×1 $FADH_2$.

Außerdem werden im Citratzyklus gewonnen:
2 GTP

In der Atmungskette entstehen durch die Atmungskettenphosphorylierung daraus:

$6 NADH + H^+ + 18 ADP + 18 P_i + 3 O_2 \rightarrow$ **18 ATP**
$6 NAD^+ + 6 H_2O + 18 ATP$

$2 FADH_2 + 4 ADP + 4 P_i + O_2 \rightarrow$ **4 ATP**
$2 FAD + 2 H_2O + 4 ATP$

Gewinn an chemischer Energie =   **36 ATP**
+   **2 GTP**
entsprechend insgesamt =   **38 ATP**

Insgesamt werden also bei der Glykolyse pro Mol Glucose **2 Mol ATP** und im Citratzyklus **2 Mol GTP** gewonnen. Der weit überwiegende Energiegewinn von **34 Mol ATP** wird durch die Atmungskettenphosphorylierung erzielt.

Bilanz des Fettsäureabbaus am Beispiel der Palmitinsäure (C_{16})

Palmitinsäure (C_{16}) wird in 7 Umläufen durch die Enzyme des Fettsäureabbaus in 8 C_2-Bruchstücke zerlegt, die als Acetylgruppen in 8 Molekülen Acetyl-CoA vorliegen. Bei jedem Umlauf der β-Oxidation werden 4 Wasserstoffatome auf Transportmetaboliten (NAD^+ und FAD) übertragen.

Die Bilanzgleichung für 7 Umläufe beim Abbau der Palmitinsäure lautet somit:

Palmitoyl-CoA + 7 CoA + 7 FAD + 7 NAD^+ + 7H_2O → 8 Acetyl-CoA + 7 $FADH_2$ + 7 NADH + H^+

Bei der β-Oxidation der Fettsäuren wird also kein ATP gebildet.

Die 8 Acetylreste können jedoch über die Reaktionsfolgen des Citratzyklus weiter abgebaut werden. Dabei entstehen Coenzym-gebundener Wasserstoff und GTP. Dies ergibt:

8 $FADH_2$ + 24 NADH + H^+ + 8 GTP

β-Oxidation und Citratzyklus erbringen also pro Mol Palmitinsäure

15 $FADH_2$ + 31 NADH + H^+ + 8 GTP

Über die Atmungskettenphosphorylierung ergeben

$FADH_2$ = 15 × 2 ATP =	30 ATP
NADH + H^+ = 31 × 3 ATP =	93 ATP
	123 ATP
+ 8 GTP entsprechend	8 ATP
	131 ATP

131 Mol ATP ergeben bei ihrer Hydrolyse etwa **4000 kJ** unter Standardbedingungen.

Atmungsquotient

Bei der Atmung finden charakteristische Gasaustauschvorgänge statt. O_2 wird aus der Atmosphäre aufgenommen und CO_2 an die Atmosphäre abgegeben.

■ **MERKE** Bei der Veratmung von Glucose ist das Verhältnis von abgegebenem CO_2 zu aufgenommenem O_2 = 1. Dieses Verhältnis von CO_2/O_2 wird als Atmungsquotient (respiratorischer Quotient, Atmungskoeffizient) bezeichnet.

$C_6H_{12}O_6 + 6\,O_2 \rightarrow 6\,H_2O + 6\,CO_2$ Atmungsquotient = 1

Bei der Veratmung von Fetten ist der Atmungsquotient etwa 0,7, da Fettsäuren sauerstoffärmere Verbindungen

Zusammenfassung

■ Der Abbau von Nahrungs- und Reservestoffen zur Energiegewinnung durch Atmung vollzieht sich in vier Stufen.

1. Zunächst werden die Makromoleküle – Kohlenhydrate, Fette, Proteine – in ihre Grundbausteine, z. B. Hexosen, Pentosen, Fettsäuren, Aminosäuren zerlegt.
2. Auf unterschiedlichen Abbauwegen – Glykolyse, β-Oxidation der Fettsäuren, oxidativer Abbau der Aminosäuren – werden diese Grundbausteine in der Hauptsache zu C_2-Körpern, zur „aktivierten Essigsäure" (Acetyl-CoA) abgebaut. Diese vorbereitenden Vorgänge bringen der Zelle jedoch noch keinen großen Energiegewinn.
3. Auf der dritten Stufe des Abbaus, dem Citratzyklus, wird der C_2-Körper vollständig zu CO_2 oxidiert. Der wesentliche Vorgang in der Reaktionsfolge des Citratzyklus ist die Oxidation des Acetylrests zu CO_2 und die Speicherung der dabei frei werdenden Wasserstoffatome in stabilen Transportmetaboliten, NADH + H^+ und $FADH_2$. Auch bei diesen Reaktionsfolgen erzielt die Zelle noch keinen nennenswerten Gewinn an chemischer Energie (als ATP).
4. Erst in der 4. Stufe, der Atmung, wird die Potenzialdifferenz zwischen Wasserstoff und Sauerstoff zur Synthese von ATP und damit zur Gewinnung chemischer Energie genutzt. Über eine Elektronentransportkette, die Atmungskette, wird das stark elektronegative Potenzial des Wasserstoffs durch Transport über Redoxpaare stufenweise erniedrigt. Die dabei freigesetzte Energie wird der Zelle teilweise in Form von ATP erhalten. Schließlich reagiert Wasserstoff mit Sauerstoff zu Wasser.

■ Zur Aufrechterhaltung der lebensnotwendigen Energiegewinnung durch Atmung muss eine ausreichende Sauerstoffversorgung der Zellen und Gewebe von aerob lebenden Tieren und Pflanzen gewährleistet sein.

■ Bei Säugetieren dient hierzu das Kapillarsystem der Blutbahnen, über das Sauerstoff gebunden an Hämoglobin an die Zellen heran- und CO_2 abgeführt wird.

■ Bei Pflanzen dient hierzu der Luftraum des Interzellularsystems, das die Parenchyme der Pflanze durchzieht.

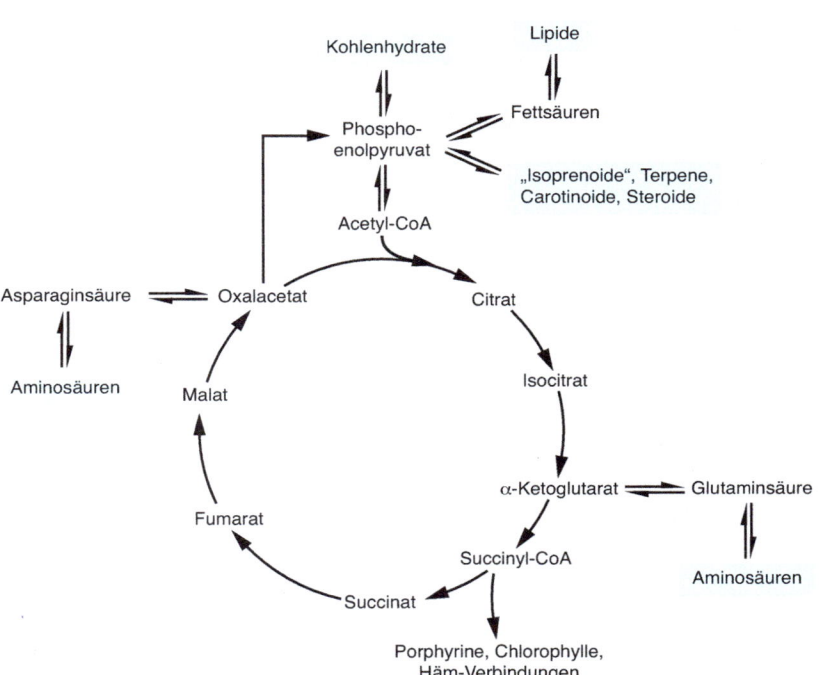

Abb. 4.74 Der Citratzyklus als Sammelbecken des Stoffwechsels

sind als Glucose. Bei ihrem Abbau muss aus der Atmosphäre mehr Sauerstoff aufgenommen werden, als CO_2 abgegeben wird.

Der Atmungsquotient bei der Veratmung von Proteinen liegt bei 0,8.

Pflanzen können Energie auch durch Abbau und Veratmung von organischen Säuren, z. B. Oxalsäure gewinnen. Diese sind sauerstoffreicher als Glucose. Zu ihrer Oxidation muss daher weniger Sauerstoff aus der Atmosphäre aufgenommen werden als CO_2 abgegeben wird. Die Werte für den Atmungsquotienten können deshalb über 1,0 liegen.

4.5.8 Anaplerotische Reaktionen

Zwischenprodukte des Citratzyklus dienen als Vorstufen für die Biosynthese zahlreicher Verbindungen. Zum Beispiel werden α-Oxoglutarat und Oxalacetat als Vorstufen für die Biosynthese einiger Aminosäuren, u. a. der beiden wichtigen Aminosäuren Glutaminsäure und Asparaginsäure benötigt (o Abb. 4.74).

Succinat wird zur Biosynthese von Porphyrin aus dem Reaktionszyklus entfernt. Dem Citratzyklus werden auf diese Weise Zwischenprodukte für biosynthetische Zwecke entzogen. Da der Kreisprozess durch dieses Ausschleusen von Zwischengliedern nicht fortgesetzt werden könnte, muss ein Weg existieren, auf dem eine Nachlieferung entsprechender Zwischenglieder ermöglicht wird.

Tatsächlich kennt man besondere enzymatische Reaktionsschritte, **anaplerotische Reaktionen** (Auffüll-

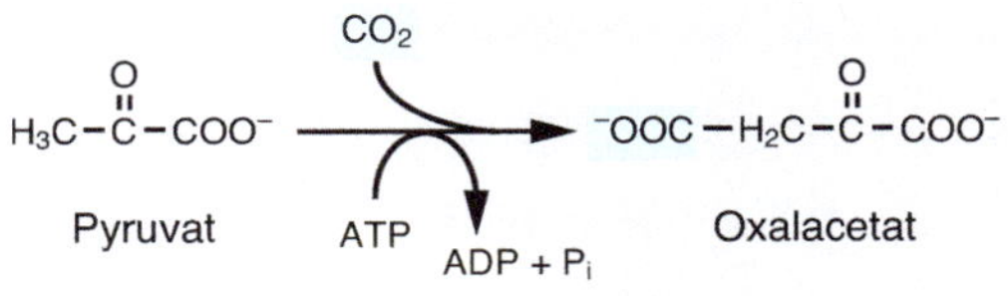

Abb. 4.75 Carboxylierung von Pyruvat zu Oxalacetat durch die Pyruvat-Carboxylase

reaktionen), durch die Zwischenprodukte des Citratzyklus gebildet werden können. An erster Stelle ist dabei die Carboxylierung von Pyruvat durch die **Pyruvat-Carboxylase** zu nennen (o Abb. 4.75).

Pyruvat + CO_2 + ATP ⇄ Oxalacetat + ADP + P_i

Die Pyruvat-Carboxylase ist eine **Ligase**. Sie ist in Mitochondrien lokalisiert und enthält Biotin als Wirkgruppe. Bei der Reaktion vom Pyruvat zum Oxalacetat wird Biotin unter ATP-Verbrauch mit CO_2 beladen. Diese „aktivierte Kohlensäure" (aktiviertes C-1) reagiert anschließend mit Pyruvat unter Bildung von Oxalacetat. Dabei wird pro Mol Oxalacetat ein Mol ATP verbraucht. Die Aktivität der Pyruvat-Carboxylase wird durch Acetyl-CoA allosterisch reguliert. Biotin wird nur dann carboxyliert, wenn Acetyl-CoA im Überschuss vorhanden ist und entsprechend an das Enzym bindet.

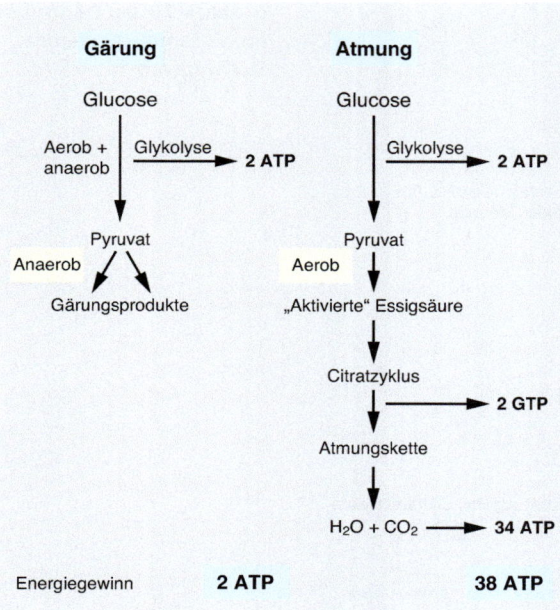

o Abb. 4.76 Vergleich Gärung – Atmung

o Abb. 4.77 Schema des Endschritts der Milchsäuregärung

- Merke Anaplerotische Reaktionen dienen dazu, Defizite in Kreisprozessen auszugleichen, wenn Zwischenprodukte abgezogen und so Stöchiometrien gestört werden.

4.5.9 Energiegewinnung durch Gärung

Bei den Vorgängen der Atmung wird Energie aus organischen Molekülen durch deren vollständige Oxidation und der Übertragung der Elektronen auf den Sauerstoff als Endakzeptor gewonnen. Dabei werden die organischen Moleküle vollständig zu Wasser und Kohlendioxid oxidiert.

Gärungen verlaufen demgegenüber ohne Sauerstoff, also anaerob. Auch hierbei werden organische Moleküle oxidiert. Die Elektronen werden jedoch im Gegensatz zur Atmung nicht auf Sauerstoff, sondern auf andere organische Moleküle als Akzeptoren übertragen. Die Ausgangsverbindungen für die Gärung werden nicht vollständig abgebaut, d. h. die Energie, die sie enthalten, kann nur zum Teil freigesetzt und zur Phosphorylierung von ADP zu ATP genutzt werden. Daher ist die Ausbeute an chemisch gebundener Energie bei Gärungsprozessen bedeutend geringer als bei der Atmung (o Abb. 4.76).

Das wichtigste Substrat für die Gärung ist Glucose. Einige Mikroorganismen können jedoch auch andere Zucker sowie Aminosäuren und Fettsäuren vergären. Der anaerobe Abbau der Glucose verläuft über die Reaktionsschritte der Glykolyse und wird durch die gleichen Enzyme katalysiert. Es handelt sich also, bis auf das Endprodukt und die abschließenden Reaktionen, um den gleichen Stoffwechselweg. Bei der Glykolyse wird Glucose zu Pyruvat abgebaut. Dabei werden **pro Mol Glucose 2 Mol ATP** und **2 Mol NADH + H$^+$** gewonnen (▶ Kap. 4.5.2).

Milchsäuregärung

Bei der Milchsäuregärung dient der **Wasserstoff** des NADH + H$^+$ zur **Reduktion** des entstandenen **Pyruvats** zu Lactat. Pyruvat wird in diesem Fall nicht decarboxyliert, sondern dient als Akzeptor für den Wasserstoff. Die Reduktion wird durch die **Lactat-Dehydrogenase (LDH)**, eine **Oxidoreduktase**, katalysiert (o Abb. 4.77). Es muss festgehalten werden, dass die Reduktionsäquivalente NADH + H$^+$ schon beim Abbau der Glucose zu Pyruvat entstehen. Der Reaktionsschritt dient somit der unabdingbaren Regeneration von NAD$^+$, das nicht aerob über die Atmungskette verwendet werden kann. Ohne verfügbares NAD$^+$ würde die Glykolyse zum Stillstand kommen.

Es entstehen also bei der Milchsäuregärung **aus einem Molekül Glucose zwei Moleküle Milchsäure und zwei Moleküle ATP**. Die Bildung der Milchsäuregärung lautet:

$$C_6H_{12}O_6 + 2\,P_i + 2\,ADP \rightarrow 2\,C_3H_6O_3 + 2\,ATP$$

Bei der Hydrolyse von 2 Mol ATP werden etwa 14 kcal freigesetzt ($\Delta G^{\circ\prime} = 58$ kJ).

Die Energieausbeute der Milchsäuregärung ist somit sehr gering, verglichen mit dem vollständigen Abbau der Glucose zu CO$_2$ und Wasser via Citratzyklus und Atmungskette.

Zur Milchsäuregärung sind zahlreiche Bakterien befähigt. Einige davon werden zur Milchveredelung, z. B. der Joghurtherstellung, oder zur technischen Gewinnung von Milchsäure genutzt. Milchsäurebakterien (▶ Kap. 7.3.5) sind obligate Milchsäuregärer und obligat anaerob.

Zellen von höheren Pflanzen und von Säugetieren sind bei Sauerstoffmangel ebenfalls zur Milchsäuregärung in der Lage. Bei höheren Pflanzen ist dieser Vorgang von untergeordneter Bedeutung. Sehr wichtig ist die Milchsäurebildung jedoch bei Säugetieren. Säuger vergären Glucose vor allem in den Muskeln zu Milchsäure, wenn bei intensiver körperlicher Arbeit die Sauerstoffversorgung der Muskelzellen zur aeroben Energiegewinnung nicht ausreicht. Ein großer Teil der in

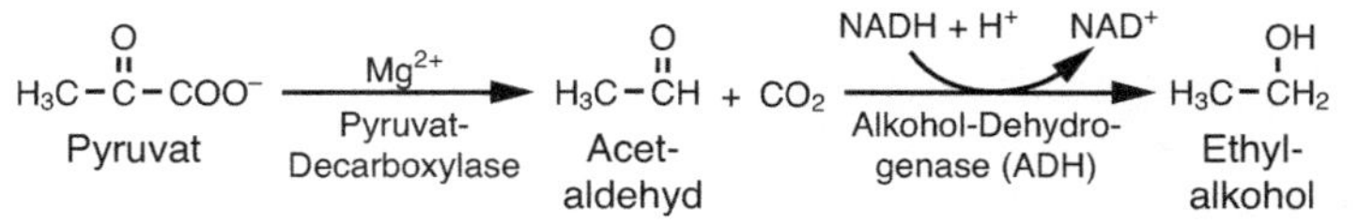

Abb. 4.78 Die Endschritte der alkoholischen Gärung

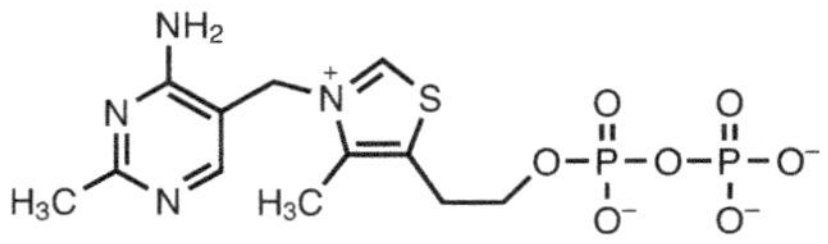

Abb. 4.79 Thiaminpyrophosphat (TPP)

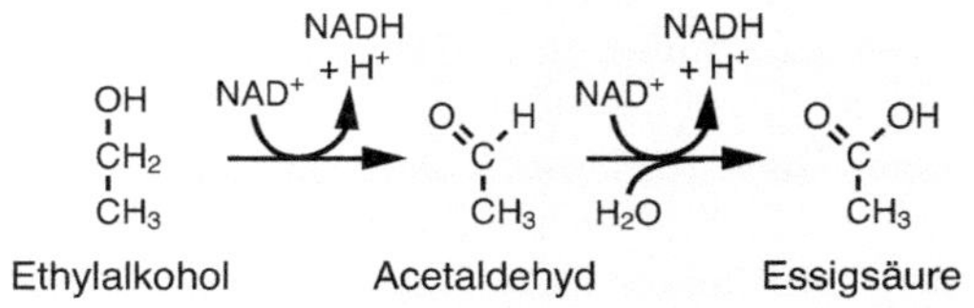

Abb. 4.80 Die Oxidation von Ethylalkohol zu Essigsäure – Essigsäuregärung

den Muskelzellen gebildeten Milchsäure gelangt über die Blutbahn in die Leber und wird dort zu CO_2 und H_2O abgebaut oder dient zur **Neusynthese** von **Glucose** (**Gluconeogenese**).

Zellen von Pflanzen und Tieren können also fakultativ anaerob sein. Bei schlechter Sauerstoffversorgung vermögen sie für eine gewisse Zeit die Energie für ihren Zellstoffwechsel aus anaeroben Prozessen zu gewinnen. Bei genügender Sauerstoffzufuhr stellen sie ihren Stoffwechsel auf Atmung um. In Pflanzen können im Lauf des anaeroben Stoffwechselgeschehens eine ganze Anzahl von verschiedenen Endprodukten auftreten, neben **Milchsäure** und **Oxalsäure, Äpfelsäure, Weinsäure, Citronensäure.**

Alkoholische Gärung

Bei der alkoholischen Gärung wird zunächst **Pyruvat zu Acetaldehyd decarboxyliert**. Dieser dient als Wasserstoffakzeptor und wird durch NADH+H$^+$ zu Ethylalkohol reduziert. Die beteiligten Enzyme sind **Pyruvat-Decarboxylase** und **Alkohol-Dehydrogenase** (o Abb. 4.78). Coenzym der Pyruvat-Decarboxylase ist das **Thiaminpyrophosphat** (o Abb. 4.79).

Bei der **alkoholischen Gärung** entstehen aus einem **Mol Glucose zwei Mol Ethylalkohol** und **zwei Mol** CO_2. Dabei wird chemische Energie in Form von **zwei Mol ATP** gewonnen. Das bei der Oxidation von Glycerinaldehyd-3-phosphat gebildete NADH+H$^+$ wird bei der Reduktion des Acetaldehyds zu Ethanol wieder zu NAD$^+$ regeneriert.

Die Bilanz der alkoholischen Gärung lautet:

$C_6H_{12}O_6 + 2\,P_i + 2\,ADP \rightarrow 2\,C_2H_5OH + 2\,CO_2 + 2\,ATP$

Die Energieausbeute ist damit die gleiche wie bei der Glykolyse oder der Milchsäuregärung, da bei all diesen Prozessen die gleichen enzymatischen Reaktionen zur Gewinnung von ATP genutzt werden.

Ethylalkohol ist das Endprodukt des anaeroben Glucoseabbaus verschiedener Hefen. Auch andere Pilze und höhere Pflanzen können unter anaeroben Bedingungen Ethylalkohol bilden. Hefen sind nur fakultativ anaerob. Bei ausreichender Sauerstoffversorgung können sie Glucose aerob zu CO_2 und Wasser abbauen. Durch Anwesenheit von Sauerstoff wird die Gärung der Hefe gehemmt. Diese Erscheinung wird als **Pasteureffekt** bezeichnet und lässt sich auch bei pflanzlichen und tierischen Zellen beobachten.

Die ethanolische Gärung unter Sauerstoffmangel stellt also eine Anpassung des Stoffwechsels auf veränderte Umweltbedingungen dar. Die Zelle stellt von optimaler Energiegewinnung auf einen „Sparumsatz" um, dessen Energiegewinnung noch zur Aufrechterhaltung von wichtigen Zellfunktionen ausreicht, jedoch kaum noch Vermehrungswachstum ermöglicht.

■ **MERKE** Die Alkohol-Dehydrogenase hat eine geringe Substratspezifität. Sie katalysiert auch die Bildung von Methanol.

Essigsäuregärung

Ethylalkohol kann von einigen Bakterien, vor allem der Gattung *Acetobacter* zu Essigsäure oxidiert werden. Obwohl dieser Prozess unter Sauerstoffaufnahme abläuft und Sauerstoff dabei als Endakzeptor für Wasserstoff dient, wird er aus historischen Gründen auch heute noch als Essigsäuregärung bezeichnet. Im strengen Sinne ist diese Reaktionsfolge keine Gärung.

$CH_3 - CH_2OH + O_2 \rightarrow CH_3 - COOH + H_2O$

Dem Ethylalkohol wird dabei in zwei Dehydrierungsschritten Wasserstoff entzogen und dieser auf NAD$^+$ übertragen.

Die erste Dehydrierungsreaktion ist formal eine Umkehr der Ethanolbildung. Es entsteht Acetaldehyd, der in einem weiteren Schritt zu Essigsäure oxidiert wird (o Abb. 4.80).

Der an NADH + H⁺ gebundene Wasserstoff wird über die Atmungskette auf Sauerstoff übertragen. Die Energieausbeute bei der Essigsäuregärung ist deshalb mit $\Delta G°' = 240$ kJ/mol höher als bei anaeroben Abbauvorgängen. Obwohl hier also Sauerstoff mit Wasserstoff zu Wasser reagiert, unterscheidet sich die Essigsäuregärung von der Atmung durch das Fehlen des Abbaus des Acetats, der bei der Atmung im Citratzyklus stattfindet. Essigsäurebakterien können damit die im Acetat noch vorhandene Energie nicht weiter nutzen.

Neben alkoholischer Gärung und Milchsäuregärung sind eine Reihe weiterer Gärungsprozesse bekannt: **Buttersäuregärung, Propionsäuregärung, Bernsteinsäuregärung** u. a.

Zusammenfassung

- Gärprozesse laufen ohne Sauerstoff ab, sodass die zur Reduktion bereitgestellten Elektronen auf andere organische Moleküle übertragen werden müssen. Die Energieausbeute ist deutlich geringer als bei der Atmung.

- Wichtige Gärprozesse sind die Milchsäure-, die alkoholische und die Essigsäuregärung. Die ersten beiden Prozesse liefern pro Mol Glucose jeweils 2 Mol ATP.

- Bei der Essigsäuregärung handelt es sich streng genommen nicht um einen Gärprozess, da hier Ethanol mithilfe von O_2 zu Essigsäure oxidiert wird.

- Die in Form von NADH + H⁺ gebildeten Reduktionsäquivalente werden in der Atmungskette zur Reduktion von O_2 verwendet.

4.6 Pflanzliche und bakterielle Stoffwechselprozesse

4.6.1 Photosynthese – die Assimilation des Kohlenstoffs

Die wichtigste **Energiequelle** für das Leben auf der Erde ist die **Sonne**. Ohne ständige Energiezufuhr in Form von Sonnenlicht wäre auf der Erde kein Leben möglich. Das Sonnenlicht ist nicht nur unmittelbare Energiequelle für die grünen Pflanzen und andere photosynthetisierenden Organismen, sondern aufgrund der Nahrungskette letzten Endes auch die Energiequelle für nahezu alle heterotrophen Organismen. Zur Photosynthese, d. h. zur Umwandlung von Sonnenenergie in chemische Energie, sind zahlreiche Organismen befähigt, so die höheren Pflanzen, Grün-, Rot- und Braunalgen, schließlich Kieselalgen und Blaualgen und weiterhin noch zahlreiche Bakterienarten, z. B. Chlorobakterien und Purpurbakterien. Bei der Photosynthese wird die von der Sonne in Form von Licht ausgestrahlte Energie in chemische Energie umgewandelt. Diese chemische Energie kann dann von den Organismen im eigenen Stoffwechsel genutzt werden. Jährlich werden mehr als 10^{10} **Tonnen Kohlendioxid** mithilfe der Photosynthese in Kohlenhydrate und andere organische Verbindungen assimiliert. In den autotrophen Pflanzen wird die Lichtenergie hauptsächlich dazu benutzt, um aus Kohlendioxid und Wasser Glucose herzustellen. Der Gesamtvorgang (Ausnahme: Bakterien) lässt sich mit der Gleichung

$$6\,CO_2 + 6\,H_2O \rightarrow C_6H_{12}O_6 + 6\,O_2$$

beschreiben.

Dieser Prozess ist in der Summe gesehen die **Umkehr der Glucoseoxidation**. Es handelt sich dabei um die Reduktion von CO_2 mithilfe des Wassers bzw. des durch Spaltung des Wassers gewonnenen Wasserstoffs (**Photolyse**). Zur Photosynthese befähigte Bakterien können an Stelle von Wasser andere Verbindungen zur Reduktion des Kohlendioxids heranziehen, z. B. **Schwefelwasserstoff** oder einige organische Substanzen. Für alle Photosynthesevorgänge lässt sich daher die allgemeine Gleichung formulieren.

$$12\,H_2X + 6\,CO_2 \rightarrow (C_6H_{12}O_6) + 6\,H_2O + 12\,X$$

Der von den grünen Schwefelbakterien als Wasserstoffquelle benutzte Schwefelwasserstoff wird zu Schwefel oxidiert. Purpurbakterien können Isopropylalkohol als Wasserstoffquelle nutzen. Dieser wird dabei zu Aceton oxidiert.

Die photosynthetische Assimilation von CO_2 setzt sich aus zwei Teilprozessen zusammen:

- Aus Reaktionen, die nur bei Lichteinstrahlung ablaufen können, den sogenannten Lichtreaktionen,
- und aus Reaktionen, die auch ohne Lichteinstrahlung ablaufen können, den sogenannten Dunkelreaktionen.

Die lichtabhängigen Reaktionen dienen der Umwandlung von Lichtenergie in chemische Energie in Form von ATP und in Reduktionsäquivalente in Form von NADPH + H⁺.

$$\text{Wasser} + NADP^+ + P_i + ADP \rightarrow \text{Sauerstoff} + NADPH + H^+ + ATP$$

Während der Lichtreaktion wird dem Wasser der Wasserstoff entzogen (Photolyse des Wassers) und auf $NADP^+$ übertragen, dabei wird Sauerstoff frei. Gleichzeitig wird aus ADP und anorganischem Phosphat (P_i) ATP gebildet (Photophosphorylierung). Die so gewonnene energiereiche Verbindung ATP und das NADPH+H⁺ können nun in lichtunabhängigen Reaktionen (Dunkelreaktionen) zur Reduktion von Kohlendioxid und zur Synthese von Glucose dienen (o Abb. 4.81). NADPH+H⁺ wird dabei zu NADP⁺ oxidiert und ATP wird in ADP und Phosphat (P$_i$) gespalten.

6 CO_2 + 12 NADPH+H⁺ + 18 ATP → ($C_6H_{12}O_6$) + 12 NADP⁺ + 18 ADP + 18 P$_i$ + 6 H_2O

Photosynthesepigmente (Photorezeptoren)

Die Wellenlänge des sichtbaren Lichts umfasst den Bereich von 390–760 nm, also von violett bis dunkelrot. Voraussetzung für die Umwandlung von Strahlungsenergie in chemische Energie ist das Vorhandensein geeigneter **Pigmente**, die Licht bestimmter Wellenlänge absorbieren können. Wichtige Photorezeptoren sind die **Chlorophylle** (o Abb. 4.82). Höhere Pflanzen enthalten in ihren photosynthetisch aktiven Zellen die **Chlorophylle a und b**. In Braun- und Kieselalgen kommt noch **Chlorophyll c** vor, in Rotalgen **Chlorophyll d**. Alle Chlorophylle besitzen in ihren Molekülen zahlreiche konjugierte Doppelbindungen und können daher sichtbares Licht absorbieren.

■ **MERKE** Grundkörper aller Chlorophylle ist Porphyrin. Über die vier Stickstoffatome der Pyrrolringe ist ein Mg²⁺-Ion komplex eingebunden. Eine lange, hydrophobe Seitenkette, das Phytol, ist esterartig an einen Pyrrolring des Chlorophyllmoleküls gebunden. Die Chlorophylle absorbieren insbesondere blaue und rote Strahlung, wobei die rote Strahlung für die Photoreaktionen am wichtigsten ist.

Die Absorptionsmaxima von **Chlorophyll a liegen bei 430 nm und 662 nm**, die von **Chlorophyll b** bei **453 bzw. 642 nm** (in Ether). Chlorophyll a ist in Etherlösung blaugrün, Chlorophyll b gelbgrün gefärbt (o Abb. 4.83). In der Zelle, assoziiert mit Proteinen und eingebettet in die Thylakoidmembran des Chloroplasten, zeigen die Chlorophylle andere Absorptionsmaxima. Weitere wichtige Photosynthesepigmente sind **Carotinoide** und **Phycobiline** (□ Tab. 4.17).

Den Pigmenten, den Photorezeptoren, fallen unterschiedliche Aufgaben bei der Photosynthese zu. Je nach ihrer Funktion kann man **primäre und sekundäre (akzessorische) Photosynthesepigmente** unterscheiden.

Primäre Photosynthesepigmente sind Chlorophyll a und Bacteriochlorophyll a. Diese können, bedingt durch ihre Struktur, sichtbare Strahlung spezifisch absorbieren und damit verbunden in definierte Anregungszustände übergehen. Des Weiteren können sie Anregungsenergie von **akzessorischen Pigmenten**

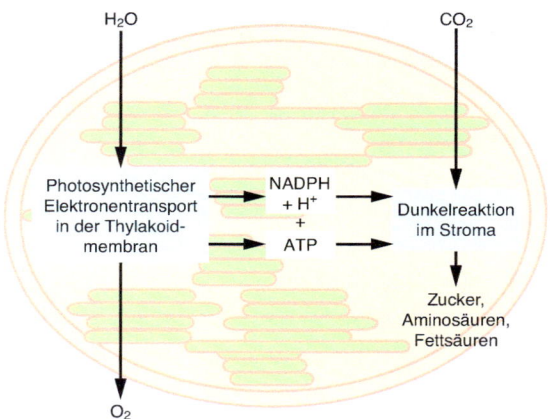

o **Abb. 4.81** Die Reaktionen während der Photosynthese. Durch Photo-Oxidation wird Wasser gespalten und Sauerstoff freigesetzt. Als Ergebnis des Elektronentransports über die Redoxkatalysatoren (Elektronentransportketten) der Photosynthese II und I in den Thylakoidmembranen wird NADPH+H⁺ als Reduktionsäquivalent gewonnen. Durch die Ausbildung eines Protonengradienten und dessen Ausgleich über die ATP-Synthase wird ATP als energiereiche Verbindung gebildet. Beide werden benötigt, um in den anschließenden Dunkelreaktionen im Stroma des Chloroplasten Kohlenstoff zu fixieren, zu reduzieren und in organische Verbindungen, vornehmlich Glucose, einzubauen.

o **Abb. 4.82** Strukturformel der Chlorophylle

4.6 Pflanzliche und bakterielle Stoffwechselprozesse

◻ **Tab. 4.17** Vorkommen von Photosynthesepigmenten im Pflanzenreich

	Chlorophylle				Carotinoide	Phycobiline (z. B. Phycocyan, Phycoerythrin)
	a	b	c	d		
Eucaryota						
Spermatophyta	+	+	−	−	+	−
Pteridophyta	+	+	−	−	+	−
Bryophyta	+	+	−	−	+	−
Chlorophyta	+	+	−	−	+	−
Euglenophyta	+	+	−	−	+	−
Rhodophyta	+	−	−	+	+	+
Phaeophyceae	+	−	+	−	+	−
Chrysophyceae	+	−	+	−	+	−
Procaryota						
Cyanophyta	+	−	−	−	+	+
Rhodospirillaceae Thiorhodaceae Bacteriochlorophylle; Carotinoide (Purpurbakterien)						

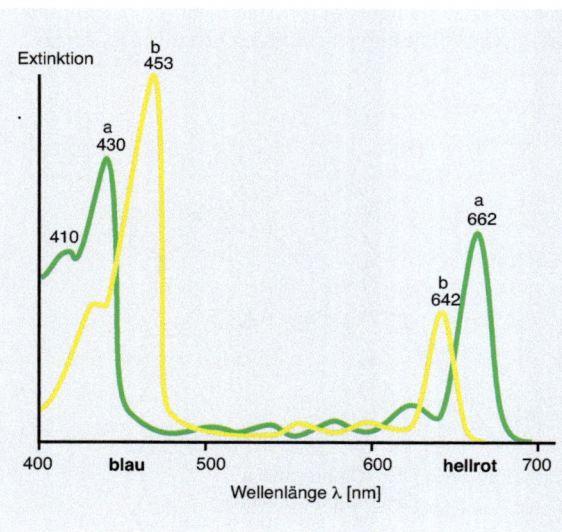

○ **Abb. 4.83** Absorptionsspektren von Chlorophyll a und Chlorophyll b in Ether. Die Zahlen geben die Lage der Absorptionsmaxima in nm an.

übernehmen. Schließlich sind sie zu spezifischen **photochemischen Reaktionen** befähigt.

Akzessorische Photosynthesepigmente sind die Chlorophylle b bis d, sowie gelbe Carotinoide, und rote bzw. blaue Phycobiline bei Algen (○ Abb. 4.84). Sie sind nur mittelbar an den photochemischen Reaktionen der Photosynthese beteiligt. Sie können Licht auch bei Wellenlängen absorbieren, bei denen Chlorophyll a keine Strahlungsenergie mehr aufnehmen kann. Hierdurch wird der Bereich des für die Photosynthese verwertbaren Lichts wesentlich erweitert. Beispielsweise können Rotalgen auch grünes Licht, das von akzessorischen Pigmenten absorbiert wird, für die Photosynthese nutzen. Akzessorische Pigmente sind also Zulieferer von absorbierter Strahlungsenergie an die primären Photosynthesepigmente (○ Abb. 4.85). Mit Proteinen assoziiert bilden sie die Strukturen der sogenannten **Lichtsammlersysteme**. Sie sind mit Antennen vergleichbar. Man bezeichnet sie deshalb auch als „**Antennenpigmente**". Sie nehmen Strahlung auf und führen diese den Reaktionszentren zu, in denen die eigentlichen photochemischen Reaktionen stattfinden. Ein solches Lichtsammlersystem wirkt wie eine Sammelfalle für Lichtquanten. Durch das Lichtsammlersystem wird eine maximale Sammlung von Lichtenergie auch bei niedrigen Lichtintensitäten ermöglicht. Bei zu hoher Lichtenergie hingegen wird überschüssige Energie, die nicht durch das Reaktionszentrum aufgenommen werden kann, als langwelliges Fluoreszenzlicht wieder abgestrahlt. Die Photosynthesepigmente liegen als **prosthetische Gruppen** von Chromoproteinen vor, die in spezifischer Ordnung in die Thylakoidmembran eingelagert sind. Ein Lichtsammlersystem besteht aus hunderten von Molekülen akzessorischer Pigmente, die Strahlungsenergie aufnehmen und von einem Molekül zum anderen weiterleiten, bis in das Reaktionszentrum eines Photosystems.

Über ihre Rolle in Lichtsammlersystemen hinaus besitzen **Carotinoide** auch eine **Schutzfunktion** bei der

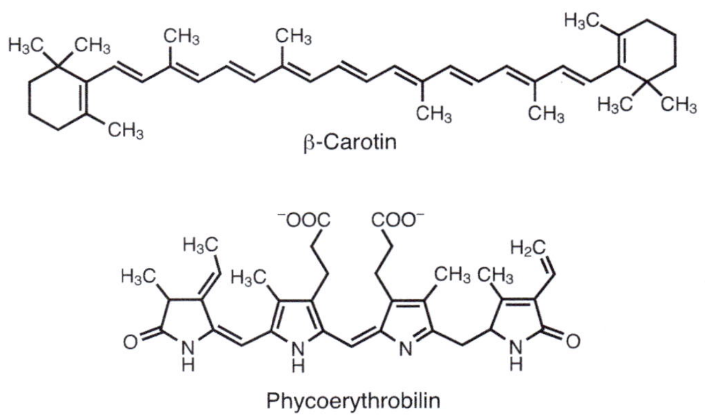

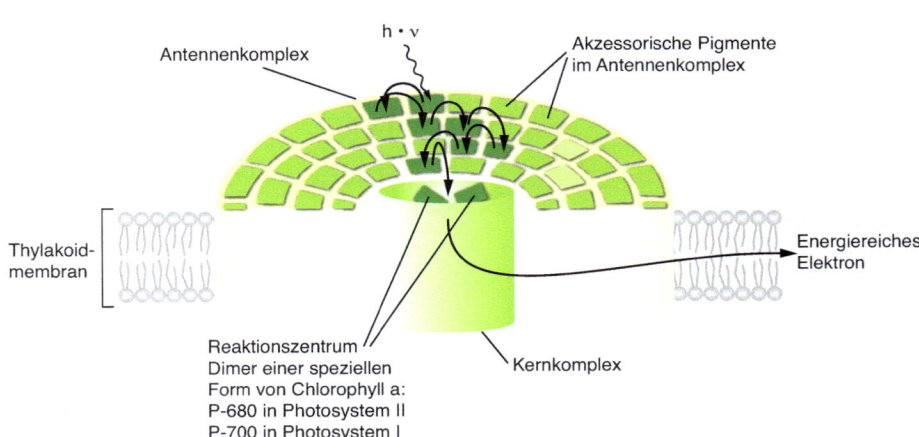

Abb. 4.84 Strukturformeln akzessorischer Pigmente

Abb. 4.85 Schematische Darstellung eines Photosystems. Photosynthesepigmente und Proteine sind in die Thylakoidmembran integriert. Der Kernkomplex ist von hunderten von Antennenpigmenten umgeben. Die von diesen absorbierte Lichtenergie wird von Pigmentmolekül zu Pigmentmolekül zum Reaktionszentrum im Kernprotein geleitet. Dort finden an speziellen Formen des Chlorophylls die eigentlichen photochemischen Reaktionen statt.

Photosynthese. Bei übermäßiger Lichteinstrahlung schützen sie die Chlorophylle vor photooxidativer Zerstörung. Besonders effektiv sind hier **Lutein** und **β-Carotin**.

Die Funktionsfähigkeit aller Photosynthesepigmente beruht auf einer spezifischen, räumlichen Anordnung der Pigmente im Verbund mit Proteinen und, bei höheren Pflanzen, ihre Einbindung in die **Thylakoidmembranen** der Chloroplasten. Dort bilden sie, assoziiert mit Proteinen, Funktionskomplexe, das **Photosystem I** und das **Photosystem II**. In diesen laufen die Lichtreaktionen der Photosynthese ab, die als Lichtreaktion 1 und Lichtreaktion 2 bezeichnet werden.

Jedes dieser beiden Photosysteme besteht aus einem Lichtsammlersystem (**Antennenkomplex**) und einem **Kern(core)-Komplex**. In den Letzteren ist das **Reaktionszentrum** eingebettet.

Lichtreaktionen der Photosynthese

Insgesamt wird bei den Lichtreaktionen der Photosynthese Wasser gespalten und $NADP^+$ zu $NADPH + H^+$ reduziert. Des Weiteren wird im Zuge der Lichtreaktionen aus anorganischem Phosphat und ADP energiereiches ATP gebildet.

Photosystem II und Lichtreaktion 2

Das **Photosystem II** besteht aus einem Lichtsammlersystem (Antennenkomplex) und dem Kernkomplex mit dem Reaktionszentrum. Das Reaktionszentrum enthält ein **Chlorophyll-a-Dimer**, das wegen seines Absorptionsmaximums bei 680 nm als **Pigment 680 (P-680)** bezeichnet wird.

Die Reaktionskette der Photosynthese beginnt mit der Absorption eines Lichtquants im Photosystem II (**Abb. 4.86**). Hierdurch wird P-680 in „**photoangeregtes**" P-680* überführt. Aufgrund seines stark negativen Potenzials überträgt dieses quer durch die Thylakoid-

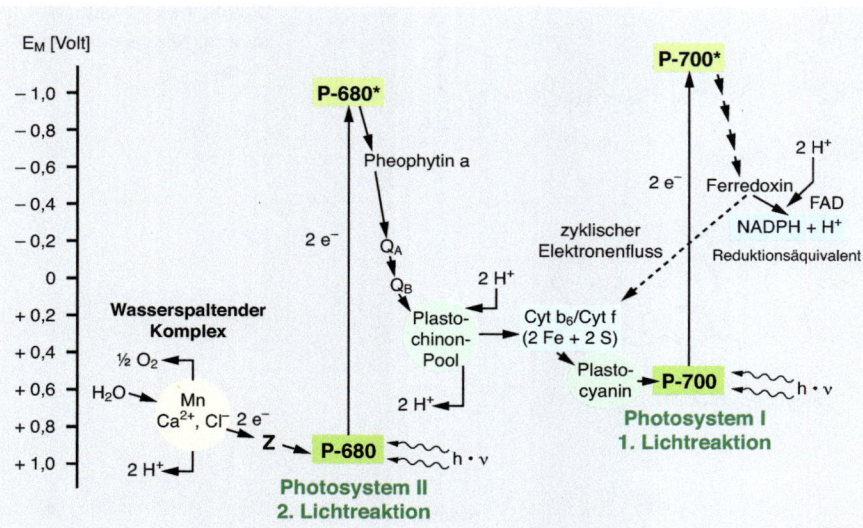

Abb. 4.86 Schema des Elektronentransports während der Photosynthese. Die Abbildung zeigt den Elektronentransport vom Wasser zum NADPH + H$^+$.

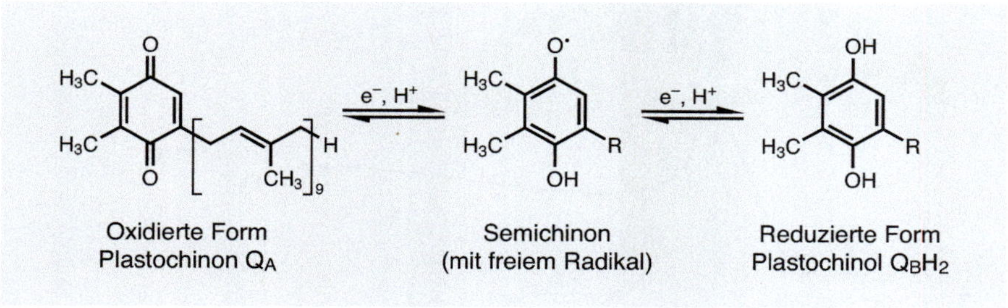

Abb. 4.87 Elektronenübertragung am Plastochinon

membran hindurch ein energiereiches Elektron auf einen **Primärakzeptor**. Primärakzeptor ist **Pheophytin a**, die **magnesiumfreie Form von Chlorophyll a**. Von diesem wird es auf das primäre **Plastochinon QA** übertragen. QA ist ein **Plastochinon-Eisen-Proteinkomplex**. Die Plastochinonmoleküle bilden ein Kollektiv (einen Pool) in der Lipidphase der Thylakoidmembran. Sie können quer und längs in der Thylakoidmembran wandern und fungieren so als bewegliche Elektronenträger. Durch Aufnahme eines Elektrons und eines Protons wird **Plastochinon Q$_A$ zum Plastosemichinon reduziert. Q$_A$ wird durch Q$_B$ reoxidiert**. Das Plastosemichinon wird dann durch ein weiteres photochemisch freigesetztes Elektron und Aufnahme eines Protons in Q$_B$H$_2$, das **Plastochinol** (Plastohydrochinon), überführt (○ Abb. 4.87). Bei diesem Elektronentransport werden zwei Protonen vom Stroma in den Intrathylakoidraum geschleust. Der Plastochinon-Zyklus wirkt als **Protonenpumpe**. Die Reaktionsfolge Plastochinon-Plastosemichinon-Plastochinol führt also in Verbindung mit dem Cytb$_6$/Cytf-Komplex zum Protonentransport vom Stroma des Chloroplasten durch die Thylakoidmembran in den Intrathylakoidraum.

Vom Plastochinol werden zwei Elektronen auf den **Cytochrom-b$_6$/Cytochrom-f-Komplex** übertragen, der eine transmembranäre Elektronentransportkette bildet. Der **b$_6$f-Komplex** ist ein integrales Membranprotein. Er ist das zentrale Glied des Elektronentransports zwischen Photosystem II und Photosystem I. Der Komplex besteht aus mehreren Polypeptiden und enthält Cytochrom b, das zwei Häm-Gruppen trägt, sowie Cytochrom f, ein peripheres Protein, das ein kovalent gebundenes Häm trägt. Der b$_6$f-Komplex überträgt über ein Fe-S-Protein Elektronen auf das **kupferhaltige Plastocyanin**. Die Plastocyanine der Chloroplasten zählen zu den **Kupferproteiden**. Sie enthalten ein Molekül Kupfer. Plastocyanin fungiert als beweglicher Redoxkatalysator. Die Elektronenübertragung beruht auf dem Valenzwechsel zwischen Cu^{2+} und Cu$^+$. Plastocyanin überträgt Elektronen nach der Photoreaktion auf das **Reaktionszentrum P-700**. Damit wird photooxidiertes P-700 wieder reduziert.

■ **MERKE** Insgesamt übernimmt also der Cytochrom-b$_6$/Cytochrom-f-Komplex zwei Elektronen vom Plastochinol, welches damit zum Plastochinon oxidiert wird, und reduziert Plastocyanin. Die Aktivität des Komplexes entspricht somit einer Plastochinol:Plastocyanin-Reduktase.

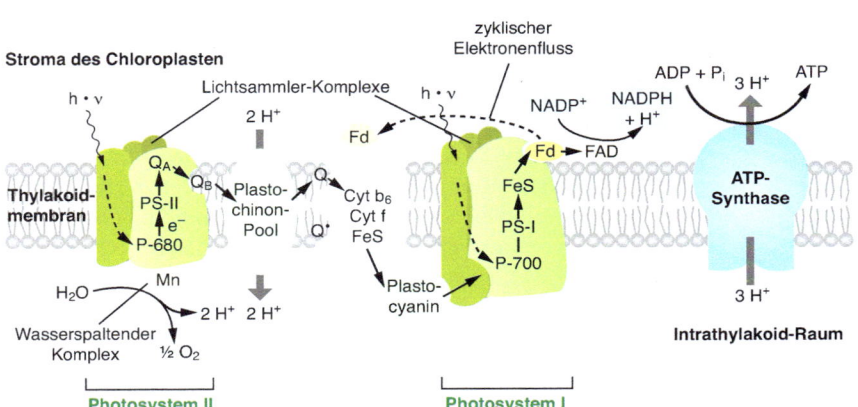

Abb. 4.88 Schnitt durch eine Thylakoidmembran. Schema zur Organisation der Komponenten des photosynthetischen Elektronenflusses und der Photophosphorylierung in der Thylakoidmembran. Protonen werden durch die Wasserspaltung im Intrathylakoidraum freigesetzt, bzw. durch den Q-Zyklus dorthin transportiert. **Fd** Ferredoxin, **FAD** Flavin-Adenin-Dinukleotid

Wasserspaltung (Photolyse des Wassers)

Durch die Photooxidation von P-680 entsteht im Reaktionszentrum des Photosystems II ein **Elektronendefizit**. Dieses wird durch Wasserspaltung wieder aufgefüllt. Der Prozess der Wasserspaltung läuft an einem, dem Kernkomplex des Photosystems II assoziierten **Mn-haltigen Polypeptid-Komplex** ab, dem „**Wasserspaltenden Komplex**". Essenzielle Faktoren der Wasserspaltung sind Chlorid- und Calcium-Ionen.

Die Photolyse des Wassers liefert **molekularen Sauerstoff O_2** und muss deshalb als 4-Elektronen-Übertragung formuliert werden.

$$2\ H_2O \rightarrow 4\ H^+ + 4\ e^- + O_2$$

Durch die Lage des wasserspaltenden Komplexes am Photosystem II wird durch den Elektronentransport **ein Protonengradient zwischen dem Intrathylakoidraum und dem Stroma des Chloroplasten** aufgebaut. Dieser kann am ATP-Synthase-Komplex zur ATP-Synthese genutzt werden.

Ergebnisse der Lichtreaktion 2

Die durch Lichtenergie im Photosystem II ausgelöste photochemische Reaktionsfolge führt zur Wasserspaltung unter Freisetzung von molekularem Sauerstoff, zur Trennung und Stabilisierung von Ladungen, zu einem Elektronentransfer, sowie zum Aufbau eines Protonengradienten.

Photosystem I und Lichtreaktion 1

Der Elektronenfluss vom Photosystem II zum Photosystem I verläuft also über eine **Elektronentransportkette**, mit den Bestandteilen **Plastochinon-Pool, Cytochrom-b_6/Cytochrom-f-Komplex** und **Plastocyanin** als Redoxkomponenten (○ Abb. 4.88).

Das Reaktionszentrum von Photosystem I, das **Pigment 700 (P-700)**, erhält Elektronen vom reduzierten Plastocyanin. Durch eine weitere Photooxidation (aus historischen Gründen Lichtreaktion 1 genannt) wird ein energiereiches Elektron vom **P-700*** innerhalb der Thylakoidmembran zum **Ferredoxin**, einem weiteren, beweglichen Redoxkatalysator, geführt. Die Aktivität von Photosystem I kann demgemäß als **lichtgetriebene Plastocyanin:Ferredoxin-Oxidoreduktase** beschrieben werden. Reduziertes Ferredoxin liefert schließlich die Elektronen für die Reduktion von NADP$^+$ zum NADPH + H$^+$. Diese Reaktion wird von der **Ferredoxin:NADP$^+$-Oxidoreduktase** katalysiert. Diese ist ein Flavoprotein mit Flavin-Adenin-Dinukleotid (FAD) als Wirkgruppe.

Ergebnisse der Lichtreaktion 1

Mit der Bildung von NADPH + H$^+$ als Reduktionsäquivalent hat das ursprünglich aus dem Wasser stammende Elektron eine stabile, aber doch reaktionsfähige Bindung gefunden. Die ganze Reaktionskette muss zweimal durchlaufen werden, weil zur Reduktion von NADP$^+$ zwei Elektronen notwendig sind. Der Elektronenfluss über die beiden Photosysteme wird als nichtzyklischer Elektronentransport bezeichnet.

Zyklischer Elektronenfluss

Wenn die auf das Ferredoxin übertragenen Elektronen nicht für die NADP$^+$-Reduktion benötigt werden, können sie über ein in der Membran bewegliches Ferredoxin auf den **Cytochrom-b_6/Cytochrom-f-Komplex** zurück übertragen werden und auf das Photosystem I zurückfließen. Ob dieser Kreisprozess zu einer Photophosphorylierung genutzt werden kann, ist nicht zweifelsfrei nachgewiesen.

Bildung von ATP durch Photophosphorylierung

Im Zuge des Elektronentransports wird ein Protonengradient zwischen Stroma und Intrathylakoidraum aufgebaut, welcher für die Synthese von ATP am ATP-Synthase-Komplex genutzt werden kann. Protonen werden durch die Thylakoidmembran hindurch in den Intrathylakoidraum befördert. Die am Elektronentrans-

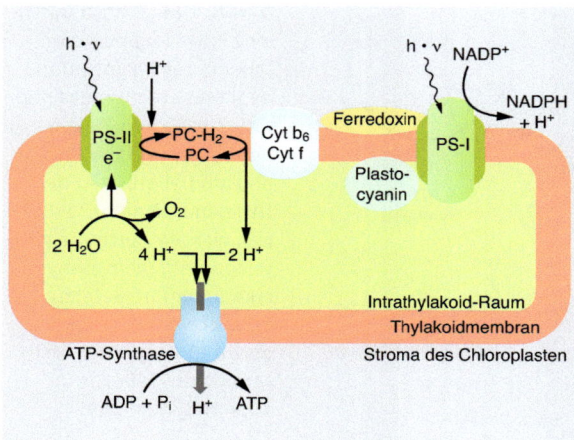

Abb. 4.89 Protonenzyklus beim photosynthetischen Elektronentransport. **PC** Plastochinon

port beteiligten Redoxsysteme arbeiten wie Protonenpumpen, welche von der Redoxenergie angetrieben werden, die bei den Elektronenübergängen anfällt (○ Abb. 4.89). Hierdurch werden Protonen im Innenraum der Thylakoide angereichert. Der Rückfluss der Protonen kann für die **ATP-Synthese** am **ATP-Synthase-Komplex** genutzt werden. Der ATP-Synthase-Komplex ist in die Thylakoidmembran integriert. Er verbindet den gerichteten, energieliefernden Protonenrückfluss aus dem Lumen der Thylakoide in das Stroma des Chloroplasten mit der stark endergonischen Bildung von ATP aus ADP und Phosphat. Somit ist die ATP-Synthese in Chloroplasten (und Mitochondrien) nur indirekt an den Elektronentransport gebunden. Sie verläuft über einen intermediären, transmembranären Protonengradienten. Das beteiligte Enzym, die ATP-

Zusammenfassung

- Die von den Photosynthesepigmenten, also den Chlorophyllen, Carotinoiden und Phycobilinen, absorbierte Strahlungsenergie treibt zwei Photoreaktionen an. Diese laufen an zwei Reaktionskomplexen ab, die in die Thylakoidmembranen der Chloroplasten integriert sind.

- Es sind dies die Photosysteme II und I, denen die Lichtreaktionen 2 bzw. 1 zugeordnet werden. Ein Photosystem besteht aus einem Lichtsammlersystem, einem Kernkomplex und einem Reaktionszentrum.

- Das Lichtsammlersystem absorbiert Licht und leitet die Strahlungsenergie an das Reaktionszentrum. Dort wird von einer spezifischen Form des Chlorophyll a (P-680, resp. P-700) ein energiereiches Elektron abgespalten. Die entstehende Elektronenlücke in P-680 wird durch Elektronen aus der Wasserspaltung wieder aufgefüllt.

- Das emittierte Elektron wird über eine Elektronentransportkette zum $NADP^+$ geleitet und liegt schließlich im $NADPH + H^+$, dem Reduktionsäquivalent, in einer stabilen, aber reaktionsfähigen Bindung vor. Am Elektronentransport beteiligt und ebenfalls in die Thylakoidmembran integriert ist ein pigmentfreier Komplex. Dessen funktionelle Komponenten sind Cytochrom b_6 und Cytochrom f. Zwischen diesen drei in die Thylakoidmembran integrierten Reaktionskomplexen wird der Elektronentransport von in der Membran beweglichen Redoxkatalysatoren getragen. Dies sind Plastochinone, Plastocyanin und Ferredoxin.

- Beim Elektronentransport wird Redoxenergie frei. Durch diese werden Protonen vom Stroma durch die Thylakoidmembran hindurch in den Intrathylakoidraum transportiert. Hierdurch wird ein Protonengradient zwischen dem Stroma und dem Intrathylakoidraum aufgebaut. Zusammen mit einem Membranpotenzial wird dieser für die Synthese von ATP, dem Energieäquivalent, genutzt. Die ATP-Synthese vollzieht sich an einem vierten integralen Membrankomplex, der ATP-Synthase. Dieser Prozess der Photophosphorylierung ist nicht direkt an den Elektronenfluss gekoppelt.

- Die ATP-Synthase ist nicht am Elektronenfluss beteiligt und liegt auch räumlich von den drei anderen Membrankomplexen entfernt in der Thylakoidmembran. Endprodukte der Lichtreaktionen der Photosynthese sind $NADPH + H^+$ und ATP. Der bei der Photolyse des Wassers entstandene molekulare Sauerstoff wird von den Pflanzen an die Atmosphäre abgegeben.

- Die Photosynthese ist der Prozess, der die wichtigste Energiequelle für das Leben auf der Erde nutzt: die Sonne. Daneben werden CO_2 und H_2O verwendet, um schließlich Glucose aufzubauen. Die Nettoformel der Photosynthese lautet demnach:

  $6\,CO_2 + 6\,H_2O \rightarrow C_6H_{12}O_6 + 6\,O_2$

- Formal ist dies die Umkehrung der Glucoseoxidation, die mit der Atmungskette abgeschlossen wird.

- Auch andere Verbindungen als Wasser können zur Reduktion des CO_2 verwendet werden, z. B. H_2S im Fall der Schwefelbakterien.

- Die wichtigste Variante ist allerdings die klassische Photosynthese. Hier sammeln Antennenkomplexe Photonen ein, die sie auf zwei Photosysteme (I und II) übertragen. Der nun folgende Prozess wird als Lichtreaktion der Photosynthese bezeichnet.

Synthase, ist kein Glied in der Elektronentransportkette.

Bilanz der Lichtreaktionen der Photosynthese

Die Photosynthese kann mit folgender Bilanzgleichung beschrieben werden:

$6\ CO_2 + 12\ NADPH + H^+ + 18\ ATP \rightarrow (C_6H_{12}O_6) + 12\ NADP^+ + 18\ ADP + 18\ P_i + 6\ H_2O$

Für die Reduktion eines CO_2-Moleküls sind also 3 ATP- und 2 NADPH + H$^+$-Moleküle erforderlich.

Zur Bildung von **zwei** Molekülen NADPH + H$^+$ müssen vier Elektronen **die Reaktionskette vom Wasser bis zum NADP$^+$ durchlaufen.** Hierzu sind insgesamt acht Lichtquanten erforderlich, je vier für Photosystem I und II. Die energetische Bilanzgleichung der beiden Lichtreaktionen ist also

$2\ H_2O + 2\ NADP^+ + 2\ ADP + 2\ P_i \rightarrow O_2 + 2\ NADPH + H^+ + 2\ ATP$

Das zusätzliche Molekül ATP, das für die Reduktion von CO_2 notwendig ist, kann u. U. durch die **zyklische Photophosphorylierung** gebildet werden, die möglicherweise unabhängig von der nichtzyklischen Phosphorylierung abläuft. Bei einem Bedarf von acht Lichtquanten beträgt die **Energieausbeute der Photosynthese ungefähr 38 %**. Die in der Natur erzielte Ausbeute ist allerdings wesentlich geringer als die theoretisch errechnete. Sie liegt bei etwa 2–10 % der eingestrahlten Sonnenenergie, d. h. 2–10 % der Sonnenenergie können durch die Pflanzen in chemische Energie umgewandelt werden. Die Ausbeute der Lichtreaktion wird durch den Prozess der **Lichtatmung** zusätzlich vermindert.

4.6.2 Chemosynthese

Photosynthese ist die autotrophe C-Assimilation mithilfe von Licht. Unter Chemosynthese versteht man die autotrophe C-Assimilation mithilfe von Energie aus der Oxidation anorganischer Substanzen wie H_2S, NH_3, Methan, H_2 oder Eisen.

Diese Art der Energiegewinnung findet man nur bei aeroben Bakterien. Diese Bakterien nennt man **Chemoautolithotrophe**; es sind meist **Schwefelbakterien, Nitrifizierer, Knallgasbakterien** und **Methanobakterien**.

Beispiele:
Schwefelbakterien: *Beggiotoa/Thiothrix*:

$HS^- + H^+ + ½\ O_2 \rightarrow S + H_2O \qquad \Delta G^{0'} = -210\ kJ/Reaktion$

$S + 1½\ O_2 + H_2O \rightarrow SO_4^{2-} + 2\ H^+ \qquad \Delta G^{0'} = -590\ kJ/Reaktion$

Nitrifizierer: *Nitrosomonas/Nitrobacter*:

$NH_4^+ + 1½\ O_2 \rightarrow NO_2^- + 2\ H^+ + H_2O \qquad \Delta G^{0'} = -275\ kJ/Reaktion$

$NO_2^- + ½\ O_2 \rightarrow NO_3^- \qquad \Delta G^{0'} = -75\ kJ/Reaktion$

Knallgasbakterien: *Ralstonia eutropha*:

$H_2 + ½\ O_2 \rightarrow H_2O \qquad \Delta G^{0'} = -237\ kJ/Reaktion$

Eisenbakterien: *Acidithiobacillus ferrooxidans*:

$Fe^{2+} + H^+ + ¼\ O_2 \rightarrow Fe^{3+} + ½\ H_2O \qquad \Delta G^{0'} = -33\ kJ/Reaktion$

Sie verwenden diese Substrate als Elektronendonatoren, um die Elektronen dann – ähnlich wie bei der Lichtreaktion der Photosynthese – durch die Membran zu transportieren. Dadurch entsteht wiederum ein Protonengradient, der, wie bei der Photophosphorylierung, zur ATP-Produktion führt.

Ein Teil des Substrats wird aber auch zur Produktion von NADPH + H$^+$ verwendet, das zur CO_2-Fixierung eingesetzt werden kann. Dieses geschieht in einem dem **Calvinzyklus** ähnlichen Prozess, wobei ebenfalls Kohlenhydrate entstehen.

$6\ H_2O + 6\ CO_2 + Energie \rightarrow C_6H_{12}O_6 + 6\ O_2$

All diese Bakterien spielen eine wichtige Rolle im **C-, S- und N-Kreislauf** der Natur.

Chemolithoautotrophe Bakterien findet man vor allem an extremen Standorten wie heißen Quellen, in der Tiefsee bei hydrothermalen Schloten z. B. als Archaebakterien.

■ **MERKE** Unter der Chemosynthese versteht man die autotrophe C-Assimilation mithilfe von Energie, die aus der Oxidation anorganischer Moleküle wie H$_2$S, NH$_3$, Methan, H$_2$ oder Eisen gewonnen wird. Nur bestimmte Bakterien (Schwefelbakterien, Nitrifizierer, Knallgasbakterien, Methanobakterien) sind in der Lage, derartige Reaktionen auszuführen.

4.6.3 Calvinzyklus

Die durch die Lichtreaktionen von Photosynthese als ATP gewonnene Energie sowie die Reduktionsäquivalente NADPH + H$^+$ können in **lichtunabhängigen Reaktionen**, sogenannten **Dunkelreaktionen**, unter Reduktion von Kohlendioxid zur Bildung von Kohlenhydraten genutzt werden. Die Reduktion des Kohlendioxids (**CO_2-Assimilation, CO_2-Fixierung**) verläuft als Kreisprozess in mehreren enzymkatalysierten Teil-

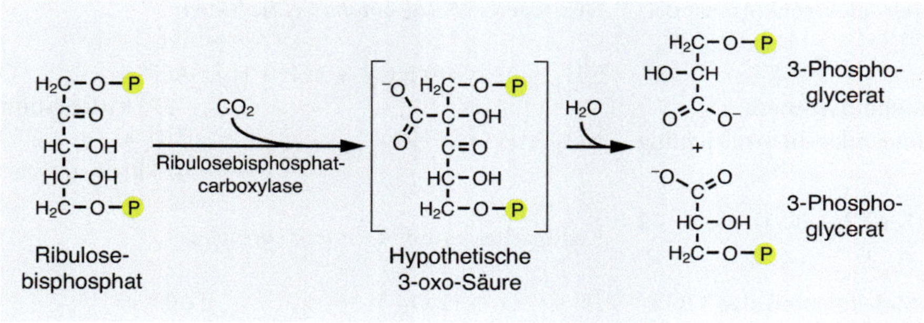

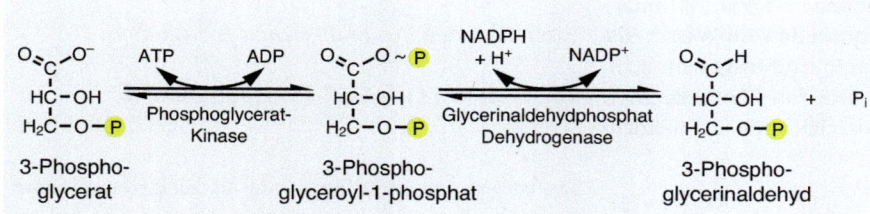

Abb. 4.90 Fixierung von CO_2 bei der Photosynthese

Abb. 4.91 Die energieverbrauchende Reduktion von Kohlenstoff bei der Photosynthese

schritten. Die Aufklärung dieses Reaktionskomplexes gelang M. Calvin. Man bezeichnet daher diesen Kreisprozess auch als **Calvinzyklus**. Die einzelnen Reaktionen laufen **im Stroma der Chloroplasten** ab.

CO_2 wird zunächst auf ein **Akzeptormolekül** übertragen. Dabei handelt es sich um **Ribulose-1,5-bisphosphat**, eine Ketopentose, die in 1- und 5-Stellung mit Phosphorsäure verestert ist. Ribulosebisphosphat wird zunächst carboxyliert.

Die CO_2-Gruppe wird am C-2 der Ribulose gebunden. Dabei entsteht eine C_6-Verbindung als enzymgebundene Zwischenstufe. Diese C_6-Zwischenverbindung wird anschließend in zwei Moleküle **3-Phosphoglycerinsäure** gespalten. Das C-Atom der Carboxylgruppe einer Phosphoglycerinsäure stammt dabei aus dem fixierten CO_2. Die Fixierung von CO_2 wird durch das Enzym **Ribulosebisphosphat-Carboxylase-Oxygenase** katalysiert (o Abb. 4.90). Dieses Enzym ist in den Chloroplasten in sehr hoher Konzentration vorhanden. Es stellt etwa 15 % des **Gesamtchloroplastenproteins** und ist damit wahrscheinlich eines der am häufigsten vorkommenden Enzyme überhaupt. Auch in Cyanobakterien und zur Photosynthese befähigten Eubakterien ist die Menge des Enzyms sehr hoch. Oft liegen die Enzymmoleküle in kristallähnlichen Strukturen vor.

Das Enzym macht den anorganischen CO_2-Vorrat in der Atmosphäre für die Biosynthese von organischen Verbindungen (Kohlenhydrate) verfügbar und ist so eine der Voraussetzungen für das Leben auf der Erde.

3-Phosphoglycerat ist eine Verbindung, die auch beim Abbau der Glucose während der Glykolyse auftritt. Die sich nun anschließenden Reaktionen werden durch Enzyme katalysiert, die auch an der Glykolyse beteiligt sind. Beim Aufbau der Glucose katalysieren sie nun die Rückreaktionen. 3-Phosphoglycerat wird in zwei enzymatischen Schritten zu 3-Phosphoglycerinaldehyd reduziert. Diese Reaktion ist stark endergonisch und bedarf der Zufuhr von Energie. Dabei wird das ATP verbraucht, das während der Lichtreaktion bei der Photosynthese gewonnen wurde. Der zur Reduktion benötigte Wasserstoff wird von NADPH + H$^+$ geliefert, gleichfalls ein Produkt der Lichtreaktion. Zunächst wird 3-Phosphoglycerat durch die **Phosphoglyceratkinase** mit ATP zu 3-Phosphoglyceroyl-1-phosphat umgewandelt. Diese Verbindung wird durch die **Phosphoglycerinaldehyd-Dehydrogenase** mit NADPH + H$^+$ unter Freisetzung von anorganischem Phosphat zu **3-Phosphoglycerinaldehyd** reduziert (o Abb. 4.91).

■ **MERKE** Die Reduktion des 3-Phosphoglycerat zu 3-Phosphoglycerinaldehyd ist eine wichtige Teilreaktion bei der CO_2-Assimilation. Die durch die Absorption der Strahlungsenergie unmittelbar gewonnene chemische Energie wurde damit zur Umwandlung von CO_2 in ein Kohlenhydrat aufgewendet.

Die sich anschließenden Reaktionen von 3-Phosphoglycerinaldehyd zur Glucose benötigen keine weitere Zufuhr von Energie. Ein Teil des 3-Phosphoglycerinaldehyds wird durch die **Triosephosphat-Isomerase** zum Dihydroxyacetonphosphat isomerisiert. In einer weiteren Reaktion entsteht aus 3-Phosphoglycerinaldehyd und Dihydroxyacetonphosphat mithilfe des Enzyms **Fructosebisphosphat-Aldolase** Fructose-1,6-bisphosphat (vgl. Glykolyse). Schließlich wird durch die **Fructosebisphosphatase** die am C-1 stehende Phosphatgruppe abgespalten und es entsteht Fructose-6-phosphat (o Abb. 4.92), das teilweise bei dem sich hier anschließenden Kreisprozess zur Regeneration von

Ribulose-1,5-bisphosphat Verwendung findet (Regeneration des CO_2-Akzeptors). In einer Kette von sieben enzymatischen Schritten wird aus Fructose-6-phosphat und Glycerinaldehyd-3-phosphat wieder der CO_2-Akzeptor Ribulosebisphosphat (o Abb. 4.93) rückgebildet. Ein Teil des Fructose-6-phosphats wird durch Isomerisierung zu Glucose-6-phosphat umgewandelt, dem Kreislauf entzogen und nach Abspaltung der Phosphatgruppe schließlich zu Stärke polymerisiert, die als **Assimilationsstärke** in den Chloroplasten mikroskopisch sichtbar abgelagert wird. Die **Assimilationsstärke** ist mengenmäßig das wichtigste **Endprodukt** der CO_2-Assimilation, da freie Glucose in höheren Pflanzen meist nur in geringer Menge auftritt. Die Assimilations- oder Primärstärke dient jedoch nur zur vorübergehenden Lagerung der gewonnenen Glucose. Sie wird sehr rasch wieder abgebaut und die Kohlenhydrate werden als Saccharose über die Siebröhren zu den Speicherorganen der Pflanze, z. B. zu Wurzelknollen, Rhizomen und Samen geleitet. Dort stehen die Kohlenhydrate dann der Pflanze, meist in Form von Reservestärke, als Depot für die Energiegewinnung und als Ausgangsprodukte für biosynthetische Stoffwechselwege zur Verfügung.

Bei der Lichtatmung reagiert die **Ribulosebisphosphat-Carboxylase** anstelle von CO_2 mit O_2 und ist somit eine **Oxygenase**. Es entsteht 3-Phosphoglycerinsäure und Glykolsäure. Zwei Moleküle Glykolsäure werden schließlich unter Abspaltung von CO_2 in mehreren Reaktionsschritten zu 3-Phosphoglycerinsäure.

C₄-Dicarbonsäureweg

Bei einigen grünen Pflanzen ist die 3-Phosphoglycerinsäure nicht das erste Produkt der CO_2-Fixierung. Pflanzen wie Zuckerrohr und Mais nutzen **Phosphoenolpyruvat** als Akzeptor für CO_2. Diese Reaktion wird durch das Enzyms **Phosphoenolpyruvat-Carboxylase** katalysiert. Das bei der Fixierung gebildete Oxalacetat reagiert sofort weiter. Artspezifisch entstehen mithilfe der

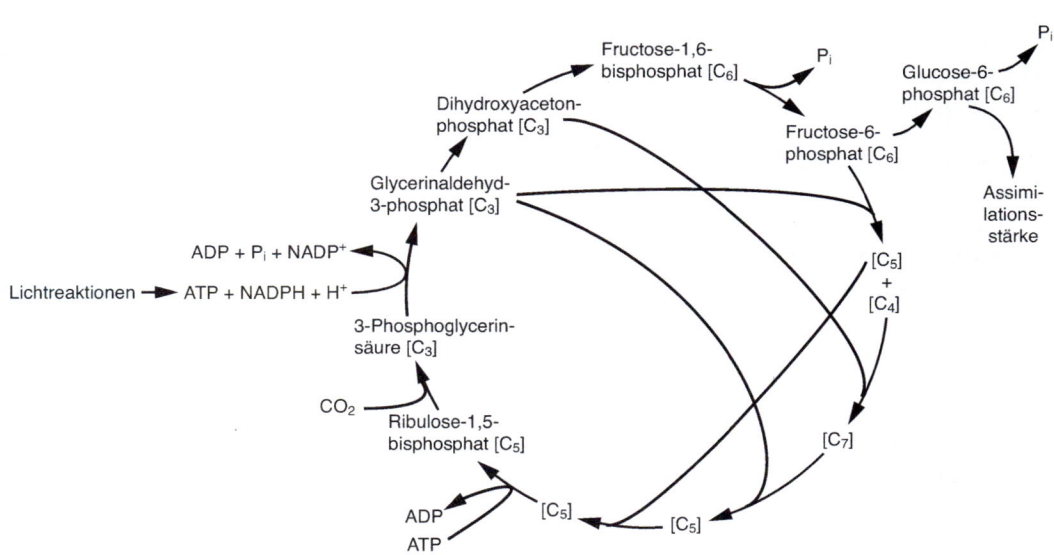

o **Abb. 4.92** Bildung von Fructose-6-phosphat

o **Abb. 4.93** Vereinfachtes Schema des Calvinzyklus. Der Calvinzyklus dient der Reduktion des Kohlenstoffs und der Regeneration des Akzeptormoleküls Ribulose-1,5-bisphosphat. Die hierbei auftretenden C3-, C4-, C6-, C7-Verbindungen sind wichtige Bausteine für Biosynthesen.

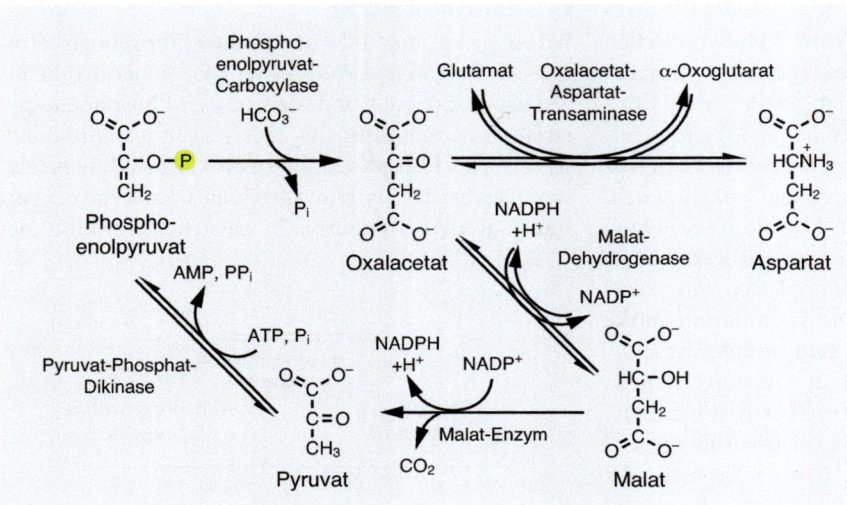

Abb. 4.94 Die Fixierung von CO_2 über den C_4-Dicarbonsäureweg, Phosphoenolpyruvat-(PEP-)Carboxylierung)

NADP⁺-abhängigen **Malat-Dehydrogenase** Malat oder mithilfe der **Oxalacetat-Aspartat-Transaminase** Aspartat (Abb. 4.94). Diese Reaktionsfolgen laufen in den Chloroplasten des Mesophyllgewebes ab.

Malat wird dann in die Zellen der Leitbündelscheide transportiert und in deren Chloroplasten durch die **Malat-Decarboxylase** in **Pyruvat** und CO_2 gespalten. Dieses CO_2 wird dem Calvinzyklus zugeführt.

Die Fixierung von CO_2 erfolgt hier wesentlich effektiver als über den Calvinzyklus. Der C_4-Dicarbonsäureweg dient offensichtlich zur Konzentrierung von CO_2 für den Calvinzyklus. Atmosphärisches CO_2 wird in diesen Fällen nur durch das Enzym **Phosphoenolpyruvat-Carboxylase** als Carboxylgruppe einer Dicarbonsäure fixiert. Durch anschließende Decarboxylierung wird das CO_2 dann dem Calvinzyklus zugeführt. An dieser CO_2-Fixierung sind also zwei unterschiedliche Gewebe beteiligt (Abb. 4.95).

Manche Sukkulenten, wie *Sedum*- oder *Crassula*-Arten, verfügen über einen ähnlichen Mechanismus der CO_2-Fixierung (**CAM-Pflanzen**, Crassulaceae acid metabolism). Sie fixieren während der Nacht CO_2 mithilfe der **Phosphoenolpyruvat-Carboxylase** durch Bindung an organische Säuren. Diese werden vorwiegend als Malat in der Zellvakuole gespeichert, können am Tag wieder decarboxyliert werden und damit CO_2 für den Calvinzyklus liefern.

Synthese weiterer Verbindungen im Zusammenhang mit der CO_2-Assimilation

Die Assimilation des CO_2 im Rahmen der Photosynthese dient nicht nur der Bildung von Kohlenhydraten. Als weitere unmittelbare Folgeprodukte der Photosynthese lassen sich Aminosäuren, z. B. Alanin, Glycin sowie Glutaminsäure und Asparaginsäure nachweisen. Auch organische Säuren wie Äpfelsäure und Bernsteinsäure gehören zu den unmittelbaren Produkten der Photosynthese. Diese bei der CO_2-Reduktion auftretenden Zwischenverbindungen dienen der Pflanze als Bausteine für biosynthetische Vorgänge.

Zusammenfassung

- In der Dunkelreaktion der Photosynthese werden das in der Lichtreaktion gewonnene ATP und die in Form von NADPH + H⁺ vorliegenden Reduktionsäquivalente genutzt, um Glucose zu synthetisieren. Dieser Prozess läuft in den Chloroplasten ab.

- Der initiale Schritt ist die Fixierung von CO_2 auf Ribulose-1,5-bisphosphat, wobei intermediär eine C5-Verbindung in eine C6-Verbindung umgewandelt wird. Das Enzym, das diese Reaktion katalysiert, ist die Ribulosebisphosphat-Carboxylase-Oxygenase. Es ist wohl das in der belebten Natur am häufigsten vorkommende Enzym.

- Die C6-Verbindung wird allerdings gleich in zwei C3-Verbindungen gespalten. Die folgenden Reaktionen laufen als Kreisprozess ab, der als Calvinzyklus bezeichnet wird. Produkt dieses Prozesses ist Glucose-6-Phosphat, das zu Assimilationsstärke aufpolymerisiert werden kann.

- Einige Pflanzen nutzen Phosphoenolpyruvat als Akzeptor für CO_2. Dieser C_4-Dicarbonsäureweg dient offensichtlich zur Konzentrierung von CO_2 für den Calvinzyklus. Pflanzen, die sich dieses Wegs bedienen, bezeichnen wir auch als CAM-Pflanzen.

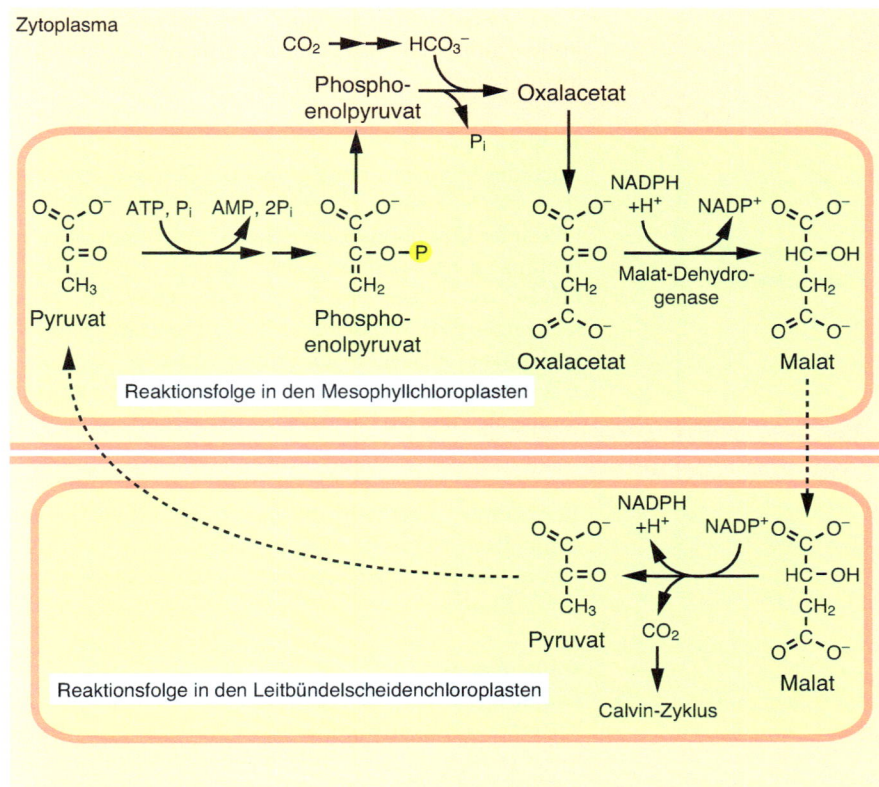

Abb. 4.95 Lokalisierung der CO_2-Fixierung über den C_4-Dicarbonsäureweg

4.6.4 Einfluss ökologischer Faktoren auf die Photosynthese

Während der Photosynthese wird CO_2 von der Pflanze aufgenommen und Sauerstoff abgegeben, und zwar in gleichen Mengenverhältnissen.

Der sogenannte **Assimilationsquotient** (A), d.h. das Verhältnis zwischen CO_2 und O_2 ist also bei der Bildung von Glucose gleich 1.

$$A = \frac{O_2}{CO_2} = 1$$

Die Intensität der Photosynthese kann durch Messung der Abgabe von O_2 bzw. der Aufnahme von CO_2 bestimmt werden. Auf diese Weise lassen sich Faktoren untersuchen, die die Intensität der Photosynthese beeinflussen, wie Licht, CO_2-Konzentration, Temperatur, Wasserversorgung und Öffnungszustand der Spaltöffnungen. Der jeweils im Minimum vorhandene Faktor begrenzt die Photosyntheseleistung.

Wasser
Wasser ist in physiologisch aktiven Zellen meist ausreichend verfügbar, es wird nur selten zum begrenzenden Faktor.

Licht
Als lichtbedürftiger Prozess zeigt die Photosynthese eine starke Abhängigkeit von der Quantität (und Qualität) des eingestrahlten Lichts.

Die Intensität der **Photosynthese** ist über einen weiten Bereich der **Lichtintensität proportional**, d.h. mit zunehmender Beleuchtungsstärke steigt die Intensität der Photosynthese zunächst linear an.

Bei weiterer Zunahme der Lichtintensität durchläuft die Photosyntheseintensität ein Optimum. Beim Erreichen dieses Optimums an Lichteinstrahlung ist der Photosyntheseprozess mit Licht gesättigt. Je nach Anpassung der Pflanzen an die unterschiedlichen Lichtverhältnisse der natürlichen Standorte wird dieser Sättigungswert unterschiedlich schnell erreicht, bei Sonnenpflanzen z.B. bei Einstrahlung relativ hoher Lichtwerte, bei Schattenpflanzen dagegen schon bei niedrigen Lichtintensitäten.

Ein weiterer wichtiger Unterschied zwischen Licht- und Schattenpflanzen wird deutlich bei Betrachtung der Ausgangspunkte der Photosynthesekurven. In beiden Fällen beginnen diese unter dem Nullpunkt, d.h. dem **Licht-Kompensationspunkt**. Beide schneiden die Abszisse in einem Bereich geringer Lichtintensität. Dieser Schnittpunkt zeigt die Lichtintensität, bei der die Photosynthese gerade so viel CO_2 verbraucht wie die gleichzeitig anlaufende Atmung der Pflanze erzeugt. Bei diesem Wert wird die Atmung durch die Photosynthese kompensiert. Man bezeichnet daher den Schnittpunkt der Photosynthesekurve mit der Abszisse als Licht-Kompensationspunkt. Bei Sonnenpflanzen wird der Kompensationspunkt bei einer wesentlich höheren

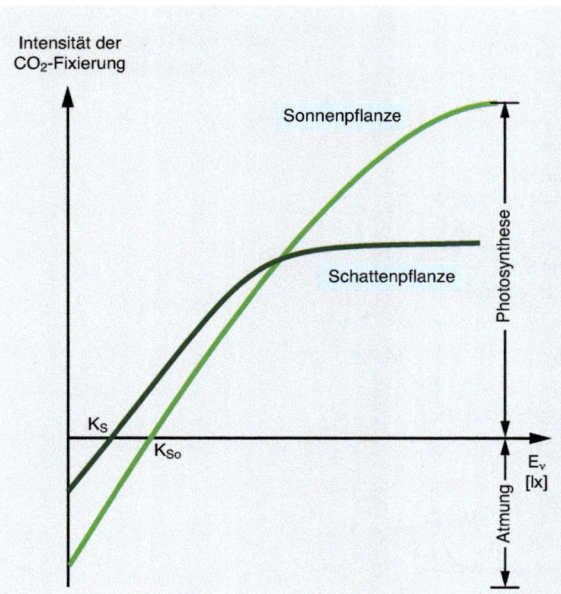

Abb. 4.96 Photosyntheseintensität einer Schatten- und einer Sonnenpflanze in Abhängigkeit von der Lichtintensität. **Ks** Lichtkompensationspunkt der Schattenpflanze, **Kso** Lichtkompensationspunkt der Sonnenpflanze, **Ev** Beleuchtungsstärke

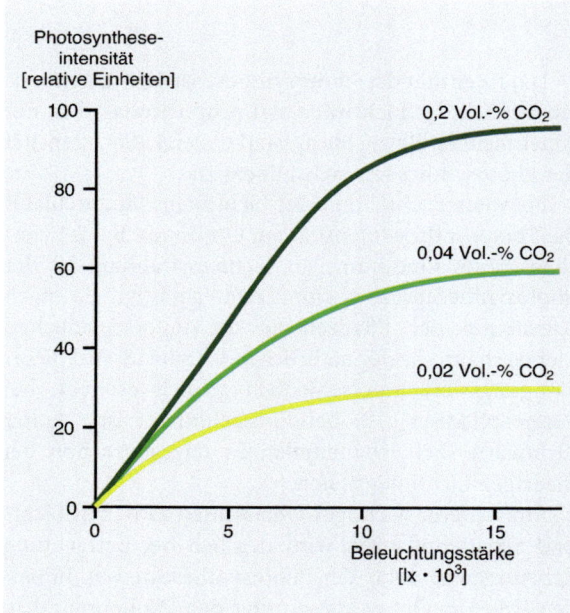

Abb. 4.97 Die Abhängigkeit der Photosyntheseintensität von der CO_2-Konzentration und der Beleuchtungsstärke

Lichtintensität erreicht als bei Schattenpflanzen. Dies bedeutet, dass Schattenpflanzen schon bei niedrigen Beleuchtungsstärken eine positive Stoffbilanz aufweisen und schon bei niedrigeren Beleuchtungsstärken leben können (● Abb. 4.96).

Eine weitere Steigerung der Lichtintensität kann die Photosyntheseintensität auch negativ beeinflussen, bedingt durch schädigende Lichteinwirkung.

Temperatur

Auch die Temperatur beeinflusst die Photosyntheserate stark. Bei optimaler Belichtung nimmt die Photosyntheseintensität bis zum Erreichen eines Temperaturoptimums zu und wird bei Überschreiten dieser Grenze infolge von Hitzeeinwirkung wieder absinken. Auch hier zeigen sich Anpassungen der Pflanzen an die unterschiedlichen Bedingungen ihrer natürlichen Standorte, z. B. haben Tropenpflanzen ein höheres Temperaturoptimum als Pflanzen der Arktis.

Das Temperaturoptimum für Pflanzen in Mitteleuropa liegt zwischen 20°C und 30°C. Das Maximum der Temperatur, oberhalb dessen keine Photosynthese mehr nachweisbar ist, liegt bei etwa 35–50°C. Jedoch gibt es hiervon je nach Anpassung der Pflanzen starke Abweichungen.

Kohlendioxid

Die normale CO_2-Konzentration der Luft (0,03 %) ist bei guter Lichtversorgung und optimaler Temperatur meist der begrenzende Faktor der Photosynthese. Bei Erhöhung der CO_2-Konzentration lässt sich bei vielen Pflanzen eine erhebliche Steigerung der Photosynthese erreichen (● Abb. 4.97).

> ■ **MERKE** Unter dem Assimilationsquotienten (A) versteht man das Verhältnis zwischen CO_2 und O_2. Bei der Bildung von Glucose ist dieser gleich 1. Die Photosyntheserate wird von äußeren Faktoren beeinflusst. Weniger relevant ist hier Wasser. Allerdings können sich die Lichtintensität, die Temperatur und die CO_2-Konzentration auf die Effizienz der Photosynthese auswirken.

4.6.5 Aufnahme und Verwertung von Stickstoff, Schwefel und Phosphor

Stickstoffkreislauf
Stickstoff ist neben Kohlenstoff, Sauerstoff, Wasserstoff und Schwefel eines der wichtigsten Elemente zum Aufbau lebender Substanzen, vor allem von Aminosäuren, Proteinen, Nukleotiden und Nukleinsäuren. Ferner enthalten die Alkaloide und fast alle Antibiotika Stickstoff.

Stickstoff steht den Organismen in verschiedener Form zur Verfügung, als N_2 in der Atmosphäre, als Ammoniumsalze und Nitrate im Boden und schließlich in Form von organisch gebundenem Stickstoff. Die autotrophen Pflanzen sowie viele Pilze und Bakterien können anorganische Stickstoffverbindungen, hauptsächlich das NO_3^--Ion, als Stickstoffquelle für den Aufbau von Biomolekülen nutzen (assimilieren), d. h. anorganisch gebundenen Stickstoff in organisch gebundenen Stickstoff überführen. Sie sind **Stickstoff-autotroph.** Einzelne Bakterien und Blaualgen können unter bestimmten Bedingungen auch molekularen Stickstoff nutzen.

Tiere und **Menschen** sind dagegen auf die Zufuhr von organisch gebundenem Stickstoff in Form von Proteinen bzw. Aminosäuren angewiesen. Sie sind **Stickstoff-heterotroph** (o Abb. 4.98). Bei Mikroorganismen kennt man alle Übergänge von der Stickstoff-Autotrophie bis zur Stickstoff-Heterotrophie.

Bindung von molekularem Stickstoff in organische Verbindungen

Die Verwertung von molekularem Stickstoff zum Einbau in organische Verbindungen ist von großer Bedeutung für die Stickstoffbilanz der Atmosphäre. Auf der anderen Seite wird durch bakterielle Denitrifikation N_2 an die Atmosphäre abgegeben.

Organismen, die atomaren Stickstoff (N_2) zu binden vermögen, können in zwei große Gruppen eingeteilt werden (□ Tab. 4.18), in solche, die frei im **Boden lebend** N_2 binden können, und in symbiontische Organismen. Zu den frei im Boden lebenden zählen einige aerobe und anaerobe sowie manche photoautotrophe Bakterien, insbesondere jedoch *Azotobacter*-Arten. Außerdem knnen einige Blaualgen, wie *Chlorogloea*-, *Nostoc*- und *Anabaena*-Arten molekularen Stickstoff verwerten. Auch unter den Enterobakterien, die sich u. a. im Verdauungstrakt des Menschen finden, gibt es solche, die N_2 fixieren können.

Ein Beispiel für **symbiontische Stickstoff-Fixierung** bieten die Knöllchenbakterien der Leguminosen. Diese normalerweise frei im Boden lebenden Bakterien der Gattung *Rhizobium* sind nur in Symbiose zur N_2-Fixierung befähigt. Die Bakterien dringen über die Wurzelhaare in die Zellen der Wurzelrinde ein. Sie regen dort die Zellteilungstätigkeit an und indizieren Gewebewucherungen, „Knöllchen", an den befallenen Wurzeln. Diese Knöllchen enthalten das **Leghämoglobin**, ein dem Hämoglobin verwandtes Pigment, das Sauerstoff bindet.

Die Reduktion von N_2 zu NH_4^+ wird durch einen Multienzymkomplex, die Nitrogenase, katalysiert. Dieses Enzym findet sich bei einigen frei lebenden heterotrophen Bakterien, bei einigen Cyanobakterien sowie bei symbiontisch lebenden Bakterien und Cyanobakterien (□ Tab. 4.18). Die Nitrogenase ist ein **Molybdänferredoxin**, das aus mehreren Untereinheiten besteht. Diese enthalten 32 Eisen-, 32 Schwefel- und 2 Molybdän-Atome. An die Metall-Schwefelgruppen ist N_2 gebunden.

Es ist mit einer zweiten, kleineren Einheit assoziiert, der **Nitrogenase-Reduktase** (**Azoferredoxin**). Diese

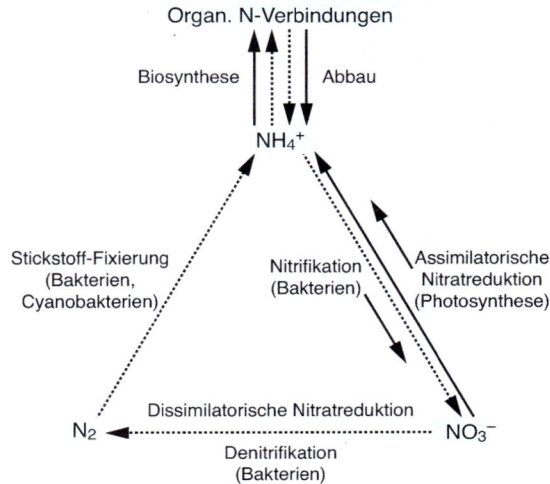

o **Abb. 4.98** Übersicht über die Reaktionen des Stickstoffkreislaufs

überträgt unter Verbrauch von ATP ein Elektron auf das Ferredoxin der Nitrogenase. N_2 wird von der Nitrogenase schrittweise unter Übertragung von 6 Elektronen zu NH_4^+ reduziert und in organische Verbindungen eingebaut. Die Nitrogenase ist gegen Sauerstoff empfindlich.

$N_2 + 6 H^+ + 6 e^- \rightarrow 2 NH_3$

Zwischenprodukte der Reaktion sind nicht nachweisbar. Daher ist anzunehmen, dass der Stickstoff während der Reduktion an das Enzym gebunden bleibt. Der Energiebedarf der N_2-Reduktion ist sehr hoch: Es werden 16 Mol ATP pro Mol N_2 benötigt. Als Reduktionsmittel dient Ferredoxin.

■ **MERKE** Reduziertes Ferredoxin und ATP stehen Blaualgen und photoautotrophen Bakterien aus der Photosynthese zur Verfügung. Heterotrophe Bakterien dagegen gewinnen diese beiden Verbindungen aus dem Abbau von Pyruvat zu Acetat.

Der Einbau von NH_4^+ in organische Verbindungen erfolgt bei N_2-fixierenden Organismen hauptsächlich durch Übertragung auf Glutaminsäure. Dabei entsteht **Glutamin**. Diese Reaktion wird durch das Enzym **Glutamin-Synthetase** katalysiert. Diese Reaktion benötigt ATP und ist praktisch irreversibel.

Die γ-Amidgruppe des Glutamins wird durch Transamidierung auf andere organische Verbindungen übertragen (o Abb. 4.99).

$N_2 \rightarrow 2 NH_4^+ \rightarrow$ Glutamin $\rightarrow$ N-haltige organische Verbindungen

Bei Organismen, die die Reduktionsäquivalente, hier reduziertes Ferredoxin, durch Photosynthese gewin-

Tab. 4.18 Beispiele N$_2$-bindender Organismen (Gattungen, die N$_2$-fixierende Arten enthalten)

Frei lebende Organismen		
Bakterien	Kohlenstoffquelle	Gattung
Aerobier	C-heterotroph	*Azotobacter*
		Pseudomonas
Anaerobier	Photoautotroph	*Klebsiella pneumoniae*
		Chlorobium (grüne Schwefelbakterien)
		Chromatium (Schwefel-Purpurbakterien)
		Rhodospirillum, Rhodopseudomonas (schwefelfreie Purpurbakterien)
	C-heterotroph	*Clostridium* (Buttersäurevergärer)
		Aerobacter
		Methanobacterium
Cyanobakterien	Aerob; photoautotroph	*Anabaena*
		Nostoc
		Calotrix

Symbiontische Organismen		
Mikroorganismen	Pflanzen	Befallenes Organ
Bakterien		
Rhizobium leguminosarum	Leguminosen	Wurzel
Klebsiella-Arten	*Psychotria*-Arten (Rubiaceae)	Blätter
Verschiedene Actinomyceten	Erle (Betulaceae)	Wurzel
	Sanddorn, Ölweide (Elaeagnaceae)	Wurzel
	Myrica (Myricaceae)	Wurzel
Cyanobakterien		
Nostoc	*Blasia* (Lebermoos)	Thallus
	Collema (Flechte)	Thallus
	Gunnera (Haloragaceae)	In den Zellen der Blattbasen im Rhizom
Anabaena	*Azolla* (Schwimmfarn)	Blätter
	Cycas, Macrozamia (Cycadaceae)	Wurzel, Rhizom

nen, dient N_2 neben CO_2 als Wasserstoffakzeptor des aus dem Wasser freigesetzten Wasserstoffs.

$3 H_2O + N_2 \rightarrow 2 NH_3 + 1½ O_2$ — Photoassimilation von N_2

$H_2O + CO_2 \rightarrow (CH_2O) + O_2$ — Photoassimilation des CO_2

Beide Prozesse laufen bei den photoautotrophen, Stickstoff-assimilierenden Organismen, z. B. den Cyanobakterien, nebeneinander ab.

Die Energie zur Reduktion von N_2 liefert in diesem Fall die Sonnenenergie. Der Wasserstoff des Ammoniums entstammt dem Wasser. Die Befähigung zur Stickstoff-Fixierung ist an die sogenannten *nif*-Gene gebunden. Diese sind auf Plasmiden lokalisiert, die sich durch Konjugation von einem Bakterium auf das andere übertragen lassen, so z.B. von *Klebsiella pneumoniae* auf *Escherichia coli*.

Durch die Fixierung von molekularem Stickstoff können erhebliche Mengen an Stickstoff in organisch gebundene Form überführt werden. Durch deren Abbau und durch nitrifizierende Boden-Bakterien wird dieser schließlich in Nitrat überführt und damit den höheren Pflanzen zugänglich gemacht.

Nitrifizierende Bakterien oxidieren Ammoniumstickstoff zu Nitrit und dieses weiter zum Nitrat. Dieser Vorgang der Nitrifikation ist für den Stickstoffkreislauf der Natur von großer Bedeutung. Die nitrifizierenden Bakterien der Gattung *Nitrosomonas* und *Nitrobacter* sind in der Natur in Ackerböden weit verbreitet. Sie sind immer miteinander vergesellschaftet. *Nitrosomonas* oxidiert Ammoniumstickstoff zu Nitrit:

$2 NH_3 + 3 O_2 \rightarrow 2 HNO_2 + 2 H_2O$ $\quad \Delta G°' = -661$ kJ

Das Nitrit wird von *Nitrobacter* weiter zum Nitrat oxidiert

Nitrat-Reduktion

Nitrat ist die hauptsächliche Stickstoffquelle für höhere Pflanzen. Sie nehmen Nitrat (NO_3^-) aus dem Boden auf, reduzieren es zu NH_4^+ und bauen daraus alle Stickstoffverbindungen der Zelle auf.

Die Reduktion von NO_3^- zu NH_4^+ erfolgt in zwei Reaktionsschritten.

1. Die **Nitrat-Reduktase** reduziert Nitrat zu Nitrit. Das Enzym ist im Cytosol der Zellen des Assimilationsparenchyms lokalisiert. Es enthält Eisen- und Molybdän-Ionen sowie FAD. Als Reduktionsmittel dient NADPH+H$^+$. Die Bildung der Nitrat-Reduktase ist in der Pflanze regulierbar. Die Bildung des Enzyms wird durch NO_3^- und NO_2^--Ionen induziert. Die hierzu erforderliche Genaktivierung erfolgt beim Mais innerhalb von zwei Stunden. Die Enzymbildung kann auch durch Zytokinine (▶ Kap. 4.7.1) induziert werden. Durch NH_4^+-Ionen wird die Enzymsynthese reprimiert.

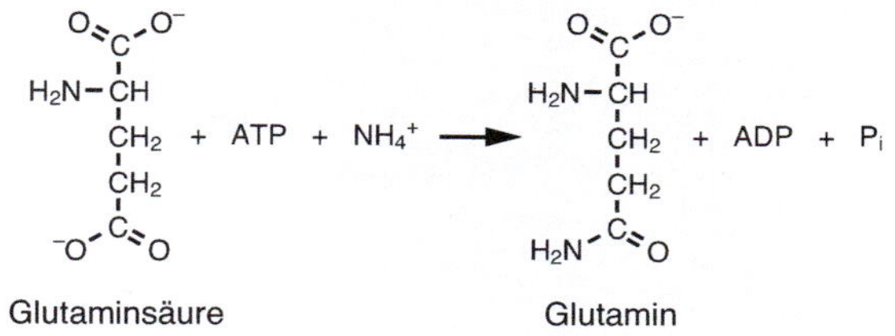

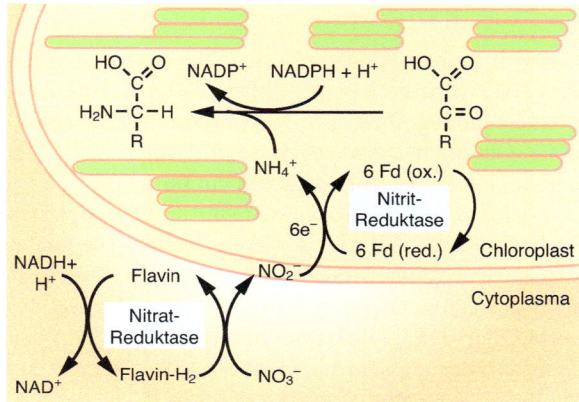

○ **Abb. 4.99** Überführung des reduzierten Stickstoffs in organische Bindung

○ **Abb. 4.100** Schema der assimilatorischen Nitratreduktion

2. Die **Nitrit-Reduktase** überträgt 6 Elektronen auf das Nitrit und reduziert dies zu NH_4^+. Zwischenstufen dieses Reduktionsvorgangs sind bisher nicht bekannt. Das Enzym ist bei photosynthetisch aktiven Zellen in den Chloroplasten lokalisiert. Als Elektronendonor dient reduziertes Ferredoxin (○ Abb. 4.100). Auch die Bildung der Nitrit-Reduktase ist durch Nitrat und Nitrit induzierbar. Die Nitratreduktion ist bei photosynthetisierenden Organismen eng an die Photosynthese gekoppelt und deshalb im Licht stark gesteigert. Als Wasserstoffdonor dient hier das aus der Photosynthese stammende NADPH+H$^+$. Im Dunkeln liefert der Abbau von Kohlenhydraten (Glykolyse) die nötigen Reduktions- und Energieäquivalente zur Nitratreduktion. Bei der assimilatorischen Nitratreduktion kann also Nitrat neben Kohlendioxid als Akzeptor des bei der Photosynthese aus Wasser freigesetzten Wasserstoffs dienen.

$NO_3^- + 8 [H] + 2 H^+ \rightarrow NH_4^+ + 3 H_2O$ — Photoassimilation von NO_3^-

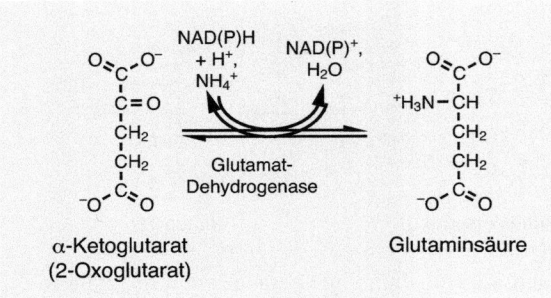

Abb. 4.101 Übertragung von NH_4^+ auf α-Ketoglutarat

Das von grünen Pflanzen in den Chloroplasten gebildete NH_4^+ wird noch in den Chloroplasten in eine organische Bindung überführt. Eine Chloroplasten-gebundene **Glutamat-Dehydrogenase** überträgt NH_4^+ auf α-Ketoglutarat. Hierbei entsteht **Glutamat**.

L-Glutamat-Dehydrogenasen sind in Chloroplasten und Mitochondrien nachgewiesen worden. Die Glutamat-Dehydrogenase-Reaktion ist reversibel. Durch sie wird der Glutamat-Stoffwechsel mit dem Citratzyklus verbunden. Diese Reaktion ist eine der wichtigsten Transaminierungsschritte (o Abb. 4.101). Der in der Glutaminsäure gebundene Stickstoff kann für die Biosynthese weiterer Aminosäuren herangezogen werden. Auch Pilze sind zur assimilatorischen Nitratreduktion befähigt. Sie gewinnen die dazu notwendigen Reduktions- und Energieäquivalente aus dem Abbau der Kohlenhydrate.

Ausscheidung von Stickstoff

Die Ausscheidung von Stickstoff erfolgt vorwiegend als **Harnstoff**, **Harnsäure** oder in Form von **Ammoniumsalzen**. Der Mensch und die Landwirbeltiere verfügen in der Leber über ein Enzymsystem, das den bei der oxidativen Desaminierung von Glutaminsäure frei werdenden Ammoniak in Harnstoff überführen kann.

Viele im Wasser lebende Tiere scheiden dagegen den Stickstoff unmittelbar als Ammoniumsalz, Landreptilien, Insekten und Vögel hauptsächlich in Form von Harnsäure aus. Harnsäure ist beim Menschen ein Endprodukt des Purinabbaus. Anders als bei Mensch und Tier scheiden Pflanzen keinen Stickstoff aus. Sie speichern ihn hauptsächlich in Form von **Asparagin** und **Glutamin**, unter Umständen auch in Form von **Alantoin** oder **Alantoinsäure**. Aus diesen Verbindungen kann die Pflanze den Stickstoff für biosynthetische Zwecke wieder gewinnen.

Harnstoffzyklus

Der **Harnstoffzyklus**, dient bei Säugetieren der Entgiftung des Ammoniaks. Dabei wird der Ammoniak-Stickstoff als Harnstoff renal ausgeschieden. Die einzelnen Komponenten der komplexen Reaktionskette werden dabei zurückgewonnen, wie das bei Kreisläufen üblich ist.

Für die Synthese eines Moleküls Harnstoff werden drei Moleküle ATP benötigt und vier energiereiche Bindungen verbraucht. Der Zyklus dient zudem der Synthese der proteinogenen Aminosäure L-Arginin (o Abb. 4.102).

Der Hauptort des Harnstoffzyklus ist die Leber. In der Matrix der Mitochondrien findet zum einen die Umwandlung von L-Ornithin in L-Citrullin, zum anderen die Bildung von Carbamoylphosphat aus CO_2 und NH_3 statt. Die Bildung von Carbamoylphosphat ist ATP-abhängig. Die Carbamoylphosphat-Synthetase I phosphoryliert zunächst mit Hilfe von ATP Bicarbonat. Durch Anlagerung von NH_3 entsteht Carbamat, das nun seinerseits unter ATP-Verbrauch zu Carbamoylphosphat phosphoryliert wird.

Carbamoylphosphat wird nun an Ornithin zu Citrullin kondensiert. Dies ist erforderlich, da es keinen Auswärtstransporter über die Mitochondrienmembran für Carbamoylphosphat gibt. Die Reaktion wird durch die Transcarbamoylase (Ornithin-Carbamoyl-Transferase, OCT) katalysiert und Citrullin wird über die Citrullin-Translokase in das Cytosol gebracht.

Im Cytosol wird Citrullin unter Anlagerung von Aspartat ATP-abhängig in Argininsuccinat überführt. Diese Reaktion katalysiert die Argininsuccinat-Synthetase (ASS). Danach reagiert Argininsuccinat unter Abspaltung von Fumarat zu Arginin. Das Enzym dieser Reaktion ist die Argininsuccinat-Lyase (ASL). Im letzten Schritt katalysiert das Enzym Arginase (ARG1) die Reaktion von Arginin zu Ornithin. Bei diesem Schritt entsteht unter Verbrauch von H_2O zunächst Isoharnstoff, der mit Harnstoff im Gleichgewicht steht.

Der Hauptteil des Ammoniaks, der bei der Synthese von Carbamoylphosphat verbraucht wird, stammt aus der oxidativen Desaminierung von L-Glutamat durch die L-Glutamat-Dehydrogenase: L-Glutamat + NAD^+ + H_2O → α-Ketoglutarat + NADH + H^+ + NH_3. Hier werden durch die Oxidation von NADH drei Moleküle ATP gebildet. Der Energiebedarf des Harnstoffzyklus wird demnach durch die Energieproduktion assoziierter Proteine nahezu gedeckt.

Schwefelstoffwechsel

Schwefel wird von Bakterien, Pilzen und Pflanzen als Sulfat-Ion aufgenommen. Auch der Transport innerhalb der Pflanze vollzieht sich vorwiegend in Form des Sulfat-Ions, das auch Ausgangsverbindung für den Schwefelstoffwechsel der Organismen ist.

Das Sulfat-Ion kann auf zwei Wegen in organische Verbindungen eingebaut werden. In einem Falle entstehen durch **Veresterung** von **Sauerstofffunktionen** Schwefelsäureester von Steroiden und Phenolen, sulfathaltige Mucopolysaccharide sowie sulfathaltige Poly-

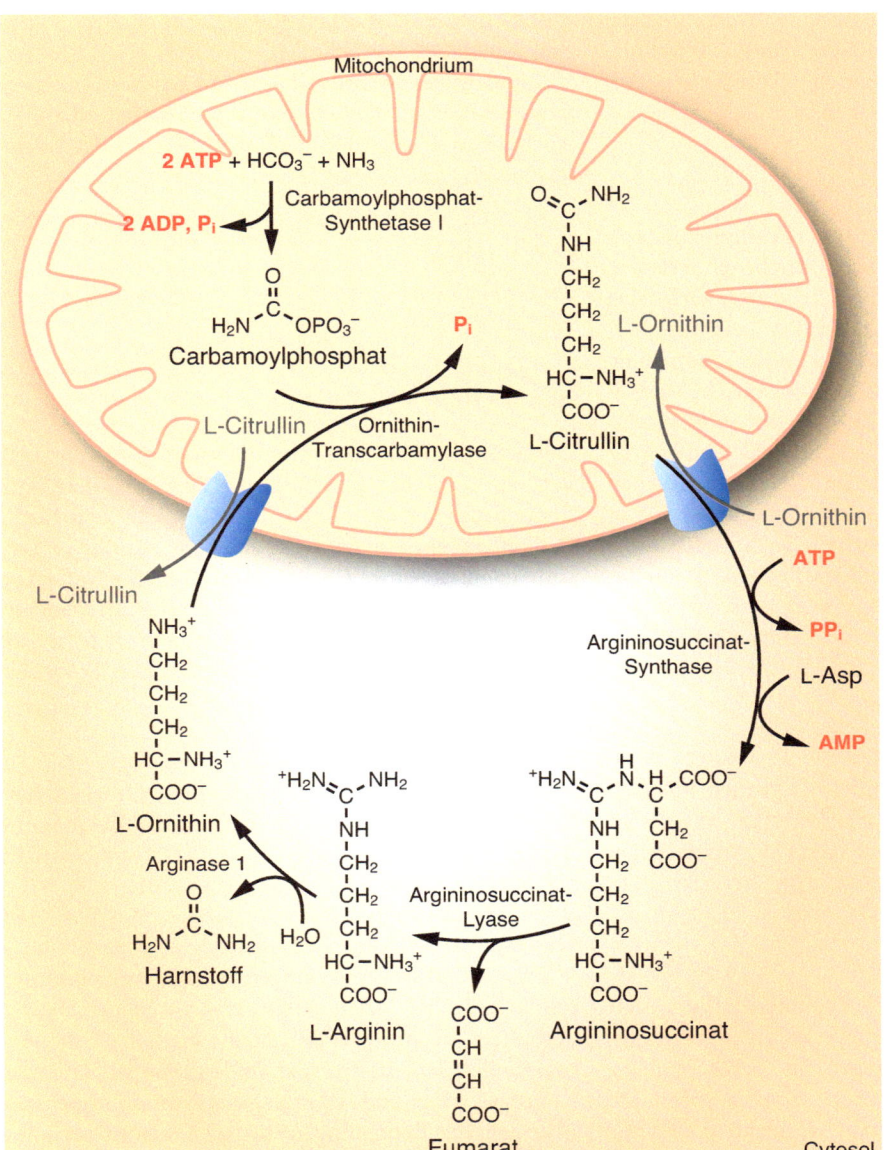

Abb. 4.102 Schema des Harnstoffzyklus. Die Reaktionen finden sowohl im Mitochondrium (oben) als auch im Cytosol (unten) statt. Da es keinen Carrier zum Transport von Carbamoylphosphat aus dem Mitochondrium gibt, muss ein Umweg über Ornithin und Citrullin eingeschlagen werden. Über die mitochondriellen Ornithin-Transporter 1 und 2 wird Citrullin im Antiport gegen Ornithin in das Cytosol transportiert.

saccharide in Zellwänden von Algen (Agar-Agar, Carrageen). Diese Veresterung des Sulfats wird durch ein Enzymsystem, die „Sulfotransferase" katalysiert. Dieses Enzymsystem findet sich auch in tierischen Zellen.

Beim zweiten Weg, bei der „assimilatorischen Sulfatreduktion" wird das aufgenommene Substrat in mehreren Reaktionsschritten zum Sulfid reduziert und als SH-Gruppe in organische Verbindungen eingebaut. In dieser Form ist Schwefel essenzieller Bestandteil von Enzymen. Zum anderen findet sich in der Zelle eine Reihe von Schwefelverbindungen, die als Coenzyme eine wesentliche Rolle im Stoffwechsel spielen. Bei einigen dieser Coenzyme ist der Schwefel fest in die Molekülstruktur eingebaut, z. B. beim **Thiaminpyrophosphat**. Bei anderen ist er in SH-Gruppen die reaktive Stelle des Moleküls, z. B. im Coenzym A. An die SH-Gruppe in Coenzym A werden z. B. Fettsäuren als Thioester gebunden und so „aktiviert" (▸ Kap. 4.4.5).

Schließlich enthalten **schwefelhaltige Aminosäuren**, wie Cystein und Methionin, eine **SH-Gruppe**. In Proteinen dienen SH-Gruppen zur Ausbildung von Disulfidbrücken und spielen damit eine wichtige Rolle bei der Ausbildung der Quartärstrukturen von Proteinen (▸ Kap. 4.3.2).

Aktivierung des Sulfats
Für beide Stoffwechselwege muss das in die Zelle aufgenommene Sulfat-Ion zunächst aktiviert werden.

Erster Schritt dieser Aktivierung ist der Einbau von SO_4^{2-} in Adenosinmonophosphat zu **Adenosin-**

5'-**phosphorylsulfat** (APS). Diese Anhydridverbindung entsteht durch Umsetzung von SO_4^{2-} und ATP mithilfe einer **ATP-Sulfurylase (Sulfatadenyl-Transferase)**. Bei dieser Reaktion wird SO_4^{2-} gegen den Diphosphatrest des ATP ausgetauscht.

$ATP + SO_4^{2-} \rightleftarrows$ Adenosin-5'-phosphosulfat $+ PP_i$

APS wird durch die APS-Kinase (Adenosinphosphorylsulfat-Kinase) zu Phosphoadenosinphosphorylsulfat (PAPS) phosphoryliert. Die Phosphatgruppe wird dabei an das C-3-Atom der Ribose gebunden. In dieser energiereichen Verbindung, als „**aktives Sulfat**", kann Sulfat dann durch Veresterung als SO_4^{2-} in organische Verbindungen eingebaut oder auf die Stufe des Sulfids reduziert werden. In grünen Pflanzen findet die Aktivierung des Sulfats unter Bildung von PAPS hauptsächlich an den Thylakoidmembranen der Chloroplasten statt. Zur Bildung des aktiven Sulfats und zur Sulfatesterbildung sind auch tierische Zellen befähigt. Die Reduktion des Sulfats zum Sulfid kann dagegen von tierischen Zellen nicht durchgeführt werden. Sie müssen „reduzierten Schwefel" mit der Nahrung, z. B. in Form von schwefelhaltigen Proteinen aufnehmen.

Assimilatorische Sulfatreduktion
Die Reduktion des Sulfats findet bei grünen Pflanzen überwiegend in den Chloroplasten statt. Zu einem geringen Teil kann sie jedoch auch in Wurzelzellen ablaufen. Sie vollzieht sich formal in zwei Schritten unter Verbrauch von acht Elektronen:

$SO_4^{2-} \xrightarrow{2e^-} SO_3^{2-} \xrightarrow{6e^-} S^{2-}$

Zunächst wird PAPS zu APS dephosphoryliert. Von APS wird dann die Sulfonylgruppe auf ein niedermolekulares Trägerprotein übertragen. In dieser Bindung wird Sulfit zum Sulfid reduziert. Zwischenprodukte werden dabei nicht freigesetzt. Als Elektronendonor dient dabei in Chloroplasten reduziertes Ferredoxin, in chlorophyllfreien Zellen $NADPH + H^+$. Mit Übertragung der SH-Gruppe auf Acetylserin unter Bildung von Cystein ist der Einbau des „reduzierten Schwefels" in organische Verbindungen vollzogen. Nach Reaktion mit $NADPH + H^+$ ist das Trägerprotein erneut reaktionsbereit. Durch vielfältige Synthesewege wird die SH-Gruppe in andere organische Moleküle eingebaut.

Schwefelbakterien
Bakterien können Sulfat auch in anderen Stoffwechselwegen reduzieren. Die sulfatreduzierenden Bakterien reduzieren Sulfat zu Schwefelwasserstoff, der als solcher freigesetzt wird. Aus dieser Reaktionsfolge, die einen Elektronentransport ermöglicht, gewinnen sie Energie. Dies ist der Vorgang der „dissimilatorischen Sulfatreduktion", der sogenannten Sulfatatmung. Der Hauptteil des in der Natur gebildeten Schwefelwasserstoffs ist mittels dissimilatorischer Sulfatreduktion von Bakterien gebildet.

Pigmentfreie Schwefelbakterien oxidieren Schwefelwasserstoff zu Schwefel und diesen weiter zu Sulfat. Auch Thiosulfat wird zu Sulfat oxidiert. In der Bilanz lassen sich diese Reaktionen wie folgt formulieren:

$2 H_2S + O_2 \rightarrow 2 H_2O + 2 S$
$\Delta G^{o'} = -494$ kJ

$2 S + 2 H_2O + 3 O_2 \rightarrow 2 H_2SO_4$
$\Delta G^{o'} = -1172$ kJ

$H_2S_2O_3 + 2 O_2 + H_2O \rightarrow 2 H_2SO_4$
$\Delta G^{o'} = -418$ kJ

Der Schwefel wird dabei von der zweiwertigen negativen zur sechswertigen positiven Form oxidiert. Die Energieausbeute bei diesen Reaktionen ist sehr hoch. Die gewonnene Energie wird teilweise zur CO_2-Fixierung genutzt. Schwefelbakterien sind in der Natur vor allem in nährstoffreichen Seen verbreitet. Sie sind in Kläranlagen an der biologischen Reinigung beteiligt, da sie den aus Fäulnisprozessen stammenden Schwefelwasserstoff zu Sulfat oxidieren.

Phosphorkreislauf
Phosphor wird von der Pflanze als Orthophosphat, PO_4^{3-}, aus dem Boden aufgenommen. In dieser Form wird er im Stoffwechsel verwendet. PO_4^{3-} braucht nicht erst wie NO_3^- oder SO_4^{2-} reduziert werden.

Es erfolgt lediglich eine Veresterung des PO_4^{3-} an verschiedene alkoholische Hydroxylgruppen.

Phosphorsäureverbindungen spielen eine dominierende Rolle bei vielen Stoffwechselvorgängen. So ist besonders die **Anhydridbindung** zwischen Phosphorsäuremolekülen, die an Nukleoside gebunden sind, zur **Konservierung** und **Übertragung von Energie** von überragender Bedeutung. Die am häufigsten vorkommende Phosphorsäureverbindung ist das **Adenosintriphosphat (ATP)**. Durch Bindung an Phosphorsäure können ferner Zwischenprodukte des Stoffwechsels aktiviert und damit leichter umsetzbar gemacht werden.

Als Bestandteil von Phospholipiden bzw. Phospholipoiden ist Phosphat am Aufbau von Biomembranen beteiligt.

Viele pflanzliche Organismen können Phosphat in Form von Polyphosphaten als „Phytin" speichern.

Zusammenfassung

- Ebenso wie CO_2 müssen auch Stickstoff, Schwefel und Phosphor aus anorganischen Quellen aufgenommen werden. Molekularer Stickstoff kann nur von wenigen Organismen genutzt werden. Hier sind es vor allem die Stickstoff-fixierenden Knöllchenbakterien der Leguminosen oder Stickstofffixierende Blaualgen. Höhere Pflanzen nehmen Stickstoff meist in Form von Nitrat- oder Ammoniumverbindungen auf.

- Die Reduktion von molekularem Stickstoff erfolgt an einem Multienzymkomplex, der Nitrogenase. Dieses Enzym ist gegen Sauerstoff empfindlich. Es liefert Ammonium-Ionen, die hauptsächlich auf Glutaminsäure übertragen werden. Diese Reaktion wird von der Glutamin-Synthetase katalysiert.

- Höhere Pflanzen nehmen Stickstoff meist als Nitrat-Stickstoff auf, den sie zu NH_4^+ reduzieren. Hierzu sind zwei Enzyme, die Nitrat-Reduktase und die Nitrit-Reduktase erforderlich.

- Pflanzen sind nicht in der Lage, Stickstoff auszuscheiden. Sie speichern Stickstoff vornehmlich als Asparagin und Glutamin. Tiere hingegen scheiden den Stickstoff als Harnstoff, Harnsäure oder in Form von Ammoniumsalzen aus.

- Schwefel wird von Bakterien, Pilzen und Pflanzen vornehmlich als Sulfat aufgenommen. Bei der assimilatorischen Sulfatreduktion wird das Sulfat zu Sulfid reduziert. Aktiviertes Sulfat liegt als Adenosin-5'-phosphosulfat vor.

- Phosphor nehmen die Pflanzen als Phosphat auf. Für die Biosynthese der Nukleinsäurebausteine spielt Phosphat eine herausragende Rolle.

4.6.6 Sekundärstoffwechsel

Pflanzliche Zellen enthalten weit mehr Stoffe, als im Rahmen lebensnotwendiger biochemischer Stoffwechselwege erforderlich sind. Die lebensnotwendigen Stoffwechselwege subsummiert man unter der Bezeichnung **Primärstoffwechsel**. Als **Sekundärstoffwechsel** versteht man solche Stoffwechselwege, die nur in ganz bestimmten, meist ausdifferenzierten Zellen vorkommen, deren Produkte für die Zelle selbst entbehrlich sind, die aber für den Organismus als Ganzes nützlich sein können (z. B. Blütenfarbstoffe, -duftstoffe, Festigungselemente). Dabei sind die Grenzen fließend, denn weder gibt es die typische Zelle, noch ist in vielen Fällen klar, weshalb eine bestimmte Substanz tatsächlich gebildet wird.

Gerade Pflanzenzellen produzieren ein weites Spektrum sekundärer Produkte. Viele von ihnen sind hochgradig toxisch, vielfach werden sie in spezifischen Vesikeln, oft auch in der Vakuole gespeichert.

Pflanzliche aber auch bakterielle Sekundärstoffe sind aus pharmazeutischer Sicht hoch interessant. Einige von ihnen werden direkt als Wirkstoffe eingesetzt (z. B. **Morphin, Codein, Vincristin** u. a.). Die meisten aber entfalten ihre Wirkung in Extrakten oder dienen als Leitstrukturen für viele wichtige Arzneistoffe.

Obwohl die sekundären Pflanzenstoffe weit verbreitet sind, heißt dies nicht, dass jede Pflanze jedes Produkt bilden kann. Manche Komponenten sind auf einzelne Arten, andere wiederum auf Gruppen nahe verwandter Arten beschränkt. Aus diesem Grund wird auch das Vorkommen bestimmter sekundärer Pflanzenstoffe (besser noch: Gruppen chemisch ähnlicher Stoffe) als **taxonomisches Merkmal** verwendet.

In nahezu allen Fällen findet man die sekundären Pflanzenstoffe nur in bestimmten pflanzlichen Organen, oft auch nur in einem bestimmten Zelltyp (und innerhalb der Zellen nur in einem bestimmten Kompartiment), und meist werden sie nur während einer zeitlich begrenzten Entwicklungsphase gebildet.

Einigen sekundären Pflanzenstoffen kommt eine **Signalfunktion** zu. Hierher gehören beispielsweise die **pflanzlichen Hormone**. Sie beeinflussen die Aktivitäten anderer Zellen, steuern deren Stoffwechselaktivitäten und koordinieren die Entwicklungsabläufe in der ganzen Pflanze. Andere Substanzen dienen der Kommunikation zwischen Pflanzen und ihren Bestäubern und wiederum andere schützen die Pflanzen vor Tierfraß und Infektionen. So bilden manche Pflanzenarten nach einer Pilzinfektion spezifische **Phytoalexine**, die eine Verbreitung des Pilzmyzels im Pflanzengewebe unterbinden.

Bestimmte Sekundärstoffe werden auch ausgeschieden und beeinflussen so die Existenz anderer Arten. Gerade bei Algen, aber auch bei Pilzen, wird die Kommunikation der Zellen untereinander durch extrazelluläre Substanzen gefördert, bzw. aufrechterhalten. Die gegenseitige Beeinflussung von Pflanzen durch stoffliche Ausscheidungen wird **Allelopathie** genannt. Sie kommt nicht nur bei Algen, sondern ebenso oft auch bei höheren Pflanzen vor. Allelopathisch wirkende Substanzen können **Keimung, Wachstum** und **Entwicklung** anderer Pflanzen beeinträchtigen, selten ist ihr Einfluss stimulierend.

Viele Pflanzenstoffe nehmen seit Jahrhunderten eine herausragende Rolle in der Heilkunde ein. Ihr pharmakologischer – und damit auch ihr wirtschaftlicher – Wert hat bis heute nichts an Bedeutung eingebüßt.

Strukturklassen

Die Naturstoffe können, mit wenigen Ausnahmen, übersichtlich nach ihrem biogenetischen Bauprinzip eingeteilt werden. Man unterteilt im Wesentlichen in

- Polyine,
- Polyketide,
- Isoprenoide bzw. Terpenoide,
- Phenylpropankörper,
- Alkaloide und
- Glykoside.

Polyine

Die **Polyine** umfassen aliphatische Kohlenwasserstoffe, Alkohole, Ketone und Säuren mit **Dreifachbindungen** (o Abb. 4.103). Die stark ungesättigten, überwiegend lipophilen Verbindungen liegen in höheren Pflanzen meist im fetten oder ätherischen Öl gelöst vor. Die Stoffe sind teilweise flüchtig.

Polyketide

Im einfachsten Fall sind **Polyketide** lineare Kondensationsprodukte eines Moleküls Acetyl-Coenzym A (Startermolekül) mit mehreren Molekülen Malonyl-CoA (o Abb. 4.104). Alternativ kann prinzipiell jede aktivierte Carbonsäure als Startermolekül fungieren. Man unterscheidet entsprechend **einfache Polyketide** (Starter: Acetyl-CoA) von **gemischten Polyketiden** (Starter: Acyl-CoA).

Primär entstehen Polyketosäuren verschiedener Kettenlängen mit regelmäßig alternierenden Ketogruppen. Durch eine Unzahl an Sekundärreaktionen entsteht eine enorme Strukturvielfalt. Durch Zyklisierung sowie Enolisierung und mitunter Glykosidbildung werden die Polyketide in vergleichsweise stabile Naturstoffe mit mehr oder weniger komplizierten Ringsystemen umgebaut.

Zu den Polyketiden gehören beispielsweise die **Cannabinoide**, die **Catechine**, die **1,8-Dihydroxyanthrachinonderivate**, die **Flavonoide**, die **Hopfenbitterstoffe** und die **Kavalactone**. Von Mikroorganismen produzierte Polyketide sind beispielsweise die **Ansamycine**, die **Makrolide**, die **Tetracycline** und das **Griseofulvin**.

o **Abb. 4.103** Polyine. Diese aliphatischen Kohlenwasserstoffe gehen aus Ölsäure hervor. Ein Beispiel ist das toxische Cicutoxin, das im Wasserschierling (*Cicuta virosa* L., Apiaceae) enthalten ist. Es ist ein zentral wirkendes Krampfgift. 2–3 g des Wurzelstocks sind für einen Menschen tödlich.

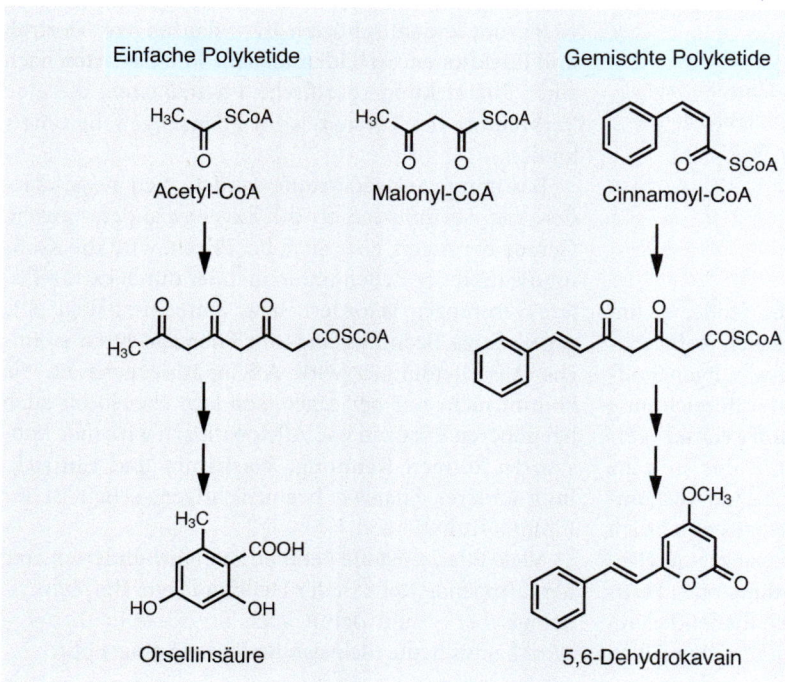

o **Abb. 4.104** Polyketide. Ausgehend von Acetyl-CoA resultiert über mehrere Reaktionsschritte z. B. das Tetraketid Orsellinsäure, das in Flechten vorkommt und zu einem bläulichroten Farbstoff decarboxyliert werden kann. Gemischte Polyketide entstehen aus einem Acyl-CoA als Startermolekül, hier z. B. Cinnamoyl-CoA. Nach verschiedenen Reaktionsschritten erhält man z. B. 5,6-Dehydrokavain, das im Kavakavawurzelstock (*Piper methysticum* G. FORST., Piperaceae) vorkommt.

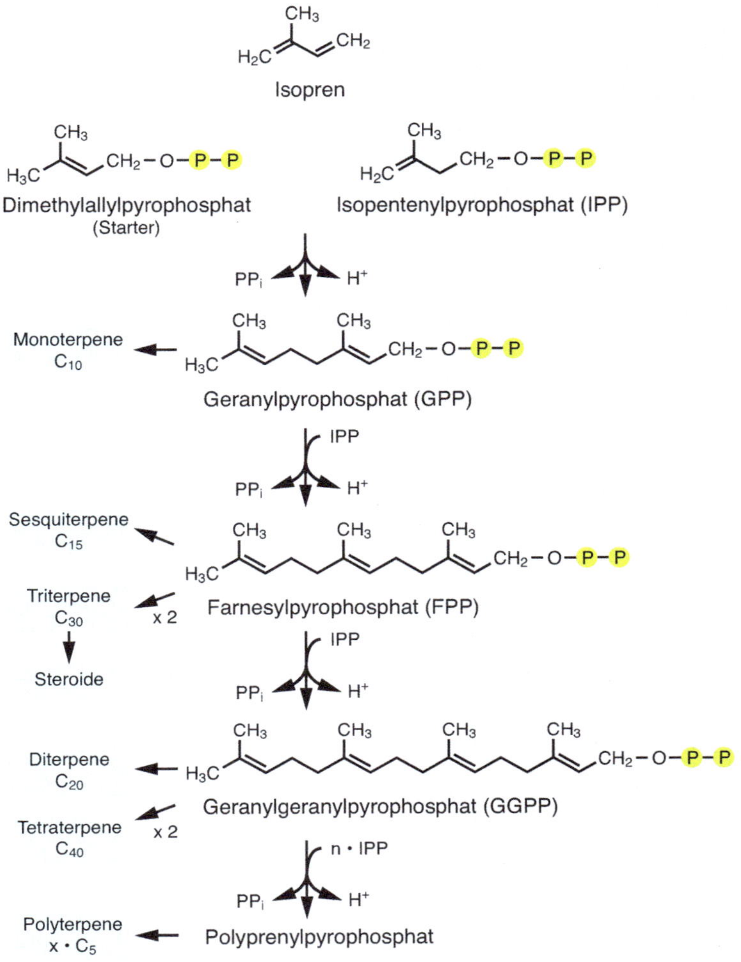

Abb. 4.105 Isoprenoide bzw. Terpenoide. Die Grundeinheit der Terpenoide ist das „aktivierte Isopren" Isopentenylpyrophosphat, das zusammen mit seinem Isomer Dimethylallylpyrophosphat zu Geranylpyrophosphat kondensiert. Durch schrittweise Kondensationsreaktionen mit IPP entstehen dann die höhermolekularen Isoprenoide.

Isoprenoide bzw. Terpenoide

Die biogenetische Grundeinheit der Terpenoide ist **Isopentenylpyrophosphat**, das auch als aktiviertes Isopren bezeichnet werden kann (Abb. 4.105). Die Verbindung wird in Tier und Pflanze gebildet.

In der Pflanzenzelle gibt es zwei Wege zum Aufbau der Verbindung, die sehr wahrscheinlich in zwei verschiedenen Zellkompartimenten ablaufen:

- die sogenannte zytoplasmatische Biosynthese auf dem **Acetat-Mevalonat-Weg** (**Mevalonsäureweg**),
- die sogenannte plastidäre Biosynthese auf dem **1-Desoxy-D-xylulose-Weg**.

Beim **Acetat-Mevalonat-Weg** kondensieren zunächst zwei Moleküle Acetyl-Coenzym A zu Acetoacetyl-CoA (Enzym: β-**Ketoacylthiolase**). An die Ketogruppe der Verbindung lagert sich das dritte Molekül Acetyl-CoA unter Bildung von **3-Hydroxy-3-methyl-glutaryl-CoA** (HMG-CoA) an (Enzym: **HMG-Synthase**). Die **HMG-CoA-Reduktase** reduziert unter ATP-Verbrauch das 3-Hydroxy-3-methyl-glutaryl-CoA zu Isopentenylpyrophosphat (**IPP**).

Der **1-Desoxy-D-xylulose-Weg** wurde in Bakterien, grünen Algen und in höheren Pflanzen nachgewiesen. Er läuft in den Plastiden ab. Startmoleküle sind D-Glycerolphosphat und Pyruvat. Beide Verbindungen kondensieren unter Verlust von CO_2 zu **1-Desoxy-D-xylulose**. Durch Verlagerung der Methylgruppe, Reduktion und Phosphorylierung entsteht Isopentenylpyrophosphat.

Für die Polykondensation von aktiviertem Isopren ist neben Isopentenylpyrophosphat (IPP) das **Dimethylallylpyrophosphat** (DMAPP) als Starter notwendig. Dieses entsteht durch Isomerisierung von IPP. Durch Kondensation von IPP und DMAPP entsteht das Monoterpen **Geranylpyrophosphat**.

Durch schrittweise Kondensationsreaktionen mit IPP entstehen die höhermolekularen Isoprenoidpyrophosphate **Farnesylpyrophosphat** (C_{15} = Sesquiterpen), **Geranylgeranylpyrophosphat** (C_{20} = Diterpen),

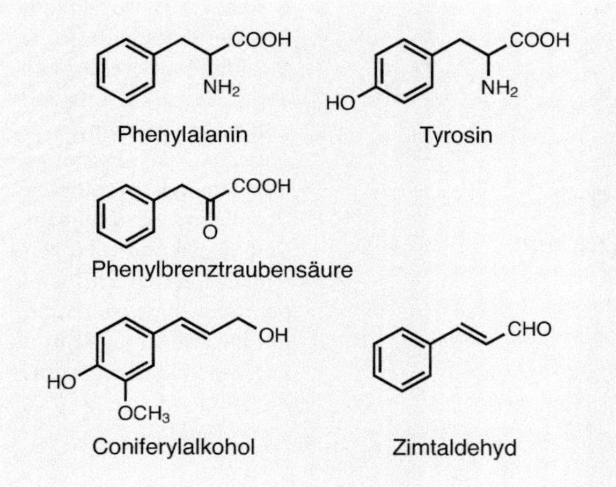

Abb. 4.106 Phenylpropane. Die Phenylpropankörper leiten sich von den Aminosäuren Phenylalanin und Tyrosin ab. Beispiele sind Phenylbrenztraubensäure, der Ligninbaustein Coniferylalkohol oder der im Zimtöl vorhandene Zimtaldehyd.

Geranylfarnesylpyrophosphat (C_{25} = Sesterterpen) und **Polyprenylpyrophosphate** (mehr als $8 \times C_5$ = Polyterpene).

Außerdem werden durch Kopf-zu-Kopf-Verknüpfung von zwei Molekülen Farnesylpyrophosphat C_{30}-Einheiten (**Triterpene**) und von zwei Molekülen Geranylgeranylpyrophosphat C_{40}-Einheiten (**Tetraterpene**) aufgebaut.

Die Vielzahl der isoprenoiden Stoffe kommt durch Sekundärreaktionen zustande, darunter Oxidationen, Hydrierungen, Ringschlüsse, Ringöffnungen, Ringerweiterungen und Ringverengungen sowie Methylgruppenwanderungen.

Zu den **Terpenoiden** gehören so wichtige Moleküle wie die Carotinoide oder das Cholesterol mit seinen Folgeprodukten (die Gallensäuren, die herzwirksamen Steroidglykoside, die Steroidhormone und die Steroidsaponine). Viele ätherische Öle enthalten niedermolekulare Terpenoide.

Phenylpropankörper

Die meisten der in der belebten Natur vorkommenden aromatischen Verbindungen sind strukturell von der Stammverbindung **Phenylpropan** abgeleitet (● Abb. 4.106). Dabei handelt es sich um sauerstoffhaltige und/oder stickstoffhaltige Derivate dieses Grundkörpers, dessen biogenetische Prototypen die Aminosäuren Phenylalanin und Tyrosin darstellen. Das wichtigste Phenylpropanderivat des Intermediärstoffwechsels ist die **Phenylbrenztraubensäure** und das wichtigste Phenylpropanderivat des pflanzlichen Sekundärstoffwechsels ist der **Coniferylalkohol** (4-Hydroxy-3-methoxyzimtalkohol).

Die Phenylpropankörper kommen frei vor, z. B. als Komponenten ätherischer Öle (Zimtaldehyd im Zimtöl). Hauptsächlich findet man sie aber in vielfältig gebundener Form, z. B. Phenylalanin und Tyrosin in Peptidantibiotika oder in Proteinen, Coniferylalkohol als Ester in Harzen oder als Kondensat bzw. Polymerisat im Lignin. Nicht selten bilden sie die Basisverbindungen zum Aufbau neuer Strukturen, darunter Hormone (Thyroxin) und Alkaloide (z. B. Morphin). Ferner gehen aus Reaktionen von Phenylpropankörpern mit Intermediärprodukten von anderen Stoffwechselbereichen Naturstoffe hervor, die eigene Stoffklassen bilden (z. B. Capsaicinoide, Catechingerbstoffe, Flavonoide und Kavaine). Auch unter den Vitaminen findet man Vertreter, die sich von Phenylpropanvorstufen ableiten.

Biogenetisch werden die Phenylpropane über den **Shikimisäure-Chorisminsäure-Weg** gebildet (● Abb. 4.107). Durch eine Additionsreaktion zwischen **Phosphoenolpyruvat** und **Erythrose-4-phosphat** entsteht **3-Desoxy-D-arabinoheptulosonsäure-7-phosphat** unter Freisetzung einer Phosphatgruppe. Dieser C_7-Körper geht über eine intramolekulare Aldolkondensation in **5-Dehydrochinasäure** über. Die Dehydratisierung und Reduktion ergibt Shikimisäure. Die phosphorylierte Shikimisäure bindet unter der Wirkung von **Chorisminsäure-Synthase** etherartig Enolbrenztraubensäure, verliert den Phosphatrest und geht in **Chorisminsäure** über, die eine zweite Doppelbindung im Ring besitzt. Die Chorisminsäure unterliegt einer Reaktion vom Typ der Claisen-Umlagerung und bildet **Prephensäure**. Diese von der **Chorismatmutase** katalysierte Umlagerung ist der einzige in der Natur bekannte Vorgang dieses Typs. Aus der Prephensäure wird entweder durch **Transaminierung Arogensäure** aufgebaut oder es erfolgt die Bildung von **4-Hydroxyphenyl-** bzw. **Phenylbrenztraubensäure**, die das Ergebnis einer Decarboxylierung und Dehydrierung bzw. Dehydratisierung darstellt. **Tyrosin** und **Phenylalanin** verkörpern die ersten stabilen Phenylpropanderivate. Aus den Aminosäuren gehen durch Desaminierung **4-Hydroxyzimtsäure** und **Zimtsäure** hervor (Enzyme: **Tyrosin-Ammoniak-Lyase** und **Phenylalanin-Ammoniak-Lyase**), welche die Ausgangsstoffe für die stickstofffreien Phenylpropankörper sind.

Alkaloide

Alkaloide sind stickstoffhaltige sekundäre Naturstoffe. Die Stickstoffatome sind meist heterozyklisch, seltener exozyklisch angeordnet. Die Verbindungen reagieren vielfach basisch und liegen deshalb in den Pflanzen meist als Salze vor.

Die Alkaloide besitzen sehr häufig eine ausgeprägte pharmakodynamische Wirkung auf den Säugetierorganismus. Einige von ihnen zählen zu den biologisch aktivsten Naturstoffen.

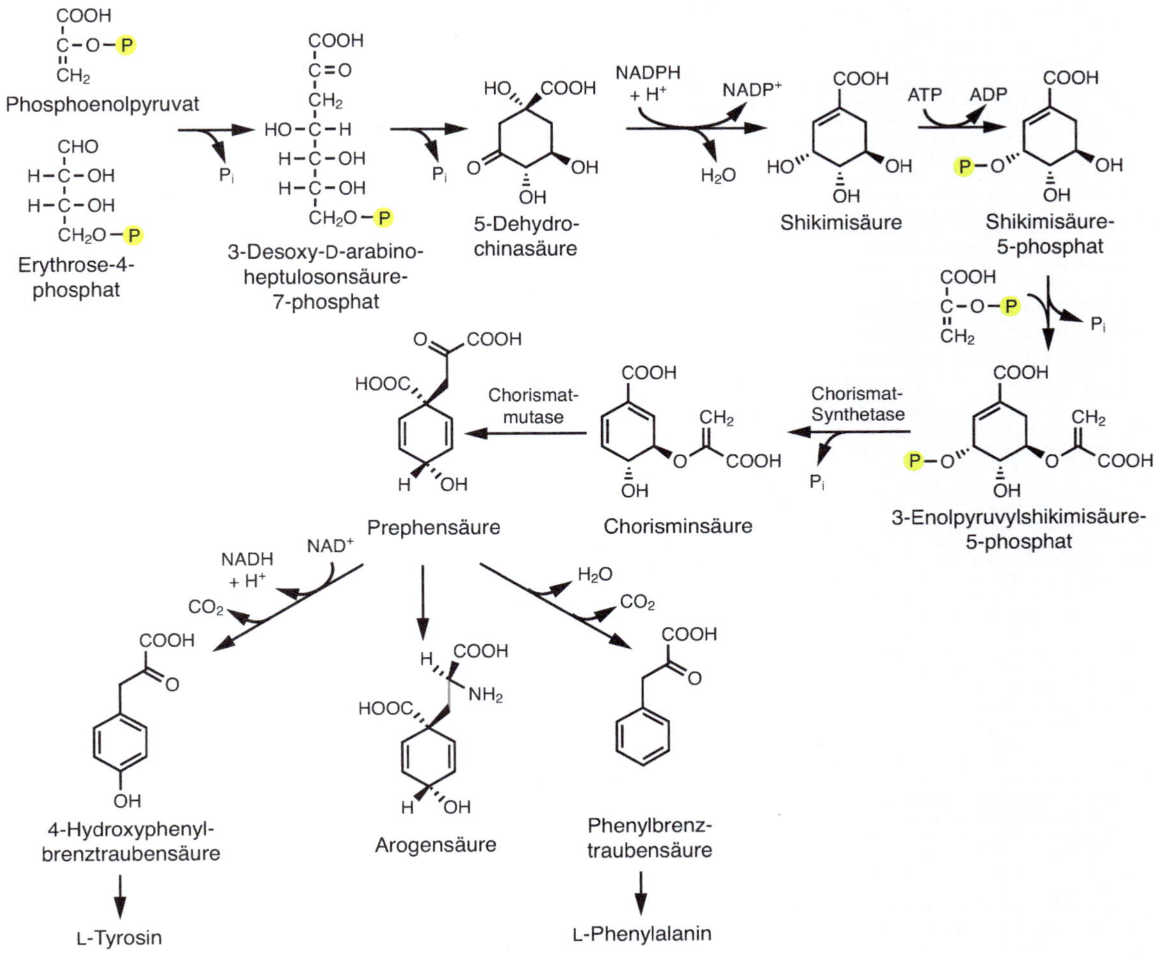

Abb. 4.107 Bildung der Phenylpropankörper über den Shikimisäure–Chorisminsäure–Weg

Zahlreiche alkaloidhaltige Pflanzen, die in angemessener Dosierung wertvolle Arzneipflanzen darstellen können, zählen bei unkontrollierter Verabreichung für den Menschen zu den typischen Giftpflanzen, wie z. B. Eisenhut, Herbstzeitlose, Stechapfel und Tollkirsche.

Biogenetisch gehen die Alkaloide aus Aminosäuren hervor, darunter die Aminosäuren Lysin, Ornithin, Arginin, Phenylalanin, Tyrosin, Tryptophan u. a. Die Klassifizierung der Alkaloide erfolgt oft auch nach der Struktur des Heterozyklus, z. B. Pyrrolidin-, Pyridin-, Pyrrolizidin-, Chinolin-, Isochinolin-, Indol-Alkaloide (**Abb. 4.108**).

Glykoside

Durch intramolekulare Reaktion der Carbonylgruppe von Zuckermolekülen mit einer alkoholischen OH-Gruppe entsteht die sogenannte glykosidische Hydroxylgruppe, die sich von den übrigen OH-Gruppen des Moleküls durch die Fähigkeit zur Bildung eines Acetals unterscheidet. In der Kohlenhydratchemie wird ein solches Acetal als Glykosid bezeichnet. Unter den Naturstoffen spielen Glykoside eine herausragende Rolle.

Durch Acetalbildung eines Monosaccharids mit der Hydroxylgruppe eines weiteren Mono-, Oligo- oder Polysaccharids entstehen Glykoside vom Typ der **Holoside**. **Heteroside** (O-Heteroside) entstehen durch Acetalbildung eines Mono- oder Oligosaccharids mit alkoholischen oder phenolischen OH-Gruppen, die nicht aus Zuckermolekülen stammen. Der Nichtzuckerteil wird dann als **Aglykon** oder **Genin** bezeichnet. Neben O-Heterosiden kommen auch noch **N-** bzw. **S-Heteroside** vor, als **Acylglykoside** bezeichnet man O-Heteroside, die aus einer Esterreaktion zwischen glykosidischer Hydroxylgruppe und einer Carboxylgruppe hervorgegangen sind. Eine Sonderform stellen die **C-Heteroside** dar, die aus einer Reaktion der glykosidischen Hydroxylgruppe mit einem labilen Proton hervorgehen, wodurch der Zuckerrest und der Nichtzuckerteil durch eine C-C-Bindung verknüpft sind (**Abb. 4.109**).

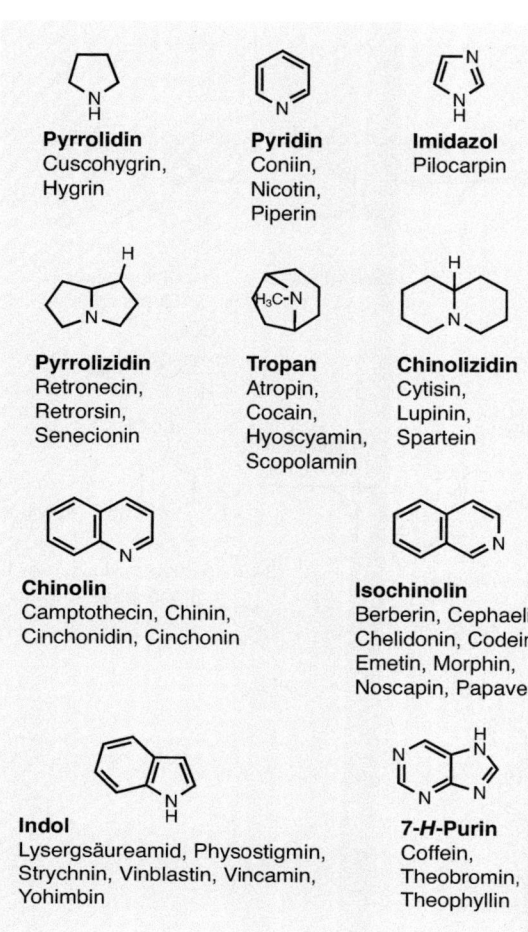

Abb. 4.108 Typische Heterozyklen der Alkaloide sowie einige Beispiele aus der jeweiligen Gruppe

Prominente Vertreter der Glykoside sind **herzwirksame Steroidglykoside**, die glykosidischen Iridoide oder die Saponine, die durchweg als O-heterosidische Glykoside vorkommen. Bei den **Anthracenderivaten** und den **Flavonoiden** finden wir O-Heteroside aber auch C-Heteroside. Die **Glucosinolate** sind sämtlich S-Heteroside.

α-D-Glucose-1-phosphat nimmt eine Schlüsselrolle bei der Biosynthese von Glykosiden ein. Das Molekül reagiert in erster Linie mit UTP zu **Uridindiphosphatglucose**, die wiederum das bedeutendste aktivierte Monosaccharid darstellt. Uridindiphosphatglucose kann in die epimeren Zucker (vor allem Galactose), in Aminozucker (z. B. N-Acetylglucosamin), Desoxyzucker (wahrscheinlich auch Digitoxose), Uronsäuren (Glucuronsäure, Galacturonsäure) abgewandelt und schließlich bis zu UDP-Xylose verändert werden. Alle diese UDP-Monosaccharide besitzen ein hohes Gruppenübertragungspotenzial und können auf nukleophile Reaktionspartner unter Glykosidbildung und Freisetzung eines Nukleosiddiphosphats übertragen werden.

α-D-Glucose-1-phosphat bildet daneben mit ATP, GTP und TTP die entsprechende **NDP-Glucose**. Diese energiereichen Nukleotidderivate der Glucose werden zur Synthese der **Stärke**, **Cellulose** (und **6-Desoxyhexosen**) bzw. zur Bildung von **dTDP-Rhamnose** umgesetzt. Die aktivierte Rhamnose geht ebenfalls in Transglykosidierungsreaktionen ein, etwa zur Bildung von α-D-Rhamnose-haltigen Heterosiden.

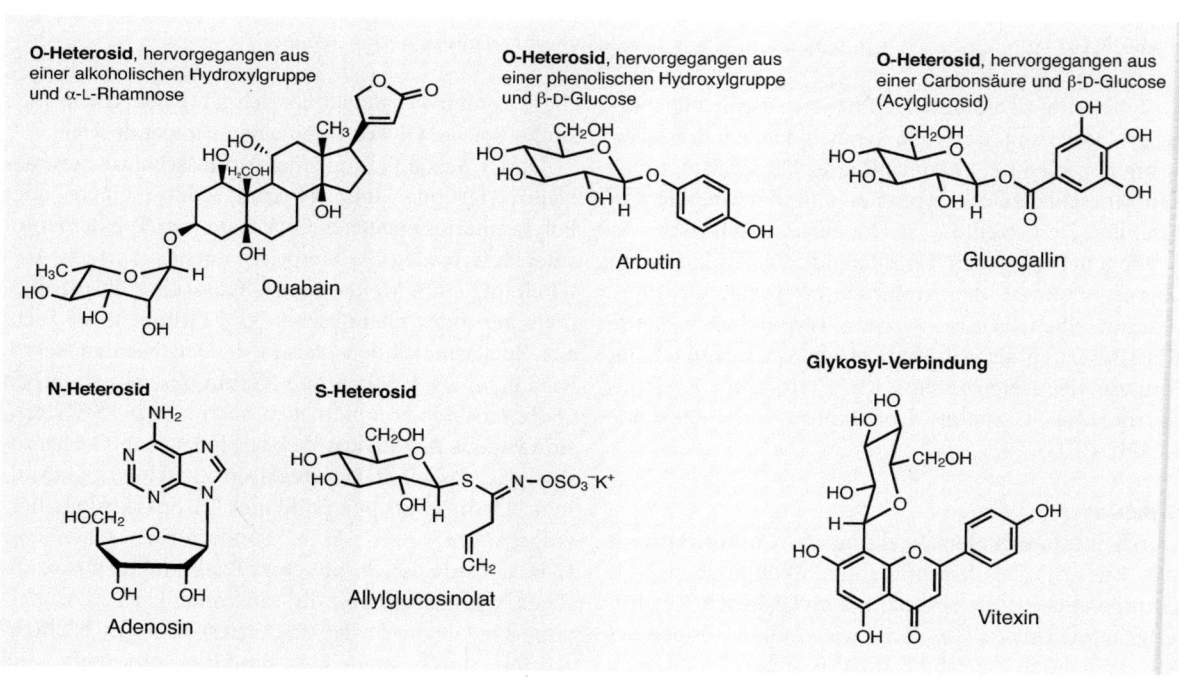

Abb. 4.109 Beispiele für C-, O-, N- und S-Heteroside

Zusammenfassung

- Pflanzen verfügen über einen eindrucksvollen Sekundärstoffwechsel, der sich während der Evolution in unterschiedlichen Spezies in unglaublicher Vielfalt entwickelt hat.

- Wichtige Strukturklassen sind u. a. die Polyine, die Polyketide, die Isoprenoide, die Phenylpropane, die Alkaloide und die Glykoside. Hier liegt das Wirkstoffpotenzial, das Pflanzen für die Pharmazie so interessant macht.

4.7 Entwicklungsphysiologie der Pflanzen

Alles Leben ist mit einer ständigen Entwicklung, Formveränderung und Differenzierung verbunden. Aus einer einzelnen Zelle, z. B. einer befruchteten Eizelle, entwickelt sich ein vielzelliger, vielfältig differenzierter Organismus. Verbunden mit dieser Entwicklung ist ein ständiges Wachstum der Zellen und Organismen. Wachstum ist letzten Endes die Grundlage von Entwicklung und Differenzierung. Mit der Untersuchung der inneren und äußeren Faktoren der Individualentwicklung, der **Ontogenie** von Organismen, befasst sich die Entwicklungsphysiologie. Unter Ontogenie versteht man hierbei den vollständigen Entwicklungsgang eines Lebewesens. Der pflanzliche Organismus durchläuft in seiner Ontogenese verschiedene Entwicklungsphasen. Diese beginnen mit der Keimzelle und verlaufen über embryonale und Jugendstadien hin bis zur Reife und schließlich zu Alterung und Tod. Die Reaktionsnorm der Entwicklung wird durch die genetische Information festgelegt. Der tatsächliche Ablauf der Entwicklung wird durch modifizierende Außenfaktoren bestimmt.

4.7.1 Totipotenz, Polarität

Wachstum

Wachstum bedeutet eine irreversible Zunahme der lebenden Substanz, die mit Teilung, Vergrößerung oder Formveränderung der Zellen einhergeht. Die Grundlage der Entwicklung auch bei vielzelligen Organismen ist deshalb das Wachstum der einzelnen Zellen. Hierbei lassen sich mehrere Wachstumsvorgänge unterscheiden, das **Teilungswachstum, Streckungswachstum** und **Differenzierungswachstum** (o Abb. 4.110 und o Abb. 4.111). Diese Vorgänge sind jedoch so eng miteinander verbunden, dass eine solche Einteilung häufig recht formal und willkürlich ist.

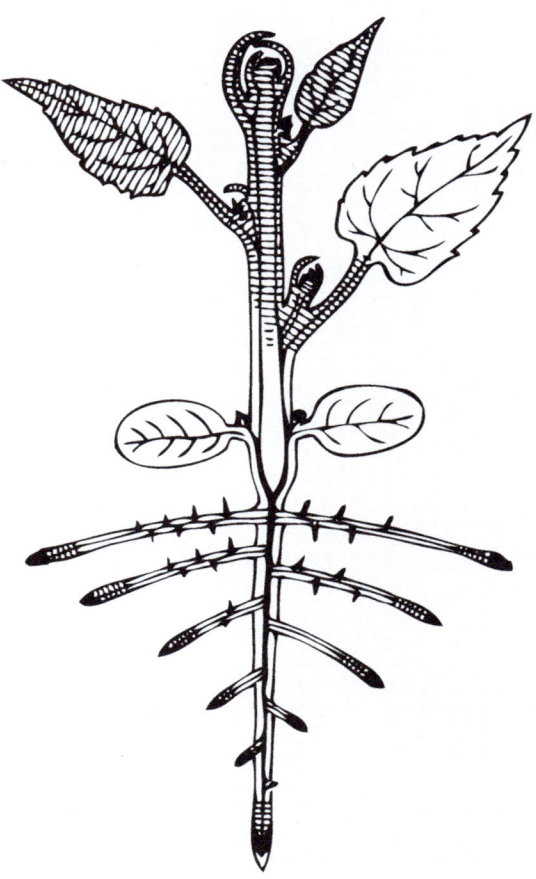

o Abb. 4.110 Schematische Darstellung der Verteilung der verschiedenen Wachstumsphasen bei einer dikotylen Pflanze. Die Zonen des embryonalen Wachstums an den Vegetationspunkten sind schwarz, die des Streckenwachstums schraffiert, die ausgewachsenen Zonen weiß wiedergegeben.

Teilungswachstum

Zellen im Stadium der Teilung finden sich bei den höheren Pflanzen vor allem in den **primären Meristemen**, z. B. im Wurzel- oder Sprossvegetationspunkt, im faszikulären Kambium oder in den **Folgemeristemen**, z. B. interfaszikuläres Kambium und Phellogen. Im Stadium der Zellteilung findet vor allem eine **starke Vermehrung** des **Zellplasmas** statt. Die räumliche Vergrößerung der Zellen ist dabei im Allgemeinen nur geringfügig. Die Zunahme der plasmatischen Substanz setzt naturgemäß die Aufnahme von Nahrungsstoffen in die Zelle voraus, aus denen z. B. Proteine, Nukleinsäuren, Lipide und Kohlenhydrate synthetisiert und in die vielfältigen plasmatischen Strukturen der Zelle eingebaut werden können. Mitotische Zellteilungen sind die Voraussetzungen für die Entstehung vielzelliger Organismen. Die geordnete Entwicklung eines vielzelligen Organismus setzt jedoch die Regulation des Teilungs-

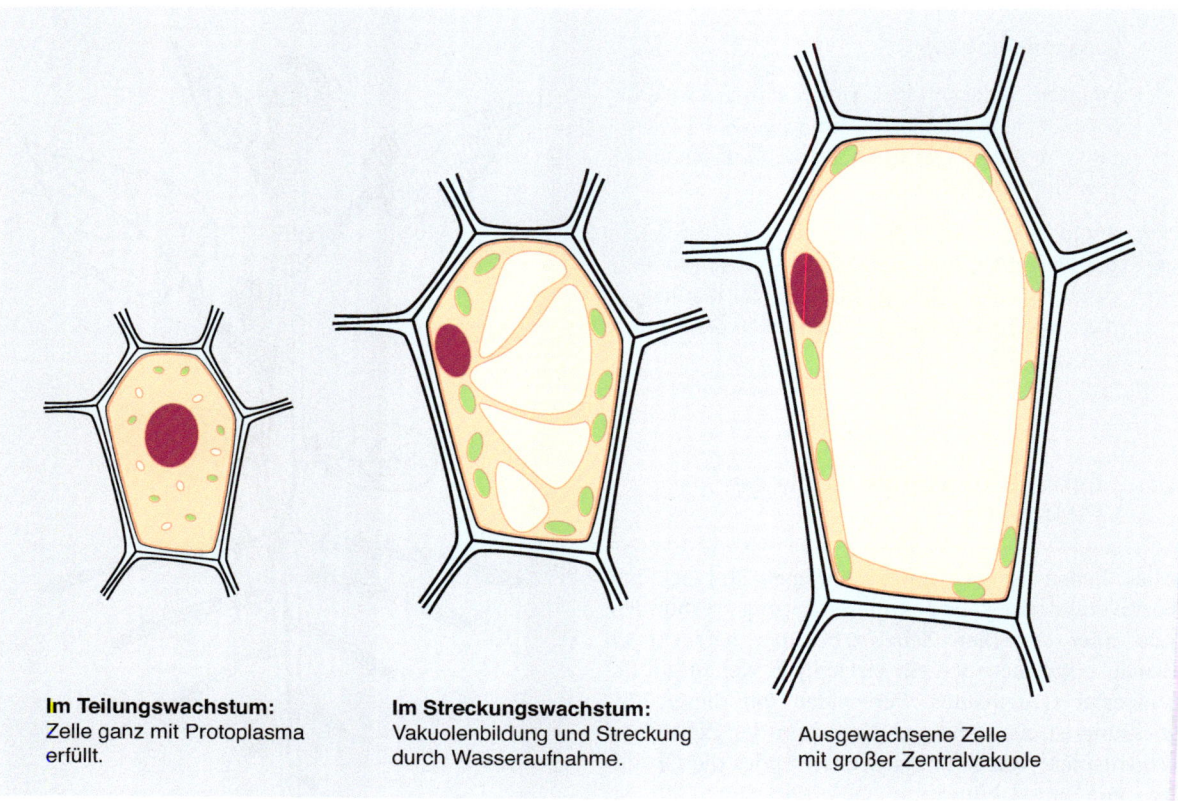

Abb. 4.111 Zellen in den verschiedenen Wachstumsstadien

wachstums voraus, und zwar sowohl hinsichtlich der Zellteilungsrate als auch der Lage der Teilungsebene. Ohne eine solche Regulation entstehen nur ungeordnet wuchernde Zellhaufen, z. B. ein Kallus oder Tumoren. Die Lage der Teilungsebene wird offensichtlich durch die Polarität der sich teilenden Zellen bestimmt. Die Zellteilung kann durch Wuchsstoffe ausgelöst und beschleunigt werden.

Streckungswachstum

Bei Tieren beruht die Größenzunahme des Organismus hauptsächlich auf Zellteilung und Zellvermehrung. Bei Pflanzen hingegen liegt dem **Längenwachstum** vor allem eine Streckung der einzelnen Zellen zugrunde. Dieses Streckungswachstum erfolgt bei den höheren Pflanzen hauptsächlich im Anschluss an die Meristeme. Es beruht vorwiegend auf einer Wasseraufnahme in die Zellen, verbunden mit einer **Vakuolisierung** der Zelle und letztendlich mit der Ausbildung einer großen Zentralvakuole. Die damit verbundenen starken Volumenzunahmen bedingen das äußerlich auffällige Wachstum der Pflanzen. Eine Vermehrung der plasmatischen Substanz findet bei den Vorgängen der Zellstreckung kaum mehr statt. Für die Zellstreckung sind vor allem der osmotische Druck, die plastische Dehnbarkeit der Zellwand und die Produktion von Zellwandsubstanzen von Bedeutung.

Die **Wanddehnung** ist meist mit der Neubildung von Wandsubstanzen korreliert, die den schon vorhandenen Wandschichten auf- und eingelagert werden. Das Streckungswachstum kann durch Phytohormone (Wuchsstoffe) reguliert werden.

Differenzierungswachstum

Die endgültige Ausgestaltung der Zelle wird durch das Differenzierungswachstum erreicht. Bei pflanzlichen Zellen mit fester Zellwand wird die endgültige äußere Gestalt der Zelle durch die Lage der Streckungszonen in der jungen Wand bedingt. Schon beim Streckungswachstum nimmt die plastische Wand nicht allseitig gleichmäßig an Fläche zu. Das Wachstum erfolgt meist lokalisiert. Die Zelle kann Spitzenwachstum zeigen, Fasern- oder Röhrengestalt oder andere spezifische Formen annehmen. Gleichzeitig beginnen weitere Differenzierungen, die besonders in der Ausgestaltung der Zellwand deutlich erkennbar werden. Die Wand wird durch Appositionswachstum lokal verdickt, es bilden sich dabei z. B. bei den Elementen der Wasserleitung ring-, netz- oder schraubenförmige Verdickungen. Die Zelle kann verholzen, verkorken oder sie scheidet eine Cutinschicht aus. Die Frage nach den Ursachen dieser Differenzierungen, nach den Kausalitäten und Abhängigkeiten ist eines der großen Probleme in der Biologie und noch weitgehend ungelöst. Könnte man die Kausalitäten der Differenzierung aufklären, ließe sich auch ein tieferes Verständnis für die Ursachen undifferenzierten, ungeregelten Wachstums, z. B. Tumorwachstum erhoffen.

Der Verlauf des Wachstums
Es gibt viele Möglichkeiten, den Verlauf des Wachstums von Organismen zu verfolgen. Wachstum kann definiert werden als Zunahme der Länge, des Durchmessers, des Volumens, des Frischgewichts. Bei Messung dieser Parameter wird bei Pflanzen in der Hauptsache das Streckungswachstum erfasst. Des Weiteren lässt sich Wachstum beschreiben als Zunahme des Trockengewichts, des Gesamtproteins oder der DNA. Hierdurch werden vor allem Phänomene des Teilungswachstums verfolgt. Wachstum von Säugetieren wird als Größenzunahme und Zunahme des (Frisch-!) Gewichts gemessen. Da hier, anders als bei Pflanzen, Streckungswachstum der Zellen keine Rolle spielt, wird durch diese Größen Teilungswachstum und Substanzzunahme erfasst. Zur Beschreibung und Messung des Wachstums von einzelligen Organismen in Suspensionskulturen, etwa Algen, Hefen, Bakterien oder isolierten Zellen höherer Pflanzen, dient die Zunahme der Zellzahl pro Volumeneinheit und daneben auch die Zunahme der Zellmasse. Auch hier werden Teilungswachstum und Substanzzunahme verfolgt.

Welche dieser Parameter man im Einzelfall zur Messung des Wachstums heranzieht, hängt von der speziellen Fragestellung ab. Zum Studium des Wachstums eines Pflanzenorgans, das hauptsächlich durch Streckung wächst, wird man zweckmäßigerweise die Längenzunahme messen. Würde man hier die Zunahme der DNA verfolgen, könnte man auf dieser Grundlage kaum Wachstum erkennen. Andererseits wäre es unsinnig, das Wachstum einer Bakterienpopulation in einer Suspension als Längenzunahme einzelner Zellen beschreiben zu wollen. Oft ist es zweckmäßig, mehrere dieser Parameter zur Messung eines Wachstumsvorganges heranzuziehen. Gleichgültig jedoch, welchen Parameter man zur Messung des Wachstums wählt, vorausgesetzt er ist im Einzelfalle geeignet, das Wachstum zu erfassen, so zeigt der Wachstumsverlauf bei verschiedenen Organismen, ihren einzelnen Organen oder auch bei Mikroorganismen in Suspension in Abhängigkeit von der Zeit sehr weitgehende Übereinstimmungen. Trägt man die Zunahme irgendeines der aufgeführten Parameter in Abhängigkeit von der Zeit in arithmetischem Maßstab in ein Koordinatensystem ein, auf der Ordinate die Zunahme z. B. der Zellzahl, des Trockengewichts oder der Länge und auf der Abszisse die Zeit, so ergeben sich in allen Fällen **sigmoide Wachstumskurven** (o Abb. 4.112, o Abb. 4.113). Es lässt sich daran verfolgen, dass das Wachstum zunächst gering ist, dann sehr stark zunimmt, um schließlich

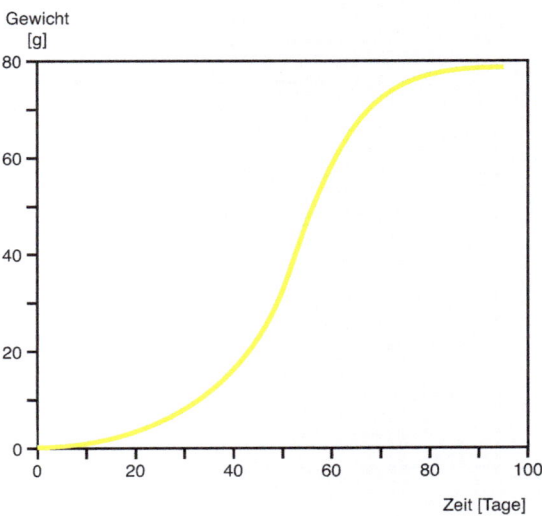

o **Abb. 4.112** Wachstumskurve einer Maispflanze. Wachstum einer Maispflanze, gemessen als Zunahme des Trockengewichts

wieder abzunehmen und zu erlöschen. Dieser Kurvenverlauf beschreibt einzelne Wachstumsphasen, die Anlauf- oder Lag-Phase, die logarithmische oder exponentielle Phase und schließlich die stationäre Phase des Wachstums. Bei einer Zellpopulation in Suspension lässt sich dazu noch die **Absterbephase** hinzufügen (o Abb. 7.8). Die Phase des hauptsächlichen Wachstums fällt in die logarithmische oder exponentielle Phase. In dieser Phase besteht ein linearer Zusammenhang zwischen Wachstumsrate und Zeit. Trägt man die Messwerte des Wachstums auf der Ordinate in einem logarithmischen Maßstab auf, wählt man also eine halblogarithmische Darstellung des Wachstumsvorganges, so stellt sich diese Phase als eine Gerade dar. Die Wachstumsrate in der exponentiellen Phase ist für jede Organismenart, jedes Organ, dessen Wachstum erfasst wird, eine charakteristische, durch das Milieu modifizierbare Größe. Das Wachstum verschiedener Organismen oder eines Organismus unter verschiedenen Bedingungen lässt sich nur auf der Grundlage der Wachstumsrate während der logarithmischen Phase vergleichen.

Der Verlauf und die Dauer des Wachstums werden von der genetischen Norm des betreffenden Organismus begrenzt. Innerhalb dieser Reaktionsnorm können äußere und innere Faktoren die Wachstumsvorgänge beeinflussen. Als äußere (ökologische) Faktoren sind etwa **Licht**, **Temperatur** und **Tageslänge** zu nennen (o Abb. 4.113). Innere Faktoren, die regulierend in den Verlauf des Wachstums eingreifen, sind z. B. **Wuchsstoffe, Phytohormone** wie **Auxine, Gibberelline** oder **Zytokinine**.

Bei **Mikroorganismen** sind die Faktoren, die das exponentielle Wachstum begrenzen und zur stationä-

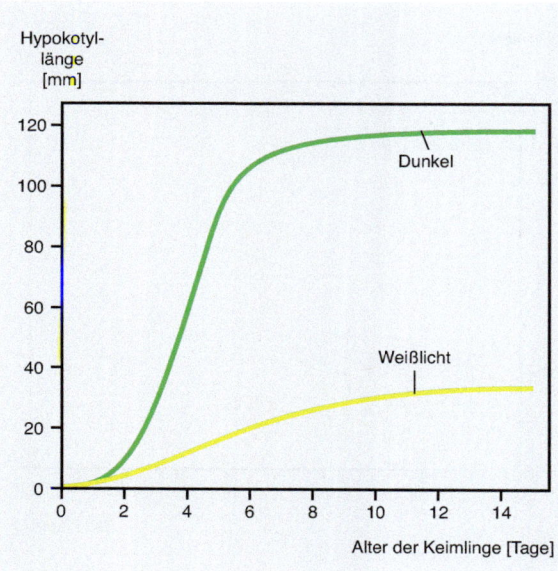

Abb. 4.113 Wachstumskurven für das Hypokotyl bei Senfkeimlingen (*Sinapis alba*) in Licht und Dunkel. Durch Licht wird das Wachstum stark gehemmt.

ren Phase überleiten, gut zu definieren. Es sind hauptsächlich die Erschöpfung des Nährmediums und die steigende Konzentration hemmender Ausscheidungsprodukte. Dies gilt für sogenannte statische Kulturen von Mikroorganismen. Hierunter versteht man Kulturen, bei denen während des Wachstums keine Nährstoffe zugefügt, bzw. keine Zellen oder deren Abscheidungsprodukte entnommen werden. In einer statischen, d. h. einer von außen nicht weiter beeinflussten Kultur, ändern sich die Kulturbedingungen durch den Wachstumsvorgang fortwährend. Die Zelldichte und die Menge ausgeschiedener Stoffwechselverbindungen nehmen zu, die Konzentration des Nährsubstrats nimmt ab. Führt man jedoch einer wachsenden Bakterien- oder Zellpopulation laufend neue Nährlösung zu, gelingt es, diese ständig in der exponentiellen Wachstumsphase zu halten. Man spricht dann von einer kontinuierlichen Kultur. Diese muss in besonderen Kulturgefäßen, sogenannten Chemostaten, durchgeführt werden.

Wachstumsfaktoren von Mikroorganismen

Wie bei höheren Pflanzen ist auch bei Mikroorganismen das Wachstum von einer ausreichenden Zufuhr von **Nährstoffen** abhängig. Benötigt werden auch hier vor allem die **Elemente** Kohlenstoff, Sauerstoff, Wasserstoff, Stickstoff, Phosphor, Schwefel, Kalium, Calcium, Magnesium und Eisen sowie **Spurenelemente** wie Mangan, Molybdän, Zink, Kupfer, Cobalt und Nickel.

Daneben müssen bei anspruchsvolleren Mikroorganismen und bestimmten Stoffwechselmutanten eine Reihe zusätzlicher Wachstumsfaktoren vorhanden sein, hauptsächlich **Aminosäuren, Purine** und **Vitamine**. Der Bedarf der verschiedenen Mikroorganismen an Vitaminen ist sehr unterschiedlich. Oft ist die Abhängigkeit des Wachstums von bestimmten Vitaminen so extrem ausgeprägt, dass sich darauf quantitative Vitaminbestimmungen aufbauen lassen. Nicht alle von Mensch und Tier benötigten Vitamine müssen Mikroorganismen zugeführt werden. Nicht erforderlich ist dies z. B. für die Vitamine C und D. Dagegen ist die **Zufuhr der Vitamine der B-Gruppe** für das Wachstum von Mikroorganismen häufig unerlässlich. Darüber hinaus sind aber auch Stoffe wie etwa **Cholin, Purine, Pyrimidine, Inosit** für manche Bakterien von vitaminartiger Bedeutung. Notwendige **Wachstumsfaktoren für** viele **Bakterien** sind Nicotinsäure, Thiamin, Pantothensäure, Pyridoxamin oder Cyanocobalamin.

Darüber hinaus ist das Wachstum von Mikroorganismen an bestimmte H^+-Ionen-Konzentrationen, ein ausgewogenes Verhältnis der Ionen zueinander und/oder an ein bestimmtes Redoxverhältnis gebunden.

Die auf die Zufuhr von Wachstumsfaktoren angewiesenen Organismen werden **auxotroph**, solche, die die Wachstumsfaktoren selbst synthetisieren können, **prototroph** (**autotroph** für diese Faktoren) genannt.

■ **MERKE** Eine wichtige Substanz für das Wachstum der Bakterien ist die 4-Aminobenzoesäure. Sie dient bei zahlreichen grampositiven und gramnegativen Bakterien als Vorstufe bei der Biosynthese der Folsäure.

Aminobenzoesäure + Glutaminsäure + Pteridin → Folsäure

Die Folsäure selbst wird zur Tetrahydrofolsäure reduziert und dient als essenzieller Cofaktor bei der Biosynthese von Purinen und Thymin, Bestandteilen der DNA.

Eine weitgehend strukturelle Ähnlichkeit zur 4-Aminobenzoesäure zeigt das **Sulfanilamid**, der gemeinsame strukturelle Bestandteil aller Sulfonamide. Es kann anstelle von 4-Aminobenzoesäure an die Folsäure-Synthetase binden und deren reaktives Zentrum blockieren. Auf dieser kompetitiven Hemmung der Folsäure-Synthetase beruht die antibakterielle Wirkung der Sulfonamide. Es sind kompetitive Antagonisten der 4-Aminobenzoesäure. Letzten Endes wird damit durch die Sulfonamide über die Ausschaltung der Folsäure die Nukleinsäurebiosynthese und damit die Proteinsynthese der Bakterienzelle gehemmt. Sulfonamide wirken bakteriostatisch, d. h. sie hemmen die Vermehrung der Bakterien. In den Folsäurestoffwechsel des Menschen können Sulfonamide nicht eingreifen. Der Mensch kann 4-Aminobenzoesäure nicht verwerten, sondern nimmt Folsäure selbst als Vitamin auf.

Nach dem Grad ihrer Abhängigkeit von 4-Aminobenzoesäure können die Bakterien in drei Gruppen eingeteilt werden:

1. Bakterien, die 4-Aminobenzoesäure nicht selbst synthetisieren können und sie aus dem Substrat aufnehmen müssen. Solche Bakterien (z. B. Diplokokken, Streptokokken) sind hochgradig sulfonamidempfindlich.
2. Bakterien, die 4-Aminobenzoesäure selbst synthetisieren oder aus dem Substrat aufnehmen können. Diese sind mäßig sulfonamidempfindlich (z. B. Staphylokokken, einige Enterobakterien).
3. Bakterien, die 4-Aminobenzoesäure nicht verwerten können, sondern auf die Zufuhr von Folsäure angewiesen sind. Diese sind sulfonamidresistent (z. B. Enterokokken, *Pseudomonas*).

Wuchsstoffe, Phytohormone

Wachstums- sowie Differenzierungsvorgänge werden bei höheren Pflanzen durch Phytohormone induziert und reguliert. Die einzelnen Phytohormone können in eine Vielzahl von Wachstums- und Entwicklungsprozessen eingreifen. Im Gegensatz zu den Hormonen bei Mensch und Tier fehlt ihnen die strenge Spezifität der Wirkung. Die Steuerung eines bestimmten Entwicklungsvorganges wird in der Pflanze nicht durch ein jeweils streng spezifisches Hormon bestimmt, sondern durch ein ausbalanciertes Verhältnis verschiedener Wuchsstoffe zueinander in Verbindung mit äußeren und inneren Bedingungen. Phytohormone können mehr als Auslöser von Wachstums- und Entwicklungsvorgängen verstanden werden. Das individuelle Pflanzenorgan, der physiologische Zustand der Zellen, die von Phytohormonen erreicht werden, entscheidet über die Wirkung. Darüber hinaus werden die verschiedenen Wirkungen durch die Konzentration des betreffenden Phytohormons in den Geweben und Zellen bestimmt. Hohe Auxinkonzentrationen etwa hemmen das Wachstum von Wurzeln, niedere fördern es.

Auxine

Auxine (o Abb. 4.114) greifen in zahlreiche Wachstums- und Entwicklungsvorgänge ein. Ausgeprägt und charakteristisch ist ihre Wirkung auf das **Streckungswachstum** von Spross und Wurzel. Andere Entwicklungsprozesse, die unter Beteiligung von Auxinen ablaufen, sind die Anlage von Prokambiumsträngen, Induktion oder Verstärkung der Zellteilungsaktivität in Geweben, Differenzierung des Xylems, Induktion von Polarität, Hemmung des Austreibens von Knospen und die Bildung von Anthocyanen, um nur einige Beispiele zu nennen. Auch die Bildung von Wurzeln, auch von Adventiv- und Seitenwurzeln, wird durch Auxine stark gefördert (o Abb. 4.115).

Indolessigsäure (IES)

Indolbuttersäure (IBS)

Naphthylessigsäure (NES)

2,4-Dichlorphenoxy-essigsäure (2,4-D)

o **Abb. 4.114** Auxine

Auxine regeln offensichtlich auch den Sekundärstoffwechsel der Pflanze. Besonders an Zellkulturen konnte gezeigt werden, dass z. B. die Bildung von **Alkaloiden**, **Anthrachinonen** oder **Cumarinen** durch die Konzentration und die Art von Auxinen beeinflusst werden kann (o Abb. 4.116).

Das wichtigste und in der Natur weit verbreitete Auxin ist die **Indol-3-essigsäure** (IES, Indolylessigsäure). IES wird bei höheren Pflanzen vor allem in den jüngsten Blättern der Sprossspitzen, bei Gräsern in den Koleoptilspitzen gebildet. Von diesen Bildungsorten wird sie basipetal in andere Bereiche der Pflanze transportiert. Dieser Transport findet im gesamten parenchymatischen Gewebe statt. Die Konzentration von IES in bestimmten Geweben kann durch Steuerung der Synthese oder des Abbaus geregelt werden. Eine Inaktivierung von IES in der Pflanze kann durch Bindung an Asparaginsäure, Proteine, Zucker und andere Substanzen erfolgen oder durch Abbau durch IES-Oxidasen. Schließlich kann die Auxinwirkung durch andere Wuchsstoffe, z. B. Antiauxine gehemmt werden.

Eine große Anzahl **synthetischer Auxine** kann industriell sehr wirtschaftlich hergestellt werden. Solche synthetischen Auxine sind, wie das natürliche Auxin IES, Indolderivate (o Abb. 4.114), z. B. die **Indolbuttersäure** (IBS) oder Naphthalinderivate, z. B. die **Naphthylessigsäure** (NES), Phenolderivate, z. B. **2,4-Dichlorphenoxyessigsäure** (2,4-D), sowie Benzolderivate, z. B. **2,4,6-Trichlorbenzoesäure**. Synthetische Auxine finden vielfältige Verwendung im Pflan-

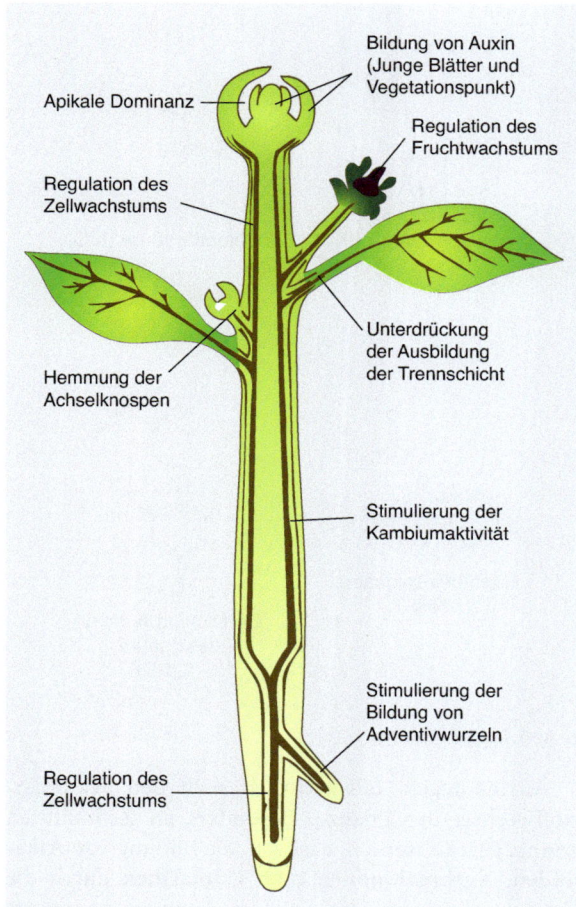

Abb. 4.115 Beispiele für die multiple Wirkung der Indol-3-essigsäure (IES)

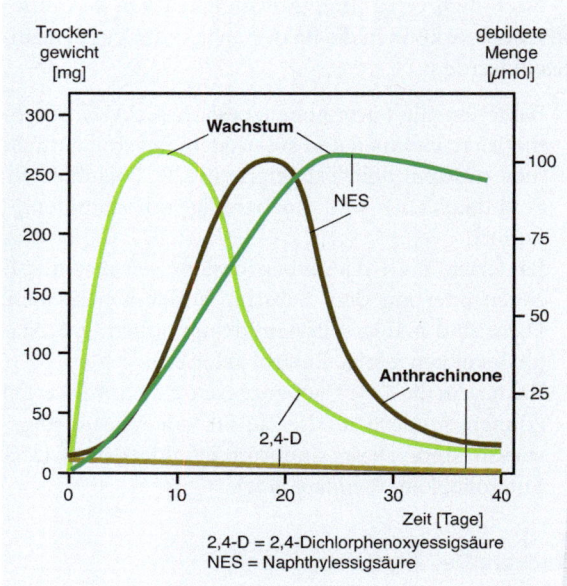

Abb. 4.116 Induktion der Anthrachinonbildung in Zellkulturen von *Morinda citrifolia* durch Naphthylessigsäure (dunkelbraune Linie). Wird 2,4-Dichlorphenoxyessigsäure als Auxin gegeben, wachsen die Zellen zwar (hellgrüne Linie), Anthrachinone werden jedoch kaum gebildet (hellbraune Linie).

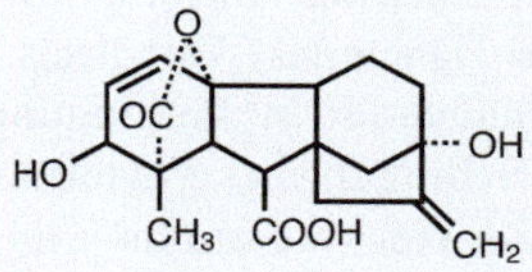

Abb. 4.117 Gibberellinsäure (GA$_3$)

zenbau. 2,4-Di- und Trichlorbenzoesäure dienen als Herbizide zur Unkrautbekämpfung (Dikotyle) in Getreidefeldern. NES wird im Gartenbau z. B. zur Stecklingsbewurzelung, zur Verhinderung frühzeitigen Knospentreibens (z. B. bei Kartoffeln) oder zur Hemmung des Fruchtfalls verwendet.

Gibberelline

Die zuerst als Stoffwechselprodukte des Pilzes *Gibberella fujikuroi* entdeckten Gibberelline sind im Pflanzenreich weit verbreitet. Sie konnten in allen daraufhin untersuchten Angiospermen, jedoch auch in Farnen, Moosen, Algen, Pilzen und Bakterien nachgewiesen werden. Wie die Auxine wirken sie hauptsächlich auf das Streckungswachstum. Sie können jedoch auch das **Teilungswachstum** stimulieren. Daneben sind Gibberelline an einer Vielzahl von Wachstums-, Differenzierungs- und Stoffwechselvorgängen beteiligt. Sie wirken z. B. auf **Blühinduktion** (▶ Kap. 4.7.2), Geschlechtsausprägung, Samenkeimung, Blattwachstum oder Fruchtentwicklung ein. **Gibberellinsäure** induziert in der Aleuronschicht von Getreide, meist untersucht bei der Gerstenkaryopse, die Synthese von Enzymen, z. B. α-Amylase. Der Stofftransport zwischen Zellen und Geweben kann durch Gibberelline reguliert werden.

Verschiedentlich wurde der Einfluss von Gibberellinen auf die Bildung von Pflanzeninhaltsstoffen untersucht, so etwa von Alkaloiden der Solanaceen. Signifikante Veränderungen konnten jedoch nicht nachgewiesen werden.

Bis heute sind zahlreiche Gibberelline bekannt. Es sind Diterpenoide, die alle mit der Gibberellinsäure (GA$_3$) chemisch nahe verwandt sind. Sie können in Pflanzen nebeneinander vorkommen, zeigen jedoch qualitativ und in manchen Fällen auch quantitativ recht unterschiedliche Wirkungen (**Abb. 4.117**).

Die Konzentration der freien, physiologisch wirksamen Gibberelline in der Pflanze kann durch Bindung z. B. an Zucker erniedrigt werden. Ferner kann die Synthese von Gibberellinsäure durch verschiedene Sub-

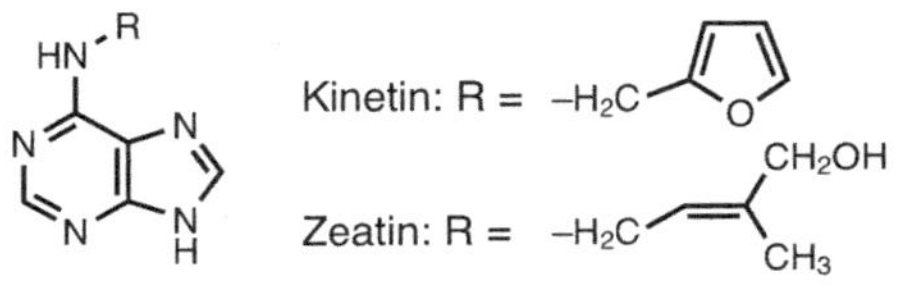

○ Abb. 4.118 Zytokinine

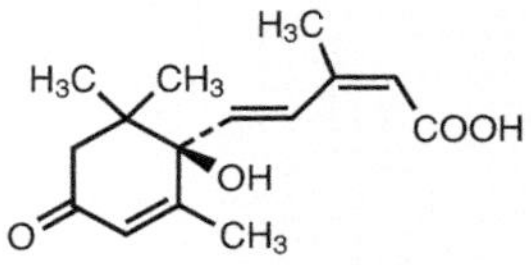

○ Abb. 4.119 Abscisinsäure

stanzen gehemmt werden, etwa durch Chlorocholinchlorid, Phosfon D oder Amo 1618. Abscisinsäure dagegen hemmt die Wirkung von Gibberellinen.

Da Gibberellinsäure auch die Keimung ruhender Gerstenkörner fördert, wird sie in großem Umfang in der Mälzerei verwendet.

Zytokinine
Zytokinine sind Substanzen, die in verschiedenen pflanzlichen Geweben **Zellteilungen auslösen** können. Hierzu muss allerdings gleichzeitig Auxin anwesend sein. Sie fördern die Zellteilung bei höheren und niederen Pflanzen, ebenso bei Bakterien. Bei höheren Pflanzen finden sich Zytokinine u. a. in unreifen und keimenden Samen, in Wurzeln und Früchten sowie im Blutungssaft. Besonders reich an Zytokininen sind Wurzelmeristeme. Die Vermutung liegt nahe, dass sie dort gebildet und mit dem Blutungssaft in die oberirdischen Teile der Pflanze transportiert werden.

Zytokinine sind **Derivate des Adenins**. Bei Zytokininen im engeren Sinne ist die in 6-Stellung stehende Aminogruppe substituiert. Ein weit verbreitetes **natürliches Zytokinin** ist das **Zeatin**. Neben den natürlichen Zytokininen ist eine größere Zahl von Stoffen bekannt, die die gleichen physiologischen Wirkungen zeigen. Die wichtigste dieser Verbindungen ist das **Kinetin (6-Furfurylaminopurin)**. Sie ist als Zersetzungsprodukt isolierter DNA keine natürliche Verbindung. **Synthetische Zytokinine** sind z. B. **Benzyladenin** und **Phenyladenin** (○ Abb. 4.118).

■ MERKE Wie Auxine und Gibberelline greifen auch Zytokinine vielfältig in Entwicklungs- und Stoffwechselprozesse der Pflanzen ein, auch in solche, die nicht mit der Zellteilung im Zusammenhang stehen. Sie fördern z. B. die Zellstreckung in wachsenden Blättern und hemmen die Blattalterung durch Hemmung des Abbaus wichtiger Stoffe. Sie fördern die Samenkeimung und in manchen Fällen die Blütenbildung. Sie erhöhen die Resistenz gegen Kälte und Chemikalien. Sie fördern oder hemmen Spross- und Wurzelbildung. Wie bei anderen Phytohormonen ist auch hier die Art der Wirkung von der Konzentration abhängig.

Abscisinsäure
Abscisinsäure ist bei Angiospermen allgemein verbreitet und kommt in allen Pflanzenteilen vor. Chemisch gehört sie zu den Sesquiterpenen (○ Abb. 4.119). Sie hemmt das Streckungswachstum, die Keimung von Samen sowie das Austreiben von Knospen und bewirkt damit z. B. die Förderung der Winterruhe von Laubbäumen. Abscisinsäure beschleunigt das Altern vieler Pflanzenteile. Sie verursacht in den Blatt- und Fruchtstielen die Aktivierung der dort lokalisierten Trennungsgewebe und wirkt so am Laub- und Fruchtfall mit. Abscisinsäure hemmt u. a. auch die Aufnahme von Ionen insbesondere von K^+ und in geringem Umfang von Cl^-. Hierdurch können **Spaltöffnungsbewegungen reguliert** werden.

Bei vielen Entwicklungs- und Stoffwechselvorgängen wirkt Abscisinsäure antagonistisch zu Auxinen, Gibberellinen und Zytokininen.

Ethylen
Ethylen entsteht bei vielen Pilzen und in allen Geweben höherer Pflanzen aus Methionin, Alanin oder anderen Stoffen, vor allem in Geweben mit hoher Auxinkonzentration. Besonders stark ist die Bildung von Ethylen in reifenden Früchten, z. B. Äpfel, Bananen oder Tomaten. Ethylen fördert die Keimung verschiedener Samen, die Fruchtreife sowie den Laub- und Fruchtfall.

Ethylen greift vielfach in die Wirkungen von Auxinen und Gibberellinen ein. Besonders eng scheint die Kopplung zwischen Ethylen und Auxinen zu sein. Auxine können die Bildung von Ethylen induzieren, andererseits kann Ethylen die Herabsetzung des IES-Gehalts bewirken und den Auxintransport hemmen.

Besonders bemerkenswert ist, dass Ethylen die Permeabilität der Zytoplasmamembran erhöht.

Entwicklung und Differenzierung
Alle vielzelligen Organismen, Tiere und Pflanzen entwickeln sich aus einer einzigen Zelle. Es ist dies die befruchtete Eizelle, die Zygote. Durch mitotische Teilungen wird aus ihr der vielfältig differenzierte Organismus gebildet. Solche Teilungen verteilen das Erbgut gleichmäßig auf die Tochterzellen. Daher besitzen alle Zellen eines vielzelligen Organismus die **gleiche Genausstattung**. Damit ergibt sich die Frage nach den Ursachen der vielfältigen und sehr unterschiedlichen Diffe-

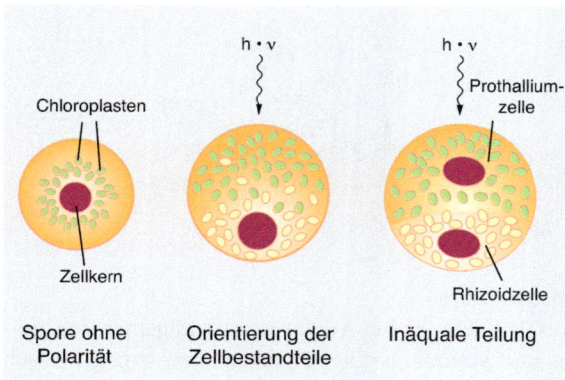

Abb. 4.120 Entstehung einer Polarität und inäquale Teilung bei einer *Equisetum*-Spore durch den Einfluss des Lichts

renzierung der Zellen eines solchen Organismus. Wieso können Zellen sich voneinander differenzieren, wenn sie doch über die gleiche genetische Information verfügen?

Durch die genetische Information wird die Reaktionsnorm der Zelle festgelegt, innerhalb derer eine Differenzierung erfolgen kann. Da die Reaktionsnorm aller Zellen eines Organismus gleich ist, muss es Faktoren geben, die innerhalb der Grenzen der Reaktionsnorm den jeweiligen Differenzierungszustand einer Zelle bestimmen.

■ **MERKE** Entwicklung und Differenzierungsprozesse laufen als Ergebnis von Wechselwirkungen zwischen dem Genom und verschiedenen Faktoren in einzelnen Zellen, zwischen Zellen und Geweben des Organismus und zwischen der Umwelt und dem Organismus ab.

Differenzierung durch Polarität

Bei der Keimung von Sporen oder befruchteten Eizellen mancher Thallophyten lässt sich **innerhalb einzelner Zellen** bereits eine **Polarität** beobachten. Diese äußert sich in Unterschieden des Zytoplasmas. Seine Eigenschaften ändern sich von einem Pol der Zelle zum anderen, also entlang einer Polaritätsachse. Hierdurch wird die Lage der bei der ersten Teilung gebildeten Zellwand festgelegt. Sie wird immer senkrecht zur Polaritätsachse angelegt.

Durch diese erste Teilung wird das Plasma unterschiedlich auf die Tochterzellen verteilt. Die beiden Tochterkerne geraten in eine unterschiedliche „Umgebung". Dadurch bedingt ist offensichtlich eine unterschiedliche Genaktivität der beiden Tochterkerne mit der Folge, dass beide Tochterzellen sich unterschiedlich differenzieren. Bei der keimenden *Equisetum*-Spore etwa bildet die eine Tochterzelle das erste Rhizoid, während aus der anderen Tochterzelle der übrige Teil des Thallus hervorgeht. Auch bei den Kormophyten zeigt bereits die befruchtete keimende Eizelle eine polare Differenzierung.

■ **MERKE** Die Ausbildung einer Plasmapolarität ist also offensichtlich eine schon vor der Zellteilung vorhandene oder sich ausbildende Grunderscheinung der Zellorganisation und stellt eine der Grundlagen der geordneten Entwicklung eines Organismus dar.

Als Folge solcher Polaritäten in einer Zelle können durch **inäquale Teilung,** die unter Umständen zu unterschiedlich großen Tochterzellen führt, die ersten Differenzierungsschritte eingeleitet werden (Abb. 4.120).

Durch inäquale Teilungen in epidermalen Meristemoiden von Blättern differenzieren sich z. B. auch die Spaltöffnungen (Stomata). Ausdifferenzierte Zellen sind im Allgemeinen auf eine Funktion festgelegt. Sie sind jedoch immer noch totipotent.

Determination der Polarität durch Außenfaktoren

Bei manchen Sporen oder Eizellen können **Außenfaktoren** wie Licht oder Schwerkraft die **Polarität des Zytoplasmas induzieren.** Bei keimenden Sporen von *Funaria hygrometrica* (Moos) oder *Equisetum*-Sporen wird die erste Zellwand immer senkrecht zum Lichteinfall angelegt. Bei Eizellen der Braunalge *Fucus* konnten Lichteinfall, Schwerkraft oder chemische Gradienten als determinierende Faktoren erkannt werden. Das erste Rhizoid wird sich stets an der dem Licht abgewandten Seite oder in Richtung der Schwerkraft bilden. Liegen mehrere *Fucus*-Eier zusammen, so bilden sich die Rhizoide in Richtung auf die anderen Eizellen (Abb. 4.120, Abb. 4.121).

Korrelative Hemmungen

Wie eben geschildert, entwickelt sich als Ausdruck der Polarität einer keimenden Eizelle bei *Fucus* eine Tochterzelle zum Rhizoid, aus der anderen entstehen Thalluszellen. Tötet man nun die Rhizoidzelle ab, so können eine oder mehrere Thalluszellen, die dem Rhizoidpol benachbart sind, zu Rhizoiden auswachsen (Abb. 4.121).

Dies zeigt, dass auch die Tochterzellen die Fähigkeit zur Rhizoidbildung besitzen. Sie können diese Fähigkeit jedoch nicht realisieren, solange die primäre Rhizoidzelle vorhanden ist. Offenbar hindert bei der normalen Entwicklung die Rhizoidzelle die Thalluszellen daran, Rhizoide auszubilden. Man bezeichnet dies als **korrelative Hemmung,** der wahrscheinlich eine chemische Wechselwirkung zwischen den Zellen zugrunde liegt. Auf solchen **korrelativen Hemmungen** zwischen Zellen, Geweben und Organen beruht ein Großteil der geordneten Entwicklung vielzelliger Organismen.

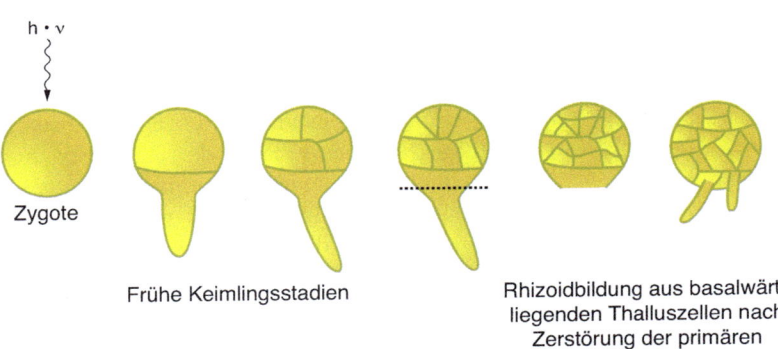

Abb. 4.121 Keimung einer *Fucus*-Zygote

Zygote — Frühe Keimlingsstadien — Rhizoidbildung aus basalwärts liegenden Thalluszellen nach Zerstörung der primären Rhizoidzelle (= Basalzelle)

Korrelative Hemmungen bei **Pflanzen** lassen sich teilweise als Wirkungen von Phytohormonen erklären. Ein Beispiel dafür liefert die sogenannte **apikale Dominanz**. Beim Wachstum eines Sprosses verhindert die apikale Endknospe das Auswachsen der Achselknospen. Wird die Endknospe entfernt, wachsen die Achselknospen aus. Ersetzt man die Endknospe durch einen auxinhaltigen Agarblock, so unterbleibt das Austreiben der Achselknospen. Die Hemmung durch die Endknospe könnte also ihre stoffliche Ursache darin haben, dass sie **Auxin** in den Spross abgibt und so das Austreiben der Achselknospen verhindert.

Totipotenz der Zellen

Alle Zellen eines vielzelligen Organismus, seien sie auch noch so verschieden in ihrer Funktion, **sind erbgleich**, d. h. sie besitzen in der Regel in ihrem Genom die genetische Information für den Gesamtorganismus. Sie sind **totipotent** oder **omnipotent**. Bedingt durch korrelative Hemmungen wird im Gesamtorganismus von unterschiedlich differenzierten Zellen jedoch nur jeweils **ein Teil der genetischen Information realisiert**.

Die Totipotenz der Zellen eines Organismus lässt sich experimentell beweisen. Aus höheren Pflanzen lassen sich Einzelzellen isolieren. Werden diese in geeignete Nährmedien überführt, so teilen sie sich wieder. Durch fortgesetzte Teilungen der Tochterzellen erhält man eine Zellkultur. Aus diesen isolierten, von korrelativen Einflüssen befreiten Zellen lassen sich wieder ganze, voll ausdifferenzierte Pflanzen erhalten, gleichgültig aus welchen Teilen der Pflanze die Zellen ursprünglich isoliert wurden. Solche Experimente wurden vor allem mit Tabak- und Möhrenzellen ausgeführt. Bei Tabak ist es sogar gelungen, Pflanzen aus isolierten Protoplasten von Blattmesophyllzellen zu regenerieren.

Abgeschnittene Begonienblätter wachsen leicht wieder zu ganzen Begonienpflanzen aus. Legt man ein abgeschnittenes Blatt auf feuchte Erde, so entwickeln sich Adventivwurzeln und Adventivembryonen. Diese Embryonen, aus denen sich eine neue Begonienpflanze bildet, lassen sich jeweils auf eine einzige Epidermiszelle zurückführen.

Mit solchen Experimenten lässt sich also zeigen, dass aus bereits ausdifferenzierten Zellen, etwa Wurzelparenchymzellen, Palisadenparenchymzellen oder Epidermiszellen ganze Pflanzen entstehen können. Dies kann nur bedeuten, dass in solchen Zellen, auch wenn sie bereits stark unterschiedlich differenziert waren, doch die genetische Information für den ganzen Organismus vorhanden sein musste, d. h. diese Zellen waren **totipotent**.

Auch bei Tieren lässt sich der Nachweis der Totipotenz der Zellen führen. Beim südafrikanischen Krallenfrosch *Xenopus laevis* wurden die Kerne von Eizellen durch UV-Bestrahlung abgetötet. In die kernlosen Eizellen wurden dann isolierte Kerne aus bereits weitgehend differenzierten Zellen des Frosches übertragen, etwa Kerne aus Zellen des Darmepithels. Aus Eizellen mit solchen Kernen entwickeln sich normale Krallenfrösche. Auch dies ist nur so zu deuten, dass die Kerne in differenzierten Zellen noch die gesamte genetische Information enthalten.

Zusammenfassung

Aus der befruchteten Eizelle entwickeln sich Organismen durch mitotische Teilung. Es handelt sich also formal um Klone der Zygote. Allerdings durchlaufen die Zellen eines Organismus nicht nur Teilungs-, sondern auch Differenzierungs- und Absterbeprozesse. Alle diese Prozesse werden von Faktoren beeinflusst, die zu einem großen Kommunikationsnetzwerk zusammengeschlossen sind. Bei den Pflanzen sind hier Wuchsstoffe und Phytohormone wie Auxine, Gibberelline und Zytokinine von Bedeutung.

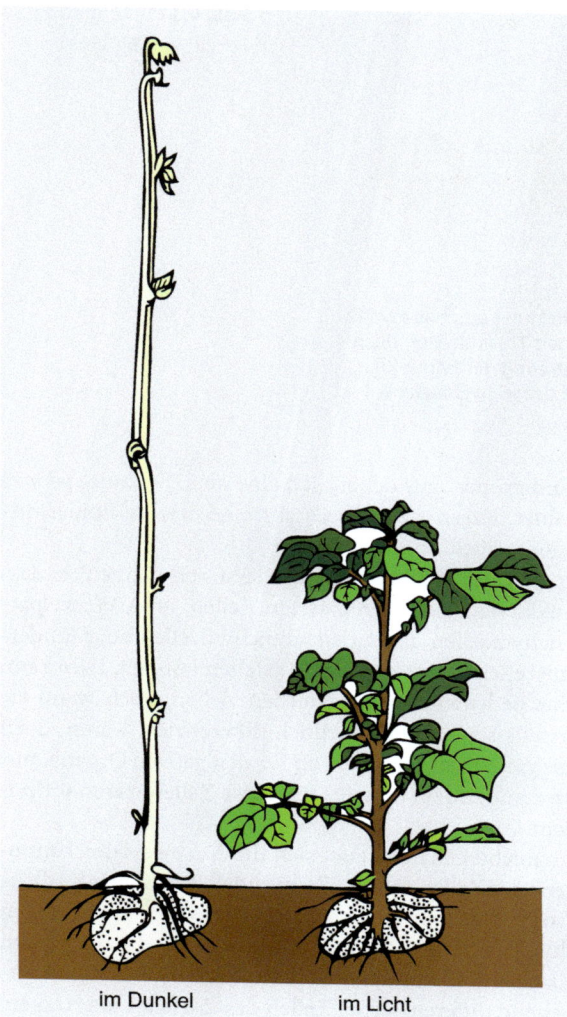

Abb. 4.122 Vergleich einer Licht- und Dunkelpflanze von *Solanum tuberosum* (Kartoffel)

4.7.2 Wirkung ökologischer Faktoren (Licht, Wasser, Temperatur, Nährstoffe)

Umwelteinflüsse können, besonders bei Pflanzen, Entwicklungsvorgänge beeinflussen und diese modifizieren.

Licht, Photomorphogenese

Der bei weitem wichtigste **modifizierende Außenfaktor** bei Pflanzen ist das Licht. Durch Licht werden Wachstum und Differenzierung einer Pflanze nachhaltig beeinflusst. Lässt man zwei genetisch identische Pflanzen bei sonst gleichen Bedingungen einmal im Licht, einmal im Dunkeln aufwachsen, so zeigen beide starke Unterschiede. Die Lichtpflanze entwickelt sich „normal", ihre Internodien zeigen ein begrenztes Streckungswachstum. Sie entwickelt Blätter und ergrünt. Die Dunkelpflanze dagegen zeigt ein abnormes Längenwachstum (o Abb. 4.122). Sie etioliert, ihre Blattspreiten sind stark verkleinert, Chlorophyll wird nicht ausgebildet. Auch die anatomische Differenzierung z. B. der Festigungselemente ist stark reduziert. Licht wirkt offensichtlich hemmend auf das Längenwachstum, fördert dagegen neben vielen anderen Entwicklungsprozessen Blattwachstum und Chlorophyllbildung. **Polarität** und **Dorsiventralität** einer Pflanze oder eines Pflanzenorgans können durch Licht bestimmt werden. Der anatomische Bau der Sonnenblätter von Laubbäumen zeigt oft mehrere Schichten von Palisadenzellen, wohingegen Schattenblätter nur eine aufweisen. Auch die Form der Blätter kann durch Licht beeinflusst werden. So bildet z. B. *Campanula rotundifolia* in schwachem Licht rundliche Blätter, in starkem Licht schmale lanzettliche Blätter aus.

Weiterhin wird die Regulation der Synthese von Verbindungen des Sekundärstoffwechsels nachhaltig durch Licht beeinflusst. Die Bildung von **Anthocyanen** und **Flavonoiden** ist lichtabhängig.

Die Biosynthese dieser Verbindungen verläuft in der Pflanze über Zimtsäure bzw. Zimtsäurederivate. Als direkte Vorstufe für die Biosynthese von Zimtsäure dient die Aminosäure Phenylalanin. Durch das Enzym **Phenylalanin-Ammonium-Lyase** (Syn. **Phenylalanin-Ammoniak-Lyase**, PAL) wird Phenylalanin oxidativ zu Zimtsäure desaminiert (o Abb. 4.123). Durch diese Reaktion wird das Kohlenstoffgerüst der Aminosäure Phenylalanin vom Grundstoffwechsel in den Sekundärstoffwechsel eingeschleust. Diese Reaktion ist Ausgangsreaktion für zahlreiche Stoffwechselwege in den Pflanzen. Dem Enzym Phenylalanin-Ammonium-Lyase kommt demnach eine Schlüsselrolle im pflanzlichen Sekundärstoffwechsel zu. Die Aktivität und die Neusynthese dieses wichtigen Enzyms unterliegen vielfältigen **Regulationen** durch **Temperatur** bzw. **Licht**. Letzteres wird über das Phytochromsystem vermittelt.

Regulierender Faktor bei der Flavonoidsynthese, die über Zimtsäurederivate verläuft, ist das Licht. Licht induziert spezifisch die Synthese von Flavon- und Flavonol-Glykosiden über eine Aktivitätssteigerung und Neusynthese der beteiligten Enzyme. Dabei wird **durch Licht** die Neusynthese der Phenylalanin-Ammonium-Lyase induziert.

Zahlreiche andere Synthesewege, z. B. zu **Lignin**, Gerbstoffen, Arbutin, Cumarinen, Anthocyanen, führen über Zimtsäurederivate. Die Regulation der Phenylalanin-Ammonium-Lyase wirkt sich daher auf zahlreiche Verbindungen des pflanzlichen Sekundärstoffwechsels aus.

Photoperiodische Einflüsse

Die Entwicklung einer Pflanze verläuft in deutlich voneinander unterscheidbaren Phasen, die beim Heranwachsen in gesetzmäßiger Folge durchlaufen werden.

Auffälligste Veränderungen der Pflanze gehen z. B. mit dem Wechsel von der vegetativen Phase zur generativen Phase, der Blühphase einher. Gerade dieser Übergang wird bei vielen Pflanzen von Außenfaktoren gesteuert. Vor allem die Dauer des Lichts, das einer Pflanze täglich zur Verfügung steht, kann bei manchen Pflanzen darüber entscheiden, ob sie vegetativ bleiben oder Blüten ausbilden (o Abb. 4.124).

Langtagpflanzen blühen nur dann, wenn sie täglich für eine gewisse Mindestdauer – die kritische Tageslänge – Licht erhalten. So blüht z. B. *Hyoscyamus niger* nur, wenn die Tageslänge etwa 12 Stunden überschreitet. Bei **Langtagpflanzen** entscheidet also eine bestimmte **tägliche Belichtungsdauer** über die Umstellung des Vegetationspunkts von der Anlage vegetativer Organe, wie der Laubblätter, zur Anlage von Blüten. Ist die **kritische Tageslänge** überschritten, kann die Pflanze für den Rest des Tages in Dunkel gehalten oder auch weiter belichtet werden. **Entscheidend** ist also die **Länge der Lichtphase.** Zu den Langtagpflanzen zählen zahlreiche Kultur- und Arzneipflanzen, z. B. Rassen von *Hyoscyamus niger, Nicotiana tabacum,* Zuckerrüben oder Sorten von Gerste, Hafer, Roggen und Weizen. Auch *Digitalis*-Arten zählen zu den Langtagpflanzen. In tropischen Gebieten kommen diese nie zur Blüte. Sie verharren im Rosettenstadium. Gerade *Digitalis*-Arten jedoch (z. B. *Digitalis lanata*), bei denen es nur auf die Gewinnung der Rosettenblätter ankommt, lassen sich in tropischen Gebieten, z. B. dem Kongo, mit Erfolg anbauen.

Kurztagpflanzen benötigen zur Umstimmung zur Blütenbildung eine Dunkelperiode im Wechsel mit einer Lichtphase. Hier ist die Dauer der **Dunkelperiode** entscheidend. *Kalanchöe blossfeldiana* benötigt z. B. täglich mindestens 12 Stunden Dunkelheit um zur Blüte zu kommen. Das Optimum der Blütenbildung wird bei dieser Pflanze bei 15–16 Stunden täglicher Dunkelperiode erreicht. Zu den Kurztagpflanzen zählen z. B. Chrysanthemen, Reis, Hanf und manche Tabaksorten.

Natürlich sind nicht alle Pflanzen in Bezug auf ihre Blütenbildung von photoperiodischen Vorgängen abhängig. Sehr viele kommen völlig unabhängig von diesen Außenfaktoren zur Blüte. Man bezeichnet diese Pflanzen als **tagneutral.**

Photoperiodische Einflüsse erstrecken sich nicht allein auf die Induktion der Blütenbildung. Gestalt der Blätter, Ausbildung von Sukkulenz, die Bildung von Anthocyanen, die Ausbildung unterirdischer Speicherorgane, z. B. von Kartoffelknollen, die Knospenruhe u. a. können photoperiodisch gesteuert werden.

Auch die Bildung und Zusammensetzung ätherischer Öle können von der Photoperiode beeinflusst werden. Hierüber liefert nach Untersuchungen von Christoph Höltzel *Mentha piperita* (Pfefferminze) ein

o **Abb. 4.123** Desaminierung von Phenylalanin zu Zimtsäure, eine Schlüsselreaktion zum Sekundärstoffwechsel

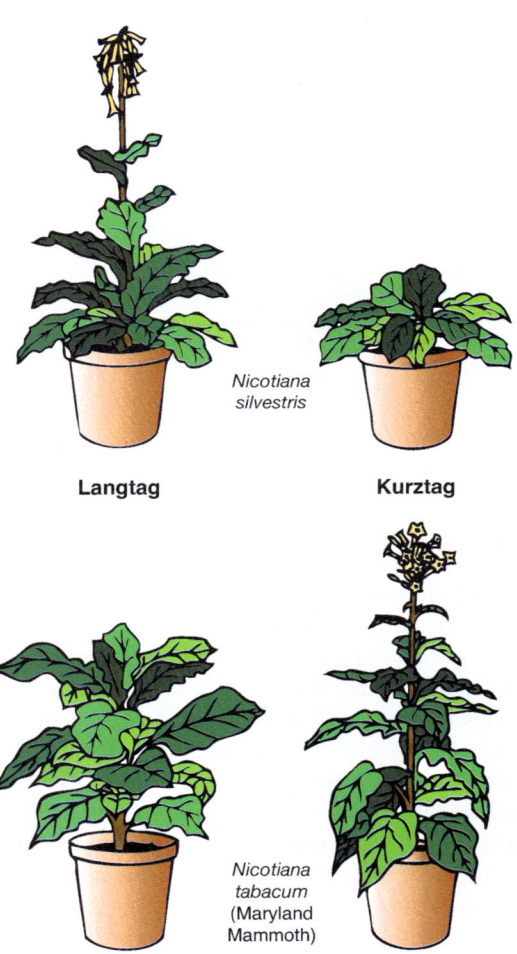

o **Abb. 4.124** Photoperiodische Steuerung der Entwicklung bei zwei Arten von *Nicotiana*. *Nicotiana silvestris* blüht im Langtag (Langtagpflanze), *Nicotiana tabacum* var. *Maryland Mammut* im Kurztag (Kurztagpflanze)

sehr gutes Beispiel. Die hauptsächlichen Inhaltsstoffe von *Mentha piperita* sind Menthon, Menthol, Menthylacetat. Andere Verbindungen wie **Menthofuran, Pulegon** oder **Piperitenon** sind nur in geringer Menge vorhanden. Die Biosynthese dieser Verbindungen verzweigt sich offensichtlich nach dem Piperitenon und führt einmal zur Mentholgruppe, zum andern zur Menthofurangruppe. Im Kurztag (Lichtperiode 9–12 Stun-

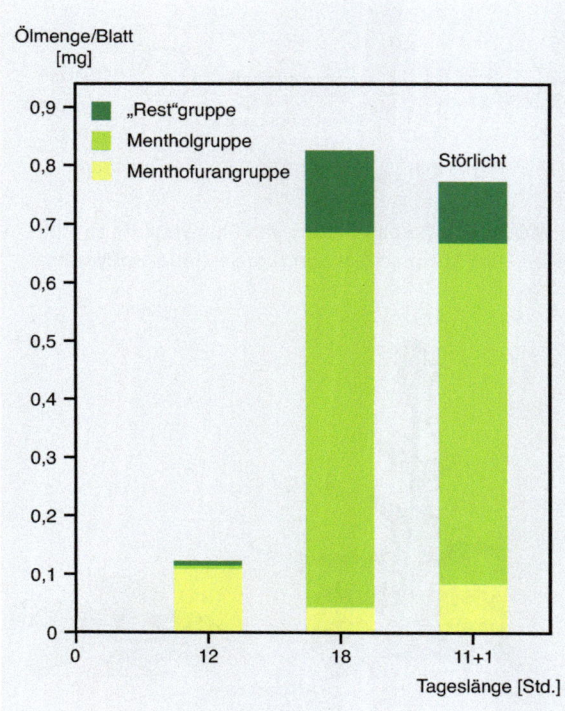

Abb. 4.125 Einfluss der Tageslänge auf die Ölzusammensetzung bei *Mentha piperita*, Zusammensetzung der absoluten Ölmengen pro Blatt in Wirteln vergleichbarer Insertion (8.–11. Wirtel)

den täglich) bildet *Mentha piperita* nur geringe Mengen an ätherischem Öl mit einem sehr hohen Anteil an Menthofuran (bis zu 90 %), also ein minderwertiges Öl. Im Langtag (Lichtperiode 18 Stunden täglich) dagegen ist eine starke Ölbildung zu beobachten. Dieses Öl enthält hauptsächlich Verbindungen der Mentholgruppe, stellt also ein hochwertiges Öl dar. Dass es sich hierbei tatsächlich um einen photoperiodischen Effekt und nicht nur um den Einfluss der Lichtmenge handelt, weisen Versuche nach, in denen durch Störlicht der Kurztageffekt aufgehoben wurde (o Abb. 4.125).

Diese Verhältnisse verbieten z. B. einen Anbau solcher Rassen von *Mentha piperita* in tropischen Ländern, die ätherisches Öl in Arzneibuchqualität liefern sollen. Die Kenntnis solcher Zusammenhänge ist also eine wesentliche Voraussetzung für einen erfolgreichen Anbau von Arzneipflanzen.

Die **Lichtsignale** werden bei höheren Pflanzen über mindestens vier verschiedene **Photorezeptorfamilien** wahrgenommen (▫ Tab. 4.19). **Phytochrome** absorbieren rotes bis dunkelrotes Licht, während **Cryptochrome** und **Phototropine** mit blauem Licht und UVA-Strahlen reagieren. Zusätzlich wird noch die Existenz von **UVB-Photorezeptor(en)** postuliert, die allerdings noch nicht genauer identifiziert werden konnten.

Phytochromsystem

Bei zahlreichen Lichteinflüssen auf die Morphogenese von Pflanzen, bei sogenannten Photomorphogenesen, ist ein lichtabsorbierendes Pigmentsystem, das **Phytochromsystem**, beteiligt. **Phytochrome** sind **dimere Chromoproteide**. Jedes **Monomer** besteht aus einem **Apoprotein**, das über eine **Thiolgruppe** eines **Cysteinrests** eine **chromophore Gruppe kovalent** gebunden trägt. Die verschiedenen Phytochrome unterscheiden sich im Apoproteinanteil, der Chromophor ist dagegen immer identisch und ist mit dem Bilirubin verwandt. Die chromophore Gruppe besteht aus vier, jeweils über eine C_1-Gruppe miteinander verknüpften Pyrrolringen, also aus einer offenen Tetrapyrrolkette (o Abb. 4.126).

Phytochrome sind im Pflanzenbereich weit verbreitet und kommen in allen grünen Pflanzen ab den Algen vor. Photoautotrophe und einige nicht-photoautotrophe Prokaryonten besitzen ebenfalls Photorezeptoren, die den Phytochromen sehr ähnlich sind.

Anhand ihrer Stabilität im Licht lassen sich die Phytochrome in zwei Klassen einteilen: die für Angiospermae typischen, labilen **Klasse-I-Phytochrome** (**phyA**) und die bei allen photoautotrophen Pro- und Eukaryonten vorkommenden, stabilen **Klasse-II-Phytochrome** (**phyB-F**). Während phyA meist als Homodimere auftreten, findet man bei den stabilen Klasse-II-Phytochromen auch Heterodimere.

Phytochrome sind im Zytoplasma lokalisiert, allerdings wird der Chromophor (Phytochromobilin) ausgehend vom Häm in den Chloroplasten synthetisiert und von dort in das Zytoplasma abgegeben. Da die Synthese des Chromophors sauerstoffabhängig ist und andererseits die Phytochromwirkung ohne chromophore Gruppe nicht zustande kommt, ist das Phytochromsystem gleichzeitig auch ein Sauerstoffsensor.

Klasse-I-Phytochrome sind für die Photomorphogenese **etiolierter Pflanzen** zuständig und kommen bei dikotylen Pflanzen vor allem in der Plumularegion vor. Sie sind in der ergrünten Pflanze nicht mehr nachweisbar. Die stabilen Klasse-II-Phytochrome sind für **klassische photoreversible Reaktionen** verantwortlich, wie z. B. Schattenvermeidungsreaktionen oder tagesperiodische Prozesse.

Die Konzentration der **Phytochrome** in den Zellen ist äußerst gering. Deshalb tritt ihre Farbe bei der Pflanze nicht in Erscheinung. Erst im angereicherten Extrakt erscheinen die Phytochrome blau (Phytochrom 730 = P 730).

Phytochrome liegen in zwei Modifikationen vor, die ineinander übergehen können. Phytochrom 660 (P 660) hat sein Absorptionsmaximum im hellroten Teil des Spektrums bei 660 nm und wird deshalb auch P_{HR} (hellrot) bezeichnet. **Phytochrom 730 (P 730)** absorbiert dagegen im dunkelroten Teil des Spektrums bei 730 nm maximal und wird mit P_{DR} (dunkelrot) abgekürzt. P_{DR}

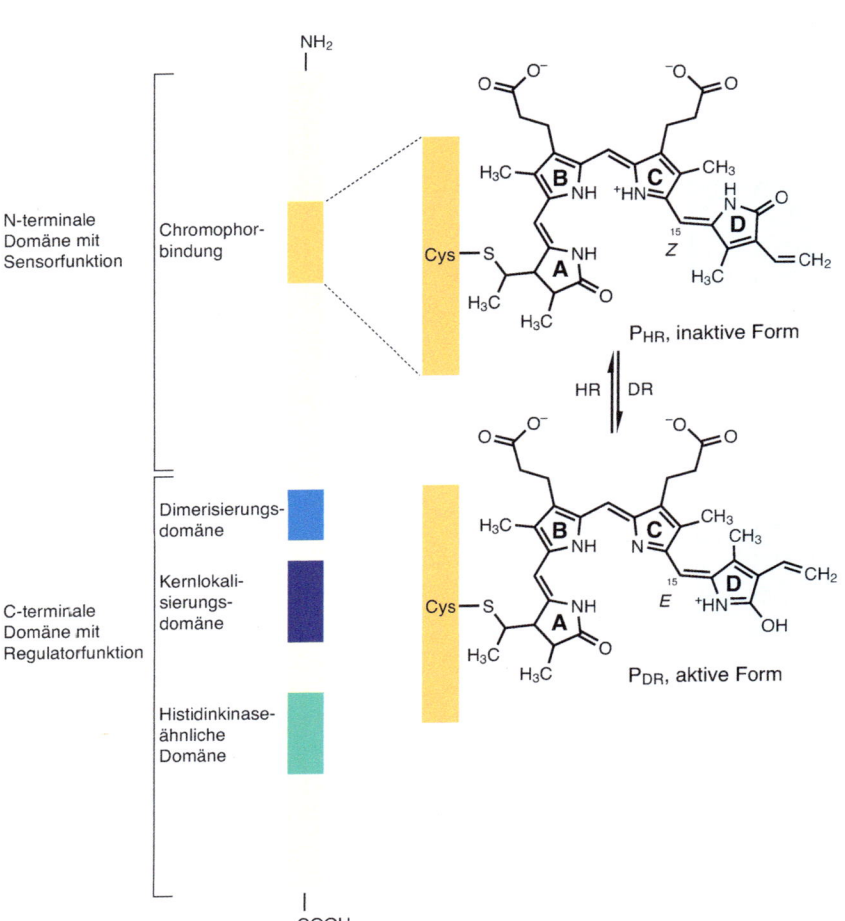

Abb. 4.126 Links Schema eines Phytochrom-Holoproteins, **rechts** lichtabhängige Isomerisierung des Phytochromobilin-Chromophors

Tab. 4.19 Beispiele für Photorezeptoren und lichtregulierte Vorgänge bei höheren Pflanzen

Photorezeptor-Typ	Chromophore Gruppe	Beispiele für regulierte Prozesse
Phytochrom Klasse I	Phytochromobilin	DR-induzierbare Photomorphosen etiolierter Keimlinge
Phytochrom Klasse II	Phytochromobilin	▪ Photoperiodisch gesteuerte Morphosen, z. B. Blühinduktion, ▪ photoreversible HR/DR-Antworten bei niedrigen Lichtintensitäten, z. B. Samenkeimung bei Lichtkeimern, ▪ Schattenvermeidungsreaktion, ▪ Photomodulation, z. B. Tag/Nacht-Stellung von Blattorganen
Cryptochrom	Pterin, Flavin	Zusammen mit Phytochromen: ▪ Photomorphogenese etiolierter Keimlinge, ▪ photoperiodisch gesteuerte Morphosen
Phototropin	Flavin	Phototropismus, Stomataöffnung

ist im Dunkeln nicht stabil. Es kann dabei langsam in P_{HR} zurückverwandelt oder irreversibel zerstört werden. Die im Dunkeln stabile Form ist P_{HR}. Bei Bestrahlung mit Weißlicht oder hellrotem Licht wird P_{HR} zum größten Teil zu P_{DR} umgewandelt. Dunkelrote Strahlung dagegen verschiebt das Gleichgewicht zwischen den beiden Formen wieder zugunsten von P_{HR}. Das Gleichgewicht zwischen beiden Formen stellt sich sehr schnell ein. Eine Kurzzeitbestrahlung von einigen Minuten mit hellrotem bzw. dunkelrotem Licht genügt, um das Gleichgewicht in die eine oder andere Richtung zu verschieben. P_{HR} ist die physiologisch inaktive Form. P_{DR} dagegen kommt die **physiologische Funktion** zu. Beim Übergang von P_{HR} zu P_{DR} isomerisiert der Chro-

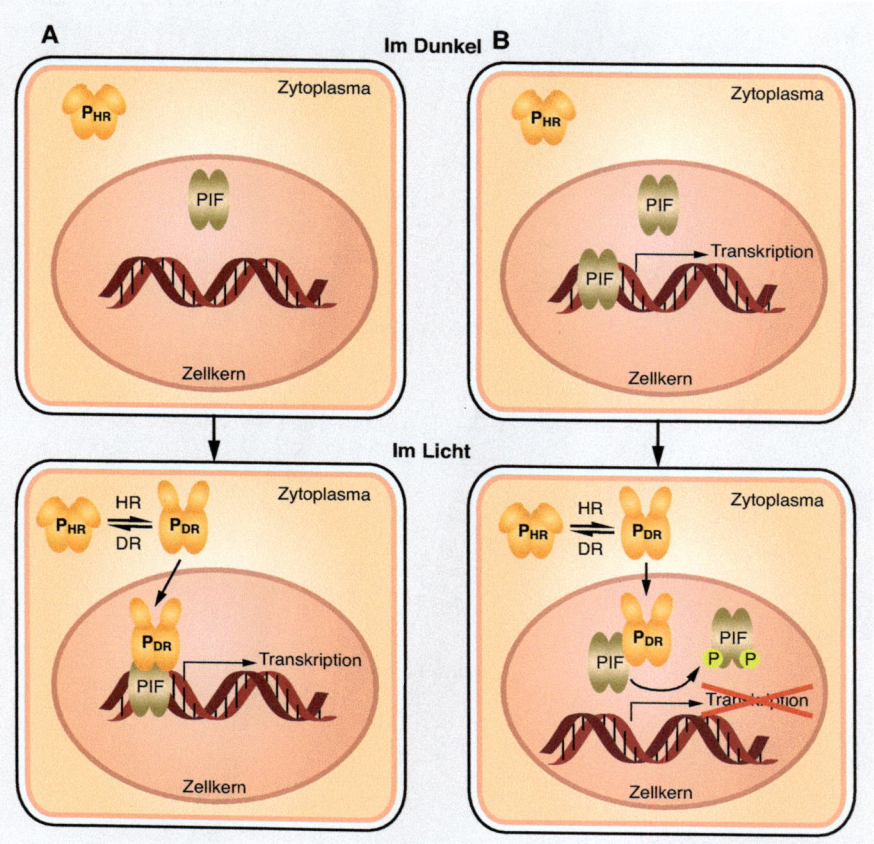

○ **Abb. 4.127** Lichtwirkung auf die Genexpression. **A** Bei einigen Genen kann man sich vorstellen, dass das durch Licht angeregte Phytochrom im Zellkern mit dem entsprechenden Phytochrom-interagierenden Faktor (PIF) wechselwirkt, an den Promotor bindet und dadurch die Expression der Gene startet. **B** Andere Gene sind im Dunkel aktiv, weil hier PIF am Promotor gebunden ist. Nach Lichtanregung wandert das Phytochrom in den Zellkern, bindet und phosphoryliert PIF. Dadurch löst sich PIF vom Promotor und wird vom Proteasom degradiert. Die Transkription dieser Gene wird abgeschaltet.

mophor an der Methinbrücke (C15) zwischen den Pyrrolringen C und D (○ Abb. 4.126). Dadurch kommt es zu einer Konformationsänderung des Proteinanteils, wodurch die Kernlokalisierungsdomäne des Phytochroms freigelegt wird. Nach der Lichtabsorption wandern die Phytochrome aus dem Zytoplasma in den Zellkern. Mittlerweile sind verschiedene Mitglieder einer Proteinfamilie identifiziert, die als Phytochrom-interagierende Faktoren (PIF) bezeichnet werden. Diese Proteine sind konstitutiv im Kern lokalisiert und wirken als Transkriptionsfaktoren. Einige PIFs verhindern die Expression verschiedener photomorphogenetisch relevanter Gene, werden dann durch die Licht-aktivierten Phytochrome phosphoryliert und anschließend über das 26S-Proteasom degradiert (○ Abb. 4.127). Zum Teil binden PIFs aber auch erst nach Bindung an das Phytochrom an die Promotorregion bestimmter Gene.

Die durch Phytochrome gesteuerten Prozesse lassen sich anhand der zur Auslösung erforderlichen **Photonenfluenzen in drei Klassen unterteilen**: Niedrigstfluenzreaktionen (VLFR, very low fluence response), Niedrigfluenzreaktionen (LFR, low fluence response) und Hochintensitätsreaktionen (HIR, high irradiance response). HIR werden nur durch lange oder kontinuierliche Bestrahlung mit Licht hoher Intensität ausgelöst. Derartige Reaktionen der Pflanze sind die Kotyledonenexpansion, die Hemmung der Hypokotylstreckung oder die Induktion der Anthocyansynthese. Bei VLFR und LFR gilt innerhalb bestimmter Grenzen die Reziprozitätsregel. Das heißt, im Proportionalitätsbereich ist das Produkt aus Bestrahlungsintensität und Zeit relevant für die Stärke der physiologischen Antwort. Man kann also mit einer längeren Belichtungsdauer bei geringerer Lichtintensität den gleichen Effekt erzielen, wie mit einer kurzen, intensiveren Bestrahlung. Die Samenkeimung bei Lichtkeimern ist eine derartige VLF- bis LF-Antwort, während photoperiodisch ausgelöste Morphosen, tagesperiodische Reaktionen und die Schattenvermeidungsreaktion reine LFR sind.

Bei *Lactuca sativa* (Salat) z. B wird die Keimung der Samen durch Licht ausgelöst. Es sind obligate Lichtkeimer. Eine Minute Bestrahlung mit Weißlicht oder hellrotem Licht (Verschiebung von P_{HR} zu P_{DR}) genügt zur Keiminduktion. Wird unmittelbar nach dieser Bestrahlung dunkelrotes Licht eingestrahlt (Verschiebung von P_{DR} zu P_{HR}), wird die Keiminduktion wieder aufgehoben. Mit anschließender Hellrotbestrahlung kann sie wieder ausgelöst werden ($P_{HR} \rightarrow P_{DR}$). P_{HR} und P_{DR} können also reversibel ineinander umgewandelt werden. Man spricht deshalb von einem **reversiblen Hellrot-Dunkelrot-Photoreaktionssystem**. Ganz allgemein entscheidet die zuletzt eingestrahlte Lichtqualität über

tischen Eigenschaften. Pflanzen müssen ihre Hydratur, ihren Wassergehalt, gegenüber der Umgebung aufrechterhalten. Da Landpflanzen stets Wasser an die trockene Luft abgeben, müssen sie aus dem Boden Wasser zur Aufrechterhaltung ihrer Hydratur aufnehmen.

Wasseraufnahme durch Quellung

Der Quellungszustand von pflanzlichen Zellen ist von großer physiologischer Bedeutung. Zur Quellung sind u. a. die Zellwände und das Zytoplasma der Zellen befähigt. Quellung von Substanzen ist die Aufnahme von Flüssigkeit unter **Volumenvergrößerung**. Sie beruht auf Anlagerung von H_2O-Molekülen an hydrophile Zellbestandteile sowie auf Kapillareffekten. Bei der Wasseranlagerung an hydrophile Gruppen kommt es zur Bildung von Hydrathüllen, z. B. bei Proteinen.

Kapillareffekte spielen bei der Quellung der Zellwände durch Wassereinlagerung in die Intermicellar- bzw. Interfibrillarräume eine große Rolle. Im physiologischen Normalzustand ist die Pflanze maximal gequollen.

Pflanzen und Pflanzenorgane, die Trockenperioden überdauert haben, nehmen zunächst Wasser durch Quellung auf. Bei Samen ist die Wasseraufnahme durch Quellung eine Voraussetzung für die Keimung. Quellungsvorgänge sind nicht an Leben gebunden. Auch tote Substanzen (Schleime, Gummen, Stärke) können quellen. Die Quellungskräfte können einen Quellungsdruck bis zu mehreren **100 bar** erreichen. Die Wasseraufnahme durch Quellung spielt für den Wasserhaushalt der Pflanze eine wichtige Rolle. Ionen üben einen starken Einfluss auf die Quellung und damit den Hydratisierungszustand von Pflanzen aus. Dabei können sich die einzelnen Ionen untereinander beeinflussen. Wichtig ist der **Ionenantagonismus** zwischen Ca^{2+} und K^+. Ca^{2+} hemmt die Quellung stärker als K^+. Deshalb spricht man von einer entquellenden Wirkung des Ca^{2+} und einer quellenden des K^+. Das Mengenverhältnis beider Ionen wirkt regulierend auf den Quellungszustand.

Diffusion und Osmose

Neben den Quellungsvorgängen wird der Wasserhaushalt der Pflanze durch Diffusionsvorgänge bestimmt. Diffusionsvorgänge bewirken einen Konzentrationsausgleich zwischen Lösungen unterschiedlicher Konzentration. Ein solcher Konzentrationsausgleich findet in begrenztem Ausmaß auch durch Membranen hindurch statt.

Dringt Wasser in eine Zelle ein, so muss es durch die **Zellwand** und durch die **Zytoplasmamembran diffundieren**. Die Zellwand ist im Gegensatz zur Zytoplasmamembran für Wasser und darin gelöste Stoffe, z. B. Ionen, gleichermaßen permeabel. Sie ermöglicht ohne großen Diffusionswiderstand das Umspülen des Protoplasten der Zelle mit Wasser und darin gelösten Stoffen.

Die Zytoplasmamembran dagegen ist für gelöste Stoffe, vor allem für Ionen, nicht oder nur **begrenzt permeabel**. Während Wassermoleküle mit hoher Geschwindigkeit durch die Zytoplasmamembran in beide Richtungen diffundieren können, erfolgt die Diffusion von in Wasser gelösten Substanzen sehr viel langsamer, wobei im Fall von Ionen eine freie Diffusion durch die Zytoplasmamembran offensichtlich überhaupt nicht möglich ist. Die Zytoplasmamembran ist semipermeabel. Dies bildet die Grundlage der Osmose (▶ Kap. 1.3.5). **Osmotische Vorgänge** sind für die Wasseraufnahme durch die Pflanze von überragender Bedeutung.

Bei der Wasseraufnahme in die pflanzliche Zelle ist zu unterscheiden zwischen der Wasseraufnahme in das Zytoplasma und der Wasseraufnahme in die Zentralvakuole. Im letzteren Fall müssen die Wassermoleküle durch zwei semipermeable Membranen diffundieren, das Plasmalemma (Zytoplasmamembran) und den Tonoplast. Der Wasserhaushalt einer Pflanzenzelle wird weitgehend durch osmotische Vorgänge zwischen der Außenlösung und der Flüssigkeit der Zentralvakuole, dem sogenannten Zellsaft reguliert. Es genügt daher zunächst, das bei ausdifferenzierten Pflanzenzellen wandständige Plasma, den sogenannten Plasmaschlauch, insgesamt als semipermeable Membran aufzufassen, auch wenn dies letztlich nicht ganz korrekt ist.

Wasseraufnahme aus dem Boden

Die Wasseraufnahme kann im Prinzip durch die ganze Pflanzenoberfläche erfolgen. Dies ist praktisch jedoch nur bei submers lebenden Wasserpflanzen der Fall. Bei höheren Pflanzen erfolgt die Wasseraufnahme hauptsächlich über die Wurzeln aus dem Boden.

Wasser steht im Boden nur teilweise in freier Form zur Verfügung. Ein beträchtlicher Teil wird durch Quellung oder Adsorption an Bodenpartikeln festgehalten. Den Hydrathüllen dieser Bodenkolloide kann die Pflanze das Wasser nur sehr schwer entziehen. Die eigentliche Wasserquelle für die Pflanzen ist daher das sogenannte **Kapillarwasser**, das die Bodenkapillaren ausfüllt. Es handelt sich in der Regel um eine verdünnte Salzlösung, die selbst einen gewissen osmotischen Wert besitzt. Dieser ergibt zusammen mit den Adsorptions- und Quellkräften der Bodenpartikel die **Saugkraft des Bodens,** die bei normalen Böden ein bis wenige bar beträgt. In Salz- und Wüstenböden kann sie jedoch bis zu 100 bar erreichen. Um Wasser aufnehmen zu können, muss diese Bodensaugkraft von der Pflanze überwunden werden. Die Zellen der Pflanze, insbesondere die der Wurzelhaare und Wurzelrinde, müssen daher eine höhere Saugkraft, d. h. höhere osmotische Werte entwickeln als der Boden.

Tab. 4.20 Saugkräfte in einer Wurzel von *Vicia faba* (Saubohne)

Zellschicht	Saugkraft [bar]
Epidermis	0,7
Erste Rindenschicht	1,4
Dritte Rindenschicht	1,5
Vierte Rindenschicht	2,1
Fünfte Rindenschicht	2,8
Sechste Rindenschicht	3,0
Endodermis	1,7
Perizykel	0,8
Gefäßparenchym	0,9

Wasser wird aus dem Boden vor allem über die Wurzelhaare aufgenommen. Der erste Schritt der Wasseraufnahme besteht in einer Quellung der Zellwand. In den Kapillarräumen der Zellwände kann auch der Transport des Wassers von den Wurzelhaaren durch die Wurzelrinde hindurch erfolgen. Gleichzeitig erfolgt der Transport des Wassers von den Wurzelhaaren bis zur Endodermis auch von Zelle zu Zelle. In der Wurzelrinde besteht ein Anstieg der Saugkraft von den äußeren Zellen nach innen bis zur Endodermis. Die inneren Zellen besitzen jeweils eine höhere Saugkraft als die außen liegenden Zellen und können ihnen dadurch Wasser entziehen. Über diesen osmotischen **Saugkraftgradienten** kann Wasser in der Wurzel von außen nach innen transportiert werden (Tab. 4.20).

Dieser Saugkraftgradient wird an den Endodermiszellen unterbrochen. Ebenso endet dort der Kapillarstrom in den Zellwänden (**Caspary-Streifen**). Wasser wird von den Endodermiszellen und den Zellen, die die Wasserleitungsbahnen umgeben, aktiv in die Gefäße gedrückt. Dieser Druck ist als sogenannter **Wurzeldruck** messbar und liegt meist bei 1 bar.

Wassertransport

Die Pflanze wird stetig von Wasser durchströmt. Das durch Transpiration oder **Guttation** über die Blätter ausgeschiedene Wasser muss über die Wurzel ständig ergänzt werden. Von den Wurzeln bis zu den Blättern muss also eine kontinuierliche Leitung des Wassers erfolgen.

Faszikulärer Transport (vaskulärer Transport)

Der Ferntransport des Wassers von der Wurzel zu den Blättern erfolgt ausschließlich in den **Wasserleitungsbahnen des Xylems** (▶ Kap. 2.1.5). Die Wasserleitungszellen sind in funktionsfähigem Zustand tot, d. h. plasmafrei. Das Zytoplasma würde dem Wassertransport einen sehr hohen Widerstand entgegensetzen. Bei oft beträchtlicher Länge der Sprossachsen sind hierbei ganz erhebliche Strecken zu überwinden, wobei das Wasser gegen die Schwerkraft gehoben werden muss, bei Bäumen bis zu 100 m (Eukalyptus).

Dieser Wasserstrom, der **Transpirationsstrom**, wird durch die ständige Transpiration und die dadurch bedingte Saugwirkung, die von den Blättern ausgeht, aufrechterhalten. Durch die Saugwirkung der Blätter entsteht in den Gefäßen oft ein erheblicher Unterdruck. Um diesem widerstehen zu können, sind die Wände der Gefäße in mannigfacher Weise verstärkt und versteift. Das Emporsaugen des Wassers durch die Pflanze ist nur dadurch möglich, dass durch die Gefäßbahnen **zusammenhängende kapillare Wasserfäden** von der Wurzel bis zu den Blättern führen, die durch die **Kohäsionskräfte des Wassers** sowie durch die Adhäsion des Wassers an den Gefäßwänden zusammengehalten werden. Würde Luft in die wasserleitenden Gefäße eindringen, würde dies zu einer Unterbrechung der kapillaren Wasserfäden und damit zu einer Unterbrechung des Transpirationsstroms führen. Es ist daher wesentlich, dass zwischen den Gefäßen in den Leitbündeln keine luftgefüllten Interzellularräume ausgebildet werden.

Die eigentlich treibende Kraft des Wassertransports gegen die Schwerkraft ist jedoch die **Transpiration**, d. h. letztlich das Gefälle zwischen dem Dampfdruck des Bodens und dem der Atmosphäre. In dieses Gefälle ist die Pflanze mit ihren kapillaren Strukturen, in denen sich die Kohäsion des Wassers auswirken kann, eingeschaltet. Die Pflanze selbst braucht für diesen Wassertransport keine eigene Energie aufzuwenden. Die Energie, die den Wasserstrom durch die Pflanze ermöglicht, ist letzten Endes die **Strahlungsenergie der Sonne**. Mit dem Wassertransport findet gleichzeitig ein Transport von darin gelösten Ionen statt.

Extrafaszikulärer Transport (extravaskulärer Transport)

In der Wurzel muss das Wasser von den Wurzelhaaren durch die Wurzelrinde bis zu den Gefäßen geleitet werden, in den Blättern schließlich von den Gefäßen bis zur Blattoberfläche. Über diese Strecken erfolgt der Transport des Wassers extrafaszikulär über die Kapillaren der Zellwände oder mithilfe osmotischer Vorgänge durch die Zellen hindurch. Dieser extrafaszikuläre Wassertransport dient, im Gegensatz zum faszikulären Transport, der direkten Wasser- und Nährstoffversorgung jeder einzelnen Zelle.

Wasserabgabe

Landpflanzen nehmen aus dem Boden viel Wasser auf. Nur ein sehr geringer Teil davon verbleibt in der Pflanze, in den Zellwänden, im Plasma oder der Vakuole.

Transpiration

Der größte Teil des aufgenommenen Wassers wird von der Pflanze durch Transpiration in Form von Wasserdampf an die Atmosphäre abgegeben. Die Transpiration ist ein rein **physikalischer Vorgang.** Das Ausmaß der Transpiration ist hauptsächlich abhängig vom Feuchtegrad der Luft. Sie wird durch das Dampfdruckgefälle zwischen Pflanze und umgebender Luft aufrechterhalten. Bei hoher Luftfeuchtigkeit ist die Transpiration gering, bei niedriger hoch.

Transpiration kann durch die Cuticula oder die Stomata (Spaltöffnungen) erfolgen. Demgemäß unterscheidet man zwischen **cuticulärer** und **stomatärer Transpiration.**

Bei der cuticulären Transpiration geben die Epidermisaußenwände **durch die Cuticula hindurch** Wasserdampf ab. Der Wasserverlust wird ausgeglichen durch Nachsaugen aus benachbarten Zellen. Die cuticuläre Transpiration kann durch die Pflanze nicht reguliert werden. Ihr Anteil an der Gesamttranspiration der Pflanze ist gering und beträgt zwischen 5–10 %. Dies hängt vom Bau der Cuticula ab.

Die überwiegende Menge des Wasserdampfes, den die Pflanzen an die Atmosphäre abgeben, tritt durch die Spaltöffnungen der Blätter aus. Diese **stomatäre Transpiration** ist über den **Öffnungsgrad der Spaltöffnungen** regulierbar. Vor allem führt stärkerer Wasserverlust der Blätter, dem die Wasserversorgung aus der Wurzel nicht zu folgen vermag, zu einem Verschluss der Spaltöffnungen und damit zu einer starken Drosselung der stomatären Transpiration. Auch Lichtintensität, Luftfeuchte und Temperatur können die Öffnungsweiten der Spaltöffnungen regeln. Im typischen Fall zeigt der Tagesgang der Transpiration in den Vormittagsstunden einen Anstieg, erreicht um die Mittagszeit das Maximum und sinkt dann im Lauf des Nachmittags wieder ab. An heißen und trockenen Tagen, wenn viel Wasser abgegeben wird, kann es schon zur Zeit der höchsten Sonneneinstrahlung zu einem vorzeitigen, vorübergehenden Verschluss der Spaltöffnungen kommen. Die Transpirationskurve wird dann zweigipfelig.

Die Bedeutung der Transpiration liegt vor allem in der **Kühlwirkung,** durch die ein zu starkes Erhitzen der Pflanzen bei starker Sonneneinstrahlung verhindert wird. Des Weiteren bietet der Transpirationsstrom der Pflanze eine **Transportmöglichkeit für die Nährsalze,** die von der Wurzel aus dem Boden aufgenommen werden. Auch organische Substanzen, die in der Wurzel gebildet werden, können über den Transpirationsstrom in die oberirdischen Teile der Pflanze geleitet werden. Dies ist z. B. für die Tropanalkaloide bei Solanaceen nachgewiesen worden.

Guttation und Blutung

Auch bei fast völligem Fehlen der Transpiration können manche Pflanzen den für ihre Lebensfunktionen wichtigen Wasserstrom durch ihren Organismus hindurch aufrechterhalten, indem sie über besondere Wasserspalten, Hydathoden, aktiv Wasser in flüssiger Form als Wassertropfen ausscheiden. Dies trifft vor allem für Pflanzen an Standorten mit hoher Luftfeuchtigkeit zu. Auch Pilze können Wasser durch Guttation ausscheiden.

Aktive Hydathoden entziehen dem umgebenden Gewebe Wasser, das sie wie in Drüsen aktiv auspressen. Über passive Hydathoden wird Wasser durch den Wurzeldruck ausgeschieden.

Der Wurzeldruck ist auch Ursache für die Erscheinung der Blutung. An Schnittstellen des Sprosses oder Stamms wird vor allem im Frühjahr Wasser aus den angeschnittenen Wasserleitbahnen ausgeschieden. Der sogenannte Blutungsdruck entspricht dem Wurzeldruck und beträgt etwa 1 bar.

Transport organischer Moleküle in höheren Pflanzen

Das Hauptprodukt der CO_2-Assimilation durch Photosynthese ist Glucose. Sie wird nach ihrer Bildung in Folgereaktionen sofort weiterverarbeitet.

Glucose kann in den Chloroplasten als Assimilationsstärke vorübergehend gespeichert werden. Während der Dunkelphase wird diese Assimilationsstärke abgebaut und der Zucker zu den verschiedenen Teilen der Pflanze geleitet. Die wichtigste Transportform für **Kohlenhydrate** ist Saccharose, ein Disaccharid aus Glucose und Fructose.

Der Ferntransport der Saccharose von den assimilierenden Organen zu den Speicherorganen wie Samen oder unterirdischen Teilen der Pflanze erfolgt über die **Siebröhren im Phloem** (▶ Kap. 2.1.5).

Neben dem Transport der Saccharose erfolgt in den Siebröhren ganz allgemein der Ferntransport organischer Moleküle. Transportformen für Kohlenhydrate sind außer Saccharose in verschwindend geringem Maße auch Oligosaccharide wie Raffinose, Stachyose, sehr selten Zuckeralkohole wie Mannit oder Sorbit. Niemals erfolgt der Ferntransport von Kohlenhydraten in Form von Hexosen.

Stickstoff wird in Form von **Aminosäuren** bzw. Amiden transportiert. Zu einem geringen Teil werden auch organische Säuren und Nukleotide in den Siebröhren geleitet.

Ein Ferntransport von Fetten findet in der Pflanze nicht statt. Sie werden vor dem Transport in Kohlenhydrate umgewandelt.

Die Transportgeschwindigkeit in den Siebröhren ist hoch und liegt bei 58–100 cm in der Stunde. Dem Transport können also nicht einfach Diffusionsvorgänge zugrunde liegen. Über die Transportmechanismen ist nichts Gesichertes bekannt. Der Transport mancher Substanzen erfolgt unter **Energieverbrauch** und wird durch Blockierung der Zellatmung gehemmt bzw. ganz unterbunden. Siebröhren haben in der Regel keinen Zellkern, sind in funktionsfähigem Zustand jedoch lebende Zellen.

Transpirationsschutz und Dürreresistenz
Morphologisch-anatomische Anpassungsformen

Pflanzen sind in unterschiedlicher Weise den Möglichkeiten der Wasserversorgung an ihrem Standort angepasst. Neben der Wasserversorgung des Bodens spielen dabei auch andere ökologische Faktoren, z. B. Temperatur, Sonneneinstrahlung, Windverhältnisse, eine sehr wesentliche Rolle. Solche Anpassungen bestehen häufig in Einrichtungen zum Verdunstungsschutz, also zur Verminderung der Transpiration, zum anderen in solchen, die es ermöglichen, dem Boden verstärkt Wasser zu entziehen sowie Wasser zu speichern und hierdurch wasserarme Perioden zu überstehen. Viele Pflanzen extrem trockener Standorte sind dürreresistent. Die Anpassungen an die Wasserversorgung äußern sich in Aussehen und Struktur der Pflanze.

Hydrophyten: Hydrophyten (Wasserpflanzen), zu denen submers oder amphibisch lebende Pflanzen gehören, haben stets sehr **dünne Epidermiswände** und eine **zarte Cuticula**, durch die der Wasser- wie auch der Gas- (CO_2, O_2) und Salzaustausch mit der Umgebung leicht möglich ist. In ihrer Epidermis **fehlen** meist **Spaltöffnungen**. Auch Haarbildungen werden nur selten beobachtet. Das Parenchym der Blätter ist meist nicht in Palisaden- und Schwammparenchym differenziert. Wasserleitende Gefäße sind reduziert oder fehlen ganz. Auch Festigungsgewebe in Stängeln und Blättern ist kaum ausgebildet.

Ähnliche hydromorphe Merkmale zeigen die Sumpfpflanzen, zumindest in ihren untergetauchten Teilen. Charakteristisch für Wasser- und Sumpfpflanzen ist die starke Ausbildung von interzellularreichen Geweben, sogenannten Aerenchymen (*Calami rhizoma*). Durch solche Luftkanäle wird die Sauerstoffversorgung untergetaucht lebender Pflanzenteile sichergestellt.

Hygrophyten: Hygrophyten (Feuchtpflanzen) leben an Standorten mit sehr guter Wasserversorgung aus feuchtem Boden und bei sehr hoher Luftfeuchtigkeit. Hierher gehören viele hydrophile Schattenpflanzen, z. B. die Pflanzen tropischer Regenwälder. Sie haben viele Baueigentümlichkeiten, welche die Transpiration fördern, z. B. dünne und große Blattspreiten zur Vergrößerung der Oberfläche. Hierzu dient auch die besondere Ausbildung der Epidermis, die oft in Form von Papillen ausgestülpt ist oder durch Ausbildung lebender Haare zur Vergrößerung der Oberfläche beiträgt. Das Blattmesophyll hat nur wenige Zelllagen. Die Zellen sind groß und dünnwandig. Viele Hygrophyten haben Hydathoden, mit deren Hilfe sie Wasser aktiv ausscheiden können (Guttation). Festigungselemente sind nur sehr spärlich vorhanden. In trockener Luft welken Hygrophyten sehr schnell. Wurzelsystem und wasserleitende Gefäße sind nur sehr schwach ausgebildet.

Xerophyten: Xerophyten (Trockenpflanzen) können über einen gewissen Zeitraum u. U. auch extreme Trockenheit ertragen. Sie sind xeromorph, d. h. sie verfügen über Einrichtungen, die ihnen eine Verringerung der Transpiration ermöglichen. Ihre Epidermiszellen sind von einer **dicken Cuticula** überzogen (Bärentraube). Die **Spaltöffnungen** sind **eingesenkt**. Auch die starke Ausbildung toter Haare, von **Wachs-, Harz-** und **Kalküberzügen** dient dem Schutz vor zu starker Transpiration (Salbei, Rosmarin, Eukalyptus). Die Blätter sind oft klein, **lederartig** und immergrün (*Laurus*), oft sind sie äquifazial (*Cassia*), häufig eingerollt (Thymian, Rosmarin). Blätter und Sprosse sind durch stark entwickelte Festigungsgewebe, **Sklerenchyme,** versteift. Xerophyten verfügen über ein ausgedehntes Wurzelsystem.

Neben Steppen- und Wüstenpflanzen zählen auch Pflanzen kalter Gebiete (Frosttrockenheit) zu den Xerophyten.

In Anpassung an die Trockenheit sind bei manchen Xerophyten die Blätter reduziert. Ihre Funktion wird entweder von den erweiterten Blattstielen (**Phyllodien**, z. B. bei Akazien) oder vom Stängel (**Phyllokladien**) übernommen.

Auch die Ausbildung von **Sukkulenz**, d. h. die Wasserspeicherung in verschiedenen Geweben der Pflanze, ist eine Anpassung an extrem trockene Standorte, z. B. Blattsukkulenz bei Aloe, Agave, Sedum, Stammsukkulenz bei Euphorbien und Kakteen.

Manche dürreresistenten Pflanzen öffen ihre Spaltöffnungen nur nachts und schließen diese am Tage, um den Transpirationsstrom einzudämmen.

Solche Pflanzen benötigen allerdings die Möglichkeit für eine CO_2-Speicherung. Sie bilden und speichern in der Nacht hauptsächlich Malat. Sie setzen dann bei Tag das CO_2 und die Reduktionsäquivalente wieder frei und verwerten sie im Calvinzyklus.

Halophyten: Eine besondere Gruppe der Xerophyten stellen die Halophyten, die Salzpflanzen, dar. Sie zeichnen sich durch eine hohe Salztoleranz aus. Sie können auf Böden mit hohem Salzgehalt leben. Durch den hohen Salzgehalt und den hierdurch bedingten hohen osmotischen Wert sind diese Böden „**physiologisch trocken**".

Tab. 4.21 Für die Pflanzenernährung wesentliche Elemente

Element	Aufgenommen als	Funktionen im Stoffwechsel
C	CO_2, HCO_3^-	Hauptbestandteile der organischen Moleküle
O	CO_2, H_2O	
H	H_2O	
N	NO_3^-, NH_4^+	In Aminosäuren, Nukleotiden, Proteinen, Nukleinsäuren, Alkaloiden, Aminen u. a.
S	SO_4^{2-}	In Aminosäuren, Proteinen als –SH oder –S–S–; in Biotin, Coenzym A u. a.
P	HPO_4^{2-}	In ATP u. a. ~P-Verbindungen, Pyridinnukleotiden, Nukleinsäuren, Phospholipiden, Zuckerphosphaten u. a.
K	K^+	Cofaktor von Enzymen; beeinflusst Quellungszustand der Plasmakolloide
Ca	Ca^{2+}	In Protopektinen der Zellwand; Quellungsantagonist zum K^+; Cofaktor von Enzymen
Mg	Mg^{2+}	In Chlorophyllen und Protopektinen; Cofaktor von Enzymen; stabilisiert Ribosomenstruktur
Fe	Fe^{2+}, Fe^{3+}	In Cytochromen, Peroxidase, Katalase, Ferredoxin, Phytoferritin; Cofaktor von Enzymen, z. B. bei der Chlorophyllsynthese
Mn	Mn^{2+}	Cofaktor von Enzymen, z. B. bei der photosynthetischen O_2-Bildung
Cu	Cu^{2+}	In Enzymen; wichtig für Blattwachstum
Zn	Zn^{2+}	Cofaktor von Enzymen; in Lactat- und Alkohol-Dehydrogenase; wichtig für Streckungswachstum
Mo	MoO_4^{2-}	In Nitrat-Reduktase
B	$H_2BO_3^-$	Wichtig für die Aufnahme anderer Ionen, stabilisiert die Zellwand
Si	$H_2SiO_4^{2-}$	Ca-Silikat als Gerüstsubstanz bei Gräsern, Schachtelhalmen, Diatomeen

Um aus solchen Salzböden Wasser aufnehmen zu können, müssen die Wurzelzellen der Halophyten sehr hohe osmotische Werte besitzen. Dies gilt in entsprechendem Umfange auch für andere Xerophyten.

Tropophyten: Die Wasserversorgung der Pflanze kann auch durch starke Schwankungen der Temperatur- bzw. Feuchtigkeitsverhältnisse des Standortes stark beeinflusst werden. z. B. sind die Tropophyten den wechselnden Feuchtigkeits- und Temperaturbedingungen des Standortes angepasst. Sie leben in Klimazonen, in denen ein regelmäßiger Temperaturwechsel, verbunden mit Feuchtigkeitswechsel (Kältetrockenheit) stattfindet. Solche Pflanzen können während der Kälte- und Trockenperioden ihre oberirdischen Vegetationsorgane verringern (Blattfall, „Einziehen" von Kräutern und Sträuchern) und in dieser xeromorphen Form Trocken- und Kälteperioden überdauern.

Elektrolythaushalt

Unentbehrliche Elemente für die Pflanze sind Kohlenstoff, Sauerstoff, Wasserstoff, Stickstoff, Phosphor, Schwefel, Eisen, Kalium, Calcium und Magnesium. Hiervon werden durch autotrophe Pflanzen Kohlenstoff und Sauerstoff der Atmosphäre in Form von CO_2 bzw. O_2 entnommen. Alle anderen Elemente nimmt die Pflanze in Form von Wasser bzw. Ionen aus dem Boden auf (Tab. 4.21).

Grundsätzlich ist die gesamte Oberfläche der Pflanze zur Aufnahme von Ionen befähigt, jedoch findet deren Aufnahme hauptsächlich durch die Wurzel über die Wurzelhaare statt.

Wichtige Ionen sind NO_3^-, SO_4^{2-}, PO_4^{3-}, K^+, Ca^{2+}, Mg^{2+} und Fe^{2+}.

Aufnahme von Ionen

Ionenaufnahme und Ionentransport sind Voraussetzungen für die Einbeziehung der Mineralstoffe in den Stoffwechsel. Die Aufnahme von Ionen in die Zellen erfolgt durch aktive, energieverbrauchende und selektive Vorgänge. Ionen können gegen ein Konzentrationsgefälle in die Zelle transportiert werden. Die Aufnahme von Ionen in eine Zelle ist als energieverbrauchender Prozess an die Zellatmung gebunden und kann nur in Gegenwart von Sauerstoff stattfinden (bei Aerobiern). Zellen mit intensiver Ionenaufnahme zeigen auch eine erhöhte Atmung. Erlischt die Zellatmung, erlischt auch die Ionenaufnahme. Bei Zellen, die zur Photosynthese befähigt sind, ist die Ionenaufnahme im Licht besonders intensiv. Es besteht eine deutliche Beziehung zur Photosyntheseintensität. Zellatmung bzw. Photosynthese liefern Energie in Form von ATP, die zur aktiven Aufnahme von Ionen in die Zelle benötigt wird. Die Aufnahme von Ionen durch die Pflanze erfolgt unabhängig von der Wasseraufnahme. Auch der pH-Wert des Bodens ist für die Ionenaufnahme von Bedeutung.

Bei der Aufnahme von Ionen durch die Pflanze lassen sich zwei Phasen unterscheiden, die Aufnahme in den „freien Diffusionsraum" und die **Aufnahme in das Zytoplasma** bzw. die **Vakuole**.

Aufnahme in den freien Diffusionsraum (freier Raum, apparent free space): Unter dem Begriff des freien Diffusionsraums versteht man die Zellwände pflanzlicher Zellen. In ihren **Intermizellarräumen** erfolgt der Transport von Wasser, Ionen und Molekülen durch freie Diffusion, ohne Energieaufwand und ohne Selektivität (Intermizellarstrom). Der freie Diffusionsraum ist ein Charakteristikum pflanzlicher Gewebe. Er umgibt alle Zellen, da die Zellwände pflanzlicher Gewebe einen geschlossenen, zusammenhängenden Verband bilden. Er ist ein wichtiges Transportsystem. Der Mittelstreckentransport (extrafaszikulärer Transport, apoplastischer Transport) von Wasser, Ionen und Molekülen findet in ihm statt. Der Protoplast einer pflanzlichen Zelle ist so immer von einer „Nährlösung" umspült.

Eine gewisse Selektivität kann die Aufnahme von Ionen in den freien Raum durch **Ionenaustauschvorgänge** erhalten. Zellbestandteile (Pektine, Hemicellulosen) besitzen Gruppen mit negativen Ladungen. An diese können reversibel Kationen wie Na^+, K^+ oder Ca^{2+} gebunden werden. Auch Anionenaustausch ist in geringem Ausmaß möglich. Durch solche **Adsorptionsvorgänge** kann es zu einer Anreicherung von Ionen im freien Raum kommen.

Auch bei Aufnahme von Ionen aus dem Boden spielen Ionenaustauschvorgänge eine Rolle. Ionen sind im Boden weitgehend adsorptiv an Bodenpartikel gebunden. Sie können von der Pflanze nur aufgenommen werden, wenn die Pflanze stärker adsorbierbare Ionen im Austausch abgibt. Besondere Bedeutung kommt hier der Abgabe von H^+-Ionen durch die Pflanze zu. Sie können alle anderen Kationen aus ihrer adsorptiven Bindung verdrängen. H^+-Ionen stehen der Pflanze aus dem Atmungsstoffwechsel zur Verfügung. Auch hieraus ergibt sich eine Abhängigkeit der Ionenaufnahme der Pflanze von der Atmung.

Die Aufnahme in die Zelle: Ionen, die für den Ablauf von Stoffwechselvorgängen von der Pflanze benötigt werden, müssen in das Zytoplasma aufgenommen werden.

■ **MERKE** Die Aufnahme von Ionen aus dem freien Raum in das Zytoplasma erfolgt selektiv und aktiv und verbraucht Energie (▶ Kap. 1.3.5).

Bei der Aufnahme von Ionen aus dem Cytosol in membranumgrenzte Zellorganellen, z. B. Mitochondrien, stellt sich die gleiche Problematik, wie für die Aufnahme von Ionen durch die Zytoplasmamembran. Auch hierbei erfolgt die Ionenaufnahme selektiv unter Energieverbrauch.

Sind Ionen durch die **Zytoplasmamembran** in das **Cytosol** gelangt, können sie in verschiedener Weise weiter Verwendung finden. Einmal im Stoffwechsel, z. B. NO_3^- durch Reduktion zum Aufbau von Aminosäuren, PO_4^{3-} zur Phosphorylierung von ADP zu ATP, Mg^{2+} zum Einbau in Chlorophyllmoleküle.

Ionen können jedoch auch im Plasma von Zelle zu Zelle transportiert werden, da die Zellen eines Gewebes über die **Plasmodesmen** zu einem **Symplasten** verbunden sind (symplastischer Transport). Des Weiteren können Ionen aus dem Plasma in die Vakuole sezerniert werden. Der Durchtritt durch den **Tonoplast** erfolgt wieder mithilfe aktiver Transportvorgänge. Da in der Vakuole in der Regel eine höhere Ionenkonzentration vorhanden ist als im Plasma oder im freien Raum, müssen die Ionen aus dem Plasma gegen ein Konzentrationsgefälle in die Vakuole transportiert werden (Ionenakkumulation).

Transport der Ionen: Der Ferntransport der Ionen in der Pflanze erfolgt hauptsächlich über den Transpirationsstrom. In absteigender Richtung ist jedoch auch ein Transport über die Siebröhren möglich.

Der Mittelstreckentransport der Ionen erfolgt in den Kapillaren der Zellwände (Intermicellarstrom) sowie von Zelle zu Zelle im Protoplasma.

Nährlösungen: Grüne, autotrophe Pflanzen können auf Lösungen von Mineralsalzen wachsen. Solche Nährlösungen können Aufschluss darüber geben, welche Salze bzw. Ionen für die Ernährung der Pflanze unabdingbar notwendig sind. Die Zusammensetzung einer Nährlösung, der sogenannten **Knoop'schen Nährlösung** zeigt ◻ Tab. 4.22. Für das Wachstum unbedingt erforderlich sind K^+, Ca^{2+}, Mg^{2+}, Fe^{2+} sowie NO_3^- und PO_4^{3-}. Darüber hinaus benötigt die Pflanze noch eine Reihe weiterer Ionen, allerdings in äußerst geringen Mengen, die den Nährlösungen als sogenannte Spurenelemente zugesetzt werden müssen. Solche Spurenelemente sind z. B. Bor, Mangan, Kupfer, Zink,

◻ **Tab. 4.22** Mineralische Nährlösung für autotrophe Pflanzen

Nährlösung	[g]
Knoop'sche Nährlösung	
$Ca(NO_3)_2$	1,0
$MgSO_4 \cdot 7\,H_2O$	0,25
KH_2PO_4	0,25
$FeSO_4$	Spur
Wasser	1000,0
Spurenelemente nach Hoagland	
$Al_2(SO_4)_3$	0,055
KJ	0,028
KBr	0,028
TiO_2	0,055
$SnCl_2 \cdot 2\,H_2O$	0,028
LiCl	0,028
$MnCl_2 \cdot 4\,H_2O$	0,0389
$B(OH)_3$	0,614
$ZnSO_4$	0,055
$CuSO_4 \cdot 5\,H_2O$	0,055
$NiSO_4 \cdot 7\,H_2O$	0,059
$Co(NO_3)_2 \cdot 6\,H_2O$	0,055
Wasser	1000,0

Molybdän. Der Bedarf an Spurenelementen ist bei verschiedenen Pflanzen unterschiedlich.

Die Gesamtkonzentration der Nährsalze liegt bei 0,16–0,25 %. Die Salze müssen in einem bestimmten ausbalancierten Mengenverhältnis enthalten sein, da manche Ionen auf bestimmte Stoffwechselvorgänge hemmend wirken. Während Lösungen eines Salzes allein giftig wirken können, z. B. Magnesiumsalze, wird diese Wirkung bei gleicher Konzentration durch eine abgestimmte Zusammensetzung des Salzgemischs einer Nährlösung aufgehoben.

Aus einer Nährlösung werden ebenso wie aus dem Boden nicht alle Ionen in äquivalenten Mengen aufgenommen. Die verschiedenen Pflanzen besitzen ein **Wahlvermögen** für einzelne Ionen. Auch nehmen jüngere Pflanzen oft andere Ionen bevorzugt auf als ältere. Dieses Wahlvermögen der Pflanzen für Ionen kann zu pH-Verschiebungen im Boden oder in Nährlösungen führen. Man unterscheidet physiologisch saure und physiologisch alkalische Salze.

Wird aus einer Lösung von KNO_3 bevorzugt NO_3^- aufgenommen, wird die Lösung alkalisch. KNO_3 ist ein physiologisch alkalisches Salz. Da die Ionenaufnahme durch die Pflanze aus dem Boden bzw. aus Nährlösungen stark vom pH abhängig ist, sind diese pH-Verschiebungen von großer Bedeutung.

Heterotrophe Pflanzen, z. B. Pilze oder Bakterien, können auf solchen rein anorganischen Nährlösungen nicht wachsen. Nährlösungen für solche Organismen muss zumindest noch eine organische Verbindung, etwa Glucose, als Kohlenstoffquelle beigefügt sein. Meist müssen solche Nährlösungen jedoch sehr komplex zusammengesetzt sein und auch Vitamine, Aminosäuren sowie Purine enthalten.

Zusammenfassung

- Wasser und die darin gelösten Nährstoffe werden intrazellulär oder interzellulär transportiert. Der Wasserhaushalt wird durch Quellung, durch Diffusion und durch Osmose bestimmt.

- Zwar kann Wasser über die ganze Pflanze aufgenommen werden, allerdings ist der bedeutendste Weg der Wasseraufnahme derjenige, der durch die Wurzelhaare im Boden zustande kommt.

- Die Wasserleitungsbahnen finden wir im Xylem. Die treibende Kraft für den Wassertransport gegen die Schwerkraft ist die Transpiration. Darüber hinaus kann Wasser auch noch durch Guttation abgegeben werden.

- Es muss ein ausgewogenes Verhältnis zwischen Transpiration und Transpirationsschutz sichergestellt sein. Je nach Wasserbedarf unterscheiden wir Hydrophyten, Hygrophyten, Xerophyten, Halophyten und Tropophyten.

5 Grundlagen der Systematik und Taxonomie

Horst Rimpler

Die **Systematik** beschäftigt sich mit der Erkennung und Klassifizierung von Sippen, d. h. Gruppen miteinander verwandter lebender (rezenter) oder ausgestorbener (extinkter) Organismen. Ihr Ziel ist es, Klassifikationssysteme zu finden, welche die dem jeweiligen Kenntnisstand entsprechenden Daten am besten erklären. Diese Systeme sind Hypothesen der mutmaßlichen stammesgeschichtlichen Entwicklung (**Phylogenie**) der betrachteten Sippen. Phylogenetische Klassifikationssysteme fassen daher nur solche Sippen zu einer Gruppe zusammen, die sich aus einem unmittelbar gemeinsamen Vorfahren entwickelt haben. Solche Gruppen bezeichnet man als **monophyletisch**; sie entsprechen einem Ast (engl. clade) im hypothetischen Stammbaum (engl. tree). **Paraphyletische** Gruppen gehen zwar auch auf einen unmittelbar gemeinsamen Vorfahren zurück, sie umfassen aber nicht alle Abkömmlinge dieses Vorfahren. Sie entsprechen Gruppen von mehreren, aber nicht allen Ästen eines hypothetischen Stammbaums, die sich auf einen gemeinsamen Knoten zurückführen lassen. **Polyphyletische** Gruppen umfassen mehrere Sippen, die sich aus verschiedenen Vorfahren entwickelt haben. Sie entsprechen mehreren Ästen des hypothetischen Stammbaums, die keinen unmittelbar gemeinsamen Knoten besitzen (o Abb. 5.1).

Phylogenetische Systeme werden verwendet, um Informationen zu ordnen, zu speichern und auszutauschen. Sie erlauben aber auch Vorhersagen und Verallgemeinerungen von Informationen, die nur für einen Teil der jeweiligen Sippe bekannt sind.

Die mit hinreichender Sicherheit erkannten Sippen müssen definiert, in eine formale taxonomische Hierarchie eingeordnet und formal benannt werden. Theorie und Praxis der Benennung wird als **Nomenklatur**, Theorie und Praxis der Definition und Einordnung wird als **Klassifizierung** (classification) oder **Taxonomie** bezeichnet. Der Begriff Taxonomie wird allerdings auch häufig als Synonym für den Begriff Systematik verwendet.

Wenn eine Sippe formal definiert und benannt ist, wird sie als ein **Taxon** (Plural: **Taxa**) bezeichnet. Solche Taxa können unterschiedlichen Rang besitzen. Die Basis der taxonomischen Hierarchie bildet die **Art**. Diese taxonomische Kategorie wird verwendet, um eine Gruppe erkennbar ähnlicher Individuen, die in der Regel miteinander kreuzbar und häufig von anderen ähnlichen Gruppen reproduktiv isoliert sind, zusammenzufassen. Mehrere ähnliche Arten werden dann zu einem Taxon nächst höheren Ranges, einer **Gattung**, zusammengefasst. Diese Zusammenfassung mehrerer Taxa gleichen Ranges zu umfassenderen Taxa höheren Ranges setzt sich weiter fort. Auf diese Weise entsteht ein **hierarchisches System**, dessen Taxon höchsten Ranges schließlich alle anderen Taxa umfasst.

Für die **Benennung** der Taxa gibt es international gültige Regeln, die in Regelwerken – für Pflanzen z. B.

o **Abb. 5.1** Monophyletische, paraphyletische und polyphyletische Taxa. Ausgefüllte Kreise: Sippen, z. B. Arten, leere Kreise: hypothetische Vorfahren der heute lebenden Sippen

im International Code of Botanical Nomenclature (ICBN) – festgelegt sind. Danach werden Arten mit zwei Namensteilen benannt (**binäre Nomenklatur**): Der erste Namensteil ist der **Gattungsname**; er wird groß geschrieben. Der zweite Namensteil, das **spezifische Epitheton**, wird klein geschrieben. Zur eindeutigen Charakterisierung des Namens ist außerdem die Angabe der **Autoren**, welche die Art erstmals in gültiger Form beschrieben haben, erforderlich.

Die wichtigsten **taxonomischen Kategorien** und ihre innerhalb des Reiches Plantae übliche Benennung sind in ○ Tab. 5.1 zusammengestellt. Die Kategorien sind nach Ranghöhe geordnet: Das Reich ist die höchste und die Art ist die niedrigste hier aufgeführte Kategorie. Um auch die Bakterien und Archaebakterien in das System einzubeziehen, hat man zusätzlich die **Domäne** als höchste Kategorie eingeführt. Die lebenden Organismen gliedert man dann in die Domänen **Archaea** (Archaebakterien), **Bacteria** (Bakterien) und **Eucarya** (Eukaryonten). Die nicht zellulär organisierten **Viren**, die sich nur in lebenden Zellen vermehren können, werden als gesonderte Gruppe geführt. **Viren** werden im ▸ Kap. 6, **Bakterien** im ▸ Kap. 7 und **Eukaryonten** in den ▸ Kap. 8–12 behandelt.

□ **Tab. 5.1** Taxonomische Kategorien und ihre Benennung bei den Landpflanzen und Algen

Taxonomische Kategorie	Gebräuchliche Endung	Taxon (Beispiel)
Reich		Plantae
Abteilung	– phyta	Streptophyta
Klasse	– opsida (bei Landpflanzen)	Magnoliopsida
	– phyceae (bei Algen)	Phaeophyceae
Unterklasse	– idae	Asteridae
Überordnung	– anae	Campanulanae
Ordnung	– ales	Asterales
Familie	– aceae	Asteraceae
Unterfamilie	– oideae	Asteroideae
Tribus	– eae	Anthemideae
Gattung		*Artemisia*
Art		*Artemisia absinthium* L.

5.1 Domäne: Archaea

Archaea (Archaebakterien) sind – ebenso wie die Bacteria – **Prokaryonten**, d. h. sie besitzen keinen membranumhüllten Zellkern. Ihre Sonderstellung als dritte, von den Bacteria und den Eucarya unabhängige Domäne wurde erst nach Einführung molekularer Methoden in die Systematik entdeckt. Sequenzvergleiche der Gene für die 16S-rRNA und später auch verschiedener anderer Gene haben gezeigt, dass die Archaebakterien offenbar eine eigene Entwicklungslinie darstellen, die sich schon sehr früh von den zu den Bakterien und den Eukaryonten führenden Entwicklungslinien getrennt hat. Die Archaebakterien unterscheiden sich aber auch durch grundlegende nichtmolekulare Merkmale von den beiden anderen Domänen: Die **Zellwand** enthält nicht das für Bakterien typische Murein als Gerüstsubstanz. Stattdessen kommt bei einigen Arten ein Gerüst aus Pseudomurein, einem mureinähnlichen Peptidoglykan, vor. Häufig besteht die Zellwand aber nur aus einer einzigen Schicht identischer Protein- oder Glykoprotein-Untereinheiten, die eine eng und symmetrisch gepackte (zweidimensional-kristalline) Oberflächenschicht (**S-Layer**, von engl. surface layer) bilden. Die Zellwand kann aber auch mehrschichtig und sehr komplex aufgebaut sein oder völlig fehlen. Die **Plasmamembran** ist aus **ungewöhnlichen Lipiden** aufgebaut, deren lipophile Komponente – ein Diterpen- oder Tetraterpenalkohol – über Etherbindungen mit ein oder zwei Glycerinmolekülen verbunden ist. Dieser Lipidtyp kommt weder bei Bakterien noch bei Eukaryonten vor.

Viele Archaea besiedeln **Extremstandorte**: So findet man Archaea in heißen schwefelhaltigen Quellen bei Temperaturen bis zu 85 °C und einem pH von 1,5 aber auch in gesättigten Salzlösungen, z. B. in Salzseen oder Salinen. In sauerstofffreier Umgebung, z. B. in Sümpfen, im Schlamm nährstoffreicher Gewässer oder im Pansen von Wiederkäuern, kommen Archaea vor, die bei ihrem Energiestoffwechsel Methan freisetzen. Dadurch entstehen brennbare Gasgemische, die je nach Substrat und Entstehungsort als Sumpfgas, Deponiegas (auf Mülldeponien) oder Faulgas (in Kläranlagen) bezeichnet werden. Solche methanhaltigen Gasgemische werden unter dem Namen **Biogas** zusammengefasst. Man kann sie aus Klärschlamm, Gülle, Mist oder anderen nicht anderweitig genutzten biomassehaltigen Produkten herstellen und als alternative Energieträger verwenden. Auch bei der Entstehung von **Erdgas**, einem fossilen Gasgemisch, dessen Hauptkomponente Methan ist, waren Archaea beteiligt.

6 Viren

Wolfgang Kreis

6.1 Aufbau und Merkmale

Viren sind Infektionserreger bei Bakterien, Pflanzen, Tieren und Menschen. Sie sind azellulär und zählen daher nicht zu den Lebewesen (▸ Kap. 1.1). Sie unterscheiden sich in ihrem Aufbau und in ihren Vermehrungsstrategien grundsätzlich von diesen. Sie lassen sich durch einige grundsätzliche Eigenschaften definieren:

- Viren enthalten nur einen **Typ von Nukleinsäure**, entweder DNA oder RNA. Demzufolge lassen sich DNA- und RNA-Viren unterscheiden.
- Viren sind im Prinzip Partikel aus Nukleoproteinen. Einige Viren lassen sich kristallisieren. Viren weisen **keine zelluläre Organisation** auf. Sie besitzen weder Organellen wie Mitochondrien, Ribosomen usw., noch verfügen sie über Enzymsysteme zur Energiegewinnung. Sie sind zur Energiegewinnung und Vermehrung auf den Stoffwechselapparat einer Wirtszelle angewiesen. Viren sind deshalb **obligate Zellparasiten**, die sich nur in lebenden Zellen vermehren können. Sie sind nicht wie Mikroorganismen auf synthetischen Nährmedien kultivierbar. Manche Viren besitzen jedoch eigene Enzyme, z. B. Polymerasen zur Replikation ihrer Nukleinsäure in der Wirtszelle.
- Viren vermehren sich nicht durch Wachstum und anschließende Teilung. Unter **Ausnutzung des Stoffwechselapparats der Wirtszelle** werden die einzelnen Bestandteile des Virus, Nukleinsäuren und Proteine getrennt synthetisiert. Danach lagern sich diese zum fertigen Viruspartikel, zum Virion, zusammen.

Der Begriff „Virus" hat eine doppelte Bedeutung. Einerseits versteht man darunter das Partikel aus Nukleinsäure, Proteinen und eventuell Lipiden. Andererseits bedeutet der Begriff „Virus" das infektiöse Agens, das nur aus der Nukleinsäure bestehen kann. Will man das komplette Viruspartikel beschreiben, so spricht man vom **Virion**.

6.1.1 Größenordnung

Die Größe von Virionen liegt zwischen 20–450 nm. Sie sind damit wesentlich kleiner als Bakterien (o Abb. 6.1).

Die größten Viren sind die (mittlerweile ausgerotteten) Pockenviren mit einer Größe von 300 nm × 240 nm, die kleinsten dagegen die Gruppe der Picornaviren mit 3–20 nm. Zu den Picornaviren gehören die Polioviren.

6.1.2 Stoffliche Zusammensetzung

Virionen bestehen aus Nukleinsäure, Proteinen sowie in manchen Fällen Lipiden und Glykoproteinen.

Die **Nukleinsäure**, DNA oder RNA, ist Träger der genetischen Information. Je nach Art der Nukleinsäure eines Virus unterscheidet man DNA- oder RNA-Viren. Beide Typen von Nukleinsäuren kommen niemals gemeinsam in einem Viruspartikel (Virion) vor.

Die DNA von **DNA-Viren** besteht in der Regel aus **doppelsträngigen, linearen DNA-Molekülen** und ist **nicht segmentiert**. Beispiele sind Pocken-, Herpes- und Adenoviren.

Papovaviren besitzen ebenfalls doppelsträngige DNA, die jedoch als ringförmiges Molekül vorliegt. Zu den Papovaviren gehören die Warzenviren, sowie das Simian Virus 40 (SV40), dessen ringförmiges DNA-Molekül als Vektor bei gentechnologischen Experimenten an tierischen und menschlichen Zellen eingesetzt wird. Als einzige vermehrungsfähige Partikel besitzen die Parvoviren einzelsträngige DNA-Moleküle.

Die RNA von **RNA-Viren** liegt in der Regel einzelsträngig vor. **In vielen Fällen** ist die RNA **segmentiert**, d. h. sie liegt im Virion in mehreren Einzelsträngen vor. So besitzen z. B. Grippeviren acht RNA-Segmente. Hieraus ergibt sich ihre genetische Instabilität, die zur ständigen Veränderung der Zusammensetzung des Grippeimpfstoffes zwingt. Doppelsträngige RNA besitzen die Virionen der Reoviren.

Der unterschiedliche Bau der Nukleinsäuren weist auf unterschiedliche Strategien bei der Vermehrung von Viren hin.

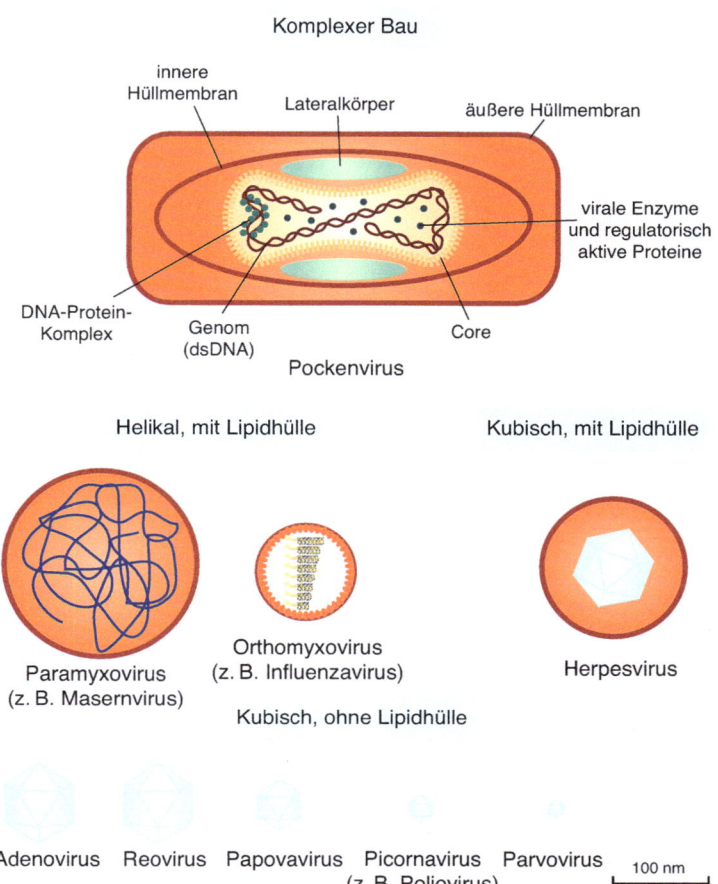

Abb. 6.1 Relative Größe und Organisationsform einiger Viren

Nukleinsäuren der Viren können allein infektiös sein, in manchen Fällen jedoch nur, wenn sie gemeinsam mit entsprechenden viruseigenen Polymerasen in die Wirtszelle gelangen. Eigene Polymerasen besitzen z. B. Pocken-, Myxo- und Rhabdoviren (Tab. 6.1).

Proteine sind Bestandteile aller Virionen. Sie umhüllen als Proteinmantel (Kapsid) die Nukleinsäure. Durch spezielle Anordnung der Bausteine des Kapsids, der Kapsomeren, resultiert die Form der Virionen. Proteine des Kapsids besitzen antigene Eigenschaften.

Lipide finden sich bei solchen Viren, deren Nukleokapsid noch von einer Lipidhülle (Envelope) umgeben ist. Dies ist nicht bei allen Viren der Fall. Die Lipide der Hülle stammen von der Kern- bzw. Zytoplasmamembran der Wirtszelle. Sie enthält virusspezifische Glykoproteine. Diese tragen die Antigenstrukturen solcher „umhüllter" Viren. Eine Lipidhülle besitzen z. B. Influenza-, Masern-, Mumps- oder Herpesviren.

6.1.3 Struktur

Diese Grundbausteine der Virionen sind nach unterschiedlichen Bauprinzipien organisiert. Danach unterscheidet man:

- Viren mit kubischer Symmetrie,
- Viren mit helikaler Symmetrie,
- Viren mit komplexem Aufbau.

Prinzipiell besteht ein Virion aus der Nukleinsäure, umgeben von einem Proteinmantel, dem Kapsid.

Das **Kapsid** setzt sich aus Untereinheiten, den Kapsomeren, zusammen. Die **Kapsomeren** wiederum bestehen aus einem oder mehreren Polypeptiden. Je nach Anordnung der Kapsomeren hat das Kapsid die Form eines Ikosaeders (Zwanzigflächner), folgt also der kubischen Symmetrie (Abb. 6.2, Abb. 6.3), oder eines schraubenförmig gewundenen Stäbchens und folgt somit der helikalen Symmetrie (Abb. 6.4).

Nukleinsäure und Proteine bilden zusammen das **Nukleokapsid**. Dieses kann bei einigen Virusarten noch zusätzlich von einer **Außenhülle** (Envelope) umgeben sein. Diese Außenhülle besteht aus Lipiden und Glyko-

◻ **Tab. 6.1** Einteilung der Viren. Bei einigen Viren ist die Nukleinsäure in mehrere Segmente zerteilt. Dies hat u. U. starke Auswirkungen auf das biologische Verhalten solcher Viren (Influenza, ▸ Kap. 6.3.2). Einige Viren besitzen eigene Enzyme zur Replikation ihrer Nukleinsäure in der Wirtszelle (Polymerasen).

Symmetrie	Hülle	Stränge (Polarität)	Segmente	Familie	Medizinisch relevante Vertreter (Auswahl)
DNA					
Kubisch	nein	ss	1	Parvoviridae	Parvovirus
		ds	1	Papovaviridae	Warzenviren, Vacuolating Virus, SV 40
		ds	1	Adenoviridae	Adenoviren
	ja	ss	1	Hepadnaviridae	Hepatitis-B-Virus
		ds	1	Herpesviridae	Herpes-simplex-Virus, Varizellen-Zoster-Virus, Zytomegalie-Virus, Humanes Herpesvirus 6, Epstein-Barr-Virus
Komplex	ja	ds	1	Poxviridae	Variola-Virus, Vaccinia-Virus
RNA					
Kubisch	nein	ss (+)	1	Picornaviridae	Polio-Virus, Echo-Virus, Coxsackie-Virus, Hepatitis-A-Virus, Rhinoviren
		ss (+)	8	Astroviridae	Astroviren
		ss (+)		Caliciviridae	Hepatitis-E-Virus
		ds	10–12	Reoviridae	Colorado-Zeckenfieber-Virus, Reovirus 1–3, Rotaviren
	ja	ss (+)	1	Togaviridae	Rötelnvirus
		ss (+)	1	Flaviviridae	Gelbfieber-Virus, FSME-Virus, Hepatitis-C-, Hepatitis-G-Virus
Helical	ja	ss (+)		Coronaviridae	Coronaviren
		ss (−)	8	Orthomyxoviridae	Influenzaviren
		ss (−)	1	Paramyxoviridae	RS-Viren, Parainfluenzaviren, Mumpsvirus, Masernvirus
		ss (−)		Rhabdoviridae	Tollwutvirus
		ss (−)		Filoviridae	Marburg-Virus, Ebola-Virus
		ss (−)	3	Bunyaviridae	Bunyamwera-Virus, Krim-Kongo-Virus, Hantaan-Virus
Konisch	ja	ss (+/−)	2	Arenaviridae	LCM-, Lassa-Virus
		ss (+)	4	Retroviridae	HTLV I & II, HIV 1 & 2

proteinen. Umhüllte Viren können kubische oder helikale Symmetrie aufweisen (◦ Abb. 6.4, ◦ Abb. 6.5).

Manche Viren haben eine komplexere Struktur. Bei Pockenviren beispielsweise umgeben mehrere Hüllen die Nukleinsäure. Ein eigentliches Kapsid ist nicht klar erkennbar.

6.1.3 Struktur **363**

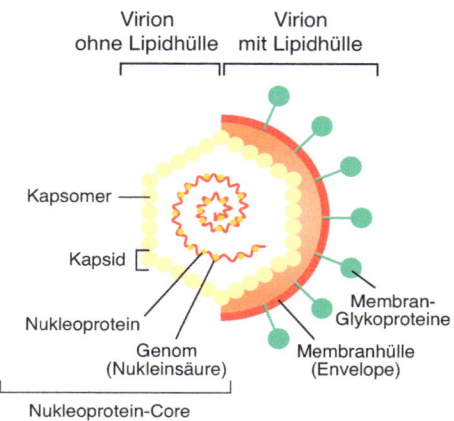

○ **Abb. 6.2** Virionen mit kubischem Bau. Im Core liegt die Nukleinsäure mit Proteinen assoziiert als Nukleoprotein-Komplex.

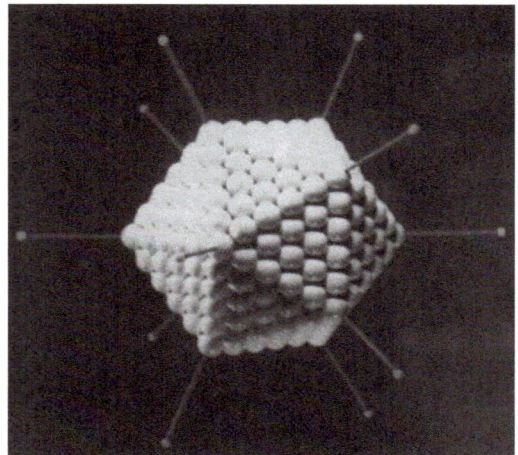

○ **Abb. 6.3** Modell eines Adenovirus, das die strenge Geometrie des Kapsids zeigt. 252 Kapsomere sind in 20 gleichseitigen Dreiecken angeordnet (Ikosaeder).

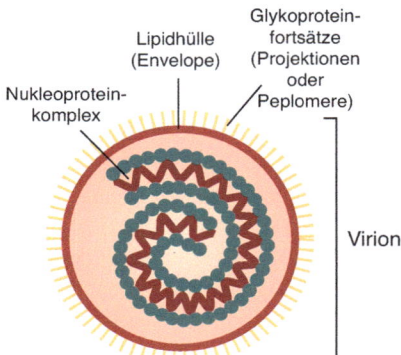

○ **Abb. 6.4** Virionen mit helikalem Bau. Die Nukleinsäure ist von Protein umhüllt und als Nukleokapsid im Inneren der Lipidhülle schneckenartig, helikal, aufgerollt. Humanpathogene Viren mit helikalem Bau haben immer eine Lipidhülle.

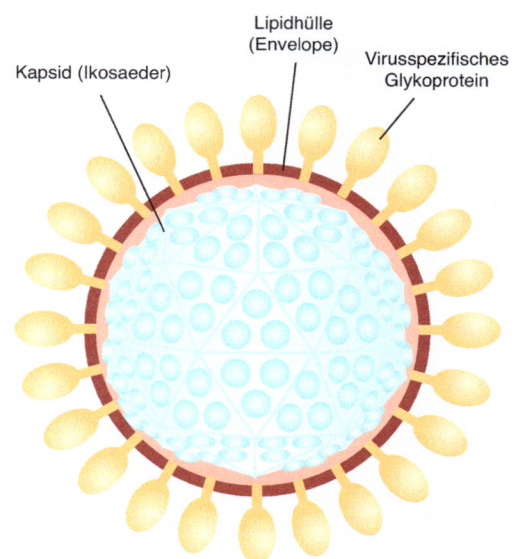

○ **Abb. 6.5** Schema eines kubisch gebauten Virions mit Lipidhülle. Diese Lipidhülle besteht in allen Fällen aus einer doppelten Lipidschicht. Darin verankert sind Glykoproteine, die über die Lipidschicht hinausragen. Diesen Glykoproteinen kommen wichtige Funktionen zu (z. B. Antigenfunktion).

Zusammenfassung

- Viren sind Partikel aus Nukleoproteinen. Sie besitzen keine zelluläre Organisation und verfügen nicht über eigene Enzymsysteme zur Energiegewinnung.

- Zur Vermehrung sind sie auf den Stoffwechsel einer Wirtszelle angewiesen. Es sind obligate Zellparasiten. Die Größe von Viren liegt zwischen 20 nm und 450 nm.

- Viren besitzen nur einen Typ von Nukleinsäuren, entweder DNA oder RNA. Danach unterscheidet man DNA- und RNA-Viren. Die Nukleinsäure allein kann in vielen Fällen infektiös wirken.

- Manche Viren sind von einer Hülle (Envelope) aus Lipiden umgeben, z. B. Influenza- und Herpesviren.

- Nach ihrem Aufbau unterscheidet man kubisch und helikal gebaute Viren.

6.2 Vermehrung von Viren

Viren können sich nur in lebenden Zellen vermehren. Sie sind auf deren Stoffwechselapparat angewiesen. Zwar besitzen zahlreiche Viren sehr spezifische eigene Enzyme, ohne die ihre Vermehrung gar nicht möglich wäre, sie verfügen jedoch weder über einen eigenen Energiestoffwechsel noch über Strukturen und Enzyme für die Proteinbiosynthese. Sie müssen sich diese von der Wirtszelle „borgen".

Die Virusvermehrung wird üblicherweise in folgende Stadien eingeteilt:

- Adsorption,
- Penetration,
- Freisetzung der Nukleinsäure,
- Synthese von Virusproteinen und Replikation der Virusnukleinsäure,
- Zusammenbau der neu synthetisierten Virusbausteine, „Reifung" der Viren,
- Ausschleusung der neu gebildeten Viren.

6.2.1 Bakteriophagen

Bakteriophagen („Phagen") sind Viren, die Bakterien infizieren. Der Bakteriophage λ hat für die Entwicklung der Molekularbiologie eine große Rolle gespielt. Er ist auf *E. coli* spezialisiert. Viele Konzepte der Virologie wurden mithilfe dieses molekularbiologischen „Traumpaars" entwickelt. Phagen erkennen ihre Wirtszellen über bestimmte Kapsid-Proteine, die an Oberflächenstrukturen der Wirtszellwand binden. Die Virionen besitzen in der Regel schwanzförmige Strukturen, mit deren Hilfe sie die Virusnukleinsäure in die Bakterienzelle injizieren. Die Proteinhülle selbst bleibt an der Bakterienwand zurück. Das Virus kann sich dann sofort vermehren und die Wirtszelle töten (**lytischer Zyklus**) oder sich zunächst in das Genom der Wirtszelle einbauen, um zu einem späteren Zeitpunkt in die Vermehrungsphase einzutreten (**lysogener Zyklus**). Ob der lytische oder der lysogene Zyklus eingeschlagen wird, hängt von der Konstitution der befallenen Bakterien ab. Bei günstigen Wachstumsbedingungen wird der Phage sofort virulent: Er tötet das befallene Bakterium, bei schlechten Bedingungen integriert der Phage ins Bakterien-Genom, er wird temperent (▶ Kap. 3.5).

Phagen sind auch schon therapeutisch zur Behandlung bakterieller Infektionen eingesetzt worden. Das Auftreten Phagen-resistenter Bakterien verringerte jedoch die Aussicht auf den therapeutischen Erfolg einer „Phagentherapie". Eine weitere Hürde ist die Tatsache, dass nicht nur Bakterien, sondern auch Phagen ein Ziel der Immunabwehr darstellen.

6.2.2 Entwicklungszyklen humanpathogener Viren

Adsorption
Der erste Schritt der Infektion einer Zelle durch ein Virus ist die Bindung des Virions an Rezeptoren der Zytoplasmamembran. Der Vorgang der **Adsorption ist sehr spezifisch**. Nicht alle Viren infizieren alle Zellen. An- und Abwesenheit von spezifischen Rezeptoren entscheiden über die Zellspezifität des Virus. Rezeptoren an der Oberfläche des Virions müssen spezifische Wechselwirkungen mit passenden Rezeptoren der Oberfläche der Wirtszelle eingehen. Diese Rezeptorstrukturen des Virions sind in den Glykoproteinen der Lipidhülle oder den Proteinen des Kapsids lokalisiert.

Isolierte Virusnukleinsäure hat ein wesentlich **breiteres Wirtsspektrum** als das Virion. Beispielsweise kann das Poliovirus nicht in Hühnerfibroblasten eindringen und sich darin vermehren. Es fehlen die für diesen Zelltyp spezifischen Rezeptoren. Isolierte Poliovirus-RNA dagegen wird von den Hühnerfibroblasten aufgenommen. Dies führt zur Produktion kompletter Polioviren.

Penetration
Das an der Zelloberfläche adsorbierte Virus muss in die Zelle aufgenommen werden. Diese Aufnahme ist eine **aktive, energieverbrauchende** Leistung der **Wirtszelle**. Es bestehen offensichtlich zwei Möglichkeiten der Penetration: die Phagozytose (Viropexis) und die Membranfusion.

Viren mit Lipidhülle gelangen in der Regel nach Fusion ihrer Lipidhülle mit der Zytoplasmamembran in die Wirtszelle. Das Nukleoproteid des Virus wird durch diese Membranfusion in das Zytoplasma der Wirtszelle geschleust. Viren ohne Lipidhülle können in der Regel durch Phagozytose in die Zelle aufgenommen werden (○ Abb. 6.6, ○ Abb. 6.7).

Freisetzung der Nukleinsäure
Nach Penetration des Virus in die Zelle oder bereits im Lauf der Penetration wird die Virusnukleinsäure freigesetzt, d. h. von den Proteinen des Kapsids getrennt. Für diesen Vorgang hat sich der Begriff „uncoating" eingebürgert. Der **Abbau** der **Kapsid-Proteine** erfolgt in der Zelle durch **lysosomale Enzyme**. Danach sind elektronenmikroskopisch keine Viruspartikel mehr in der Zelle nachzuweisen. Die nachfolgenden Stadien der Virusvermehrung bis zum elektronenmikroskopisch sichtbaren Erscheinen neuer Viruspartikel werden deshalb auch als **Eklipse** bezeichnet. Während dieser Eklipse finden die entscheidenden Synthesen von Virusnukleinsäure und Virusproteinen in der Zelle statt.

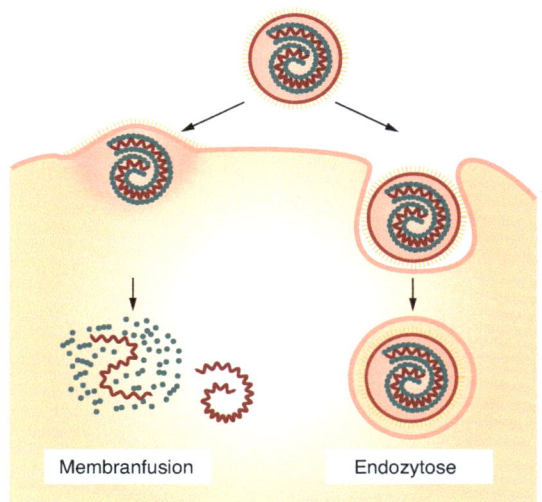

Abb. 6.6 Die Penetration von Viren in die Wirtszelle erfolgt entweder durch Membranfusion oder durch Endozytose. Bei der Membranfusion verschmilzt die Lipidhülle des Virus mit der Zytoplasmamembran.

Synthese von Virusproteinen und Replikation der Virusnukleinsäure

In diesem Stadium der Virusvermehrung bestehen Unterschiede zwischen DNA- und RNA-Viren.

Viren mit **doppelsträngiger DNA** folgen dem allgemeinen Reaktionsweg der Übertragung genetischer Information. Die freigesetzte Virus-DNA dient als Matrize zur Synthese von mRNA. Diese virale mRNA assoziiert sich mit den Ribosomen der Wirtszelle. Hierdurch werden virusspezifische Proteine, sogenannte **Frühproteine** gebildet. Dies sind Enzyme, die zur anschließend erfolgenden Replikation der Virus-DNA benötigt werden, also **DNA-Polymerasen**. Als Frühproteine erscheinen gegebenenfalls auch Proteine, die den wirtszelleigenen Stoffwechsel blockieren. Unter den Frühproteinen finden sich auch andere Enzyme, z. B. im Fall der Herpesviren eine Thymidinkinase. Als virusspezifisches Enzym ist diese wesentlich für die Wirkung bestimmter Virostatika. Mit der Synthese der Frühproteine setzt die Replikation der Virus-DNA ein. Gleichzeitig werden unter erneuter Transkription von mRNA sogenannte **Spätproteine** gebildet, dies sind die **Strukturproteine** des **Kapsids** (Abb. 6.8).

Bei den **RNA-Viren** finden sich sehr **unterschiedliche Strategien** der Virusvermehrung, je nachdem, ob die Virus-RNA selbst als mRNA fungieren kann, ob von der Virus-RNA erst eine komplementäre mRNA transkribiert werden muss, oder wie im Falle der Retroviren, eine DNA-Stufe zwischengeschaltet ist.

Im Fall der **Polioviren** besitzt die einzelsträngige virale RNA mRNA-Funktion, d. h. eine (+)-Polarität. In diesem Fall kann sich die eingedrungene RNA unmit-

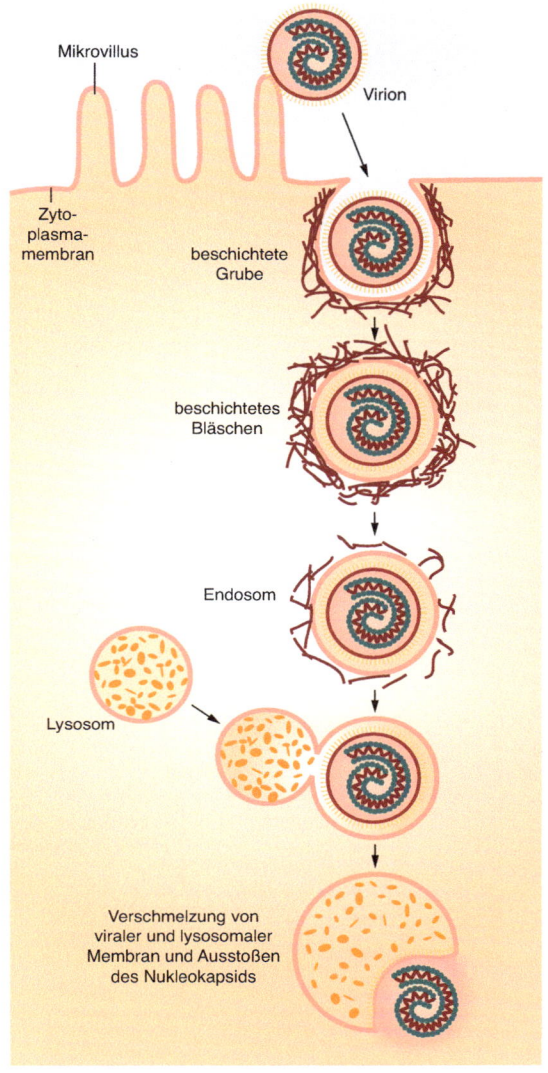

Abb. 6.7 Endozytose und Lysosomenweg. Durch Endozytose in eine Säugetierzelle aufgenommene Virionen benutzen offensichtlich den Weg über Lysosomen. Das Endosom mit dem Virion verschmilzt mit einem Lysosom. Durch Membranfusion mit der Lysosomenmembran wird das Nukleokapsid ins Cytosol ausgestoßen. Das Virion wird nur an speziellen, durch Einbau von spezifischen Membranproteinen vorbereiteten Stellen (der „beschichteten Grube") in die Zelle aufgenommen.

telbar mit den Ribosomen der Wirtszelle assoziieren. Es wird zunächst ein großes Protein translatiert, das dann enzymatisch in die eigentlichen Virusproteine „geschnitten" wird. Für die Replikation der Virus-RNA muss zunächst ein komplementärer Strang mit (−)-Polarität gebildet werden. An diesem Komplementärstrang werden dann neue RNA-Moleküle mit (+)-Polarität transkribiert (Abb. 6.9). Wesentlich bei diesem Vorgang ist, dass mit der Bildung des komplementären

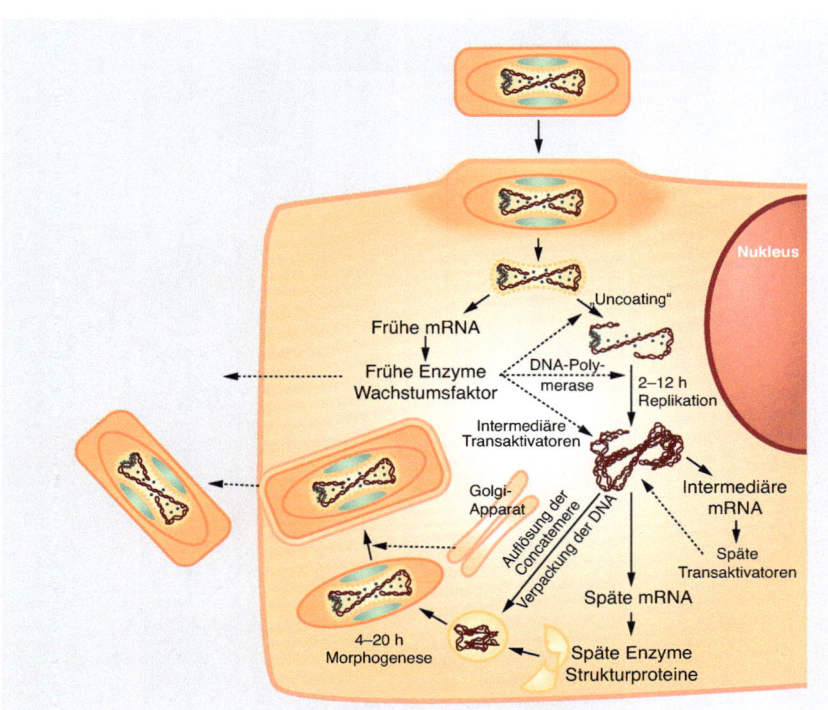

Abb. 6.8 Vermehrung eines DNA-Virus mit doppelsträngiger DNA in einer Wirtszelle (Pockenvirus)

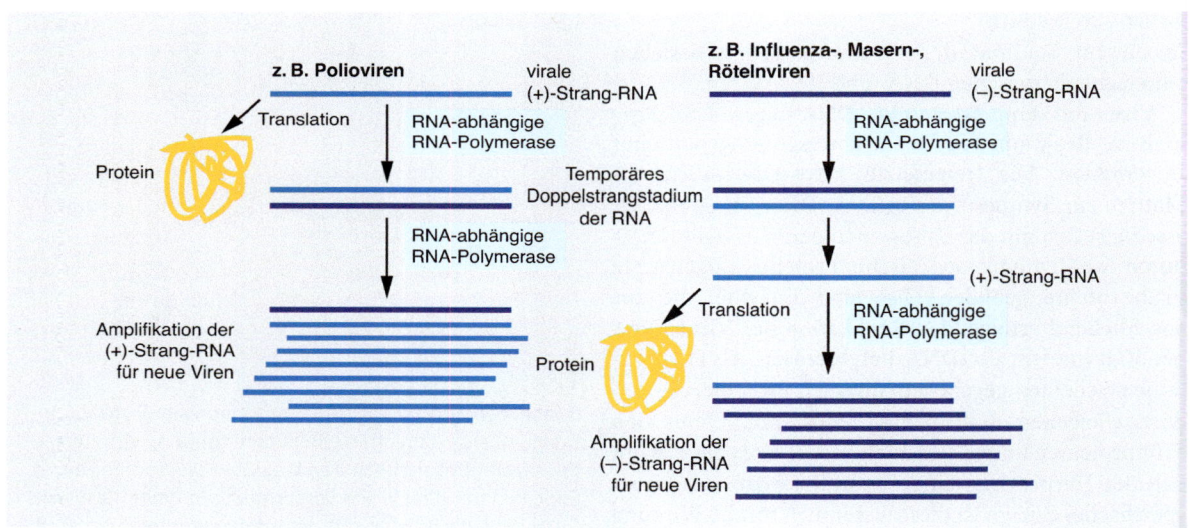

Abb. 6.9 Vermehrungsstrategien der RNA-Viren. Sowohl bei (+)-Strang-RNA als auch bei (−)-Strang-RNA muss die RNA zur Vermehrung der Nukleinsäure über ein virales Enzym, der RNA-abhängigen RNA-Polymerase, der jeweils komplementäre Strang gebildet werden. Dabei tritt ein temporäres Doppelstrang-RNA-Stadium auf. Dies ist für die Induktion der Interferonbildung und die Auslösung von Abwehrmechanismen in Interferon-geschützten Zellen von ausschlaggebender Bedeutung.

RNA-Strangs die virale RNA als **doppelsträngiges RNA-Molekül** vorliegt. Dieses ungewöhnliche RNA-Molekül **induziert** in der Wirtszelle die **Bildung von Interferon** (▶ Kap. 6.5). In bereits von Interferon geschützten Zellen löst diese doppelsträngige RNA Vorgänge aus, die zur Blockierung der weiteren Schritte der Virusvermehrung führen.

Im Fall der **Rhabdoviren**, zu denen beispielsweise der Erreger der Tollwut zählt, besitzt die eingedrungene einzelsträngige Virus-RNA eine (−)-Polarität, d. h. sie kann nicht als mRNA fungieren, sich nicht selbst mit den Ribosomen der Wirtszelle assoziieren. Sie bleibt auch nach dem Uncoating mit einem Teil des viralen Proteins verbunden, vermutlich weil ihre Information nur aus der zur Helix gewundenen Struktur des Nuk-

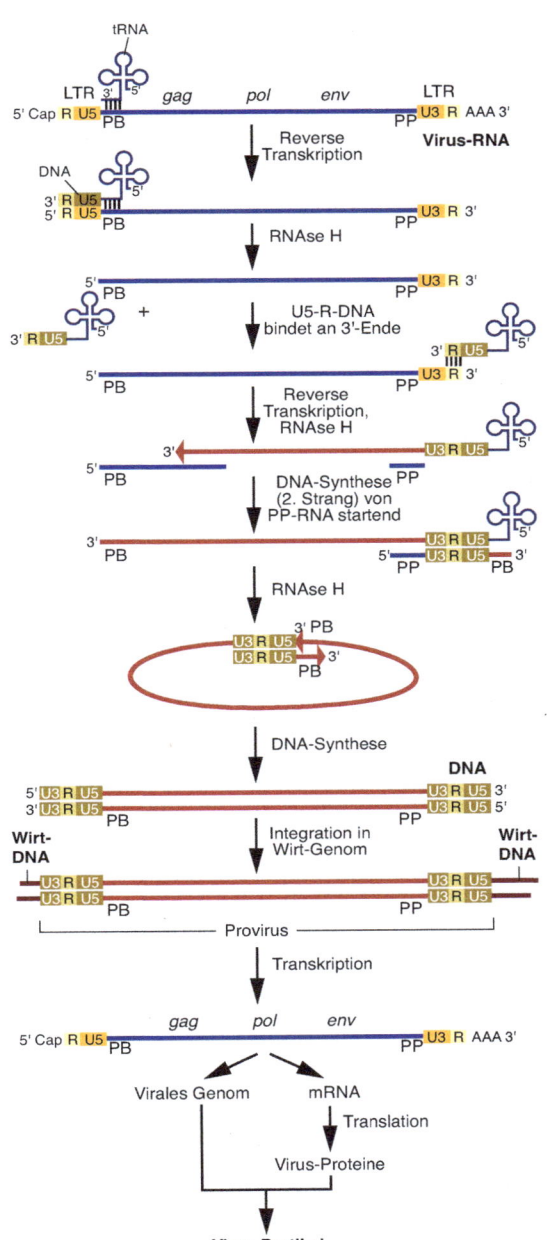

Abb. 6.10 Vermehrungsweg eines Retrovirus. Die reverse Transkription beginnt mit der Anlagerung einer tRNA als Primer an die Primer-Bindungsstelle (PB) der Virus-RNA. Zunächst werden die Abschnitte U5 und R der Wiederholungseinheit (LTR) in DNA umgeschrieben. Das Enzym RNAse H erkennt spezifisch DNA/RNA-Hybride und hydrolysiert den RNA-Strang des Hybrids. Dadurch wird der DNA-Abschnitt frei und kann mit der komplementären RNA im 3'-LTR der Virus-RNA basenpaaren. Von dort aus erfolgt nun die eigentliche Umschreibung der Virus-RNA in DNA. Gleichzeitig hydrolysiert die RNAse H den größten Teil der viralen RNA. Ein kurzes Stück RNA (PP) bleibt allerdings vorhanden und dient als Primer zur Synthese des zweiten DNA-Strangs. Sobald die DNA der Primer-Bindungsstelle PB vorliegt und die ursprünglichen RNA-Primer hydrolysiert sind, findet eine erneute Umlagerung statt, die beiden PB-DNA-Stränge basenpaaren und die DNA-Synthese kann vervollständigt werden. Die fertige, doppelsträngige virale DNA hat nun zwei identische LTRs aus U3, R und U5 und wird als Provirus in das Genom der Wirtszelle integriert. Bei der Transkription der Provirus-DNA entstehen RNA-Moleküle, die einerseits als mRNA für die Bildung der Virus-Proteine dienen, andererseits als Virus-Genom in neue Virionen verpackt werden.

leokapsids abgelesen werden kann. Durch eine viruseigene Polymerase werden RNA-Moleküle mit (+)-Polarität transkribiert, die dann als mRNA-Moleküle dienen. Zur Replikation der (−)-RNA, die in die reifenden Virionen eingebaut wird, bedarf es wieder eines doppelsträngigen Stadiums von (+)- und (−)-RNA. Wie im Beispiel der Polioviren geschildert, ist dies auch hier wieder das Signal für die Induktion von Abwehrreaktionen der Wirtszelle.

Besonders wichtig für das Verständnis wesentlicher biologischer Vorgänge ist die Kenntnis der **Vermehrung von Retroviren**. Zu dieser Gruppe von Viren mit einsträngiger RNA zählen Leukämieviren, **HI-Viren** sowie Viren, die in Tieren Tumoren auslösen können. Die einzelsträngige RNA der Retroviren wird in der Wirtszelle durch eine im Virion enthaltene, mit in die Wirtszelle eingebrachte RNA-abhängige DNA-Polymerase, die **Reverse Transkriptase**, zu ringförmiger doppelsträngiger DNA transkribiert. Diese im Zytoplasma synthetisierten, ringförmigen DNA-Moleküle gelangen in den Zellkern und werden dort in die DNA des Wirtsgenoms integriert. Dies ist eine wesentliche Voraussetzung für die Transformation einer Zelle, die zu Tumorwachstum führen kann (o Abb. 6.10).

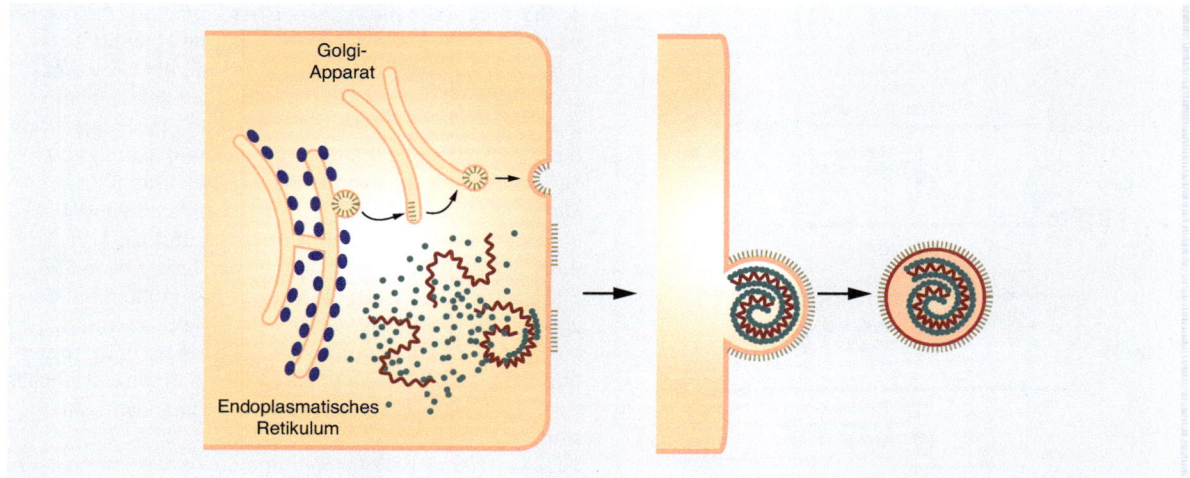

Abb. 6.11 Ausschleusen neu gebildeter Viren. Am Ausschleusen eines lipidumhüllten Virus sind wichtige Organellen der Wirtszelle beteiligt. Die Proteine der späteren Virushülle werden im Endoplasmatischen Retikulum membrangebunden und durch Membranfluss in Golgi-Zisternen eingebaut. Dort werden sie zu Glykoproteinen vervollständigt und wieder über Membranfluss in die Zytoplasmamembran eingebaut. An so vorgebildeten Membranstellen werden die Viruspartikel ausgeschleust und dabei umhüllt.

Die Entdeckung der Reversen Transkriptase (RNA-abhängige DNA-Polymerase) eröffnete die Möglichkeit, mithilfe dieses Enzyms beliebige RNA-Moleküle in DNA-Moleküle zu transkribieren.

Das Verständnis der unterschiedlichen Vermehrungsstrategien von Viren ist sicherlich nicht einfach. Die Kenntnisse dieser molekularen Vorgänge sind jedoch wichtig für die Suche nach spezifisch wirkenden Virostatika sowie für das Verstehen zellulärer Abwehrmechanismen gegen virale Infektionen und damit der Möglichkeit der Synthese künstlicher Induktoren der Abwehrvorgänge, z. B. Poly I:C (▶Kap. 6.5). Des Weiteren liefert die Kenntnis dieser Vorgänge Aufschluss über die molekulare Grundlage der Zelltransformation und schließlich, z. B. mit der Auffindung der Reversen Transkriptase, unentbehrliche Werkzeuge für die Gentechnologie. Die Entdeckung der Reversen Transkriptase war auch von wichtiger grundsätzlicher Bedeutung.

Zusammenbau der neu synthetisierten Virusbausteine, „Reifung" der Viren

Gleichgültig nach welcher Strategie die Synthese der Virusbausteine erfolgt, die getrennt gebildeten Nukleinsäuremoleküle und Kapsidproteine werden am Ende der Virusvermehrung in einem Prozess der Selbstaggregation zu fertigen Virionen zusammengefügt. Pocken, Polioviren u. a. vermehren sich im Zytoplasma, Herpesviren u. a. im Zellkern der Wirtszelle. Bei den Viren mit kubischer Symmetrie entstehen zunächst leere Kapside, in die dann Nukleinsäure eingebaut wird. Der Zusammenbau der Virusproteine zu Kapsomeren und deren Zusammenlagerung zum Kapsid geschieht in der Zelle vermutlich nicht spontan, sondern unter Beteiligung „ordnender Hilfsstrukturen" und energiereicher Bindungen. Die neu gebildeten Viren lassen sich in der Zelle im Elektronenmikroskop erkennen. Damit ist die Phase der Eklipse beendet.

Aus einem Molekül Virusnukleinsäure, das in die Zelle eingedrungen war, können so in einem Vermehrungsvorgang Hunderte bis Tausende neuer Viren gebildet werden.

Ausschleusung neu gebildeter Viren

Die Ausschleusung von Viren, die nicht von einer Lipidhülle umgeben sind, erfolgt entweder in Form einer Exozytose (▶Kap. 1.3.2), oder die Viren akkumulieren in der Zelle bis zu deren Lyse.

Eine Besonderheit stellt die Ausschleusung der Viren dar, die eine Lipidhülle besitzen. Die Lipidhülle ist eine virusspezifisch veränderte Biomembran der Zelle, entweder die Kernmembran, beispielsweise im Fall der Herpesviren, oder die Zytoplasmamembran beispielsweise im Fall der Influenzaviren. Die Lipide der Hülle stammen dabei von der Biomembran der Wirtszelle. Die Proteine sind virusspezifisch und werden in die Membran neu eingebaut. An den Stellen, an denen das Virus aus der Membran ausgeschleust wird, werden bei der Virusreife die wirtszelleigenen Proteine der betreffenden Wirtszellmembran „ausgebaut" und durch viruseigene Proteine ersetzt.

Das Nukleokapsid verbindet sich dann mit der Innenseite der so veränderten Membran und bewirkt eine Ausstülpung. Schließlich löst sich der ausgestülpte Membranteil ab und schließt sich als Hülle um das Nukleokapsid (○ Abb. 6.11, ○ Abb. 6.12).

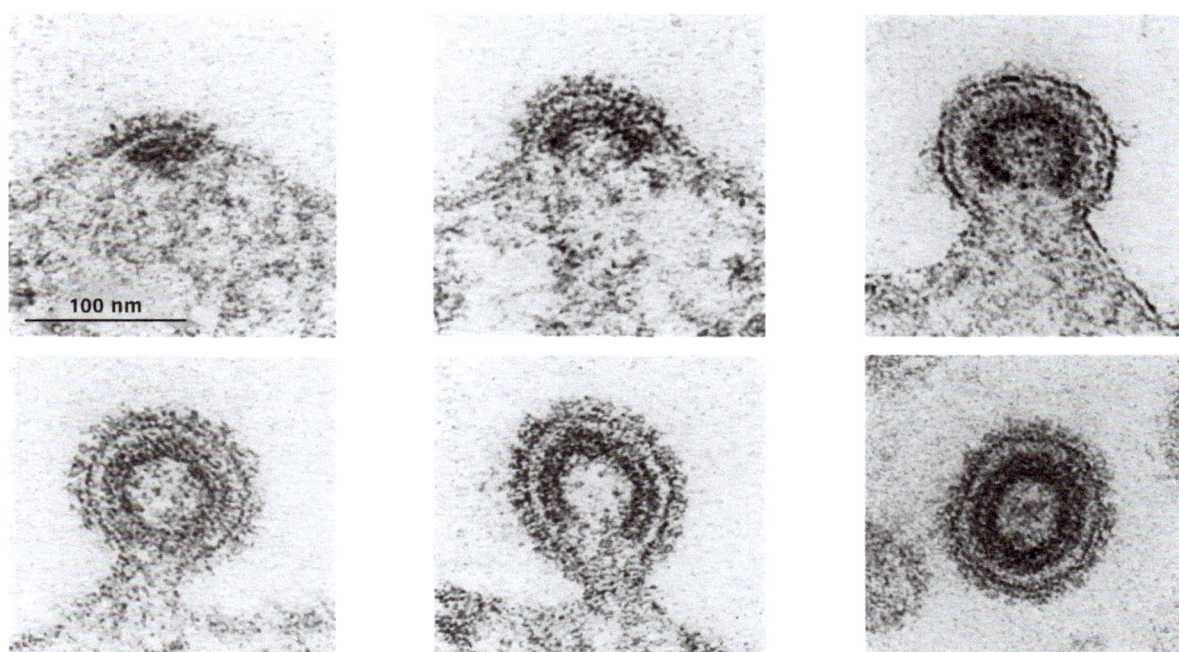

○ **Abb. 6.12** Ausschleusen eines Leukämievirus aus der Zelle. In der Virushülle sind deutlich die Projektionen (Glykoproteine) zu erkennen. Innerhalb der Hülle ist das Kapsid zu erkennen. Aufnahme H. Frank

Zusammenfassung

- Viren können sich nur in lebenden Zellen vermehren. Durch spezifische Erkennungsvorgänge wird ein Virus an eine Zelloberfläche adsorbiert und über unterschiedliche Mechanismen in die Zelle eingeschleust.

- In der Zelle wird die Nukleinsäure freigesetzt. Sie steuert schließlich ihre eigene Vermehrung und die Bildung von viruseigenen Enzymen und Kapsidproteinen.

- Neu gebildete Moleküle von Virusnukleinsäure und Kapsidproteinen werden zu neuen Viren assoziiert.

- Die neuen Viren werden schließlich durch Lyse der Wirtszelle frei oder werden durch Exozytosevorgänge aus der Wirtszelle ausgeschleust.

6.3 Medizinisch wichtige Viren

6.3.1 Herpesviridae
Einordnung und Pathogenität

Herpesviren gehören zu den DNA-Viren. Sie sind kubisch in Form von Ikosaedern aufgebaut. Das Kapsid ist zusätzlich von einer Lipidhülle umgeben (○ Abb. 6.1).

Die Gruppe der Herpesviren umfasst eine Reihe menschenpathogener Erreger:

- Herpesvirus hominis,
- Varicella-Zoster-Virus,
- Zytomegalie-Virus und
- Epstein-Barr-Virus.

Einen Überblick über Krankheitsbilder, die durch Herpesviren hervorgerufen werden, gibt □ Tab. 6.2.

Herpesvirus hominis: Das Herpesvirus hominis gehört zu den Krankheitserregern, mit denen der Mensch am ehesten in Berührung kommt. Bis zum Erreichen des Erwachsenenalters werden etwa 90 % der Bevölkerung infiziert. Meist bleibt die Infektion allerdings inapparent, das heißt, es kommt nicht zu Krankheitserscheinungen. Trotzdem bleibt die Infektion lebenslang als okkulte Besiedlung bestehen. Daraus entwickeln sich wiederholt kurz dauernde Ausbrüche, Exazerbationen, meist als harmlose, bläschenförmige Hauteruptionen. Nur in Einzelfällen, z. B. beim generalisierten Herpes simplex immunsupprimierter Patienten oder der Herpes-Enzephalitis kommt es zu einer Ausbreitung des Virus im Körper.

Herpesvirus hominis kommt in **2 Serotypen** vor, also Formen, die sich in ihrem Antigenmuster unterscheiden.

Typ 1 des Herpesvirus hominis, der sogenannte **Oraltyp**, ist außerordentlich verbreitet. Bis zum 6.

◻ **Tab. 6.2** Krankheitsbilder als Folge von Herpesviren-Infektionen

Häufige Erkrankung	Seltene Erkrankung
Herpesvirus hominis Primärerkrankung	
▪ Gingivostomatitis, ▪ Pharyngitis, Tonsillitis, ▪ Herpes labialis, ▪ Keratokonjunktivitis, ▪ Herpes genitalis	▪ Enzephalitis, ▪ Eczema herpeticum, ▪ traumatischer Herpes, ▪ Hepatitis, ▪ Herpes neonatalis
Herpesvirus hominis rekurrierende Erkrankung	
▪ Herpes labialis, ▪ Keratokonjunktivitis, ▪ Herpes genitalis	▪ Enzephalitis?
Varicella-Zoster-Virus	
▪ Varizellen, ▪ Zoster	▪ Pneumonie, ▪ Enzephalitis
Zytomegalievirus	
–	▪ Kongenitale Zytomegalie, ▪ Posttransfusionsmononukleose, ▪ Hepatitis, ▪ Pneumonitis
Epstein-Barr-Virus	
▪ Infektiöse Mononukleose	▪ Posttransfusionsmononukleose, ▪ Burkitt's Lymphom, ▪ Nasopharyngeal-Karzinom

Lebensjahr sind praktisch alle Kinder infiziert. Die Primärinfektion erfolgt vorwiegend über die Mundhöhle.

Der **Typ 2**, der **Genitaltyp**, ist seltener. Diese Erreger verursachen herpetische Erkrankungen vorwiegend im Genitalbereich.

Das Wirtsspektrum der Herpesviren ist außerordentlich breit. Neben dem Menschen werden auch zahlreiche Nagetiere befallen.

Herpesvirus hominis verursacht auch Hornhauttrübungen, den sogenannten Herpes corneae.

Da Herpesviren im Zellkern der Zellen eines infizierten Organismus persistieren, ist ein Impfschutz nicht sinnvoll.

Zudem breitet sich das Virus von Zelle zu Zelle aus. Das Virus persistiert in Nervenganglien, besonders im Trigeminusganglion. Es gelangt durch Vermehrung und Wanderung in den Scheiden der Ganglien auf Haut und Schleimhäute.

Varicella-Zoster-Virus: Das Varicella-Zoster-Virus ist der Erreger der Windpocken, einer häufigen, sehr ansteckenden Kinderkrankheit. Die Infektion verläuft immer apparent, d. h. führt immer zum Ausbruch der Krankheit. Bei immunologisch gesunden Kindern nimmt die Krankheit meist einen leichten Verlauf. Die Infektion führt zu einer lebenslangen Immunität gegen das Virus. Das Virus persistiert jedoch, wie das Herpesvirus hominis, in den Zellkernen von Ganglienzellen und kann beim Erwachsenen zu Herpes zoster, d. h. Gürtelrose und Gesichtsrose, führen. Dabei vermehrt sich das in den Ganglien persistierende Virus und breitet sich streng begrenzt in dem vom betreffenden Ganglion versorgten Hautgebiet aus. Es kommt zur Bildung von bläschenartigen Exanthemen und einer sehr schmerzhaften Neuritis.

Zytomegalie-Virus: Auch das Zytomegalie-Virus ist sehr weit verbreitet. Die Infektion verläuft in der Jugend meist inapparent. Wie für Viren der Herpes-Gruppe typisch, führt die Infektion zu einem Virusträgertum auf Dauer. Das Virus persistiert in Lymphozyten und kann aus diesen heraus wieder reaktiviert werden, z. B. während einer Schwangerschaft, bei Tumorpatienten oder im Verlauf einer immunsuppressiven Therapie. Zytomegalie-Viren können intrauterin übertragen werden. Sie können dann beim Neugeborenen zu schweren Missbildungen führen. Ursache ist die Auslösung von Chromosomenaberrationen durch das Virus.

Intrauterine Infektionen durch Zytomegalie-Viren sind die häufigste Ursache von Missbildungen beim Neugeborenen, noch vor den Rötelnviren.

Epstein-Barr-Virus: Wie alle Viren der Herpes-Gruppe ist auch das Epstein-Barr-Virus weltweit verbreitet und führt zu lebenslanger Persistenz im infizierten Organismus. Es ist der Erreger der infektiösen Mononukleose, des Pfeifferschen Drüsenfiebers. Epstein-Barr-Virus wird mit zwei Tumorerkrankungen des Menschen in Verbindung gebracht, dem Burkitt-Lymphom und dem Nasopharynx-Karzinom.

Möglichkeiten einer Chemotherapie von Herpes-Infektionen

Gegen manche Herpes-Erkrankungen kann eine gezielte Chemotherapie mit gewissem Erfolg durchgeführt werden. Zur Anwendung kommen sogenannte Antimetaboliten des Nukleotidstoffwechsels. Solche Antimetaboliten sind Strukturverwandte der natürlichen Bausteine der Nukleinsäuren und werden an deren Stelle in die DNA eingebaut. Dort führen sie zu Mutationen (▸ Kap. 3.4.1) und stören oder blockieren damit die Virusvermehrung.

Bekannt ist das **Idoxuridin**, welches an Stelle von Thymidin in die DNA eingebaut wird. Es bindet aber in

Komplementärstrang nicht Adenin, sondern Guanin, da es hauptsächlich in der Enolform vorliegt. Hierdurch wird der Informationssinn der DNA verändert. Idoxuridin wird natürlich auch in die DNA der Wirtszellen eingebaut. Daher kann diese Verbindung nur lokal angewandt werden, z. B. bei Herpes corneae.

Andere Antimetaboliten, die gegen Herpes-Erkrankungen eingesetzt werden können, sind z. B. **Cytarabin** und **Vidarabin** (▶ Kap. 3.3.6, ○ Abb. 3.72).

Spezifischer als die genannten Verbindungen wirkt **Aciclovir**. Dieses wird in einer von Herpesviren infizierten Zelle von einem virusinduzierten Enzym, einer Thymidinkinase, zum Monophosphat phosphoryliert. Diese Reaktion kann ausschließlich von diesem virusspezifischen Enzym ausgeführt werden. Wirtszelleigene Enzyme phosphorylieren dann das Aciclovirmonophosphat zum Triphosphat. Dies ist die eigentliche Wirkform; sie hemmt zum einen die Virus-DNA-Polymerase, des Weiteren wird das Triphosphat in die DNA des Virus eingebaut. So kommt es zum Kettenabbruch, da im Aciclovirtriphosphat die Hydroxylgruppe am C-3 fehlt. Durch beide Faktoren wird die Virusvermehrung gehemmt (○ Abb. 6.13). Da Aciclovir spezifischer gegen Herpesviren wirkt als Antimetaboliten wie Idoxuridin, kann es in bestimmten Fällen auch systemisch angewandt werden.

Die genannten Arzneistoffe können jedoch nur dann zur Wirkung kommen, wenn sich die Viren in der Vermehrung befinden. Ruhende Viren werden in keinem Falle angegriffen. Inzwischen sind **Aciclovir-resistente Stämme** von Herpes-simplex-Viren gefunden worden. Im Thymidinkinase-Test zeigten diese keine Wirkung. Dies bedeutet, dass sie Aciclovir nicht phosphorylieren können. Dadurch kann Aciclovir nicht in seine Wirkform überführt werden. Die Resistenz ist also durch das Fehlen der Fähigkeit zur Induktion der Bildung der Thymidinkinase im Wirtszellgenom bedingt. Die Aciclovir-resistenten Herpes-simplex-Viren wurden vor allem bei Aids-Patienten gefunden.

Für eine selektive Schutzimpfung gegen das Varicella-Zoster-Virus steht ein Lebendimpfstoff zur Verfügung. Für bestimmte Risikogruppen kann eine passive Impfung mit Varicella-Zoster-Immunglobulin durchgeführt werden.

Behandlung von Infektionen mit Zytomegalie-Viren kann auch mit Foscarnet oder Ganciclovir erfolgen (▶ Kap. 3.3.6). Eine ruhende, latente Infektion kann jedoch hierdurch nicht beeinflusst werden. Zur passiven Immunisierung gegen Zytomegalie-Viren stehen spezielle Immunglobulin-Präparate zur Verfügung.

Zur Behandlung schwerer Infektionen mit Herpesviren sind auch Interferone, z. B. IFN-β zugelassen (▶ Kap. 6.5).

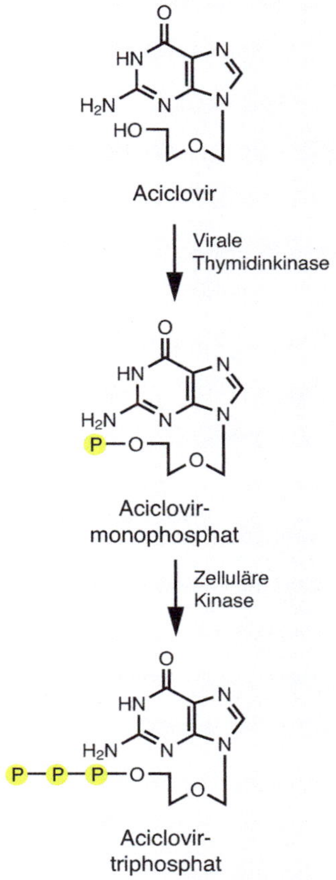

○ **Abb. 6.13** Phosphorylierung von Aciclovir. Aciclovir wird durch eine virale Thymidinkinase zum Monophosphat phosphoryliert, das dann durch zelluläre Enzyme über das Di- zum Triphosphat, der eigentlichen Wirkform, phosphoryliert werden kann.

6.3.2 Orthomyxoviridae
Einordnung und Pathogenität

Influenzaviren: Die Influenzaviren gehören zur Gruppe der Myxoviren und hier zu den Orthomyxoviren. Alle Myxoviren sind RNA-Viren. Sie sind helikal gebaut. Ihr schlauchförmiges Nukleokapsid ist von einer Lipidhülle umgeben.

Von Influenzaviren sind drei Serotypen bekannt. Typ A ist der Erreger der pandemischen und epidemischen Influenza. Vom Typ A sind zahlreiche Subtypen bekannt. Die Typen B und C sind Erreger von eher lokalisierten Grippeepidemien. Influenza-Viren infizieren nicht nur den Menschen. Sie sind auch bei Säugetieren, Vögeln und Fischen weit verbreitet. Dort rufen sie keine Krankheiten hervor. Aufgrund dieses großen Tier-Reservoirs können Influenza-Viren nicht ausgerottet werden. In diesem Reservoir können sich immer wieder neue Subtypen des Typs A entwickeln und auf den Menschen übertragen werden.

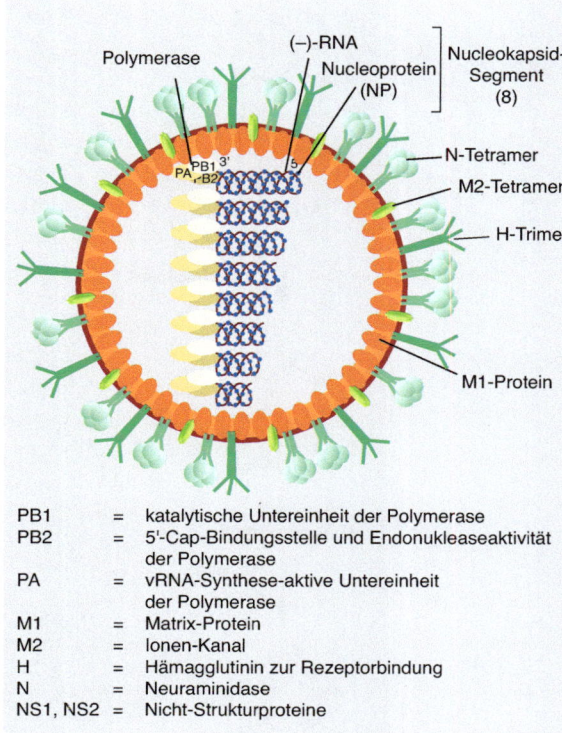

Abb. 6.14 Schematische Darstellung eines Influenzavirus mit segmentierten Ribonukleoprotein (8 Segmente). Über die Lipiddoppelschicht ragen die Antigenstrukturen Neuraminidase und Hämagglutinin hinaus.

Influenzaviren sind sphärische Partikel. Sie besitzen ein helikales Nukleokapsid mit segmentierter linearer, einzelsträngiger RNA. Man unterscheidet acht Segmente. Das Nukleokapsid ist von einer Lipidhülle umgeben. In die Lipidschicht eingelagert sind virusspezifische Glykoproteine: Hämagglutinine und Neuraminidasen. Bisher sind bei Influenza-A-Viren 16 verschiedene Hämagglutinine und 9 verschiedene Neuraminidasen bekannt. Beide fungieren als Antigenstrukturen und bedingen in ihrem unterschiedlichen Bau die Subtypen der Influenzaviren des Typs A. Hämagglutinin vermittelt darüber hinaus die Bindung der Viren an die Oberfläche von Wirtszellen (o Abb. 6.14). Hämagglutinin bindet an einen Rezeptor auf der Oberfläche einer Zielzelle, die Sialinsäure. Schützende Antikörper binden an Hämagglutinine und Neuraminidasen.

Die **Segmentierung** der **RNA** der Influenzaviren ist Ursache für deren biologische Eigenheiten. Vermehren sich Influenzaviren unterschiedlicher genetischer Konstitution in einer Wirtszelle, so kann es beim Zusammenbau der Virionen zu einem **Segmentaustausch** kommen. Damit verbunden sind größere genetische Veränderungen, auch **Veränderungen im Antigenaufbau**, d. h. in der Struktur von Hämagglutinin und Neuraminidase. Diese Erscheinung wird **Antigenshift** genannt. Dies trifft nur für Viren des Typs Influenza A zu und führt zu einer **Subtypenänderung**. Mit dieser Änderung der Antigenstruktur unterwandert das Virus das Immunsystem des Menschen.

Immunisierung gegen Influenzaviren

Eine Infektion mit Influenzaviren führt zu einer guten lang andauernden Immunisierung und zum Stillstand der Ausbreitung von Influenzaviren. Ändert sich jedoch das Antigenmuster der Viren, so trifft das „neue" Virus, d. h. der neue Subtyp, auf eine Bevölkerung, die noch keine Immunität gegen diese Antigenstruktur entwickeln konnte. Infolgedessen breitet sich das Virus mit großer Geschwindigkeit und weltweit in den gemäßigten Zonen aus. Es kommt zu sogenannten **Pandemien**. Diese treten in vieljährigen, unregelmäßigen Abständen auf.

Durch Mutationen der Virus-RNA kommt es zusätzlich zu kleinen Veränderungen der Antigenstruktur, der **Antigendrift**. Diese Mutationen sind Ursache für die interpandemischen Wellen, die im Abstand von 2–5 Jahren begrenzte Regionen überziehen.

Die erste große Pandemie wurde 1918 registriert und forderte mit ihren Nachwellen mehr als 20 Millionen Tote unter der Weltbevölkerung.

Die humanen **Hämagglutinin**- resp. **Neuraminidase**-Subtypen des Influenza-A-Virus werden in der Reihenfolge ihres Auftretens mit H1, H2, H3 oder N1 und N2 bezeichnet.

Der Einbruch von H1/N1-Stämmen in die ungeschützte Bevölkerung führte zur Pandemie von 1918. Verwandte H1/N1-Stämme kursierten zunächst bis 1957. Dann wurden sie abgelöst von H2/N2-Stämmen, die die sogenannte Asia-Pandemie auslösten. 1968 erschienen Stämme eines neuen Hämagglutinin-Subtyps H3. H3/N2-Stämme lösten die Hongkong-Grippe, die Hongkong-Pandemie aus.

1977 kamen erneut Stämme des Subtyps H1/N1 nach Westen. Sie bestimmen seit dieser Zeit gemeinsam mit den H3/N2-Stämmen die Verbreitung und das Auftreten der Influenza (o Abb. 6.15).

Die im November 1997 in Hongkong aufgetretenen tödlichen Grippeinfektionen mit einem völlig neuen Grippevirus (H5N1-Viren, Vogelgrippe), die durch den Kontakt mit infizierten Hühnern entstanden sind, zeigt, dass auch heute noch jederzeit eine Antigendrift möglich ist. Durch Vernichtung sämtlichen Geflügels in Hongkong wurde die Ausbreitung des neuen Subtyps und damit vielleicht eine neue Pandemie verhindert.

Durch genetische Instabilität, Segmentaustausch und Mutation der Influenzaviren kommt es immer wieder zu einer neuen Ausbreitung der Viren. Gegen die neuen Antigentypen müssen jährlich neu zusammengesetzte Impfstoffe gegen Influenza entwickelt werden. Hinzu kommt, dass auch der Typ B der Viren Veränderungen erfahren und zu lokalen Influenza-Ausbrüchen führen kann, z. B. 1984 in Niedersachsen.

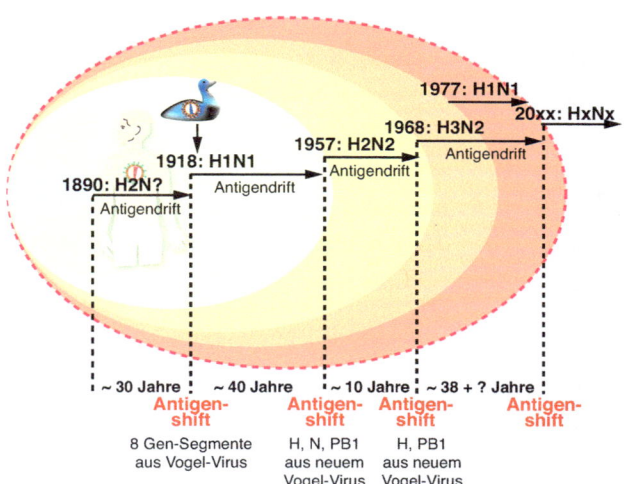

Abb. 6.15 Aufeinanderfolge der Influenza-A-Virus-Subtypen von 1918–1977. Pandemie 1918: durch Subtyp H1/N1, Pandemie 1957: Austausch der Hälfte der Gene mit unbekanntem Virus, als Resultat völlig neue Oberflächenantigene, Pandemie 1968: Austausch des Gens 4 für Hämagglutinin, Pandemie 1977: ein neuer H1/N1-Subtyp tritt auf, bis heute keine neue Pandemie. Inzwischen nur geringfügige Veränderungen durch Antigendrift

Zur aktiven Schutzimpfung dienen verschiedene Impfstoffe. Sie enthalten isolierte Influenza-Antigene: Hämagglutinine und Neuraminidasen, die aus der Lipidhülle von inaktivierten Influenza-Viren extrahiert werden.

Die Impfung wird empfohlen für Personen, die älter als 65 Jahre sind, Personen in Heimen, Personen mit bestehendem Grundleiden und medizinisches Personal.

Ein Grippeimpfstoff enthält immer zwei Subtypen des Typs A und einen Subtyp des Typs B. Die Bezeichnung der Stämme setzt sich zusammen aus Typ/Ort der Isolierung/Nummer des Stamms/Jahr der Isolierung und bei A-Stämmen H- und N-Subtyp. Empfehlungen für die Zusammensetzung gibt die WHO. Für die Nordhalbkugel der Erde war das z. B. in der Influenza-Saison 2007/2008:

- A/Solomon Islands/3/2006 (H1 N1) oder ähnlich,
- A/Wisconsin/67/2005 (H3 N2) oder ähnlich,
- B/Malaysia/2506/2004 oder ähnlich.

Und in der Saison 2015/2016:

- A/California/07/2009 (H1N1) pdm 09-ähnlich,
- A/Switzerland/9715293/2013 (H3N2)-ähnlich,
- B/Phuket/3073/2013-ähnlich.

Möglichkeiten der Chemotherapie von Influenza-Infektionen

Eine besondere Bedeutung bei der Ausbreitung der Influenzaviren im infizierten Organismus besitzt die **Neuraminidase**. Die in einer Wirtszelle neu entstandenen Virus-Partikel werden aus der Zelle durch Knospung ausgeschleust. Dabei werden sie von der Zytoplasmamembran umhüllt, in die vorher Hämagglutinin und Neuraminidase eingebaut wurden. Die Zytoplasmamembran, die zur Lipidhülle des Influenza-Virus wird, enthält zunächst allerdings auch noch Oberflächenrezeptoren der Zelle, in der das Virus vermehrt wurde, die Sialinsäure. Sialinsäure jedoch bindet an Hämagglutinin. Sialinsäure in der Virusoberfläche würde bedeuten, dass die Virionen aneinander binden und verklumpen. Hierdurch würde die Ausbreitung der Influenzaviren im Wirtsorganismus verhindert werden. Die Infektion würde zum Erliegen kommen.

Die Rolle der Neuraminidase besteht nun darin, die Sialinsäure-Moleküle aus den Stellen der Zytoplasmamembran zu entfernen, an denen Viren ausgeschleust werden, also aus den Abschnitten der Zytoplasmamembran, die zur Lipidschicht des Influenza-Virus werden.

So wird das Verklumpen der neu entstandenen Virionen verhindert und deren Ausbreitung im infizierten Menschen ermöglicht.

Würde man die Neuraminidase hemmen, käme es nicht zur Ausbreitung der Viren im Organismus und nicht zu einer Erkrankung. Diese Überlegungen führten zur Entwicklung von **Neuraminidase-Hemmstoffen**, wie z. B. **Zanamivir** (Abb. 6.16).

Die Strukturen der Neuraminidase, an die solche Hemmstoffe binden, sind konservativ, unterliegen also nicht den Veränderungen der Struktur beim Antigenshift (Auftreten neuer Subtypen). Sie ist auch bei Influenzaviren der Typen A und B gleich. Mit Neuraminidase-Hemmstoffen hat man Arzneistoffe, die gegen alle Subtypen wirksam sind und auch Schutz bieten können, solange noch kein Impfstoff gegen den neuen Erreger zur Verfügung steht.

Die Viren werden durch Hemmstoffe der Neuraminidase nicht direkt angegriffen. Daher ist zu erwarten, dass Neuraminidase-Hemmstoffe nur in der Frühphase der Erkrankung, etwa innerhalb von 36 Stunden nach Ausbruch der ersten Symptome, eine ausreichende Wirkung zeigen.

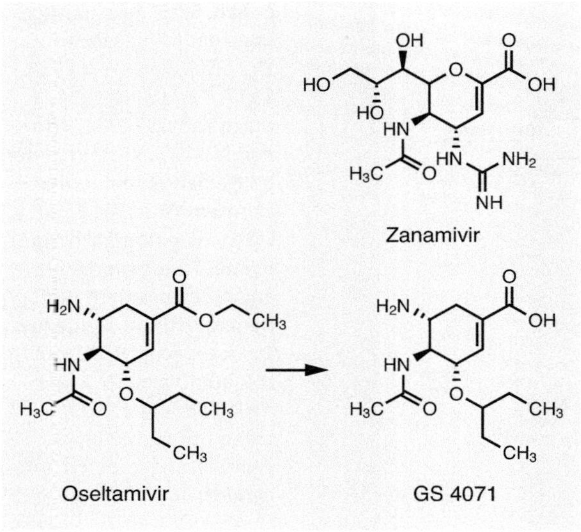

Abb. 6.16 Der Neuraminidasehemmer Zanamivir, sein Prodrug Oseltamivir sowie dessen aktiver Metabolit GS4071

Pharmakokinetische Untersuchungen weisen darauf hin, dass eine orale Bioverfügbarkeit von Zanamivir unter 10 % zu erwarten ist. Bessere Ergebnisse wurden bei Inhalation der Substanz erzielt.

Oseltamivir, ein weiterer Neuraminidase-Hemmstoff soll für die orale Applikation besser geeignet sein. Die Substanz selbst ist ein Prodrug und wird im Körper rasch zur Wirkform umgewandelt (Abb. 6.16).

Neuraminidase-Hemmer verkürzen die Grippeerkrankung, reduzieren die Komplikationen und mildern die Schwere der Symptome. Auch die Gefahr einer Superinfektion mit Bakterien wird verringert.

Neuraminidase-Hemmer müssten zur Prophylaxe allerdings während der ganzen Grippesaison täglich angewandt werden. Sie werden die Grippeschutzimpfung, die – einmal durchgeführt – während der ganzen Grippesaison wirksamen und sicheren Schutz bietet, sicher nicht ersetzen können.

6.3.3 Paramyxoviridae
Mumps- und Masernviren

Auch Mumps- und Masernviren gehören zur Gruppe der Myxoviren, genauer zu den Paramyxoviren. Dies sind RNA-Viren mit helikalem Bau des Nukleokapsids, umgeben von einer Lipidhülle. Auch hier findet sich in der Lipidhülle ein virusspezifisches **Hämagglutinin**.

Im Gegensatz zu den Influenzaviren ist hier die RNA nicht segmentiert, sondern liegt in einem linearen einzelsträngigen Molekül vor.

Masern- und Mumpsviren sind **genetisch konstant**. Von beiden gibt es jeweils nur einen Serotyp. Gegen beide Erreger liegen Impfstoffe vor. Dabei handelt es sich um Lebend-Impfstoffe aus attenuierten Viren.

Meist werden Kombinationsimpfstoffe eingesetzt (MMR, Masern + Mumps + Röteln).

Nach einer Masernerkrankung bildet sich eine lebenslang anhaltende Immunität aus.

6.3.4 Picornaviridae
Polioviren

Polioviren sind die Erreger der Poliomyelitis, der Kinderlähmung. Sie gehören zur Gruppe der Picornaviren, einer Gruppe von kleinen RNA-Viren. Sie sind kubisch gebaut, d. h. ihr Kapsid hat die Form eines Ikosaeders. Sie besitzen keine Lipidhülle. Ihr Entwicklungszyklus folgt dem allgemeinen Schema der Virusvermehrung (▶ Kap. 6.2.2, Abb. 6.17).

Bei den Polioviren kennt man drei serologisch unterschiedliche Typen. Impfstoffe gegen Polioviren müssen alle drei Serotypen enthalten. Sie sind daher trivalent.

Polioviren sind weit verbreitet. Infektionen sind häufig, verlaufen jedoch in den meisten Fällen inapparent, also ohne Krankheitserscheinungen. Eine solche inapparente Infektion im frühen Kindesalter führt zu einer Immunität, die in der Regel bis zur Pubertät anhält.

Entwicklungszyklus von humanen Polioviren (HPV)

Eintrittspforte für Polioviren ist der **Gastrointestinaltrakt**. Die Viren werden also „gegessen". Ursache sind Schmutz und Schmierinfektionen. Die Übertragung erfolgt nur von Mensch zu Mensch. Mit Poliovirus infizierte Menschen sind in aller Regel Virusüberträger auch wenn die Infektion bei ihnen inapparent verläuft.

Nach oraler Aufnahme vermehrt sich das Virus zunächst in den Epithelien des Rachens und des Darmtrakts.

Nach Einwandern in die lokalen Lymphknoten tritt das Virus in die Blutbahn über. Nach diesem Stadium der primären Virämie gelangen die Viren dann in innere Organe, in deren Zellen eine weitere Virusvermehrung stattfindet. Nach Zellzerstörung kommt es zu einem erneuten Übertritt in die Blutbahn, zur sekundären Virämie. Danach, etwa vom 6. Tage der Infektion an, dringt das Virus in das Zentralnervensystem ein und breitet sich intraneural aus. Das paralytische Stadium der Erkrankung beginnt etwa 12 Tage nach Beginn der Infektion (Abb. 6.17). Eine Infektion mit Polioviren, ob sie nun apparent oder inapparent verläuft, führt in jedem Falle zum Auftreten hoher Antikörpertiter der Antikörperklassen IgA, IgG und IgM.

Immunisierung gegen Polioviren

Mit der Entwicklung von Impfstoffen gegen die Polioviren wurde eine äußerst wirksame Prophylaxe gegen die spinale Kinderlähmung möglich. Heute stehen prinzipiell zwei verschiedene Impfstoffe zur Verfügung, der Salk- und der Sabin-Impfstoff (Schluckimpfung). Der Sabin-Impfstoff besteht aus abgeschwächten Viren und ahmt durch das „Schlucken" den natürlichen Infektionsweg der Wildviren nach. Diese Art der Impfung führt zu einer Immunität aufgrund der Bildung von Antikörpern der Klassen IgA, IgG und IgM. Wildvirus kann sich in einem so geschützten Organismus nicht mehr vermehren.

Salk-Impfstoff besteht aus toten Polioviren und wird parenteral verabreicht. Die so erworbene Immunität beruht auf der Bildung von Antikörpern der Klassen IgG und IgM. IgA-Antikörper werden nicht gebildet. Dies bedingt, dass eingedrungenes Wildvirus sich noch in den Darmepithelien vermehren kann. Hierdurch werden solche Virusträger zu Wildvirus-Ausscheidern, auch wenn sie unter einem sicheren Impfschutz stehen.

Eine Impfung bietet sicheren Schutz vor Poliomyelitis. Allerdings hält diese Immunität nicht lebenslang an. Sie muss alle 10 Jahre erneuert werden. Vor Reisen in Gebiete mit hoher Polio-Durchseuchung empfiehlt sich eine Auffrischung der Impfung.

Durch die konsequente Durchführung der Impfprophylaxe gegen Polioviren ist in weiten Teilen der Welt die Poliomyelitis stark zurückgegangen, resp. ausgerottet. Auch in den Industrieländern ist die Poliomyelitis stark zurückgegangen. Seit 2002 gelten Europa, Asien nördlich von Kaukasus und Himalaja, Australien und ganz Amerika frei von Polioviren. In Deutschland wurde 1978 die letzte autochthone Infektion registriert. Danach gab es nur noch Krankheitsfälle durch Einschleppung, resp. Krankheitsfälle durch Impfpoliomyelitis, verursacht durch die Impfung mit Lebend-Impfstoff (Sabin; Schluckimpfung), der bis 1999 in Deutschland hauptsächlich verwendet wurde. Die attenuierten, vermehrungsfähigen Viren dieses Impfstoffs können in einer Größenordnung von 1:4 Millionen (d. h. unter 4 Millionen Impfungen tritt ein Fall von Impfpoliomyelitis auf) wieder infektiös werden. Daher wird derzeit die Impfung mit Totimpfstoff (Salk) empfohlen. Dies setzt jedoch eine konsequente, flächendeckende Impfung voraus. Die Impfung sollte vom 2. Lebensmonat an erfolgen. Zur aktiven Immunisierung steht eine Reihe von Kombinationsimpfstoffen zur Verfügung.

6.3.5 Retroviridae

Retroviren sind eine Gruppe von RNA-Viren, die sich durch den Besitz eines speziellen Enzyms, der Reversen Transkriptase, auszeichnen (▶ Kap. 3.5.1). Es handelt sich um kubisch gebaute Viren mit einer Lipidhülle (○ Abb. 6.5); ihre RNA ist segmentiert.

Humanes Immundefizienz-Virus (HIV)

Zu den Retroviren gehören die Erreger von AIDS, dem Acquired Immune Deficiency Syndrom, einer Erkrankung, auf die man 1980 aufmerksam wurde. Erreger sind HIV-1 und HIV-2 (HIV, human immunodeficiency virus).

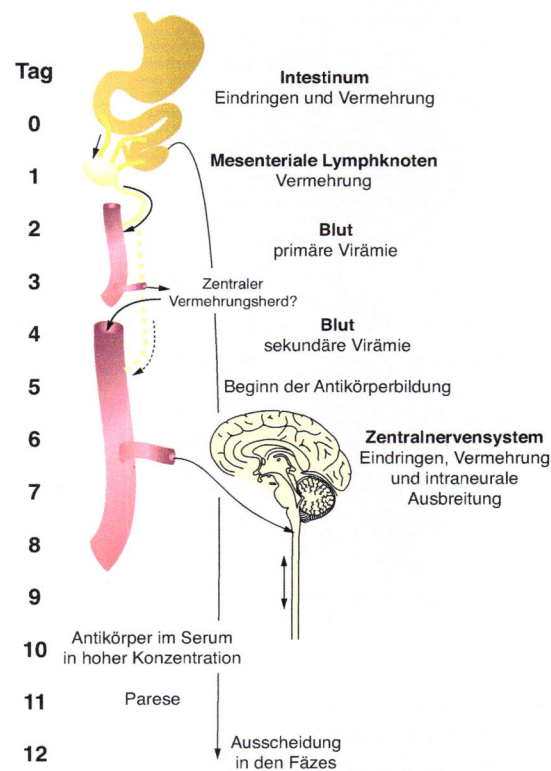

○ **Abb. 6.17** Infektionsverlauf der Polioviren

Zielzellen für AIDS-Viren sind Zellen, die auf ihrer Oberfläche den Rezeptor T-4 tragen. Dies sind T-Helferzellen und Makrophagen. In mit AIDS infizierten Organismen ist die Zahl der T-Helferzellen gegenüber den T-Suppressorzellen stark erniedrigt. Durch den Ausfall der T-Helferzellen wird das Immunsystem des Betroffenen stark geschwächt. Er ist nicht mehr widerstandsfähig gegen verschiedenste Infektionen, denen er schließlich erliegt.

Häufig tritt bei AIDS das sogenannte Kaposi-Sarkom auf, ein Tumor der Haut und des darunter liegenden Gewebes, der vorwiegend an den Beinen auftritt. Häufig ist auch eine Lungenentzündung, verursacht durch den einzelligen Parasiten *Pneumocystis carinii*.

Im Laufe einer HIV-Infektion kommt es also zu einem weitgehenden Verlust der T-Helferzellen. Hierdurch wird das Immunsystem geschwächt. Dabei besteht eine Balance zwischen der Menge der HI-Viren (der Viruslast) und der Anzahl der T-Helferzellen im Organismus. Nachdem es bis heute (2015) noch keine Möglichkeit gibt, das HI-Virus aus einem infizierten Organismus zu eliminieren, d. h. die Betroffenen zu heilen, ist es Ziel der gegenwärtigen Therapiekonzepte, die Viruslast zu senken, d. h. die Vermehrung der Viren zu verhindern. Damit steigt die Zahl der T-Helferzellen wieder deutlich an. Dieser Vorgang kann sich allerdings

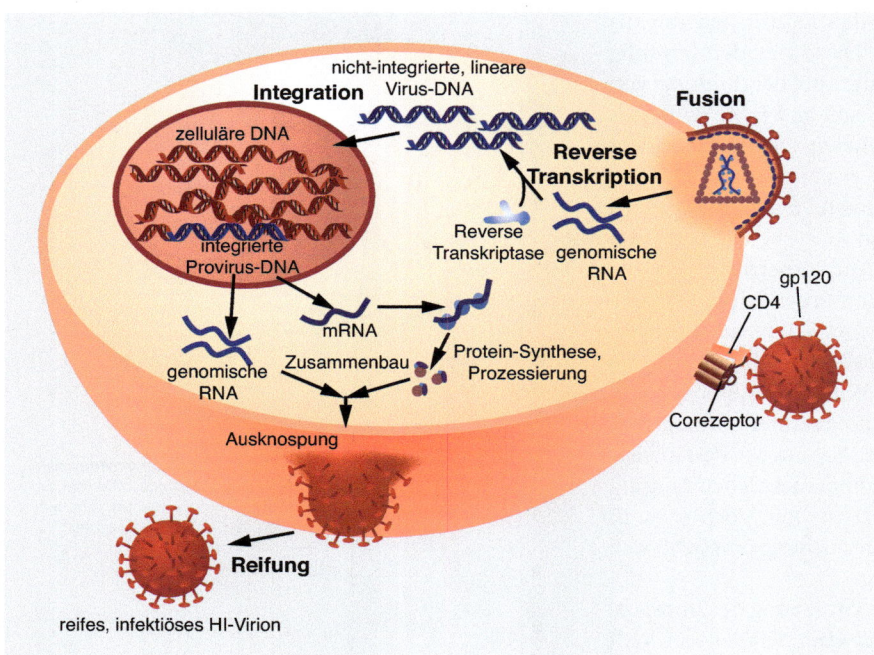

Abb. 6.18 Schema der Vermehrung eines HI-Virus (Retrovirus)

über Jahre erstrecken. Das Immunsystem wird damit teilweise wieder regeneriert. So kann erreicht werden, dass die Infektionen mit opportunistischen Erregern zurückgedrängt werden. Eine Abwehr der HI-Viren durch das Immunsystem ist damit allerdings nicht möglich. Selbst nach jahrelanger Zurückdrängung der HI-Viren steigt deren Zahl sprunghaft an, wenn die antiretrovirale Therapie abgesetzt wird.

Entwicklungszyklus von Retroviren

Das Virus adsorbiert an Oberflächenrezeptoren einer Zelle und penetriert in die Zelle. Nach dem Verlust der äußeren Hülle und der Core-Proteine findet sich die RNA im Zytoplasma der infizierten Zelle. An der viralen (+)-Strang-RNA wird, unter Beteiligung der Reversen Transkriptase (RNA-abhängige DNA-Polymerase), über eine DNA:RNA-Zwischenstufe eine doppelsträngige DNA synthetisiert. Diese wird in ein Wirtszellchromosom integriert. Sie verhält sich dort wie die zelleigene DNA, wird bei Zellteilungen auf die Tochterzellen weitergegeben und persistiert in den Zellen eines infizierten Organismus, solange dieser lebt. An der viralen DNA-Matrize können virale RNA-Moleküle transkribiert werden. Diese dienen als mRNA und können mithilfe der Ribosomen der Zelle Virusproteine bilden. Aus der viralen RNA und den viralen Proteinen werden die Virionen zusammengebaut. Diese werden durch Knospung aus der Zelle ausgeschleust (o Abb. 6.11, o Abb. 6.18).

Möglichkeiten der Chemotherapie von HIV-Infektionen

Der gegenwärtig praktizierten Therapie liegt das sogenannte HAART-Konzept (highly active antiretroviral therapy) zugrunde, das 1996 einen Durchbruch in der Behandlung einer HIV-Infektion und AIDS brachte.

Arzneistoffe, die hierbei eingesetzt werden, sind zum einen **Nukleosid-analoge** Verbindungen und **nichtnukleosidäre Inhibitoren der Reversen Transkriptase** (▸ Kap. 3.3.6 und o Abb. 3.77), welche die Reverse Transkriptase der Viren hemmen. Die Synthese von doppelsträngiger Virus-DNA wird gedrosselt. Damit wird die Virusvermehrung gehemmt. Die anderen, hier eingesetzten Arzneistoffe wirken als **Protease-Inhibitoren**. Durch diese wird die HIV-1-Protease gehemmt, die das primäre Polypeptid des *gag*-Gens in vier Proteine schneidet. Wird dieser Schritt unterbunden, kann der Zusammenbau des Kapsids nicht stattfinden. Damit wird die Vermehrung der Viren gehemmt (o Abb. 6.19).

Nukleosid-analoge Verbindungen, welche die reverse Transkription hemmen, sind z. B. Zidovudin, Lamivudin und Didanosin. Nicht-Nukleosid-analoge Verbindungen sind Efavirenz und Nevirapin. Beispiele für **Protease-Hemmer** sind Amprenavir oder Tipranavir, Saquinavir. HI-Viren können gegen solche Arzneistoffe Resistenzen entwickeln. Diese beruhen auf Mutationen auf der Virus-DNA, die in die Wirtszell-DNA integriert ist. Mittlerweile steht mit den Integrase-Inhibitoren eine dritte Gruppe von anti-HIV-Arzneistoffen zur Verfügung.

Arzneimittel, die solche Hemmstoffe der Virusvermehrung enthalten, werden dem Patienten meist in

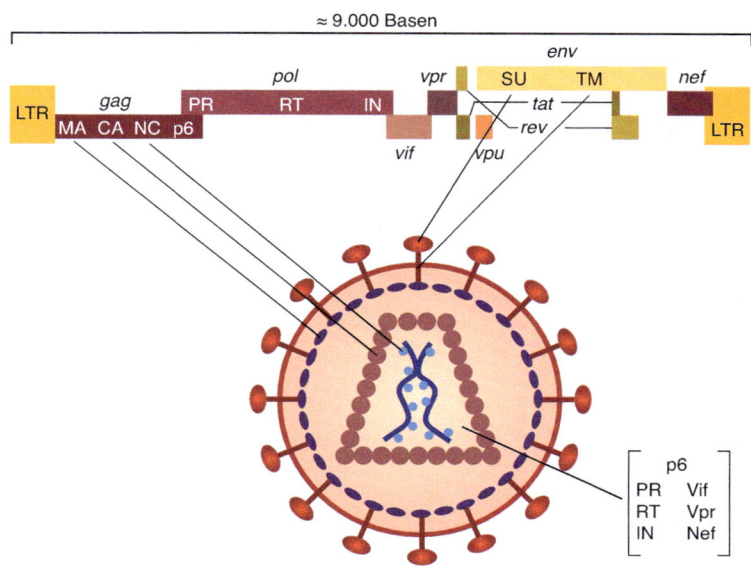

Abb. 6.19 Bau und molekulare Organisation eines Retrovirus, HIV. Kubisch gebautes RNA-Virus mit Lipidhülle. HIV-1 besitzt zwei Moleküle einer ca. 9000 Basen großen RNA, die von zwei langen Wiederholungseinheiten (LTR) begrenzt ist und für neun offene Leserahmen codiert, von denen drei die Gene für die Polyproteine Gag, Pol und Env sind. Die vier Gag-Proteine MA, CA, NC und p6 sowie die zwei Env-Proteine SU und TM sind Strukturkomponenten, die die Hülle und das Zentrum des Virions bilden. Dagegen sind die drei Pol-Proteine PR, RT und IN Virus-spezifische Enzyme, die in das Virion mit verpackt sind. Die sechs anderen Proteine werden auch als akzessorische Proteine bezeichnet. Drei davon, Vif, Vpr, Nef, sind ebenfalls im Virus-Partikel enthalten, Tat und Rev haben eine wichtige regulatorische Funktion und Vpu ist indirekt am Zusammenbau des Virions beteiligt. Die Polyproteine werden nach der Translation von einer Virus-spezifischen Protease zerschnitten. An diesen Schritt setzen die Protease-Inhibitoren an, die den Zusammenbau neuer Virionen verhindern und die Viruslast mindern. **LTR** long terminal repeat, lange Wiederholungeinheit, **MA** Matrix, **CA** Kapsid, **NC** Nukleokapsid, **p6** Protein mit der Größe 6 kDa, **PR** Protease, **RT** Reverse Transkriptase, **In** Integrase, **SU** Surface-Protein, **TM** Transmembran-Protein

Dreier-Kombinationen verabreicht. Nachteile dieser Therapie sind zum einen die oft sehr komplizierten Einnahmeregimes und die Notwendigkeit der häufigen sowie über lange Zeiträume anhaltenden Einnahme der Medikamente, zum anderen deren ausgeprägte Nebenwirkungen. Mit dieser Therapie wird es möglich, das Immunsystem teilweise wieder zu regenerieren. Damit kann das Leben der Betroffenen verlängert und deren Lebensqualität verbessert werden.

6.4 Viroide und Prionen

6.4.1 Viroide

Wesentlich kleiner als Viren sind Viroide. Sie bestehen aus einem einzigen Strang von Ribonukleinsäure. Dieser enthält etwa 350 Nukleotide und ist damit etwa 10-mal kleiner als die RNA der kleinsten Viren. Die Molekulargewichte liegen zwischen 25 000 und 150 000. Eine Proteinhülle ist nicht vorhanden. Die RNA von Viroiden liegt ringförmig vor, daher ist sie vor dem Angriff von Exonukleasen geschützt.

Die Sekundärstruktur der Viroide zeigt kurze Helices mit gepaarten Basen, die durch ungepaarte Bereiche unterbrochen sind. Dies bedingt eine fast optimale thermodynamische Stabilität.

Viroide sind bisher nur als Erreger einiger Pflanzenkrankheiten gefunden worden. So ist z. B. die Spindelknollensucht der Kartoffel oder die Citrus-Exocortis-Krankheit von Zitrusfrüchten auf eine Infektion mit Viroiden zurückzuführen. Weitere Viroidkrankheiten wurden an Chrysanthemen, Gurken, Kokospalmen und am Hopfen gefunden.

6.4.2 Prionen

Prionen (proteinaceous infectious particles) sind Krankheitserreger, die weder DNA noch RNA enthalten, sondern nur aus Protein bestehen. Man kennt heute zwei von Prionen verursachte Krankheiten, die Scrapie, eine Störung des Nervensystems bei Schafen und Ziegen, sowie die Jakob-Creutzfeld-Pseudosklerose, eine seltene, von geistigem Zerfall begleitete Erkrankung des Menschen. Vermutlich sind Prionen auch Erreger zweier weiterer degenerativer Gehirnleiden des Men-

◻ **Tab. 6.3** Krankheiten, die sicher oder möglicherweise auf Prionen zurückzuführen sind

Krankheit	Prionen als Erreger?	Natürliche Wirtsarten	Experimentelle Wirtsarten	Inkubationszeit
Scrapie	Ja	Schafe, Ziegen	Mäuse, Hamster, Affen	2 Monate bis über 2 Jahre
Jakob-Creutzfeld-Pseudosklerose	Ja	Mensch	Menschenaffen, Affen, Mäuse, Ziegen, Meerschweinchen	4 Monate bis über 20 Jahre
Kuru	Vermutlich	Mensch	Menschenaffen, Affen	18 Monate bis über 20 Jahre
Gerstmann-Sträussler-Syndrom	Vermutlich	Mensch	Menschenaffen, Affen	bis über 18 Monate
Übertragbare Nerz-Enzephalopathie	Vermutlich	Nerz	Affen, Ziegen, Hamster	5 Monate bis über 7 Jahre
Chronischer Kräftezerfall	Vermutlich	Großohrhirsch, Wapiti	Frettchen	bis über 18 Monate

schen, nämlich Kuru, eine Erkrankung, die nur bei Hochlandstämmen in Neuguinea auftritt, sowie des Gerstmann-Sträussler-Scheinker-Syndroms (◻ Tab. 6.3). Die von diesen Krankheiten hervorgerufenen pathologischen Veränderungen beschränken sich auf das Zentralnervensystem.

Die von Prionen verursachten Krankheiten fallen durch eine sehr lange Inkubationszeit auf. Es handelt sich um langsame, schleichende Infektionen. Die Inkubationszeit kann Monate, Jahre, sogar Jahrzehnte betragen. Ehe man die „Erreger" näher charakterisieren konnte, sprach man von „slow virus infections".

Die infektiösen Partikel bestehen aus einem einzigen Glykoprotein (ca. 30 kDa). Das PrP^C (Prion Protein cellular, zelluläres Prion-Protein) kommt vor allem an der Oberfläche von Synapsen vor. Seine physiologische Bedeutung ist noch weitgehend unbekannt. Gerät dieses normale Protein PrP^C in Kontakt mit einem PrP^{Sc} genannten Protein (Prion Protein Scrapie; pathogene Form des Prion-Proteins) ändert es seine Konformation und nimmt die Form von PrP^{Sc} an. In einer Art Kettenreaktion wird immer mehr PrP^C in PrP^{Sc} umgewandelt. Die Prion-Proteine lagern sich dann in befallenen Zellen zu Stäbchen zusammen, die im Elektronenmikroskop 10–20 nm dick und 100–200 nm lang erscheinen. Ein solches Stäbchen besteht aus etwa 1000 Proteinmolekülen. Eine Prionen-Erkrankung kann auf folgende Art und Weise erfolgen:

- sporadisch (Zufällige Konformationsänderung, Klassische Form der Creutzfeld-Jakob-Erkrankung).
- genetisch bedingt (Anfällige Variante des PrP^C, Familiäre Form der Creutzfeld-Jakob-Erkrankung),
- Infektion mit PrP^{Sc} kontaminiertem Gewebe (Induktion der Konformationsänderung, Kuru, BSE).

Die 1982 von Stanley Prusiner veröffentlichte „Prion-Hypothese" gilt heute als relativ gesichert. Dass außer dem PrP^{Sc} noch weitere Faktoren bei der Genese von Kuru, BSE oder Creutzfeld-Jakob-Erkrankungen eine Rolle spielen, kann jedoch noch nicht endgültig ausgeschlossen werden.

6.5 Interferone

Wenn Wirbeltierzellen durch Viren infiziert werden, bilden sie antivirale Zytokine, die man als Interferone bezeichnet. Diese erhöhen die Resistenz umgebender Zellen gegenüber einer Virusinfektion. Die Interferone bilden eine der ersten Linien der unspezifischen Abwehr von Virusinfektionen im Körper.

6.5.1 Allgemeine Eigenschaften

Die natürlichen Interferone sind **Glykoproteine**, die als erste Abwehrreaktion des Wirbeltierorganismus bei viralen Infektionen gebildet werden.

Interferone hemmen die **Vermehrung** von **Viren**. Sie reagieren nicht direkt mit den Viren, sondern über die Auslösung von Stoffwechselvorgängen, welche die Bildung von RNA und Proteinen einschließen.

Die indirekte Wirkung erklärt auch, warum Interferone nicht spezifisch gegen ganz bestimmte Viren wirken, sondern ein unspezifisches, sehr **breites Wirkungsspektrum** gegen Viren besitzen.

Interferone werden auf bestimmte Reize hin von **tierischen Zellen** gebildet und ausgeschieden. Induktoren der Interferonbildung sind beispielsweise RNA- und DNA-Viren, synthetische Ribonukleinsäuren, wie die Polyinosin:Polycytidylsäure (Poly I:C) oder mitogene Substanzen, wie Concanavalin A und Phytohämagglutinin. Auch synthetische Polymere, z. B. Polyacrylsäurederivate, können Interferonbildung auslösen (◻ Tab. 6.4).

Die unterschiedlichen Induktoren induzieren die Bildung unterschiedlicher Interferone, wobei auch die

Zellart, die zur Interferonbildung induziert wird, eine entscheidende Rolle bei der differenzierten Interferonbildung spielt.

■ MERKE Interferone besitzen ein breites Wirkungsspektrum gegen Viren. Die Dauer der Schutzwirkung ist jedoch gering.

Interferone sind von Tierart zu Tierart verschieden. Die artspezifische Struktur und Wirkung der Interferone war ein erhebliches Hindernis bei der Produktion von Interferonen als Arzneistoffe für den Menschen. Beim Menschen wirken nur Interferone, die von menschlichen Zellen gebildet wurden. Durch Anwendung von Methoden der Gentechnologie ist es allerdings inzwischen gelungen, menschliche Interferone rekombinant herzustellen.

6.5.2 Interferonarten

Jede Wirbeltierart bildet mindestens drei verschiedene Interferone. Auch beim Menschen sind drei Interferon-Typen bekannt, die aufgrund ihrer unterschiedlichen antigenen Eigenschaften in α-, β- und γ-Interferone eingeteilt werden (◻ Tab. 6.5).

Die Möglichkeit, über gentechnisch veränderte Bakterien oder tierische Zellkulturen Interferone herzustellen, ist der Schlüssel für die großtechnische Produktion von Interferonen als Arzneistoffe. Gentechnisch hergestellte α-Interferone stellen keine Gemische verschiedener Varianten dar, sondern können als Einzelsubstanzen gewonnen werden. Diese zeigen unterschiedliche biologische Aktivitäten. Die Gentechnologie eröffnet außerdem die Möglichkeit zur Abwandlung von Interferon-Molekülen durch ortsgerichtete Mutagenese der entsprechenden Gene.

α-Interferon

α-Interferone (IFN-α, Leukozyteninterferone) sind eine sehr heterogene Gruppe von Proteinen. Sie unterscheiden sich geringfügig in ihren Aminosäuresequenzen. Die meisten der α-Interferone wirken nicht streng artspezifisch. α-Interferone können durch Induktion

◻ **Tab. 6.4** Induktoren der Interferongene

Typ-I-Interferoninduktoren
Viren
Doppelsträngige RNA (dsRNA), z. B. Poly I:C
Vitale Transaktivatorproteine ■ SV40 T-Antigen ■ Adenovirus Typ 12 E1a/b-Proteine ■ Hepatitis-B-Virus-X-Protein
Lipopolysaccharid (LPS)
Mykoplasmen
Interleukin-1 (IL-1)
Tumor necrosis factor (TNF$_a$)
Platelet derived growth factor (PDGF)
Colony stimulating factor (M-CSF)
10-Carboxymethyl-9-acridanon (CMA)
Typ-II-Interferoninduktoren
Antigene
Mitogene
Enterotoxine

◻ **Tab. 6.5** Herkunft und Induktoren der Interferone

Gültige Bezeichnung	Alte Synonyme	Herkunft	Induktoren
Interferon alfa	Leukozyteninterferon	Leukozyten	Viren
IFN alfa	Interferon Typ I „virusinduziert"	Lymphoblastoide Zellen	Bakterien
			Doppelsträngige RNA
Interferon beta	Fibroblasteninterferon	Fibroblasten	Polynukleotide
IFN beta	Interferon Typ I „virusinduziert"	Epithelzellen	Anionische Polymere
			Kationische Polymere
Interferon gamma	Immuninterferon	Lymphozyten	Antigene
IFN gamma	Interferon Typ II „mitogeninduziert"	Makrophagen	Lektine
		NK-Zellen	Mitogene
			Interleukin-2

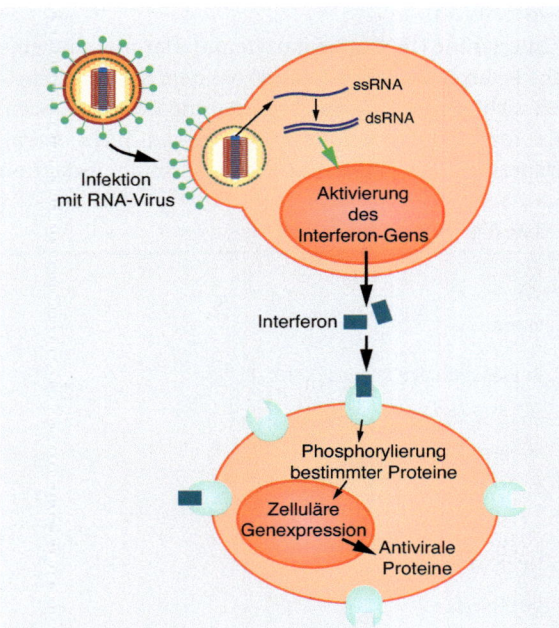

Abb. 6.20 Vereinfachte Darstellung der Interferonwirkung. Die RNA des Virus dringt in die Zelle ein. Vor ihrer Vermehrung entsteht ein Doppelstrangstadium der RNA. Dieses in der Natur ungewöhnliche Molekül ist das Signal für Abwehrreaktionen der Zelle unter Bildung und Aktivierung von Proteinen, die die fremde RNA abbauen oder die Translation der viralen RNA verhindern. Interferon selbst bleibt an die Außenseite der Zytoplasmamembran gebunden. **ssRNA** einzelsträngige virale RNA, **dsRNA** doppelsträngige virale RNA

von Leukozyten mit Sendai-Viren oder Poly I:C gewonnen werden. Dabei werden immer Gemische verschiedener α-Interferone erhalten. Rekombinante α-Interferone stellt man mithilfe von *E. coli* fermentativ her. Für die biologische Wirkung spielt der Kohlenhydratanteil der natürlichen Interferone offensichtlich keine entscheidende Rolle. Therapeutisch werden sie bei chronischer Virus-Hepatitis (B und C) eingesetzt.

β-Interferon

β-Interferon (IFN-β, Fibroblasteninterferon) wird von Fibroblastenzellen nach Behandlung mit Mitogenen in großen Mengen produziert. Bisher kennt man nur einen Antigentyp. Fibroblasteninterferon steht bereits als Arzneimittel zur Verfügung. Es dient zur Behandlung schwerer, unbeherrschbarer virusbedingter Erkrankungen, wie Virusenzephalitis, generalisierter Herpes zoster und Windpocken bei immunsupprimierten Patienten, undifferenziertem Nasopharynxkarzinom und viralen Innenohrdefekten mit Gehörstörungen. Auch rekombinante β-Interferone sind mittlerweile verfügbar. Sie werden in Ovarialzellen des Chinesischen Hamsters hergestellt und kommen bei schubförmiger Multipler Sklerose zum Einsatz.

γ-Interferon

γ-Interferon (IFN-γ, Immuninterferon, T-Zellinterferon) wird gebildet nach Induktion von Lymphoblasten mit Mitogenen wie Phytohämagglutinin oder Concanavalin A.

Die Bildung von γ-Interferon lässt sich auch durch Antigene stimulieren. Für den therapeutischen Einsatz steht ein in *E. coli* rekombinant hergestelltes γ-Interferon zur Verringerung der Häufigkeit von schwerwiegender Infektionen bei Patienten mit chronischer Granulomatose zu Verfügung.

6.5.3 Wirkungsmechanismus der Interferone

Nach dem Eindringen viraler Nukleinsäure in eine Zelle wird von dieser Zelle innerhalb von 4–12 Stunden Interferon gebildet und ausgeschieden. Entscheidend für die Induktion der Interferonbildung ist in vielen Fällen das Auftreten doppelsträngiger viraler RNA in der befallenen Zelle. 18–24 Stunden nach Beginn der Infektion bricht die Interferonproduktion abrupt ab. In der befallenen Zelle selbst geht die Virusvermehrung ungehindert weiter.

Das von der infizierten Zelle ausgeschiedene Interferon wird an spezielle Oberflächenrezeptoren von benachbarten Zellen gebunden, die nicht von Virus infiziert sind. Die Rezeptoren, an die Interferone binden, sind identisch mit den Rezeptoren des Wachstumshormons.

Von der Zelloberfläche aus induziert dann das Rezeptor-gebundene Interferon das antivirale Geschehen in der Zelle. Hierbei sind offensichtlich Gene auf dem Chromosom 21 beteiligt. Dringt ein Virus in eine Zelle ein, an deren Oberfläche Interferon gebunden ist, so kann es sich in dieser Zelle nicht vermehren. Signal für die Auslösung virusspezifischer Abwehrprozesse in einer solchen Interferon-tragenden Zelle ist in vielen Fällen wieder das Auftreten doppelsträngiger viraler RNA. Auf dieses Signal hin werden verschiedene Stoffwechselprozesse in der Zelle ausgelöst, die letztlich die Bildung von Virusproteinen blockieren (o Abb. 6.21, o Abb. 6.22):

- Der Abbau der viralen DNA durch eine virusspezifische Endonuklease,
- die Hemmung der Initialschritte der Translation der Virus-RNA durch Inaktivierung eines Initiationsfaktors (Oligo-2'-5'(A)-Synthetase [OASE]),
- die Hemmung der Kettenverlängerung der Virusproteine am Ribosom (eIF-2).

Bei der Einstellung eines antiviralen Zustands in der Zelle sind also Teilschritte der Proteinbiosynthese die Hauptangriffspunkte der durch Interferone induzierten Enzyme.

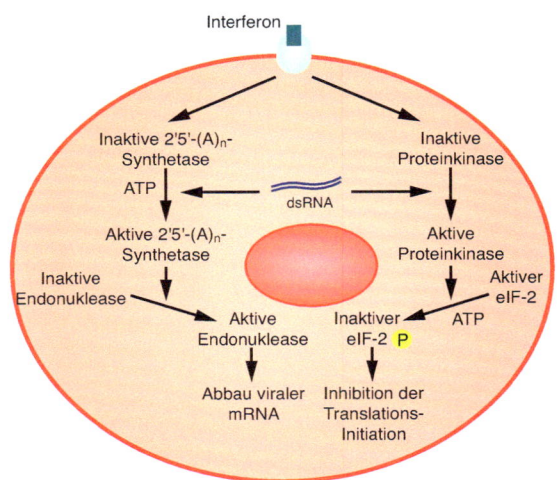

○ **Abb. 6.21** Antivirale Wirkung von Interferon. Interferon selbst bleibt an die Zytoplasmamembran gebunden. **Links** Aktivierung einer Endonuklease, **rechts** Schritte, die zur Inaktivierung des Initiationsfaktors 2 führen. Der dritte Schritt der Translationshemmung liegt in der Aktivierung einer Nukleotidyl-Transferase. **dsRNA** doppelsträngige Ribonukleinsäure, **ATP** Adenosintriphosphat

□ **Tab. 6.6** Biologische Eigenschaften der Interferone

Inhibition von RNA-, resp. DNA-Virus-Replikation
Inhibition von Transformation lymphatischer Zellen
Inhibition der Zellproliferation
Stimulation der Zelldifferenzierung
Änderungen der Zellmembranstruktur
Zunahme der HLA-Expression
Expression von F_c-Rezeptoren
Änderung der Zellrigidität
Änderung am Zellskelett und an Membranlipiden
Modulation des Immunsystems
Depression des B-Zellsystems
Stimulation der Phagozytose
Stimulation der Zytotoxizität von T- und NK-Zellen

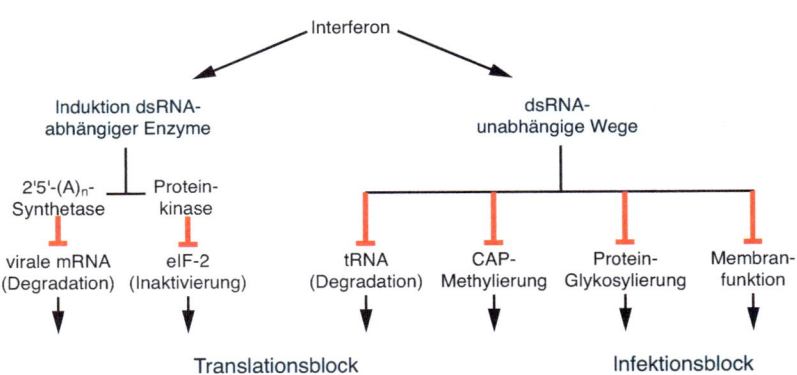

○ **Abb. 6.22** Mögliche Wege der Hemmung der Virusvermehrung in einer von Interferon geschützten Zelle

- tRNA-Abbau: Durch eine interferoninduzierte Phosphodiesterase wird der C-C-A-terminale Teil von tRNA-Molekülen verändert. Betroffen sind vor allem Leu-, Lys- und Ser-tRNA als Akzeptor in der Aminoacylierungsreaktion.
- Hemmung der mRNA-Methylierung: Fast alle eukaryontischen und viralen mRNA-Moleküle haben am 5'-Ende eine Cap-Struktur, d. h. 7-Methylguanosin, dessen 5'-OH-Gruppe über eine Triphosphatbrücke mit der 5'-OH-Gruppe der ersten transkribierten Base verknüpft ist (▸ Kap. 3.1.2, ○ Abb. 3.13). Diese „Kappe" wird durch Methylierung der endständigen Nukleotide ausgebaut. Sie stabilisiert die mRNA und vermittelt die Ausbildung des 48S-Präinitiationskomplexes. In Extrakten aus interferonbehandelten Zellen konnte ein Inhibitor der Cap-Methylierung gefunden werden. Er destabilisiert die mRNA. Denkbar ist auch, dass er direkt mit der Anheftung von mRNA an die Ribosomen interferiert. In beiden Fällen wird die Translation blockiert.

Durch weitere Mechanismen, z. B. die Veränderung von Membranfunktionen, könnte durch Interferone auch die Infektion einer Interferon-geschützten Zelle verhindert werden.

6.5.4 Weitere Interferonwirkungen

Neben ihrer antiviralen Wirkung hemmen Interferone u. a. das Zellwachstum und steigern die Aktivität z. B. der T-Zellen und der natürlichen Killerzellen (□ Tab. 6.6,

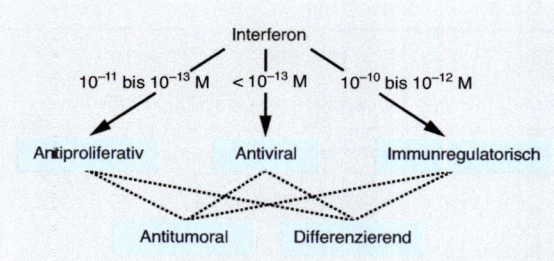

Abb. 6.23 Biologische Wirkungen der Interferone. Die drei Hauptaktivitäten (antiviral, antiproliferativ, immunregulatorisch) werden bei verschiedenen Interferonkonzentrationen (K_d-Werten) erzielt. Zu den „Nebenaktivitäten" (antitumoral, differenzierend) tragen Komponenten dieser Systeme bei.

Abb. 6.23). Letztere sind als Lymphozyten an der Zerstörung fremdartiger Zellen (Krebszellen) beteiligt.

Jeder dieser beiden Effekte könnte bereits für sich allein die zahlreichen Hinweise erklären, wonach Interferone die Rückbildung einiger Tumoren zu fördern vermögen.

Zusammenfassung

- Interferone (IFN) sind Proteine bzw. Glykoproteine, die eine immunstimulierende, vor allem antivirale Wirkung entfalten. Sie werden von menschlichen und tierischen Zellen gebildet.

- α-Interferone werden von Monozyten gebildet, die von Viren befallen werden. β-Interferon wird von virusinfizierten Fibroblasten und vermutlich auch von vielen anderen Zellen gebildet. γ-Interferon wird von T-Helferzellen nach Kontakt mit einem Makrophagen gebildet, der Bakterien phagozytiert hat.

- Alle drei Interferone werden gentechnisch hergestellt und therapeutisch eingesetzt.

7 Bakterien (Bacteria)

Wolfgang Kreis

Siehe auch Chemie, Struktur, Funktion von Zellwänden, Interzellularsubstanz und Glykocalyx (▸ Kap. 1.1, ▸ Kap. 1.2)

7.1 Morphologie und Zytologie

Die **Prokaryonten** unterteilt man in die beiden Domänen **Archaea** (früher: „Archaebakterien") und **Bacteria** (früher: „Eubakterien"). Die Archaea sind näher mit den Eukaryonten verwandt als mit den Bacteria. Die Domäne Archaea umfasst vor allem Organismen, die an extremen Standorten leben, z. B. in heißen Quellen, tief im Ozean und an anderen extremen Standorten. Sie besitzen einige typische zytologische und biochemische Merkmale, die sie von den Bacteria und den Eukaryonten klar trennt:

- Ihren Zellwänden **fehlt Peptidoglykan**.
- Die Membranlipide enthalten verzweigte, langkettige Kohlenwasserstoff, die über **Etherbindungen** mit Glycerin verknüpft sind.
- **Besondere ribosomale Struktur**.

In der Folge werden nur die echten Bakterien (Bacteria) berücksichtigt.

7.1.1 Morphologische und biochemische Einteilung der Bacteria

Zellformen

Bakterien (Bacteria) sind einzellige Prokaryonten, deren Zellgröße zwischen 0,5 µm und 5 µm liegt, die durchschnittliche Dicke einer Bakterienzelle liegt bei 1 µm. Zu den Bacteria zählen die am besten untersuchten bekannten humanpathogenen Prokaryonten (▸ Kap. 7.3).

Bakterien vermehren sich durch **Teilung**. Zu Beginn der Teilung werden von den seitlichen Wänden her Septen gebildet, die die Zelle schließlich in der Mitte durchschnüren. Morphologisch lassen sich die Bakterien unterteilen in:

- kugelige Formen (Kokken, z. B. Streptokokken, Staphylokokken),
- stäbchenartige Formen (z. B. Enterobakterien),
- gekrümmte bzw. schraubig gewundene Formen (Vibrionen, Spirillen).

Diese morphologischen Grundformen (○ Abb. 7.1) waren lange Zeit die Grundlage einer Einteilung und Gliederung der Bakterien. Das gegenwärtige Klassifikationssystem berücksichtigt die phylogenetischen Verwandtschaftsverhältnisse (▸ Kap. 7.3). Für die Differentialdiagnose und eine grobe Einteilung und Zuordnung der humanpathogenen Keime werden in der medizinischen Mikrobiologie jedoch immer noch auch die morphologischen Merkmale herangezogen.

Kokken besitzen entweder kugelige oder ovale Zellen. Sie zeigen oft eine charakteristische Lagerung, sodass bei Betrachtung eines Ausstrichpräparats eine Verdachtsdiagnose möglich ist. So deuten z. B. haufenförmig gelagerte Kokken auf Staphylokokken, kettenförmig gelagerte auf Streptokokken und paarweise gelagerte auf Diplokokken (Pneumokokken, Meningokokken, Gonokokken) hin.

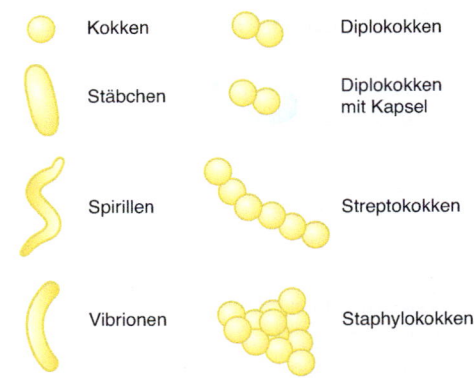

○ **Abb. 7.1** Zellformen der Bakterien

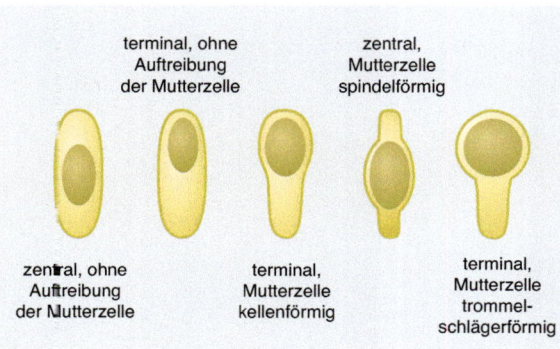

Abb. 7.2 Schematische Darstellung sporenbildender Bakterienformen. Sporen fallen im Lichtmikroskop durch ihre hohe Lichtbrechung auf. Sie sind wichtige Merkmale für die Bakteriendiagnostik.

Bei den **stäbchenförmigen Bakterien** sind die morphologischen Unterschiede gering. Die Zellen der einzelnen Arten weisen eine unterschiedliche Länge und Dicke auf. Hierher gehören z. B. die Enterobakterien (*Salmonella, Shigella, Escherichia coli*). Weitere Klassifizierungen der stäbchenförmigen Bakterien beruhen auf ihrer Befähigung zur Sporenbildung, ihrem Verhalten gegen Färbemittel, hauptsächlich der Gram-Färbung, oder die Unterteilung in Aerobier und Anaerobier.

Schraubenförmige Bakterien gliedern sich in Gruppen mit starren Zellen und in Gruppen mit flexiblen Zellen. Starre Zellen besitzen die Spirillen und Vibrionen. Flexible Zellen, die Abknick-, Roll- oder gleitende Bewegungen ausführen können, haben die Spirochäten (*Treponema, Borrelia, Leptospira*).

Myzelartiges Wachstum zeigen die Aktinomyceten. Hierher gehören in den Gattungen *Streptomyces*, *Micromonospora* und *Nocardia* zahlreiche Antibiotikabildner. Wegen ihres myzelartigen, an Pilze erinnernden Wachstums werden sie irreführenderweise Strahlenpilze genannt. Bei vielen Bakterienarten lassen sich aufgrund verschiedener Eigenschaften Untereinheiten, sogenannte Typen, unterscheiden. Eine Typendifferenzierung ist wichtig für Diagnose und Epidemiologie von Infektionskrankheiten. Sie kann auf verschiedene Art und Weise erfolgen, so etwa aufgrund von Wachstumseigentümlichkeiten (morphologische Typen), nach biochemischen Leistungen (Kultur-Typen), nach dem Antigenaufbau (serologische Typen) oder nach dem Verhalten gegenüber Test-Bakteriophagen (Lysotypen).

Säurefeste Bakterien

Als säurefest bezeichnet man Bakterien, die sich nach Färbung mit Anilinfarbstoffen durch Auswaschen mit Säure (HCl) nicht wieder entfärben lassen.

Die Prüfung auf Säurefestigkeit von Bakterien erfolgt meist mithilfe der Ziehl-Neelsen-Färbung mit Karbolfuchsinlösung. Nach der Färbung wird ausgewaschen und mit Salzsäure-Alkohol differenziert. Die rote Färbung bleibt bei säurefesten Bakterien erhalten. Nicht säurefeste Bakterien werden entfärbt. Säurefest sind Mykobakterien, z. B. *Mycobacterium tuberculosis*. Die Säurefestigkeit wird auf einen hohen Gehalt an Mykolsäureestern, wachsartigen Substanzen in der äußeren Membran, zurückgeführt.

Endosporen

Eine kleine Gruppe von Bakterien kann sogenannte Endosporen bilden. Diese sind äußerst hitzeresistent, einige vertragen sogar stundenlanges Kochen. Sporen sind Dauerformen, die zur Erhaltung der Art bei ungünstigen Umweltbedingungen dienen. Da sie im Inneren einer Bakterienzelle entstehen, werden sie als Endosporen bezeichnet. Im Lichtmikroskop fallen die Endosporen durch ihre hohe Lichtbrechung auf. Die Sporenbildung beginnt mit einer inäqualen Zellteilung. Durch Einschnürung der Zytoplasmamembran wird ein Teil des Protoplasten der Mutterzelle abgetrennt. Der Sporenprotoplast wird von der Zytoplasmamembran der Mutterzelle umwachsen und eingehüllt. Die Sporenwand besteht nach innen aus einem vielschichtigen Gerüst von Peptidoglykan, nach außen aus Polypeptiden. Die Sporen werden durch Autolyse der Mutterzelle freigesetzt. Sie lassen keine Stoffwechselaktivität erkennen. Sie verfügen über eine hohe Resistenz gegen Hitze, Strahlung oder chemische Desinfektionsmittel. In Form von Sporen können Bakterien lange Zeiten im Zustand latenten Lebens überdauern. Milzbrandsporen z. B. können noch nach 70 Jahren lebensfähig sein. Die Bedeutung der Endosporen für Medizin und Pharmazie liegt in ihrer enormen Hitzeresistenz begründet. Bakterien lassen sich durch etwa 10 Minuten langes Erhitzen bei 80 °C abtöten. Thermoresistente Endosporen vertragen eine erheblich stärkere Erhitzung, manche sogar stundenlanges Kochen.

Die arbeits- und kostenaufwändige Sterilisation von Operationsinstrumenten, Verbandmaterial und dergleichen ist auf die Abtötung von Endosporen abgestellt. Sie sind auch sehr widerstandsfähig gegen die üblichen Desinfektionsmittel.

Endosporenbildende Bakterien gehören zu den Gattungen *Bacillus*, z. B. *Bacillus anthracis*, und *Clostridium*, z. B. *Clostridium tetani* (▶ Kap. 7.3.4). Für die Diagnostik wichtig ist die Lage der Endosporen in der Mutterzelle (● Abb. 7.2).

Geißeln, Fimbrien, Pili

Viele Bakterien sind unbeweglich. Andere können sich jedoch mithilfe von Geißeln aktiv fortbewegen (● Abb. 7.3). Die Art der Begeißelung ist ebenfalls für die taxonomische Einteilung der Bakterien wichtig (● Abb. 7.4).

Geißeln: Geißeln bestehen aus Proteinen, sie sind gute Antigene. Diese in den Geißeln lokalisierten Antigene werden als **H-Antigene** bezeichnet. H kommt von Hauch, da die Bakterien mit starker Begeißelung, z.B. *Proteus*, auf Nährböden nicht in einzelnen Kolonien wachsen, sondern den gesamten Nährboden mit einem hauchförmigen feinen Wachstumsrasen überziehen.

Geißeln lösen im Säugetierorganismus die Bildung spezifischer Antikörper aus. Es lassen sich Geißelantiseren gewinnen, die u.a. für diagnostische Zwecke Verwendung finden können, z.B. im Schnelltest auf Choleraerreger (*Vibrio cholerae*). Versetzt man einen Tropfen Stuhlsuspension mit wimmelnden Vibrionen unter mikroskopischer Kontrolle mit *V.-cholerae*-Anti-H-Serum, so hört die Bewegung der Vibrionen schlagartig auf (Immobilisationstest). Auf den H-Antigenen beruht z.B. auch die Typendifferenzierung der Salmonellen. H-Antigene sind als Proteine thermolabil.

Fimbrien: Fimbrien bestehen ebenfalls aus Protein, sie sind aber kürzer und zarter als Geißeln, Fimbrien sind offensichtlich wichtig für die Haftung der Bakterien auf Schleimhäuten, also für adhäsive Vorgänge. Bei enteropathogenen Typen von *E. coli* z.B. sind Fimbrien die Voraussetzung für die Haftung an der Darmwand und ermöglichen diesen Formen somit erst die Kolonisation in einem bestimmten Darmabschnitt.

Pili: Bei Enterobakterien finden sich unter bestimmten Voraussetzungen sogenannte Sexual-Pili (o Abb. 7.5).

Es handelt sich um Proteinröhren von 1–20 µm Länge. Ein Pilus bildet eine Plasmabrücke zwischen zwei benachbart liegenden Bakterienzellen. Durch diese Plasmabrücke hindurch können DNA-Stücke des „Bakterienchromosoms" oder Plasmide von Zelle zu Zelle übertragen werden (▶ Kap. 3.3.5).

7.1.2 Gram-Färbung

Ein weiteres wichtiges Einteilungsmerkmal der Bakterien ist ihr Verhalten bei der Gram-Färbung. Hierbei werden die Bakterien mit einem basischen Farbstoff (z.B. Gentianaviolett) getränkt, danach mit Iod-Kaliumiodid Lösung (Lugol'sche Lösung) gebeizt. Danach erscheinen alle Bakterien blau. Anschließend wird mit 95% Ethanol „differenziert". Gramnegative Bakterien werden dadurch entfärbt. Wegen der dickeren Mureinschicht wird der Farbstoff aus grampositiven Bakterien nicht extrahiert. Zur besseren Darstellung können gramnegative Bakterien abschließend mit verdünnter Fuchsinlösung rot gegengefärbt werden. Zu den **grampositiven Keimen** zählen die Gattungen *Bacillus* und *Clostridium* sowie Staphylokokken und Streptokokken.

Gramnegative Bakterien sind beispielsweise Shigellen, Salmonellen, *Escherichia coli* (Darmbakterien).

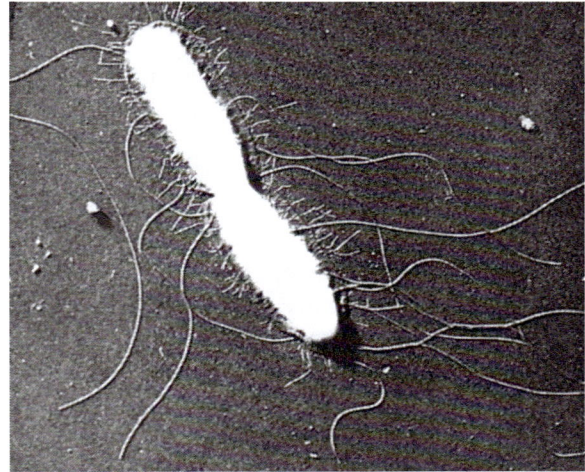

o **Abb. 7.3** Beispiel eines Bakteriums mit Geißeln und Fimbrien: *Salmonella typhi* (× 16 000)

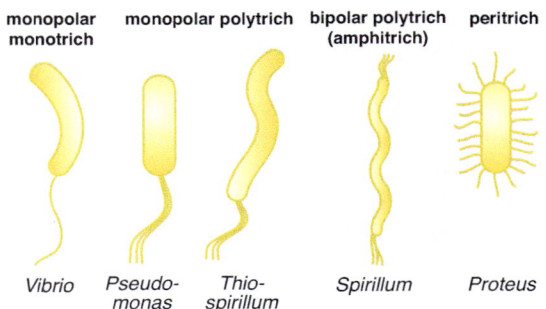

o **Abb. 7.4** Begeißelungsformen von Bakterien

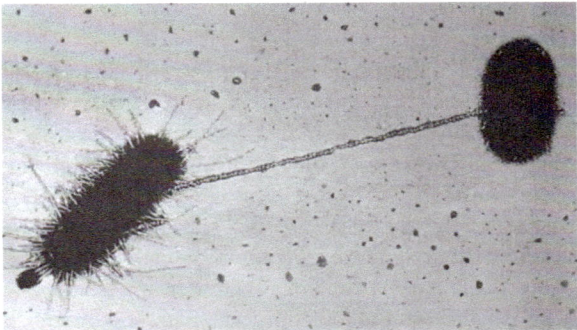

o **Abb. 7.5** Ausbildung eines Sexual-Pilus zwischen zwei Bakterien

7.1.3 Pathogenität und Pathogenitätsfaktoren von Bakterien

Der Begriff Pathogenität bezeichnet die Fähigkeit eines Erregers, unter natürlichen Bedingungen in einem Wirtsorganismus Krankheiten zu verursachen. Dies ist immer relativ und auf einen bestimmten Wirt bezogen. Ein Erreger kann entweder nur für einen Wirt oder für mehrere Wirtsarten pathogen sein. Für jede Erregerart kann ein natürliches Pathogenitätsspektrum angegeben werden.

Es sind zahlreiche Faktoren bekannt, die für die pathogene Wirkung von Erregern verantwortlich sind. Solche Pathogenitätsfaktoren lassen sich einteilen in Invasionsfaktoren und Schädigungsfaktoren:

- Haftvermögen,
- Kapselbildung,
- Überlebensvermögen in Phagozyten,
- Bildung bestimmter Enzyme wie Koagulase, Hyaluronidase, Streptokinase, Kollagenase,
- Exotoxine (einschließlich Enterotoxine),
- Endotoxine.

Invasionsfaktoren

Voraussetzung für eine Invasion, ein Eindringen eines Erregers in einen Wirtsorganismus, ist in vielen Fällen die Fähigkeit, auf Körperoberflächen zu haften. Als **Haftfaktoren** dienen oft Fimbrien. Enteropathogene Colibakterien bilden ein Protein, das ihnen zusammen mit Fimbrien die Anhaftung im oberen Dünndarm ermöglicht. Gonokokken haften mithilfe ihrer Fimbrien an die Epithelien der Urethra, *Bordetella pertussis* an die Epithelien des Respirationstrakts, *Shigella dysenteriae* an das Epithel des Colons.

Die Invasion des Wirtsorganismus kann noch begünstigt werden durch Enzyme, die von Erregern ausgeschieden werden. Pathogene Staphylokokken scheiden **Koagulase** aus, ein Enzym, das Plasma koaguliert. Hierdurch wird die Bildung von Fibrinwänden um die Bakterienherde gefördert, die die Bakterien vor der Immunabwehr des Wirtsorganismus schützen. Staphylokokkeninfektionen sind daher oft in „Herden" abgekapselt, z. B. beim Furunkel.

Streptokokken, Pneumokokken, Clostridien und andere Erreger scheiden das Enzym **Hyaluronidase** aus. Dieses hydrolysiert die Hyaluronsäure im Bindegewebe, wodurch die Ausbreitung der Erreger gefördert wird. Die **Streptokinase** (Fibrinolysin) der Streptokokken vermag koaguliertes Protoplasma aufzulösen und dadurch die Ausbreitung der Bakterien im Gewebe zu begünstigen. Streptokokkeninfektionen zeichnen sich daher oft durch flächenhafte Ausbreitung aus, z. B. beim Erysipel.

Schutz vor Phagozytose und Abtötung durch Zellen des Immunsystems bieten manchen Bakterien die Kapseln, z. B. Pneumokokken, *Klebsiella pneumoniae*, *Haemophilus influenza* oder besondere Oberflächenstrukturen der Zellwand, z. B. die M-Proteine der Streptokokken. Dies begünstigt die Ausbreitungsmöglichkeiten solcher Erreger im Organismus.

Manche Erreger vermögen sogar nach Phagozytose in den Phagozyten des Immunsystems zu überleben und sich darin zu vermehren, z. B. *Mycobacterium tuberculosis,* Brucellen, Listerien. Diese Erreger entziehen sich so der Abwehr durch das Immunsystem des Wirtsorganismus.

Schädigungsfaktoren

Schädigend wirkende Faktoren von pathogenen Mikroorganismen sind vielfältiger Art. Mikroorganismen können für die Wirtszellen wichtige Nährstoffe verbrauchen, Entzündungen auslösen, Gefäße und Lymphvorgänge verengen. Wichtige Schädigungsfaktoren sind Toxine, die von Bakterien ausgeschieden werden.

Bakterielle Toxine werden in **Exotoxine** (Ektotoxine) und **Endotoxine** unterteilt.

Exotoxine

Exotoxine werden von **lebenden Bakterien ausgeschieden**. Es sind Proteine, die stark und meist selektiv toxisch auf bestimmte Zellen und Gewebe wirken. Exotoxine werden gebildet von:

- *Clostridium tetani*,
- Clostridien der Gasödem-Gruppe,
- *Corynebacterium diphtheriae*,
- *Pseudomonas aeruginosa*,
- *Shigella dysenteriae*.

Exotoxine, die auf die Darmschleimhaut wirken (Enterotoxine), werden gebildet von:

- *Vibrio cholerae*,
- enteropathogenen *E.-coli*-Stämmen,
- bestimmten *Clostridium-perfringens*-Stämmen,
- bestimmten *Staphylococcus-aureus*-Stämmen.

Toxinausscheidende Erreger brauchen unter Umständen keine Invasionskraft zu besitzen, d. h., sich nicht stark zu vermehren. Der Erreger kann an einem Ort bleiben, aber durch sein Toxin schwere toxische Fernwirkungen auslösen, z. B. *Clostridium tetani* ausgehend von Wunden oder *Corynebacterium diphtheriae* von der Schleimhaut des oberen Respirationstrakts aus.

Toxine können auch zur Wirkung gelangen, ohne dass der Erreger selbst in Gewebe eindringt, z. B. Lebensmittelvergiftungen durch Botulismustoxin oder Staphylokokken-Enterotoxin.

Jedoch können auch viele invasive Mikroorganismen Exotoxine ausscheiden, z. B. Leukozidine, die Leukozyten schädigen, oder Hämolysine, die auf Erythrozyten und andere Zellen schädigend wirken.

Eine Reihe von Bakterien bildet **Enterotoxine**, das sind stark wirksame **Darmgifte** (◘ Tab. 7.2).

Das Toxin der Diphtheriebakterien (*Corynebacterium diphtheriae*) besteht aus einer Polypeptidkette mit einem Molekulargewicht von 63 kDa. Schon im µg-Bereich ist reines Diphtherietoxin für den Menschen tödlich. Diphtherietoxin wird nur von solchen Diphtherie-Bakterien gebildet, die einen Prophagen in

Genom tragen (▶ Kap. 3.3.5). Die genetische Information für das toxische Protein ist im Phagengenom lokalisiert. Diphtherietoxin wird im Gewebe enzymatisch in zwei Fragmente aufgespalten. Ein Fragment schleust das Restmolekül durch die Zytoplasmamembran. Dieses wirkt in der Zelle als das eigentliche Toxin durch Störung der Proteinsynthese.

Starke Zellgifte sind auch die Exotoxine der Gattung *Clostridium*. *Clostridium perfringens*, einer der Erreger des Gasödems, bildet als hauptsächliches Toxin eine letal und nekrotisierend wirkende Lecithinase. Dies ist eine Phosphorylase, die Lecithin in Phosphorylcholin und Diglycerid spaltet. Das Toxin hat eine gewebsschädigende Wirkung, führt zu raschem Muskelzerfall, zu Ödem- und Gasbildung. Neben der Lecithinase werden weitere Gewebs- und zellschädigende Enzyme ausgeschieden, z. B. Hämolysin, Kollagenase, Hyaluronidase und Desoxyribonuklease.

Clostridium tetani, der Erreger des Wundstarrkrampfes, scheidet hauptsächlich drei Exotoxine aus. Die wichtigste Komponente ist das Tetanospasmin, das eigentliche Tetanustoxin. Es wirkt neurotoxisch und ist ein hitzeempfindliches Protein mit einem Molekulargewicht von 150 kDa. Nach dem Botulismustoxin ist es das zweitstärkste bakterielle Gift. Der Wundstarrkrampf wird durch das Tetanusspasmin ausgelöst, das ausschließlich auf Nervenzellen wirkt. Das Toxin wird durch Tetanusbakterien, die sich in anaerobem Milieu von Wunden lokal vermehren, gebildet. Vom Ort der Infektion wandert das Toxin entlang der Nervenbahnen zu den Vorderhörnern des Rückenmarks.

Clostridium botulinum bildet in anaeroben proteinhaltigen Medien, z. B. Nahrungsmitteln, ein Toxin. Dieses Neurotoxin ist das stärkste bakterielle Gift. Es hemmt die Reizübertragung von den Nervenzellen zum Muskel, indem es die Ausschüttung des Transmitters Acetylcholin präsynaptisch verhindert. Bei peroraler Aufnahme wirken 0,1 µg tödlich. Dieses Gift ist Ursache von Lebensmittelvergiftungen, des Botulismus. Botulismus ist keine Infektionskrankheit, sondern immer eine Intoxikation. Man kennt sieben unterschiedliche Botulismustoxine.

■ MERKE Exotoxine sind immer Proteine. Sie sind daher hitzelabil, d. h. sie können durch Hitzesterilisation oder schon durch Kochen inaktiviert werden. Sie haben unterschiedliche Strukturen und sehr unterschiedliche, meist sehr starke Wirkungen.

Exotoxine sind hervorragende Antigene. Mit **Formaldehyd** lassen sie sich **entgiften**. Diese mit Formaldehyd inaktivierten Toxine, die sogenannten **Toxoide**, sind die Grundlage für Impfstoffe, z. B. Diphtherieimpfstoff und Tetanusimpfstoff. Es sind Toxoidimpfstoffe, die zur aktiven Impfung verwendet werden. Die Toxine selbst

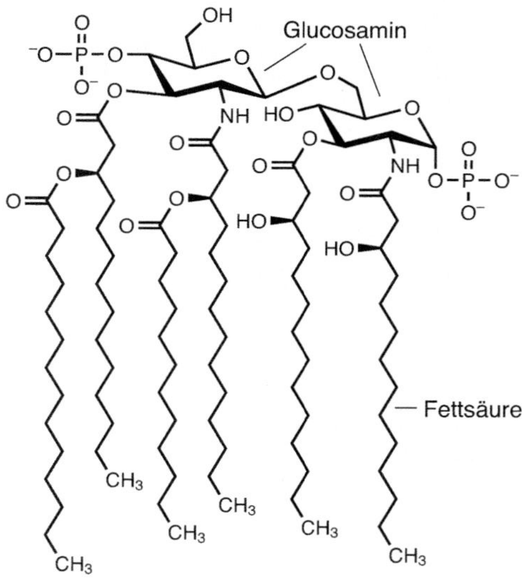

○ **Abb. 7.6** Lipid A. Lipid A ist sowohl für die schädigende als auch für die immunmodulierende Wirkung der Endotoxine verantwortlich. Lipid A ist der innerste Teil eines in der äußeren Membran der Zellwand gramnegativer Bakterien gelegenen Lipopolysaccharid-Komplexes.

können durch entsprechende Immunseren neutralisiert werden. Die Immunseren enthalten Antikörper, die an die Toxine binden und sie damit unschädlich machen. Immunseren dienen der passiven Impfung.

Endotoxine

Endotoxine sind Bestandteil der **Zellwand gramnegativer Bakterien**. Sie sind in die äußere Membran der Zellwand eingebettet. Um überhaupt wirken zu können, müssen sie von der Bakterienoberfläche freigesetzt werden. Dies geschieht, wenn gramnegative Bakterien absterben oder sich teilen. Auch der Einsatz von Antibiotika kann zu einem massiven Absterben von gramnegativen Bakterien und damit zu einer Freisetzung großer Mengen an Endotoxin führen. Es handelt sich um hitzestabile Lipopolysaccharidkomplexe (▶ Kap. 1.2.1), das sogenannte Lipid A (○ Abb. 7.6, ○ Abb. 1.9). **Endotoxine** werden erst beim **Absterben von Bakterienzellen** bei **Zell-Lyse** freigesetzt. Endotoxine wirken pyrogen, d. h. sie erzeugen im Säugetierorganismus Fieber. Bereits Mengen von 0,0002 µg/kg KG rufen beim Menschen Fieber hervor. Bei Zerstörung einer großen Zahl gramnegativer Bakterien z. B. bei Antibiotikabehandlung kann durch Freisetzung größerer Mengen von Endotoxin eine Toxämie auftreten, die von Blutdruckabfall und schweren Diarrhöen gekennzeichnet ist.

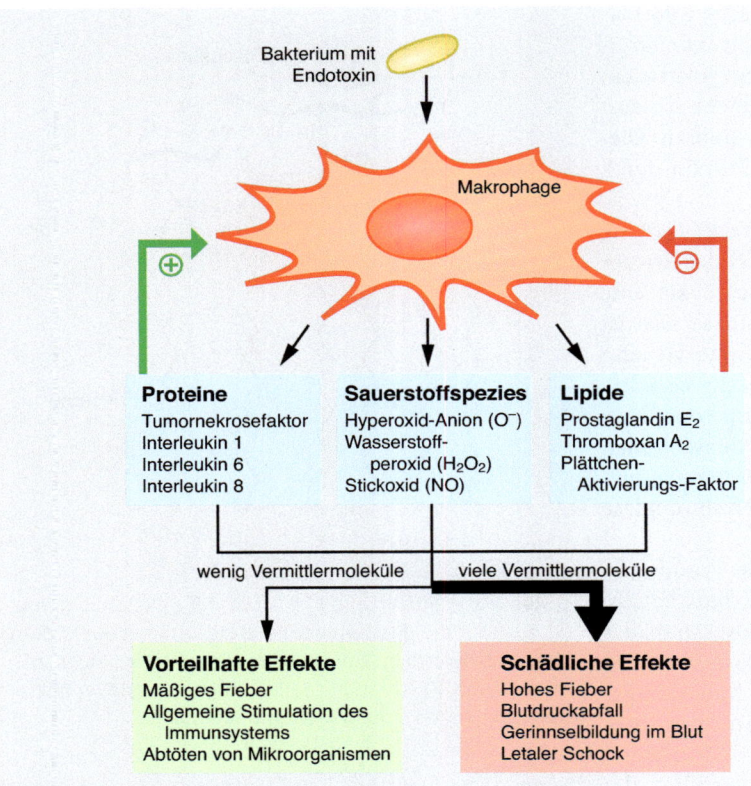

Abb. 7.7 Endotoxin aktiviert Makrophagen (Leukozyten). Danach produzieren die aktivierten Makrophagen Immunmodulatoren, scheiden sie aus und lösen damit eine Immunantwort aus. Erst die massive Freisetzung von Endotoxinen führt durch eine Überproduktion von Immunmodulatoren zu den schädlichen Effekten der Endotoxine.

■ **MERKE** Endotoxine sind hitzestabil. Sie werden durch Autoklavieren nicht inaktiviert. Die Endotoxine der verschiedenen gramnegativen Bakterien sind sich chemisch sehr ähnlich. Die biologische Wirkung, die pyrogene Wirkung, ist bei allen Endotoxinen gleich.

Freigesetzte Endotoxine lösen nicht direkt Reaktionen wie Fieber oder Schock im Organismus aus. Sie entfalten ihre Wirkung vielmehr über die Aktivierung anderer Zellen. Zielzellen der Endotoxine sind vor allem Makrophagen, also Leukozyten, die Teil des unspezifischen Immunsystems sind. Aktivierte Makrophagen schütten eine große Zahl unterschiedlicher Stoffe aus. Darunter befindet sich der Tumor-Nekrose-Faktor α, der im Säugetierorganismus Fieber und in hohen Dosen irreversiblen Schock auslöst. Endotoxin-aktivierte Makrophagen sezernieren des Weiteren Interleukine und andere Substanzen, welche das Immunsystem regulieren.

Wenn ein gramnegatives Bakterium in den Körper eindringt, sich vermehrt und dabei in geringer Konzentration Endotoxin freisetzt, können aktivierte Makrophagen eine kontrollierte, lokale Immunantwort auslösen und so dazu beitragen, die eingedrungenen Bakterien zu eliminieren. Begleiterscheinung ist leichtes Fieber, welches in diesem Fall zur Heilung beiträgt. Bei schweren Infektionen jedoch können große Mengen von Endotoxinen im Blut angereichert werden. Im ganzen Körper werden Makrophagen aktiviert, mit der Folge einer massiven Ausschüttung von Mediatorstoffen. Damit wird eine Überreaktion des Immunsystems ausgelöst, welche zu hohem Fieber und Schockzuständen führt. Somit wirken Endotoxine im eigentlichen Sinne nicht als Giftstoffe. Erst die übersteigerte Immunreaktion führt zu den von den Endotoxinen bekannten Reaktionen (o Abb. 7.7).

7.2 Wachstum und Entwicklung der Bacteria

7.2.1 Wachstum

Wachstum von Mikroorganismen bedeutet **Zunahme der Organismenzahl** der Biomassen und bezieht sich nicht auf die Größenzunahme einzelner Zellen. Die maximale Wachstumsgeschwindigkeit eines Bakteriums hängt mit seiner Größe zusammen. Je kleiner es ist, desto schneller kann es wachsen. Alle Stoffwechselvorgänge eines Bakteriums laufen über seine Oberfläche ab. Bakterien haben im Vergleich zu anderen Lebewesen eine sehr große spezifische Oberfläche. Daher können sie sich prinzipiell sehr viel schneller vermehren als

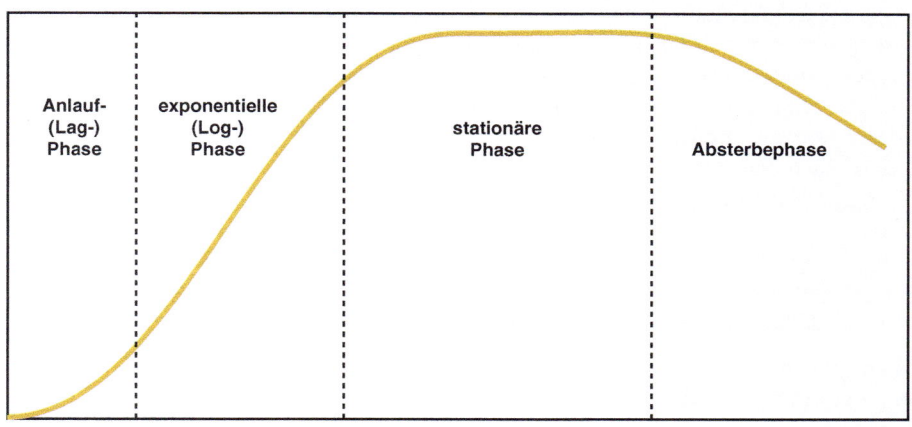

Abb. 7.8 Wachstumskurve einer Bakterienkultur, gemessen als Zunahme der Zellzahl. In der Lag-Phase (Anlaufphase) kommt das Wachstum der Kultur langsam in Gang. Die Kultur ist in ein frisches Nährmedium eingeimpft worden. Die Zellen der Bakterienkultur müssen sich an die neuen Wachstumsbedingungen anpassen. Zur Adaption an das Nährmedium können induzierbare Enzyme gebildet werden. Die Bildung neuer Enzyme kann durch das neue Substrat induziert werden. In der Log-Phase (exponentielle Phase) verläuft das Wachstum der Mikroorganismen exponentiell. Sie ist durch eine konstante, maximale Teilungsrate charakterisiert. Die Teilungsrate während der Log-Phase ist eine für jede Bakterienart spezifische Größe. Sie wird durch Milieufaktoren, wie pH der Nährlösung, Zusammensetzung der Nährlösung, Temperatur und O_2-Spannung beeinflusst. Die Steigung dieses Abschnitts der Wachstumskurve ist für jeden Organismus abhängig von der Art des verwendeten Nährmediums, der Temperatur und anderer wachstumsbeeinflussender Faktoren. In diesem Stadium wird die maximal mögliche Zellteilungsrate erreicht. In der stationären Phase hat das Wachstum sein Maximum erreicht. Die Zellen hören auf, sich zu teilen. In der Absterbephase sinkt die Zellzahl wieder, u. a. bedingt durch Autolyse der Zellen.

alle anderen Lebewesen. Bakterien und andere Prokaryonten vermehren sich in der Regel durch **binäre Zellteilung**, sehr selten wird Knospung beobachtet. Da sich jede Tochterzelle wiederum teilt, verdoppelt sich die Zellzahl mit jeder neuen Teilung; das Wachstum erfolgt also **exponentiell**. Die Zeit, die für die Verdoppelung der Zellzahl benötigt wird, nennt man **Generationszeit**.

Im einfachsten Verfahren werden isolierte Bakterien im sogenannten Batch-Verfahren kultiviert. Hierbei wird eine Nährlösung mit einer kleinen Menge (Inokulum) der Mikroorganismen angeimpft. Danach wird bis auf den Luftsauerstoff nichts mehr hinzugefügt. Die Bakterien vermehren sich, bis die im Medium gelösten Nährstoffe aufgebraucht sind. Danach sterben sie langsam ab. Das Wachstum lässt sich durch kontinuierliche Messung der optischen Dichte (OD) der Bakteriensuspension verfolgen. Das Wachstum in der Batch-Kultur ist nicht durchgehend exponentiell. Es lässt sich in vier Phasen einteilen (o Abb. 7.8). In der **Lag-Phase** (Anlaufphase) passen sich die Bakterien an das vorliegende Milieu an. Die Zellen müssen sich biochemisch und physiologisch auf die angebotene Nahrung einstellen. Die Zellen teilen sich zwar schon, erreichen aber nicht die maximal mögliche Wachstumsrate. Die Lag-Phase geht über in die **Log-Phase** (Exponentielle Phase). Die Zellen wachsen jetzt mit der unter den gegebenen Bedingungen maximal möglichen Geschwindigkeit und einer konstanten Teilungsrate. Die Teilungsrate ist arttypisch, wird aber durch die Milieu-Faktoren beeinflusst (pH, Temperatur, Sauerstoffzufuhr). In der **stationären Phase** verlangsamt sich das Wachstum. Ursache dafür können Nahrungsmangel, Sauerstoffmangel oder toxische Stoffwechselprodukte sein. Es stellt sich ein Gleichgewicht zwischen Neubildung und Absterben der Mikroorganismen ein und die Zellzahl bleibt konstant. Sind die im Medium enthaltenen Nährstoffe vollständig aufgebraucht, beginnt die **Absterbephase**. Die Zellen ernähren sich zunächst noch von Speicherstoffen und sterben dann nach und nach ab (Autolyse).

7.2.2 Ernährungstypen

Zum Wachstum benötigen Bakterien, wie alle anderen Organismen auch, Wasser und darin gelöste Nährstoffe. Die Nährstoffe müssen alle diejenigen Elemente und Verbindungen enthalten, die für den Stoffwechsel, d. h. Energiegewinnung, Aufbau von Zellsubstanz, Aktivität von Enzymen, benötigt werden.

Bakterien sind in ihrer überwiegenden Zahl heterotroph, d. h., sie gewinnen ihre Energie durch Abbau organischer Stoffe.

Nur wenige sind zur Energiegewinnung durch Photosynthese oder Chemosynthese befähigt, sind also photoautotroph oder chemoautotroph.

Bei Bakterien kennt man zahlreiche unterschiedliche Ernährungstypen (Stoffwechseltypen). Sie unterscheiden sich in der Art der Energiequelle, dem Wasserstoffdonator und der Kohlenstoffquelle. Viele sind auch in der Lage, sich je nach Nahrungsangebot auf verschiedene Ernährungsweisen umzustellen.

Energiequellen

Die Energiegewinnung kann bei Bakterien auf zwei prinzipiell verschiedenen Stoffwechselwegen erfolgen:

- Organismen, die ihre Energie durch Nutzung der Lichtenergie gewinnen, werden als photoautotroph bezeichnet.
- Chemoautotrophe Organismen hingegen gewinnen ihre Energie durch Reduktions-Oxidations-Reaktionen an den Substraten, die als Nährstoffe dienen. Dabei kann die Energiegewinnung durch Atmung oder Gärung erfolgen.

Wasserstoffdonatoren

Organismen, die organische Verbindungen als Elektronendonatoren verwenden können, werden als organotroph bezeichnet. Dagegen können sogenannte lithotrophe Bakterien anorganische Stoffe, z. B. NH_3, H_2S oder Fe^{2+} u. a. als Elektronendonatoren nutzen.

Kohlenstoffquellen

Mikroorganismen sind autotroph, wenn sie die überwiegende Menge des Kohlenstoffs durch Fixierung von CO_2 gewinnen können. Heterotrophe Organismen gewinnen den Kohlenstoff aus organischen Verbindungen. Die meisten Bakterien sind heterotroph. Anspruchslose heterotrophe Bakterien können schon wachsen, wenn nur eine organische C-Quelle vorliegt. *Escherichia coli* z. B. wächst auf einem Nährmedium, das als C-Quelle D-Glucose und ansonsten nur anorganische Stoffe enthält (z. B. NH_4^+, PO_4^{3-}, SO_4^{2-}, Ca^{2+}, Mg^{2+}, K^+ und Spurenelemente). Hieraus baut *E. coli* alle Zellbestandteile auf. Andere Bakterien stellen meist höhere Ansprüche und benötigen zum Wachstum und zur Vermehrung noch eine Reihe von Wachstumsfaktoren (▶ Kap. 4.7.1).

Sauerstofftoleranz

Eukaryonten sind bezüglich ihres Wachstums und ihrer Vermehrung weitgehend auf Sauerstoff angewiesen. Bei Prokaryonten dagegen kennt man Formen, die nur bei Abwesenheit von Sauerstoff wachsen (obligat anaerob), Formen, die nur bei Anwesenheit von Sauerstoff wachsen (obligat aerob) und solche, die in Abwesenheit von Sauerstoff wachsen können, Sauerstoff aber tolerieren (fakultativ anaerob). Medizinisch wichtige Bakterien finden sich in allen drei Gruppen. Die Enterobakterien z. B. sind fakultativ anaerob. Zu den obligat anaeroben Bakterien gehören die Clostridien. Anaerobe Bakterien gewinnen ihre Energie durch Gärung. Für sie ist Sauerstoff toxisch.

Temperatur

Auch hinsichtlich ihrer Temperaturansprüche zeigen Bakterien große Unterschiede. Die meisten Boden- und Wasserbakterien sind mesophil. Sie erreichen ihre maximale Wachstumsrate zwischen 20 °C und 42 °C.

Thermophile Bakterien wachsen optimal zwischen 40 °C und 70 °C. Bei extrem thermophilen Bakterien liegt das Wachstumsoptimum oberhalb 65 °C.

Die kryophilen Bakterien erreichen ihr Wachstumsoptimum unterhalb 20 °C.

Beispiele für photoautotrophe und chemoautotrophe Energiegewinnung

Photoautotrophe Bakterien

Einige pigmenthaltige Bakterien sind zur Photosynthese befähigt. Bei der Photosynthese wird die Strahlungsenergie des Sonnenlichts zur Energiegewinnung genutzt. Die CO_2-Assimilation durch Photosynthese ist an das Vorhandensein von Photosynthesepigmenten gebunden und kann nur im Licht ablaufen. Als Elektronendonor verwenden sie jedoch an Stelle von Wasser anorganische Verbindungen, z. B. Schwefelwasserstoff, Thiosulfat oder Wasserstoff, oder organische Verbindungen, z. B. Milchsäure oder Isopropylalkohol. Die meisten photosynthetisch tätigen Bakterien sind obligate Anaerobier. Grüne Schwefelbakterien nutzen z. B. Schwefelwasserstoff als Elektronendonor.

$$2\ H_2S + CO_2 \xrightarrow{Licht} (CH_2O) + H_2O + 2\ S$$

Einige schwefelfreie Purpurbakterien können Isopropanol zu Aceton oxidieren.

$$2\ H_3C\text{-}CHOH\text{-}CH_3 + CO_2 \xrightarrow{Licht} (CH_2O) + 2\ H_3C\text{-}CO\text{-}CH_3 + H_2O$$

Chemoautotrophe Bakterien

Einige farblose Bakterien können auch im Dunkeln CO_2 fixieren und daraus Kohlenhydrate aufbauen. Sie gewinnen die Energie zur CO_2-Assimilation aus energieliefernden chemischen Umsetzungen. Dieser Prozess wird daher als Chemosynthese bezeichnet. Bei den Energie liefernden chemischen Reaktionen handelt es sich um die Oxidation anorganischer Verbindungen.

Pigmentfreie Schwefelbakterien oxidieren Schwefelwasserstoff zu Schwefel und diesen weiter zu Sulfat, auch Thiosulfat wird zu Sulfat oxidiert. In der Bilanz lassen sich diese Reaktionen wie folgt formulieren:

$2\ H_2S + O_2 \rightarrow 2\ H_2O + 2\ S \qquad \Delta G° = -494\ kJ$
$2\ S + 2\ H_2O + 3\ O_2 \rightarrow 2\ H_2SO_4 \qquad \Delta G° = -1172\ kJ$
$H_2S_2O_3 + 2\ O_2 + H_2O \rightarrow 2\ H_2SO_4 \qquad \Delta G° = -418\ kJ$

Der Schwefel wird dabei von der zweiwertigen negativen zur sechswertigen positiven Form oxidiert. Die Energieausbeute bei diesen Reaktionen ist sehr hoch. Die gewonnene Energie wird teilweise zur CO_2-Fixierung genutzt. Schwefelbakterien sind in der Natur vor allem in nährstoffreichen Seen verbreitet. Sie sind in Kläranlagen an der biologischen Reinigung beteiligt, da sie den aus Fäulnisprozessen stammenden Schwefelwasserstoff zu Sulfat oxidieren.

Nitrifizierende Bakterien oxidieren Ammoniumstickstoff zu Nitrit und dieses weiter zum Nitrat. Dieser Vorgang der Nitrifikation ist für den Stickstoffkreislauf der Natur von großer Bedeutung. Die nitrifizierenden Bakterien der Gattungen *Nitrosomonas* und *Nitrobacter* sind in der Natur in Ackerböden weit verbreitet. Sie sind immer miteinander vergesellschaftet.

Nitrosomonas oxidiert Ammoniumstickstoff zu Nitrit:

$2\ NH_3 + 3\ O_2 \rightarrow 2\ HNO_2 + 2\ H_2O \qquad \Delta G° = -661\ kJ$

Das Nitrit wird von *Nitrobacter* weiter zum Nitrat oxidiert;

$2\ HNO_2 + O_2 \rightarrow 2\ HNO_3 \qquad \Delta G° = -150\ kJ$

Zu den zur „Chemosynthese" fähigen Organismen zählen ferner die Eisenbakterien, die Fe^{2+} zu Fe^{3+} oxidieren.

$Fe^{2+} \xrightarrow{e^-} Fe^{3+} \qquad \Delta G° = -67\ kJ$

Knallgas-Bakterien oxidieren molekularen Wasserstoff

$2\ H_2 + O_2 \rightarrow 2\ H_2O \qquad \Delta G° = -477\ kJ$

Knallgasbakterien sind nur fakultativ chemoautotroph. Stehen ihnen organische Substanzen zur Verfügung, so ernähren sie sich heterotroph.

Wasserstoff kann auch mit Sulfat umgesetzt werden.

$H_2SO_4 + 4\ H_2 \rightarrow H_2S + 4\ H_2O \qquad \Delta G° = -191\ kJ$

Bakterien, die zur Chemosynthese befähigt sind, besitzen Enzyme, die aus anorganischem Substrat Wasserstoff bzw. Elektronen freisetzen können. Die Elektronen werden mithilfe einer Elektronentransportkette in einer Folge von Redoxreaktionen auf Sauerstoff oder eine zu reduzierende anorganische Verbindung als Endakzeptor übertragen. Mit diesem Elektronentransport sind, wie bei der Photosynthese, Phosphorylierungsschritte (ADP + P_i → ATP) gekoppelt. Es wird also chemisch gebundene Energie gewonnen.

Diese Elektronentransportketten weisen Ähnlichkeiten mit der Atmungskette auf, z. B. konnten auch hier Cytochrome in Redoxpaaren nachgewiesen werden.

Allen Vorgängen der autotrophen Energiegewinnung liegt eine Serie von Redoxvorgängen zugrunde. An die jeweiligen Elektronentransportketten sind Phosphorylierungsreaktionen gekoppelt, durch die chemische Energie für die Zelle gewonnen wird, die bei der Reduktion und damit der Assimilation des CO_2 genutzt werden kann.

■ **MERKE** In ihren Grundprinzipien sind sich die Vorgänge der Energiegewinnung sehr ähnlich. Photosynthese und Chemosynthese unterscheiden sich im Wesentlichen nur in der Art der Energiequelle, im einen Falle Lichtenergie und im anderen Falle chemische Oxidationsenergie. Die verschiedenen Typen der Photo- bzw. Chemosynthese unterscheiden sich weiterhin in der Art der Wasserstoff- bzw. Elektronen-Donoren und Akzeptoren.

7.3 Pharmazeutisch, technisch und medizinisch wichtige Prokaryonten

Stoffwechselleistungen oder Zellbestandteile einiger **Archaea** werden industriell angewendet, z. B. als Träger für Impfstoffe oder zur Gewinnung hitzestabiler Enzyme. Die für die PCR eingesetzte Taq-Polymerase stammt allerdings aus einem echten Bakterium. Bisher sind keine Krankheitserreger aus der Gruppe der Archaea bekannt.

Unter den echten Bakterien (Bacteria) andrerseits finden sich wichtige **Krankheitserreger**, aber auch **Produzenten** von **organischen Verbindungen**. Zahlreiche Arzneistoffe, Vitamine, Lebensmittel, Lebensmittelzusatzstoffe, Enzyme und Aminosäuren werden mithilfe von mikrobiologischen Verfahren gewonnen. **Biotransformationsreaktionen** von organischen Verbindungen sind für die Synthese z. B. von Steroidhormonen unersetzlich (□ Tab. 7.1).

Die **Domäne der Bacteria** wird derzeit in **24 Stämme (Phyla)** aufgeteilt. Die Rangstufe dieser „Gruppen" im taxonomischen System ist noch nicht abschließend geklärt (○ Abb. 7.9). Die Vielfalt bakterieller Lebensformen ist aber deutlich größer als das gegenwärtig gültige System repräsentiert. Basierend auf den bis heute bekannten 16S-rRNA-Sequenzen vermutet man mehr als 50 verschiedene Bakterien-Phyla. Alle pharmazeu-

□ **Tab. 7.1** Biotechnologisch wichtige Bakteriengruppen

Bakteriengruppe und -familie	Wichtige Gattungen, die an technischen Prozessen beteiligt sind
Proteobacteria	
Acetobacteraceae	*Acetobacter:* Oxidation von Carbonylen, z. B. Ethanol → Essigsäure, Sorbit → Sorbose
Pseudomonadaceae	*Pseudomonas:* Kohlenwasserstoffverwertung, SCP, Oxidation von Steroiden, Wasserstoffoxidation
	Azotobacter: Nicht symbiotische Stickstoffbindung
Methylococcaceae	*Methylomonas* und *Methylococcus:* Methan- und Methanoloxidation
Enterobacteriaceae	*Escherichia* und *Aerobacter:* Viele unterschiedliche Prozesse, z. B. Bildung von Nukleotiden, 2-Keto-glutarsäure
Firmicutes	
Bacillaceae	*Bacillus:* Bildung von Antibiotika (bes. Peptidantibiotika), Enzymen
	Clostridium: Bildung von Butanol, Aceton, Buttersäure
Lactobacillaceae	*Lactobacillus:* Bildung von Milchsäure und Milchprodukten, Silage, vielen milchsauren Lebensmitteln, Verderb von Lebensmitteln
Corynebacteriaceae	*Corynebacterium* und *Arthrobacter:* Oxidation von Kohlenwasserstoffen, Bildung von Aminosäuren
Myobacteriaceae	*Myobacterium:* Oxidation von Kohlenwasserstoffen u. a. Substraten, z. B. Steroiden
Micrococcaceae	*Micrococcus:* Oxidation z. B. von Kohlenwasserstoffen und Steroiden
Streptococcaceae	*Streptococcus:* Milchsäure-, Diacetylbildung
	Leuconostoc: Dextranbildung
Streptomycetaceae	*Streptomyces:* Bildung von sehr vielen Antibiotika, Enzymen, Vitamin B_{12}

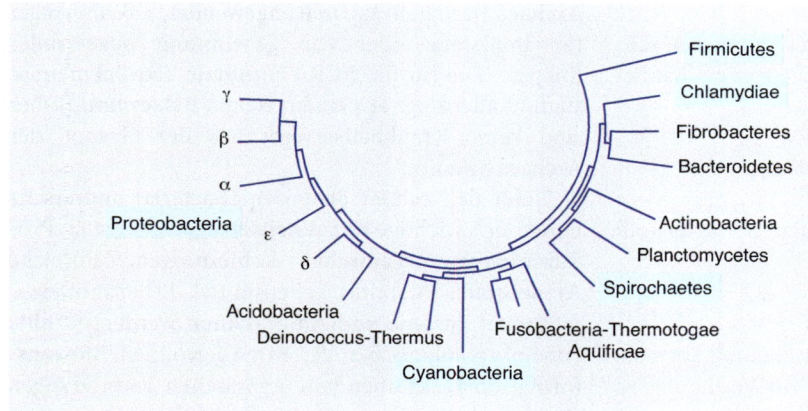

○ **Abb. 7.9** Stammbaum der Bakterien, wie er sich aus dem Vergleich der Basensequenzen der 16S-rRNAs ergibt. Stämme mit pharmazeutisch relevanten Vertretern sind blau unterlegt.

tisch und medizinisch wichtigen Vertreter der Bacteria sind einem der folgenden Stämme zuzuordnen:

- Proteobacteria,
- Cyanobacteria,
- Spirochaetes,
- Chlamydiae,
- Firmicutes.

7.3.1 Proteobacteria

Die größte Gruppe innerhalb der Bakterien bilden die **Proteobacteria** (Purpurbakterien). Viele der Arten sind **gramnegativ**, besitzen **Bacteriochlorophyll** und ernähren sich **photoautotroph**. Es gibt aber auch **chemotrophe** und **chemoheterotrophe** Vertreter. Auch in ihrem Aussehen sind sie sehr vielgestaltig. Die Proteobacteria werden in fünf Hauptgruppen eingeteilt, die als Klassen angesehen werden, und die griechischen Buchstaben Alpha bis Epsilon als Präfix erhalten. Die Mitochondrien der Eukaryonten wurden vermutlich durch Endosymbiose von Proteobakterien erworben. Wichtige humanpathogene Vertreter sind:

- *Bordetella pertussis* (Keuchhusten),
- *Salmonella typhimurium* (Erreger des Typhus),
- *Shigella* sp. (bakterielle Ruhr),
- *Vibrio cholerae* (Erreger der Cholera),
- *Yersinia pestis* (Erreger der Pest).

Daneben gibt es einige biotechnologisch wichtige Arten. Auch *Rhizobium* sp. (N_2-fixierende Knöllchen-Bakterien) und *Agrobacterium* sp. (Wurzelhalsgallen- oder „Hairy roots"-induzierende Bakterien) zählen zu den Proteobacteria.

Essigsäurebakterien

Acetobacter (**Rhodospirillales, Acetobacteraceae**). Hierzu zählen **gramnegative Stäbchen** mit **peritricher Begeißelung**. Sie zeichnen sich durch hohe Säuretoleranz aus. Die natürlichen Standorte der Essigsäurebakterien sind Pflanzen. Sie sind befähigt, aus Zuckern oder Alkoholen durch unvollständige Oxidation Säuren zu bilden, z. B. aus Ethylalkohol die Essigsäure oder aus Butanol die Buttersäure:

CH_3-CH_2OH → CH_3-$COOH$
CH_3-CH_2-CH_2OH → CH_3-CH_2-$COOH$

Essigsäure ist die wichtigste technische organische Säure. Essigsäurebildung aus alkoholischen Flüssigkeiten ist schon so lange bekannt wie die Weinherstellung. Essigsäure wird fast ausschließlich durch chemische Synthese gewonnen. Durch Vergärung von Ethanol lässt sich nämlich nur Essig, d. h. verdünnte Essigsäure gewinnen. In Japan wird Essigsäure auch durch Fermentation aus Aminosäuren gewonnen.

Essigsäure ist ein wichtiger Rohstoff bei der Herstellung von Gummi, Kunststoffen, Acetatfasern, Arzneimitteln, Farbstoffen, Insektiziden und Photochemikalien. In der pharmazeutischen Analytik dient Essigsäure in verschiedenen Verdünnungsstufen als häufig gebrauchtes Reagens, z. B. beim Nachweis von Ionen, Citrat und Salicylat. In 1 %iger Lösung kann Essigsäure für Hautwaschungen und Umschläge zur Hyperämisierung angewandt werden.

Sekundäre Alkohole werden zu Ketonen oxidiert:

CH_3-$CHOH$-CH_3 → CH_3-CO-CH_3
CH_2OH-$CHOH$-CH_2OH → CH_2OH-CO-CH_2OH

Zuckeralkohole zu Aldosen und Ketosen, z. B. Sorbit zu Sorbose. Technisch wichtig ist hier die Dehydrierung von D-Sorbit zu L-Sorbose durch *Acetobacter suboxidans* bei der Herstellung von L-Ascorbinsäure (Vitamin C, o Abb. 7.10).

o **Abb. 7.10** Mikrobielle Dehydrierung von D-Sorbit zu L-Sorbose bei der L-Ascorbinsäure-Herstellung

Pseudomonaden

Pseudomonas (**Pseudomonadales, Pseudomonadaceae**). Es handelt sich um bewegliche, **stäbchenförmige**, **gramnegative** Bakterien. Sie besitzen **polar** (lophotrich) angeordnete **Geißeln** (▶ Kap. 7.1.1). Sie sind nicht zur Sporenbildung befähigt. Pseudomonaden sind **obligate Aerobier**. Häufig bilden sie wasserlösliche Pigmente, z. B. das blaugrüne Pyocyanin. Sie sind als Wasser- und Bodenbesiedler und als Erreger von Pflanzenkrankheiten in der Natur weit verbreitet. Medizinische Bedeutung besitzen einige Arten der Gattung *Pseudomonas*, die als fakultative oder obligate Parasiten im menschlichen oder tierischen Organismus leben können.

Der wichtigste **menschenpathogene Vertreter** der Gattung *Pseudomonas* ist *Pseudomonas aeruginosa*. Hierbei handelt es sich um einen weit verbreiteten Keim, der geringe Nährbodenansprüche stellt. Er findet sich in Erde, Wasser, Abwasser und in geringer Zahl als Kommensale im menschlichen Intestinum. Er ist ein **fakultativ pathogener** Organismus, der vorwiegend Personen mit geschwächter Infektionsabwehr befällt. Er besitzt eine besondere Affinität zu großflächigen Hautdefekten, z. B. Verbrennungswunden. Dort bildet dieser Erreger großflächige grünblaue Eiterungen („*Bacillus pyocyaneus*"). *Pseudomonas aeruginosa* entwickelt hochgradige Resistenzen gegen Antibiotika. Er wird aus vielen Gründen zu den Problemkeimen im Krankenhausbereich gezählt. In Folge seiner geringen Nährstoffbedürfnisse können Waschbecken, Bodenabläufe, Waschmaschinen, Luftbefeuchter etc. zum Erregerreservoir gehören.

Vertreter der Pseudomonadaceae werden für **biotechnische Prozesse** verwendet, z. B. bei der Verwertung von Kohlenwasserstoffen, der Produktion von Proteinen (single cell protein, SCP) oder der Oxidation von Steroiden.

Vibrionen

Vibrio (**Vibrionales, Vibrionaceae**). Zu den Vibrionen gehören **gramnegative**, starre, gerade oder **gekrümmte** Bakterien, die in der Regel **polar angeordnete Geißeln** (▶ Kap. 7.1.1) besitzen. Sie sind **nicht sporenbildend** und **fakultativ anaerob**.

Die meisten Vibrionaceae sind Bewohner von Gewässern. Medizinisch wichtigste Gattung ist die Gattung *Vibrio* mit *Vibrio cholerae*. Nach der heute gebräuchlichen Nomenklatur bezeichnet der Artbegriff *Vibrio cholerae* mehrere biologisch eng miteinander verbundene Vibrionentypen, die in ihrer medizinischen Bedeutung stark voneinander abweichen.

Keime von *Vibrio cholerae* erscheinen frisch isoliert als gebogene Stäbchen mit runden Enden. Nach mehreren Kulturpassagen verlieren sie oft ihre gebogene Form („Komma"-Form) und sind dann als gerade Stäbchen von anderen gramnegativen Stäbchen mikroskopisch kaum zu unterscheiden. Bekannt sind mehrere Serotypen von *V. cholerae*. Sie besitzen ziemlich einheitliche Geißelantigene (H-Antigene), jedoch unterschiedliche Zellwandantigene (O-Antigene, ▶ Kap. 1.2.1).

Zu den Vibrionen zählen die Erreger der **Cholera**. Diese wird weit überwiegend von den Biotypen cholerae und El Tor des *Vibrio cholerae* verursacht. Es bestehen jedoch Unterschiede in der Virulenz beider Biotypen. Der Biotyp El Tor unterscheidet sich durch hämolytische Aktivität vom klassischen *V. cholerae*. Es wurde bei verschiedenen Cholera-Epidemien isoliert.

Der Infektionsweg der Vibrionen ist ausnahmslos peroral. In der Regel werden die Keime über Trinkwasser oder Nahrungsmittel aufgenommen. Im alkalischen Milieu des Dünndarms kommen sie rasch zur Vermehrung. Dabei erzeugen sie ein **hochwirksames Exotoxin** (**Enterotoxin**, ▶ Kap. 7.1.3).

Dieses Protein bindet an Rezeptoren des Dünndarmepithels und löst eine massive Hypersekretion von Ionen und Wasser aus. Hauptsymptome der Cholera sind exzessiver Wasser- und Elektrolytverlust durch unstillbares Erbrechen und unstillbare Durchfälle. Dies führt zu einem raschen körperlichen Verfall des Kranken. Lebenserhaltend ist der rasche Ausgleich des gestörten Wasser- und Elektrolythaushalts. Antibiotika, vor allem Tetracycline, können die Keimzahl erniedrigen und damit die weitere Toxinproduktion hemmen. Damit wird auch die Zeit der Erregerausscheidung verkürzt.

Schluckimpfungen mit inaktivierten Erregern sind möglich. Der erzielte Schutz ist jedoch unsicher, nicht vollständig und dauert nur etwa 2 Jahre an.

Enterobacteriaceae

Escherichia (Enterobacteriales, Enterobacteriaceae)

Die Enterobakterien sind 2–3 µm lange, **gramnegative Stäbchen**. Sie bilden **keine Sporen**. Die Zellen einiger Arten sind begeißelt. Zu den Enterobakterien zählen wichtige Krankheitserreger (□ Tab. 7.2). Der Darm des Menschen ist von zahlreichen Bakterienarten besiedelt. Einige hiervon zählen zu der Familie der **Enterobacteriaceen**. Allerdings kommen einige Arten dieser Familie auch an anderen Standorten vor (Pflanzen, Gewässer, Lebensmittel).

E. coli gehört zur normalen Darmflora des Menschen. Die Zellen mancher Stämme sind **peritrich begeißelt** und besitzen **Fimbrien**. *E. coli* dient in der Trinkwasser- und Lebensmittelhygiene als Indikator für fäkale Verunreinigungen. *E. coli* ist **fakultativ pathogen**.

Außerhalb des Darmes kann *E. coli* Eiterungen und Entzündungen sowie Harnwegsinfektionen hervorrufen. Hierfür ist die Disposition des Patienten von ausschlaggebender Bedeutung. Lokale oder allgemeine Abwehrschwäche begünstigt das Angehen einer Infektion außerhalb des Darmes. Allgemein spielt die Ausbreitung fakultativ pathogener Enterobakterien unter stark geschädigten und schwer kranken Patienten auf Intensivstationen eine schwerwiegende Rolle.

E. coli bleibt in der Außenwelt, in feuchtem oder flüssigem Milieu lange lebensfähig. Bestimmte *E.-coli*-Stämme spielen in der Molekularbiologie und Gentechnologie eine wichtige Rolle.

Andere wie *E. coli* fakultativ pathogenen Enterobakterien sind *Klebsiella pneumoniae* und *Proteus*-Arten. Sie sind häufig **mehrfachresistent gegen Antibiotika**. Diese Mehrfachresistenz wird bedingt durch Plasmide (▶ Kap. 3.3.5).

E. coli hat vielfältige Anwendung in der Biotechnologie. Technisch oder pharmazeutisch wichtige Proteine (Proteasen, Lipasen, Asparaginase) können aus *E. coli* gewonnen werden. Asparaginase (z. B. auch aus dem „pflanzlichen" Enterobacterium *Erwinia chrysanthemi* gewonnen) wird in der krebshemmenden Kombinationstherapie akuter lymphatischer Leukämie eingesetzt.

Transgene *E.-coli*-Stämme können zur Produktion wichtiger Protein-Arzneistoffe (Insulin, Reteplase, Wachstumshormon, Interferon) eingesetzt werden (▶ Kap. 3.5.1). Die Endonuclease EcoRI ist ein wichtiges Werkzeug der Gentechnik. Auch das Enzym **Penicillinacylase** (○ Abb. 7.11), dem eine Schlüsselrolle bei der Produktion von halbsynthetischen Penicillinen zukommt, gewinnt man aus *E. coli*. Es spaltet die Acylseitenkette des Penicillins G (Benzylrest) vom Grund-

Tab. 7.2 Wichtige Gattungen und Arten der Familie der Enterobacteriaceae. Nach Otte, Brandis, 1978

Gattung	Art	Vorkommen und Bedeutung für den Menschen
Escherichia	*Escherichia coli*	Darmflora, Eiter- und Entzündungserreger außerhalb des Darmes, Säuglingsenteritis
Klebsiella	*Klebsiella pneumoniae*	Eiter- und Entzündungserreger in Harn- und Gallenwegen sowie im Respirationstrakt
Enterobacter	*Enterobacter aerogenes*, *Enterobacter cloacae*	Darmflora, gelegentlich Erreger von eitrigen Entzündungen außerhalb des Darmes
Serratia	*Serratia marcescens*	Gelegentlich Erreger von eitrigen Entzündungen und Sepsis vor allem bei resistenzgeminderten Personen
Proteus	*Proteus vulgaris*, *Proteus mirabilis*, *Proteus morganii*, *Proteus rettgeri*	Darmflora, Fäulniserreger, Eiter- und Entzündungserreger außerhalb des Darmes
Citrobacter	*Citrobacter freundii*	Darmflora, gelegentlich Lebensmittelinfektionen und Durchfallerkrankungen sowie Eiter- und Entzündungserreger außerhalb des Darmes
Salmonella	*Salmonella typhi*, *Salmonella paratyphi* A, B und C, *Salmonella typhimurium*, *Salmonella enteritidis* u. a.	Erreger von akuten Gastroenteritiden
Shigella	*Shigella dysenteriae*, *Shigella flexneri*, *Shigella sonnei*, *Shigella boydii*	Erreger der bakteriellen Ruhr

körper der Penicilline, der 6-Aminopenicillansäure, ab. Das Enzym wird zur Durchführung dieser Reaktion an Acrylamidmonomeren immobilisiert. Die Verknüpfung der p-Aminopenicillansäure mit verschiedenen Seitenketten erfolgt chemisch.

Salmonella (Enterobacteriales, Enterobacteriaceae)
Salmonellen sind **gramnegative, peritrich begeißelte Stäbchen.** Sie sind bekannt als Erreger von **Typhus** (*S. typhi*) und **Paratyphus** (*Salmonella paratyphi*) sowie von Entzündungen des Dünndarms (Enteritis).

Einige Stämme können eine dünne Kapsel bilden. Salmonellen besitzen H-, O-, und die bekapselten Stämme auch Vi-Antigene (▸Kap. 1.2.1). Der Nachweis solcher Antigene und typischer Antigenmuster ist wichtig für die Diagnose und Einteilung der Salmonellen. Salmonellen sind obligat menschenpathogen, d.h., Infektionen führen immer zu Krankheitserscheinungen, vorausgesetzt natürlich, dass die Infektion mit einer genügend hohen Zellzahl erfolgt. Salmonellen können Träger von Mehrfachresistenzen (▸Kap. 3.3.5) sein.

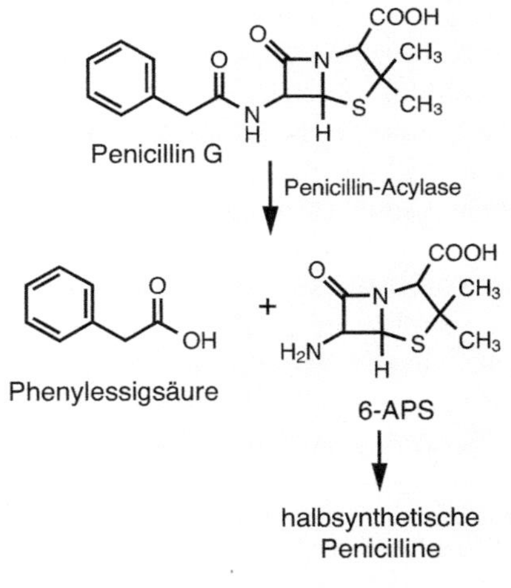

Abb. 7.11 Spaltung von Penicillin G in 6-Aminopenicillansäure und Phenylessigsäure. 6-APS ist die Ausgangsverbindung für die Gewinnung zahlreicher wichtiger halbsynthetischer Penicilline. Über die Aminogruppe werden neue Seitenketten mit 6-APS verknüpft.

Die Keime werden von Erkrankten ausgeschieden und über infizierte Lebensmittel (z. B. Fleischwaren, Speiseeis), kontaminiertes Trinkwasser, Handtücher, verschmutzte Essbestecke u. a. verbreitet. Die Erreger werden oft per os aufgenommen. Sie vermehren sich im Intestinum, gelangen von dort in die Blutbahn und siedeln sich in Milz, Leber, Gallengängen, Knochenmark, Haut, Nieren, Lunge und Gehirn an.

Die Verbreitung der Keime wird am besten durch hygienische Maßnahmen verhindert. Infektionen mit Salmonellen sind meldepflichtig.

Myxobakterien
Die Gruppe der **Myxobacteria** (Myxococcales) steht im Übergangsfeld zwischen einzelliger und mehrzelliger Lebensweise. Myxobakterien haben die größten bakteriellen Genome und bilden vielzellige Fruchtkörper mit Sporen aus. Beinahe alle **sulfatreduzierenden Bakterien** gehören in diese Gruppe. Viele Vertreter sind deshalb auch ohne Sauerstoff lebensfähig und im Sediment von Seen, im Meeresboden oder in Sümpfen und Mooren verbreitet. Im Zuge der Sulfatreduktion bildet sich **Schwefelwasserstoff**, der für den typischen Fäulnis-Geruch verantwortlich ist. Myxobakterien bilden eine Vielzahl pharmakologisch interessanter Substanzen.

7.3.2 Cyanobacteria
Wegen ihrer auffälligen Pigmentierung wurden die Cyanobakterien auch als „Blaualgen" bezeichnet. Es handelt sich um **ein- bis vielzellige, gramnegative, photoautotroph** lebende, einfache oder verzweigte Fäden bildende Prokaryonten. Manche Vertreter vermögen in sogenannten „Heterocysten" Luftstickstoff (N_2) zu binden (▸ Kap. 4.6.4). Sie besitzen Chlorophyll a (aber kein Chlorophyll b), Carotinoide und Phycobiline. Ihre Zellwände bestehen aus Murein. Cyanobakterien betreiben die gleiche Form der Photosynthese wie die Pflanzen, deren Chloroplasten wohl von endosymbiontischen Cyanobakterien abstammen.

7.3.3 Spirochaetes
Spirochäten sind **gramnegativ, chemoheterotroph** und **beweglich**. Charakteristisch sind die Axialfilamente, die modifizierte Flagellen darstellen. Sie bilden lange, korkenzieherförmige Zellen. Wichtige Krankheitserreger sind:

- *Treponema pallidum* (Erreger der Syphilis),
- *Borrelia burgdorferi* (Erreger der Lyme-Borreliose).

7.3.4 Chlamydiae
Chlamydien gehören zu den kleinsten Bakterien (0,2–1,5 µm). Sie leben obligat parasitisch in den Zellen anderer Lebewesen. Beim Menschen rufen Chlamydien verschiedene sexuell übertragene Erkrankungen, aber z. B. auch Lungenentzündung hervor. Wichtige Krankheitserreger sind:

- *Chlamydia trachomatis* Serovare A-C (Erreger des Trachoms, einer tropischen Augenerkrankung, die zum Erblinden führt)
- *Chlamydia trachomatis* Serovare D-K (Erreger der nichtgonorrhoischen Urethritis und Zervizitis)

7.3.5 Firmicutes
Die Firmicutes sind die typischen **grampositiven Bakterien**. Viele Krankheitserreger aber auch biotechnologisch wichtige Arten zählen zu dieser Bakteriengruppe. Etwa 40 % der Arten finden sich in den Gattungen *Bacillus, Lactobacillus, Clostridium, Streptomyces* und *Mycoplasma*. Wichtige humanpathogene Vertreter sind

- *Bacillus anthracis* (Milzbrand),
- *Clostridium botulinum* (Botulismus),
- *Clostridium tetani* (Wundstarrkrampf),
- *Corynebacterium diphtheriae* (Diphtherie),
- *Helicobacter pylori* („Erreger" von Magen-Ulcera),
- *Listeria sp.* (Listeriose),
- *Mycobacterium tuberculosis* (Tuberkulose),
- *Mycobacterium leprae* (Lepra),
- *Streptococcus mutans* (Karies).

Aerobe Endosporenbildner
Bacillus (Bacillales, Bacillaceae)
Hierher gehören **stäbchenförmige, meist peritrich begeißelte, grampositive** Bakterien, die thermoresistente Endosporen bilden. Wichtiger Krankheitserreger ist *Bacillus anthracis*.

Bacillus anthracis lebt aerob, ist nicht begeißelt, bildet jedoch eine Kapsel und mittelständige, ovale, außerordentlich resistente Sporen. Diese bleiben über Jahre hinweg infektiös. *B. anthracis* ist der Erreger des **Milzbrandes**, eine Infektionskrankheit pflanzenfressender Säugetiere wie Rinder, Schweine, Schafe. Durch infizierte Felle kann die Krankheit auf den Menschen übertragen werden. Vor allem an den Händen entwickelt sich beim Menschen der sogenannte Hautmilzbrand.

Andere Vertreter der Gattung *Bacillus* liefern **Peptidantibiotika**, so beispielsweise *B. licheniformis* **Bacitracin**, *B. brevis*, **Gramicidine** und **Tyrocidin**, *B. polymyxa* **Polymyxine** (◉ Abb. 7.12).

Diese Peptidantibiotika sind zyklische Verbindungen. Sie sind entweder ausschließlich aus Aminosäuren aufgebaut oder enthalten zusätzliche Komponenten, sowohl D-Aminosäuren als auch seltene Aminosäuren (◉ Abb. 7.12, ▫ Tab. 7.3). Die Peptidantibiotika finden wegen ihrer Toxizität nur lokale Anwendung. Bacitracin ist die wirtschaftlich wichtigste Verbindung dieser Gruppe. Die Biosynthese der Peptidantibiotika findet nicht an Ribosomen unter Beteiligung von mRNA und

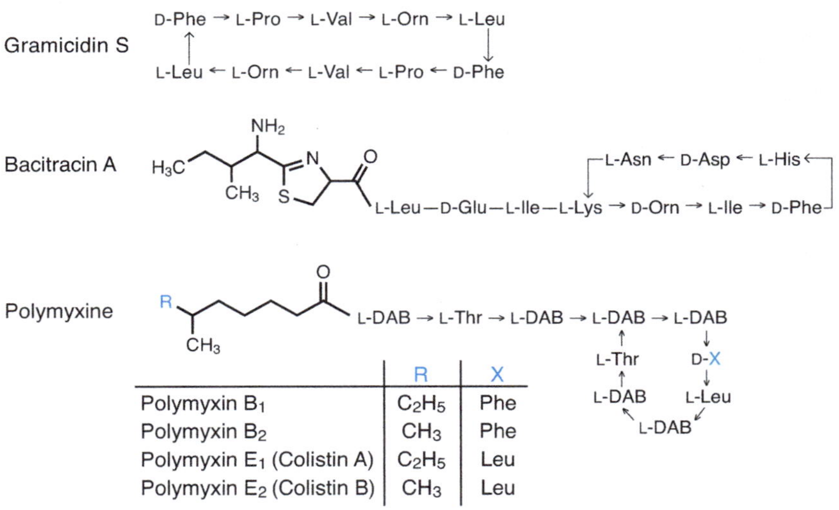

Abb. 7.12 Zyklische Peptidantibiotika: Gramicidin S, Bacitracin A und Polymyxine. **DAB** Diaminobuttersäure

Gramicidin S:
D-Phe → L-Pro → L-Val → L-Orn → L-Leu
↑ ↓
L-Leu ← L-Orn ← L-Val ← L-Pro ← D-Phe

Bacitracin A:
H$_3$C–CH(CH$_3$)–CH(NH$_2$)–[Thiazolin-Ring mit S, N]–CO–L-Leu–D-Glu–L-Ile–L-Lys → D-Orn → L-Ile → D-Phe → L-Asn ← D-Asp ← L-His ←

Polymyxine:
R–CH(CH$_3$)–(CH$_2$)$_4$–CO–L-DAB → L-Thr → L-DAB → L-DAB → L-DAB
                                                        ↑   ↓
                                                     L-Thr   D-X
                                                        ↑   ↓
                                                     L-DAB ← L-DAB ← L-Leu

	R	X
Polymyxin B$_1$	C$_2$H$_5$	Phe
Polymyxin B$_2$	CH$_3$	Phe
Polymyxin E$_1$ (Colistin A)	C$_2$H$_5$	Leu
Polymyxin E$_2$ (Colistin B)	CH$_3$	Leu

tRNA statt, sondern an einem Multienzymkomplex. Die Bacitracinsynthetase besteht aus drei Untereinheiten.

Große industrielle Bedeutung kommt der Herstellung von **Enzymen** mithilfe von Bakterien (◻ Tab. 7.4) und Pilzen (▸ Kap. 8) zu.

α-**Amylase** wird von *Bacillus subtilis* gewonnen. α-Amylase spielt eine bedeutende Rolle in der Umwandlung von Maisstärke zu Fructose, α-Amylase zerlegt Stärke in kleinere Bruchstücke von 6–7 Glucoseeinheiten (▸ Kap. 4.2.1). Mithilfe von Glucoamylase werden diese zu Glucose abgebaut und durch Glucoisomerasen zu Fructose isomerisiert. Die Isomerisierung von Glucose zu Fructose ist zurzeit der größte technische Prozess, der mithilfe eines Enzyms durchgeführt wird. Auf diese Weise werden enzymatisch Millionen von Tonnen Fructose gewonnen. Fructose verdrängt in zunehmendem Maße den Rohrzucker beim Süßen von nichtalkoholischen Getränken. α-Amylasen werden darüber hinaus in zahlreichen anderen Produktionszweigen verwendet (◻ Tab. 7.5).

Proteasen sind ebenfalls von erheblicher wirtschaftlicher Bedeutung. Proteasen können z. B. aus *Bacillus licheniformis* (aber auch anderen Mikroorganismen), gewonnen werden. Proteasen sind als Verdauungsenzyme von pharmazeutischer Bedeutung. Die Hauptmenge der Proteasen wird allerdings als Zusatz zu Waschmitteln verwendet. Alkalische Proteasen nehmen in der mikrobiologischen Enzymproduktion von Proteasen die erste Stelle ein.

Anaerobe Endosporenbildner
Clostridium (Clostridiales, Clostridiaceae)

Zur Gattung *Clostridium* gehören Arten, die durch Ausscheidung von **Exotoxinen** schwere Erkrankungen auslösen, Gasödem (*Clostridium perfringens* u. a.), Tetanus

Tab. 7.3 Kommerziell hergestellte Peptidantibiotika

Antibiotikum	Produktionsstamm	Wirkungsspektrum[1]
Bacitracin	*Bacillus licheniformis*	G$^+$ (G$^-$)
Polymyxin B	*B. polymyxa*	G$^-$
Tyrothricin (Gramicidin-Tyrocidin-Komplex)	*B. brevis*	G$^+$
Tyrocidin	*B. brevis*	G$^+$
Gramicidin A	*B. brevis*	G$^+$
Gramicidin S (J)	*B. brevis*	G$^+$

[1] G$^+$: grampositive Erreger; G$^-$: gramnegative Erreger

(*Clostridium tetani*), Botulismus (*Clostridium botulinum*). Clostridien-Toxine gehören zu den stärksten natürlichen Giften (▸ Kap. 7.1.3).

Clostridien sind außerordentlich verbreitet und häufig. Sie kommen im Darm von Mensch und Tier, im Salz- und Süßwasser, Erdboden, Staub etc. vor.

Es sind **grampositive** Stäbchen, die jedoch in älteren Kulturen häufig gramnegativ werden. Clostridien sind **obligat anaerob** und vermehren sich nur unter Sauerstoffausschluss z. B. **in tieferen Wunden**. Alle Clostridien bilden **thermoresistente Endosporen**. Mit Ausnahme von *Cl. perfringens* sind alle pathogenen Clostridien **peritrich begeißelt**.

Gegen Tetanusinfektionen kann passiv immunisiert und aktiv geimpft werden. Der Impfstoff zur aktiven Immunisierung gegen Tetanuserreger ist ein typischer Toxoidimpfstoff (▸ Kap. 7.1.3). Eine Behandlung mit

Tab. 7.4 Wichtige mikrobielle Enzyme für Medizin und Pharmazie

Enzym	Wichtige produzierende Mikroorganismen	Hauptwirkung	Anwendung
α-Amylase (α-1,4-Glucan-glucanohydrolase)	*Aspergillus oryzae, A. niger, Bacillus amyloliquefaciens (B. subtilis)*	Hydrolyse der α-1,4-Glucanbindungen von Stärke	Verdauungshilfsmittel Stärkeverzuckerung
Glucoamylase (Amyloglucosidase, α-1,4-Glucanglucohydrolase)	*Aspergillus niger, A. oryzae, Rhizopus niveus, R. delemar, Endomycopsis* sp.	Hydrolyse der α-1,4-Glucanbindungen unter Abspaltung von Glucose vom nichtreduzierenden Ende her	Glucoseproduktion aus Stärke
Pektinasen (Mischungen)	*Aspergillus niger, Coniothyrium diplodiella*	Polygalacturonasen spalten Pektinketten, Pektinmethylesterasen spalten Methylester	Klärung von Fruchtsäften; „Filtrationshilfen"
Cellulasen	*Trichoderma viride, Penicillium* sp.	Celluloseabbau unter Bildung von Glucose	Behandlung von Pflanzen bei der Ölgewinnung; Entfernung von Fasern bei der Stärkegewinnung; Filterhilfsmittel
Dextranase	*Penicillium funiculosum* u. a. *Penicillium*-Arten	Hydrolyse von α-1,6-Glucanbindungen	Zusatz zu Zahnpasta als Kariesprophylaxe
Pilzproteasen	*Aspergillus oryzae, A. niger, A. saitoi, Mucor pusillus* u. a.	Hydrolysiert ein breites Spektrum von Proteinen	Verdauungshilfen, Waschmittelzusatz, Desodoranzien u. v. a.
Streptokinase, Streptodornase	Hämolysierende Streptokokken	Plasminogen → Plasmin, Hydrolyse von DNA	Entzündungshemmung, Beseitigung von Blutgerinnseln, Verflüssigung von eitrigem Gewebe
L-Asparaginase	*Escherichia coli* u. a. Enterobakterien	–	Behandlung von Leukämie
Lipasen	*Aspergillus niger, Rhizopus* sp.	Fettspaltung zu Fettsäuren und Glycerin	Verdauungshilfe; Extraktionsmittel
Penicillinacylase	*Escherichia coli*	Abspaltung des Acylrests von Penicillin	Bildung von 6-Aminopenicillansäure (6-APS) als Ausgangssubstanz für partial-synthetische Penicilline; Acylierung von 6-APS. Als immobilisiertes Enzym verwendet
L-Aminosäureacylase	–	DL-Aminosäure → L-Aminosäure + D-Aminosäure	Herstellung von L-Aminosäuren
Ribonukleasen	*Penicillium citrinum, Streptomyces griseus*	Spaltung von Hefe-RNA zu 5'-Nukleotiden	Herstellung von 5'-Nukleotiden als geschmacksverstärkende Substanzen
β-Lactamasen (z. B. Penicillinase)	*Bacillus subtilis*	Spaltung des β-Lactamrings von β-Lactamantibiotika, z. B. Zerstörung von Penicillin	Penicillinentfernung aus Milch; Penicillinzerstörung im Blut bei Penicillinallergien
Hyaluronidase	*Streptococcus* ssp.	Hydrolyse der β-1,3-Glucanbindungen	Beseitigung von Ödemen und Exsudaten

Tab. 7.5 Wichtige Einsatzgebiete von α-Amylasen

Industrie	Produziert von		Verwendung
	Bacillus	Aspergillus	
Stärkeindustrie	+		Verflüssigung von Stärke zur Produktion von Glucose, Fructose, Maltose
Mühlenindustrie		+	Korrektur α-Amylase-armer Mehle
Alkoholindustrie	+	+	Verflüssigung von Stärke vor Malzeinsatz für die Verzuckerung
Bäckerindustrie		+	Erhöhung des Anteils vergärbarer Kohlenhydrate
Brauerei-Industrie	+		Gerste-Behandlung, Verflüssigung von Zusätzen
		+	Verbesserte Fermentierbarkeit der Würze, Korrektur der Bierbeschaffenheit
Papierindustrie	+		Verflüssigung der Stärke ohne Zuckerbildung zur Beschichtung von Papier
Textilindustrie	+		Kontinuierliche Entschlichtung bei hohen Temperaturen
Futtermittelindustrie	+		Verbesserung der Verwertung von enzymatisch behandelter Gerste bei der Hähnchenmast und Kälberzucht
Zuckerindustrie	+		Verbesserung der Filtrierbarkeit von Rohrzuckersaft durch Abbau des Stärkeanteils im Saft
Waschmittelindustrie	+		Verbesserte Waschkraft (Kartoffel-, Saucen-, Suppenreste), Zusatz in Spülmitteln für Spülmaschinen

Antibiotika ist wenig sinnvoll, da die Krankheitserscheinungen nicht durch die Vermehrung der Bakterien, sondern durch Ausscheidung von Exotoxin verursacht werden.

In der Neurologie wird Botulismustoxin (Botox) als Arzneimittel zur Behandlung von speziellen Bewegungsstörungen (Schielen, Lidkrämpfe) eingesetzt. Auch zur Behandlung übermäßigen Schwitzens ist es als Arzneimittel zugelassen. In der kosmetischen Medizin wird es zur Behandlung mimisch bedingter Falten eingesetzt. Daneben gibt es eine Reihe weiterer Anwendungsgebiete.

Lactobazillen und Streptokokken
Lactobacillus (Lactobacillales, Lactobacillaceae)
Es handelt sich um **grampositive, nicht sporenbildende Stäbchen.** Sie sind **nicht begeißelt** und daher unbeweglich. Sie weisen manchmal kokkenähnliche, d. h. mehr abgerundete Formen auf und zeigen in der exponentiellen Wachstumsphase Kettenbildung.

Vertreter der Lactobazillen gehören der menschlichen Normalflora an. Sie haben jedoch keine pathogene Bedeutung. Vertreter der Gattung *Lactobacillus*, Milchsäurebakterien, zeichnen sich durch Bildung von großen Mengen Lactat und hohe Säuretoleranz aus. Sie sind an wichtigen technischen Prozessen beteiligt, wie der Bildung von Milchsäure und **Milchprodukten**, bei der Silage und an der Zubereitung vieler milchsaurer Lebensmittel.

Zur Energiegewinnung sind Milchsäurebakterien durchweg auf Kohlenhydrate angewiesen und scheiden Milchsäure (Lactat) aus. Sie sind obligate Gärer. Sie sind anaerob, aber aerotolerant, d. h., sie können auch in Gegenwart von Luftsauerstoff wachsen. Die natürlichen Standorte der Milchsäurebakterien sind:

- Milch und Milchverarbeitungsbetriebe, z. B. *Lactobacillus lactis*,
- Pflanzen, z. B. *Streptococcus lactis, Lactobacillus plantarum*,
- Darm und Schleimhäute von Menschen und Tieren, z. B. *Streptococcus pyogenes, S. pneumoniae*.

Milchsäurebakterien spielen in der Milch verarbeitenden Industrie und allgemein in der Lebensmittelindustrie eine große Rolle.

Joghurt entsteht, wenn man Vollmilch mithilfe der beiden Milchsäurebakterien *Streptococcus thermophilus* und *Lactobacillus bulgaricus* vergärt. Auch zur Produktion mancher Käsesorten oder von saurem Rahm werden Milchsäurebakterien eingesetzt. Sauerteig zur Brotherstellung wird mithilfe von *Lactobacillus coryniformis* hergestellt. Milchsäuregärung ist ein seit alters her gebräuchliches Verfahren zur Haltbarmachung von Gemüse und Viehfutter. Sauerkraut beispielsweise ist ein Produkt aus Weißkohl, das durch natürliche Milchsäuregärung haltbar gemacht wurde. Futtermittel für Tiere sind Silagen (Silo-Futter). Zu deren Gewinnung werden frische Futterpflanzen unter Luftabschluss einer

Fermentation unterzogen, die dabei gebildete Milchsäure führt zu einer Konservierung des fermentierten Materials.

Auch pharmazeutische Präparate, Presssäfte oder wässrige Frischpflanzenauszüge werden durch Milchsäuregärung haltbar gemacht, z. B. **Rh-Präparate in der anthroposophisch orientierten Pharmazie.** Hierzu werden z. B. Presssäfte von Heilpflanzen über mehrere Tage hinweg einer rhythmischen (Rh) Gärung unterworfen. Dabei bildet sich Milchsäure, die die Produkte haltbar macht.

Milchsäure war die erste organische Säure, die bereits seit 1881 durch Gärung großtechnisch gewonnen wurde. Heute steht dieses biologische Verfahren in scharfer Konkurrenz mit der chemischen Synthese der Milchsäure. In Europa wird etwa 80 % der Milchsäure biotechnologisch gewonnen. Milchsäure dient zum Ansäuern in der Lebensmittelindustrie und zur Textilbeize. Daneben wird sie bei der Elektropolierung von Metallen und bei der Herstellung von Kunststoffen verwendet.

Streptococcus (Lactobacillales, Streptococcaceae)

Medizinisch wichtige Vertreter der Lactobazillen zählen zu den Streptokokken. Diese haben kugelige bis **ovale** Zellen. Sie sind **grampositiv**, **unbegeißelt** und bilden **keine Sporen**. Die Zellen lagern sich zu **Ketten** von mehreren Zellen zusammen (▶ Kap. 7.1). Die Streptokokken zählen ebenfalls zu den Milchsäurebakterien. Auch sie verwerten Kohlenhydrate unter Bildung von Milchsäure.

Einzelne Arten bilden dünne Kapseln aus Hyaluronsäure. Streptokokken sind außerordentlich weit verbreitet.

Die Streptokokken werden aufgrund ihrer unterschiedlichen Antigenstruktur (Kohlenhydrate, O-Antigene) in serologisch unterschiedliche Gruppen eingeteilt. Wichtig für die Kennzeichnung verschiedener Streptokokken sind außerdem ihre Hämolyseformen.

Die einzelnen Gruppen zeigen unterschiedliche Infektionsspektren. Für die meisten Streptokokkeninfektionen des Menschen sind Vertreter der serologischen Gruppe A, *Streptococcus pyogenes humanus* A, verantwortlich. Für diese ist eine flächenhafte, septische Ausbreitung der Infektion vielfach charakteristisch. Eine Streptokokkeninfektion zeigt **zahlreiche Krankheitsbilder.** Erysipel, Phlegmone, Scharlach, hochfieberhafte Angina, Wundeiterungen aller Art, Ohrenentzündungen, Hornhautentzündungen, Sepsis, Nagelbettentzündungen, Brustfellentzündungen und Pneumonien werden unter anderem durch sie verursacht. A-Streptokokken finden sich häufig gemeinsam mit anderen Erregern und komplizieren in Mischinfektionen das Krankheitsbild erheblich, etwa bei Diphtherie, Tuberkulose oder Virusinfektionen. A-Streptokokken finden sich auch bei Gesunden als Besiedler der Rachen-, Magen- und Darmschleimhäute. Streptokokken bilden eine Vielzahl von Enzymen und Toxinen (▶ Kap. 7.1.3). Es gibt wohl kaum eine Gruppe von Mikroorganismen, die so viele unterschiedliche Krankheitsbilder hervorrufen wie die Streptokokken. Der Mensch ist praktisch während seines ganzen Lebens für Streptokokkeninfektionen anfällig. Streptokokkeninfektionen sind sehr häufig. Auch „banale" Streptokokkeninfektionen können Ursache schwerer Folgeerkrankungen und Spätschäden sein. Hierzu zu rechnen sind Endocarditis, also Entzündung der Herzinnenhaut, entzündlich-eitrige Prozesse in den Gelenken (Arthritis purulenta), entzündliche Prozesse der Gefäße (Phlebitis) und in inneren Organen wie Lunge, Leber, Niere, Milz. Zu den Spätfolgen einer Streptokokkeninfektion zählen u. a. Myocarditis (degenerative Veränderung des Herzmuskels) und Rheumatismus.

Streptokokken reagieren gut auf Penicilline, z. B. Penicillin G oder Oralpenicilline. Nennenswerte Resistenzen sind bisher nicht bekannt geworden. Jedoch vermögen Streptokokken auch ohne Zellwand die Phase der Penicillinbehandlung zu überleben, zu persistieren. Nach Absetzen des Penicillins regenerieren diese Persister ihre Zellwand. Diese Erscheinung der Persistenz führt häufig zu Rezidiven, also erneuten Ausbrüchen der Infektion nach Absetzen der Behandlung.

Streptokinase ist ein Protein, das von hämolysierenden Streptokokken gebildet und ausgeschieden wird. Streptokinase ist ein Fibrinolytikum, das zur Auflösung von Thromben eingesetzt wird, besitzt jedoch selbst keine enzymatische Aktivität. Es bildet mit Plasminogen einen Komplex und setzt so den Abbau von Thromben in Gang. Streptokinase wird beim akuten Herzinfarkt in sehr hoher Dosierung injiziert.

Mykoplasmen

Mycoplasma sp. (Mycoplasmatales, Mycoplasmataceae)

Mykoplasmen sind aerob oder fakultativ anaerobe, parasitär, intra- und extrazellulär lebende Bakterien **ohne Zellwand**, die bei Tieren und Pflanzen die Ursache für zahlreiche Krankheiten sind. *Mycoplasma pneumoniae* ist Erreger der sogenannten „atypischen Pneumonie", *Mycoplasma genitalium* ein Erreger von Harnröhren-Entzündungen. Die kleinsten Mykoplasmen haben einen Durchmesser von ungefähr 0,2 µm und können Sterilfilter der Porengröße 0,45 µm passieren. Phylogenetisch stehen sie den Lactobazillen nahe. Im Zuge einer degenerativen Evolution und den Übergang zu parasitischer Lebensweise haben die Mykoplasmen so viel genetische Information verloren, dass sie heute zu den Lebewesen mit den kleinsten Genomen zählen.

Actinomycetes

Corynebacterium (Actinomycetales, Corynebacteriaceae)

Corynebakterien sind **aerobe, grampositive Stäbchen**. Sie bilden **keine Sporen**, **Geißeln** und **Kapseln**. Sie sind polymorph, d. h., gerade oder gekrümmt, mehr oder weniger lang. Charakteristisch ist die Keulenform (Coryne, Keule). Dies ist durch Polkörperchen bedingt, die meist an einem Ende die Zellen verdicken.

Einziger menschenpathogener Erreger ist *Corynebacterium diphtheriae*, der Erreger der **Diphtherie**. Er wirkt pathogen durch Ausscheiden eines **Exotoxins** (▶ Kap. 7.1.3). Diese Toxinbildung ist gekoppelt an das Vorhandensein von Phagennukleinsäure im Genom der Bakterien (▶ Kap. 3.3.5).

Corynebacterium glutamicum und *Brevibacterium flavum* aus der nahe verwandten Familie der Brevibacteriaceae sind die Hauptproduzenten der wichtigen Aminosäure **Glutaminsäure**. Als Na-Glutamat dient sie zur Geschmacksverbesserung von Lebensmitteln. Glutamat wird ausschließlich durch Fermentation gewonnen.

Überhaupt ist die Produktion von **Aminosäuren** eine Domäne der Biotechnologie (◻ Tab. 7.6). Für die Ernährung wichtige Aminosäuren sind L-Lysin und L-Methionin. Sie kommen im Getreideeiweiß nur in geringen Mengen vor. Beide werden durch **mikrobielle Fermentation** gewonnen und in der Tierhaltung als Futtermittelzusatz verwendet.

Auch wichtige Teilschritte bei Steroidsynthesen werden mithilfe von Corynebakterien durchgeführt.

Mycobacterium (Actinomycetales, Mycobacteriaceae)

Mykobakterien sind **aerobe, grampositive**, oft leicht gekrümmte Stäbchen. Häufig werden auch unregelmäßig geformte, leicht verzweigte Zellen beobachtet. Sie bilden **keine Geißeln, Sporen** oder **Kapseln**. In ihren **Zellwänden** finden sich langkettige (79–85 C-Atome) **Lipide**, sogenannte **Mycolsäuren**. Hierdurch bedingt sind Mykobakterien säurefest, d. h., sie lassen sich nach Färbung mit Anilinfarbstoffen durch Nachbehandlung mit Säure nicht entfärben. Der Name weist zwar auf pilzmyzelartiges Wachstum hin, jedoch werden verzweigte Formen nur in alten Kulturen oder alten Tuberkulose-Kavernen vereinzelt beobachtet.

Zu den Mykobakterien gehören die Erreger der **Tuberkulose** (*Mycobacterium tuberculosis*) und der **Lepra** (*Mycobacterium leprae*).

Tuberkelbazillen sind häufig, die Durchseuchung der Bevölkerung ist gegenwärtig hoch und liegt bei den älteren Bevölkerungsgruppen um 60 %. Träger von Tuberkelbazillen können durch ihre Überempfindlichkeit gegen Tuberkulin erkannt werden. Die Reaktion erlaubt keine Unterscheidung zwischen einem frischen oder alten Infekt, einer aktiven oder inaktiven Tuberkulose, noch lässt sie Prognosen über den Verlauf der Infektion zu. Zum Tuberkulin-Test werden Tuberkuloproteine mit einem Polysaccharidanteil von etwa 2 % benutzt. Sie werden aus Mykobakterien gewonnen. Die Tuberkulinreaktion ist Ausdruck einer zellulären Immunität. Tuberkulin reagiert mit spezifisch sensibilisierten T-Lymphozyten.

◻ **Tab. 7.6** Einige Aminosäuren, die biotechnologisch mithilfe von Mikroorganismen erzeugt werden können.

Aminosäure	Anwendung
L(−)-Alanin	Aromaverbesserung
L(+)-Arginin	Infusionslösung, Therapeutikum
L(+)-Asparaginsäure	Therapeutikum, Aromaverbesserung
L(−)-Dopa	Therapeutikum
L(+)-Glutaminsäure	Aromaverbesserung
L(−)-Histidin	Therapeutikum
L(+)-Isoleucin	Infusionslösung
L(−)-Leucin	Infusionslösung
L(+)-Lysin	Futtermittelzusatz
L(+)-Ornithin	Leberschutztherapeutikum
L(−)-Phenylalanin	Infusionslösung, Therapeutikum
L(−)-Prolin	Infusionslösung
L-Serin	Kosmetik
L(−)-Threonin	Futtermittelzusatz
L-Tryptophan	Infusionslösung
L(−)-Tyrosin	Infusionslösung, Ausgangsmaterial für L-Dopa
L(+)-Valin	Infusionslösung

Streptomyces (Actinomycetales, Streptomycetaceae)

Vertreter der Gattung *Streptomyces* sind **grampositive** Bakterien, die stets **in myzelartig verzweigten Geflechten** wachsen. Das Luftmyzel ist häufig stark entwickelt. Ihre Ähnlichkeit mit echten, eukaryontischen Pilzen, der sie ihren Namen verdanken („Strahlenpilze"), ist nur oberflächlich und beschränkt sich auf das pilzartige Aussehen der Kulturen.

Streptomyceten sind echte Prokaryonten, ohne Zellkern und ohne von einer Membran umschlossene Zellorganellen. Ihre Zellwand enthält wie bei allen Bakterien Glykopeptide (Murein).

Die Gattung *Streptomyces* entwickelt auf Agar-Nährböden ein starkes Luftmyzel und enthält Lufthyphen, Sporophoren, von denen **Exo-Sporen** abgeschnürt werden, die der Verbreitung dienen. **Streptomyceten** sind sehr häufige und verbreitete **Bodenbakterien**. Aus

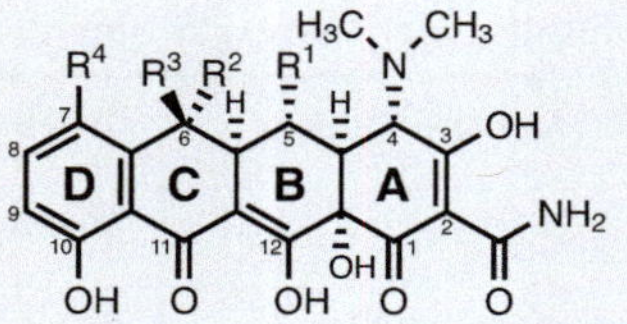

Tetracycline	R¹ 5	R² 6α	R³ 6β	R⁴ 7	Produktionsstamm
Tetracyclin	H	CH₃	OH	H	*S. aureofaciens* (in chlorfreiem Medium) oder durch chemische Umsetzung
7-Chlortetracyclin (Aureomycin)	H	CH₃	OH	Cl	*S. aureofaciens*
5-Oxytetracyclin (Terramycin)	OH	CH₃	OH	H	*S. rimosus*
6-Desmethyl-7-chlortetracyclin (Declomycin)	H	H	OH	Cl	*S. aureofaciens* (+ Inhibitor)
6-Desoxy-5-hydroxytetracyclin (Doxycyclin)	OH	CH₃	H	H	Semisynthetisch
7-Dimethylamino-6-desmethyltetracyclin (Minocyclin)	H	H	H	N(CH₃)₂	Semisynthetisch
6-Desoxy-6-desmethyl-6-methylen-5-hydroxytetracyclin (Methacyclin)	OH	=CH₂		H	Semisynthetisch

○ **Abb. 7.13** Klinisch wichtige Tetracycline

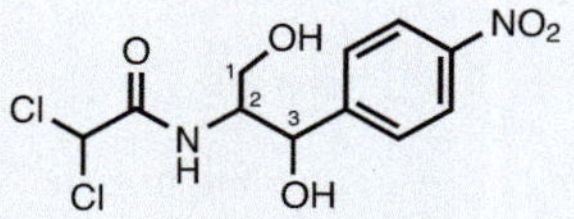

○ **Abb. 7.14** Chloramphenicol

Bodenproben wurden auch die wichtigsten Antibiotikaproduzenten dieser Gattung isoliert.

Vertreter der Gattung *Streptomyces* liefern **Aminoglykosidantibiotika**, wie **Streptomycin, Kanamycine, Neomycin**. Vertreter der Gattung *Micromonospora* sind Produzenten von **Gentamicin** und **Sisomicin** (□ Tab. 7.7).

Streptomyces-Arten produzieren auch **Tetracycline, Chloramphenicol** (○ Abb. 7.13, ○ Abb. 7.14) und andere Antibiotika.

Aminoglykosidantibiotika werden in großen Bioreaktoren produziert. Die Kulturen benötigen eine optimale Sauerstoffversorgung und werden bei Temperaturen zwischen 28–30 °C, bei pH-Werten im Neutralbereich betrieben. Die Fermentationsdauer liegt zwischen 4–7 Tagen. Als Kohlenstoffquelle wird vorwiegend Glucose zusammen mit Stärke oder Dextrin benutzt.

Tetracycline sind, wie die Aminoglykosidantibiotika, wichtige Breitspektrum-Antibiotika. Durch beide können gramnegative und grampositive Erreger erfasst werden. Als erstes Antibiotikum dieser Gruppe wurde 1945 Chlortetracyclin aus Kulturen von *Streptomyces aureofaciens* isoliert. Inzwischen sind auch andere Streptomyceten beschrieben worden, die alle ein Gemisch verschiedener Tetracycline bilden. Die bei

□ **Tab. 7.7** Beispiele für Aminoglykosidantibiotika

Antibiotikum	Produzentenstamm	Wirkungsspektrum[1]
Streptomycin	*Streptomyces griseus*	G⁺, G⁻, Mykobakterien
Spectinomycin	*S. spectabilis S. flavopersicus*	G⁺
Neomycine B, C	*S. fradiae*	G⁺, G⁻
Kanamycine A, B, C	*S. kanamyceticus*	G⁺, G⁻, Mykobakterien
Tobramycin	*S. tenebrarius*	G⁺, G⁻
Gentamicine	*Micromonospora purpurea*	G⁺, G⁻
Sisomicin	*M. inoyensis*	G⁺, G⁻

[1] G⁺ grampositive Bakterien, G⁻ gramnegative Bakterien

Streptomyceten am häufigsten vorkommenden Tetracycline sind Chlortetracyclin und Oxytetracyclin. Mutanten von *S. aureofaciens* mit einem Block in der Chlorierungsreaktion scheiden Tetracyclin als Hauptprodukt aus.

8 Einführung in die Systematik der Eukaryonten (Eucarya, Eukaryota)

Horst Rimpler

Zu den Eukaryonten rechnet man diejenigen Organismen, die Zellkerne und ein Zytoskelett besitzen (▶ Kap. 1.4). **Zellkerne** sind membranumgrenzte Kompartimente, die in Chromosomen organisierte genetische Informationen enthalten (▶ Kap. 1.4.2). Ein **Zytoskelett** ist ein komplexes Netzwerk aus Proteinen, das ein Gerüst innerhalb der Zellen bildet. Hauptkomponenten des Zytoskeletts sind die aus Tubulin aufgebauten Mikrotubuli und die aus Actin bestehenden Mikrofilamente (▶ Kap. 1.4.12). Daneben gibt es eine Vielzahl weiterer mit dem Zytoskelett assoziierter Proteine, die entweder am Aufbau des Gerüstes beteiligt sind oder das Gerüst als Verankerung nutzen um Material innerhalb der Zelle zu transportieren. Auch Verformungen der Zelle und dadurch ausgelöste Bewegungen der ganzen Zelle werden durch Wechselwirkung solcher Proteine mit dem Zytoskelett bewirkt.

Die Eukaryonten wurden traditionell in zwei oder vier Reiche eingeteilt. Entweder man unterschied nur Tiere und Pflanzen oder es wurden die Reiche Animalia (Tiere), Plantae (Pflanzen), Fungi (Pilze) und Protista (einzellige Eukaryonten, die zu keinem der anderen Reiche gehörten) unterschieden. Erst in den letzten Jahren hat sich das Verständnis der evolutionären Beziehungen zwischen den am frühesten entstandenen Eukaryonten und damit für die tiefsten Verzweigungen des Eukaryonten-Stammbaums (○ Abb. 8.1) grundlegend verbessert. Fortschritte bei computergestützten Vergleichen von DNA-Sequenzen (molekulare Phylogenetik), aber auch vertiefte Kenntnisse über die Ultra-

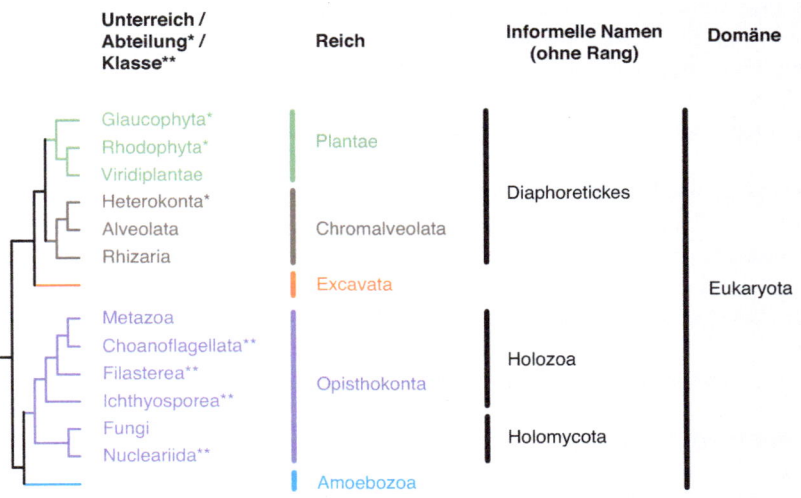

○ **Abb. 8.1** Phylogenie der Eukaryonten. Das Dendrogramm ist aus Dendrogrammen für Teilbereiche zusammengesetzt: Diaphoretickes, Excavata: nach Burki et al. 2012, nach Derelle, Lang 2011; Amoebozoa, Opisthokonta: nach Shalchian-Tabrizi et al. 2008, nach Paps et al. 2013. Die Original-Dendrogramme basieren auf phylogenetischen Untersuchungen von Multigen-Datensätzen, die durch Sequenzierung von Genomen oder großen Teilen von Genomen gewonnen werden (Phylogenomik). Einige Taxa mit unsicherer Stellung (z. B. Haptophyta, Cryptophyta und Apusozoa) sind im Dendrogramm nicht berücksichtigt.

struktur eukaryontischer Zellen haben diese Entwicklung möglich gemacht. Man kann nun die Eukaryonten in **fünf** monophyletische Gruppen (**Reiche**) gliedern: Amoebozoa, **Opisthokonta**, Excavata, **Chromalveolata** und Plantae.

In dreien der fünf Reiche gibt es Organismen, die **Plastiden** enthalten und die daher zur **Photosynthese** befähigt sind. Die Plastiden sind im Lauf der Evolution aus einzelligen Prokaryonten oder Eukaryonten entstanden, die zunächst als Endosymbionten in die eukaryontische Wirtszelle aufgenommen und dann in ein Organell dieser Zelle umgewandelt wurden. Von **primärer Endosymbiose** spricht man, wenn das Plastid aus einer prokaryontischen Zelle entstanden ist. Dieses Ereignis scheint bei der Evolution der Eukaryonten nur einmal, nämlich bei dem gemeinsamen Vorfahren der **Plantae**, die deshalb von manchen Autoren auch als Archaeplastida bezeichnet werden, stattgefunden zu haben. Die Plastiden der **Plantae**, zu denen die Rotalgen, die Grünalgen und die Landpflanzen gehören, stammen von einem Cyanobacterium ab. Als **sekundäre Endosymbiose** bezeichnet man die Aufnahme eines Eukaryonten, der bereits ein primäres Plastid enthält, und dessen Umwandlung in ein Plastid. Sekundäre Endosymbiosen hat es während der Evolution der Eukaryonten mehrfach gegeben. Die Plastiden der Euglenida, einer Ordnung der **Excavata**, sind durch die Aufnahme von Grünalgen entstanden, während die Plastiden der **Chromalveolata** von einer Rotalge abstammen. Bei einigen Arten der zu den Chromalveolata gehörenden Klasse Dinophyceae finden sich Plastiden, die aus einem später aufgenommenen zweiten Eukaryonten, der primäre oder sekundäre Plastiden enthielt, entstanden sind. Im ersteren Fall spricht man von serieller sekundärer Endosymbiose, in letzterem Fall von **tertiärer Endosymbiose**. Die neuen Plastiden haben dann das ursprünglich vorhandene Plastid ersetzt.

Die beiden Reiche, in denen Plastiden weit verbreitet sind (Chromalveolata und Plantae), sind offenbar näher miteinander verwandt als mit den anderen Reichen (○ Abb. 8.1). Man fasst sie daher unter dem informellen Namen Diaphoretickes (griech. diaphoretikós, verschieden) zusammen.

8.1 Reich: Amoebozoa

Die **Amoebozoa** umfassen den größten Teil derjenigen einzelligen Organismen, deren vegetative Zellen keine feste Form besitzen und die sich durch relativ breite (lobose) Ausstülpungen der Zelle (Pseudopodien) fortbewegen. Diese **amöboiden** Zellen können „nackt" oder – unvollständig – von einer Schale umgeben („testat") sein. Die meisten Amoebozoa sind freilebende, heterotrophe Organismen; sie ernähren sich in der Regel von anderen kleinen Organismen, die sie mithilfe ihrer Pseudopodien einschließen und dann durch Phagozytose in die Zelle aufnehmen, um sie dort zu verdauen. Einige Amoebozoa (z. B. *Entamoeba histolytica*) sind obligate oder fakultative Parasiten, die im Darm von Säugetieren leben.

Die Amoebozoa umfassen außer den früher zu den Tieren gerechneten klassischen Amöben auch diejenigen Amöben, deren Zellen keine Mitochondrien enthalten (Klasse **Archamoebae**), sowie die früher zu den Pilzen gerechneten Schleimpilze (Klassen Myxogastria, Protosteliida und Dictyostelia).

Zu den **Archamoebae**, Familie Entamoebidae, gehört *Entamoeba histolytica* SCHAUDINN, die als Erreger der vor allem in warmen Ländern verbreiteten **Amöbose** große Bedeutung besitzt: Weltweit sind etwa 40 Millionen Menschen infiziert, von denen etwa 40 000 an der Krankheit sterben. Die vegetativen Stadien dieser Amöbe (Trophozoiten) leben im menschlichen Dickdarm, dringen in die Zellen der Darmwand ein und rufen dort Nekrosen, Geschwüre und Entzündungsreaktionen hervor, die zu schweren Durchfällen (**Amöbenruhr**) führen. Die Trophozoiten können auch von der Darmwand über das Blut in die Leber gelangen und dort Abszesse (**Amöbenleberabszesse**) hervorrufen.

8.2 Reich: Opisthokonta

Die **Opisthokonta** (griech. opistho-, hinter; kontos, Geißel) sind heterotrophe, zum weit überwiegenden Teil multizelluläre Organismen; nur einige kleinere, an der Basis des Stammbaums stehende Gruppen bestehen aus Einzellern. Ein Teil der Einzeller (z. B. die Choanoflagellata), die meisten Spermazellen der Tiere und die Zoosporen einer Gruppe von Pilzen (Chytridiomycota) besitzen eine einzelne Geißel am hinteren Ende der Zelle. Diese Geißel ist wahrscheinlich bei den höheren Pilzen und anderen unbegeißelten Arten der Opisthokonta im Lauf der Evolution verlorengegangen.

Die Opisthokonta umfassen zwei informelle Gruppen von Organismen (supergroups): Holozoa und Holomycota (○ Abb. 8.1). Zu den Holozoa zählen die in der vegetativen Phase des Lebenszyklus einzelligen Ichthyosporea, Filasterea und Choanoflagellata sowie die vielzelligen Tiere (Unterreich **Metazoa**). Zu den Holomycota gehören die Nucleariida, eine kleine Gruppe in der vegetativen Phase einzelliger, amöboider Organismen, sowie die meist vielzelligen Pilze (Unterreich **Fungi**). Die Fungi werden in ▶ Kap. 9 behandelt.

8.3 Reich: Excavata

Excavata sind einzellige, meist – zumindest in einer Phase des Lebenszyklus – begeißelte, heterotrophe Organismen. Sie besitzen häufig auf einer Seite der Zelle eine Rinne, von der der Name Excavatae (engl. excavate, aushöhlen) abgeleitet ist. In dieser Rinne fangen sie suspendierte Mikroorganismen aus einer Strömung, die sie durch eine oder mehrere nach hinten gerichtete Geißeln erzeugen, und nehmen sie in die Zelle auf.

Viele Excavata, die in sauerstoffarmen Umgebungen, z. B. im Darm von Tieren, vorkommen (Abteilung **Metamonada**), haben stark modifizierte Mitochondrien, die nicht mehr zur oxidativen Phosphorylierung benutzt werden. Zu dieser Gruppe gehört z. B. *Giardia intestinalis* KOFOID & CHRISTIANSEN, die bei Menschen und Tieren Enteritiden hervorruft, und *Trichomonas vaginalis* DONNÉ, ein sexuell übertragbarer Organismus, der bei Frauen eine Vaginitis, bei Männern eine Urethritis oder Prostatitis verursacht.

Zur Abteilung **Discoba** gehört eine Gruppe von Amöben mit breiten (lobosen) Pseudopodien (Klasse Heterolobosea), zu denen auch ein bestimmter Typ von Schleimpilzen (ein Teil der Ordnung Tetramitia) gestellt wird. Diese Abteilung umfasst außerdem Organismen mit sekundären, aus einer Grünalge entstandenen Plastiden; diese Arten gehören zur Klasse Euglenozoa. Es gibt allerdings auch Euglenozoa, die keine Plastiden enthalten. Dazu gehören einige **Krankheitserreger** aus der Familie Trypanosomatida (Ordnung Kinetoplastea), die vor allem in den Tropen und Subtropen verbreitet sind: Durch Infektion mit *Leishmania*-Arten entstehen z. B. Orientbeule und Kala-Azar; *Trypanosoma brucei* PLIMMER & BRADFORD ist der Erreger der Schlafkrankheit, *Trypanosoma cruzi* CHAGAS der Erreger der Chagas-Krankheit.

8.4 Reich: Chromalveolata (SAR)

Die Monophylie der Chromalveolata ist durch umfangreiche molekularphylogenetische Untersuchungen gut belegt (o Abb. 8.1). Viele Chromalveolata besitzen ein **sekundäres Plastid**, das durch Aufnahme einer einzelligen Rotalge (Abteilung Rhodophyta) entstanden ist. Es enthält – wie das Plastid der Rotalgen – **Chlorophyll a** und kein Chlorophyll b. Zusätzlich kommen meist auch die **Chlorophylle** c_2 und/oder c_1 vor. Dieses Plastid ist jedoch im Lauf der Evolution mehrfach verloren gegangen oder stark reduziert worden. Bei einigen Sippen wurde es durch erneute Aufnahme eines photoautotrophen Eukaryonten, der primäre oder sekundäre Plastiden enthielt, ersetzt (seriell sekundäres oder **tertiäres Plastid**). Die Chromalveolata umfassen Sippen sehr unterschiedlicher Organisationsstufen; die Variationsbreite reicht von winzigen einzelligen Formen bis zu Formen mit meterlangen parenchymatischen Thalli.

Auf der Basis von ultrastrukturellen Merkmalen und DNA-Sequenzanalysen werden die Chromalveolata in die Abteilung **Heterokonta** (Stramenopiles) und die beiden Unterreiche Alveolata und **Rhizaria** unterteilt. Der alternative Name für die Chromalveolata (SAR) ist ein Akronym aus den Namen dieser drei Taxa.

8.4.1 Unterreich: Rhizaria

Die **Rhizaria** sind Einzeller, die in der Regel feine, fadenförmige Ausstülpungen der Zelle (Filopodien) bilden. Das Unterreich wird in die Abteilungen Retaria und Cercozoa gegliedert.

Retaria sind heterotrophe Organismen. Sie ernähren sich von einzelligen Algen und anderen kleinen Organismen, die sie mit ihren Filopodien einfangen. Die überwiegend auf dem Boden (im Benthos) von Meeren lebenden Arten der Unterabteilung **Foraminifera** bilden meist ein einkammeriges oder mehrkammeriges Gehäuse (Testa), das häufig Calciumcarbonat oder Siliciumdioxid enthält. Bei den mehrkammerigen Arten sind die Kammern durch Öffnungen in den Trennwänden (foramina, Singular: foramen) miteinander verbunden, sodass der Protoplast sich innerhalb des Gehäuses frei bewegen kann. In der Außenwand der Gehäuse befinden sich Poren, durch die die verzweigten Filopodien austreten und sich außerhalb des Gehäuses zu einem Netzwerk verbinden. Die Arten der zu den Strahlentierchen (Radiolaria) gerechneten Unterabteilungen **Acantharia** und **Polycystinea** bilden in der Regel starre, nach außen gerichtete Plasmafortsätze (Axopodien), die durch ein Innenskelett gestützt werden. Dieses Innenskelett besteht bei den Acantharia aus Strontiumsulfat und bei den Polycystinea aus Siliciumdioxid. Acantharia und Polycystinea leben frei im Meerwasser und sind häufige Bestandteile des Planktons.

Cercozoa sind meist heterotrophe, sehr vielgestaltige Organismen; ihre begeißelten oder unbegeißelten Zellen sind häufig amöboid. Sie leben in der Regel auf festem Untergrund, z. B. im Boden oder auf Süßwasser- oder Meerwasser-Sedimenten. Zu dieser Abteilung gehören auch einige früher zu den Pilzen gerechnete Pflanzenparasiten (Klasse Phytomyxea), z. B. *Plasmodiophora*-Arten, und einige photosynthetisch aktive Organismen mit sekundären, aus einer Grünalge entstandenen Plastiden (Klasse Chlorarachniophyceae).

8.4.2 Unterreich: Alveolata

Die **Alveolata** sind einzellige Organismen, die sich zum Teil photoautotroph, zum Teil heterotroph ernähren. Ein gemeinsames Merkmal der Abteilung ist die Bildung membranumhüllter Vesikel (Alveoli) unmittelbar unter der Plasmamembran. Ansonsten gibt es große

Unterschiede zwischen den drei Abteilungen Ciliophora, Dinoflagellata und **Apicomplexa**.

Die bewimperten, einzelligen **Ciliophora** sind heterotroph. Sie kommen im Süßwasser, im Meer und in feuchten Böden vor und ernähren sich überwiegend von anderen kleinen Organismen, die sie durch Phagozytose in ihre Zellen aufnehmen.

Die meist begeißelten und häufig von einem Panzer aus Celluloseplatten umgebenen **Dinoflagellata** leben zum größten Teil als Bestandteil des Planktons im Meerwasser. Ein kleinerer Teil lebt im Süßwasser oder in anderen Biotopen; auch parasitische und symbiontische Arten sind bekannt. Etwa die Hälfte der Arten besitzt sekundäre, seriell sekundäre oder tertiäre Plastiden und ist daher photoautotroph. Die andere Hälfte ist heterotroph. Photoautotrophe und heterotrophe Arten können andere einzellige Organismen durch Endozytose in ihre Zellen aufnehmen und in Nahrungsvakuolen verdauen (Phagotrophie).

Die unbegeißelten **Apicomplexa** sind heterotroph. Sie besitzen aber noch ein stark reduziertes, photosynthetisch inaktives Plastid, das als Apicoplast bezeichnet wird. Die Apicomplexa sind nahezu ausschließlich Parasiten. Viele Arten sind Krankheitserreger bei Haustieren oder beim Menschen. Die wichtigsten humanpathogenen Arten gehören zu den Klassen Aconoidasida (Haematozoa) und Coniodasida: **Malaria**, die häufigste tropische Parasitose wird durch *Plasmodium falciparum* Welch, *Plasmodium vivax* Grassi & Feletti, *Plasmodium ovale* Stephens und *Plasmodium malariae* Grassi & Feletti (Klasse: Aconoidasida (Haematozoa), Ordnung: Haemosporida, Familie: Plasmodiidae) verursacht, die durch den Stich von *Anopheles*-Mücken übertragen werden. *Toxoplasma gondii* Nicolle & Manceaux (Klasse: Coniodasida, Ordnung: Coccidea, Familie: Sarcocystidae) verursacht die **Toxoplasmose**, eine ebenfalls sehr häufige, weltweit verbreitete Infektion bei Menschen und warmblütigen Wirbeltieren. Bei infizierten immunkompetenten Menschen treten meist keine Krankheitssymptome auf. Wenn sich Frauen aber während der Schwangerschaft erstmals infizieren, kann der Erreger auf den Fetus übertragen werden und schwerwiegende Schäden (z. B. Missbildungen oder Augenschäden) des Kindes verursachen.

8.4.3 Abteilung: Heterokonta

Bewegliche Zellen der Heterokonta (heteros, anderer; kortos, Stab) besitzen in der Regel **zwei Geißeln**, die meist **ungleich** gestaltet sind: Die längere, nach vorne gerichtete Geißel trägt zwei Reihen steifer Haare, die als Mastigonemen bezeichnet werden; die kürzere, nach hinten gerichtete Geißel ist dagegen glatt. Der größere Teil der Heterokonta besitzt Plastiden und ist daher **photoautotroph**, ein kleinerer Teil ist **heterotroph**.

Einige der heterotrophen Taxa (z. B. die Klassen Peronosporomycetes und Labyrinthulomycetes) hat man lange Zeit zu den Pilzen gerechnet. Die photoautotrophen Heterokonta sind **Algen**. Darunter versteht man eukaryontische, im Wasser lebende, einzellige oder mehrzellige Organismen, die Plastiden besitzen und daher zur Photosynthese befähigt sind. Die mehrzelligen Arten bilden fädige oder thallöse Vegetationskörper. Algen sind also durch ihre Organisationsstufe und ihre Ernährungsweise, nicht aber durch Verwandtschaftsbeziehungen definiert.

Die Abteilung wird in 21 Klassen gegliedert, von denen 9 nur heterotrophe und 12 überwiegend photoautotrophe Arten enthalten. Zu den photoautotrophen Heterokonta gehören die Klassen **Diatomeae** (Bacillariophyceae; Kieselalgen) und **Phaeophyceae** (Braunalgen).

Die **Diatomeae** sind einzellige, einzeln oder in Kolonien lebende, unbegeißelte Algen. Jede Zelle ist von einer aus zwei Teilen bestehenden Schale umhüllt, die überwiegend aus amorpher polymerer Kieselsäure besteht. Kieselalgen kommen im Meer, im Süßwasser oder in feuchten Böden vor. Fossile Diatomeenschalen sind der Hauptbestandteil von **Kieselgur**, einem lockeren oder nur schwach verfestigten Gestein, das aus Sedimenten von Süßwasserseen entstanden ist. Gereinigtes Kieselgur wird u. a. als Filtrierhilfsmittel und als Träger in der Dünnschicht- und Gaschromatographie verwendet. Die Ph. Eur. führt folgende aus fossilen Diatomeenschalen bestehende Präparate auf: Kieselgur-Filtrierhilfsmittel R, Kieselgur R, Kieselgur G R, Kieselgur zur Gaschromatographie R, Kieselgur zur Gaschromatographie R 1, Kieselgur zur Gaschromatographie R 2.

Die **Phaeophyceae** werden in ▸ Kap. 10 behandelt.

8.5 Reich: Plantae (Archaeplastida)

Die Plantae besitzen in der Regel ein **primäres Plastid**, das durch Aufnahme eines Cyanobacteriums entstanden ist und **Chlorophyll a** als Photosynthesepigment enthält. Dieses Plastid wird als **Chloroplast** bezeichnet. Es ist bei einigen Sippen im Lauf der Evolution reduziert worden oder verloren gegangen. Die Zellen sind normalerweise von einer **cellulosehaltigen Zellwand** umhüllt.

An der Basis des Stammbaums der Plantae (◦ Abb. 8.1) steht die Abteilung Glaucophyta; darauf folgen nacheinander die Abteilung **Rhodophyta** und das Unterreich **Viridiplantae**. Die **Rhodophyta** werden in ▸ Kap. 11 behandelt.

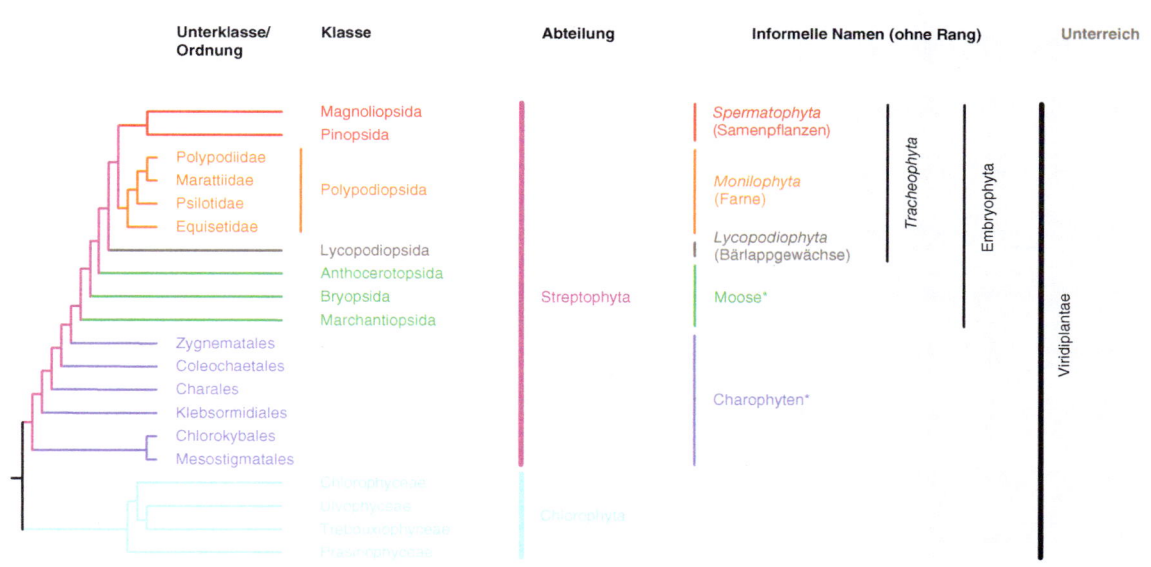

○ **Abb. 8.2** Phylogenie der Viridiplantae. Das Dendrogramm ist aus Dendrogrammen für Teilbereiche zusammengesetzt: Chlorophyta: nach Turmel et al. 2008, Charophyten: nach Timme et. al. 2012, Moose: nach Qiu et al. 2006, *Lycopodiophyta* und *Monilophyta*: nach Pryer et al. 2004, *Spermatophyta*: nach Qiu et al. 2006, nach Rothfels et al. 2015. Außerdem wurde die Arbeit von Ruhfel et al. 2014 berücksichtigt. Kursiv gesetzte informelle Namen sind phylogenetisch definiert, d. h. die Definitionen basieren auf Apomorphien, Knoten oder Ästen in Dendrogrammen (*PhyloCode*-Namen: Cantino et al. 2007). *polyphyletisch

8.5.1 Unterreich: Viridiplantae

Die Chloroplasten der **Viridiplantae** enthalten außer **Chlorophyll a** auch **Chlorophyll b**. Sie sind grün gefärbt, da die Hauptkomponenten der akzessorischen Photosynthesepigmente gelb gefärbte Carotinoide (Xanthophylle) sind, deren Farbe die Farbe der Chlorophylle nicht überdeckt. Begeißelte Zellen der Viridiplantae tragen meist zwei, seltener vier oder viele **Geißeln**, die gleichartig aufgebaut sind, aber unterschiedlich lang sein können.

Die Viridiplantae werden auf der Basis von molekularphylogenetischen Untersuchungen und Ultrastrukturmerkmalen in die Abteilungen **Chlorophyta** und **Streptophyta** gegliedert (○ Abb. 8.2).

Abteilung: Chlorophyta

Die **Chlorophyta** sind einzellige, fadenförmige oder blattförmige Algen (▶ Kap. 8.4.3), die im Süßwasser oder Salzwasser, aber auch in feuchten Böden oder in Symbiose mit Pilzen leben. Sie umfassen den größeren Teil derjenigen Viridiplantae, die man traditionell als **Grünalgen** bezeichnet.

Abteilung: Streptophyta

Die basalen Ordnungen der Streptophyta sind im Süßwasser lebende, grüne Algen, die aber weder mit den Chlorophyta noch miteinander näher verwandt sind. Sie entsprechen jeweils einem der aufeinander folgenden Seitenäste an der Basis des Stammbaums. Man kann sie gemeinsam als Charophyten bezeichnen (○ Abb. 8.2). Alle folgenden, nicht zu den Charophyten gehörenden Streptophyta bilden eine monophyletische Gruppe in der Regel auf dem Land lebender Organismen, die hier als informelles, phylogenetisch definiertes Taxon **Embryophyta** (Landpflanzen) geführt wird.

Embryophyta

Der stets vielzellige Vegetationskörper der **Embryophyta** ist aus mehreren, spezialisierten Geweben aufgebaut, die z. B. dem Transport von Wasser und Assimilaten oder der Assimilation dienen. Eine weitere Anpassung an das Landleben ist die Ausbildung einer transpirationshemmenden Cuticula. Der Lebenszyklus ist ein **diplo-haplontischer, heteromorpher Generationswechsel**: Die gametenbildende Generation, der **Gametophyt**, ist haploid. Die Gameten werden in Gametangien gebildet, die als **Antheridium** (männliches Gametangium) oder **Archegonium** (weibliches Gametangium) bezeichnet werden. Antheridien und Archegonien sind von einer Hülle aus sterilen Zellen umgeben, die allerdings bei den höchstentwickelten Embryophytina weitgehend reduziert ist. Nach der Befruchtung entwickelt sich die Zygote zu einem diploiden, vielzelligen, von der Mutterpflanze ernährten

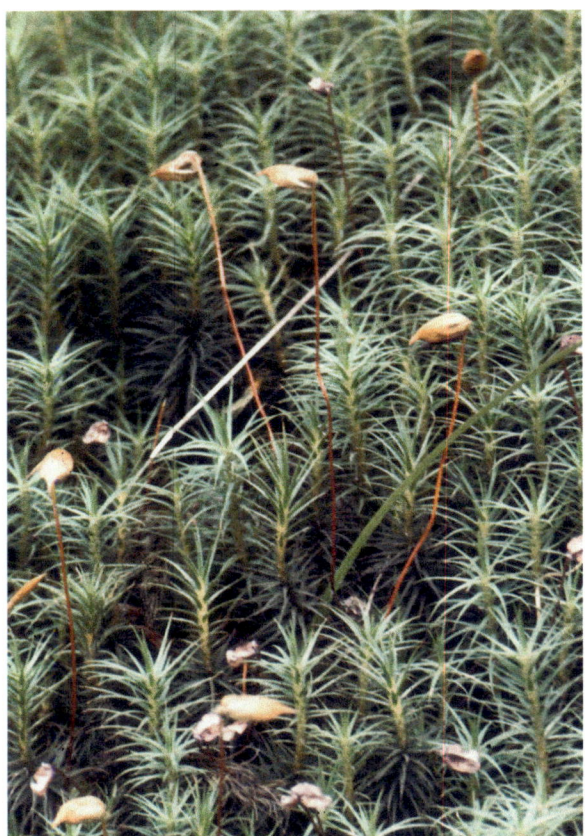

Abb. 8.3 *Polytrichastrum formosum*, Habitus. Die in Stämmchen und Blättchen gegliederten Gametophyten tragen den Sporophyten, der nur aus einem unbeblätterten Stiel (Seta) und dem Sporangium (Sporenkapsel) besteht.

Embryo. Aus dem Embryo entwickelt sich der ebenfalls diploide **Sporophyt**, der in speziellen Sporenbehältern (**Sporangien**) Meiosporen bildet. Aus diesen haploiden Sporen entsteht dann wieder ein neuer Gametophyt (▸ Kap. 3.3.3).

Gametophyt und Sporophyt sind bei den Embryophyta unterschiedlich gestaltet. Bei den Marchantiopsida (Lebermoose), Bryopsida (Laubmoose) und Anthocerotopsida (Hornmoose) dominiert im Lebenszyklus der **Gametophyt**; der unverzweigte Sporophyt entwickelt sich auf dem Gametophyten und wird von diesem ernährt. Bei den Tracheophyta (Gefäßpflanzen), einem weiteren informellen, phylogenetisch definierten Taxon, das die Lycopodiopsida, Polypodiopsida (Farne) und die Spermatophyta (Samenpflanzen) umfasst (● Abb. 8.2), dominiert der **Sporophyt**. Er ist komplexer gestaltet, verzweigt und vom Gametophyten unabhängig. Der Vegetationskörper des Sporophyten ist in der Regel ein **Kormus**; d.h. er ist in Wurzel, Sprossachse und Blätter gegliedert.

Klassen: Marchantiopsida, Bryopsida und Anthocerotopsida (Moose)

Die Gametophyten der **Marchantiopsida**, **Bryopsida** und **Anthocerotopsida** sind kleine thallusartige oder in Stämmchen und Blättchen gegliederte Landpflanzen, die überwiegend an feuchten und relativ dunkleren Standorten vorkommen. Sie bilden keine echten Wurzeln, sondern kurze, den Wurzelhaaren höherer Pflanzen ähnelnde Rhizoide. Der unverzweigte Sporophyt (Sporogon) entwickelt sich auf dem Gametophyten und besteht aus einem blattlosen Stiel, der ein Sporangium (Kapsel) trägt (● Abb. 8.3).

Tracheophyta

Die Tracheophyta sind eine informelle, ranglose Gruppe, die aus den Lycopodiopsida (Bärlappgewächsen), Polypodiopsida (Farne) und den Spermatophyta (Samenpflanzen; ▸ Kap. 12) besteht. Ihre Monophylie ist nicht nur durch molekularphylogenetische Untersuchungen gut belegt (● Abb. 8.2), sondern auch durch einige morphologische Merkmale, die ihnen das Leben auf dem Land erleichtern: Die im Lebenszyklus dominierenden, hochdifferenzierten, verzweigten Sporophyten besitzen Tracheiden und Siebelemente als Leitgewebe, die einen effizienten Wasser- und Nährstofftransport über längere Strecken ermöglichen und die mechanische Stabilität der Pflanzen erhöhen. Durch die Verzweigung kann jeder Sporophyt mehrere Sporangien bilden.

Klasse: Lycopodiopsida (Bärlapppflanzen)

Die Sporophyten der rezenten (heute lebenden) **Lycopodiopsida** bilden meist gabelig verzweigte Sprosse, die einfache, kleine Blätter (Mikrophylle) tragen. Die Sporenbehälter (Sporangien) stehen einzeln an der Basis von Blättern (Sporophylle). Die Sporophylle stehen häufig an speziellen Kurzsprossen mit begrenztem Wachstum und bilden so Sporophyllstände (● Abb. 8.4).

Die rezenten Lycopodiopsida unterteilt man in die Ordnungen Isoetales (Brachsenkrautartige), Lycopodiales (Bärlappartige) und Seliginellales (Moosfarnartige). In Mitteleuropa heimisch sind Arten aus allen drei Ordnungen, z. B. *Isoetes lacustris* L. (See-Brachsenkraut; Isoetales: Familie Isoetaceae), *Lycopodium clavatum* L. (Keulen-Bärlapp; Lycopodiales: Familie Lycopodiaceae) oder *Selaginella selaginoides* (L.) SCHRANK & C. F. P. MART. (Dorniger Moosfarn; Selaginellales: Familie Selaginellaceae).

Klasse: Polypodiopsida (Farne)

Die Monophylie der Polypodiopsida ist durch molekularphylogenetische Untersuchungen gut belegt (● Abb. 8.2) und wird auch durch einige morphologische Merkmale, z.B. die Entstehung von Seitenwurzeln in der Endodermis, gestützt. Der **Sporophyt** ist krautig oder baumförmig. Der **Gametophyt**, der bei den Far-

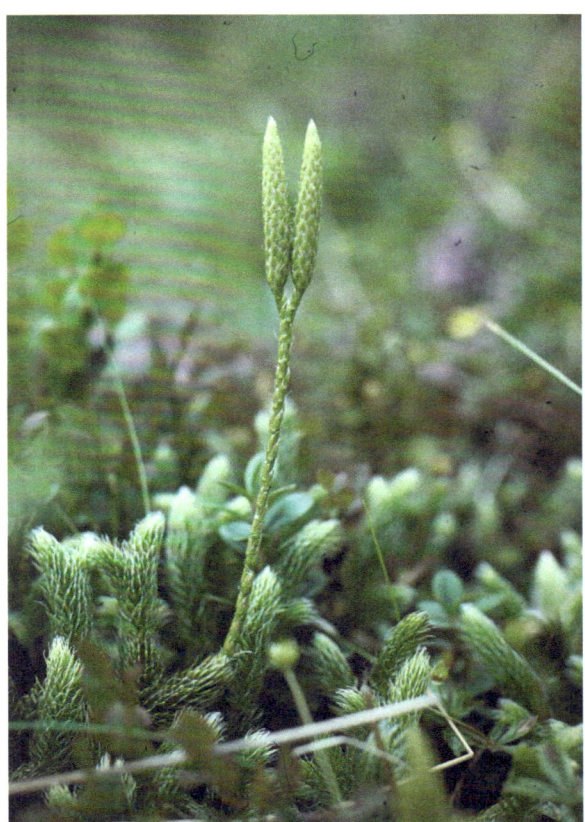

Abb. 8.4 *Lycopodium clavatum*, Habitus. Die vegetativen Sprosse sind dicht beblättert, die Sporophyllstände stehen an den Enden eines gabelig verzweigten, locker beblätterten Sprossabschnitts.

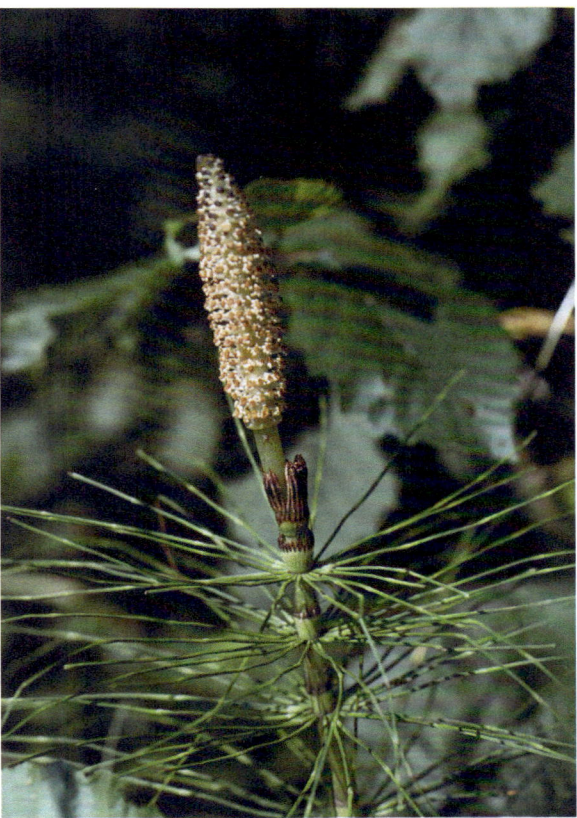

Abb. 8.5 *Equisetum telmateia*, oberer Teil der Sprossachse mit Sporophyllstand, wirtelig angeordneten Seitenästen und kleinen Blättern

nen als Prothallium bezeichnet wird, besitzt eine einfache Struktur, wird nur wenige Zentimeter groß und lebt in der Regel nur wenige Wochen.

Zu den Polypodiopsida gehören die Unterklassen Psilotidae, **Equisetidae**, Marratiidae und **Polypodiidae**.

Unterklasse: Equisetidae (Schachtelhalmgewächse)
Die Equisetidae sind eine alte Pflanzengruppe, zu der auch baumförmige Arten gehörten. Die baumförmigen Equisetidae und viele andere Arten sind jedoch ausgestorben. Jetzt leben nur noch 15 Arten, die alle zur Gattung *Equisetum* und zur Familie **Equisetaceae** gehören. Die **Sporophyten** der Equisetidae sind wirtelig verzweigt und haben stark reduzierte Blätter, die ebenfalls in Wirteln angeordnet sind. Die heute noch lebenden (rezenten) *Equisetum*-Arten sind relativ kleine, krautige Pflanzen. Ihre Sporangien entwickeln sich zu mehreren auf Sporangiophoren (**Sporophyllen**), deren Form sich von der der Laubblätter deutlich unterscheidet. Die Sporophylle sind an speziellen, vom vegetativen Bereich abgegrenzten, endständigen Sprossabschnitten in zapfenförmigen **Sporophyllständen** angeordnet (o Abb. 8.5).

In Mitteleuropa sind etwa zehn Equisetum-Arten heimisch, z. B. *Equisetum telmateia* EHRH. (Riesenschachtelhalm) oder *Equisetum sylvaticum* L. (Waldschachtelhalm). Die ebenfalls in Mitteleuropa heimische *Equisetum arvense* L. (Ackerschachtelhalm) ist die **Stammpflanze** von Schachtelhalmkraut/Equiseti herba Ph. Eur. (ganze oder geschnittene, getrocknete, sterile, oberirdische Teile).

Unterklasse: Polypodiidae (leptosporangiate Farne)
Die **Polypodiidae** sind ebenfalls eine alte, zum Teil ausgestorbene Pflanzengruppe. Die Sporophyten der rezenten Arten tragen meist große, gestielte und häufig gefiederte Blätter (Wedel), auf deren Unterseite oder an deren Rand die Sporangien stehen (o Abb. 8.6). Sie sind leptosporangiat (griech. leptós, dünn), d. h. ihre Sporangien sind im reifen Zustand von einer dünnen Wand umgeben, die nur aus einer einzigen Zellreihe besteht. Häufig stehen die Sporangien in dichten Gruppen beieinander und bilden Sporangienhäufchen (Sori, Singular: Sorus), die bei manchen Taxa von einem Häutchen (Indumentum) bedeckt sind (o Abb. 8.7). Die sporangientragenden Blätter (Sporophylle) unterscheiden sich meist kaum von den sterilen Blättern (Trophophylle),

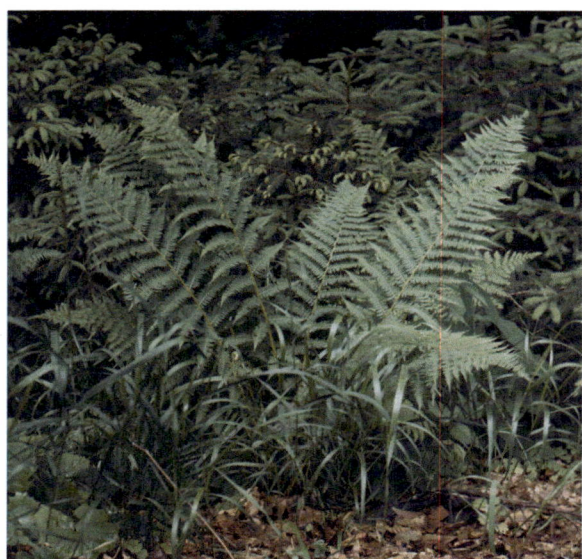

Abb. 8.6 *Athyrium filix-femina*, Habitus. Die dreifach gefiederten Blätter haben sich aus demselben Rhizom entwickelt und sind trichterförmig angeordnet. Sporophylle und Trophophylle sind gleich gestaltet.

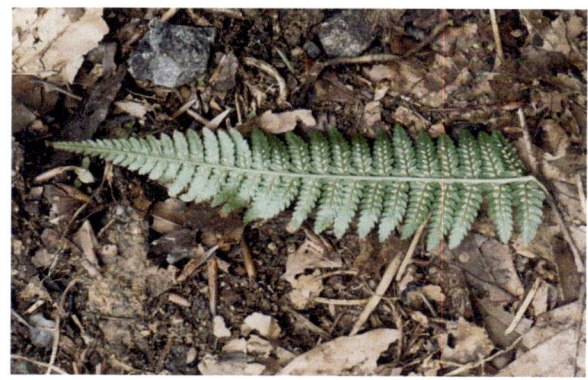

Abb. 8.7 *Athyrium filix-femina*, Unterseite einer Fieder erster Ordnung mit Sporangienhäufchen (Sori), die von einer dünnen weißlichen Hülle (Indusium) bedeckt sind

sie können aber auch deutlich anders als die Trophophylle gestaltet sein (● Abb. 8.8).

Die Polypodiidae werden in sechs Ordnungen gegliedert, von denen hier nur die Polypodiales behandelt werden.

Die Umgrenzung und die Gliederung der **Polypodiales** sind durch molekularphylogenetische Untersuchungen gut belegt. Die Ordnung umfasst 14 Familien, zu denen die Dryopteridaceae, Woodsiaceae, Thelypteridaceae, Blechnaceae, Aspleniaceae, Dennstaedtiaceae und **Polypodiaceae** gehören.

Die vorwiegend in den Tropen aller Kontinente heimischen **Polypodiaceae** bilden kriechende Rhizome, die mit schuppenförmigen Blättern (Spreuschuppen) besetzt sind. Sie wachsen meist auf anderen Pflanzen (epiphytisch) oder auf Felsen. In Mitteleuropa heimisch

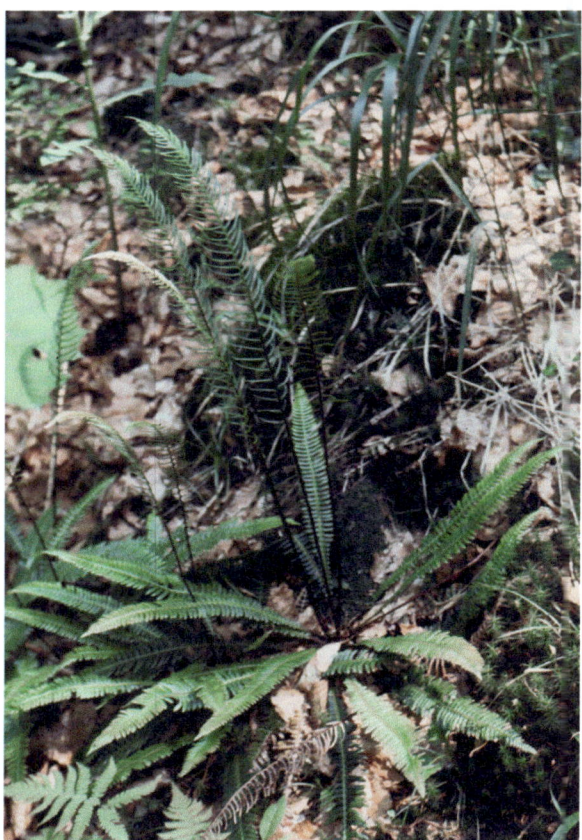

Abb. 8.8 *Blechnum spicant*, Habitus. Die Trophophylle sind flach trichterförmig angeordnet, die Sporophylle stehen aufrecht und haben viel schmälere und längere Fiedern als die Trophophylle.

ist z. B. *Polypodium vulgare* L. (Gewöhnlicher Tüpfelfarn). Die in China heimische, epiphytisch lebende *Drynaria roosei* NAKAIKE (Syn. *Drynaria fortunei* (KUNZE ex METT.) J. SM.) ist die **Stammpflanze** von Drynariawurzelstock, Drynariae rhizoma Ph. Eur. (getrocknetes Rhizom, mit oder ohne Spreuschuppen).

Die meisten in Mitteleuropa heimischen Farne gehören zu anderen Familien der Polypodiales: z. B. *Dryopteris filix-mas* (L.) SCHOTT (Männlicher Wurmfarn), *Polystichum aculeatum* (L.) ROTH (Gelappter Schildfarn) Dryopteridaceae, *Athyrium filix-femina* (L.) ROTH (Frauenfarn), *Gymnocarpium dryopteris* (L.) NEWM. (Eichenfarn) Woodsiaceae, *Thelypteris phegopteris* (L.) SLOSSON (Buchenfarn) Thelypteridaceae, *Blechnum spicant* (L.) SMITH (Rippenfarn) Blechnaceae, *Asplenium trichomanes* L. (Schwarzstieliger Strichfarn), *Asplenium scolopendrium* L. (Hirschzunge) Aspleniaceae und *Pteridium aquilinum* (L.) KUHN (Adlerfarn) Dennstaedtiaceae.

9 Fungi (Pilze)

Horst Rimpler

Die zum Unterreich Fungi gehörenden Organismen (Pilze) besitzen – im Gegensatz zu den Tieren – in der Regel **Zellwände**; diese enthalten β-**Glucane** und meist auch **Chitin**. Der **Vegetationskörper** ist in der Regel ein **Thallus**, d. h. er ist mehrzellig und nicht in Wurzel, Sprossachse und Blatt gegliedert. Seltener besteht der Vegetationskörper aus einer **Einzelzelle**. Der Thallus wird bei Pilzen als **Myzel** bezeichnet. Er ist meist aus langen Zellfäden (**Hyphen**, Singular: Hyphe) aufgebaut, kann aber auch aus kurzen Ketten von rundlichen oder nur wenig gestreckten Zellen bestehen.

Die **Hyphen** sind von einer dünnen, röhrenförmigen Zellwand umgeben. Bei den meisten Pilzen werden sie außerdem durch Querwände (Septa, Singular: Septum) in Zellen unterteilt, die einen, zwei oder mehrere Zellkerne enthalten können. Die Querwände können in mehr oder weniger regelmäßigen Abständen (**septate Hyphen**) oder nur an der Basis von Strukturen, die der Fortpflanzung dienen, sowie in älteren Bereichen (**aseptate** oder **coenocytische Hyphen**) auftreten. Die Septa besitzen meist eine zentrale Pore, durch welche die Protoplasten benachbarter Zellen miteinander verbunden sind. In der Regel sind diese Poren so groß, dass auch Zellkerne und andere Organellen sie passieren können.

Pilze pflanzen sich normalerweise **sexuell** und **asexuell** fort. Allerdings treten diese beiden Fortpflanzungsarten meist in verschiedenen Stadien des **Lebenszyklus** auf. Asexuelle Fortpflanzungszyklen werden häufig mehrfach in der Vegetationsperiode wiederholt, während sexuelle Fortpflanzungszyklen meist nur einmal im Jahr oder noch seltener ablaufen. Bei manchen Pilzarten ist sogar noch nie eine sexuelle Fortpflanzung beobachtet worden. Auch Pilzarten, bei denen anscheinend keine asexuelle Fortpflanzung vorkommt, sind bekannt. Das sexuelle Stadium im Lebenszyklus eines Pilzes wird als **Teleomorph**, das asexuelle Stadium als **Anamorph** bezeichnet.

Asexuelle Fortpflanzung kann bei Pilzen auf unterschiedliche Weise erfolgen:

1. Bei manchen Pilzarten **zerfallen** regelmäßig **vegetative Hyphen** in Einzelzellen ohne (Arthrosporen) oder mit (Chlamydosporen) verdickter Zellwand. Die Einzelzellen werden dann wie Sporen verbreitet.
2. Bei einigen Pilzen können sich einzelne vegetative Zellen durch normale **Zellteilung** (Mitose) unter Bildung zweier gleich großer Tochterzellen fortpflanzen. Jede Tochterzelle entwickelt sich dann zu einem neuen Individuum.
3. Bei der **Sprossung** (o Abb. 9.3) bildet sich an einer vegetativen Einzelzelle zunächst eine kleine Ausstülpung. Nach der Kernteilung und dem Einwandern eines Tochterkerns vergrößert sich die Ausstülpung und trennt sich mit einer Zellwand von der – in der Regel größeren – Mutterzelle ab. Die Tochterzelle bleibt häufig noch eine Zeit lang mit der Mutterzelle verbunden, wodurch sich ein kurzes **Sprossmyzel** bildet. Schließlich löst sich die Tochterzelle ab und entwickelt sich zu einem neuen Individuum. Diese einzelligen, sich durch Sprossung vermehrenden Entwicklungsstadien bezeichnet man, unabhängig von ihrer taxonomischen Zuordnung, als **Hefen**. Bei manchen Arten kommt das hefeartige Entwicklungsstadium nur in bestimmten Phasen des Lebenszyklus vor, während in anderen Phasen Hyphen gebildet werden. Viele Hefe-Arten scheinen dagegen in keinem Entwicklungsstadium Hyphen zu bilden.
4. Die bei Pilzen am weitesten verbreitete Art der asexuellen Fortpflanzung ist die Bildung von **Sporen**, die in die Umgebung abgegeben werden und sich zu neuen Individuen entwickeln. Da diese Sporen durch mitotische Zellteilung entstehen, werden sie als **Mitosporen** bezeichnet. Mitosporen werden entweder endogen in sackartigen Strukturen (**Sporangien**) oder exogen an Spitzen oder Seiten von Hyphen gebildet. Die in Sporangien gebildeten Mitosporen bezeichnet man als **Sporangiosporen**, die an Hyphen gebildeten als **Konidien**. Die Sporen der meisten Pilze sind nicht aktiv beweglich (**Aplanosporen**). Doch die Chytridiomycota, Neocalli-

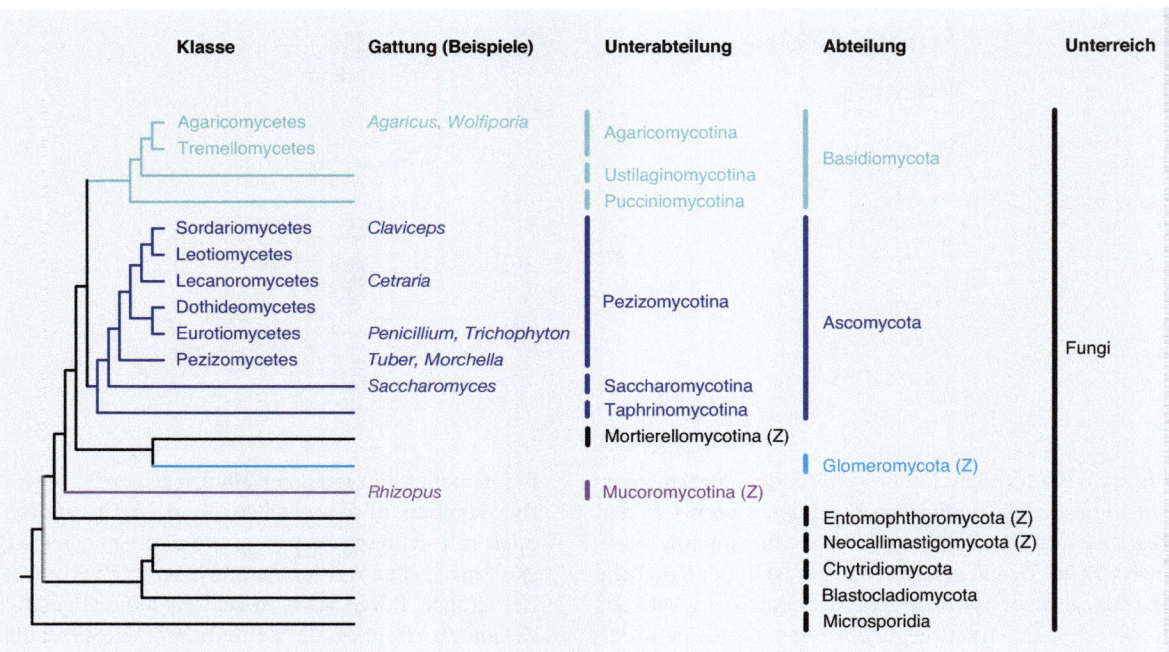

Abb. 9.1 Phylogenie der Fungi. Das in Teilbereichen synthetische Dendrogramm beruht auf molekularphylogenetischen Untersuchungen mehrerer Arbeitsgruppen (Ebersberger et al. 2012, Leonard, Richards 2012, Nadimi et al. 2012, Spatafora et al. 2006, James 2006). Z früher zu den Zygomycota gestellte Taxa

mastigomycota, und Blastocladiomycota bilden in der Regel aktiv bewegliche Sporen (**Zoosporen**). Diese Zoosporen tragen am Hinterende der Zelle meist eine einzige Geißel.

Die **sexuelle Fortpflanzung** erfordert bei Pilzen, wie bei anderen Lebewesen, die Verschmelzung zweier kompatibler Zellkerne. Diese Zellkerne sind normalerweise Bestandteile spezieller Geschlechtszellen, die als männliche bzw. weibliche **Gameten** bezeichnet werden. Deren Vereinigung nennt man je nach relativer Größe der Gameten Isogamie (zwei gleichgroße Gameten), Anisogamie (geringe Größenunterschiede der Gameten) oder Oogamie (kleiner männlicher Gamet und großer, unbeweglicher weiblicher Gamet, der als Eizelle bezeichnet wird). Bei vielen Pilzen werden jedoch keine Geschlechtszellen ausgebildet. Entweder werden die Zellkerne zweier Behälter, in denen sich normalerweise die Gameten entwickeln (männliches und weibliches **Gametangium**), in einem Kompartiment zusammengeführt (**Gametangiogamie**), oder die Zellkerne stammen aus zwei kompatiblen vegetativen Zellen (**Somatogamie**). Da in diesem Fall das Geschlecht der vegetativen Zellen nicht zu erkennen ist, spricht man von unterschiedlichen Kreuzungstypen (+ und –).

Der sexuelle Fortpflanzungszyklus beginnt mit der Befruchtung (**Syngamie**). Diese besteht aus zwei verschiedenen Phasen: In der ersten Phase verschmelzen die Protoplasten der beteiligten Zellen oder Kompartimente miteinander. Diese Phase wird daher als **Plasmogamie** bezeichnet. In der zweiten Phase erfolgt die Verschmelzung der Zellkerne (**Karyogamie**). Plasmogamie und Karyogamie folgen normalerweise unmittelbar aufeinander. Bei Pilzen sind Plasmogamie und Karyogamie jedoch häufig räumlich und zeitlich voneinander getrennt. Dadurch bildet sich zwischen Plasmogamie und Karyogamie eine Entwicklungsphase, bei der jede Zelle zwei kompatible Kerne enthält und die deshalb als **Dikaryophase** bezeichnet wird. Mit der Syngamie ist eine Änderung der Kernphase (**Kernphasenwechsel**, ▶ Kap. 3.3.3) verknüpft: Bei der Karyogamie entstehen aus **haploiden** Zellkernen **diploide** Zellkerne. Zum sexuellen Fortpflanzungszyklus gehört daher auch die **Meiose**, bei der aus diploiden Zellkernen wieder haploide Zellkerne gebildet werden (▶ Kap. 3.3.2). Zum sexuellen Fortpflanzungszyklus der meisten Pilze gehört außerdem die Bildung spezieller **Sporen**, die nach der Meiose entstehen und daher als **Meiosporen** bezeichnet werden.

Man untergliedert die Fungi in acht Abteilungen (Stämme): Microsporidia, Blastocladiomycota, Chytridiomycota, Neocallimastigomycota, Entomophthoromycota, Glomeromycota, **Basidiomycota** und **Ascomycota**, sowie vier Unterabteilungen, die in traditionellen Systemen zur Abteilung **Zygomycota** gerechnet wurden, deren Stellung im Stammbaum der Pilze aber nur zum Teil bekannt ist (o Abb. 9.1).

9.1 „Zygomycota"

Bei DNA-Sequenzvergleichen mehrerer Gene aus verschiedenen Kompartimenten zeigte sich, dass die Zygomycota keine monophyletische Gruppe sind. Die früher in dieser „Abteilung" zusammengefassten Taxa gehören zu sieben verschiedenen Entwicklungslinien. Zwei dieser Taxa, die Ordnungen Eccrinales und Amoebidiales, gehören nicht einmal zu den Fungi, sondern zu den Holozoa (o Abb. 8.1); sie werden dort in die Klasse Ichthyosporea eingeordnet. Vier weitere Taxa, die Glomeromycota, Mortierellomycotina, **Mucoromycotina** und Entomophthoromycota werden als Abteilungen oder Unterabteilungen in das phylogenetische System der Fungi eingeordnet (o Abb. 9.1). Auch die zu Unterabteilungen erhobenen Zoopagomycotina und Kickxellomycotina gehören zu den Fungi; man kann sie jedoch nicht mit ausreichender Sicherheit einem der basalen Äste des Pilzstammbaums zuordnen und führt sie deshalb als Taxa unsicherer Zuordnung (*incertae sedis*).

9.1.1 Unterabteilung: Mucoromycotina

Das Myzel der Mucoromycotina besteht aus verzweigten fadenförmigen Hyphen. Die jungen Hyphen sind coenocytisch; manchmal bilden sich aber bei den voll entwickelten Hyphen Querwände. Bei der sexuellen Fortpflanzung werden dickwandige „Zygosporen" (präziser: Zygosporangien) gebildet, die an der Berührungsstelle zweier kompatibler Hyphen durch Verschmelzung zweier Gametangien (**Gametangiogamie**) entstehen (o Abb. 9.2). Bei der asexuellen Fortpflanzung werden meist **Endosporen**, selten Konidiosporen oder andere Sporentypen gebildet.

Der **asexuelle** Fortpflanzungszyklus beginnt in der Regel mit der Bildung von spezialisierten Hyphen, die als Sporangiophoren bezeichnet werden. An deren Enden entwickeln sich die **Sporangien**. Diese können groß und vielsporig sein, oder sie sind klein und ein- bis wenigsporig. Im letzteren Fall werden sie als **Sporangiolen** bezeichnet. Wenn die Sporen voll entwickelt sind, öffnet sich die Sporangienwand und die freigesetzten Sporen keimen unter geeigneten Bedingungen zu neuen Hyphen aus. Dieser asexuelle Fortpflanzungszyklus wird in der Regel sehr viel häufiger durchlaufen als der sexuelle Zyklus.

Für die **sexuelle Fortpflanzung** müssen zwei kompatible Hyphen, also eine (+)- und eine (−)-Hyphe, aufeinandertreffen. Diese müssen entweder von verschiedenen Myzelien stammen (heterothallische Arten) oder sie werden von demselben Myzel gebildet (homothallische Arten). Zwei kompatible Hyphen wachsen aufeinander zu und bilden an der Berührungsstelle eine gemeinsame Zellwand, das Fusionsseptum. Ihre Enden schwellen an und grenzen sich gegen den zum Myzel weisenden Teil der Hyphe, den Suspensor, durch eine neue Zellwand ab. Der an die Berührungsfläche grenzende Teil jeder Hyphe entwickelt sich zu einem vielkernigen Sporangium. Dann wird das Fusionsseptum aufgelöst und die Protoplasten der beiden Gametangien vermischen sich (**Plasmogamie**). Daraufhin lagern sich je zwei kompatible Zellkerne aneinander und bald darauf verschmelzen einige oder auch viele dieser gepaarten Zellkerne miteinander (**Karyogamie**). Die ungepaarten Zellkerne gehen zugrunde. Währenddessen umgibt sich die bei der Fusion der Gametangien entstandene Zelle mit einer dicken Wand und entwickelt sich zu einem **Zygosporangium**, das eine einzige dünnwandige **Zygospore** enthält. Nach einer Ruhephase keimt die Zygospore aus. Die Wand des Zygosporangiums reißt auf und aus der Zygospore wächst eine Hyphe, die sich in der Regel direkt zu einem Sporangium (**Keimsporangium**) entwickelt. Die Keimsporangien sind ebenso aufgebaut wie die bei der asexuellen Fortpflanzung derselben Art gebildeten Sporangien. Bei der Keimung findet die **Meiose** statt; die im Keimsporangium gebildeten Sporen sind also haploid.

Die Unterabteilung wird in die Ordnungen **Mucorales** und Endogonales gegliedert.

Ordnung: Mucorales

Die Mucorales bilden in der Regel ein aus coenocytischen Hyphen aufgebautes, gut entwickeltes Myzel. Die Oberfläche ihrer meist dunkel gefärbten Zygosporen ist in der Regel rau und mit auffälligen Verdickungen (Ornamenten) versehen, deren Form als Bestimmungsmerkmal verwendet wird. Die Mucorales sind meist Saprophyten oder fakultative Parasiten. Auf Oberflächen kann das Myzel einen mit bloßem Auge erkennbaren Überzug (Schimmel) bilden.

Die Monophylie der Ordnung und ihre Gliederung in 19 Familien, die erheblich von der traditionellen Gliederung abweicht, sind durch Gensequenzanalysen gut belegt. Hier werden nur die Familien Mucoraceae, Rhizopodaceae und Cunninghamellaceae behandelt.

Das Myzel der **Mucoraceae** kann auf Oberflächen einen mit bloßem Auge erkennbaren Überzug (Schimmel) bilden; z. B. ist der manchmal auf Brot oder anderen Nahrungsmitteln auftretende Kopfschimmel, dessen Name sich von der Form der Mitosporangien ableitet, häufig auf den Befall mit *Mucor mucedo* FRESEN. zurückzuführen.

Zu den **Rhizopodaceae** gehören einige Arten, deren in geeigneten Nährmedien kultiviertes Myzel zur biotechnischen Herstellung pharmazeutisch verwendeter Produkte dient: *Rhizopus arrhizus* A. FISCH. (Syn. *Rhizopus oryzae* WENT & PRINS. GEERL., *Rhizopus delemar* (BOIDIN) WEHMER & HANZAWA) verwendet man zur Gewinnung von **Rizolipase**, einem fettspaltenden Enzym, das zur Behandlung von Fettverdauungsstörungen, die bei verminderter Ausschüttung von Pankreas-

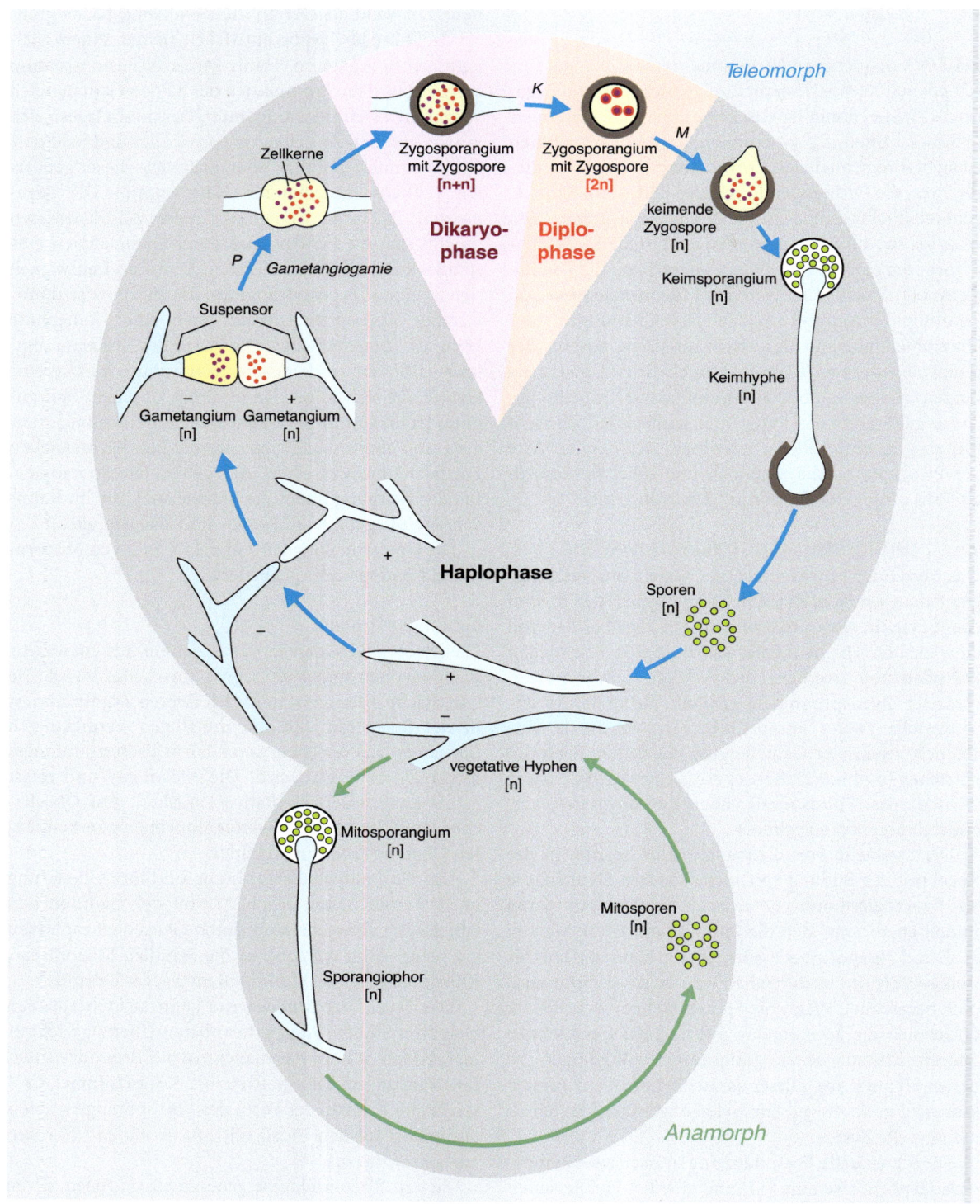

○ **Abb. 9.2** Sexueller (Teleomorph) und asexueller Fortpflanzungszyklus (Anamorph) der Mucoromycotina am Beispiel von *Rhizopus stolonifer*. **P** Plasmogamie, **K** Karyogamie, **M** Mitose

enzymen (exokriner Pankreasinsuffizienz) auftreten, eingesetzt wird. Mit Myzelkulturen von *Rhizopus arrhizus* A. Fisch. und *Rhizopus stolonifer* (Ehrenb.) Vuill. kann man eine enzymatische **11-α-Hydroxylierung** bestimmter Steroide durchführen. Diese Reaktion spielt eine wichtige Rolle bei der Synthese von **Corticosteroiden** aus Progesteron (○ Abb. 9.3). *Rhizopus stolonifer* (Ehrenb.) Vuill. kann auch Brot oder andere Nahrungsmittel besiedeln und dort – wie *Mucor mucedo* – ein sporangientragendes Myzel (Kopfschimmel) bilden.

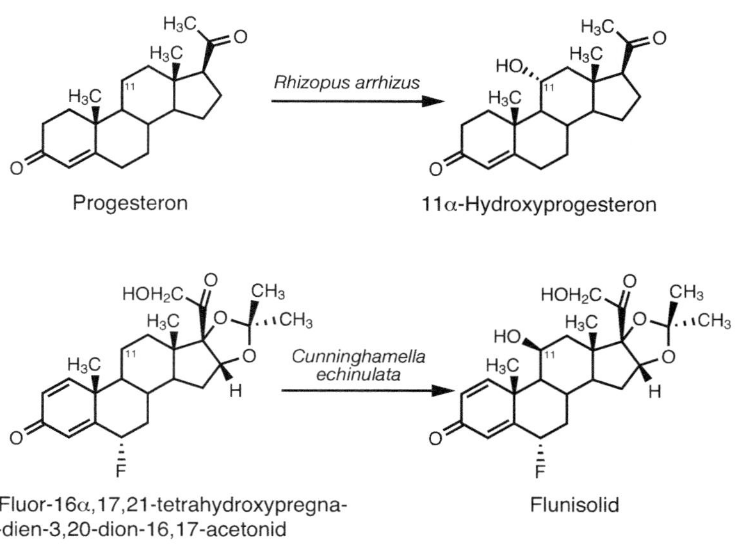

○ **Abb. 9.3** 11α- und 11β-Hydroxylierung von Steroiden durch *Rhizopus*- und *Cunninghamella*-Arten (Mucoromycotina: Mucorales)

Zu den **Cunninghamellaceae** gehört *Cunninghamella echinulata* (THAXT.) THAXT. ex BLAKESLEE (Syn. *Cunninghamella bainieri* NAUMOV). Mit Myzelkulturen dieser Art kann man Steroide **11β-hydroxylieren**. Diese Reaktion spielt ebenso wie die 11α-Hydroxylierung eine wichtige Rolle bei der Synthese von **Corticosteroiden** aus Progesteron.

9.2 Abteilung (Stamm): Ascomycota

Der Thallus der Ascomycota besteht entweder aus fadenförmigen Hyphen oder aus Einzelzellen und kurzen Sprossmyzelien. Die Hyphen sind in regelmäßigen Abständen durch Querwände unterteilt. Bei der sexuellen Fortpflanzung wird ein schlauch- oder sackförmiges Meiosporangium gebildet, das als **Ascus** (lat. ascus, Schlauch) bezeichnet wird. Im Ascus finden Karyogamie, Meiose und in der Regel auch eine postmeiotische Mitose statt, sodass der reife Ascus meist 8 Meiosporen (**Ascosporen**) enthält. Bei der asexuellen Fortpflanzung der hyphenbildenden Arten werden meist **Exosporen** (Konidiosporen) gebildet; die einzelligen Formen vermehren sich in der Regel durch **Sprossung**. Alle Sporen sind unbegeißelt.

Die Ascomycota sind die bei weitem größte der Pilz-Abteilungen. Zu ihnen gehören etwa 32 000 Arten, was etwa 65 % aller bekannten Pilzarten entspricht. Auf der Basis umfangreicher DNA-Sequenzanalysen und morphologischer Merkmale wurde die Abteilung in den letzten Jahren neu gegliedert, wobei auch diejenigen Ascomycota („Deuteromycetes"), deren Teleomorph nicht bekannt ist, in das System einbezogen wurden. Man führt diese als „anamorphe Arten" desjenigen Taxons (meist einer Familie oder Ordnung), zu dem sie mit hoher Sicherheit zugeordnet werden können. Man gliedert die Ascomycota in die Unterabteilungen Taphrinomycotina, **Saccharomycotina** und **Pezizomycotina** (○ Abb. 9.1).

9.2.1 Unterabteilung: Saccharomycotina

Die Saccharomycotina bilden ein nur schwach entwickeltes oder gar kein Myzel. Wenn Hyphen gebildet werden, sind die Querwände meist von mehreren kleinen Poren durchbrochen. Die meisten Arten bilden **Einzelzellen**, die sich durch Sprossung oder normale Zellteilung („Spaltung") vermehren. Die **Zellwände** enthalten nur wenig Chitin; Hauptkomponenten sind **β-Glucane** und **α-Mannane**.

Bei der **sexuellen Fortpflanzung** verschmelzen zwei kompatible haploide Zellen miteinander; dabei erfolgt die **Plasmogamie**. Die bei der Plasmogamie entstandene Zygote ist in der Regel der junge Ascus. Unmittelbar nach der Plasmogamie findet die **Karyogamie** statt. Bei einigen Arten, z. B. bei *Saccharomyces cerevisiae*, bleibt die diploide Kernphase für einige Zeit erhalten und die diploiden Zellen vermehren sich durch Sprossung. Bei den meisten Arten erfolgt aber bald nach der Karyogamie die **Meiose** und aus den haploiden Kernen entwickeln sich vier Ascosporen. Seltener schließen sich an die Meiose noch eine oder mehrere Mitosen an und es entstehen acht oder mehr Ascosporen pro Ascus. Aus den Ascosporen entwickeln sich wieder vegetative Zellen (○ Abb. 9.4).

Die relativ artenarme Unterabteilung Saccharomycotina umfasst nur eine Klasse, die **Saccharomycetes**, zu der auch nur eine Ordnung gehört, die **Saccharomycetales**.

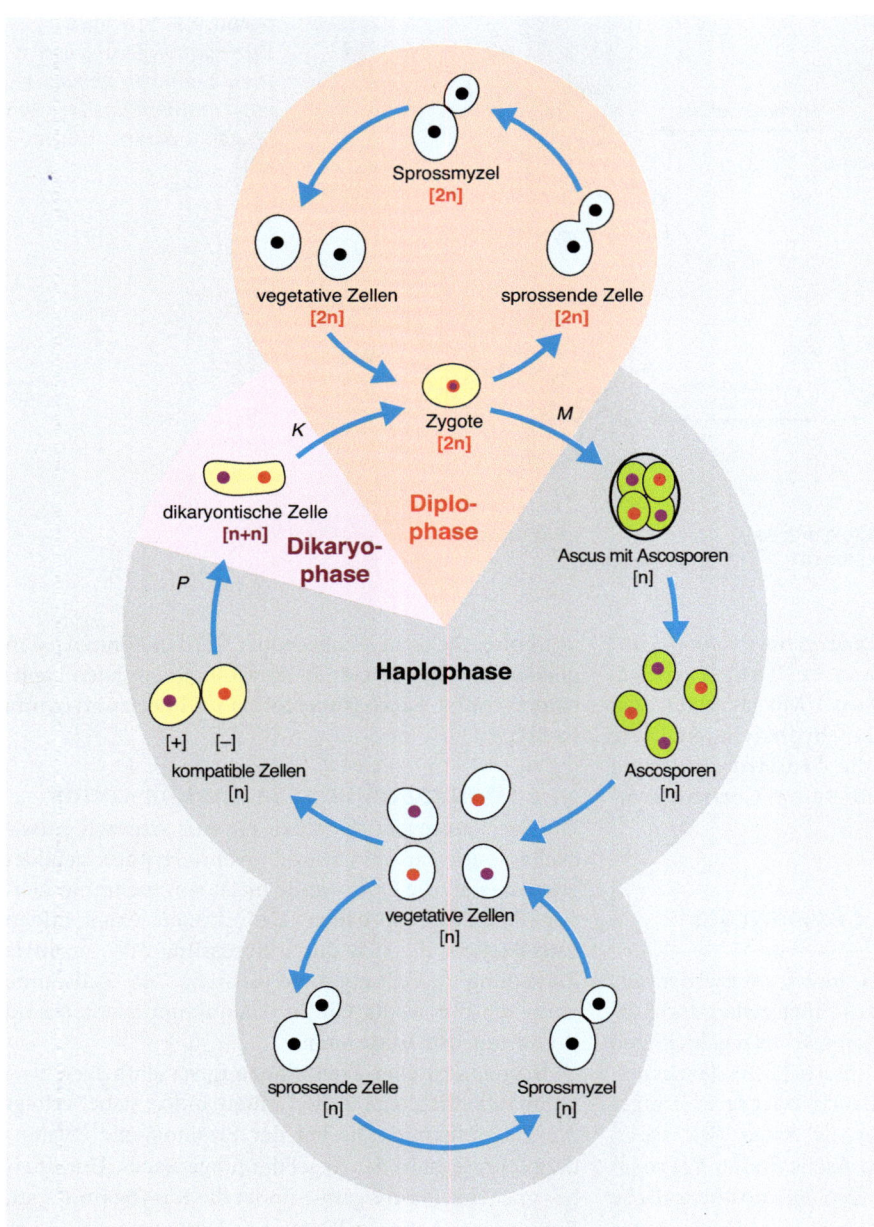

○ **Abb. 9.4** Sexuelle und asexuelle Fortpflanzungszyklen von *Saccharomyces* (Saccharomycotina). **P** Plasmogamie, **K** Karyogamie, **M** Mitose

Klasse: Saccharomycetes
Ordnung: Saccharomycetales

Die Saccharomycetales umfassen elf Familien, von denen hier nur die Saccharomycetaceae behandelt werden.

Familie: Saccharomycetaceae

Die Saccharomycetaceae haben einen überwiegend einzelligen Thallus; nur selten wird ein Pseudomyzel gebildet, das aus einer sprossenden Hefezelle, deren Tochterzellen noch eine Zeit lang miteinander verbunden bleiben, hervorgeht. Die vegetativen Zellen vermehren sich asexuell durch Sprossung. Bei der sexuellen Fortpflanzung entsteht der Ascus direkt aus der Zygote.

Einige Saccharomycetaceae werden bei der Herstellung von Lebensmitteln und Genussmitteln sowie als Arzneimittel verwendet. *Saccharomyces cerevisiae* MEYEN ex E. C. HANSEN ist fakultativ anaerob. Unter anaeroben Bedingungen baut der Pilz Zucker zu Kohlendioxid und Ethanol ab (alkoholische Gärung, Kap. 4.5.9). Er wird daher zur Herstellung alkoholischer Getränke, wie Bier, Wein und Spirituosen, sowie zur Herstellung von reinem Ethanol verwendet. Beim Backen von Brot werden die Pilzzellen (Backhefe) als Treibmittel zugesetzt, um durch die Bildung von CO_2 eine lockere, voluminöse Krume zu erhalten. Die lyophilisierten Zellen eines speziellen Stamms von *Saccharomyces cerevisiae* (dessen Bezeichnung als *Saccharo-*

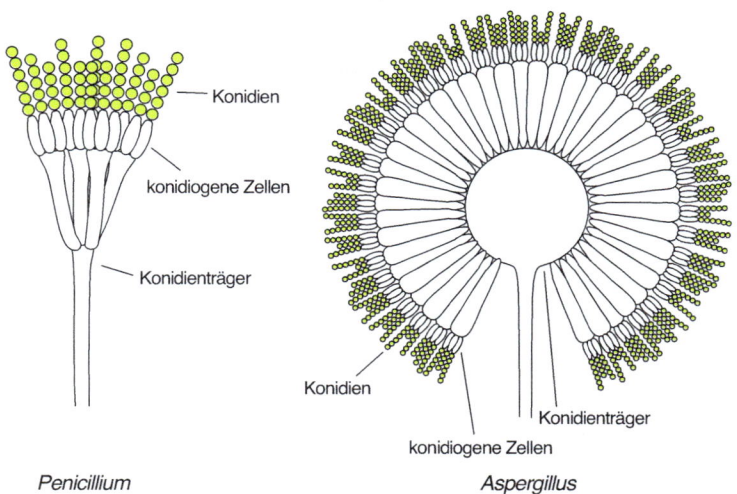

Abb. 9.5 Konidienträger (Konidiophor) von *Aspergillus*-Arten (Längsschnitt) und *Penicillium*-Arten mit Ketten von Konidiosporen, die jeweils aus einer konidiogenen Zelle entstehen. Bei *Aspergillus*-Arten ist der Konidiophor im Bereich der Verzweigungen blasenförmig erweitert.

myces cerevisiae MEYEN ex E. C. HANSEN var. *boulardii* (SEGUELA, BASTIDE et MASSOT) MALLIÈ, NGUYEN VAN, BERTOUT, C. VAILL. & BASTIDE wird in der taxonomischen Literatur nicht mehr akzeptiert) werden zur symptomatischen Behandlung akuter Durchfallerkrankungen verwendet.

Aus Zellkulturen von *Kluyveromyces marxianus* (E. C. HANSEN) VAN DER WALT (Syn. *Kluyveromyces fragilis* (A. JÖRG) VAN DER WALT) gewinnt man das Enzym Lactase. Lactase katalysiert die Hydrolyse des Disaccharids Lactose zu Glucose und Galactose. Man verwendet sie zur Herstellung lactosefreier Milchprodukte, die als Diät bei Lactose-Intoleranz eingesetzt werden.

Anamorphe Saccharomycetales

Einige anamorphe Saccharomycetales sind humanpathogen: *Candida*-Arten, vor allem *Candida albicans* (C. P. ROBIN) BERKHOUT, sind die Erreger der Candidose (Soor). Diese Erkrankung tritt vorwiegend auf Schleimhäuten des Mundes oder der Vagina auf (Mundsoor, Vulvovaginitis). An feuchten und warmen Stellen des Körpers können auch die äußere Haut oder die Nägel befallen werden.

9.2.2 Unterabteilung: Pezizomycotina

Die Pezizomycotina bilden Myzelien. Die **Hyphen** sind regelmäßig **septiert**; ihre Querwände besitzen eine zentrale Pore, die allerdings bei vielen Zellen durch spezielle Zellorganellen (z. B. Woronin-Körper) verschlossen ist. Die Hauptkomponenten der **Zellwände** sind **Chitin** und β-**Glucane**.

Viele Pezizomycotina pflanzen sich vorwiegend **asexuell** fort. Bei manchen Arten ist sogar nur das **Anamorph** bekannt. Die Anamorphe vermehren sich in der Regel durch Mitosporen (**Konidien**), die von den Endzellen (konidiogene Zellen) spezialisierter Hyphen (**Konidienträger**) gebildet und dann nach außen abgegeben werden (Abb. 9.5). Sie bilden beim Auskeimen ein neues Myzel. Die Konidienträger können direkt am Myzel oder – ähnlich wie die Asci bei der sexuellen Fortpflanzung – in besonderen Behältern (Conidiomata; Singular: Conidioma), gebildet werden.

Bei der **sexuellen Fortpflanzung** werden – wie auch bei vielen anderen Pilzen – keine Geschlechtszellen (Gameten) gebildet, sondern die verschiedengeschlechtlichen Zellkerne werden im weiblichen **Gametangium**, dem **Ascogon**, zusammengeführt. Das kann durch Verschmelzung des Ascogons mit einem männlichen Gametangium (**Antheridium**) geschehen; nicht selten stammt der männliche Zellkern aber aus einer vegetativen Hyphenzelle, einer Konidiospore oder einer speziellen nur für diesen Zweck gebildeten Mikrokonidie, die als Spermatium bezeichnet wird. Nach der Plasmogamie lagern sich je zwei verschiedengeschlechtliche Kerne aneinander und wandern in Ausstülpungen des Ascogons ein. Aus den Ausstülpungen entwickeln sich durch synchrone Teilungen jedes Kernpaars und koordinierte Zellteilungen vielzellige Hyphen, die in jeder Zelle zwei verschiedengeschlechtliche Kerne enthalten. Diese **ascogenen Hyphen** sind also **dikaryontisch** und werden von dem sie umgebenden haploiden Myzel ernährt. Ihre Endzellen entwickeln sich zu **Asci**, in denen dann die Karyogamie und gleich darauf die Meiose stattfinden. Plasmogamie und Karyogamie sind bei den Pezizomycotina also räumlich und zeitlich durch eine mehrzellige dikaryontische Kernphase (**Dikaryophase**) getrennt. Als Beispiel für sexuelle und asexuelle Fortpflanzungszyklen bei Pezizomycotina wird hier der komplexe Lebenszyklus des Mutterkornpilzes *Claviceps purpurea* (Sordariomycetes: Hypocreales: Clavicipitaceae) dargestellt (Abb. 9.6).

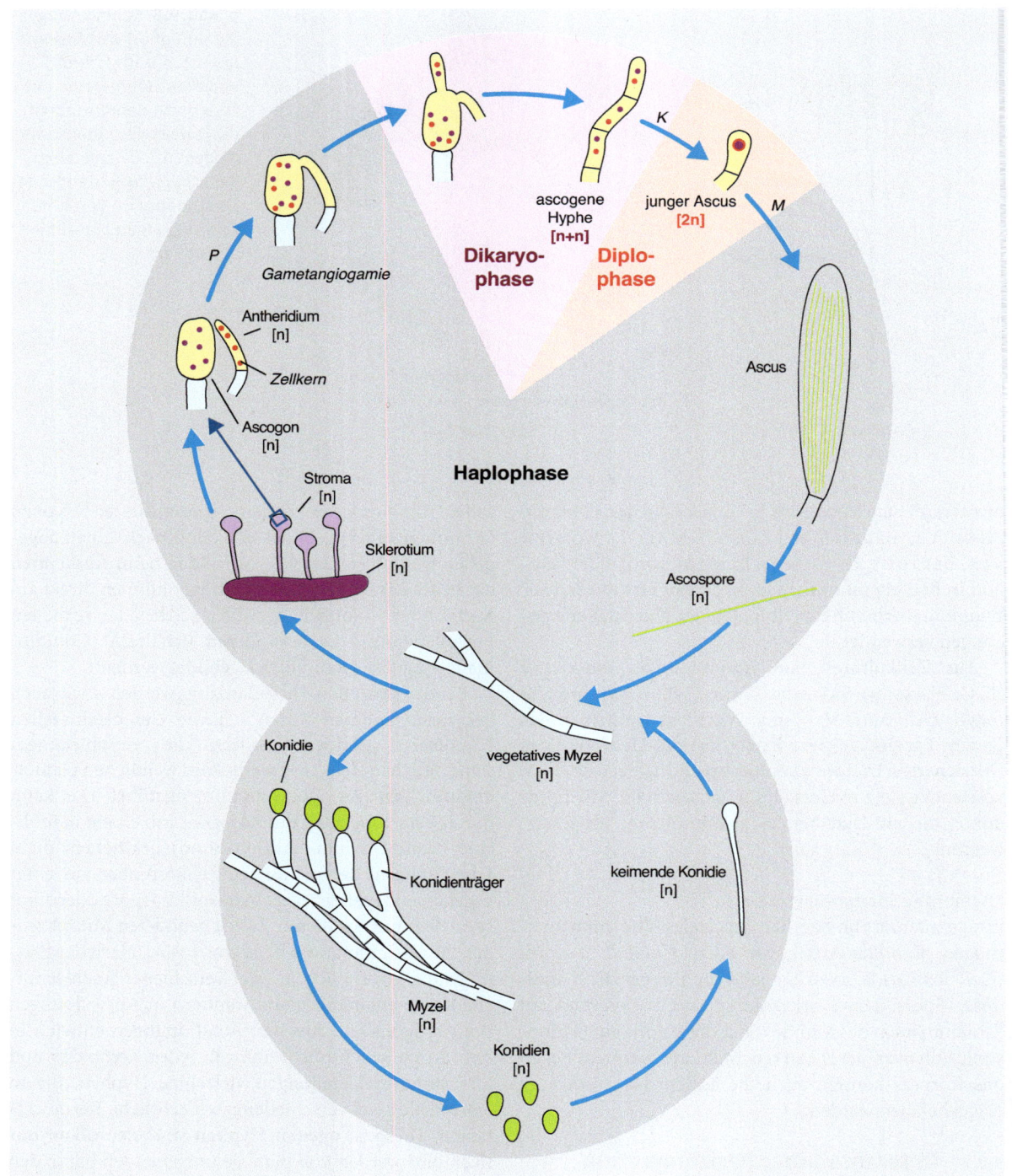

o **Abb. 9.6** Sexueller und asexueller Fortpflanzungszyklus von *Claviceps purpurea* (Pezizomycotina). **P** Plasmogamie, **K** Karyogamie, **M** Mitose

Während der Entwicklung der Asci werden in der Regel aus den umgebenden – haploiden – Hyphen Behälter gebildet, welche mehrere einander benachbarte Asci umgeben und als **Fruchtkörper** (Ascomata, Singular: **Ascoma**) bezeichnet werden (o Abb. 9.7). Die Wand (Peridie) der Fruchtkörper kann vollständig geschlossen sein; in diesem Fall wird der Fruchtkörper als **Kleistothecium** bezeichnet. Wenn die Wand eine schmale, gangartige Öffnung besitzt, ist der Fruchtkörper ein **Perithecium**, und wenn der Fruchtkörper flach oder schüsselförmig gebaut ist, nennt man ihn **Apothecium**. Die Fruchtkörper der Pezizomycotina sind nur selten groß und auffällig. Sie sind entweder einzeln angeordnet oder zu mehreren in ein kompaktes Geflecht

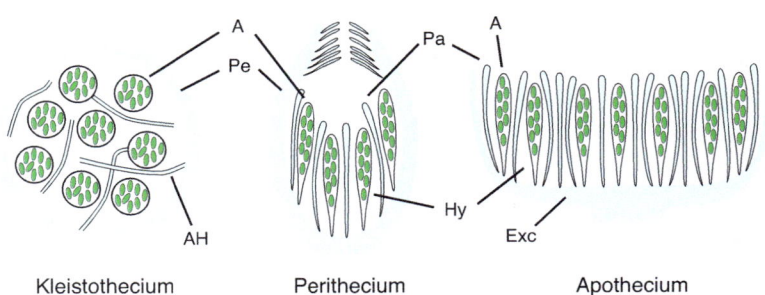

○ **Abb. 9.7** Fruchtkörper von Pezizomycotina (Längsschnitte). **A** Ascus, **AH** ascogene Hyphe, **Exc** Excipulum (becherförmige Wand eines Apotheciums), **Hy** Hymenium (sporenbildende Schicht aus Asci, die häufig auch sterile Hyphen enthält), **Pa** Paraphyse (sterile Hyphe in einem Hymenium), **Pe** Peridie (Wand eines Kleistotheciums oder Peritheciums)

von vegetativen Hyphen (**Stroma**) eingelagert. Ähnlich wie ein Stroma ist ein **Sklerotium** aufgebaut; es enthält allerdings keine Asci und dient normalerweise als Ruhestadium, das auch ungünstige Umweltbedingungen überdauern kann. Ein Sklerotium kann aber beim Auskeimen Stromata bilden, die ihrerseits Fruchtkörper enthalten, z. B. bei *Claviceps purpurea* (○ Abb. 9.16).

Die Pezizomycotina sind sehr artenreich und morphologisch außerordentlich vielgestaltig. Manche Arten leben saprophytisch, andere parasitisch auf Tieren, Pflanzen und anderen Pilzen oder symbiontisch mit höheren Pflanzen, Grünalgen oder Cyanobakterien. Ihr Myzel kann unauffällig sein oder es werden mehr oder weniger auffällige Strukturen (Sklerotien, Stromata, Fruchtkörper oder blattartige Thalli) gebildet.

Die Pezizomycotina werden in neun Klassen unterteilt, von denen hier nur die Pezizomycetes, Dothideomycetes, **Eurotiomycetes**, **Lecanoromycetes** und **Sordariomycetes** behandelt werden.

Zu den **Pezizomycetes**, Ordnung Pezizales, gehören geschätzte Speisepilze, deren oberirdisch (bei Morcheln) oder unterirdisch (bei Trüffeln) wachsende Fruchtkörper verzehrt werden, z. B. die Speisemorchel, *Morchella esculenta* (L.) Pers. (Syn. *Morchella vulgaris* (Pers.) Boud., Morchellaceae) und die Trüffeln, *Tuber melanosporum* Vittad. (Perigord-Trüffel), *Tuber brumale* Vittad. (Wintertrüffel) und *Tuber magnatum* Picco (Weiße Trüffel, Piemont-Trüffel), Tuberaceae.

Klasse Dothideomycetes

Die in der Regel zylindrischen Asci der Dothideomycetes sind bitunicat, d. h. ihre Zellwand besteht aus zwei Schichten. Die Fruchtkörper sind sehr variabel; es kommen sowohl geschlossene Fruchtkörper (Kleistothecien) als auch offene scheiben- oder schalenförmige Fruchtkörper (Apothecien) vor, oder Gruppen von Asci liegen frei im Myzel (Pseudothecien).

Zu den Dothideomycetes (Ordnung Pleosporales, Familie: Pleosporaceae) gehört *Curvularia lunata* (Wakker) Boedijn. Das kultivierte Myzel dieses Pil-

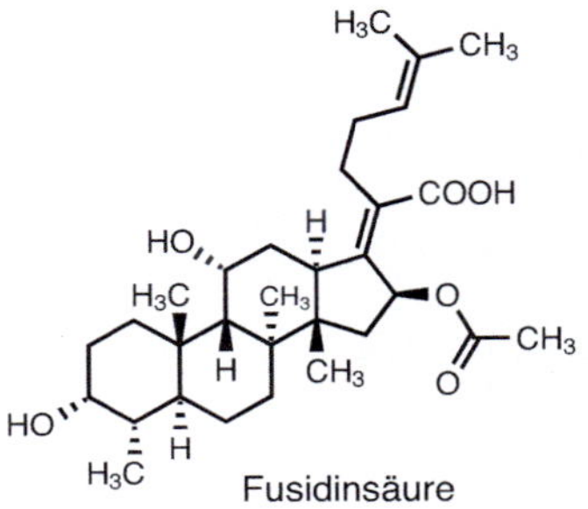

○ **Abb. 9.8** Fusidinsäure, ein aus Myzelkulturen von *Ramularia coccinea* gewonnenes Antibiotikum

zes kann zur 11β-Hydroxylierung von Steroiden (○ Abb. 9.3) bei der Synthese von Corticosteroiden verwendet werden.

Aus Myzelkulturen von *Ramularia coccinea* (Fuckel) Vestergr. (Syn. Anamorph: *Fusidium coccineum* Fuckel, Mycosphaerellaceae: Capnodiales) gewinnt man das Antibiotikum Fusidinsäure, Acidum fusidicum Ph. Eur. und dessen Natriumsalz Natriumfusidat, Natrii fusidas Ph. Eur. (○ Abb. 9.8).

Klasse: Eurotiomycetes

Die Asci der Eurotiomycetes sind rundlich bis keulenförmig und besitzen eine dünne, kurzlebige Wand. Sie werden überwiegend in geschlossenen Fruchtkörpern (**Kleistothecien**) gebildet, seltener entwickeln sich Gruppen von Asci frei im Myzel, ohne sich mit einer Wand zu umgeben (Pseudothecien). Die Ascosporen sind einzellig.

Die Klasse wird in die Unterklasse **Eurotiomycetidae** und 2 weitere Unterklassen gegliedert. Zu den **Eurotiomycetidae** gehören drei Ordnungen, von denen hier nur die **Onygenales** und die **Eurotiales** behandelt werden.

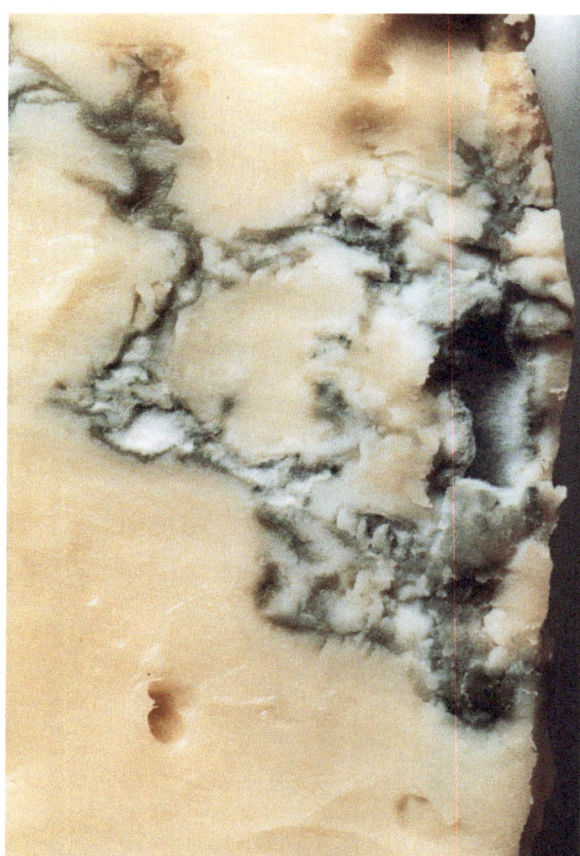

○ **Abb. 9.9** *Penicillium roqueforti* in einem Blauschimmelkäse. Das Myzel ist weiß, die Sporen sind blaugrün gefärbt.

Ordnung: Onygenales

Die Onygenales werden vor allem auf der Basis von DNA-Sequenzvergleichen umgrenzt und gegliedert. Viele Arten der Onygenales besitzen die Fähigkeit, Keratin, ein Strukturprotein, das in der Haut und deren Anhangsgebilden, z. B. Haaren und Nägeln, vorkommt, abzubauen. Sie besiedeln daher oft Haut, Nägel, Hufe und Federn, aber auch den Dung von Tieren.

Die Ordnung umfasst vier Familien: Ajellomycetaceae, **Arthrodermataceae**, Gymnoascaceae und Onygenaceae.

Familie: Arthrodermataceae

Arthrodermataceae leben saprophytisch im Erdboden oder parasitisch an Tieren und Menschen. Die humanpathogenen Arten rufen charakteristische Hauterkrankungen (**Dermatomykosen**) hervor. Die Anamorphe dieser Arten gehören zu den Gattungen *Trichophyton* und *Microsporum*. Ihre Teleomorphe sind nur zum Teil bekannt.

Trichophyton mentagrophytes (C. P Robin) Sabour. (Teleomorph: *Arthroderma benhamiae* Ajello & S. L. Cheng), *Trichophyton rubrum* (Castell.) Sabour., *Trichophyton tonsurans* Malmsten und *Microsporum canis* E. Bodin ex Guég. (Teleomorph: *Nannizzia otae* A. Haseg. & Usui) verursachen Dermatomykosen auf unbehaarter Haut (Athletenfuß: *Trichophyton mentagrophytes*, Ringelflechte: *Microsporum canis*, *Trichophyton mentagrophytes*), Kopfhaaren (*Microsporum canis*, *Trichophyton tonsurans*), Barthaaren (*Trichophyton mentagrophytes*, *Trichophyton rubrum*) oder Nägeln (alle genannten Arthrodermataceae, aber auch *Candida*-Arten).

Ordnung: Eurotiales

Auch die Eurotiales werden vor allem auf der Basis von DNA-Sequenzvergleichen umgrenzt und gegliedert. Sie besitzen nicht die Fähigkeit Keratin abzubauen, sondern sie verwerten häufig Stärke, Proteine und Fette oder Cellulose als Nahrungsquellen.

Die Ordnung umfasst drei Familien, von denen hier nur die **Trichocomaceae** behandelt werden.

Familie: Trichocomaceae

Viele Trichocomaceae gehören zu den Schimmelpilzen, einer Gruppe von Pilzen aus verschiedenen Verwandtschaftskreisen, deren Myzelien faserige oder flockige Überzüge auf organischen Substraten (○ Abb. 9.9) bilden. Sie sind weltweit verbreitet. Die Anamorphe bilden verzweigte Konidienträger an deren Endzellen Ketten von Konidiosporen gebildet werden. Die Sporen sind häufig auffällig gefärbt. Zu den bekanntesten anamorphen Gattungen gehören *Penicillium* (Pinselschimmel) und *Aspergillus* (Gießkannenschimmel), deren deutsche Namen sich von der Form der Konidienträger ableiten (○ Abb. 9.5).

Die Familie umfasst 26 Gattungen. Dazu gehören *Eupenicillium* und *Talaromyces*, deren Anamorphe ebenso aufgebaut sind, wie die anamorphen *Penicillium*-Arten, sowie *Emericella*, *Eurotium* und *Neosartorya* deren Anamorphe den anamorphen *Aspergillus*-Arten gleichen. Da DNA-Sequenzvergleiche ebenfalls für eine enge Verwandtschaft dieser Sippen sprechen, werden auch diejenigen *Penicillium*- und *Aspergillus*-Arten, die keine Teleomorphe bilden, in die Familie einbezogen.

Die Konidiosporen der Trichocomaceae werden in großer Zahl gebildet und mit Luftströmungen effektiv verbreitet. Unter günstigen Bedingungen, vor allem bei hoher Luftfeuchtigkeit, keimen sie aus und besiedeln geeignete Substrate. Auf diese Weise „verschimmeln" z. B. Lebensmittel oder auch Kleidungsstücke. Manche dieser Schimmelpilze bilden toxische Verbindungen (**Mykotoxine**); z. B. bildet der auf unsachgemäß gelagerten Erdnüssen vorkommende *Aspergillus flavus* Link Aflatoxine (○ Abb. 9.10), die Leberkrebs verursachen können. *Aspergillus fumigatus* Fresen. kann – besonders bei bereits geschwächten Personen – eine

Erkrankung (Aspergillose) des Bronchialsystems oder der Nasennebenhöhlen hervorrufen.

Einige *Penicillium*- und *Aspergillus*-Arten werden zur Gewinnung von Arzneistoffen verwendet: Aus dem in Nährmedien kultivierten Myzel bestimmter Stämme von *Penicillium chrysogenum* Thom (Syn. *Penicillium notatum* Westling) wird **Benzylpenicillin** gewonnen, dessen Salze Benzylpenicillin-Benzathin, Benzylpenicillinum benzathinum Ph. Eur.; Benzylpenicillin-Kalium, Benzylpenicillinum kalicum Ph. Eur.; Benzylpenicillin-Natrium, Benzylpenicillinum natricum Ph. Eur. und Benzylpenicillin-Procain, Benzylpenicillinum procainum Ph. Eur. als Antibiotika therapeutisch eingesetzt werden. Das Antibiotikum **Phenoxymethylpenicillin**, Phenoxymethylpenicillinum Ph. Eur. und dessen Kaliumsalz **Phenoxymethylpenicillin-Kalium**, Phenoxymethylpenicillinum kalicum Ph. Eur. wird ebenfalls aus Myzelkulturen von *Penicillium chrysogenum* gewonnen (○ Abb. 9.11). Da die Phenoxymethyl-Seitenkette in den von diesem Pilz normalerweise gebildeten Naturstoffen nicht vorkommt, muss man dem bei der Produktion des Antibiotikums verwendeten Nährmedium eine geeignete Biosynthesevorstufe (Phenoxyessigsäure) zusetzen. Aus Myzelkulturen von *Penicillium griseofulvum* Dierckx gewinnt man **Griseofulvin**, Griseofulvinum Ph. Eur., das als Antimykotikum therapeutisch eingesetzt wird (○ Abb. 9.12). Myzelkulturen von *Aspergillus flavus* Link (Syn. *Aspergillus oryzae* (Ahlb.) Cohn) produzieren therapeutisch genutzte **Enzymgemische**, die α-Amylasen, β-Amylasen, Proteasen, Cellulasen und Hemicellulasen enthalten. Für die Herstellung von Fertigpräparaten verwendet man die auf definierte Enzymaktivitäten standardisierten angereicherten Gemische, die alle genannten Enzyme enthalten. In Kombination mit Lipasen werden diese Enzymgemische bei Störungen der exokrinen Pankreasfunktion, die mit Verdauungsstörungen (Maldigestion) einhergehen, verwendet. Aus Myzelkulturen von *Aspergillus niger* Tiegh. wird Wasserfreie **Citronensäure**, Acidum citricum anhydricum Ph. Eur. und Citronensäure-Monohydrat, Acidum citricum monohydricum Ph. Eur. gewonnen.

Einige *Penicillium*-Arten werden zur Herstellung bestimmter Käsesorten verwendet, denen sie ein typisches Aroma verleihen. So verwendet man *Penicillium roqueforti* Thom (○ Abb. 9.9) zur Herstellung von Blauschimmelkäse (z. B. Roquefort oder Gorgonzola), *Penicillium camemberti* Thom zur Herstellung von Weißschimmelkäse (z. B. Camembert oder Brie).

Klasse: Lecanoromycetes

Die Fruchtkörper der Lecanoromycetes sind Apothecien, die auf der Oberfläche der Thalli gebildet werden (○ Abb. 9.13). Die meisten der zu dieser Klasse gehörenden Pilzarten sind lichenisiert, d. h. sie leben in einer

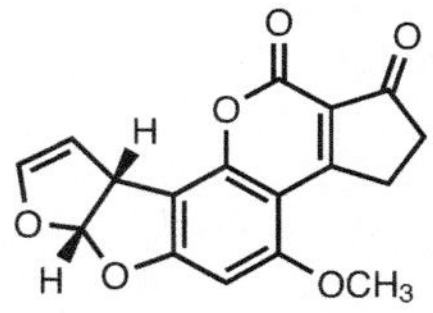

○ **Abb. 9.10** Aflatoxin B_1, ein Mykotoxin aus *Aspergillus flavus*

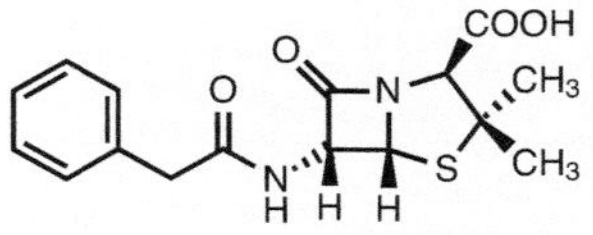

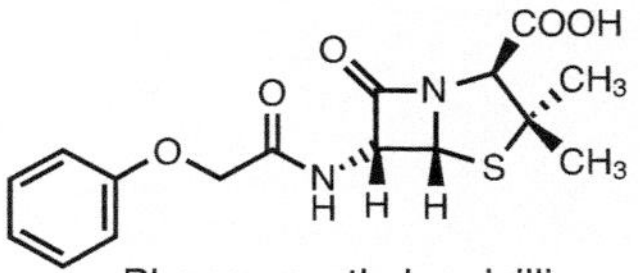

○ **Abb. 9.11** Aus Myzelkulturen von *Penicillium chrysogenum* gewonnene Penicilline

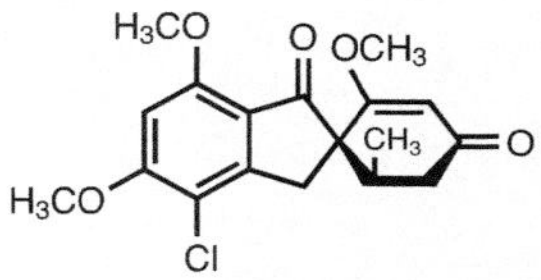

○ **Abb. 9.12** Griseofulvin, ein aus Myzelkulturen von *Penicillium griseofulvum* gewonnenes Antibiotikum

stabilen und langlebigen **Symbiose** mit **Grünalgen** (Chlorophyta) oder **Cyanobakterien**. Der Pilz (Mycobiont) bildet zusammen mit dem Algenpartner (Photobiont) einen charakteristischen, z. T. hochdifferenzierten, photoautotrophen Thallus, der eine morphologische und physiologische Einheit darstellt. Ein solcher aus Pilz und Alge bestehender Thallus wird als **Flechte** (lat. lichen) bezeichnet. Der Thallus kann sehr unterschiedlich gestaltet sein: Bei manchen Arten liegt er dem Substrat sehr eng an und wächst zum Teil in das Substrat hinein (Krustenflechten); bei anderen Arten hebt er sich vom Substrat ab und ist blattartig flach (Blattflechten) oder drehrund bis bandförmig und strauchartig verzweigt (Strauchflechten).

Die Klasse wird in drei Unterklassen gegliedert. Zu einer dieser Unterklassen, den **Lecanoromycetidae** gehört die einzige hier behandelte Ordnung Lecanorales.

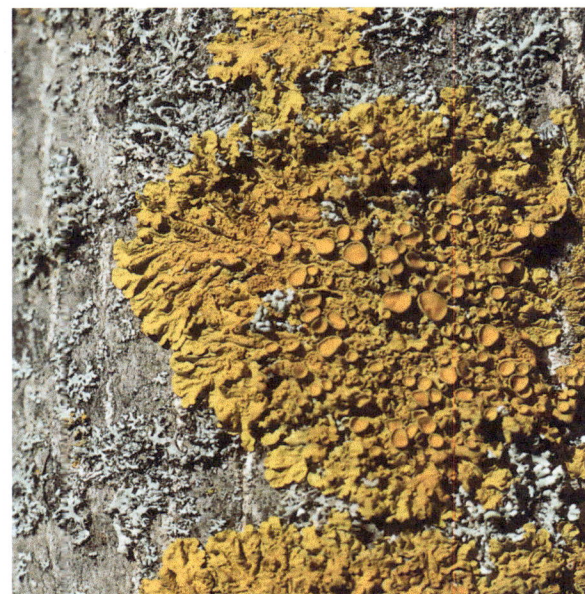

Abb. 9.13 *Xanthoria parietina* (L.) BELTR. (Teloschistaceae: Teloschistales: Lecanoromycetes), blattartiger Thallus mit orangefarbenen, scheibenförmigen Fruchtkörpern (Apothecien)

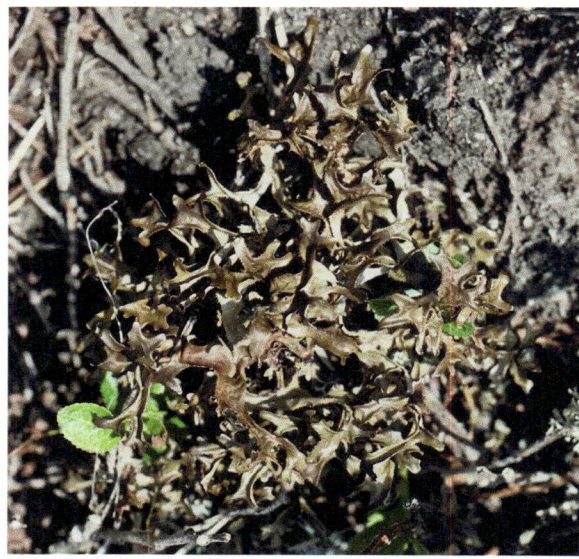

Abb. 9.14 *Cetraria islandica*, brauner, strauchartiger Thallus ohne Apothecien

Ordnung: Lecanorales

Der krustenförmige, blattartige oder strauchförmige Thallus der Lecanorales ist meist relativ groß und auffällig. Die Photobionten sind Grünalgen. Die artenreiche Ordnung wird in 29 Familien unterteilt.

Familie: Parmeliaceae

Der Thallus der Parmeliaceae ist blattartig oder strauchartig und besitzt auf Ober- und Unterseite eine dichte, pseudoparenchymatische Rindenschicht.

Zu dieser Familie gehört die Gattung *Cetraria* (Abb. 9.14). Von *Cetraria islandica* (L.) ACH. s.l. stammt Isländisches Moos, Isländische Flechte, Lichen islandicus Ph. Eur. (ganzer oder zerkleinerter, getrockneter Thallus).

Klasse: Sordariomycetes

Die sexuellen Fruchtkörper (Ascomata) der Sordariomycetes sind in der Regel **Perithecien**, die häufig in ein Stroma eingebettet sind. Anamorphe bilden häufig charakteristische asexuelle Fruchtkörper (Conidiomata).

Ordnung: Hypocreales

Die Perithecien der Hypocreales sind in der Regel in fleischige, häufig auffällig gefärbte Stromata eingebettet. Die Asci sind eiförmig bis zylindrisch; die häufig mehrzelligen Ascosporen zerfallen bei einigen Arten in Teilsporen.

Die Ordnung wird in sechs Familien eingeteilt, zu denen die **Ophiocordycipitaceae** und die **Clavicipitaceae** gehören.

Familie: Clavicipitaceae

Die zylindrischen Asci der Clavicipitaceae sind lang und schmal. Sie enthalten mehrzellige, fadenförmige Ascosporen, die häufig in Teilsporen zerfallen. Die Clavicipitaceae leben parasitisch oder symbiontisch auf Gräsern oder Insekten.

Zu den Clavicipitaceae gehört *Claviceps purpurea*, ein Pilz, der für die Herstellung von Arzneistoffen eingesetzt werden kann.

Claviceps purpurea (FR.) TUL. (Abb. 9.15, Abb. 9.16) lebt parasitisch auf den Blütenständen von Poaceae, z. B. dem Roggen (*Secale cereale* L.). Im Herbst, zur Reifezeit der Roggenfrüchte, bildet der Pilz ein Dauermyzel (**Sklerotium**), das von einer dunkelviolett gefärbten, dichten Rindenschicht umgeben ist. Auf dem Sklerotium bilden sich im nächsten Frühjahr **gestielte Stromata**, in die die **Perithecien** eingesenkt sind. Die darin gebildeten **Ascosporen** gelangen durch Windverbreitung auf die Fruchtknoten von Roggenpflanzen oder anderen infizierbarer Gräsern und bilden nach dem Auskeimen ein Myzel, das sich im Fruchtknoten entwickelt und schließlich das Fruchtknotengewebe ersetzt. Auf seiner Oberfläche entwickelt sich eine dichte Schicht kurzer Konidienträger, an deren Spitze winzige ovale **Konidien** gebildet werden. Diese Konidien werden durch Insekten, die von dem gleichzeitig gebildeten zuckerreichen Sekret angelockt werden, verbreitet und infizieren weitere Grasblüten. Im Herbst entwickelt sich das Myzel dann wieder zu einem Sklerotium (Abb. 9.6).

Die Sklerotien von *Claviceps purpurea* enthalten **Alkaloide**, die aus Lysergsäure und einer Peptid- oder Aminoalkohol-Seitenkette aufgebaut sind (Abb. 9.17). Aus Sklerotien, die auf künstlich mit Konidiosporen infi-

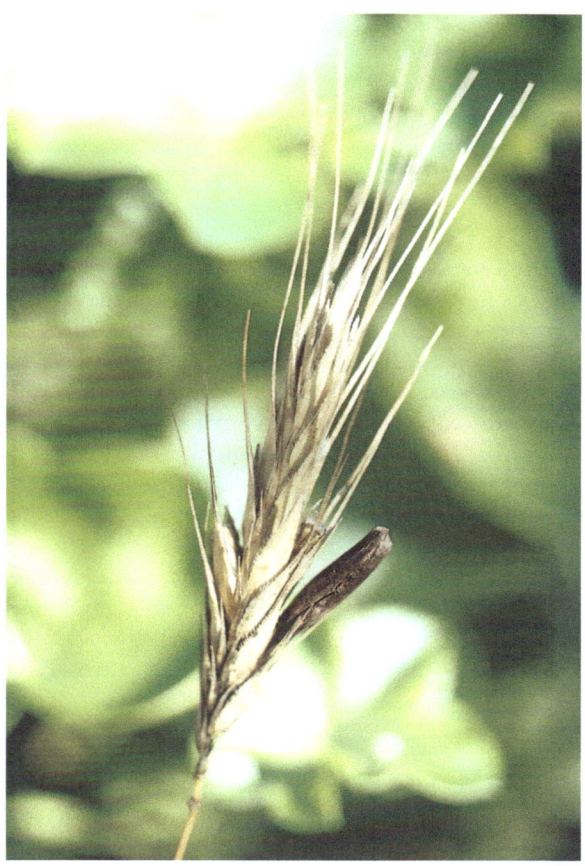

Abb. 9.15 *Claviceps purpurea*, Sklerotium auf dem Fruchtstand einer Roggenpflanze

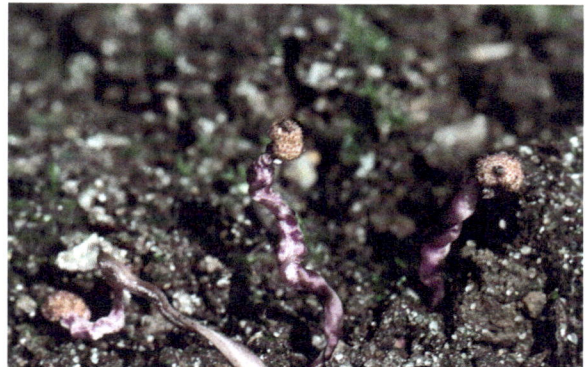

Abb. 9.16 *Claviceps purpurea*, Stromata, die in einen hellbraunen Kopf mit Perithecien und einen violett gefärbten Stiel gegliedert sind. Das Sklerotium, aus dem sie sich entwickelt haben, liegt in der Erde.

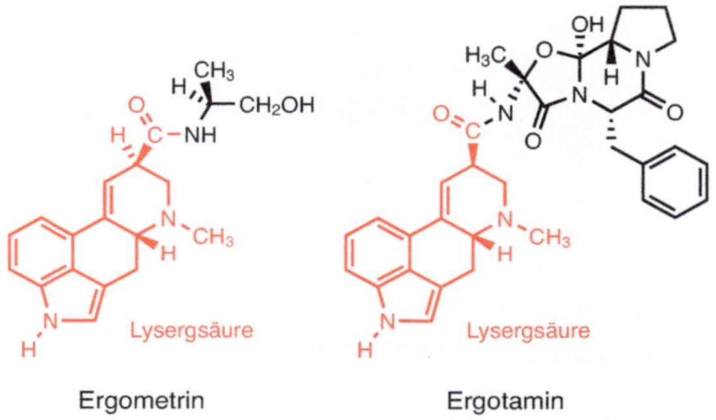

Abb. 9.17 Alkaloide aus *Claviceps purpurea*

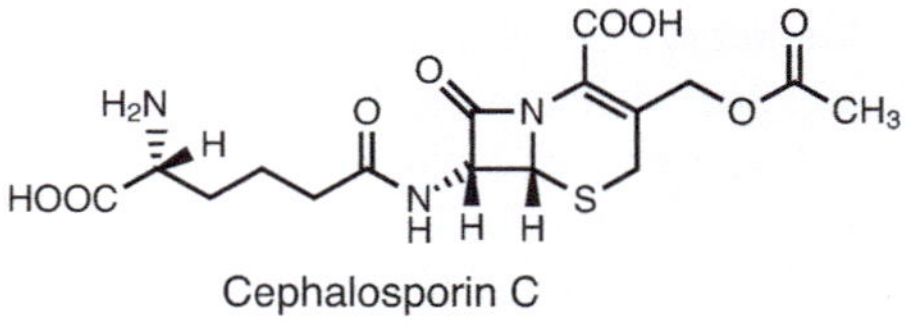

Abb. 9.18 Cephalosporin C, ein aus Myzelkulturen von *Acremonium chrysogenum* gewonnenes Ausgangsprodukt für die Herstellung semisynthetischer Antibiotika

zierten Roggenpflanzen gezüchtet werden, oder aus dem in künstlichen Nährmedien gezüchteten Myzel wird das Lysergsäurepeptid Ergotamintartrat, Ergotamini tartras Ph. Eur. gewonnen. Das Lysergsäureamid Ergometrin kommt in Sklerotien nur in geringer Konzentration vor. Ergometrinmaleat, Ergometrini maleas Ph. Eur. wird durch Partialsynthese aus Lysergsäure hergestellt, die durch Hydrolyse oder Hydrazinolyse von Lysergsäurederivaten aus *Claviceps purpurea* zugänglich ist.

Familie: Ophiocordycipitaceae

Diese Familie wurde aufgrund molekularphylogenetischer Untersuchungen von den Clavicipitaceae abgetrennt. Zu ihr gehört die Gattung *Elaphocordiceps*. Sie umfasst diejenigen früher zur Gattung *Cordiceps* gerechneten Arten, welche auf Pilzen der Gattung *Elaphomyces* (Elaphomycetaceae: Eurotiales) parasitieren, und einige nahe verwandte Arten, die auf Arthropoden parasitieren.

Das in geeigneten Nährmedien kultivierte Myzel von *Elaphocordiceps subsessilis* (PETCH) G. H. SUNG, M. H. SUNG & SPATAFORA (Syn. Anamorph: *Tolypocladium inflatum* W. GAMS) wird zur biotechnischen Herstellung von Ciclosporin, Ciclosporinum Ph. Eur. verwendet. Ciclosporin ist ein zyklisches Peptid, das als Immunsuppressivum therapeutisch eingesetzt wird.

Anamorphe Hypocreales

Zu den nur als Anamorph bekannten Hypocreales gehören die Gattungen *Acremonium* und *Fusidium*.

Aus Myzelkulturen von *Acremonium chrysogenum* (THIRUM. & SUKAPURE) W. GAMS (Syn. *Cephalosporium chrysogenum* THIRUM. & SUKAPURE) wird Cephalosporin C gewonnen (Abb. 9.18). Dieses β-Lactam ist ein Ausgangsprodukt für die Herstellung semisynthetischer Cephalosporine, die als Antibiotika therapeutisch eingesetzt werden.

9.3 Abteilung (Stamm): Basidiomycota

Der Thallus der Basidiomycota besteht meist aus **Hyphen**, die in regelmäßigen Abständen durch Querwände unterteilt sind; nur selten werden Hefestadien gebildet. Die Querwände sind von einer zentralen Pore durchbrochen, die in der Regel von einer ringförmigen Anschwellung umgeben und meist von einer aus dem Endoplasmatischen Retikulum gebildeten Porenkappe bedeckt ist. Bei der sexuellen Fortpflanzung finden die Meiose und in der Regel auch die Karyogamie in einem charakteristischen Meiosporangium, der **Basidie**, statt. Die Meiosporen (**Basidiosporen**) werden – im Gegensatz zu den Ascomycota – an der Spitze von schmalen Auswüchsen der Basidie, den Sterigmata (Singular: **Sterigma**) gebildet. Bei den meisten Arten trägt jede Basidie vier Sterigmata und damit vier Basidiosporen. Die Basidien können ungeteilt (Holobasidie), aber auch durch Querwände oder kreuzförmig angeordnete Längswände, die unmittelbar nach der Meiose gebildet werden, in vier Zellen geteilt sein (Phragmobasidie).

Wenn Basidiosporen auskeimen, entsteht bei den meisten Basidiomycota ein haploides **primäres Myzel**. Es kann sich unbegrenzt weiterentwickeln, leitet aber normalerweise nach einiger Zeit die **sexuelle** Fortpflanzung ein: Da die Basidiomycota in der Regel heterothallisch sind, müssen zwei kompatible Myzelien, also ein (+)- und ein (–)-Myzel, aufeinandertreffen, damit zwei verschiedengeschlechtliche vegetative Hyphenzellen miteinander verschmelzen können (**Somatogamie**). Bei diesem Prozess findet die **Plasmogamie** statt. Es entsteht eine zweikernige Zelle, aus der sich durch Zellteilungen, die mit synchronen Teilungen der verschiedengeschlechtlichen Zellkerne gekoppelt sind, ein ernährungsphysiologisch selbständiges, dikaryontisches **sekundäres Myzel** entwickelt. Damit beginnt die **Dikaryophase**. Aus dem sekundären Myzel kann sich bei der Bildung von Fruchtkörpern (Basidiomata, Singular: **Basidioma**) ein ebenfalls dikaryontisches, aber stärker differenziertes **tertiäres Myzel** entwickeln. **Basidiomata** werden von den meisten Basidiomycota gebildet. Sie tragen auf bestimmten Bereichen der Oberfläche, z. B. auf den Lamellen oder in den Poren der Hutpilze, bei manchen Arten aber auch auf der gesamten Oberfläche oder im Inneren der Fruchtkörper Basidien. Die **Basidien** entstehen aus Endzellen dikaryontischer Hyphen. Während sich die Endzelle vergrößert und differenziert, verschmelzen ihre beiden Kerne miteinander (**Karyogamie**). Bei den meisten Basidiomycota findet gleich darauf die **Meiose** statt und es bilden sich vier haploide Kerne, die in Ausstülpungen der Sterigmata einwandern und die Zellkerne der sich entwickelnden Basidiosporen bilden. Die reifen Basidiosporen lösen sich dann von den Basidien und werden durch Luftströmungen verbreitet. Damit schließt sich der Fortpflanzungszyklus des Teleomorphs (○ Abb. 9.19).

Die **asexuelle** Fortpflanzung ist bei den Basidiomycota ebenso häufig und vielgestaltig wie bei den Ascomycota. Allerdings wurden – im Gegensatz zu den Ascomycota – die Anamorphe nur selten mit eigenen Namen benannt.

Die Basidiomycota sind – wie alle Pilze – heterotroph. Sehr selten gehen sie Symbiosen mit Grünalgen oder Cyanobakterien ein und können dadurch die Photosyntheseprodukte ihrer autotrophen Partner nutzen.

Die Abteilung Basidiomycota wird in die Unterabteilungen **Ustilaginomycotina**, **Pucciniomycotina** und **Agaricomycotina** eingeteilt (○ Abb. 9.1).

Die **Ustilaginomycotina** (Brandpilze) und die **Pucciniomycotina** (Rostpilze) sind obligate Parasiten. Einige Arten verursachen beträchtliche Ernteausfälle bei Nutzpflanzen. z. B. befallen der Brandpilz *Ustilago maydis* (DC.) Corda sowie die Rostpilze *Puccinia graminis* Pers. (Schwarzrost) und *Puccinia striiformis* Westend. (Gelbrost) Getreidepflanzen. Rostpilze, wie z. B. *Uromyces pisi-sativi* (Pers.) Liro (Erbsenrost) und andere *Uromyces*-Arten, befallen auch Erbsen, Bohnen und Rüben.

9.3.1 Unterabteilung: Agaricomycotina

Bei den meisten Arten der Unterabteilung sind die Basidien – häufig gemeinsam mit sterilen Hyphen – palisadenförmig in einer dünnen Schicht (**Hymenium**) auf der Oberfläche des Myzels angeordnet. Ein Hymenium ist entweder glatt (○ Abb. 9.20) oder es überzieht eine makroskopisch sichtbare Struktur des Fruchtkörpers (**Hymenophor**), die der Oberflächenvergrößerung dient. Hymenophore sind sehr vielgestaltig; häufig sind sie als Lamellen (z. B. bei vielen Russulales und Agaricales: **agaricoider** Hymenophor ○ Abb. 9.21) oder Röhren (z. B. bei vielen Boletales: **boletoider** Hymenophor ○ Abb. 9.22) ausgestaltet. Auch die **Fruchtkörper** sind sehr unterschiedlich gestaltet. Bei ihnen variieren vor allem Form und Konsistenz sowie die Anordnung des Hymeniums. Flach auf dem Substrat sich ausbreitende (**corticioide** Basidiomata, ○ Abb. 9.20) sowie aufrechte, zylindrische und häufig strauchartig verzweigte (**clavarioide** Basidiomata, ○ Abb. 9.23) Fruchtkörper tragen das Hymenium auf der Ober- bzw. Außenseite; beide Typen kommen bei Arten aus verschiedenen Verwandtschaftskreisen vor. Gestielte im oberen Teil hutförmig verbreiterte (**stipitat-pileate**) Basidiomata tragen das Hymenium auf der Unterseite des hutförmigen Teils; man findet diesen Typ z. B. bei den Agaricales, Russulales und Boletales (○ Abb. 9.21, ○ Abb. 9.22). Auch geschlossene (**gasteroide**) Fruchtkörper (○ Abb. 9.24), bei denen die Basidien und Basidiosporen innerhalb des Fruchtkörpers gebildet werden, kommen in mehreren Verwandtschaftskreisen vor.

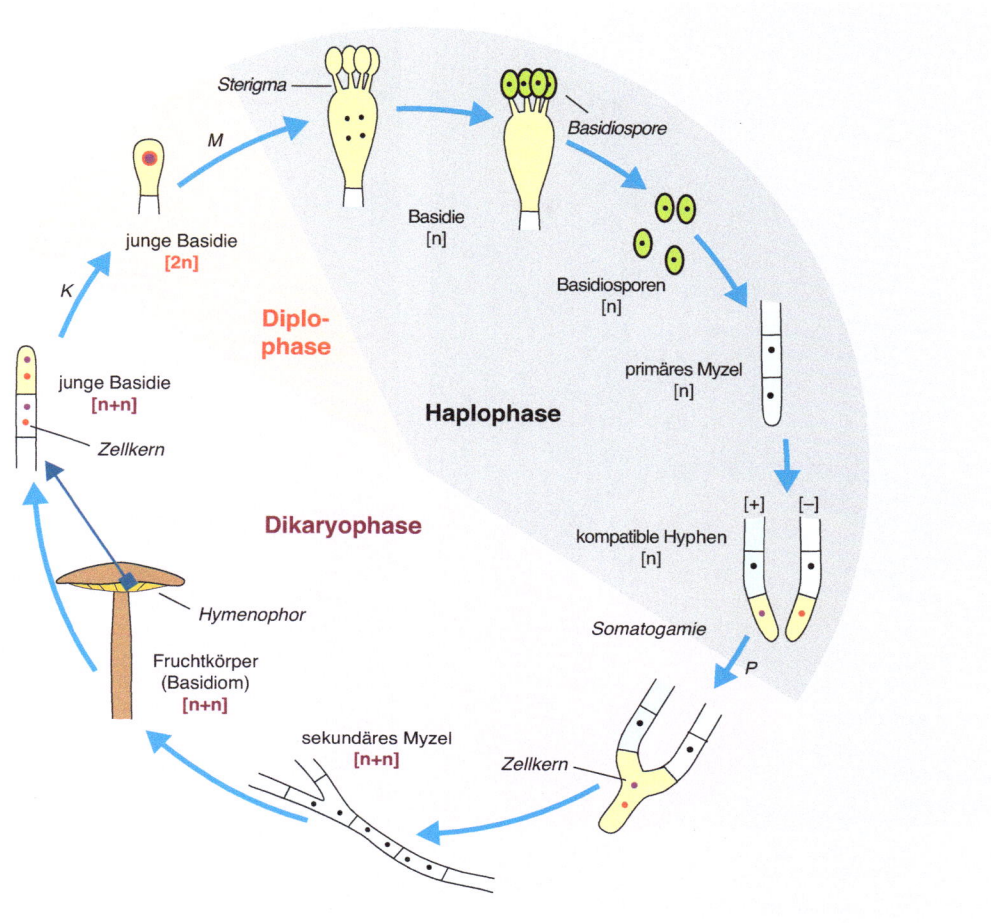

Abb. 9.19 Sexueller Fortpflanzungszyklus (Generationswechsel) von Agaricales (Basidiomycetes: Agaricomycotina). **P** Plasmogamie, **K** Karyogamie, **M** Mitose

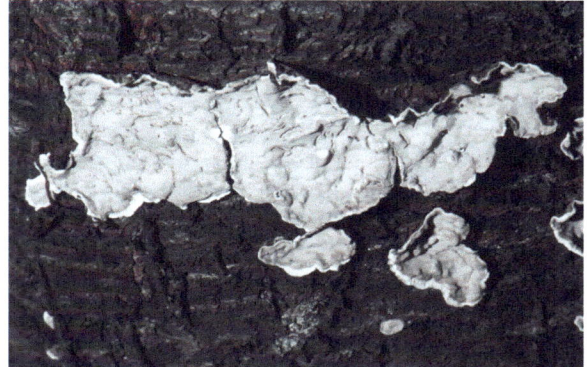

Abb. 9.20 *Stereum rugosum*, Habitus. Der Fruchtkörper ist flach auf dem Substrat ausgebreitet (corticioid), das glatte Hymenium überzieht die Oberseite des Fruchtkörpers.

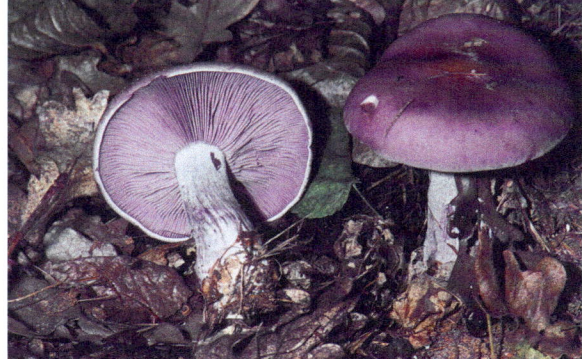

Abb. 9.21 *Lepista nuda*, Habitus. Der gestielt-hutförmige (stipitat-pileate) Fruchtkörper trägt auf der Unterseite einen lamellenförmigen (agaricoiden) Hymenophor, dessen Oberfläche vom Hymenium überzogen ist.

Die Gliederung der Agaricomycotina hat sich in den letzten Jahren stark verändert. DNA-Sequenzvergleiche haben gezeigt, dass viele Taxa in der traditionellen Umgrenzung paraphyletisch oder polyphyletisch sind. Manche Details sind zwar noch unklar, aber die bisherigen Untersuchungen liefern einen soliden Rahmen für eine Neugliederung dieser Unterabteilung: Man unterscheidet drei Klassen, die **Tremellomycetes**, Dacrymycetes und **Agaricomycetes**, die ihrerseits in – häufig neu umgrenzte – Ordnungen und Familien untergliedert werden.

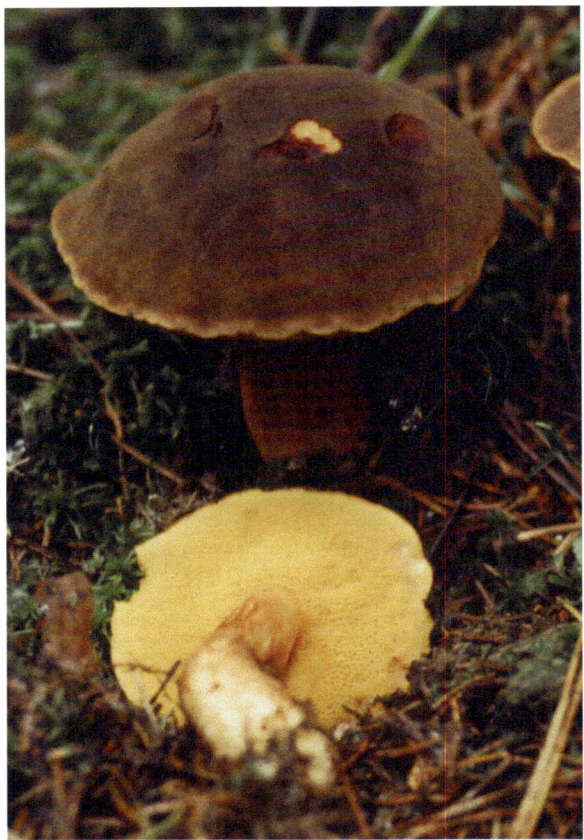

○ **Abb. 9.22** *Boletus subtomentosus*, Habitus. Der stipitat-pileate Fruchtkörper trägt auf der Unterseite einen röhrenförmigen (boletoiden) Hymenophor. Das Hymenium kleidet die Röhren des Hymenophors aus.

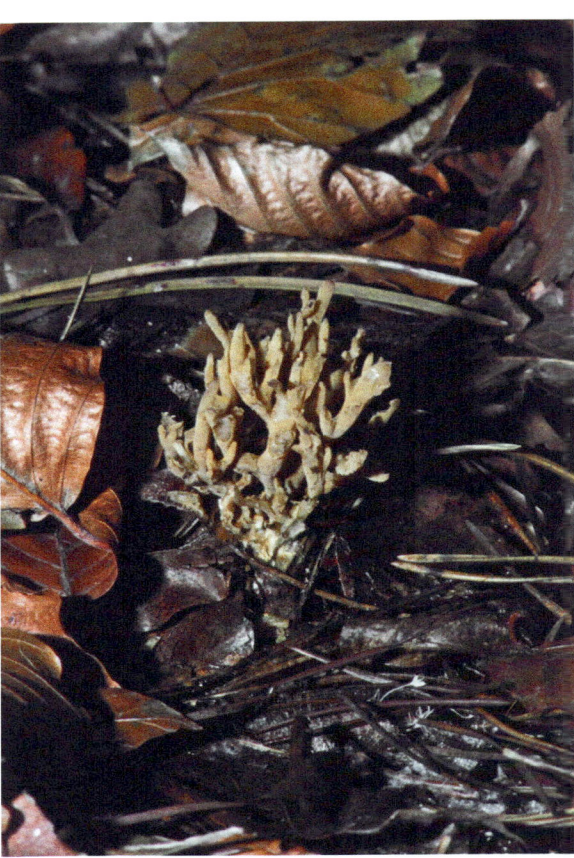

○ **Abb. 9.23** *Ramaria eumorpha*, Habitus. Der aufrechte, strauchig verzweigte (clavarioide) Fruchtkörper trägt das Hymenium auf der gesamten Oberfläche.

Klasse: Tremellomycetes

Zu den Tremellomycetes (Ordnung Filobasidiales, Familie: Filobasidiaceae) gehört *Filobasidiella neoformans* Kwon-Chung (Syn. Anamorph: *Cryptococcus neoformans* (San Felice) Vuill.). Das Anamorph bildet hefeartige Einzelzellen, die sich durch Sprossung vermehren. Das Teleomorph bildet Myzelien, die einzelne Basidien enthalten. Fruchtkörper werden nicht gebildet. *Cryptococcus neoformans* ist humanpathogen; er kann – besonders bei Personen, deren Immunsystem durch ein Grundleiden geschwächt ist – über die Lunge in das ZNS gelangen und eine Meningitis verursachen.

Klasse: Agaricomycetes

Die Agaricomycetes sind mit etwa 13 000 Arten die größte Klasse der Agaricomycotina. Die Fruchtkörper sind in der Regel relativ groß und auffällig; ihre Ausgestaltung variiert allerdings stark: Es kommen corticioide, clavarioide, gasteroide und stipitat-pileate Formen vor. Die traditionelle Einteilung hat sich stark an diesen unterschiedlichen Fruchtkörperformen orientiert. Die molekulargenetischen Untersuchungen und mikromorphologische Merkmale zeigen aber, dass Sippen mit

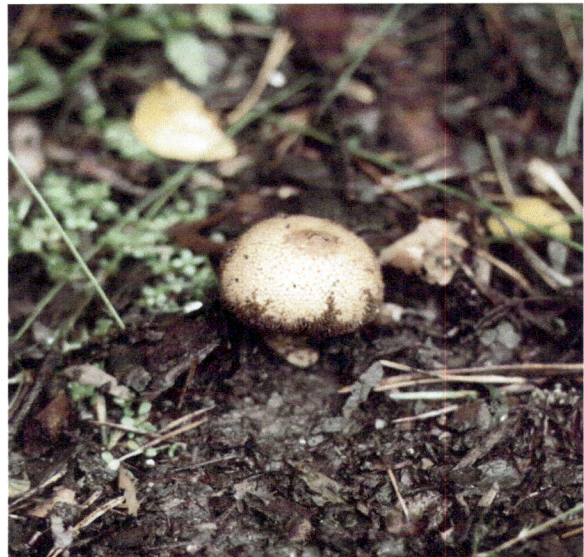

○ **Abb. 9.24** *Lycoperdon nigrescens*, Habitus. Die Sporen werden im Inneren des in jungem Zustand geschlossenen (gasteroiden) Fruchtkörpers gebildet und später durch die Öffnung an der Spitze des reifen Fruchtkörpers entlassen.

corticioiden, clavarioiden oder gasteroiden Fruchtkörpern häufig näher verwandt sind mit Sippen, die einen anderen Fruchtkörpertyp besitzen, als mit Sippen, die den gleichen Fruchtkörpertyp wie sie selbst ausbilden. Vor allem daraus resultiert die große Zahl der neuen Umgrenzungen traditioneller Ordnungen und Familien.

Viele **Speisepilze**, deren Fruchtkörper – geschmort, gekocht oder gebraten – verzehrt werden, gehören zu den Agaricomycetes. Auch einige bekannte Giftpilze gehören zu dieser Klasse.

Die Agaricomycetes gliedert man in 17 Ordnungen, von denen hier nur die Polyporales, Russulales, Boletales und Agaricales erwähnt werden.

Ordnung: Polyporales

Die Polyporales sind holzbewohnende Pilze, die relativ große konsolenförmige, stipitat-pileate, oder corticioide Fruchtkörper mit porenförmigem, lamellenförmigem, stachelartigem oder glattem Hymenophor bilden. Sie sind in der Lage, die Zellulose, die Hemicellulosen und/oder das Lignin des Holzes abzubauen und für die eigene Ernährung zu nutzen. Dadurch bewirken sie eine Braunfäule oder eine Weißfäule des Holzes. Bei der **Braunfäule** werden vorwiegend Cellulose und Hemicellulosen abgebaut. Das Lignin bleibt weitgehend erhalten, und das Holz zerfällt in kleine Stücke, die sich zu einem bräunlichen Pulver zerreiben lassen. Bei der **Weißfäule** wird auch das Lignin abgebaut und das Holz wird praktisch rückstandslos verbraucht.

Die Gliederung der Ordnung in Familien wird derzeit intensiv bearbeitet, wobei sich die Benennung und Umgrenzung der Familien deutlich verändern wird. Deshalb wird hier auf die Nennung von Familiennamen verzichtet.

Die Gattung *Wolfiporia* gehört zu einer Gruppe von Braunfäule-Pilzen (anthrodia clade) innerhalb der Polyporales. *Wolfiporia extensa* (Peck) Ginns, (Syn. *Poria cocos* F. A. Wolf; *Wolfiporia cocos* (F. A. Wolf) Ryvarden & Gilb) besiedelt mehrere Arten von Laub- und Nadelbäumen und bildet corticioide Fruchtkörper an deren Baumstümpfen und Ästen. Die vegetativen Hyphen bilden unterirdisch in der Nähe der Wirtspflanze ein mehrere Zentimeter großes, knolliges Sklerotium. Das ist ein kompaktes, von einer dichten äußeren Hüllschicht umgebenes Myzel, das zur Nährstoffspeicherung und zum Überdauern ungünstiger Lebensbedingungen dient (▶ Kap. 9.2.2, ○ Abb. 9.15). Poria-cocos-Fruchtkörper, Poria Ph. Eur. besteht aus diesem getrockneten und geschälten Sklerotium.

Ordnung: Russulales

Die **Russulales** umfassen außer den **Russulaceae**, die überwiegend stipitat-pileate Fruchtkörper bilden, auch die Stereaceae, die meist corticioide Fruchtkörper bilden, und etwa neun weitere Familien, deren Arten teils corticioide, teils stipitat-pileate, selten auch clavarioide Fruchtkörper bilden.

Familie: Russulaceae
Zu den **Russulaceae** gehören mehrere Speisepilze: Neben einigen *Russula*-Arten (Täublingen), z. B. auch *Lactarius deliciosus* (L.) Gray, der Echte Reizker.

Ordnung: Boletales

Die **Boletales** besitzen häufig stipitat-pileate Fruchtkörper mit röhrenförmigem (boletoidem), seltener lamellenförmigem (agaricoidem) Hymenophor; die Ordnung umfasst aber auch Arten mit gasteroiden oder corticioiden Fruchtkörpern. Zu den Boletales gehören viele Speisepilze, z. B. *Boletus edulis* Bull. (Steinpilz) und *Suillus grevillei* (Klotzsch) Singer (Lärchenröhrling). Viele Boletales bilden Mykorrhizen mit – vor allem baumförmigen – Samenpflanzen.

Ordnung: Agaricales

Die Agaricales sind mit mehr als 9000 Arten die größte Ordnung der Agaricomycetes. Auf der Basis von DNA-Sequenzvergleichen und einer Neubewertung morphologischer Merkmale wurde die Ordnung neu umgrenzt und neu gegliedert: Dabei wurden die Russulaceae in eine eigene Ordnung Russulales ausgegliedert und mehrere Gattungen, die man traditionell zu anderen Ordnungen gerechnet hat, wurden in die Agaricales einbezogen. Diese neu gefasste Ordnung ist monophyletisch. Sie besteht zwar überwiegend aus Arten mit stipitat-pileaten Basidiomata und agaricoidem Hymenophor, umfasst aber – im Gegensatz zu der traditionellen Umgrenzung – auch Arten mit corticioiden, clavarioiden oder gasteroiden Fruchtkörpern. Viele Agaricales bilden eine Mykorrhiza mit Samenpflanzen, andere ernähren sich saprophytisch oder parasitisch.

Die Agaricales werden in etwa 30 Familien gliedert. Hier werden nur die **Strophariaceae**, **Agaricaceae**, **Omphalotaceae**, **Pleurotaceae** und **Amanitaceae** erwähnt.

Zu den **Strophariaceae** gehört die Gattung *Psilocybe*. Viele *Psilocybe*-Arten, aber auch Arten aus anderen Gattungen der Agaricales enthalten Psilocybin oder ähnliche Indolalkylamine, die psychotrope Wirkungen besitzen. *Psilocybe mexicana* R. Heim und andere mittelamerikanische Arten wurden schon vor etwa 3500 Jahren von Priestern der Azteken wegen ihrer halluzinogenen Effekte bei religiösen Zeremonien verwendet. Nach Verzehr dieser als Teonanacatl bezeichneten Pilze gerieten die Priester in einen tranceartigen Zustand, in dem sie die Zukunft deuteten.

Zu den **Agaricaceae** gehören einige Speisepilze, z. B. *Agaricus bisporus* (J. E. LANGE) IMBACH (Zuchtchampignon) und *Agaricus campestris* L. (Feldchampignon).

Zu den **Omphalotaceae** gehört der ostasiatische Shii-take (*Lentinula edodes* (BERK.) PEGLER), ein dort häufig verwendeter Speisepilz, der auch in Europa erhältlich ist.

Zu den **Pleurotaceae** gehört der europäische Austernseitling (*Pleurotus ostreatus* (JACQ.) P. KUMM.), ein Speisepilz, der – wie *Lentinula edodes* und *Agaricus bisporus* – zur Gewinnung der Fruchtkörper kultiviert wird.

Familie: Amanitaceae

Die Amanitaceae besitzen typische **stipitat-pileate Fruchtkörper** mit fleischigem Stiel und Hut. Auf der Unterseite des Hutes befindet sich das aus konzentrischen **Lamellen** bestehende Hymenophor. Bei der Gattung *Amanita* ist der junge Fruchtkörper von einer Hülle (Volva) umgeben, deren Reste am aufgeschirmten Pilz an der Stielbasis und häufig auch auf dem Hut erkennbar sind. Bei manchen *Amanita*-Arten sind beim jungen Fruchtkörper zusätzlich die Lamellen durch eine Hülle bedeckt, deren Reste nach dem Aufreißen am oberen Teil des Stiels eine Manschette bilden (○ Abb. 9.25).

Einige *Amanita*-Arten sind essbar, z. B. der Perlpilz (*Amanita rubescens* PERS.), aber viele Arten enthalten Giftstoffe (**Mykotoxine**) unterschiedlicher Struktur. Die wichtigsten Toxine des Fliegenpilzes (*Amanita muscaria* (L.) LAM.) und des Pantherpilzes (*Amanita pantherina* (DC.) KROMBH.) sind die **Ibotensäure** und ihr Decarboxylierungsprodukt **Muscimol** (○ Abb. 9.26). Vergiftungen mit dem Pantherpilz sind relativ häufig, da der Pilz oft mit dem Perlpilz verwechselt wird. Die Vergiftungen sind aber selten tödlich. Dagegen führen Vergiftungen mit *Amanita phalloides* (VAILL. ex FR.) LINK, *Amanita virosa* (FR.) BERTILL. und *Amanita verna* (BULL.) LAM., die mit Champignons, Grünlingen oder anderen essbaren Pilzen verwechselt werden, häufig zum Tode. Die Toxine dieser *Amanita*-Arten gehören zu zwei Gruppen zyklischer Peptide, den Phallotoxinen und den 10–20-mal wirksameren Amatoxinen. Die Hauptkomponenten der Amatoxine sind α-**Amanitin** und β-**Amanitin** (○ Abb. 9.27).

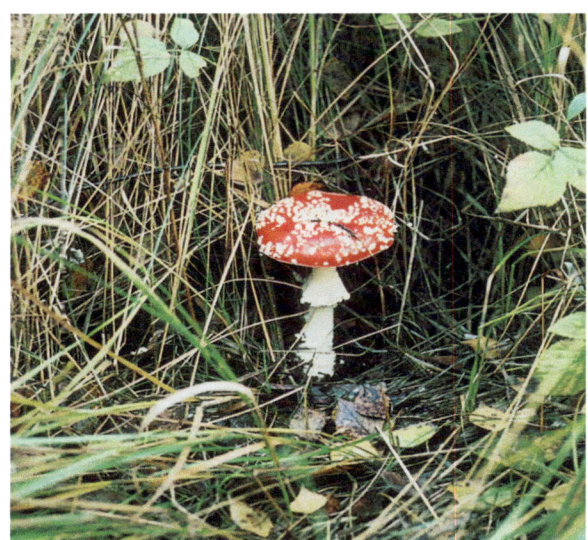

○ **Abb. 9.25** *Amanita muscaria*. Stipitat-pileater Fruchtkörper mit Resten der weißen Volva auf dem Hut und an der Stielbasis. Die Manschette am oberen Teil des Stiels besteht aus den Resten der Hülle, die im jungen Fruchtkörper die Lamellen auf der Hutunterseite bedeckt hat.

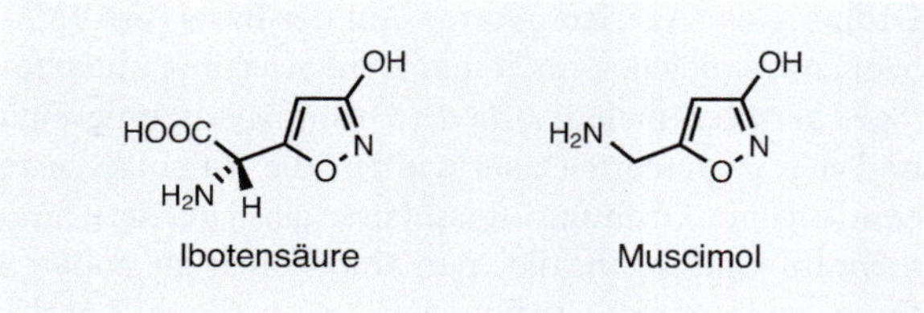

○ **Abb. 9.26** Toxische Isoxazolderivate aus *Amanita muscaria* und *Amanita pantherina*

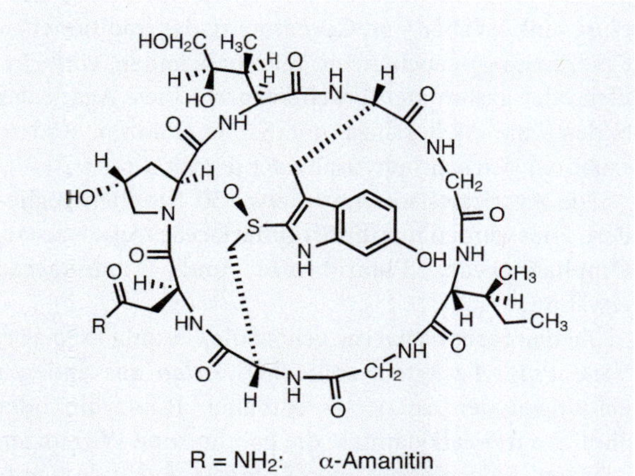

○ **Abb. 9.27** Toxische Peptide aus *Amanita phalloides*, *Amanita virosa* und *Amanita verna*

10 Klasse: Phaeophyceae (Braunalgen)

Horst Rimpler

Die Phaeophyceae sind eine Klasse der Heterokonta (▸ Kap. 8.4.3). Ihre Chloroplasten und daher auch ihre Thalli sind goldbraun gefärbt, da eine der Hauptkomponenten der akzessorischen Photosynthesepigmente, das braune Carotinoid Fucoxanthin, die grüne Farbe der Chlorophylle überdeckt. Der Vegetationskörper ist stets mehrzellig. Die meisten Phaeophyceae leben an den Küsten der Meere auf Steinen oder kompaktem Fels.

Die Klasse wird in 16 Ordnungen untergliedert, zu denen die **Laminariales** und **Fucales** gehören.

10.1 Ordnung: Laminariales

Der Lebenszyklus der **Laminariales** ist durch einen regelmäßigen Wechsel zweier Entwicklungsstadien (Generationen) gekennzeichnet, die sich auf unterschiedliche Weise fortpflanzen (**Generationswechsel**). Dieser Generationswechsel ist mit einem **diplo-haplontischen Kernphasenwechsel** gekoppelt (▸ Kap. 3.3.3). Die diploide Generation bildet in spezialisierten Zellen (Sporangien) **begeißelte Meiosporen** und wird daher als **Sporophyt** bezeichnet. Aus den Meiosporen entwickeln sich die haploiden Thalli der zweiten Generation. Diese Generation bildet **Gameten** und wird deshalb als **Gametophyt** bezeichnet. Durch **Oogamie**, d. h. durch Verschmelzung eines begeißelten männlichen Gameten (Spermatozoid) mit einem wesentlich größeren, meist unbegeißelten weiblichen Gameten (Eizelle) entsteht eine Zygote, aus der sich ein neuer Sporophyt entwickelt (● Abb. 10.1).

Die beiden Generationen sind bei den Laminariales sehr ungleich gestaltet (**heteromorpher Generationswechsel**): Der Gametophyt besteht aus mikroskopisch kleinen, verzweigten Zellfäden. Der Sporophyt erreicht dagegen Größen von einigen Dezimetern bis zu vielen Metern und besitzt einen hochdifferenzierten parenchymatischen Thallus. Häufig ist der Thallus wie bei den Fucales (● Abb. 10.3) in ein Haftorgan (Rhizoid), einen stängelartigen Teil (Cauloid) und blattartige Abschnitte (Phylloide) gegliedert.

Die **Zellwand** der Laminariales besteht – wie die der Fucales und anderer Phaeophyceae – aus Polysacchariden, deren Hauptkomponenten Cellulose-Mikrofibrillen, Fucoidan und Salze der **Alginsäure** sind. Fucoidan ist ein Gemisch von Polysacchariden, die hauptsächlich aus L-Fucose-Einheiten bestehen und teilweise mit Schwefelsäure verestert sind. **Alginsäure** ist aus β-(1,4)-D-Mannuronsäure- und α-(1,4)-L-Guluronsäure-Einheiten aufgebaut, die teils in Abschnitten, die nur aus Guluronsäure (GG-Blöcken) oder Mannuronsäure (MM-Blöcken) aufgebaut sind, teils in Abschnitten mit regelmäßig alternierenden Mannuronsäure- und Guluronsäure-Einheiten (MG-Blöcken) angeordnet sind. Alginsäure, Acidum alginicum Ph. Eur. und Natriumalginat, Natrii alginas Ph. Eur. werden aus verschiedenen Phaeophyceae der Ordnungen Laminariales und Fucales gewonnen. Bei den Laminariales sind das vor allem die zur Familie Lessoniaceae gehörende *Macrocystis pyrifera* (L.) AGARDH, die an der Pazifikküste Kaliforniens und Mexikos vorkommt und die zu den **Laminariaceae** gehörenden Arten *Laminaria digitata* (HUDS.) LAMOUR. und *Laminaria hyperborea* (GUNN.) FOSL., die an den Atlantikküsten Europas wachsen, sowie *Saccharina angustata* (KJELLMAN) C. E. LANE, C. MAYES, DRUEHL & G. W. SAUNDERS (Syn. *Laminaria angustata* KJELLM.) und *Saccharina japonica* (ARESCH.) C. E. LANE, C. MAYES, DRUEHL & G. W. SAUNDERS (Syn. *Laminaria japonica* ARESCH.), die an den Küsten Japans und Chinas vorkommen.

Alginsäure wird als Bindemittel bei der Tablettenherstellung eingesetzt; Natriumalginat verwendet man als Stabilisator und Dickungsmittel in der pharmazeutischen Technologie und in der Lebensmitteltechnologie.

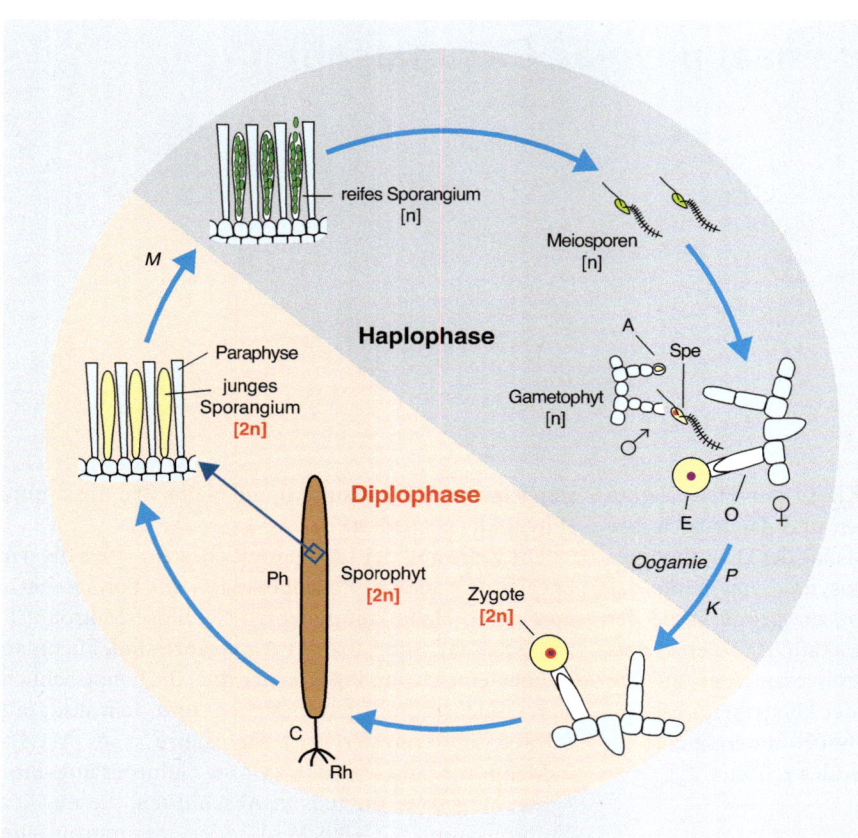

Abb. 10.1 Fortpflanzungszyklus (Generationswechsel und Kernphasenwechsel) von Laminariales (Chromalveolata: Heterokonta). **P** Plasmogamie, **K** Karyogamie, **M** Mitose, **A** Antheridium, **Spe** Spermatozoid, **O** Oogon, **E** Eizelle, **Ph** Phylloid, **C** Cauloid, **Rh** Rhizoid

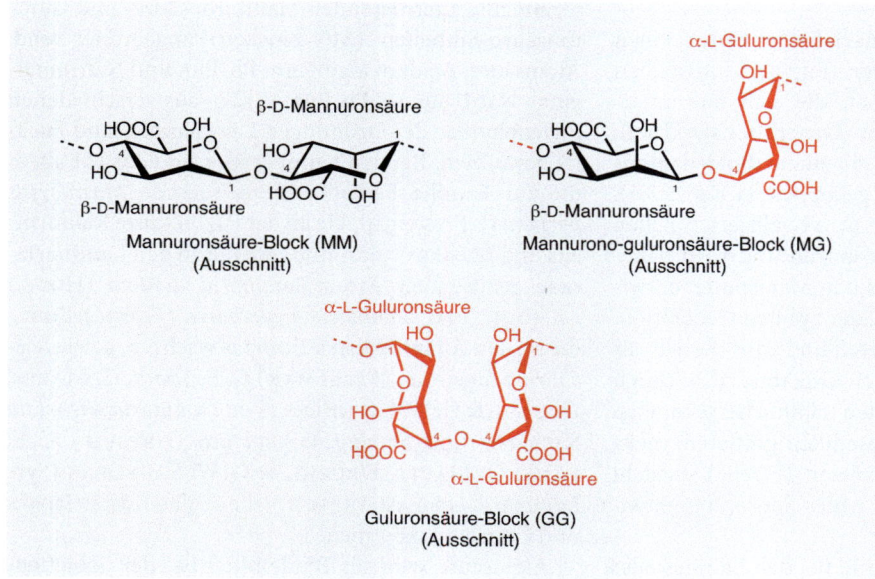

Abb. 10.2 Alginsäure, Teilsequenzen (Blöcke) aus verschiedenen Bereichen eines Alginsäure-Moleküls

10.2 Ordnung: Fucales

Die Fucales haben einen **diplontischen Lebenszyklus** (▶ Kap. 3.3.3). Der im Aufbau dem Sporophyten der Laminariales ähnelnde diploide Thallus (o Abb. 10.3) bildet keine Meiosporen, sondern Gameten. Die begeißelten männlichen Gameten verschmelzen mit der meist unbegeißelten Eizelle und aus der Zygote entwickelt sich ein neuer diploider Thallus. Die haploide Kernphase ist also auf die Gameten beschränkt.

Die Thalli sind mittelgroß und enthalten – wie die Sporophyten der Laminariales – Alginsäure in ihren Zellwänden. Zur Gewinnung der **Alginsäure** werden die Thalli von *Ascophyllum nodosum* (L.) Le Jol., einer an den Atlantikküsten Europas vorkommenden Alge aus der Familie **Fucaceae**, verwendet. *Ascophyllum nodosum* sowie die ebenfalls zu den Fucaceae gehörenden Arten *Fucus vesiculosus* L. oder *Fucus serratus* L. sind die **Stammpflanzen** von Tang, Fucus vel Ascophyllum Ph. Eur. (zerkleinerter, getrockneter Thallus). Sie enthalten – wie viele Braunalgen – Iod, das teils als Iodid, teils an Proteine oder Lipide gebunden vorliegt.

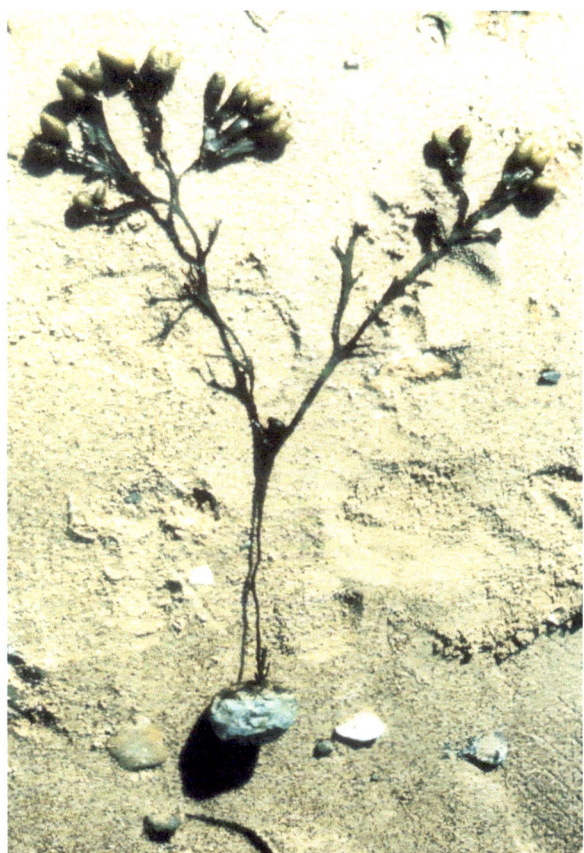

o Abb. 10.3 *Fucus vesiculosus*, Habitus. Der Thallus ist in ein Rhizoid, das den Thallus am Stein befestigt, einen etwa stielrunden stängelartigen Teil (Cauloid) und mehrere flache, blattartige Abschnitte (Phylloide) gegliedert. An den Enden der Phylloide befinden sich Rezeptakula (gelblich-grün), in denen die Gameten gebildet werden.

11 Abteilung: Rhodophyta (Rotalgen)
Horst Rimpler

Die Chloroplasten der Rhodophyta enthalten **Chlorophyll a**, aber weder Chlorophyll b noch Chlorophyll c. Ihre rote Farbe wird durch **Phycoerythrin** hervorgerufen, das die grüne Farbe des Chlorophylls überdeckt. Daneben kommen auch weitere Verbindungen ähnlicher Struktur, z. B. das blaugefärbte Phycocyanin, vor. Diese akzessorischen Photosynthesepigmente werden unter dem Sammelbegriff **Phycobiliproteine** zusammengefasst. Sie bestehen aus einem Chromophor, der strukturell den Gallenfarbstoffen (lat. bilis, Galle) ähnelt, und einem Proteinanteil, der kovalent an den Chromophor gebunden ist. Phycobiliproteine absorbieren Licht im grünen (Phycoerythrin) sowie im gelben und orangefarbenen Bereich (Phycocyanin) des Spektrums, das die Chlorophylle nicht absorbieren können, und machen es für die Photosynthese nutzbar. Daher können Rhodophyta auch noch bei geringer Lichtintensität Photosynthese betreiben. Alle Zellen der Rhodophyta, auch die Fortpflanzungszellen, sind **nicht begeißelt**.

Die Rhodophyta umfassen etwa 7000 Arten. Ihr Vegetationskörper ist einzellig oder mehrzellig. Der weitaus größte Teil der Arten lebt festgewachsen an felsigen Küsten der Meere; nur wenige Arten leben im Süßwasser.

Die Abteilung wird auf der Basis von DNA-Sequenzanalysen sowie morphologischen und physiologischen Merkmalen in die Unterabteilungen Cyanidiophytina, Metarhodophytina, Rhodellophytina und **Eurhodophytina** gegliedert. Zu den Eurhodophytina gehören die Klassen **Bangiophyceae** und **Florideophyceae**.

11.1 Klasse: Bangiophyceae

Die Bangiophyceae sind mehrzellige Algen, deren Sporophyt klein und fadenförmig ist, während der Gametophyt makroskopisch sichtbare, blattartige Thalli bildet. Gametophyten von *Pyropia tenera* (KJELLM.) N. KIKUCHI, M. MIYATA, M. S. HWANG & H. G. CHOI (Syn. *Porphyra tenera* KJELLM.) und *Porphyra yezoensis* UEDA (Ordnung: Bangiales, Familie: Bangiaceae) werden in Japan und China als Nahrungsmittel (Nori bzw. Zicai) verwendet.

11.2 Klasse: Florideophyceae

Die Gametophyten der Florideophyceae bestehen aus verzweigten Zellfäden, die sich jedoch häufig zu komplexeren pseudoparenchymatischen Strukturen verbinden. Auf diese Weise entstehen drehrunde, bandförmige oder blattförmige Thalli, deren Aufbau aus Zellfäden nur bei mikroskopischer Untersuchung erkennbar ist (o Abb. 11.1). Die **Zellwand** besteht aus filzig vernetzten **Cellulose-Fibrillen** und einem amorphen Anteil (Matrix), dessen Hauptkomponenten Polysaccharide mit einem Grundgerüst aus Galactose-Einheiten (**Galactane**) sind. Diese Galactane sind Gemische ähnlicher Verbindungen, die entweder aus alternierenden β-(1,4)-D- und α-(1,3)-L-Galactoseeinheiten (**Agarane**) oder aus alternierenden β-(1,4)-D- und α-(1,3)-D-Galactoseeinheiten (**Carrageenane**) aufgebaut sind. Beiden Polysaccharidtypen liegt ein periodischer Bauplan zu Grunde. Allerdings ist diese Periodizität durch vielfältige Abweichungen von der regulären Struktur insbesondere durch unterschiedliche Derivatisierung der Galactoseeinheiten maskiert.

Die Klasse wird in fünf Unterklassen unterteilt. Zur Unterklasse Ahnfeltiophycidae gehören die Ahnfeltiales, während die Ceramiales, Gelidiales, Gracilariales und Gigartinales zur Unterklasse Rhodymeniophycidae gehören.

Die Zellwände der **Gracilariales, Gelidiales** und **Ahnfeltiales** enthalten in der Regel **Agarane**. Für die Gewinnung von Agar, Agar Ph. Eur., einem Gemisch von Agarose und anderen Agaranen, werden z. B. die an den japanischen Küsten vorkommende *Gelidium amansii* (LAM.) LAM., die an der europäischen Atlantikküste vorkommende *Gelidium corneum* (HUDS.)

LAM. (Syn. *Gelidium sesquipedale* (CLEM.) THURET), Gelidiales: Gelidiaceae), die an der Atlantikküste Nordamerikas vorkommende *Gracilariopsis longissima* (S. G. GMELIN) M. STEENTOFT, L. M. IRVINE & W. F. FARNHAM (Syn. *Gracilaria confervoides* (L.) GREV., Gracilariales: Gracilariaceae) und die an der russischen Pazifikküste vorkommende *Ahnfeltia plicata* (HUDS.) FRIES (Ahnfeltiales: Ahnfeltiaceae) verwendet.

Die Zellwände der **Gigartinales** enthalten in der Regel **Carrageenane**. Zur kommerziellen Gewinnung von Carrageen, Carrageenanum Ph.Eur. werden z. B. *Chondrus crispus* STACKH. (Gigartinaceae) und *Mastocarpus stellatus* (STACKH.) GUIRY (Phyllophoraceae) verwendet.

Agar und Carrageenane werden in der pharmazeutischen Technologie und in der Lebensmitteltechnologie als Gelbildner, Stabilisator und Dickungsmittel verwendet. Agar verwendet man außerdem zur Herstellung fester Nährböden für mikrobiologische Untersuchungen und Agarose zur Herstellung von Gelen für die Gelelektrophorese und Gelpermeations-Chromatographie.

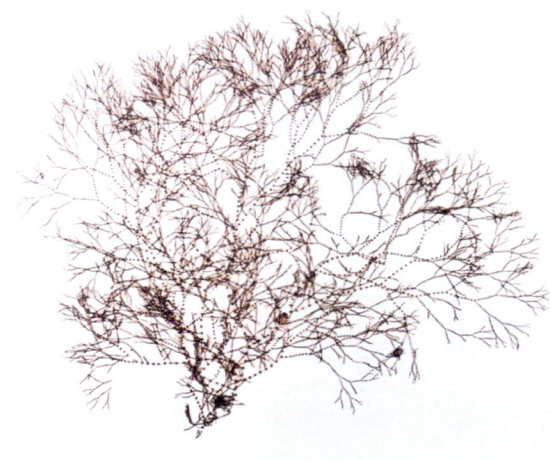

Abb. 11.1 *Ceramium diaphanum* (LIGHTFOOT) ROTH (Rhodymeniophycidae: Ceramiales: Ceramiaceae), Thallus aus dichotom verzweigten, großzelligen Fäden, deren Zellen am oberen Ende von einem Ring sehr viel kleinerer Zellen (Rinde) umgeben sind. Da die kleinzellige Rinde jeweils nur einen Teil der großen Zelle bedeckt, sind die Zellfäden bei makroskopischer Betrachtung in nahezu farblose (unbedeckter Teil der großen Zellen) und rote Bereiche (kleinzellige Rinde) gegliedert.

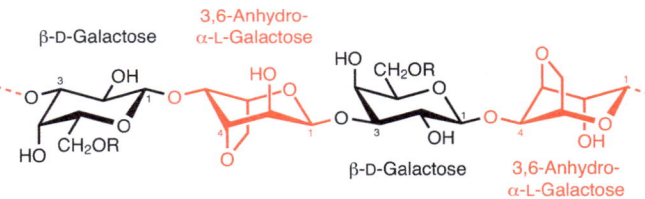

Abb. 11.2 Ausschnitt aus einem Agarose-Molekül

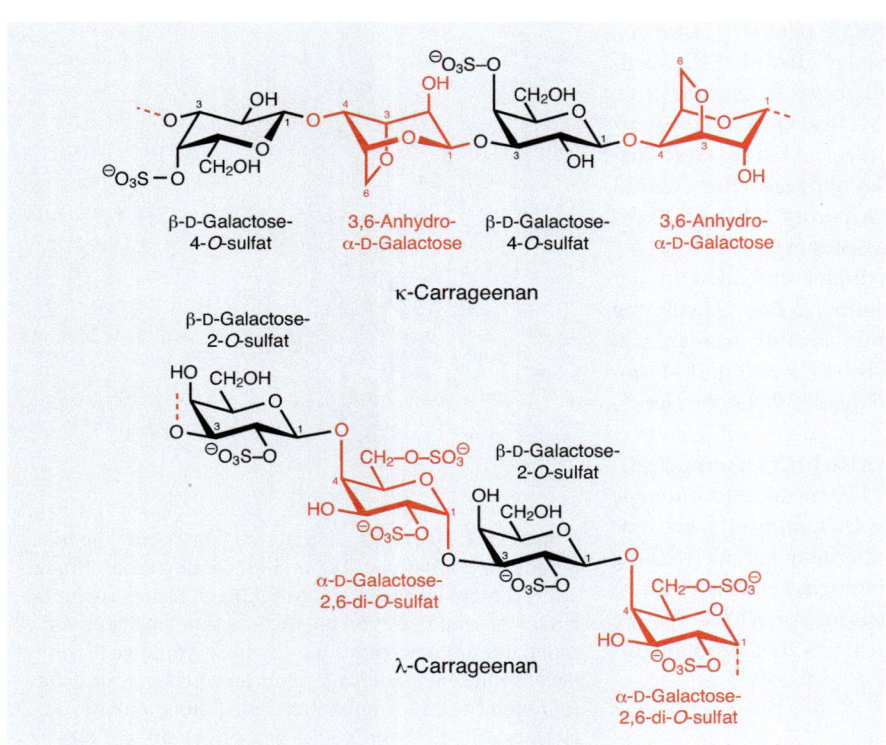

Abb. 11.3 Ausschnitte aus Carrageenan-Molekülen unterschiedlicher Typen

12   Samenpflanzen

Horst Rimpler

Die **Samenpflanzen** sind eine monophyletische Untergruppe der Viridiplantae (▸Kap. 8.5.1). Über Ihre Einordnung in das taxonomische System gibt es allerdings unterschiedliche Auffassungen. In aktuellen Systemen wird den Magnoliopsida (Angiospermae) und den Pinopsida (Gymnospermae) in der Regel die Rangstufe einer Klasse zugewiesen und die Samenpflanzen werden nicht formell in das hierarchische System eingeordnet, sondern als informelle Gruppe (Spermatophyta) geführt (○ Abb. 8.2).

Der Vegetationskörper der Samenpflanzen ist ein **Kormus,** der in Wurzel und beblätterten Spross gegliedert ist. Ferner bilden die Samenpflanzen **Blüten** und **Samen** aus.

Blüten sind Sporophyllstände, d. h. Kurzsprosse mit begrenztem Wachstum, die Mikrosporophylle (bei Angiospermae: **Staubblätter**) und/oder Megasporophylle (bei Angiospermae: **Fruchtblätter**) tragen (▸Kap. 2.5). Einfache Sporophyllstände kommen allerdings auch außerhalb der Samenpflanzen, z. B. bei Bärlappgewächsen (Lycopodiopsida: *Lycopodium*) und Schachtelhalmgewächsen (Equisetidae: *Equisetum*, ○ Abb. 8.5) vor.

Samen dienen der Verbreitung der Pflanzen. Sie enthalten den jungen Sporophyten (**Embryo**), eine Samenschale und meist ein Nährgewebe (▸Kap. 2.7). Die Samen entwickeln sich aus **Samenanlagen,** die aus dem **Nucellus** (Megasporangium) sowie ein oder zwei den Nucellus umgebenden, aber im oberen Teil eine Öffnung (**Mikropyle**) freilassenden **Integumenten** bestehen und an **Fruchtblättern** (Megasporophyllen) gebildet werden. Die Samenanlagen sind bei den **nacktsamigen** Samenpflanzen (**Gymnospermae**) frei zugänglich, bei den **bedecktsamigen** Samenpflanzen (**Angiospermae**) dagegen in ein von Fruchtblättern gebildetes Gehäuse (**Fruchtknoten, Ovar**) eingeschlossen.

Der **Entwicklungszyklus** der Samenpflanzen ist **diplo-haplont** mit stark reduzierter haploider Phase (▸Kap. 3.3.3). Der **männliche Gametophyt** entwickelt sich in der männlichen Spore, dem **Pollenkorn.** Der weibliche **Gametophyt** entsteht in einer weiblichen Spore, dem **Embryosack.** Der Embryosack wird im Nucellus der Samenanlage durch meiotische Teilung einer Embryosackmutterzelle gebildet. Dabei entstehen zunächst vier haploide Embryosackzellen (Megasporen), von denen aber in der Regel drei zugrunde gehen (▸Kap. 2.7).

12.1   Klasse: Pinopsida (Gymnospermae)

Die **Sporophyten** der Pinopsida bilden **Blüten** und **Samen**. Die Samenanlagen sind aber – im Gegensatz zu denen der Magnoliopsida – frei zugänglich. Davon leiten sich die Bezeichnungen **Gymnospermae** und Nacktsamer für diese Klasse ab.

Die **Gametophyten** sind stark reduziert und entwickeln sich innerhalb der Sporen. Der **weibliche Gametophyt** besteht – von wenigen Ausnahmen (*Welwitschia, Gnetum*) abgesehen – aus einem vielzelligen Megaprothallium, das mehrere Gametangien (**Archegonien**) enthält, in denen sich je eine Eizelle befindet. Die Befruchtung der Eizelle erfolgt durch eine der beiden **Spermazellen,** die vom mehrzelligen **männlichen Gametophyten** gebildet werden. Die Spermazellen werden nach der Übertragung des Pollenkorns auf die Mikropyle der Samenanlage (**Bestäubung**) in der Regel (Ausnahmen: Cycadidae, Ginkgoidae) über den ebenfalls vom männlichen Gametophyten gebildeten **Pollenschlauch** vom Pollenkorn zur Eizelle transportiert (▸Kap. 2.7). Bei der Bildung der **Samen** entsteht aus der befruchteten Eizelle der **Embryo**, aus dem Megaprothallium das Nährgewebe (**primäres Endosperm**) und aus dem Integument die **Samenschale**. Die Übertragung der Pollenkörner von den männlichen auf die weiblichen Blüten erfolgt in der Regel durch Luftströmungen (**Windbestäubung**). Da die Samenanlage frei zugänglich ist, gelangen die Pollenkörner bei der Bestäubung direkt auf die Mikropyle.

12.1 Klasse: Pinopsida (Gymnospermae)

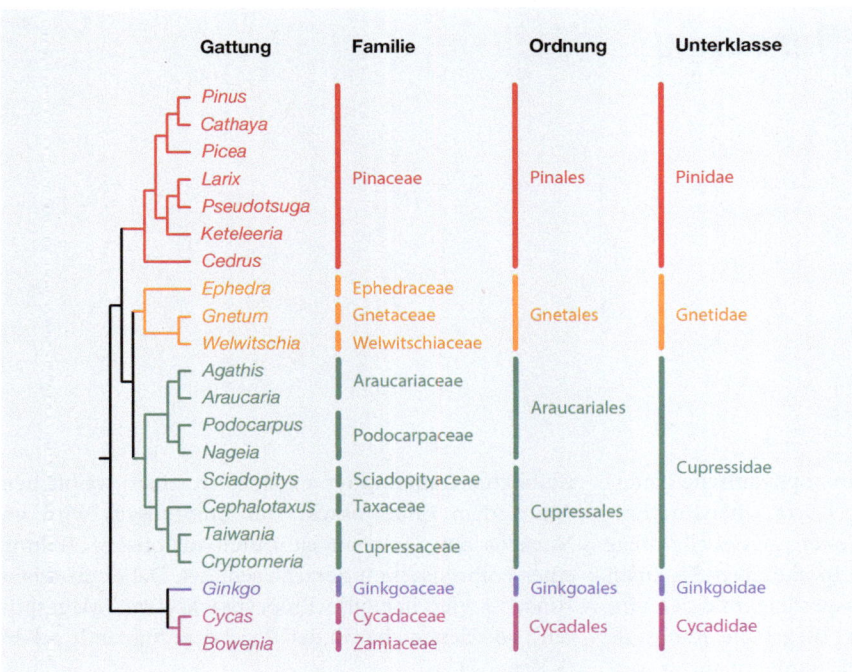

Abb. 12.1 Phylogenie der rezenten Pinopsida (Gymnospermae). Das Dendrogramm basiert auf Sequenzvergleichen von Genen aus allen drei Kompartimenten (Shu-Miaw Chaw et al. 2000, Bowe et al. 2000) sowie Vergleichen von Chloroplastengenomen (Bojian Zhong et al. 2010, Chung-Shien Wu et al. 2011, Ruhfel et al. 2014). Klassifikation der Ordnungen und Familien nach Christenhusz et al. 2011

Die Pinopsida umfassen ausschließlich **Holzpflanzen** mit sekundärem Dickenwachstum. Die **Blüten** sind fast immer eingeschlechtig, d. h. sie enthalten entweder nur Mikrosporophylle oder nur Megasporophylle.

Fossile Pinopsida sind seit dem Oberdevon (ca. 385 Millionen Jahre vor der Gegenwart) nachzuweisen. Viele der Sippen sind inzwischen ausgestorben. Die heute noch lebenden (rezenten) Pinopsida gehören zu fünf, relativ weitläufig verwandten Entwicklungslinien, die als Unterklassen Cycadidae, Ginkgoidae, Cupressidae, Gnetidae und Pinidae eingeordnet werden. Die hier vorgestellte Gliederung (o Abb. 12.1) beruht auf Vergleichen von Gensequenzen aus allen drei Kompartimenten und von Chloroplasten-Genomen.

12.1.1 Unterklasse: Cycadidae

Die Monophylie der Cycadidae ist durch molekulare Daten gut belegt. Gemeinsame nichtmolekulare Merkmale sind z. B. das Vorhandensein von Schleimgängen, die Akkumulation giftiger Glykoside (Cycasine) und die Symbiose mit stickstoffassimilierenden Cyanobakterien, die in spezialisierten Wurzeln (Koralloidwurzeln) leben und die Pflanze mit NH_4^+ versorgen (▶ Kap. 4.6.5). Die männlichen Gameten sind aktiv bewegliche Spermatozoide (▶ Kap. 2.7).

Ordnung: Cycadales

Die **Cycadales** (Palmfarne) sind farn- oder palmähnliche Holzpflanzen mit unverzweigten oder wenig verzweigten oberirdischen (palmartiger Habitus) oder unterirdischen (farnartiger Habitus) Stämmen und gefiederten Blättern am Ende der Stämme (o Abb. 12.2). Die meisten rezenten Vertreter sind in Wäldern und Savannen der Südhemisphäre beheimatet.

Die **Cycadaceae** (ca. 100 Arten, einzige Gattung *Cycas*) sind in den Tropen und Subtropen der Alten Welt von Madagaskar bis Polynesien verbreitet. Einige *Cycas*-Arten, z. B. *Cycas revoluta* THUNB. (Palmfarn) werden als **Zierpflanzen** kultiviert.

Die **Zamiaceae** (ca. 110 Arten) sind in tropischen und subtropischen Gebieten Nord- und Südamerikas, Afrikas und Australiens beheimatet. Viele *Zamia*-Arten, z. B. *Zamia pumila* L. (Zamie), werden als **Zierpflanzen** kultiviert.

12.1.2 Unterklasse: Ginkgoidae

Die Ginkgoidae umfassen nur eine rezente Art. Deren isolierte Stellung als eigene Unterklasse ist durch molekulare Merkmale gut belegt (o Abb. 12.1). Die männlichen Gameten sind – wie bei den Cycadidae – Spermatozoide.

Ordnung: Ginkgoales

Die Ginkgoales umfassen nur eine rezente Familie, die Ginkgoaceae.

Die **Ginkgoaceae** sind laubabwerfende diözische Bäume mit fächerförmigen Blättern (o Abb. 12.3) und dichotom verzweigten Blattnerven. Die Pollensackgruppen (Staubblätter) stehen zu mehreren an einer verlängerten Achse und die Samenanlagen stehen paarweise am Ende langer Stiele. Aus den Samenanlagen – häufig auch nur aus einer Samenanlage eines Paars –

entwickeln sich große Samen, deren Samenschale im äußeren Bereich fleischig ist (Sarcotesta). Die einzige rezente Art der Ginkgoaceae, *Ginkgo biloba*, kommt nur an wenigen isolierten Standorten in China wild vor, wird aber seit etwa 1000 n. Chr. in China und Japan als Tempelbaum kultiviert und wird heute in vielen Ländern der Erde als **Zierpflanze** und Straßenbaum angepflanzt. *Ginkgo biloba* L., ist die **Stammpflanze** von Ginkgoblätter, Ginkgo folium Ph. Eur. (ganze oder zerkleinerte, getrocknete Blätter).

12.1.3 Unterklasse: Cupressidae

Die Familien der Cupressidae wurden lange Zeit zu den Pinales gestellt. Erst als sich die Stellung der Gnetidae als Schwestergruppe der Cupressaceae abzeichnete, erkannte man, dass nicht nur die Pinaceae (als Unterklasse Pinidae), sondern auch die verbleibenden Familien der Pinales gemeinsam eine eigenständige Entwicklungslinie darstellen (oAbb. 12.1). Man ordnet daher alle nicht zu den Pinaceae gehörenden Arten der ehemaligen Pinales als Unterklasse Cupressidae ein und unterteilt sie in zwei Ordnungen, die Cupressales und die Araucariales.

Ordnung: Cupressales

Zu den Cupressales gehören die **Cupressaceae**, die **Taxaceae** und die Sciadopityaceae.

Die **Cupressaceae** (ca. 140 Arten) sind diözische Bäume oder Sträucher mit nadelförmigen oder schuppenförmigen Blättern und zapfenförmigen weiblichen Blütenständen, die zur Zeit der Samenreife holzig, ledrig oder fleischig sein können. Die Familie ist weltweit verbreitet. In Mitteleuropa beheimatet ist *Juniperus communis* L. (Wacholder), ein kleiner, dichtverzweigter Baum mit in dreizähligen Wirteln angeordneten nadelförmigen Blättern. Die obersten drei Blätter der weiblichen Blütenstände werden nach der Bestäubung fleischig und verwachsen zu einem grünen, später dunkelblauen bis blauschwarzen Beerenzapfen, der die sich entwickelnden Samen einschließt (oAbb. 12.4). Einige Cupressaceae werden in Mitteleuropa, z.B. *Thuja occidentalis* L. (Amerikanischer Lebensbaum), *Sequoiadendron giganteum* (Lindl.) J. T. Buchholz (Riesenmammutbaum), *Metasequoia glyptostroboides* H. H. Hu & W. C. Cheng (Urweltmammutbaum) oder auch im Mittelmeergebiet, z.B. *Cupressus sempervirens* L. (Mittelmeerzypresse), als **Zierpflanzen** in Parks oder Gärten angepflanzt. *Juniperus communis* L. ist die **Stammpflanze** von Wacholderbeeren, Juniperi galbulus (früher pseudo-fructus) Ph. Eur. (getrocknete, reife Beerenzapfen) und Wacholderöl, Juniperi aetheroleum Ph. Eur. (durch Wasserdampfdestillation aus den reifen, unvergorenen Beerenzapfen gewonnenes ätherisches Öl). Die Wacholderbeeren werden auch als **Gewürz** und – meist zusammen mit anderen Gewürzen – bei

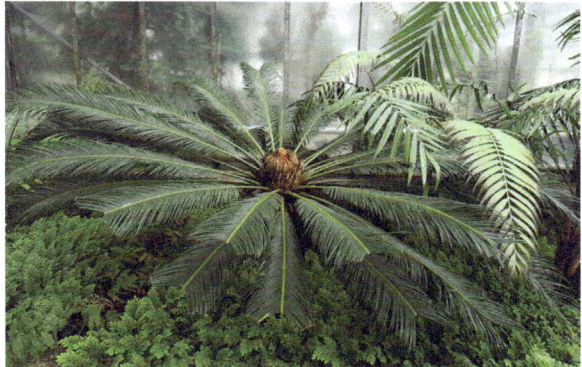

o **Abb. 12.2** *Cycas revoluta*, Habitus

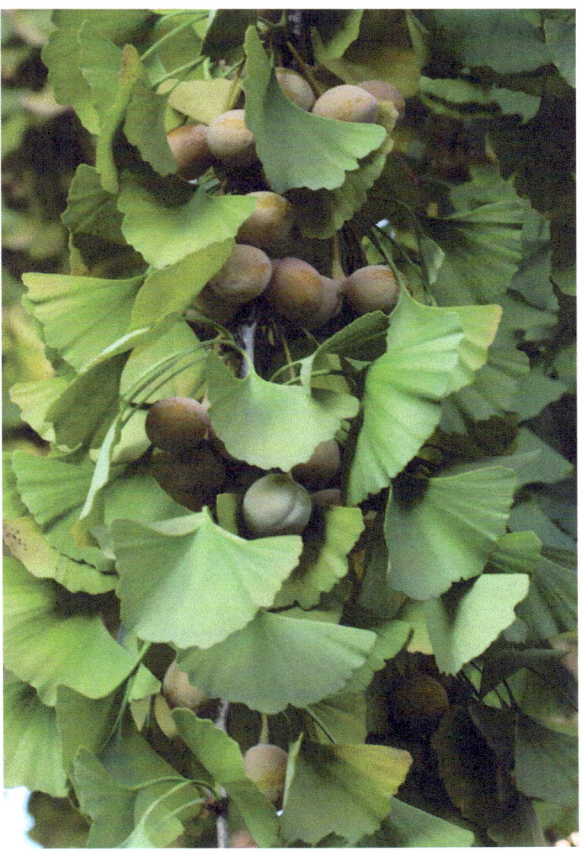

o **Abb. 12.3** *Ginkgo biloba*: Ast eines weiblichen Baums mit fächerförmigen Blättern und zum Teil paarweise angeordneten, unreifen Samen

der Herstellung von Wacholderbrand, Genever und Gin verwendet.

Die **Taxaceae** (ca. 28 Arten) sind diözische, immergrüne Bäume oder Sträucher mit nadelförmigen Blättern. Sie sind überwiegend nordhemisphärisch verbreitet. In Mitteleuropa heimisch ist *Taxus baccata* L. (Eibe). Alle Teile der Pflanze – mit Ausnahme des rot gefärbten Arillus – sind giftig. Sie enthalten Diterpen-Alkaloide, die als Ausgangsmaterial für die semisynthetische Her-

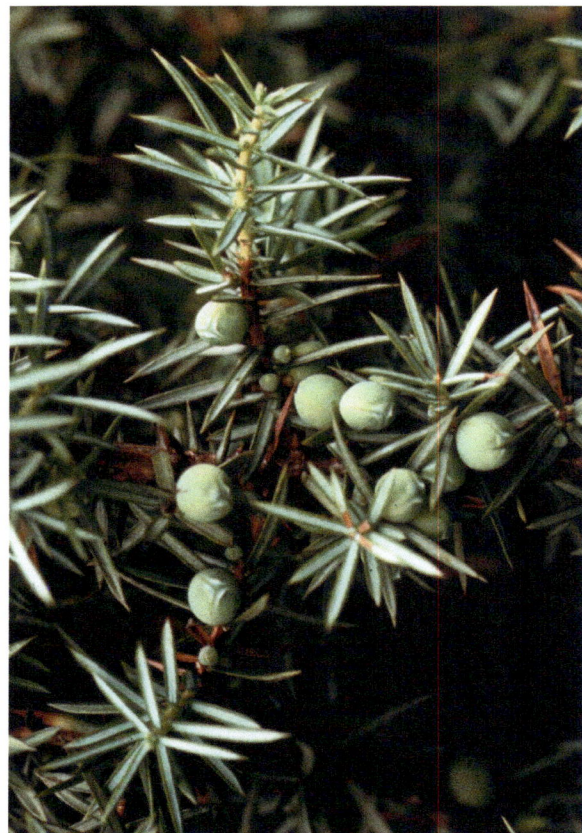

Abb. 12.4 *Juniperus communis*, Zweige mit unreifen Beerenzapfen und nadelförmigen Blättern in dreizähligen Quirlen

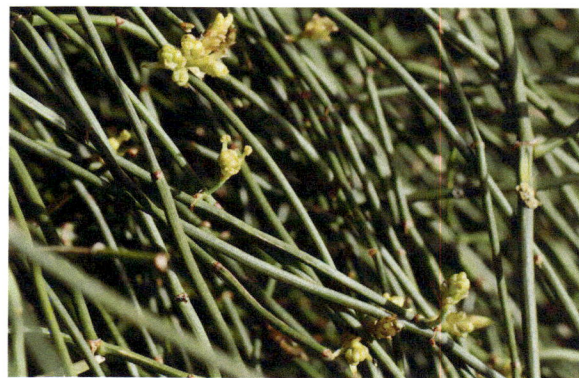

Abb. 12.5 *Ephedra major*, grüne, assimilierende Zweige mit kleinen, bräunlichen, membranartigen Blättern und männlichen Sporophyllständen. Die in den Achseln von Hochblättern stehenden Sporangiophoren (Mikrosporophylle) tragen an der Spitze mehrere Pollensackgruppen (Mikrosporangien).

stellung der Zytostatika Paclitaxel und Docetaxel verwendet werden.

Ordnung: Araucariales

Zu den Araucariales gehören die **Araucariaceae** und die Podocarpaceae.

Die überwiegend südhemisphärisch verbreiteten **Araucariaceae** sind immergrüne Bäume mit breiten oder nadelförmigen Blättern. *Araucaria araucana* (MOLINA) K. KOCH (Chilenische Schmucktanne) wird in wärmeren Gebieten Mitteleuropas in Gärten oder Parks als **Zierpflanze** kultiviert. *Araucaria heterophylla* (SALISB.) FRANCO (Norfolk-Tanne) ist eine beliebte Zimmerpflanze.

12.1.4 Unterklasse: Gnetidae

Die Gnetidae sind eine sehr alte Gruppe artenarmer nacktsamiger Ordnungen, die man lange Zeit für die nächsten lebenden Verwandten der Angiospermae gehalten hat. Neuere Untersuchungen sprechen jedoch dafür, dass sie die Schwestergruppe der Cupressidae sind (o Abb. 12.1). Die rezenten Gnetidae unterteilt man in 3 Ordnungen: Gnetales, Welwitschiales und **Ephedrales**.

Ordnung: Ephedrales

Die Ordnung umfasst nur eine Familie, die **Ephedraceae**.

Die **Ephedraceae** (ca. 50 Arten) sind meist diözische, selten monözische Sträucher oder Lianen mit grünen, assimilierenden Sprossachsen und kleinen schuppenförmigen Blättern (o Abb. 12.5). Sie sind in Wüsten und Steppen der temperierten Zonen weltweit verbreitet. Alle Arten der Ephedraceae gehören zur Gattung *Ephedra*. Einige Arten, z. B. *Ephedra distachya* L. und *Ephedra major* HOST, kommen im Mittelmeergebiet vor. Die ephedrinhaltigen Arten *Ephedra sinica* STAPF, *Ephedra intermedia* SCHRENCK & C. A. MEY. oder *Ephedra equisetina* BUNGE sind die **Stammpflanzen** von Ephedrakraut, Ephedrae herba Ph. Eur. (getrocknete, krautige Sprosse).

12.1.5 Unterklasse: Pinidae

Die Pinidae umfassen nur die auf die Familie Pinaceae begrenzte Ordnung **Pinales**. Diese Umgrenzung ist durch molekulare Daten gut belegt (o Abb. 12.1)

Ordnung: Pinales

Die **weiblichen Blüten** der Pinales entsprechen einem stark reduzierten Seitenspross. Dieser besteht nur aus einer **Samenschuppe**, die auf ihrer Oberseite zwei Samenanlagen trägt. Die Samenschuppe ist meist – mehr oder weniger vollständig – mit dem Tragblatt des Seitensprosses, der **Deckschuppe,** verwachsen.

Zu den Pinales gehört nur eine Familie, die **Pinaceae**.

Familie: Pinaceae

Allgemeines: Die Familie hat ihren Verbreitungsschwerpunkt in den nördlichen temperierten Gebieten. Sie umfasst etwa 11 Gattungen mit insgesamt etwa 225 Arten. In Mitteleuropa beheimatet sind z. B. *Pinus sylvestris* L. (Waldkiefer), *Pinus mugo* TURRA (Latschenkiefer), *Pinus cembra* L. (Zirbelkiefer, Arve), *Picea abies* (L.) H. KARST. (Fichte), *Abies alba* MILL. (Weißtanne) oder *Larix decidua* MILL. (Europäische Lärche). Als Garten- Park- oder Forstbäume in Mitteleuropa angepflanzt werden z. B. *Pseudotsuga menziesii* (MIRB.) FRANCO (Grüne Douglasie) oder *Abies nordmanniana* (STEVEN) SPACH (Nordmannstanne).

Morphologie: Pinaceae sind Holzpflanzen – in der Regel Bäume – mit schraubig gestellten, nadelförmigen, meist immergrünen Blättern. Die Blüten sind eingeschlechtig. Die zapfenförmigen weiblichen Blütenstände bestehen aus vielen, jeweils in der Achsel eines Deckblatts (Deckschuppe) stehenden weiblichen Blüten (Samenschuppen, o Abb. 12.6). Die Samenschuppen, die zwei frei liegende Samenanlagen auf ihrer Oberseite tragen, vergrößern sich nach der Bestäubung, verholzen und bilden zusammen mit den weniger stark wachsenden oder verkümmernden Deckschuppen und der Blütenstandsachse einen Samenzapfen (o Abb. 12.7). Dieser öffnet sich zur Zeit der Samenreife, die bei *Pinus*-Arten häufig erst mehrere Jahre nach der Bestäubung erfolgt und gibt die geflügelten Samen frei. Die männlichen Blüten (o Abb. 12.8) bestehen aus zahlreichen,

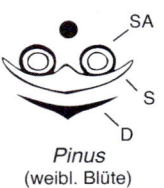

o **Abb. 12.6** Diagramm einer weiblichen Blüte von *Pinus*-Arten. **D** Deckschuppe, **S** Samenschuppe, **Sa** Samenanlage. Nach Eichler 1875 und 1878

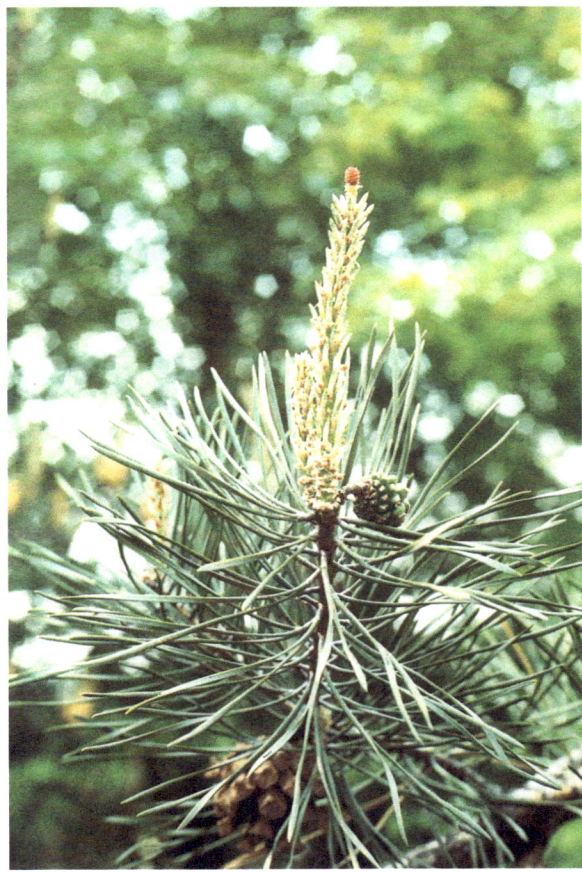

o **Abb. 12.7** *Pinus sylvestris*, weiblicher Blütenstand an der Spitze eines jungen Triebs. An der Basis des Triebs befindet sich der grüne, noch nicht geöffnete Samenzapfen, der sich aus dem Blütenstand des Vorjahrs entwickelt hat. Im unteren Teil der Abbildung ist ein verholzter, geöffneter Samenzapfen zu erkennen, der sich aus dem vorvorjährigen Blütenstand entwickelt hat.

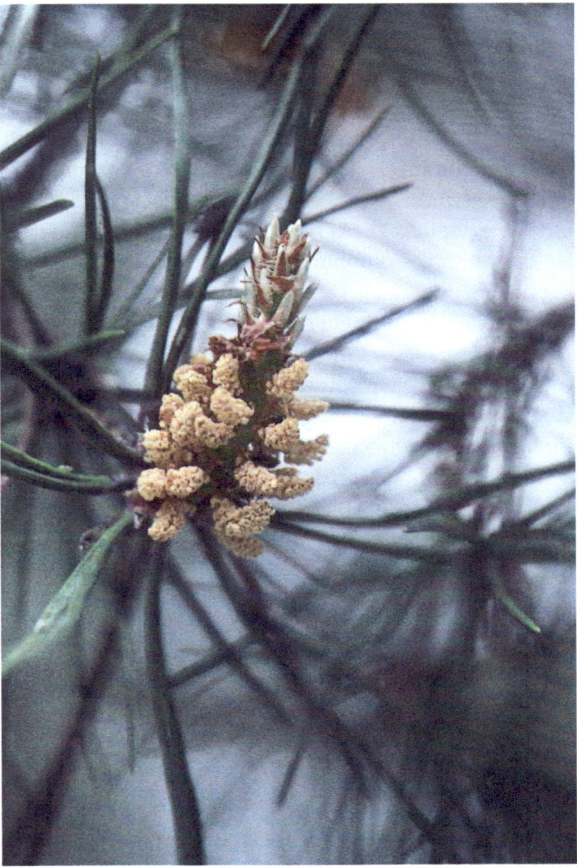

o **Abb. 12.8** *Pinus sylvestris*, männliche Blüten an der Basis eines jungen Triebs

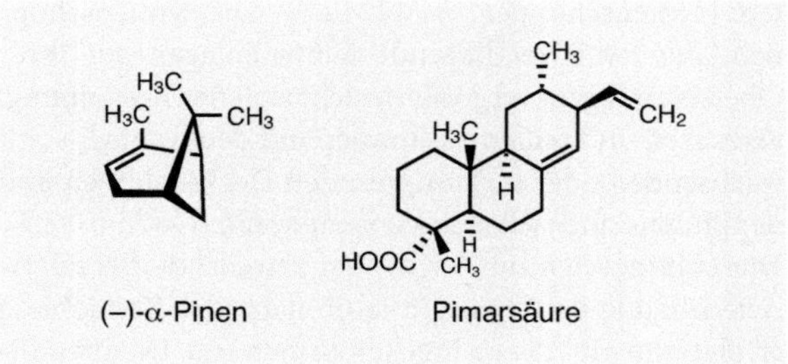

Abb. 12.9 Bestandteile ätherischer Öle und Balsame von Pinaceae

schraubig gestellten Staubblättern; jedes Staubblatt trägt zwei Pollensäcke (Mikrosporangien) auf der Unterseite.

Inhaltsstoffe: In den **Blättern** (Nadeln) wird **ätherisches Öl** und im **Stamm** eine Mischung aus **ätherischem Öl und Harz (Balsam)** in **schizogenen Exkretbehältern** akkumuliert. Die ätherischen Öle bestehen vor allem aus **Monoterpenen**, z. B. α-Pinen; Hauptkomponenten der nicht flüchtigen Bestandteile der Balsame sind **Diterpene**, z. B. Primarsäure (● Abb. 12.9).

Arzneipflanzen, Nutzpflanzen: *Pinus pinaster* AITON: Terpentinöl vom Strandkiefer-Typ, Terebinthinae aetheroleum e pino pinastro Ph. Eur. (durch Wasserdampfdestillation und anschließende Rektifikation bei einer Temperatur unter 180 °C des durch Anzapfen der Stämme erhaltenen Harzes gewonnenes ätherisches Öl). *Pinus pinaster* AITON und andere *Pinus*-Arten: Kolophonium, Colophonium Ph. Eur. (nach Abdestillieren des flüchtigen Öls aus dem Harz verschiedener *Pinus*-Arten gewonnener Rückstand). *Pinus sylvestris* L.: Kiefernnadelöl, Pini silvestris aetheroleum Ph. Eur. (durch Wasserdampfdestillation aus frischen Nadeln (Blätter) und Zweigen gewonnenes ätherisches Öl). *Pinus mugo* TURRA: Latschenkiefernöl, Pini pumilionis aetheroleum Ph. Eur. (durch Wasserdampfdestillation aus frischen Nadeln (Blätter) und Zweigen gewonnenes ätherisches Öl). *Picea abies* (L.) KARST., *Abies sibirica* LEDEB. oder andere *Abies*- und *Picea*-Arten: Fichtennadelöl, Piceae aetheroleum DAB (aus Blättern, Zweigspitzen oder Ästen durch Wasserdampfdestillation gewonnenes ätherisches Öl).

Zur Gewinnung von Holz, zur Herstellung von Papier oder für die Zellstoffgewinnung werden in Europa z. B. folgende Arten angebaut: *Picea abies* (L.) KARST., *Abies alba* MILL., *Pinus sylvestris* L., *Pinus strobus* L. (Weymouthskiefer), *Pseudotsuga menziesii* (MIRB.) FRANCO. Bei der Zellstoffgewinnung aus harzreichen Hölzern (z. B. Holz von *Pinus*- oder *Picea*-Arten) entsteht als Nebenprodukt Tallöl (schwed. tall, Kiefer), das etwa 55 % Fettsäuren, 35 % Harzsäuren und 10 % unverseifbaren Anteil enthält. Aus dem unverseifbaren Anteil kann man durch fraktionierende Kristallisation Phytosterol, Phytosterolum Ph. Eur. gewinnen.

12.2 Klasse: Magnoliopsida (Angiospermae)

Bei den Angiospermae sind die Samenanlagen in ein Gehäuse (**Fruchtknoten** oder **Ovar**) eingeschlossen, das von einem oder mehreren Fruchtblättern gebildet wird. Der Pollen kann daher bei der **Bestäubung** nicht direkt auf die Samenanlage übertragen werden. Er wird meist von einem spezialisierten Teil des Fruchtknotens, der **Narbe**, aufgenommen. Von dort wächst der Pollenschlauch zu den Samenanlagen im Innenraum des Fruchtknotens.

Die Gametophyten der Angiospermae sind noch stärker reduziert als die Gametophyten der Gymnospermae. Der **weibliche Gametophyt** besteht nur aus wenigen Zellen. Bei dem weit verbreiteten Normaltyp (Polygonum-Typ) der Embryosackentwicklung entstehen aus einer überlebenden **Megaspore (Embryosackzelle)** sechs Zellen und zwei Zellkerne (▶ Kap. 2.7): die **Eizelle** und zwei **Synergiden** (Eiapparat), drei **Antipoden** sowie zwei **Polkerne,** die vor oder nach dem Eindringen des Pollenschlauchs zum diploiden **sekundären Embryosackkern** verschmelzen. Der **männliche Gametophyt** besteht aus drei Zellen, der **vegetativen Zelle** und zwei **Spermazellen**. Die vegetative Zelle bildet nach der Bestäubung den **Pollenschlauch** aus. Im Gegensatz zu den meisten Pinopsida sind bei den Angiospermae beide Spermazellen an der Befruchtung beteiligt (**doppelte Befruchtung**): Der Zellkern einer Spermazelle verschmilzt mit dem Kern der Eizelle, während der Zellkern der zweiten Spermazelle normalerweise mit dem sekundären Embryosackkern oder den beiden Polkernen verschmilzt. Bei der Bildung der **Samen** entsteht aus der befruchteten Eizelle der **Embryo**, aus dem befruchteten sekundären Embryosackkern das triploide Nährgewebe (**sekundäres Endosperm**) und aus dem Integument die **Samenschale**. Seltener entwickelt sich aus dem Nucellus ein diploides Nährgewebe, das **Perisperm**.

Die **Blüten** der Angiospermen (▶ Kap. 2.5) besitzen in der Regel eine Blütenhülle und sind überwiegend zwittrig. Ihr Aufbau lässt sich kurz und trotzdem recht genau durch Blütenformeln oder Blütendiagramme darstellen.

Blütenformeln: Blütenformeln machen folgende Angaben:

- Symmetrie (die Lage des Symbols gibt die Lage der Symmetrieebene an):
  - ↻   schraubig
  - *   radiär (mehr als 2 Symmetrieebenen)
  - †   disymmetrisch (2 Symmetrieebenen)
  - ↓ ↘ ↙ ←   zygomorph (1 Symmetrieebene)
  - ↯   asymmetrisch (keine Symmetrieebene)

- Ausgestaltung der Blütenhülle; weitere Blütenglieder:
  P: Perigon (Blütenhüllblätter mehr oder weniger gleich gestaltet)
  K: Kelch (äußerer, grün oder unauffällig gefärbter Wirtel eines doppelten Perianths)
  C: Krone (innere, auffällig gefärbte Wirtel eines doppelten Perianths)
  A: Androeceum (Gesamtheit der Staubblätter)
  G: Gynoeceum (Gesamtheit der Fruchtblätter)
- Zahl und Verwachsungen von Blütengliedern:
  Zahl gibt die Anzahl der betreffenden Blütenglieder pro Wirtel an
  ∞ (gesprochen: „viele") symbolisiert große und unbestimmte Zahlen
  + verbindet mehrere Wirtel gleichartiger Blütenglieder
  : trennt Glieder desselben Wirtels bei ungleicher Ausgestaltung oder unterschiedlicher Verwachsung
  ( ) zeigen Verwachsungen gleichartiger Blütenglieder an
  [ ] zeigen Verwachsungen zwischen verschiedenartigen Blütengliedern an.
- Umwandlung von Staubblättern in Staminodien:
  2st Staminodien, Zahl variabel.
- Stellung des Fruchtknotens, der Fruchtknoten:
  $\underline{\infty}$ Fruchtknoten oberständig (hypogyne Blüte); Zahl variabel
  $\overline{5}$ Fruchtknoten mittelständig (perigyne Blüte); Zahl variabel
  $\overline{2}$ Fruchtknoten unterständig (epigyne Blüte); Zahl variabel.

Blütendiagramme: Blütendiagramme sind – meist etwas vereinfachte – Projektionen aller Teile einer Blüte auf eine Ebene. Um die Stellungsverhältnisse der Blütenglieder darzustellen, werden auch das Tragblatt und eventuell vorhandene Vorblätter in das Diagramm einbezogen. Das Diagramm wird so orientiert, dass die Abstammungsachse oben und das Tragblatt, in dessen Achsel die Blüte steht, unten liegt. Die Blütenteile werden folgendermaßen gekennzeichnet:

- Tragblätter (Deckblätter, Brakteen): schwarz ausgefüllt; gekielt,
- Vorblätter (Brakteolen): schwarz ausgefüllt; gekielt,
- Sepalen (Kelchblätter): schwarz ausgefüllt; ohne Kiel,
- Petalen (Kronblätter): nicht ausgefüllt,
- Tepalen (Perigonblätter): schraffiert,
- Stamina (Staubblätter): nicht ausgefüllt,
- Staminodien (sterile Staubblätter): grau gerastert,
- Ovar (Fruchtknoten) oberständig: Ovar nicht von einem Ring umgeben,
- Ovar (Fruchtknoten) mittelständig: Ovar von einem nicht anliegenden schwarzen Ring umgeben,
- Ovar (Fruchtknoten) unterständig: Ovar von einem anliegenden schwarzen Ring umgeben,
- Ovulum (Samenanlage) nicht ausgefüllt,
- Nektarien, Diskus, Honigblätter: grau gerastert.

12.2.1 Basale Ordnungen der Angiospermae

An der Basis des Stammbaums der Angiospermae (● Abb. 12.10) stehen die Ordnungen **Amborellales**, **Nymphaeales** und **Austrobaileyales**.

Ordnung: Amborellales

Die Ordnung **Amborellales** und deren einzige Familie **Amborellaceae** sind monotypisch, d. h. sie bestehen nur aus einer Art, *Amborella trichopoda* BAILL., die in den Regenwäldern Neukaledoniens vorkommt.

Ordnung: Nymphaeales

Die Ordnung **Nymphaeales** umfasst die Familien **Nymphaeaceae**, Cabombaceae und Hydatellaceae. Die Arten aller dieser Familien sind Wasserpflanzen.

Die kosmopolitisch verbreiteten **Nymphaeaceae** sind krautige, meist mehrjährige Pflanzen, deren Rhizome mit Adventivwurzeln am Grund des Gewässers befestigt sind. Die Blätter und die Blüten schwimmen häufig auf der Wasseroberfläche. In Mitteleuropa heimisch sind z. B. *Nymphaea alba* L. (Weiße Seerose) und *Nuphar lutea* (L.) SIBTH. & SM. (Gelbe Teichrose). Die im Amazonasgebiet heimische, durch ihre bis zu 2 m breiten Schwimmblätter und die nur eine Nacht lang geöffneten Blüten sehr attraktive Amazonas-Riesenseerose (*Victoria amazonica* (POEPP.) SOWERBY) wird in gemäßigten Zonen häufig in Gewächshäusern kultiviert. Blüten der in Afrika heimischen Arten *Nymphaea lotus* L. (Tigerlotus, Weißer ägyptischer Lotus) und *Nymphaea nouchali* BURM. f. var. *caerulea* (SAVIGNY) B. VERDCOURT (Blauer Lotus) wurden im Alten Ägypten als Grabbeigaben verwendet.

Ordnung: Austrobaileyales

Die **Austrobaileyales** umfassen 3 Familien: die monotypischen Austrobaileyaceae, die 8 Arten umfassenden Trimeniaceae und die etwa 85 Arten umfassenden **Schisandraceae**.

Die in Südostasien und Nordamerika beheimateten **Schisandraceae** sind meist Lianen, seltener (*Illicium*-Arten) Bäume oder Sträucher. Aus dem apokarpen, sieben- bis vielzähligen Gynoeceum der schraubig aufgebauten Blüten entwickelt sich eine Sammelbeerenfrucht (z. B. bei *Schisandra*-Arten) oder eine Sammelbalgfrucht (bei *Illicium*-Arten). *Schisandra chinensis* (TURCZ.) BAILL. (Schisandra) ist die **Stammpflanze** von Schisandrafrüchte, Schisandrae chinensis fructus Ph. Eur. (ganze, getrocknete oder wasserdampfbehan-

12.2 Klasse: Magnoliopsida (Angiospermae)

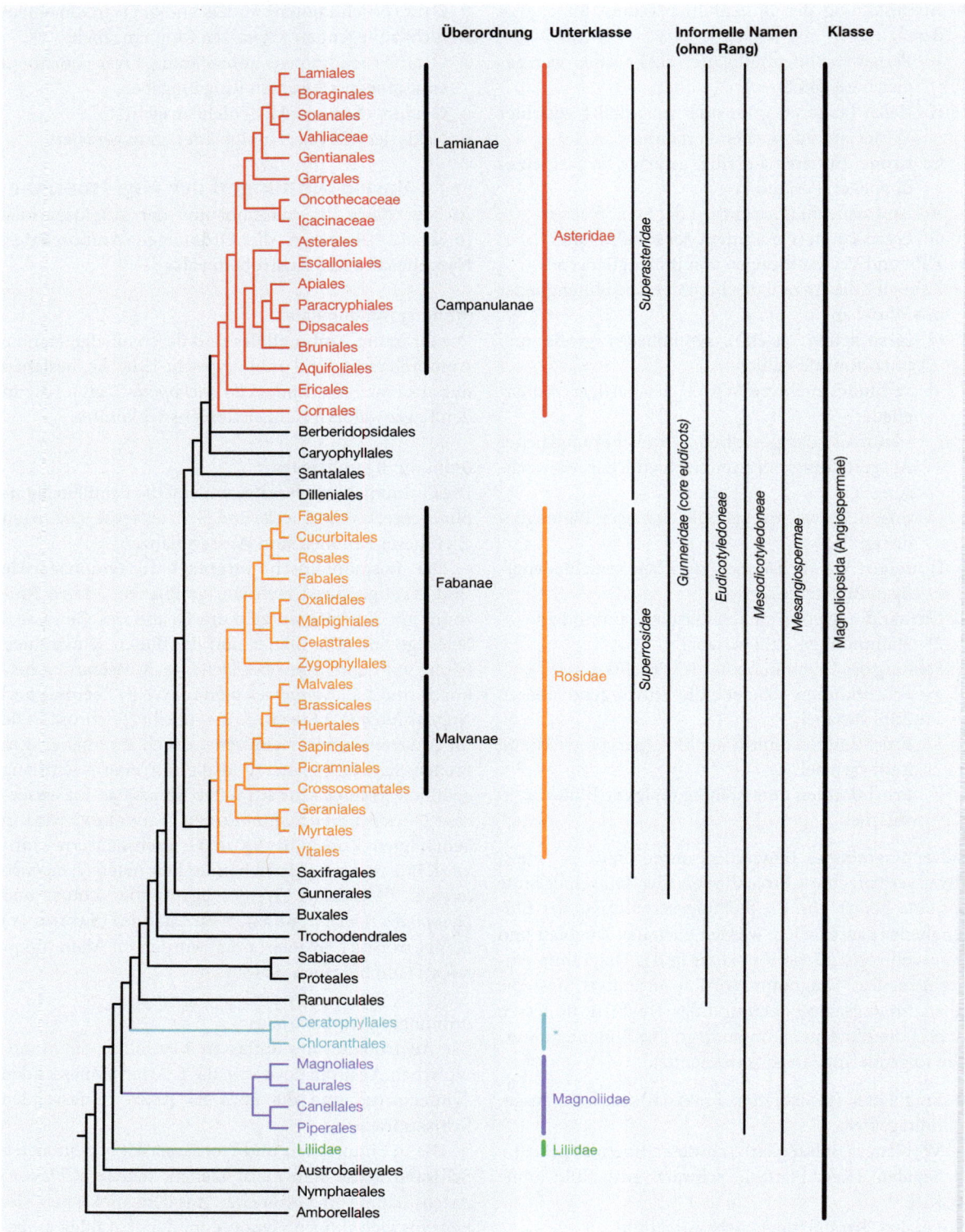

Abb. 12.10 Phylogenie der Magnoliopsida (Angiospermae). Das Dendrogramm basiert auf Sequenzvergleichen von Genen aus allen drei Pflanzengenomen (Kern, Plastid und Mitochondrion; nach Soltis et al. 2011; Liping Zeng et al. 2014) sowie einer phylogenetischen Analyse von neun Plastidgenen und einem mitochondrialen Gen aus 129 Arten der Überordnung Lamianae (Refulio-Rodriguez, Olmstead 2014). Kursiv gesetzte informelle Namen sind phylogenetisch definiert, d. h. die Definitionen basieren auf Apomorphien, Knoten oder Ästen in Dendrogrammen (*PhyloCode*-Namen: Cantino et al. 2007). Namen der Ordnungen und Familien nach APG III 2009. * Unbenannte monophyletische Gruppe

delte und getrocknete reife Früchte). Von der in China und Vietnam angebauten, baumförmigen *Illicium verum* HOOK. f. stammt Sternanis, Anisi stellati fructus Ph. Eur. und Sternanisöl, Anisi stellati aetheroleum Ph. Eur. (durch Wasserdampfdestillation aus den trockenen, reifen Früchten gewonnenes ätherisches Öl. Sternanis wird auch als Gewürz verwendet.

12.2.2 Mesangiospermae

Alle nicht zu den drei basalen Ordnungen (▶ Kap. 12.2.1) gehörenden Angiospermae bilden die monophyletische informelle Gruppe der Mesangiospermae. Die Mesangiospermae lassen sich in die Liliidae (Monocotyledoneae) und eine weitere informelle Gruppe, die Mesodicotyledoneae unterteilen.

12.2.3 Unterklasse: Liliidae (Monocotyledoneae)

Die Liliidae bilden eine durch DNA-Analysen und nichtmolekulare Merkmale gut charakterisierte, monophyletische Gruppe. Typische morphologische Merkmale der Unterklasse (▶ Kap. 2) sind das Vorhandensein nur **eines Keimblatts**, sowie eine **zerstreute Anordnung** der **Leitbündel** auf dem Stängelquerschnitt, **parallelnervige Blätter** (parallelodrome Blattnervatur) und eine früh verkümmernde Hauptwurzel, die durch sprossbürtige Wurzeln ersetzt wird (**sekundäre Homorhizie**). Während bei allen Liliidae nur ein Keimblatt zu finden ist, kommen zerstreut angeordnete Leitbündel und parallelnervige Blätter zwar bei vielen, aber nicht bei allen Vertretern dieser Klasse vor. Andererseits findet man zerstreut angeordnete Leitbündel, parallelnervige Blätter und ein sekundär homorhizes Wurzelsystem auch bei einigen Sippen aus anderen Verwandtschaftskreisen.

Basale Ordnungen der Liliidae

Die aufeinander folgenden Verzweigungen an der Basis des Stammbaums der Liliidae (● Abb. 12.11) repräsentieren die Ordnungen **Acorales**, **Alismatales**, Petrosaviales, **Dioscoreales**, Pandanales, **Liliales** und **Asparagales**.

Ordnung: Acorales

Die **Acorales** umfassen nur eine Familie, die **Acoraceae**, mit nur einer Gattung, *Acorus*, und zwei Arten, *Acorus calamus* L. (Kalmus) und *Acorus gramineus* AITON. *Acorus calamus* ist in Europa eingebürgert und kommt an den Ufern stehender und langsam fließender Gewässer vor. *Acorus gramineus* wird als Zierpflanze kultiviert.

Ordnung: Alismatales

Die Alismatales umfassen 13 Familien, von denen 7 in ● Abb. 12.11 aufgeführt sind. Die Arten der meisten Familien sind Wasserpflanzen.

Die **Potamogetonaceae** sind kosmopolitisch verbreitet. In Mitteleuropa beheimatet sind mehrere *Potamogeton*-Arten, z. B. *Potamogeton bechtoldii* FIEBER (Kleines Laichkraut).

Die ebenfalls weit verbreiteten **Alismataceae** sind in Mitteleuropa mit den Gattungen *Alisma*, z. B. *Alisma plantago-aquatica* L. (Gewöhnlicher Froschlöffel), *Sagittaria* (z. B. *Sagittaria sagittifolia* L., Gewöhnliches Pfeilkraut) und zwei weiteren Gattungen vertreten.

Von den in temperierten und kalten Gebieten vorkommenden **Juncaginaceae** sind nur zwei *Triglochin*-Arten, z. B. *Triglochin palustre* L. (Sumpf-Dreizack) in Mitteleuropa heimisch.

Im Gegensatz zu den bisher behandelten Familien, die am oder im Süßwasser vorkommen, sind die **Zosteraceae** untergetaucht lebende (submerse) Salzwasserpflanzen. An Europas Meeresküsten kommt z. B. *Zostera marina* L. (Gewöhnliches Seegras) vor.

Viele **Tofieldiaceae**, z. B. die in Mitteleuropa beheimatete *Tofieldia calyculata* (L.) WAHLENB. (Gewöhnliche Simsenlilie) sind Land- oder Sumpfpflanzen.

Die meisten **Araceae** sind Land- oder Sumpfpflanzen mit kolbenförmigen Blütenständen, die in der Regel von einem auffälligen Hochblatt (Spatha) mehr oder weniger vollständig umhüllt werden. In Mitteleuropa beheimatet sind z. B. *Calla palustris* L. (Drachenwurz) und *Arum maculatum* L. (Aronstab). Als **Zierpflanzen** kultiviert werden z. B. *Anthurium*- (*Anthurium andraeanum* LINDEN ex ANDRÉ, *Anthurium scherzerianum* SCHOTT: Flamingoblume, Anthurie), *Philodendron*- (*Philodendron erubescens* K. KOCH & AUGUSTIN, *Philodendron angustisectum* ENGL.: Philodendron), *Monstera*-Arten (*Monstera deliciosa* LIEBM.: Zimmerphilodendron) und *Zantedeschia*-Arten (*Zantedeschia aethiopica* (L.) SPRENG.: Zimmercalla). Eine **Nutzpflanze** ist die in Afrika und Asien kultivierte *Colocasia esculenta* (L.) SCHOTT, deren stärkehaltiges Rhizom (Taro, Coco-Yam) gekocht als Nahrungsmittel verzehrt wird.

Ordnung: Dioscoreales

Zu den **Dioscoreales** gehören drei Familien, von denen zwei in ● Abb. 12.11 aufgeführt sind.

Die **Nartheciaceae** sind eine kleine Familie, die nur eine in Europa heimische Art enthält: *Narthecium ossifragum* (L.) HUDS. (Beinbrech).

Die in den Tropen und Subtropen weltweit verbreiteten **Dioscoreaceae** sind in der Regel krautige Lianen mit stärkereichen Wurzelknollen, Sproßknollen oder verdickten Rhizomen. Sie umfassen etwa 625 Arten von denen der weitaus größte Teil zur Gattung *Dioscorea* gehört. Die einzige in Mitteleuropa beheimatete Art ist *Dioscorea communis* (L.) CADDICK & WILKIN (Schmerwurz, Syn. *Tamus communis* L.). *Dioscorea oppositifolia* L. (Syn. *Dioscorea opposita* THUNB.) ist die **Stammpflanze** von Yamswurzelknollen, Dioscoreae oppositi-

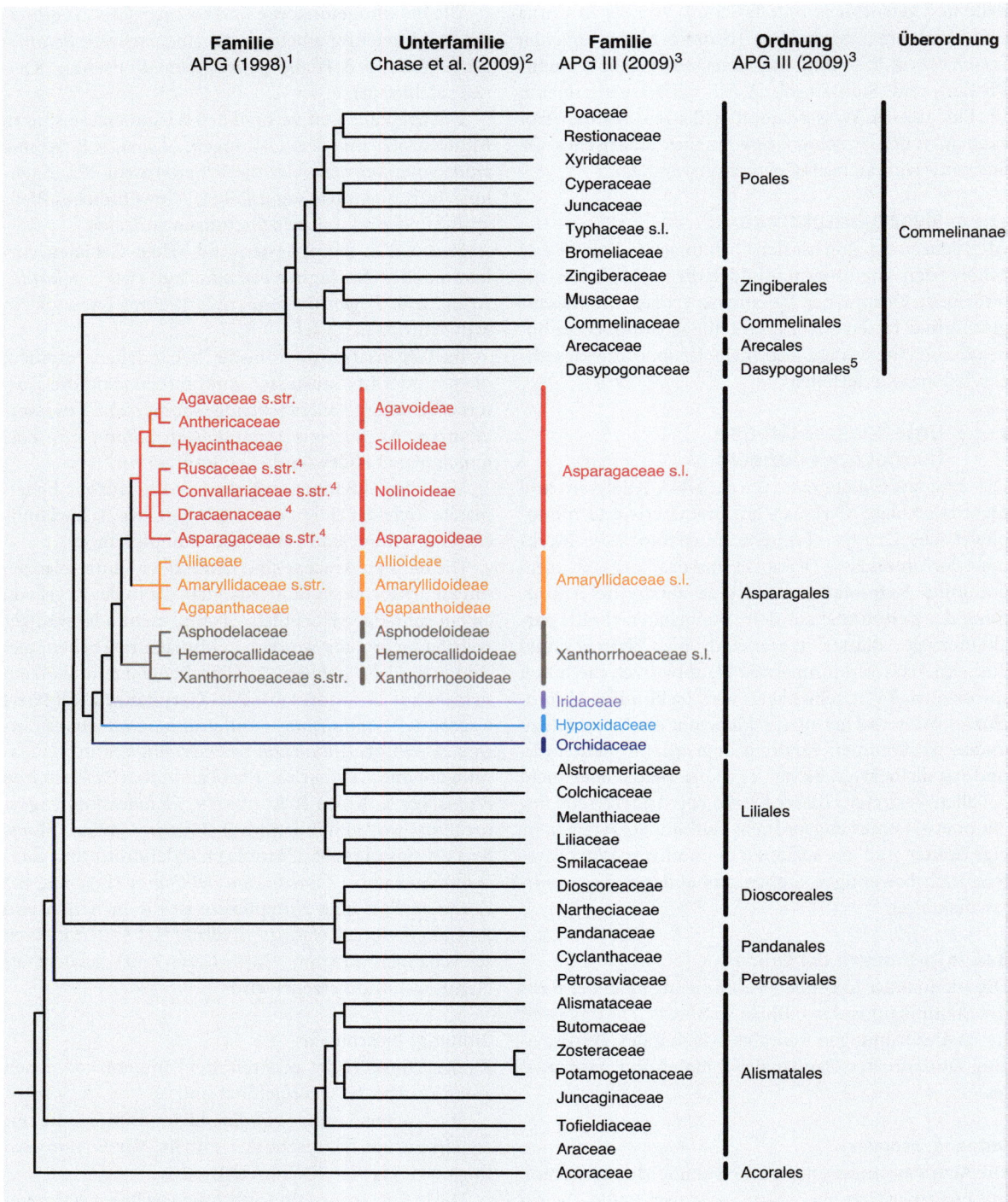

Abb. 12.11 Phylogenie der Liliidae (Monocotyledoneae). Das Dendrogramm basiert auf Vergleichen von Gensequenzen aus allen drei Genomen (Chase 2006) und von vollständigen Plastid-Genomen (Plastomen, Givnish et al. 2010, Barrett et al. 2013). Es sind alle Ordnungen, aber nur ein Teil der Familien und Unterfamilien aufgeführt. Farblich hervorgehoben sind die Familien und Unterfamilien der Asparagales, deren Umgrenzung sich in den letzten Jahren aufgrund der zunehmenden Kenntnisse über die Verwandtschaftsbeziehungen mehrfach geändert hat. [1] APG 1998, [2] Chase, Reveal, Fay 2009, [3] APG III 2009, [4] Dahlgren, Clifford, Yeo 1985, [5] Givnish et al. 2010

foliae rhizoma Ph. Eur. (im Winter, wenn Sprosse und Blätter verwelkt sind, geerntete, getrocknete, von der äußeren Rinde und den faserigen Wurzeln befreite, ganze oder zerkleinerte Rhizome). Die Wurzelknollen von *Dioscorea mexicana* SCHEIDW. und *Dioscorea floribunda* M. MARTENS & GALEOTTI enthalten, wie die anderer *Dioscorea*-Arten, Steroidsaponine. Durch Extraktion der Wurzelknollen und anschließende Hydrolyse dieser Saponine gewinnt man Diosgenin, das als Ausgangsmaterial für die Partialsynthese von Steroidhormonen (Corticosteroide, Gestagene, Estrogene) verwendet wird. **Nutzpflanzen** sind *Dioscorea alata* L. (Wasser-Yam), *Dioscorea esculenta* (LOUR.) BURKILL (Asiatischer Yam) und mehrere andere *Dioscorea*-Arten, die zur Gewinnung der stärkereichen Knollen oder Rhizome angebaut werden. Die Knollen werden gekocht als Nahrungsmittel (Yamswurzel) verzehrt.

Ordnung: Liliales

Die Ordnung ist durch DNA-Sequenzvergleiche gut definiert (o Abb. 12.11). Die Liliales sind meist mehrjährige krautige Pflanzen, seltener (z. B. Smilacaceae) Sträucher oder verholzte Lianen, mit dreizähligen, radiären Blüten. Von den Asparagales unterscheiden sich die Liliales durch **Nektarien** an der Basis der **Tepalen** oder der **Staubblätter**, das **Fehlen** von **Oxalat-Raphiden** und das Fehlen von Phytomelan, einem schwarzen Farbstoff, in den Samenschalen. Die Ordnung umfasst 10 Familien, zu denen die **Colchicaceae, Liliaceae, Melanthiaceae, Alstroemeriaceae** und Smilacaceae gehören.

Die **Liliaceae** s. str. bilden Zwiebeln als Speicherorgane und kommen in den gemäßigten Zonen der Nordhemisphäre vor. In Mitteleuropa beheimatete Arten sind z. B. *Lilium martagon* L. (Türkenbund), *Fritillaria maleagris* L. (Schachblume), *Tulipa sylvestris* L. (Wilde Tulpe), *Gagea lutea* (L.) KER-GAWL. (Wald-Gelbstern) und *Lloydia serotina* (L.) RCHB. (Faltenlilie). Viele Hybriden und Sorten von *Lilium*- (Lilien) und *Tulipa*-Arten (Tulpen) werden als **Zierpflanzen** kultiviert.

Die **Melanthiaceae** s.l. (einschließlich Trilliaceae) bilden Rhizome als Speicherorgane und kommen ebenfalls auf der Nordhemisphäre vor. In Mitteleuropa beheimatete Arten sind der auf Bergwiesen häufig vorkommende Weiße Germer (*Veratrum album* L.) und die in Wäldern wachsende Einbeere (*Paris quadrifolia* L.).

Die Speicherorgane der in den Tropen der Neuen Welt heimischen **Alstroemeriaceae** sind Rhizome. Viele Sorten und Hybriden von *Alstroemeria aurea* GRAHAM und *Alstroemeria ligtu* L. (Inkalilie) werden als Zierpflanzen kultiviert.

Familie: Colchicaceae
Blütenformeln:

　*P(3+3) A3+3 G(3)

　*P3+3 A3+3 G(3)

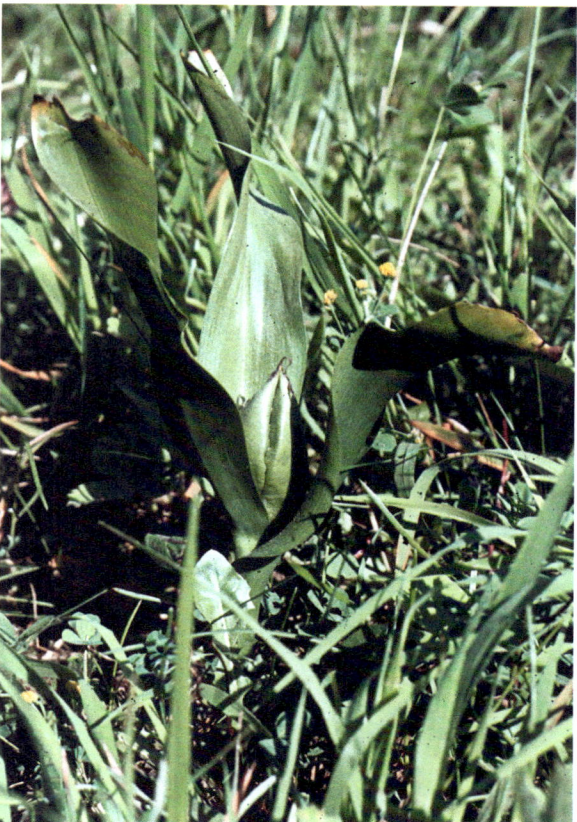

o **Abb. 12.12** *Colchicum autumnale*, beblätterter Spross mit unreifer Frucht

Allgemeines: Die Familie ist in Afrika (mit einem Schwerpunkt in Südafrika), dem Mittelmeergebiet und Westasien verbreitet. Sie umfasst 17 Gattungen mit insgesamt etwa 170 Arten. In Mitteleuropa beheimatet ist *Colchicum autumnale* L. (Herbst-Zeitlose). Die in tropischen Wäldern Asiens und Afrikas heimische *Gloriosa superba* L. (Ruhmeskrone, Kletterlilie) wird als Zierpflanze kultiviert.

Morphologie: Die Colchicaceae sind **Kräuter** mit unterirdischer **Sprossknolle,** grundständigen oder stängelständigen, den Stängel umfassenden Blättern und meist **traubigem Blütenstand** (o Abb. 12.12). Die **3-zähligen Blüten** (o Abb. 12.13) sind **radiär**. Die Blütenhülle besteht aus **zwei Kreisen** von miteinander verwachsenen oder freien **Perigonblättern**. Die in **zwei Kreisen** angeordneten **Staubblätter** sind frei oder mit den Tepalen verwachsen. Der **oberständige, dreikarpellige Fruchtknoten** ist **coenokarp-synkarp** und entwickelt sich zu einer **Kapsel. Nektarien** kommen entweder an der Basis der **Tepalen** oder an der Basis der **Staubblätter** (z. B. bei *Colchicum*) vor.

Inhaltsstoffe: Von **Tyrosin abgeleitete** Phenylethylisochinolin-, Homoproaporphin- oder **Tropolon-Alkaloide** (o Abb. 12.14) sind in der Familie weit verbreitet. Steroidsaponine kommen nicht vor.

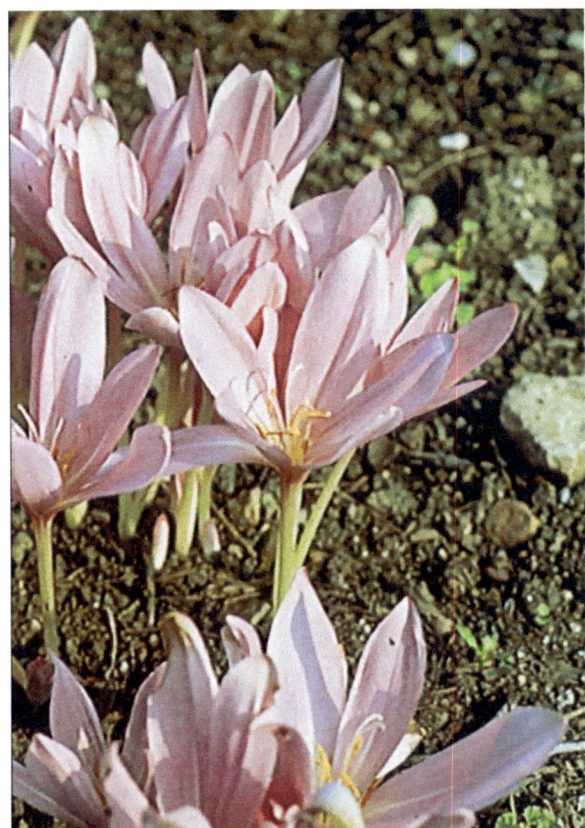

Abb. 12.13 *Colchicum autumnale*, Blüten. Blätter und Früchte entwickeln sich nach Überwinterung im darauffolgenden Frühjahr

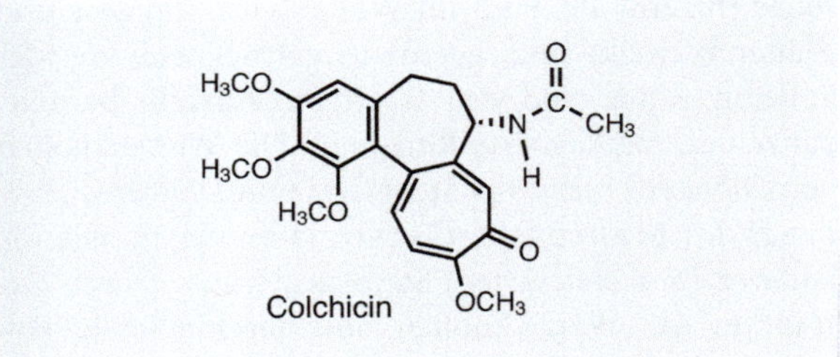

Abb. 12.14 Colchicin, ein Tropolonalkaloid aus *Colchicum autumnale*

Arzneistoffe: Aus den Samen oder aus der Knolle von *Colchicum autumnale* L. gewinnt man Colchicin, Colchicinum Ph. Eur., ein Tropolon-Alkaloid.

Ordnung: Asparagales

Die Umgrenzung der Asparagales und die Verwandtschaftsverhältnisse innerhalb der Ordnung sind durch DNA-Sequenzvergleiche weitgehend geklärt. Einige typische nichtmolekulare Merkmale, die bei vielen, wenn auch nicht bei allen Arten der Asparagales vorkommen, sind Nektarien an der Berührungsfläche benachbarter Karpellränder in den Trennwänden (Septen) des Fruchtknotens (**Septalnektarien**), durch **Phytomelane** schwarz gefärbte **Samenschalen**, und mit Schleim und **Oxalat-Raphiden** gefüllte Idioblasten.

Diese Ordnung ist die artenreichste der Liliidae. Die Umgrenzung der meisten Familien hat sich im Lauf der Zeit mehrfach geändert (Abb. 12.11). Nach APG III gliedert man die Ordnung nun in 14 Familien, von denen 6 hier behandelt werden. Die größeren und heterogeneren dieser Familien, die **Asparagaceae** s. l., **Amaryllidaceae** s. l. und **Xanthorrhoeaceae**, unterteilt man in mehrere Unterfamilien, auch um eine leichter erkennbare Beziehung zu den bisher als Familien geführten Sippen herzustellen.

Die mykotrophen (mit Pilzen in Symbiose lebenden) **Orchidaceae** sind meist epiphytische oder bodenbewohnende, selten (z. B. *Vanilla*) windende, krautige Pflanzen mit einfachen, ganzrandigen Blättern und meist resupinierten, dreizähligen, zygomorphen Blüten, die an komplizierte Bestäubungsmechanismen angepasst sind. Durch die Drehung der Blüte um 180° (Resupination) gelangt das ursprünglich adaxiale Perigonblatt des inneren Kreises in die abaxiale (untere) Position und bildet eine auffällige Lippe, die an den Bestäubungsmechanismen beteiligt ist. Meist ist nur ein Staubblatt vorhanden, das mit dem Griffel zu einem Gynostemium verbunden ist. Die kapselartigen Früchte enthalten sehr viele, sehr kleine Samen. Die kosmopolitisch verbreitete Familie umfasst etwa 780 Gattungen und etwa 22 500 Arten und ist damit die zweitgrößte Familie der Blütenpflanzen. In Mitteleuropa beheimatet sind z. B. *Orchis*- (Knabenkraut-), *Dactylorhiza*- (Knabenkraut-), *Cephalanthera*- (Waldvöglein-), *Epipactis*- (Stendelwurz-), *Ophrys*- (Ragwurz-) Arten. Viele tropische Arten, Sorten und Hybriden (z. B. aus den Gattungen *Arachnis*, *Cattleya*, *Cymbidium*, *Odontoglossum*, *Paphiopedilum*, *Phalaenopsis* und *Vanda*) werden als **Zierpflanzen** kultiviert. Die unreifen, fermentierten Früchte (Kapseln!) von *Vanilla planifolia* JACKS. ex ANDREWS werden als **Gewürz** (Vanille-„Schoten") verwendet.

Die in warmen und tropischen Gebieten der Südhemisphäre verbreiteten **Hypoxidaceae** (ca. 120 Arten) sind mehrjährige krautige Pflanzen mit Knollen oder Rhizomen. Aus *Hypoxis*-Arten, vor allem aus den Rhizomen von *Hypoxis hemerocallidea* FISCH. & MEY. (Syn. *Hypoxis rooperi* MOORE), wird ein zu mindestens 70 % aus β-Sitosterol bestehendes natürliches Gemisch von Sterolen, das Phytosterol, Phytosterolum Ph. Eur., gewonnen. Phytosterol kann auch aus Tallöl, einem Nebenprodukt der Zellstoffherstellung aus dem Holz von *Pinus*- oder *Picea*-Arten, isoliert werden (▶ Kap. 12.1.5).

Die kosmopolitisch verbreiteten **Iridaceae** (ca. 2000 Arten) sind in der Regel mehrjährige Kräuter mit Rhizomen, Knollen oder Zwiebeln und auffälligen, radiären oder schwach zygomorphen Blüten. In Mitteleuropa beheimatet sind z. B. *Iris pseudacorus* L. (Gelbe Schwertlilie), *Gladiolus palustris* GAUDIN (Sumpf-Siegwurz) und *Crocus caeruleus* WESTON (Syn. *Crocus albiflorus* KIT ex SCHULT.; Weißer Safran). *Iris*-Arten und Hybriden (z. B. *Iris germanica* L.) sowie Hybriden aus mehreren *Gladiolus*-Arten (*Gladiolus hortulanus* L. BAILEY) werden als **Zierpflanzen** kultiviert. *Crocus sativus* L. (Echter Safran) wird schon seit etwa 3000 Jahren kultiviert, um die als **Gewürz** und **Färbemittel** verwendeten orangeroten Narbenäste (Safran) zu gewinnen. Safran wird auch in der Homöopathie verwendet: *Crocus sativus* L. ist die **Stammpflanze** von Crocus für homöopathische Zubereitungen, Croci stigma ad praeparationes homoeopathicas Ph. Eur. (meist durch ein kurzes Narbenstück zusammengehaltene, getrocknete Narbenschenkel). Die in Süd- und Ostasien beheimatete *Iris domestica* (L.) GOLDBLATT & MABB., Syn. *Belamcanda chinensis* (L.) DC. ist die Stammpflanze von Leopardenblumenwurzelstock, Belamcandae chinensis rhizoma Ph. Eur. (zu Beginn des Frühjahrs, bevor die Pflanze austreibt, oder im Spätherbst, wenn die oberirdischen Teile der Pflanze verwelken, geerntetes, von den Wurzeln befreites, getrocknetes, ganzes oder zerkleinertes Rhizom).

Familie: Asparagaceae
Die Blütenstände der Asparagaceae s. l. sind in der Regel Trauben. Selten kommen Dolden vor, an deren Basis aber – im Gegensatz zu den Dolden der Amaryllidaceae – drei oder mehr, den Blütenstand nicht einschließende Hochblätter stehen. Die Familie wird in die Unterfamilien *Asparagoideae*, *Scilloideae*, *Nolinoideae*, *Agavoideae* und drei weitere Unterfamilien gegliedert.

Zur Unterfamilie *Asparagoideae* gehört der Spargel, *Asparagus officinalis* L. Beim Anbau dieser Nutzpflanze erreicht man durch Aufschütten eines Erdwalls, dass die im Frühjahr aus dem Rhizom entstehenden, aufrechten Sprosse bleich und zart bleiben. Sobald die Sprossspitzen (Köpfe) die Erdoberfläche erreichen, werden die Sprosse (Spargelstangen) abgeschnitten (gestochen). Die Spargelstangen werden gekocht als Gemüse verzehrt.

Zur Unterfamilie *Scilloideae* gehört *Drimia maritima* (L.) STEARN (Syn. *Urginea maritima* (L.) BAKER), die im Mittelmeergebiet heimische Meerzwiebel; sie enthält Bufadienolide (herzwirksame Glykoside) und ist die **Stammpflanze** von Meerzwiebel, Scillae bulbus DAB (nach der Blütezeit gesammelte, getrocknete, mittlere Zwiebelschuppen). Auch einige in Mitteleuropa beheimatete Arten gehören zu dieser Unterfamilie, z. B. *Muscari racemosum* (L.) MEDIK. (Traubenhyacinthe), *Ornithogalum umbellatum* L. (Dolden-Milchstern), *Scilla bifolia* L. (Zweiblättrige Sternhyacinthe). Viele Sorten der im Mittelmeergebiet heimischen *Hyacynthus orientalis* L. werden als Zierpflanzen (Hyazinthen) kultiviert.

Zur Unterfamilie *Nolinoideae* gehört *Ruscus aculeatus* L., die **Stammpflanze** von Mäusedornwurzelstock, Rusci rhizoma Ph. Eur. (getrocknete ganze oder zerkleinerte unterirdische Teile). Die Droge enthält Steroidsaponine. Zu den Nolinoideae gehört auch *Convallaria majalis* L. (Maiglöckchen), die Stammpflanze von Maiglöckchenkraut, Convallariae herba DAB (während der Blütezeit gesammelte, getrocknete oberirdische Teile). Convallariae herba enthält Cardenolide (herzwirksame Glykoside). In Mitteleuropa beheimatete Arten sind z. B. *Polygonatum multiflorum* (L.) ALL. (Vielblütige Weißwurz), *Polygonatum odoratum* (MILL.) DRUCE (Salomonssiegel), *Maianthemum bifolium* (L.) F. W. SCHMIDT (Schattenblümchen) und der auf den Kanaren heimische, aber auch als **Zierpflanze** kultivierte Drachenbaum (*Dracaena draco* (L.) L.) und die in Afrika beheimatete und ebenfalls als Zierpflanze kultivierte Sanseviere (*Sansevieria trifasciata* PRAIN).

Zur Unterfamilie *Agavoideae* gehört die Sisal-Agave (*Agave sisalana* PERRINE). Aus ihren bis zu 2 m langen Rosettenblättern gewinnt man Fasern (Sisalhanf), die z. B. zur Herstellung von Tauen, Seilen oder Hängematten verwendet werden. Die in den USA und Mexico beheimateten *Yucca gigantea* LEM. (Syn. *Yucca elephantipes* REGEL ex TREL.) und *Yucca aloifolia* L. (Yucca, Palmlilie) werden als **Zierpflanzen** kultiviert. Auch die in Mitteleuropa beheimateten Graslilien, *Anthericum liliago* L. (Traubige Graslilie) und *Anthericum ramosum* L. (Ästige Graslilie) sowie die häufig als Zimmerpflanze kultivierte Grünlilie (*Chlorophytum comosum* (THUNB.) JACQUES) gehören zu dieser Unterfamilie.

Familie: Amaryllidaceae
Die Blütenstände der Amaryllidaceae s. l. sind Dolden, an deren Basis zwei Hochblätter stehen, die den jungen Blütenstand umschließen. Die Familie wird in die Unterfamilien *Amaryllidoideae*, *Agapanthoideae* und *Allioideae* gegliedert.

Zur Unterfamilie *Amaryllidoideae* gehört die in Mitteleuropa beheimatete *Leucojum vernum* L. (Märzenbecher) und die in Mitteleuropa häufig als Zierpflanzen kultivierten, seltener wild oder verwildert vorkommenden Arten *Galanthus nivalis* L. (Schneeglöckchen) und *Narcissus pseudonarcissus* L. (Osterglocke). Mehrere Sorten von *Clivia miniata* (LINDL.) BOSSE werden als **Zierpflanzen** (Clivie) kultiviert. Die unter dem Namen „Amaryllis" gehandelten Schnittblumen sind Hybriden von *Hippeastrum*-Arten.

Zu den in Südafrika heimischen *Agapanthoideae* gehören z. B. *Agapanthus praecox* WILLD. (Liebesblume, Schmucklilie) und *Agapanthus africanus* (L.) HOFFMANNS. (Afrikalilie), die als **Zierpflanzen** kultiviert werden.

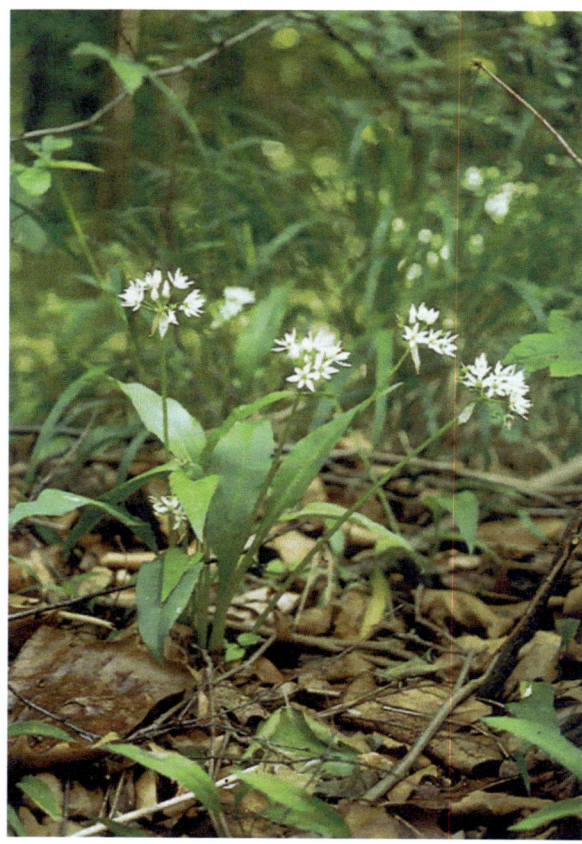

Abb. 12.15 *Allium ursinum*, Habitus

Unterfamilie: Allioideae (Alliaceae sensu APG II)
Blütenformeln:

　　*[P(3+3) A3+3] G($\underline{3}$)

　　*P3+3 A3+3 G($\underline{3}$)

Allgemeines: Die Unterfamilie ist weit verbreitet in arktischen bis tropischen Gebieten Eurasiens sowie Nord- und Südamerikas. Sie umfasst 19 Gattungen mit insgesamt etwa 645 Arten. In Mitteleuropa beheimatet sind mehrere *Allium*-Arten, z. B. *Allium ursinum* L. (Bärlauch) und *Allium vineale* L. (Weinbergslauch).

Morphologie: Die Allioideae sind krautige Pflanzen mit Zwiebeln oder seltener Rhizomen, **grundständigen**, den Stängel umfassenden **Blättern** und einem blattlosen Blütenschaft (○ Abb. 12.15). Der **doldenförmige Blütenstand** wird von zwei, manchmal miteinander verwachsenen Hochblättern umschlossen. Die **3-zähligen Blüten** sind meist **radiär**, seltener zygomorph. Die Blütenhülle besteht aus **zwei Kreisen** von häufig miteinander verwachsenen, seltener freien **Perigonblättern**. Die in **zwei Kreisen** angeordneten **Staubblätter** sind frei oder mit den Tepalen verwachsen. Der **oberständige, dreikarpellige Fruchtknoten** ist **coenokarp-synkarp** und entwickelt sich zu einer **Kapsel**. **Septalnektarien** sind vorhanden. Mit Schleim und Oxalat-Raphiden gefüllte Idioblasten kommen nur bei einigen Sippen vor; sie fehlen z. B. in der Gattung *Allium*.

Inhaltsstoffe: Steroidsaponine sind in der Familie weit verbreitet. Einige Sippen (z. B. *Allium*-Arten) akkumulieren S-**Alkyl**-L-**cysteinsulfoxide** (z. B. **Alliin**) und – in getrennten Kompartimenten – Enzyme (**Alliinasen**), welche diese Sulfoxide enzymatisch an der C-S-Bindung spalten (C-S-Lyasen). Die dabei entstehenden schwefelhaltigen Produkte reagieren häufig weiter zu anderen flüchtigen schwefelhaltigen Verbindungen (○ Abb. 12.16). Das Gemisch dieser Verbindungen (**Lauchöl**), das erst bei Verletzung des Pflanzengewebes entsteht, bedingt den charakteristischen Geruch und Geschmack der betreffenden Pflanzenteile.

Arzneipflanzen, Nutzpflanzen: *Allium sativum* L. Knoblauchpulver, Allii sativi bulbi pulvis Ph. Eur. (geschnittene, gefriergetrocknete oder bei höchstens 65 °C getrocknete und pulverisierte Zwiebeln), Knoblauch für homöopathische Zubereitungen, Allium sativum ad praeparationes homoeopathicas Ph. Eur. (frische Zwiebeln).

Allium cepa L.: Küchenzwiebel (Zwiebel als Gewürz); *Allium ampeloprasum* L.: Porree, Lauch (ganze junge Pflanze als Gemüse); *Allium schoenoprasum* L.: Schnittlauch (röhrenförmige Oberblätter als Gewürz); *Allium ursinum* L.: Bärlauch (Blätter als Gewürz).

Familie: Xanthorrhoeaceae
Die Blütenstände der Xanthorrhoeaceae sind Thyrsen oder Trauben. Die Familie wird in die drei Unterfamilien **Xanthorrhoeoideae**, **Hemerocallidoideae** und **Asphodeloideae** gegliedert.

Die kleine, in Australien und Tasmanien beheimatete Unterfamilie **Xanthorrhoeoideae** (28 Arten) umfasst nur die Gattung *Xanthorrhoea*. Die *Xanthorrhoea*-Arten (Grasbäume) sind feuerresistente Bäume mit dickem, unverzweigtem Stamm und am Ende des Stamms schopfartig angeordneten Blättern.

Zu den **Hemerocallidoideae** gehört die in Neuseeland heimische *Phormium tenax* J. R. FORST. & G. FORST. Aus ihren bis zu 3 m langen Rosettenblättern gewinnt man Fasern (Neuseeländer Flachs), die allein oder gemischt mit Sisalhanf oder Manilahanf zu Seilen, Matten oder Säcken verarbeitet werden. Die in Ostasien beheimateten Arten *Hemerocallis lilioasphodelus* L. (Gelbe Taglilie) und *Hemerocallis fulva* (L.) L. (Gelbrote Taglilie) werden häufig als Zierpflanzen kultiviert.

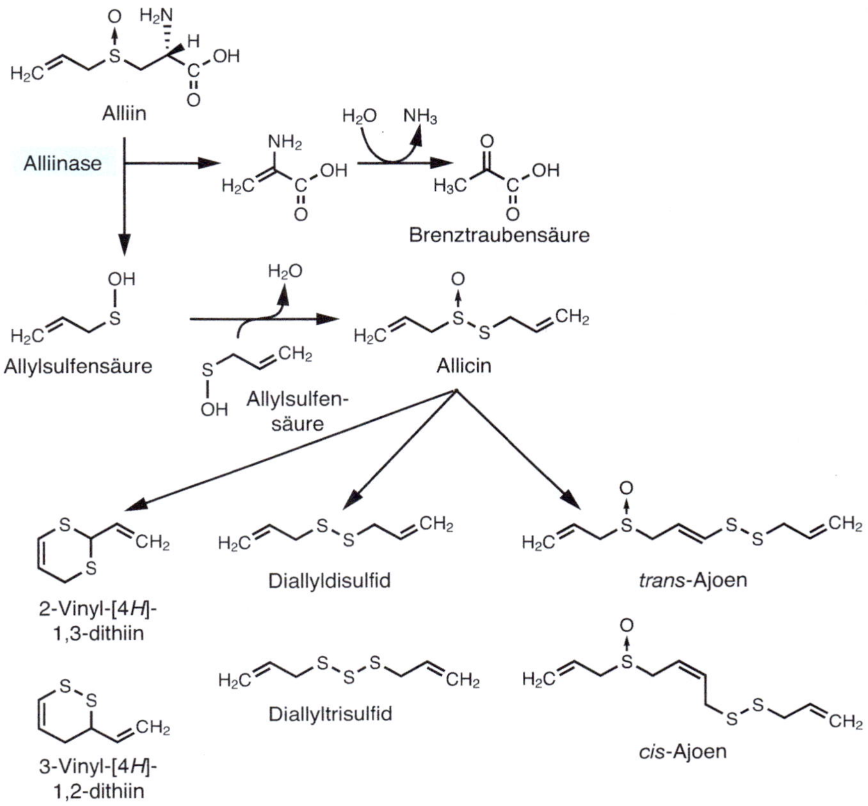

Abb. 12.16 Enzymatische und nichtenzymatische Reaktionen, die bei der Einwirkung von Alliinase auf Alliin, z. B. beim Zerkleinern von Knoblauchzwiebeln in Gegenwart von Wasser, ablaufen

Unterfamilie: Asphodeloideae (Xanthorrhoeaceae sensu APG)
Blütenformeln:

↗P3+3 A3+3 G($\underline{3}$)   *Asphodelus*
↗P(3+3) A3+3 G($\underline{3}$)   *Aloe*

Allgemeines: Die Unterfamilie umfasst etwa 890 Arten. Sie ist in der Alten Welt weit verbreitet mit einem Schwerpunkt in Südafrika. *Asphodelus*-Arten, z. B. *Asphodelus aestivus* BROT. (Kleinfrüchtiger Affodill) und *Asphodelus albus* MILL. (Weißer Affodill), kommen im Mittelmeergebiet vor. Einige Arten, z. B. *Aristaloe aristata* (HAWTH.) BOATWR. & J. C. MANNING (Syn. *Aloe aristata* HAW.), *Aloe variegata* L. (Tigeraloe) und *Aloe arborescens* MILL. (Brandaloe), werden als Zierpflanzen kultiviert.

Morphologie: Die Asphodeloideae sind meist Kräuter, seltener (z. B. einige *Aloe*-Arten) Bäume mit bis zu mehreren Metern hohen Stämmen. Die häufig **sukkulenten Blätter** sind bei den krautigen Arten **grundständig** (○ Abb. 12.17), bei den baumförmigen Arten schopfartig an den Enden des Stamms oder der Äste angeordnet. Anthranoidhaltige parenchymatische Zellen (Aloinzellen), welche die Phloemseite der Blattleitbündel umgeben, kommen bei der Gattung *Aloe* vor; sie fehlen bei der Gattung *Asphodelus*. Die **3-zähligen Blüten** sind **meist radiär** (○ Abb. 12.18), bei einigen Arten aber auch mehr oder weniger deutlich zygomorph. Die Blütenhülle besteht aus zwei Kreisen freier oder miteinander verwachsener Perigonblättern. Die nicht miteinander verwachsenen Staubblätter sind ebenfalls in zwei Kreisen angeordnet. Der **oberständige**, dreikarpellige **Fruchtknoten** ist coenokarp-synkarp und trägt Septalnektarien. Die Früchte sind **Kapseln**; die Samen werden in der Regel von einen fleischigen Samenmantel (**Arillus**) umgeben.

Inhaltsstoffe: Anthranoide, z. B. das C-Glucosylanthron Aloin A aus *Aloe*-Arten (○ Abb. 12.19), sind in der Unterfamilie weit verbreitet. Steroidsaponine werden im Gegensatz zu den meisten Familien der Asparagales nicht akkumuliert.

Arzneipflanzen, Nutzpflanzen: *Aloe vera* BURM. f. (Syn. *Aloe barbadensis* MILL.): Curaçao-Aloe, Aloe barbadensis Ph. Eur. (zur Trockne eingedickter Saft der Blätter); *Aloe ferox* MILL. sowie ihre Hybriden: Kap-Aloe, Aloe capensis Ph. Eur. (zur Trockne eingedickter Saft der Blätter); Eingestellter Aloetrockenextrakt, Aloes extractum siccum normatum Ph. Eur. (aus Curaçao-Aloe, Kap-Aloe oder aus einer Mischung beider

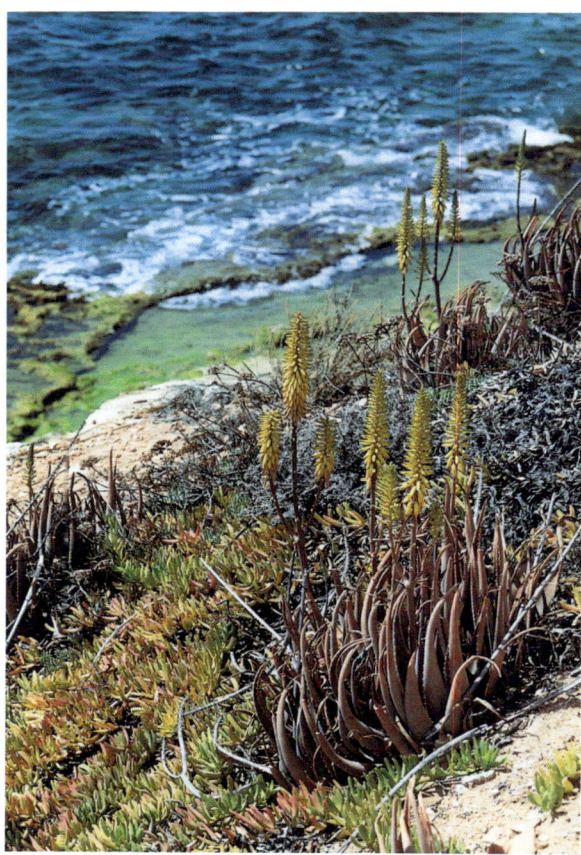

● Abb. 12.17 *Aloe vera*, Habitus

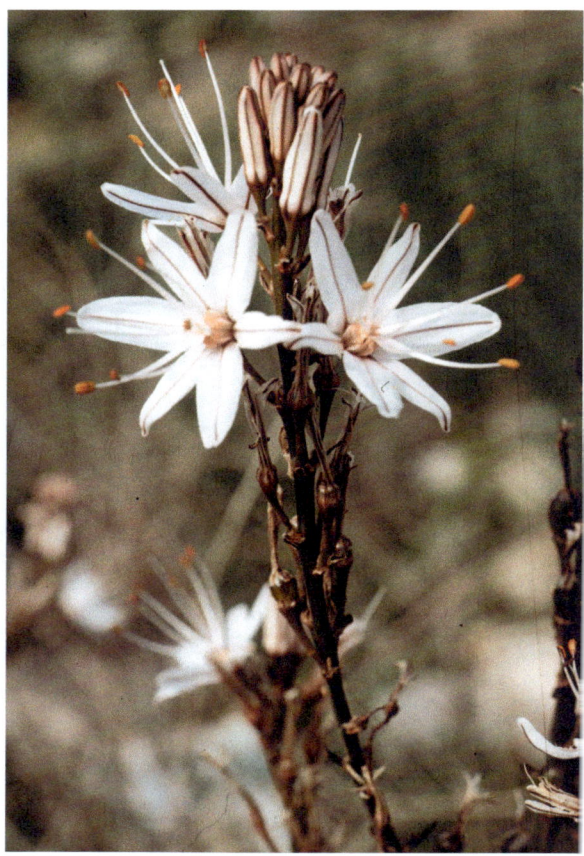

● Abb. 12.18 *Asphodelus aestivus*, Teil des Blütenstands

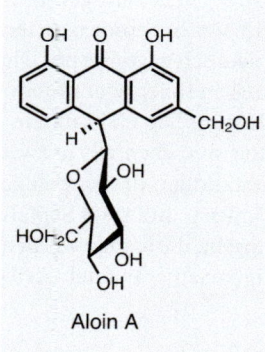

● Abb. 12.19 Aloin A, ein C-Glucosylanthron aus *Aloe*-Arten

hergestellter eingestellter Trockenextrakt). Das in vielen Kosmetika verwendete Aloe-vera-Gel wird aus den anthranoidfreien, von den chlorophyllhaltigen äußeren Schichten befreiten (filetierten) Blättern von *Aloe vera* gewonnen. Die Blätter werden ausgepresst oder mit heißem Wasser extrahiert. Das Produkt wird mit unterschiedlichen Verfahren, z. B. durch Sterilisierung oder Zugabe von H_2O_2, stabilisiert und anschließend konzentriert oder gefriergetrocknet.

Überordnung: Commelinanae

Die verbleibenden fünf Ordnungen der Liliidae (Dasypogonales, **Arecales**, **Commelinales**, **Zingiberales** und **Poales**), deren nahe Verwandtschaft durch DNA-Sequenzanalysen von Plastomen, einzelnen Chloroplastengenen und Kerngenen gut belegt ist, werden als Überordnung Commelinanae zusammengefasst (● Abb. 12.11).

Die Commelinanae sind auch durch gemeinsame nichtmolekulare Merkmale gut charakterisiert: Die **äußeren** und die **inneren Blütenhüllblätter** sind in der Regel **unterschiedlich gestaltet** (doppeltes Perianth), das **Endosperm** ist **stärkereich**, die **Spaltöffnungen** sind von **spezialisierten Nebenzellen** (▶ Kap. 2.4) umgeben, Sprosszellen enthalten häufig **Kieselkörper-Einschlüsse**, und die **Zellwände fluoreszieren** im UV-Licht. Diese Fluoreszenz ist auf Feruloylreste zurückzuführen, die an Hydroxygruppen der Zellwandpolysaccharide gebunden sind.

Ordnung: Commelinales

Die in gemäßigten und tropischen Gebieten weit verbreiteten Commelinales umfassen die **Commelinaceae** und vier weitere Familien.

Die in tropischen bis warm-gemäßigten Regionen beheimateten **Commelinaceae** sind krautige Pflanzen mit auffälligen dreizähligen Blüten und ungeteilten, mehr oder weniger sukkulenten Blättern, deren Unterblatt eine geschlossenen Blattscheide bildet. Einige *Trasdescantia*-Arten (Dreimasterblumen), z. B. *Tradescantia virginiana* L. (Tradeskantie); *Tradescantia fluminensis* VELL., *Tradescantia cerinthoides* KUNTH (Ampelkraut), *Tradescantia pallida* (ROSE) D. R. HUNT (Blut-Tradeskantie), *Tradescantia zebrina* BOSSE (Zebrakraut) und *Tradescantia spathacea* Sw. (Buntblatt) werden als Zierpflanzen kultiviert.

Ordnung: Arecales

Die einzige Familie der **Arecales** sind die **Arecaceae**.

Die in tropischen bis warm-gemäßigten Gebieten beheimateten **Arecaceae** (Palmae) sind immergrüne Bäume, Sträucher oder Lianen mit großen gefingerten oder gefiederten, selten ungeteilten Blättern. Bei den baumförmigen Arten stehen die Blätter schopfartig am Ende des Stamms. Die Blütenstände werden von einem scheidenförmigen Hochblatt (Spatha) umgeben. Die Früchte sind in der Regel Steinfrüchte. Die Familie umfasst etwa 190 Gattungen mit insgesamt etwa 2400 Arten. *Cocos nucifera* L., die an tropischen Küsten der ganzen Welt vorkommende Kokospalme, ist die **Stammpflanze** von Raffiniertes Cocosfett, Cocois oleum raffinatum Ph. Eur. (aus dem getrockneten, festen Teil des Endosperms gewonnenes und anschließend raffiniertes Fett). Kokosfett ist auch ein Ausgangsprodukt zur Herstellung von Hartfett, Adeps solidus Ph. Eur., Mittelkettige Triglyceride, Triglycerida saturata media Ph. Eur., Mittelkettige Partialglyceride, Partialglycerida mediocatenalia DAB, Langkettige Partialglyceride, Partialglycerida longicatenalia DAB und Cocoylcaprylocaprat, Cocoylis caprylocapras Ph. Eur. Von *Copernicia prunifera* (MILL.) H. E. MOORE (Syn. *Copernicia cerifera* (ARRUDA) MART.), der in Brasilien beheimateten Carnaubapalme, stammt Carnaubawachs, Cera carnauba Ph. Eur. (aus den Blättern gewonnenes, gereinigtes Wachs). *Serenoa repens* (W. BARTRAM) SMALL (Syn. *Sabal serrulata* (MICHX.) SCHULT. f.), eine im Südosten der USA heimische Zwergpalme, liefert Sägepalmenfrüchte, Sabalis serrulatae fructus Ph. Eur. *Cocos nucifera* ist eine vielseitig verwendbare **Nutzpflanze**: Die Früchte (Kokos-"Nüsse") sind Steinfrüchte mit einem faserigen Exokarp und einem sehr harten Endokarp. Das Exokarp wird zur Gewinnung der Fasern genutzt, die z. B. zur Herstellung von Matten verwendet werden; das Endokarp verwendet man als Brennmaterial oder zur Herstellung von Haushaltsgeräten. Das Endosperm der Samen ist teils fest (Kopra), teils flüssig (Kokosmilch); Kopra und Kokosmilch verwendet man als Nahrungsmittel. Die Ölpalme, *Elaeis guineensis* JACQU., liefert Palmkernfett (aus dem Endosperm der Samen) und Palmöl (aus dem Mesokarp der Früchte). Das Palmkernöl kann wie das Kokosfett als Ausgangsmaterial für die Herstellung von Hartfett, mittelkettigen und langkettigen Partialglyceriden verwendet werden. Palmöl wird als Speiseöl und zur Margarineherstellung verwendet. Palmkernfett und Palmöl verwendet man auch zur Herstellung von Tensiden für Waschmittel (Fettalkoholsulfate). Die Früchte der Dattelpalme, *Phoenix dactylifera* L., werden frisch oder getrocknet als Obst (Datteln) verzehrt.

Ordnung: Zingiberales

Die Zingiberales sind in der Regel krautige Pflanzen, deren Blattscheiden Scheinstämme bilden. Sie haben in der Regel große, **gestielte, parallel-fiedernervige Blätter** und auffällige **zygomorphe** oder **asymmetrische Blüten** mit doppeltem Perianth und einem **unterständigen Fruchtknoten**. Weitere typische Merkmale sind intrazelluläre Kieselsäurekörper, Pollenkörner ohne deutliche Aperturen und mit reduzierter Exine sowie Samen mit Samenmantel (**Arillus**).

Die Ordnung umfasst acht Familien, zu denen die **Marantaceae**, **Cannaceae**, **Strelitziaceae**, **Musaceae** und **Zingiberaceae** gehören.

Die in tropischen und subtropischen Gebieten der Welt weit verbreiteten **Marantaceae** (ca. 630 Arten) haben asymmetrische Blüten. Aus den Speicherrhizomen der in Südamerika heimischen, auf den Westindischen Inseln, aber auch in anderen tropischen Ländern kultivierten *Maranta arundinacea* L. (Pfeilwurz) gewinnt man Stärke (Maranta-Stärke). Einige im tropischen Südamerika heimische *Calathea*-Arten, z. B. *Calathea crocata* E. MORREN & JORRISS., werden als Zierpflanzen kultiviert.

Die im tropischen und subtropischen Amerika beheimateten **Cannaceae** (9 Arten) haben ebenfalls asymmetrische Blüten. *Canna indica* L. (Syn. *Canna edulis* KER GAWL., Indisches Blumenrohr, Achira) wird auf einigen karibischen und pazifischen Inseln, sowie in Australien zur Gewinnung der stärkereichen Rhizome kultiviert, die als Nahrungsmittel verwendet oder zu Stärke weiterverarbeitet werden. Hybriden werden in Europa als Zierpflanzen kultiviert.

Die in tropischen Gebieten der Südhemisphäre vorkommenden **Strelitziaceae** (7 Arten) haben zygomorphe Blüten. Die in Südafrika heimische *Strelitzia reginae* BANKS (Strelitzie, Paradiesvogelblume) wird als Zierpflanze – vor allem als Schnittblume – kultiviert. *Ravenala madagascariensis* SONN. (Baum der Reisenden), eine 10–15 m hohe Staude mit großen zweizeilig angeordneten Blättern ist auf Madagaskar beheimatet, wird aber auch in anderen tropischen Gebieten häufig als Zierpflanze kultiviert.

Die in den Tropen der Alten Welt heimischen **Musaceae** haben ebenfalls zygomorphe Blüten. *Musa* x *para-*

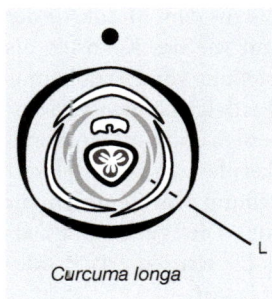

Abb. 12.20 Blütendiagramm von *Curcuma longa*. L Labellum

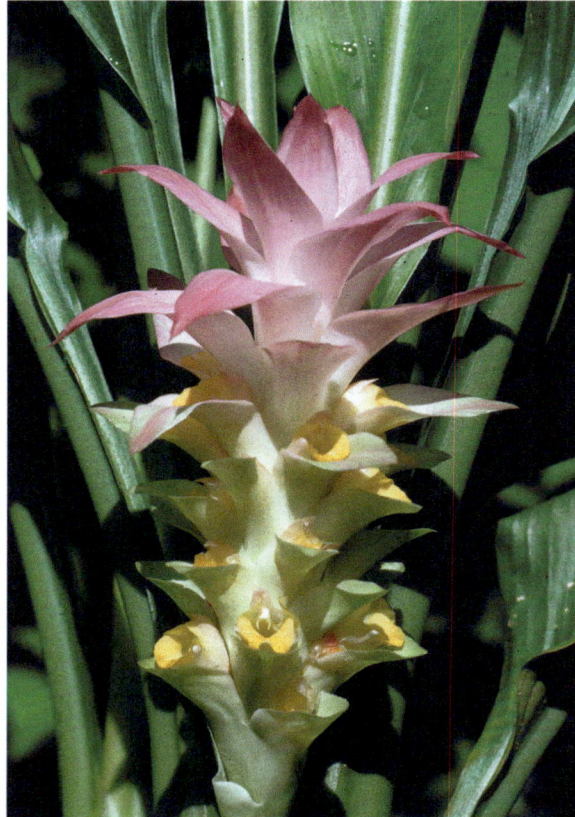

Abb. 12.21 *Curcuma longa*, Blütenstand. Die rötlich gefärbten Hochblätter im oberen Bereich tragen keine Blüten in den Blattachseln. Das Labellum der Blüten und die beiden oberen, kronblattartigen Staminodien des äußeren Kreises sind gelb gefärbt.

disiaca L. ist eine meist triploide Hybride, deren Beerenfrüchte (Bananen) keine Samen bilden. Die Früchte der verschiedenen Sorten, die in tropischen Gebieten der ganzen Welt angebaut werden, unterteilt man in Obstbananen, die zuckerreich sind, und Kochbananen, die viel Stärke aber wenig Zucker enthalten. Obstbananen werden roh verzehrt, Kochbananen verzehrt man gekocht oder geröstet. Aus den Unterblättern (Blattscheiden) der Faserbanane (*Musa textilis* NÉE) werden Fasern gewonnen, die als Manilahanf bezeichnet werden und zur Herstellung von Schiffstauen, Fischernetzen oder Säcken verwendet werden.

Familie: Zingiberaceae
Blütenformeln:

$$\downarrow K(3)\ C(3)\ A2^{st}+1{:}(2^{st})\ G(\overline{3})$$

Allgemeines: Die Familie ist pantropisch verbreitet mit Schwerpunkt in Südostasien. Sie umfasst 48 Gattungen mit insgesamt etwa 1275 Arten.

Morphologie: Die Zingiberaceae sind **krautige Pflanzen** mit fleischigen, verzweigten **Rhizomen** und **grundständigen, zweizeilig** angeordneten **Blättern**, deren ineinander geschobene offene Blattscheiden einen **Scheinstamm** bilden. Die Lamina der Laubblätter hat meist eine kräftige Mittelrippe und **parallele, schräg** von der Mittelrippe abgehende **Seitennerven** erster Ordnung. Die **zygomorphen Blüten** stehen einzeln oder zu mehreren in der Achsel von Hochblättern. Die **3-zählige Blütenhülle** ist in einen **verwachsenblättrigen Kelch** und eine ebenfalls **verwachsenblättrige Krone** gegliedert. Das obere Kronblatt ist häufig größer als die anderen Petalen. Von den **Staubblättern** ist nur **eines**, das mediane des inneren Kreises, **fertil**. Die beiden anderen Staubblätter des inneren Kreises sind in **Staminodien** umgewandelt, die miteinander **verwachsen** sind und eine sehr auffällige zweilappige oder dreilappige **Lippe** (Labellum) bilden (o Abb. 12.21). Die beiden seitlichen Staminodien des äußeren Kreises können frei, groß und auffällig gefärbt (z. B. bei *Curcuma* und *Kaempferia*) oder mit dem Labellum verwachsen, klein und unscheinbar (z. B. bei *Zingiber* und *Elettaria*) sein; manchmal fehlen sie auch völlig. Der **unterständige dreikarpellige Fruchtknoten** ist meist **coenokarp-synkarp** und entwickelt sich zu einer **Kapsel**, einer **Beere** oder einer **trockenen Schließfrucht**. Die Samen tragen einen dünnen **Arillus** und enthalten ein **stärkehaltiges Perisperm** neben wenig Endosperm. Auf dem Scheitel des Fruchtknotens befinden sich meist zwei fadenförmige, pfriemliche (sehr schmal dreieckige) oder schuppenartige Nektarien. Sekretzellen mit ätherischem Öl (Öl-Idioblasten) kommen in allen Pflanzenteilen vor.

Inhaltsstoffe: **Ätherisches Öl** häufig mit **Sesquiterpenen**, z. B. Zingiberen, als Hauptkomponenten sowie nicht flüchtige **Phenylpropanderivate** (Curcuminoide, z. B. Curcumin, und scharfschmeckende Verbindungen, z. B. Gingerole) sind in der Familie weit verbreitet (o Abb. 12.22).

Arzneipflanzen, Nutzpflanzen: *Zingiber officinale* ROSC.: Ingwerwurzelstock, Zingiberis rhizoma Ph. Eur. (getrocknete, ganze oder geschnittene, vollständig oder nur an den beiden Flachseiten von Kork befreite Wurzelstöcke); *Curcuma zanthorrhiza* ROXB.: Javanische Gelbwurz, Curcumae xanthorrhizae rhizoma Ph. Eur. (in Scheiben geschnittene getrocknete Wurzelstöcke); *Curcuma longa* L. (Syn. *Curcuma domestica* VALETON): Cur-

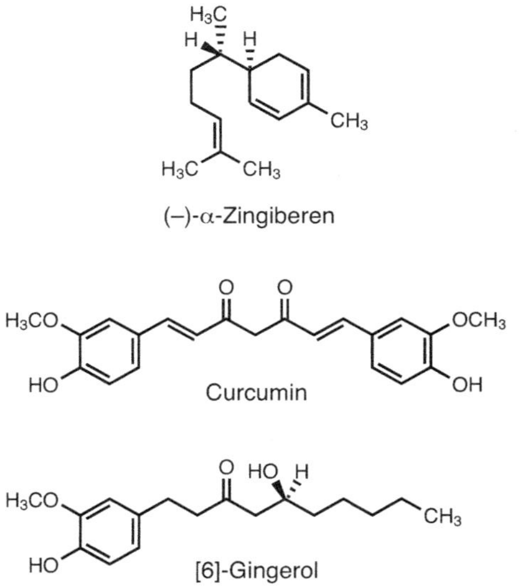

Abb. 12.22 Ein Sesquiterpen und Phenylpropanderivate aus Zingiberaceae

cumawurzelstock, Curcumae longae rhizoma Ph. Eur. (ganze, von Wurzeln und äußerem Rindenbereich befreite, durch siedendes Wasser oder heißen Wasserdampf abgebrühte, getrocknete Rhizome). *Amomum villosum* LOUR. oder *Amomum longiligulare* T. L. WU: Amomum-Früchte, Amomi fructus Ph. Eur. (getrocknete, ganze oder zerkleinerte, geschälte oder ungeschälte, reife Früchte). *Amomum verum* BLACKW. (Syn. *Amomum krervanh* PIERRE ex GAGNEP.) oder *Amomum compactum* SOL. ex MATON: Runde Amomum-Früchte, Amomi fructus rotundus Ph. Eur. (getrocknete, ganze, geschälte oder ungeschälte, reife Früchte).

Die Rhizome von *Curcuma longa* werden auch als Gewürz verwendet. Sie sind ein Bestandteil von Curry. Die Samen von *Elettaria cardamomum* (L.) MATON (Kardamom) werden ebenfalls als Gewürz verwendet.

Ordnung: Poales

Aufgrund der Ergebnisse von DNA-Sequenzanalysen ist die Ordnung erheblich erweitert worden. In dieser weit gefassten Definition bildet sie eine monophyletische Sippe. Sie umfasst nun 16 Familien, zu denen die **Bromeliaceae**, **Typhaceae** (einschließlich Sparganiaceae), **Cyperaceae**, **Juncaceae** und **Poaceae** gehören.

Die im tropischen Amerika beheimateten **Bromeliaceae** sind krautige Bodenpflanzen oder Epiphyten, deren Blätter häufig eine trichterförmige Rosette bilden, in der sich Regenwasser sammeln kann. Die aus dem tropischen Südamerika stammende, aber auch in anderen tropischen und subtropischen Ländern angebaute *Ananas comosus* (L.) MERR. bildet einen dichten, ährenartigen Blütenstand, der sich während der Fruchtentwicklung in einen fleischigen Fruchtstand, die Ananas, umwandelt. Fast alle Teile dieses Fruchtstands (die Achse, der innere Teil der Tragblätter und der untere Teil der samenlosen Beerenfrüchte) sind fleischig; nur die Spitzen der Tragblätter und die obersten Teile der Früchte sind trocken und hart. An der Spitze des Blütenstands und des Fruchtstands befinden sich einige laubblattartige, grüne Tragblätter, in deren Achseln keine Blüten gebildet werden. Die Ananas wird als Obst verzehrt. Aus dem Stiel des Fruchtstands wird Bromelain (Reagenz Ph. Eur.), ein Konzentrat proteolytischer Enzyme (Thiol-Proteinasen) gewonnen. Als Zierpflanzen kultiviert werden z. B. *Tillandsia usneoides* (L.) L. und *Tillandsia lindenii* REGEL (Tillandsie, Luftnelke) oder *Billbergia nutans* H. WENDL. ex REGEL (Zimmerhafer).

Die kosmopolitisch verbreiteten **Typhaceae** s. l. sind ausdauernde, krautige Sumpf- oder Wasserpflanzen mit kleinen, eingeschlechtigen, windbestäubten Blüten. Die Familie umfasst nur zwei Gattungen, *Typha* (Rohrkolben) und *Sparganium* (Igelkolben). Die insgesamt etwa 25 Arten wachsen an den Ufern stehender oder langsam fließender Gewässer. In Mitteleuropa beheimatet sind z. B. *Typha latifolia* L. (Breitblättriger Rohrkolben) und *Sparganium erectum* L. (Aufrechter Igelkolben).

Die kosmopolitisch verbreiteten **Cyperaceae** (Sauergräser) sind grasartige krautige Pflanzen mit kleinen, windbestäubten Blüten, deren Perianth fehlt oder zu Schuppen, Borsten oder Haaren reduziert ist. In Mitteleuropa beheimatet sind etwa 100 Arten der Gattung *Carex* (Segge), z. B. *Carex sylvatica* HUDS. (Wald-Segge) oder *Carex flava* L. (Gelbe Segge), sowie wesentlich weniger Arten aus anderen Gattungen, z. B. *Eriophorum angustifolium* HONCK. (Schmalblättriges Wollgras), *Eleocharis palustris* (L.) ROEM. & SCHULT. (Gewöhnliche Sumpfbinse) oder *Scirpus sylvaticus* L. (Wald-Simse).

Die in temperierten und kalten Zonen verbreiteten **Juncaceae** (Binsengewächse) sind ebenfalls grasartige krautige Pflanzen mit unscheinbaren, meist windbestäubten Blüten, die aber ein normales Perigon besitzen. In Mitteleuropa beheimatete Arten sind z. B. *Juncus compressus* JACQ. (Platthalm-Binse), *Juncus trifidus* L. und *Luzula sylvatica* (HUDS.) GAUDIN (Wald-Hainsimse).

Familie: Poaceae
Blütenformel:

↓ P2 A3 G(2)

Allgemeines: Die Familie ist fast kosmopolitisch verbreitet mit Schwerpunkten in den Tropen und in temperierten Gebieten der Nordhemisphäre. Sie umfasst 715 Gattungen mit insgesamt etwa 10 550 Arten. In Mitteleuropa heimisch sind viele Arten, z. B. aus den Gattungen *Bromus* (Trespe), *Festuca* (Schwingel), *Poa*

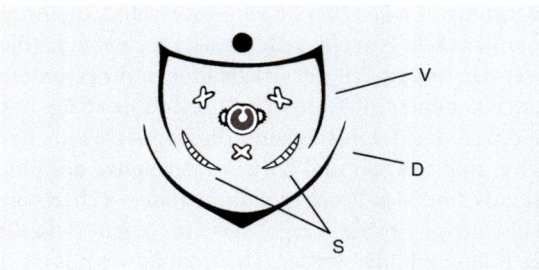

Abb. 12.23 Blütendiagramm vieler Poaceae. **D** Deckspelze (Lemma), **V** Vorspelze (Palea), **S** Schwellkörper (Lodiculae). Nach Eichler 1875 und 1878

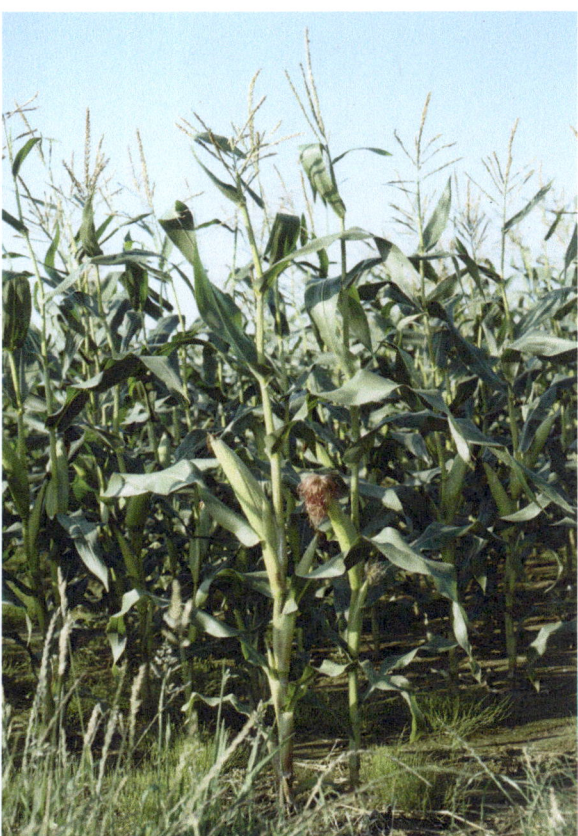

Abb. 12.25 *Zea mays*. Die männlichen Blütenstände stehen im oberen Teil, die weiblichen Blütenstände im unteren Teil der Sprossachse. Die weiblichen Blütenstände sind von einer Blatthülle umschlossen, aus der nur die rotbraunen Griffel der Blüten hervorragen.

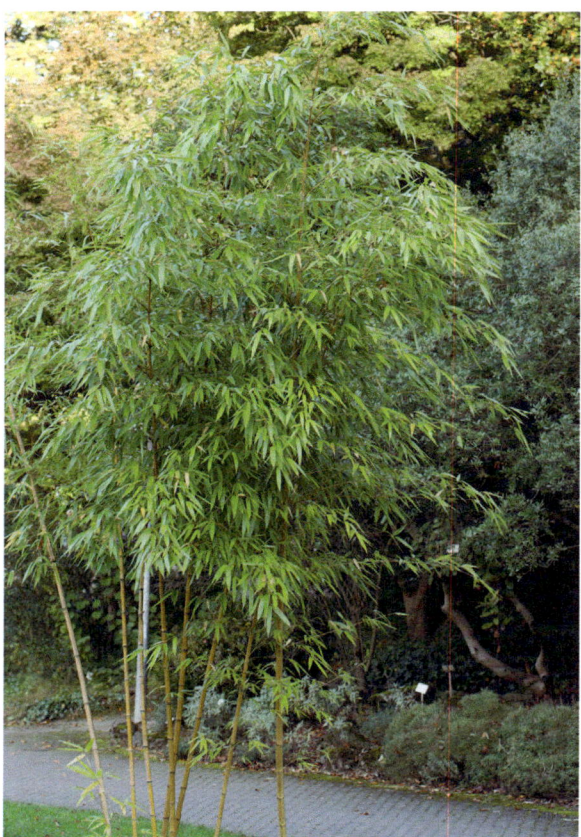

Abb. 12.24 *Phyllostachys vivax*, baumförmige Bambus-Pflanze mit verholzten Sproßachsen

verholzte Pflanzen mit in der Regel **stielrunden Sprossachsen** (Halmen) und meist **hohlen Internodien** sowie **zweizeilig angeordneten Blättern**. Die Blätter sind in eine meist offene, den Stängel umfassende **Blattscheide** und die **Blattspreite** (Lamina) gegliedert; am Übergang zwischen Blattscheide und Blattspreite befindet sich meist ein **Blatthäutchen** (**Ligula**), das als Hautsaum oder als Haarreihe ausgebildet sein kann. Die **windbestäubten**, meist **zwittrigen**, seltener (z. B. bei der Gattung *Zea*, ○ Abb. 12.25) eingeschlechtigen **Blüten** stehen einzeln oder zu mehreren in ährenförmigen Blütenständen (**Ährchen**, ○ Abb. 12.26), die zu **ährenförmigen** oder **rispigen** komplexen **Infloreszenzen** zusammengefasst sind (○ Abb. 12.27). Ein Ährchen ist in der Regel folgendermaßen aufgebaut: An der Basis der Ährchenachse (Rhachilla) stehen zwei Hochblätter, die keine Seitenachsen tragen; sie werden als **Hüllspelzen** (Glumae, Singular: Gluma) bezeichnet. Darauf folgen meist mehrere, häufig begrannte **Deckspelzen** (Lemmae, Singular: Lemma), in deren Achseln je eine **Blüte** steht; diese besteht meist aus einer zweikieligen **Vorspelze** (Palea), **zwei Schwellkörpern** (Lodiculae), **drei Staub-**

(Rispengras), *Melica* (Perlgras), *Lolium* (Lolch), *Deschampsia* (Schmiele), *Holcus* (Honiggras), *Trisetum* (Goldhafer), *Agrostis* (Straußgras), *Phleum* (Lieschgras), *Alopecurus* (Fuchsschwanz). In Mitteleuropa angebaut werden die Getreidearten *Triticum aestivum* L. (Weizen), *Avena sativa* L. (Hafer), *Hordeum vulgare* L. (Mehrzeilige Gerste) und *Hordeum distichon* L. (Zweizeilige Gerste) und *Zea mays* L. (Mais).

Morphologie: Die Poaceae sind meist **krautige**, seltener (z. B. bei den Gattungen *Bambusa*, *Phyllostachys* und *Dendrocalamus*, ○ Abb. 12.24) mehr oder weniger stark

12.2.3 Unterklasse: Liliidae (Monocotyledoneae)

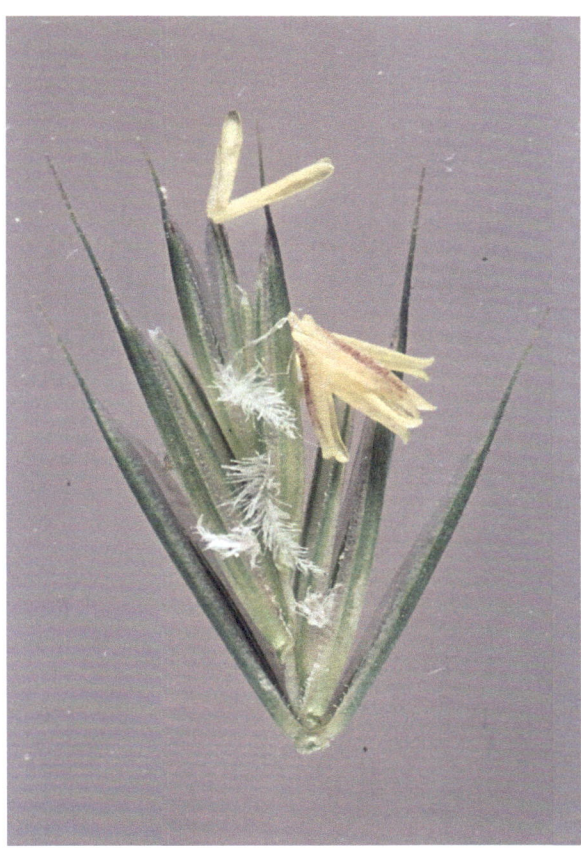

Abb. 12.26 *Elymus repens*, Teilblütenstand (Ährchen). Man erkennt zwei Hüllspelzen (keine Blüten in den Blattachseln, an der Spitze mit Granne), vier ebenfalls begrannte Deckspelzen, in deren Achseln je eine Vorspelze (unbegrannt, mit zwei dunkelgrünen Kielen und zwei weißlichen Spitzen) stehen, sowie einige geöffnete Staubblätter und einige gefiederte Narben.

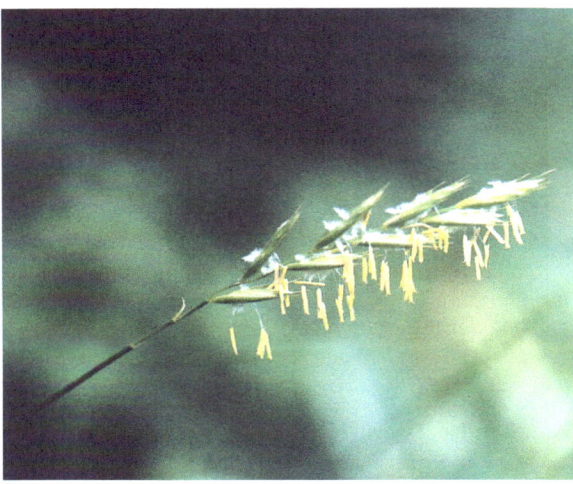

Abb. 12.27 *Elymus repens*, komplexer Blütenstand mit dichten Teilblütenständen (Ährchen). Die gefiederten weißen Narben und die hängenden Staubblätter der Einzelblüten ragen aus dem Ährchen heraus.

blättern und einem **einfächerigen Fruchtknoten** mit **zwei** häufig **gefiederten Narben**. Seltener kommen drei Lodiculae (z. B. bei der Gattung *Bambusa*), sechs Staubblätter (z. B. bei den Gattungen *Bambusa* und *Oryza*) oder drei Narben (z. B. bei *Bambusa*) vor. Die Vorspelze wird als Vorblatt und die Lodiculae werden als Perigonblätter gedeutet. Bei der **nussartigen Frucht** ist in der Regel die Fruchtwand mit der Samenschale verwachsen; sie wird dann als **Karyopse** bezeichnet.

Inhaltsstoffe: Im **Endosperm** der Samen wird **Stärke** und Protein gespeichert. Stärke besteht aus zwei verschiedenen Polysacchariden, der weitgehend unverzweigten **Amylose** und dem stark verzweigten **Amylopektin** (Abb. 12.28). Beide Polysaccharide sind **Glucane**, d. h. sie sind ausschließlich aus Glucoseeinheiten aufgebaut. Im Rhizom und anderen **vegetativen Teilen** der Pflanze wird bei einem Teil der Poaceae **Stärke** oder **Saccharose** (Abb. 12.29), ein Disaccharid aus Glucose und Fructose, akkumuliert. Andere Poaceae akkumulieren stattdessen **Fructane** (Abb. 12.30), deren Fructoseeinheiten im Gegensatz zu den Fructanen der Asteraceae häufig (2β-6)-verknüpft sind (Phlein). Auch Mischtypen, bei denen die Fructoseeinheiten teils (2β-1)-, teils (2β-6)-verknüpft sind, kommen bei den Poaceae vor. **Silikat** kommt in allen Pflanzenteilen in großen Mengen vor; Epidermiszellen enthalten häufig charakteristisch geformte **Silikatkörper**. Einige Sippen (z. B. *Cymbopogon*-Arten) akkumulieren **ätherisches Öl** in schlauchförmigen **Sekretzellen**.

Arzneipflanzen, Nutzpflanzen: *Elymus repens* (L.) Gould (Syn. *Agropyron repens* (L.) P. Beauv., Quecke): Queckenwurzelstock, Graminis rhizoma Ph. Eur. (ganze oder geschnittene, von den Nebenwurzeln befreite, gewaschene und getrocknete Wurzelstöcke); *Cymbopogon winterianus* Jowitt ex Bor (Zitronengras): Citronellöl, Citronellae aetheroleum Ph. Eur. (durch Wasserdampfdestillation aus den frischen oder teilweise getrockneten oberirdischen Teilen gewonnenes ätherisches Öl); *Coix lacryma-jobi* L. var. *ma-yuen* (Rom. Caill.) Stapf (Hiobsträne, Syn. *Coix lacryma-jobi* ssp. *ma-yuen* (Rom. Caill.) T. Koyama): Hiobstränensamen, Coicis semen Ph. Eur. (geschälte, getrocknete, reife Früchte). Aus dem Mark der Sprossachsen von *Saccharum officinarum* L. (Zuckerrohr) wird Saccharose, Saccharum Ph. Eur., gewonnen. Saccharose kann auch aus Zuckerrüben gewonnen werden (*Beta vulgaris*, ▶ Kap. 12.2.11). *Oryza sativa* L. (Reis): Aus den Früchten (Karyopsen) wird Reisstärke, Oryzae amylum Ph. Eur. gewonnen. *Zea mays* L. (Mais): Aus den Früchten wird Maisstärke, Maydis amylum Ph. Eur. gewonnen. Aus den Samen gewinnt man durch Auspressen oder durch Extraktion und anschließende Raffination ein fettes Öl (Raffiniertes Maisöl, Maydis oleum raffinatum Ph. Eur.). *Triticum aestivum* L. (Weizen): Aus den Früchten

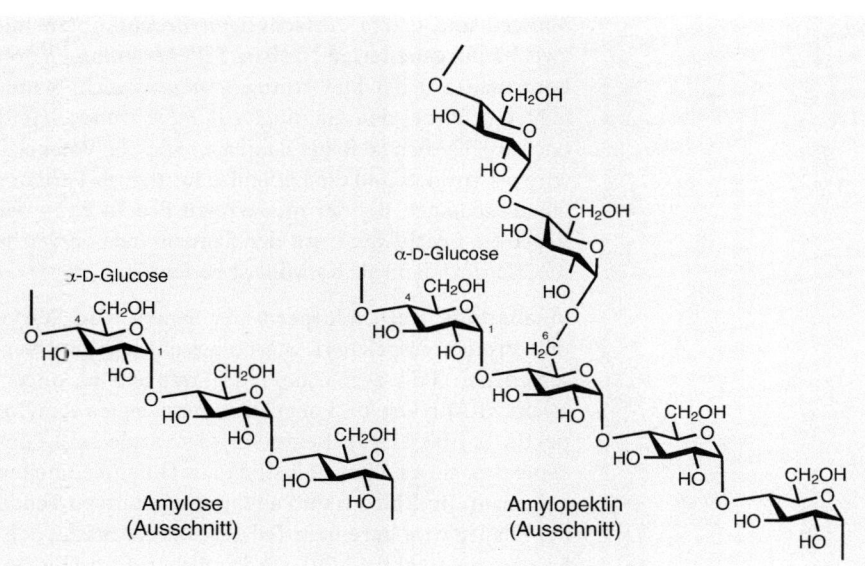

Abb. 12.28 Glucane (Bestandteile von Stärke) aus dem Endosperm von Poaceae

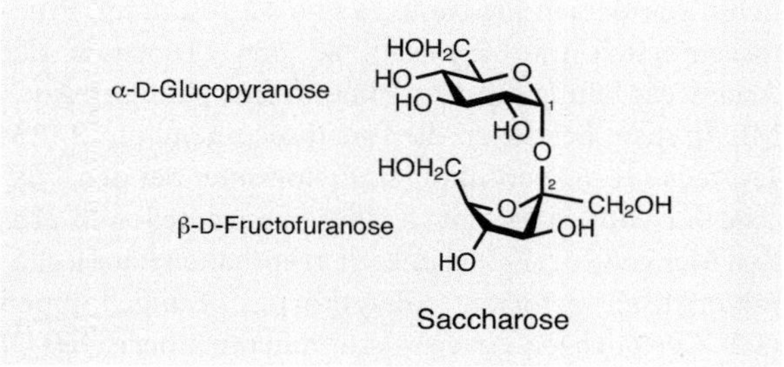

Abb. 12.29 Saccharose

gewinnt man Tritici amylum, Weizenstärke Ph. Eur. Aus dem Embryo der Samen wird ein fettes Öl gewonnen: Wird der Embryo kalt ausgepresst (oder ein anderes geeignetes mechanisches Verfahren angewandt), so erhält man Tritici aestivi oleum virginale, Natives Weizenkeimöl Ph. Eur. Wird das Öl dagegen durch Kaltpressung oder andere geeignete mechanische Verfahren und/oder durch Extraktion und anschließende Raffination gewonnen, so erhält man Tritici aestivi oleum raffinatum, Raffiniertes Weizenkeimöl Ph. Eur.

Die Früchte von Weizen, Mais und Reis werden auch als Nahrungsmittel verwendet. Die beim Dreschen von Reis anfallenden Reiskörner (Paddy Reis) bestehen aus der Frucht und den mit der Frucht verwachsenen Spelzen (Deckspelze und Vorspelze) und sind in dieser Form ungenießbar. Sie werden daher entspelzt. So erhält man Braunreis, der nur aus der Frucht besteht. Braunreis (Naturreis, Vollkornreis) kann als Nahrungsmittel verwendet werden. Meist wird er aber durch Polieren zu weißem Reis weiterverarbeitet. Beim Polieren werden die Fruchtwand und die mit ihr verwachsene Samenschale (das Silberhäutchen) mechanisch entfernt. Durch Behandlung von Braunreis mit Wasser-

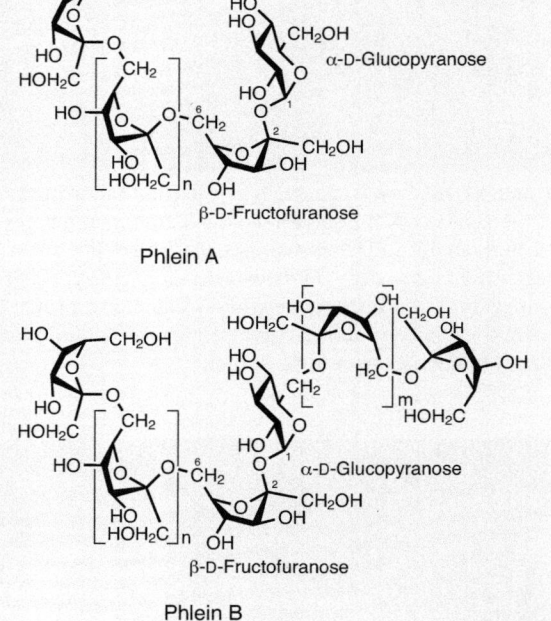

Abb. 12.30 Phlein A und Phlein B, zwei Fructane aus Rhizomen und anderen vegetativen Teilen der Poaceae. Die Phleine bestehen aus einer Saccharose-Einheit und mehreren Fructose-Einheiten, die entweder nur an den Fructosylrest (Phlein A) oder auch an den Glucosylrest (Phlein B) der Saccharose gebunden sind.

dampf unter Druck erhält man parboiled (*partially boiled*) Reis, der anschließend getrocknet und dann poliert wird. Das Parboiling dient dem Zweck, Minerale und Vitamine – vor allem Vitamin B_1 – vor dem Polieren aus Fruchtwand und Samenschale zu lösen und zu einem großen Teil in das Endosperm zu überführen.

Weißer Reis und parboiled Reis werden ebenfalls als Nahrungsmittel verwendet. Auch die Früchte von *Triticum durum* L. ssp. *durum* (DESF.) HUSN. (Syn. *Triticum durum* DESF.; Hartweizen) und *Secale cereale* L. (Roggen) verwendet man als Nahrungsmittel. Die Früchte von *Avena sativa* L. (Hafer) und *Hordeum vulgare* L. (Saatgerste) werden als Nahrungsmittel und Tierfutter, die Früchte von *Hordeum vulgare* und *Hordeum distichon* L. (Zweizeilige Geste) außerdem zum Bierbrauen genutzt. Die Hirsen sind wichtige Getreidepflanzen der tropischen und subtropischen Gebiete, da sie auch auf relativ trockenen und armen Böden gedeihen. Die Früchte der Hirsearten, z. B. der in Afrika und Arabien sehr häufig kultivierten Perlhirse, *Pennisetum glaucum* (L.) R. BR. (Syn. *Pennisetum americanum* (L.) LEEKE), der in Zentralafrika und Indien angebauten Fingerhirse, *Eleusine coracana* (L.) GAERTN. oder der in allen warmen Ländern angebauten *Sorghum bicolor* (L.) Moench. (Mohrenhirse), haben eine große regionale Bedeutung als Grundnahrungsmittel. Mohrenhirse wird auch als Futtermittel verwendet. Noch bleiche, junge Sprosse von *Bambusa vulgaris* SCHRAD. (Bambus) aber auch von *Dendrocalamus*- und *Phyllostachys*-Arten, die sich aus dem Rhizom entwickeln, werden als Gemüse (Bambussprosse) verzehrt. Die verholzten Sprossachsen (Halme) von *Bambusa*-, *Dendrocalamus*- und *Phyllostachys*-Arten (Bambus) nutzt man in Ostasien und Afrika als Baumaterial.

12.2.4 Mesodicotyledoneae

Alle nicht zu den **Monocotyledoneae** (Liliidae, ▶ Kap. 12.2.3) gehörenden Mesangiospermae (▶ Kap. 12.2.2) bilden die monophyletische informelle Gruppe **Mesodicotyledoneae**. Die Mesodicotyledoneae umfassen den weitaus **größten Teil der zweikeimblättrigen Pflanzen** (Dicotyledoneae). Nur die an der Basis des Angiospermen-Stammbaums stehenden Amborellales, Austrobaileyales und Nymphaeales (▶ Kap. 12.2.1) besitzen ebenfalls zwei Keimblätter.

Die Mesodicotyledoneae werden in die Unterklasse Magnoliidae, die Ordnungen Ceratophyllales und Chloranthales sowie eine weitere informelle Gruppe, die Eudicotyledoneae unterteilt.

12.2.5 Unterklasse: Magnoliidae

Die genaue Umgrenzung der Magnoliidae und die Verwandtschaftsverhältnisse innerhalb der Unterklasse sind erst in den letzten Jahren durch DNA-Sequenzanalysen geklärt worden (○ Abb. 12.10). Die Unterklasse umfasst die Ordnungen Canellales, **Piperales**, **Magnoliales** und **Laurales**.

Ordnung: Piperales

Zu den Piperales gehören die **Piperaceae**, die **Aristolochiaceae** und drei weitere Familien.

Die in den Tropen und Subtropen weit verbreiteten **Piperaceae** sind Kräuter, Sträucher oder kleine Bäume mit kleinen perianthlosen Blüten in ährenartigen Blütenständen. Aus den Blüten entwickeln sich kleine Steinfrüchte. Die Familie umfasst 6 Gattungen mit insgesamt etwa 2750 Arten, von denen etwa 1050 auf die Gattung *Piper* und etwa 1600 auf die Gattung *Peperomia* entfallen. *Piper nigrum* L. ist die **Stammpflanze** von Pfeffer, Piperis fructus Ph. Eur. (getrocknete, annähernd reife bis reife Früchte mit intaktem Perikarp (schwarzer Pfeffer) oder ohne die äußeren Schichten des Perikarps (weißer Pfeffer)). Von *Piper longum* L. (Langer Pfeffer, Bengalischer Pfeffer) oder *Piper retrofractum* VAHL (Balinesischer Pfeffer; Syn. *Piper chaba* HUNTER, *Piper officinarum* (MIQ.) C. DC.) stammt Langer Pfeffer, Piperis longi fructus Ph. Eur. (getrocknete, annähernd reife bis reife Fruchtstände). Schwarzen Pfeffer, weißen Pfeffer und grünen Pfeffer (unreife, bei hoher Temperatur schnell getrocknete, gefriergetrocknete, oder frische Früchte von *Piper nigrum*) verwendet man auch als Gewürz. Die Blätter von *Piper betle* L. werden zusammen mit dem zerkleinerten Samen der Arekapalme (*Areca catechu* L., Arecaceae) und Gambir, einem gerbstoffhaltigen Extrakt aus den Blättern von *Uncaria gambir* (W. HUNTER) ROXB. (Rubiaceae) zur Herstellung des Betelbissens verwendet, der in Süd- und Südostasien als anregendes Genussmittel verwendet wird. Mehrere *Peperomia*-Arten, z. B. *Peperomia argyreia* (MIQ.) E. MORR. (Silberfleckenpeperomie), werden als Zierpflanzen kultiviert.

Die vorwiegend in tropischen und subtropischen Zonen verbreiteten **Aristolochiaceae** umfassen etwa 450 Arten. In Mitteleuropa beheimatete Vertreter sind *Aristolochia clematitis* L. (Gewöhnliche Osterluzei) und *Asarum europaeum* L. (Europäische Haselwurz).

Ordnung: Magnoliales

Die Magnoliales umfassen die **Magnoliaceae**, **Myristicaceae**, **Annonaceae** und drei weitere Familien.

Die in tropischen Zonen Amerikas und Ostasiens beheimateten **Magnoliaceae** (ca. 220 Arten) sind Bäume oder Sträucher mit großen, meist auffälligen Einzelblüten. *Magnolia officinalis* REHDER & E. H. WILSON ist die **Stammpflanze** von Magnolia-officinalis-Blüten, Magnoliae officinalis flos Ph. Eur. (wasserdampfbehandelte und anschließend getrocknete ungeöffnete Blüten) und Magnolienrinde, Magnoliae officinalis cortex Ph. Eur. (getrocknete Stamm- und Astrinde). Einige *Magnolia*-Arten, z. B. *Magnolia stellata* (SIEBOLD & ZUCC.) MAXIM., und *Liriodendron tulipifera* L. (Tulpenbaum) werden als **Zierpflanzen** kultiviert.

Die meist baumförmigen **Myristicaceae** (ca. 400 Arten) kommen in tropischen Regenwäldern aller Kontinente vor. *Myristica fragrans* HOUTT. ist ein in Südostasien beheimateter Baum mit fleischigen Früchten,

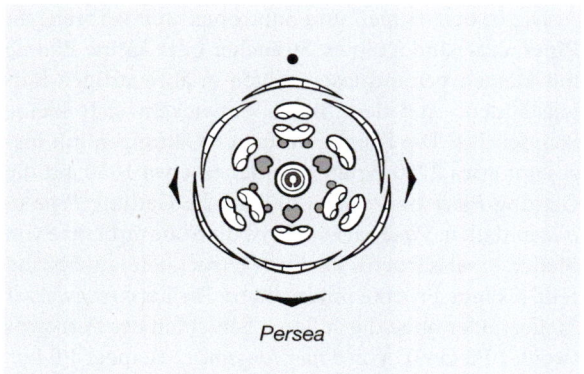

o **Abb. 12.31** Blütendiagramm von *Persea*-Arten. Nach Eichler 1875 und 1878

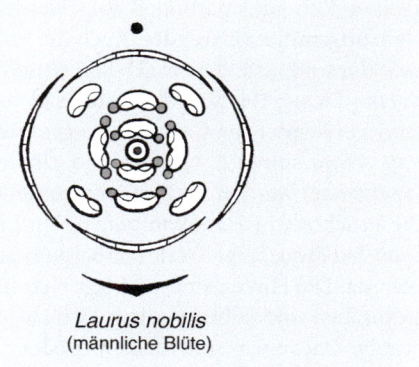

o **Abb. 12.32** Diagramm der männlichen Blüte von *Laurus nobilis*. Nach Eichler 1875 und 1878

Die **Annonaceae** (ca. 2300 Arten) sind in tropischen Regenwäldern weltweit verbreitet, kommen aber auch in subtropischen und temperierten Gebieten vor. Die Früchte der aus Südamerika stammenden, aber auch in warmen Gebieten der Alten Welt kultivierten *Annona cherimola* MILL. sind Sammelbeeren: Sie entwickeln sich aus zahlreichen chorikarpen Fruchtknoten, die miteinander und mit dem fleischig werdenden Blütenboden verwachsen und so ein saftiges Synkarpium bilden. Sie werden als Obst (Cherimoya) verzehrt.

Ordnung: Laurales

Die Laurales sind in der Regel Bäume oder Sträucher mit perigynen Blüten. Die Ordnung umfasst die **Monimiaceae**, die **Lauraceae**, die Calycanthaceae und vier weitere Familien.

Die **Monimiaceae** (ca. 440 Arten) kommen in tropischen und subtropischen Gebieten, vor allem auf der Südhemisphäre, vor. *Peumus boldus* MOLINA ist die **Stammpflanze** von Boldoblätter, Boldi folium Ph. Eur. (ganze oder zerkleinerte, getrocknete Blätter).

Familie: Lauraceae

Blütenformeln:

*P3+3 A3+3+3+3st G$\underline{1}$ z. B. *Persea, Cinnamomum*

*P2+2 A2+2+2+2+2 G$\underline{1}$ z. B. *Laurus*

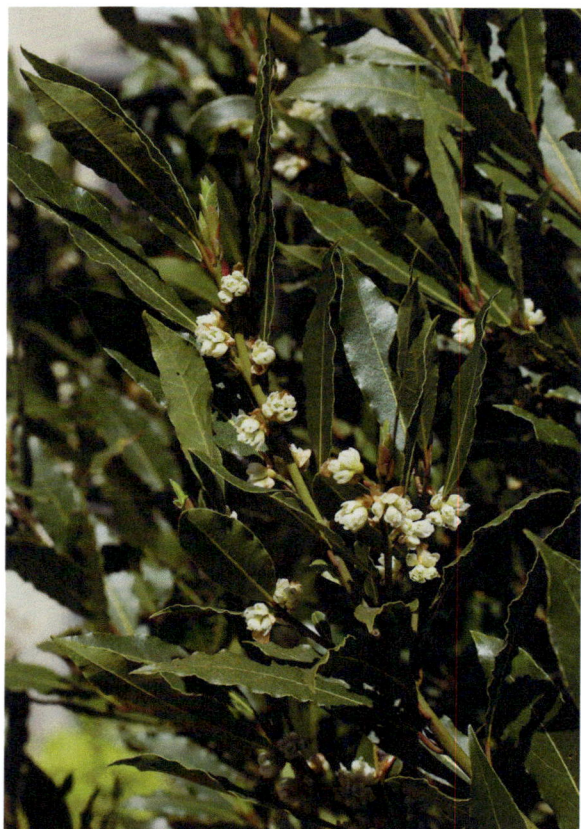

o **Abb. 12.33** *Laurus nobilis*, beblätterter Zweig mit Blütenständen

Allgemeines: Die Familie ist in tropischen und subtropischen Gebieten verbreitet, mit Schwerpunkten in Südostasien und Brasilien. Sie umfasst etwa 52 Gattungen mit insgesamt etwa 2550 Arten.

Morphologie: Die Lauraceae sind in der Regel **Bäume** oder **Sträucher**. Die meist **wechselständigen Blätter** sind normalerweise **ungeteilt** (o Abb. 12.33), selten gelappt (*Sassafras*) oder schuppenförmig. Die kleinen, **radiären Blüten** sind meist **3-zählig**, seltener **2-zählig** (o Abb. 12.34). Die Blütenhülle besteht in der Regel aus

deren Perikarp in reifem Zustand zweiklappig aufspringt und den von einem roten Samenmantel (Arillus) umgebenen Samen freilegt. Der Samenkern, d. h. der von der Samenschale befreite, getrocknete Same (Muskatnuss), und der getrockneter Samenmantel (Mazis) werden als Gewürz verwendet. Aus dem getrockneten und zerkleinerten Samenkern gewinnt man durch Wasserdampfdestillation Muskatöl, Myristicae fragrantis aetheroleum Ph. Eur.

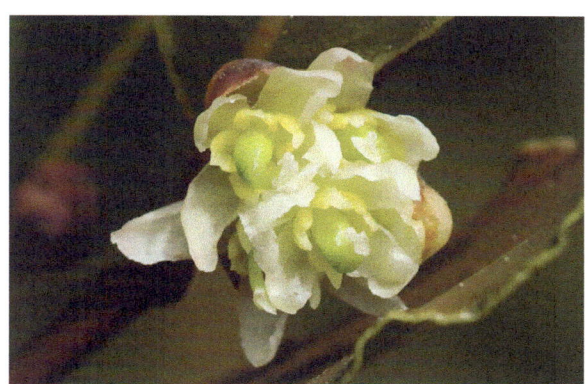

Abb. 12.34 *Laurus nobilis*, weibliche Blüten mit vier (2 + 2) Staminodien

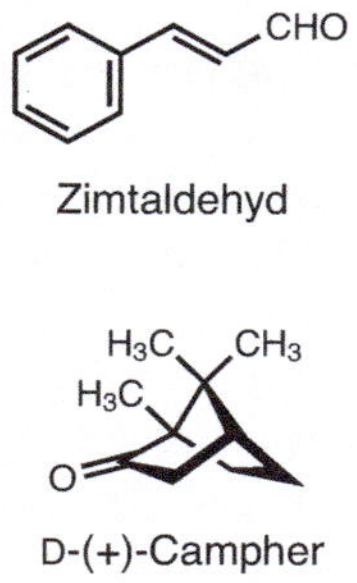

Abb. 12.35 Bestandteile ätherischer Öle von *Cinnamomum*-Arten

zwei Kreisen freier **Perigonblätter** (Tepalen). Die freien **Staubblätter** sind meist in **vier Kreisen** angeordnet; häufig ist der innere Staubblattkreis, manchmal auch die beiden äußeren Kreise zu **Staminodien** umgebildet oder ausgefallen. Die **Antheren** öffnen sich mit **Klappen**; die Filamente, besonders die der inneren Staubblätter, tragen an der Basis je zwei drüsige Anhängsel. Ein **Blütenbecher** ist meist vorhanden; die Blüte ist also in der Regel perigyn. Nur selten ist der aus einem Karpell bestehende Fruchtknoten mit dem Blütenbecher verwachsen (Epigynie). Die Früchte, **Beeren** oder **Steinfrüchte**, sind häufig zum Teil oder vollständig von dem sich vergrößernden fleischigen oder holzigen Blütenbecher umgeben.

Inhaltsstoffe: Für die pharmazeutische Verwendung und die Verwendung als Gewürz sind die in **Ölzellen** (Idioblasten) akkumulierten ätherischen Öle bedeutsam. Die Hauptkomponenten der **ätherischen Öle** (○ Abb. 12.35) sind häufig **Phenylpropane**, z. B. Zimtaldehyd in der Zimtrinde, seltener **Monoterpene**, z. B. Campher im ätherischen Öl von *Cinnamomum camphora*. Außerdem kommen von Tyrosin abgeleitete **Benzyltetrahydroisochinolin-Alkaloide** und **Gerbstoffe** vor.

Arzneipflanzen, Nutzpflanzen: *Cinnamomum verum* J. S. Presl (Zeylon-Zimt): Zimtrinde, Cinnamomi cortex Ph. Eur. (getrocknete, vom äußeren Kork und dem darunter liegenden Parenchym befreite Rinde junger, auf zurückgeschnittenen Stöcken wachsender Schösslinge), Zimtöl, Cinnamomi zeylanici corticis aetheroleum Ph. Eur. (durch Wasserdampfdestillation aus der Rinde junger Triebe gewonnenes ätherisches Öl), Zimtblätteröl, Cinnamomi zeylanici folii aetheroleum Ph. Eur. (durch Wasserdampfdestillation aus den Laubblättern gewonnenes ätherisches Öl). *Cinnamomum cassia* (L.) Presl (Syn. *Cinnamomum aromaticum* Nees): Cassiaöl, Cinnamomi cassiae aetheroleum Ph. Eur. (durch Wasserdampfdestillation aus den Blättern und jungen Zweigen gewonnenes ätherisches Öl).

Aus dem Stamm- oder Wurzelholz von *Cinnamomum camphora* (L.) J. Presl (Kampfer-Baum) gewinnt man D-Campher, D-Camphora Ph. Eur.; Zimtrinde und Zweigrinde von *Cinnamomum cassia* (Chinesischer Zimt) werden auch als Gewürz verwendet. Die Blätter von *Laurus nobilis* L. (Lorbeerblätter) verwendet man ebenfalls als Gewürz. Das fettreiche Fruchtfleisch (Endokarp) der Früchte von *Persea americana* Mill. (Avocado) wird roh als Nahrungsmittel verzehrt.

12.2.6 Chloranthales, Ceratophyllales

Die Ordnungen Chloranthales und Ceratophyllales bilden nach neuen molekularphylogenetischen Untersuchungen (○ Abb. 12.10) gemeinsam eine monophyletische Gruppe, die bisher nicht benannt ist.

Ordnung: Chloranthales

Die Chloranthales umfassen nur eine Familie, die **Chloranthaceae**, die in den Tropen und Subtropen mit Schwerpunkten in Asien, Ozeanien und Amerika vorkommt.

Zu den **Chloranthaceae** gehören etwa 75 baumförmige, strauchige oder krautige Arten mit kleinen, meist perianthlosen Blüten in dichten Blütenständen. Die Blüten von *Chloranthus spicatus* (Thunb.) Makino werden in Südostasien zum Aromatisieren von Tee verwendet.

Ordnung: Ceratophyllales

Die einzige Familie dieser Ordnung, die **Ceratophyllaceae** (5 Arten) sind wurzellose, im Wasser treibende krautige Pflanzen mit einzeln stehenden, eingeschlechtigen Blüten. Die einzige Gattung, *Ceratophyllum*, ist kosmopolitisch verbreitet. In Mitteleuropa beheimatet ist z. B. *Ceratophyllum demersum* L. (Raues Hornblatt).

12.2.7 Eudicotyledoneae

Die informelle monophyletische Gruppe Eudicotyledoneae (engl. eudicots), die man auch als **Tricolpatae** (engl. tricolpates) bezeichnet, umfasst alle diejenigen

Mesodicotyledoneae (▸ Kap. 12.2.4), die nicht zu den Magnoliidae, den Ceratophyllales oder den Chloranthales gehören (● Abb. 12.10).

Die Monophylie der Eudicotyledoneae ist durch DNA-Sequenzanalysen gut belegt. Ein charakteristisches morphologisches Merkmal ist die Bildung von Pollenkörnern mit drei länglichen Austrittsöffnungen für den Pollenschlauch (lat. colpi, Falten) ohne (**tricolpate Pollenkörner**) oder mit einer zusätzlichen Pore (**tricolporate Pollenkörner**) in jeder Falte. Dieser Pollentyp wird in einigen Untergruppen der Eudicotyledoneae mehr oder weniger stark abgewandelt. z. B. sind die Pollenkörner der Nepetoideae, einer Unterfamilie der Lamiaceae, hexacolpat.

Basale Ordnungen der Eudicotyledoneae

Die aufeinander folgenden Verzweigungen an der Basis des Stammbaums der Eudicotyledoneae (● Abb. 12.10) repräsentieren die Taxa **Ranunculales**, **Proteales**, Sabiaceae, Trochodendrales und **Buxales**.

Ordnung: Proteales

Die **Proteales** umfassen die Familien **Nelumbonaceae**, **Platanaceae** und **Proteaceae**.

Die **Nelumbonaceae** sind ausdauernde Wasserpflanzen mit Rhizomen und langgestielten, schildförmigen Blättern, deren Blattspreiten sich oberhalb der Wasseroberfläche befinden. Die großen, einzeln stehenden Blüten bestehen aus vielen, schraubig gestellten Perigonblätter, vielen ebenfalls schraubig angeordneten Staubblättern und vielen Fruchtknoten, die in mehreren Kreisen angeordnet und in einen keilförmigen Blütenboden (Receptaculum) eingesenkt sind. Die Familie ist monogenerisch; sie umfassen nur die Gattung *Nelumbo* mit zwei Arten. *Nelumbo nucifera* GAERTN., die in Süd- und Südostasien heimische Lotusblume, gilt im Hinduismus und im Buddhismus als Symbol der Reinheit. Die Blätter dieser Pflanze werden durch Wasser kaum benetzt, weil ihre Oberfläche durch winzige Epidermispapillen strukturiert und durch aufgelagerte Epicuticularwachse hydrophob ist. Wasser perlt daher in Tropfen von der Oberfläche ab (**Lotuseffekt**). Auch Schmutzpartikel haften kaum an diesen Oberflächen und werden durch (Regen-)Wasser abgespült. Diesen Selbstreinigungseffekt kann man auch durch die Erzeugung entsprechend strukturierten Oberflächen bei technischen Produkten, wie z. B. Fassadenfarben oder selbstreinigenden Gläsern, erreichen. Solche Produkte werden in großem Umfang hergestellt und verwendet.

Die **Platanaceae** sind Bäume mit großen, fingerförmig gelappten Blättern und eingeschlechtigen Blüten in kugelförmigen, hängenden Blütenständen. Die Familie umfasst nur die Gattung *Platanus*. *Platanus hybrida* BROT. (Bastard-Platane), eine relativ winterharte und gegen Abgase wenig empfindliche Hybride aus der mediterranen *Platanus orientalis* L. und der nordamerikanischen *Platanus occidentalis* L., wird in Mitteleuropa häufig als Straßen- oder Parkbaum gepflanzt.

Die in den Tropen und Subtropen, vor allem auf der Südhemisphäre, weit verbreiteten **Proteaceae** (ca. 1775 Arten) sind Bäume oder Sträucher mit vierzähligen Blüten in traubigen, doldenförmigen oder köpfigen Blütenständen. Die von der Samenschale befreiten, fettreichen Samen der in Australien beheimateten und weltweit kultivierten Arten *Macadamia integrifolia* MAIDEN & BETCHE und *Macadamia tetraphylla* L. A. S. JOHNSON (Queenslandnuss, Australische Haselnuss; engl. Macadamia nut) werden roh oder geröstet als Nahrungsmittel verzehrt. *Protea*-Arten, z. B. *Protea cynaroides* (L.) L. werden als Zierpflanzen kultiviert.

Ordnung: Buxales

Die **Buxales** umfassen die **Buxaceae** und eine weitere Familie.

Die nahezu kosmopolitisch verbreiteten **Buxaceae** (ca. 70 Arten) sind immergrüne Sträucher oder Bäume, seltener Stauden, mit kleinen, meist in köpfigen oder ährigen Blütenständen angeordneten Blüten. Der in Mitteleuropa und im Mittelmeerraum heimische Buchsbaum (*Buxus sempervirens* L.), wird häufig als Zier- oder Heckenpflanze kultiviert. Er liefert auch ein sehr hartes, dauerhaftes Holz, das z. B. beim Bau von Blasinstrumenten oder Geigen verwendet wird.

Ordnung: Ranunculales

Die meisten Ranunculales sind krautige Pflanzen mit gezähnten, eingeschnittenen oder gelappten Blättern. Die Blüten enthalten oft viele Staubblätter und mehrere Karpelle. Benzyltetrahydroisochinolin-Alkaloide und davon abgeleitete Alkaloidtypen, die sich von der Aminosäure Tyrosin ableiten, sind in der Ordnung weit verbreitet.

Die Monophylie der Ranunculales ist durch DNA-Sequenzanalysen gut gesichert. Die Ordnung umfasst die **Ranunculaceae**, **Berberidaceae**, **Menispermaceae** und **Papaveraceae** sowie drei weitere Familien.

Die in den Tropen und Subtropen weit verbreiteten **Menispermaceae** sind in der Regel Lianen mit kleinen, eingeschlechtigen Blüten. **Stammpflanzen** von Arzneibuchdrogen sind die in Ostasien (*Sinomenium*) bzw. Südostasien (*Anamirta*) heimischen Arten *Sinomenium acutum* (THUNB.) REHDER & E. H. WILSON (Sinomenium-acutum-Spross, Sinomenii caulis Ph. Eur.; im Spätherbst oder zu Winterbeginn geerntete, getrocknete, ganze oder zerkleinerte Sprosse) und *Anamirta cocculus* WIGHT & ARN. (Syn. *Anamirta paniculata* COLEBR.; Anamirta cocculus für homöopathische Zubereitungen, Anamirta cocculus ad praeparationes homoeopathicas Ph. Eur.; getrocknete, reife Früchte), sowie die in Ostasien beheimatete *Stephania tetrandra* S. MOORE (Stephania-tetrandra-Wurzel, Stephaniae tetrandrae radix Ph. Eur.; geschälte, geschnittene und getrocknete Wurzel). Aus dem frischen oder getrockneten, berindeten Stamm von *Chondrodendron tomentosum* RUIZ & PAVON und einigen anderen Menispermaceae gewinnen Indianer des Amazonasgebiets einen zähflüssigen Extrakt (**Curare**), den sie als Pfeilgift zur Jagd verwenden.

Die in temperierten Gebieten der Nordhemisphäre beheimateten **Berberidaceae** sind Bäume, Sträucher oder mehrjährige Kräuter mit radiären dreizähligen Blüten und Beerenfrüchten, seltener Balgfrüchten oder Nüssen. In Mitteleuropa beheimatet ist *Berberis vulgaris* L. (Berberitze). Die aus Nordamerika stammende *Berberis aquifolium* PURSH (Mahonie, Syn. *Mahonia aquifolium* (PURSH) NUTT.) wird in Europa häufig in Gärten oder Parkanlagen angepflanzt.

Familie: Ranunculaceae
Blütenformeln:

*oder ↓ P ∞ → 4 A ∞ G ∞ → 1

Allgemeines: Die Familie hat ihren Verbreitungsschwerpunkt in den nördlichen gemäßigten und kühleren Gebieten. Sie umfasst 56 Gattungen mit insgesamt etwa 2100 Arten und wird in die fünf Unterfamilien Glaucidioideae, Hydrastoideae, Coptoideae, Thalictroideae und Ranunculoideae unterteilt. In Mitteleuropa beheimatet sind z. B. Arten aus den Gattungen *Ranunculus* (Hahnenfuß), *Anemone* (Windröschen), *Pulsatilla* (Küchenschelle), *Adonis* (Adonisröschen), *Clematis* (Waldrebe), *Aconitum* (Eisenhut), *Consolida* (Rittersporn) (Ranunculoideae) sowie *Thalictrum* (Wiesenraute) und *Aquilegia* (Akelei) (Thalictroideae). Als **Zierpflanzen** kultiviert werden z. B. *Aquilegia vulgaris* L. (Gewöhnliche Akelei), *Helleborus niger* L. (Christrose), *Delphinium elatum* L. (Hoher Rittersporn) *Clematis viticella* L. (Italienische Waldrebe) und viele großblütige *Clematis*-Hybriden (Clematis).

Morphologie: Die meisten Ranunculaceae sind **krautig**, aber auch verholzte Lianen (z. B. *Clematis*-Arten, ○ Abb. 12.38) und kleine Sträucher (z. B. *Xanthorrhiza*-Arten) kommen vor. Die in der Regel **wechselständigen Blätter** sind einfach oder zusammengesetzt. Die **Blüten** sind **radiär** (z. B. bei *Ranunculus*- und *Anemone*-Arten (○ Abb. 12.39) oder **zygomorph** (z. B. bei *Aconitum*-Arten, ○ Abb. 12.40). Die Blütenhülle besteht meist aus **vier** bis **vielen**, **freien Perigonblättern** (Tepalen), die **schraubig** angeordnet sind. Zwischen den Tepalen und den ebenfalls schraubig angeordneten **vielen freien Staubblättern** stehen oft **Nektar bildende Stamino-**

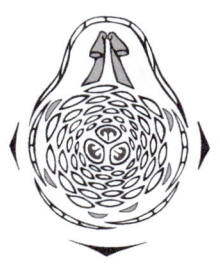

○ **Abb. 12.36** Blütendiagramm von *Aconitum napellus*. Nach Eichler 1875 und 1878

Aconitum napellus

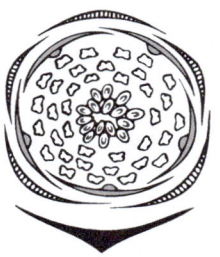

○ **Abb. 12.37** Blütendiagramm von *Ranunculus lingua*. Nach Eichler 1875 und 1878

Ranunculus lingua

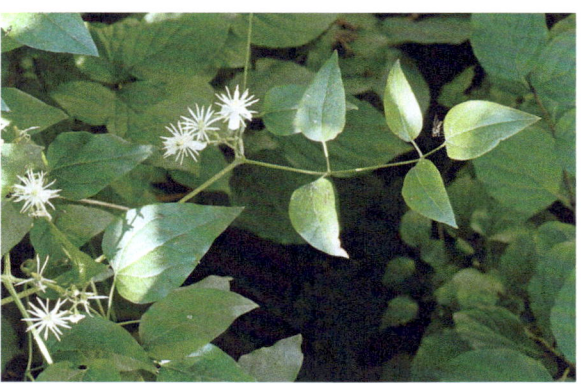

○ **Abb. 12.38** *Clematis vitalba*, Habitus

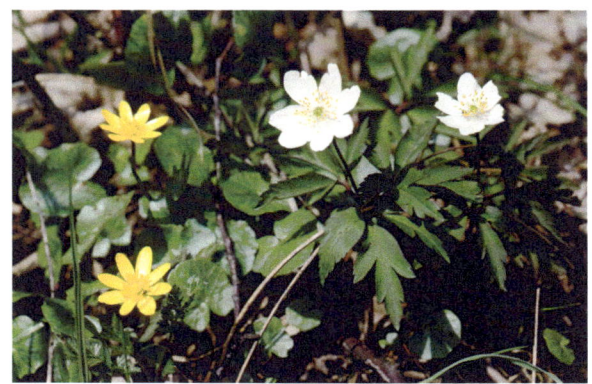

○ **Abb. 12.39 Links** *Ranunculus ficaria*, **rechts** *Anemone nemorosa*, Habitus

dien, die als **Honigblätter** oder – vor allem dann, wenn sie groß und auffällig gefärbt sind – als **nektarfertile Kronblätter** bezeichnet werden. Die Ausgestaltung der Honigblätter variiert von unscheinbaren Formen mit kopfigem Nektarium (z. B. bei *Pulsatilla*-Arten) über schüssel- und röhrenartige Formen (z. B. bei *Aconitum*- (o Abb. 12.41) und *Helleborus*-Arten, o Abb. 12.42) bis zu gespornten (z. B. bei *Aquilegia*-Arten, o Abb. 12.43) oder kronblattartigen flachen Formen (z. B. bei *Ranunculus*-Arten, o Abb. 12.44). Bei *Adonis* bilden die auffällig gefärbten flächigen „Honigblätter" keinen Nektar mehr; sie sind zu echten nektarsterilen Kronblättern geworden. Das **Gynoeceum** ist **chorikarp**. Es besteht in der Regel aus **fünf** bis **vielen freien Fruchtknoten**; gelegentlich ist es auf weniger als fünf Fruchtknoten reduziert. Aus den mehrkarpelligen Blüten entwickeln sich meist Sammelfrüchte aus vielsamigen **Balgfrüchtchen** (o Abb. 12.45) oder einsamigen **Nüsschen** (o Abb. 12.46). Selten werden auch Sammelfrüchte aus Beerenfrüchtchen (*Hydrastis*) oder Beerenfrüchte (*Actaea*) gebildet.

Inhaltsstoffe: In der Familie werden unterschiedliche Sekundärstoffgruppen akkumuliert, die jeweils nur in bestimmten Sippen vorkommen: Von **Tyrosin** abgeleitete **Protoberberin-Alkaloide** (o Abb. 12.47), z. B. Berberin oder Coptisin, kommen in den Unterfamilien Hydrastoideae (z. B. in *Hydrastis*-Arten), Coptoideae (z. B. in *Coptis*-Arten) und Thalictroideae (z. B. in *Thalictrum*- und *Aquilegia*-Arten) vor. Viele Thalictroideae akkumulieren außerdem cyanogene Glykoside. Ein Teil der Ranunculoideae (z. B. *Ranunculus*- und *Anemone*-, *Clematis*- und *Helleborus*-Arten) akkumuliert Glykoside wie das Ranunculin, die bei Verletzung der Pflanze enzymatisch in das stark haut- und schleimhautreizende **Protoanemonin** (o Abb. 12.48) umgewandelt werden. Andere Ranunculoideae (*Aconitum*-, *Delphinium*- und *Consolida*-Arten) akkumulieren **Diterpen-Alkaloide**, z. B. Aconitin (o Abb. 12.47) oder **herzwirksame Glykoside** (*Adonis*-Arten: **Cardenolide**, z. B. Adonitoxin; *Helleborus*-Arten: **Bufadienolide**, z. B. Hellebrin, o Abb. 12.49).

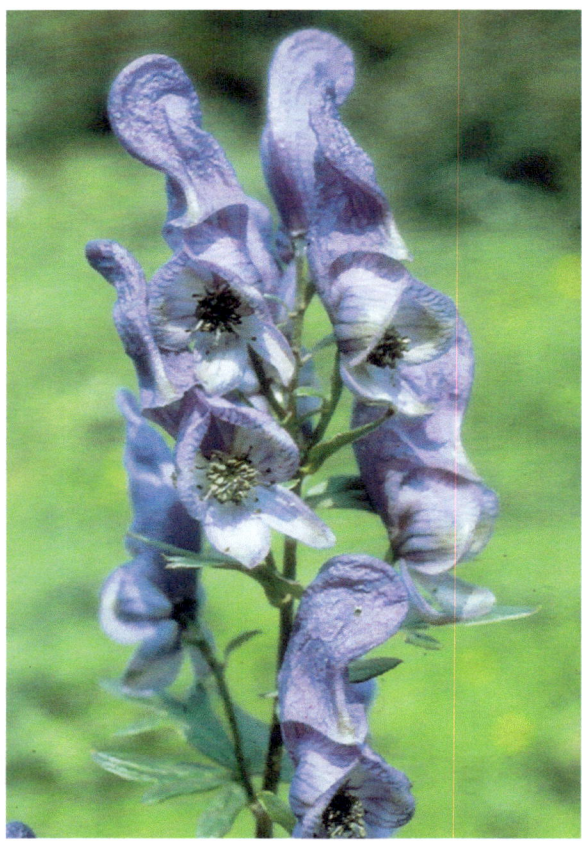

o **Abb. 12.40** *Aconitum variegatum*, Blütenstand. Die langgestielten, sackförmigen oberen Honigblätter (o Abb. 12.41) befinden sich unter dem helmförmigen Perigonblatt der Blüten.

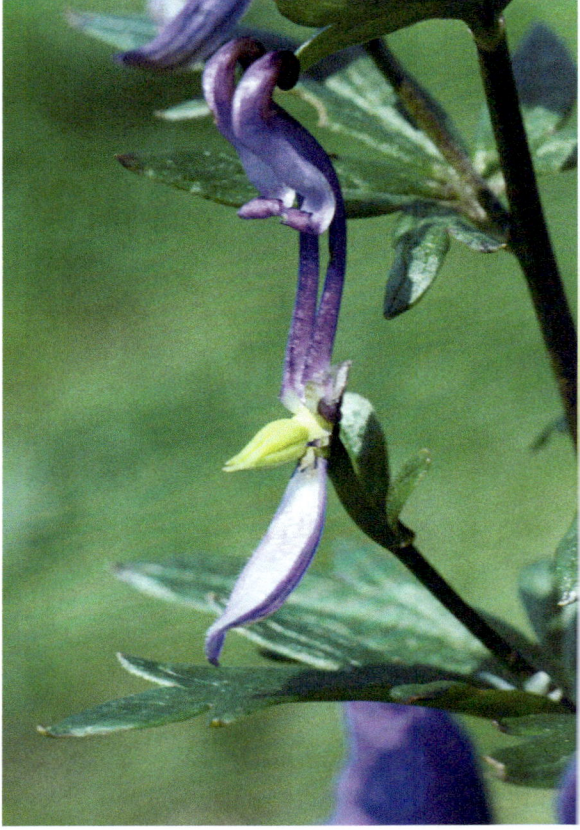

o **Abb. 12.41** *Aconitum variegatum*, Honigblätter. Vier der fünf Perigonblätter und alle Staubblätter der Blüte wurden entfernt.

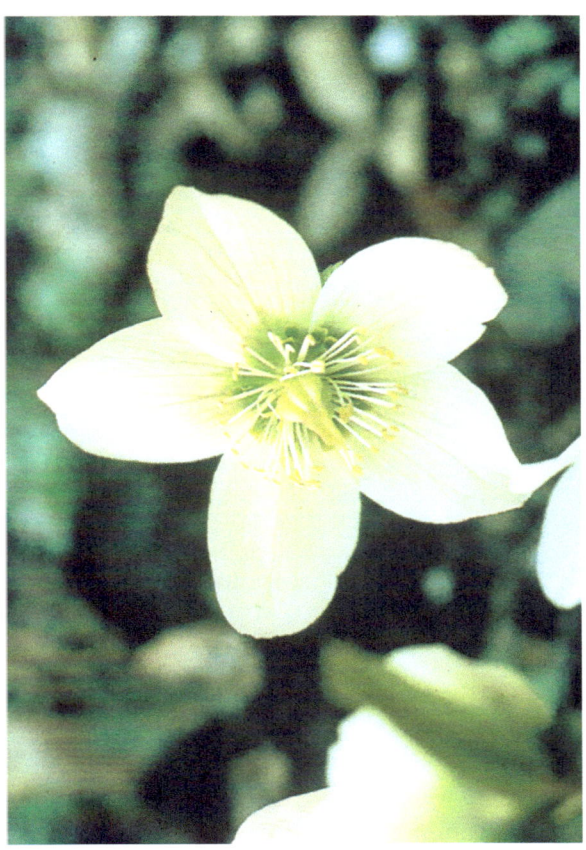

○ **Abb. 12.42** *Helleborus niger*, Blüte. Die röhrenförmigen, grünlichen Honigblätter stehen zwischen Staubblättern und Perigonblättern.

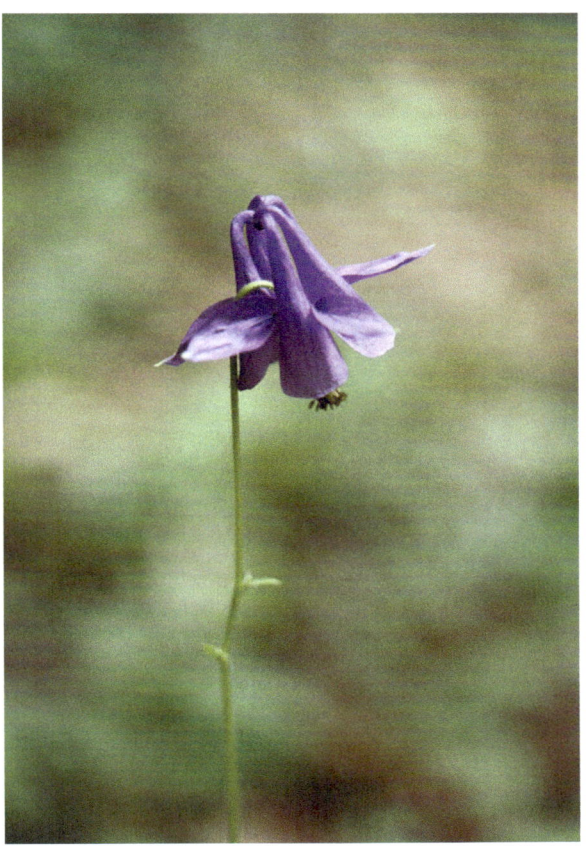

○ **Abb. 12.43** *Aquilegia atrata*, Blüte mit gespornten Honigblättern und flachen Perigonblättern

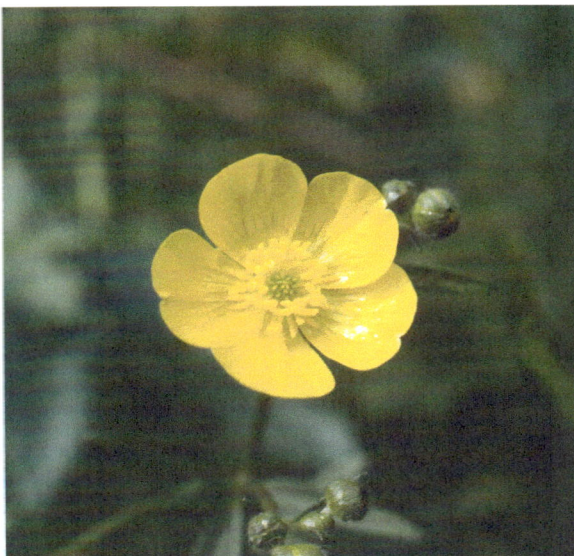

○ **Abb. 12.44** *Ranunculus acris*, Blüte mit flachen, gelben (petaloiden) Honigblättern. Die grünen Perigonblätter sind an den Blütenknospen sichtbar.

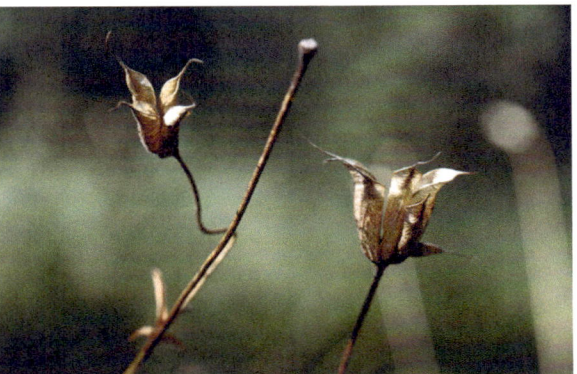

○ **Abb. 12.45** *Aquilegia atrata*, Sammelbalgfrüchte. Jedes Früchtchen öffnet sich an der Verwachsungsnaht des Fruchtblatts.

12.2 Klasse: Magnoliopsida (Angiospermae)

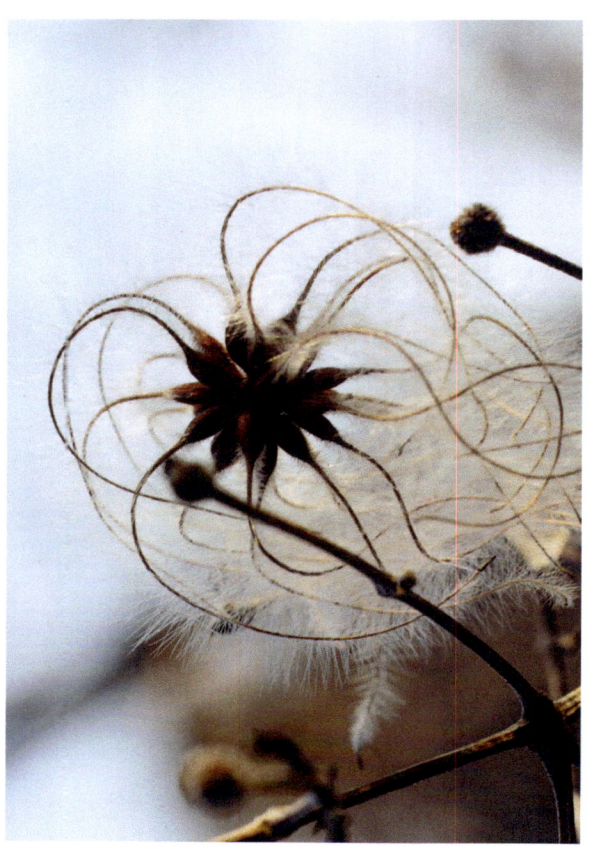

Abb. 12.46 *Clematis vitalba*, Sammelnussfrucht, jedes Nüsschen mit einem langen behaarten Griffel

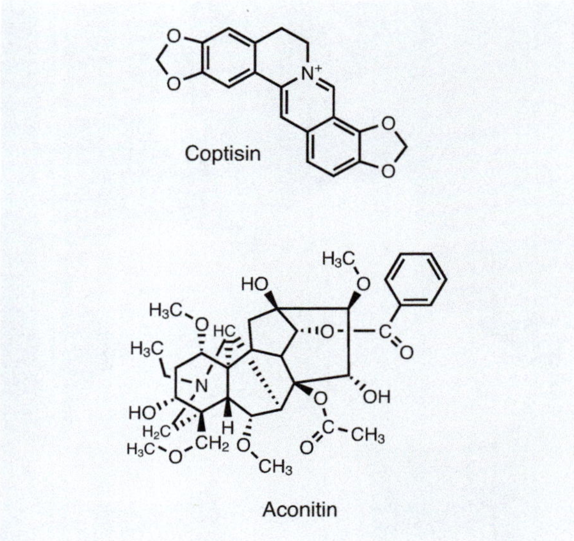

Abb. 12.47 Alkaloide aus Ranunculaceae

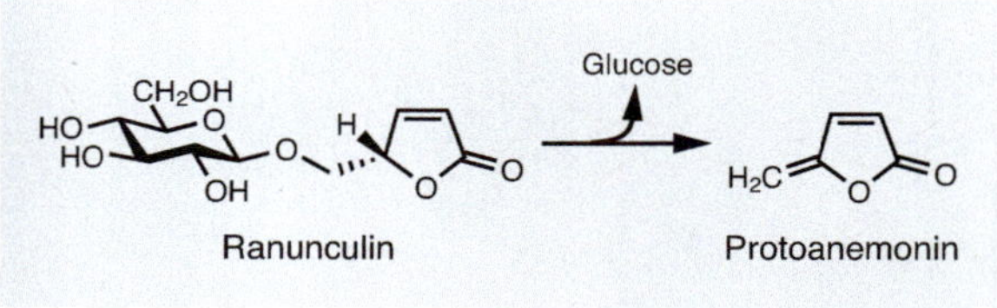

Abb. 12.48 Enzymatisch katalysierte Umwandlung von Ranunculin in Protoanemonin

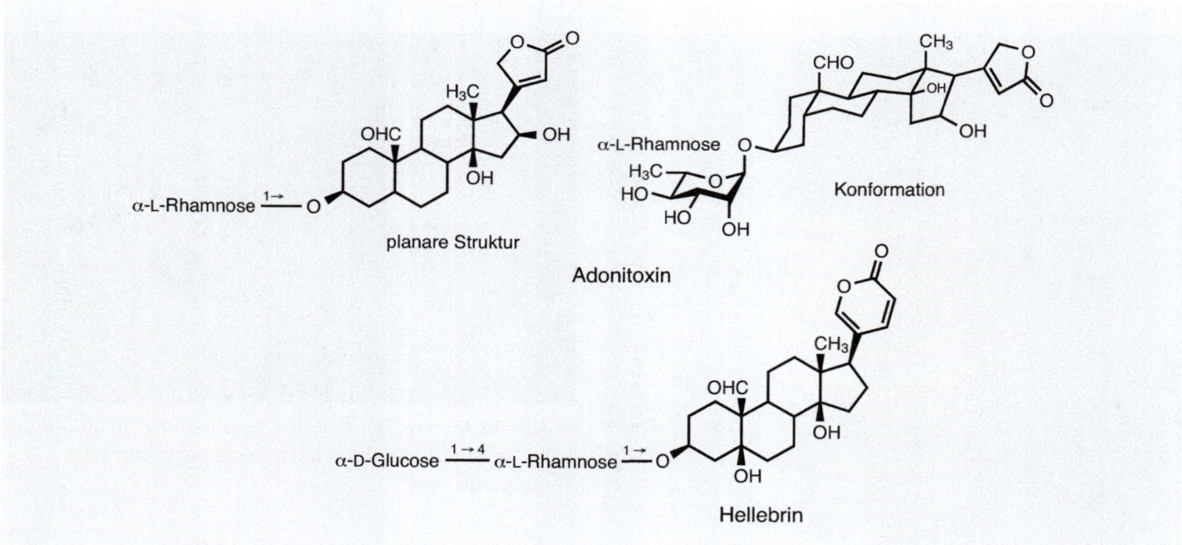

Abb. 12.49 Herzwirksame Glykoside aus Ranunculaceae

Arzneipflanzen, Nutzpflanzen: Hydrastoideae: *Hydrastis canadensis* L.: Kanadische Gelbwurz, Hydrastidis rhizoma Ph. Eur. und Kanadische Gelbwurz für homöopathische Zubereitungen, Hydrastis canadensis ad praeparationes homoeopathicas Ph. Eur. (getrocknete, ganze oder geschnittene Wurzelstöcke mit Wurzeln).
Coptoideae: *Coptis chinensis* FRANCH.: Goldfadenwurzelstock, Coptidis rhizoma DAB (im Herbst gesam-

melte, von kleinen Wurzeln und Erde befreite und getrocknete Rhizome).

Ranunculoideae: *Actaea racemosa* L. (Syn. *Cimicifuga racemosa* (L.) NUTT.): Cimicifugawurzelstock, Cimicifugae rhizoma Ph. Eur. (ganze oder zerkleinerte, getrocknete Wurzelstöcke mit Wurzeln). *Clematis armandii* FRANCH.: Clematis-armandii-Spross, Clematidis armandii caulis Ph. Eur. (im Frühjahr oder Herbst geerntete, vom Korkgewebe befreite, ganze oder zerkleinerte, getrocknete Sprosse). *Adonis vernalis* L.: Adoniskraut, Adonidis herba DAB (zur Blütezeit gesammelte, getrocknete oberirdische Teile). Die Samen von *Nigella sativa* L. (Schwarzkümmel) werden auf dem Balkan und im östlichen Mittelmeerraum als **Gewürz** für Backwaren verwendet.

Familie: Papaveraceae
Blütenformeln:

*K2 C2+2 A∞ G(2)   z. B. *Chelidonium*
*K2 C2+2 A∞ G(∞)   z. B. *Papaver*
→ K2 C2+2 A(3):(3) G (2)   z. B. *Fumaria*, *Corydalis*

Allgemeines: Die Papaveraceae haben ihren Verbreitungsschwerpunkt in den nördlichen temperierten Gebieten. Die Familie umfasst 43 Gattungen mit insgesamt etwa 820 Arten. In Mitteleuropa heimisch sind z. B. mehrere Arten der Gattungen *Papaver* (Mohn), *Corydalis* (Lerchensporn) und *Fumaria* (Erdrauch) sowie *Chelidonium majus* L. (Schöllkraut).

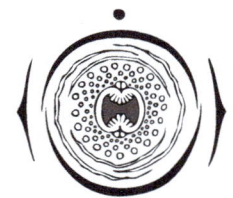

Abb. 12.50 Blütendiagramm von *Glaucium*-Arten. Nach Eichler 1875 und 1878

Morphologie: Die meisten Papaveraceae sind **krautig**, aber auch Halbsträucher und kleine Bäume kommen vor. Die **wechselständigen Blätter** sind meist gelappt bis eingeschnitten, nur selten ungeteilt. **Gegliederte Milchröhren** kommen in allen Pflanzenteilen vor. Die insektenbestäubten **Blüten** sind **radiär** (z. B. bei *Papaver*-Arten, ○ Abb. 12.51) oder transversal zygomorph (z. B. bei *Corydalis*-Arten, ○ Abb. 12.52). Die Blütenhülle besteht aus **einem Kreis** von **zwei**, selten **drei**, **freien**, meist früh abfallenden **Kelchblättern** und **zwei Kreisen** von je **zwei**, selten je **drei**, **freien Kronblättern**.

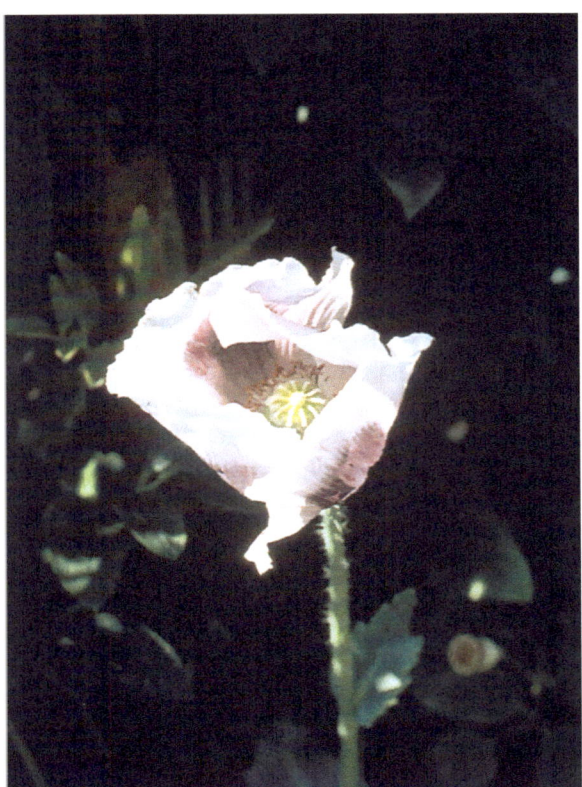

Abb. 12.51 *Papaver somniferum*, Blüte. Die Kelchblätter sind bereits abgefallen.

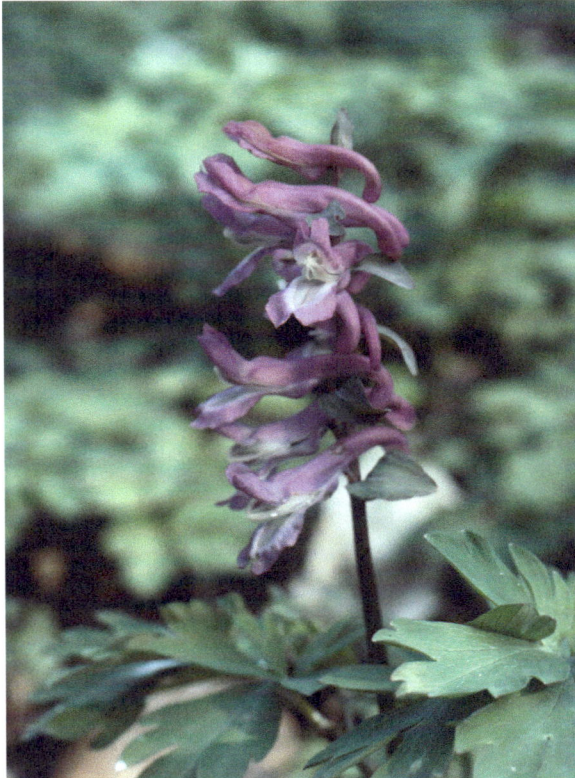

Abb. 12.52 *Corydalis cava*, Blütenstand mit transversal zygomorphen Blüten. Eines der seitlich stehenden äußeren Kronblätter trägt einen Nektar enthaltenden Sporn.

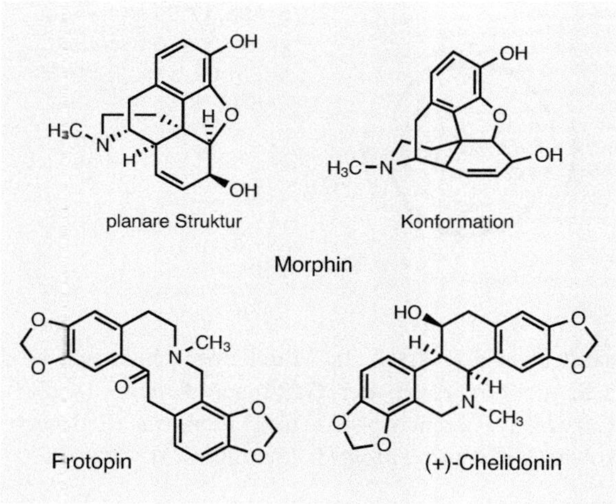

Abb. 12.53 Alkaloide aus Papaveraceae

Das Androeceum besteht aus **vielen freien Staubblättern**, **sechs Staubblättern** in zwei Bündeln (z. B. bei *Fumaria*- und *Corydalis*-Arten) oder selten (bei *Hypecoum*-Arten) aus vier freien Staubblättern. Das **Gynoeceum** ist **coenokarp-parakarp**; es besteht aus zwei, seltener drei oder vielen miteinander verwachsenen Fruchtblättern. Als Früchte kommen **Kapseln** (z. B. bei *Papaver*-Arten) und **Schoten** (z. B. bei *Chelidonium*-Arten) vor.

Inhaltsstoffe: Von **Tyrosin** abgeleitete **Alkaloide** kommen in der ganzen Familie vor. Sie werden in den Milchsaftschläuchen akkumuliert. Die Struktur des Grundkörpers variiert erheblich (**Abb. 12.53**): Wichtige Untergruppen sind **Morphinan**- (z. B. Morphin, Codein), **Protoberberin**- (z. B. Protopin, Berberin) und **Benzophenanthridin-Alkaloide** (z. B. Chelidonin).

Arzneipflanzen: *Papaver somniferum* L.: Opium, Opium crudum Ph. Eur. (aus eingeschnittenen unreifen Früchten gewonnener, an der Luft getrockneter Milchsaft), Eingestelltes Opiumpulver, Opii pulvis normatus Ph. Eur. (pulverisiertes und bei einer Temperatur von höchstens 70 °C getrocknete Rohopium, Eingestellte Opiumtinktur, Opii tinctura normata Ph. Eur. (aus Opium (Opium crudum) hergestellte eingestellte Tinktur), Eingestellter Opiumtrockenextrakt, Opii extractum siccum normatum Ph. Eur. (aus Opium (Opium crudum) hergestellter eingestellter Trockenextrakt); *Papaver rhoeas* L.: Klatschmohnblüten, Papaveris rhoeados flos Ph. Eur. (getrocknete, ganze oder zerkleinerte Blütenblätter); *Chelidonium majus* L.: Schöllkraut, Chelidonii herba Ph. Eur. (während der Blütezeit gesammelte, getrocknete, ganze oder geschnittene oberirdische Teile). *Fumaria officinalis* L.: Erdrauchkraut, Fumariae herba Ph. Eur. (zur Zeit der vollen Blüte geerntete, getrockneten, ganze oder zerkleinerte, oberirdische Teile).

12.2.8 Gunneridae

Alle bisher noch nicht behandelten Eudicotyledoneae (Gunnerales, Superrosidae und Superasteridae) bilden eine weitere informelle Gruppe, die ebenfalls monophyletisch ist und als **Gunneridae** (engl. core eudicots) bezeichnet wird. Sie ist – mit Ausnahme der Gunnerales – durch 5-zählige oder 4-zählige Blüten mit doppeltem Perianth gekennzeichnet.

Basale Ordnung der Gunneridae
Ordnung: Gunnerales

Die Gunnerales umfassen zwei monogenerische Familien, die *Gunneraceae* und die Myrothamnaceae.

Die auf der Südhemisphäre beheimateten **Gunneraceae** (ca. 40 Arten) sind – z. T. sehr große – Kräuter mit kleinen kronblattlosen Blüten. Gunneraceae gehen Symbiosen mit stickstoffassimilierenden Cyanobakterien ein, die in ihren Adventivwurzeln leben und die Pflanze mit NH_4^+ versorgen (▶ Kap. 4.6.5). *Gunnera tinctoria* (MOLINA) MIRBEL wird wegen ihrer attraktiven Blätter, die einen Durchmesser von bis zu 2 m haben, in Europa als Zierpflanze kultiviert.

12.2.9 Superrosidae

Die Superrosidae sind eine monophyletische, informelle Gruppe, die außer den **Rosidae** auch die **Saxifragales** umfasst, deren nahe Verwandtschaft mit den Rosidae durch umfangreiche molekularphylogenetische Untersuchungen belegt wurde (**Abb. 12.10**).

Basale Ordnung der Superrosidae
Ordnung: Saxifragales

Die Saxifragales sind auf der Basis von DNA-Sequenzanalysen vollkommen neu definiert worden. Nach Ausgliederung vieler Familien und Unterfamilien umfassen sie nun außer den **Saxifragaceae** s. str., den **Grossulariaceae**, den **Crassulaceae** und zwei weiteren Familien aus den traditionellen Saxifragales, auch die **Paeoniaceae** und die **Hamamelidaceae** sowie acht kleinere Familien, die man früher zu anderen Verwandtschaftskreisen gestellt hat. Die neugefasste Ordnung ist auch durch gemeinsame morphologische Merkmale charakterisiert: Die Filamente der Staubblätter sind in der Regel an der Basis der Antheren befestigt (Die Anthere ist basifix) und die Antheren öffnen sich seitlich (Die Anthere ist latrors). Weitere gemeinsame morphologische Merkmale sind Karpelle, die zumindest im oberen Bereich frei sind, und eine in frühen Entwicklungsstadien konkave Blütenachse, die sich dann zu einem mehr oder weniger stark ausgeprägten Blütenbecher (Hypanthium) mit meist – teilweise oder vollständig – unterständigem Fruchtknoten entwickelt; nur sehr selten kommen auch oberständige Fruchtknoten vor.

Die in gemäßigten und kalten Zonen – besonders der Nordhemisphäre – weit verbreiteten **Saxifragaceae** (ca. 625 Arten) sind krautige Pflanzen, deren Blätter häufig basale Rosetten bilden. In Mitteleuropa heimisch sind mehrere *Saxifraga*-Arten (z. B. *Saxifraga paniculata* MILL. oder *Saxifraga aizoides* L.) und zwei *Chrysosplenium*-Arten (*Chrysosplenium alternifolium* L. und *Chrysosplenium oppositifolium* L.). Einige *Saxifraga*-Arten und *Astilbe japonica* C. MORR. & DECNE. werden als Zierpflanzen kultiviert.

Die in temperierten Gebieten der Nordhemisphäre vorkommenden monogenerischen **Grossulariaceae** (ca. 200 Arten) sind niedrige Sträucher mit Beerenfrüchten. In Mitteleuropa heimisch sind z. B *Ribes alpinum* L. (Berg-Johannisbeere), *Ribes uva-crispa* L. (Stachelbeere), *Ribes rubrum* L. (Rote Johannisbeere) und *Ribes nigrum* L. (Schwarze Johannisbeere). *Ribes uva-crispa* L. ssp. *sativum*, *Ribes rubrum* L. (Rote und Weiße Johannisbeere) und *Ribes nigrum* L. werden auch kultiviert. Die Früchte der Kulturformen verzehrt man als Obst. *Ribes nigrum* L. ist die **Stammpflanze** von Schwarze-Johannisbeere-Blätter, Ribis nigri folium Ph. Eur. (getrocknete Blätter).

Die nahezu kosmopolitisch weitverbreiteten **Crassulaceae** sind sukkulente Stauden oder Sträucher mit dicken, fleischigen, wasserspeichernden Blättern, die meist an trockenen Standorten vorkommen. In Mitteleuropa heimisch sind einige Arten aus den Gattungen *Sedum*, z. B. *Sedum acre* L. (Scharfer Mauerpfeffer), und *Sempervivum*, z. B. *Sempervivum montanum* L. (Berg-Hauswurz). *Sempervivum tectorum* L. wird häufig auf Dächern und Mauerkronen angepflanzt. Einige *Sedum*-Arten, z. B. *Sedum morganianum* WALTHER (Affenschwanz), *Crassula*-Arten, z. B. *Crassula ovata* (MILL.) DRUCE (Geldbaum) und *Kalanchoe*-Arten, z. B. *Kalanchoe blossfeldiana* V. POELLN. (Flammendes Käthchen) und *Kalanchoe pinnata* (LAM.) PERS. (Brutblatt, Syn. *Bryophyllum calycinum* SALISB.), werden als **Zierpflanzen** kultiviert.

Die in temperierten Gebieten Eurasiens und Nordamerikas vorkommenden, monogenerischen **Paeoniaceae** (ca. 25 Arten) sind ausdauernde krautige Pflanzen oder Sträucher mit großen polyandrischen Einzelblüten. Sorten und Hybriden von *Paeonia officinalis* L. (Bauern-Pfingstrose) und *Paeonia lactiflora* PALL. (Edel-Pfingstrose) werden als **Zierpflanzen** kultiviert. *Paeonia officinalis* kommt in Europa (z. B. in den Südalpen) auch wild vor.

Die in subtropischen und temperierten Gebieten vorkommenden **Hamamelidaceae** (ca. 80 Arten) sind Sträucher oder Bäume; ihre Blüten haben ein becherförmiges Hypanthium. *Hamamelis*-Arten, z. B. die im Winter blühende *Hamamelis japonica* SIEB. & ZUCC. und die im Spätherbst blühende *Hamamelis virginiana* L., werden in Mitteleuropa häufig als **Zierpflanzen** angebaut. *Hamamelis virginiana* L. ist die **Stammpflanze** von Hamamelisblätter, Hamamelidis folium Ph. Eur. (ganze oder geschnittene, getrocknete Blätter).

12.2.10 Unterklasse: Rosidae

Die Rosidae sind eine auf den ersten Blick recht heterogene Gruppe, deren Umgrenzung und Gliederung sich in den letzten Jahren aufgrund umfangreicher DNA-Sequenzanalysen erheblich verändert hat. Sie umfasst nun auch viele Familien aus den im Wesentlichen durch morphologische Merkmale charakterisierten und inzwischen aufgelösten Unterklassen Dilleniidae und Hamamelididae. Zu den Rosidae gehört dadurch der größte Teil der **freikronblättrigen Eudicotyledoneae**.

Die Ordnung **Vitales** bildet die einzige basale Verzweigung dieses Stammbaumastes. Darauf folgen die artenreichen Überordnungen **Malvanae** und **Fabanae** (o Abb. 12.10).

Basale Ordnung der Rosidae
Ordnung: Vitales
Die Ordnung umfasst nur eine Familie, die in tropischen, subtropischen und warm gemäßigten Zonen verbreiteten **Vitaceae** (ca. 850 Arten).

Die **Vitaceae** sind kleinblütige Lianen, die in der Regel Ranken besitzen. *Vitis vinifera* L., die Weinrebe, ist eine der ältesten Kulturpflanzen. Aus der Kulturform (ssp. *vinifera*) sind zahlreiche Sorten gezüchtet worden, deren Früchte (Weintrauben) als Obst und zur Weinbereitung verwendet werden. *Parthenocissus*-Arten, z. B. *Parthenocissus quinquefolia* (L.) PLANCHON (Selbstklimmender Mauerwein), *Cissus*-Arten, z. B. *Cissus antarctica* VENT. (Australischer Wein) sowie *Ampelopsis heterophylla* (THUNB.) SIEBOLD & ZUCC. (Doldenrebe, Syn. *Ampelopsis brevipedunculata* var. *maximowiczii* (REGEL) REHD.) und *Rhoicissus capensis* (WILLD.) PLANCH. werden als **Zierpflanzen** kultiviert.

Überordnung: Malvanae
Umfang und Gliederung der Malvanae ist durch die Berücksichtigung molekularer Merkmale stark verändert worden. Die DNA-Sequenzvergleiche haben zahlreiche, oft unerwartete neue Verwandtschaftsbeziehungen aufgedeckt (o Abb. 12.10). Die Überordnung umfasst nun die **Myrtales**, **Geraniales**, **Sapindales**, **Malvales**, **Brassicales** und zwei weitere Ordnungen.

Ordnung: Myrtales
Die Monophylie der Myrtales und ihre Zugehörigkeit zu den Malvanae sind durch DNA-Sequenzvergleiche gut belegt. Ein gemeinsames morphologisches Merkmal ist das Vorhandensein eines – kurzen oder verlängerten – Blütenbechers (Hypanthium). Die Ordnung umfasst die **Myrtaceae**, **Lythraceae**, **Onagraceae** und 6 weitere Familien.

Die in tropischen und warm-temperierten Gebieten beheimateten **Myrtaceae** (ca. 3100 Arten) sind Bäume oder Sträucher, deren Blüten meist viele Staubblätter enthalten. In den oberirdischen Teilen befinden sich relativ große mit ätherischem Öl gefüllte Exkretbehälter, die in den Blättern meist schon mit bloßem Auge als durchscheinende helle Punkte zu erkennen sind. **Stammpflanzen** von Arzneibuchdrogen sind folgende Arten: *Syzygium aromaticum* (L.) MERR. & L. M. PERRY (Syn. *Eugenia caryophyllus* (SPRENG.) BULLOCK & S. G. HARRISON): Gewürznelken, Caryophylli flos Ph. Eur. (die ganzen Blütenknospen, die so lange getrocknet wurden, bis sie rötlich braun geworden sind) und Nelkenöl, Caryophylli floris aetheroleum Ph. Eur. (aus den getrockneten Blütenknospen von *Syzygium aromaticum* durch Wasserdampfdestillation gewonnenes ätherisches Öl); *Eucalyptus globulus* LABILL. (Eucalyptusblätter, Eucalypti folium Ph. Eur., ganze oder geschnittene, getrocknete Laubblätter älterer Zweige); 1,8-Cineol-reiche Eucalyptus-Arten, z. B. *Eucalyptus globulus* LABILL., *Eucalyptus polybracteata* R. BAKER und *Eucalyptus smithii* R. BAKER (Eucalyptusöl, Eucalypti aetheroleum Ph. Eur., durch Wasserdampfdestillation und anschließende Rektifikation aus den frischen Blättern oder frischen Zweigspitzen gewonnenes ätherisches Öl); *Melaleuca quinquenervia* (CAV.) S. T. BLAKE (Niaouliöl vom Cineol-Typ, Niaouli typo cineolo aetheroleum Ph. Eur., durch Wasserdampfdestillation aus den jungen, belaubten Zweigen gewonnenes ätherisches Öl); *Melaleuca alternifolia* (MAIDEN & BETCHE) CHEEL, *Melaleuca linariifolia* SM., *Melaleuca dissitiflora* F. MUELL. und/oder andere *Melaleuca*-Arten (Teebaumöl, Melaleucae aetheroleum Ph. Eur., durch Wasserdampfdestillation aus den Blättern und Zweigspitzen gewonnenes ätherisches Öl). Als **Nutzpflanzen** werden folgende Arten verwendet: *Psidium guajava* L., ein in tropischen Gebieten angebauter Baum, liefert große Beeren (Guaven), die – meist gekocht – als Obst verzehrt oder zu Saft verarbeitet werden. Die kurz vor der Reife geernteten Früchte des auf den westindischen Inseln und Mittelamerika beheimateten, aber auch in anderen tropischen Gebieten angebauten Pimentbaums (*Pimenta dioica* (L.) MERR.) werden als Gewürz (Nelkenpfeffer, Piment) verwendet. Einige der in Australien beheimateten, schnellwüchsigen *Eucalyptus*-Arten, z. B. *Eucalyptus globulus* LABILL., werden in ariden und semiariden Gebieten anderer Kontinente zur Gewinnung von Brennholz und zur Bekämpfung der Erosion angepflanzt. Als **Zierpflanzen** werden z. B. *Myrtus communis* L. (Myrte), *Callistemon citrinus* (CURTIS) SKEELS (Zylinderputzer), *Chamaelaucium uncinatum* SCHAUER (Wachsblume), *Eugenia uniflora* L. (Surinam-Kirsche) oder *Syzygium paniculatum* GAERTN. (Kirschmyrte) kultiviert.

Die krautigen (z. B. *Lythrum salicaria*), seltener strauchigen oder baumförmigen (z. B. *Punica granatum*) **Lythraceae** (ca. 600 Arten) sind überwiegend in den Tropen beheimatet; nur wenige Arten kommen in gemäßigten Zonen vor. In Mitteleuropa heimisch sind einige *Lythrum*-Arten, z. B. *Lythrum salicaria* L. (Blutweiderich). Der Blutweiderich ist auch die **Stammpflanze** von Blutweiderichkraut, Lythri herba Ph. Eur. (ganze oder geschnittene, getrocknete, blühende Zweigspitzen). Zu den **Nutzpflanzen** dieser Familie gehört *Punica granatum* L., ein in tropischen und subtropischen Gebieten angebauter Strauch oder kleiner Baum mit apfelgroßen, roten Früchten. Diese Früchte (Granatäpfel) haben ein zunächst fleischiges Exokarp, das aber mit zunehmender Reife eintrocknet. Sie enthalten viele Samen, deren Samenschale in einen inneren harten Bereich (Sklerotesta) und einen äußeren fleischigen Bereich (Sarcotesta) gegliedert ist. Die Sarcotesta wird – mit oder ohne den anhaftenden restlichen Teil der Samen – als Obst verzehrt oder zu Saft (Grenadine) verarbeitet. *Punica granatum* wird wegen seiner attraktiven Blüten auch als **Zierpflanze** in temperierten Zonen kultiviert, bringt dort aber keine reifen Früchte hervor.

Die kosmopolitisch verbreiteten **Onagraceae** (ca. 650 Arten) sind krautige oder strauchige, selten baumförmigen Pflanzen mit häufig vierzähligen Blüten. In Mitteleuropa beheimatet sind einige Arten aus den Gattungen *Epilobium* (Weidenröschen; z. B. *Epilobium hirsutum* L.), *Ludwigia* (Heusenkraut; *Ludwigia palustris* (L.) ELLIOTT), *Circaea* (Hexenkraut; z. B. *Circaea lutetiana* L.). Die in Europa eingebürgerte *Oenothera biennis* L. (Gewöhnliche Nachtkerze) und die aus ihr durch Hybridisierung entstandene *Oenothera glazioviana* M. MICHELI (Syn. *Oenothera lamarckiana* SER., *Oenothera erythrosepala* (BORBÀS) BORBÀS) sind die **Stammpflanzen** von Raffiniertes Nachtkerzenöl, Oenotherae oleum raffinatum Ph. Eur. (aus den Samen durch Extraktion und/oder durch Pressung und anschließende Raffination gewonnenes fettes Öl). Im Gegensatz zu den bisher erwähnten krautigen Arten sind die Arten der Gattung *Fuchsia* (Fuchsie) Sträucher. Einige *Fuchsia*-Arten und deren Sorten, vor allem aber Hybriden von *Fuchsia triphylla* L. werden wegen ihrer attraktiven hängenden Blüten als **Zierpflanzen** kultiviert.

Ordnung: Geraniales

Die Geraniales umfassen die **Geraniaceae** und zwei weitere Familien.

Die **Geraniaceae** (ca. 750 Arten) sind Kräuter oder Halbsträucher mit auffälligen Blüten und in Teilfrüchte zerfallenden Früchten (Schizokarpien), deren oberer steriler Teil sich während der Fruchtreifung stark verlängert und eine schnabelartige Säule bildet. Die reifen Teilfrüchte lösen sich dann von dieser Säule ab. Dies geschieht bei den meisten *Geranium*-Arten (Storchschnabel) explosionsartig. Da sich gleichzeitig die Teilfrüchte öffnen, werden bei diesen Arten die Samen bis zu einigen Metern weit fortgeschleudert. Bei den Arten anderen Gattungen bilden die Teilfrüchte die Verbreitungseinheit. Die Familie ist in gemäßigten und subtropischen Gebieten weit verbreitet. In Mitteleuropa heimisch sind mehrere *Geranium-* (Storchschnabel) und *Erodium-*Arten (Reiherschnabel), z. B. *Geranium sanguineum* L., *Geranium robertianum* L. oder *Erodium cicutarium* (L.) L'Hér ex Aiton. Viele Sorten und Hybriden von *Pelargonium-*Arten („Geranien"), z. B. von *Pelargonium peltatum* (L.) L'Hér. („Hängegeranien") oder *Pelargonium grandiflorum* (Andr.) Willd. („Englische Geranien", Edel-Pelargonien) werden als **Zierpflanzen** kultiviert. *Pelargonium sidoides* DC. und/oder *Pelargonium reniforme* Curt. sind die **Stammpflanzen** von Pelargoniumwurzel, Pelargonii radix Ph. Eur. (meist zerkleinerte, getrocknete, unterirdische Organe).

Ordnung: Sapindales

Die Sapindales sind **Holzpflanzen** mit meist **gefiederten,** seltener gefingerten, 3-zähligen oder auf ein einziges Fiederblatt reduzierten (unifoliolaten) **Blättern.** Die kleinen, 4- oder 5-zähligen Blüten besitzen ein auffälliges, scheibenförmiges Nektarium im Zentrum der Blüte, das als **Diskus** bezeichnet wird.

Die Ordnung umfasst die **Sapindaceae** (einschließlich Aceraceae und Hippocastanaceae), **Burseraceae**, **Anacardiaceae**, **Rutaceae** und fünf weitere Familien.

Die durch Einschluss der Aceraceae und Hippocastanaceae erweiterten **Sapindaceae** (ca. 2250 Arten) sind Bäume, Sträucher oder Lianen mit meist gefiederten oder gefingerten, manchmal auch handförmig gelappten Blättern. In Mitteleuropa heimisch sind einige *Acer-*Arten, z. B. *Acer pseudoplatanus* L. (Bergahorn) oder *Acer platanoides* L. (Spitzahorn). Die in Mitteleuropa häufig als Straßenbaum gepflanzte Rosskastanie, *Aesculus hippocastanum* L., ist die **Stammpflanze** von Rosskastaniensamen, Hippocastani semen DAB (getrocknete Samen). Die coffeinhaltigen, getrockneten und gerösteten Samen der im Amazonasgebiet beheimateten Liane *Paullinia cupana* Kunth werden mit Wasser und Maniokmehl zu einem Brei zerstampft, der in Wasser vergoren und anschließend getrocknet wird. Dadurch entsteht ein lagerfähiges, coffeinreiches Produkt, das als Pasta guaraná bezeichnet wird. Aus Pasta guaraná werden in Brasilien, aber auch in den USA und Europa anregende Erfrischungsgetränke hergestellt, die z. B. unter dem Namen „Guaraná" in den Handel kommen. *Litchi chinensis* Sonn. ist ein aus Südchina stammender, aber in den Tropen der ganzen Welt angebauter Baum. Der fleischige Arillus seiner nussartigen Früchte (Litchipflaume) wird als Obst verzehrt.

Die in den Tropen, vor allem in Amerika und Nordostafrika, beheimateten **Burseraceae** sind kleinblütige Bäume oder Sträucher mit schizogenen Harzgängen in der Rinde. *Commiphora myrrha* (Nees) Engl. (Syn. *Commiphora molmol* (Engl.) Engl. ex Tschirch) und andere *Commiphora-*Arten, sind die **Stammpflanzen** von Myrrhe, Myrrha Ph. Eur. (an der Luft gehärtetes Gummiharz, das aus Stamm und Ästen durch Anschneiden erhalten werden kann oder durch spontanes Austreten entsteht). *Boswellia serrata* Roxb. ex Colebr. ist die Stammpflanze von Indischer Weihrauch, Olibanum indicum Ph. Eur. (luftgetrocknetes Gummiharz, das aus Stämmen und Ästen durch Einschneiden gewonnen wird).

Die überwiegend pantropisch verbreiteten **Anacardiaceae** (ca. 600 Arten) sind Bäume, Sträucher oder Lianen mit kleinen, eingeschlechtigen Blüten. In der Rinde, den Blättern und häufig auch in anderen Geweben befinden sich Harzkanäle, die mit einer klaren oder milchigen Flüssigkeit gefüllt sind. Bei Verletzung der Pflanzenteile tritt diese Flüssigkeit aus und verwandelt sich an der Luft schnell in eine harzartige Masse. Flüssigkeit und Harz enthalten häufig, z. B. bei den in Nordamerika heimischen *Toxicodendron-*Arten (Giftsumach), allergene Verbindungen (Urushiole), die eine schwere Kontaktdermatitis auslösen können. Die in Mitteleuropa als **Zierpflanzen** angebauten Arten *Rhus typhina* L. (Essigbaum) und *Cotinus coggygria* Scop. (Perückenstrauch) gelten allerdings als nicht giftig. Die als **Nahrungsmittel** verzehrten Pflanzenteile anderer Anacardiaceae sind ungiftig, weil sie keine Harzkanäle enthalten: *Pistacia vera* L., ein vom Mittelmeergebiet bis Zentralasien kultivierter Baum, liefert die „Pistaziennüsse". Das sind die – meist an der Spitze etwas geöffneten – Steinkerne der Früchte, die je einen essbaren Samen, den Pistazienkern, enthalten. Als „Cashew-Nüsse" bezeichnet man die Samen von *Anacardium occidentale* L., einem in vielen tropischen Ländern kultivierten Baum. Mangos sind die Steinfrüchte von *Mangifera indica* L., dem in den Tropen der ganzen Welt angebauten Mangobaum. Die im Mittelmeergebiet heimische *Pistacia lentiscus* L. var. *latifolius* Coss. ist die **Stammpflanze** von Mastix, Mastix Ph. Eur. (getrocknetes, harzartiges Ausscheidungsprodukt der Stämme und Zweige). *Semecarpus anacardium* L. f. (Syn. *Anacardium orientale* L.) ist die Stammpflanze von Ostindischer-Tintenbaum-Früchte für homöopathische Zubereitungen, Semecarpus anacardium ad praeparationes homoeopathicas Ph. Eur. (getrocknete Früchte).

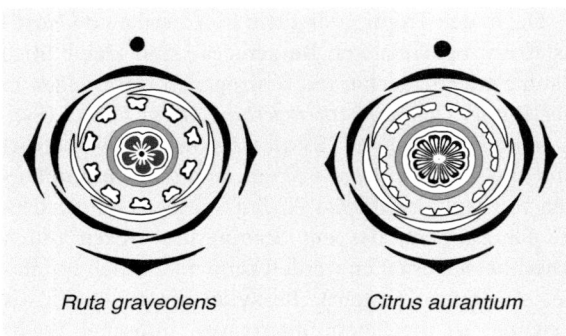

Abb. 12.54 Blütendiagramme der Rutaceae. Nach Eichler 1875 und 1878

Familie: Rutaceae
Blütenformeln:

*K4/5 C4/5 A4/5+4/5 G(5) → 1   in der Regel
*K4/5 C4/5 A∞ G(∞)   Citrus

Allgemeines: Die Familie ist kosmopolitisch verbreitet mit Schwerpunkt in den Tropen und Subtropen. In Mitteleuropa beheimatet ist *Dictamnus albus* L. (Diptam). Die Familie umfasst 158 Gattungen mit insgesamt etwa 1900 Arten.

Morphologie: Die meisten Rutaceae sind **Bäume** oder **Sträucher**, nur wenige Arten sind krautig. Die normalerweise **wechselständigen Blätter** sind meist **einfach gefiedert**, 3-zählig oder auf ein Fiederblatt reduziert, selten einfach oder fiederspaltig. Die Blätter, aber auch andere Pflanzenteile, enthalten große **lysigene Exkreträume**, die meist mit bloßem Auge als durchscheinende Punkte zu erkennen sind. Die 4- oder 5-zähligen **Blüten** sind meist **radiär**, selten, z. B. bei *Dictamnus*, schwach zygomorph. Die Blütenhülle ist in Kelch und Krone gegliedert. Kelchblätter und Kronblätter sind frei oder an der Basis verwachsen. Die **Staubblätter** sind meist frei und in zwei Kreisen angeordnet, seltener (z. B. *Citrus*) sind sie vermehrt und gruppenweise verwachsen. Ein meist ringförmiger **Diskus** umgibt den Fruchtknoten (○ Abb. 12.55). Der **oberständige, coenokarpe Fruchtknoten** ist meist aus 4–5 Karpellen aufgebaut; selten (z. B. *Citrus*) ist die Zahl der Karpelle vermehrt. Der Fruchttyp variiert stark innerhalb der Familie. Es kommen Steinfrüchte, Beeren, Kapseln, geflügelte Nüsse oder Sammelbalgfrüchte vor. Die **Früchte** der *Citrus*-Arten sind hochspezialisierte Beeren: Das Fruchtfleisch, die **Pulpa**, besteht aus saftgefüllten, schlauchförmigen Auswüchsen des Endokarps, die in die Fruchtfächer hineinragen; der äußere Teil der Fruchtwand ist in die weißlichen, relativ trockenen Anteile des Mesokarps und Endokarps, die **Albedoschicht**, und das gelb oder orange gefärbte, lederige Epikarp (Exokarp), die **Flavedoschicht**, gegliedert. In der Flavedoschicht befinden sich große lysigene Exkreträume mit ätherischem Öl (○ Abb. 12.56).

Inhaltsstoffe: Für die pharmazeutische Verwendung sind vor allem die in den lysigenen Exkreträumen akkumulierten **ätherischen Öle** bedeutsam. Hauptkomponenten der *Citrus*-Öle sind **Monoterpene**, z. B. das Limonen. Außerdem kommen Benzyltetrahydroisochinolin-Alkaloide, Acridon-Alkaloide und **Imidazol-Alkaloide** (Pilocarpin) vor (○ Abb. 12.57).

Arzneipflanzen, Nutzpflanzen: *Citrus aurantium* L. ssp. *aurantium* (Pomeranze, Bitterorange, Syn. *Citrus aurantium* L. ssp. *amara* ENGL.): Aurantii amari epicarpium et mesocarpium, Bitterorangenschale Ph. Eur. (getrocknetes, teilweise vom weißen, schwammigen Gewebe des Mesokarps und Endokarps befreites Epikarp und Mesokarp der reifen Frucht), Aurantii amari flos, Bitterorangenblüten Ph. Eur. (ganze, getrocknete, ungeöffnete Blüten) und Neroliöl, Bitterorangenblütenöl, Neroli aetheroleum Ph. Eur. (aus frischen Blüten durch Wasserdampfdestillation gewonnenes ätherisches Öl); *Citrus* x *sinensis* (L.) OSBECK (Apfelsine, Orange, Syn. *Citrus aurantium* L. var. *dulcis* L.): Aurantii dulcis aetheroleum, Süßorangenschalenöl Ph. Eur. (durch geeignete mechanische Bearbeitung ohne Erhitzen aus der frischen Fruchtschale gewonnenes ätherisches Öl); *Citrus* x *limon* (L.) BURM. f.: Citronenöl, Limonis aetheroleum (aus der frischen Fruchtschale durch geeignete mechanische Verfahren ohne Erwärmen gewonnenes ätherisches Öl); *Citrus reticulata* BLANCO und deren Sorten: Mandarinenschale, Citri reticulatae epicarpium et mesocarpium Ph. Eur. (getrocknetes Epikarp und Mesokarp der reifen Frucht, teilweise befreit vom weißen, schwammartigen Gewebe des Mesokarps) und Mandarinenschalenöl, Citri reticulatae aetheroleum Ph. Eur. (aus der frischen Fruchtschale durch geeignete mechanische Verfahren ohne Erwärmen gewonnenes ätherisches Öl); *Cymbopogon winterianus* JOWITT ex BOR: Citronellöl, Citronellae aetheroleum Ph. Eur. (durch Wasserdampfdestillation aus den frischen oder teilweise getrockneten oberirdischen Teilen gewonnenes ätherisches Öl). Aus den Blättern von *Pilocarpus microphyllus* STAPF und anderen *Pilocarpus*-Arten wird das Imidazolalkaloid Pilocarpin, das Ausgangsprodukt für die Herstellung von Pilocarpinhydrochlorid Ph. Eur. und Pilocarpinnitrat Ph. Eur., gewonnen.

Die Früchte von *Citrus* x *sinensis* (L.) OSBECK (Apfelsine, Orange), *Citrus limon* (L.) BURM. f. (Zitrone), *Citrus reticulata* BLANCO. (Mandarine), *Citrus* x *paradisi* MACFAD. (Grapefruit), *Citrus maxima* (BURM. F.) MERR. (Pampelmuse) und *Fortunella margarita* (LOUR.) SWINGLE (Kumquat, Zwergpomeranze) werden als Obst verzehrt oder zu Säften verarbeitet. Die Früchte von *Citrus aurantium* L. ssp. *aurantium* werden zur Herstellung von Orangenmarmelade verwendet.

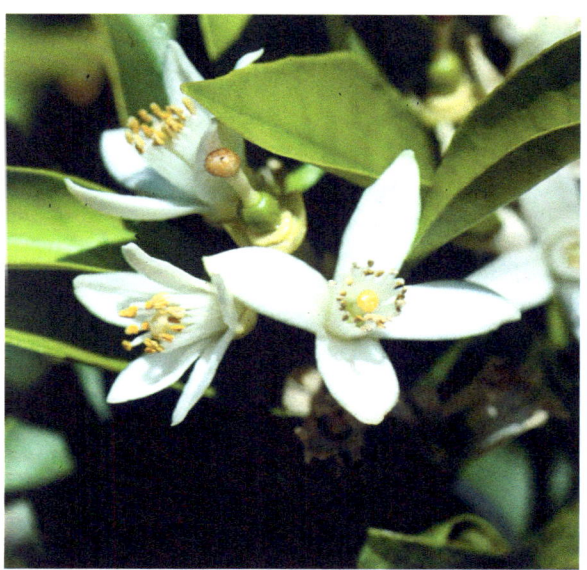

○ **Abb. 12.55** *Citrus sinensis*, Blütenstand mit fünfzähliger Endblüte und vierzähligen seitlichen Blüten. Bei einer der Blüten sind Kron- und Staubblätter bereits abgefallen. Dort erkennt man den Diskus an der Basis des Fruchtknotens.

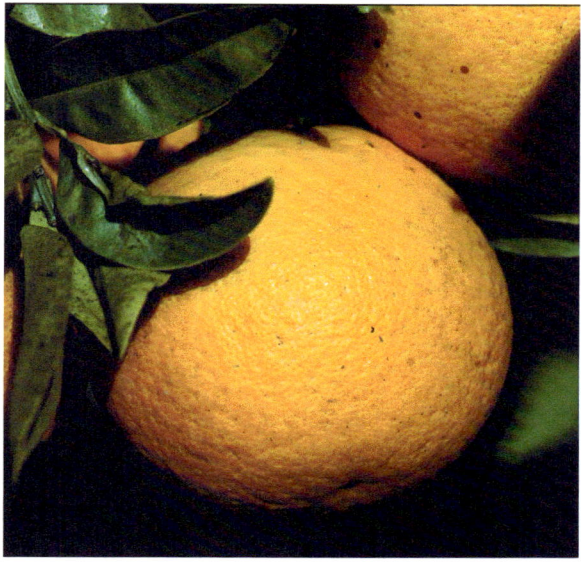

○ **Abb. 12.56** *Citrus sinensis*, Frucht. Unter den punktförmigen, eingesenkten, durchscheinenden Flächen in der Flavedoschicht liegen die mit ätherischem Öl gefüllten Exkreträume.

Ordnung: Brassicales

Obwohl viele Familien der Brassicales lange Zeit zu ganz anderen Verwandtschaftskreisen gerechnet wurden, ist die Monophylie dieser völlig neu gefassten Ordnung durch DNA-Sequenzanalysen von Chloroplasten- und Kerngenen überzeugend belegt. Auch ein chemisches Merkmal, die Bildung und Speicherung von **Glucosinolaten** (Senfölglykosiden) und des zur Freisetzung der scharf schmeckenden **Senföle** aus diesen Glykosiden erforderlichen Enzyms (**Myrosinase**) charakterisiert die Brassicales: Mit Ausnahme der Koeberliniaceae, in denen nur Myrosinase vorkommt, enthalten alle Familien dieser Ordnung Glucosinolate und Myrosinase. Außerhalb der Ordnung sind nur zwei weitere Gattungen mit Glucosinolat akkumulierenden Arten bekannt. Diese Gattungen, *Drypetes* und *Putranjiva*, werden auf der Basis von DNA-Sequenzanalysen zu den mit den Brassicales nicht näher verwandten Malpighiales (Familie: Putranjivaceae) gestellt. Man muss also annehmen, dass dieses Glucosinolat-Myrosinase-Abwehrsystems zweimal unabhängig voneinander entstanden ist.

Die Brassicales umfassen die **Tropaeolaceae**, **Caricaceae**, **Brassicaceae**, **Capparaceae**, Cleomaceae und Resedaceae sowie elf weitere Familien.

Die in Mittel- und Südamerika beheimateten **Tropaeolaceae** (ca. 90 Arten) sind Kräuter mit großen, gespornten Blüten und schildförmig-ganzrandigen oder handförmig geteilten Blättern. Einige *Tropaeolum*-Arten (*Tropaeolum majus* L., Kapuzinerkresse; *Tropaeolum peregrinum* L., Kanarische Kresse) werden als **Zierpflan**-

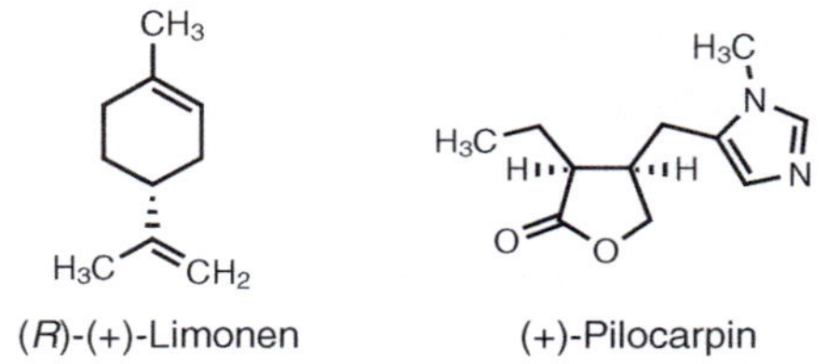

○ **Abb. 12.57** Inhaltsstoffe von *Citrus*- und *Pilocarpus*-Arten

zen kultiviert. Die Blätter von *Tropaeolum majus* werden auch als Beimischung zu Salaten verwendet; der leicht scharfe Geschmack ist auf die beim Zerkauen aus den Glucosinolaten freigesetzten Senföle zurückzuführen.

Die im tropischen und subtropischen Amerika sowie im tropischen Afrika beheimateten **Caricaceae** sind überwiegend unverzweigte oder wenig verzweigte Bäume mit großen, am Ende der Stämme schopfartig angeordneten Blättern und großen Beerenfrüchten. Alle Teile der Pflanzen enthalten Milchsaft in reich verzweigten gegliederten Milchröhren. Die reifen Früchte der in den Tropen und Subtropen weltweit angebauten *Carica papaya* L. werden als **Obst** (Papaya) verzehrt. Der aus den unreifen Früchten und aus dem Stamm durch Anritzen gewonnene Milchsaft enthält die eiweißspaltende Enzyme (Proteasen) Papain und Chymopapain. Er kommt getrocknet als „Rohpapain" in den Handel.

Die in der traditionellen Umgrenzung polyphyletischen **Capparaceae** wurden auf *Capparis* und einige

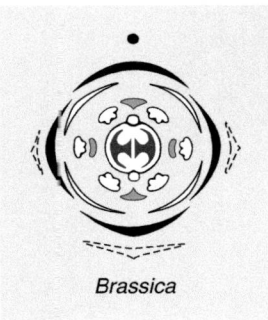

Abb. 12.58 Blütendiagramm von *Brassica*-Arten. Nach Eichler 1875 und 1878

Morphologie: Die Brassicaceae sind meist **Kräuter** mit in der Regel wechselständigen, oft fiederförmig geteilten, gefiederten oder gefingerten Blättern. Die Blütenhülle besteht in der Regel aus **zwei Kreisen** von je **zwei Kelchblättern** und einem Kreis von **vier Kronblättern**. Bei den meisten Arten kommen **sechs Staubblätter** vor, die in einem äußeren zweizähligen und einem inneren vierzähligen Kreis angeordnet sind. In diesem Fall lassen sich genau zwei senkrecht zueinander stehende Symmetrieebenen durch die Blüte legen, die **Blüte** ist also **disymmetrisch**. An der Basis der Staubblätter befinden sich unterschiedlich gestaltete Nektardrüsen. Das zweizählige Gynoeceum ist oberständig und coenokarp. Jedes Karpell verwächst so mit den Rändern des anderen Karpells, dass die Plazenten und damit die Samenanlagen an der Außenwand des Fruchtknotens stehen (parietale Plazentation). Die Frucht ist meist eine **Schote**; diese öffnet sich durch das Ablösen zweier Klappen von dem aus den verwachsenen Fruchtblatträndern gebildeten Rahmen. Fruchtknoten und Frucht sind häufig durch eine aus den Plazenten entstehende **falsche Scheidewand** in zwei Fächer geteilt. Seltener kommen Bruchschoten, die in mehrere einsamige Teilfrüchte zerfallen, oder einsamige Nüsse vor.

nahe verwandte Gattungen beschränkt (Capparaceae s. str.); aus dem größten Teil der übrigen Gattungen sind die Familien Cleomaceae, Koeberliniaceae, Pentadiplandraceae und Setchellanthaceae hervorgegangen. Die in den Tropen und Subtropen weit verbreiteten **Capparaceae s. str.** (ca. 510 Arten) sind überwiegend Sträucher – selten Bäume oder Kräuter – mit radiären oder schwach zygomorphen, häufig polyandrischen Blüten. Die im Mittelmeergebiet heimische *Capparis spinosa* L. (Kapernstrauch) wird zur Gewinnung ihrer Blütenknospen angebaut. Die Blütenknospen sind unbehandelt ungenießbar. Man lässt sie daher zunächst anwelken und legt sie dann in Salzlösung und Essig ein. Dabei entwickelt sich ein typischer würziger und leicht scharfer Geschmack, dessen scharfschmeckende Komponente auf die durch enzymatische Umwandlung der Glucosinolate entstehenden Senföle zurückzuführen ist. Die eingelegten Blütenknospen (Kapern) werden als **Gewürz** verwendet.

Inhaltsstoffe: Die meisten Brassicaceae akkumulieren **Glucosinolate** (Senfölglykoside) und **Myrosinase**, ein Isoenzymgemisch, das die hydrolytische Spaltung der thioglykosidischen Bindung der Glucosinolate katalysiert. Enzym und Substrat sind in verschiedenen Kompartimenten gespeichert: Die **Glucosinolate** befinden sich in der **Vakuole** von **Parenchymzellen**, während die Myrosinase in speziellen Idioblasten, den **Myrosinzellen**, lokalisiert ist. Erst bei einer Verletzung des Gewebes, z. B. durch pflanzenfressende Tiere (Herbivoren), reagieren Enzym und Substrat miteinander. Die nach hydrolytischer Abspaltung der Glucose aus den Glucosinolaten zunächst entstehenden Aglykone sind instabil und reagieren spontan zu **Senfölen** (Isothiocyanaten), Nitrilen oder anderen Reaktionsprodukten weiter. In manchen Pflanzen (z. B. *Alliaria petiolata*) sorgen Isomerasen für die Umwandlung der Isothiocyanate zu Thiocyanaten, die flüchtig sind und einen charakteristischen lauchartigen Geruch besitzen. Alle diese Verbindungen dienen den Pflanzen als **Abwehrstoffe** gegen Herbivoren. Für den scharfen Geschmack von glucosinolathaltigen Gewürzen (Meerrettich, schwarzer und weißer Senf) und Salatpflanzen (Gartenkresse, Rettich, Radieschen) sowie als Wirkstoff bei der Verwendung von glucosinolathaltigen Arten als Arzneimittel sind vor allem die Senföle verantwortlich.

Familie: Brassicaceae (Cruciferae)
Blütenformel:

$\underline{+}$ K2+2 C4 A2+4 G($\underline{2}$)   z. B. *Brassica*

Allgemeines: Die Familie ist kosmopolitisch verbreitet mit Schwerpunkten in den temperierten Gebieten. Sie umfasst etwa 320 Gattungen mit insgesamt etwa 3400 Arten. In Mitteleuropa heimisch sind etwa 55 Gattungen mit insgesamt etwa 150 Arten, z. B. *Thlaspi arvense* L. (Acker-Hellerkraut), *Capsella bursa-pastoris* (L.) MEDIK. (Hirtentäschel), *Draba verna* L. (Frühlings-Hungerblümchen, Syn. *Erophila verna* (L.) CHEVALL.), *Cardamine pratensis* L. (Wiesen-Schaumkraut), *Alliaria petiolata* (M. BIEB.) CAVARA & GRANDE (Knoblauchsrauke, Lauchkraut), *Sisymbrium officinale* (L.) SCOP. (Weg-Rauke), *Diplotaxis tenuifolia* (L.) DC. (Stinkrauke). *Iberis umbellata* L. (Doldige Schleifenblume) und *Erysimum cheiri* (L.) CRANTZ (Goldlack, Syn. *Cheiranthus cheiri* L.) werden häufig in Gärten als **Zierpflanzen** kultiviert.

Die Samen speichern als Reservestoff in der Regel **fettes Öl**, das bei Wildformen einen hohen Anteil (40–50 %) an Triglyceriden besonders langkettiger Fettsäuren, z. B. Erucasäure, enthält. Da die Erucasäure dem Öl einen unangenehmen Geschmack verleiht, hat man Kulturformen von Raps gezüchtet, deren Öle einen wesentlich geringeren Erucasäuregehalt (Arzneibuchkonforme Qualitäten maximal 2 %) haben.

In der Gattung *Erysimum* kommen herzwirksame Glykoside (**Cardenolide**), z. B. Erysimosid, vor (o Abb. 12.61).

Arzneipflanzen, Nutzpflanzen: *Brassica napus* L. und *Brassica campestris* L. sind die **Stammpflanzen** von Raffiniertes Raps-Öl, Rapae oleum raffinatum Ph. Eur. (aus den Samen durch mechanisches Auspressen oder durch Extraktion gewonnenes und anschließend raffiniertes fettes Öl). Von *Isatis tinctoria* L. (Syn. *Isatis indigotica* FORTUNE) stammt Färberwaidwurzel, Isatidis radix Ph. Eur. (im Herbst geerntete, getrocknete Wurzel).

Rapsöl wird auch als **Speiseöl** und zur Margarineherstellung sowie zur Herstellung von „Biodiesel", einem alternativen Kraftstoff (Rapsölmethylester, RME) für Dieselmotoren verwendet. Als **Gewürze** werden die Rübe von *Armoracia rusticana* P. GAERTN., B. MEY. & SCHERB. (Meerrettich) sowie die Samen von *Brassica nigra* (L.) KOCH (Schwarzer Senf) und *Sinapis alba* L. (Weißer Senf) verwendet. Als **Gemüse** verzehrt man gestauchte Sprossabschnitte (Weißkohl, Rotkohl, Wirsingkohl, Rosenkohl) und noch nicht voll entwickelte Blütenstände (Blumenkohl, Brokkoli) verschiedener Kulturvarietäten von *Brassica oleracea* L. Die Keimpflanzen von *Lepidium sativum* L. ssp. *sativum* (Gartenkresse) sowie die Hypokotylknollen verschiedener Kulturvarietäten von *Raphanus sativus* L. (Rettich und Radieschen) werden als Salat verzehrt.

Ordnung: Malvales

Die Monophylie der Malvales ist durch Sequenzvergleiche von Chloroplastengenen gut belegt. In der Ordnung häufig vorkommende morphologische Merkmale sind **Sternhaare** und **schildförmige Schuppenhaare** sowie **Schleimzellen** oder lysigene **Schleimgänge**.

Die Ordnung umfasst die **Malvaceae** (einschließlich Tiliaceae, Sterculiaceae und Bombacaceae), Cistaceae, Thymelaeaceae, Dipterocarpaceae und sechs weitere Familien.

Familie: Malvaceae
Blütenformeln:

*K5/(5) C5 A(5) → (∞) G($\overline{2}$) → (∞)   z. B. *Malva, Althaea, Gossypium*

*K5/(5) C5 A5 → ∞ G($\overline{2}$) → (∞)   z. B. *Tilia, Theobroma*

Allgemeines: Sequenzvergleiche von Chloroplastengenen haben bestätigt, dass die Arten der traditionellen

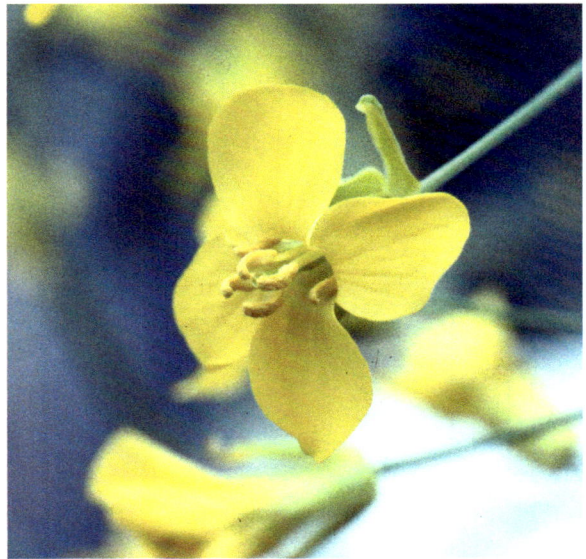

o **Abb. 12.59** *Brassica oleracea*, Blüte

o **Abb. 12.60** Bildung von Allylsenföl bei Einwirkung von Myrosinase auf Sinigrin

o **Abb. 12.61** Erysimosid, ein Cardenolid aus *Erysimum*-Arten

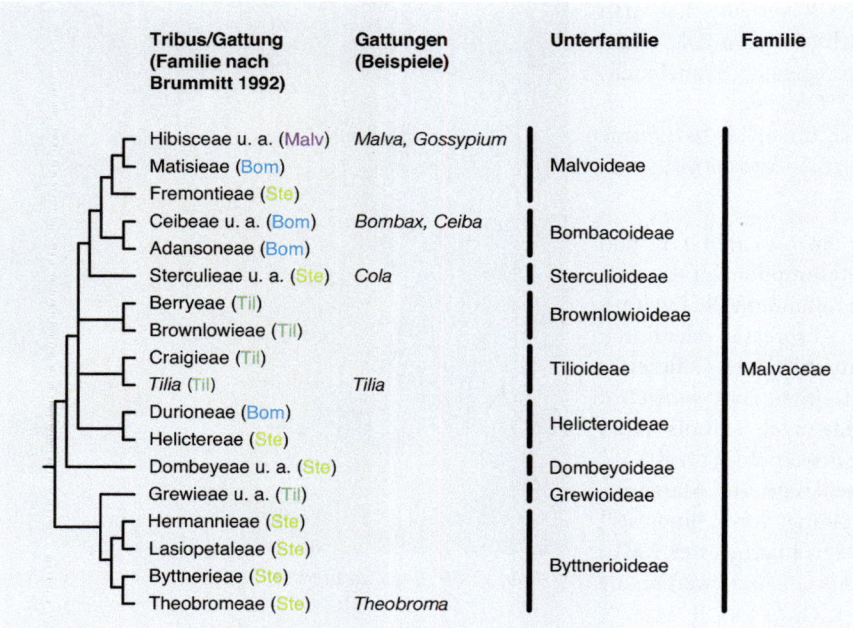

Abb. 12.62 Phylogenie der Malvaceae s. l. Das Dendrogramm basiert auf Vergleichen mehrerer chloroplastcodierter Gensequenzen, die teils einzeln, teils in unterschiedlichen Kombinationen ausgewertet wurden. Nach Alverson et al. 1999, Bayer et al. 1999, Whitlock, Bayer, Baum 2001, Nyffeler et al. 2005, Baum et al. 2004. Die in Klammern stehenden Abkürzungen hinter den Gattungsnamen geben die Zuordnung zu Familien nach Brummitt 1992 an. **Bom** Bombacaceae, **Mal** Malvaceae, **Ste** Sterculiaceae, **Til** Tiliaceae

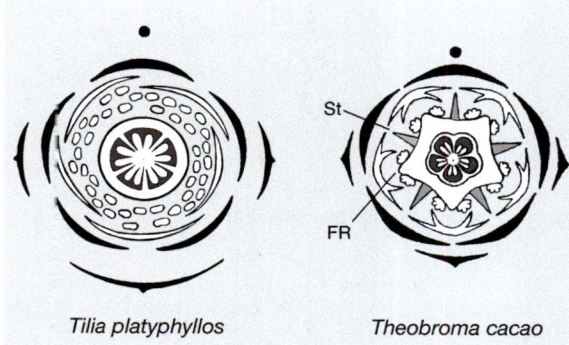

Abb. 12.63 Blütendiagramme der Malvaceae. **FR** Filamentröhre, **St** Staminodium. Nach Eichler 1875 und 1878

Familien **Malvaceae** s. str., **Bombacaceae**, **Tiliaceae** und **Sterculiaceae** insgesamt eine monophyletische Gruppe bilden. Die molekularphylogenetischen Untersuchungen haben aber auch gezeigt, dass die **Tiliaceae**, **Bombacaceae** und **Sterculiaceae** in ihrer traditionellen Definition polyphyletisch sind. Das Dendrogramm (○ Abb. 12.62) zeigt keine monophyletischen Gruppen, die auch nur annähernd der traditionellen Definition dieser Familien entsprechen. Die Äste des Dendrogramms entsprechen eher traditionellen Tribus oder Unterfamilien, die sich durch moderate Änderung ihrer Umgrenzung auch morphologisch gut definieren lassen. Daher werden diese Sippen sowie die um einige Gattungen erweiterten Malvaceae s. str. als Unterfamilien geführt und in einer erweiterten Familie **Malvaceae s. l.** zusammengefasst.

Die Malvaceae s. l. umfassen 113 Gattungen mit insgesamt etwa 5000 Arten. Die Familie ist kosmopolitisch verbreitet mit Schwerpunkten in tropischen Gebieten. In Mitteleuropa beheimatet sind einige *Malva*-Arten (z. B. *Malva neglecta* WALLR., Gänse-Malve; *Malva sylvestris* L., Wilde Malve) und einige *Althaea*-Arten (z. B. *Althaea officinalis* L., Echter Eibisch). *Pachira aquatica* AUBL. (Pachira) sowie Sorten und Hybriden von *Abutilon*-Arten (z. B. *Abutilon megapotamicum* (A. SPRENG.) ST.-HIL. & NAUD., Schönmalve) und *Hibiscus*-Arten (z. B. *Hibiscus rosa-sinensis* L., Hibiskus) werden als **Zierpflanzen** kultiviert.

Morphologie: Zu den Malvaceae gehören krautige, strauchige und baumförmige Arten. Die meist **wechselständigen**, **fingernervig**-ungeteilten, handförmig gelappten bis geteilten oder gefingerten **Blätter** sind meist mit Sternhaaren oder schildförmigen Schuppenhaaren besetzt. Die insektenbestäubten **Blüten** sind **radiär**. Die 5-zählige Blütenhülle ist in Kelch und Krone gegliedert. Die Kelchblätter sind frei oder miteinander verwachsen; häufig ist ein von auffälligen Hochblättern gebildeter **Außenkelch** vorhanden. Die Kronblätter sind frei. Die Zahl der Staubblätter variiert zwischen fünf und vielen. Häufig sind die **Filamente** zu einer die Griffel und den Fruchtknoten umfassenden **Röhre** verwachsen (○ Abb. 12.64). Seltener sind sie an der Basis zu **5** oder **10 Staubblattgruppen** verwachsen oder sie sind **frei** (z. B. bei *Tilia*-Arten, ○ Abb. 12.65). In einigen Fällen, z. B. bei *Tilia tomentosa* und *Theobroma cacao*, sind Staubblätter zu Staminodien umgewandelt (○ Abb. 12.66). Der oberständige **Fruchtknoten** ist **coenokarp-synkarp** und trägt ebenso viele oder doppelt so viele Griffel wie Karpelle. Als Früchte kommen häufig **Spaltfrüchte** (z. B. bei *Althaea* und *Malva*)

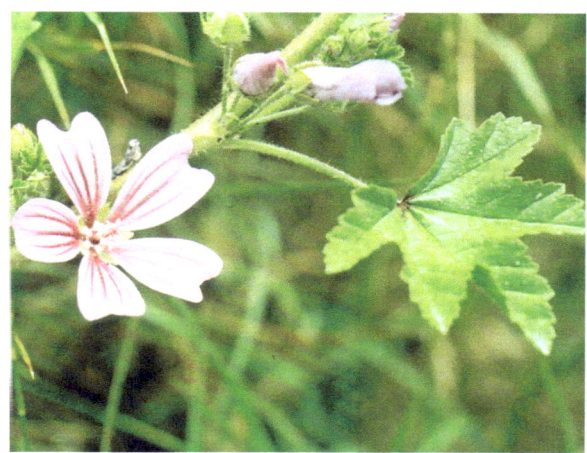

o **Abb. 12.64** *Malva sylvestris*, Sprossabschnitt mit Blüte

oder **Kapseln** (z. B. bei *Hibiscus* und *Gossypium*), seltener **Nussfrüchte** (z. B. bei *Tilia*), **Sammelbalgfrüchte** (z. B. bei *Cola*), **Beerenfrüchte** (z. B. bei *Theobroma*) oder **Steinfrüchte** (z. B. bei einigen Bombacoideae) vor.

Inhaltsstoffe: Schleimbildende Polysaccharide in Schleimzellen, Schleimlücken oder Schleimgängen sind in der Familie weit verbreitet. In *Cola*-Arten kommt Coffein vor.

Arzneipflanzen, Nutzpflanzen: *Althaea officinalis* L.: Eibischblätter, Althaeae folium Ph. Eur. (ganze oder geschnittene, getrocknete Laubblätter) und Eibischwurzel, Althaeae radix Ph. Eur. (geschälte oder ungeschälte, ganze oder geschnittene, getrocknete Wurzel); *Malva sylvestris* L. und/oder *Malva neglecta* WALLR.: Malvenblätter, Malvae folium (getrocknete, ganze oder zerkleinerte Blätter). *Malva sylvestris* MILL. und ihre kultivierten Varietäten: Malvenblüten, Malvae sylvestris flos Ph. Eur. (ganze oder zerkleinerte, getrocknete Blüten); *Hibiscus sabdariffa* L.: Hibiscusblüten, Hibisci sabdariffae flos Ph. Eur. (während der Fruchtreife geerntete, ganze oder geschnittene, getrocknete Kelche und Außenkelche); *Tilia cordata* MILL., *Tilia platyphyllos* SCOP. und/oder *Tilia x europaea* L. (Syn. *Tilia x vulgaris* HAYNE): Lindenblüten, Tiliae flos Ph. Eur. (ganze, getrocknete Blütenstände). *Cola nitida* (VENT.) SCHOTT & ENDL. (Syn. *Cola vera* K. SCHUM.) und deren Varietäten und/oder *Cola acuminata* (P. BEAUV.) SCHOTT & ENDL. (Syn. *Sterculia acuminata* P. BEAUV.): Kolasamen, Colae semen (von der Samenschale befreite, ganze oder zerkleinerte, getrocknete Samen); Kulturpflanzen von unterschiedlichen Varietäten von *Gossypium hirsutum* L. oder von anderen *Gossypium*-Arten (*Gossypium arboreum* L., *Gossypium barbadense* L., *Gossypium herbaceum* L.): Verbandwatte aus Baumwolle, Lanugo Gossypii absorbens Ph. Eur. (gereinigte, entfettete, gebleichte und sorgfältig kardierte neue Fasern oder Kämmlinge guter Qualität, die von der Samenschale

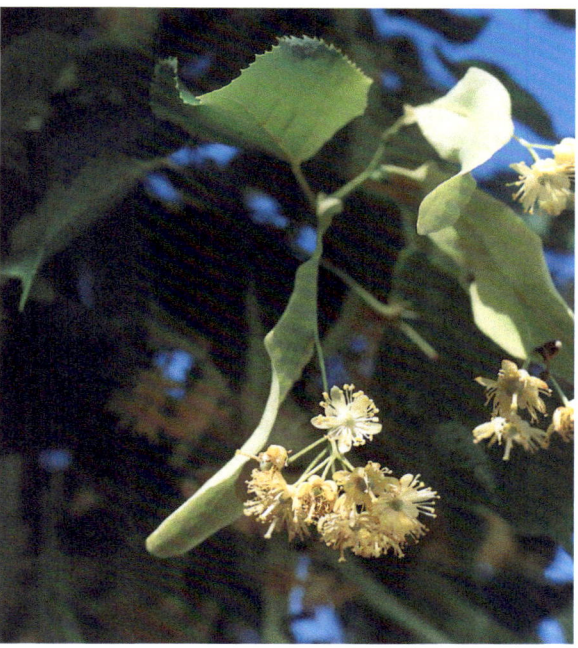

o **Abb. 12.65** *Tilia x europaea*, Blütenstand mit Vorblatt, das etwa bis zur Hälfte mit dem unteren Teil der Blütenstandsachse verwachsen ist

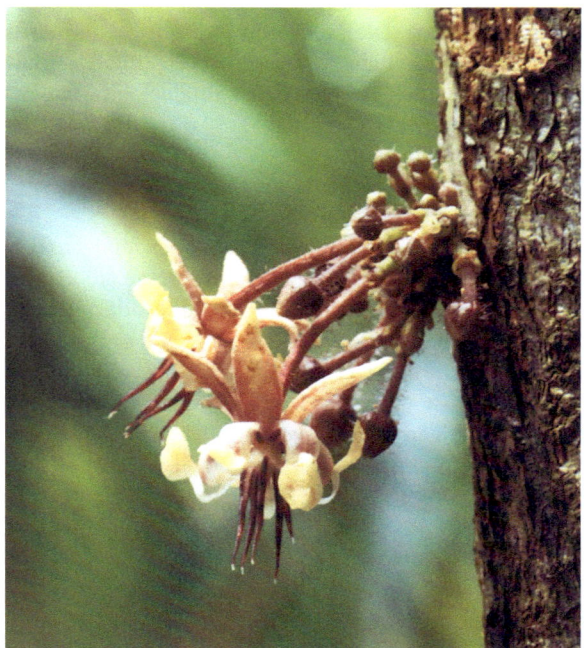

o **Abb. 12.66** *Theobroma cacao*, am Stamm entspringender Blütenstand (Kauliflorie). Die Blüten bestehen aus 5 Kelchblättern (rötlich-gelb, starr nach oben gerichtet), 5 Kronblättern, die in einen basalen breiten bandförmigen (rötlich-weiß), einen mittleren schmalen bandförmigen (weißlich) und einen verbreiterten endständigen Teil (gelb) gegliedert sind sowie 5 zweizählige Staublattgruppen (nicht sichtbar), die sich unter dem basalen Teil der Kronblätter befinden, und 5 Staminodien (rotbraun), die starr aus der Blüte herausragen.

stammen) und Hydriertes Baumwollsamenöl, Gossypii oleum hydrogenatum Ph. Eur. (durch Reinigen und Hydrieren des aus den Samen gewonnenen fetten Öls erhaltenes Öl); *Theobroma cacao* L.: Kakaobutter, Cacao oleum DAB (durch Abpressen und Filtrieren oder Zentrifugieren aus den fermentierten, gerösteten und von der Samenschale befreiten Samen (Kakaokerne; nach dem Vermahlen: Kakaomasse) gewonnenes Fett).

Kulturpflanzen unterschiedlicher Varietäten von *Gossypium hirsutum* L. oder andere kultivierte *Gossypium*-Arten (*Gossypium arboreum* L., *Gossypium barbadense* L., *Gossypium herbaceum* L.) liefern Baumwolle (einzellige, faserartige Haare, die der Epidermis der Samenschale entspringen). *Bombax ceiba* L. und *Ceiba pentandra* (L.) GAERTN. liefern wasserabweisende Fasern (Kapok), die von der inneren Epidermis der Fruchtwand gebildet werden und als Beimischung in Geweben für Textilien, als Polster- und Isoliermaterial oder zur Füllung von Schwimmwesten und Rettungsringen verwendet werden.

Überordnung: Fabanae

Die Monophylie der Fabanae und der dazu gehörigen Ordnungen und Familien ist durch DNA-Sequenzanalysen gut belegt. Die Überordnung umfasst die Ordnungen **Zygophyllales**, Celastrales, **Oxalidales**, **Malpighiales**, **Fabales**, **Rosales**, **Cucurbitales** und **Fagales**.

Ordnung: Zygophyllales

Zu den Zygophyllales gehören zwei Familien, die Zygophyllaceae und die **Krameriaceae**.

Die monogenerischen, in den Tropen und Subtropen Amerikas beheimateten **Krameriaceae** (17 Arten) sind halbparasitische Sträucher, Bäume oder Kräuter mit zygomorphen Blüten. *Krameria lappacea* (DOMBEY) H. M. BURDET et B. B. SIMPSON (Syn. *Krameria triandra* RUIZ et PAVON) ist die **Stammpflanze** der gerbstoffhaltigen Ratanhiawurzel, Ratanhiae radix Ph. Eur. (getrocknete, meist zerbrochene, unterirdische Organe).

Ordnung: Oxalidales

Die Oxalidales umfassen die **Oxalidaceae** und sechs weitere Familien.

Die vor allem in tropischen und subtropischen Gebieten verbreiteten **Oxalidaceae** (ca. 565 Arten) sind überwiegend krautige Pflanzen, seltener Sträucher oder kleine Bäume. In Europa heimisch ist *Oxalis acetosella* L. (Sauerklee). Die Früchte der in den Tropen weltweit kultivierten *Averrhoa carambola* L. werden als Obst (Karambole, Sternfrucht) verzehrt.

Ordnung: Malpighiales

Die Malpighiales umfassen 35 Familien, deren nahe Verwandtschaft erst durch DNA-Sequenzanalysen erkannt wurde und die man vorher auf neun verschiedene Ordnungen aus zwei verschiedenen Unterklassen verteilt hatte. Dazu gehören z. B. die **Violaceae**, **Salicaceae**, **Passifloraceae**, **Linaceae**, **Erythroxylaceae**, **Euphorbiaceae** und **Hypericaceae**.

Violaceae: Die Salicylsäure und deren Derivate enthaltenden, in Mitteleuropa heimischen Arten *Viola tricolor* L. (Wildstiefmütterchen) und *Viola arvensis* MURRAY (Ackerstiefmütterchen) sind die **Stammpflanzen** von Wildes Stiefmütterchen mit Blüten, Violae herba cum flore Ph. Eur. (getrocknete, blühende, oberirdische Teile).

Salicaceae: *Salix*-Arten mit hohem Gehalt an Salicin und anderen Salicylalkoholderivaten, z. B. die in Mitteleuropa heimischen Arten *Salix purpurea* L. (Purpurweide), *Salix daphnoides* VILL. (Reifweide) oder *Salix fragilis* L. (Bruchweide), sind die **Stammpflanzen** von Weidenrinde, Salicis cortex Ph. Eur. (ganze oder zerkleinerte, getrocknete Rinde junger Zweige oder ganze getrocknete Stücke der Jahrestriebe).

Passifloraceae: Die in subtropischen Gebieten Nord- und Südamerikas heimische Passionsblume, *Passiflora incarnata* L., ist die **Stammpflanze** von Passionsblumenkraut, Passiflorae herba Ph. Eur. (getrocknete, zerkleinerte oder geschnittene, oberirdische Teile). *Passiflora edulis* SIMS, eine in Brasilien heimische, aber auch in Mexiko, in den USA und Australien kultivierte Liane, liefert Maracujà, einen Saft aus dem fleischigen Arillus der Samen, der zum Aromatisieren von Getränken und anderen Lebensmitteln verwendet wird.

Linaceae: Die in vielen gemäßigten und subtropischen Gebieten der Welt angebaute meist einjährige Art *Linum usitatissimum* L. (Lein, Flachs) ist die **Stammpflanze** von Leinsamen, Lini semen Ph. Eur. (getrocknete reife Samen), Natives Leinöl, Oleum Lini virginale Ph. Eur. (durch Kaltpressung reifer Samen gewonnenes, fettes Öl) und Sterile, nicht resorbierbare Fäden: Leinenfaden, Fila non resorbilia sterilia: Filum lini Ph. Eur. (Sklerenchymfasern des Stängels von 2,5 bis 5 cm Länge, die zu Bündeln von 30 bis 80 cm zusammengefasst und zu kontinuierlichen Fäden des gewünschten Durchmessers gesponnen werden). Leinenfäden (Garne) können auch als Textilfasern für die Herstellung von Leinengewebe, z. B. für Kleidungsstücke, verwendet werden. Von den etwa 14 Gattungen der Linaceae ist nur die Gattung *Linum* mit wenigen Arten (z. B. *Linum tenuifolium* L., Zarter Lein) in Mitteleuropa heimisch.

Erythroxylaceae: Aus den Blättern der im tropischen Südamerika heimischen und dort auch kultivierten Sträucher *Erythroxylum coca* LAM. und *Erythroxylum novogranatense* (MORRIS) HIERON. wird das Tropanalkaloid Cocain gewonnen, das zur Herstellung von Cocainhydrochlorid, Cocaini hydrochloridum Ph. Eur. verwendet wird.

Euphorbiaceae: Die weltweit in tropischen, subtropischen und gemäßigten Zonen angebaute *Ricinus communis* L. ist die **Stammpflanze** von Natives Rizinusöl, Ricini oleum virginale Ph. Eur. (aus den Samen durch Kaltpressung gewonnenes fettes Öl) und Raffiniertes Rizinusöl, Ricini oleum raffinatum Ph. Eur. (aus den Samen durch Kaltpressung gewonnenes und anschließend raffiniertes fettes Öl). Aus dem durch Anzapfen des Stamms gewonnenen Milchsaft der im Amazonasgebiet heimischen, aber auch im tropischen Gebieten Südostasiens und Afrikas angebauten, baumförmigen *Hevea brasiliensis* (WILLD. ex A. JUSS.) MUELL. ARG. wird der Naturkautschuk (Parà-Kautschuk) gewonnen. In Mitteleuropa heimisch sind etwa zwanzig *Euphorbia*- (Wolfsmilch) und einige *Mercurialis*-Arten (Bingelkraut).

Hypericaceae: Das in Mitteleuropa heimische Echte Johanniskraut, *Hypericum perforatum* L., ist die Stammpflanze von Johanniskraut, Hyperici herba Ph. Eur. (während der Blütezeit geerntete, getrocknete, ganze oder zerkleinerte Triebspitzen) und Johanniskraut für homöopathische Zubereitungen, Hypericum perforatum ad praeparationes homoeopathicas Ph. Eur. (frische, ganze, zu Beginn der Blütezeit gesammelte Pflanzen).

Ordnung: Fabales
Auch die Fabales sind auf der Basis von DNA-Sequenzanalysen neu definiert worden. Sie umfassen nun außer den **Fabaceae** s. l. (einschließlich Mimosaceae und Caesalpiniaceae) auch die **Polygalaceae**, die **Quillajaceae** und die kleine tropische Familie Surianaceae.

Polygalaceae: Die in Nordamerika beheimatete Staude *Polygala senega* L. und bestimmte andere, eng verwandte *Polygala*-Arten, die ähnliche Triterpensaponine wie *Polygala senega* enthalten, sind die **Stammpflanzen** von Senegawurzel, Polygalae radix Ph. Eur. (getrocknete und meist zerkleinerte Wurzeln und Wurzelköpfe). Die Familie ist nahezu kosmopolitisch verbreitet. In Mitteleuropa kommen nur einige *Polygala*-Arten, z. B. *Polygala vulgaris* L. (Gewöhnliche Kreuzblume), vor.

Quillajaceae: Die in gemäßigten Regionen Südamerikas beheimateten Quillajaceae (4 Arten) sind kleine, immergrüne Bäume. *Quillaja saponaria* MOLINA ist die **Stammpflanze** der saponinhaltigen Droge Seifenrinde, Quillajae cortex Ph. Eur. (von der Borke befreite, ganze oder zerkleinerte, getrocknete Rinde).

Familie: Fabaceae (Leguminosae)
Blütenformeln:

*K4–5 C4–5 A∞ G$\underline{1}$	z. B. *Acacia*
*K5 C0 A5 G$\underline{1}$	z. B. *Ceratonia*
↓ K(5) C5 A(5+5) G$\underline{1}$	z. B. *Laburnum*
↓ K(5) C5 A(5+4):1 G$\underline{1}$	z. B. *Vicia*

Allgemeines: Die Familie ist fast kosmopolitisch verbreitet. Sie umfasst etwa 19500 Arten und gehört damit – gemeinsam mit den Orchidaceae und den Asteraceae – zu den drei größten Familien der Blütenpflanzen. In

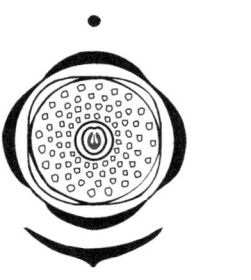
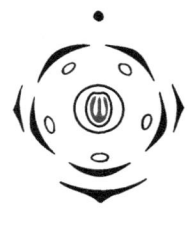
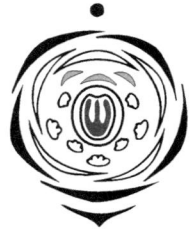

Acacia   *Ceratonia siliqua*   *Cassia floribunda*

○ **Abb. 12.67** Blütendiagramme der Fabaceae. Nach Eichler 1875 und 1878

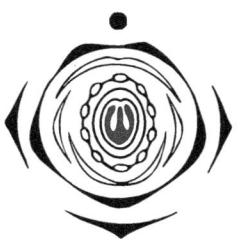
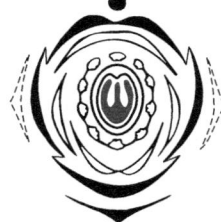

Laburnum anagyroides   *Vicia faba*

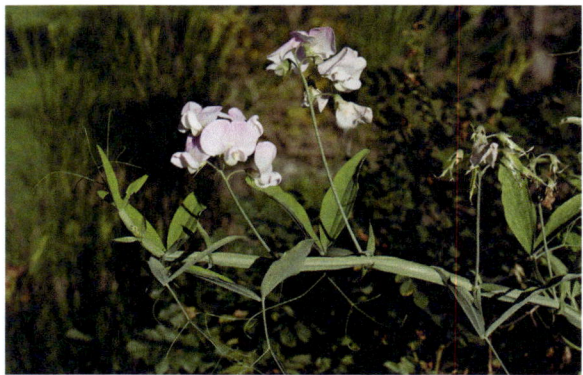

○ **Abb. 12.68** *Lathyrus latifolius*, beblätterter Seitenspross mit traubigen Blütenständen. An den Blüten, deren Kronblätter bereits abgefallen sind, kann man das Hypanthium und an dessen oberem Rand die Kelchblätter erkennen. Die Blätter sind gefiedert, nur das untere Fiederpaar ist blattförmig, die oberen Fiedern sind in Ranken umgewandelt.

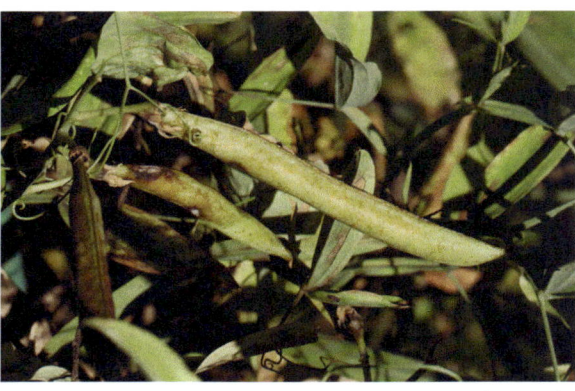

○ **Abb. 12.69** *Lathyrus latifolius*, unreife Früchte (Hülsen). Die reife Frucht öffnet sich durch Längsrisse an der (sichtbaren) Verwachsungsnaht des Fruchtblatts und auf der gegenüberliegenden Seite.

Mitteleuropa beheimatet sind etwa 110 Arten, z. B aus den Gattungen *Genista* (Ginster), *Ononis* (Hauhechel), *Melilotus* (Steinklee), *Medicago* (Schneckenklee), *Trifolium* (Klee), *Lotus* (Hornklee), *Astragalus* (Tragant), *Coronilla* (Kronwicke), *Vicia* (Wicke) oder *Lathyrus* (Platterbse). Als Zierpflanzen angebaut werden z. B. *Laburnum anagyroides* MEDIK. (Goldregen), *Wistaria sinensis* (SIMS) SWEET (Glyzinie, Blauregen, Syn. *Glycine sinensis* SIMS) oder *Robinia pseudoacacia* L. (Robinie, „Akazie").

Taxonomie: Die Gliederung der Leguminosae wird zurzeit intensiv bearbeitet. Da es sich um eine sehr artenreiche Familie mit einer großen Variationsbreite handelt, wird es noch einige Zeit dauern, bis eine einigermaßen stabile Neugliederung möglich ist. Es ist aber schon jetzt erkennbar, dass die traditionelle Untergliederung in die Unterfamilien Caesalpinioideae, Mimosoideae und Faboideae mit einer phylogenetischen Gliederung nicht vereinbar ist: DNA-Sequenzvergleiche haben gezeigt, dass nur die Faboideae eine eigenständige monophyletische Gruppe bilden. Die Mimosoideae sind zwar ebenfalls monophyletisch, sie repräsentieren aber nur gemeinsam mit einem Teil der paraphyletischen Caesalpinioideae einen den Faboideae vergleichbaren Hauptast des Fabaceae-Stammbaums. Die übrigen Arten der Caesalpinioideae bilden vier eigenständige Gruppen an der Basis des Fabaceae-Stammbaums.

Morphologie: Zu den Fabaceae gehören krautige, strauchige oder baumförmige Pflanzen sowie Kletterpflanzen mit Blattranken (z. B. *Lathyrus*-Arten, ○ Abb. 12.68) und Lianen. Typische morphologische Merkmale der Fabaceae sind die wechselständigen, meist einfach oder doppelt **gefiederten Blätter** und das aus **einem Karpell** bestehende **Gynoeceum**, das sich in der Regel zu einer vielsamigen **Hülsenfrucht** (z. B. bei *Lathyrus*, ○ Abb. 12.69), seltener zu einer ein- oder mehrsamigen **Schließfrucht** (z. B. bei *Ceratonia siliqua*, ○ Abb. 12.70) oder einer in mehrere einsamige Teilfrüchte zerfallende **Bruchfrucht** entwickelt. Die **Blüten** sind in der Regel zwittrig, **radiärsymmetrisch** (z. B. bei *Acacia*, ○ Abb. 12.71) oder **zygomorph** (z. B. bei *Cercis*, ○ Abb. 12.72) und meist perigyn mit kurzem, in der Regel becherförmigem **Hypanthium** (○ Abb. 12.68). Die Blütenhülle ist in Kelch und Krone gegliedert. Der Kelch besteht in der Regel aus fünf freien oder miteinander verwachsenen Sepalen. Von den üblicherweise fünf freien oder miteinander verwachsenen Kronblättern weicht häufig das **hintere Kronblatt** in Größe, Form oder Farbe deutlich von den übrigen ab; es wird in diesem Fall als **Fahne** bezeichnet (z. B. bei *Cercis*, ○ Abb. 12.72). Bei den „Schmetterlingsblüten", die bei vielen Arten der Unterfamilie Faboideae (Papilionoideae) vorkommen, sind außerdem die vorderen zwei Kronblätter miteinander verwachsen oder verklebt und bilden ein die Staubblätter umschließendes **Schiffchen**, während die seitlichen Kronblätter, die **Flügel**, mehr oder weniger weit abgespreizt sind (○ Abb. 12.73). Die Zahl der **Staubblätter** variiert von **eins** bis **viele**; meist besteht das Androeceum aber aus **10** Staubblättern in zwei Kreisen; die **Filamente** können **frei**, zu **einer Staubblattgruppe** (monadelphisch) oder zu **zwei Staubblattgruppen** verwachsen (diadelphisch) sein. Die durch Verwachsung der Filamente entstehende, den Fruchtknoten umgebende Filamentröhre kann bei monadelphischen Staubblättern geschlossen oder oben offen sein. Bei diadelphischen Staubblättern sind meist neun Staubblätter zu einer oben offenen Röhre verwachsen und das mehr oder weniger freie zehnte Staubblatt bedeckt diese Öffnung. Bei einigen Sippen sind weniger als fünf Kronblätter vorhanden oder die Krone fehlt vollständig (z. B. bei *Ceratonia*). Auch im Androeceum findet man häufig den Ausfall einzelner Staub-

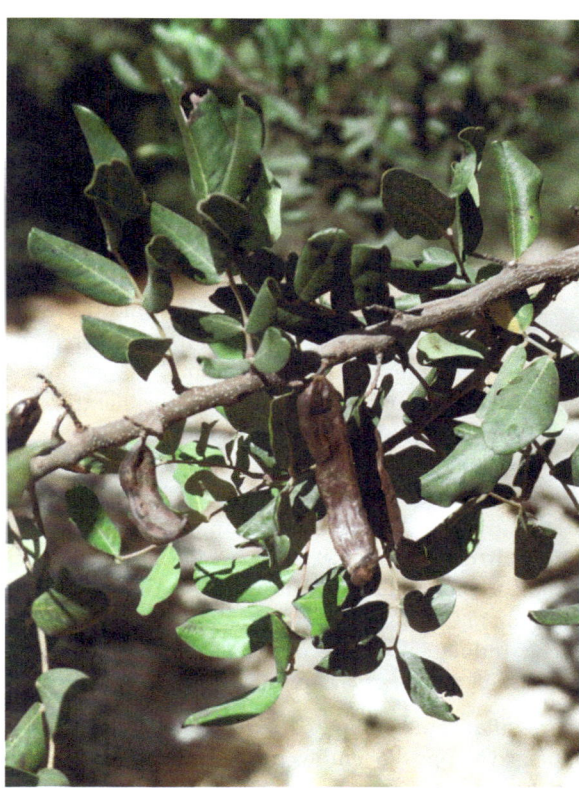

○ Abb. 12.70 *Ceratonia siliqua*, Frucht (Johannisbrot)

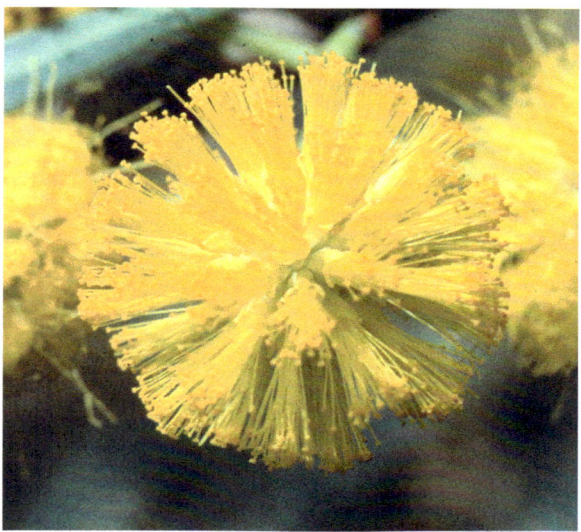

○ Abb. 12.71 *Acacia saligna*, Blütenstand. Blüten mit unscheinbaren Kelch- und Kronblättern (hell gelblich) und vielen Staubblättern

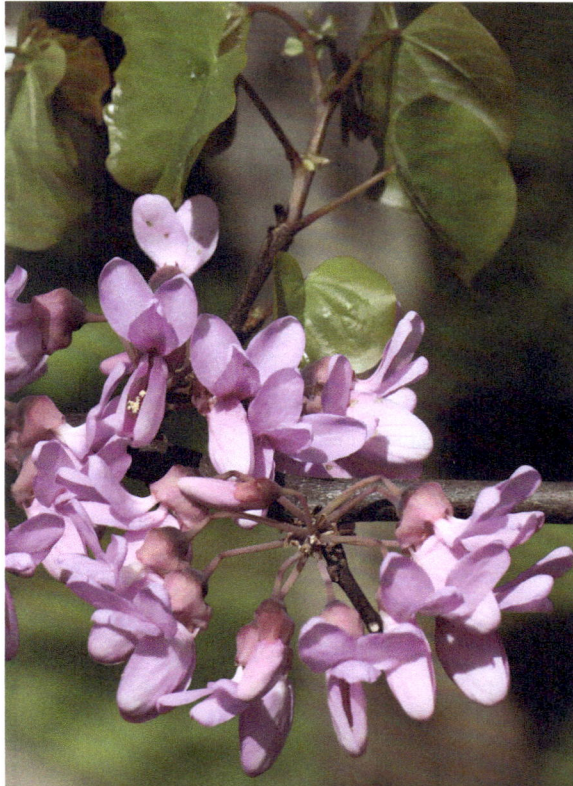

○ Abb. 12.72 *Cercis siliquastrum*, blattloser Ast mit Blütenständen (Ramiflorie) und Seitenäste mit beblätterten jungen Trieben

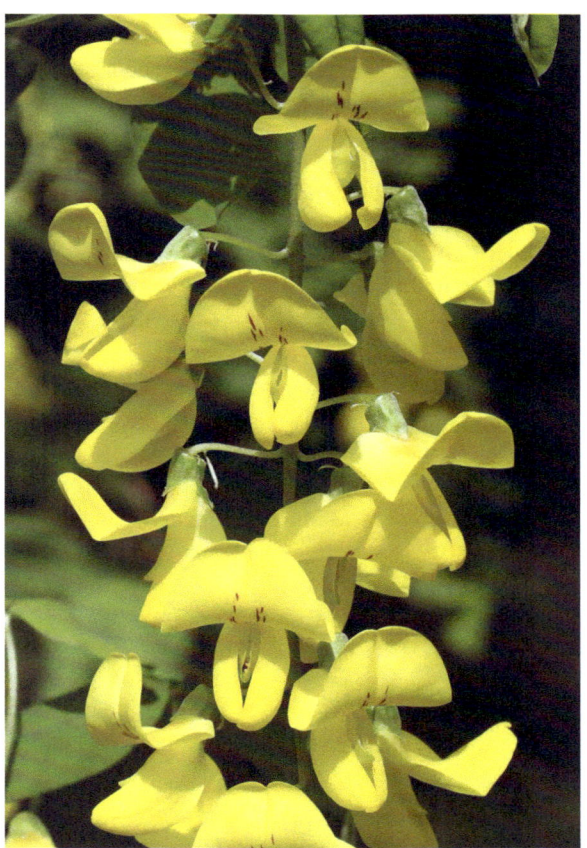

○ Abb. 12.73 *Laburnum anagyroides*, Teil des Blütenstands. Die Blütenkrone der „Schmetterlingsblüten" bestehen aus einem auffälligen oberen Kronblatt (Fahne, gelb mit roter Zeichnung), zwei gleichgestalteten seitlichen Kronblättern (Flügel, gelb) und dem von den beiden unteren Kronblättern gebildeten Schiffchen (grünlich).

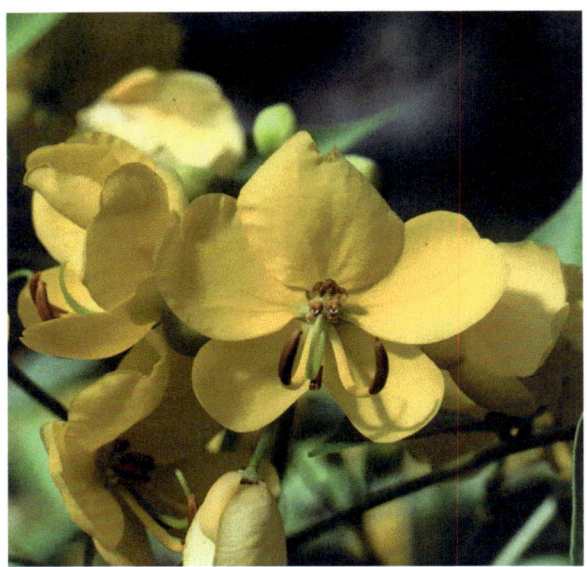

Abb. 12.74 *Senna corymbosa*, Blüte mit 3 kleinen Staminodien (adaxial, braun), 4 mittellangen (seitlich, Antheren kurz, hellbraun), 3 langen (abaxial, Antheren lang, braun) fertilen Staubblättern und einem langen, gebogenen Fruchtknoten (grünlich)

blätter oder eines Staubblattkreises; außerdem kommen nicht selten Staminodien vor (z. B. bei *Senna*, Abb. 12.74).

Die meisten Fabaceae bilden **Wurzelknollen**, in denen **Stickstoff reduzierende** *Rhizobium*-Arten leben. Durch die **Symbiose** mit diesen Bakterien können die Pflanzen Luftstickstoff als Quelle für den Aufbau von Aminosäuren und anderen stickstoffhaltigen organischen Verbindungen nutzen.

Inhaltsstoffe: Die sekundären Wandverdickungen in den Endospermzellen vieler Fabaceae bestehen aus **Galactomannanen**, die dort als Reservestoffe gespeichert werden. Diese Schleim bildenden Polysaccharide, z. B. Guaran aus *Cyamopsis tetragonoloba*, enthalten eine Hauptkette aus Mannose-Einheiten, an die einzelne Galactosylreste als Seitenketten gebunden sind (Abb. 12.75).

Weitere Reservestoffe der Samen sind Eiweiß, fettes Öl und Stärke. **Eiweiß** und **Stärke** sind bei der Verwendung der Samen als Nahrungsmittel (Hülsenfrüchte) von Bedeutung. Die **fetten Öle** werden z. T. im technischen Maßstab gewonnen und als Nahrungsmittel oder pharmazeutisch verwendet. Viele Fabaceae enthalten in den Samen Glykoproteine, die spezifisch an bestimmte Mono- oder Oligosaccharidgruppen in anderen Glykoproteinen oder in Glykolipiden binden können. Diese als **Lektine** bezeichneten Verbindungen sind für Menschen und Tiere toxisch. Die Samen müssen daher vor der Verwendung als Nahrungsmittel gekocht oder geröstet werden; dabei werden die Lektine inaktiviert.

Triterpensaponine sind in der Familie weitverbreitet. In einigen *Senna*-Arten werden laxierend wirkende **Anthranoide** (Hydroxyanthracen-Glykoside) akkumuliert, aus denen bei der Trocknung **Dianthronglykoside**, z. B. das Sennosid B, entstehen. Einige Sippen der Fabaceae akkumulieren **Chinolizidin-Alkaloide** (z. B. Spartein in *Cytisus scoparius*). Selten kommen auch einfache **Indolalkaloide** vor, z. B. das **Physostigmin** in *Physostigma venenosum* (Abb. 12.76).

Arzneipflanzen: *Cyamopsis tetragonoloba* (L.) Taub.: Guar, Cyamopsidis seminis pulvis Ph. Eur. (hauptsächlich aus Galactomannanen bestehendes, gemahlenes Endosperm der Samen) und Guargalactomannan, Guar galactomannanum Ph. Eur. (Das aus den Samen durch Zermahlen des Endosperms und anschließende Teilhydrolyse gewonnene Galactomannan); *Ceratonia siliqua* L.: Johannisbrotkernmehl (Reagenz Ph. Eur.; galactomannanhaltiges, gemahlenes Endosperm). *Pisum sativum* L.: Erbsenstärke, Pisi amylum Ph. Eur. (aus den Samen gewonnene Stärke).

Acacia senegal (L.) Willd., *Acacia seyal* Delile oder andere afrikanische *Acacia*-Arten: Arabisches Gummi Acaciae gummi Ph. Eur. (an der Luft erhärtete, gummiartige Ausscheidung, die auf natürliche Weise oder nach Einschneiden des Stamms und der Zweige austritt) und Sprühgetrocknetes Arabisches Gummi, Acaciae gummi dispersione desiccatum Ph. Eur. (sprühgetrocknete Lösung von Acaciae gummi); *Astracantha*

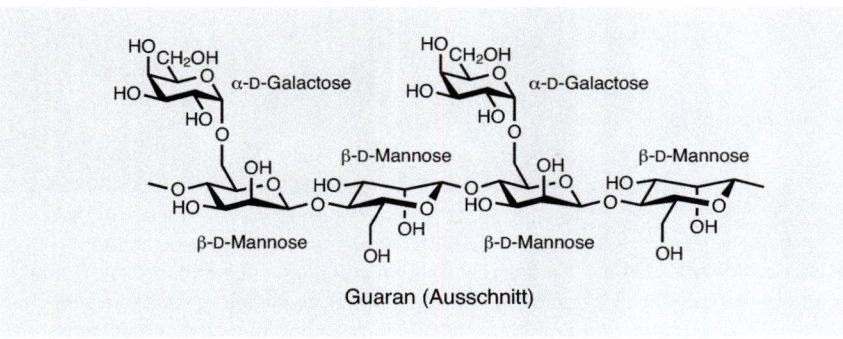

Abb. 12.75 Ausschnitt aus einem Guaran-Molekül

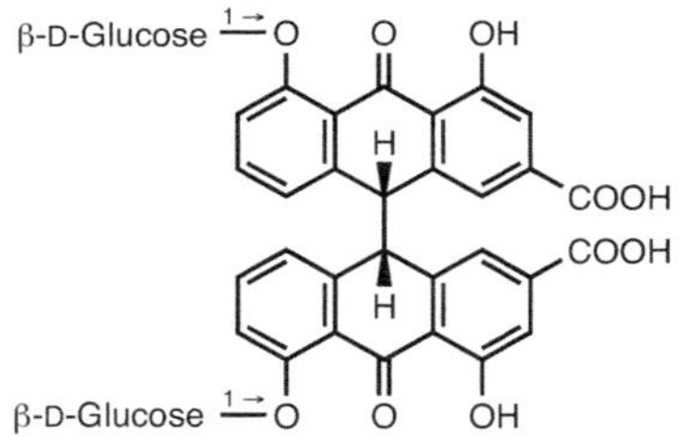

Abb. 12.76 Inhaltsstoffe von *Senna*- und *Physostigma*-Arten

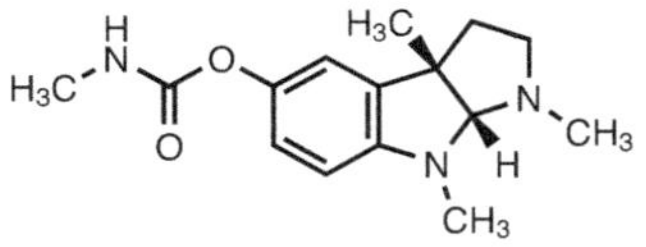

gummifera (LABILL.) PODLECH (Syn. *Astragalus gummifer* LABILL.) und bestimmte andere westasiatische Arten der Gattungen *Astracantha* und *Astragalus* (Ph. Eur.: *Astragalus*): Tragant, Tragacantha Ph. Eur. (an der Luft erhärtete, gummiartige Ausscheidung, die natürlich oder nach Einschneiden aus Stamm und Ästen ausfließt); *Myroxylon balsamum* (L.) HARMS var. *balsamum*: Tolubalsam, Balsamum tolutanum Ph. Eur. (aus dem Stamm gewonnener Harzbalsam); *Myroxylon balsamum* (L.) HARMS var. *pereirae* (ROYLE) HARMS: Perubalsam, Balsamum peruvianum Ph. Eur. (aus eingeritzten, geschwelten Stämmen gewonnener Balsam).

Arachis hypogaea L.: Raffiniertes Erdnussöl, Arachidis oleum raffinatum Ph. Eur. (aus den geschälten Samen gewonnenes, raffiniertes, fettes Öl). *Glycine max* (L.) MERR. (Syn. *Glycine hispida* (MOENCH) MAXIM.): Raffiniertes Sojaöl, Soiae oleum raffinatum Ph. Eur. (aus den Samen durch Extraktion gewonnenes und nachfolgend raffiniertes fettes Öl) und Entöltes Sojalecithin, Sojae lecithinum desoleatum DAB (aus den Samen gewonnenes, mit Aceton entfettetes Phospholipidgemisch). *Physostigma venenosum* BALF.: Physostigmini salicylas, Eserini salicylas, Physostigminsalicylat Ph. Eur. (Salz eines Indolalkaloids aus den Samen).

Astragalus mongholicus BUNGE var. *mongholicus* (Syn. *Astragalus membranaceus* BUNGE var. *mongholicus* (BUNGE) P. K. HSIAO) und *Astragalus mongholicus* var. *dahuricus* (DC.) PODLECH (Syn. *Astragalus membranaceus* BUNGE): Chinesischer-Tragant-Wurzel, Astragali mongholici radix Ph. Eur. (von Frühjahr bis Herbst gesammelte, von Rhizom und Nebenwurzeln befreite, getrocknete ganze Wurzeln); *Glycyrrhiza glabra* L. und/oder *Glycyrrhiza inflata* BATALIN und/oder *Glycyrrhiza uralensis* FISCH. ex DC.: Süßholzwurzel, Liquiritiae radix Ph. Eur. (getrocknete, ungeschälte oder geschälte, ganze oder geschnittene Wurzeln und Ausläufer); *Melilotus officinalis* (L.) PALL.: Steinkleekraut, Meliloti herba Ph. Eur. (getrocknete, ganze oder geschnittene oberirdische Teile); *Ononis spinosa* L.: Hauhechelwurzel, Ononidis radix Ph. Eur. (ganze oder geschnittene, getrocknete Wurzeln); *Pueraria montana* (LOUR.) MERR. var. *montana* (Syn. *Pueraria lobata* var. *montana* (LOUR.)): Kopoubohnenwurzel, Puerariae lobatae radix Ph. Eur. (zerkleinerte, getrocknete Wurzeln); *Pueraria montana* var *chinensis* (OHWI) SANJAPPA & PRADEEP (Syn. *Pueraria montana* (LOUR.) MERR. var. *thomsonii* (BENTH.) WIERSEMA ex D. B. WARD) und *Pueraria thomsonii* BENTH.: Mehlige Kopoubohnenwurzel, Puerariae thomsonii radix Ph. Eur. (ganze oder zerkleinerte, von äußeren Rindenschichten befreite, getrocknete Wurzeln). *Senna alexandrina* MILL.: Sennesblätter, Sennae folium Ph. Eur. (die getrockneten Fiederblätter von *Senna alexandrina* MILL., Syn. *Cassia senna* L.), bekannt als Alexandriner- oder Khartum-Senna, oder von *Senna alexandrina* MILL. (Syn. *Cassia angustifolia* M. VAHL), bekannt als Tinnevelly-Senna, oder von einer Mischung beider Herkünfte (Ph. Eur.: beide Arten). *Senna alexandrina* MILL. (Syn. *Cassia senna* L., *Cassia acutifolia* DELILE): Alexandriner-Sennesfrüchte, Sennae fructus acutifoliae Ph. Eur. (die getrockneten Früchte von Alexandriner-Senna); *Senna alexandrina* MILL. (Syn. *Cassia angustifolia* M. VAHL): Tinnevelli-Sennesfrüchte, Sennae fructus angustifoliae Ph. Eur. (die getrockneten Früchte von Tinnevelli-Senna); *Styphnolobium japonicum* (L.) SCHOTT (Syn. *Sophora japonica* L.): Japanischer-Pagodenbaum-Blüten, Sophorae japonicae flos Ph. Eur. (die getrockneten geöffneten Blüten) und Japanischer-Pagodenbaum-Blütenknospen, Sophorae japonicae flos immaturus Ph. Eur. (die ganzen, getrockneten Blütenknospen); *Trigonella foenum-graecum* L.: Bockshornsamen, Trigonellae foenugraeci semen Ph. Eur. (getrocknete reife Samen).

Hinweis: Synonyme von *Senna alexandrina* MILL. sind *Cassia senna* L., *Cassia acutifolia* DELILE. Diese beiden Sippen wurden lange Zeit als eigene Arten geführt, sind aber nach heutiger Auffassung nur Kulturformen von *Senna alexandrina* aus unterschiedlichen Anbaugebieten (Alexandrina-Senna: am oberen Nil; Tinnevelly-Senna in Südindien). Sie unterscheiden sich allerdings morphologisch und hinsichtlich des Anthranoidgehalts ihrer Früchte voneinander.

Nutzpflanzen: Die auch im reifen Zustand geschlossen bleibenden Früchte von *Ceratonia siliqua* L. (Johannisbrot) werden geröstet als Nahrungsmittel verzehrt oder dienen als Futtermittel. Die Samen von *Arachis hypogaea* L. (Erdnüsse) werden geröstet verzehrt oder zu Erdnussbutter verarbeitet. Das aus den Samen gewonnene Erdnussöl wird als Speiseöl und der bei der Ölgewinnung anfallende Pressrückstand als Futtermittel verwendet. Auch die Samen von *Glycine max* (L.) MERR. (Syn. *Glycine hispida* (MOENCH) MAXIM.) sind vielseitig verwendbar: Das fette Öl wird als Speiseöl verwendet; den nach Entfernen des Öls zurückbleibenden eiweiß- und kohlenhydratreiche Presskuchen verwendet man zur Herstellung von Nahrungsmitteln (z. B. Sojamehl, Sojamilch, Tofu) oder als Futtermittel. Die Samen von *Lens culinaris* MEDIK. (Linsen), *Pisum sativum* L. (Erbsen) und *Vicia faba* L. (Dicke Bohnen) sowie die unreifen Früchte von *Phaseolus vulgaris* L. (Gartenbohnen) und *Phaseolus coccineus* L. (Feuerbohnen) verwendet man gekocht als Nahrungsmittel. Viele Fabaceae, z. B. *Trifolium pratense* L. (Rotklee), *Medicago sativa* L. (Luzerne) oder alkaloidfreie Zuchtformen von *Lupinus luteus* L. und *Lupinus angustifolius* L. (Lupinen) werden als Futterpflanzen angebaut.

Ordnung: Rosales

Die DNA-Sequenzvergleiche innerhalb der Fabanae haben auch einige unerwartete Befunde zur Abgrenzung der Rosales geliefert. Die Ordnung umfasst nun die **Rosaceae, Rhamnaceae, Elaeagnaceae, Urticaceae,** Ulmaceae, **Moraceae, Cannabaceae** und zwei weitere Familien. Diese Neugliederung wird auch durch ein nichtmolekulares Merkmal gestützt: Das Endosperm ist häufig reduziert, oder es fehlt ganz.

Die nahezu kosmopolitisch verbreiteten **Rhamnaceae** (ca. 950 Arten) sind meist Bäume oder Sträucher mit kleinen unscheinbaren Blüten. Einige Sippen, z. B. die Gattungen *Rhamnus* und *Frangula*, enthalten Hydroxyanthracenglykoside (Anthranoide; z. B. das Anthrachinondiglykosid Glucofrangulin A). Die in Nordamerika beheimatete *Frangula purshiana* (DC.) A. GRAY (Syn. *Rhamnus purshiana* DC.) ist die **Stammpflanze** von Cascararinde, Rhamni purshianae cortex Ph. Eur. (getrocknete ganze oder zerkleinerte Rinde). Von der in Europa heimischen *Frangula alnus* MILL. (Syn. *Rhamnus frangula* L.) stammt Faulbaumrinde, Frangulae cortex Ph. Eur. (getrocknete, ganze oder zerkleinerte Rinde der Stämme und Zweige). Die ebenfalls in Europa heimische *Rhamnus cathartica* L. ist die Stammpflanze von Kreuzdornbeeren, Rhamni catharticae fructus DAB (reife, getrocknete Früchte).

Die vor allem in tropischen und subtropischen Gebieten weitverbreiteten **Urticaceae** (ca. 1650 Arten) sind überwiegend krautige Pflanzen mit kleinen, eingeschlechtigen Blüten und häufig mit Brennhaaren auf Blättern und Stängeln. In Mitteleuropa heimisch sind wenige *Parietaria*- (Glaskraut; z. B. *Parietaria judaica* L.) und *Urtica*-Arten (Brennnessel). *Urtica dioica* L. ist die **Stammpflanze** von Brennnessel für homöopathische Zubereitungen, Urtica dioica ad praeparationes homoeopathicas Ph. Eur. (frische, ganze Pflanze zur Blütezeit). *Urtica dioica* L. und *Urtica urens* L. sowie deren Hybriden sind die Stammpflanzen von Brennnesselblätter, Urticae folium Ph. Eur. (getrocknete, ganze oder geschnittene Blätter) und Brennnesselwurzel, Urticae radix DAB (getrocknete Wurzeln und Rhizome).

Die vor allem in tropischen, subtropischen und warmgemäßigten Zonen verbreiteten **Moraceae** sind milchsaftführende Bäume, Sträucher oder Lianen mit unscheinbaren Blüten, die oft dicht beieinander stehen und sich zu Fruchtständen entwickeln, die als Ganzes verbreitet werden. Solche Fruchtverbände sind z. B. die Feigen. Sie stammen von der im Mittelmeerraum kultivierten *Ficus carica* L. und werden frisch oder getrocknet als Obst verzehrt. Auch die schwarze Maulbeere, die von *Morus nigra* L., einen ebenfalls im Mittelmeerraum kultivierten Baum, gebildet wird, ist ein solcher Fruchtverband.

Zu den **Cannabaceae** gehören nur die Gattungen *Humulus* und *Cannabis*. Die in Mitteleuropa heimische Art *Humulus lupulus* L. ist die **Stammpflanze** von Hopfenzapfen, Lupuli flos Ph. Eur. (Die getrockneten, gewöhnlich ganzen, weiblichen Blütenstände). Die Blütenstände der weiblichen Pflanzen werden wegen des bitteren, würzigen Geschmacks und der konservierenden Eigenschaften des in Drüsenhaaren auf den Hoch- und Vorblättern gebildeten Harzes auch zum Brauen von Bier verwendet. Die ebenfalls diözische Hanfpflanze, *Cannabis sativa* L., vor allem die Blütenstände weiblicher Pflanzen der ssp. *indica* (LAM.) E. SMALL et A. CRONQ, enthalten – in Drüsenhaaren auf den Vorblättern – ein Harz mit psychotropen Inhaltsstoffen. Die getrockneten weiblichen Blütenstände (Marihuana) und das Harz (Haschisch) werden als Rauschmittel verwendet. Die ssp. *sativa* dient zur Gewinnung der Fasern aus den Sprossachsen, die z. B. zu Tauen, Seilen, Netzen und Bindfäden weiterverarbeitet werden. Der Anbau beider Varietäten von *Cannabis sativa* ist in der USA und in Europa verboten.

Von den in der Regel strauchförmigen **Elaeagnaceae** ist nur eine Art in Mitteleuropa heimisch: *Hippophae rhamnoides* L., der Sanddorn. Dessen orangefarbene Scheinfrüchte bestehen aus dem von einem harten Perikarp umgebenen Samen und einer mit dem Perikarp nur im unteren Teil verwachsenen fleischigen Außenschicht (Pulpa), die sich aus dem Blütenbecher entwickelt. Die Vitamin-C-reiche Pulpa wird zur Herstellung von Marmeladen, Säften und anderen Lebensmitteln verwendet.

Familie: Rosaceae
Blütenformeln:

$*K_{(5)} \; C5 \; A\infty \; G\overline{\infty}$	z. B. *Rosa, Potentilla, Alchemilla, Rubus*
$*K_{(5)} \; C5 \; A\infty \; G\underline{1}$	z. B. *Prunus*
$*K_{(5)} \; C5 \; A\infty \; G\underline{5} \to \underline{2}$	z. B. *Spiraea, Aruncus*
$*K_{(5)} \; C5 \; A\infty \; G\,(\underline{5}) \to \overline{1}$	z. B. *Pyrus, Malus, Crataegus, Mespilus*

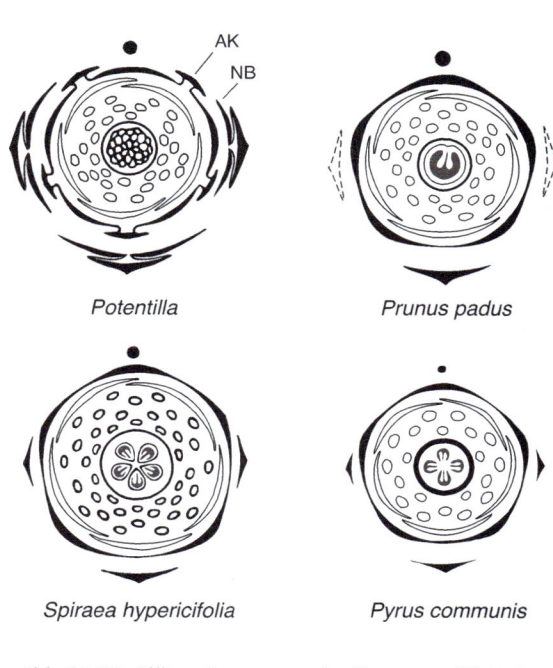

○ **Abb. 12.77** Blütendiagramme der Rosaceae. **AK** Außenkelch, **NB** Nebenblatt. Nach Eichler 1875 und 1878

Allgemeines: Die Familie ist nahezu kosmopolitisch verbreitet mit Schwerpunkten in gemäßigten und warmen Gebieten der Nordhemisphäre. Sie umfasst etwa 85 Gattungen mit insgesamt etwa 3000 Arten. In Mitteleuropa beheimatet sind z. B. Arten aus den Gattungen *Filipendula* (Mädesüß, Spierstaude), *Rosa* (Rose), *Rubus* (Brombeere, Himbeere), *Agrimonia* (Odermennig), *Sanguisorba* (Wiesenknopf), *Potentilla* (Fingerkraut), *Fragaria* (Erdbeere), *Alchemilla* (Frauenmantel), *Geum* (Nelkenwurz; Rosoideae), *Prunus* (Kirsche, Pflaume u. a.), *Aruncus* (Geißbart), *Sorbus* (Vogelbeere; Spiraeoideae) sowie *Dryas* (Silberwurz; Dryadoideae). Als Zierpflanzen kultiviert werden z. B. die zu den Spiraeoideae gehörenden Arten *Spiraea media* SCHMIDT (Karpaten-Spierstrauch) oder *Kerria japonica* (L.) DC. (Goldröschen).

Taxonomie: DNA-Sequenzanalysen haben gezeigt, dass die auf den unterschiedlichen Fruchttypen basierende traditionelle Gliederung der Rosaceae in die vier Unterfamilien Rosoideae, Spiraeoideae, Prunoideae und Maloideae nicht den phylogenetischen Verwandtschaftsbeziehungen entspricht. Die Gattungen der Prunoideae und Maloideae sind nach diesen Untersuchungen innerhalb der Spiraeoideae einzuordnen. Die Familie wird daher in die drei Unterfamilien **Rosoideae** (Blätter in der Regel gefiedert oder gefingert; cyanogene Glykoside und Sorbitol werden nicht akkumuliert; einsamige Schließfrüchte), **Spiraeoideae** (Blätter normalerweise ungeteilt; cyanogene Glykoside und Sorbitol werden in der Regel akkumuliert; unterschiedliche Fruchttypen) und **Dryadoideae** (Blätter meist ungeteilt; cyanogene Glykoside werden akkumuliert, Sorbitol ist nur in Spuren nachweisbar; einsamige Schließfrüchte, Stickstoff-Fixierung durch Symbiose mit Actinomyceten der Gattung *Frankia*) eingeteilt.

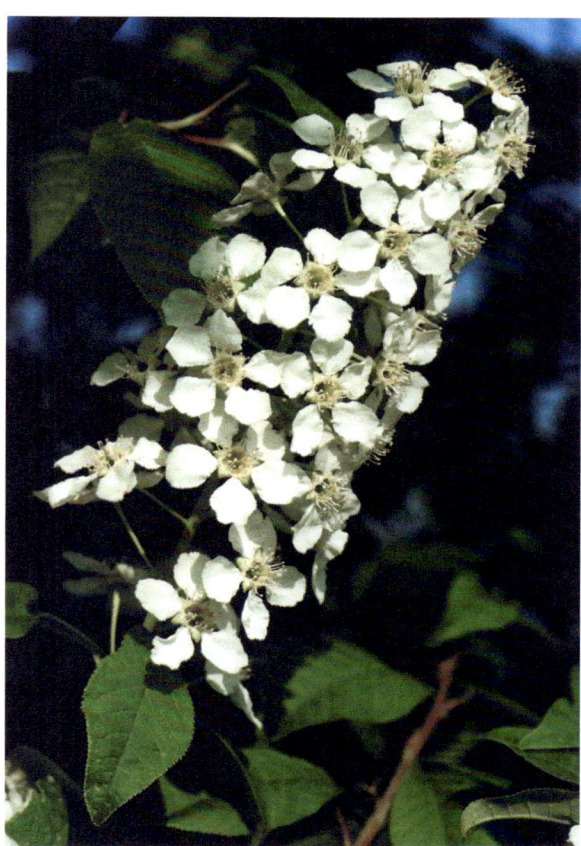

○ **Abb. 12.78** *Prunus padus*, Blütenstand. Die Blüten sind perigyn. Der Fruchtknoten (grün) steht frei am Grund des schüsselförmigen Blütenbechers. Die Blätter sind ungeteilt.

Morphologie: Zu den Rosaceae gehören baumförmige, strauchige und krautige Arten. Die fast immer **wechselständigen Blätter** sind einfach (bei den Unterfamilien Spiraeoideae, ○ Abb. 12.78 und Dryadoideae, ○ Abb. 12.79) oder zusammengesetzt (bei der Unterfamilie Rosoideae, ○ Abb. 12.80); **Nebenblätter** sind meist vorhanden. Die meist **radiären Blüten** besitzen manchmal einen Außenkelch (z. B. bei *Fragaria vesca*, ○ Abb. 12.84). Die **5-zählige**, seltener 3–4-zählige oder mehr als 5-zählige **Blütenhülle** ist in Kelch und Krone gegliedert. Die Kelchblätter sind in der Regel verwachsen. Die **Kronblätter** sind **frei**, manchmal fehlen sie (z. B. bei *Alchemilla*). Die Blüten enthalten meist **viele Staubblätter**; häufig werden viermal so viele Staubblätter wie Kelchblätter ausgebildet. Fast ausnahmslos ist ein **Blütenbecher** (Hypanthium) vorhanden, der flach, schüsselförmig (○ Abb. 12.78), krugförmig (○ Abb. 12.80) oder röhrenförmig gestaltet sein kann und an dessen Rand

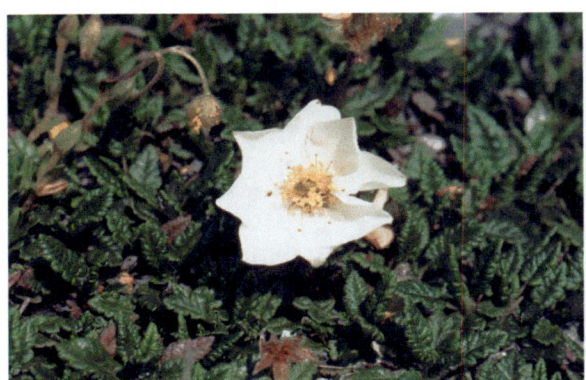

Abb. 12.79 *Dryas octopetala*, Blüte und (ungeteilte) Blätter

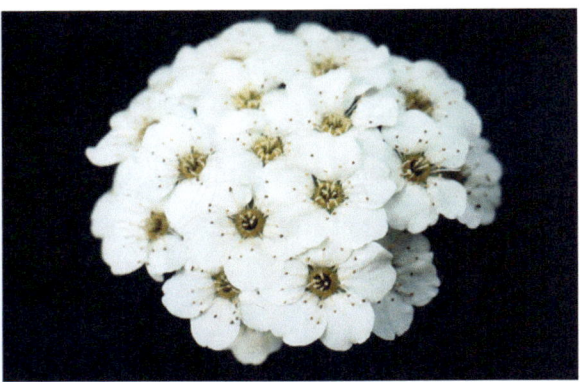

Abb. 12.81 *Spiraea media*, Blütenstand. Die Blüten sind perigyn. Die 5 freien Karpelle der Blüten stehen am Grund des Blütenbechers (nicht sichtbar), ihre weißlichen Griffel ragen aus dem Hypanthium heraus. Am Rand des Blütenbechers erkennt man ein ringförmiges Nektarium (Diskus, gelb).

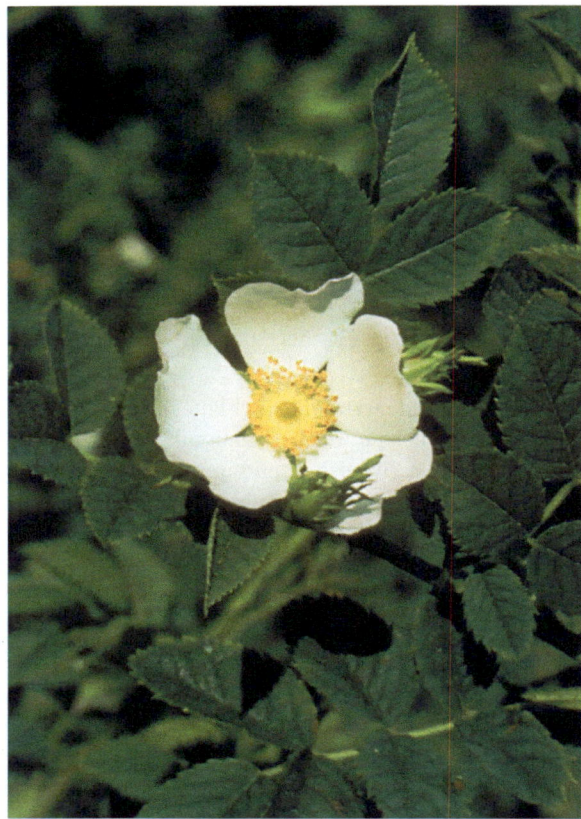

Abb. 12.80 *Rosa corymbifera*, Zweigspitze mit Blüte. Die Erhebung in der Mitte des Blütenbodens besteht aus den Griffeln, die durch eine schmale Öffnung des krugförmigen Blütenbechers nach außen ragen (o Abb. 12.85).

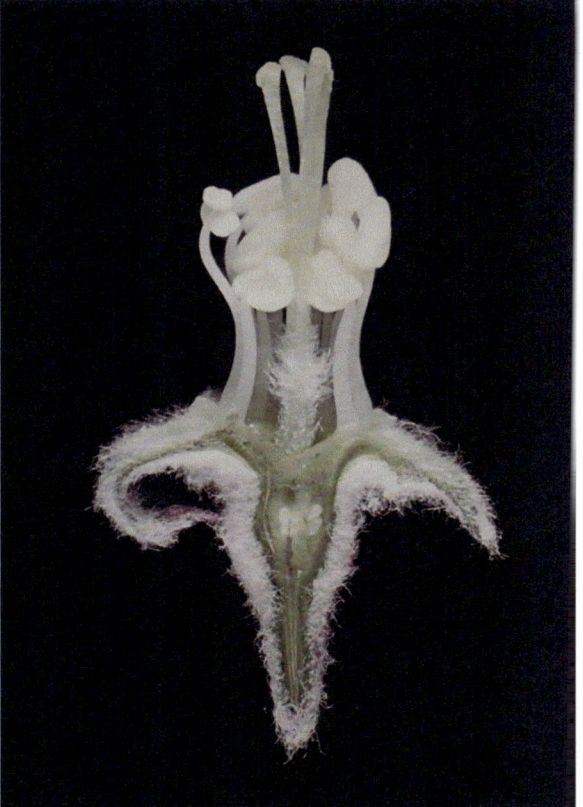

Abb. 12.82 *Malus pumila*, Längsschnitt durch eine Blüte. Die Kronblätter sind entfernt. Die Karpelle (Fächer des Fruchtknotens, weißlich) sind mit dem Hypanthium (grün) vollständig verwachsen, die Blüte ist also epigyn. In jedem der beiden angeschnittenen Karpelle sind zwei Samenanlagen erkennbar.

Kelchblätter, Kronblätter und Staubblätter befestigt sind. Das **Gynoeceum** ist chorikarp (z. B. bei *Spiraea*, o Abb. 12.81); die Außenseite der Fruchtblätter kann aber mit dem Blütenbecher verwachsen sein. In diesem Fall bildet sich aus dem ± unterständigen Fruchtknoten (**Epigynie**, o Abb. 12.82) eine **Scheinfrucht**, bei der das Fruchtfleisch aus Geweben des Blütenbechers entsteht. Der aus Karpellgewebe entstehende innere Teil dieser

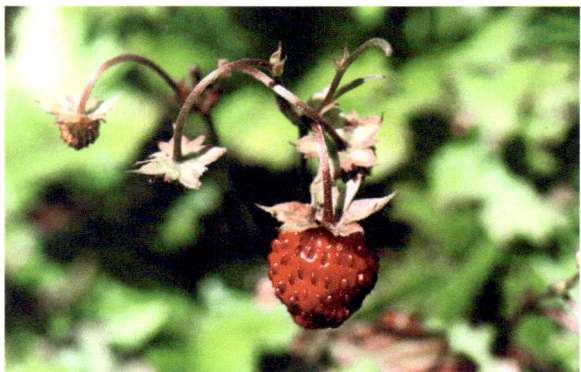

Abb. 12.84 *Fragaria vesca*, Sammelnussfrucht. Die Nussfrüchtchen (dunkelrot, länglich) befinden sich auf der Oberfläche des fleischigen Blütenbodens. Das vordere Kelchblatt ist entfernt, die Blätter des Außenkelchs alternieren mit den Kelchblättern.

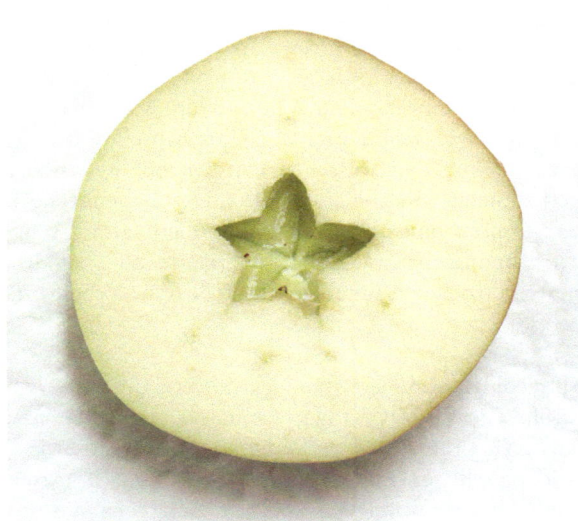

Abb. 12.83 *Malus pumila*, Querschnitt durch die Sammelbalgfrucht. Jedes der fünf mit einer dünnen sklerenchymatischen Schicht ausgekleideten Fächer entspricht einem zur Mitte hin geöffneten Balgfrüchtchen, in dem sich die Samen (hier entfernt) befinden. Das fleischige Gewebe, das dieses „Kernhaus" umgibt, stammt aus dem mit der Rückseite der Karpelle verwachsenen Hypanthium.

Früchte besteht aus einer dünneren, hornartigen (bei den Sammelbalgfrüchten – Apfelfrüchten – von *Malus*, *Pyrus* und verwandten Gattungen, ○ Abb. 12.83) oder dickeren, steinartigen (bei den Sammelnussfrüchten – Steinäpfeln – von *Crataegus*, *Mespilus* und verwandten Gattungen) Sklerenchymschicht und bildet das Kernhaus dieser Früchte. Bei anderen Gattungen stehen die Karpelle meist frei am Grund des Blütenbechers (**Perigynie**, z. B. bei *Prunus padus*, ○ Abb. 12.78 oder *Spiraea media*, ○ Abb. 12.81). Daraus entwickeln sich **Balgfrüchtchen** (z. B. bei *Spiraea* oder *Aruncus*), **Nussfrüchtchen** (z. B. bei *Rosa*, *Alchemilla* oder *Potentilla*), **Steinfrüchtchen** (z. B. bei *Rubus*) oder – bei nur einem Fruchtknoten pro Blüte – **Steinfrüchte** (z. B. bei *Prunus*). Häufig findet man auch hier **Sammelfrüchte**, z. B. **Sammelnussfrüchte**, die bei der Gattung *Fragaria* (○ Abb. 12.84) durch einen fleischigen, kegelförmigen Blütenboden, bei der Gattung *Rosa* (○ Abb. 12.85) dagegen durch den fleischigen Blütenbecher zusammengehalten werden, oder **Sammelsteinfrüchte**, die bei der Gattung *Rubus* durch einen konvexen nicht fleischigen Blütenboden (z. B. bei *Rubus fruticosus*) und/oder Verklebung der Perikarpien (z. B. bei *Rubus idaeus*, ○ Abb. 12.86) zusammengehalten werden.

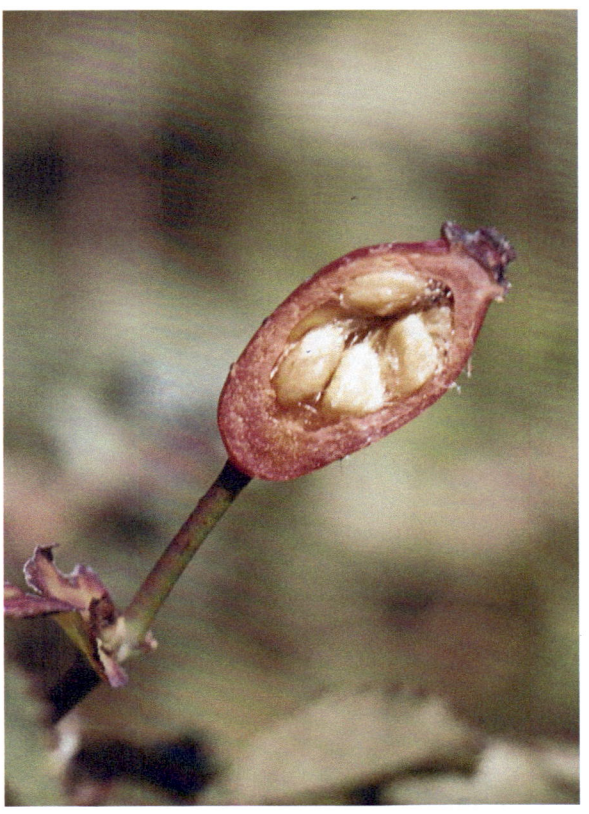

Abb. 12.85 *Rosa* sp., Längsschnitt durch die Frucht. Die bräunlichen Nussfrüchtchen werden vom roten, fleischigen Hypanthium umschlossen. An der Spitze sind die Reste der durch die Öffnung des Hypanthiums (nicht sichtbar) ragenden Griffel (rötlich mit blauen Spitzen) zu erkennen.

Inhaltsstoffe: Kondensierte **Gerbstoffe** (Proanthocyanidine) sind in der Familie weit verbreitet. Ellagitannine (hydrolysierbare Gerbstoffe mit Hexahydroxydiphenoylresten) kommen nur in bestimmten Gattungen (z. B. *Alchemilla*, *Agrimonia*, *Potentilla*, *Rubus*, *Fragaria*) vor. Die Gerbstoffe gelten als Wirkstoffe der von *Alchemilla*-, *Potentilla*- und *Agrimonia*-Arten gewonnenen Drogen. **Cyanogene Glykoside** kommen bei Spiraeoideae und Dryadoideae vor. Die Samen von *Prunus dulcis* var. *amara*, die bitteren Mandeln, enthalten z. B.

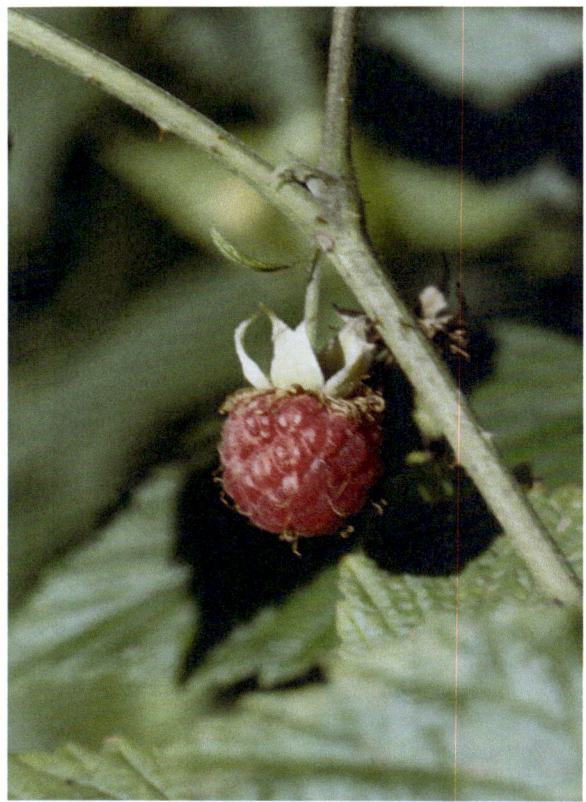

○ **Abb. 12.86** *Rubus idaeus*, Sammelsteinfrucht. Die Perikarpien der Steinfrüchtchen sind miteinander verklebt, dadurch lassen sich alle Steinfrüchtchen einer Blüte gemeinsam vom Blütenboden abheben.

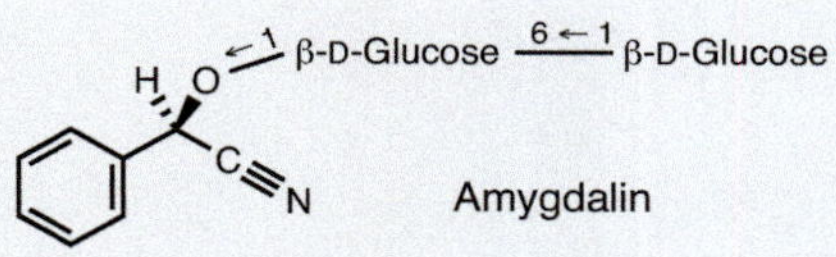

○ **Abb. 12.87** Amygdalin, ein cyanogenes Glykosid

Amygdalin, das bei Verletzung des Gewebes durch das ebenfalls im Samen enthaltene Enzymgemisch Emulsin unter Freisetzung von Blausäure gespalten wird (○ Abb. 12.87). Die Spiraeoideae enthalten in der Regel größere Mengen Sorbitol, das als Transport-Kohlenhydrat dient.

Arzneipflanzen: Rosoideae: *Agrimonia eupatoria* L.: Odermennigkraut, Agrimoniae herba Ph. Eur. (Die getrockneten, blühenden Sprossspitzen). *Alchemilla vulgaris* L. s. l.: Frauenmantelkraut, Alchemillae herba Ph. Eur. (zur Blütezeit gesammelte ganze oder geschnittene, getrocknete, oberirdische Teile). *Filipendula ulmaria* (L.) MAXIM. (Syn. *Spiraea ulmaria* L.): Mädesüßkraut, Filipendulae herba Ph. Eur. (ganze oder geschnittene, getrocknete blühende Stängelspitzen). *Potentilla erecta* (L.) RAEUSCHEL (Syn. *Potentilla tormentilla* (CR.) NECK.): Tormentillwurzelstock, Tormentillae rhizoma Ph. Eur. (von den Wurzeln befreite und getrocknete, ganze oder geschnittene Rhizome). *Rosa canina* L., *Rosa pendulina* L. und andere Arten der Gattung *Rosa*: Hagebuttenschalen, Rosae pseudo-fructus Ph. Eur. (von den Nüsschen befreite, mit Resten der getrockneten Kelchblätter behaftete Blütenbecher). *Sanguisorba officinalis* L.: Großer-Wiesenknopf-Wurzel, Sanguisorbae radix Ph. Eur. (ganze oder zerkleinerte, getrocknete, unterirdische Teile ohne Nebenwurzeln).

Spiraeoideae: *Crataegus monogyna* JACQ., *Crataegus laevigata* (POIR.) DC. (Syn. *Crataegus oxyacanthoides* THUILL.; *Crataegus oxyacantha* auct.) oder ihren Hybriden, seltener andere europäische *Crataegus*-Arten wie *Crataegus pentagyna* WALDST. & KIT. ex WILLD., *Crataegus nigra* WALDST. & KIT., *Crataegus azarolus* L.: Weißdornblätter mit Blüten, Crataegi folium cum flore Ph. Eur. (ganze oder geschnittene, getrocknete, Blüten tragende Zweige). *Crataegus monogyna* JACQ., *Crataegus laevigata* (POIR.) DC. (Syn. *Crataegus oxyacantha* L.) oder ihre Hybriden: Weißdornfrüchte, Crataegi fructus Ph. Eur. (getrocknete Scheinfrüchte). *Prunus africana* (HOOK. f.) KALKMAN (Syn. *Pygeum africanum* HOOK. f.): Afrikanische Pflaumenbaumrinde, Pruni africanae cortex Ph. Eur. (ganze oder geschnittene, getrocknete Rinde der Stämme und Zweige). *Prunus dulcis* (MILL.) D. A. WEBB var. *dulcis* oder *Prunus dulcis* (MILL.) D. A. WEBB var. *amara* (DC.) BUCHHEIM: Natives Mandelöl, Amygdalae oleum virginale (Kaltgepresstes, fettes Öl aus den reifen Samen) und Raffiniertes Mandelöl, Amygdalae oleum raffinatum (Durch Kaltpressung und anschließende Raffination gewonnenes fettes Öl aus den reifen Samen).

Nutzpflanzen: Rosoideae: Die Sammelnussfrüchte von *Fragaria* x *ananassa* DUCHESNE ex ROZIER (Gartenerdbeere) und *Fragaria vesca* L. (Walderdbeere) sowie die Sammelsteinfrüchte von *Rubus idaeus* L. (Himbeere) und *Rubus fruticosus* agg. (Brombeere) werden als Obst verzehrt.

Spiraeoideae: Der fleischige, überwiegend aus dem Blütenbecher stammende, äußere Teil der Sammelbalgfrüchte (Apfelfrüchte) von *Malus pumila* MILL. (Apfel, Syn. *Malus domestica* BORKH.), *Mespilus germanica* L. (Mispel) und *Pyrus communis* L. (Birne) wird als Obst verzehrt. Die Apfelfrucht von *Cydonia oblonga* MILL. (Quitte) wird nicht roh gegessen, sondern zu Gelee verarbeitet. Der äußere fleischige Teil der Steinfrüchte (Exokarp und Mesokarp) von *Prunus armeniaca* L. (Aprikose), *Prunus avium* (L.) L. (Süßkirsche), *Prunus cerasus* L. (Sauerkirsche), *Prunus domestica* L. (Pflaume, Reineclaude, Mirabelle) und *Prunus persica* (L.)

Batsch (Pfirsich) wird ebenfalls als Obst verzehrt. Von *Prunus dulcis* (Mill.) D. A. Webb. (Mandelbaum) werden die Samen als Nahrungsmittel verwendet. Es gibt zwei Kulturformen des Mandelbaums, deren Benennung als Varietäten nomenklatorisch nicht akzeptiert ist, deren Samen sich aber durch den Gehalt an cyanogenen Glykosiden unterscheiden: Die eine Form („var. dulcis") liefert Samen („süße" Mandeln), die sehr geringe Mengen des cyanogenen Glykosids Amygdalin enthalten und daher nahezu ungiftig sind. Die Samen (Bittermandeln) der anderen Kulturform („var. *amara* (DC.) Buchheim") enthalten dagegen größere Mengen an Amygdalin und sind daher unbehandelt für Menschen giftig. Beim Verzehr ungekochter Bittermandeln kann es durch Hydrolyse des Amygdalins im Magen zu einer Blausäure-Intoxikation kommen. Bei kleineren Kindern genügen bereits wenige Bittermandeln, um eine tödliche Vergiftung zu verursachen.

Ordnung: Cucurbitales

Die **Cucurbitales** umfassen die **Cucurbitaceae**, die Begoniaceae und fünf weitere Familien.

Die in den Tropen und Subtropen weitverbreiten, in gemäßigten Regionen aber nur mit wenigen Arten vertretenen **Cucurbitaceae** sind krautige oder weichholzige Kletterpflanzen mit spiralig aufgerollten, häufig verzweigten Ranken und auffälligen gelb bis rot gefärbten Blüten. In Mitteleuropa heimisch ist *Bryonia alba* L. Die Früchte (Beeren) mehrerer kultivierter Cucurbitaceae werden als Gemüse oder Obst verwendet: *Cucurbita pepo* L. (Gartenkürbis), *Cucurbita maxima* Duchesne (Riesenkürbis) und *Cucurbita moschata* (Duchesne) Duchesne ex Poir. (Moschuskürbis) liefern Kürbisse; von *Cucurbita pepo* L. convar. *giromontiina* Greb. stammen die Zucchini, von *Cucumis sativus* L. die Gurken, von *Cucumis melo* L. die Honig- und Netzmelonen, von *Citrullus lanatus* (Thunb.) Matsumura & Nakai die Wassermelonen. *Cucurbita pepo* L. und verschiedenen Kulturvarietäten von *C. pepo* sind auch die **Stammpflanzen** von Kürbissamen, Cucurbitae semen DAB (ganze, getrocknete, reife Samen).

Die in den Tropen und Subtropen beheimateten **Begoniaceae** sind sukkulente Kräuter oder Sträucher mit in der Regel asymmetrischen Blättern und auffälligen Blüten mit doppeltem Perigon. Viele Sorten und Hybriden von *Begonia*-Arten werden als Zimmer- oder Balkonpflanzen kultiviert.

Ordnung: Fagales

Die Fagales sind durch DNA-Sequenzanalysen, aber auch durch morphologische Merkmale, wie eingeschlechtige Blüten mit unscheinbarem oder fehlendem Perianth und unterständigem Fruchtknoten gut charakterisiert. Sie umfassen die Familien **Fagaceae**, **Juglandaceae**, **Betulaceae**, Myricaceae und Casuarinaceae sowie zwei weitere Familien.

Die von den tropischen bis zu den gemäßigten Regionen der Nordhemisphäre weitverbreiteten **Fagaceae** sind gerbstoffhaltige Bäume oder Sträucher. Ihre nussartigen Früchte sind in 1–3-zähligen Gruppen angeordnet, die von einer gemeinsamen stacheligen oder schuppigen Hülle (Cupula) umgeben sind. In Mitteleuropa heimisch sind *Fagus sylvatica* L. (Rotbuche), *Castanea sativa* Mill. (Edelkastanie) sowie *Quercus robur* L. (Stieleiche), *Quercus petraea* (Matt.) Liebl. (Traubeneiche) und *Quercus pubescens* Willd. (Flaumeiche). *Quercus robur*, *Quercus petraea* und *Quercus pubescens* sind die **Stammpflanzen** von Eichenrinde, Quercus cortex Ph. Eur. (geschnittene und getrocknete Rinde frischer, junger Zweige). Die Samen von *Castanea sativa* werden gekocht oder geröstet (Maronen) als **Nahrungsmittel** verwendet.

Die in tropischen, subtropischen und gemäßigten Regionen weitverbreiteten **Juglandaceae** sind Bäume mit in der Regel gefiederten Blättern. Der in Südeuropa heimische und im südlichen Mitteleuropa häufig kultivierte Walnussbaums (*Juglans regia* L.) bildet Steinfrüchte, deren fleischig-faseriges Exokarp bei der Reife zweiklappig aufspringt. Der vom harten Endokarp umgebene Same wird als Walnuss bezeichnet. Der im Wesentlichen aus den zwei Kotyledonen bestehende, ölreiche Same wird – nach dem Entfernen des Endokarps – als Nahrungsmittel verwendet. Ganz ähnlich aufgebaut ist die Frucht der in Nordamerika heimischen *Carya illinoiensis* (Wagenh.) K. Koch (Hickory-Baum). Ihr Same (Pekannuss) wird ebenfalls als Nahrungsmittel verwendet.

Die in gemäßigten und kühlen Regionen der Nordhemisphäre weitverbreiteten **Betulaceae** sind Bäume oder Sträucher mit dichtblütigen, herabhängenden männlichen Blütenständen (Kätzchen). Die nussartigen Früchte sind von miteinander verwachsenen, unscheinbaren (z. B. bei *Betula* und *Alnus*) oder auffälligen (z. B. bei *Carpinus* und *Corylus*) Hochblättern mehr oder weniger vollständig umgeben. In Mitteleuropa heimisch sind einige Arten aus den Gattungen *Betula* (z. B. *Betula pendula* Roth, Hängebirke und *Betula pubescens* Ehrh., Sumpfbirke, *Alnus* (z. B. *Alnus glutinosa* (L.) Gaertn., Schwarzerle), *Carpinus* (*Carpinus betulus* L., Hainbuche) und *Corylus* (*Corylus avellana* L., Hasel). *Betula pendula* und *Betula pubescens* sowie Hybriden beider Arten sind die **Stammpflanzen** von Birkenblätter, Betulae folium Ph. Eur. (ganze oder geschnittene, getrocknete Blätter). Die Früchte von *Corylus avellana* L. (Haselnüsse) werden als **Nahrungsmittel** verwendet. Man entfernt die harte Fruchtwand und verzehrt den Samen. *Corylus colurna* L. (Baumhasel) wird häufig als Straßenbaum gepflanzt. Ihre Samen können ebenfalls als Nahrungsmittel verwendet werden.

12.2.11 Superasteridae

Die Superasteridae sind eine monophyletische, informelle Gruppe, die außer den **Asteridae** auch die bisher an wechselnden Positionen innerhalb der Eudicotyledoneae eingeordneten Ordnungen Dilleniales, Berberopsidales, **Santalales** und **Caryophyllales** umfasst, deren nahe Verwandtschaft mit den Asteridae erst nach umfangreichen molekularphylogenetischen Untersuchungen erkannt wurde (o Abb. 12.10).

Basale Ordnungen der Superasteridae

Ordnung: Santalales

Die Santalales umfassen die **Santalaceae** (einschließlich Viscaceae) und sechs weitere Familien.

Die nahezu kosmopolitisch verbreiteten **Santalaceae** sind hemiparasitische Bäume, Sträucher oder Kräuter, die Wurzeln oder Äste anderer Pflanzen parasitieren, aber noch Chlorophyll bilden und daher auch photosynthetisch aktiv sind. In Mitteleuropa heimisch ist *Viscum album* L. (Mistel), ein kleiner Strauch der auf den Ästen von Laubbäumen, z. B. *Populus*- und *Salix*-Arten (*Viscum album* ssp. *albus*) oder Nadelbäumen, z. B. *Abies alba* MILL. (*Viscum album* ssp. *abietis* (WIESB.) JANCHEN) oder *Pinus sylvestris* L. (*Viscum album* ssp. *austriaca* (WIESB.) VOLLMANN) lebt. *Viscum album* ist die **Stammpflanze** von Mistelkraut, Visci herba DAB (getrocknete, jüngere Zweigen mit Blättern, Blüten und vereinzelten Früchten). In Fertigarzneimitteln werden meist Zubereitungen aus dem frischen Kraut – wässrige Extrakte oder Presssäfte – verwendet. Aus dem Stammholz von *Santalum album* L. (Sandelholz), einem in Südostasien heimischen, in Indien und Indonesien häufig kultivierten großen Baum gewinnt man ein ätherisches Öl (Sandelöl), das in der Parfümerie verwendet wird. Das Sandelholz wird in Asien zur Herstellung von Räucherstäbchen verwendet.

Ordnung: Caryophyllales

Die Monophylie der Caryophyllales wird durch DNA-Sequenzanalysen gut gestützt. Ein gemeinsames morphologisches Merkmal ist die aus den hervorragenden inneren Integumenten gebildete Mikropyle der Samenanlagen. Ein weiteres typisches, wenn auch nicht bei allen Caryophyllales vorkommendes morphologisches Merkmal ist ein **einfächeriger Fruchtknoten** und eine frei-zentrale oder basale Stellung der Samenanlagen (**frei-zentrale** oder **basale Plazentation**).

Die Ordnung umfasst 34 Familien, zu denen die **Caryophyllaceae**, **Amaranthaceae** (einschließlich **Chenopodiaceae**), Cactaceae, **Simmondsiaceae**, **Polygonaceae**, Plumbaginaceae sowie die carnivoren (tierfangenden) **Droseraceae**, Nepenthaceae, Drosophyllaceae und Dioncophyllaceae gehören.

Die kosmopolitisch verbreiteten **Droseraceae** sind krautige Pflanzen, die auf unterschiedliche Weise Insekten fangen (Carnivoren). In Mitteleuropa heimisch sind wenige, unter strengem Naturschutz stehende *Drosera*-Arten (z. B. *Drosera rotundifolia* L., Rundblättriger Sonnentau). *Drosera*-Arten fangen Insekten mit langen, am Rand der Blätter stehenden Drüsenhaaren (Tentakeln), die ein klebriges, zuckerhaltiges Sekret ausscheiden. Die Insekten werden durch den Glanz der Sekrettropfen angelockt und kleben dann am Sekret fest. Zusätzlich biegen sich die Drüsenhaare nach innen und verstärken dadurch die Haftung des Insekts am Blatt. Die Tentakeln scheiden dann Enzyme aus, die den Fang verdauen. Die Spaltprodukte werden resorbiert. Die Carnivorie ist vor allem eine Methode, die Pflanze mit Stickstoffverbindungen zu versorgen.

Die kosmopolitisch verbreiteten **Amaranthaceae** sind in der Regel Kräuter oder Sträucher mit kleinen, meist unscheinbaren Blüten. In Mitteleuropa heimisch sind mehrere Arten, vor allem aus den Gattungen *Amaranthus* (z. B. *Amaranthus retroflexus* L., Rauhaariger Fuchsschwanz), *Atriplex* (z. B. *Atriplex patula* L., Ruten-Melde) und *Chenopodium* (z. B. *Chenopodium album* L., Weißer Gänsefuß). Verschiedene, auch in Mitteleuropa angebaute Kulturformen von *Beta vulgaris* L. werden zur Gewinnung von Nahrungsmitteln verwendet: Aus den Rüben von *Beta vulgaris* L. ssp. *vulgaris* (Altissima-Gruppe, Syn. *Beta vulgaris* L. ssp. *vulgaris* var. *altissima* DÖLL.) gewinnt man Saccharose, Saccharum Ph. Eur.; *Beta vulgaris* ssp. *vulgaris* (Cicla-Gruppe) liefert Mangold (Blätter als Gemüse) und *Beta vulgaris* ssp. *vulgaris* (Conditiva-Gruppe) liefert Rote Bete (Rübe als Gemüse). *Beta vulgaris* ssp. *vulgaris* (Crassa-Gruppe) liefert die Runkelrübe, die als Viehfutter verwendet wird. Der als Gemüse verwendete Spinat besteht aus den Blättern von *Spinacia oleracea* L.

Zu den **Simmondsiaceae** gehört *Simmondsia chinensis* (LINK) C. K. SCHNEID., aus deren Samen ein flüssiges Wachs, das Jojoba-„Öl" gewonnen wird. Jojoba-Öl wird in der Kosmetik sowie als Schmiermittel oder als Bestandteil von Möbelpolituren eingesetzt.

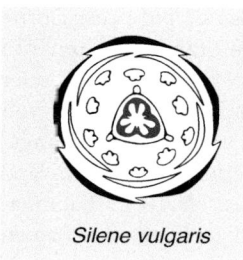

o **Abb. 12.88** Blütendiagramm von *Silene vulgaris*. Nach Eichler 1875 und 1878

Silene vulgaris

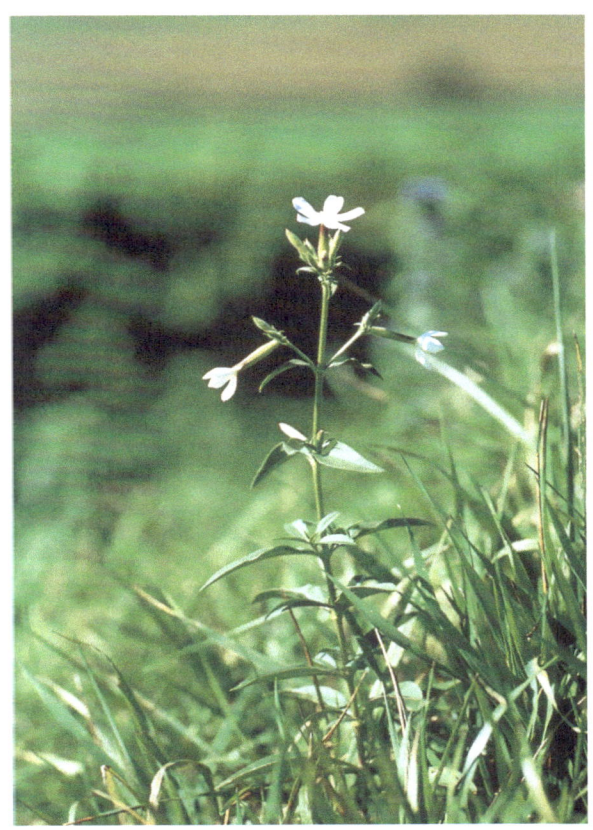

Abb. 12.89 *Saponaria officinalis*, Habitus. Der Blütenstand ist ein geschlossener Thyrsus. Die Hauptachse schließt mit einer Endblüte ab. Aus den Achseln der unter der Endblüte stehenden (hier gegenständigen) Blätter entwickeln sich cymöse (in diesem Fall monochasiale) Teilblütenstände.

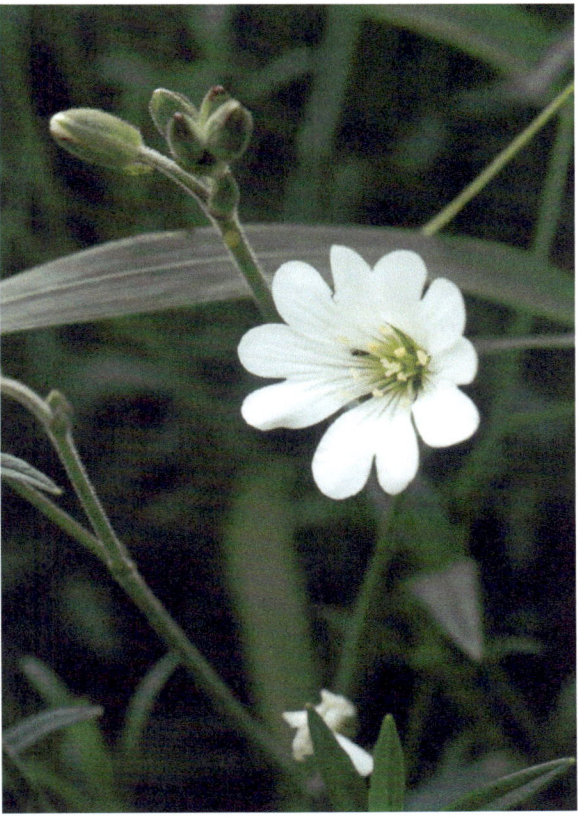

Abb. 12.90 *Cerastium arvense*, Blüte. Kelchblätter frei (erkennbar an der Knospe), Blütenblätter tief ausgerandet

Familie: Caryophyllaceae
Blütenformeln:

$*K4 \rightarrow 5/(4 \rightarrow 5)\ C4 \rightarrow 5\ A4 \rightarrow 5 +$ $4 \rightarrow 5\ G(\underline{2 \rightarrow 5})$	allgemein
$*K5\ C5\ A5{+}5\ G(\underline{5})$	z. B. *Cerastium*
$*K(5)\ C5\ A5{+}5\ G(\underline{3})$	z. B. *Silene*
$*K(5)\ C5\ A5{+}5\ G(\underline{2})$	z. B. *Saponaria, Dianthus*
$*K5\ C0\ A5{+}5\ G(\underline{2})$	*Scleranthus perennis*
$*K4\ C4\ A4\ G(\underline{2})$	*Herniaria*

Allgemeines: Die Familie ist kosmopolitisch verbreitet mit Schwerpunkten in den temperierten und warmen Gebieten der Nordhemisphäre. Sie umfasst 85 Gattungen mit insgesamt etwa 2630 Arten. In Mitteleuropa heimisch sind z. B. Arten aus den Gattungen *Silene* (Leimkraut), *Melandrium* (Lichtnelke), *Dianthus* (Nelke), *Saponaria* (Seifenkraut), *Stellaria* (Sternmiere), *Cerastium* (Hornkraut), *Arenaria* (Sandkraut), *Scleranthus* (Knäuelkraut), *Spergula* (Spörgel), *Spergularia* (Schuppenmiere) und *Herniaria* (Bruchkraut). Kulturformen der aus dem Mittelmeerraum stammenden *Dianthus caryophyllus* L. (Edelnelke) werden als **Zierpflanzen** (Schnittblume) verwendet. Auch Kulturformen und Hybriden von *Dianthus chinensis* L. (Sommernelke, Heddewigsnelke) und *Dianthus barbatus* L. (Bartnelke) werden als Zierpflanzen kultiviert.

Morphologie: Die Caryophyllaceae sind in der Regel **krautig,** nur selten strauchig. Die meist **gegenständigen Blätter** sind **einfach** und **ganzrandig**. Die Blütenstände sind in der Regel geschlossene **Thyrsen** (o Abb. 12.89); die in den Achseln von Laubblättern oder Hochblättern stehenden **Teilblütenstände** sind **dichasial** oder **monochasial** aufgebaut. Die **Blüten** sind **radiär**. Die Blütenhülle besteht aus einem Kreis von **fünf,** seltener vier **Kelchblättern,** die **frei** (z. B. bei *Cerastium arvense*, o Abb. 12.90) oder miteinander verwachsen (z. B. bei *Saponaria pumila*, o Abb. 12.91) sind, und einem Kreis von **fünf,** seltener vier **freien Kronblättern**; die Kronblätter können aber auch völlig fehlen (z. B. bei *Herniaria*). Das Androeceum besteht meist aus **zwei Kreisen** von je **fünf Staubblättern**, aber auch hier können ein ganzer Kreis oder Glieder eines Kreises (z. B. bei *Herniaria*) oder beider Kreise (z. B. bei *Stellaria media*) ausfallen. Das aus fünf, drei oder zwei miteinander verwachsenen Fruchtblättern bestehende **Ovar** ist **oberständig**, **coenokarp** und häufig unvollkommen oder gar nicht gefächert; die Samenanlagen stehen dann an einer **zentralen Plazentarsäule**. Als Früchte kommen **Kapseln** (z. B. bei *Cerastium*, *Saponaria* oder *Dianthus*) und **Nussfrüchte** (z. B. bei *Herniaria*) vor.

Inhaltsstoffe: **Triterpensaponine**, z. B. Saponin G1 aus *Gypsophila paniculata* (o Abb. 12.92), werden von vielen Caryophyllaceae akkumuliert.

Familie: Polygonaceae
Blütenformeln:

*P3+3 A6+0 G($\underline{3}$)	*Rumex*
*P3+3 A6+3 G($\underline{3}$)	*Rheum*
*P2+2 A4+2 G($\underline{2}$)	*Oxyria*
*P5/(5) A6+2 → 4+1 G($\underline{3}$)/($\underline{2}$)	*Polygonum, Persicaria, Fallopia, Reynoutria*

Allgemeines: Die Familie ist kosmopolitisch verbreitet mit Schwerpunkten in den temperierten Gebieten. Sie umfasst etwa 46 Gattungen mit insgesamt etwa 1200

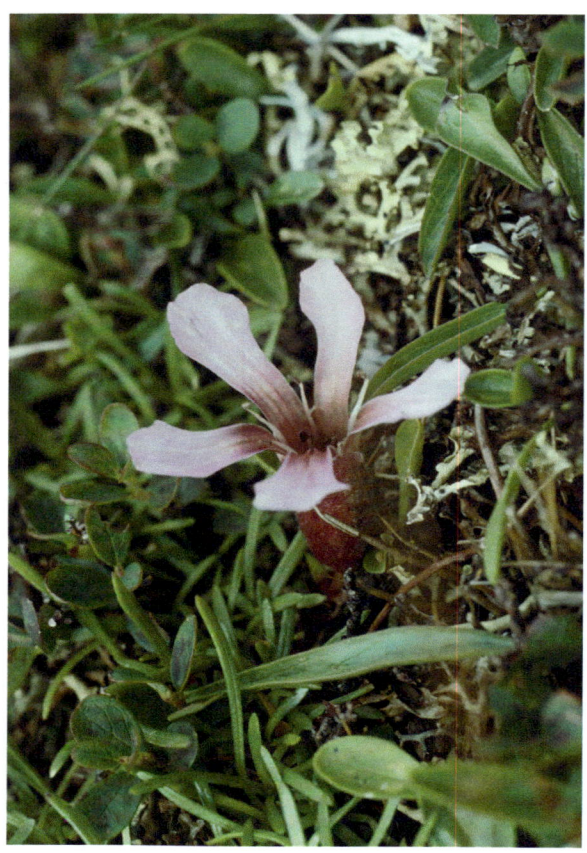

o **Abb. 12.91** *Saponaria pumila*, Blüte. Die Kelchblätter sind miteinander verwachsen.

o **Abb. 12.92** Saponin G1 aus *Gypsophila paniculata*

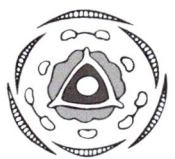 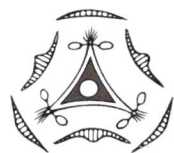 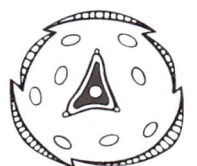

Rheum   *Rumex*   *Fallopia convolvulus*

○ **Abb. 12.93** Blütendiagramme der Polygonaceae. Nach Eichler 1875 und 1878

Arten. Die Familie wurde auf der Basis molekularphylogenetischer Untersuchungen neu gegliedert. Dadurch sind viele Arten umbenannt worden. In Mitteleuropa heimisch sind vor allem Arten aus den Gattungen *Rumex*, z. B. *Rumex acetosa* L. (Wiesen-Sauerampfer); *Oxyria*, z. B. *Oxyria digyna* (L.) HILL (Säuerling); *Polygonum*, z. B. *Polygonum aviculare* L. (Vogelknöterich); *Bistorta*, z. B. *Bistorta officinalis* DELARBRE (Wiesenknöterich, Schlangenknöterich, Syn. *Polygonum bistorta* L., *Persicaria bistorta* (L.) SAMP.); *Persicaria*, z. B. *Persicaria lapathifolia* (L.) GRAY (Ampferknöterich, Syn. *Polygonum lapathifolium* L.), *Persicaria maculosa* GRAY (Flohknöterich, Syn. *Polygonum persicaria* L.), *Persicaria minor* (HUDS.) OPIZ (Kleiner Knöterich, Syn. *Polygonum minus* HUDS.), *Persicaria hydropiper* (L.) OPIZ (Wasserpfeffer, Syn. *Polygonum hydropiper* L.); *Fallopia*, z. B. *Fallopia dumetorum* (L.) HOLUB (Heckenknöterich, Syn. *Polygonum dumetorum* L.); *Fallopia convolvulus* (L.) Á. LÖVE (Windenknöterich, Syn. *Polygonum convolvulus* L.). Häufig als Zierpflanze angebaut und als lästiges Unkraut verwildert ist die aus Japan stammende *Reynoutria japonica* HOUTT. (Spitzblättriger Knöterich, Syn. *Polygonum cuspidatum* SIEBOLD & ZUCC., *Fallopia japonica* (HOUTT.) RONSE DECR.).

Morphologie: Die in gemäßigten Zonen heimischen Polygonaceae sind krautige Pflanzen; die in den Tropen vorkommenden Arten sind dagegen häufig Sträucher, Bäume oder holzige Lianen. Die in der Regel **wechselständigen Blätter** sind einfach und meist ganzrandig. Die **Nebenblätter** sind meist zu einer den Stängel umfassenden Scheide, der **Ochrea** (○ Abb. 12.94, ○ Abb. 12.96), verwachsen. Die meist zwittrigen, seltener eingeschlechtigen, wind-, insekten- oder selbstbestäubten **Blüten** sind **radiär**. Die in der Regel **unscheinbare Blütenhülle** besteht aus grünen oder petaloiden, freien oder an der Basis verwachsenen, z. T. oder vollständig **schraubig** angeordneten **Tepalen**, die in **zwei dreizähligen „Kreisen"** (z. B. bei *Rheum*, ○ Abb. 12.94), **zwei zweizähligen „Kreisen"** (z. B. bei *Oxyria*) oder **einem** – durch Verwachsung zweier Tepalen – **fünfzähligen „Kreis"** (z. B. bei *Bistorta*, ○ Abb. 12.95), oder *Polygonum*, ○ Abb. 12.96) angeordnet sind. Das im Grundaufbau dreizählige, seltener zweizählige Androeceum

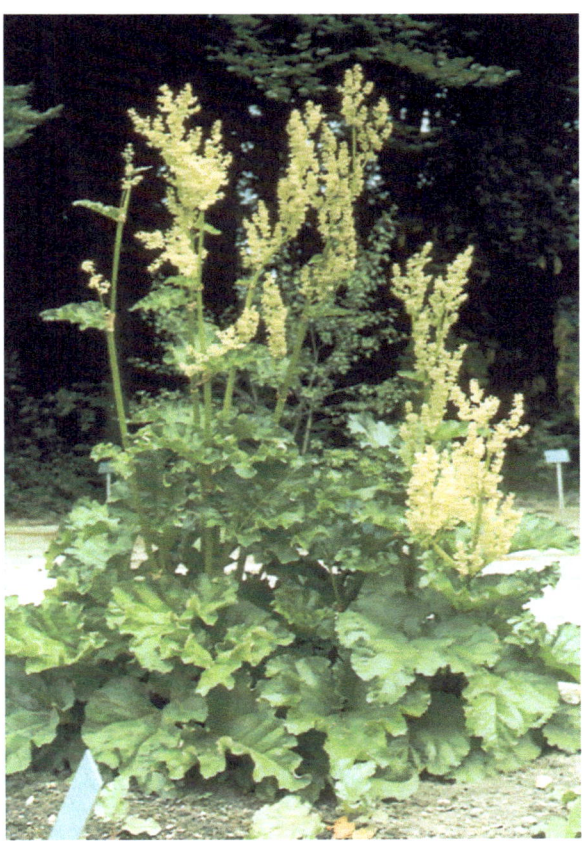

○ **Abb. 12.94** *Rheum officinale*, Habitus. An dem nur wenige Blüten tragenden Spross ist eine bräunliche Ochrea erkennbar.

besteht aus **zwei „Kreisen"** von **Staubblättern**, die ebenfalls **schraubig** angeordnet sind. Durch Verdoppelung (dédoublement) von Staubblättern der äußeren Staubblattgruppe oder Ausfall von Staubblättern der äußeren oder inneren Staubblattgruppe haben sich **unterschiedliche Staubblattzahlen** (5–9 pro Blüte) entwickelt. Die Staubblätter sind häufig ungleich lang und z. T. an der Basis miteinander verwachsen. Das **dreizählige**, seltener **zweizählige Gynoeceum** ist **oberständig** und **coenokarp-parakarp**. Die **Nussfrüchte** werden häufig von persistierenden Tepalen, die an der Fruchtverbreitung beteiligt sind, eingeschlossen.

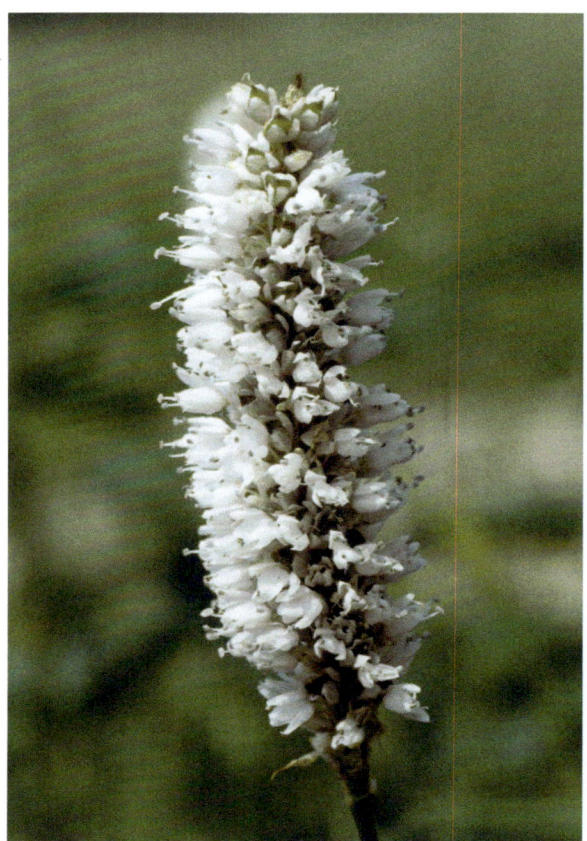

Abb. 12.95 *Bistorta officinalis*, Blütenstand

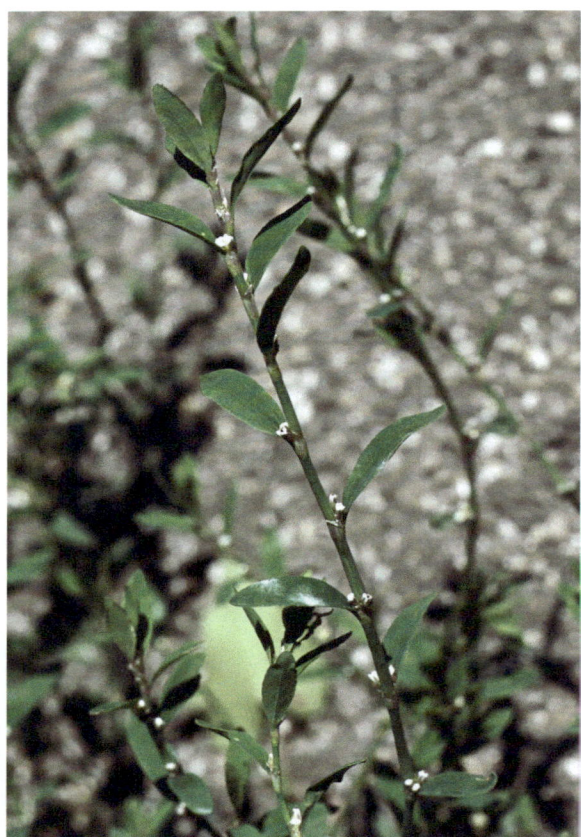

Abb. 12.96 *Polygonum aviculare*, oberer Teil einer Sprossachse mit Blüten. An der Basis der Laubblätter ist die bräunlich-grüne Ochrea erkennbar.

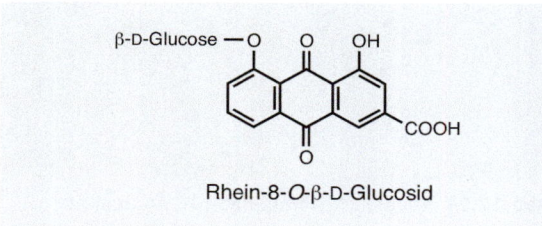

Abb. 12.97 Rhein-8-glucosid, ein Anthranoid aus *Rheum*- und *Rumex*-Arten

Inhaltsstoffe: Kondensierte Gerbstoffe (Proanthocyanidine) und **hydrolysierbare Gerbstoffe** (Gallotannine) sind in der Familie weit verbreitet. Auch die Akkumulation von Oxalat, häufig in Form großer **Calciumoxalat-Drusen** oder **Calciumoxalat-Einzelkristalle**, aber auch in löslicher Form, ist charakteristisch für die Familie. Die laxierend wirkenden und daher als Drogeninhaltsstoffe bedeutsamen **Anthranoide**, z. B. das Anthrachinonglykosid Rhein-8-glucosid (o Abb. 12.97), kommen in einem Teil der Familie (z. B. in *Rheum*- und *Rumex*-Arten) häufig vor, werden aber von anderen Sippen der Familie nicht akkumuliert.

Arzneipflanzen, Nutzpflanzen: *Fagopyrum esculentum* MOENCH: Buchweizenkraut, Fagopyri herba Ph. Eur. (während der frühen Blütezeit vor der Fruchtbildung geerntete, sofort getrocknete, ganze oder zerkleinerte oberirdische Teile); *Rheum palmatum* L., *Rheum officinale* BAILL. (o Abb. 12.94) und/oder Hybriden der beiden Arten: Rhabarberwurzel, Rhei radix Ph. Eur. (getrocknete, ganze oder geschnittene, unterirdischer Teile, die häufig geteilt und vom Stängel sowie weitgehend von der Außenrinde mit den Seitenwurzeln befreit sind); *Bistorta officinalis* DELARBRE (Syn. *Persicaria bistorta* (L.) SAMP., *Polygonum bistorta* L., o Abb. 12.95) Schlangenwiesenknöterichwurzelstock, Bistortae rhizoma Ph. Eur. (ganze oder zerkleinerte, getrocknete Rhizome ohne Adventivwurzeln); *Polygonum aviculare* L. s. l. (o Abb. 12.96): Vogelknöterichkraut, Polygoni avicularis herba Ph. Eur. (ganze oder zerkleinerte, getrocknete, blühende oberirdischen Teile). *Fallopia multiflora* (THUNB.) HARALDSON (Syn. *Polygonum multiflorum* THUNB.): Vielblütiger-Knöterich-Wurzel, Polygoni multiflori radix Ph. Eur. (ganze oder zerkleinerte, getrocknete, knollige Wurzel).

Die fleischigen Blattstiele der in Mitteleuropa häufig kultivierten *Rheum rhababarum* L. (Rhabarber) werden gekocht als Nahrungsmittel verzehrt.

12.2.12 Unterklasse: Asteridae

Die Unterklasse ist relativ homogen. Ihr Kernbereich wurde schon vor mehr als 200 Jahren als „natürliche" Gruppe angesehen und nach einem leicht erkennbaren morphologischen Merkmal, den in der Regel miteinander verwachsenen Kronblättern, zunächst als Monopetalae, später als **Sympetalae** bezeichnet. DNA-Sequenzanalysen haben allerdings gezeigt, dass weit mehr Sippen zu diesem Verwandtschaftskreis gehören, als man aufgrund morphologischer Merkmale vermutete. Durch die Zusammenfassung dieser Gattungen, Familien und Ordnungen (z. B. *Hydrangea*, *Philadelphus*, **Theaceae**, **Apiales**, **Cornales**), die in den traditionellen Systemen zu den Rosidae, Cornidae oder Dilleniidae gerechnet wurden, mit den Sympetalae entstand die Unterklasse Asteridae.

Die Monophylie dieser Unterklasse ist durch DNA-Sequenzanalysen überzeugend belegt. Häufig vorkommende morphologische Merkmale sind die von nur einem Integument umhüllten (**unitegmischen**) und einen nur aus wenigen Zellschichten bestehenden Nucellus enthaltenden (**tenuinucellaten**) **Samenanlagen** sowie die **sympetalen Blüten** mit nur **einem Staubblattkreis**. Häufig vorkommende Inhaltsstoffe sind die **Iridoide**, eine Gruppe cyclopentanoider Monoterpene, die meist als Glykoside oder als Bestandteile von Alkaloiden akkumuliert werden (o Abb. 12.127). Allerdings ist die Fähigkeit zur Iridoidakkumulation in mehreren Untergruppen der Asteridae – unabhängig voneinander – verloren gegangen. Iridoide kommen außerhalb der Unterklasse nur in wenigen Arten aus den Familien Altingiaceae, Daphniphyllaceae, Paeoniaceae (Saxifragales), Salicaceaee, Centroplacaceae, Malpighiaceae (Malpighiales) und Simaroubaceae (Sapindales) vor.

Basale Ordnungen der Asteridae

An der Basis des Asteridae-Stammbaums stehen die Ordnungen **Cornales** und **Ericales** (o Abb. 12.10).

Ordnung: Cornales

Die **Cornales** umfassen die **Cornaceae**, **Hydrangeaceae** und vier weitere Familien.

Die vor allem auf der Nordhemisphäre mit Schwerpunkt in gemäßigten Zonen verbreiteten **Cornaceae** sind in der Regel Bäume oder Sträucher mit kleinen Blüten in dichten, oft doldenförmigen Blütenständen. In Mitteleuropa heimisch ist *Cornus sanguinea* L. (Roter Hartriegel), ein häufig in Hecken und an Waldrändern vorkommender Strauch und *Cornus mas* L. (Kornelkirsche), ein auch als Zierpflanze kultivierter Strauch oder kleiner Baum mit essbaren steinfruchtartigen Früchten.

Die von gemäßigten Regionen der Nordhemisphäre bis Südostasien verbreiteten **Hydrangeaceae** sind Holzpflanzen oder Kräuter mit einfachen, gegenständigen Blättern und häufig auffälligen doldenförmigen oder rispigen Blütenständen. Zu dieser Familie gehören die Gattungen *Hydrangea*, *Deutzia* und *Philadelphus*, die in traditionellen Systemen zu den Saxifragaceae gerechnet wurden. Kulturformen von *Hydrangea macrophylla* (Thunb.) Seringe (Hortensie), *Deutzia gracilis* Siebold & Zucc. (Zierliche Deutzie), *Deutzia scabra* Thunb. (Raue Deutzie) und *Philadelphus coronarius* L. (Pfeifenstrauch, Falscher Jasmin) werden häufig als Zierpflanzen angebaut.

Ordnung: Ericales

Diese völlig neu umgrenzte Ordnung ist zwar morphologisch sehr heterogen, ihre Monophylie wird aber durch DNA-Sequenzanalysen überzeugend belegt. Sie umfasst 22 Familien; dazu gehören außer den **Ericaceae** (einschließlich Empetraceae, Epacridaceae, Monotropaceae und Pyrolaceae) und zwei weiteren Familien, die auch in den vorwiegend auf morphologischen Merkmalen basierenden traditionellen Systemen bereits zu den Ericales gerechnet wurden, die Familien der bisher als eigene Ordnungen geführten Primulales (**Primulaceae**), Theales (z. B. **Theaceae**, **Actinidiaceae**) und Ebenales (z. B. **Ebenaceae**, **Sapotaceae**, **Styracaceae**) sowie die bisher an verschiedenen Stellen des Angiospermensystems eingeordneten Familien Sarraceniaceae, Balsaminaceae, Fouquieriaceae und Polemoniaceae.

Die kosmopolitisch verbreiteten **Ericaceae** (ca. 3850 Arten) sind in der Regel Bäume oder Sträucher, deren Wurzeln mit Pilzen in Symbiose leben (Mykorrhiza). Die Blüten sind radiär (z. B. bei *Vaccinium*-Arten) bis leicht zygomorph (z. B. bei *Rhododendron*-Arten); ihre Kronblätter sind häufig bis auf kleine Kronblattzipfel miteinander verwachsen. In Mitteleuropa heimisch sind einige Arten, vor allem aus den Gattungen *Rhododendron* (z. B. *Rhododendron hirsutum* L., Bewimperte Alpenrose), *Arctostaphylos* (z. B. *Arctostaphylos uva-ursi* (L.) Spreng., Arznei-Bärentraube), *Vaccinium* (z. B. *Vaccinium myrtillus* L., Heidelbeere, oder *Vaccinium vitis-idaei* L., Preiselbeere), *Calluna* (*Calluna vulgaris* (L.) Hull, Heidekraut), *Erica* (z. B. *Erica tetralix* L., Moor-Glockenheide, oder *Erica carnea* L., Schneeheide), *Pyrola* (z. B. *Pyrola minor* L., kleines Wintergrün), *Hypopitys* (*Hypopitys monotropa* L., Fichtenspargel, Syn. *Monotropa hypopitys* L.). Viele Sorten und Hybriden von *Rhododendron*-Arten (Rhododendron, Azalee) und Erica-Arten (Erika, Heide) werden als Garten- oder Zimmerpflanzen kultiviert. *Arctostaphylos uva-ursi* (L.) Spreng., ist die **Stammpflanze** von Bärentraubenblätter, Uvae ursi folium Ph. Eur. (ganze oder zerkleinerte Blätter von *Arctostaphylos uva-ursi* (L.) Spreng.). *Vaccinium myrtillus* L. ist die Stammpflanze von Frische Heidelbeeren, Myrtilli fructus recens Ph. Eur. (frische oder tiefgefrorene, reife Früchte) und Getrocknete Heidelbeeren, Myrtilli fructus siccus Ph. Eur. (getrocknete, reife Früchte). Die frischen Früchte von *Vaccinium myrtillus* L. werden auch als **Obst** verzehrt oder zur Herstellung von Säften, Konfitüren und anderen Lebensmitteln verwendet. In ähnlicher Weise verwendet man die Früchte der Kulturheidelbeere, *Vaccinium corymbosum* L. Die Früchte von *Vaccinium vitis-idaea* L. (Preiselbeere) werden dagegen nicht roh verzehrt, sondern zur Herstellung von Kompott oder Konfitüren verwendet.

Zu den in tropischen und subtropischen Gebieten Amerikas und Asiens beheimateten, baum- oder strauchförmigen **Styracaceae** gehört die Gattung *Styrax*. *Styrax tonkinensis* (PIERRE) CRAIB ex HARTWICH ist die **Stammpflanze** von Siam-Benzoe, Benzoe tonkinensis Ph. Eur. (durch Einschneiden der Stämme gewonnenes Harz). Von *Styrax benzoin* DRYAND. stammt Sumatra-Benzoe, Benzoe sumatranus Ph. Eur. (durch Einschneiden der Stämme von gewonnenes Harz).

Zu den überwiegend in den Tropen und Subtropen beheimateten baumförmigen oder strauchigen **Ebenaceae** gehört *Diospyros kaki* L. f., deren Früchte (Kakipflaume, Persimone) als Obst verzehrt werden.

Die pantropisch verbreiteten **Sapotaceae** sind Bäume oder Sträucher mit Milchröhren in Stämmen, Blättern und Früchten. Der aus den Stämmen oder Blättern von *Palaquium gutta* (HOOK.) BAILL. gewonnene, eingetrocknete Milchsaft wird als Guttapercha bezeichnet. Er besteht überwiegend aus linearen *all-trans*-Polyterpenen und ist daher – im Gegensatz zu Kautschuk – nicht elastisch, aber plastisch verformbar. Guttapercha verwendet man in der Zahnmedizin bei Wurzelbehandlungen; es ist Hauptbestandteil der Guttaperchaspitzen, die zur Füllung der Wurzelkanäle verwendet werden. Früher wurde es häufig als Isoliermaterial für die Umhüllung von Unterseekabeln und zur Herstellung von Treibriemen und Golfbällen verwendet, ist bei diesen Anwendungen aber vollständig durch Kunststoffe verdrängt worden. Der eingetrocknete Milchsaft (Chicle) von *Manilkara zapota* (L.) P. ROYEN (Breiapfelbaum) ist ein schon seit langem verwendeter Grundstoff (Kaumasse) zur Herstellung von Kaugummi, der sich neben synthetischen Polymeren behauptet hat. Chicle besteht aus *cis*-Polyterpenen (Kautschuk), *trans*-Polyterpenen und Polysacchariden (Heteroxylanen).

Die vor allem in den Tropen beheimateten **Theaceae** sind in der Regel immergrüne Bäume oder Sträucher mit polyandrischen Blüten. Die coffeinhaltigen, unfermentierten (grüner Tee) oder fermentierten (schwarzer Tee), getrockneten Blätter von *Camellia sinensis* (L.) KUNTZE werden nach dem Aufbrühen mit Wasser als anregendes Getränk genossen. Kulturformen von *Camellia sinensis* (Kamelie) werden als **Zierpflanzen** kultiviert.

Die **Actinidiaceae** sind Holzpflanzen, die überwiegend in tropischen Gebieten Asiens und Nordamerikas beheimatet sind. Die Früchte von *Actinidia chinensis* PLANCH., besonders die der var. *hispida* C. F. LIANG, (Kiwi, Kiwifrucht) werden als Obst verzehrt.

Familie: Primulaceae
Blütenformel:

*K(5) [C(5) A5] G($\underline{5}$)

Allgemeines: DNA-Sequenzanalysen haben gezeigt, dass die Primulaceae und die nahe verwandten Familien Myrsinaceae und Theophrastaceae in der traditionellen Umgrenzung paraphyletisch sind. Deshalb werden die Myrsinaceae und die Theophrastaceae in die Primulaceae einbezogen.

Die Familie ist nahezu kosmopolitisch verbreitet. Sie umfasst etwa 60 Gattungen mit insgesamt etwa 2575 Arten. In Mitteleuropa heimisch sind mehrere Arten, vor allem aus den Gattungen *Primula*, z. B. *Primula elatior* HILL (Große Schlüsselblume) oder *Primula veris* L. (Arznei-Schlüsselblume); *Androsace*, z. B. *Androsace chamaejasme* WULFEN ex HOST. (Bewimperter Mannsschild); *Soldanella*, z. B. *Soldanella alpina* L. (Alpen-Troddelblume); *Lysimachia*, z. B. *Lysimachia vulgaris* L (Gewöhnlicher Gilbweiderich); *Cyclamen*, z. B. *Cyclamen purpurascens* MILL. (Alpenveilchen) und *Anagallis*, z. B. *Anagallis arvensis* L. (Acker-Gauchheil). Viele Sorten und Hybriden von *Primula*-Arten, z. B. von *Primula acaulis* (L.) L., werden als Zierpflanzen kultiviert.

Morphologie: Die Primulaceae sind Kräuter, Sträucher Bäume oder Lianen mit meist ungeteilten Blättern. Die Kelchblätter und die **Kronblätter** der meist **radiären** häufig **5-zähligen**, seltener 3–9-zähligen Blüten sind in der Regel miteinander zu einer kürzeren (z. B. bei *Anagallis*, ○ Abb. 12.99) oder längeren (z. B. bei *Primula* ○ Abb. 12.100) Kelch- bzw. Kronröhre **verwachsen**. Die in **einem Kreis** angeordneten, mit der Kronröhre verwachsenen **Staubblätter** stehen **epipetal** (vor den Kronblättern). Der meist 5-karpellige, **oberständige, coenokarp-parakarpe** Fruchtknoten ist nur an der Basis unvollständig geteilt und die Samenanlagen stehen an einer **zentralen Plazentarsäule** (frei-zentrale Plazentation, ○ Abb. 12.101); daraus entwickeln sich **Kapselfrüchte, Beeren** oder **Steinfrüchte**.

Inhaltsstoffe: Triterpensaponine wie das Primulasaponin aus den Wurzeln von *Primula elatior* und *P. veris* (○ Abb. 12.102) sind in der Familie weit verbreitet. Sie gelten als Wirkstoffe der Primelwurzel.

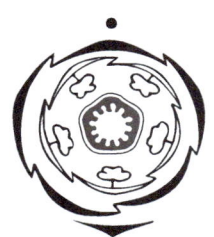

○ **Abb. 12.98** Blütendiagramm von *Primula acaulis*. Nach Eichler 1875 und 1878

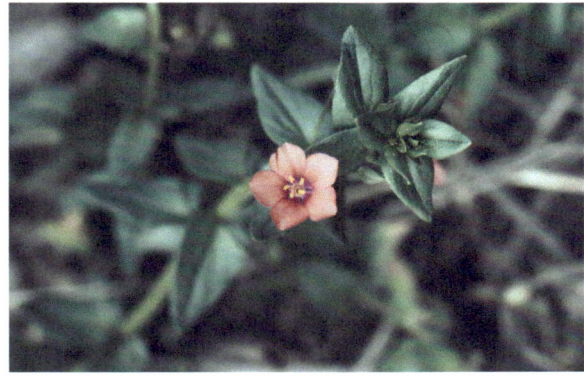

○ **Abb. 12.99** *Anagallis arvensis*, blühender Sprossabschnitt. Blüte mit kurzer Kronröhre

Arzneipflanzen: *Primula veris* L. und/oder *Primula elatior* Hill: Primelwurzel, Primulae radix Ph. Eur. (Das ganze oder geschnittene, getrocknete Rhizom mit den Wurzeln).

Überordnung: Campanulanae

Umfangreiche DNA-Sequenzanalysen sprechen für die Monophylie dieser Überordnung. Morphologische Merkmale, welche die Campanulanae von den Lamianae unterscheiden, sind die meist **wechselständigen Blätter**, der häufig **unterständige Fruchtknoten** (epigyne Blüten), die meist **freien Staubblatt-Filamente** und die meist **geschlossen** bleibenden **Früchte**.

Die Campanulanae umfassen die Ordnungen Aquifoliales, Bruniales, Paracryphiales, **Dipsacales**, **Apiales**, Escalloniales und **Asterales**.

Ordnung: Aquifoliales

Die Ordnung umfasst die Aquifoliaceae und vier weitere Familien.

Die nahezu kosmopolitisch verbreiteten **Aquifoliaceae** sind Sträucher oder kleine Bäume mit eingeschlechtigen Blüten und auffällig gefärbten Steinfrüchten. Sie umfassen nur die Gattung *Ilex*. In Mitteleuropa heimisch ist *Ilex aquifolium* L. (Stechpalme). Die coffeinhaltigen gerösteten und getrockneten Blätter der in Südamerika heimischen *Ilex paraguariensis* A. St. Hil. werden – vor allem in Südamerika – zur Zubereitung eines anregenden Getränks (Mate) verwendet.

Ordnung: Dipsacales

Die **Dipsacales** umfassen die Familien **Adoxaceae** und **Caprifoliaceae**

Die **Adoxaceae** sind Kräuter, Sträucher oder Bäume mit kleinen, radiärsymmetrischen, radförmigen Blüten, die meist in Schirmrispen angeordnet sind. In Mitteleuropa heimisch sind einige Arten aus den Gattungen *Adoxa* (z. B. *Adoxa moschatellina* L., Moschuskraut), *Sambucus* (z. B. *Sambucus nigra* L., Schwarzer Holunder) und *Viburnum* (z. B. *Viburnum lantana* L., Wolliger Schneeball). *Sambucus nigra* L. ist die **Stammpflanze** von Holunderblüten, Sambuci flos Ph. Eur. (getrocknete Blüten). Die reifen Früchte von *Sambucus*

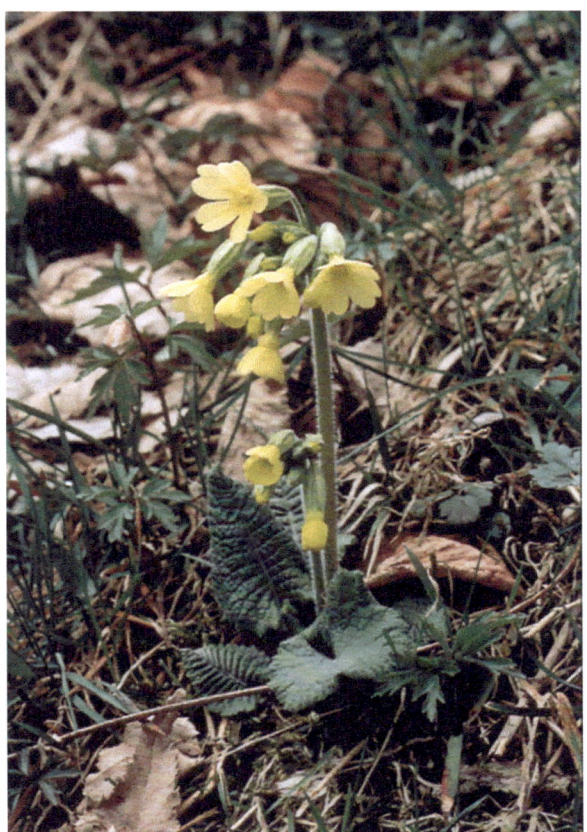

○ **Abb. 12.100** *Primula elatior*, Habitus. Blüten mit langer Kronröhre und langer Kelchröhre

nigra (Holunderbeeren) werden zu Konfitüren oder zu Säften verarbeitet. Roh verzehrt sollen sie vor allem bei Kindern aber manchmal auch bei Erwachsenen zu Übelkeit, Magenbeschwerden oder Durchfall führen.

Die **Caprifoliaceae** sind Kräuter, Sträucher, kleine Bäume oder Lianen mit zygomorphen (z. B. *Knautia*) oder asymmetrischen (z. B. *Valeriana*) Blüten. In Mitteleuropa heimisch sind einige Arten aus den Gattungen *Lonicera* (z. B. *Lonicera xylosteum* L., Rote Heckenkirsche, oder *Lonicera periclymenum* L., Wald-Geißblatt), *Knautia arvensis* (L.) COULT. (Wiesen-Witwenblume, Wiesenknautie), *Valerianella* (z. B. *Valerianella locusta* (L.) LATERR., Echter Feldsalat, Sonnenwirbele) und *Valeriana* (z. B. die Arten, die zu *Valeriana officinalis* s. l. gehören: *Valeriana officinalis* L. s. str., *Valeriana collina* WALLR., *Valeriana procurrens* WALLR., *Valeriana sambucifolia* MIKAN f. ex POHL). *Lonicera tartarica* L. (Tatarische Heckenkirsche), *Lonicera caprifolium* L. (Jelängerjelieber), *Symphoricarpos albus* (L.) S. F. BLAKE (Schneebeere) und *Weigela florida* (BUNGE) A. DC. (Weigelie) werden häufig in Gärten oder Parkanlagen als Zierpflanzen kultiviert. *Valeriana officinalis* L. s. l. ist die **Stammpflanze** von Baldrianwurzel, Valerianae radix Ph. Eur. (getrocknete, ganze oder zerkleinerte unterirdische Teile, bestehend aus dem Wurzelstock, den Wurzeln sowie den Ausläufern) und Geschnittene Baldrianwurzel, Valerianae radix minutata Ph. Eur. (getrocknete, geschnittene unterirdische Teile, bestehend aus Rhizom, Wurzeln und Ausläufern). *Valerianella locusta* (L.) LATERR. wird häufig angebaut, um die Blätter zu ernten, die als Salat (Feldsalat) verwendet werden.

Ordnung: Apiales

Die Monophylie der Apiales ist durch DNA-Sequenzanalysen gut belegt. Typische morphologische Merkmale sind die an der Basis meist zu einer den Stängel umfassenden **Blattscheide** verbreiterten Blattstiele und **freie Petalen**, die man allerdings auch bei einigen anderen Gruppen innerhalb der Asteridae findet. Häufig kommen mit **ätherischem Öl** oder Balsam gefüllte **schizogene Exkretgänge** vor. Iridoide sind nur in einigen kleineren Familien der Apiales (Torricelliaceae, Griseliniaceae) nachgewiesen worden. Die Ordnung umfasst die **Apiaceae**, die **Araliaceae** und fünf kleinere Familien, die – mit Ausnahme der Pittosporaceae – durch Ausgliederung einiger Gattungen aus den Cornaceae (Torricelliaceae, Griseliniaceae), Icacinaceae (Pennantiaceae) und Araliaceae (Myodocarpaceae) entstanden sind.

Die kosmopolitisch verbreiteten **Araliaceae** (ca 1900 Arten) sind meist Bäume, Sträucher oder Lianen (selten krautige Pflanzen) mit doldigen oder kopfigen Blütenständen und unauffälligen radiären Blüten, aus denen sich Steinfrüchte oder Beerenfrüchte entwickeln. In Mitteleuropa heimisch ist *Hedera helix* L. (Efeu) und *Hydrocotyle vulgaris* L. (Wassernabel). *Fatsia japonica* (THUNB.) DECNE. & PLANCH. (Zimmeraralie) wird als Zierpflanze kultiviert. *Hedera helix* L. ist die **Stammpflanze** von Efeublätter, Hederae folium Ph. Eur. (im Frühjahr und Sommer geerntete, getrocknete, ganze oder geschnittene Blätter) und Efeu für homöopathische Zubereitungen, Hedera helix ad praeparationes homoeopathicas Ph. Eur. (Frische, junge, voll entwickelte, aber noch unverholzte Zweige, unmittelbar vor oder zu Beginn der Blütezeit geerntet). Von *Panax notoginseng* (BURKILL) F. H. TSENG CHEN ex C. Y. WU & K. M. FENG (Syn. *Panax pseudoginseng* WALL. var. *notoginseng* (BURKILL) G. HOO & C. J. TSENG) stammt Notoginsengwurzel, Notoginseng radix Ph. Eur. (mit Wasserdampf behandelte und getrocknete, ganze oder zerkleinerte Hauptwurzeln ohne Nebenwurzeln).

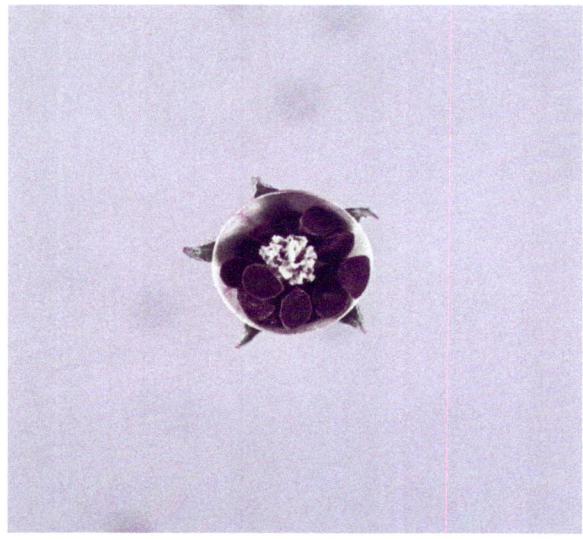

○ **Abb. 12.101** *Anagallis arvensis*, Frucht. Die Frucht ist eine Deckelkapsel. Hier ist der Deckel entfernt, sodass man die freie Zentralplazenta (weißlich) und die daran haftenden Samen (braun) erkennen kann.

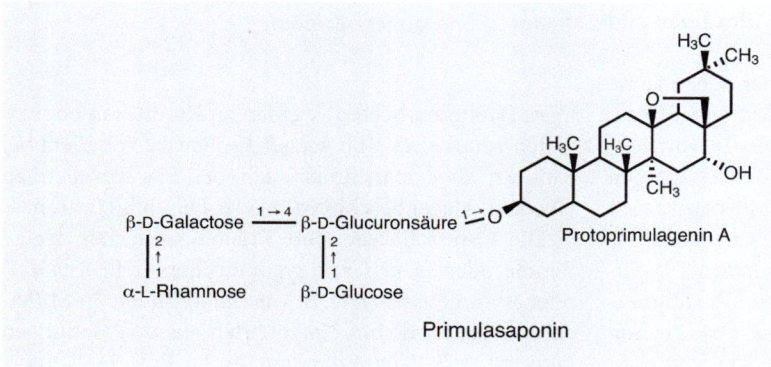

○ **Abb. 12.102** Primulasaponin, ein Triterpensaponin aus *Primula*-Arten

Eleutherococcus nodiflorus (Dunn) S. Y. Hu (Syn. *Eleutherococcus gracilistylus* (W. W. Sm.) S. Y. Hu var. *nodiflorus* (Dunn) H. Ohashi, *Acanthopanax gracilistylus* W. W. Sm.) ist die Stammpflanze von Stachelpanaxwurzelrinde, Acanthopanacis gracilistyli cortex Ph. Eur. (im Sommer und Herbst geerntete, getrocknete Wurzelrinde). Von *Eleutherococcus senticosus* (Rupr. & Maxim.) Maxim. stammt Taigawurzel, Eleutherococci radix Ph. Eur. (getrocknete, ganze oder geschnittene, unterirdische Teile).

Familie: Apiaceae (Umbelliferae)
Blütenformel:

*K5 C5 A5 G($\overline{2}$)

Allgemeines: Die Familie ist kosmopolitisch verbreitet mit Verbreitungsschwerpunkten in den nördlichen temperierten Gebieten und in tropischen Bergregionen. Sie umfasst etwa 428 Gattungen mit insgesamt etwa 3500 Arten. In Mitteleuropa heimisch sind viele Arten, z. B. aus den Gattungen *Saniculum* (Sanikel), *Astrantia* (Sterndolde), *Eryngium* (Mannstreu), *Chaerophyllum* (Kälberkropf), *Anthriscus* (Kerbel), *Torilis* (Klettenkerbel), *Conium* (Schierling), *Cicuta* (Wasserschierling), *Carum* (Kümmel), *Pimpinella* (Bibernelle), *Aegopodium* (Geißfuß, Giersch), *Aethusa* (Hundspetersilie), *Meum* (Bärwurz), *Ligusticum* (Mutterwurz), *Angelica* (Engelwurz), *Pastinaca* (Pastinak), *Heracleum* (Bärenklau) oder *Daucus* (Möhre).

Morphologie: Die meisten Apiaceae sind **Kräuter**; nur wenige Arten sind strauchig oder baumförmig. Alle Pflanzenteile enthalten **schizogene Exkreträume**. Die in der Regel mit einer breiten Blattscheide den Stängel umfassenden, **wechselständigen Blätter** (o Abb. 12.104) sind meist – häufig mehrfach – **gefiedert** oder **fiederteilig** (o Abb. 12.105), nur selten gefingert oder ungeteilt. Die Blütenstände sind in der Regel zusammengesetzte **Dolden** (Doppeldolden, o Abb. 12.106); aber auch einfache Dolden kommen vor. Die Blüten sind klein und meist radiär, zygomorphe Blüten finden sich vor allem als Randblüten der Blütenstände (o Abb. 12.107), wo sie als Schauapparat dienen. Die 5-zählige Blütenhülle ist in Kelch und Krone gegliedert; der Kelch ist aber meist zu sehr kleinen Lappen oder Zähnen reduziert; die freien Kronblätter sind deutlich größer. Die **fünf freien Staubblätter** stehen vor den Kelchblättern (episepal). Der **unterständige, zweikarpellige, coenokarpe Fruchtknoten** wird von einem scheibenförmigen Nektarium (**Diskus**) bedeckt, das mit den beiden Griffeln zu einem Griffelpolster (Stylopodium) verwachsen ist (o Abb. 12.108). Die Frucht ist meist eine **trockene Spaltfrucht** (Schizokarp). Bei der Reife zerfällt sie in **zwei** geschlossen bleibende **Teilfrüchte** und einen gegabelten Fruchtträger (Karpophor), der die Teilfrüchte noch für kurze Zeit

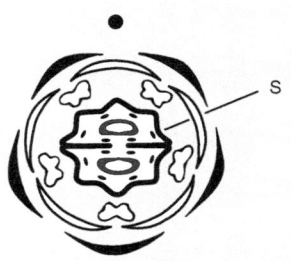

Foeniculum vulgare

o **Abb. 12.103** Blütendiagramm von *Foeniculum vulgare*. S Sekretgang

zusammenhält; dann fallen die Teilfrüchte ab und auch der Karpophor löst sich vom Fruchtstiel (o Abb. 12.109). Die Fruchtwand der Teilfrüchte besitzt in der Regel fünf mehr oder weniger stark vorspringende Hauptrippen, in denen je ein Leitbündel verläuft. Zwischen den Hauptrippen können Nebenrippen ausgebildet sein. Unter den Nebenrippen oder den Tälchen zwischen den Hauptrippen, seltener unter den Hauptrippen befindet sich in der Regel je ein **schizogener Exkretgang** (o Abb. 12.103). Häufig sind zwei weitere Exkretgänge unter der Fugenfläche lokalisiert.

Inhaltsstoffe: Für die pharmazeutische Verwendung und die Verwendung als Gewürz sind vor allem die in den Exkreträumen lokalisierten **ätherischen Öle** bedeutsam. Hauptkomponenten der arzneilich verwendeten ätherischen Öle sind meist **Monoterpene**, z. B. Carvon in Carvi aetheroleum, oder **Phenylpropane**, z. B. Anethol in Anisi aetheroleum (o Abb. 12.110). Außerdem kommen lipophile **Cumarinderivate**, z. B. das Furanocumarin Xanthotoxin in Angelikawurzel, und **Polyine** (Polyacetylene), z. B. Cicutoxin in *Cicuta virosa* (Wasserschierling), vor (o Abb. 12.111). Sehr selten werden Alkaloide akkumuliert, z. B. das sehr giftige Coniin in *Conium maculatum* (Schierling).

Arzneipflanzen: *Angelica dahurica* (Fisch ex Hoffm.) Franch. & Sav.: Angelica-dahurica-Wurzel, Angelicae dahuricae radix Ph. Eur. (im Sommer oder Herbst geerntete, von den Nebenwurzeln befreite, ganze oder zerkleinerte, getrocknete Wurzeln). *Angelica biserrata* (R. H. Shan & C. Q. Yuan) C. Q. Yuan & R. H. Shan (Syn. *Angelica pubescens* Maxim. f. *biserrata* R. H. Shan & C. Q. Yuan): Angelica-pubescens-Wurzel, Angelicae pubescentis radix Ph. Eur. (im frühen Frühjahr vor dem Sprießen oder am Ende des Herbsts, wenn Stängel und Blätter welken, geerntete, von den Nebenwurzeln befreite, getrocknete Wurzeln). *Angelica archangelica* L. (Syn. *Archangelica officinalis* Hoffm.): Angelikawurzel, Angelicae archangelicae radix Ph. Eur. (Rhizom und Wurzeln, ganz oder geschnitten, sorgfältig getrocknet).

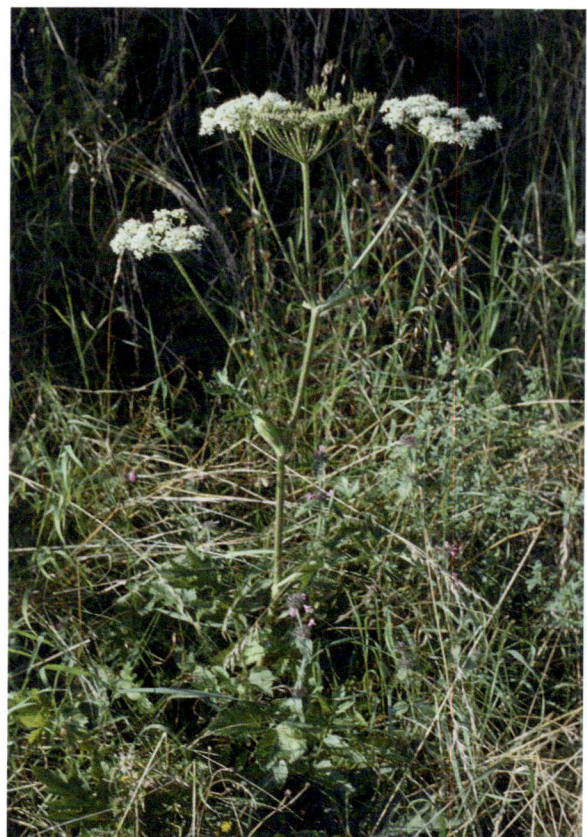

Abb. 12.104 *Heracleum sphondylium*, Habitus. Bei den Hochblättern ist die breite, stängelumfassende Blattscheide erkennbar, die Blattspreite ist stark reduziert.

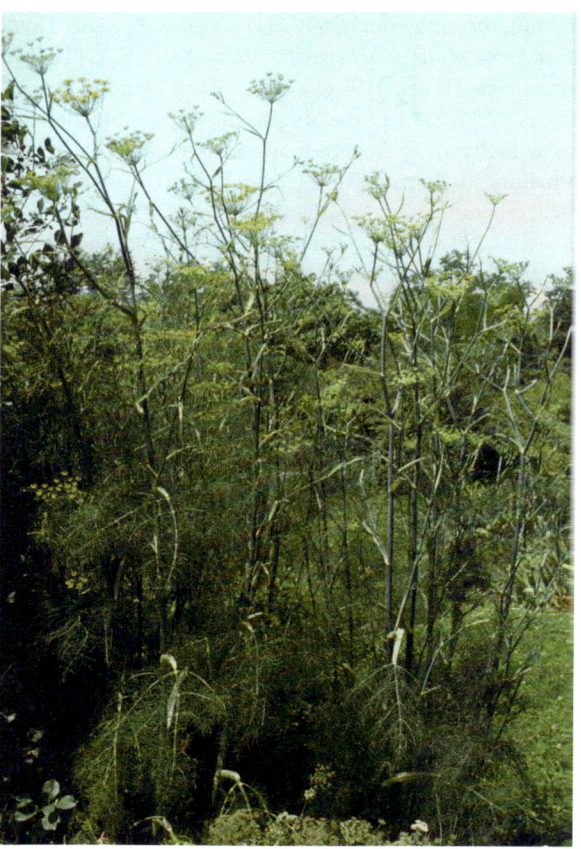

Abb. 12.105 *Foeniculum vulgare*, Habitus. Die Laubblätter sind mehrfach gefiedert.

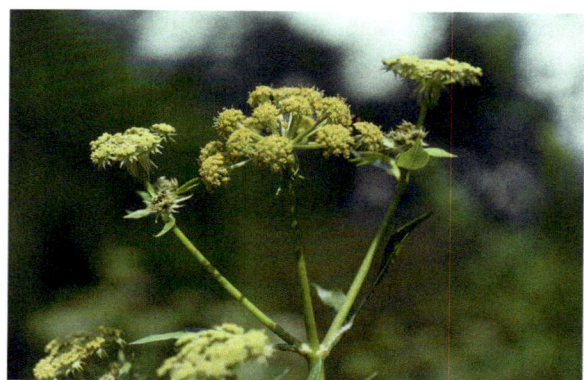

Abb. 12.106 *Levisticum officinale*, oberer Sprossabschnitt mit Blütenständen. Der Blütenstand ist eine Doppeldolde. Die doldenförmig angeordneten Verzweigungen der Hauptachse („Dolden") enden in doldenförmigen Partialinfloreszenzen („Döldchen"). Die an der Basis von Dolden und Döldchen stehenden Hochblätter werden als „Hülle" bzw. „Hüllchen" bezeichnet.

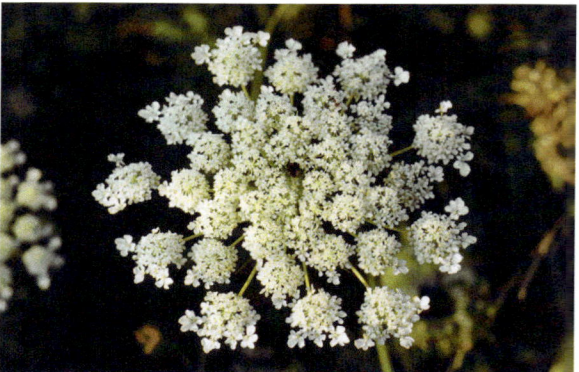

Abb. 12.107 *Daucus carota*, Blütenstand in Aufsicht. Die Blüten im Inneren des Blütenstands sind klein und radiär, während die Blüten an den Außenseiten der Döldchen (besonders, wenn sie am Rand des gesamten Blütenstands stehen) deutlich größer und zygomorph sind.

Pimpinella anisum L.: Anis, Anisi fructus Ph. Eur. (trockene, ganze 2-teilige Spaltfrüchte) und Anisöl, Anisi aetheroleum Ph. Eur. (durch Wasserdampfdestillation aus den trockenen reifen Früchten gewonnenes ätherisches Öl). *Foeniculum vulgare* MILL. ssp. *vulgare* var. *vulgare*: Bitterer Fenchel, Foeniculi amari fructus Ph. Eur. (getrocknete, ganze Früchte und Teilfrüchte), Bitterfenchelöl, Foeniculi amari fructus aetheroleum

Ph. Eur. (durch Wasserdampfdestillation aus den reifen Früchten gewonnenes ätherisches Öl.) und Bitterfenchelkrautöl, Foeniculi amari herbae aetheroleum Ph. Eur. (durch Wasserdampfdestillation aus den während der Fruchtreife geernteten oberirdischen Teilen gewonnenes ätherisches Öl). *Foeniculum vulgare* MILL. ssp. *vulgare* var. *dulce* (MILL.) BATT. & TRAB.: Süßer Fenchel, Foeniculi dulcis fructus Ph. Eur. (getrocknete, ganze Früchte und Teilfrüchte). *Coriandrum sativum* L.: Koriander, Coriandri fructus Ph. Eur. (getrocknete Früchte) und Korianderöl, Coriandri aetheroleum Ph. Eur. (durch Wasserdampfdestillation aus den Früchten gewonnenes ätherisches Öl.). *Carum carvi* L.: Kümmel, Carvi fructus Ph. Eur. (ganze, getrocknete Teilfrüchte) und Kümmelöl, Carvi aetheroleum Ph. Eur. (aus den trockenen Früchten durch Wasserdampfdestillation gewonnenes Öl.). *Levisticum officinale* W. D. J. KOCH: Liebstöckelwurzel, Levistici radix Ph. Eur. (Getrocknetes Rhizom und getrocknete Wurzeln, ganz oder geschnitten). *Centella asiatica* (L.) URB.: Asiatisches Wassernabelkraut, Centellae asiaticae herba Ph. Eur. (getrocknete, zerkleinerte, oberirdische Teile).

Giftpflanzen: *Cicuta virosa* L. (Wasserschierling): Alle frischen Pflanzenteile enthalten hochgiftige Polyine, z. B. Cicutoxin. *Conium maculatum* L. (Schierling): Alle Pflanzenteile enthalten hochgiftige Piperidinalkaloide, z. B. Coniin. *Heracleum sphondylium* L. (Wiesen-Bärenklau) und *Heracleum mantegazzianum* SOMMIER & LEVIER (Riesenbärenklau): Die Früchte, bei *Heracleum mantegazzianum* und einigen Unterarten von *Heracleum sphondylium* auch die Blätter, Stängel und die Wurzeln, enthalten phototoxische Furanocumarine, z. B. Xanthotoxin, die bei Kontakt mit der Haut und anschließender Belichtung schwere Hautentzündungen (Photodermatitis) hervorrufen (o Abb. 12.111).

Nutzpflanzen: Viele der arzneilich verwendeten Früchte werden auch als Gewürze verwendet, z. B. Koriander, Kümmel, Süßer Fenchel und Anis. Weitere Gewürze sind z. B. die Blätter von *Petroselinum crispum* (MILL.) FUSS (Petersilie), die Wurzeln von *Petroselinum crispum* (MILL.) FUSS ssp. *tuberosum* (BERNH. ex RCHB.) SOÓ (Petersilienwurzel), die Blätter von *Anethum graveolens* L (Dill) und die Früchte von *Cuminum cyminum* L. (Kreuzkümmel). Als Gemüse oder Salat verwendet man die Sprossknolle von *Apium graveolens* L. var. *rapaceum* (MILL.) DC. (Knollensellerie), die Blattstiele von *Apium graveolens* L. var. *dulce* (MILL.) DC. (Bleichsellerie), die Rübe von *Daucus carota* L. ssp. *sativus* (HOFFM.) ARCANG. (Mohrrübe, Karotte), die Rübe von *Pastinaca sativa* L. ssp. *sativa* (Pastinak) und die aus Blattscheiden gebildete Zwiebel von *Foeniculum vulgare* MILL. var. *azoricum* (MILL.) THELL. (Gemüsefenchel).

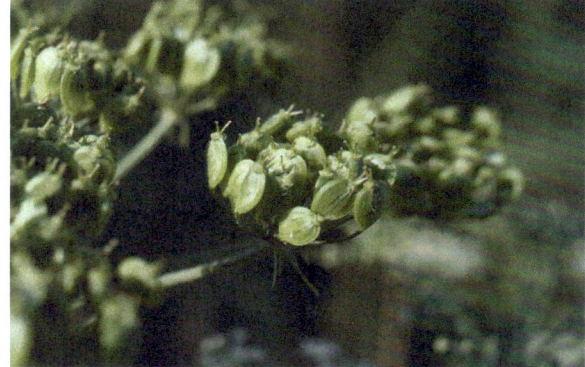

○ **Abb. 12.108** *Heracleum sphondylium*, junge Früchte kurz nach dem Abfallen der Kronblätter. Man erkennt den Diskus und die beiden Griffel.

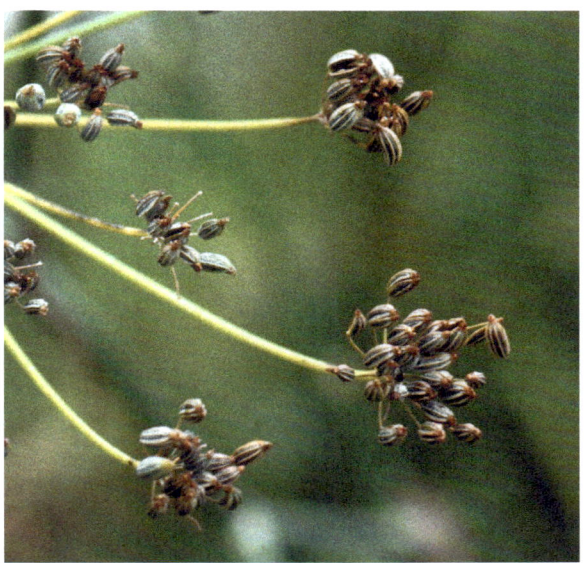

○ **Abb. 12.109** *Foeniculum vulgare*, Teil eines Fruchtstands. Man erkennt reife Früchte in verschiedenen Stadien der Trennung in zwei Teilfrüchte und der Ablösung von dem in zwei Äste gespaltenen Karpophor.

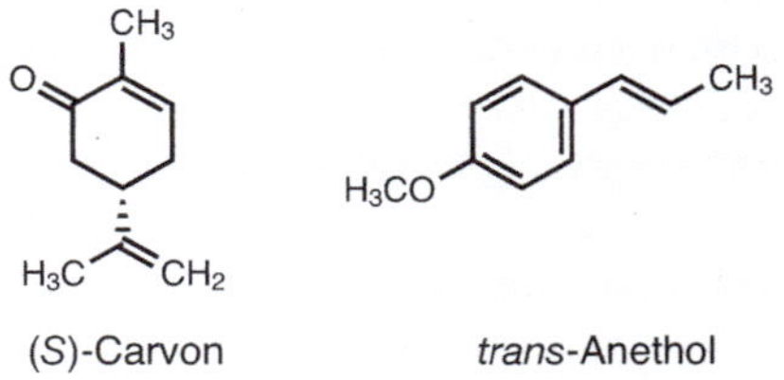

(S)-Carvon   trans-Anethol

○ **Abb. 12.110** Inhaltsstoffe ätherischer Öle aus Apiaceae

Ordnung: Asterales

Die Ansichten über die Umgrenzung der Asterales, einer der artenreichsten Ordnungen der Angiospermae, und ihre Gliederung in Familien haben sich in den letzten Jahrzehnten mehrfach geändert. Erst mit der Einführung molekularer Methoden begann sich die Ta-

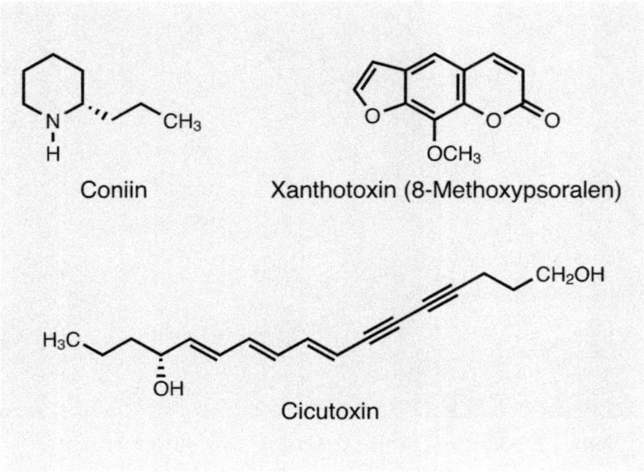

Abb. 12.111 Toxische Inhaltsstoffe einiger Apiaceae

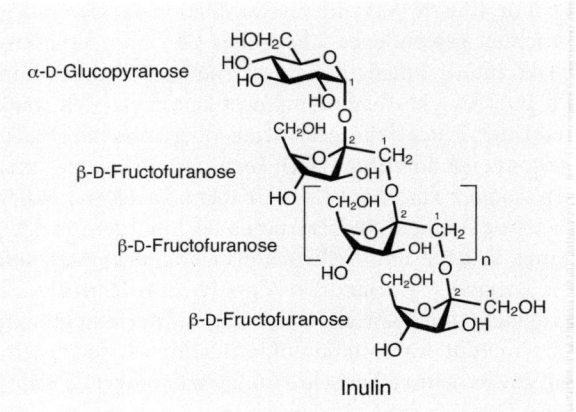

Abb. 12.112 Inulin

xonomie dieser Ordnung zu stabilisieren. Die Monophylie der Asterales in ihrer heutigen Umgrenzung ist durch phylogenetische Analysen von Datensätzen aus morphologischen und chemischen Merkmalen sowie Nukleotidsequenzen von Chloroplastengenen gut belegt. Man kennt aber nur ein morphologisches Merkmal, das die gesamte Ordnung charakterisiert. Das ist die klappige (valvate) Knospenlage der Kronblätter. Sie kommt bei fast allen Asterales (Ausnahme: einige Stylidiaceae) vor, tritt allerdings auch außerhalb der Asterales, z. B. bei den Apiales, auf. Nicht bei allen, aber immerhin bei den drei größten Familien der Asterales (Asteraceae, Campanulaceae, Goodeniaceae) und den nächsten Verwandten der Asteraceae, den Calyceraceae, findet man eine **sekundäre Pollenpräsentation**: Der Pollen wird den Bestäubern nicht auf der geöffneten Anthere präsentiert, sondern auf anderen Blütenteilen. Die Staubblätter bilden entweder nur in der Knospe oder auch bei geöffneter Blüte eine Röhre, in die sie den Pollen abgeben; anschließend wird der Pollen durch den wachsenden Griffel aus der Röhre gepumpt oder gefegt und an der **Öffnung** der **Röhre** oder an der **Außenseite** des **Griffels** präsentiert.

Die meisten Asterales speichern **Inulin**, ein aus Fructoseeinheiten und einer endständigen Glucoseeinheit aufgebautes Polysaccharid (○ Abb. 12.112), als Reservekohlenhydrat. **Iridoide** kommen in einigen kleineren Familien (Menyanthaceae, Goodeniaceae), nicht aber in den Campanulaceae und Asteraceae vor.

Die Asterales umfassen elf Familien: Außer den schon länger für nahe miteinander verwandt gehaltenen **Asteraceae**, Stylidiaceae, Goodeniaceae, Calyceraceae, **Campanulaceae** und Pentaphragmataceae gehören dazu die früher zu den Gentianales gerechneten **Menyanthaceae** sowie vier Familien, die durch Ausgliederung einiger Gattungen aus den Saxifragaceae, Cornaceae, Aquifoliaceae und Caprifoliaceae entstanden sind.

Die **Campanulaceae** (ca. 1900 Arten) sind meist krautige, seltener strauchige oder baumförmige Pflanzen mit ungeteilten Blättern. Die Blüten sind teils radiär (bei der Unterfamilie Campanuloideae, zu der fast alle in Mitteleuropa heimischen Arten gehören), teils zygomorph (bei den Lobelioideae, z. B. der Gattung *Lobelia*, und den anderen Unterfamilien). Die radiären Blüten können relativ groß und trichterförmig, glockig (z. B. bei *Campanula*) oder radförmig (z. B. bei *Legousia*) sein; aber auch kleine Blüten mit zunächst röhrenförmiger Krone, deren linealische Kronblattzipfel sich erst später von unten nach oben fortschreitend voneinander trennen, kommen vor (z. B. bei *Phyteuma*). Mehrere Arten, z. B. aus den Gattungen *Campanula* (Glockenblume), *Phyteuma* (Teufelskralle), *Legousia* (Frauenspiegel) oder *Jasione* (Sandrapunzel) sind in Mitteleuropa heimisch. Kultursorten von *Campanula*-Arten (z. B. *Campanula carpatica* JACQ.) und *Lobelia*-Arten (z. B. *Lobelia erinus* L.) werden als Zierpflanzen kultiviert.

Die kosmopolitisch verbreiteten **Menyanthaceae** (ca. 55 Arten) sind Wasser- oder Sumpfpflanzen mit auffälligen Blüten, deren Kronblätter gefranste oder kammförmige Ränder besitzen. *Menyanthes trifoliata* L. ist die **Stammpflanze** von Bitterkleeblätter, Menyanthidis trifoliatae folium Ph. Eur. (getrocknete, ganze oder zerkleinerte Blätter).

Familie: Asteraceae (Compositae)
Blütenformeln:

*K∞ [C(5) A(5)] G($\overline{2}$)   Röhrenblüten

↓ K∞ [C(5) A(5)] G($\overline{2}$)   Zungenblüten

Allgemeines: Die kosmopolitisch verbreitete Familie umfasst etwa 1590 Gattungen mit insgesamt etwa 23 600 Arten. Damit ist sie die größte Familie der Blütenpflanzen. Sie wird in zwölf Unterfamilien gegliedert, die jeweils in Tribus weiter unterteilt werden (○ Abb. 12.114).

Viele Arten aus den Unterfamilien Asteroideae, Cichorioideae und Carduoideae sind in Mitteleuropa heimisch: z. B. Arten aus den Gattungen *Aster* (Aster), *Solidago* (Goldrute), *Erigeron* (Feinstrahl), *Antennaria* (Katzenpfötchen), *Gnaphalium* (Ruhrkraut), *Arnica* (Arnika), *Eupatorium* (Wasserdost), *Senecio* (Greiskraut), *Tussilago* (Huflattich), *Petasites* (Pestwurz), *Achillea* (Schafgarbe), *Matricaria* (Kamille), *Leucanthemum* (Wucherblume, Margerite), *Artemisia* (Beifuß; Asteroideae), *Cichorium* (Wegwarte), *Taraxacum* (Kuhblume, Löwenzahn), *Leontodon* (Löwenzahn), *Tragopogon* (Bocksbart), *Lactuca* (Lattich), *Crepis* (Pippau), *Hieracium* (Habichtskraut; Cichorioideae), *Arctium* (Klette), *Carduus* (Distel), *Cirsium* (Kratzdistel), *Centaurea* (Flockenblume; Carduoideae). Kultursorten und/oder Hybriden von vielen Asteraceae, z. B. von *Dahlia coccinea* Cav. und *Dahlia pinnata* Cav. (Dahlie), *Ageratum houstonianum* Mill. (Leberbalsam), *Liatris spicata* (L.) Willd. (Prachtscharte), *Tagetes erecta* L. oder *Tagetes patula* L. (Studentenblume), *Zinnia elegans* Jacq. (Zinnie), *Symphyotrichum novae-angliae* (L.) G. L. Nesom (Syn. *Aster novae-angliae* L.) und *Symphyotrichum novi-belgii* (L.) G. L. Nesom (Syn. *Aster novi-belgii* L.; „Aster"), *Chrysanthemum morifolium* Ramat. (Garten-Chrysantheme; Asteroideae) und *Gerbera jamesonii* Bolus ex Hook. f. (Gerbera, Mutisioideae) werden als Zierpflanzen kultiviert.

Morphologie: Die Asteraceae sind Kräuter, Sträucher oder Bäume mit meist **wechselständigen**, seltener gegenständigen, einfachen oder zusammengesetzten **Blättern** ohne Nebenblätter. Die Blüten stehen in meist mehrblütigen bis vielblütigen Blütenständen auf einem flachen (**Körbchen**, ● Abb. 12.115) oder konischen bis zylindrischen (**Köpfchen**, ● Abb. 12.116) Blütenstands-

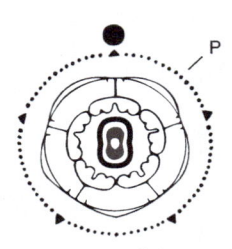

● **Abb. 12.113** Blütendiagramm einer Röhrenblüte von *Arnica*-Arten. **P** Pappus. Nach Eichler 1875 und 1878

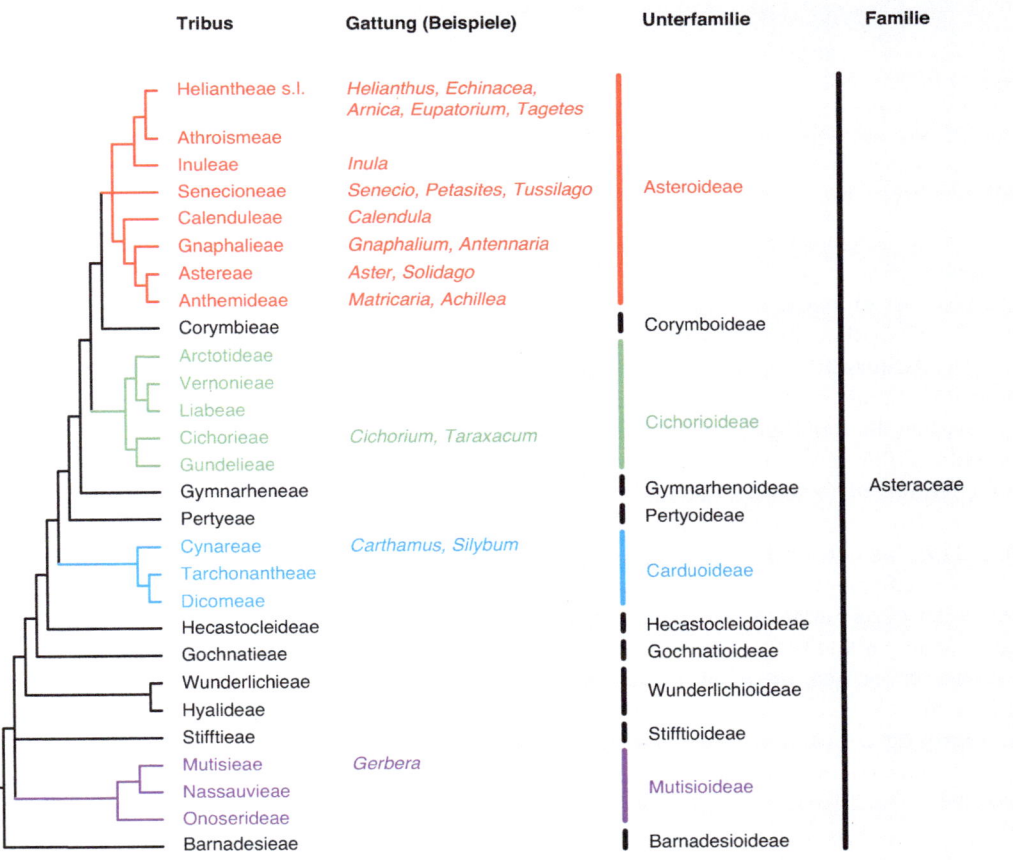

● **Abb. 12.114** Phylogenie der Asteraceae. Das Dendrogramm basiert auf Sequenzvergleichen von Chloroplastengenen. Die im Text behandelten Unterfamilien sind farbig dargestellt. Nach Panero, Funk 2008

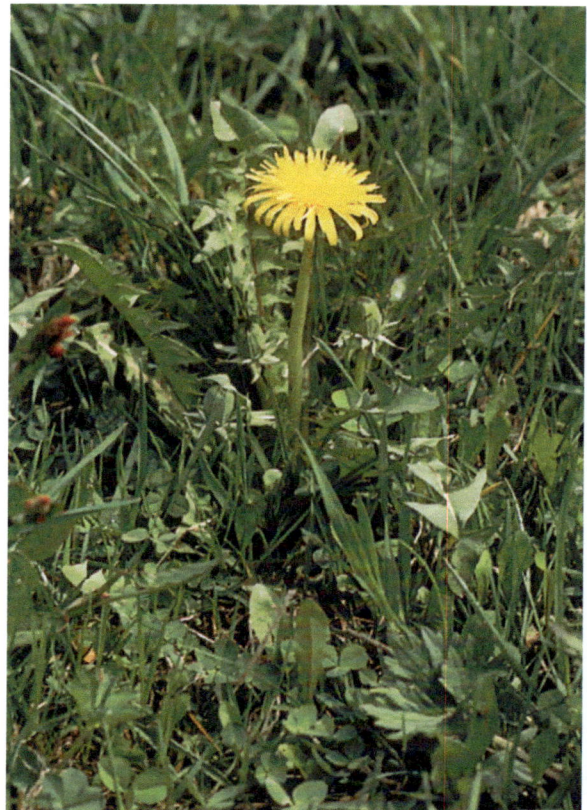

○ **Abb. 12.115** *Taraxacum campylodes* G. E. HAGLUND (Syn. *Taraxacum officinale*), Habitus. Der Blütenstand ist ein Körbchen, da alle Blüten etwa in gleicher Höhe auf einem relativ flachen Boden des Blütenstands (○Abb. 12.121) stehen.

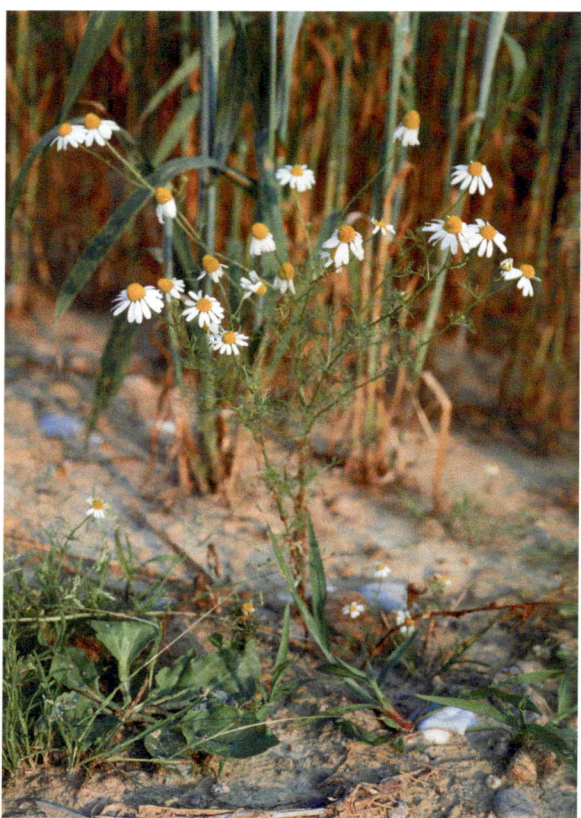

○ **Abb. 12.116** *Chamomilla chamomilla*. Der Blütenstand ist ein Köpfchen, da die Blüten auf einem kegelförmig vorgewölbten Köpfchenboden stehen.

boden, der von kelchblattartigen Hochblättern (**Hüllkelch**, Involucrum; z. B. bei *Cynara*, ○Abb. 12.117) umgeben ist. Der **Blütenstand** erhält dadurch das Aussehen und die Funktion einer Einzelblüte und wird deshalb zu den **Pseudanthien** gerechnet. Die Ähnlichkeit mit einer Einzelblüte wird häufig noch dadurch verstärkt, dass sich die **Randblüten** eines solchen Blütenstands durch Größe, Farbe, Form oder Geschlecht von den inneren Blüten (**Scheibenblüten**) unterscheiden (z. B. bei *Cyanus*, ○Abb. 12.118 oder *Arnica*, ○Abb. 12.119). Bei den Asteraceae kommen zwei verschiedene Blütentypen vor: Die 5-zähligen **Röhrenblüten** sind in der Regel **radiär** (Ausnahmen: z. B. *Cyanus*); ihre Kronblätter sind teilweise oder fast vollständig zu einer Röhre verwachsen, die dann je nach Verwandtschaftskreis fünf kurze, relativ breite (z. B. *Arnica* und andere Asteroideae) oder fünf längere schmale Kronlappen (z. B. *Cyanus* und andere Carduoideae) trägt. Die ebenfalls 5-zähligen **Zungenblüten** sind **zygomorph**; der kurze röhrenförmige Teil trägt einen einseitig verlängerten bandförmigen Kronlappen. Dieser Kronlappen, die **Zunge**, ist bei einlippigen Zungenblüten aus allen **fünf Kronblättern** aufgebaut (z. B. *Cicho-*

rium, ○Abb. 12.120), und andere Cichorioideae aus der Tribus Cichorieae); bei zweilippigen Zungenblüten besteht die Zunge meist aus **drei Kronblattabschnitten** und die restlichen zwei Kronblattabschnitte sind sehr kurz oder fehlen völlig (bei den Asteroideae, z. B. *Arnica*, ○Abb. 12.119, einigen Cichorioideae und vielen Mutisioideae). Ein Köpfchen oder Körbchen kann beide Blütentypen (z. B. *Arnica* und andere Asteroideae), nur **Röhrenblüten** (z. B. *Cynara*, ○Abb. 12.117 oder *Cyanus*, ○Abb. 12.118 und andere Carduoideae), oder nur **Zungenblüten** (z. B. *Cichorium*, *Taraxacum* und andere Cichorieae) enthalten. Die **Antheren** der fünf mit der Kronröhre verwachsenen Staubblätter sind zu einer **Röhre** vereinigt (○Abb. 12.118, ○Abb. 12.120), in die der Pollen abgegeben wird. Zu diesem Zeitpunkt liegen die zwei Griffeläste derselben Blüte noch aneinander und die Narben können noch nicht bestäubt werden (Proterandrie); die Griffelspitze befindet sich am unteren Ende der Antherenröhre. Durch Verlängerung des Griffels oder durch Verkürzung der Staubblatt-Filamente schiebt dann das außen behaarte Griffelende den **Pollen** aus der **Röhre** heraus; danach lösen sich die Griffeläste voneinander und geben die auf der Innen-

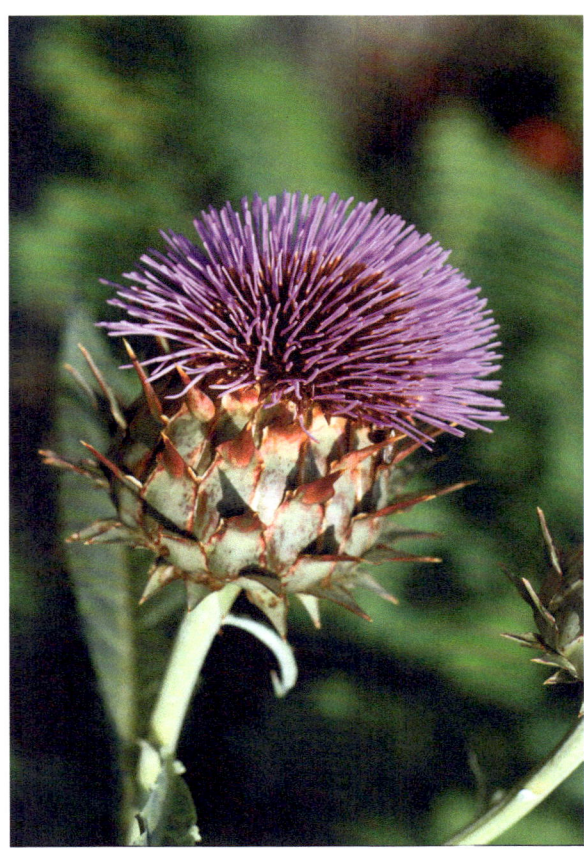

○ **Abb. 12.117** *Cynara scolymus*, Blütenstand. Der gesamte Blütenstand wird von einem Hüllkelch (Involucrum) aus mehreren Reihen dachziegelig überlappender Hochblätter umgeben, die an der Basis fleischig verdickt sind und an der Spitze in einen Dorn auslaufen. Die Griffel der Blüten (hellpurpurfarben) ragen weit aus der Kronröhre heraus, die ebenso wie die Staubblattröhre dunkelpurpur gefärbt ist.

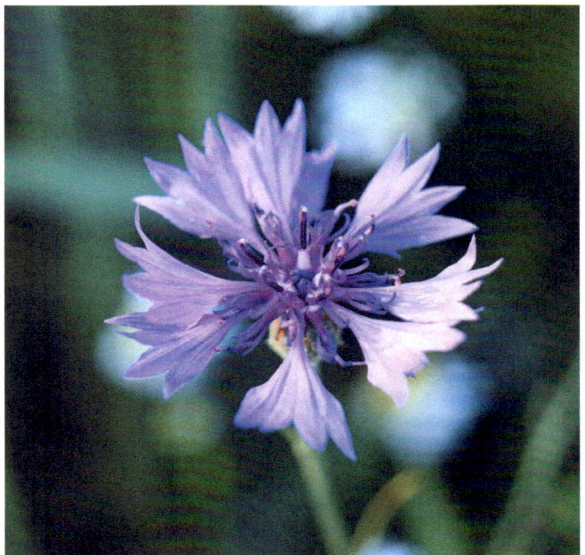

○ **Abb. 12.118** *Cyanus segetum* HILL (Syn. *Centaurea cyanus*), Blütenstand. Die Röhrenblüten im zentralen Teil des Blütenstands sind klein, radiär und besitzen schmale lange Blütenzipfel. Die Röhrenblüten am Rand des Blütenstands sind wesentlich größer und besitzen breite, ungleich lange Blütenzipfel, sie sind also zygomorph. Die Staubblattröhre der zentralen Blüten ist dunkelviolett, die Randblüten sind steril.

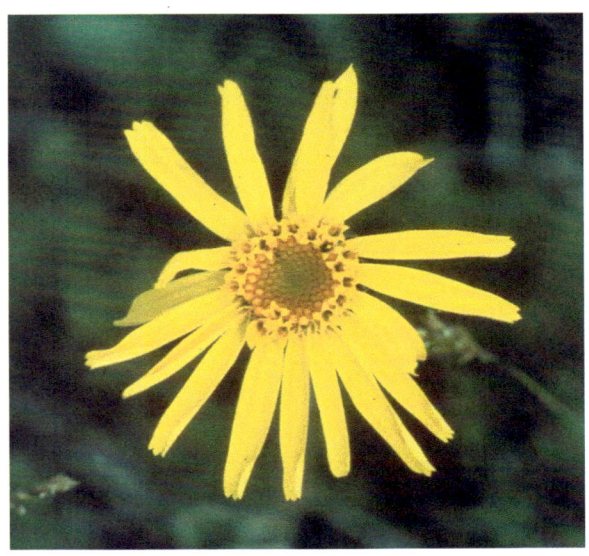

○ **Abb. 12.119** *Arnica montana*, Blütenstand. Die Blüten im zentralen Teil des Blütenstands (Röhrenblüten) sind radiär und besitzen kurze breite Blütenzipfel. Die zygomorphen Blüten am Rand des Blütenstands (Zungenblüten) besitzen einen langen, bandförmigen Kronlappen (Zunge), der hier drei Zipfel trägt, also aus drei Kronblättern besteht.

seite befindlichen Narben frei. Durch diesen Mechanismus wird der blüteneigene Pollen den bestäubenden Insekten präsentiert und gleichzeitig die Fremdbestäubung gefördert. Der **zweikarpellige**, **unterständige Fruchtknoten** entwickelt sich zu einer einsamigen **Nussfrucht**, die auch als **Achäne** bezeichnet wird, da Fruchtwand und Samenschale miteinander verwachsen sind. Der Kelch ist zur Blütezeit unscheinbar oder fehlt völlig. Zur Zeit der Fruchtreife entwickelt er sich häufig zu einem aus Schuppen, Borsten oder Haaren bestehenden **Pappus** (○ Abb. 12.121), der meist an der Verbreitung der Früchte beteiligt ist.

Inhaltsstoffe: Inulin (○ Abb. 12.112), **Polyine** (Polyacetylene), z. B. die Spiroketalenoletherpolyine in *Chamomilla chamomilla* und *Tanacetum parthenium* (○ Abb. 12.122), **Sesquiterpenlactone**, z. B. Artabsin in *Artemisia absinthium*, und **ätherische Öle,** die in Drüsenhaaren oder schizogenen Exkretbehältern akkumuliert

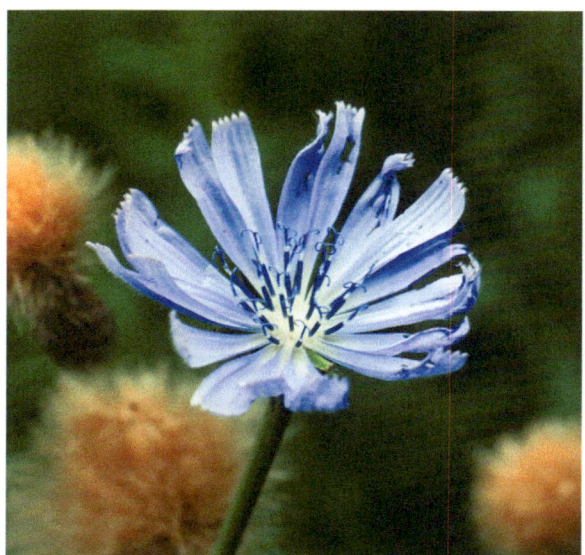

○ **Abb. 12.120** *Cichorium intybus*, Blütenstand. Der Blütenstand enthält nur Zungenblüten, die Zunge trägt fünf Zipfel, besteht also aus fünf Kronblättern. Bei den aus der Staublattröhre (dunkelblau) herausragenden Griffeln erkennt man die zwei Griffeläste, die sich bereits voneinander getrennt haben. Die Griffeläste sind nach unten eingerollt, sodass das Narbengewebe auf ihrer Innenseite den Pollen derselben Blüte aufnehmen kann (Selbstbestäubung), falls keine Fremdbestäubung stattgefunden hat.

werden, sind in der Familie weit verbreitet. Hauptkomponenten der ätherischen Öle sind meist **Sesquiterpene**, z. B. Bisabolol in Kamillenblüten, oder **Monoterpene**, z. B. Isothujon in Wermutkraut (○ Abb. 12.123). Bei einem Teil der Cichorioideae (z. B. *Taraxacum*, *Cichorium* und den anderen Gattungen der Tribus Cichorieae) kommt **Milchsaft** in gegliederten Milchröhren vor.

Arzneipflanzen, Nutzpflanzen: Carduoideae: *Atractylodes lancea* (THUNB.) DC. (Syn. *Atractylodes chinensis* (BUNGE) KOIDZ.): Atractylodes-lancea-Wurzelstock, Atractylodis lanceae rhizoma Ph. Eur. (im Frühjahr oder Herbst geerntete, von den Wurzeln befreite, getrocknete, ganze oder zerkleinerte Rhizome). *Atractylodes macrocephala* KOIDZ.: Atractylodes-macrocephala-Wurzelstock, Atractylodis macrocephalae rhizoma Ph. Eur. (im Winter, wenn die unteren Blätter der Pflanze gelb und die oberen Blätter brüchig werden, geerntete, von den Wurzeln befreite, getrocknete, ganze oder zerkleinerte Rhizome). *Cynara scolymus* L. (Syn. *Cynara cardunculus* L. ssp. *scolymus* (L.) BEGER): Artischockenblätter, Cynarae folium Ph. Eur. (getrocknete, ganze oder geschnittene Blätter). *Carthamus tinctorius* L.: Färberdistelblüten, Carthami flos Ph. Eur. (getrocknete Blüten). *Carthamus tinctorius* L. oder Hybriden von *Carthamus tinctorius*: Raffiniertes Färberdistelöl,

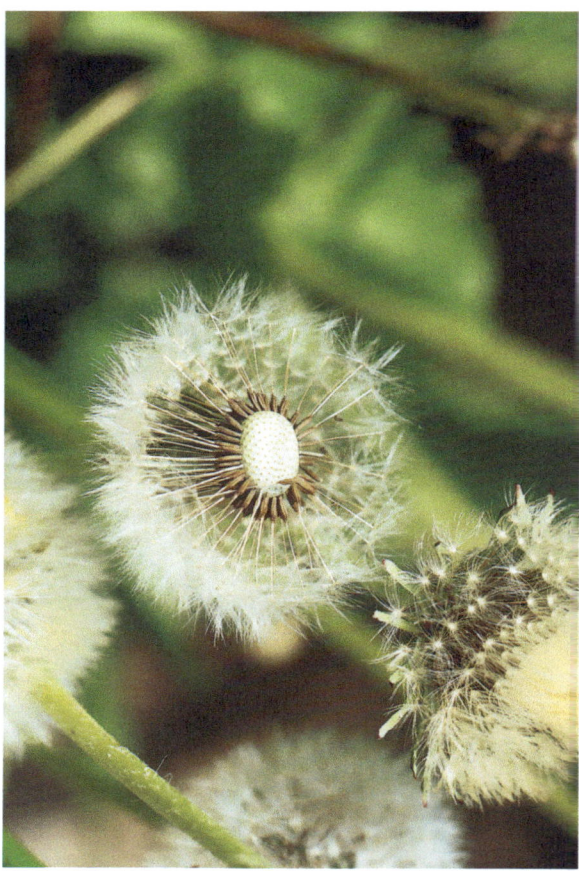

○ **Abb. 12.121** *Taraxacum campylodes*, Fruchtstand. Die Früchte sind zum Teil entfernt, sodass der flache Blütenstandsboden sichtbar ist. Die Früchte tragen an einem verlängerten stielartigen Teil einen Haarkranz (Pappus), der hier als Flugorgan dient.

Oleum Carthami raffinatum Ph. Eur. (aus den Samen durch Pressung und/oder durch Extraktion mit anschließender Raffination gewonnenes fettes Öl). *Silybum marianum* (L.) GAERTN.: Mariendistelfrüchte, Silybi mariani fructus Ph. Eur. (reife, vom Pappus befreite Früchte).

Der Blütenstandsboden von *Cynara scolymus* L. (Artischocke) wird als Gemüse verzehrt.

Cichorioideae: *Taraxacum campylodes* G. E. HAGLUND (Syn. *Taraxacum officinale* WEBER ex F. H. WIGG.): Löwenzahnkraut mit Wurzel, Taraxaci officinalis herba cum radice Ph. Eur. (Gemisch von ganzen oder zerkleinerten, getrockneten ober- und unterirdischen Teilen) und Löwenzahnwurzel, Taraxaci officinalis radix Ph. Eur. (ganze oder geschnittene, getrocknete unterirdische Teile).

Die gestauchten beblätterten Seitensprosse von *Cichorium intybus* L. (Chicorée) und die Blätter von *Cichorium endivia* L. (Winterendivie) werden als Salat verzehrt. Von *Lactuca sativa* L. stammt Kopfsalat (grüner Salat; gestauchter beblätterter Spross von Kultursor-

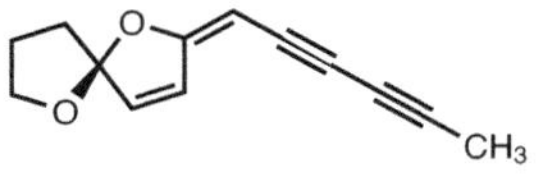

Abb. 12.122 Polyine aus Asteraceae

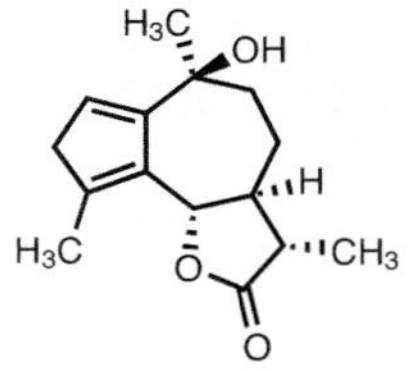

cis-Spiroketalenolether-polyin
[(2*E*)-(5*S*)-2-Hexa-2,4-diinyliden-1,6-dioxa-spiro[4.4]non-3-en]

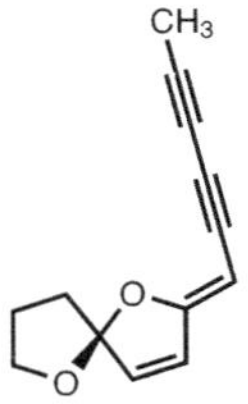

trans-Spiroketalenolether-polyin
[(2*Z*)-(5*S*)-2-Hexa-2,4-diinyliden-1,6-dioxa-spiro[4.4]non-3-en]

Artabsin

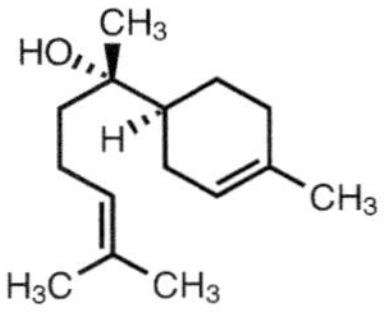

(−)-α-Bisabolol

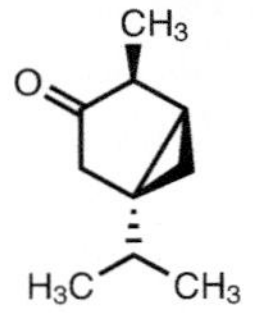

(+)-Isothujon

Abb. 12.123 Sesquiterpene und ein Monoterpen aus Asteraceae

ten der Capitata-Gruppe), Schnittsalat (Blätter von Kultursorten der Crispa-Gruppe), „Eichenlaubsalat", „Lollo Rossa", „Lollo Bionda" (Blätter von Kultursorten der Secalina-Gruppe) und Sommerendivie oder Römischer Salat (Blätter von Kultursorten der Longifolia-Gruppe). Die Rübe von *Scorzonera hispanica* L. (Schwarzwurzel) verwendet man als Gemüse.

Asteroideae: *Calendula officinalis* L.: Ringelblumenblüten, Calendulae flos Ph. Eur. (ganze oder geschnittene, völlig entfaltete, getrocknete und vom Blütenstandboden befreite Einzelblüten der kultivierten, gefüllten Varietät). *Solidago gigantea* AITON und/oder *Solidago canadensis* L., ihre Varietäten oder Hybriden: Goldrutenkraut, Solidaginis herba Ph. Eur. (getrocknete, ganze oder zerkleinerte, blühende, oberirdische Teile). *Solidago virgaurea* BIGELOW: Echtes Goldrutenkraut, Solidaginis virgaureae herba Ph. Eur. (getrocknete, ganze oder zerkleinerte, blühende, oberirdische Teile). *Chamaemelum nobile* (L.) ALL. (Syn. *Anthemis nobilis* L.): Römische Kamille, Chamomillae romanae flos Ph. Eur. (getrocknete Blütenköpfchen der kultivierten, gefülltblütigen Varietät). *Chamomilla chamomilla* L. (Syn. *Matricaria recutita* L., *Chamomilla recutita* (L.) RAUSCHERT): Kamillenblüten, Chamomillae flos Ph. Eur. (getrocknete Blütenköpfchen) und Kamillenöl, Matricariae aetheroleum Ph. Eur. (aus frischen oder getrockneten Blütenköpfchen oder blühenden Triebspitzen durch Wasserdampfdestillation gewonnenes, blaues, ätherisches Öl). *Achillea millefolium* L.: Schafgarbenkraut, Millefolii herba Ph. Eur. (ganze oder geschnittene, getrocknete, blühende Triebspitzen). *Artemisia absinthium* L.: Wermutkraut, Absinthii herba Ph. Eur. (ganze oder geschnittene, getrocknete, basale Laubblätter oder wenig beblätterte, Blüten tragende, obere Sprossabschnitte oder eine Mischung der angeführten Pflanzenteile). *Tanacetum parthenium* (L.) SCH. BIP.: Mutterkraut, Tanaceti parthenii herba Ph. Eur. (getrocknete, ganze oder geschnittene, oberirdische Teile). *Arnica montana* L.: Arnikablüten, Arnicae flos Ph. Eur. (ganze oder teilweise zerfallene, getrocknete Blütenstände). *Echinacea purpurea* (L.) MOENCH: Purpur-Sonnenhut-Kraut, Echinaceae purpureae herba Ph. Eur. (ganze oder geschnittene, getrocknete, oberirdische Teile zur Blütezeit) und Purpur-Sonnenhut-Wurzel, Echinaceae purpureae radix Ph. Eur. (ganze oder geschnittene, getrocknete, unterirdische Teile). *Echinacea pallida* (NUTT.) NUTT.: Blasser-Sonnenhut-Wurzel, Echinaceae pallidae radix Ph. Eur. (Ganze oder geschnittene, getrocknete, unterirdische Teile). *Echinacea angustifolia* DC.: Schmalblättriger–Sonnenhut-Wurzel, Echinaceae angustifoliae radix Ph. Eur. (ganze oder geschnittene, getrocknete, unterirdische Teile). *Helianthus annuus* L.: Raffiniertes Sonnenblumenöl, Helianthi annui oleum raffinatum Ph. Eur. (aus den Samen durch mechanisches Auspressen oder durch Extraktion gewonnenes und nachfolgend raffiniertes fettes Öl). *Eclipta prostrata* (L.) L.: Ecliptakraut, Ecliptae herba Ph. Eur. (ganze oder zerkleinerte, getrocknete, blühende oberirdische Teile).

Sonnenblumenöl wird auch als Speiseöl verwendet. Die zur Blütezeit geernteten, getrockneten Blätter von *Artemisia dracunculus* L. verwendet man als Gewürz (Estragon). Zerkleinerte Blüten (Insektenpulver) oder gereinigte Extrakte von *Tanacetum cinerariifolium* (TREVIR.) SCH. BIP. (Dalmatinische Insektenblume; Syn. *Pyrethrum cinerariifolium* TREVIR., *Chrysanthemum cinerariifolium* (TREVIR.) VIS.) oder *Tanacetum coccineum* (WILLD.) GRIERSON (Persische Insektenblume; Syn. *Pyrethrum coccineum* TZVELEV; *Chrysanthemum coccineum* WILLD.) werden als Insektizid („Pyrethrum") verwendet.

Überordnung: Lamianae

Sequenzvergleiche von Chloroplasten- und Kerngenen vieler repräsentativer Arten sprechen für die Monophylie dieser Überordnung. Es gibt aber auch einige morphologische Merkmale, welche die Lamianae von ihrer Schwestergruppe, der Überordnung Campanulanae, unterscheiden. So besitzen die meisten Lamianae **gegenständige Blätter**, einen **oberständigen Fruchtknoten** (hypogyne Blüten), mit der **Kronröhre verwachsene Staubblatt-Filamente** und **kapselartige** oder in **Teilfrüchte** zerfallende **Früchte**.

Die Lamianae umfassen die Ordnungen **Garryales**, **Gentianales**, **Solanales**, **Boraginales** und **Lamiales** sowie einige Familien (Oncothecaceae, Icacinaceae), deren Umgrenzung und genaue Stellung innerhalb der Überordnung noch nicht geklärt ist.

Ordnung: Garryales

Zu den Garryales gehören zwei Familien (Garryaceae und Eucommiaceae) mit insgesamt drei Gattungen, deren nahe Verwandtschaft und deren Zugehörigkeit zu den Lamianae erst nach der Einführung molekularphylogenetischer Methoden erkannt wurden.

Die **Eucommiaceae** umfassen nur eine Art, *Eucommia ulmoides*, einen in China heimischen und dort häufig kultivierten diözischen Baum mit perianthlosen, windbestäubten Blüten. *Eucommia ulmoides* OLIV. ist die **Stammpflanze** von Eucommiarinde, Eucommiae cortex Ph. Eur. (ganze oder zerkleinerte, geschabte, getrocknete Stammrinde).

Ordnung: Gentianales

Die Monophylie der Ordnung wurde nicht nur durch DNA-Sequenzvergleiche nachgewiesen, sondern sie wird auch durch gemeinsame morphologische Merkmale gestützt. Zu diesen gehören – manchmal zu Nebenblattlinien reduzierte – **Nebenblätter** (fehlen in der Regel bei den Gentianaceae), dicke Schleim oder Harz abscheidende **Drüsenhaare** (Kolleteren) auf der Oberseite der Nebenblätter oder der Blattstiele sowie das Vorkommen von **internem** (intraxylärem) **Phloem** (fehlt bei den Rubiaceae). Iridoide sind als Bestandteile von **Indolalkaloiden** (○ Abb. 12.127), aber auch als **Iridoid-** (○ Abb. 12.127) oder **Secoiridoidglykoside** (○ Abb. 12.130) in der Ordnung weit verbreitet. Die Ordnung umfasst die Familien **Rubiaceae**, **Loganiaceae**, Gelsemiaceae, **Gentianaceae** und **Apocynaceae** (einschließlich Asclepiadaceae).

Die in tropischen bis warm gemäßigten Regionen fast weltweit (Ausnahme: Europa) beheimateten **Loganiaceae** sind meist Bäume, Sträucher oder holzige Lianen, seltener krautige Pflanzen. Aus *Strychnos nux-vomica* L. werden die iridoiden Tryptophanalkaloide Strychnin (Ausgangsmaterial für die Synthese von Alcuroniumchlorid Ph. Eur.) und Brucin (Reagenz Ph. Eur.) gewonnen. Aus den Wurzeln, Zweigen oder Blättern südamerikanischer *Strychnos*-Arten, z. B. *Strychnos toxifera* SCHOMB. ex BENTH. und *Strychnos castelnaeana* BAILL. (Syn. *Strychnos castelnaei* WEDDELL) wird das Loganiaceen-Curare (Calebassen-Curare) gewonnen, das von Indianern des Amazonasgebiets als Pfeilgift für die Jagd verwendet wird. Die tödlichen Wirkstoffe sind ebenfalls iridoide Tryptophanalkaloide (z. B. C-Toxiferin I).

Familie: Rubiaceae
Blütenformeln:

*K4/5 [C(4/5) A4/5] G($\overline{2}$)

Allgemeines: Die Familie ist kosmopolitisch verbreitet mit Schwerpunkten in tropischen und warmen Gebieten. Sie umfasst etwa 560 Gattungen mit insgesamt etwa 10 900 Arten. In Mitteleuropa sind einige krautige Arten aus den Gattungen *Galium* (z. B. *Galium album* MILL., Weißes Labkraut) oder *Galium odoratum* (L.) SCOP. (Waldmeister), *Asperula* (z. B. *Asperula cynanchica* L., Hügelmeister), *Cruciata*, (z. B. *Cruciata laevipes* OPIZ (Kreuzlabkraut) und *Sherardia* (*Sherardia arvensis* L., Ackerröte) beheimatet. Einige Arten, z. B. *Pentas lanceolata* (FORSSK.) DEFLERS (Pentas) oder Kultursorten von *Gardenia jasminoides* J. ELLIS (Gardenie), werden als Zierpflanzen kultiviert.

Morphologie: Die Rubiaceae sind Bäume, Sträucher oder Lianen, seltener Kräuter (z. B. *Galium* oder *Asperula*) mit gegenständigen, einfachen und meist **ganzrandigen Blättern**. Die Nebenblätter (Stipel) sind in der Regel mit dem jeweils benachbarten Nebenblatt des gegenüber stehenden Blatts verwachsen (**Interpetiolarstipel**). Jede Interpetiolarstipel kann zu 1, 2, 3 oder selten mehr laubblattartigen Abschnitten umgestaltet sein und dadurch einen 4-zähligen, 6-zähligen, 8-zähligen oder mehrzähligen **Blattquirl** vortäuschen (z. B. bei *Galium*-Arten, ○ Abb. 12.125). Die echten Laubblätter (Oberblätter) sind in solchen Fällen daran zu erkennen, dass nur in ihren Blattachseln Seitentriebe entstehen können. Der Kelch der in der Regel 4-zähligen oder 5-zähligen **radiären Blüten** ist meist klein und häufig kaum erkennbar. Die **verwachsenblättrige Krone** ist meist trichterförmig, glockenförmig oder stieltellerförmig und mit den **Filamenten** des einzigen Staubblattkreises **verwachsen** (○ Abb. 12.126). Im Gegensatz zu den meisten Arten der Lamianae ist der zweikarpellige **Fruchtknoten unterständig**. Als Früchte kommen **Spaltfrüchte** (z. B bei *Galium* oder *Asperula*), **Kapseln** (z. B. bei *Cinchona*), **Steinfrüchte** (z. B. bei *Coffea*) oder Beeren vor.

Inhaltsstoffe: **Iridoidglykoside** (z. B. Asperulosid) sind in der Familie weit verbreitet. In bestimmten Sippen werden aus Tryptophan und Secoiridoiden entstandene

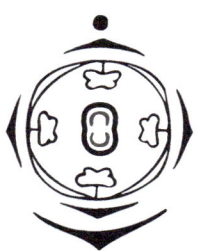

Abb. 12.124 Blütendiagramm von *Asperula arvensis*. Nach Eichler 1875 und 1878

Asperula arvensis

Indolalkaloide (z. B. Yohimbin) oder **Chinolin-Alkaloide** (z. B. Chinin), seltener Coffein und andere **Xanthinderivate** (Abb. 12.127) oder aus Tyrosin und Secoiridoiden entstandene **Isochinolin-Alkaloide** (z. B. Emetin) akkumuliert.

Arzneipflanzen, Nutzpflanzen: *Carapichea ipecacuanha* (BROT.) L. ANDERSSON, (Syn. *Cephaelis acuminata* H. KARST., Mato-Grosso-Ipecacuanha; *Cephaelis ipecacuanha* (BROT.) TUSSAC, Costa-Rica-Ipecacuanha): Ipecacuanhawurzel, Ipecacuanhae radix Ph. Eur. (zerkleinerte und getrocknete unterirdische Organe) und Emetindihydrochlorid-Pentahydrat, Emetini hydrochloridum pentahydricum Ph. Eur. (aus Ipecacuanhawurzel gewonnenes Isochinolinalkaloidsalz). *Cinchona pubescens* VAHL (Syn. *Cinchona succirubra* PAV. ex KLOTZSCH), *Cinchona calisaya* WEDD. (Syn. *Cinchona ledgeriana* (HOWARD) BERN. MOENS ex TRIMEN) sowie deren Varietäten oder Hybriden: Chinarinde, Cinchonae cortex Ph. Eur. (ganze oder geschnittene, getrocknete Rinde) sowie Chininhydrochlorid, Chinini hydrochloridum Ph. Eur. und Chininsulfat, Chinini sulfas Ph. Eur. (aus Chinarinde gewonnene Chinolinalkaloidsalze).

Coffea arabica L. (Bergkaffee, arabischer Kaffee), *Coffea canephora* PIERRE ex A. FROEHNER (Robustakaffee) und Coffea liberica HIERN liefern Kaffee: Von den kirschenähnlichen Steinfrüchten (Kaffeekirschen), die normalerweise zwei Steinkerne enthalten, wird das Fruchtfleisch entfernt; die Steinkerne werden dann vom Endokarp (Hornschale) und der Samenschale (Silberhäutchen) befreit, sodass aus jeder Frucht zwei Samenkerne freigelegt werden, die im wesentlichen aus Endosperm und einem sehr kleinen Embryo bestehen. Die coffeinhaltigen Samenkerne (Kaffeebohnen) werden vor dem Verbrauch geröstet. Ein Aufguss aus den gerösteten und gemahlenen Kaffeebohnen wird als anregendes Getränk genossen.

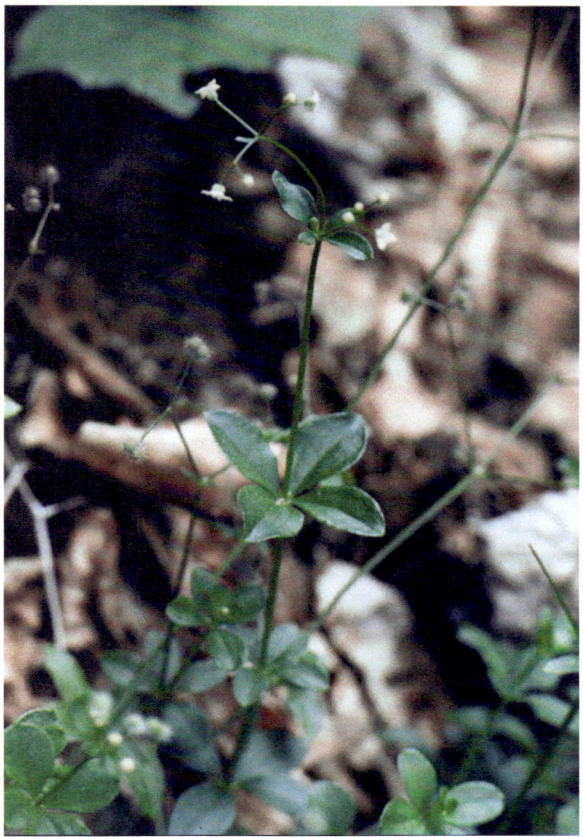

Abb. 12.125 *Galium rotundifolium*, Habitus. Der scheinbar vierzählige Blattquirl in der Mitte des Stängels besteht aus zwei normalen Laubblättern und zwei Interpetiolarstipeln, welche die Form und Größe der Laubblätter haben. Darüber erkennt man einen ebenfalls vierzähligen Scheinwirtel, bei dem die Interpetiolarstipel deutlich kleiner als die Laubblätter sind.

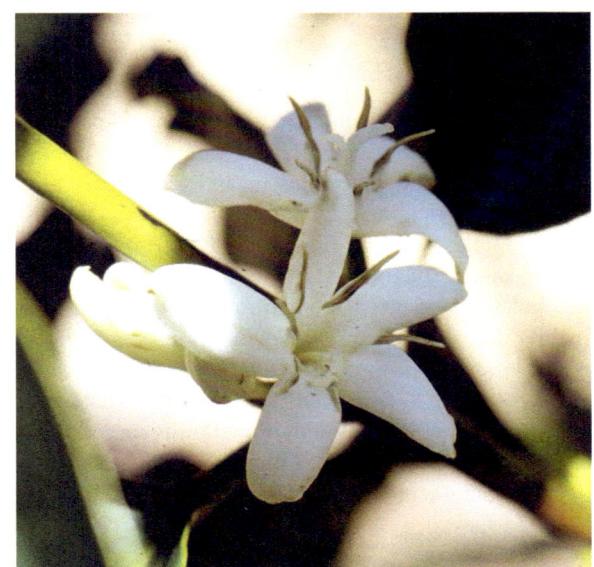

Abb. 12.126 *Coffea arabica*, Blüten

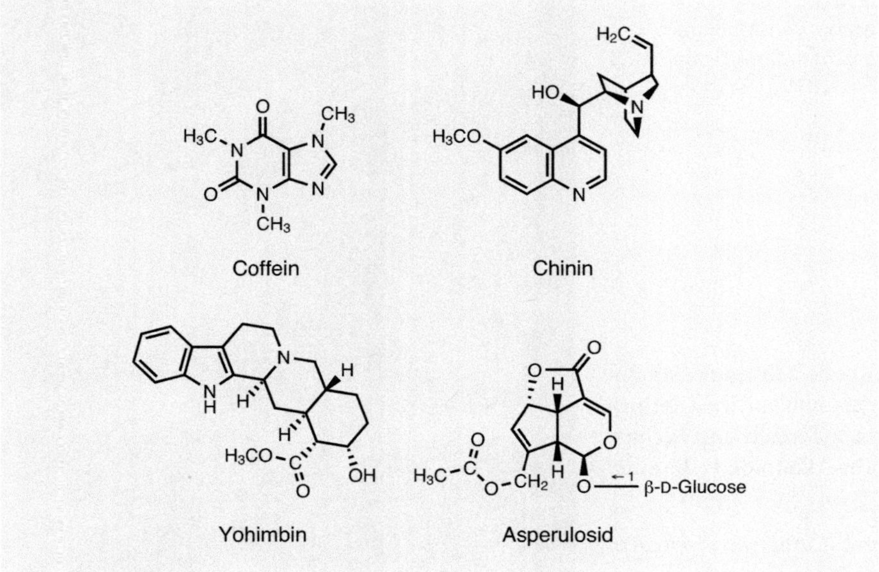

○ **Abb. 12.127** Alkaloide und ein C_{10}-Iridoidglykosid aus Rubiaceae

Coffein

Chinin

Yohimbin

Asperulosid

Familie: Gentianaceae
Blütenformeln:

*K(5/4) [C(5/4) A5/4] G($\underline{2}$)

*K(6) → (12) [C(6) → (12) A6 → 12] G($\underline{2}$)

Allgemeines: Die Familie ist kosmopolitisch – in den Tropen vor allem im Gebirge – verbreitet. Sie umfasst etwa 85 Gattungen mit insgesamt etwa 1600 Arten. In Mitteleuropa kommen einige Arten, vor allem aus den Gattungen *Gentiana* (z. B. *Gentiana acaulis* L., Kochscher Enzian; *Gentiana lutea* L., Gelber Enzian; *Gentiana punctata* L., Tüpfel-Enzian), *Gentianella* (z. B. *Gentianella germanica* (WILLD.) BÖRNER, Deutscher Enzian) und *Centaurium* (z. B. *Centaurium erythraea* RAFN, Echtes Tausendgüldenkraut) vor. Alle *Gentiana*- und *Gentianella*-Arten stehen in Deutschland unter Natur- bzw. Artenschutz.

Morphologie: Die Gentianaceae sind in der Regel **Kräuter,** seltener Sträucher oder kleine Bäume. Die nebenblattlosen und meist gegenständigen Blätter sind einfach und ganzrandig. Das Perianth und das Androeceum der **radiären Blüten** ist in der Regel 5-zählig oder 4-zählig, seltener 6–12-zählig (○ Abb. 12.129). Die Kelchblätter sind meist, die **Kronblätter** immer zu einer mehr oder weniger ausgeprägten Röhre **verwachsen.** Die in **einem Kreis** angeordneten **Staubblätter** sind mit der Kronröhre verwachsen. Das Gynoeceum besteht aus **zwei Karpellen.** Aus dem **oberständigen,** meist **coenokarp-parakarpen Fruchtknoten** entwickelt sich in der Regel eine septizide **Kapsel.**

Inhaltsstoffe: Iridoidglykoside und vor allem **Secoiridoidglykoside** sind in der Familie weit verbreitet. Acylierte Secoiridoidglykoside, z. B. das in *Gentiana lutea* vorkommende Amarogentin, gelten wegen ihres stark bitteren Geschmacks als Wirkstoffe der bei Magenbeschwerden verwendeten Gentianaceae-Drogen.

Arzneipflanzen: *Gentiana lutea* L.: Enzianwurzel, Gentianae radix Ph. Eur. (getrocknete, zerkleinerte, unterirdische Organe). *Centaurium erythraea* RAFN (Syn. *Erythraea centaurium* (L.) PERS., *Centaurium umbellatum* GILIB., *Centaurium minus* GARSAULT) einschließlich *Centaurium erythraea* ssp. *suffruticosum* (GRISEB.) W. REUTER (Syn. *Centaurium suffruticosum* (GRISEB.) RONNIGER) sowie *Centaurium grandiflorum* ssp. *majus* (HOFFMANS. & LINK) Z. DIAZ (Syn. *Centaurium majus* (HOFFMANS. & LINK) DRUCE, *Centaurium erythraea* ssp. *majus* (HOFFMANS. & LINK) LAINZ): Tausendgüldenkraut, Centaurii herba Ph. Eur. (ganze oder zerkleinerte, getrocknete, oberirdische Teile blühender Pflanzen).

Familie: Apocynaceae
Blütenformel:

*K(5) [C(5) A5] G($\underline{2}$)

Allgemeines: Phylogenetische Untersuchungen mit molekularen und morphologischen Merkmalen haben gezeigt, dass die Apocynaceae in der traditionellen Umgrenzung paraphyletisch sind. Nur unter Einschluss der früher als eigene Familie geführten **Asclepiadaceae** bilden sie eine monophyletische Gruppe. Man bezieht daher die Asclepiadaceae in die Familie Apocynaceae ein.

Die Apocynaceae sind überwiegend in den Tropen und Subtropen verbreitet. Nur wenige Arten kommen in temperierten Gebieten vor. Sie umfassen nach dem Einschluss der Asclepiadaceae etwa 380 Gattungen mit insgesamt etwa 4700 Arten. In Mitteleuropa heimisch sind nur zwei Arten: *Vinca minor* L. (Kleines Immergrün) und *Vincetoxicum hirundinaria* MEDIK. (Schwalbenwurz). Einige Apocynaceae, z. B. *Nerium oleander* L. (Oleander), *Allamanda cathartica* L. (Goldtrompete), *Asclepias curassavica* L. (Seidenpflanze), *Hoya carnosa* (L. F.) R. BROWN (Porzellanblume) oder *Stephanotis floribunda* (R. BR.) BRONGN. (Kranzschlinge) werden als Zierpflanzen kultiviert.

Morphologie: Viele Apocynaceae sind **Lianen**, aber auch Bäume, Sträucher, Kräuter oder Sukkulenten kommen in der Familie vor. **Internes Phloem** (intraxyläres Phloem) und Milchsaft in **ungegliederten Milchröhren** ist in der Regel vorhanden. Die meist gegenständigen Blätter sind einfach und ganzrandig. Das Perianth und das Androeceum der **radiären Blüten** sind in der Regel 5-zählig, selten 4-zählig. Der verwachsenblättrige Kelch ist meist tief geteilt. Die **Kronblätter** sind zu einer meist zylindrischen oder trichterförmigen Röhre **verwachsen**. Die in **einem Kreis** angeordneten **Staubblätter** sind mit der **Kronröhre verwachsen**. Die **Antheren** sind häufig nach innen geneigt und mit dem oberen, verbreiterten und stark modifizierten Teil des **Griffels** (Griffelkopf) **verbunden** (z. B. bei *Vinca*-Arten, ○ Abb. 12.132) oder mit dem Griffelkopf zu einem Gynostegium verwachsen (z. B. bei *Asclepias*- und *Vincetoxicum*-Arten, ○ Abb. 12.133). Das **oberständige Gynoeceum** besteht aus **zwei Karpellen**, die häufig nur an der **Basis** und im Bereich des **Griffels** miteinander **verwachsen** sind. Aus solchen fast chorikarpen Fruchtknoten entwickeln sich meist **zwei balgartige Teilfrüchte** (○ Abb. 12.133), die sich durch einen Längsriss an der Verwachsungsnaht des Karpells öffnen. Seltener sind die Teilfrüchte fleischig (z. B. bei *Rauvolfia*-Arten). Es kommen aber auch fleischige Schließfrüchte (Beeren und Steinfrüchte) vor, die aus beiden Karpellen eines vollständig verwachsenen, coenokarpen Fruchtknotens entstehen.

Inhaltsstoffe: Das Vorkommen von **Indolalkaloiden** mit Secoiridoid-Anteil (z. B. Reserpin, ○ Abb. 12.134), **Iridoidglykosiden** (z. B. Theviridosid) und **Secoiridoidglykosiden** einerseits und **Cardenoliden** (z. B. Ouabain, ○ Abb. 12.135), Steroidalkaloiden und anderen Steroiden andererseits korreliert in diesem Verwandtschaftskreis gut mit der Einteilung der Familie in Unterfamilien und Tribus. Jede der beiden Stoffgruppen kommt nur in bestimmten Gattungen vor, die auch aufgrund molekularphylogenetischer und morphologischer Untersuchungen als nahe verwandt angesehen werden.

Arzneipflanzen: *Catharanthus roseus* (L.) G. DON: Vinblastinsulfat, Vinblastini sulfas und Vincristinsulfat, Vincristini sulfas Ph. Eur. (aus den oberirdischen Teilen

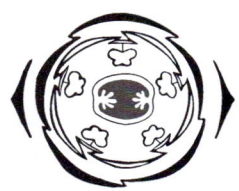

○ **Abb. 12.128** Blütendiagramm von *Gentiana verna*. Nach Eichler 1875 und 1878

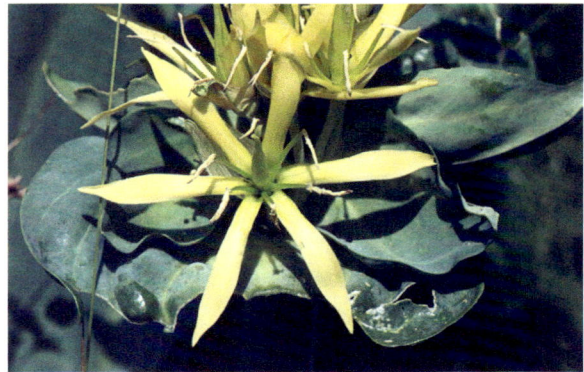

○ **Abb. 12.129** *Gentiana lutea*, Blüte

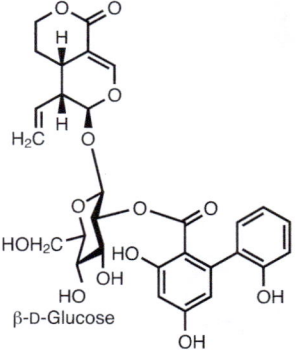

○ **Abb. 12.130** Amarogentin, ein Secoiridoid-Glykosid aus *Gentiana*-Arten

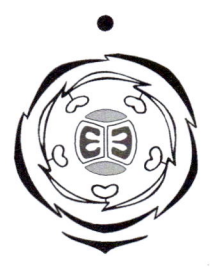

○ **Abb. 12.131** Blütendiagramm von *Vinca major*. Nach Eichler 1875 und 1878

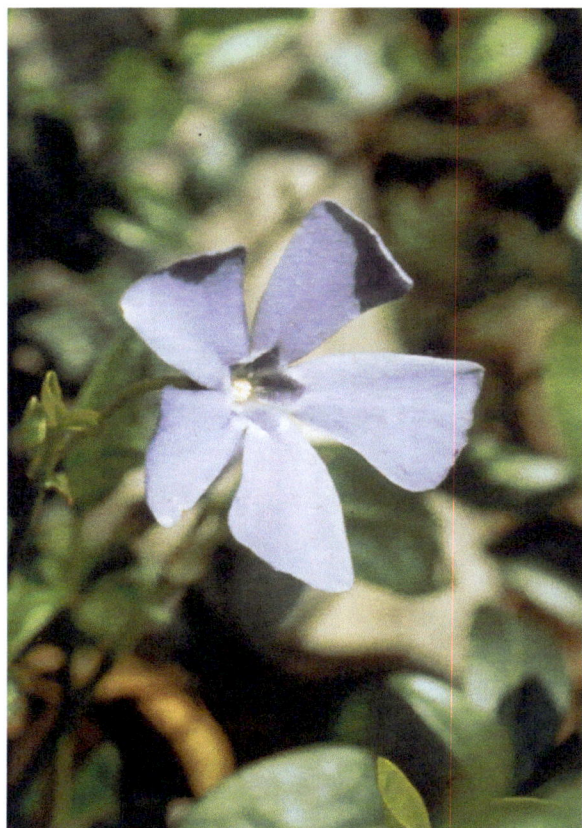

○ **Abb. 12.132** *Vinca minor*, Blüte. Der Griffelkopf ist dicht mit weißen Haaren besetzt, unter denen sich die Staubblätter befinden.

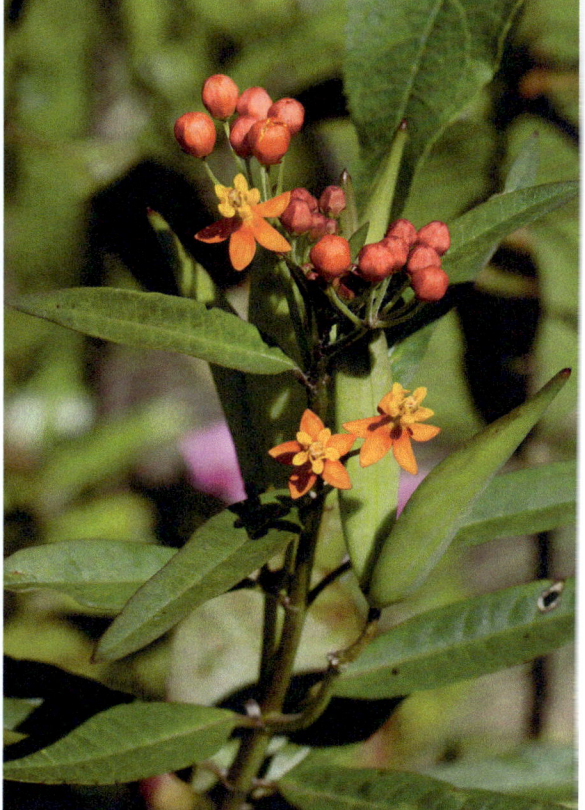

○ **Abb. 12.133** *Asclepias curassavica*. Oberer Sprossabschnitt mit Blüten (Kronblätter rot, mit gelber Nebenkrone (Corona); Gynostegium weißlich-gelb, im Zentrum der Blüte) und grünen, unreifen, zweiteiligen Früchten

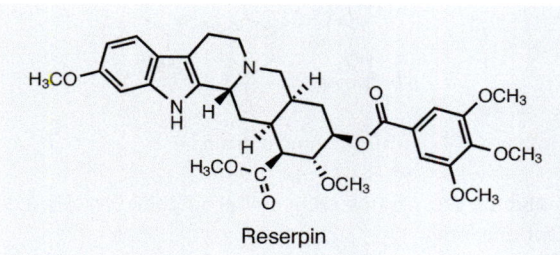

○ **Abb. 12.134** Reserpin, ein Indolalkaloid aus *Rauvolfia*-Arten

gewonnene Indolalkaloide); *Rauvolfia serpentina* (L.) BENTH. ex KURZ: Rauwolfiawurzel, Rauwolfiae radix DAB (getrocknete Wurzeln) und Reserpin, Reserpinum Ph. Eur. (aus den Wurzeln von *R. serpentina* oder aus anderen *Rauvolfia*-Arten gewonnenes Indolalkaloid); *Strophanthus gratus* (WALL. & HOOK.) BAILL. oder *Acokanthera schimperi* (A. DC.) SCHWEINF. (Syn. *Acokanthera ouabaio* CATHELINEAU ex LEWIN): Ouabain, Ouabainum Ph. Eur. (aus den Samen von *S. gratus* oder dem Holz von *A. schimperi* gewonnenes Cardenolidglykosid).

Ordnung: Solanales

Die Monophylie der Ordnung wird durch DNA-Sequenzanalysen bestätigt. Gemeinsame morphologische Merkmale der Solanales sind die – im Gegensatz zu den meisten Lamianae – in der Regel wechselständigen Blätter und die in der Knospe meist deutlich gefalteten Kronblätter (plicate Knospenlage, ○ Abb. 12.137). **Iridoide** fehlen, stattdessen kommen häufig **Alkaloide** unterschiedlicher Typen vor.

Die Ordnung umfasst die **Solanaceae**, die Convolvulaceae und drei kleinere Familien.

Familie: Solanaceae
Blütenformeln:

*K(5) [C(5) A5] G(2)   in der Regel

↘ K(5) [C(5) A5] G(2)   z. B. *Hyoscyamus*

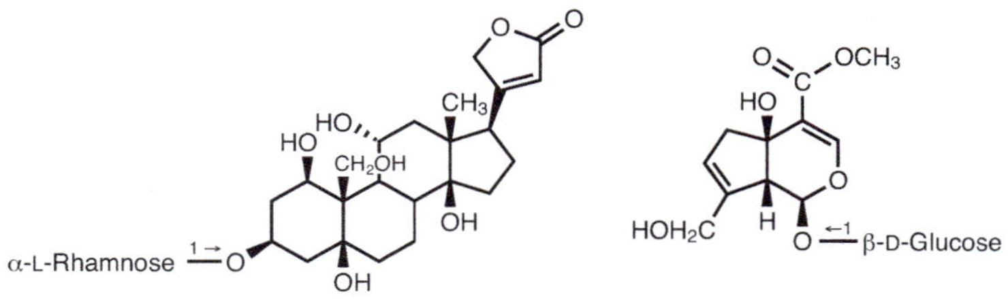

○ **Abb. 12.135** Ein Cardenolidglykosid und ein C_{10}-Iridoidglykosid aus Apocynaceae

Ouabain (g-Strophanthin)   Theviridosid

Allgemeines: Die Familie ist fast kosmopolitisch verbreitet mit einem Schwerpunkt in Südamerika. Sie umfasst etwa 90 Gattungen mit insgesamt etwa 2450 Arten. Davon gehören mehr als 1200 Arten zur Gattung Solanum. In Mitteleuropa sind einige Arten aus den Gattungen *Atropa* (*Atropa belladonna* L., Tollkirsche), *Hyoscyamus* (*Hyoscyamus niger* L., Schwarzes Bilsenkraut), *Datura* (*Datura stramonium* L., Stechapfel) und *Solanum* (z. B. *Solanum dulcamara* L., Bittersüßer Nachtschatten) heimisch. Einige Solanaceae, z. B. *Browallia speciosa* HOOK. (Blauglöckchen), *Cestrum elegans* (BRONGNIART) SCHLECHTENDAHL (Hammerstrauch), *Brugmansia arborea* (L.) STEUD., Engelstrompete (Syn. *Datura candida* (PERS.) SAFF.) sowie einige *Solanum*-Arten und viele Sorten und Hybriden von *Petunia*-Arten (Petunie) werden als Zierpflanzen kultiviert.

Morphologie: Die Solanaceae sind Sträucher, Bäume, Lianen oder Kräuter mit **internem Phloem** und in der Regel **wechselständigen**, einfachen, seltener tief geteilten oder zusammengesetzten **Blättern**. Die meist **radiären** (○ Abb. 12.137), seltener schräg zygomorphen Blüten (○ Abb. 12.138) sind meist 5-zählig. **Kelch** und **Krone** sind **verwachsenblättrig**. Das **Androeceum** ist meist **fünfzählig** und mit der **Krone verwachsen**. Der **coenokarp-synkarpe**, **oberständige**, meist **zweikarpellige**, seltener mehrkarpellige **Fruchtknoten** ist in der Regel schräg zur Mediane (diagonal) gestellt und entwickelt sich meist zu einer **Kapselfrucht** oder **Beere**.

Inhaltsstoffe: In bestimmten Sippen der Familie kommen Tropanalkaloide, z. B. (S)-Hyoscyamin in *Atropa*-, *Datura*- und *Hyoscyamus*-Arten, nicotinartige Alkaloide, z. B. Nicotin in *Nicotiana*-Arten, Steroidalkaloide, z. B. Soladulcidin-Glykoside in *Solanum*- und *Lycopersicon*-Arten, oder stickstoffhaltige Scharfstoffe, z. B. Capsaicin in *Capsicum*-Arten, vor (○ Abb. 12.139).

Arzneipflanzen, Nutzpflanzen: *Capsicum annuum* L. var. *glabriusculum* (DUNAL) HEISER & PICKERSGILL (Syn. *Capsicum annuum* L. var. *minimum* (MILL.) HEISER) und kleinfruchtige Varietäten von *Capsicum frutescens* L.: Cayennepfeffer, Capsici fructus Ph. Eur. (getrocknete, reife Früchte) und Eingestelltes, raffiniertes Cayennepfefferölharz, Capsici oleoresina raffinata

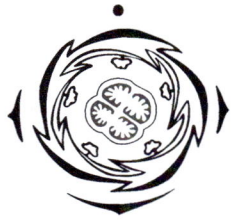

○ **Abb. 12.136** Blütendiagramm von *Datura stramonium*. Nach Eichler 1875 und 1878

Datura stramonium

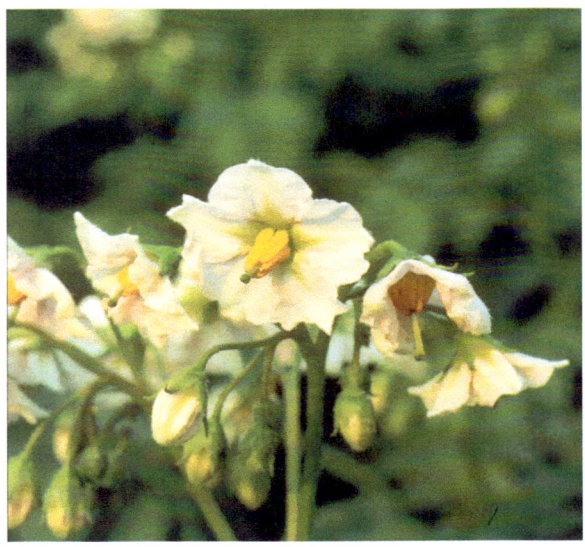

○ **Abb. 12.137** *Solanum tuberosum*, Blütenstand. Die radiäre Blütenkrone ist in der Knospe gefaltet (plicate Knospenlage), was man an den noch nicht voll geöffneten Blüten erkennen kann.

normata Ph. Eur. (aus Cayennepfeffer (Capsici fructus) hergestelltes, raffiniertes und eingestelltes Ölharz). *Atropa belladonna* L.: Belladonnablätter, Beladonnae folium Ph. Eur. (getrocknete Blätter oder getrocknete Blätter mit blühenden und gelegentlich Früchte tragenden Zweigspitzen). *Datura stramonium* L. und ihre Varietäten: Stramoniumblätter, Stramonii folium Ph. Eur. (getrocknete Blätter oder getrocknete Blätter mit blühenden und gelegentlich Früchte tragenden Zweigspitzen). *Hyoscyamus niger* L.: Bilsenkraut für homöopathische Zubereitungen, Hyoscyamus niger ad praeparationes homoeopathicas Ph. Eur. (frische, ganze Pflanze zur Blütezeit). Die Tropanalkaloide Hyoscyaminsulfat, Hyoscyamini sulfas Ph. Eur., Atropin, Atropinum Ph. Eur. und Atropinsulfat, Atropini sulfas Ph. Eur. werden aus den oberirdischen Teilen von *A. belladonna* oder *Hyoscyamus*-Arten gewonnen. Die Sprossknollen von *Solanum tuberosum* L. (Kartoffeln) dienen als Ausgangsprodukt für die Gewinnung von Kartoffelstärke, Solani amylum Ph. Eur.

Die Sprossknollen von *Solanum tuberosum* L. werden auch als Gemüse (Kartoffel) verwendet. Die Frucht von *Solanum lycopersicum* L. (Tomate) wird als Gemüse verzehrt. Die Frucht von *Solanum melongena* L. (Aubergine) wird ebenfalls als Gemüse verwendet. Die vom aufgeblasenen, sich nach der Blüte vergrößernden Kelch umgebene Frucht von *Physalis peruviana* L. (Kapstachelbeere) verzehrt man als Obst. Die durch den hohen Gehalt an Capsaicin scharf schmeckenden Früchte bestimmter Kultursorten von *Capsicum annuum* L. (Cayennepfeffer, Jalapeños, Gewürzpaprika), *Capsicum frutescens* L. (Malagueta, Tabasco, Thai-Pfeffer, Piri Piri), *Capsicum chinense* Jacq. (Naga, Habanero), *Capsicum pubescens* Ruiz & Pavon (Rocoto) und *Capsicum baccatum* L. (Aji) werden als Gewürz (Chili) verwendet. Die größeren, capsaicinfreien und daher nicht scharf schmeckenden Früchte bestimmter Kultursorten von *Capsicum annuum* L. (Gemüsepaprika) werden als Gemüse verzehrt. Die Blätter von *Nicotiana tabacum* L. werden zur Herstellung von Tabak verwendet. Man kann aus ihnen auch das Alkaloid Nicotin, Nicotinum Ph. Eur., gewinnen.

Ordnung: Boraginales

Die Monophylie der Boraginales ist durch molekularphylogenetische Untersuchungen gut belegt. Die Ordnung umfasst die **Boraginaceae** und 6 weitere Familien.

Die nahezu kosmopolitisch verbreiteten **Boraginaceae** sind krautige Pflanzen mit meist radiären Blüten, dichasialen Partialinfloreszenzen mit monochasialen, wickelartigen Ästen sowie einem vierteiligen Fruchtknoten mit einem zwischen die Fruchtknotenteile eingesenkten (gynobasischen) Griffel. In Mitteleuropa

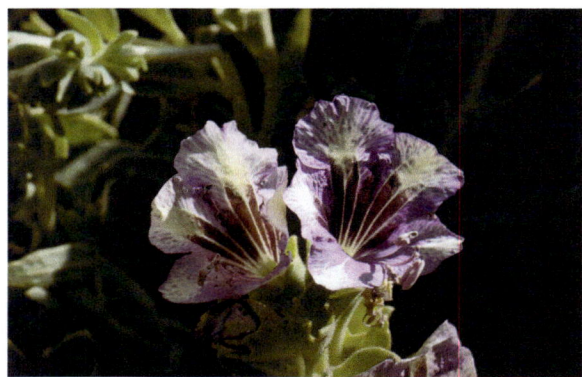

o **Abb. 12.138** *Hyoscyamus muticus*, Blüten. Die Symmetrieebene der zygomorphen Blüten liegt schräg zur Medianebene.

o **Abb. 12.139** Alkaloide und ein Amid aus Solanaceae

kommen einige Arten, vor allem aus den Gattungen *Myosotis* (Vergissmeinnicht), *Cynoglossum* (Hundszunge), *Lithospermum* (Steinsame), *Cerinthe* (Wachsblume), *Echium* (Natterkopf), *Anchusa* (Ochsenzunge), *Symphytum* (Beinwell) und *Pulmonaria* (Lungenkraut), vor. *Myosotis sylvatica* EHRH. ex HOFFM. und viele *Myosotis*-Hybriden werden als Zierpflanzen kultiviert. *Borago officinalis* L., ist die **Stammpflanze** von Raffiniertes Borretschöl, Boraginis officinalis oleum raffinatum Ph. Eur. (aus den Samen durch Extraktion und/oder durch Pressung und anschließende Raffination gewonnenes fettes Öl). *Pulmonaria officinalis* L., ist die Stammpflanze von Lungenkraut, Pulmonariae herba DAB (getrocknetes Kraut).

Ordnung: Lamiales

Die Phylogenie der Familien, die man traditionell zu den **Lamiales** und den **Scrophulariales** gerechnet hat, ist in den letzten Jahren – vorwiegend durch Sequenzvergleiche von Chloroplastengenen – intensiv untersucht worden. Wie das Dendrogramm (● Abb. 12.140) zeigt, gibt es keinen Hinweis auf monophyletische Gruppen, die auch nur annähernd der traditionellen Umgrenzung dieser beiden Ordnungen entsprechen. Man fasst daher die Familien beider Ordnungen zu einer gemeinsamen Ordnung **Lamiales** zusammen. Typische, wenn auch nicht bei allen Lamiales vorkommende morphologische Merkmale sind **zygomorphe Blüten** mit **vier** oder **zwei Staubblättern**. **Iridoidglykoside** kommen in fast allen Familien der Lamiales vor. Ausnahmen sind z. B. die Gesneriaceae, Teile der Lamiaceae (Unterfamilie Nepetoideae) und der Plantaginaceae.

Die DNA-Sequenzvergleiche haben auch gezeigt, dass viele Familien dieses Verwandtschaftskreises, besonders die **Scrophulariaceae**, die **Lamiaceae** und die **Verbenaceae**, in der traditionellen Umgrenzung paraphyletisch oder polyphyletisch waren. Sie wurden daher durch Ausschluss von Gattungen oder durch Aufnahme von Gattungen aus anderen Familien neu umgrenzt, sodass sie nun jeweils eine monophyletische Sippe umfassen. Zu den Lamiales gehören also die neu umgrenzten **Lamiaceae**, **Verbenaceae**, **Scrophulariaceae** (einschließlich Buddlejaceae und Myoporaceae), Orobanchaceae (einschließlich eines Teils der Scrophulariaceae s. l.) und **Plantaginaceae** (einschließlich Globulariaceae, Hippuridaceae, Callitrichaceae und eines Teils der Scrophulariaceae s. l.), die weitgehend unverändert gebliebenen **Oleaceae**, **Pedaliaceae**, Lentibulariaceae, Acanthaceae und Bignoniaceae sowie 15 weitere Familien.

Die nahezu kosmopolitisch verbreiteten **Oleaceae** sind Bäume oder Sträucher mit radiären Blüten und gegenständigen, einfachen, gefiederten oder dreiteiligen Blättern. In Mitteleuropa heimisch sind *Fraxinus excelsior* L. (Gewöhnliche Esche) und *Ligustrum vulgare* L. (Liguster). *Jasminum nudiflorum* LINDL. (Jasmin), *Forsythia viridissima* LINDL. (Grünstamm-Forsythie) sowie Kultursorten und Hybriden von *Forsythia suspensa* (THUNB.) VAHL (Goldflieder), *Syringa vulgaris* L. (Gewöhnlicher Flieder) und *Syringa persica* L. (Persischer Flieder) werden häufig in Gärten oder Parks als Zierpflanzen kultiviert. *Fraxinus excelsior* L. und/oder *Fraxinus angustifolia* VAHL (Syn. *Fraxinus oxyphylla* M. BIEB.) und/oder Hybriden dieser beiden Arten sind die **Stammpflanzen** von Eschenblätter, Fraxini folium Ph. Eur. (getrocknete Laubblätter). *Fraxinus chinensis* ROXB. ssp. *rhynchophylla* (HANCE) A. E. MURRAY (Syn. *Fraxinus rhynchophylla* HANCE) ist die Stammpflanze von Chinesische-Esche-Rinde, Fraxini rhynchophyllae cortex Ph. Eur. (im Frühjahr oder Herbst geerntete, ganze oder zerkleinerte, getrocknete Ast- oder Stammrinde). Von *Olea europaea* L. stammen Ölbaumblätter, Oleae folium Ph. Eur. (getrocknete Blätter), Natives Olivenöl, Olivae oleum virginale Ph. Eur. (aus den reifen Steinfrüchten durch Kaltpressung oder durch andere geeignete mechanische Verfahren gewonnenes, fettes Öl) und Raffiniertes Olivenöl, Olivae oleum raffinatum Ph. Eur. (aus den reifen Steinfrüchten durch Kaltpressung oder durch andere geeignete mechanische Verfahren gewonnenes und nachfolgend raffiniertes, fettes Öl).

Die in tropischen bis warmgemäßigten Gebieten Afrikas und Eurasiens verbreiteten **Pedaliaceae** sind Bäume, Sträucher oder Kräuter mit zygomorphen Blüten. *Sesamum indicum* L. ist die **Stammpflanze** von Raffiniertes Sesamöl, Sesami oleum raffinatum Ph. Eur. (aus den reifen Samen durch Pressung oder durch Extraktion und anschließende Raffination gewonnenes fettes Öl). Von *Harpagophytum procumbens* (BURCH.) DC. ex MEISN. und/oder *Harpagophytum zeyheri* DECNE. stammt Teufelskrallenwurzel, Harpagophyti radix Ph. Eur. (geschnittene, getrocknete, knollige Sekundärwurzeln).

Die vor allem in tropischen und warm-gemäßigten Gebieten Amerikas beheimateten **Verbenaceae** umfassen nach der Überführung von mehr als 50 Gattungen in die Lamiaceae und die Abtrennung weiterer Gattungen, die in andere Familien der Lamiales oder in eigene Familien überführt wurden, noch etwa 32 Gattungen und etwa 840 Arten. Die häufig baumförmigen oder strauchförmigen, seltener krautigen Pflanzen haben meist gegenständige Blätter und relativ kleine, schwach zygomorphe Blüten. In Mitteleuropa ist nur *Verbena officinalis* L. (Gewöhnliches Eisenkraut) heimisch. Kultursorten und Hybriden von *Verbena*-Arten und von *Lantana camara* L. werden häufig als **Zierpflanzen** kultiviert. *Verbena officinalis* L. ist die **Stammpflanze** von Eisenkraut, Verbenae herba Ph. Eur. (zur Blütezeit gesammelte, ganze oder geschnittene, getrocknete oberirdische Teile). Von *Aloysia citrodora* PALÁU (Syn. *Aloysia citriodora* PALÁU, *Aloysia triphylla* (L'HÉR.)

12.2 Klasse: Magnoliopsida (Angiospermae)

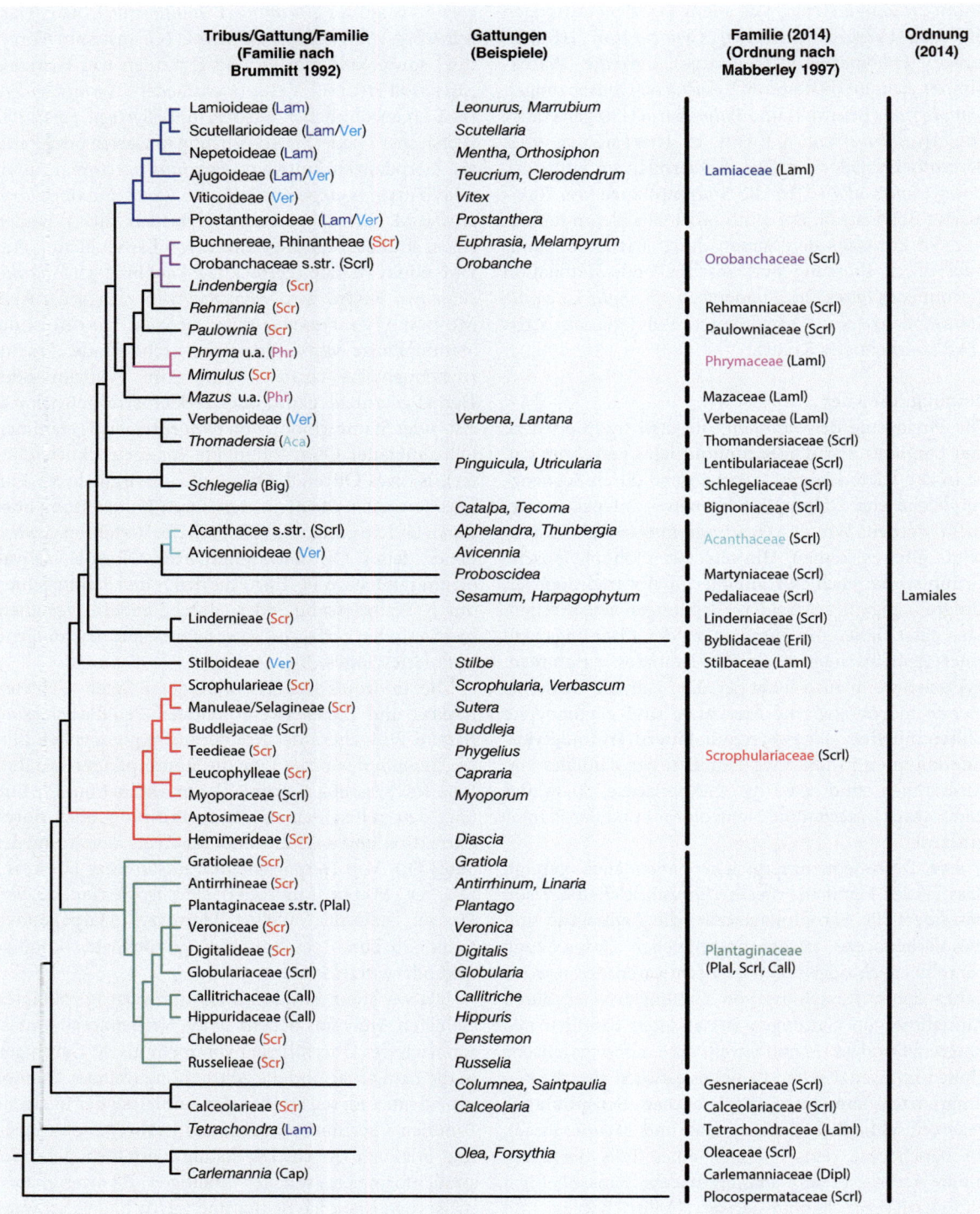

Abb. 12.140 Phylogenie der Lamiales. Das Dendrogramm basiert auf Sequenzvergleichen mehrerer Chloroplasten- und Kerngene. Nach Refulio-Rodriguez, Olmstead 2014; Bendiksby et al. 2011; Albach, Meudt, Oxelmann 2005; Oxelmann 2005 und Bennett, Mathews 2006. Die in Klammern stehenden Abkürzungen hinter den Gattungs- oder Tribusnamen geben die traditionelle Zuordnung zu Familien an. Nach Brummitt 1992. **Aca** Acanthaceae, **Big** Bignoniaceae, **Cap** Caprifoliaceae, **Lam** Lamiaceae, **Phr** Phrymaceae, **Pla** Plantaginaceae, **Scr** Scrophulariaceae, **Ver** Verbenaceae. Die Abkürzungen hinter den Familiennamen kennzeichnen die traditionelle Zuordnung zu Ordnungen. Nach Mabberley 1997. **Call** Callitrichales, **Dipl** Dipsacales, **Eril** Ericales, **Laml** Lamiales, **Plal** Plantaginales, **Scrl** Scrophulariales

BRITTON; *Lippia citriodora* KUNTH; *Lippia triphylla* (L'HÉR.) KUNTZE; *Verbena triphylla* L'HÉR.) stammen Zitronenverbenenblätter, Verbenae citriodoratae folium Ph. Eur. (ganze oder zerkleinerte, getrocknete Blätter).

Familie: Scrophulariaceae
Blütenformeln:
 ↓ K(5/4) [C(5/4) A5/4/2] G($\underline{2}$)

Abb. 12.141 Blütendiagramm von *Verbascum nigrum*. Nach Eichler 1875 und 1878

Verbascum nigrum

Allgemeines: Die Scrophulariaceae sind von der Neugliederung der Lamiales besonders betroffen. Von den früher zu dieser Familie gehörenden Gattungen wurden diejenigen, die halbparasitische, chlorophyllhaltige, krautige Arten umfassen (z. B. *Pedicularis*, *Melampyrum* und *Euphrasia*), in die Familie **Orobanchaceae** überführt, zu der bisher nur chlorophylllose parasitische Arten gehörten. Der größte Teil der restlichen Gattungen, z. B. *Veronica*, *Linaria*, *Chelone*, *Antirrhinum* und *Digitalis*, wird nun in die **Plantaginaceae** einbezogen. Daher verbleiben von den ursprünglich etwa 200 Gattungen der Scrophulariaceae nur noch 24, darunter *Verbascum* und *Scrophularia*, in dieser Familie. Zusätzlich wurden ein Teil der Gattungen der lange Zeit als eigenständige Familie geführten Myoporaceae (z. B. *Eremophila*) und der aus den Loganiaceae ausgegliederten und zunächst ebenfalls als eigenständige Familie geführten Buddlejaceae aufgenommen.

Diese neu umgrenzten Scrophulariaceae umfassen etwa 54 Gattungen mit insgesamt etwa 1800 Arten. Sie haben ihren Verbreitungsschwerpunkt in tropischen, subtropischen und warm-gemäßigten Gebieten (besonders in Südafrika); nur wenige Arten, z. B. aus den Gattungen *Scrophularia* (Braunwurz) und *Verbascum* (Königskerze), sind in den temperierten Gebieten der Nordhemisphäre beheimatet. In Mitteleuropa heimisch sind z. B. *Verbascum nigrum* L. (Dunkle Königskerze), *Verbascum thapsus* L. (Kleinblütige Königskerze) oder *Scrophularia nodosa* L. (Knotige Braunwurz). *Buddleja davidii* FRANCH. (Schmetterlingsflieder), *Diascia barberae* HOOK. f. (Elfensporn) und *Sutera cordata* (THUNB.) KUNTZE (Schneeflockenblume) werden als Zierpflanzen kultiviert.

Morphologie: Die Scrophulariaceae sind kleine Bäume, Sträucher oder Kräuter mit einfachen, **wechselständigen** oder **gegenständigen Blättern**. Die meist **zygomorphen**, seltener fast radiären **Blüten** besitzen in der Regel eine 5-zählige oder 4-zählige, **verwachsenblättrige Blütenhülle** (o Abb. 12.142). Häufig ist die **Krone zweilippig** (z. B. bei *Scrophularia*). Das 5-zählige oder **4-zählige**, selten 2-zählige **Androeceum** ist mit der Krone verwachsen. Der oberständige, zweikarpellige Fruchtknoten entwickelt sich meist zu einer **Kapselfrucht**, selten zu einer Steinfrucht oder Beere.

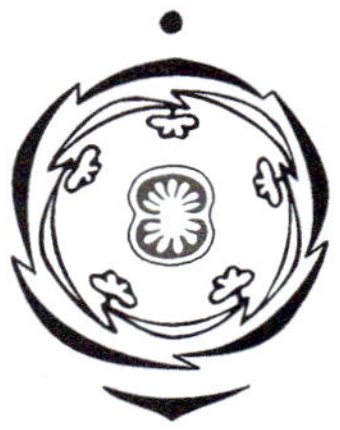

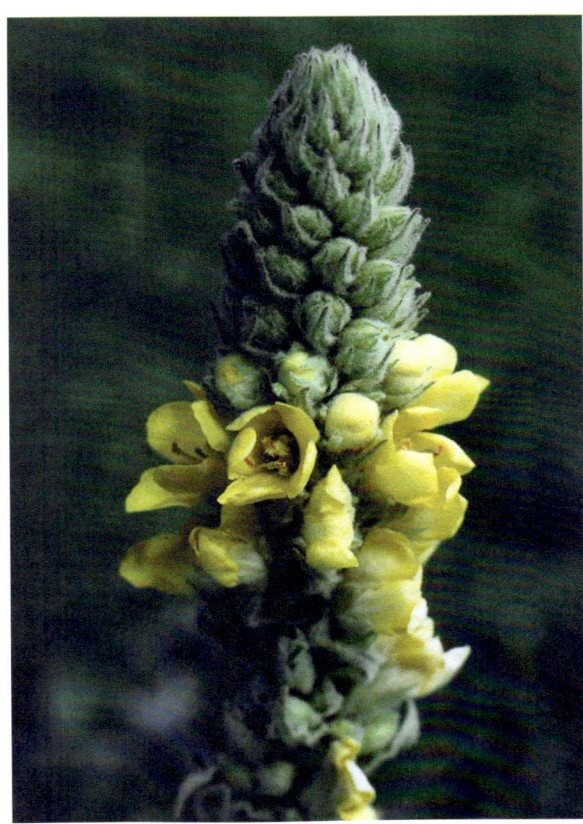

Abb. 12.142 *Verbascum thapsus*, oberer Teil des Blütenstands. Die Blüten sind zygomorph, die Filamente der oberen drei Staubblätter sind dicht behaart.

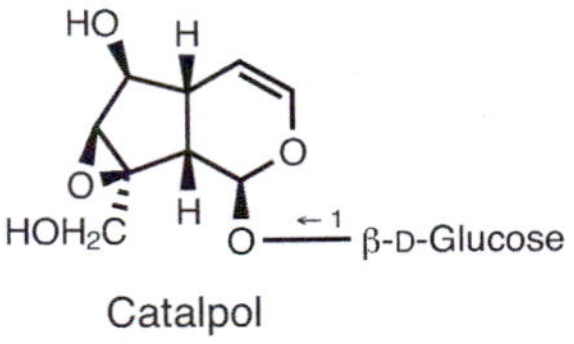

Catalpol

Abb. 12.143 Catalpol, ein C_9-Iridoidglykosid aus Scrophulariaceae

Inhaltsstoffe: Iridoidglykoside, z. B. Catalpol und Catalpolderivate, sind in der Familie weit verbreitet (o Abb. 12.143).

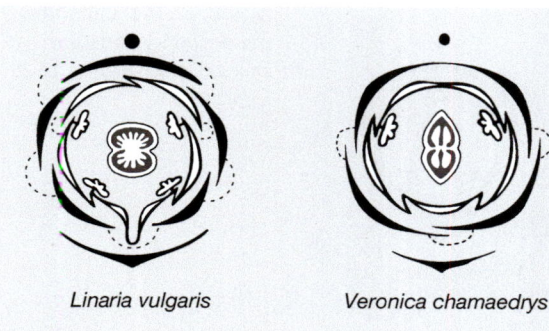

Abb. 12.144 Blütendiagramme der Plantaginaceae. Nach Eichler 1875 und 1878.

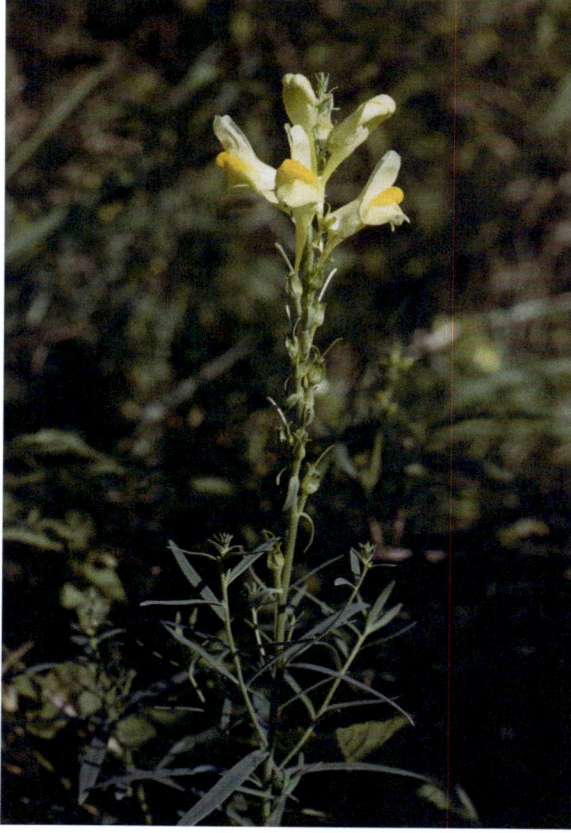

Abb. 12.145 *Linaria vulgaris*, oberer Teil der Sprossachse mit Blütenstand. Der Eingang der Kronröhre und damit der Zugang zum Sporn der zygomorphen Blüten, der den Nektar enthält, sind durch eine Ausstülpung der Unterlippe (dunkelgelb) verschlossen. Dadurch gelangen nur größere und entsprechend schwere Insekten, die auch die Blüte bestäuben können, an den Nektar.

Arzneipflanzen: *Verbascum thapsus* L., *Verbascum densiflorum* BERTOL. (Syn. *Verbascum thapsiforme* SCHRAD.) und *Verbascum phlomoides* L.: Königskerzenblüten, Wollblumen, Verbasci flos Ph. Eur. (die getrockneten, auf die Kronblätter und Staubblätter reduzierten Blüten).

Familie: Plantaginaceae
Blütenformeln:

↓ K(5) [C(5) A4] G($\underline{2}$)   z. B. *Linaria*

↓ K(5/4) [C(5/4) A2] G($\underline{2}$)   z. B. *Veronica*

↓ K(4) [C(4) A4] G($\underline{2}$)   z. B. *Plantago*

Allgemeines: Auch die Plantaginaceae sind stark von der Neugliederung der Lamiales betroffen: Die früher nur die Gattung *Plantago* (ca. 270 Arten) und zwei kleinere Gattungen umfassende Familie (○ Abb. 12.140) wurde aufgrund von DNA-Sequenzvergleichen mit den Hippuridaceae, Callitrichaceae, Globulariaceae und den aus den **Scrophulariaceae** übernommenen Gattungen, z. B. *Antirrhinum* (Tribus Antirrhineae), *Chelone* (Tribus Cheloneae), *Digitalis* (Tribus Digitalideae), *Gratiola* (Tribus Gratioleae), *Veronica* (Tribus Veroniceae) zu einer Familie zusammengefasst, die nach den Regeln der botanischen Nomenklatur als **Plantaginaceae** zu bezeichnen ist.

Diese neu umgrenzte Familie umfasst etwa 100 Gattungen mit insgesamt etwa 1900 Arten, die nahezu kosmopolitisch verbreitet sind. In Mitteleuropa sind mehrere Arten, vor allem aus den Gattungen *Plantago*, z. B. *Plantago alpina* L. (Alpenwegerich), *Plantago lanceolata* L. (Spitzwegerich); *Linaria*, z. B. *Linaria vulgaris* MILL. (Gewöhnliches Leinkraut); *Veronica*, z. B. *Veronica chamaedrys* L. (Gamander-Ehrenpreis), *Veronica persica* POIR. (Persischer Ehrenpreis), *Veronica serpyllifolia* L. (Quendel-Ehrenpreis) und *Digitalis*, z. B. *Digitalis purpurea* L. (Roter Fingerhut), heimisch. *Antirrhinum majus* L. (Löwenmäulchen) und *Russelia equisetiformis* SCHLTDL. & CHAM. (Russelie) werden als Zierpflanzen kultiviert.

Morphologie: In der Regel Kräuter, seltener Sträucher oder Wasserpflanzen (*Hippuris*, *Callitriche*) mit meist einfachen, **wechselständigen** oder **gegenständigen**, selten wirtelig stehenden **Blättern**. Die meist **zygomorphen Blüten** besitzen in der Regel ein 5-zähliges oder 4-zähliges, verwachsenblättriges Perianth, das groß und auffällig (z. B. bei *Linaria*, ○ Abb. 12.145), aber auch klein und unscheinbar (z. B. bei *Plantago*, ○ Abb. 12.146) sein kann. Die **Krone** ist **häufig zweilippig** (z. B. bei *Digitalis*, ○ Abb. 12.147). Das **4-zählige** (bei *Digitalis*, *Linaria* und vielen andere Gattungen), **2-zählige** (z. B. bei *Veronica*, ○ Abb. 12.148) oder 1-zählige (z. B. bei *Hippuris*) **Androeceum** ist mit der Krone verwachsen. Der oberständige, zweikarpellige Fruchtknoten entwickelt sich meist zu einer **Kapselfrucht**.

Inhaltsstoffe: Iridoidglykoside, z. B. Antirrhinosid, sind in der Familie weit verbreitet. In der Gattung *Digitalis* kommen **Cardenolide** vor (○ Abb. 12.149).

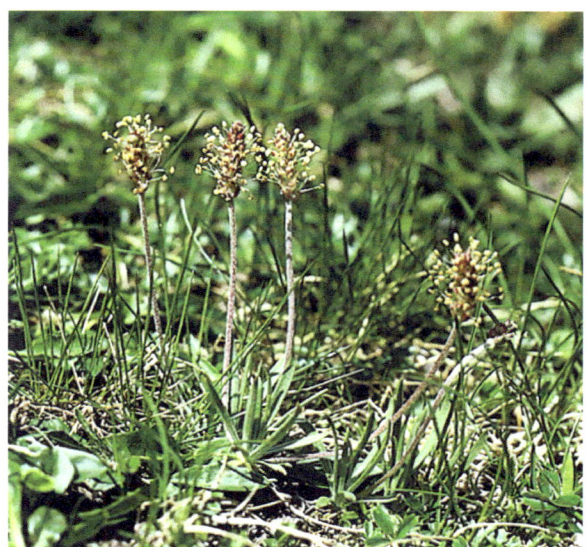

○ Abb. 12.146 *Plantago alpina*, Habitus

Arzneipflanzen: *Digitalis purpurea* L.: Digitalis-purpurea-Blätter, Digitalis purpureae folium Ph. Eur. (Die getrockneten Blätter) und Digitoxin, Digitoxinum Ph. Eur. (aus den frischen oder getrockneten Blättern gewonnenes Cardenolidglykosid). *Digitalis lanata* EHRH.: Digoxin, Digoxinum Ph. Eur. (aus den Blättern gewonnenes Cardenolidglykosid). *Plantago afra* L. (Syn. *Plantago psyllium* L.) oder *Plantago arenaria* L. ssp. *arenaria* (Syn. *Plantago indica* L., *Plantago arenaria* WALDSTEIN & KITAIBEL): Flohsamen, Psyllii semen Ph. Eur. (reife, ganze und trockene Samen). *Plantago ovata* FORSSK. (Syn. *Plantago ispaghula* ROXB. ex FLEM.): Indische Flohsamen, Plantaginis ovatae semen Ph. Eur. (getrocknete, reife Samen) und Indische Flohsamenschalen, Plantaginis ovatae seminis tegumentum Ph. Eur. (Episperm und angrenzende, kollabierte Schichten des Samens). *Plantago lanceolata* L. s.l.: Spitzwegerichblätter, Plantaginis lanceolatae folium Ph. Eur. (getrocknete, ganze oder zerkleinerte Blätter und Blütenschäfte).

Familie: Lamiaceae (Labiatae)
Blütenformeln:

| ↓ K(5/4) [C(5/4) A4] G(2) | in der Regel |
| ↓ K(5) [C(5) A2] G(2) | z. B. *Rosmarinus* oder *Salvia* |

Allgemeines: Auch die Lamiaceae sind von der Neugliederung der Lamiales betroffen. Die Familie wurde um 36 Gattungen, die man aus den Verbenaceae ausgeschlossen hat, erweitert. Zu den neu in die Lamiaceae aufgenommenen Taxa gehören z. B. die Gattungen *Vitex*, *Clerodendrum* und *Caryopteris* sowie die Unter-

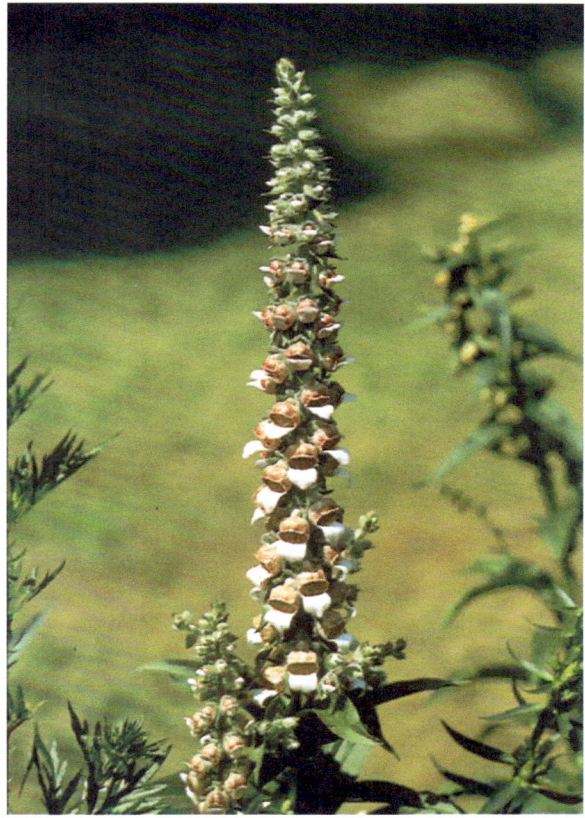

○ Abb. 12.147 *Digitalis lanata*, Blütenstand

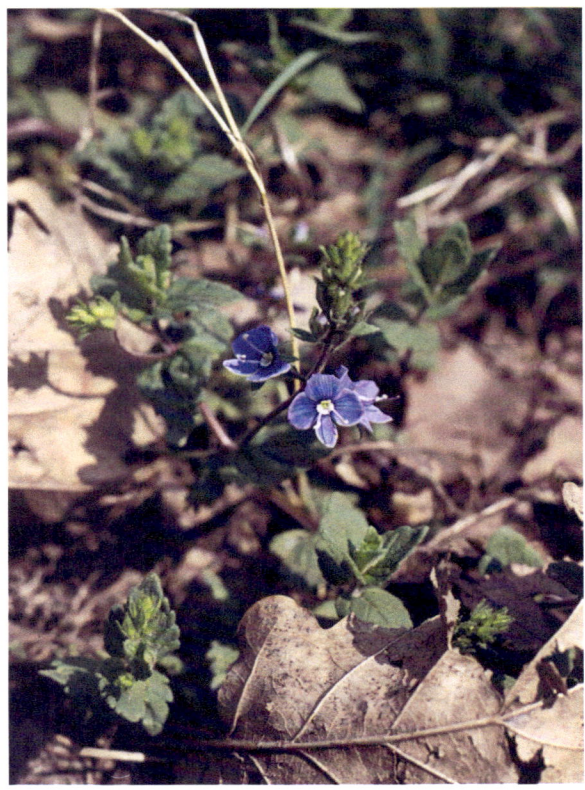

○ Abb. 12.148 *Veronica chamaedrys*, Habitus

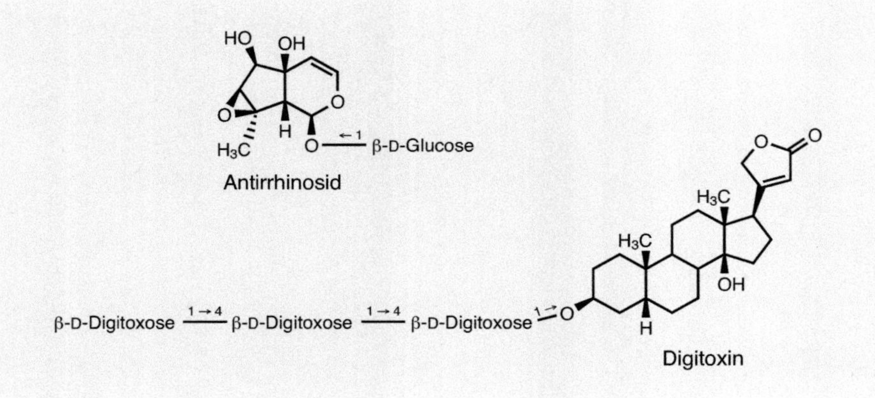

Abb. 12.149 Inhaltsstoffe der Plantaginaceae

familie Prostantheroideae (Syn. Chloanthoideae) mit überwiegend in Australien beheimateten Arten. Die Familie wird in sieben Unterfamilien eingeteilt, von denen vier (Ajugoideae, Nepetoideae, Scutellarioideae und Lamioideae) auch in Mitteleuropa beheimatete Arten enthalten. Zu einer fünften Unterfamilie, den Viticoideae, gehört die im Mittelmeerraum beheimatete Stammpflanze der Mönchspfefferfrüchte, *Vitex agnus-castus*.

Die neu umgrenzten Lamiaceae umfassen etwa 250 Gattungen mit insgesamt etwa 6700 Arten. Sie sind kosmopolitisch verbreitet mit Schwerpunkten im Mittelmeerraum und Zentralasien. In Mitteleuropa sind viele Arten, vor allem aus den Gattungen *Ajuga* (Günsel), *Teucrium* (Gamander; Ajugoideae), *Prunella* (Braunelle), *Glechoma* (Gundermann), *Lycopus* (Wolfstrapp), *Mentha* (Minze), *Clinopodium* (Bergminze), *Salvia* (Salbei), *Thymus* (Thymian, Quendel), *Origanum* (Dost; Nepetoideae), *Scutellaria* (Helmkraut, Scutellarioideae), *Lamium* (Taubnessel), *Galeopsis* (Hohlzahn), *Stachys* (Ziest), *Betonica* (Betonie; Lamioideae), heimisch. *Clerodendrum thomsoniae* BALF. f. (Losbaum), Kultursorten von *Caryopteris* x *clandonenis* hort. ex REHDER (Bartblume; Ajugoideae), Kultursorten und Hybriden von *Plectranthus scutellarioides* (L.) R. BR. (Buntnessel, Syn. *Coleus blumei* BENTH.) und einige *Salvia*-Arten, z. B. *Salvia coccinea* BUC'HOZ ex ETL. (Scharlachroter Salbei; Nepetoideae) werden häufig als Zierpflanzen kultiviert.

Morphologie: Die Lamiaceae sind Bäume, Sträucher oder krautige Pflanzen. Ihre jungen **Sprossachsen** sind häufig **vierkantig**; die meist **gegenständigen Blätter** sind in der Regel ungeteilt, selten gefiedert oder gefingert (z. B. bei *Vitex*, ● Abb. 12.151). Mehrzellige **Drüsenschuppen** mit **ätherischem Öl** kommen häufig vor. Die meist **zygomorphen Blüten** besitzen in der Regel ein 5-zähliges, verwachsenblättriges Perianth (*Vitex* ● Abb. 12.152). Die **Krone** ist **häufig zweilippig**; die Oberlippe besteht dann meist aus zwei Kronblättern (z. B. bei *Thymus*, ● Abb. 12.153) oder – bei vierzähliger Krone – aus 1 Kronblatt (z. B. bei *Salvia*, ● Abb. 12.154) und die Unterlippe besteht aus 3 Kronblättern; aber auch zweilippige Blüten mit 4-zähliger Oberlippe oder – bei vierzähliger Krone – 3-zähliger Oberlippe und 1-zähliger Unterlippe kommen vor (z. B. bei *Orthosiphon*-Arten, ● Abb. 12.155). Außerdem gibt es auch Lamiaceae mit **einlippigen** Blüten, bei denen die Unterlippe aus 5 Kronblättern besteht (z. B. *Teucrium*-Arten, ● Abb. 12.156). Das in der Regel **4-zählige** oder **2-zählige** (z. B. bei *Rosmarinus*- oder *Salvia*-Arten), seltener 5–8-zählige **Androeceum** ist mit der Krone verwachsen. Der **oberständige, zweikarpellige Fruchtknoten** ist häufig durch die eine „falsche" Scheidewand bildenden Karpellränder in **vier Fächer** (Klausen) geteilt; bei vielen Arten ist er schon zur Blütezeit tief vierteilig und der Griffel ist zwischen die Fächer eingesenkt (gynobasisch). Die Früchte sind häufig **Bruchfrüchte**, die in vier einsamige Teilfrüchte (Merikarpien) zerfallen. Es kommen aber auch nicht zerfallende (z. B. bei *Vitex*- und *Callicarpa*-Arten) oder zerfallende (z. B. bei *Clerodendrum*-Arten) Steinfrüchte vor.

Inhaltsstoffe: Iridoidglykoside und ätherisches Öl sind in der Familie weit verbreitet. In der Regel akkumulieren bestimmte Sippen jedoch nur jeweils eine der beiden Stoffgruppen: Vertreter der Unterfamilie **Nepetoideae** (z. B. *Lavandula*-, *Melissa*-, *Mentha*-, *Ocimum*-, *Origanum*-, *Orthosiphon*-, *Rosmarinus*-, *Salvia*- und *Thymus*-Arten) akkumulieren in der Regel **ätherisches Öl**, aber nur selten (z. B. *Nepeta*- und *Satureja*-Arten) Iridoidglykoside; Vertreter der **Ajugoideae** (z. B. *Ajuga*- und *Teucrium*-Arten), **Lamioideae** (z. B. *Lamium*-Arten), **Viticoideae** (z. B. *Vitex*-Arten) und anderer Unterfamilien akkumulieren in der Regel **Iridoidglykoside**, aber nur selten größere Mengen von ätherischem Öl. Hauptkomponenten der ätherischen Öle sind meist Monoterpene, wie z. B. Menthol. Bei den Iridoiden überwiegen Glykoside von C_9-Iridoiden, wie z. B.

Ajugol (○ Abb. 12.157). In ähnlicher Weise sind verschiedene Typen von **Kaffeesäureestern** (○ Abb. 12.158) verteilt: Vertreter der Nepetoideae akkumulieren häufig Rosmarinsäure, während in den anderen Unterfamilien Esterglykoside, wie z. B. Verbascosid, verbreitet sind. Caffeoylchinasäuren, wie z. B. Chlorogensäure, kommen in der ganzen Familie vor.

Arzneipflanzen, Nutzpflanzen: Lamioideae: *Ballota nigra* L.: Schwarznesselkraut, Ballotae nigrae herba Ph. Eur. (getrocknete, blühende Stängelspitzen). *Leonurus cardiaca* L.: Herzgespannkraut, Leonuri cardiacae herba Ph. Eur. (ganze oder geschnittene, getrocknete, blühende oberirdische Teile). *Marrubium vulgare* L.: Andornkraut, Marrubii herba Ph. Eur. (getrocknete, ganze oder zerkleinerte oberirdische Teile zur Blütezeit).

Viticoideae: *Vitex agnus-castus* L.: Mönchspfefferfrüchte, Agni-casti fructus Ph. Eur. (ganze, reife, getrocknete Früchte).

Nepetoideae: *Lavandula angustifolia* MILL. (Syn. *Lavandula officinalis* CHAIX): Lavendelblüten, Lavandulae flos Ph. Eur. (getrocknete Blüten) und Lavendelöl, Lavandulae aetheroleum Ph. Eur. (durch Wasserdampfdestillation aus den Blütenständen gewonnenes ätherisches Öl.). *Lavandula latifolia* MEDIK.: Speiköl, Spicae aetheroleum Ph. Eur. (durch Wasserdampfdestillation aus den Blütenständen gewonnenes ätherisches Öl.). *Melissa officinalis* L.: Melissenblätter, Melissae folium Ph. Eur. (getrocknete Laubblätter). *Mentha* × *piperita* L.: Pfefferminzblätter, Menthae piperitae folium Ph. Eur. (getrocknete ganze oder geschnittene Blätter) und Pfefferminzöl, Menthae piperitae aetheroleum Ph. Eur. (aus den frischen, blühenden oberirdischen Teilen durch Wasserdampfdestillation gewonnenes ätherisches Öl.). *Mentha canadensis* L. (Syn. *Mentha arvensis* L. var. *glabrata* (BENTH.) FERN., *Mentha arvensis* var. *piperascens* MALINV. ex HOLMES): Minzöl Menthae arvensis aetheroleum partim mentholum depletum Ph. Eur. (durch Wasserdampfdestillation aus den kurz vorher gesam-

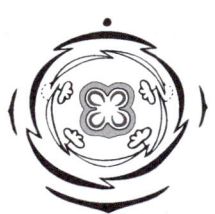

○ **Abb. 12.150** Blütendiagramm von *Lamium album*. Nach Eichler 1875 und 1878

Lamium album

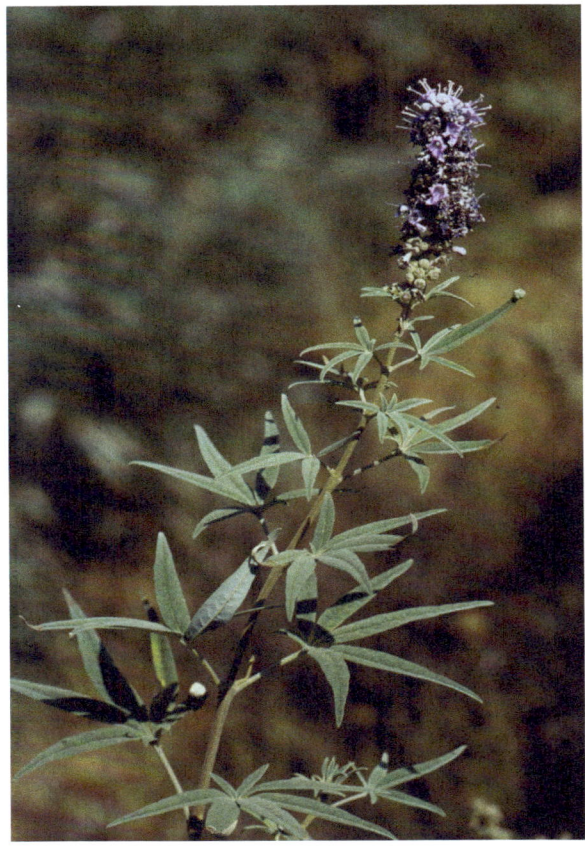

○ **Abb. 12.151** *Vitex agnus-castus*, Zweig mit gefingerten Blättern und Blütenstand

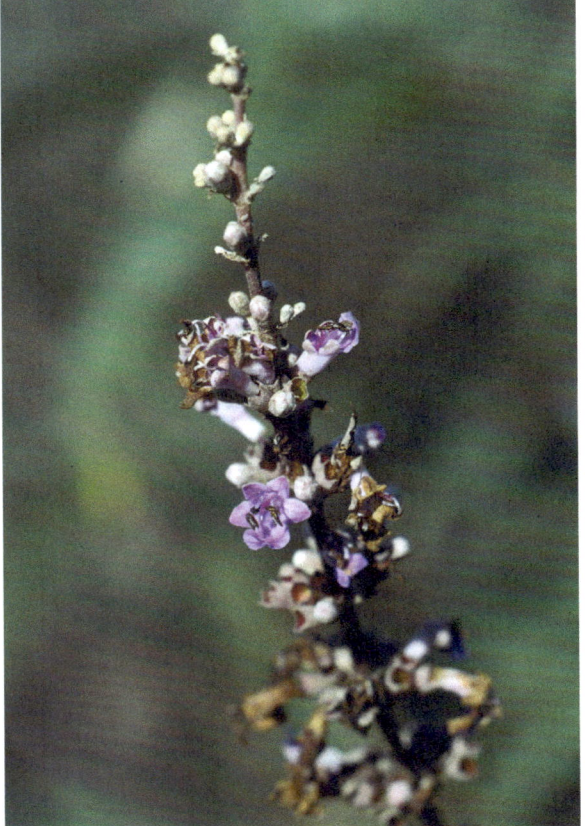

○ **Abb. 12.152** *Vitex agnus-castus*, Blütenstand. Die Blütenkrone ist zygomorph, aber nicht deutlich zweilippig

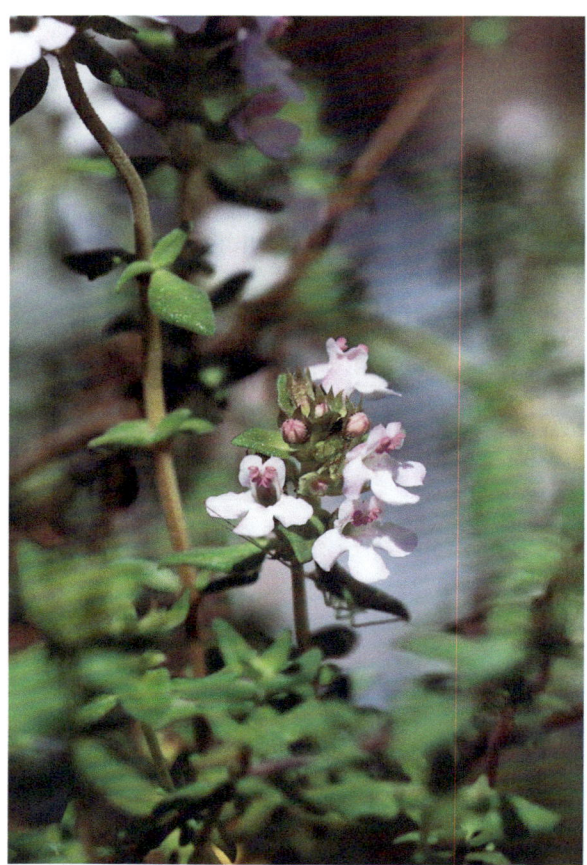

Abb. 12.153 *Thymus vulgaris*, Blütenstand. Die Blütenkrone ist zweilippig, die Oberlippe besteht aus zwei und die Unterlippe aus drei Kronblättern

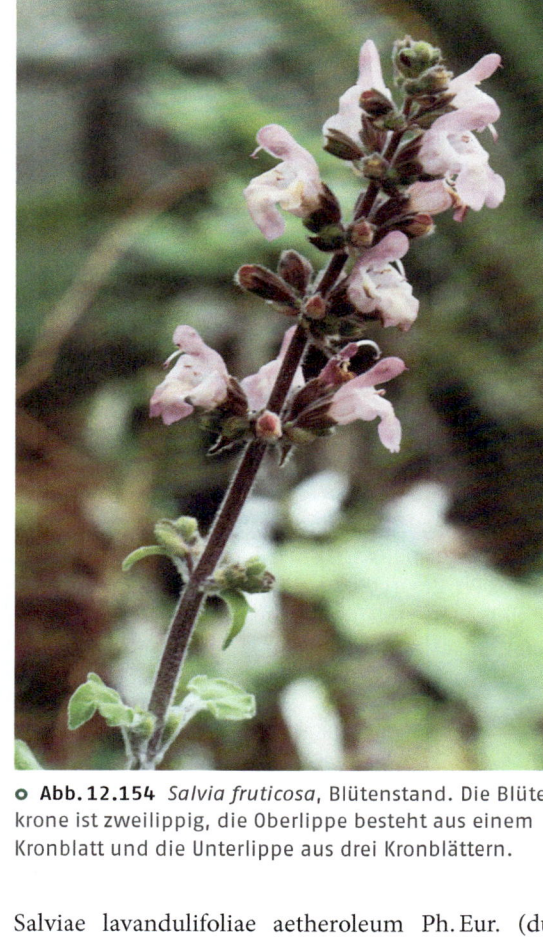

Abb. 12.154 *Salvia fruticosa*, Blütenstand. Die Blütenkrone ist zweilippig, die Oberlippe besteht aus einem Kronblatt und die Unterlippe aus drei Kronblättern.

melten, frischen, blühenden oberirdischen Teilen gewonnenes ätherisches Öl, aus dem Menthol durch anschließende Kristallisation teilweise abgetrennt ist) und Menthol, Levomentholum Ph. Eur. (aus Minzöl gewonnener Monoterpenalkohol). *Origanum onites* L. und/oder *Origanum vulgare* L. ssp. *hirtum* (LINK) IETSW.: Dostenkraut, Origani herba Ph. Eur. (von den Stängeln getrennte, getrocknete Blätter und Blüten). *Orthosiphon aristatus* (BLUME) MIQ. var. *aristatus* (Syn. *Orthosiphon stamineus* BENTH., *Orthosiphon spicatus* (THUNB.) BACKER, BAKHUS. f. & STEENIS): Orthosiphonblätter, Orthosiphonis folium Ph. Eur. (zerkleinerte, getrocknete Laubblätter und Stängelspitzen). *Prunella vulgaris* L.: Braunellenähren, Prunellae spica Ph. Eur. (getrocknete Fruchtstände). *Rosmarinus officinalis* L.: Rosmarinblätter, Rosmarini folium Ph. Eur. (ganze, getrocknete Blätter) und Rosmarinöl, Rosmarini aetheroleum Ph. Eur. (durch Wasserdampfdestillation aus den blühenden oberirdischen Teilen gewonnenes ätherisches Öl.). *Salvia fruticosa* MILL. (Syn. *Salvia triloba* L. f.): Dreilappiger Salbei, Salviae trilobae folium Ph. Eur. (ganze oder zerkleinerte, getrocknete Laubblätter). *Salvia lavandulifolia* VAHL: Spanisches Salbeiöl, Salviae lavandulifoliae aetheroleum Ph. Eur. (durch Wasserdampfdestillation aus den während der Blütezeit geernteten, oberirdischen Teilen gewonnenes ätherisches Öl.). *Salvia miltiorrhiza* BUNGE: Rotwurzsalbei-Wurzelstock mit Wurzel, Salviae miltiorrhizae radix et rhizoma Ph. Eur. (Das im Frühjahr oder Herbst gesammelte, ganze oder zerkleinerte, getrocknete Rhizom mit Wurzel). *Salvia officinalis* L.: Salbeiblätter, Salviae officinalis folium Ph. Eur. (ganze oder geschnittene, getrockneten Laubblätter). *Salvia sclarea* L.: Muskatellersalbeiöl, Salviae sclareae aetheroleum Ph. Eur. (durch Wasserdampfdestillation aus den frischen oder getrockneten, blühenden Stängeln gewonnenes ätherisches Öl.). *Thymus vulgaris* L. und/oder *Thymus zygis* L.: Thymian, Thymi herba Ph. Eur. (ganze, von den getrockneten Stängeln abgestreifte Blätter und Blüten) und Thymianöl vom Thymoltyp, Thymi typo thymolo aetheroleum Ph. Eur. (durch Wasserdampfdestillation aus der frischen, blühenden oberirdischen Teilen gewonnenes ätherisches Öl.).

Die oberirdischen Teile von *Satureja hortensis* L. (Bohnenkraut) und *Origanum majorana* L. (Majoran) sowie die Blätter von *Origanum vulgare* L. (Oregano)

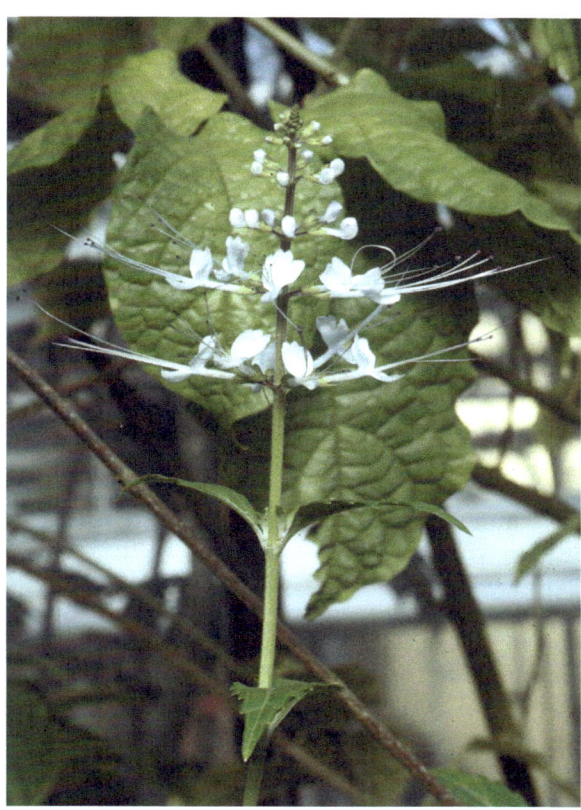

○ **Abb. 12.155** *Orthosiphon stamineus*, Blütenstand. Die Blütenkrone ist zweilippig, die Oberlippe besteht aus vier Kronblättern und die Unterlippe aus einem Kronblatt.

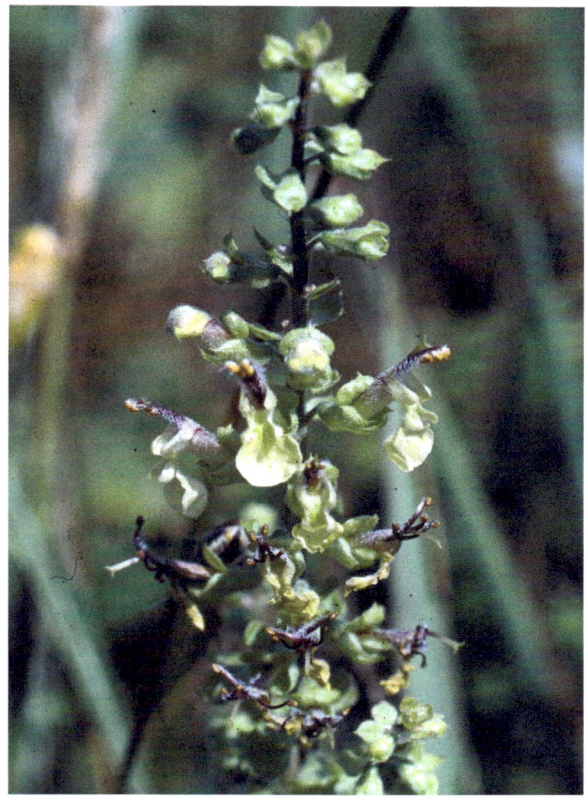

○ **Abb. 12.156** *Teucrium scorodonia*, Blütenstand. Die Blütenkrone ist einlippig, die Unterlippe besteht aus allen fünf Kronblättern.

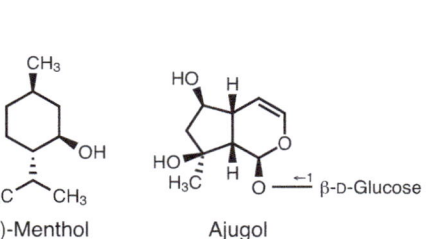

○ **Abb. 12.157** Monoterpenoide Inhaltsstoffe von Lamiaceae

Ocimum basilicum L. (Basilikum), *Rosmarinus officinalis* L. (Rosmarinblätter), *Salvia officinalis* L. (Salbeiblätter) und *Thymus vulgaris* L. (Thymian) werden als Gewürz verwendet.

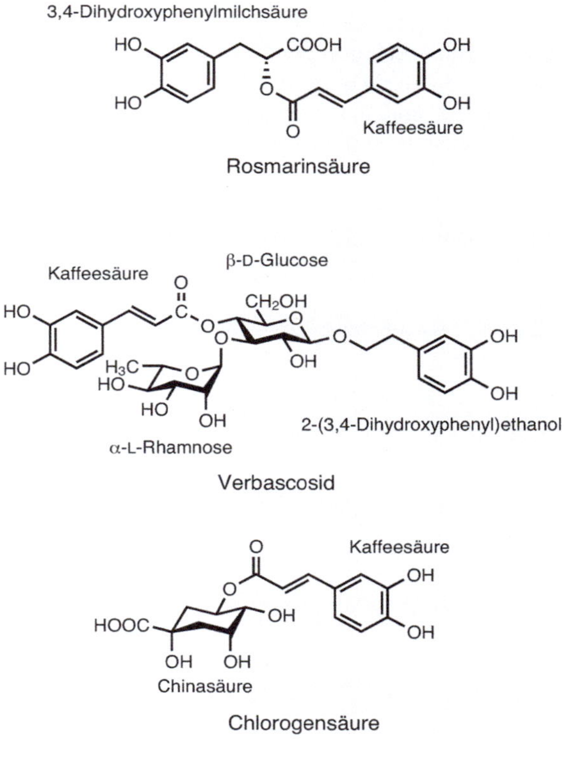

○ **Abb. 12.158** Kaffeesäureester aus Lamiaceae

13 Grundlagen der Humanbiologie

Karen Nieber

13.1 Nervensystem

Das Nervensystem dient der Aufnahme, Verarbeitung und Weiterleitung von Informationen im Körper. Es steuert und regelt den menschlichen Organismus, dessen Beziehung zur Umwelt und sein Verhalten. Es besteht aus Nervenzellen und Gliazellen. Jede Nervenzelle besitzt Verbindungen zu anderen Nervenzellen, sodass ein dichtes neuronales Netzgeflecht zur Informationsverarbeitung entsteht. Die Vielfalt und Vielseitigkeit dieses Kontroll-, Koordinations- und Steuerungssystems ermöglicht die Anpassung an die ständigen Veränderungen der Umwelt.

Grundsätzlich ist das gesamte Nervensystem eine untrennbare physiologisch-funktionelle Einheit. Es lässt sich allerdings eine anatomische und eine funktionelle Unterteilung vornehmen (o Abb. 13.1). Die Einteilung ist willkürlich und dient vor allem dem Verständnis von Teilbereichen, da sich in Wirklichkeit Strukturen und Funktionen meist überlappen.

Anatomisch unterscheidet man zwischen dem peripheren Nervensystem, ein die Peripherie durchlaufendes Nervengeflecht, und dem zentralen Nervensystem, bestehend aus Gehirn und Rückenmark.

Das **zentrale Nervensystem** (ZNS) umfasst Gehirn und Rückenmark. Das Gehirn liegt in der Schädelhöhle, das Rückenmark im Wirbelkanal der Wirbelsäule. Beide sind von Häuten umgeben, die einen mit Flüssigkeit gefüllten Raum umhüllen. Makroskopisch lassen sich im ZNS graue und weiße Substanz sowie Rinde, Mark und Kerngebiete unterscheiden. In der grauen Substanz liegen die Zellkörper (Perikaryon) der Neurone. Die weiße Substanz besteht überwiegend aus Leitungsbahnen.

Das **periphere Nervensystem** (PNS) besteht aus dem somatischen und dem vegetativen Nervensystem. Das **vegetative Nervensystem** erhält Reize aus der Peripherie und leitet diese an das ZNS weiter (afferente Bahnen). Gleichzeitig leitet es Impulse aus dem ZNS in die Peripherie (efferente Bahnen).

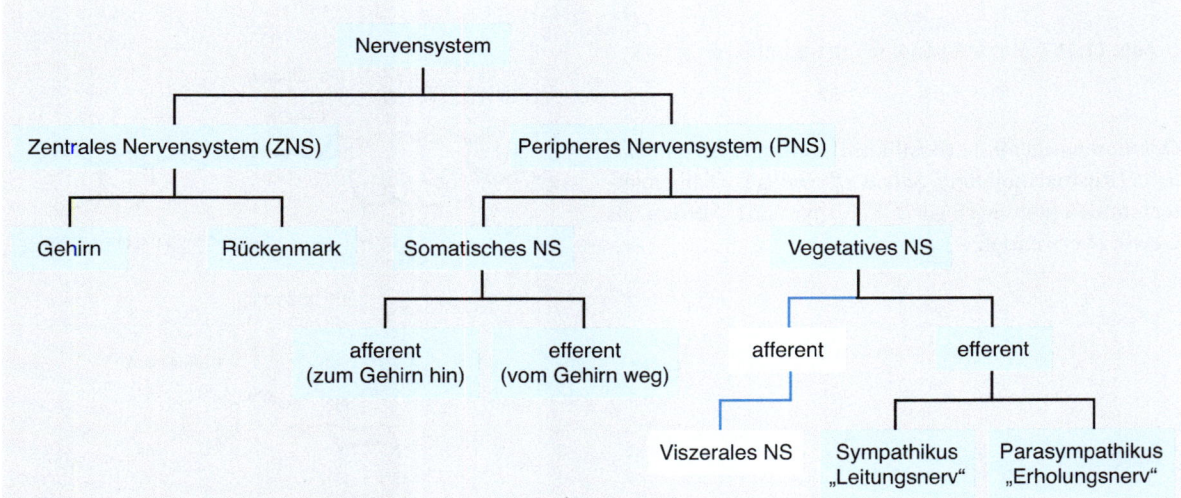

o **Abb. 13.1** Gliederung des Nervensystems

Das **somatische Nervensystem** dient der willkürlichen Anspannung der Muskeln und der bewussten (sensiblen) Wahrnehmung aus der Peripherie. Somatische Afferenzen geben Informationen von Gelenken, Haut und Skelettmuskulatur an das ZNS weiter. Somatische Efferenzen innervieren die Skelettmuskulatur und regulieren die unbewussten Körperfunktionen wie Atmung, Verdauung, Stoffwechsel oder den Wasserhaushalt.

Funktionell und anatomisch handelt es sich bei den Efferenzen des vegetativen Nervensystems um zwei konkurrierende Systeme, den Sympathikus und den Parasympathikus. Ihr Wechselspiel ermöglicht die Anpassung des Körpers an so unterschiedliche Situationen wie Stress und Entspannung. Der **Sympathikus** fördert die Leistungsbereitschaft durch Aktivierung von Energiereserven bei körperlichen, geistigen oder seelischen Belastungen. Dabei kommt es u. a. zu einer Steigerung von Blutdruck, Puls und Energieumsatz, während die Verdauungs- und Ausscheidungstätigkeit in den Hintergrund treten. Der **Parasympathikus** regt vor allem die Verdauungs- und Ausscheidungsorgane an, während z. B. Blutdruck, Puls und Energieumsatz gesenkt werden. Die Afferenzen des vegetativen Nervensystems geben Meldungen aus den inneren Organen an das ZNS weiter.

- **MERKE** Das Nervensystem besteht aus verschiedenen funktionellen Bereichen, die nach funktionellen und anatomischen Gesichtspunkten unterschieden werden. Die Erregungsleitung kann in eingehende (Afferenzen) und ausgehende Reize (Efferenzen) unterteilt werden.

13.1.1 Gehirn

Das Gehirn hat beim Menschen einen Anteil von etwa 2 % an der Körpermasse und wiegt beim Mann im Durchschnitt 1390 g, bei der Frau 1250 g. Äußerlich lassen sich drei Abschnitte unterscheiden: das mächtig aufgewölbte Großhirn, das Kleinhirn und das Nachhirn mit dem Übergang zum Rückenmark. Das Gehirn kann entwicklungsgeschichtlich in folgende Abschnitte unterteilt werden (◉ Abb. 13.2):

- Endhirn (Telencephalon) mit der Großhirnrinde (Cortex),
- Zwischenhirn (Diencephalon),
- Mittelhirn (Mesencephalon),
- Rautenhirn (Rhombencephalon) mit Kleinhirn (Cerebellum), Brücke (Pons) und verlängertem Mark (Medulla oblongata).

Endhirn

Das Endhirn (Telencephalon) ist der größte und am höchsten entwickelte Teil des Gehirns und umfasst den Cortex, die Basalganglien und das limbische System. Die vielfach gefaltete Hirnrinde bildet die äußerste Schicht des Endhirns. Sie ist zwischen zwei und fünf Millimeter dick und beherbergt u. a. die Lern-, Sprech- und Denkfähigkeit sowie das Bewusstsein und das Gedächtnis. In der Hirnrinde laufen die Informationen aus den Sinnesorganen ein, werden verarbeitet und schließlich im Gedächtnis gespeichert.

Das Endhirn gliedert sich in zwei weitgehend symmetrische Hälften (Hemisphären), die durch Kommissurenbahnen miteinander in Verbindung stehen. Die wichtigste Verbindung ist der Balken (Corpus callosum). Jede Hirnhälfte lässt sich in vier Hirnlappen einteilen (◉ Abb. 13.3):

- **Stirnlappen** (Frontallappen, Lobus frontalis): oberstes Kontrollzentrum für situationsbezogenes Handeln sowie für die Verarbeitung emotionaler Prozesse, empfängt die verarbeiteten sensorischen Signale, verknüpft sie mit Gedächtnisinhalten und emotionalen Bewertungen und initiiert auf dieser Basis Handlungen,
- **Scheitellappen** (Parietallappen, Lobus parietalis): ist an der Wahrnehmung von Druck, Temperatur, Vibration, Oberflächenbeschaffenheit sowie dem räumlichen Denken beteiligt,
- **Schläfenlappen** (Temporallappen, Lobus temporalis): ist mit dem auditorischen Cortex für das Hörvermögen verantwortlich,
- **Hinterhauptlappen** (Okzipitallappen, Lobus occipitalis): hinterster Anteil des Großhirns und der kleinste der vier Hirnlappen, enthält das primäre und sekundäre Sehzentrum und erlaubt somit, die Welt zu betrachten und zu erkennen.

Zwischenhirn

Die wichtigsten Gebiete des Zwischenhirns (Diencephalon) sind der Thalamus, der Hypothalamus und die Hypophyse.

Der **Thalamus** ist eine wichtige Umschaltstelle. Hier treffen Informationen aus dem Körper und den verschiedenen Sinnesorganen ein. Der Thalamus leitet die Signale an das Großhirn weiter, nachdem er die Informationen im Vorfeld gefiltert hat. Dies vermeidet, dass das Hirn überlastet wird.

Der **Hypothalamus** steuert als übergeordnetes Schaltzentrum z. B. den Schlaf-Wach-Rhythmus, den Wasserhaushalt, die Schweißsekretion, Blutdruck und Atmung sowie Schmerz- und Temperaturempfinden. Auch über die Regulation des hormonellen Systems hält er die Körperfunktionen im Gleichgewicht.

Die **Hypophyse** ist über den Hypophysenstiel mit dem Hypothalamus verbunden. Sie ist eine Hormondrüse, der eine zentrale, übergeordnete Rolle bei der Regulation des Hormonsystems im Körper zukommt. Sie besteht aus dem Hypophysenvorderlappen (Adenohypophyse) und dem Hypophysenhinterlappen, der auch als Neurohypophyse bezeichnet wird. Der Hypophysenvorderlappen steht über das sogenannte Hypophysen-Pfortader-System mit einer gefäßreichen Region im Bereich des Hypophysenstiels an der Basis des Hypothalamus in Verbindung, in der die Blut-Hirn-Schranke (▶ Kap. 13.1.2) aufgehoben ist.

Mittelhirn

Das Mittelhirn (Mesencephalon) steuert die meisten Augenmuskeln und ist ein wichtiger Bestandteil des extrapyramidalen Systems. Erregungen sensibler Nerven werden über das Zwischenhirn an das Endhirn weitergeleitet oder auf motorische Nervenzellen umgeschaltet.

Rautenhirn

Zum Rautenhirn (Rhombencephalon) gehören Kleinhirn (Cerebellum), Brücke (Pons) und verlängertes Mark (Medulla oblongata).

Das Kleinhirn liegt an der Basis des Schädels unter dem Hinterhauptlappen (Okzipitallappen) des Großhirns und weist zahlreiche parallel verlaufende Windungen auf. Es gibt Verbindungen zur Großhirnrinde, zum Hirnstamm, zum Rückenmark und zum Gleichgewichtsorgan. Das Kleinhirn stimmt Bewegungen fein ab, erhält die Muskelspannung und das Gleichgewicht. Aus diesem Grund fallen bei Verletzungen des Kleinhirns oder bei Tumoren Bewegungen nicht aus, sondern laufen nur gestört ab. Das Kleinhirn gehört zum sogenannten motorischen System.

Die Brücke ist Durchgangsstation für alle Nervenfasern zwischen den vorderen und den dahinter liegenden Abschnitten des Zentralnervensystems. Neben diesen Fasersträngen liegen Ansammlungen von Nervenzellkörpern, die Brückenkerne. Sie sind Umschaltstationen der Verbindungen zwischen Groß- und Kleinhirn.

Das verlängerte Mark verbindet das Rückenmark mit der Brücke. Es ist der älteste Teil des Gehirns und befindet sich unter den anderen Abschnitten nahe dem Rückenmark. In der Medulla oblongata befinden sich Zentren für die Kontrolle des Blutkreislaufs, der Atmung, des Erbrechens und der Nies-, Husten-, Schluck- und Saugreflex sowie Biosensoren, die den Säure-Basen-Haushalt (▶ Kap. 13.7.1) des Körpers regulieren.

Hirnstamm

Das verlängerte Mark (Medulla oblongata), die Brücke (Pons) und das Mittelhirn (Mesencephalon) bilden zusammen den Hirnstamm (Stammhirn). Im gesamten Hirnstamm befinden sich locker verteilte Gruppen von

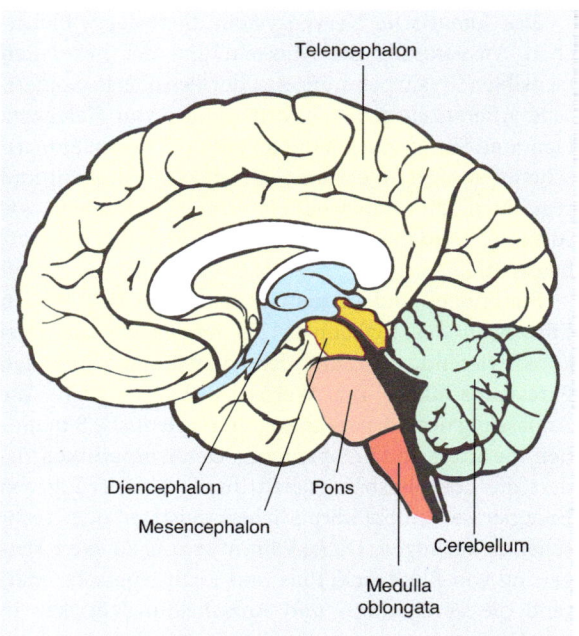

Abb. 13.2 Medianschnitt durch das Gehirn mit Darstellung der Hirnabschnitte

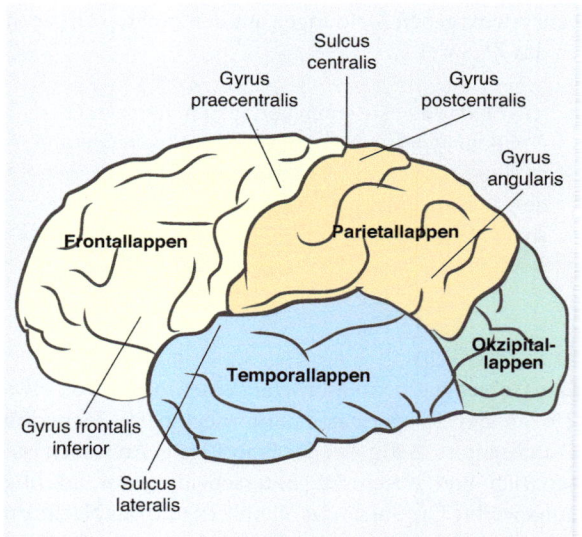

Abb. 13.3 Schematische Darstellung der linken Hemisphäre mit seinen Teilbereichen

Nervenzellen mit zahlreichen Faserbündeln, was in einer netzartigen Struktur resultiert und als Formatio reticularis bezeichnet wird. Hier liegen die Kerne für lebenswichtige Funktionen. Darüber hinaus entspringt der Formatio reticularis das sogenannte aufsteigende retikuläre Aktivierungssystem (ARAS).

Die komplexen Funktionen des Gehirns sind an hochempfindliche elektrochemische und biochemische Vorgänge gebunden, die nur in einem konstanten inneren Milieu, der Homöostase, weitgehend störungsfrei ablaufen können.

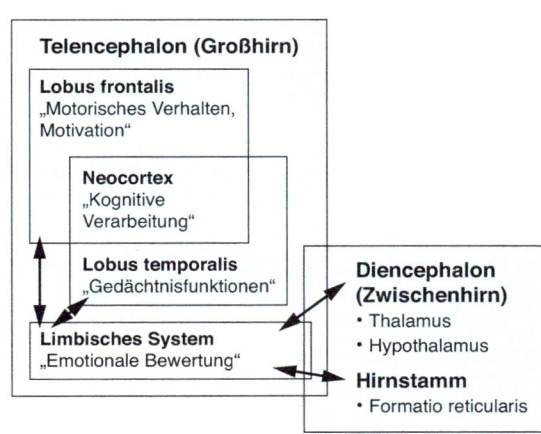

Abb. 13.4 Funktionen und Verschaltung des limbischen Systems

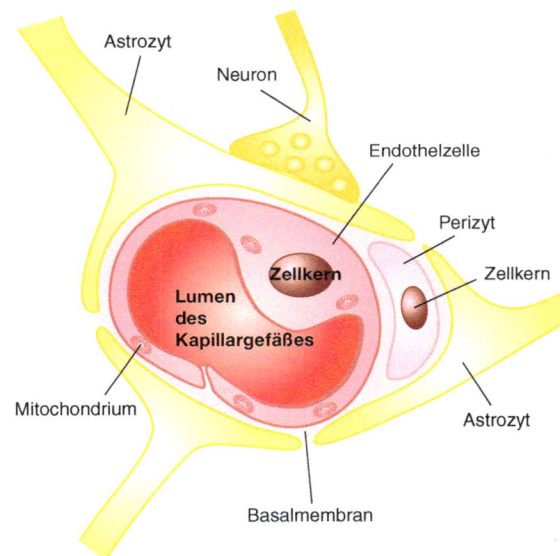

Abb. 13.5 Schematische Darstellung einer zerebralen Kapillare mit Endothelzellen, Basalmembran, Peri- und Astrozyten

Limbisches System

Das limbische System bildet sowohl durch seine Lage als auch funktionell eine Verbindung zwischen Funktionen des Endhirns und des Stammhirns (o Abb. 13.4). Durch zum Teil ausgedehnte Strukturen bildet es ein integratives Verarbeitungszentrum für die affektive und emotionale Bewertung aller Sinneseindrücke. Es steuert angeborenes und erworbenes Verhalten (Lernen) und bildet den Ursprungsort von Trieben, Motivation und Emotionen.

Wichtige Strukturen des limbischen Systems sind:

- Hippocampus (Ammonshorn): Gedächtnis, Verhalten, Orientierung, Bewusstsein und Motivation,
- Gyrus cinguli: vegetative Modulation, psycho- und lokomotorischer Antrieb,
- Corpus mamillare (Mamillarkörper): Gedächtnis, Affektverhalten, Beeinflussung von Sexualfunktionen,
- Corpus amygdaloideum (Mandelkern): Affektverhalten, Beeinflussung vegetativer und sexueller Funktionen.

Hirnnerven

Als Hirnnerven werden die zwölf Hirnnervenpaare (ein Nerv für jede Körperseite) bezeichnet, die im Bereich des Hirnstamms austreten und nicht über das Rückenmark laufen. Eine Ausnahme bildet der 11. Hirnnerv, der aus dem Rückenmark entspringt, aber parallel zum Rückenmark in den Schädel zieht und deshalb zu den Hirnnerven gezählt wird. Die Hirnnerven haben motorische, sensorische oder gemischte (motorische und sensorische) Funktionen. Bezeichnet werden sie mit römischen Ziffern von I bis XII und lateinischen Namen, die auf ihre Funktion schließen lassen (o Tab. 13.1).

■ **MERKE** Das Gehirn verarbeitet Sinneseindrücke, koordiniert die Funktionen des Körpers und hält sie aufrecht. Voraussetzung dafür ist, dass Milliarden von Gehirnnervenzellen ständig miteinander kommunizieren und Informationen austauschen. Die verschiedenen Leistungen erbringt das Gehirn in speziell dafür zuständigen Hirnregionen, die über die zwölf Hirnnerven gesteuert werden. Diese Regionen entsprechen bestimmten Gebieten des Gehirns, die sich auch anhand der Anatomie nachvollziehen lassen.

13.1.2 Blut-Hirn-Schranke

Das Gehirn wird von einem Netzwerk feiner Blutgefäße (▶ Kap. 13.5.5) durchzogen. Durch diese Blutgefäße, die sogenannten Gehirnkapillaren, wird das Gehirn u. a. mit Nährstoffen und Sauerstoff versorgt. Die Blut-Hirn-Schranke (BHS) ist eine im Gehirn vorhandene physiologische Barriere (Filter) zwischen dem Blutkreislauf und den Nervenzellen. Sie dient dazu, die Milieubedingungen im Gehirn aufrechtzuerhalten und sie von denen des Blutes abzugrenzen. Anatomisch ist die BHS die innere Auskleidung der Gehirnkapillaren.

Die **Blut-Hirn-Schranke**, also der Aufbau der zerebralen Kapillaren, besteht aus **drei Komponenten** (o Abb. 13.5):

- Endothelzellen mit Tight Junctions,
- Astrozyten,
- Perizyten.

◻ **Tab. 13.1** Die zwölf Hirnnerven und ihre Zuordnung zu den Funktionen

Nummer	Bezeichnung	Qualität	Innovation, Funktion
I	Nervus olfactorius (Riechnerv)	Sensorisch	Geruch, Geschmack
II	Nervus opticus (Sehnerv)	Sensorisch	Gesichtssinn
III	Nervus oculomotorius (Nerv für die Augenmotorik)	Motorisch	Augen- und Augenlidbewegung, Anpassung an die Entfernung
IV	Nervus trochlearis	Motorisch	Oberer schräger Augenmuskel
V	Nervus trigeminus („dreigeteilter Nerv")	Sensorisch, motorisch	Sensorisch: Gesichtshaut, motorisch: Kaumuskeln, Gaumen, Schlund
VI	Nervus abducens	Motorisch	Äußere gerade Augenmuskeln
VII	Nervus facialis (Gesichtsnerv)	Sensorisch, motorisch	Sensorisch: vorderer Teil der Zunge, motorisch: mimische Gesichtsmuskeln
VIII	Nervus vestibulocochlearis (Gehör- und Gleichgewichtsnerv)	Sensorisch	Gleichgewichtsorgan (Vestibulum) und Gehörschnecke (Cochlea)
IX	Nervus glossopharyngeus (Zungengeschmacksnerv)	Gemischter Nerv: sensorisch, motorisch, sensibel, parasympathische Funktionen	Sensorisch: Geschmack und Empfindungen im hinteren Zungendrittel, Kontrolle von O_2 und CO_2, motorisch: Gaumen- und Rachenmuskulatur gemeinsam mit Nervus vagus, sensibel: Schleimhaut von Mittelohr und Trommelfell, Gaumenmandel, parasympathische Funktion: Stimulation des Speichelfluss, Druckrezeptoren
X	Nervus vagus („herumschweifender Nerv")	Sensorisch, motorisch	Sensorisch: Eingeweide, motorisch: Kehlkopf, Rachen, Eingeweide
XI	Nervus accessorius	Motorisch	Nacken (Kopfdreher) und Achsel, Ergänzung des Nervus vagus
XII	Nervus hypoglossus (Zungenschlundnerv)	Motorisch	Zunge

Die besondere Undurchlässigkeit der BHS beruht darauf, dass die **Tight Junctions** einen sehr hohen Durchlasswiderstand gegenüber gelösten Substanzen haben. Diese Undurchlässigkeit kommt zustande, da die **Endothelzellen** die Blutkapillaren hermetisch abschließen und unterhalb jeder Endothelzelle eine Basalmembran liegt. Direkt an diese Basalmembran grenzen die Perizyten und die Astrozyten. Die **Perizyten** sind komplett in die Basalmembran eingebettet, während die **Astrozyten** die Basalmembran berühren.

Da die Gehirnkapillaren sehr undurchlässig sind, gewährleisten eine Reihe spezieller Transportprozesse die Versorgung des Gehirns und die Entsorgung von Stoffen aus dem Gehirn (o Abb. 13.6). Als semipermeable Membran lassen die Gehirnkapillaren lipophile niedermolekulare Stoffe sowie Gase durch Diffusion passieren. Die Permeabilität für hydrophile Stoffe ist stark eingeschränkt. Transporter sorgen dafür, dass der Bedarf an Glucose, Aminosäuren und Nukleosiden gesichert ist und Stoffwechselendprodukte eliminiert werden. Das trifft auch auf Lipoproteine, Insulin, Immunglobuline, Transferrin und Arzneistoffe zu. Kleine Moleküle wie Harnstoff oder Glycin können sogar Tight Junctions überwinden und parazellulär durch Zell-Zell-Verbindungen, entlang eines Konzentrationsgradienten, nach innen gelangen. Für die meisten Stoffe bleiben nur transzelluläre Vorgänge mithilfe geeigneter Transportmechanismen. Speziell für Wasser spielen Kanalproteine, sogenannte Aquaporine, eine entscheidende Rolle. Sie sind in der Membran zu finden und erleichtern Wassermolekülen durch passive Transportvorgänge das Eindringen in die Zellen des Gehirns. Triebkraft ist der osmotische Druck, die Regulation der Kanäle erfolgt durch Hormone oder elektrische Impulse.

Nicht alle Kapillaren des Gehirns haben die Funktion der BHS. Das betrifft Hirnareale, die Hormone an das Blut abgeben oder eine sensorische Funktion haben

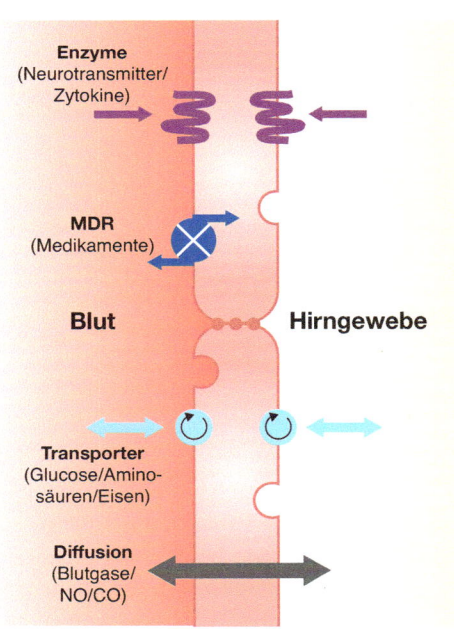

Abb. 13.6 Schematische Darstellung von Transportvorgängen an der Blut-Hirn-Schranke. **MDR** Multiple Drug Resistance Transporter. Nach Eberhardt et al. 2008

Dadurch können z. B. die Neuronen der Area postrema toxische Substanzen detektieren und im Brechzentrum einen Brechreiz auslösen.

Als zweiter Filter existiert neben der BHS die **Blut-Liquor-Schranke**, eine selektive Barriere zwischen Blut und Liquor (▶ Kap. 13.1.4). Sie wird aus fenestrierten Endothelzellen, einer Basalmembran und Epithelzellen mit Tight Junctions gebildet. Auch die Blut-Liquor-Schranke trägt zur Aufrechterhaltung des Gleichgewichts im Gehirn bei. Sie ist durchlässig für Wasser, Sauerstoff und Kohlendioxid und versorgt die Zellen des Gehirns mit Vitaminen, Nukleotiden und Glucose über spezifische Transportsysteme. Der Beitrag am Stofftransport zum Gehirn ist allerdings gering und kann den Bedarf des Gehirns an Nährstoffen und Sauerstoff nicht decken.

- **MERKE** Die BHS ist ein hochselektiver Filter, über den die von den Zellen des Gehirns benötigten Nährstoffe zugeführt und die entstandenen Stoffwechselprodukte abgeführt werden. Die Ver- und Entsorgung wird durch eine Reihe spezieller Transportprozesse gewährleistet. Veränderungen der Funktion der BHS bewirken Funktionsstörungen oder Erkrankungen im ZNS. Die Blut-Liquor-Schranke ist die physiologische Barriere zwischen dem Liquorraum des Gehirns und dem Blutkreislauf.

13.1.3 Rückenmark

Das Rückenmark (Medulla spinalis) ist eine etwa 45 cm lange, von Wirbeln geschützte Säule. Es beginnt am verlängerten Mark des Gehirns und verläuft im Wirbelkanal bis zur Höhe des zweiten Lendenwirbels. Das Rückenmark ist segmental aufgebaut und in fünf Abschnitte gegliedert, die jeweils in mehrere Segmente unterteilt werden (○ Abb. 13.7):

- Zervikalmark (Pars cervicalis): Segmente C1 bis C8,
- Thorakalmark (Pars thoracalis): Segmente Th1 bis Th12,
- Lumbalmark (Pars lumbalis): Segmente L1 bis L5,
- Sakralmark (Pars sacralis): Segmente S1 bis S5,
- Kokzygealmark (Pars coccygis): ist beim Menschen nur rudimemtär ausgebildet und hat nur ein Segment (Co1).

Da das Rückenmark in der vor- und nachgeburtlichen Entwicklung langsamer wächst als die Wirbelsäule, haben Wirbelkörper und das zugehörige Rückenmarksegment nicht die gleiche Lage. Ab dem Lumbalmark müssen die Spinalnerven erst ein Stück nach unten ziehen, bevor sie den Wirbelkörper zum Austritt erreichen.

Durch eine erhöhte Nervenzelldichte im Zervikalmark und Lumbalmark weist das Rückenmark in diesen Bereichen eine Dickenzunahme auf.

Aus beiden Seiten des Rückenmarks treten Nervenfasern aus. Diese vereinen sich zu den sogenannten **Spinalnerven**, die über Zwischenräume in der knöchernen Wirbelsäule aus dem Wirbelkanal austreten. Der Mensch besitzt 31 Spinalnerven. Sie enthalten sowohl die aufsteigenden als auch die absteigenden Nervenfasern. Die Spinalnerven sind die Schnittstelle zum peripheren Nervensystem. Sie gehen in die peripheren Nerven über, die einerseits Befehle vom Gehirn zur Peripherie weitergeben (**efferente Nerven**) und andererseits Informationen zur Weiterleitung über das Rückenmark an das Gehirn entgegennehmen (**afferente Nerven**).

Im Querschnitt (○ Abb. 13.8) kann man graue und weiße Substanz deutlich unterscheiden. Die weiße Substanz vereint die Nervenfasern. In der grauen, innenliegenden Substanz befinden sich die Zellkörper der Nervenzellen.

Die **weiße Substanz** (Substantia alba) wird aus Axonen von Neuronen gebildet und in drei große Stränge unterteilt:

- Vorderstrang,
- Seitenstrang,
- Hinterstrang.

Vorder- und Seitenstrang werden funktionell zum Vorderseitenstrang zusammengefasst. Innerhalb dieser Stränge sind die auf- und absteigenden Axone entspre-

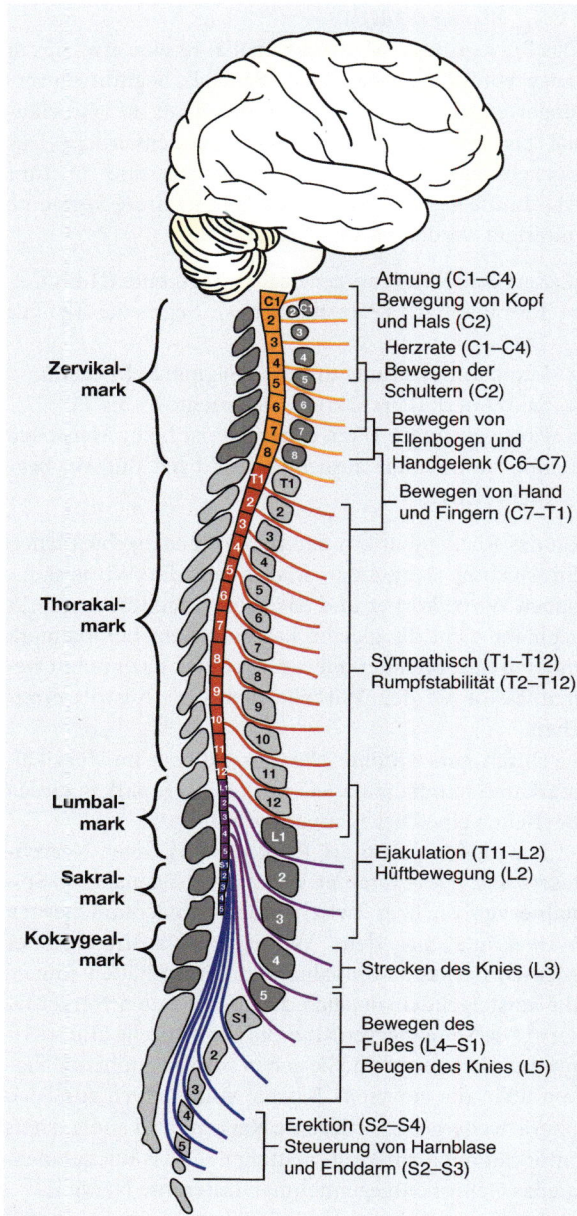

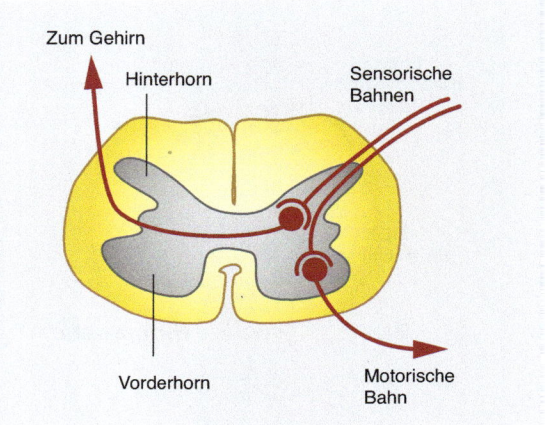

○ **Abb. 13.8** Schematische Darstellung des Rückenmarks im Querschnitt. Nach Mutschler et al. 2013

sie nicht bereits im Rückenmark verarbeitet werden. Im Bereich des Thorakal- und Lumbalmarks befindet sich zwischen Vorder- und Hinterhorn das kleinere Seitenhorn, das von den Zellkörpern vegetativer Neurone gebildet wird und zum Sympathikus gehört. Die efferenten Fasern verlassen das Rückenmark über die Vorderwurzel, ziehen zum Grenzstrang und werden zum Teil dort verschaltet. Sympathisch-afferente Fasern gelangen aus der Peripherie mit der Hinterwurzel zum Seitenhorn.

Hinter- und Vorderhorn sind durch eine Querverbindung miteinander verbunden. In ihrer Mitte verläuft ein Kanal, der mit Liquor gefüllt ist und den inneren Liquorraum des Rückenmarks bildet (▶ Kap. 13.1.4).

■ **MERKE** Das Rückenmark ist ein Teil des ZNS, das innerhalb der Wirbelsäule im Spinalkanal verläuft. Es ist segmental aufgebaut. Im Rückenmark befinden sich die Nervenfasern und die Zellkörper der afferenten und efferenten Nervenzellen des ZNS. Die graue Substanz besteht aus Nervenzellkörpern der Rückenmarksneurone, vielen Interneuronen und Gliazellen. Die Interneurone ermöglichen die direkte Verbindung und Beeinflussung zwischen einzelnen Neuronen. Die weiße Substanz besteht aus den Nervenfasern der Nervenzellen.

○ **Abb. 13.7** Schematische Gliederung des Rückenmarks. Lage der Rückenmarksegmente zu den Wirbelkörpern und Austrittspunkte der Spinalnerven. Nach Werkstatt für Gehirn und Lernen

chend ihrer Funktion zusammengefasst. Sie vereinen sich zu den Spinalnerven.

Die **graue Substanz** (Substantia grisea) des Rückenmarks bildet eine schmetterlingsförmige Struktur. Der vordere Teil wird als Vorderhorn bezeichnet und enthält die Zellkörper motorischer Nerven. Die Axone verlassen das Rückenmark, um die Skelettmuskulatur zu innervieren. Der hintere Teil wird als Hinterhorn bezeichnet. Hier treten sensorische Fasern ein, die die Informationen in Richtung Gehirn weiterleiten, sofern

13.1.4 Hirn- und Rückenmarkshäute, Liquor

Die normale Funktion des ZNS ist weitgehend davon abhängig, dass es vor schädigenden Einflüssen der Umwelt oder vor Änderungen des inneren Milieus geschützt ist. Der mechanische Schutz wird durch die knöcherne Schädelkapsel und die Wirbelsäule sowie die Aufhängung im Durasystem gewährleistet. Als Hirnhäute bezeichnet man die Bindegewebeschichten, die innerhalb des Schädels das Gehirn umgeben.

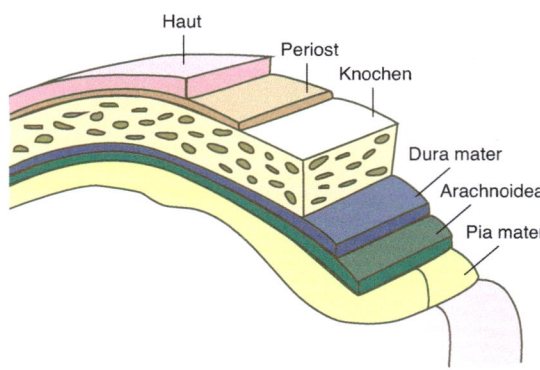

Abb. 13.9 Schematische Darstellung der Lage der Hirnhäute

Es werden **drei Hirnhäute** (Meningen) unterschieden (Abb. 13.9):

- harte Hirnhaut (Dura mater encephali): liegt am weitesten außen,
- Spinnwebenhaut (Arachnoidea encephali): liegt der harten Hirnhaut mehr oder weniger unmittelbar an,
- zarte Hirnhaut (Pia mater encephali): ist die innerste Schicht.

Die **Dura mater** ist überwiegend straffes, kollagenfaseriges Bindegewebe und hat vor allem die Funktion einer Organkapsel im Gehirn und Rückenmark. Sie ist sehr schmerzempfindlich und wird von verschiedenen sensiblen Nerven innerviert. Die Dura mater cranialis ist die Dura mater im Bereich des Schädels. Sie ist fest mit den Schädelknochen verwachsen und teilt sich in zwei Blätter. Das dem Gehirn zugewandte Blatt bildet das Perineurium der Hirnnerven und setzt sich als Dura mater spinalis (harte Rückenmarkshaut) in den Wirbelkanal fort. Die Dura mater cranialis schiebt sich zwischen die beiden Großhirnhemisphären sowie Großhirn und Kleinhirn. Nach innen liegt der Dura mater cranialis, durch einen kapillären Spalt (Subduralraum) getrennt, die Arachnoidea an.

Die **Arachnoidea** besteht aus feinen kollagenen Fasern mit starken spinnengewebeartigen Zeichnungen. Sie ist gefäßarm und frei von Nerven. Von ihr stülpen sich knopfförmige Aussackungen in die venösen Blutgefäße der Dura mater vor. Diese Ausstülpungen werden als Arachnoidalzotten bezeichnet. Hier erfolgt die Liquorresorption. Unter der Arachnoidea liegt der Subarachnoidalraum, der mit Liquor (Cerebrospinalflüssigkeit) gefüllt ist und damit den äußeren Liquorraum darstellt.

Die **Pia mater** liegt dem Gehirn direkt auf, bedeckt dieses komplett und reicht dabei auch in alle Furchen hinein. Sie besteht aus weichem, zartem Bindegewebe und hat zahlreiche Blutgefäße.

Die Rückenmarkshäute sind die Fortsetzung der Hirnhäute, ihr Aufbau gleicht prinzipiell dem der Hirnhäute (Abb. 13.10). Auch hier unterscheidet man zwischen der äußeren Dura mater, der mittleren Arachnoidea und der direkt dem Rückenmark anliegende Pia mater. Allerdings gibt es am Rückenmark einige **Besonderheiten**. Die Dura mater ist nicht mit dem Wirbelkanal verwachsen, sodass zwischen Knochen und Dura mater der sogenannte Epiduralraum ausgebildet wird. Zudem gibt es segmentale Brücken zwischen Pia mater und Dura mater. Sie dienen der stabilisierenden Aufhängung des Rückenmarks im Raum zwischen Arachnoidea und Pia mater.

Der Liquorraum ist ein Flüssigkeitssystem im bzw. um das Gehirn und Rückenmark, welcher eine klare Flüssigkeit, das Gehirnwasser (Liquor cerebrospinalis), enthält. Der **Liquor** (ca. 100–150 ml) befindet sich in ständiger Bewegung und ist in gewisser Hinsicht mit der Extrazellularflüssigkeit der Körperorgane vergleichbar, unterscheidet sich allerdings durch einen hohen Natrium- und einen geringen Kalium- und Glucosegehalt. Über den Liquor wird das Gehirn auch mit Nährstoffen versorgt. Dies ist notwendig, weil das Blut die Stoffe nicht direkt an die Neurone abgeben kann. Gleichzeitig werden Eiweiße, Stoffwechselprodukte und Zellbestandteile durch das Liquorsystem aus dem Gehirn entfernt. Die Liquorbildung erfolgt durch Filtration, durch eine erleichterte Diffusion sowie durch aktive Sekretionsprozesse.

In Gehirn gibt es einen inneren (zwischen den Hirnhäuten) und äußeren (in den Ventrikeln) Liquorraum, die miteinander in Verbindung stehen. Der innere Liquorraum wird durch ein hintereinander geschaltetes Hohlraumsystem von vier Hirnventrikeln gebildet und kommuniziert mit den Innenohrräumen. Dadurch ist der Druck der Perilymphe des Innenohrs vom Liquor abhängig (▶ Kap. 13.3.2). Den äußeren Liquorraum bildet der zwischen der Arachnoidea und der Pia mater liegende spaltförmige Subarachnoidalraum, in dem der Liquor zirkuliert (Abb. 13.11).

- **MERKE** Hirn- und Rückenmarkshäute dienen dem Schutz des ZNS. Der Liquor ist eine Hirn-Rückenmark-Flüssigkeit, die die inneren und äußeren Liquorräume im Schädel und im Wirbelkanal ausfüllt. Beim Übertritt von Substanzen aus dem Blut in den Liquor finden Filtration, Diffusion und aktive Transportprozesse statt.

13.1.5 Peripheres vegetatives Nervensystem

Das periphere vegetative (autonome) Nervensystem regelt das innere Gleichgewicht des Körpers, hält alle lebenswichtigen Organtätigkeiten aufrecht und passt den Körper an wechselnde Umweltbedingungen an. Es

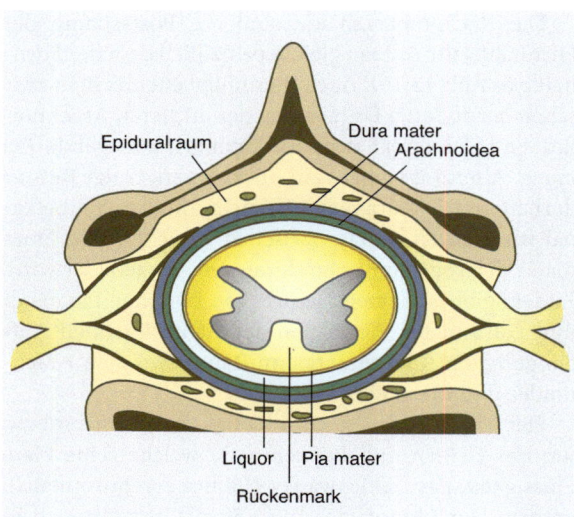

Abb. 13.10 Schematische Darstellung der Lage der Rückenmarkshäute

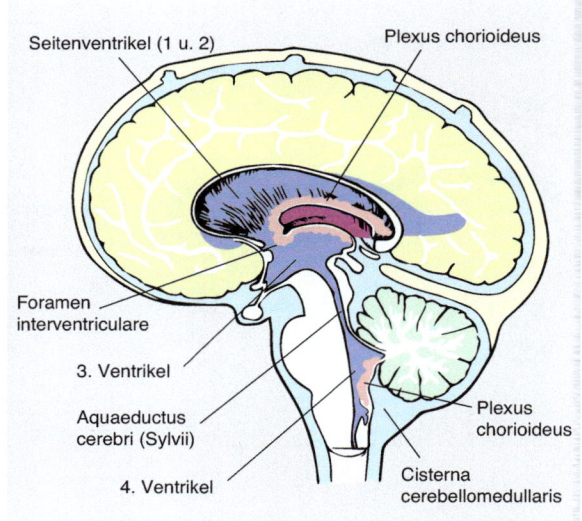

Abb. 13.11 Schematische Darstellung der Lage der inneren (dunkelblau) und äußeren (hellblau) Liquorräume im Gehirn. Nach Mutschler et al 2013

steuert Kreislauf, Atmung, Stoffwechsel, Ernährung, Eingeweide, Verdauung, Drüsentätigkeit, Temperatur, Ausscheidung, Aktivität, Schlaf, Wachstum, Reifung und Fortpflanzung. Emotionale Zustände wie Freude, Ärger, Wut, Leid, Trauer oder Angst bewirken Veränderungen. Die präzise Kontrolle der Körperfunktionen durch das periphere vegetative Nervensystem wird offensichtlich, wenn diese Regulation unter Erkrankungen oder bei Überbelastung versagt. Das kann bei der Regulierung des Blutdrucks, des Flüssigkeitsvolumens, der Körpertemperatur, der inneren Organe, der Körperabwehr und anderen Funktionen geschehen.

Das periphere Nervensystem kann morphologisch und funktionell gegliedert werden in den (o Abb. 13.12):

- parasympathischen Teil (mit Parasympathikus),
- sympathischen Teil (mit Sympathikus).

Das Darmnervensystem gehört ebenfalls zum peripheren vegetativen Nervensystem, hat aber spezielle Eigenschaften und wird deshalb separat behandelt (▶ Kap. 13.8.1).

Der **Parasympathikus** ist für die Körperfunktionen im Ruhezustand zuständig. Des Weiteren sorgt er für die Regeneration des Körpers sowie das Anlegen von Reserven. So werden von ihm die Verdauung aktiviert und diverse Stoffwechselprozesse angeregt. Die Zentren des Parasympathikus liegen im Hirnstamm und im sakralen Segment des Rückenmarks (S2–4). Dabei hat der Nervus vagus die größte Bedeutung, da er viele Organe im Brust- und Abdominalbereich innerviert. Die aus dem Rückenmark entspringenden, markhaltigen, präganglionären Nervenfasern ziehen zu den Ganglien. Ein Ganglion ist eine Ansammlung neuronaler Zellkörper außerhalb des ZNS. Die Ganglien im parasympathischen System liegen entfernt vom Rückenmark. Die Nervenfasern nach den Ganglien werden postganglionäre Nervenfasern genannt, sie sind marklos und verlaufen zu den Endorganen.

Der **Sympathikus** hat die Aufgabe, den Körper auf physische und psychische Leistungen vorzubereiten. So bewirkt er einen schnelleren und kräftigeren Herzschlag und erweiterte Atemwege, während die Tätigkeit des Darms reduziert wird. Dadurch erreicht der Körper Kampf- oder Fluchtbereitschaft. Die präganglionären sympathischen Nerven entspringen in den thorakalen und lumbalen Segmenten des Rückenmarks (T1–L2). Die meisten präganglionären Fasern im sympathischen System laufen über den Grenzstrang (Truncus sympathicus), eine Ganglienkette links und rechts des Rückenmarks. Einige präganglionäre Fasern aus den Segmenten T5–L2 verlassen den Grenzstrang ohne Umschaltung und ziehen zu Ganglien im Bereich der Aorta (Ganglion coeliacum, Ganglion mesentericum superius, Ganglion mesentericum inferius) oder zu Ganglien in der Wand der zu versorgenden Organe (intramurale Ganglien). Die postganglionären Fasern verlaufen dann zu Leber und Pankreas. Im Alter nimmt die Aktivität des sympathischen Nervensystems im peripheren Gewebe wie Herz, Darm, Leber und Skelettmuskeln zu. Man nimmt an, dass dies vom zentralen Nervensystem so gesteuert wird, um die Fetteinlagerung mit zunehmendem Alter durch größeren Verbrauch (Thermogenese) zu vermindern.

Die **Übertragersubstanz** (Neurotransmitter) des parasympathischen Nervensystems ist sowohl präganglionär als auch postganglionär **Acetylcholin** (ACh) ACh ist ein Ester der Essigsäure und des Aminoalkohols Cholin. An der Synthese ist das Enzym Cholin-Acetyltransferase beteiligt. ACh aktiviert nicotinische Rezep-

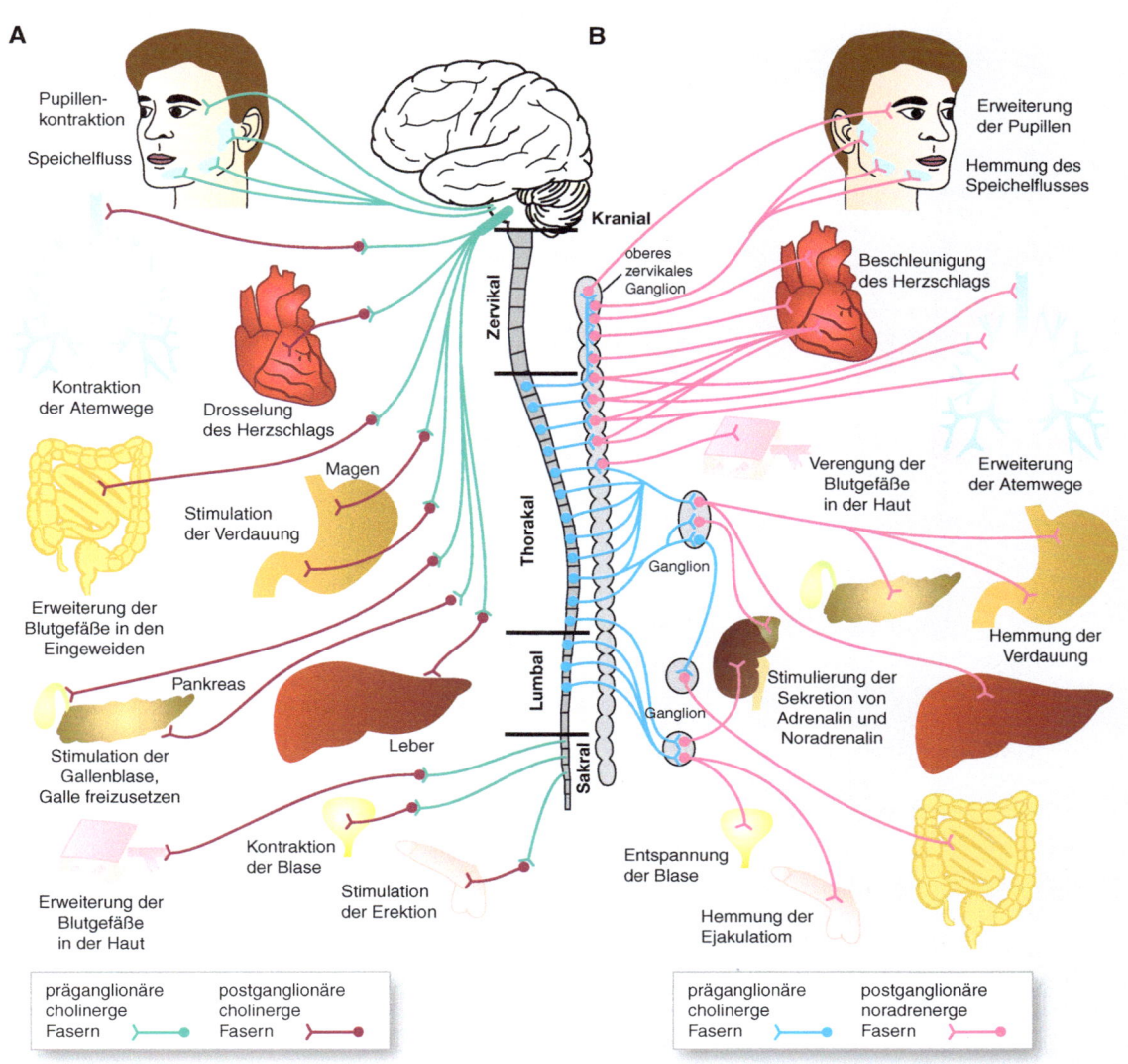

Abb. 13.12 Übersicht über Anatomie und Funktion **A** des parasympathischen, **B** des sympathischen Systems

toren in den Ganglien und muscarinische Rezeptoren an den Erfolgsorganen. Im sympathischen System ist der Neurotransmitter präganglionärer Fasern wie beim Parasympathikus ACh. Die postganglionären Fasern übertragen die Impulse auf das Zielorgan durch **Noradrenalin**. Noradrenalin wirkt über α- und β-Adrenozeptoren. Eine Ausnahme bildet die Übertragung der Impulse auf Schweißdrüsen und Nebennierenmark, diese erfolgt ebenfalls durch Acetylcholin (Abb. 13.13). Neben ACh und Noradrenalin werden auch andere Substanzen als Kotransmitter im peripheren vegetativen Nervensystem verwendet, wie z. B. ATP, Stickoxid und Neuropeptide (z. B. VIP). Zusätzlich wirkt das aus dem Nebennierenmark freigesetzte Adrenalin als Stoffwechselhormon.

Die meisten inneren Organe werden sowohl durch parasympathische als auch durch sympathische Nervenfasern gesteuert (Abb. 13.12)). Dabei wirken beide antagonistisch, z. B. erhöht die sympathische Faser den Herzschlag, während die parasympathische Bahn den Herzschlag erniedrigt. Durch ihr Zusammenspiel wird das vegetative Gleichgewicht des Körpers (Homöostase) aufrechterhalten. Dies gilt aber nicht für alle Organe:

- Schweißdrüsen, Nebennierenmark und die meisten Gefäßmuskeln werden nur sympathisch innerviert,
- der Ziliarmuskel des Auges wird nur parasympathisch innerviert.

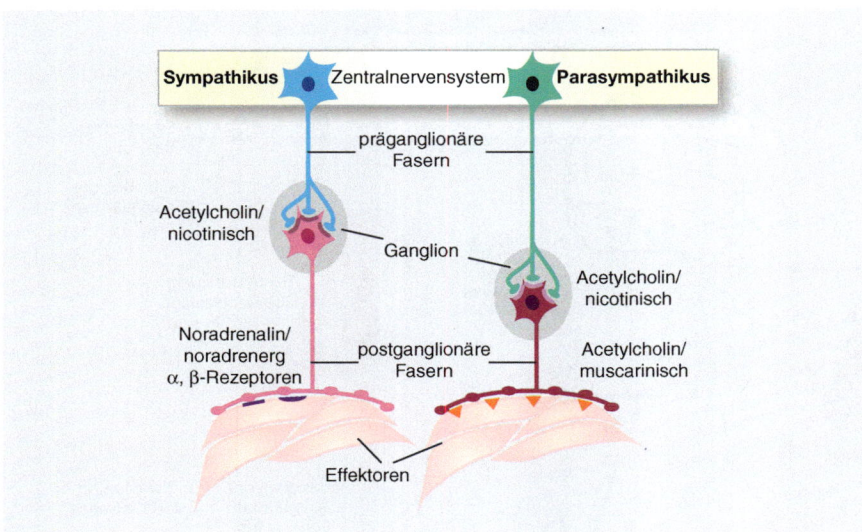

Abb. 13.13 Neurotransmitter im sympathischen und parasympathischen System. Nach Schadé 1971

■ **MERKE** Im peripheren vegetativen Nervensystem wird zwischen Sympathikus und Parasympathikus unterschieden. Unterschiede zwischen Sympathikus und Parasympathikus sind: Ursprungsgebiet der präganglionären Neurone, Lage der Ganglien und die Transmittersubstanz in den postganglionären Fasern. Vom sympathischen und parasympathischen System gehen meist antagonistische Wirkungen auf deren Erfolgsorgane aus.

13.1.6 Somatisches (willkürliches) Nervensystem

Das somatische (willkürliche) Nervensystem ist der Anteil des Nervensystems, der für die bewusste Wahrnehmung von Umweltreizen und Reizen aus dem Körperinneren, für die bewusste oder willkürliche Steuerung motorischer Funktionen sowie für die bewusste Informationsverarbeitung zuständig ist. Somatisches und vegetatives Nervensystem sind eng miteinander verbunden. Ähnlich wie das vegetative Nervensystem ist auch das somatische Nervensystem in Afferenzen und Efferenzen gegliedert. Die afferenten Neurone gelangen über das Hinterhorn zum Rückenmark bis zur Verarbeitung des Reizes durch das Endhirn. Die efferenten Neurone führen zu den Muskeln und übertragen dort an der sensorischen Endplatte die Antwort auf die quergestreifte Muskulatur. Es wird zwischen dem sensorischen und pyramidal-motorischen System unterschieden.

Das **sensorische Nervensystem** dient der Erfassung, Weiterleitung und Verarbeitung von Informationen über den Zustand der Körperoberfläche, des Bewegungsapparats und der inneren Organe sowie der Erfassung, Weiterleitung und Verarbeitung von Signalen aus spezifischen Sinnesorganen wie Augen, Cochlea, Gleichgewichtsorgan, Geschmacksknospen und Riechschleimhaut. Die sensorischen Nerven haben immer einen peripheren und einen zentralen Anteil. Der periphere Anteil besteht aus den eigentlichen Sensoren sowie den sensiblen Ganglienzellen mit ihren Nervenfasern in den Spinal- und Hirnnerven. Zentral werden die Signale der Spinalganglienzellen in den jeweiligen Kerngebieten des Rückenmarks oder des Hirnstamms umgeschaltet. Von dort gelangen sie in die Kerne des Thalamus und werden auf Neurone umgeschaltet, die zu den entsprechenden Arealen der Großhirnrinde laufen.

Das **pyramidal-motorische System** ist für die Feinmotorik und die willkürliche Motorik zuständig und hat seinen Ursprung in der primären motorischen Rinde des Endhirns (Gyrus praecentralis). Dort sitzen die Zellkörper der zentralen Motoneurone, bei denen es sich histologisch um Pyramidenzellen handelt. Die Axone der Motoneurone (Efferenzen) laufen von der Hirnrinde über den Hirnstamm und die weiße Substanz des Rückenmarks zu den unteren Motoneuronen (α-Motoneurone). Zur Pyramidenbahn gehören funktionell zwei motorische Faserbahnen:

- Tractus corticospinalis anterior,
- Tractus corticospinalis lateralis.

Sie liegen an der Unterseite der Medulla oblongata. Die pyramidal-motorischen Fasern ziehen vorwiegend zu den Interneuronen des Rückenmarks und steuern über diese die motorischen Vorderhornzellen im Rückenmark (o Abb. 13.14). In der Pyramidenkreuzung kreuzen 70–90 % der Axone des Tractus corticospinalis lateralis auf die kontralaterale Seite.

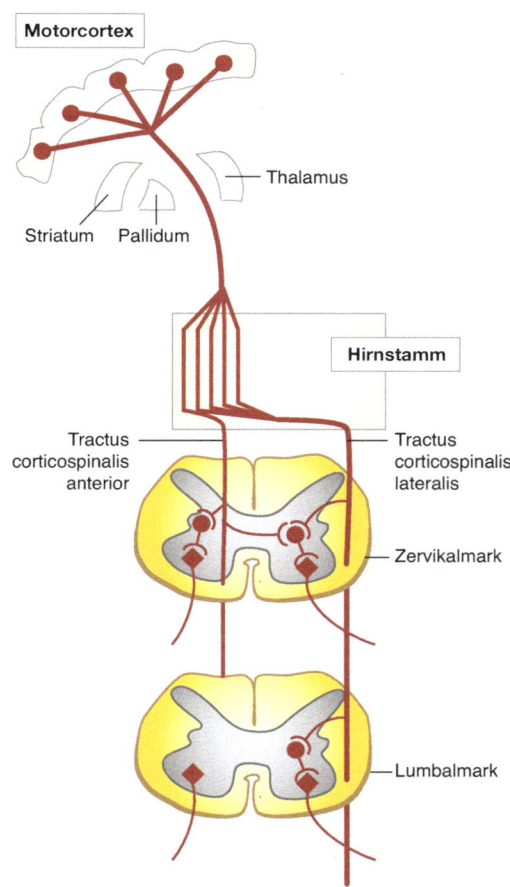

Abb. 13.14 Schematische Darstellung des Verlaufs der Pyramidenbahnen. Nach Mutschler et al 2013

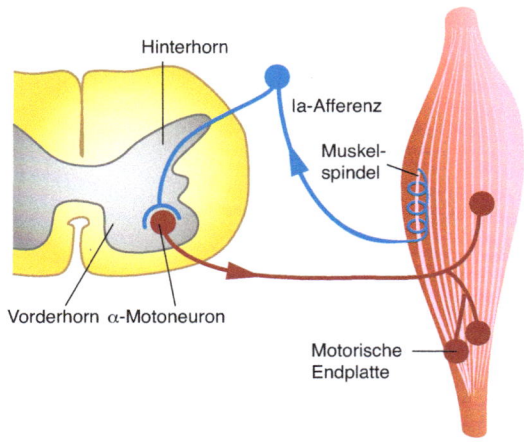

Abb. 13.15 Aufbau des monosynaptischen Reflexbogens. Nach Mutschler et al. 2013

■ **MERKE** Das somatische (willkürliche) System ist eine funktionelle Unterteilung und Abgrenzung des Nervensystems. Im Gegensatz zum vegetativen Nervensystem reguliert das somatische Nervensystem die bewusste Aufnahme von Kontakten zur Umwelt über die Sinnesorgane und die dem Willen unterworfene Motorik (Willkürmotorik). Ähnlich wie das vegetative Nervensystem ist auch das somatische Nervensystem in Afferenzen und Efferenzen gegliedert.

13.1.7 Reflexbogen

Ein Reflexbogen ist eine Abfolge von neuronalen Prozessen, die zur Auslösung oder Entstehung einer stets gleichmäßigen Reaktion des Organismus führt. Diese schnellen Reaktionen eines Erfolgsorgans auf einen Reiz verlaufen ohne Zwischenschaltung des Gehirns direkt über das Rückenmark. Ein Reflexbogen umfasst einen Sensor, eine afferente Nervenbahn, ein oder mehrere zentrale Neurone, eine efferente Nervenbahn und einen Effektor. Die einfachste Form ist der **monosynaptische Reflexbogen**. Beim monosynaptischen Reflexbogen erfolgt die Verschaltung über eine einzige Schaltstelle im Rückenmark. So bilden z. B. die primären Afferenzen der Muskelspindel mit den α-Motoneuronen einen monosynaptischen Reflexbogen (○ Abb. 13.15). Er besteht aus der Muskelspindel (dehnungsempfindlicher Sensor) der Ia-Afferenz (afferente Nervenfaser) einer Synapse zwischen der Ia-Afferenz und dem α-Motoneuron im Vorderhorn des Rückenmarks, dem Axon des Motoneurons (efferente Faser) und dem Muskel (Effektor). Diese Form des Reflexes wird als Eigenreflex bezeichnet, da Muskelspindel und Muskelfasern im selben Muskel lokalisiert sind. Die Zeit vom Beginn der Reizung bis zum Auftreten der motorischen Reaktion (Reflexzeit) beträgt nur 20–50 ms.

Neben den monosynaptischen Reflexen gibt es die **polysynaptischen Reflexe**. In diesem Fall liegen Sensor und Effektor in verschiedenen Organen. Sie werden als Fremdreflexe bezeichnet. Bei allen Fremdreflexen sind mehrere spinale Synapsen in den Reflexbogen eingeschaltet. Polysynaptische Reflexbögen zeigen meist ein variables Antwortverhalten und eine längere Reaktionszeit (40–170 ms) als monosynaptische Reflexbögen und können in ihrem Antwortverhalten flexibler an die Reizsituation angepasst werden. Charakteristisch ist auch die schnelle Ermüdung und Adaptation des Fremdreflexes. (□ Tab. 13.2).

◻ **Tab. 13.2** Eigenschaften von Eigen- und Fremdreflexen der Skelettmuskulatur. Vaupel, Schaible, Mutschler 2015

Parameter	Eigenreflex (propriozeptiver Reflex)	Fremdreflex (exterozeptiver Reflex)
Morphologischer Aufbau	Zwei Neurone	Drei oder mehr Neurone
Zahl der Synapsen im Rückenmark	Monosynaptisch	Polysynaptisch
Sensor (Rezeptor)	Muskelspindel	Meist in der Haut
Effektor	Einzelner Muskel	Gruppe mehrerer Muskeln
Reflexantwort	Meist Extensorkontraktion	Meist Flexorkontraktion
Aktionspotenzial der α-Motoneurone	Einmalige Salve	Mehrfache Salven
Mechanogramm	Einzelzuckung	Tetanische Kontraktion, koordinierte Bewegung
Reflexzeit	Kurz, keine Abhängigkeit von der Reizstärke	Lang, Verkürzung mit zunehmender Reizstärke
Ausbreitung des Reizerfolgs	Keine	Ausbreitung mit zunehmender Reizstärke
Ermüdung	Sehr gering	Stark
Adaptation	Nicht vorhanden	Ausgeprägt

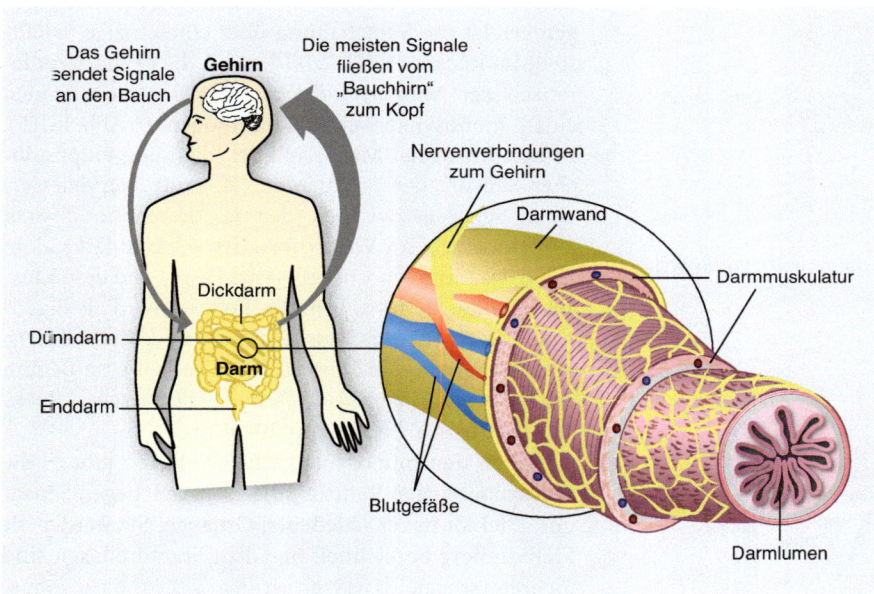

○ **Abb. 13.16** Schematischer Aufbau der Darmwand mit enterischem Nervensystem und Kommunikation mit dem Gehirn

■ **MERKE** Als Reflexbogen wird der Weg, den ein Reiz vom Auslöser zum reagierenden Organ nimmt, bezeichnet. Beim monosynaptischen Reflexbogen (Eigenreflex) erfolgt die Verschaltung über eine einzige Synapse im Rückenmark. Bei polysynaptischen Reflexen (Fremdreflexe) liegen Sensor und Effektor in getrennten Organen.

13.1.8 Darmnervensystem

Im Gastrointestinalsystem befindet sich ein eigenes Nervensystem, das sogenannte **enterische Nervensystem** (ENS) oder Darmnervensystem. Es ist Bestandteil des peripheren vegetativen Nervensystems und erstreckt sich als komplexes Netzwerk von der Speiseröhre bis zum Darmausgang. Das enterische Nervensystem besteht aus zwei komplex ineinander verwobene Geflechten (Plexus) von Nervenzellen und ist in mehreren Schichten organisiert (○ Abb. 13.16).

Die **Hauptkomponenten** des ENS sind zwei Nervengeflechte, die in die Darmwand eingebettet sind:

- Plexus myentericus (Auerbach-Plexus): zwischen der glatten Längsmuskulatur und der glatten Ringmuskulatur,
- Plexus submucosus (Meissner-Plexus): innerhalb der Ringmuskulatur.

Die anatomische Zweiteilung des ENS in den Plexus myentericus und den Plexus submucosus hat auch ein funktionelles Korrelat. Während Nervenzellen des Plexus myentericus primär die Aktivität der Muskulatur steuern, übernehmen Nervenzellen des Plexus submucosus die Steuerung der verschiedenen Mukosafunktionen, wie Sekretion und Resorption. Gemeinsam beeinflussen beide die Durchblutung des Darms. Ebenso beteiligen sich myenterische wie submuköse Nervenzellen an der Interaktion mit dem Darmimmunsystem.

Die **Reize** des ENS werden unabhängig vom zentralen Nervensystem generiert, unterliegen aber dem Einfluss von Sympathikus und Parasympathikus. Das ESN verfügt über eine eigene sensorische Verschaltung und eine Reihe von fest installierten Programmen (Reflexschaltkreise), die je nach Stimulus initiiert werden können. Dafür existieren funktionell unterschiedliche Zelltypen. Das ESN besitzt sensorische Neurone, Interneurone und Motoneurone.

Die **Motoneurone** vermitteln peristaltische Reflexe. Diese bestehen aus einem erregenden und einem hemmenden Reflex. Der erregende Reflex wird durch Motoneurone vermittelt, deren Transmitter z. B. ACh und Substanz P (SP) sind. Dadurch kommt es zur Kontraktion der glatten Ring- und Längsmuskulatur. Der hemmende Reflex kommt dadurch zustande, dass hemmende Motoneurone, z. B. Stickoxid (NO), vasointestinales Polypeptid (VIP), Neuropeptid Y (NPY) und Adenosintriphosphat (ATP) ausschütten, die zu einer Relaxation der Ring- und Längsmuskulatur führen.

Die **Reflexe** werden z. B. durch lokale Dehnung der Darmwand, Verformung der Mukosa und Inhaltsstoffe des Speisbreis im Lumen ausgelöst. Dies führt zur Aktivierung sogenannter intrinsischer primärer afferenter Neurone (IPAN) im submukösen und im myenterischen Plexus. IPAN haben spezifische Eigenschaften, die sie von anderen enterischen Nervenzellen unterscheiden. So besitzen sie mehrere lange Nervenfortsätze und nur wenige Dendriten. Sie haben synaptische Verbindungen mit Interneuronen, Motoneuronen und anderen sensorischen Neuronen innerhalb des ENS. Der wohl bedeutendste und am besten charakterisierte Reflex ist der peristaltische Reflex. Er ist für die propulsive Peristaltik und die koordinierte Passage des Darminhalts verantwortlich. Die Aktivität wird von cholinergen Interneuronen, die sich sowohl im myenterischen als auch im submukösen Plexus befinden, koordiniert. Sie empfangen Signale von IPAN und schicken diese entweder zu erregenden oder inhibitorischen Motoneuronen. Sekretomotorische und gefäßerweiternde Reflexe werden durch Neurone des Plexus submucosus vermittelt, die ACh, VIP oder NO freisetzen (o Abb. 13.17).

Grundsätzlich arbeitet das ENS weitgehend selbstständig, kann aber in seiner Funktion durch Impulse aus dem Gehirn moduliert werden. Um diese Aufgaben zu erfüllen, existieren Hirn-Darm-Verbindungen. Parasympathische und sympathische Nerven übernehmen als efferente Fasern die Aufgabe, Signale vom ZNS zum Gastrointestinalsystem zu leiten. Den afferenten Teil übernehmen viszerale Fasern, die Informationen vom Gastrointestinalsystem zum ZNS weitergeben. Über die sogenannte Hirn-Darm-Achse kann die Aktivität des Gastrointestinalsystems den entsprechenden lokalen Bedürfnissen angepasst werden.

Das enterische Nervensystem hat einen starken Einfluss auf den Verdauungsprozess (▶ Kap. 13.11). Es reguliert u. a. die Darmmotilität, die Sekretion und Absorption, verbunden mit dem Transport von Ionen, und den gastrointestinalen Blutfluss. Es hat auch Einfluss auf das enterische Immunsystem, das bei Eindringen von Erregern verschiedene Prozesse zur Abwehr initiiert.

Um die Kommunikation innerhalb des ENS aufrechtzuerhalten und die fein abgestimmte Kontrolle der Effektorsysteme zu ermöglichen, synthetisieren Neurone des Darmnervensystems eine Vielzahl von Transmittersubstanzen. Als primärer Transmitter fungiert Acetylcholin. Des Weiteren sind auch Serotonin (5-HT) und Adenosintriphosphat (ATP) an der Signalvermittlung beteiligt.

Viele Störungen im Gastrointestinalsystem sind mit Fehlfunktionen im ENS assoziiert oder ursächlich damit verbunden. Dies betrifft entzündliche, strukturelle und funktionelle Erkrankungen.

- **MERKE** Das ENS besteht aus dem Plexus myentericus (Auerbach-Plexus) und dem Plexus submucosus (Meissner-Plexus). Motoneurone bilden den peristaltischen Reflex. Obwohl wichtige Funktionen des Magen-Darm-Kanals durch das ENS eigenständig reguliert werden, bestehen Verbindungen zum ZNS, die eine Adaptation der gastrointestinalen Funktionen an die allgemeinen Bedürfnisse des Organismus ermöglichen.

13.1.9 Nervengewebe

Das Nervensystem hat sich im Lauf der Evolution aus einfachen Nervennetzen entwickelt, die zunehmend komplexer und zentralisierter wurden. Es umfasst alle Nervenzellen des menschlichen Körpers, ermöglicht die Kommunikation mit seiner Umwelt und steuert

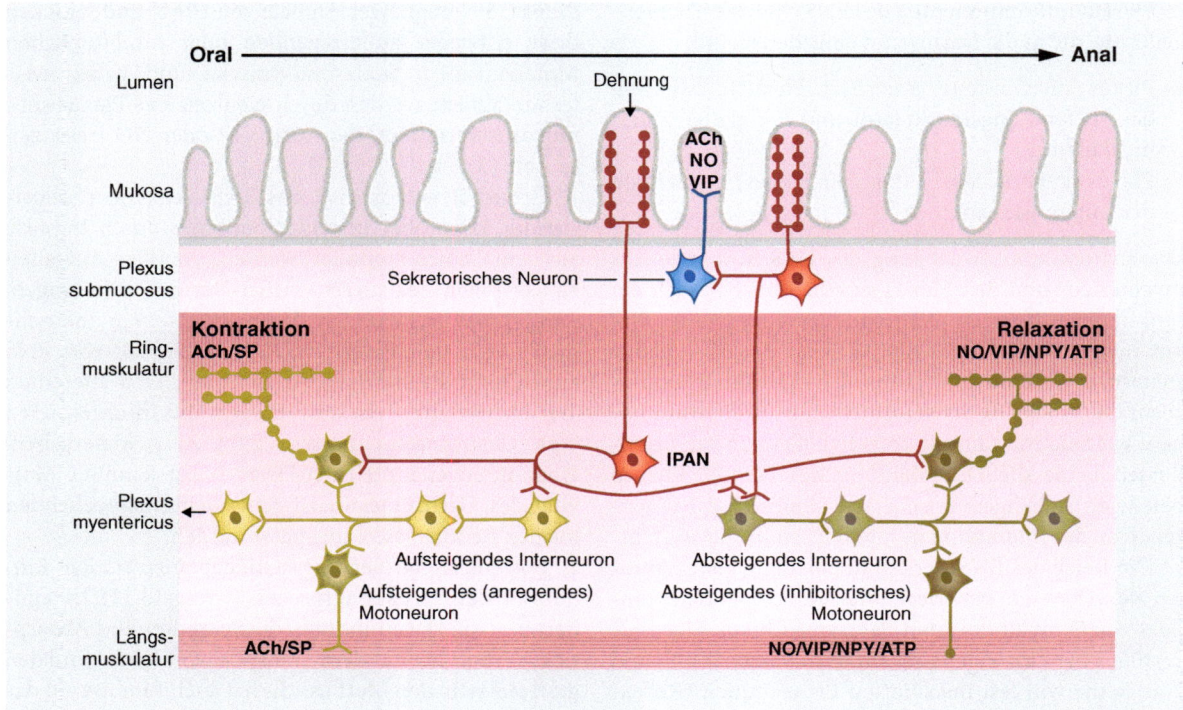

○ **Abb. 13.17** Schematische Darstellung der enterischen Reflexe und der daran beteiligten neuronalen Verbindungen im ENS. **ACh** Acetylcholin, **SP** Substanz P, **NO** Stickstoffmonoxid, **VIP** vasointestinales Polypeptid, **NPY** Neuropeptid Y

gleichzeitig vielfältige Mechanismen im Inneren. Das Nervensystem nimmt Sinnesreize auf, verarbeitet sie und löst Reaktionen wie Muskelbewegungen oder Schmerzempfindungen aus.

Anatomisch als **weiße** (Substantia alba) und **graue Substanz** (Substantia grisea) bezeichnet, besteht das Nervensystem aus zwei Zellklassen:

- Neurone (Nervenzellen) sind für die eigentliche Signalübertragung verantwortlich,
- Gliazellen bilden in ihrer Gesamtheit die Neuroglia.

Gliazellen und Neuronen bilden im Nervensystem eine enge funktionelle Einheit.

Nervenzellen

Die Nervenzelle (Neuron) ist eine spezialisierte Zelle, die Informationen an andere Nerven-, Muskel- oder Drüsenzellen überträgt. Die strukturellen und funktionellen Eigenschaften von miteinander verschalteten Nervenzellen machen das Gehirn aus. Das Gehirn enthält je nach Spezies zwischen einer und hundert Milliarden Nervenzellen.

Nervenzellen im menschlichen Gehirn und Rückenmark bilden ein außerordentlich komplexes System. Es ist das am höchsten entwickelte Gewebe innerhalb des menschlichen Körpers. Ohne funktionierende Nervenzellen gibt es kein menschliches Leben. Jede einzelne Nervenzelle ist eine strukturelle und funktionelle Einheit. Nervenzellen unterscheiden sich durch viele unterschiedliche Formen von den übrigen Körperzellen. Die Einteilung kann anhand der Morphologie oder der Funktion vorgenommen werden (○ Abb. 13.18).

Nervenzellen können nach der **Morphologie** eingeteilt werden:

- unipolare Nervenzellen haben nur ein Axon und keine Dendriten, z. B. primär sensorische Nervenzellen, Stäbchen und Zapfen der Netzhaut,
- bipolare Nervenzellen haben einen Dendriten und ein Axon, z. B. Bipolarzellen der Netzhaut,
- pseudounipolare Nervenzellen haben einen einzigen Fortsatz, der dem Zellkörper entspringt und sich in Axon und Dendrit gabelt, z. B. Zellen des Spinalganglions,
- multipolare Nervenzellen haben zahlreiche Dendriten und ein Axon, z. B. Motoneurone, Pyramidenzellen, Purkinje-Zellen.

Nervenzellen können auch nach ihrer **Funktion** eingeteilt werden:

Motorische Nervenzellen sind efferente Nervenzellen oder Motoneurone. Sie übermitteln die Impulse von Gehirn und Rückenmark zu den Muskeln oder Drüsen und lösen dort Reaktionen aus oder sorgen für die Absonderung von Sekreten bzw. die Ausschüttung von Hormonen.

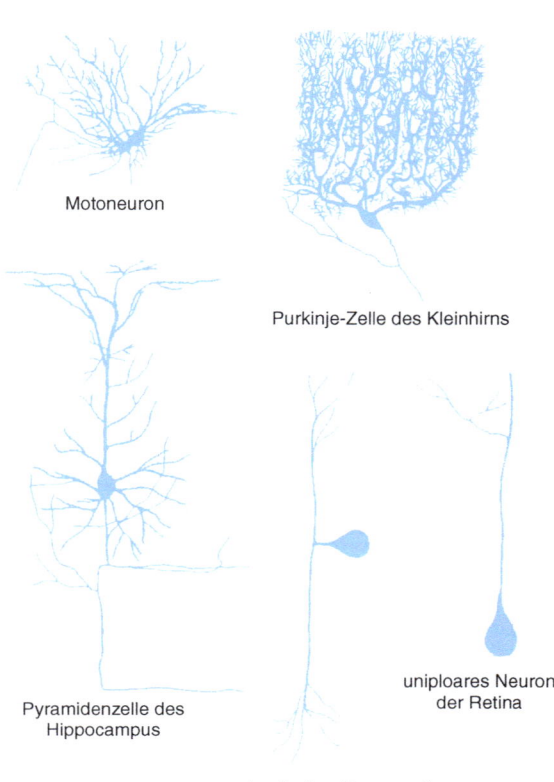

○ **Abb. 13.18** Verschiedene Typen von Nervenzellen: Motoneuron, Pyramidenzelle des Hippocampus, Purkinje-Zelle des Kleinhirns, pseudounipolare Nervenzelle des Rückenmarks, unipolares Neuron der Retina. Nach Thews, Mutschler, Vaupel 2007

Sensorische Nervenzellen sind afferente Nervenzellen. Sie leiten über Nerven oder Nervenfasern Informationen zu den Sinnesorganen oder aus verschiedenen Organen an Gehirn und Rückenmark bzw. zu den Nervenzentren des Darms. Die übermittelten Informationen dienen der Wahrnehmung und der motorischen Kontrolle.

Interneurone bilden mengenmäßig die größte Gruppe der Neuronen im Nervensystem und sind nicht spezifisch sensorisch oder motorisch. Sie verarbeiten Informationen lokal oder vermitteln Signale über weite Entfernungen zwischen verschiedenen Körperbereichen. Sie haben eine Vermittlerfunktion.

Der typische **Aufbau** einer Nervenzelle ist in ○ Abb. 13.19 A dargestellt.

Jede Nervenzelle wird von einer Membran umhüllt und besitzt einen Zellkörper, Zellfortsätze (Dendriten) und ein Axon. Eine Ausnahme bilden die unipolaren Nervenzellen, sie besitzen keine Dendriten.

Der **Zellkörper** (Soma oder Perikaryon) umgibt den Zellkern und enthält das endoplasmatische Retikulum für die Proteinsynthese, Mitochondrien für die Energiegewinnung, den Golgi-Apparat sowie Mikrotubuli, Neurofibrillen und Lysosomen.

Der **Zellkern** (Nukleus) ist der Träger der Erbanlagen. Er enthält Nukleinsäuren in hoher Konzentration.

Der **Golgi-Apparat** besteht aus membranumschlossenen, meist flachen Hohlräumen. Er ist an der Bildung und Speicherung sekretorischer Vesikel, der Synthese und Modifizierung von Elementen der Plasmamembran und an der Bildung von lysosomalen Proteinen beteiligt.

Das **raue endoplasmatische Retikulum** besteht aus einem Labyrinth von Hohlräumen und wird von Membranen begrenzt, an deren Außenseiten sich Körner befinden. Die Körner sind aus Ribonukleinsäuren und Eiweißen zusammengesetzt. Gruppen von parallelen Doppelmembranlamellen des endoplasmatischen Retikulums bilden die charakteristischen Nissl-Schollen.

Die **Mitochondrien** besitzen ebenfalls eine Doppelmembran. Die äußere Membran enthält Kanäle für die Durchlässigkeit von Molekülen. Die innere Membran bildet große Einfaltungen, die zisternenförmig das Innere des Mitochondriums ausfüllen. In den Mitochondrien laufen die chemischen Reaktionen der Atmungskette ab. Dadurch ist es möglich, aufgenommene Glucose zur Synthese von Adenosintriphosphat (ATP) zu verwenden. ATP wird zwischen den beiden Membranen der Doppelmembran synthetisiert und kann von dort ins Cytosol der Zelle abgegeben werden. Weiterhin sind die Mitochondrien an den Reaktionen des Citratzyklus beteiligt und sind ein intrazellulärer Speicher für Calciumionen (Ca^{2+}). Als weitere charakteristische Bestandteile lassen sich im Zellinneren zahlreiche Neurotubuli und Neurofilamente nachweisen, die die sogenannten Neurofibrillen bilden und den schnellen axonalen Transport vermitteln.

Der **Axonhügel** (Colliculus axonis) bildet einen besonderen, von Nissl-Schollen freien Bereich des Zellkörpers, aus dem das Axon einer Nervenzelle hervorgeht. Der Axonhügel ist der Ort, an dem Potenzialänderungen integriert und in Serien von Aktionspotenzialen überführt werden. Durch sein niedriges Schwellenpotenzial und die Lage des Axonhügels wird sichergestellt, dass im Fall einer Erregung der Nervenzelle Aktionspotenziale an dieser Stelle entstehen und über ihr Axon weitergeleitet werden.

Vom Zellkörper einer Nervenzelle gehen verschiedene plasmatische Fortsätze aus. Sie bilden zusammen die Nervenfasern.

Die **Dendriten**, meist kurz und stark verzweigt, leiten die Erregung zum Zellkörper. Sie sind fein verästelte Nervenzellfortsätze, die vom Soma auswachsen und Kontaktstellen für andere Zellen bilden, deren Erre-

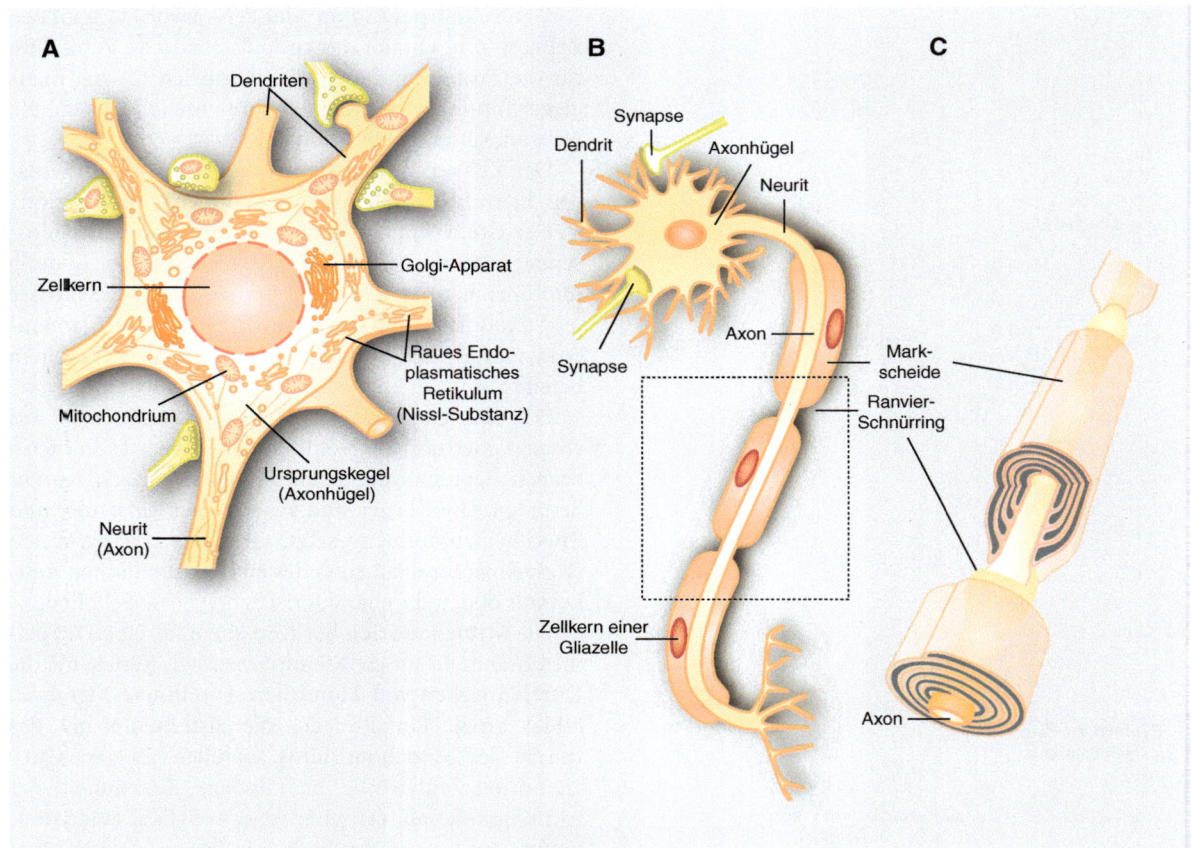

Abb. 13.19 Schematische Darstellung eines Neurons. **A** Elektronenmikroskopische Darstellung des Somas, **B** Soma mit Neurit, **C** Ausschnitt aus B. Nach Vaupel, Schaible, Mutschler 2015

gung auf die Nervenzelle übertragen werden kann. Der Dendritenbaum einer einzigen Nervenzelle kann mehrere Tausend synaptische Kontakte aufweisen. Die einzelnen Kontaktstellen können jeweils unterschiedlich gestaltet werden, bei manchen Neuronen finden sich dafür besondere Ausbildungen in Form dendritischer Dornen.

Das lange, dünne **Axon** (Neurit) einer Nervenzelle ist gliaumhüllt und entspringt am Axonhügel. Über das Axon wird eine Erregung an andere Zellen weitergeleitet. Seitliche Verzweigungen des Axons heißen Kollateralen. Im Zytoplasma des Axons (Axoplasma) ist ein besonders strukturiertes Zytoskelett aus Neurofibrillen und Mikrotubuli zu finden, das insbesondere dem axonalen Transport innerhalb dieses oft außerordentlich langen Zellfortsatzes dient. Darüber werden die im Soma synthetisierten Proteine und Membranhüllen zum terminalen Axon transportiert (anterograd). Doch auch in umgekehrter Richtung findet ein rascher Stofftransport in Richtung Zellkörper statt (retrograder Transport).

■ **MERKE** Das Neuron bildet mit seinen Fortsätzen eine morphologische, trophische und funktionelle Einheit. Trotz ihrer unterschiedlichen Formen funktionieren Nervenzellen nach einem einheitlichen Prinzip, das auf der Spezifität ihrer funktionellen Membranbereiche beruht. Die drei Hauptabschnitte der Nervenzelle sind Soma, Dendrit und Axon. Es gibt marklose und markhaltige Nervenzellen. Dendriten empfangen elektrische Signale von Zellen. Axone leiten sie zu anderen Nervenzellen weiter.

Nervenfasern

Die Nervenfaser besteht aus dem Axon, das von einer Zellmembran umschlossen wird und der Gliahülle. Die Gliahülle wird im ZNS von Zytoplasma-Ausläufern der Oligodendrogliazellen und im peripheren Nervensystem von einer Sonderform der Gliazellen, der Schwann-Zellen, gebildet (● Abb. 13.19 B). Gliazellen bilden eine Hüll- und Stützschicht um das Axon.

Im peripheren Nervensystem werden zwei Arten von Fasern unterschieden.

◘ Tab. 13.3 Einteilung der Nervenfasern nach Leitungsgeschwindigkeit. Nach Erlanger/Gasser und Lloyd/Hunt

Fasertyp, Klasse	Leitungs- geschwindigkeit	Durchmesser	Efferent zu	Afferent von
Aα	70–120 m/s	10–20 µm	Skelettmuskel (extrafusal)	Skelettmuskel: Muskelspindel (Ia), Golgi-Sehnenorgan (Ib)
Aβ	30–70 m/s	7–15 µm	–	Hautrezeptoren (Berührung, Druck, Vibration, II)
Aγ	15–30 m/s	4–8 µm	Skelettmuskel (intrafusal)	–
Aδ	12–30 m/s	2–5 µm	–	Hautrezeptoren (Temperatur, schneller Schmerz, III)
B	3–15 m/s	1–3 µm	Präganglionäre Viszeroefferenzen	–
C (ohne Myelinscheide)	0,5–2 m/s	0,1–1,5 µm	Postganglionäre Viszeroefferenzen	Langsamer Schmerz, Thermorezeptoren (IV)

Die **dünnen marklosen Fasern** sind unmyeliert. Sie haben lediglich Schwann-Zellen, die das Axon umlagern.

Die **dicken markhaltigen Fasern** sind von der Myelinscheide umhüllt, die sich während des Wachstums mehrfach um das Axon wickelt. Sie wird von Oligodendrozyten im zentralen Nervensystem, im Bereich des peripheren Nervensystems von den Schwann-Zellen gebildet und besteht jeweils aus dem Myelin dieser Hüllzellen. (○ Abb. 13.19 C). **Schwann-Zellen** gibt es nur im peripheren Nervensystem. **Oligodendrozyten** erfüllen die gleiche Funktion im ZNS. Da sich die Membranen der beiden Gliazelltypen etwas unterscheiden, hat das Myelin peripher eine andere Zusammensetzung aus Phospholipiden und Proteinen als zentral. Der initiale und der terminale Teil eines Axons ist in der Regel nicht myelinisiert.

Die **Myelinscheide** (Markscheide) wird etwa alle 1–2 mm unterbrochen. Diese Unterbrechungen werden als Ranvier-Schnürringe bezeichnet. An dieser Stelle erfolgt die saltatorische Erregungsleitung, die für die Steigerung der Nervenleitungsgeschwindigkeit wichtig ist. Die Dicke der Myelinscheide bestimmt den Abstand zwischen den Schnürringen und somit auch die Fortleitungsgeschwindigkeit der Erregung. Die langsamsten Nervenfasern haben eine Fortleitungsgeschwindigkeit von 1–2 m/s, die schnellsten eine von ungefähr 100 m/s.

Die Nervenfasern werden nach ihrer Fortleitungsgeschwindigkeit und Funktion eingeteilt (◘ Tab. 13.3).

Im peripheren Nervensystem werden die einzelnen Nervenfasern durch sehr feine Bindegewebelamellen, dem sogenannten Endoneurium, voneinander getrennt. Mehrere solcher Fasern werden durch das sogenannte Perineurium zu Faserbündeln zusammengefasst, das aus kollagenem Bindegewebe besteht. Das Epineurium umhüllt mehrere Nervenfaserbündel und fixiert diese im umgebenden Gewebe. Diese Bindegewebeumhüllung gibt den Nerven eine höhere Elastizität und schützt sie vor Druck. Sie dient den Schwann-Zellen zur Ernährung, da in den Bindegewebelamellen Blutgefäße verlaufen.

▪ **MERKE** Als Nervenfaser bezeichnet man den von Gliazellen umhüllten Fortsatz einer Nervenzelle. Es gibt marklose und markhaltige Fasern. Im peripheren Nervensystem sind mehrere Nervenfasern zumeist durch zusätzliche bindegewebeartigen Hüllen zu Nervensträngen zusammengefasst. Sie werden nach ihrer Leitungsgeschwindigkeit unterteilt.

Neuroglia

Gliazellen umgeben Nervenzellen und haben eine Ernährungs- und Stützfunktion. Sie sorgen außerdem für die gegenseitige elektrische Isolation der Neurone. Neuere Erkenntnisse zeigen, dass Gliazellen auch maßgeblich am Stoff- und Flüssigkeitstransport sowie an der Aufrechterhaltung der Homöostase im Gehirn beteiligt sind und im Prozess der Informationsverarbeitung, -speicherung und -weiterleitung mitwirken. Es werden verschiedene Typen unterschieden.

Im ZNS finden sich:

- Neuroglia, bestehend aus
    - Astroglia (Astrozyten),
    - Oligodendroglia (Oligodendrozyten),
    - Ependymzellen,
    - Plexusepithelzellen,
- Radialglia,
- Microglia (Mesoglia, Hortega-Zellen, residenzielle Makrophagen).

Im peripheren Nervensystem finden sich:

- Schwann-Zellen,
- Mantelzellen,
- Glia der motorischen Endplatte,
- Müllerzellen in der Netzhaut des Auges.

Astrozyten bilden die Mehrheit der Gliazellen im zentralen Nervensystem. Es sind sternförmig verzweigte Zellen, deren Fortsätze Kontakte zur Gehirnoberfläche und zu den Blutgefäßen haben. Astrozyten haben vielfältige Aufgaben.

- Sie sind maßgeblich an der Flüssigkeitsregulation im Gehirn beteiligt und sorgen für die Aufrechterhaltung des Kaliumhaushalts.
- Sie sind an der Regulation des extrazellulären pH-Werts im Gehirn beteiligt.
- Sie nehmen die Hauptmenge des Glutamats aus dem extrazellulären Raum auf, das durch neuronale Aktivität freigesetzt wird.
- Sie setzen vasoaktive Substanzen frei, die den lokalen Blutfluss regeln. Dabei können Astrozyten sowohl eine Vasodilatation als auch eine Vasokonstriktion auslösen, abhängig von den Substanzen, die sie freisetzen.
- Sie sind die Energiespeicher des ZNS, da sie die einzigen Zellen im ZNS sind, die glykogensynthetisierende Enzyme exprimieren.
- Sie können die Bildung, Reifung und Stabilität von Synapsen regulieren und kontrollieren somit die Konnektivität der neuralen Schaltkreise. Sie können verschiedenste Faktoren freisetzen, die auf die Synapsenbildung einwirken.

Oligodendrozyten sind für die Bildung von Myelin verantwortlich. Die Myelinisierung neuronaler Axone durch Oligodendrozyten dient der Erhöhung der Leitgeschwindigkeit und gehört zu den komplexesten Interaktionen von Zellen im zentralen Nervensystem.

Ependymzellen bilden eine einlagige Zellschicht, die die inneren Flüssigkeitsräume des ZNS und den Zentralkanal auskleiden und so den Liquor vom Hirngewebe trennen. Sie tragen an der Oberfläche Zilien zum Transport des Liquors und zahlreiche Mikrovilli, was auf ein starkes Sekretions- und Resorptionsvermögen schließen lässt.

Mikroglia machen ca. 20 % aller Gliazellen aus und kommen im Gehirn vor. Es sind mononukleäre Phagozyten. Sie fungieren nicht nur als Fresszellen der Immunabwehr im ZNS, sondern sorgen auch für die richtige Anzahl neuronaler Vorläuferzellen während der Entwicklung des ZNS. Weiterhin geben sie spezifische Zytokine (Interleukin-1, Tumor-Nekrose-Faktor α, Interferon γ) in den Extrazellulärraum ab, wodurch Immunreaktionen inhibiert werden können.

Mantelzellen sind Gliazellen des peripheren Nervensystems. Sie begrenzen periphere Neurone in Ganglien, hauptsächlich in Spinalganglien, und dienen dem Stoffwechsel der Neurone.

Müllerzellen sind die Gliazellen in der Netzhaut (Retina) des Auges. Sie erfüllen physiologische Aufgaben und leiten Licht zwischen (optisch) streuenden Neuronen hindurch und haben zusätzlich selbst eine lichtleitende Funktion.

- **MERKE** Gliazellen sind Zellen innerhalb des Nervensystems, die die Neuronen stützen, ernähren und schützen. Sie sind auch an der Informationsverarbeitung beteiligt. Die häufigsten Gliazellen im Gehirn sind die Astrozyten. Eine wichtige Funktion der Astrozyten besteht darin, das chemische Milieu des Extrazellulärraums aufrechtzuerhalten. So regulieren Astrozyten z. B. die Konzentration von K^+ in der extrazellulären Flüssigkeit. Oligodendroglia oder Schwann-Zellen bilden Schichten von Membranen, die Axone isolieren. Microglia sind phagozytierende Zellen, die Überreste von abgestorbenen oder degenerierten Neuronen und Gliazellen beseitigen.

13.2 Erregungsleitung

Eine wesentliche Eigenschaft des lebenden Organismus ist seine Erregbarkeit. Bestimmte Zellen (Neurone, Muskelzellen) reagieren auf einen Reiz mit einer spezifischen Erregung. Diese Erregung wird fortgeleitet und beeinflusst die Organfunktionen.

Nervenzellen kommunizieren miteinander über elektrische Signale. Diese werden von den Dendriten über den Zellkörper und das Axon zu den Endknöpfchen des Axons (terminales Axon) geleitet und zur nächsten Zelle weitergeleitet. Dies geschieht durch **Aktionspotenziale**. Die Entstehung und Fortleitung der Aktionspotenziale beruht auf unterschiedlichen Ionenverteilungen an der Zellmembran. Dadurch entsteht zwischen dem Inneren der Nervenfaser und dem Extrazellulärraum eine Potenzialdifferenz, die als **Ruhemembranpotenzial** bezeichnet wird. Änderungen des Ruhemembranpotenzials bilden die Grundlage für die Fortleitung der Erregung.

13.2.1 Ruhemembran- und Aktionspotenzial

Ruhemembranpotenzial
Das Innere einer erregbaren Zelle ist gegenüber dem Extrazellulärraum negativ geladen. Dieses als Ruhemembranpotenzial (−60 bis −100 mV) bezeichnete negative Potenzial lässt sich auf ein Ladungsungleichge-

◻ **Tab. 13.4** Ionenkonzentrationen innerhalb und außerhalb von spinalen Motoneuronen sowie die zugehörigen Gleichgewichtspotenziale nach der Nernst-Gleichung. Vaupel, Schaible, Mutschler 2015

Ion	Konzentration Intrazellulär (mmol/l)	Extrazellulär (mmol/l)	Gleichgewichtspotenzial (mV)
K^+	150,0	5,5	−90
Na^+	15,0	150,0	+60
Cl^-	9,0	125,0	−70

wicht zurückführen. In der Zellmembran befinden sich verschiedene Ionenkanäle (Na^+, K^+, Cl^-) und eine Na^+/K^+-ATPase, die die intrazelluläre Ionenkonzentration konstant und damit den Ionengradienten aufrechterhalten. Das Ruhemembranpotenzial entspricht nahezu dem K^+-Gleichgewichtspotenzial. Ohne die Aufrechterhaltung des Ruhemembranpotenzials wäre die Weiterleitung von Aktionspotenzialen nicht möglich (◻ Tab. 13.4).

Aktionspotenzial

Ein Aktionspotenzial entsteht immer dann, wenn der stabile Zustand des Ruhemembranpotenzials, z. B. durch einen Reiz, gestört wird. Nach dieser Reizung kommt es, ausgehend vom Ruhemembranpotenzial, zunächst zu einer langsamen Depolarisation bis zu einem Schwellenwert (**Schwellenpotenzial**). Wird dieser überschritten, beginnt eine plötzliche, starke Depolarisation bis zu positiven Werten von etwa +30 mV, sodass fast das Na^+-Gleichgewichtspotenzial (+60 mV) erreicht wird. Dieser Vorgang spielt sich innerhalb von etwa einer Millisekunde ab. Danach erfolgt eine fast ebenso schnelle **Repolarisation**, in der das Potenzial in den negativen Bereich zurückgeht. Dabei unterschreitet es das Ruhemembranpotenzial. Dieser Vorgang wird als **Nachhyperpolarisation** bezeichnet. Erst danach stellt sich innerhalb von 1–2 ms wieder das Ruhemembranpotenzial ein. (◻ Abb. 13.20). Zur Auslösung dieses zyklischen Vorgangs muss also lediglich ein kritisches Schwellenpotenzial überschritten werden. Diese Tatsache der Konstanz des Aktionspotenzials wird als Alles-oder-Nichts-Gesetz bezeichnet.

Die Ursache für die schnelle Depolarisation (Aufstrich) ist eine plötzliche Zunahme der Membranleitfähigkeit für Na^+-Ionen. Dadurch können die Na^+-Ionen ihrem Konzentrationsgefälle folgend in die Zelle einströmen. Damit nimmt der Na^+-Gradient ab und die Ionen streben wieder ihrem Gleichgewichtspotenzial zu. Das Aktionspotenzial wird ebenfalls von K^+-Kanälen beeinflusst. Die Leitfähigkeit für K^+-Ionen erhöht sich. An den Membranen existieren außerdem Ca^{2+}-Kanäle, die einen durch Depolarisation ausgelösten Ca^{2+}-Einstrom in die Zelle ermöglichen. Insgesamt laufen bei der Entstehung des Aktionspotenzials folgende grundlegende Prozesse ab:

- die Aufstrichphase ist durch einen schnellen Na^+-Einstrom gekennzeichnet,
- die Repolarisationsphase kommt durch einen schnellen Abfall der Na^+-Leitfähigkeit und einem langsamen Anstieg der K^+-Leitfähigkeit (K^+-Ausstrom) zustande,
- die Nachhyperpolarisationsphase erfolgt durch verzögerten K^+-Ausstrom, bedingt durch von Calcium aktivierte K^+-Kanäle, die durch den Einstrom von Ca^{2+}-Ionen während des Aktionspotenzials aktiviert werden.

Nachdem das Aktionspotenzial seine Spitze erreicht hat und in die Repolarisationsphase übergegangen ist, tritt die Zelle in die absolute und nachfolgend in die relative **Refraktärphase** ein, in der kein neues Aktionspotenzial bzw. unvollständiges gebildet werden kann. Grund dafür ist, dass die Na^+-Kanäle drei unterschiedliche Zustände ausbilden. Während die Na^+-Kanäle in der Aufstrichphase geöffnet sind, sind sie in der in der absoluten Refraktärphase inaktiv. Durch die absolute Refraktärzeit wird die maximale Frequenz der Aktionspotenziale festgelegt.

Erst am Ende der Repolarisationsphase gehen einige der Na^+-Kanäle in den geschlossenen, aktivierbaren Zustand über. Sie können durch einen Reiz erregt werden, aber die Aktivierung reicht nicht aus, um ein komplettes Aktionspotenzial auszulösen. In dieser Phase befindet sich die Zelle in der relativen Refraktärphase.

▪ **MERKE** Alle Zellen besitzen ein negatives Ruhemembranpotenzial. Nerven und Muskelzellen bilden Aktionspotenziale aus. Das Aktionspotenzial dauert ca. 1–2 ms und verläuft über eine schnelle Depolarisation, eine anschließende Repolarisation und eine Nachhyperpolarisation. Dabei verändern sich die Membranleitfähigkeiten für Ionen. Nach dem Aktionspotenzial befindet sich der Membranbereich in der absoluten und relativen Refraktärphase, in der kein weiteres oder ein unvollständiges Aktionspotenzial ausgebildet werden kann.

13.2.2 Mechanismen der synaptischen Übertragung

Synapsen

Eine Synapse bezeichnet die Stelle einer neuronalen Verknüpfung, über die eine Nervenzelle in Kontakt zu einer anderen Zelle steht, z. B. einer Sinneszelle, Muskelzelle, Drüsenzelle oder Nervenzelle. Synapsen dienen also der Übertragung von Erregungen, ausgelöst durch ein Aktionspotenzial. Sie erlauben aber auch die Modulation der Signalübertragung und können darüber hinaus durch anpassende Veränderungen Information speichern. Es wird zwischen elektrischen und chemischen Synapsen unterschieden.

Elektrische Synapsen sind offene Poren, sogenannte Gap Junctions, zwischen zwei benachbarten Zellen. Diese Gap Junctions werden aus bestimmten Proteinen (Connexine) gebildet und erlauben einen Ionenstrom, wenn eine Potenzialdifferenz zwischen beiden Zellen besteht. Die offene Verbindung ermöglicht auch eine Diffusion mittelgroßer Moleküle und kann über Ionenpassagen eine sehr rasche Übertragung von Änderungen des Membranpotenzials realisieren. Elektrische Synapsen bilden zwar eine sehr einfache Erregungsübertragung, haben allerdings den Nachteil, dass sie nur mit Zellen in ihrer Umgebung direkt kommunizieren können. Die Erregungsübertragung auf Zellen, die weiter entfernt liegen, ist nicht möglich. Elektrische Synapsen kommen z. B. zwischen Neuronen der Retina, zwischen Gliazellen und insbesondere zwischen Zellen des Herzmuskels vor, die elektrisch zu einer gemeinsamen Einheit gekoppelt synchronisiert arbeiten können. Ähnlich ist es auch bei der glatten Muskulatur des Uterus.

In den meisten Fällen erfolgt die Informationsübertragung durch chemische Synapsen. **Chemische Synapsen** können an den Somata, den Dendriten oder an Axonen bzw. Erfolgsorganen lokalisiert sein. Bei jeder chemischen Synapse werden drei Bereiche unterschieden:

- präsynaptischer Bereich: Ende des Axons (Endknöpfchen),
- synaptischer Spalt: mit Extrazellulärflüssigkeit gefüllter Raum zwischen prä- und postsynaptischem Bereich,
- postsynaptischer Bereich: Membran einer nachfolgenden Zelle, auf die die Information übertragen wird.

Die Prozesse an der Synapse werden als Neurotransmission bezeichnet und sind grundsätzlich bei allen Synapsen ähnlich (○ Abb. 13.21).

Neurotransmitter (T1) werden in Nervenendigungen aus Vorstufen synthetisiert, Neuropeptide (T2) werden entlang des Axons transportiert. Beide werden allein oder zusammen in Vesikeln gespeichert. Aktionspotenziale öffnen Ca^{2+}-Kanäle, Ca^{2+}-Ionen strömen in die Zelle ein. Dadurch wandern die Vesikel zur Membran und verschmelzen mit ihr. Durch diesen Prozess (**Exozytose**) werden die Transmitter in den synaptischen Spalt freigesetzt. Im synaptischen Spalt laufen folgende Prozesse ab:

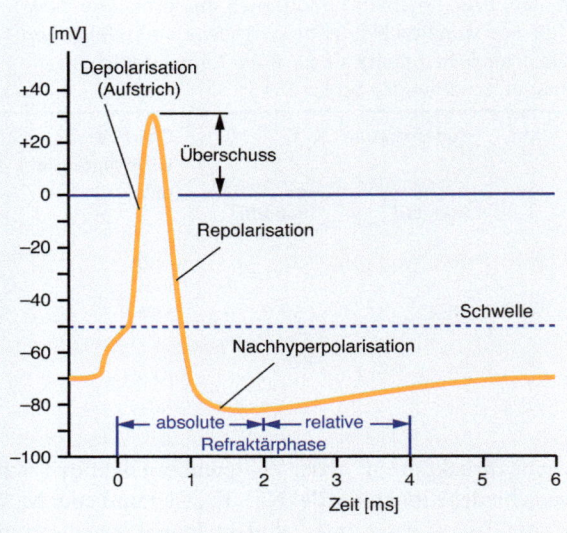

○ **Abb. 13.20** Ablauf eines Aktionspotenzials mit Depolarisations-, Repolarisations- und Nachhyperpolarisationsphase (intrazelluläre Ableitung von einer Nervenfaser). Nach Vaupel, Schaible, Mutschler 2015

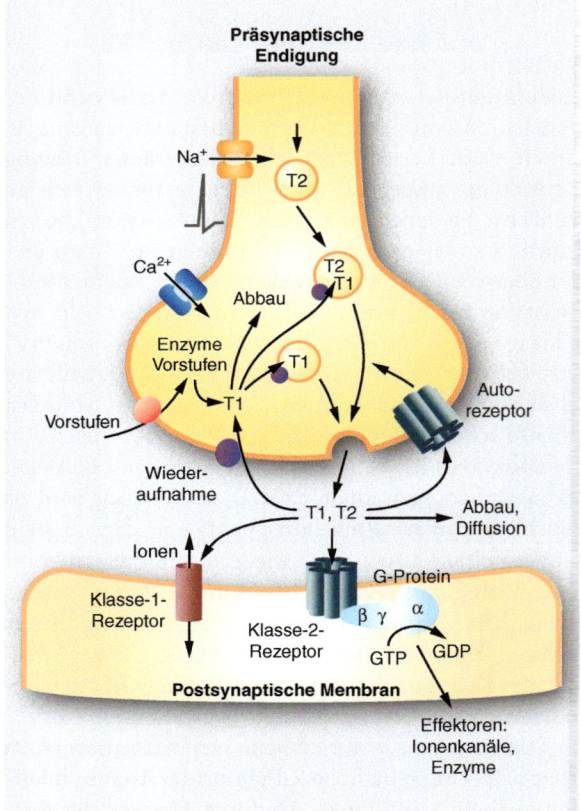

○ **Abb. 13.21** Schematischer Aufbau einer Synapse

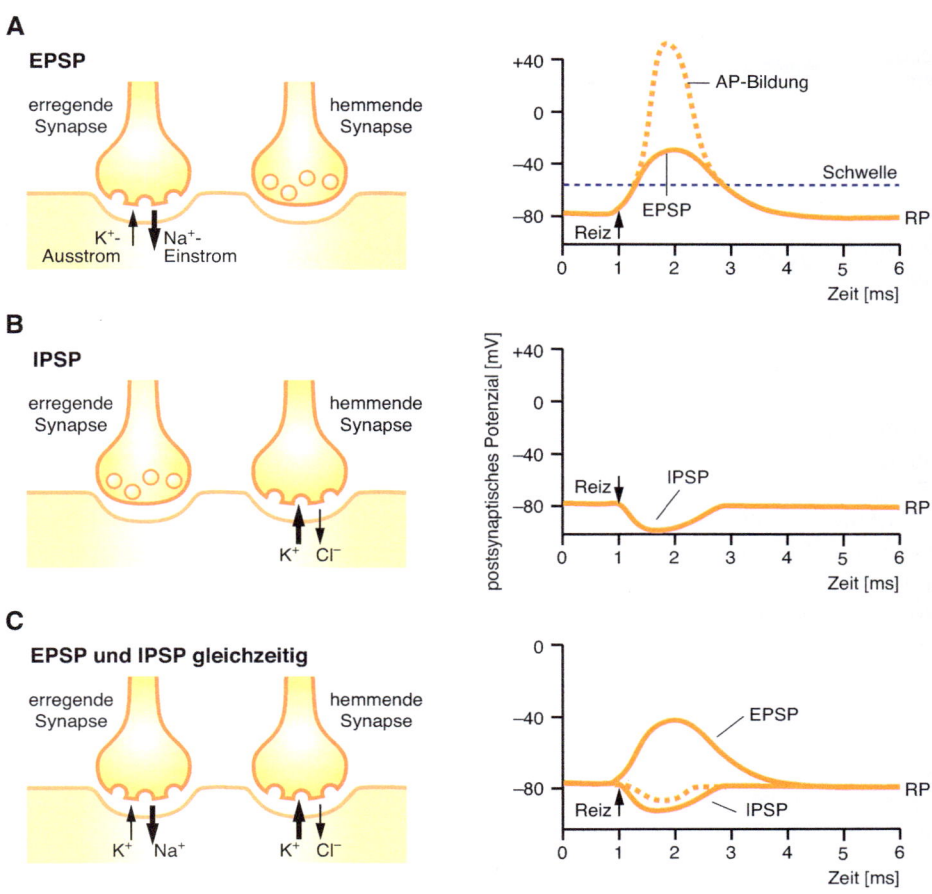

Abb. 13.22 Exzitatorische (EPSP) und inhibitorische (IPSP) postsynaptische Potenziale. **A** EPSP führt durch Depolarisation zur Ausbildung eines Aktionspotenzials. **B** IPSP verhindert durch Hyperpolarisation die Ausbildung eines Aktionspotenzials. **C** Werden EPSP und IPSP gleichzeitig gebildet, können sie sich gegenseitig beeinflussen. Nach Claus und Claus 2009

- Diffusion des Transmitters,
- enzymatischer Abbau des Transmitters,
- Wiederaufnahme des Transmitters oder Vorstufen in die Präsynapse oder Gliazellen durch Transporter,
- Aktivierung von Autorezeptoren an der Präsynapse.

Nur ein Teil des freigesetzten Neurotransmitters steht zur Aktivierung oder Hemmung von **Rezeptoren** an der postsynaptischen Membran und damit zur Informationsweiterleitung zur Verfügung.

Entsprechend ihrer Wirkung auf das nachgeschaltete Neuron oder die Zielzelle unterscheidet man zwischen erregenden (exzitatorischen) und hemmenden (inhibitorischen) Synapsen. **Exzitatorische Synapsen** fördern die Ausbildung eines Aktionspotenzials während **inhibitorische Synapsen** Aktionspotenziale unterdrücken. Da immer mehrere Synapsen an einem Neuron enden (o Abb. 13.19), ergeben sich der Erregungszustand und die sich anschließenden Prozesse an der postsynaptischen Membran aus der Summe der eingehenden Erregungen (Summation). Entsprechend gibt es exzitatorische postsynaptische Potenziale (EPSP) und inhibitorische postsynaptische Potenziale (IPSP, o Abb. 13.22).

EPSP und IPSP

EPSP sind lokale, positive Änderungen des Ruhemembranpotenzials an der postsynaptischen Membran. Das Potenzial wird durch die Freisetzung eines exzitatorischen Neurotransmitters und durch die Aktivierung von Ionenkanälen, die für Na^+ und K^+ meist gleichzeitig durchlässig sind, ausgelöst. Die Membran wird dadurch depolarisiert und die Schwelle zum Auslösen eines Aktionspotenzials wird erreicht. Die Wahrscheinlichkeit, dass ein Aktionspotenzial ausgelöst wird, ist umso höher, je mehr aufeinanderfolgende EPSP eintreffen.

IPSP sind lokale, negative Änderungen des Membranpotenzials an der postsynaptischen Membran durch Öffnung von Kalium- und Chloridkanälen. Kali-

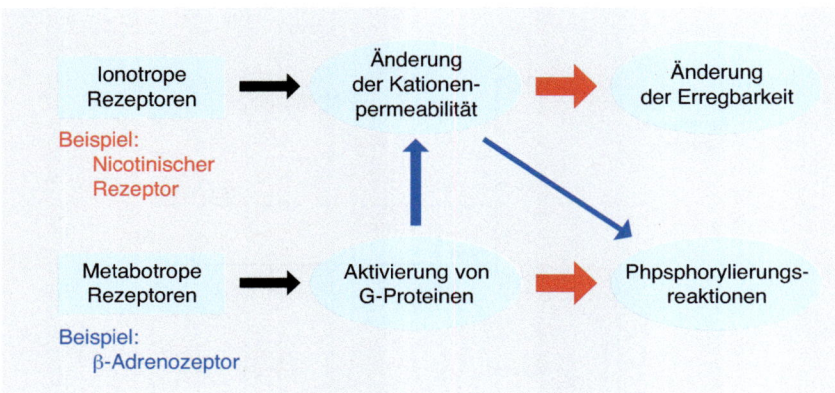

Abb. 13.23 Schematische Darstellung der Unterschiede zwischen ionotropen und metabotropen Rezeptoren

umkanäle sind nur von Innen nach Außen für K⁺-Ionen passierbar, sodass K⁺ nach außen diffundiert. Dadurch wird das Zellinnere negativer. Zusätzlich sind die Chloridkanäle geöffnet und von außen strömen negativ geladene Cl⁻-Ionen in die Zelle. Beide Faktoren sorgen für eine Hyperpolarisation der postsynaptischen Membran, sodass ein Auslösen von Aktionspotenzialen erschwert wird.

■ **MERKE** Eine Synapse ist eine Kontaktstelle, die der Reizübertragung dient. Synapsen werden je nach Form der Erregungsübertragung und Art der Erregung unterteilt in elektrische und chemische Synapsen. Die elektrische Synapse (Gap Junction) leitet die Erregung durch einen engen Zellkontakt über Ionenkanäle direkt von Nervenzelle zu Nervenzelle oder zur Zielzelle weiter. Bei der chemischen Synapse werden aus der Präsynapse Neurotransmitter freigesetzt, um auf der Postsynapse mit Rezeptoren zu reagieren. Es gibt exzitatorische und inhibitorische Synapsen, die entsprechend ein EPSP oder IPSP erzeugen.

13.2.3 Rezeptoren

Rezeptoren sind Strukturen an Neuronen oder Sinneszellen, die einen Reiz aufnehmen und in eine Erregung umsetzen. Grundsätzlich wird zwischen zwei großen Klassen von Rezeptoren unterschieden:

- physiologische Rezeptoren,
- biochemisch-pharmakologische Rezeptoren.

Physiologische Rezeptoren (Mechanorezeptoren) sind Sinneszellen (z. B. Barorezeptoren, Osmorezeptoren, Thermorezeptoren, Chemorezeptoren, Druckrezeptoren), die bestimmte chemische oder physikalische Reize aus der Umgebung des Körpers oder seinem Inneren aufnehmen, in ein elektrisches Signal umwandeln und somit einen elektrischen Reiz auslösen, der im ZNS verarbeitet wird. Sie sind also mit dem Nervensystem verbunden. Die am einfachsten organisierten Mechanorezeptoren sind freie Nervenendigungen.

Biochemisch-pharmakologische Rezeptoren sind Proteine oder Proteinkomplexe, die an spezifischen Bindungsstellen Signalmoleküle (z. B. Transmitter, Hormone) binden und dadurch Signalprozesse im Zellinneren auslösen. Der Rezeptor kann entweder aus der Oberfläche einer Membran herausragen, um Signale von außen zu empfangen, oder sich im Zellinneren befinden. Diese Rezeptoren folgen einem einheitlichen Wirkprinzip (Effektuierungskette). Der Ligand (L) bindet an den Rezeptor (R). Es kommt zu einem Ligand-Rezeptor-Komplex, dem die Auslösung eines Effekts (E) folgt.

$$L + R \rightleftharpoons [LR] \rightarrow E$$

Somit kommt dem Rezeptor eine duale Funktion zu:

- Signalerkennung,
- Signalweiterleitung.

Nach ihrer grundsätzlichen Wirkungsweise werden Rezeptoren in der Zellmembran in ionotrope und metabotrope Rezeptoren unterteilt (○ Abb. 13.23).

Ionotrope Rezeptoren

Ionotrope Rezeptoren sind **ligandengesteuerte Ionenkanäle**. Sie bestehen aus mehreren Proteinen, die zusammen eine Pore bilden, durch die Ionen penetrieren können (Ionenkanäle). Dadurch kommt es zu Membranpotenzialveränderungen. Ionotrope Rezeptoren besitzen eine extrazelluläre Domäne, an die der Ligand binden kann, einen in der Membran liegenden Proteinkomplex, der die Pore bildet, und eine intrazelluläre Domäne. Ihr Aktivitätszustand (offen, geschlossen, inaktiviert) wird durch die Bindung von Signalmolekülen reguliert. Ionotrope Rezeptoren ermöglichen eine schnelle Signalübertragung, da sich Signalerkennung und Signalweiterleitung an einem Proteinkomplex befinden. Prototyp für den ionotropen Rezeptor ist der nicotinische Acetylcholinrezeptor, der für Na⁺ durchlässig ist (○ Abb. 13.24).

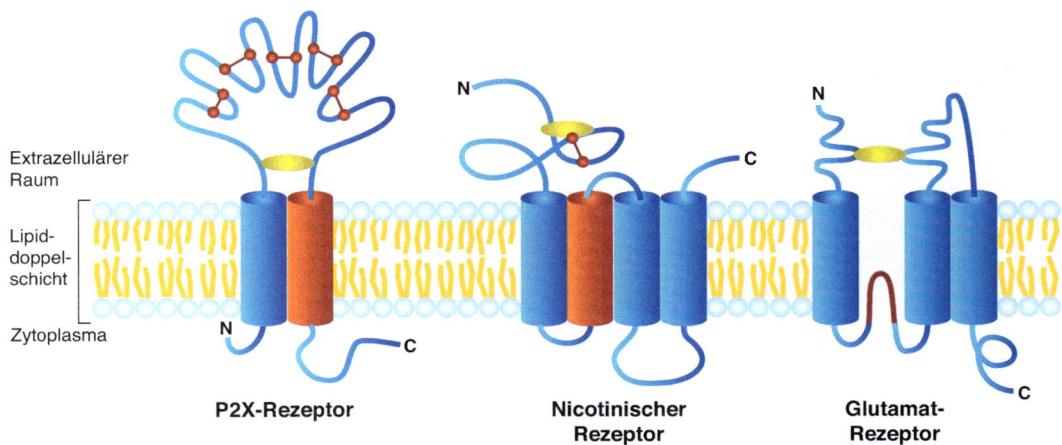

○ **Abb. 13.24** Beispiele für ionotrope Rezeptoren

Metabotrope Rezeptoren

Metabotrope Rezeptoren sind **G-Protein-gekoppelte Rezeptoren** (GPCR). Die Bezeichnung G-Protein steht vereinfacht für Guaninnukleotid-bindendes Protein. Aufgrund ihrer Struktur gehören alle GPCR der Superfamilie der Sieben-Transmembrandomänen-Rezeptoren an. Beim Menschen konnten bisher etwa 800 G-Protein-gekoppelte Rezeptoren identifiziert werden. Mehr als die Hälfte der G-Protein-gekoppelten Rezeptoren des Menschen werden dem Geruchssinn (olfaktorische Rezeptoren) zugeordnet. Bei über 140 der G-Protein-gekoppelten Rezeptoren ist der endogene Ligand nicht bekannt, weshalb sie als Orphan-GPCR bezeichnet werden.

GPCR bestehen aus Untereinheiten mit sieben die Zellmembran durchspannenden Helixstrukturen, die durch intrazelluläre und extrazelluläre Schleifen miteinander verbunden sind. Die sieben die Membran durchspannenden Domänen sind für die Verankerung des Rezeptors in der Zellmembran verantwortlich. Trimere G-Proteine bestehen aus drei Proteinketten (Heterotrimer), die eine α-, β- und γ-Untereinheit bilden. Das G-Protein bindet an der intrazellulären Seite des Rezeptors. Nahezu alle GPCR sind zu einer direkten Aktivierung des G-Proteins befähigt. Die Aktivierung ist ein mehrstufiger Prozess. Wenn ein Ligand in die hochspezifische Bindungstasche des Rezeptors passt, bewirkt dieser eine Konformationsänderung des in der Membran befindlichen Teils. Die Strukturänderung aktiviert das G-Protein, an dessen α-Untereinheit Guanosindiphosphat (GDP) gebunden ist. Es folgt der Austausch von GDP gegen Guanosintriphosphat (GTP) und die Dissoziierung der Untereinheiten. Dadurch werden unterschiedliche Signalkaskaden ausgelöst, die schließlich zur zellulären Antwort führen. Die Hauptfunktion der GPCR besteht also in der Weiterleitung von Signalen in das Zellinnere (○ Abb. 13.25).

Für die Funktion von GPCR ist ihre Lokalisation an der Zelloberfläche Voraussetzung. Zelluläre Prozesse, die zu einer Erhöhung der Rezeptorzahl und damit der Rezeptorfunktion führen, werden als Up-Regulation bezeichnet. Die Entfernung funktionstüchtiger Rezeptoren von der Zellmembran, die Down-Regulation, ist ein Mechanismus zur Beendigung der Rezeptorfunktion.

Klassifizierung der G-Proteine und Signaltransduktion

Es gibt verschiedene Klassen von G-Proteinen, die sich in der α-Untereinheit unterscheiden und dadurch unterschiedliche Effektorsysteme über Second-Messenger-Systeme aktivieren.

Second-Messenger-Systeme haben eine besondere Bedeutung bei der Signalweiterleitung (Signaltransduktion). Sie sind Zwischenstationen und können ihrerseits verschiedene Signalwege aktivieren (○ Abb. 13.26). Bekannte Beispiele sind zyklisches Adenosinmonophosphat (cAMP), zyklisches Guanosinmonophosphat (cGMP), Inositoltrisphosphat (IP$_3$), Diacylglycerol (DAG) und Ca^{2+}.

cAMP wird durch die Adenylylcyclase gebildet, die ihrerseits häufig durch die α-Untereinheit eines G-Proteins (G$_s$) aktiviert wird.

cGMP wird von einer Guanylylcyclase aus GTP gebildet. Die Guanylylcyclase kann dabei entweder membrangebunden oder löslich vorliegen. cGMP hat zwei Funktionen: Es kann cGMP-abhängige Proteinkinasen aktivieren und den Öffnungszustand von Kationenkanälen beeinflussen.

Ein weiteres bedeutendes Signalsystem leitet sich vom Phosphatidylinositolbisphosphat (PIP$_2$) ab. Bei dieser Signalübertragung wird über das G-Protein das membrangebundene Enzym Phospholipase C (PLC) aktiviert. Dieses spaltet PIP$_2$ in **Inositoltrisphosphat**

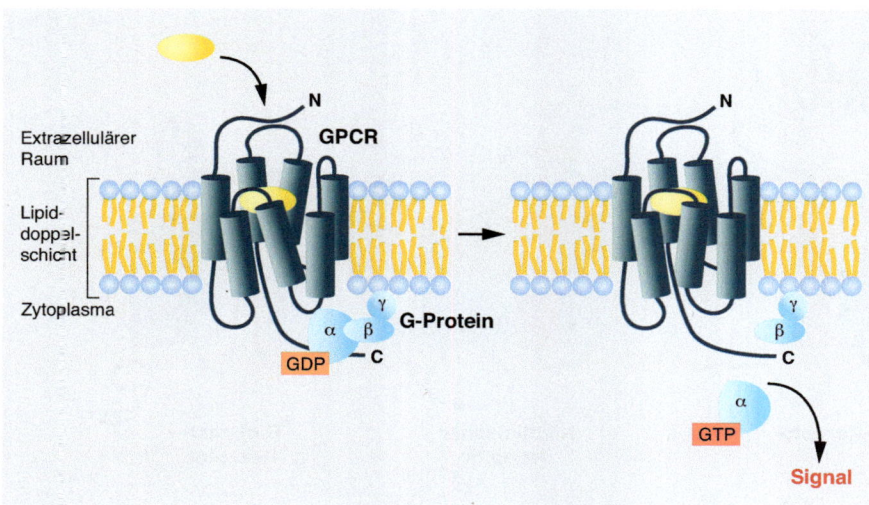

Abb. 13.25 Signalkaskaden eines G-Protein-gekoppelten Rezeptors nach Aktivierung durch einen Liganden

(IP$_3$) und Diacylglycerol (DAG). IP$_3$ bewirkt über die Aktivierung von IP$_3$-Rezeptoren die Freisetzung von Ca^{2+}-Ionen aus intrazellulären Calciumspeichern. DAG ist zusammen mit den Ca^{2+}-Ionen ein Aktivator der Ca^{2+}-abhängigen Proteinkinase (PKC). Wie bei der Proteinkinase A, werden von der Proteinkinase C Proteine phosphoryliert.

Ca^{2+}-Ionen sind zentrale Signalmoleküle innerhalb der Zelle. Sie können durch zwei Mechanismen als Signalmolekül wirken:

- Zielmoleküle wie die Proteinkinase C oder die Phospholipase A2 haben eine spezifische Bindestelle für Ca^{2+}-Ionen.
- Ein weit verbreitetes Zielprotein ist Calmodulin, das Ca^{2+}-Ionen bindet. Dieses kann im gebundenen Zustand wiederum an andere Proteine andocken und diese aktivieren.

Rezeptorkinasen

Rezeptor-Tyrosinkinasen (RTK) sind Transmembranproteine, deren cytosolischer Teil eine Tyrosinkinaseaktivität hat. Durch das Andocken eines Liganden an eine RTK wird eine Konformationsänderung des Rezeptors hervorgerufen, die eine Dimerisierung des Rezeptors erleichtert. Durch die Dimerisierung nähern sich die katalytischen intrazellulären Domänen einander und können somit gegenseitig ihre Tyrosinreste phosphorylieren. Es werden drei Gruppen unterschieden:

- **EGF-Rezeptor-Typ** (EGF, epidermal growth factor receptor): extrazelluläre Domäne ist cysteinreich, Rezeptor ist einkettig mit intrinsischer Tyrosinkinase-Aktivität und zählt zu den Wachstumsfaktoren,
- **Insulinrezeptor-Typ**: besitzt zwei α- und β-Ketten, deren extrazelluläre Teile durch Disulfidbrücken verbunden sind (o Abb. 13.27),
- **NGF-Rezeptor-Typ** (NGF, nerve growth factor receptor): hat eine antikörperähnliche, extrazelluläre Domäne und zählt zu den Wachstumsfaktoren.

Kernrezeptoren

Kernrezeptoren sind intrazelluläre Proteine, die als **Transkriptionsfaktoren** wirken (nukleäre Rezeptoren). Ihre Liganden sind lipophile, systemisch oder lokal wirkende Hormone. Der Hormon-Rezeptor-Komplex bindet im Zellkern an regulatorische Promotorelemente der hormonabhängigen Gene und aktiviert oder hemmt dadurch die Transkription dieser Gene (o Abb. 13.28). Entsprechend des Wirkungsmechanismus werden folgende Klassen unterschieden:

- Rezeptor befindet sich zum Zeitpunkt der Bindung des Liganden im Cytosol,
- Rezeptor befindet sich im Zellkern gebunden an DNA,
- DNA-Bindung erfolgt als Monomer oder Dimer.

Wichtige Kernrezeptoren sind bekannt für Steroidhormone, Schilddrüsenhormone, Vitamin D, Retinsäure (Vitamin A), Prostaglandinderivate und Nervenwachstumsfaktoren.

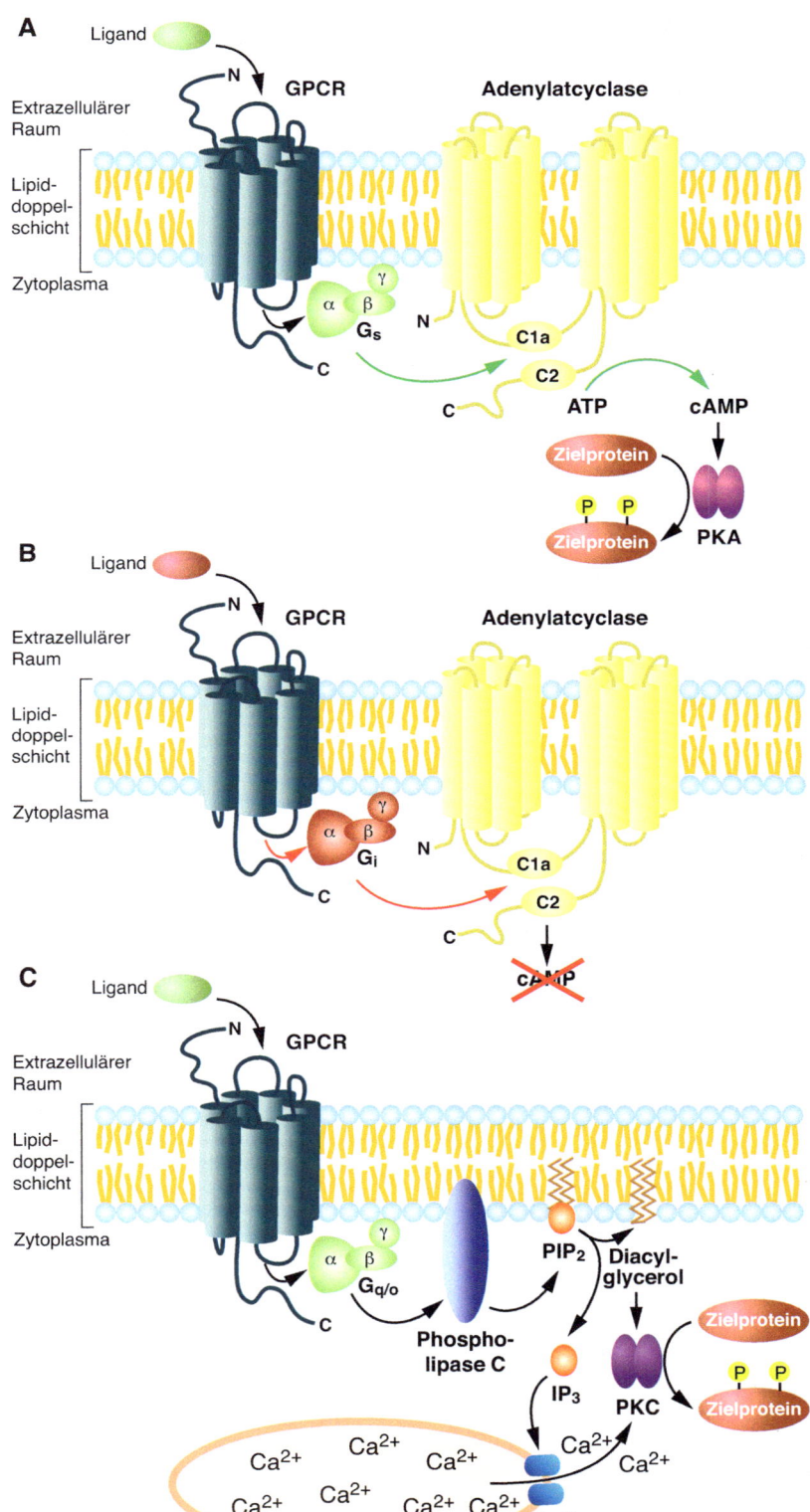

Abb. 13.26 Signaltransduktionswege eines G_s-, G_i- und eines G_q-gekoppelten Rezeptors

Zusammenfassung

- Physiologische Rezeptoren sind Sinneszellen, die einen Reiz aufnehmen und die Information an das ZNS weiterleiten. Biochemisch-pharmakologische Rezeptoren sind Proteine in der Membran oder im Zellinneren, an denen ein Ligand bindet und eine Reaktion auslöst.

- Ionotrope Rezeptoren sind Ionenkanäle, die durch einen Liganden geöffnet werden und einen Ionenstrom durch die Membran zulassen.

- Metabotrope Rezeptoren verändern nicht das Membranpotenzial, sondern beeinflussen über ein G-Protein und Second-Messenger-Systeme intrazelluläre Stoffwechselprozesse.

- Kernrezeptoren sind spezielle Proteine, die im Zellkern vorkommen. Es sind Transkriptionsfaktoren, die durch die Bindung eines Liganden in der Lage sind, an DNA zu binden und die Transkription eines oder mehrerer Gene zu beeinflussen.

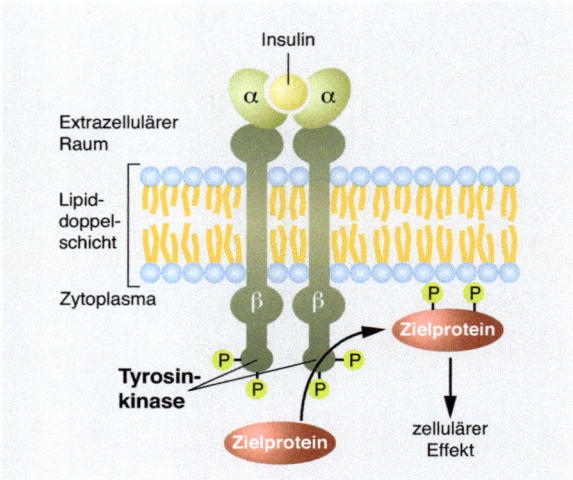

Abb. 13.27 Signalkaskade des Insulinrezeptors als Beispiel für eine Rezeptor-Tyrosinkinase

13.2.4 Neurotransmitter

Neurotransmitter sind **biochemische Botenstoffe**, die an der chemischen Synapse die Erregung von einer Nervenzelle auf andere Zellen übertragen (synaptische Transmission). Die Neurotransmitter können nach verschiedenen Gesichtspunkten eingeteilt werden. Nach ihren Wirkungen lassen sie sich in **exzitatorische Transmitter** (z. B. Acetylcholin, Glutamat, Noradrenalin) und **inhibitorische Transmitter** (z. B. γ-Aminobuttersäure, GABA) einteilen. Nach ihrer chemischen Struktur unterscheidet man zwischen cholinergen Transmittern (ACh), aminergen Transmittern (Noradrenalin, Dopamin, Serotonin, γ-Aminobuttersäure, Glutamat) und Neuropeptiden (z. B. Enkephaline, Endorphine, Gastrin, Substanz P, VIP). Wichtige Nervenbahnen im Gehirn, die unterschiedliche Neurotransmitter nutzen, sind in ○ Abb. 13.29 dargestellt.

Acetylcholin

Der erste Neurotransmitter, der identifiziert wurde, war Acetylcholin (ACh). ACh ist ein Neurotransmitter im peripheren Nervensystem und kommt außerdem in vielen Hirnregionen vor. ACh wird in der Präsynapse unter Katalyse der Cholinacetyltransferase aus Cholin und Acetyl-Coenzym A synthetisiert. Freigesetztes ACh wird durch die Acetylcholinesterase abgebaut. Das bei der Spaltung entstehende Cholin wird wieder in die Präsynapse aufgenommen. ACh aktiviert **muscarinerge** (metabotrope, ▸ Kap. 13.2.3) und **nicotinische** (ionotrope, ▸ Kap. 13.2.3) Rezeptoren.

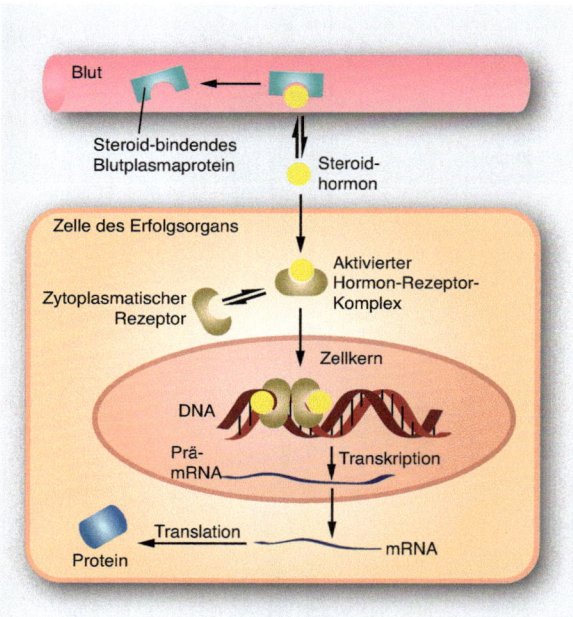

Abb. 13.28 Schematische Darstellung des Wirkungsmechanismus eines Kernrezeptors. 1 Bindung des Liganden an den Rezeptor, 2 Hemmung oder Aktivierung der mRNA, 3 biologische Wirkung (z. B. Bildung von Proteinen). Nach Buddecke 1994

Die muscarinergen M_1-, M_3- und M_5-Rezeptoren stimulieren über ein G-Protein der G_q-Familie die phosphatidylinositolspezifische Phospholipase. M_2- und M_4-Rezeptoren hemmen über ein G_i-Protein die Adenylylcyclase oder öffnen K^+-Kanäle.

Catecholamine

Zu den Catecholaminen gehören Dopamin, Noradrenalin und Adrenalin (○ Abb. 13.30). Bis zum Dopamin

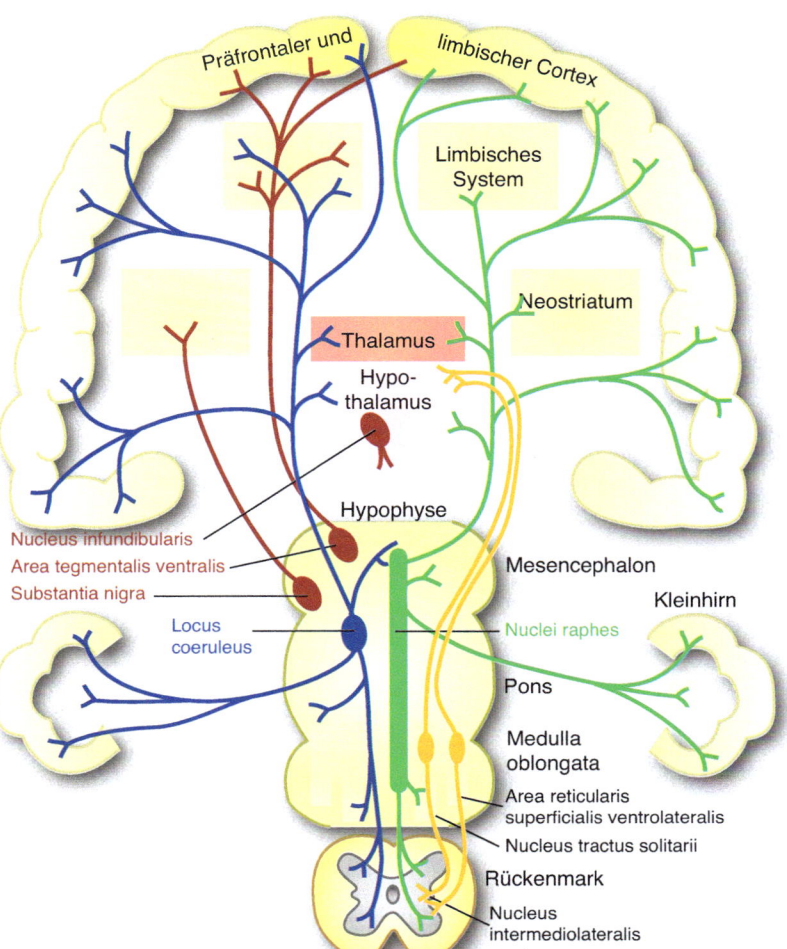

○ **Abb. 13.29** Die wichtigsten dopaminergen (rot), adrenergen (blau) und serotoninergen (grün) Bahnen im Gehirn. Nach Forth, Hentschler, Rummel 1996

ist die Synthese der drei körpereigenen Catecholamine identisch. Je nach Enzymausstattung der Zellen bricht die Synthese bei Dopamin ab (dopaminerge Neurone) oder geht zum Noradrenalin (noradrenerge Neurone) und Adrenalin (adrenerge Neurone) weiter. Die Abbauwege von Dopamin und Noradrenalin/Adrenalin sind zwar unterschiedlich, aber es sind die gleichen Enzyme beteiligt.

Dopamin ist nicht nur Vorstufe von Noradrenalin, sondern selbst ein Transmitter. Die dopaminergen Nervenzellkörper liegen vor allem im Mittel- und Zwischenhorn. Es gibt drei wichtige dopaminerge Nervenbahnen im ZNS:

- die nigro-striatale Bahn verläuft von der Substantia nigra des Mittelhirns zum Striatum und hemmt cholinerge Interneurone im Corpus striatum,
- die mesolimbische/mesocorticale Bahn entspringt im Mittelhirn, projiziert zu Strukturen des limbischen Systems und weiter zum Cortex, es ist an Empfindung von Lust oder Freude beteiligt sowie Teil des Belohnungssystems,
- die tuberoinfundibulare Bahn verläuft vom Hypothalamus zum Hypophysenstiel und hemmt die Freisetzung von Prolactin in der Hypophyse.

Auch im peripheren postganglionär-sympathischen System gibt es einige dopaminerge Neurone.

Fünf G-Protein-gekoppelte Dopaminrezeptoren (D_1 bis D_5) wurden bisher identifiziert. D_1- und D_5-Rezeptoren stimulieren über ein stimulatorisches G-Protein die Adenylylcyclase, während D_2-, D_3- und D_4-Rezeptoren über ein inhibitorisches G-Protein die Adenylylcyclase hemmen. Dopamin kann seine eigene Freisetzung über präsynaptische D_2-Autorezeptoren hemmen. Die Abbauwege des Dopamins sind in ○ Abb. 13.31 dargestellt.

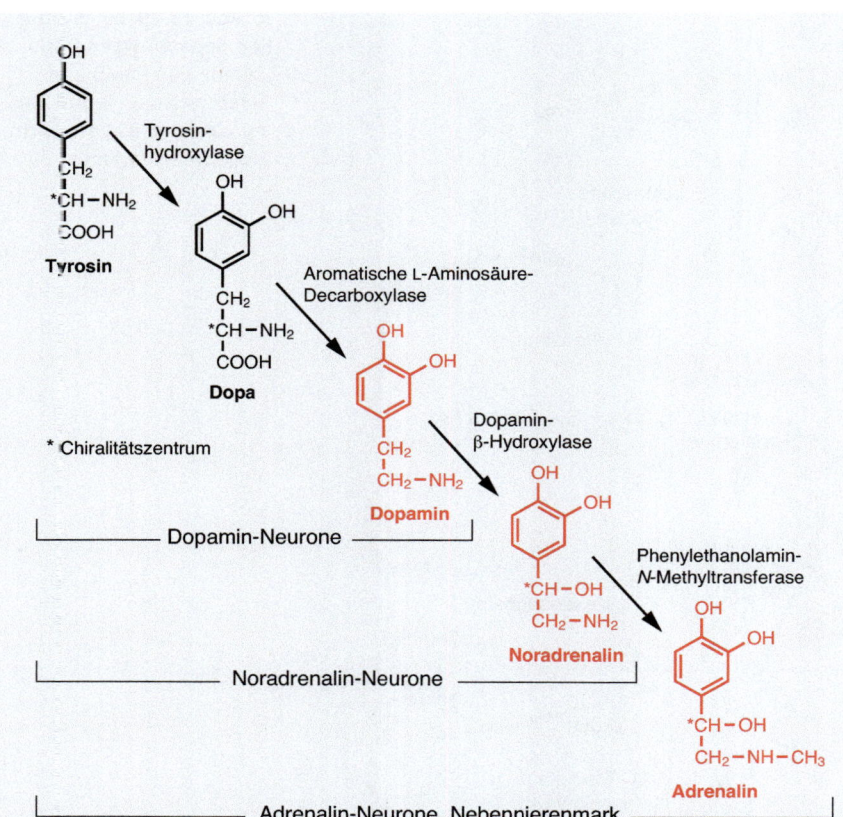

Abb. 13.30 Syntheseweg der Catecholamine Dopamin, Noradrenalin und Adrenalin

Noradrenalin ist ein Neurotransmitter im postganglionär-sympathischen System und im ZNS. Die größte Zellgruppe befindet sich im Locus coeruleus, ein Kerngebiet im Rautenhirn (o Abb. 13.29). Die noradrenergen Neurone im ZNS spielen eine Rolle bei der Regulation des Schlaf-Wach-Rhythmus, der Nahrungsaufnahme und des Kreislaufs.

Adrenalin kommt nur in einer geringen Zahl von Neuronen im ZNS in der Medulla oblongata vor. Der Hauptanteil des Adrenalins befindet sich im Nebennierenmark. Dort wird es direkt in die Blutbahn freigesetzt und wirkt in der Peripherie als Hormon.

Anders als ACh werden die Catecholamine hauptsächlich durch Wiederaufnahme aus dem synaptischen Spalt durch spezielle Transporter beseitigt. Ein Teil wird im synaptischen Spalt durch Enzyme abgebaut. Am Abbau beteiligt sind die Monoamin-Oxidase (MAO), die Aldehyd-Reduktase, die Aldehyd-Dehydrogenase und die Catechol-O-Methyltransferase (COMT), o Abb. 13.32).

Noradrenalin und Adrenalin wirken auf die gleichen Rezeptoren. Man unterscheidet α_1-, α_2- β_1-, β_2- und β_3-Adrenozeptoren. Es handelt sich um metabotrope Rezeptoren (▶ Kap. 13.2.3). Die α_1-Rezeptoren stimulieren über ein G-Protein der G_q-Familie die phosphatidylinositolspezifische Phospholipase C (PLC). Die

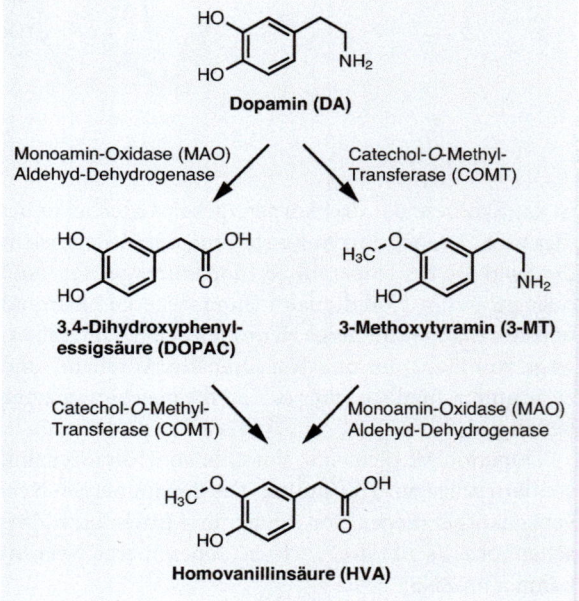

Abb. 13.31 Abbauwege des Dopamins

α_2-Rezeptoren hemmen über ein inhibitorisches G-Protein die Adenylylcyclase, öffnen K^+-Kanäle oder schließen Ca^{2+}-Kanäle. β_1- und β_2-Adrenozeptoren stimulieren über ein G_s-Protein die Adenylylcyclase. Nor-

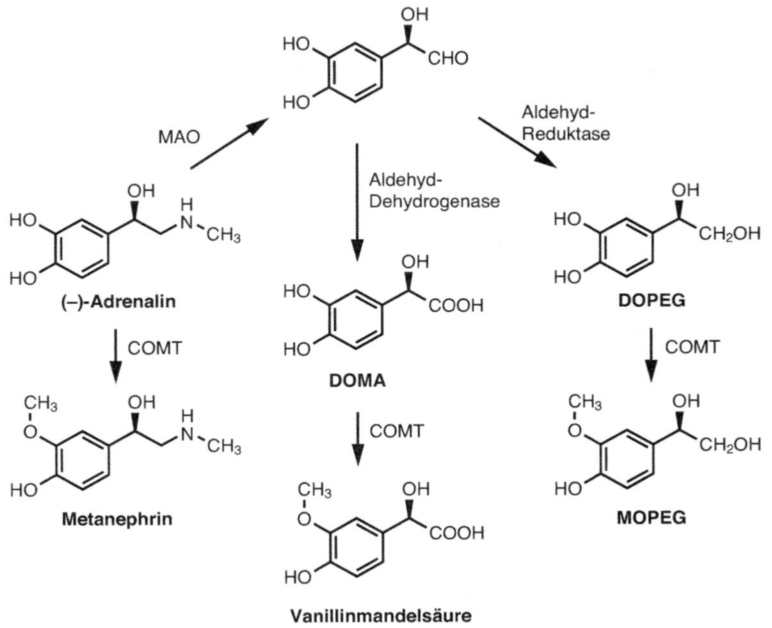

Abb. 13.32 Abbauwege des Adrenalins. DOPEG 3,4-Dihyroxphenylglykol, MOPEG 3-Methoxy-4-hydroxyphenylethylenglykol, DOMA 3,4-Dihydroxymandelsäure

adrenalin kann seine eigene Freisetzung über präsynaptische α_2-Rezeptoren hemmen.

Serotonin (5-HT)

Der größte Teil des Serotonins (5-Hydroxytryptamin) kommt in den entero-chromaffinen Zellen und in den Blutplättchen vor. Im ZNS befinden sich die meisten Zellkörper in der Brücke und in der Medula oblongata (Abb. 13.29). Sie sind an der Regulation von Stimmung, Schlaf-Wach-Rhythmus, Schmerzwahrnehmung, Nahrungsaufnahme und Körpertemperatur beteiligt. Einige Neurone im Darmnervensystem enthalten ebenfalls Serotonin. Biosynthese und Abbau verlaufen ähnlich wie bei den Catecholaminen. Tryptophan wird durch die Tryptophanhydroxylase zu 5-Hydroxytryptophan hydrolysiert. Dann erfolgt durch die aromatische-L-Aminosäure-Decarboxylase die Decarboxylierung zu Serotonin (Abb. 13.33). Freigesetztes Serotonin wird wiederum durch spezielle Serotonin-Wiederaufnahme-Transporter aus dem synaptischen Spalt eliminiert. Der Abbau von Serotonin erfolgt vorrangig über das Enzym Monoamin-Oxidase (MAO) zu 5-Hydroxy-Indolyl-Acetaldehyd. Dieses wird von der Aldehyd-Dehydrogenase weiter zu 5-Hydroxyindolylessigsäure verstoffwechselt. 5-Hydroxyindolylessigsäure, die im Urin nachgewiesen werden kann, ist das Hauptausscheidungsprodukt von Serotonin (Abb. 13.33).

Beim Menschen kann derzeit zwischen mindestens 14 verschiedenen 5-HT-Rezeptoren unterschieden werden, die in sieben Familien zusammengefasst werden: 5-HT$_1$ bis 5-HT$_7$. Mit Ausnahme der 5-HT$_3$-Rezeptoren, die Ionenkanäle bilden, sind alle 5-HT-Rezeptoren G-Protein-gekoppelte Rezeptoren (Kap. 13.2.3).

Aminosäuren

Zur Gruppe der Aminosäuren zählen die Neurotransmitter Glutamat (Glu), γ-Aminobuttersäure (GABA) und Glycin (Gly).

Glutamat ist ein wichtiger erregender Neurotransmitter im ZNS. Glutamat ist z. B. Transmitter in primär-afferenten Nerven sowie in kortikalen Projektionen zum Hippocampus und in Axonen der Pyramidenzellen, die den Hippocampus verlassen (Kap. 13.1.1). Glutamat trägt zur Sinneswahrnehmung ebenso bei wie zur Motorik und zu höheren Gehirnfunktionen wie Lernen und Gedächtnis. Glutamat stammt aus verschiedenen Quellen des Organismus. Ausgangsstoffe sind Glutaminsäure, die hauptsächlich in Gliazellen vorkommt, und das α-Ketoglutarat, ein Produkt des Citratzyklus. Unter Beteiligung einer Transaminase und der Glutaminase entsteht in der Präsynapse das Glutamat. Freigesetztes Glutamat kann durch spezifische Transporter in die Nervenendigungen wieder aufgenommen oder in Gliazellen transportiert werden, wo es durch die Glutaminsynthetase zu Glutamin abgebaut wird und für die Neurosynthese bereitsteht.

Glutamat aktiviert sowohl ionotrope als auch metabotrope Rezeptoren. Vier ionotrope Rezeptoren mit zahlreichen Subtypen sind bekannt (Kap. 13.2.3). Postsynaptisch gibt es die AMPA (α-Amino-3-hydroxy-5-methyl-4-isoxazolepropionoic acid)-, Kainat- und NMDA (N-Methyl-D-aspartat)-Rezeptoren. Die Rezeptoren sind nach spezifischen Agonisten benannt. Der geöffnete Kanal der AMPA- und Kainat-Rezeptoren ist permeabel für Na^+- und K^+-Ionen, NMDA-Rezeptoren öffnen zusätzlich einen Ca^{2+}-Kanal. Bisher sind acht metabotrope Glutamatrezeptoren (mGluR, ▸ Kap. 13.2.3) charakterisiert, die aufgrund von Sequenzhomologien in drei Gruppen zusammengefasst werden: Gruppe I (mGluR 1/5), Gruppe II (mGluR 2/3), Gruppe III (mGluR 4/6/7/3). Sie stimulieren über G-Proteine unterschiedliche Signalwege. Glutamat kann über präsynaptische metabotrope Autorezeptoren seine eigene Freisetzung modulieren.

GABA befindet sich hauptsächlich in Interneuronen und wird durch Katalyse mithilfe der Glutamat-Decarboxylase synthetisiert. So entsteht in einem Schritt aus dem erregenden der hemmende Transmitter. Freigesetztes GABA wird zum großen Teil in die Gliazellen transportiert, dort zu Succinat desaminiert und oxidiert und anschließend dem Citratzyklus zugeführt (o Abb. 13.34). Durch die GABA-Transaminase und die Glutamin-Synthetase kann es auch zu Glutamin abgebaut werden.

GABA aktiviert ionotrophe und metabotorpe Rezeptoren mit einer Vielzahl von Subtypen, die sich in ihren Aminosäuresequenzen unterscheiden. $GABA_A$-Rezeptoren gehören zu den ligandengesteuerten Ionenkanälen (▸ Kap. 13.2.3). Sie sind für Cl^- permeabel. Durch den Einstrom von negativ geladenen Ionen werden die Zellen durch eine Hyperpolarisation der Zellmembran gehemmt. $GABA_B$-Rezeptoren sind G-Protein-gekoppelt (▸ Kap. 13.2.3). Bei Aktivierung vermindert sich der K^--Ausstrom und der Ca^{2+}-Einstrom, was ebenfalls zu einer Hemmung der Zellerregung durch eine Hyperpolarisation führt.

Glycin ist ein hemmender Transmitter, der vor allem im Rückenmark und Hirnstamm zu finden ist. Glycin aktiviert ionotrope Rezeptoren, die selektiv den Cl^--Einstrom fördern. Glycinrezeptoren sind auf der postsynaptischen Zellmembran von Neuronen lokalisiert und führen nach ihrer Aktivierung durch Glycin zu einer Verminderung der Zellerregbarkeit durch eine Hyperpolarisation.

Neuropeptide

Zahlreiche Nervenzellen besitzen neben ihrem Neurotransmitter auch Neuropeptide als Kotransmitter. Auch können einige Neuropeptide eigenständige Transmitter sein. Sie sind als Kotransmitter Neuromodulatoren, indem sie die Wirkung der Neurotransmitter unterstützen oder hemmen. Es sind bisher über 100 verschiedene Neuropeptide bekannt.

Neuropeptide entstehen aus ribosomal synthetisierten Prä-Pro-Peptiden durch posttranslationale Spaltung. Durch axonalen Transport gelangen sie in die Präsynapse, wo sie vesikulär gespeichert werden. Neuropeptide binden nicht direkt an die Rezeptoren der

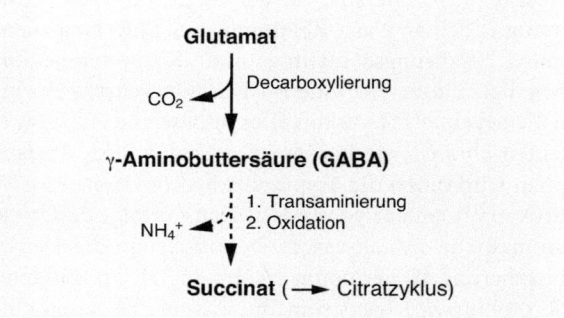

o **Abb. 13.33** Synthese- und Abbauwege von Serotonin

o **Abb. 13.34** Synthese- und Abbauweg von GABA

Neurotransmitter, sondern wirken über eigenständige Rezeptoren an der postsynaptischen Membran. Nach der Freisetzung des Neuropeptids erfolgt die Deaktivierung durch Proteasen. Im Gegensatz zu den klassischen Neurotransmittern erfolgt keine Wiederaufnahme in die präsynaptischen Endigungen und sie können dadurch auch nicht resynthetisiert werden. Der Vorrat an Neuropeptiden in der Präsynapse wird allein durch den axonalen Transport bestimmt.

Tab. 13.5 Opioidrezeptoren, Lokalisation und Wirkungen

Typ	Lokalisation	Wirkungen
μ$_1$ und μ$_2$	Gehirn	Analgesie, Atemdepression (nur μ$_2$), Herz-Kreislauf-Wirkung
μ$_2$	Spinal, supraspinal	Analgesie, Magen-Darm-Wirkung, Euphorie, Sucht
μ	Peripher	Analgesie, Magen-Darm-Wirkung, Juckreiz
κ (Kappa)	Gehirn, spinal	Analgesie, Sedierung, Dysphorie
δ (Delta)	Gehirn, spinal, peripher	Magen-Darm-Wirkung, modulierende Wirkung
Bisher nicht identifiziert	–	Miosis, Übelkeit, Erbrechen

Nachfolgend ist eine Auswahl vorkommender Peptid-Kotransmitter mit ihren dazugehörigen Neurotransmittern und wesentliche Funktionen aufgeführt.

- Kotransmitter von Noradrenalin:
  - Neuropeptid Y (NPY) hat zahlreiche Funktionen im Gehirn, unter anderem Steuerung von Hunger und Angst, Kontrolle epileptischer Krämpfe, Regulation der Magen-Darm-Motorik,
  - Dynorphin, Endorphine, Enkephaline sind Transmitter bei der Schmerzregulation.
- Kotransmitter von GABA:
  - Somatostatin (SIH) hemmt die Ausschüttung von Hormonen,
  - Neuropeptid Y (NPY) spielt eine wichtige Rolle bei der Steuerung des Hungergefühls und des Fetthaushalts,
  - Cholecystokinin (CCK) stimuliert die Sekretion von Enzymen aus dem Pankreas und bewirkt eine Kontraktion der Gallenblase. Im ZNS induziert es ein Sättigungsgefühl.
- Kotransmitter von ACh:
  - Substanz P (SP) ist Transmitter bei der Schmerzregulation,
  - vasointestinales Polypeptid (VIP) hemmt die Magensäuresekretion und ist an der Regulation der Gefäße beteiligt.
- Kotransmitter von Adrenalin:
  - Neuropeptid Y (NPY).

Eine besondere Bedeutung unter den Neuropeptiden haben die **Opioide**. Zu ihnen gehören die Enkephaline, Endorphine und das Dynorphin. Sie werden als Transmitter im Rahmen der Stressantwort ausgeschüttet und dienen zur akuten Schmerz- und Hungerunterdrückung. Sie interagieren auch mit den Sexualhormonen und sind an der Entstehung von Euphorie sowie der Regulation von gastrointestinalen Funktionen, Atmung, Thermoregulation und Immunreaktionen beteiligt. Die Biosynthese erfolgt über Prä-Pro-Peptide. Durch posttranslationale, proteolytische Spaltung werden die Opioide aus diesen Vorläuferproteinen freigesetzt. Es gibt drei Typen von Opioidrezeptoren: μ-, δ- und κ-Rezeptoren. Alle drei Rezeptortypen sind G-Protein-gekoppelte inhibitorische Rezeptoren (▸ Kap. 13.2.3), die unterschiedlich lokalisiert sind und eine unterschiedliche Selektivität für endogene Opioide haben (◘ Tab. 13.5).

- **MERKE** Neurotransmitter sind biochemische Stoffe, die Erregungen von einem Neuron zu einem anderen Neuron oder an eine Zielzelle weitergeben, Erregungen verstärken oder modulieren. Für die Wirkung ist nicht der präsynaptisch ausgeschüttete Neurotransmitter entscheidend, sondern die postsynaptische Interaktion mit den Rezeptoren. Begrenzt wird ihre Wirkung nicht allein durch Diffusion, sondern durch enzymatische Spaltung, Aufnahme in Gliazellen und präsynaptische Wiederaufnahme in das Neuron. Neben dem eigentlichen Neurotransmitter wirken Neuropeptide als Kotransmitter, die die Erregungsübertragung beeinflussen können.

13.3 Sinnesorgane

Als Sinnesorgane bezeichnet man Körperstrukturen, die über **Mechanorezeptoren** (▸ Kap. 13.2.3) Reize aus der Umwelt oder aus dem Körper aufnehmen und sie in elektrische Impulse umwandeln. Zu den fünf klassischen Sinnesorganen des Menschen gehören:

- Auge (Gesichtssinn),
- Ohr,
  - Vestibularorgan (Gleichgewichtssinn),
  - Cochlea (Hörsinn),
- Nase (Geruchssinn),
- Zunge (Geschmackssinn),
- Haut (Tastsinn).

In dieser Auflistung haben allerdings nur das Auge und das Ohr eine Sinnesfunktion mit ausschließlicher Wahrnehmungsfunktion. Nase, Zunge und Haut die-

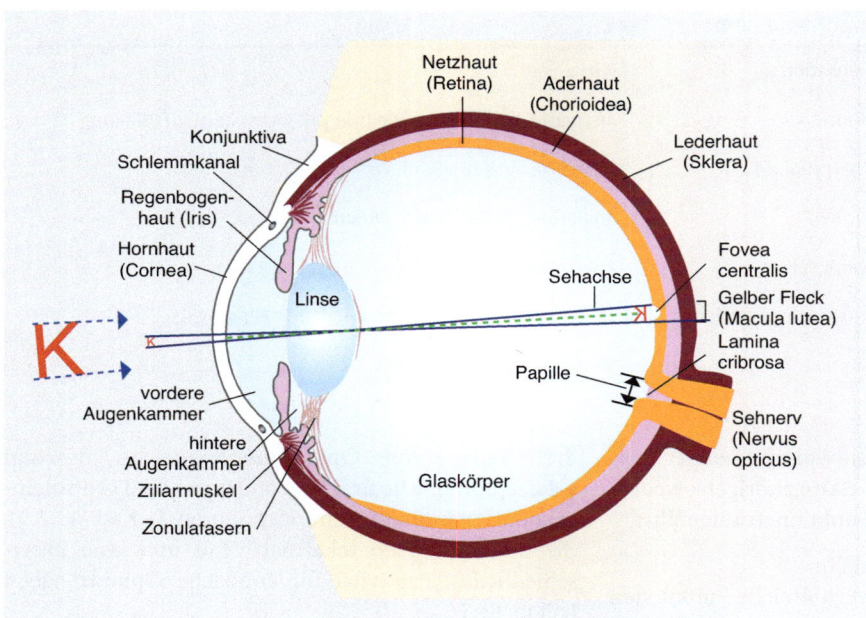

Abb. 13.35 Schnitt durch das rechte Auge in schematischer Darstellung. Nach Mutschler et al. 2013

nen nicht nur der Reizaufnahme, sondern haben weitere wichtige Funktionen im Organismus.

13.3.1 Auge

Das Auge liegt in der knöchernen Augenhöhle (Orbita) umgeben von Fett- und Bindegewebe und sorgt dafür, dass mithilfe des Lichteinfalls Informationen aufgenommen werden, die anschließend über den Sehnerv an das ZNS weitergeleitet werden. Hauptteile des Auges sind (o Abb. 13.35):

- Augapfel,
- Sehnerv,
- Schutzvorrichtungen (Augenhöhle, Augenlider, Bindehaut, Tränenapparat),
- abbildendes System.

Die vier Hauptteile haben verschiedene Funktionen. Der Augapfel nimmt Lichtreize von außen wahr. Im Inneren des Augapfels befinden sich Linse, Glaskörper und Augenkammern.

Der Augapfel

Der Augapfel (Bulbus oculi) besitzt nahezu die Form einer Kugel mit einem Durchmesser von 2,5 cm. Durch sechs äußere quergestreifte Augenmuskeln ist er nach allen Richtungen beweglich. Die Wand des Augapfels besteht aus drei Schichten:

- äußere Augenhaut,
- mittlere Augenhaut,
- innere Augenhaut.

Die wichtigsten Bestandteile im Inneren des Augapfels sind die Linse, der Glaskörper und die beiden Augenkammern.

Die **äußere Augenhaut** (Tunica externa) besteht aus einer lichtdurchlässigen Hornhaut (Kornea) und einer lichtundurchlässigen Lederhaut (Sklera). Die Lederhaut umhüllt fast den gesamten Augapfel. Sie bildet das „Weiße" im Auge und sorgt durch ihren hohen Anteil an Kollagen und elastischen Fasern für die notwendige Stabilität des Augapfels. Die Hornhaut ist ein klares Gewebe ohne Gefäße. Die Wölbung der Hornhaut sorgt dafür, dass die einfallenden Lichtstrahlen bereits gebündelt werden, bevor sie auf die Linse des Auges treffen. Hinter der durchsichtigen Hornhaut lässt sich die schwarze Pupille und die farbige Regenbogenhaut (Iris) erkennen.

Die **mittlere Augenhaut** (Uvea) des Augapfels besteht aus:

- Aderhaut,
- Ziliarkörper,
- Regenbogenhaut.

Die **Aderhaut** (Chorioidea) besteht vorwiegend aus Gefäßen sowie aus Fibrozyten, Melanozyten und Kollagen. Sie ist das am stärksten durchblutete Gewebe des Körpers. Die Aderhaut teilt sich in drei Schichten. Die äußerste Schicht (Lamina suprachorioidea) verbindet den hinteren Abschnitt der mittleren Augenhaut (Tunica vasculosa bulbi) mit der äußeren Umhüllung des Augapfels (Sklera), die innerste Schicht (Lamina basalis chorioidea) setzt die Aderhaut von der Netzhaut (Retina) ab. Dazwischen liegt die gefäßreiche mittlere Schicht (Lamina vasculosa), die die Netzhaut versorgt.

Die Pigmentierung der Aderhaut verhindert, dass störendes Streulicht von außen in das Innere des Auges gelangt. Die Hauptaufgabe der Aderhaut besteht darin, die angrenzenden Schichten mit Sauerstoff und Nährstoffen zu versorgen.

Der **Ziliarkörper** (Corpus ciliare) befindet sich zwischen Aderhaut und Regenbogenhaut und ist über Bänder (Zonulafasern) mit der Linse verbunden. Er besteht aus dem Ziliarmuskel und dem Ziliarepithel. Der Ziliarkörper produziert das Kammerwasser der vorderen und hinteren Augenkammer. Das Kammerwasser erhält den Druck im Augeninneren und somit die Augenform aufrecht und versorgt die Hornhaut, die Linse und den Glaskörper mit Nährstoffen. Der Ziliarmuskel ermöglicht eine Formveränderung der Linse. Er kann kontrahieren und erschlaffen und so die Krümmung der Linse verändern.

An der Basis des Ziliarkörpers schließt sich nach vorn die **Regenbogenhaut** (Iris) an. Sie ist die durch Pigmente gefärbte Blende des Auges und trennt die vordere von der hinteren Augenkammer. Die Muskulatur der Regenbogenhaut reguliert den Lichteinfall in das Auge (Adaptation). Im Zentrum liegt die **Pupille** (Sehloch). Durch diese natürliche Öffnung kann Licht in das Innere des Auges fallen.

Die **innere Augenhaut** (Retina oder Netzhaut) stellt die innere Wandschicht des Augapfels dar. Sie nimmt die einfallenden Lichtsignale auf, verarbeitet diese und leitet sie anschließend über den Sehnerv an das ZNS weiter. Die Retina gliedert sich in zwei Abschnitte, zwischen denen die Müllerphotozellen liegen (▶ Kap. 13.1.9):

- vorderer, lichtunempfindlicher Abschnitt (Pars caeca),
- hinterer, lichtempfindlicher Abschnitt (Pars optica) mit dem Pigmentepithel und dem Stratum nervosum.

Die Netzhaut enthält **Photorezeptoren**, die durch die Aufnahme von Licht- und Farbreizen das Sehen ermöglichen. Die Photorezeptoren bestehen aus Zapfen und Stäbchen. Durch selektive Photopigmente dienen die Zapfen dem Farbensehen, die Licht unterschiedlicher Wellenlänge absorbieren. Die Stäbchen sind für das Schwarz-Weiß-Sehen bei Dunkelheit verantwortlich. Das photosensible Pigment der Stäbchen ist das Rhodopsin. Über verschiedene Schaltstellen und Nervenfasern in der Netzhaut werden die Signale der hotorezeptoren über den Sehnerv an die Sehbahn ins ZNS weitergeleitet.

In der Netzhaut befindet sich die **Makula** („gelber Fleck"). Es ist der funktionell wichtigste Anteil der Netzhaut. Die Makula ist für das hohe Auflösungsvermögen und das Farbensehen verantwortlich. Hier ist die Dichte der Rezeptoren am größten. Sie gilt als Bereich des schärfsten Sehens. Das Zentrum der Makula bildet die Sehgrube (Fovea centralis). Sie enthält nur Zapfen.

Die **vordere Augenkammer** (Camera anterior bulbi) stellt den Raum zwischen Hornhaut und Regenbogenhaut und Linse dar. Sie ist mit Kammerwasser gefüllt, das für die Nährstoffversorgung der Hornhaut und der Linse verantwortlich ist. Am Rand der vorderen Augenkammer befindet sich der Kammerwinkel. Darin liegt das Maschenwerk (Trabekelwerk) als Filtersystem und der sogenannte Schlemm-Kanal, eine ringförmig verlaufende Vene, durch die die Augenflüssigkeit ablaufen kann.

Die **hintere Augenkammer** (Camera posterior bulbi) liegt zwischen der Linse und der Regenbogenhaut. Hier bildet der Ziliarkörper das Kammerwasser, das von der hinteren Kammer durch die Pupille in die vordere Augenkammer fließt. Das Kammerwasser der hinteren Augenkammer versorgt den Glaskörper mit Nährstoffen und trägt dazu bei, den Augapfel in Form zu halten.

Die **Linse** befindet sich zwischen der vorderen und der hinteren Augenkammer, unmittelbar hinter der Netzhaut. Sie ist neben der Hornhaut für die Bündelung der Lichtstrahlen und ihre scharfe Abbildung auf der Netzhaut verantwortlich.

Die Linse kann ihre Form verändern (**Akkomodation**). Sie ist von einer elastischen Kapsel umhüllt und durch Bänder (Zonulafasern) mit dem Ziliarkörpermuskel verbunden. Beim Betrachten von Objekten in kürzeren Entfernungen zieht sich der Ziliarmuskel zusammen, die Zonulafasern entspannen sich und die Linse wird kugelförmiger. Dadurch erhöht sich die Brechkraft. Beim Blick in die Ferne entspannt sich der Ziliarmuskel, die Zonulafasern spannen sich und ziehen die Linse auseinander. Dadurch nimmt die Linsenkrümmung ab und einfallende Lichtstrahlen werden nicht so stark gebrochen. Mit dem Alter nimmt die Elastizität der Linse und damit auch die Akkomodationsfähigkeit ab.

Die **Pupille** ist die von der Regenbogenhaut umgebene natürliche Öffnung. Sie reguliert die in das Auge einfallende Lichtmenge. Die Regulation des Pupillendurchmessers erlaubt eine Anpassung der Schärfentiefe, während die Sehschärfe durch Nah- und Fernakkomodation der Linsenform bestimmt wird.

Der **Glaskörper** hat eine gelartige Konsistenz und ist für den Erhalt der Form des Augapfels mitverantwortlich. Er ist transparent, besteht zu 98 % aus Wasser und zu 2 % aus Hyaluronsäure und ermöglicht dadurch eine gute optische Abbildung. Im Alter kann sich die gleichmäßige Struktur des Glaskörpers verändern. Der Glaskörper beginnt, sich mehr und mehr zu verflüssigen.

Sehnerv

Der Sehnerv (Nervus opticus) leitet die Lichtreize von der Netzhaut durch die Augenhöhle an das Sehzentrum im ZNS weiter. Im Sehnervenkopf (Papille) vereinen sich die Nervenfasern zum Sehnerv. Nach Verlassen der Augenhöhle tritt der Sehnerv durch den knöchernen Sehnervenkanal (Canalis opticus). An der sogenannten Sehnervenkreuzung (Chiasma opticum) kreuzen sich die Sehnerven des linken und des rechten Auges. Deshalb verarbeitet die rechte Gehirnhälfte die Informationen des linken Auges und die linke Hirnhälfte die des rechten Auges.

Schutzvorrichtungen
Das Auge hat verschiedene Schutzvorrichtungen, die es vor Schadstoffen und Austrocknung schützen. Dazu gehören:

- Augenhöhle,
- Augenlid,
- Bindehaut,
- Tränenapparat.

Die **Augenhöhle** (Orbita) ist eine Mulde im Gesichtsschädel, die den Augapfel umschließt und aus sieben aneinandergrenzenden Schädelknochen besteht. Sie hat Öffnungen nach hinten und unten, durch die Nerven und Gefäße ziehen.

Das **Augenlid** (Palpebra) ist eine bewegliche Hautfalte, die die Vorderseite des Auges bedeckt. Der Mensch besitzt ein oberes und ein unteres Augenlid. Sie dienen dem Schutz des Augapfels und sorgen durch regelmäßigen, unwillkürlichen Lidschlag für eine gleichmäßige Verteilung des Tränenfilms auf der Hornhaut. An der Lidkante sitzen Talgdrüsen, die an der Bildung des Tränenfilms beteiligt sind.

Die **Bindehaut** (Tunica conjunctiva) dient ebenfalls dem Schutz vor Fremdkörpern, besonders die Abwehrfunktion für Bakterien spielt eine Rolle. Sie ist eine durchsichtige Schleimhaut, die an der Lidkante beginnt. Sie überzieht die dem Augapfel zugewandte Fläche der Augenlider. In der Schleimhaut sind einzelne Tränendrüsen eingelagert.

Der **Tränenapparat** (Apparatus lacrimalis) dient dem antimikrobiellen Schutz und der Befeuchtung des Auges. Er besteht aus den Tränendrüsen und den ableitenden Tränenwegen. Die Tränendrüsen produzieren die farblose und salzige Tränenflüssigkeit. Über zahlreiche Ausführungsgänge geben die Tränendrüsen ihr wässriges Sekret ab. Die Tränenflüssigkeit sammelt sich im inneren Lidwinkel, wo sie über die Tränenwege in den unteren Nasengang der Nasenhöhle abfließt. Die ableitenden Tränenwege bestehen aus zwei Tränenpunkten, Tränenkanälchen, Tränensack und Tränen-Nasen-Gang.

Abbildendes System
Das abbildende System (**dioptrischer Apparat**) entwirft auf der Netzhaut ein reelles, umgekehrtes und verkleinertes Bild. Anders als bei einer einfachen Linse handelt es sich bei dem dioptrischen Apparat um ein zusammengesetztes System mit mehreren Übergangsflächen und brechenden Medien.

Lichtstrahlen werden beim Eintreten in das Auge mehrfach gebrochen, zuerst durch die Hornhaut, dann durch das Kammerwasser, die Linse und den Glaskörper. Die Pupille reguliert wie eine Blende den Lichteinfall, die elastische Linse sorgt mithilfe des Ziliarkörpers für eine dynamische Anpassung zwischen Nah- und Fernsicht. Auf der Netzhaut wird das Licht von Sehzellen in elektrische Impulse umgewandelt und nach einer Filterung und Sortierung in den Netzhautschichten über den Sehnerv ins ZNS weitergeleitet. Die Brechkraft einer Linse wird in Dioptrien (dpt) gemessen. Die Iris stellt die Blende dar, die Blendenöffnung ist die Pupille.

Die **Pupillenreaktion** hängt von der Intensität des einfallenden Lichts ab und wird reflektorisch gesteuert. Die Pupille ist umso weiter, je geringer die Leuchtdichte der Umgebung ist. Einfallendes Licht ruft eine Verengung hervor. Verantwortlich dafür sind zwei glatte Muskeln in der Iris, der M. sphincter pupillae und der M. dilatator pupillae. Durch Kontraktion des M. sphincter pupillae wird die Pupille verengt (Miosis). Die Kontraktion des M. dilatator pupillae führt zu einer Vergrößerung der Pupille (Mydriasis).

Das **Gesichtsfeld** ist der Teil der Umwelt, den man bei ruhig gehaltenem Kopf, ruhig gehaltenen Augen und Geradeaus-Blick sieht. Man unterscheidet das zentrale und das periphere Gesichtsfeld. Ersteres ist eine Funktion der Sinneszellen (Zapfen) der Netzhautmitte, letzteres ist an die Intaktheit der Sinnesepithelien (Zapfen und Stäbchen) sämtlicher Netzhautareale gebunden.

> **MERKE** Im Auge werden mithilfe des dioptrischen Apparats Objekte aus der Umwelt abgebildet. Durch Akkomodation werden sowohl Sehschärfe als auch Schärfentiefe reguliert. Zu den bildentwerfenden Abschnitten gehören die Hornhaut und die Linse. Der bildaufnehmende Teil ist die Netzhaut. Linse, Glaskörper, Kammerwasser und Augenhäute sind Bestandteile des Augapfels, der geschützt in der Augenhöhle liegt und von sechs Muskeln gehalten wird. Die Pupille reguliert den Lichteinfall in das Innere des Auges. In der Netzhaut befinden sich die lichtempfindlichen Rezeptorzellen (Stäbchen und Zapfen). Die optischen Signale werden über den Sehnerv in das ZNS geleitet.

13.3.2 Hör- und Gleichgewichtsorgan

Gehör und Gleichgewicht nutzen als Sinnesorgane das Ohr (Auris) und das Labyrinth im Felsenbein (Pars petrosa). Die Bestandteile des Gleichgewichtsorgans sind

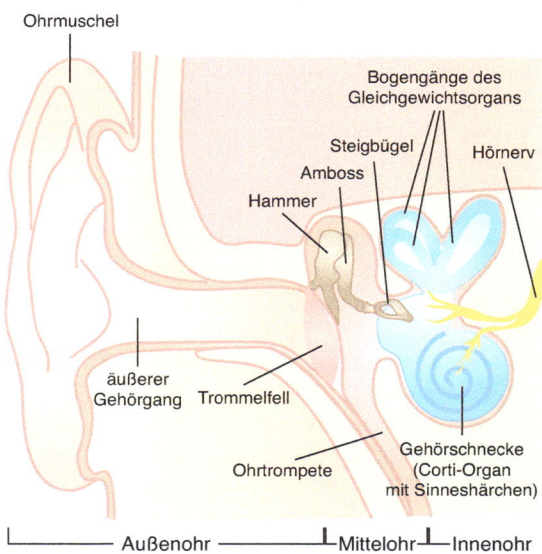

Abb. 13.36 Schematische Darstellung des Ohrs mit äußerem Ohr, Mittelohr und Innenohr sowie den Bogengängen (Gleichgewichtsorgan)

eng mit dem Hörorgan verbunden. Gehör bezeichnet eine Sinneswahrnehmung, mit der Schall wahrgenommen werden kann (auditive Wahrnehmung). Es ist die Gesamtheit von Ohr, Hörnerv und Hörzentrum im ZNS. Der Gleichgewichtssinn dient zur Feststellung der Körperhaltung und Orientierung im Raum. Er hat ein Zentrum im Gleichgewichtsorgan im Innenohr und im Kleinhirn.

Hörorgan

Das Gehörsystem (**auditorisches System**) des Menschen umfasst das äußere Ohr (Schallaufnahme), das Mittelohr (Schallweiterleitung) und das Innenohr (Schallverarbeitung), die Hörbahnen sowie die im Großhirn und im Stammhirn liegenden auditiven Reizverarbeitungszentren (o Abb. 13.36). Man unterscheidet das knöcherne Labyrinth (Hohlraum für das Sinnesorgan, mit Perilymphe gefüllt) vom häutigen (membranösen, mit Endolymphe gefüllten) Labyrinth (Sinnesorgan). Das Labyrinth enthält die Sinnesrezeptoren für das Hör- und Gleichgewichtsorgan.

Aufbau des Hörorgans

Das **äußere Ohr** (Auris externa) besteht aus der Ohrmuschel, dem äußeren Gehörgang und dem Trommelfell. Eintreffende Schallwellen werden durch das äußere Ohr über die Ohrmuschel und den äußeren Gehörgang weitergeleitet. Das äußere Ohr dient nicht nur der Aufnahme der Schallwellen, sondern auch dazu, eine bestimmte Einfallsrichtung zu codieren. Die zahlreichen Erhebungen und Vertiefungen der Ohrmuschel bilden akustische Filter, die beim Einfall der Schallwellen aus einer bestimmten Richtung angeregt werden. Die Schallwellen werden durch die Trichterwirkung des Ohrs und die Eigenresonanz des äußeren Gehörgangs im Bereich von 2–4 KHz um ca. 20 dB verstärkt. Das Trommelfell besteht aus kollagenem Bindegewebe, das außen von Epithelzellen bedeckt und innen mit Schleimhaut überzogen ist. Es ist die Grenze des äußeren Ohrs und überträgt die Schallwellen auf die Gehörknöchelchen.

Das **Mittelohr** (Auris media) liegt in der luftgefüllten, mit Schleimhaut ausgekleideten Paukenhöhle, die am Trommelfell beginnt und am ovalen Fenster endet. An der Paukenhöhle bildet sich nach unten die Ohrtrompete (Eustachi-Röhre), die das Mittelohr mit dem oberen Rachenraum verbindet und für den Druckausgleich zwischen Mittelohr und Rachen sorgt. Im Mittelohr befinden sich die gelenkig miteinander verbundenen Gehörknöchelchen Hammer, Amboss und Steigbügel, die die Schallwellen mechanisch vom Trommelfell auf das ovale Fenster übertragen. Dabei sind der Hammer mit dem Trommelfell und der Steigbügel mit der Membran des ovalen Fensters verbunden. Durch diese Knöchelchenkette werden die Schallwellen vom Trommelfell durch das ovale Fenster zum Innenohr (Labyrinth) fortgeleitet. Im Mittelohr erfahren die Schallwellen eine 22-fache Verstärkung, welche etwa 27 dB entspricht. Die Schallwellenverstärkung beruht auf zwei Mechanismen:

- Hebelwirkung der Gehörknöchelchen, Verstärkung der Schwingungen des Trommelfells,
- Schalldruckerhöhung vom großen Trommelfell auf das kleine ovale Fenster, die gleiche Kraft wirkt auf eine kleinere Fläche.

Das **Innenohr** (Auris interna) liegt in der knöchernen Felsenbeinpyramide und besteht aus dem knöchernen, mit Perilymphe gefüllten Labyrinth und dem häutigen, mit Endolymphe gefüllten Labyrinth. Im häutigen Labyrinth befinden sich die Schnecke (Cochlea) und das Gleichgewichtsorgan. Da die Zusammensetzung der Peri- und Endolymphe unterschiedlich ist, besteht zwischen beiden eine Spannungsdifferenz, die für die Reizaufnahme und -weiterleitung erforderlich ist.

Die **Schnecke** (Cochlea) ist ein ca. 3 cm langer Gang, der 2,5-mal um sich selbst gewunden und in drei übereinanderliegende Gänge gegliedert ist:

- Vorhoftreppe,
- Schneckengang,
- Paukentreppe.

Die **Vorhoftreppe** (Scala vestibuli) beginnt am ovalen Fenster, nimmt vom Steigbügel die Schallwellen auf und ist an der Schneckenspitze mit der Paukentreppe verbunden. Die **Paukentreppe** (Scala tympani) leitet die

Schallwellen zurück an das runde Fenster und endet dort. Beide Räume sind mit Perilymphe gefüllt und werden durch die Reissner-Membran und die Basilarmembran getrennt. Sie liegen über bzw. unter dem **Schneckengang** (Scala media), der mit Endolymphe gefüllt ist und mit dem Gleichgewichtsorgan in Verbindung steht. Die Basilarmembran ist der Boden des Schneckengangs.

Das **Corti-Organ** ist das eigentliche Hörorgan. Hier ist die Schnittstelle zwischen den akustischen Signalen und den Nervenimpulsen. An der vibrierenden Basilarmembran des Corti-Organs befinden sich **Haarsinneszellen**, deren oberer Teil, die Stereozilien, mit der darüber liegenden Membran verbunden sind. Diese Haarsinneszellen werden durch die Schwingungen der Basilarmembran ausgelenkt und wandeln so die mechanische Bewegung in ein elektrisches Signal um. Es kommt zum Einstrom von K^+-Ionen. Dadurch tritt eine Depolarisation mit nachfolgender Ausschüttung von Glutamat auf. Dieser Neurotransmitter erzeugt EPSP am Hörnerv, die zur Öffnung von Na^+-Kanälen führen und damit zu Aktionspotenzialen, die über die Fasern des Hörnervs (Nervus vestibulocochlearis, VIII. Hirnnerv) zur primären Hörrinde im Scheitellappen geleitet und dort verarbeitet werden. Jede Haarsinneszelle sitzt an einer anderen Stelle auf der Basilarmembran und wird daher von einer bestimmten Frequenz unterschiedlich erregt. Jede Faser im Hirnnerv bringt Informationen über eine bestimmte Frequenz zum Gehirn. Die Wahrnehmung der Töne erfolgt für tiefe Töne im hinteren und für hohe Töne im vorderen Bereich der Hörschnecke.

Auditive Wahrnehmung

Die auditive Wahrnehmung beschreibt den Vorgang des Hörens und in welcher Form Schallwellen wahrgenommen werden. **Schallwellen** entstehen durch rhythmische Verdichtung der Moleküle eines schallleitenden Mediums (z. B. Luft, Wasser). Sie dienen der Kommunikation und zusammen mit Umweltgeräuschen der Orientierung. Charakteristisch sind Frequenz, Schalldruck, Schallschnelle und die Ausbreitungsgeschwindigkeit. Das menschliche Ohr kann akustische Signale nur innerhalb eines bestimmten Frequenz- und Schalldruckbereichs wahrnehmen, der als Hörfläche bezeichnet wird. Diese Hörfläche kennzeichnet den Bereich zwischen der unteren Grenze der Hörschwelle und der oberen Grenze der akustischen Schmerzschwelle bei einem Schalldruckpegel von etwa 130 dB. Die **Hörschwelle** liegt zwischen den Punkten der tiefsten hörbaren Frequenz von 16–20 Hz und der höchsten hörbaren Frequenz, die je nach Alter bis maximal 20 kHz beträgt. Schallwellen mit Frequenzen unterhalb 16 Hz werden als Infraschall und Schallwellen über 20 kHz als Ultraschall bezeichnet.

Gleichgewichtsorgan

Der Gleichgewichtssinn setzt sich zusammen aus:

- **vestibulärer Wahrnehmung**: bestimmt die Richtung der Gravitation und Beschleunigung,
- **visueller Wahrnehmung**: stellt die Orientierung im Raum fest,
- **Tastsinn** und Tiefensensibilität.

Das Gleichgewichtsorgan (Organo vestibulare, Vestibularapparat) liegt als häutiges, mit Endolymphe gefülltes Organ im knöchernen, mit Perilymphe gefüllten **Labyrinth** des Innenohrs und dient gemeinsam mit den Augen der Erhaltung des Gleichgewichts. Es registriert alle Arten von Beschleunigungen und Lageveränderungen. Dadurch ist eine Orientierung im Raum möglich. Das Gleichgewichtsorgan unterteilt sich in fünf Bestandteile: drei Bogengänge sowie das kleine und das große Vorhofsäckchen, die beide als Makulaorgane (⚬ Abb. 13.36) bezeichnet werden.

Aufbau des Gleichgewichtsorgans

Die **Bogengänge** (Ductus semicirculare) sind mit Endolymphe gefüllt und bilden das Drehsinnorgan. Sie stehen nahezu senkrecht zueinander und erfassen so die Drehbeschleunigungen des Kopfs im Raum. Sie sind aus dem eigentlichen Bogen und aus einer Erweiterung, der Ampulle, aufgebaut. In der Ampulle befinden sich die Haarzellen (Kinozilien) der Bogengänge, die die Sinneszellen des Gleichgewichtsorgans sind. Ihre Spitzen ragen in einen Gallertkegel, die Cupula. Bei der Drehung des Kopfs strömt die Endolymphe durch ihre Trägheit entgegen der Drehrichtung durch die Bogengänge. Dadurch werden die Cupula und die in ihr liegenden Haarzellen erregt. Es entsteht ein elektrisches Signal, das über den Bogengangnerv zum ZNS weitergeleitet wird.

Die **Makulaorgane**, kleines und großen Vorhofsäckchen (Macula sacculi und Macula utriculi), sind die Sinnesfelder. Sie erfassen die Linearbeschleunigung des Körpers im Raum und stehen ebenfalls senkrecht zueinander, sodass das kleine Vorhofsäckchen auf vertikale und das große Vorhofsäckchen auf horizontale Beschleunigungen anspricht. Die Sinneszellen reichen mit ihren Fortsätzen (Stereozilien) in eine gallertige Membran, die Otolithen enthält. Es sind feine Calciumcarbonatkristalle. Sie erhöhen die Dichte der Membran, sodass die Erfassung linearer Beschleunigungen ermöglicht wird.

Signalentstehung und -verarbeitung

Die Signalentstehung und -verarbeitung erfolgt in den **Kinozilien** durch die Einwirkung von Scherkräften. Kinozilien sind durch kontraktile Proteine zur Bewegung befähigt. Werden sie in eine bestimmte Richtung ausgelenkt, entsteht eine Depolarisation, während die

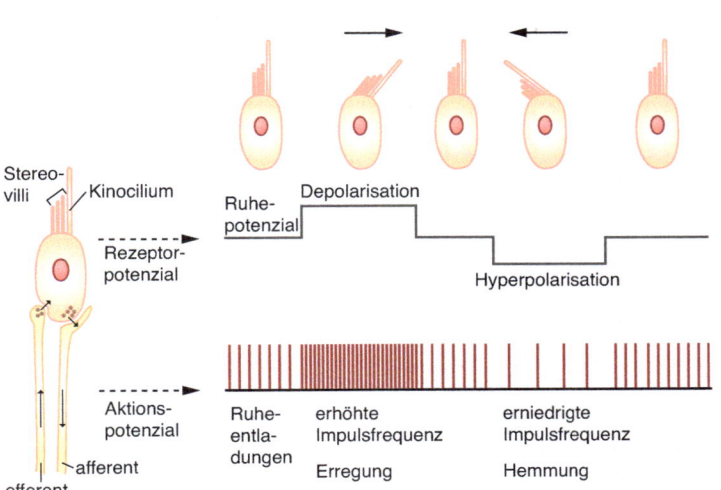

Abb. 13.37 Schematische Darstellung der Funktion der Haarzellen. Die Sinneszellen werden durch efferente und afferente Nervenfasern innerviert. Die Auslenkung der Kinozilien bestimmt die Veränderung der Frequenz der Aktionspotenziale. Nach Penzlin 2005

Auslenkung in die andere Richtung zu einer Hyperpolarisation führt. Dadurch wird die Frequenz der Aktionspotenziale der afferenten Nerven verändert. Die Empfindlichkeit wird durch efferente Nervenfasern moduliert (o Abb. 13.37). Von den Sinneszellen gelangt die Information über den VIII. Hirnnerv (Nervus vestibulocochlearis) zu entsprechenden Nervenkernen im Hirnstamm (☐ Tab. 13.1). Diese erhalten zusätzliche Informationen von den Augen, vom Kleinhirn und vom Rückenmark. Die Verschaltung des Gleichgewichtsorgans mit den Augenmuskeln (vestibulookulärer Reflex) ermöglicht die visuelle Wahrnehmung eines stabilen Bilds während gleichzeitiger Kopfbewegungen.

Zusammenfassung

- Das Hör- und Gleichgewichtsorgan repräsentiert zwei funktionell unterschiedliche Sinnesorgane, die aber anatomisch eine Einheit bilden. Das Hörorgan besteht aus einem Schallwellen aufnehmenden Apparat (äußeres Ohr, Mittelohr) und einem Schallwellen verarbeitenden Apparat (Gehörschnecke).

- In der Gehörschnecke werden Schallwellen zu Nervenimpulsen transformiert, die über den N. vestibulocochlearis (VIII. Hirnnerv) in das ZNS weitergeleitet werden und dort die Wahrnehmung von Geräuschen und Tönen bewirken.

- Das Gleichgewichtsorgan vermittelt Informationen über die Lage des Kopfs im Raum. Es setzt sich aus den drei Bogengängen und den beiden Makulaorganen zusammen. Die Sinnesfelder (Makulaorgane) registrieren Linearbeschleunigungen, die Bogengänge Drehbeschleunigungen.

13.4 Muskulatur

Als Muskulatur wird die Gesamtheit aller Muskeln des Organismus oder einzelner Körperregionen bezeichnet. Ein einzelner Muskel ist eine kontraktile Funktionseinheit, die durch die Abfolge von Kontraktion und Erschlaffung innere und äußere Strukturen des Organismus bewegt. Diese Bewegung ist sowohl die Grundlage der aktiven Fortbewegung und der Gestaltveränderung des Körpers als auch vieler innerer Körperfunktionen.

Nach **histologischen Aspekten** und ihren spezifischen Eigenschaften lassen sich folgende Formen der Muskulatur unterscheiden (o Abb. 13.38):

- quergestreifte Muskulatur,
  - Skelettmuskulatur,
  - Herzmuskulatur,
- glatte Muskulatur.

Ein Muskel besteht aus dem Muskelgewebe, das sich aus charakteristischen Muskelzellen zusammensetzt. Beim Skelettmuskel werden die Muskelzellen als Muskelfasern bezeichnet. Die Strukturen der Muskelzelle haben eine eigene Nomeklatur, die sich von anderen Zellen unterscheidet (☐ Tab. 13.6).

13.4.1 Struktur und Funktion der quergestreiften Muskulatur

Jeder gesunde Mensch besitzt 656 Muskeln, wobei diese beim Mann etwa 40 %, bei der Frau etwa 23 % der Gesamtkörpermasse ausmachen. Der flächenmäßig größte Muskel des Menschen ist der große Rückenmuskel (Musculus latissimus dorsi), der dem Volumen nach größte Muskel ist der große Gesäßmuskel (Musculus gluteus maximus) und der stärkste ist der Kaumuskel (Musculus masseter). Die querge-

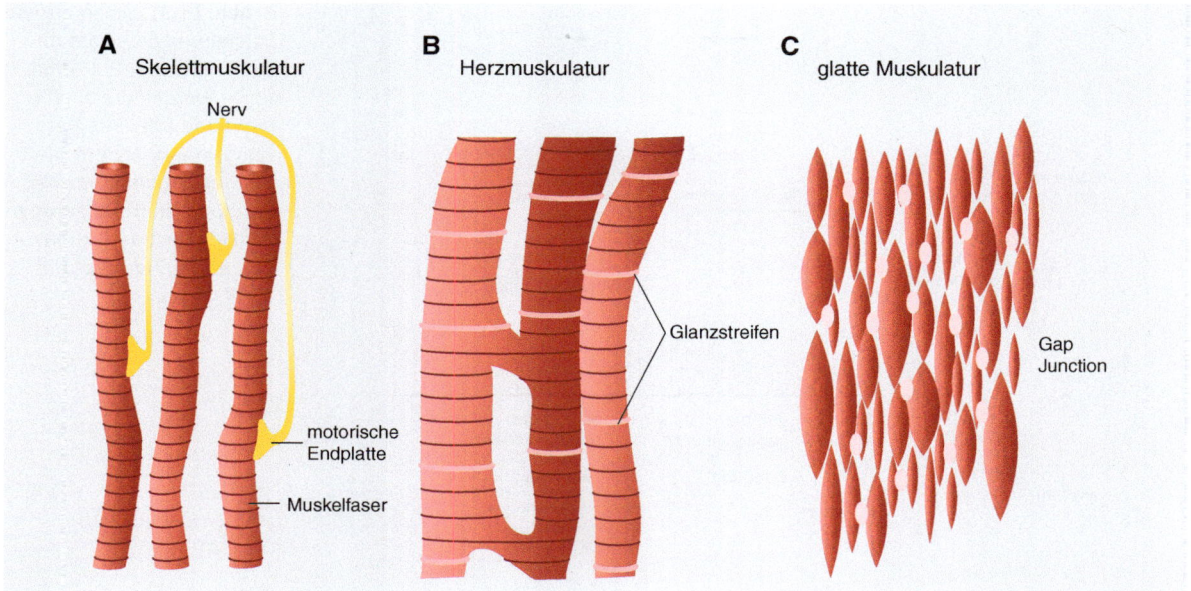

Abb. 13.38 Vergleich der verschiedenen Muskeltypen. **A** Quergestreifte Muskulatur und ihre Innervation über die motorische Endplatte, **B** Herzmuskelzellen sind über Glanzstreifen verbunden, **C** spindelförmige glatte Muskelzellen sind über Gap Junctions elektrisch leitend verbunden. Nach Claus und Claus 2009

Tab. 13.6 Vergleich der Nomenklatur von Zellbestandteilen einer Muskelzelle und anderen Zellen im Organismus

Muskelzelle	Andere Zellen im Organismus
Sarkoplasma	Zytoplasma (intrazellulärer Raum)
Sarkoplasmatisches Retikulum	Endoplasmatisches Retikulum
Sarkosom	Mitochondrium
Sarkolemm	Zellmembran

streifte Muskulatur wird durch das periphere Nervensystem innerviert.

Skelettmuskulatur

Die Skelettmuskeln sind die willkürlich steuerbaren Teile der quergestreiften Muskulatur und gewährleisten die Beweglichkeit. Zu ihnen zählen die Muskeln des Bewegungsapparats, des Gesichts, der Zunge, des Kehlkopfs, des Schlunds und der oberen Speiseröhre, des Augapfels, des Mittelohrs, des Beckenbodens und des Zwerchfells. Ein Skelettmuskel setzt sich zusammen aus langen Muskelfaserbündeln, die sich meist über die gesamte Länge des Muskels erstrecken und aus parallelen Muskelfasern bestehen. Jede Muskelfaser ist eine einzige Muskelzelle mit mehreren Zellkernen.

Nach ihrer dominanten Bewegungsrichtung unterteilt man die Skelettmuskulatur in:

- Flexoren (Beugemuskeln),
- Extensoren (Streckmuskeln),
- Rotatoren (Muskeln, die eine Drehbewegung erzeugen),
- Adduktoren (Muskeln, die eine Extremität an den Körper heranziehen),
- Abduktoren (Muskeln, die eine Extremität vom Körper wegführen).

Ein Skelettmuskel besteht aus Tausenden von Muskelfasern und ist von außen mit Bindegewebe umhüllt. Diese Hülle wird Muskelfaszie genannt. Die Ausläufer dieses Bindegewebes, die Septen, umhüllen wiederum jede einzelne Muskelfaser und schließen diese zu Muskelfaserbündeln zusammen. Die bindegewebeartigen Häute vereinigen sich an den Muskelköpfen zu den Sehnen des Muskels, die am Knochen ansetzen. Sie enthalten auch Nerven und Blutgefäße, die den Muskel versorgen.

Querstreifung: Die einzelne Muskelfaser zeigt im Polarisationsmikroskop ein periodisches Muster aus aufleuchtenden A-Banden und nicht-aufleuchtenden I-Banden. Im gefärbten Schnitt stellt sich die A-Bande (enthält nur Myosinfilamente) als dunkel, die I-Bande (enthält nur Aktinfilamente) als hell dar. Bei hoher Vergrößerung ist eine zusätzliche Zwischenlinie (Z-Scheibe) sichtbar, welche die I-Bande halbiert. Die Strecke zwischen zwei Z-Linien wird als Sarkomer bezeichnet. Im Sarkomer werden kontraktile Proteine (Aktin und Myosin), Regulatorproteine (Tropomyosin,

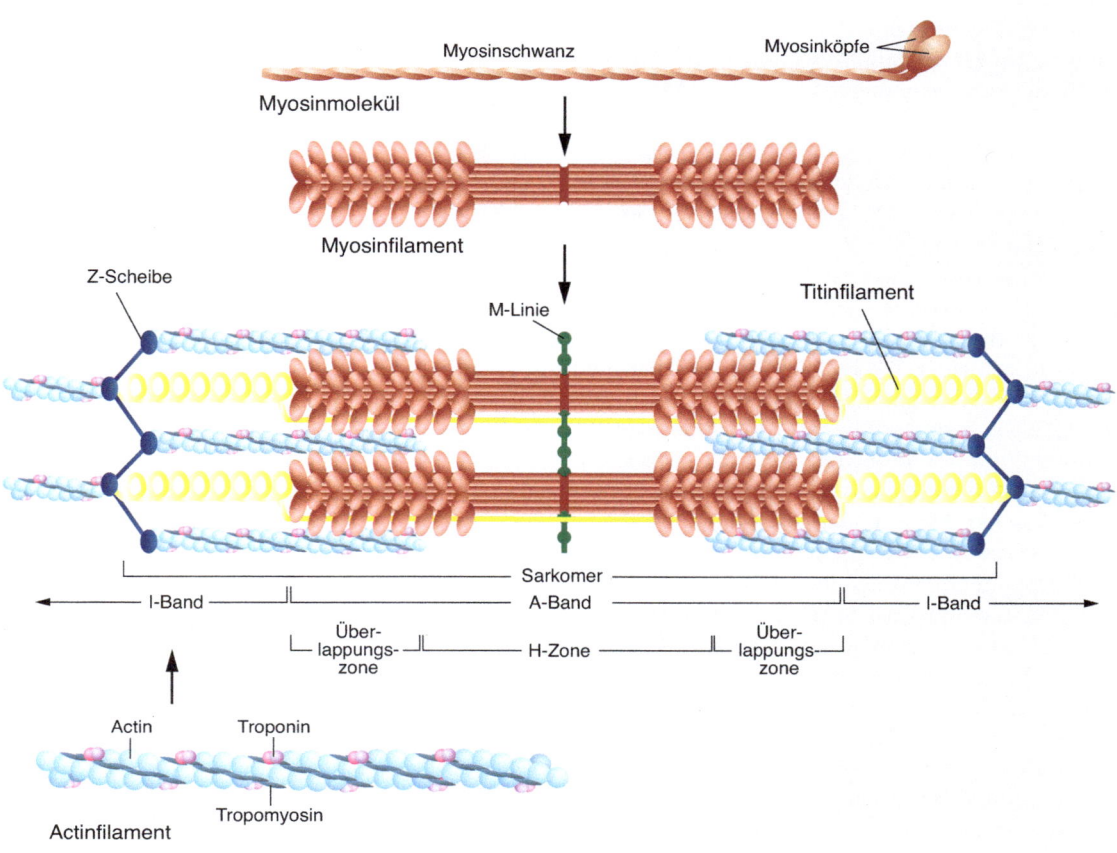

Abb. 13.39 Aufbau des kontraktilen Apparats

Troponin) und Strukturproteine (C-Protein, Nebulin, Titin) gebündelt (**Abb. 13.40**).

Kontraktiler Apparat

Die Muskelfasern sind ca. 10–100 µm dick und bis zu 10 cm lang. Im Inneren finden sich neben den allgemeinen Zellbestandteilen bis zu hundert Zellkerne sowie besonders geformte, in Faserrichtung parallel angeordnete Myofibrillen, die als kontraktile Elemente die Grundlage der Muskelkontraktion bilden. Eine **Myofibrille** besteht aus einer Aneinanderreihung von Sarkomeren. Sie haben eine säulenartige Form mit einem durchschnittlichen Durchmesser von etwa 1 µm. Ihre Enden sind am Sarkolemm verankert, wodurch sich die Verkürzung der Myofibrillen direkt auf dieses überträgt. Zwischen den Myofibrillen findet man die Zellorganellen, wie Mitochondrien.

Jede Myofibrille ist von einem geschlossenen Tubulussystem umgeben, das etagenweise angeordnet ist. Die Tubuli verlaufen longitudinal zu den Myofibrillen (L-System). Jedes L-System enthält zwei Terminalzisternen, die Ca^{2+} speichern. Dieses L-System bildet das sarkoplasmatische Retikulum. Weiterhin besitzt die Skelettmuskelzelle ein transversales Tubulussystem (T-System). Die T-Tubuli sind Einstülpungen des Sarkolemms, ziehen also von der Oberfläche in die Tiefe der Muskelzelle und stehen mit dem Extrazellulärraum in Verbindung. Die T-Tubuli liegen dabei zwischen den Terminalzisternen des L-Systems und bilden die sogenannten Triaden.

Ein **Aktinfilament** (dünnes Filament) besteht aus einem schraubenartig verdrillten Doppelstrang des F-Aktins, in dessen Furche ein weiterer Proteinstrang, das Tropomyosin, liegt. In regelmäßigen Abständen ist ein weiteres kugelförmiges Protein, das Troponin, angelagert (**Abb. 13.39**).

Ein **Myosinfilament** (dickes Filament) besteht aus einem Myosinstrang, an dessen Ende sich der bewegliche Myosinkopf befindet. Dadurch können die Myosinköpfe zwischen den Aktinfilamenten gleiten und die Verkürzung des Muskels hervorrufen (Gleitfilamenttheorie). Das Verankerungsprotein Titin stellt am Ende der dicken Filamente eine Verbindung zur nächsten Z-Scheibe her (**Abb. 13.39**).

Die Strukturproteine Nebulin und Titin sind für den Zusammenhalt des Sarkomers verantwortlich. **Nebulin** setzt an den Z-Scheiben an und verläuft parallel zu den Aktinfilamenten, sorgt für Stabilisierung und überwacht wahrscheinlich dessen Länge. **Titin** wirkt wie eine Feder und zieht nach Dehnung der Muskulatur die Sarkomere wieder in ihre Ausgangsposition und ist somit für die Ruhespannung des Muskels zuständig.

Mechanismus der Muskelkontraktion

Kontrahiert ein Muskel, verkürzt sich jedes Sarkomer, der Abstand von einer Z-Scheibe zur nächsten verkleinert sich, ebenso sind die I-Banden verkürzt. Nach der **Gleitfilamenttheorie** muss das Myosin an den fadenförmigen Aktinmolekülen entlanggleiten, damit sich ein Muskel zusammenziehen kann. Dieses Gleiten beruht also auf einer Wechselwirkung zwischen den Aktin- und den Myosinmolekülen. Zusammen mit Troponin reguliert Tropomyosin die Muskelkontraktion. Die Kontraktionsstärke hängt von den aktivierten **Aktin-Myosin-Querbrücken** und daher von der Überlappung zwischen Aktin- und Myosinfilamenten ab.

Bei dem Gleitprozess ist **Troponin C**, eine Untereinheit des Troponinkomplexes, der sogenannte Calciumsensor, und Toponin I der Schalter des Kontraktionsprozesses. Sind alle Ca^{2+}-Bindungsstellen von Troponin C besetzt, hat dies eine Konformationsänderung des Troponinkomplexes zur Folge. Troponin I bewegt sich von seiner hemmenden Position auf dem Aktinfilament weg. Dadurch wird eine Region am Aktin frei, an der Myosinköpfe binden können.

Der **Myosinkopf** hat ATPase-Aktivität, d. h. er kann ATP binden und zu ADP und einem Phosphatrest hydrolysieren, wobei die Hydrolyseprodukte am Myosin gebunden bleiben. Steigt die sarkoplasmatische Ca^{2+}-Konzentration infolge einer erregungsbedingten Freisetzung aus dem sarkoplasmatischen Retikulum an, kommt es zu einer festen Querbrückenbildung durch Anheftung des Myosinkopfs an ein benachbartes Aktinmolekül. Aktin verursacht die Freisetzung des Phosphatrests und kurz danach auch des ADP. Anschließend kippt der Myosinkopf von 90° auf 45° zurück und bewegt dadurch das Aktin weiter, wodurch die Kontraktion entsteht. Wenn es zu einer erneuten Bindung von ATP am Myosinkopf kommt, wird die Affinität zum Aktin soweit gesenkt, dass sich das Tropomyosin wieder über die myosininaktivierende Stelle schiebt und die Aktin-Myosin-Bindung löst.

Jeder der ungefähr 350 Köpfe eines Myosinfilaments bildet und löst mehrere Querbrücken zu unterschiedlichen Zeitpunkten, sodass die Filamente kontinuierlich aneinander vorbeigezogen werden. Durch die hintereinander geschalteten Sarkomere einer Muskelfaser werden die wiederholten geringfügigen Bewegungen der Querbrücken in eine Bewegung umgesetzt.

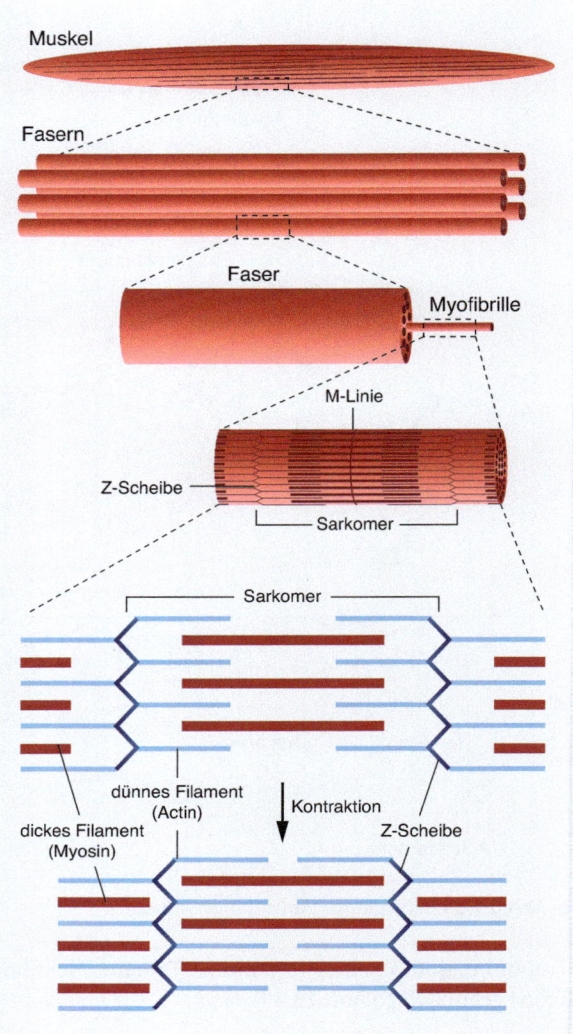

Abb. 13.40 Hierarchie der Skelettmuskulatur-Organisation

Motorische Endplatte und elektromechanische Kopplung

Für jede Kontraktion ist eine Erregung, die über Nerven auf die Muskeloberfläche gelangt, notwendig. Dies geschieht beim Skelettmuskel an der motorischen Endplatte. Die **motorische Endplatte** ist die Verbindungsstelle zwischen dem Axon der motorischen Vorderhornzellen (Motoneurone) und den Skelettmuskelfasern (motorische Innervation). Die Nervenendigung des **Motoneurons** liegt in einer gefalteten Mulde der Muskelfaser. Die Übertragung des Nervenaktionspotenzials auf den Muskel erfolgt chemisch durch den Neurotransmitter ACh. Dieses bindet an die nicotinischen Rezeptoren der Muskelzelle und löst hier ein EPSP (▶ Kap. 13.2.2) aus, das sich entlang des **Sarkolemms** ausbreitet und zur Entstehung eines Muskelaktionspotenzials und damit zur Erregung der Muskelfaser führt. Diese über die Muskelzellwand laufende Erre-

Muskelglykogens zu Glucose beschleunigt. Die Glucose wiederum wird für die aerobe oder anaerobe Wiederherstellung der energiereichen ATP-Verbindung genutzt.

Fasertypen und Kontraktionsarten

Die Typen der Muskelfasern werden nach ihrer Ausstattung mit Mitochondrien und Enzymen des aeroben Stoffwechsels sowie ihrem Myoglobingehalt unterschieden.

Typ I, rote Fasern: Sie sind als ermüdungsresistente Fasern zu längeren Kontraktionen fähig und kommen vorwiegend in Muskeln mit stützmotorischer Funktion vor. Ihr Energiebedarf wird vorwiegend über den aeroben Stoffwechsel bereitgestellt. Sie besitzen überwiegend Enzyme zur aeroben Energiebereitstellung und viele Mitochondrien.

Typ II, weiße Fasern: Sie ermüden schneller und befinden sich überwiegend in Muskeln mit zielmotorischer Funktion. Ihre Fasern sind dicker und so zu einer größeren Kraftentwicklung fähig. Den benötigten Energiebedarf stellen sie anaerob bereit. Es gibt verschiedene Untergruppen.

Eine Muskelkontraktion kann sich in Abhängigkeit von den äußeren Bedingungen als Verkürzung und/oder Kraftentwicklung äußern. Je nach Arbeitsweise lassen sich verschiedene Kontraktionsarten unterscheiden:

Isometrische Kontraktion: konstante Muskellänge bei wechselnden Spannungsänderungen. Bei der isometrischen Kontraktion sind die Muskelenden fest fixiert und es findet keine Verschiebung bzw. Verkürzung der kontraktilen Myofibrillen statt. Es erfolgt ausschließlich eine Kraft- bzw. Spannungsänderung. Diese Form der Kontraktion entsteht in der Skelettmuskulatur bei Haltefunktionen, wie es beim isometrischen Krafttraining der Fall ist.

Isotonische Kontraktion: Muskellängenänderung bei konstanter Kraft. Bei dieser Kontraktionsform verkürzt sich der Muskel ohne Änderung der Kraft. Dies ist z. B. bei Belastungen mit einem frei zu hebenden Gewicht der Fall.

Auxotonische Kontraktion: Muskellängenänderung und Spannungsänderung. Man spricht von einer auxotonischen Kontraktion, wenn sich sowohl die Muskellänge als auch die Spannung ändern. Dies ist bei fast allen Körperbewegungen der Fall.

Unterstützungskontraktion: erst isometrische, anschließend isotone bzw. auxotonische Kontraktion. Die Unterstützungskontraktion lässt sich in zwei nacheinander ablaufende Phasen unterteilen. Zuerst erfolgt eine isometrische Kontraktion und anschließend eine isotonische oder auxotonische Kontraktion.

Anschlagskontraktion: erst eine isotonische bzw. auxotonische und anschließend eine isometrische Kon-

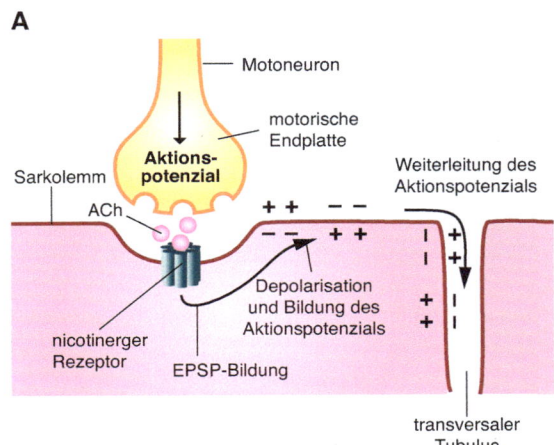
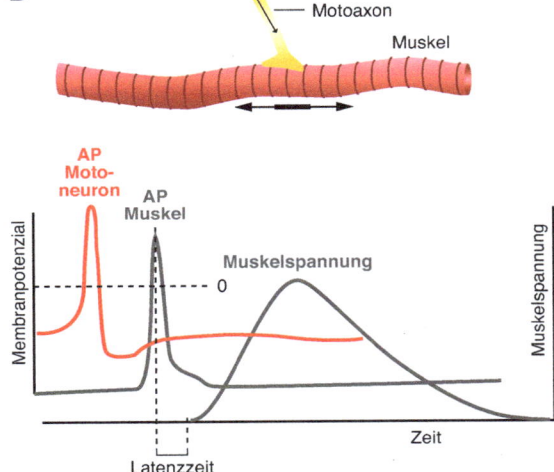

○ **Abb. 13.41 A** Organisation und **B** Funktion der motorischen Endplatte. AP Aktionspotenzial

gung breitet sich bis in die senkrecht zur Sarkolemmoberfläche angeordneten Quertubuli aus. Den Quertubuli liegen beidseitig eng zisternenförmige Erweiterungen des L-Systems des sarkoplasmatischen Retikulums an, die Ca^{2+} in relativ hoher Konzentration enthalten. Durch die elektronische Erregung werden die Ca^{2+}-Kanäle im sarkoplasmatischen Retikulum geöffnet. Als Folge steigt die Ca^{2+}-Konzentration im Sarkoplasma an. Diese Erhöhung der Ca^{2+}-Konzentration ist wie oben beschrieben für die Querbrückenbindung und damit für die Auslösung der Kontraktion notwendig (○ Abb. 13.41). Wird die motorische Nervenzelle (Vorderhornzelle) ausreichend erregt (Entstehung eines Aktionspotenziales), dann kontrahieren alle zu der motorischen Einheit zugehörigen Muskelzellen fast gleichzeitig (Alles-oder-Nichts-Prinzip).

Zusätzlich wird das Enzym Muskelphosphorylase durch Ca^{2+}-Ionen aktiviert, welches den Abbau des

traktion. Im Gegensatz zur Unterstützungskontraktion laufen die beiden Phasen hier in umgekehrter Reihenfolge ab. Zunächst erfolgt eine isotonische bzw. auxotonische und anschließend eine isometrische Kontraktion.

Bau und Funktion der Herzmuskulatur

Der Herzmuskel (**Myokard**) bildet den größten Teil der Wand des Herzens. Die Herzmuskulatur wird außen vom Epikard und innen vom Endokard umgeben. Der Herzmuskel ist ein Hohlmuskel, der einen für seine Kontraktion mit Volumenverringerung des Hohlraums spezifischen, makroskopischen Aufbau (o Abb. 13.38) besitzt. Nach der Funktion wird das Myokard in Arbeitsmuskulatur (Arbeitsmyokard) und Muskelzellen eingeteilt, die dem Erregungsbildungs- und -leitungssystem zugeordnet werden (▸ Kap. 13.5.2). Das Arbeitsmyokard ist für die Kontraktion des Herzens verantwortlich. Die Zellen des Erregungsleitungssystems sind spezialisierte Schrittmacherzellen, die durch spontane Depolarisation Aktionspotenziale generieren und diese an das Arbeitsmyokard weiterleiten.

Obwohl die Struktur des Arbeitsmyokards große Ähnlichkeit zur Skelettmuskulatur aufweist, gibt es einige wichtige Besonderheiten:

- Kardiomyozyten (Herzmuskelzellen) bilden ein Netzwerk verzweigter Fasern, deren Zellgrenzen durch Glanzstreifen begrenzt werden,
- Kardiomyozyten enthalten in der Regel einen Kern pro Zelle,
- Kardiomyozyten sind reich an Mitochondrien, da sie eine hohe Stoffwechselaktivität besitzen,
- Kardiomyozyten sind dünner als die Fasern der Skelettmuskulatur,
- Glanzstreifen enthalten zur Impulsübertragung Gap Junctions sowie zur Stabilisierung des Zellverbands und zur Kraftübertragung Desmosomen,
- Myofibrillen und das parallel zu ihnen verlaufende sarkoplasmatische Retikulum befinden sich in der Nähe des Kerns, sodass im Sarkoplasma freie Räume entstehen, in denen sich die Sarkosomen befinden,
- transversale Tubuli verlaufen in Höhe der Z-Scheiben,
- das Longitudinalsystem ist schwächer als bei der Skelettmuskelfaser ausgebildet,
- das Myokard wird durch den Sympathikus und Parasympathikus innerviert.

Die Prozesse der Muskelkontraktion des Herzmuskels sind mit denen der Skelettmuskulatur vergleichbar, allerdings unterscheidet sich die Form des Aktionspotenzials (o Abb. 13.44).

■ **MERKE** Die kontraktilen Einheiten (Sarkomere), die aus parallel angeordneten Aktin- und Myosinfilamenten bestehen, bilden die strukturelle Grundlage der Muskelbewegung. Im Querbrückenzyklus werden die Filamente verschoben. Hierfür ist Ca^{2+} notwendig. Die neuronale Erregung wird über die motorische Endplatte beim Skelettmuskel übertragen. Beim Herzmuskel übernehmen die Zellen des Reizleitungssystems diese Funktion, die wiederum durch das periphere Nervensystem moduliert werden. Durch die Aktivierung mehrerer motorischer Einheiten wird das Ausmaß der Muskelkontraktion bestimmt. Die Myozyten des Herzmuskels werden durch Glanzstreifen getrennt, in denen Gap Junctions elektromechanische Kopplungen realisieren. Der kontraktile Apparat ist ähnlich dem der Skelettmuskulatur.

13.4.2 Glatte Muskulatur

Die glatte Muskulatur ist eine nicht willkürlich steuerbare Muskulatur, die unter anderem die Funktion, Anspannung und Form der inneren Organe und der Blutgefäße reguliert. Aufgrund ihrer Struktur kann die glatte Muskulatur einen langanhaltenden Tonus (tonische Dauerkontraktion) aufrechterhalten. Sowohl die Peristaltik in Magen, Darm und Harnwegen als auch die Blutdruckregulation beruhen auf der Wirkung der glatten Muskulatur. Während der Geburt ermöglicht sie die rhythmische Kontraktion (phasisch-rhythmische Kontraktion) der Gebärmutter. Die glatte Muskulatur kann durch langandauernde Membrandepolarisation, Aktionspotenziale, Neurotransmitter, Hormone sowie durch mechanische Dehnung aktiviert werden.

Glatte Muskelzellen

Die spindelförmige glatte Muskelzelle (o Abb. 13.38) ist 3–10 µm dick und 20–200 µm lang. Der Zellkern ist mittig und nimmt während der Kontraktion eine spindelförmige Gestalt an. Die Zellmembran bildet kleine Einstülpungen in das Sarkoplasma (Caveolae), die funktionell den T-Tubuli in der Skelettmuskulatur entsprechen. Die glatten Muskelzellen sind durch eine Basallamina im umliegenden Bindegewebe verankert.

Glatte Muskelzellen ordnen sich in Bündel, die sich teilweise verzweigen. Im Gegensatz zur Skelettmuskelfaser laufen die **Aktin- und Myosinfilamente** nicht streng parallel und geordnet zueinander, sondern liegen in einer Scherengitterstruktur vor. Deshalb gibt es weder organisierte Myofibrillen noch Sarkomere. Die Aktinfilamente sind zwischen Verdichtungszonen (Dense bodies) im Sarkoplasma und Anheftungsplaques (Attachment plaques) an der Membran aufgespannt. Die Myosinfilamente liegen zwischen den Aktinfilamenten. Zusätzlich unterstützen Intermediärfilamente, z.B. Desmin und

Vimentin, die Zellstruktur. Durch diese Anordnung kann die glatte Muskulatur stärker kontrahieren als die quergestreifte Muskulatur.

Wie bei den quergestreiften Muskelzellen hängt auch die Kontraktion der glatten Muskelzellen entscheidend von der **intrazellulären Ca^{2+}-Konzentration** ab. Während aber bei quergestreiften Muskeln die erhöhte Ca^{2+}-Konzentration zur Aktivierung von Aktin führt (Wegziehen des Tropomyosins von der Myosin-Bindungsstelle), dient es in glatten Muskelzellen der Aktivierung von Myosin. Dieses wird von einer Ca^{2+}-abhängigen Kinase (myosin light-chain kinase) phosphoryliert und somit aktiviert. Das Protein Calmodulin vermittelt dabei die Wirkung der Ca^{2+}-Ionen. Calmodulin wirkt als Calciumsensor und aktiviert die Kinase. Dadurch ermöglicht Calmodulin, wie der Troponin-Komplex des quergestreiften Muskels, die Interaktion von Aktin und Myosin und folglich die Kontraktion.

Der Anstieg der intrazellulären Ca^{2+}-Konzentration wird durch Freisetzen von Ca^{2+}-Ionen aus dem sarkoplasmatischen Retikulum oder Einstrom durch Ca^{2+}-Kanäle erreicht. Das Absinken der Ca^{2+}-Konzentration erfolgt durch Ca^{2+}-ATPasen, die Ca^{2+} in das sarkoplasmatische Retikulum oder den Extrazeluärraum pumpen.

Funktionelle Eigenschaften der glatten Muskulatur
In Abhängigkeit von der Kontraktionsdauer werden bei glatten Muskeln tonische, langanhaltende Dauerkontraktionen und phasische, kurze, rhythmische Kontraktionen unterschieden.

Durch strukturelle Unterschiede und die daraus resultierenden funktionellen Unterschiede ist eine Unterteilung der glatten Muskulatur in den Single-Unit- und den Multi-Unit-Typ möglich.

Der **Single-Unit-Typ** bildet durch Gap Junctions elektrisch gekoppelte Zellverbände aus. Über die Gap Junctions findet ein Austausch von Ionen und Second-Messenger-Molekülen statt. Auf diese Weise führt eine Erregung zu einer schnellen Ausbreitung über den ganzen Muskel und bewirkt eine nahezu synchrone Kontraktion des Zellverbands. Die Muskelzellen werden dabei nicht durch Nerven erregt, sondern durch die spontane Depolarisation von Schrittmacherzellen (myogener Tonus). Eine Beeinflussung durch vegetative Nerven ist jedoch möglich. Der Single-Unit-Typ kommt bevorzugt in der Muskulatur des Darms, der Gebärmutter und den Harnleitern oder auch teilweise in der Gefäßwand großer Blutgefäße vor.

Der **Multi-Unit-Typ** hat keine Gap Junctions, sondern jede Muskelzelle wird durch Nervenfasern des vegetativen Nervensystems erregt, die in unmittelbarer Umgebung der Zelle aus Varikositäten Neurotransmitter freisetzen (neurogener Tonus). Dieser Typ kommt bevorzugt im Samenleiter und in der Bronchial- und Gefäßmuskulatur vor.

Viele glatte Muskeln lassen sich allerdings nicht eindeutig einem dieser beiden Typen zuordnen, sondern stellen Mischformen dar.

■ **MERKE** Die glatte Muskulatur befindet sich in den Wänden von inneren Organen und Blutgefäßen. Sie ist nicht der bewussten Kontrolle unterworfen und wird vom vegetativen Nervensystem innerviert und gesteuert. Die glatte Muskulatur unterteilt sich funktionell in den Single-Unit- und den Multi-Unit-Typ. Charakteristisch für die glatte Muskulatur ist die langgestreckte, dünne Muskelzelle. Im Vergleich zur Skelettmuskulatur verkürzt sich glatte Muskulatur wesentlich langsamer, aber dafür stärker. Glatte Muskelzellen haben eine spindelförmige Grundform. Ihr kontraktiler Apparat ist nicht in Sarkomeren gebündelt, sondern unregelmäßig in der Muskelzelle verteilt. Der Kontraktionszyklus entspricht im Wesentlichen der Muskelkontraktion der quergestreiften Muskulatur, allerdings erfolgt hier die Aktivierung von Myosin durch Ca^{2+}-Ionen.

13.5 Kardiovaskuläres System

Das kardiovaskuläre System ist ein komplexes Transportsystem des menschlichen Körpers, das anatomisch aus dem Herz sowie den Blutgefäßen besteht und für die Aufrechterhaltung des Blutkreislaufs verantwortlich ist.

Das menschliche Herz ist das zentrale Organ des Blutkreislaufs. Es ist ein muskulöses Hohlorgan und hat die Funktion einer Druck- und Saugpumpe, die pro Minute etwa 5–6 l Blut durch den menschlichen Körper pumpt. Diese Aufgabe erfüllt es durch rhythmische Erschlaffung und Kontraktion der Kammern, denen entsprechende rhythmische Veränderungen der Vorhöfe vorausgehen.

Die Blutgefäße bilden in ihrer Gesamtheit ein geschlossenes System, in dem das Blut kontinuierlich zirkuliert. Dieser Kreislauf ist nicht nur das wichtigste Transport- und Verteilungssystem, sondern dient auch der Konstanz des inneren Milieus des Organismus (Homöostase).

13.5.1 Herz

Das Herz wiegt etwa 250–300 g und liegt nach links verschoben hinter dem Brustbein. Es befindet sich im sogenannten Herzbeutel (Perikard), der aus der Herzinnenhaut (Endokard) und einer bindegewebeartigen Hülle (Epikard) besteht. Zwischen ihnen befindet sich der Herzmuskel (Myokard). Er wird durch die Herzkranzgefäße (Koronargefäße), die von der Aorta abzweigen, mit Sauerstoff versorgt.

Anatomischer Aufbau

Die rechte und linke Herzhälfte besteht jeweils aus einer **Kammer** und einem **Vorhof**:

- rechter Vorhof (Atrium cordis dextrum),
- rechte Kammer (rechter Ventrikel, Ventriculus cordis dexter),
- linker Vorhof (Atrium cordis sinistrum),
- linke Kammer (linker Ventrikel, Ventriculus cordis sinister).

Getrennt werden sie durch die Vorhofscheidewand (Septum interatriale) und die Kammerscheidewand (Septum interventriculare, Ventrikelseptum).

Der **rechte Vorhof** nimmt das sauerstoffarme Blut aus den großen Hohlvenen (V. cava superior und V. cava inferior) auf und leitet es in die **rechte Kammer** weiter. Von dort wird es durch die Lungenschlagader (Truncus pulmonalis) in die Lunge transportiert. Über die vier Lungenvenen (Venae pulmonales) gelangt das sauerstoffreiche Blut in den **linken Vorhof**. Von hier fließt es in die **linke Kammer** und wird in die Aorta ausgeworfen (○ Abb. 13.42).

Zwischen Vorhöfen und Kammern sowie zwischen den Kammern und den großen Gefäßen befinden sich die vier **Herzklappen**. Sie funktionieren wie Ventile und verhindern den Rückstrom des Blutes. Die Herzklappen arbeiten passiv aufgrund der Änderung der Druckverhältnisse. Sie befinden sich an den Ein- und Ausstromöffnungen beider Ventrikel und heißen:

- Trikuspidalklappe: zwischen rechtem Vorhof und rechtem Ventrikel,
- Pulmonalklappe: zwischen rechtem Ventrikel und Lungenschlagader (Arteria pulmonalis),
- Mitralklappe: zwischen linkem Vorhof und linkem Ventrikel,
- Aortenklappe: zwischen linkem Ventrikel und Aorta.

Trikuspidalklappe und Mitralklappe werden als Segelklappen zusammengefasst.

Koronararterien

Genau wie alle anderen Organe muss auch das Herzmuskelgewebe mit Sauerstoff und Nährstoffen versorgt werden. Diese Versorgung wird über die **Herzkranzgefäße** (Koronararterien) sichergestellt. Sie entspringen der Aorta und verlaufen kranzförmig um das Herz. Die rechte Koronararterie versorgt die rechte Herzhälfte und die hintere Wand der linken Kammer. Die linke Koronararterie teilt sich in zwei Hauptäste. Der hintere Ast (Ramus circumflexus) verläuft hinten um das Herz herum und versorgt die linke und rechte Hinterwand. Der vordere Ast (Ramus interventricularis anterior) versorgt die Vorderwand (○ Abb. 13.43).

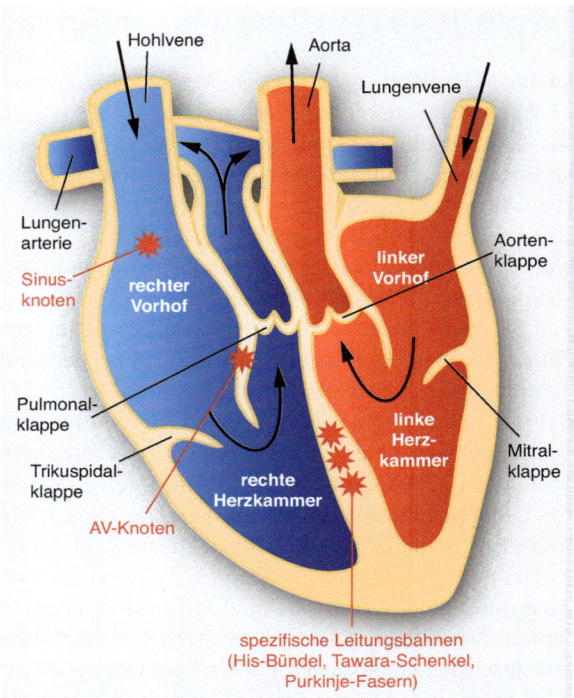

○ **Abb. 13.42** Frontalschnitt durch das Herz. Vorhöfe und Kammern sind geöffnet, die Pfeile geben die Richtung des Blutstroms an. Nach PTA*heute*/Katrin Elshof

■ **MERKE** Das Herz ist ein Hohlmuskel und besteht aus zwei Vorhöfen und zwei Kammern. Zwischen Vorhöfen und Kammern sowie zwischen den Kammern und den großen Gefäßen befinden sich die Herzklappen. Dieser Klappenapparat sorgt für einen gerichteten Blutstrom. Die arterielle Blutversorgung der Herzmuskelzellen wird über die Herzkranzgefäße (Koronararterien) sichergestellt. Sie entspringen der Aorta und verlaufen kranzförmig ums Herz.

13.5.2 Erregungsprozesse im Herz

Die **Herzfrequenz** (Schläge/min) beträgt in Ruhe 50–80/min (bei Neugeborenen über 120–160/min) und kann unter Belastung auf über 200/min ansteigen. Liegt eine verminderte Herzfrequenz vor (unter 60/min im Ruhezustand), wird von einer Bradykardie gesprochen. Ist die Herzfrequenz erhöht (über 100/min im Ruhezustand), handelt es sich um eine Tachykardie.

Die Zellen des Kammermyokards haben ein stabiles Ruhemembranpotenzial von ca. −80 mV. Spezialisierte Zellen des **Erregungsbildungs**- und **-leitungssystems** (▶ Kap. 13.4.1) sorgen dafür, dass sich das Myokard regelmäßig zusammenzieht und wieder entspannt. Sie durchziehen das Myokard, stimulieren die Herzmuskelzellen und leiten die Erregung weiter. Diese Fasern besitzen ein instabiles Ruhemembranpotenzial und erzeugen spontan Aktionspotenziale. Das Erregungs-

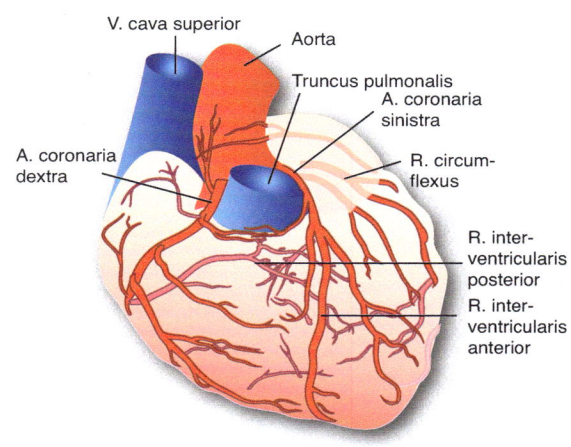

Abb. 13.43 Versorgungsgebiete der Koronararterien. Nach Vaupel, Schaible, Mutschler 2015

bildungs- und -leitungssystem beginnt im rechten Vorhof an der Einmündung der V. cava superior und enthält die Schrittmacherzentren. Die Fähigkeit dieser Zellen, spontan Erregungen zu bilden und weiterzuleiten, stellt die Grundlage für die Selbststeuerung der Herzschlagfolge (Autorhythmie) dar.

Die Erregungsbildung kann in folgenden **Schrittmacherzentren** erfolgen (o Abb. 13.42):

- Der Sinusknoten (Sinuatrial-Knoten, SA-Knoten) ist das primäre Erregungszentrum mit einem Sinusrhythmus von 60–80 Impulsen/min. Die Erregungsausbreitung erfolgt über die Vorhöfe.
- Der Atrioventrikular-Knoten (AV-Knoten) ist das sekundäre Erregungszentrum mit einem Rhythmus von 40–60 Impulsen/min. Er ist ein Frequenzfilter, der unter physiologischen Bedingungen Reize über einer bestimmten Frequenz nicht weiterleitet. Er sorgt dafür, dass die Kammerkontraktion erst nach der Vorhofkontraktion stattfindet. Bei Ausfall des Sinusknotens kann der AV-Knoten die Funktion als Rhythmusgeber aufnehmen.
- Das His-Bündel stellt die erregungsleitende Verbindung zwischen Vorhöfen und Kammern dar. Es teilt sich in zwei Kammerschenkel (Tawara-Schenkel) auf, welche bis an die Basis der Papillarmuskeln ziehen. Das His-Bündel kann im Fall des Ausfalls von Sinus- und AV-Knoten ebenfalls einen Eigenrhythmus ausbilden, welcher bei 20–30 Impulsen/min liegt und als Kammerrhythmus bezeichnet wird.
- Purkinje-Fasern sind eine weitere Aufteilung, durch die die Erregung auf das Arbeitsmyokard übertragen wird. Sie können mit einer niedrigeren Frequenz als die vorangehenden Zentren des Erregungsleitungssystems ebenfalls spontan depolarisieren und sind die letzte Möglichkeit der Erregungsbildung.

Durch dieses komplizierte System ist das Herz mehrfach gegen einen Stillstand gesichert. Fällt der Sinusknoten aus, erfolgt die Erregungsbildung mit geringerer Frequenz und unterschiedlicher Form der Aktionspotenziale in den nachfolgenden Erregungsbildungszentren (o Abb. 13.44).

Das **Aktionspotenzial** hat in den Zentren des Leitungssystems unterschiedliche Formen und unterscheidet sich vom Aktionspotenzial der Nervenzelle (o Abb. 13.44). Wesentlich beim Aktionspotenzial des Herzens ist nicht nur der Ort der Entstehung, sondern auch die Gewährleistung der Plateauphase. Sie hat eine schützende Funktion, indem sie die maximale Frequenz der Aktionspotenziale begrenzt. Durch die Plateauphase wird aber auch das Aktionspotenzial verlängert. Die Gesamtdauer liegt bei 220–400 ms. Das Aktionspotenzial lässt sich in folgende Phasen unterteilen (o Abb. 13.45):

- Ruhephase: hohe K^+-Leitfähigkeit,
- Aufstrichphase: Anstieg der Na^+-Leitfähigkeit, am Ende erfolgt eine Inaktivierung der Na^+-Kanäle (geringe frühe Repolarisation),
- Plateauphase: Anstieg der Ca^{2+}-Leitfähigkeit, gleichzeitig Reduktion der K^+-Leitfähigkeit,
- Repolarisation: Aktivierung spezifischer K^+-Kanäle, verbunden mit einer Abnahme der Ca^{2+}-Leitfähigkeit, anschließend wieder ein Anstieg der K^+-Leitfähigkeit.

Während der **Plateauphase** kann kein neues Aktionspotenzial ausgelöst werden, unabhängig von der Reizstärke, da die spannungsabhängigen Na^+-Kanäle in einem inaktivierten, geschlossenen Zustand vorliegen. Diese Zeit wird **absolute Refraktärperiode** genannt. Zum späteren Zeitpunkt sind bereits durch die fortschreitende Repolarisation mehrere, jedoch nicht alle, Na^+-Kanäle wieder im aktivierbaren, aber noch geschlossenen Zustand. Es können Aktionspotenziale ausgelöst werden, allerdings ist dazu eine höhere Reizstärke notwendig. Außerdem sind die Amplitude und die Steilheit der Aktionspotenziale vermindert. Diese Phase wird als **relative Refraktärperiode** bezeichnet. Während der anschließenden Repolarisation kehrt die Erregbarkeit zurück zum Status der Ruhephase.

- **MERKE** Das Erregungsbildungs- und -leitungssystem ist hierarchisch gegliedert und bestimmt durch seinen anatomischen Verlauf die Kontraktionsrichtung der Kammern und damit die Pumpfunktion. Die Zellen depolarisieren spontan und sind für die Autorhythmie verantwortlich. Die Aktionspotenziale des Myokards zeigen eine deutliche Verzögerung der Repolarisation (Plateau) infolge eines anhaltenden Ca^{2+}-Einstroms. Dadurch entsteht eine Refraktärperiode, was eine vorzeitige Wiedererregung verhindert und eine ordnungsgemäße Synchronisation der pumpenden Muskelzellen gewährleistet.

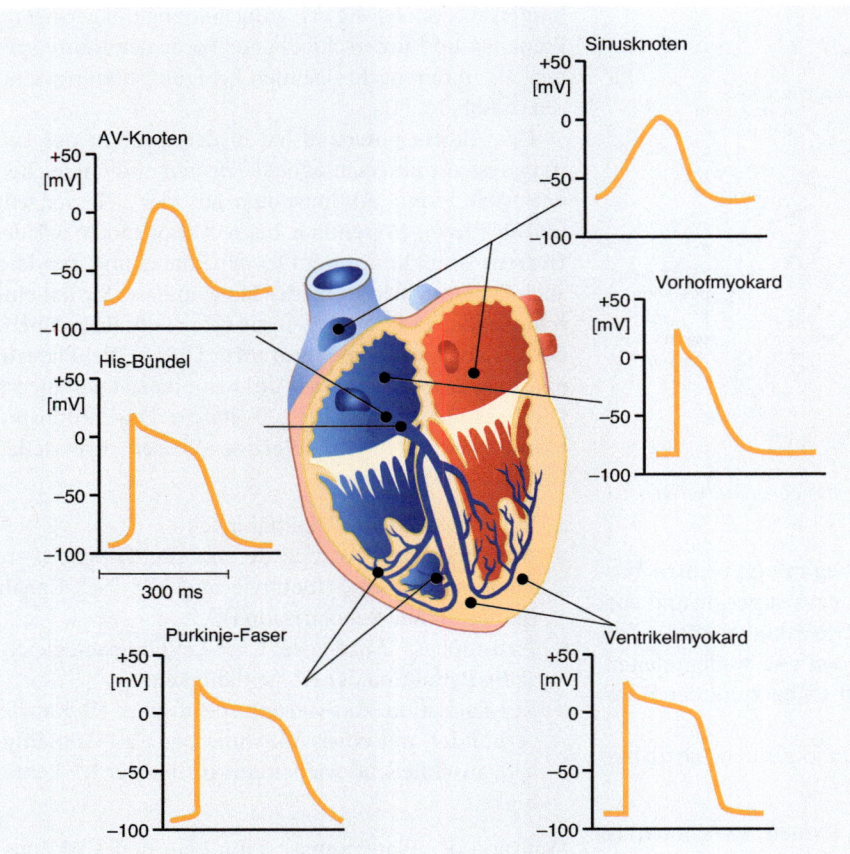

Abb. 13.44 Lage des Erregungsbildungs- und -leitungssystems im Herzmuskel und Formen der Aktionspotenziale, die in den Erregungszentren generiert werden. Nach Nach Vaupel, Schaible, Mutschler 2015

13.5.3 Elektrokardiogramm

Unter einem Elektrokardiogramm (EKG) versteht man die Aufzeichnung der Summe der elektrischen Aktivitäten aller Herzmuskelzellen. Es ist ein nichtinvasives Verfahren mit hoher Aussagekraft über die Erregungsbildung und -leitung. Die vom Sinusknoten ausgehenden Aktionspotenziale erregen zuerst die Herzmuskelzellen der Vorhöfe, dann die der beiden Kammern. Im Verlauf eines jeden Zyklus bildet sich die Erregung zurück, zuerst in den Vorhöfen und danach in den Kammern. Während dieser Phasen kommt es am Herz zu elektrischen Änderungen, die bis zur Körperoberfläche weitergeleitet werden. Diese Spannungsschwankungen greifen die auf der Haut aufgebrachten EKG-Elektroden kontinuierlich ab. Das EKG-Gerät zeichnet die Signale auf, verstärkt sie und stellt sie als Kurve dar. Das EKG ist also eine Abbildung der sich wiederholenden elektrischen Herzaktion mit Bildung, Weiterleitung und Rückbildung der Erregung.

Nach der Art, wie die Elektroden verschaltet sind, wird zwischen bipolarer und unipolarer Ableitung unterschieden. Nach dem Ort, an dem die Elektroden angebracht sind, wird unterschieden zwischen Extremitätenableitungen, die Potenzialdifferenzen zwischen den Extremitäten messen, und den Brustableitungen, die durch Elektroden am Thorax bestimmt werden.

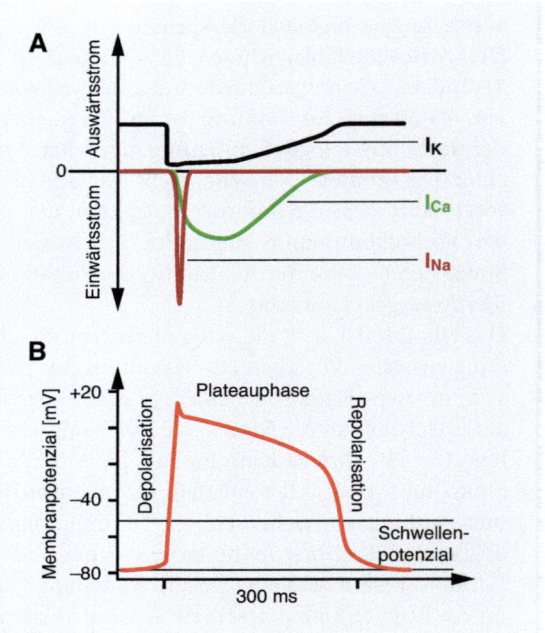

Abb. 13.45 **A** Leitfähigkeitsveränderungen der Ionenkanäle, **B** Aktionspotenzial am Kammermyokard

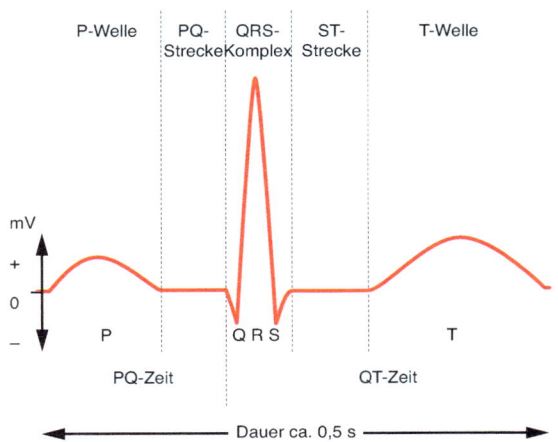

Abb. 13.46 EKG-Grundform bei bipolarer Ableitung

Weiterhin werden neben dem Standard-EGK das Ruhe-EKG, Langzeit-EKG und Belastungs-EKG genutzt.

Die **EKG-Grundform** (Abb. 13.46) besteht aus Zacken und Wellen mit positiver und negativer Ausrichtung. Die charakteristischen Anteile werden mit Buchstaben gekennzeichnet:

- P-Zacke: stellt die Erregung der Vorhöfe dar,
- Q-Zacke: bezeichnet den Beginn der Kammererregung,
- R-Zacke: ist Ausdruck der Kammererregung,
- S-Zacke: gehört ebenfalls zur Kammererregung,
- QRS-Komplex: bezeichnet die Erregungsausbreitung, die sogenannte Depolarisation der Herzkammern, parallel zur Depolarisation der Kammern beginnt die Repolarisation der Vorhöfe,
- T-Welle: entspricht der Erregungsrückbildung, also der Repolarisation der Kammern, am Ende der T-Welle ist die elektrische Herzaktion beendet,
- U-Welle: ist eine sehr kleine Welle gleich nach der T-Welle und nicht immer sichtbar, sie entspricht Nachschwankungen der Kammererregungsrückbildung.

Neben den Zacken und Wellen sind die Zeiten zwischen ihnen (Strecken) von Bedeutung:

- PQ-Strecke: stellt die atrioventrikuläre Überleitungszeit dar, also die Zeit, in der die elektrische Erregung von den Vorhöfen auf die Kammern übergeht,
- ST-Strecke: zeigt den Beginn der Erregungsrückbildung der Kammern an,
- QT-Strecke: umfasst den QRS-Komplex, die ST-Strecke und die T-Welle, Zeit vom Beginn der Erregungsausbreitung bis zum Ende der Erregungsrückbildung der Kammer, entspricht der Kontraktion der Herzkammer.

■ **MERKE** Das EKG stellt die elektrischen Vorgänge im Herzmuskel grafisch dar. Es wird durch Elektroden von der Körperoberfläche abgeleitet und ermöglicht durch Auswertung der Zacken, Wellen und Strecken vielfältige Rückschlüsse auf die Herzfunktion.

13.5.4 Regulation der Herzaktion

Das menschliche Herz pumpt in Ruhe etwa 5 l/min durch den Kreislauf. Bei körperlicher Belastung kann die Pumpleistung etwa auf das Fünffache gesteigert werden, wobei sich der Sauerstoffbedarf entsprechend erhöht. Diese Steigerung wird durch Verdopplung des Schlagvolumens und Steigerung der Herzfrequenz um den Faktor 2,5 erreicht.

Bei jeder **Herzaktion** befördert jede Kammer etwas mehr als die Hälfte ihres Füllungsvolumens, das sind ca. 50–140 ml Blut. Während einer Herzaktion füllen sich zunächst die Vorhöfe, während gleichzeitig die Kammern das Blut in die Arterien auswerfen. Wenn sich die Kammermuskulatur entspannt, öffnen sich die Segelklappen und das Blut fließt, bedingt durch den Druckabfall in den Kammern, aus den Vorhöfen in die Kammern. Unterstützt wird dies durch ein Zusammenziehen der Vorhöfe (**Vorhofsystole**). Es folgt die **Kammersystole**. Hierbei zieht sich die Kammermuskulatur zusammen, der Druck steigt an, die Segelklappen schließen sich und das Blut kann nur durch die Aorten- und Pulmonalklappe in die Arterien ausströmen. Ein Rückfluss des Blutes aus den Arterien während der Entspannungsphase (**Diastole**) wird durch den Schluss dieser verhindert. Durch diese Abläufe der Herzaktion werden zwei **Herztöne** erzeugt. Der erste Herzton entsteht durch die Kontraktion der Muskulatur bei gefüllter Kammer zu Beginn der Anspannungsphase. Der zweite Herzton entsteht durch den Schluss der Klappen der Aorta und des Truncus pulmonalis am Ende der Austreibungsphase. Herzgeräusche sind dagegen von der Norm abweichende Schallgeräusche. Sie entstehen durch Turbulenzen des Blutstroms.

Die **Vorlast** ist die Kraft, die am Ende der Diastole zur Dehnung der kontraktilen Muskelfasern der Herzkammer führt. Sie entspricht unter physiologischen Bedingungen der enddiastolischen Wandspannung des Kammermyokards.

Die **Nachlast** ist die Kraft, die dem Blutauswurf aus dem Ventrikel in das Gefäßsystem entgegenwirkt. Sie entspricht unter physiologischen Bedingungen der Wandspannung des Kammermyokards, die aufgebracht werden muss, um den enddiastolischen Aorten- bzw. Pulmonalisdruck zu überwinden. Die Nachlast ist ein wichtiger Faktor für die Autoregulation des Schlagvolumens.

Der **Frank-Starling-Mechanismus** ist ein kurzfristiger physiologischer Anpassungsmechanismus bei Veränderung der Vor- oder Nachlast. Nach dem Frank-Starling-Mechanismus wird das vom Herz ausgeworfene Schlagvolumen autoregulatorisch an die Erfordernisse angepasst. Dabei spielen das enddiastolische Füllungsvolumen und die Kammervordehnung eine entscheidende Rolle.

Die **efferenten Nervenfasern** des Sympathikus und Parasympathikus können die weitgehende Autonomie der Schrittmacherzentren modifizieren. Sie beeinflussen gegensätzlich die Schrittmacherzentren und dienen somit auch der Anpassung an die Bedürfnisse des Organismus. Sie beeinflussen die Herzfrequenz (chronotrope Wirkung), die atrioventrikuläre Überleitungsgeschwindigkeit (dromotrope Wirkung) und die Kontraktionskraft (inotrope Wirkung). Die Aktivierung des Sympathikus führt durch Erregung der β_1-Adrenozeptoren zu einer Aktivierung der Herztätigkeit. Die Aktivierung des Parasympathikus hemmt durch ACh die Herztätigkeit.

Die **afferenten Nervenfasern** verlaufen im N. vagus. Sie haben ihren Ursprung in Dehnungsrezeptoren der Vorhöfe und der linken Kammer. Sie werden bei zunehmender Muskelspannung bzw. Wanddehnung aktiviert. Die Fasern ziehen zum Nucleus tractus solitarii und zur Medulla oblongata. Bei ihrer Aktivierung kommt es zu einem Anstieg der Herzfrequenz.

> ■ **MERKE** Eine Herzaktion besteht aus der Diastole (Erschlaffungsphase) und der Systole (Kontraktionsphase). Die Vorlast ist die durch die Kammerfüllung am Ende der Diastole entstehende Wandspannung. Die Nachlast bezeichnet die Wandspannung, die zur Überwindung des diastolischen Aorten- bzw. Pulmonalisdrucks notwendig ist. Die Anpassung des Herzzeitvolumens erfolgt durch die Aktivierung von Sympathikus und Parasympathikus. Für die kurzfristige Anpassung des Schlagvolumens ist der Frank-Starling-Mechanismus verantwortlich.

13.5.5 Gefäßsystem

Das Gefäßsystem ist die Gesamtheit der den Organismus durchziehenden Blut- und Lymphgefäße. Sie sind besonders wichtige Transport- und Verteilungssysteme und sichern das Überleben des Organismus.

Die Blutgefäße haben folgende Aufgaben:

- Transport von Sauerstoff und Kohlendioxid,
- Transport von Nährstoffen und Metaboliten des Zellstoffwechsels,
- Transport von Hormonen sowie Säuren und Basen zur pH-Regulation,
- Wärmeregulation,
- Immunabwehr.

Die Aufgaben der Lymphgefäße sind die Rückführung von Flüssigkeit und Proteinen aus dem interstitiellen Raum in den Blutkreislauf sowie der Transport von Lipoproteinen (Chylomikronen), die Triacylglyceride, Phospholipide und Cholesterol binden, aus dem Magen-Darm-Trakt zur Leber. Auch der Transport von Lymphozyten gehört zu den Aufgaben.

Aufbau des Kreislaufsystems

Die Gefäße des Kreislaufsystems sind etwa 100 000 km lang, das entspricht mehr als dem doppelten Umfang unserer Erde. Blutgefäße, die zum Herzen führen, werden als **Venen** bezeichnet, diejenigen, die vom Herz wegführen, als **Arterien**. Je weiter die Blutgefäße vom Herz entfernt sind, umso verzweigter sind sie und umso kleiner wird ihr Durchmesser. Arterien verzweigen sich zu **Arteriolen** (Durchmesser 40–100 µm) und diese zu **Kapillaren** (Durchmesser 3–8 µm) im sogenannten Kapillarbett (Gefäßnetz). Hier befinden sich auch die postkapillaren **Venolen** (Durchmesser 8–30 µm), die zu Venen werden. Der Teil des Blutkreislaufs, der sich in den Kapillaren, Arteriolen und Venolen vollzieht, wird als Mikrozirkulation und der in den Arterien und Venen als Makrozirkulation bezeichnet. Mit Ausnahme der Gefäße der Geschlechtsorgane (▶ Kap. 13.12) werden arterielle Blutgefäße ausschließlich durch sympathische Nervenfasern innerviert.

Das Kreislaufsystem besteht aus dem großen und dem kleinen Blutkreislauf. Beide Kreisläufe sind hintereinander geschaltet (o Abb. 13.47).

Der **große Blutkreislauf** (Körperkreislauf) beginnt in der linken Herzkammer. Von dort wird das sauerstoffreiche Blut in die Aorta und die nachgeordneten Arterien und Arteriolen bis in die Kapillaren gepumpt. Hier erfolgt der Gasaustausch, Sauerstoff wird abgegeben und Kohlendioxid aufgenommen. Aus dem Kapillarbett fließt das sauerstoffarme Blut über die Venolen und Venen zurück in den rechten Vorhof.

Der **kleine Blutkreislauf** (Lungenkreislauf) beginnt in der rechten Herzkammer. Von dort gelangt das sauerstoffarme Blut durch die Lungenarterien in die Lungenkapillaren. Hier erfolgt der Gasaustausch, Kohlendioxid wird abgegeben und Sauerstoff aufgenommen. Aus dem Kapillarbett der Lunge fließt das sauerstoffreiche Blut über die Lungenvenen zum linken Vorhof.

Entsprechend der Druckverhältnisse kann das Kreislaufsystem unterteilt werden in das Niederdruck- und Hochdrucksystem.

Im **Niederdrucksystem** herrscht nur ein geringer Blutdruck von 0–15 mmHg. Es enthält ca. 85 % des zirkulierenden Blutvolumens. Zum Niederdrucksystem gehören die Kapillaren, die Venen, das rechte Herz, die Gefäße des Lungenkreislaufs und der linke Vorhof. Die Hauptaufgabe ist die Zwischenspeicherung des Blutes. Da der Strömungswiderstand im Niederdrucksystem

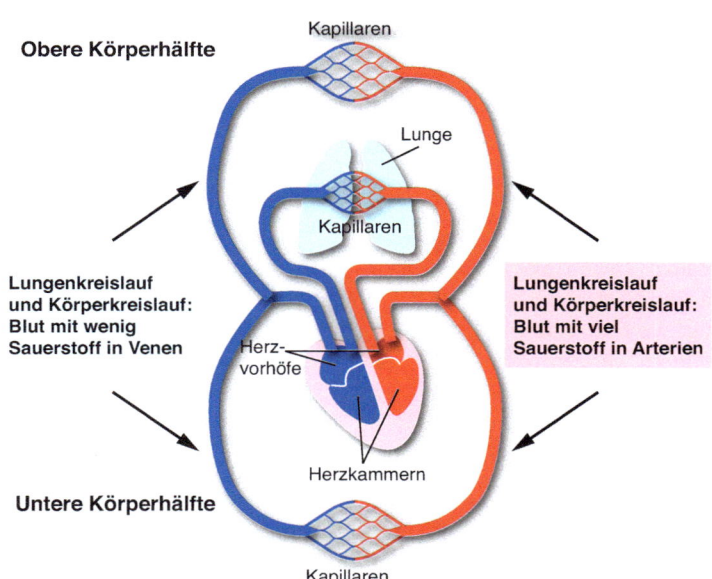

Abb. 13.47 Schematische Darstellung des Blutkreislaufs mit kleinem und großem Kreislauf. **Rot** sauerstoffreiches Blut, **blau** sauerstoffarmes Blut. Nieber 2013

gering ist, wird der Druck im Wesentlichen durch den Füllungszustand des Kreislaufsystems bestimmt.

Im **Hochdrucksystem** ist der Blutdruck in den großen Arterien abhängig von der Herzaktion in Ruhe und liegt etwa zwischen 70 und 120 mmHg. Zum Hochdrucksystem gehören die linke Herzkammer und die Arterien des Körperkreislaufs. Hauptaufgabe ist die adäquate Versorgung der Organe mit Blut. In Belastungssituationen, die eine vermehrte Organversorgung erfordern, kann der Blutdruck deutlich gesteigert werden. Die Drücke im Hochdrucksystem werden durch die Pumptätigkeit des Herzens aufgebaut, also durch das Herzminutenvolumen und den peripheren Widerstand.

- **MERKE** Das Gefäßsystem ist die Gesamtheit der arteriellen und venösen Blutgefäße und der Lymphgefäße, die zusammen mit dem Herz eine funktionelle Einheit bilden. Das Kreislaufsystem besteht aus dem großen und dem kleinen Blutkreislauf. Beide Kreisläufe sind hintereinandergeschaltet. Die Arterien führen sauerstoffreiches Blut vom Herz weg, während über Venen sauerstoff- und nährstoffarmes Blut zum Herzen gelangt. In den Kapillaren findet der Austausch von Sauerstoff, Nährstoffen und Stoffwechselendprodukten statt. Sie sind das Bindeglied zwischen Arterien und Venen.

Bau und Funktion der Blutgefäße

Der Wandaufbau der Blutgefäße trägt den unterschiedlichen funktionellen Anforderungen Rechnung, auch wenn prinzipiell Arterien und Venen ein ähnliches Bauschema aufweisen. Die Gefäßwand der Arterien lässt sich, ausgehend vom Lumen, in drei Abschnitte aufteilen:

- Intima,
- Media,
- Adventitia.

Sowohl der Anteil dieser drei Wandabschnitte an der gesamten Gefäßwand als auch der Feinaufbau der einzelnen Schichten ist je nach Art der Blutgefäße und Lokalisation unterschiedlich.

Die **Intima** (Tunica interna), die innere Schicht der Blutgefäße, sorgt für den optimalen Gas- und Stoffaustausch zwischen der Gefäßwand und dem Blut. Sie besteht aus einer Lage Endothelzellen und dem subendothelialen Raum. Das Gefäßendothel der Intima unterliegt einer erheblichen mechanischen Beanspruchung durch die Scherkräfte, die das vorbeiströmende Blut verursacht. Sie ist in der Lage, lokal den Gefäßtonus zu regulieren und bestimmte Blutbestandteile durch die Gefäßwand hindurchzulassen.

Die **Endothelzellen** sind an der lokalen Gefäßregulation durch vasoaktive körpereigene Verbindungen und die endotheliale Synthese vasoaktiver Gewebehormone beteiligt. Die Endothelzellen nehmen vasoaktive Neurotransmitter wie Noradrenalin oder Serotonin auf und überführen sie durch Desaminierung in unwirksame Abbauprodukte. In der Endothelzellmembran ist auch das Angiotensin-Converting-Enzym (ACE) lokalisiert, das Angiotensin I in das stark vasokonstriktorisch wirkende Angiotensin II spaltet (▶Kap. 13.5.5). Gleichzeitig wird das stark vasodilatatorische Bradykinin inaktiviert. Bei der endothelialen Eigensynthese von vasoaktiven Verbindungen hat Stickstoffmonoxid (NO) die größte Bedeutung. Es sorgt für eine Vasodilatation der Gefäße, die sonst nicht angemessen auf physiologische Erfordernisse reagieren könnten. Das betrifft vor allem die kleinen Arterien und Arteriolen.

Die **Media** (Tunica media), die die mittlere Schicht bildet, sorgt für die Regulierung der Weite des Blutgefäßes mithilfe von gezielten Muskelkontraktionen. Zu den Bestandteilen der Media gehören zirkulär und spiralförmig angeordnete glatte Muskelzellen sowie ringförmig angeordnete elastische Fasern und Kollagenfasern. Die Media nimmt die Spannung, die durch den Blutdruck entsteht, auf und passt sie durch Muskelbewegungen entsprechend an. Die Muskelschicht weist innerhalb des arteriellen Systems große Unterschiede auf. Es werden zwei Formen unterschieden. So bezeichnet man herznahe Gefäße wie die Aorta als Arterien des elastischen Typs. Kleine und mittlere Arterien werden muskuläre Arterien genannt, z. B. die Gefäße der Extremitäten.

Die **Adventitia** (Tunica externa) ist der Abschluss des Blutgefäßes nach außen. Sie bildet ein elastisches Netz aus Kollagenfasern, in der auch glatte Muskelzellen eingebettet sind. Die Struktur der Adventitia sorgt für die Verankerung der Blutgefäße in der Umgebung.

Die **Kapillaren** weisen einen etwas anderen Feinaufbau auf, da hier die Strömungsgeschwindigkeit des Blutes stark abfällt und teilweise eine Diffusion nötig ist. Es wird unterschieden zwischen Kapillaren mit kontinuierlich angeordneten Endothelzellen (z. B. im Gehirn), Kapillaren mit gefenstertem Endothel, aber kontinuierlicher Basalmembran (z. B. in der Niere) sowie Kapillaren mit diskontinuierlich angeordneten Endothelzellen und diskontinuierlicher Basalmembran (z. B. in der Leber, Nebenniere, Hypophyse).

Die **Venen** haben im Unterschied zu den Arterien einen eher verwaschenen Schichtenaufbau der Wand, deren Stärke im Verhältnis zum Lumen deutlich geringer ist. Entsprechend der sehr viel geringeren Druckbelastung der Venen ist auch die Muskulatur locker und schraubenförmig geschichtet. Die Intima der Venen bildet lockere Falten, die lappen- oder zipfelartig ins Lumen hineinragen und einander gegenüberliegen. Diese halbmondförmigen Venenklappen verhindern den Rückstrom des Blutes und lassen normalerweise nur eine zum Herz gerichtete Flussrichtung zu. Der Rückfluss des venösen Blutes in den Armen und Beinen erfolgt über zwei Venensysteme, die eine funktionelle Einheit bilden. Die oberflächlichen Venen liegen im lockeren Unterhautbindegewebe. Die tiefen Venen liegen größtenteils zwischen der Muskulatur eingebettet und verlaufen gemeinsam mit den Arterien. Für den Rückstrom des Blutes in den unteren Extremitäten sind hauptsächlich die tiefen Venen verantwortlich. Sie benötigen aber die Kontraktionen der quergestreiften

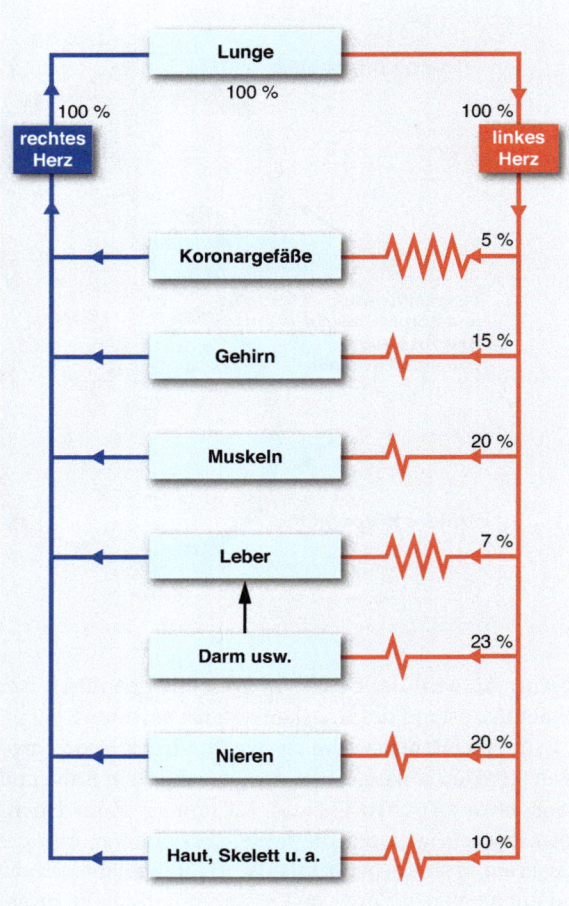

○ **Abb. 13.48** Verteilung der Organdurchblutung. Die Prozentzahlen geben die durch die verschiedenen Organe fließenden Anteile des Herzminutenvolumens (HMV) in Ruhe an. Die Verteilung auf die einzelnen Organe wird von der Größe der regionalen Strömungswiderstände (Länge der Zickzacklinie) bestimmt. Nach Schmidt et al. 2010

Muskulatur, um diese Aufgabe zu erfüllen (Muskelpumpe).

Die **Windkesselfunktion** der Aorta bezeichnet einen Mechanismus, der dazu dient, den diskontinuierlichen Blutausstrom (Pulswelle) während der Systole in einen kontinuierlichen Blutstrom umzuwandeln. Die hohe Dichte an elastischen Fasern in der Gefäßwand ermöglicht die passive Dehnung eines kurzen Gefäßabschnitts und die kurzfristige Speicherung des Blutvolumens. Der Druck der gedehnten Stelle (Retraktion) ermöglicht dann in der Diastole den Weitertransport des Blutes. Hierbei wiederholen sich Dehnung und Retraktion der folgenden Gefäßabschnitte, sodass sich ein kontinuierlicher Blutstrom entwickelt.

Tab. 13.7 Klassifikation der Blutdruckbereiche nach Empfehlungen der Deutschen Hochdruckliga

Klassifikation	Systolisch (mmHg)	Diastolisch (mmHg)
Optimal	<120	<80
Normal	<130	<85
Hoch-normal	130–139	85–89
Milde Hypertonie (Grad 1)	140–159	90–99
Mittelschwere Hypertonie (Grad 2)	160–179	100–109
Schwere Hypertonie (Grad 3)	>180	>110
Isoliert systolische Hypertonie	>140	>90

■ **MERKE** Die Wand der Blutgefäße ist aus verschiedenen Schichten aufgebaut, die bei Venen und Arterien sehr ähnlich sind. Bei beiden Gefäßtypen kommen drei verschiedene Wandschichten, die Intima, die Media und die Adventitia vor. Eine wichtige Rolle bei der Regulation des Gefäßtonus spielen die Endothelzellen. Die Venenklappen verhindern einen Rückstrom des Blutes.

Blutdruckregulation

Der **Blutdruck** ist der Druck, der in einem bestimmten Abschnitt des Gefäßsystems herrscht. Meist ist damit der arterielle Blutdruck in den großen Arterien gemeint. Er kann durch verschiedene Verfahren blutig oder unblutig gemessen werden. Es werden drei Werte unterschieden:

- der systolischer Blutdruck ist der höhere Wert und bezeichnet den maximalen Blutdruckwert in der Systole, wird vom Schlagvolumen des Herzens bestimmt,
- der diastolischer Blutdruck ist der niedrigere Wert und bezeichnet den minimalen Wert in der Diastole, wird vor allem durch den peripheren Widerstand bestimmt,
- die Blutdruckamplitude ist die Differenz zwischen systolischem und diastolischem Wert, kennzeichnet die Dehnbarkeit der Arterien. Je größer die Dehnbarkeit ist, desto geringer ist die Blutdruckamplitude.

Die Höhe des Blutdrucks hängt ab vom Herzminutenvolumen, dem Blutvolumen, der Viskosität des Blutes und dem Widerstand der peripheren Gefäße. Faktoren wie Alter, Lebensgewohnheiten oder Krankheiten verändern den Blutdruck (■ Tab. 13.7).

Um eine gleichmäßige Versorgung aller Organe zu gewährleisten, muss der Blutdruck relativ konstant gehalten werden. Gleichzeitig muss er sich den wechselnden Belastungen des Körpers anpassen können. Dazu verfügt der Organismus über kurz-, mittel- und langfristige Regulationsmechanismen. Voraussetzung für die Regulation ist die Kontrolle des Blutdrucks durch **Barorezeptoren**. Barorezeptoren sind Rezeptoren, die auf Druck reagieren und sich in der Gefäßwand des Sinus caroticus, einer Gefäßaufweitung am Anfang der Arteria carotis interna, und anderen großen Arterien im Brust- und Halsbereich befinden.

Die **kurzfristige Blutdruckregulation** findet innerhalb weniger Sekunden statt. Reagiert wird auf plötzliche Veränderungen, z. B. bei Wechsel der Körperlage oder plötzlicher Änderung des Blutdrucks. Durch die Barorezeptoren oder durch Dehnungsrezeptoren in den Herzvorhöfen wird die Veränderung registriert. Über die Medulla oblongata wird dementsprechend der Sympathikus beeinflusst. Kommt es zu einem Blutdruckabfall, erhöht sich die Aktivität des Sympathikus, der Blutdruck steigt durch eine Gefäßverengung bei gleichzeitiger Erhöhung des Herzminutenvolumens. Soll der Blutdruck verringert werden, erfolgt eine Hemmung des Sympathikus, die Folge ist eine Gefäßerweiterung und eine Abnahme des Herzminutenvolumens.

Die **mittelfristige Blutdruckregulation** wird durch die Niere kontrolliert. Sobald ein niedriger Blutdruck registriert wird, wird aus der Niere das Hormon Renin vermehrt freigesetzt (▶ Kap. 13.8.1). Renin bewirkt die Aktivierung des Renin-Angiotensin-Aldosteron-Systems. Über mehrere Stufen entsteht das Angiotensin II. Angiotensin II bewirkt eine Vasokonstriktion und in der Nebennierenrinde eine vermehrte Freisetzung von Aldosteron. Aldosteron vermindert hauptsächlich in der Niere die Ausscheidung von Na^+ und Wasser. Durch die Wirkung des Angiotensin II wird also der Blutdruck sowohl über Steigerung des Blutvolumens als auch durch die Verengung der Blutgefäße erhöht.

Die **langfristige Blutdruckregulation** führt zu einer Änderung des Blutvolumens. Auch hier spielt die Niere eine große Rolle. Sie kontrolliert die Ausscheidung von Wasser. Steigt der Blutdruck an, so wird durch Druckdiurese vermehrt Wasser ausgeschieden und das Blutvolumen sinkt und damit auch der Druck. Dies wird durch das atriale natriuretische Peptid (ANP) gefördert, welches durch den erhöhten Druck im Herz freigesetzt wird. Sollte der Druck und das Volumen zu niedrig sein, so wird durch das Hormon Adiuretin (ADH) die Rückresorption von Wasser in der Niere gesteigert (▶ Kap. 13.8.2).

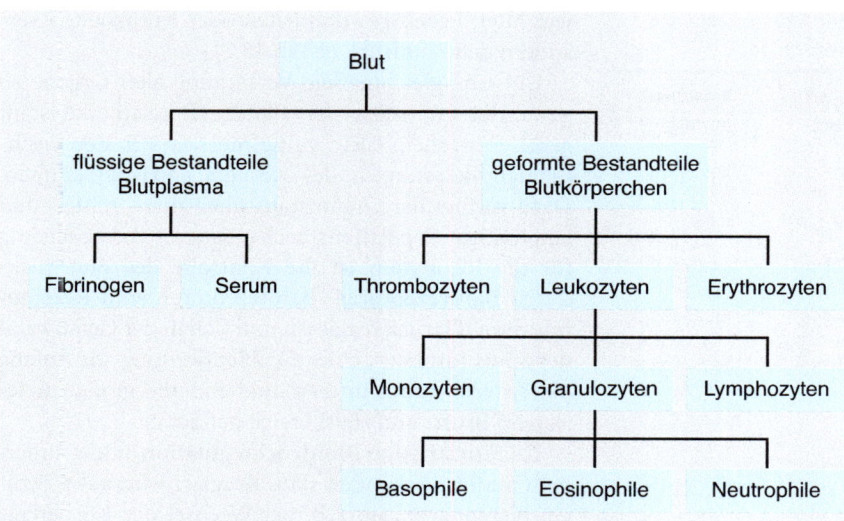

Abb. 13.49 Bestandteile des Blutes

■ **MERKE** Die Regulation des Blutdrucks führt zu einer Anpassung der kardiovaskulären Funktionen und dient der Einstellung eines angemessenen Herzminutenvolumens, der Sicherung einer ausreichenden Blutversorgung und der Konstanz des Blutvolumens. Es wird zwischen kurz-, mittel- und langfristiger Blutdruckregulation unterschieden.

13.5.6 Blut

Das Blut wird häufig als flüssiges Gewebe oder als Organ des Körpers bezeichnet. Es bringt als Transportmittel Sauerstoff aus der Lunge (▶ Kap. 13.9.2) und Nährstoffe aus dem Darm (▶ Kap. 13.11.3) in die Gewebe, Kohlendioxid und Abbauprodukte des Stoffwechsels in die Ausscheidungsorgane (Lunge, Niere) und überträgt Hormone, Vitamine und Enzyme. Es dient der chemischen Verknüpfung der Organe und der Aufrechterhaltung des Wasser- und Salzhaushalts des Körpers. Das Blut ist Puffer im Säure-Basen-Haushalt (▶ Kap. 13.7.1), Träger von Antikörpern und kann eingedrungene Fremdstoffe, Gifte und Fremdorganismen abwehren sowie zur Hämostase (▶ Kap. 13.5.7) beitragen.

Das Blut des Menschen macht etwa 7–8 % seines Körpergewichts aus, beim Mann sind es etwa 5–6 l und bei der Frau etwa 4–5 l. Es hat spezielle Fließeigenschaften, die durch die Hämodynamik beschrieben werden. Die Blutviskosität wird unter anderem von der Zellzahl (Hämatokrit = Volumenanteil der zellulären Elemente im Blut) und der Plasmaviskosität bestimmt. Aus chemisch-physikalischer Sicht handelt es sich um eine Suspension aus Wasser und zellulären Bestandteilen (○ Abb. 13.49).

Das Blut setzt sich aus dem Blutplasma (Blutflüssigkeit) und den geformten, zellulären Bestandteilen (Zellkörperchen) zusammen.

Blutplasma

Das Blutplasma besteht zu ca. 90 % aus Wasser, der Rest sind gelöste Stoffe wie Plasmaproteine, Elektrolyte, Glucose, Hormone und Harnstoffe. Die Plasmaproteine transportieren wasserunlösliche Substanzen, sind an der Enzymhemmung, der Immunabwehr und der Blutgerinnung beteiligt. Plasmaproteine lassen sich in fünf Fraktionen elektrophoretisch auftrennen in:

- Albumin,
- α_1-Globuline (z. B. α_1-Antitrypsin, α_1-Lipoprotein, Prothrombin),
- α_2-Globuline (z. B. α_2-Antithrombin, α_2-Haptoglobin, Plasminogen),
- β-Globuline (z. B. β-Lipoprotein, C-reaktives Protein),
- γ-Globuline (z. B. IgE, IgG, IgM).

Im Blutplasma befindet sich auch das wasserlösliche Fibrinogen, das bei der humoralen Gerinnung durch die Gerinnungskaskade in das wasserunlösliche Fibrin überführt wird (▶ Kap. 13.5.7).

Das Serum ist im Gegensatz zum Blutplasma frei von Fibrinogen. Ansonsten ist seine Zusammensetzung mit der des Blutplasmas identisch.

Mit dem Blutplasma steht die interstitielle Flüssigkeit, die die Zellen umgibt, in ständigem Austausch. Über die Wände der Kapillaren und Venolen können Wasser und Elektrolyte leicht ausgetauscht werden.

Zelluläre Bestandteile

Die zellulären Bestandteile des Blutes entstehen aus pluripotenten Stammzellen des Knochenmarks. Sie

Tab. 13.8 Hämatologische Normwerte. Nach Hohmann 2008

	Hämoglobin (g/dl)	Hämatokrit (%)	Erythrozyten (10^6/µl)	Thrombozyten (10^3/µl)	Leukozyten (10^3/µl)
Frau	12–16	37–47	4,1–5,1	140–440	4–10
Mann	14–18	40–54	4,5–5,9	140–440	4–10

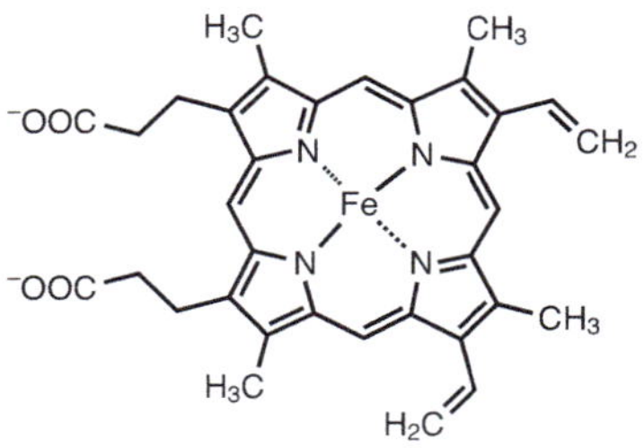

Abb. 13.50 Struktur der Häm-Gruppe

werden im Knochenmark gebildet und in der Milz (▶ Kap. 13.5.8) abgebaut. Zu den festen Bestandteilen des Blutes gehören:

- Erythrozyten: rote Blutkörperchen, 4,1–5,95 Millionen pro µl Blut,
- Leukozyten: weiße Blutkörperchen, 4000–10 000 pro µl Blut,
- Thrombozyten: Blutplättchen, 150 000–300 000 pro µl Blut.

Erythrozyten machen den größten Anteil der Zellen im Blut aus. Ein Erythrozyt hat die Form einer runden Scheibe mit einer beidseitigen mittigen Eindellung. Er hat keinen Zellkern und keine Zellorganellen.

Die Hauptfunktion der Erythrozyten ist der Transport von Sauerstoff und Kohlendioxid zwischen der Lunge und den Organen und Geweben. Sie sind elastisch verformbar, um Gefäße unterschiedlicher Größe durchströmen zu können. Dazu dient ein Netzwerk des Zytoskeletts, das mit der Plasmamembran verknüpft ist. Normal ist eine Erythrozytenkonzentration von 4,1–5,1 Millionen/µl für Frauen und 4,5–5,9 Millionen/µl für Männer (Tab. 13.8). Ein erhöhter Wert, die Polyglobulie, ist meist auf Sauerstoffmangel zurückzuführen, der etwa bei einem Aufenthalt im Hochgebirge auftreten kann. Bei einem Mangel wird vermehrt das Hormon Erythropoetin produziert, das die Neubildung der Erythrozyten verstärkt. Die erhöhte Zellzahl soll die Sauerstoffversorgung verbessern.

Hämoglobin (Hb, Blutfarbstoff) ist für die rote Farbe der Erythrozyten verantwortlich. Es ist ein Chromoprotein aus vier Polypeptidketten, in der ein Eisen-II-Komplex, das Häm, gebunden ist. Um diesen Farbstoff zu bilden, sind Eisen, Vitamin B_{12} und Folsäure in ausreichenden Mengen notwendig. Jede Polypeptidkette kann Sauerstoff binden, sodass das Hämoglobin insgesamt vier Sauerstoffmoleküle binden kann. Die Affinität des Sauerstoffs zum Hämoglobin (Sauerstoffsättigung) wird durch nachfolgende Faktoren bestimmt:

- pH-Wert des Blutes,
- CO_2-Partialdruck,
- Temperatur,
- 2,3-Bisphosphoglycerat-Konzentration (Regulator für die Sauerstoffabgabe).

Thrombozyten sind kleine, linsenförmige Blutkörperchen. Der Thrombozyt hat wie der Erythrozyt keinen Zellkern und kann sich nicht teilen.

Thrombozyten entstehen durch Abschnürung von Megakaryozyten, speziellen Riesenzellen im Knochenmark, und spielen eine wichtige Rolle bei der Blutgerinnung (▶ Kap. 13.5.7). Sie lagern sich zu Pfropfen zusammen, um verletzte Blutgefäße zu verschließen (Thrombozytenadhäsion und -aggregation). An der Plasmamembran der Thrombozyten befinden sich Glykoproteine, die als Membranrezeptoren für Gerinnungsfaktoren dienen. Im Inneren befinden sich zahlreiche Granula, aus denen gerinnungsfördernde Stoffe und Lysosomen freigesetzt werden. Gesunde weisen zwischen 140 000–440 000 Thrombozyten pro Mikroliter Blut auf (Tab. 13.8). Ursache für eine verringerte Thrombozytenzahl (Thrombozytopenie) können eine angeborene Bildungsstörung, Vitamin-B_{12}- oder Folsäuremangel, Knochenmarkserkrankungen, Alkoholmissbrauch oder eine Strahlentherapie sein. Auch manche Medikamente oder eine Überfunktion der Milz können zu einer Verringerung der Thrombozyten führen.

Erhöht ist die Thrombozytenzahl dagegen bei chronischen Entzündungen, akuten Infektionen, einer Schwangerschaft oder nach Entfernung der Milz.

Leukozyten sind zahlenmäßig am geringsten im Blut vertreten. Der Leukozyt hat einen Zellkern und gehört zum Immunsystem (▶ Kap. 13.6). Dort ist er Teil der spezifischen und unspezifischen Immunabwehr. Leukozyten spielen eine wesentliche Rolle bei Infektionen, Entzündungen, allergischen Reaktionen und Autoimmunerkrankungen. Pro Milliliter Blut sind zwischen 4000 und 10 000 Leukozyten enthalten (Tab. 13.8). Eine geringe Leukozytenzahl weist meist auf eine Infektion hin. Zudem kann eine niedrige Zahl auch auf Knochenmarkserkrankungen, Bestrahlung, Zytostatikatherapie oder auf eine Überfunktion der

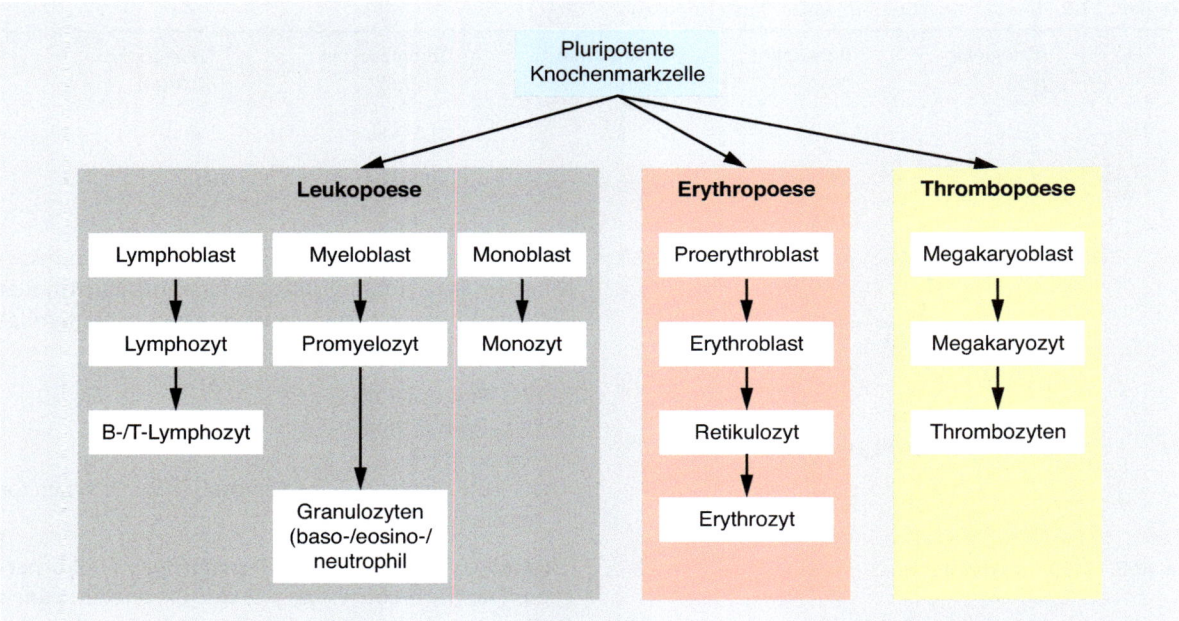

o **Abb. 13.51** Vereinfachter Stammbaum nach Zelllinien der Hämatopoese, ausgehend von der pluripotenten Knochenmarkszelle

Milz zurückgehen. Bei zu hohen Leukozytenzahlen liegt meist eine Entzündung vor. Auch bei der Leukämie ist die Zahl erhöht. Die Leukozyten werden unterteilt in Granulozyten, Lymphozyten und Monozyten.

Granulozyten machen 45–75 % der Leukozyten aus und sind zur aktiven Fortbewegung (Migration) befähigt. Sie unterscheiden sich durch auffällige intrazelluläre Granula von den anderen Leukozyten. Sie greifen Krankheitserreger an, um sie unschädlich zu machen. Es wird zwischen neutrophilen, basophilen und eosinophilen Granulozyten unterschieden.

Lymphozyten machen 20–50 % der Leukozyten aus. Sie sind kernhaltig und ihre Hauptaufgabe besteht in der gezielten Abwehr von Fremdstoffen, insbesondere von Infektionserregern. Es wird zwischen T- und B-Lymphozyten sowie natürlichen Killerzellen unterschieden.

Monozyten machen 3–8 % der Leukozyten aus und haben einen charakteristischen, gebogenen Zellkern. Ein Monozyt besitzt einen relativ breiten Zytoplasmaraum, der im Lichtmikroskop nach spezieller Färbung graublau erscheint und feine Granula (Lysosomen) aufweist. Monozyten wandeln sich in Makrophagen um, die als sogenannte Fresszellen wichtige Aufgaben bei der Zerstörung körperfremder Strukturen und bei der erworbenen Immunabwehr haben. Eine erhöhte Monozytenzahl kommt häufig bei Infektionen und Entzündungen vor.

Hämatopoese

Die zellulären Bestandteile des Blutes haben eine begrenzte Lebensdauer (Erythrozyten: ca. 30–120 Tage, Thrombozyten: ca. 3–10 Tage, Leukozyten: ca. 8–12 Tage), deshalb ist eine ständige Erneuerung (Hämatopoese) erforderlich. Die **Hämatopoese** bezeichnet den Prozess der Blutbildung und Reifung der zellulären Bestandteile des Blutes aus pluripotenten Stammzellen. Nach Art der **Zelllinien** gliedert sie sich in drei funktionell unterschiedliche Teilprozesse auf (o Abb. 13.51):

- Leukopoese: führt über Zwischenstufen zur Bildung der Leukozyten,
- Erythropoese: führt über Zwischenstufen zur Bildung der Erythrozyten,
- Thrombopoese: führt über Zwischenstufen zur Bildung von Thrombozyten.

Nach dem Ort der Bildung kann unterschieden werden zwischen der **Myelopoese**, die ausschließlich im Knochenmark stattfindet und zur Bildung von Erythrozyten, Granulozyten, Monozyten und Thrombozyten führt sowie zur **Lymphopoese**, die für das Entstehen und Reifen von Lymphozyten zuständig ist. Ihre Entstehung erfolgt aus Lymphoblasten.

Ausgangszelle der Hämatopoese ist die pluripotente, undifferenzierte, hämatopoetische **Stammzelle**, die in der Lage ist, sich selbst zu erneuern und noch nicht für eine spezielle Funktion determiniert ist. Aus den pluripotenten Stammzellen entstehen Progenitorzellen (Vorläuferzellen), die sich differenzieren in lymphoide Progenitorzellen (Ausreifung im Lymphsystem) und myeloide Progenitorzellen (Ausreifung im Knochenmark). Sie sind auf eine Zellart festgelegt und können sich nicht mehr zu anderen Zellarten entwickeln. Die Vorläuferzellen entwickeln sich durch Teilung und Differenzierung weiter zu unreifen Blasten, bis schließlich über weitere Entwicklungsstufen reife, funktionstüchtige Zellen entstehen.

Blutgruppen

Das menschliche Blut kann in verschiedene Gruppen, die sogenannten Blutgruppen, eingeteilt werden. Eine Blutgruppe beschreibt die individuelle Zusammensetzung der Glykolipide oder Proteine auf der Oberfläche der Erythrozyten. Im Blut befinden sich Blutgruppen-Antikörper. Es sind spezielle Eiweiße, die zur Gruppe der Immunglobuline M (IgM) gehören und die passenden Antigene binden können. Damit das eigene Blut nicht durch Antigen-Antikörper-Verbindungen verklumpt, enthält das Blut keine Antikörper gegen die eigene Blutgruppe, jedoch Antikörper gegen fremde Blutgruppen. Die wichtigsten Blutgruppeneigenschaften sind **das AB0- und das Rhesus-System**. Das AB0-System besteht aus den vier Phänotypen A, B, AB und 0. Das bedeutet:

- Blutgruppe A: Blut enthält Antikörper gegen die Blutgruppe B (Anti-B),
- Blutgruppe B: zeichnet sich durch Antikörper gegen die Blutgruppe A aus (Anti-A),
- Blutgruppe 0: Blut hat sowohl Antikörper gegen Blutgruppe A als auch gegen Blutgruppe B (Anti-A-Antikörper und Anti-B-Antikörper),
- Blutgruppe AB: keine Antikörper gegen Blutgruppe A oder B.

Das zweite wichtige System zur Blutgruppenbestimmung ist das Rhesus-System. Man unterscheidet zwischen Rhesusfaktor positiv (Rh$^+$) und Rhesusfaktor negativ (Rh$^-$). Erythrozyten, die Rhesus-positiv sind, besitzen das Rhesus-Antigen (D), während Erythrozyten, die Rhesus-negativ sind, kein Rhesus-Antigen (dd) haben. Somit kann Rhesus-negatives (dd) Blut ohne Komplikationen auf Rhesus-positive und Rhesus-negative Empfänger übertragen werden, vorausgesetzt die Blutgruppe des AB0-Systems stimmt überein.

> ■ **MERKE** Das Blut wird auch als flüssiges Gewebe bezeichnet und besitzt eine Vielzahl von lebenswichtigen Funktionen (Transport, Speicherung, Kommunikation und Abwehr). Es besteht aus festen und flüssigen Bestandteilen. Die Hämatopoese bezeichnet den Prozess der Blutbildung und Reifung der zellulären Bestandteile des Blutes im Knochenmark aus pluripotenten Stammzellen. Die Struktur der roten Blutkörperchen bestimmt die Blutgruppe. Die wichtigsten Blutgruppeneigenschaften für Bluttransfusionen sind das AB0- und Rhesus-System.

13.5.7 Hämostase

Die Blutstillung einer kleinen Wunde erfolgt normalerweise innerhalb von 1–3 Minuten. Bei dieser primären Hämostase lagern sich auf der Wunde immer mehr Thrombozyten (Blutplättchen) zu einem sogenannten Pfropf (weißen Thrombus) zusammen, der die Verletzung abdichtet. Außerdem setzen die Thrombozyten Stoffe frei (z. B. Serotonin, Thromboxan A_2), die eine Vasokonstriktion bewirken. Die nachfolgende Aktivierung der Blutgerinnung durch **Thrombin** führt zur Bildung eines Fibrinnetzes. Durch Einlagerung von Erythrozyten und Thrombozyten entsteht daraus schließlich der verfestigte Pfropf (roter Thrombus), der die Wunde stabil verschließt. Während der sekundären Hämostase (● Abb. 13.52) beginnt bereits die Wundheilung.

Die **Vasokonstriktion** des verletzten Gefäßes ist der erste Schritt der Hämostase. Sie wird u. a. hervorgerufen durch die Freisetzung von Thromboxan und Serotonin aus den Thrombozyten.

Die **primäre Hämostase** wird hauptsächlich durch die Thrombozyten vermittelt. Die Freilegung von subendothelialen Strukturen aktiviert die Thrombozyten. Der erste Kontakt kommt durch zirkulierende, inaktive Thrombozyten über Bindung von **Glykoprotein GP Ib** an Kollagen gebundenen **von-Willebrand-Faktor** (vWF) zustande. Diese Bindung hat eine hohe Affinität, um den hohen Scherkräften durch den Blutfluss zu widerstehen. Nach der Aktivierung verändern die Thrombozyten ihre Form. Es werden Pseudopodien ausgebildet, um eine möglichst effektive Abdichtung der Wunde zu ermöglichen. Die Aktivierung und das Andocken ans Subendothel führt schließlich zur Freisetzung von Thromboxan A_2 und weiteren Inhaltsstoffen der Thrombozyten, was den Aktivierungsvorgang und die Adhäsion verstärkt. Auf die Adhäsion folgt die Aggregation der Thrombozyten, primär über den Glykoprotein-GP-IIb/IIIa-Rezeptor und **Fibrinogen**. Diese Aggregation der Thrombozyten ist zunächst reversibel, wird jedoch nach Erreichen einer bestimmten Konzentration der Freisetzungsprodukte irreversibel. Dabei verändern sich die Thrombozyten durch Verlust ihrer Membran. Gleichzeitig werden die Thrombozyten durch Fibrinogen vernetzt und zu einem Pfropf zusammengefügt (● Abb. 13.53).

Die **sekundäre Hämostase** dient der Verfestigung des primären Pfropfs durch Ausbildung eines festen Fasernetzes aus **Fibrin**, in das Thrombozyten und Erythrozyten eingebettet sind. Nach der primären, noch instabilen Abdichtung der Wunde durch den weißen Thrombus wird die Gerinnungskaskade aktiviert, die letztlich zur Umwandlung von Fibrinogen zu Fibrin und damit zum stabilen Wundverschluss führt.

Bei der sekundären Hämostase werden nacheinander folgende Phasen durchlaufen:

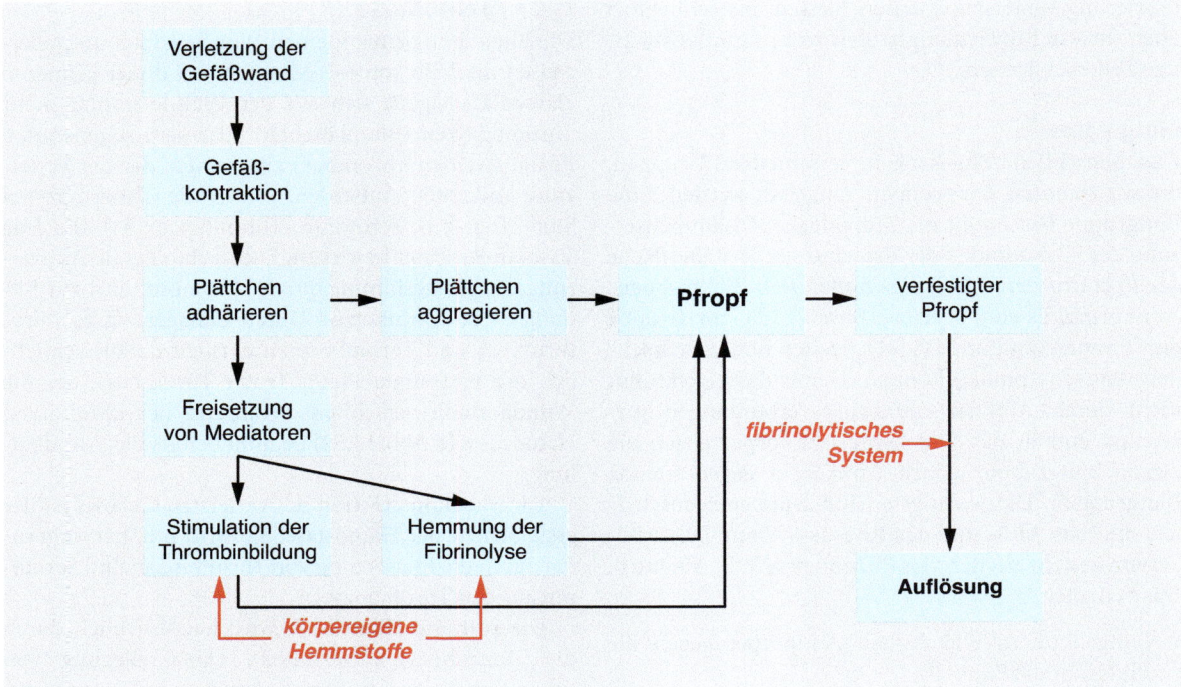

Abb. 13.52 Schematische Darstellung des Ablaufs der Hämostase

- Aktivierungsphase (Auslösung der Gerinnung) beinhaltet sämtliche Schritte der Gerinnungskaskade bis zur Bildung des Thrombins,
- Koagulationsphase (Verstärkung der Gerinnung): ausgehend von Fibrinogen wird mithilfe des Thrombins das Fibrinnetz gebildet, durch den Faktor XIIIa (fibrinstabilisierender Faktor) wird das Netz kovalent verknüpft,
- Retraktionsphase (Aufrechterhaltung der Gerinnung): das Fibrinnetz kontrahiert unter Beteiligung der Thrombozyten und die Wundränder nähern sich an.

Die Gerinnungsfaktoren sind zum großen Teil Proteasen, einige haben keine eigene enzymatische Aktivität und dienen z. B. als Kofaktoren. Bevor sie ihre Aufgaben erfüllen können, müssen sie zunächst aktiviert werden.

Nach einem Endotheldefekt kommen im Blut zirkulierende Gerinnungsfaktoren mit subendothelialen Zellen in Kontakt. Faktor VII bildet dabei einen Komplex mit dem Membranprotein Gewebethromboplastin (Faktor III, tissue factor), der seine volle Aktivität erst durch die Ca^{2+}-vermittelte Bindung an Phospholipide der Thrombozytenmembran erlangt und daraufhin Faktor X aktiviert. Faktor Xa bildet in Anwesenheit von Ca^{2+} an der Oberfläche der Thrombozyten einen Komplex mit Faktor Va, der als sogenannte Prothrombinase das inaktive Prothrombin (Faktor II) in aktives Thrombin (Faktor IIa) überführt. Die Bildung der Faktoren II, VII, IX und X ist Vitamin-K-abhängig.

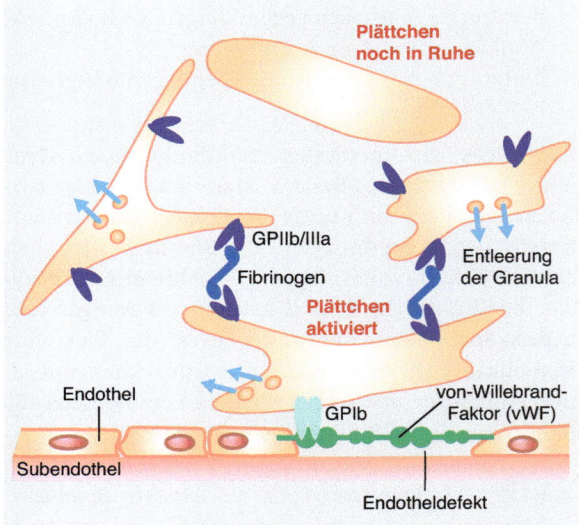

Abb. 13.53 Schematischer Ablauf der primären Hämostase. GP Glykoprotein. Nach Leistner, Breckle 2013

Zu den Aufgaben des Thrombins gehören:

- Fibrinogenspaltung: Beginn der Koagulationsphase,
- Aktivierung des Faktors XIII: durch kovalente Verknüpfung des instabilen Fibrinnetzes,
- Aktivierung von Faktor V: durch positive Rückkopplung auf seine eigene Bildung,

- Förderung der Thrombozytenaggregation,
- Aktivierung der Faktoren XI und VIII,
- Aktivierung von Faktor X: Beschleunigung der Blutgerinnung.

Den Abschluss der sekundären Hämostase bildet die **Retraktionsphase**, die sich nach einigen Stunden an die Koagulationsphase anschließt. Während dieser Phase wird das Fibrinnetz unter Beteiligung der Thrombozyten kontrahiert, wodurch die darin gelagerten Leukozyten und Erythrozyten in den Thrombus eingeschlossen werden und sich die Wundränder einander annähern.

Die **Fibrinolyse** hat das Ziel, verschlossene Gefäße wieder durchgängig zu machen und die Gerinnungsfähigkeit zu senken. Zentraler Aktivator der Fibrinolyse ist das Plasmin, eine Protease, die durch proteolytische Aktivierung des im Blutplasma vorhandenen Plasminogens aktiviert wird. Plasmin spaltet Fibrin in lösliche Peptide, wodurch das Fibrinnetz aufgelöst wird. Die Spaltprodukte hemmen die Wirkung von Thrombin und damit die weitere Bildung von Fibrin. Weiterhin erfolgt während der Fibrinolyse die Spaltung von Fibrinogen, Prothrombin und der Gerinnungsfaktoren V, VIII, IX, XI und XII und damit die Hemmung der Blutgerinnung. Aktivatoren des Plasmins sind der Plasminogen-Aktivator (Urokinase) und ein Gewebe-Plasminogen-Aktivator (t-PA).

■ **MERKE** Aufgabe der Blutgerinnung ist es, durch Umwandlung von Fibrinogen zu Fibrin ein Netzwerk zu bilden, das gemeinsam mit den darin enthaltenen Erythrozyten und Leukozyten sowie dem Thrombus die Wunde stabil verschließt.

13.5.8 Lymphsystem

Das Lymphsystem besteht aus einer speziell zusammengesetzten Flüssigkeit (Lymphe), den Lymphgefäßen und den lymphatischen Organen. Die primären lymphatischen Organe sind der Thymus (Bries) und das Knochenmark, die sekundären lymphatischen Organe sind die Lymphknoten (Nodus lymphaticus), die Milz (Lien), die Mandeln (Tonsillen) und das lymphatische Gewebe des Darms (Peyer-Plaques), der Lunge und des Urogenitalsystems. Die Lymphflüssigkeit wird durch Lymphgefäße transportiert, die im Unterschied zu den Blutgefäßen kein geschlossenes System bilden.

Die **Lymphe** bildet das Bindeglied zwischen der Gewebsflüssigkeit und dem Blutplasma. Es ist eine wässrig-hellgelbe Flüssigkeit und enthält Elektrolyte, Proteine, Chylomikrone und Lymphozyten. Aus den Kapillaren der Blutgefäße gelangt ein Teil des Blutplasmas durch die Differenz zwischen osmotischem Druck und Perfusionsdruck in das umliegende Gewebe. Dieser Prozess dient der Ernährung der umliegenden Zellen ebenso wie dem Abtransport von Stoffwechselprodukten. Da die zellulären Elemente des Blutes die Gefäßwand nicht durchdringen können, besteht die Gewebsflüssigkeit nur aus Wasser und den gelösten Stoffen. Mit den gelösten und zum Abtransport bestimmten Stoffwechselprodukten gelangen etwa 90 % der Gewebsflüssigkeit wieder in die Blutgefäße zurück. Die übrige Flüssigkeit sammelt sich als Lymphe in den Lymphgefäßen. Die täglich produzierte Menge an Lymphe beträgt etwa 2–3 l.

Charakteristisch für die **Lymphgefäße** ist, dass sie blind in der Peripherie beginnen. Die Lymphkapillaren bestehen aus einer einfachen Schicht von Endothelzellen, die durch Zellverbindungen miteinander verbunden sind, aber Lücken zum Eindringen der Gewebsflüssigkeit haben. Die Lymphe sammelt sich zunächst in den Lymphkapillaren, die sich zu größeren Lymphgefäßen zusammenschließen.

In bestimmten Abständen befinden sich an den Lymphgefäßen die **Lymphknoten**. Sie dienen der Filterung der Lymphe und der Immunabwehr (▶ Kap. 13.6). Lymphknoten sind bohnenförmig groß und von einer bindegewebeartigen Kapsel umschlossen. Vom Aufbau lassen sie sich in einen follikelreichen Randbereich und einen follikelfreien Markbereich gliedern. Die Lymphe durchfließt von den afferenten Lymphgefäßen kommend den Rand- und Markbereich, um dann gefiltert und angereichert mit Lymphozyten über die efferenten Gefäße wieder aus dem Lymphknoten auszutreten. Es werden regionale (organnaher Lymphzufluss) und sogenannte Sammellymphknoten (Zufluss von mehreren regionalen Lymphknoten) unterschieden.

Die **Milz** ist das größte zusätzlich in den Blutkreislauf integrierte lymphatische Organ des Menschen. Sie ist von einer Bindegewebskapsel umhüllt, die sich in die Tiefe als Balkengerüst fortsetzt. Dadurch entsteht ein dreidimensionales Maschenwerk mit der schwammigen Milzpulpa, das eigentliche Parenchym der Milz. Die **rote Pulpa** (Pulpa rubra) besteht aus Bindegewebe, das von Blut durchströmt wird. Sie dient dem Abbau von überalteten oder beschädigten Erythrozyten. Die Verformbarkeit dieser Erythrozyten ist herabgesetzt. Deshalb bleiben sie im Maschenwerk der Milz hängen und werden dort von Fresszellen abgebaut. Die **weiße Pulpa** (Pulpa alba) besteht aus den weißlichen, makroskopisch sichtbaren Milzknötchen (Lymphfollikel) und den periarteriolären lymphatischen Scheiden, die von T-Lymphozyten besiedelt sind. Die weiße Pulpa dient der Immunabwehr und kontrolliert das durchströmende Blut auf Antigene und Schadstoffe (▶ Kap. 13.6).

In der späten Fetalentwicklung und bei Kindern spielt die Milz darüber hinaus eine Rolle bei der Bildung der Erythrozyten.

Die **Mandeln** befinden sich am Eingang der Mund- und Nasenhöhle und besitzen keine afferenten Lymphgefäße. Sie bilden einen Rachenring mit folgenden Anteilen:

- Rachenmandel (Tonsilla pharyngea),
- Gaumenmandeln (Tonsillae palatinae),
- Zungenmandel (Tonsilla lingualis),
- Seitenstrang (Tonsilla tubaria).

Die Mandeln bestehen aus Bindegewebe, in das Lymphfollikel eingelagert sind. Sie haben eine große Anzahl von Vertiefungen, die der Vergrößerung ihrer Oberfläche dienen. Diese Oberfläche ist mit einem mehrschichtigen Plattenepithel überzogen. Dadurch werden eindringende Antigene frühzeitig erkannt und die Abwehr aktiviert.

Die **Peyer-Plaques** sind in der Schleimhaut des Ileums (▶ Kap. 13.11.3) befindliche Ansammlungen von übereinandergeschichteten Lymphfollikeln. An Stellen, wo die Follikel kuppelartig in die Mukosa ragen, fehlen die sonst üblichen Zotten und Krypten, stattdessen gibt es hier sogenannte M-Zellen, die Antigene durch ihre Zellkörper an die Lymphfollikel weiterleiten und so eine Immunantwort auslösen.

> **MERKE** Das lymphatische System setzt sich zusammen aus den Lymphgefäßen und den lymphatischen Geweben. Das Lymphgefäßsystem ist ein Netzwerk feiner Gefäße, das eng mit dem Blutgefäßsystem zusammenarbeitet. Die Lymphgefäße führen aus dem Körpergewebe überschüssige Zellflüssigkeit, Fremdstoffe und Stoffwechselprodukte ab. Zusammen mit den Lymphgefäßen bilden die lymphatischen Organe ein Abwehrsystem des Körpers.

13.6 Immunsystem

Das Immunsystem ist das Abwehrsystem des menschlichen Körpers gegen Krankheitserreger (Pathogene) wie Viren, Bakterien, Parasiten und Fremdstoffe (Angriff von außen) sowie gegen entartete Zellen (Angriff von innen). Es ist ein System, das unseren gesamten Körper durchzieht und unsere Gesundheit schützt. Um diese wichtige und lebenserhaltende Aufgabe zu erfüllen, sind zwei Eigenschaften wesentlich:

- Unterscheidung zwischen „eigen" und „fremd", um Pathogene zu erkennen,
- Beseitigung von Fremdstoffen und Pathogenen und Aufbau eines effektiven Schutzes gegen eine erneute Infektion (immunologisches Gedächtnis).

Die daraus resultierenden Reaktionen werden als Immunantwort bezeichnet.

Das Immunsystem des Menschen besteht in seinem funktionellen Aufbau aus dem angeborenen (allge-

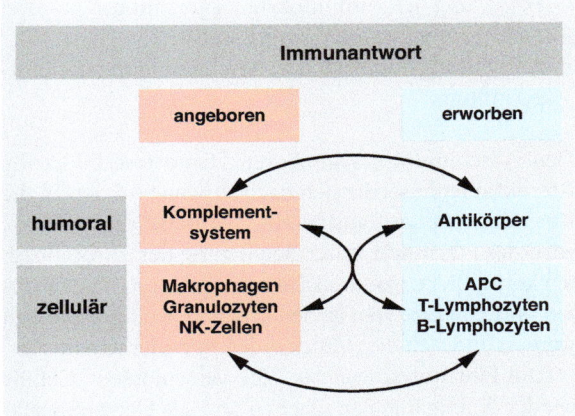

● **Abb. 13.54** Zusammenspiel von angeborenem und erworbenem Immunsystem. Nach Vollmar, Zürndorf, Dingermann 2013

meine Abwehr) und dem erworbenen (spezifische Abwehr) Immunsystem. An beiden Funktionen sind jeweils humorale Faktoren, also lösliche Proteine, und spezielle Zellen beteiligt. Nur das Zusammenspiel der Systeme gewährleistet einen ausreichenden Schutz des Organismus (● Abb. 13.54).

Am Aufbau des Immunsystems und somit an der Entstehung der Immunantwort sind viele verschiedene Organe und Zellsysteme involviert. Zu den Bestandteilen des Immunsystems gehören äußere und innere Abwehrmechanismen, das Komplementsystem, das lymphatische System (▶ Kap. 13.5.8) und die Immunzellen. In den primären lymphatischen Organen Knochenmark und Thymus findet die Differenzierung von Vorläuferzellen in immunkompetente T- und B-Lymphozyten statt. In den sekundären lymphatischen Organen findet das Zusammentreffen von Antigenen mit immunkompetenten (reifen) Lymphozyten statt. Die Aufgabe ist, die Entwicklung einer erworbenen Immunantwort zu gewährleisten.

13.6.1 Angeborenes Immunsystem

An der ersten schnellen unspezifischen Abwehr von Krankheitserregern sind verschiedene Mechanismen des angeborenen Immunsystems beteiligt.

Äußere Abwehrmechanismen bilden eine erste physikalische und chemische Barriere, damit Krankheitserreger und schädliche Substanzen von außen nicht in den Körper eindringen können. So bietet die gesunde Haut einen natürlichen Schutz gegen das Eindringen von Krankheitserregern. Magensaft vernichtet durch seinen hohen Säuregehalt Bakterien, die mit der Nahrung aufgenommen werden. Krankheitserreger, die durch die Atemluft in die Luftwege geraten, bleiben dort am Schleim hängen und werden durch den Schlag der Flimmerhaare aus dem Körper entfernt. Im Uroge-

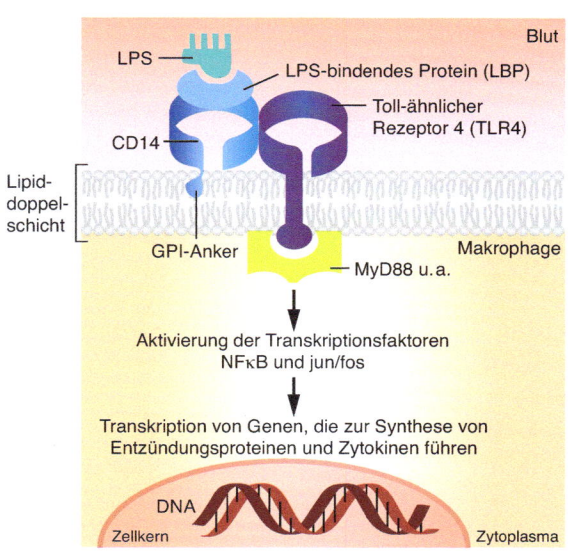

Abb. 13.55 Aktivierung eines Makrophagen durch Lipopolysaccharid (LPS). Nach Vaupel, Schaible, Mutschler 2015

nitaltrakt werden mit dem Harn Bakterien ausgeschleust.

Innere zelluläre Abwehrmechanismen: Die Aufnahme der Erreger (Phagozytose) ist ein essenzieller Prozess der angeborenen Immunantwort, an der Makrophagen und neutrophile Granulozyten beteiligt sind. Aktivierte Makrophagen (◦ Abb. 13.55) locken durch Freisetzung von Chemokinen vermehrt neutrophile Granulozyten aus dem Blut zum Infektionsherd an, deren Hauptaufgabe die Phagozytose ist. Diese phagozytierenden Zellen umfließen den Erreger und nehmen ihn in die Zelle auf. Dabei kommt es zur Bildung eines membranumhüllten Vesikels (Phagosom). Nach Verschmelzen des Phagosoms mit einem Lysosom werden die Erreger durch die lysosomalen Enzyme abgebaut. Makrophagen haben weitere Aufgaben. So hat die Aktivierung von Makrophagen die Sekretion zahlreicher pro-inflammatorischer Zytokine wie IL-1β, IL-2, IL-6 und TNF-α zur Folge, die eine akute Entzündung auslösen. Entzündungen dienen ebenfalls der Abwehr von Erregern. Eine wichtige Funktion haben Makrophagen auch als antigenpräsentierende Zellen bei der Bildung von Antikörpern. Dadurch tragen sie dazu bei, die spezifische Immunantwort auszulösen.

Natürliche Killerzellen zirkulieren im Blut. Es sind große, granulierte Lymphozyten mit zytotoxischer Aktivität, welche die Fähigkeit haben, bei bestimmten Zielzellen (virusinfizierte Zellen, Krebszellen) einen Zelltod (Apoptose) auszulösen. Die Aktivität der natürlichen Killerzellen wird durch die Zytokine der Makrophagen stimuliert. Sie selbst setzen Interferon γ frei.

Die **inneren löslichen Faktoren** des angeborenen Immunsystems, die in den Körperflüssigkeiten vorkommen, töten Bakterien ab. Dazu gehört beispielsweise das Enzym Lysozym, das in verschiedenen Körpersekreten wie Tränenflüssigkeit und Speichel enthalten ist und die Zellwand zahlreicher Bakterien angreift. Von besonderer Bedeutung für die humorale Abwehr ist das Komplementsystem.

Das **Komplementsystem** ist ein von der Leber gebildetes Enzymsystem, das aus 20 Eiweißmolekülen besteht. Die Funktion des Komplementsystems ist die Induktion der Phagozytose oder Lyse von Pathogenen und die Mobilisierung von Effektorzellen. Bei Aktivierung kommt es zu einer kaskadenartigen gegenseitigen Aktivierung und Bindung der Komplementfaktoren, die schließlich einen lytischen Komplex, also eine Pore in der Zellmembran des Erregers, bilden. Das Pathogen wird lysiert. Die Aktivierungskaskade des Komplementsystems findet nur auf der Oberfläche des Krankheitserregers statt. Im Serum werden die Faktoren sehr schnell inaktiviert. Wenn aktivierte Komplementfaktoren dennoch körpereigene Zellen erreichen, sorgen endogen inhibitorische Proteine für den Schutz der Körperzelle vor einer zufälligen Schädigung. Drei verschiedene Molekültypen, die auf die Anwesenheit eines Pathogens hinweisen, können das Komplementsystem aktivieren (◦ Abb. 13.56).

13.6.2 Erworbenes Immunsystem

Die spezifische Abwehr entwickelt sich im Gegensatz zur unspezifischen erst in der direkten Auseinandersetzung mit einem bestimmten Krankheitserreger. Sie wird daher auch als erworbene Immunität bezeichnet (◦ Abb. 13.57). Es kommt dabei zur Ausbildung besonderer Schutzmaßnahmen, die ganz gezielt gegen ein erneutes Eindringen des gleichen Krankheitserregers in den Körper gerichtet sind. Darüber hinaus hat das spezifische Immunsystem die Fähigkeit, krankhafte körpereigene Zellen wie Tumorzellen zu erkennen und anzugreifen.

Die spezifische Immunabwehr wird durch Immunzellen vermittelt. Es sind vor allem die B-Lymphozyten und T-Lymphozyten. Diese Zellen werden in den lymphatischen Organen und im Knochenmark gebildet. Von dort aus wird ständig ein kleiner Teil ins Blut abgegeben. Sie entwickeln sich zunächst im Knochenmark sowie im Thymus und besiedeln von dort aus die sekundären lymphatischen Organe. B-Lymphozyten und T-Lymphozyten besitzen klonal verteilte Rezeptoren für Antigene. Ein Klon ist die aus einer Zelle hervorgegangene Nachkommenschaft. Das bedeutet, dass sich die Antigenrezeptoren individueller B- und T-Lymphozyten voneinander unterscheiden. Die klonal verteilten Antigenrezeptoren bilden die molekulare Grundlage der außerordentlichen Unterscheidungsfähigkeit des erworbenen Immunsystems.

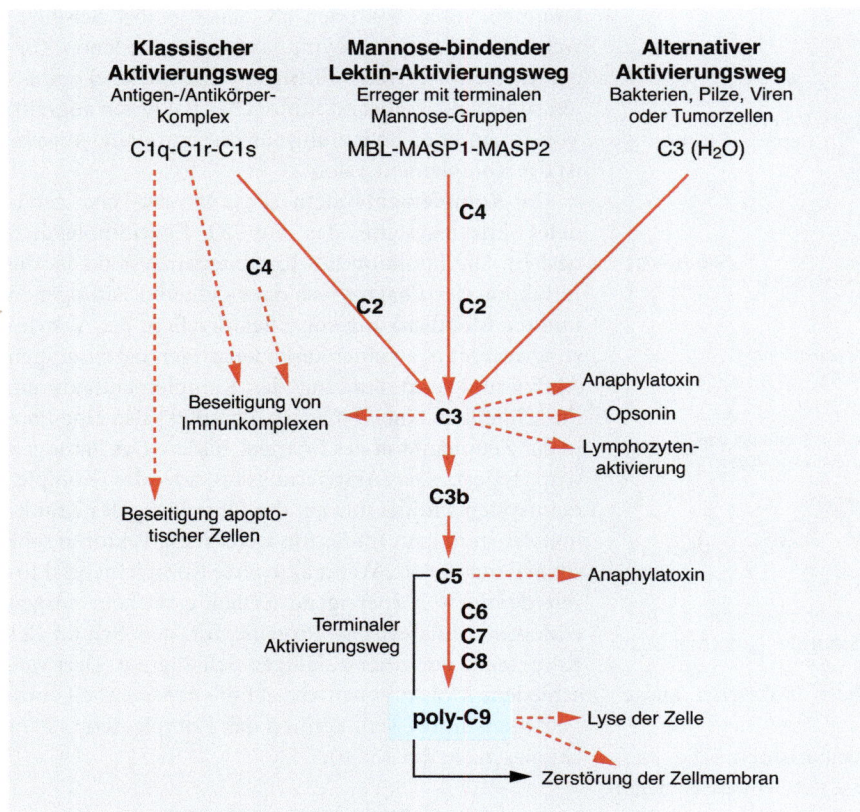

Abb. 13.56 Die drei Aktivierungswege und die Effektormechanismen des Komplementsystems. Die gestrichelten Pfeile bezeichnen die jeweiligen Effektorfunktionen der einzelnen Komplementkomponenten. Nach Suttorp et al. 2013

Antigene können entweder von B-Zell-Rezeptoren, T-Zell-Rezeptoren oder von B-Zellen produzierten Antikörpern erkannt und gebunden werden. Antigene, die von B-Zell-Rezeptoren oder Antikörpern erkannt werden, befinden sich auf den Oberflächen von Krankheitserregern und weisen eine bestimmte dreidimensionale Struktur auf, welche sehr spezifisch mit dem Rezeptor wechselwirkt. Antigene, die von T-Zell-Rezeptoren erkannt werden, sind Peptidsequenzen, die von antigenpräsentierenden Zellen aufgenommen und zusammen mit Molekülen des Haupthistokompatibilitätskomplex (MHC-Moleküle) an der Oberfläche präsentiert werden. Auch körpereigene Strukturen und somit auch Antikörper selbst können als Antigene wirken, wenn sie fälschlicherweise als fremd erkannt werden (Autoantikörper). Dadurch wird eine Autoimmunreaktion ausgelöst, die zu einer Autoimmunkrankheit führen kann.

Die **T-Lymphozyten** werden aus dem Knochenmark ausgeschleust und im Thymus zu T-Helfer-Zellen und zytotoxischen T-Lymphozyten geprägt. Ihre Antigene erkennen sie durch die klonal verteilten T-Zell-Rezeptoren. T-Lymphozyten kommen in verschiedenen Formen vor:

- T-Helferzellen besitzen auf ihrer Membran das CD4-Molekül, sie erkennen präsentierte Antigene, stimulieren die Reifung von B- und zytotoxischen T-Zellen und aktivieren Makrophagen,
  - TH1-Zellen setzen die immunologische Antwort auf schädigende Bakterien in Gang,
  - TH2-Zellen interagieren mit den B-Zellen, die für das Ausschütten von Antikörpern sorgen,
  - TH17-Zellen scheinen eine wichtige Rolle bei der Regulierung von Entzündungsvorgängen zu spielen,
- regulatorische T-Zellen (Treg) besitzen auf Ihrer Membran ebenfalls das CD4-Molekül, beenden die Aktivität anderer Immunzellen,
- zytotoxische T-Zellen haben CD8-Moleküle in ihrer Membran, erkennen Antigene, die mit MHC-Rezeptoren präsentiert werden und töten Zellen, die dieses Antigen tragen,
- T-Gedächtniszellen entstehen aus aktivierten T-Helferzellen.

B-Lymphozyten reifen im Knochenmark. Die Antigenrezeptoren heißen B-Zell-Rezeptoren. Bei Kontakt mit einem Fremdkörper entwickelt sich ein Teil der B-Lymphozyten zu sogenannten Plasmazellen, die Antikörper gegen diesen Fremdkörper bilden. Aus dem anderen Teil der B-Lymphozyten werden nach Kontakt mit

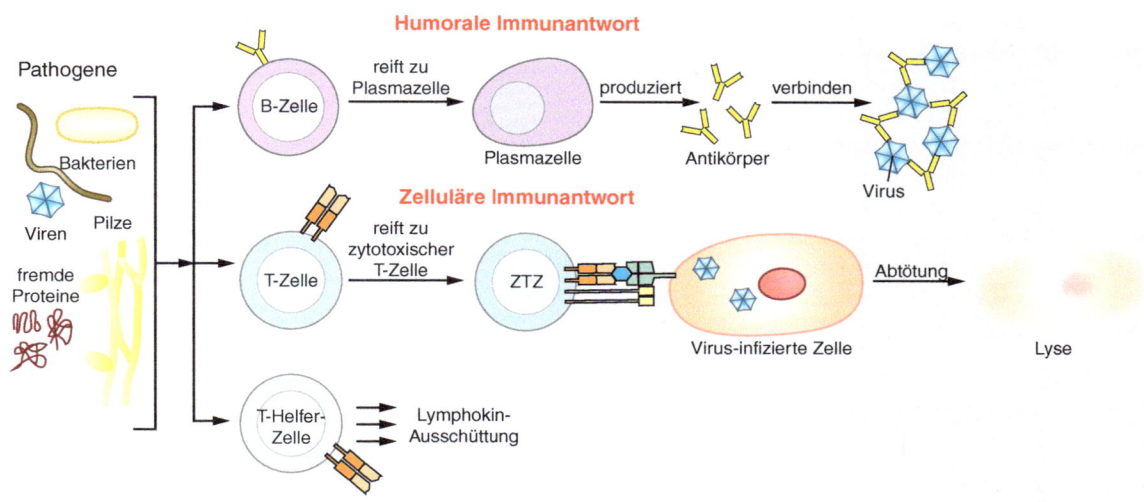

Abb. 13.57 Schematischer Überblick über Prozesse des erworbenen Immunsystems. ZTZ zytotoxische T-Zelle

einem Fremdkörper langlebige B-Gedächtniszellen, die noch Jahre später, auch wenn der Körper nicht mehr diesem Fremdkörper ausgesetzt ist, die gleichen Antikörper bilden können.

Antigenpräsentierende Zellen haben die Aufgabe, T-Helferzellen Antigene zu präsentieren, damit sie diese erkennen. Diese Aufgabe übernehmen vor allem dendritische Zellen, außerdem auch Makrophagen, Langerhans-Zellen der Haut und präsentierende B-Lymphozyten. Dendritische Zellen entwickeln sich je nach Typ entweder aus Monozyten oder aus Vorläufern der B- und T-Zellen. Drei Wechselwirkungen sind für die Aktivierung der T-Zellen nötig:

- MHC-Moleküle präsentieren das Antigen und interagieren mit dem T-Zell-Rezeptor,
- kostimulierende Peptide binden an passende Rezeptoren auf den T-Zellen,
- Zell-Zell-Adhäsionsmoleküle sorgen für einen ausreichenden Kontakt mit den T-Zellen.

Nach einem Kontakt mit einem Antigen nehmen die dendritischen Zellen dieses auf und befördern es in Lymphknoten oder lymphatisches Gewebe. Dabei reifen sie zu Zellen heran, die das Antigen präsentieren. Durch Ausschüttung entsprechender Zytokine und Expression bestimmter Zelloberflächen-Rezeptoren aktivieren sie T-Zellen und initiieren so die spezifische zelluläre Immunabwehr.

13.6.3 Antigenerkennung

Die Aufgabe, Antigene zu erkennen, wird von Rezeptormolekülen auf der Oberfläche von B-Zellen übernommen. Sie nutzen zwei Mechanismen, um der enormen Vielfalt an möglichen Krankheitserregern eine quasi ebenso große Vielfalt an spezifischen Antigen-Rezeptoren entgegenzusetzen. Diese Mechanismen sind:

- **die somatische Rekombination** kleiner Immunglobulin-Genstücke, aus denen funktionale Gene zunächst während der frühen B-Zell-Entwicklung zusammengebaut werden müssen,
- **die somatische Mutation** bereits funktional rekombinierter Immunglobulin-Gene nach der B-Zell-Aktivierung durch Antigen-Kontakt in den sekundären lymphatischen Organen.

Während des gesamten Lebens gehen B-Zellen aus hämatopoetischen Stammzellen des Knochenmarks hervor. Voraussetzung, das Knochenmark zu verlassen, ist die Expression funktionaler Immunglobuline als Teil des B-Zell-Antigen-Rezeptors auf der Zelloberfläche. Immunglobuline sind Heterodimere aus je zwei identischen schweren (heavy, IgH) und leichten (light, IgL) Ketten, die jeweils von eigenen Genen codiert sind. Die Bildung der Immunglobulin-Gene aus einer großen Anzahl von verschiedenen Variable (V)-, Diversity (D)- und Joining (J)-Gensegmenten im Knochenmark ist ein zufälliger Prozess, bei dem jeweils ein VH-, DH- und JH-Element für das IgH-Ketten-Gen und ein VL und JL für das IgL-Ketten-Gen zusammengefügt werden. Der Verknüpfungsprozess ist nicht präzise und kann zum Verlust von Nukleotiden an den Verknüpfungsstellen führen, während gleichzeitig zur weiteren Erhöhung der Rekombinationsvielfalt Nukleotide hinzugefügt werden. Zusammen mit der zufälligen Kombination der IgH- und IgL-Ketten entsteht durch somatische Rekombination ein Antikörperrepertoire, das in seiner Diversität nur durch die Anzahl der B-Zellen limitiert ist.

13.6.4 Antikörper

Antikörper sind Proteine, die von B-Lymphozyten gebildet und sezerniert werden. Sie gehören zu den γ-Globulinen und werden in fünf Unterklassen eingeteilt (IgA, IgD, IgE, IgG und IgM). Im menschlichen Plasma ist vor allem IgG zu finden. Die Antikörper sind gegen Bestandteile eines Antigens gerichtet und besitzen die Fähigkeit, an dieses zu binden (Antigen-Antikörper-Reaktion).

Die Struktur der Antikörper (○ Abb. 13.58) besteht aus vier Ketten, die durch Disulfidbrücken miteinander verbunden sind:

- zwei identische schwere Ketten,
- zwei identische leichte Ketten.

Jeder Antikörper besitzt eine spezifische, für ihn charakteristische Antigenbindungsstelle, die genau zum Antigen passt (Schlüssel-Schloss-Prinzip). Diese Spezifität beruht auf den variablen Teilen der Aminosäuresequenz der sogenannten Fab-Teile. Zudem besitzen Antikörper in ihrem konstanten Teil (Fc-Teil) eine weitere Bindungsstelle, die beispielsweise von Phagozyten zur Erkennung und Aufnahme von antikörperbeladenen Antigenen genutzt werden kann.

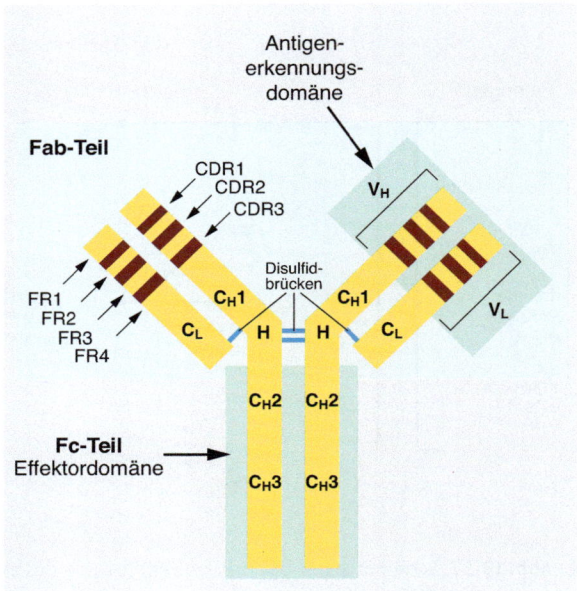

○ **Abb. 13.58** Schematische Darstellung der Struktur eines Antikörpers (IgG-Molekül). **CDR** complementarity determining region, hypervariable Regionen, C_H konstanter Bereich der schweren Kette, C_L konstanter Bereich der leichten Kette, **FR** framework region, **H** hinge-Region, „Gelenk"-Region, V_H variabler Bereich der schweren Kette, V_L variabler Bereich der leichten Kette

> **Zusammenfassung**
>
> - Die Funktion des Immunsystems ist der Schutz vor Infektionen. Die angeborene Immunantwort ist die erste Abwehrreaktion, bevor das erworbene Immunsystem aktiv wird.
> - Das menschliche Immunsystem ist aus mehreren Komponenten zusammengesetzt. Die Antwort des Immunsystems auf Antigene wird als Immunreaktion bezeichnet. Man unterscheidet zwischen einem zellulären und einem humoralen Immunsystem.
> - Zum zellulären Immunsystem gehören spezialisierte Immunzellen (Granulozyten, Makrophagen, dendritische Zellen, T- und B-Lymphozyten, natürliche Killerzellen).
> - Das humorale Immunsystem basiert nicht auf Zellen, sondern auf Plasmaproteinen (Antikörper, Komplementsystem, Interleukine), die entweder frei beweglich (z. B. im Blut) oder ortsständig in den verschiedenen Geweben vorkommen.

13.7 Elektrolyt- und Wasserhaushalt

Der Flüssigkeitsbedarf des Körpers schwankt in Abhängigkeit von der Außentemperatur, der körperlichen Belastung, dem Alter und der Ernährung. Im Durchschnitt werden täglich 2,5 l Wasser aufgenommen und ausgeschieden. Das Körperwasser (Mann: 60 %, Frau 50 % des Körpergewichts) verteilt sich zu 10 % in den Gefäßen, 30 % zwischen den Zellen und zu 60 % in den Zellen. Der Rest des Wassers befindet sich im Magen-Darm-Trakt. Dementsprechend verfügt der Organismus über verschiedene **Körperwasserräume** (Kompartimente), die voneinander abgegrenzt sind und eine unterschiedliche Zusammensetzung der darin enthaltenen Flüssigkeiten haben (◘ Tab. 13.9):

- der Intrazellularraum ist der Flüssigkeitsraum innerhalb einer Zelle,
- der Extrazellulärraum ist der Flüssigkeitsraum außerhalb der Zellen, in ihm befindet sich die Extrazellulärflüssigkeit,
  - der interstitielle Raum ist der Flüssigkeitsraum zwischen den Zellen (Gewebeflüssigkeit),
  - der intravasale Raum ist der Flüssigkeitsraum innerhalb der Gefäße (Plasma),
- der transzelluläre Raum wird z. B. aus Speichel, Magensaft, Galle, Schweiß, Liquor, Dünn-, Dickdarm- und Pankreassaft gebildet.

◻ **Tab. 13.9** Ionale Zusammensetzung der Körperflüssigkeiten in mmol/l bzw.*mval/l. Nach Klinke et al. 2009

Ion	Plasma	Plasmawasser	Interstitielle Flüssigkeit	Intrazelluläre Flüssigkeit
Kationen				
Na^+	142	153	145	12
K^+	4,3	4,6	4,4	140
Freies Ca^{2+}	2,6	2,8	2,5	< 0,001
Freies Mg^{2+}	1,4	1,5	1,4	1,6
Gesamt	150	162	153	154
Anionen				
Cl^-	104	112	117	4
HCO_3^-	24	26	27	12
$HPO_4^{2-}/H_2PO_4^-$	2	2,2	2,3	29
Proteine*	14	15	1	55
Organische Phosphate	5,9	6,3	ca. 5	54
Gesamt	150	162	153	154

In den Körperflüssigkeiten befinden sich Elektrolyte, hauptsächlich anorganische Alkali- und Erdalkalisalze, die in die entsprechenden Ionen dissoziiert sind und den **osmotischen Druck** bestimmen. Außerdem sind organische Verbindungen (z. B. Harnstoff, Aminosäuren, Proteine) enthalten, die für den **kolloidosmotischen Druck** sorgen, der ähnlich wie der osmotische Druck wirkt. Insgesamt wird dadurch die Osmolarität der Körperflüssigkeiten bestimmt.

Elektrolyte liegen intrazellulär und extrazellulär in unterschiedlichen Konzentrationen vor (◻ Tab. 13.9). Intrazellulär sind die dominierenden Ionen positiv geladene K^+-Ionen, negativ geladene Proteine und Phosphat. Extrazellulär sind vor allem positiv geladene Na^+-Ionen und negativ geladene Cl^--Ionen sowie Bicarbonationen vorhanden. Diese Elektrolytkonzentrationen werden durch ATP-verbrauchende Ionenpumpen in den Zellmembranen aufrechterhalten. Die wichtigste Pumpe ist die Kalium-Natrium-ATPase, die den Transport von K^+-Ionen in die Zellen und Na^+-Ionen aus den Zellen katalysiert. Wasser wird passiv durch die osmotische Wirkung einer Ionenverschiebung transportiert.

Das extrazelluläre Flüssigkeitsvolumen wird über die Ausscheidung oder Zurückhaltung (Retention) von Elektrolyten in den Nieren (▸ Kap. 13.8.1) reguliert. Dagegen wird das intrazelluläre Flüssigkeitsvolumen nicht aktiv reguliert.

Die **Natriumbilanz** ist die Differenz zwischen Aufnahme und Ausscheidung von Na^+-Ionen. Na^+-Ionen werden hauptsächlich in Form von Kochsalz (NaCl) aufgenommen und größtenteils über die Niere ausgeschieden (Natriumbilanz). Eine Erhöhung der Na^+-Konzentration führt zur gleichzeitigen Einlagerung von Wasser. Diese Volumenzunahme wird von Rezeptoren in den großen Venen und Herzvorhöfen registriert, die über das Nervensystem und das Peptidhormon Adiuretin (ADH) die Wasserrückresorption in der Niere steuern (▸ Kap. 13.8.1). Das in den Vorhöfen des Herzens gebildete atriale natriuretische Peptid (ANP) gelangt bei Dehnung über das Blut zur Niere und induziert dort die Diurese. Ein Salzmangel wird durch Aldosteron aus dem Nebennierenmark ausgeglichen, indem es die Na^+-Rückresorption in der Niere erhöht.

Die **Wasserbilanz** ist die Differenz zwischen aufgenommener und ausgeschiedener Wassermenge. Adiuretin wird bei Wassermangel aus dem Hypophysenhinterlappen (▸ Kap. 13.13.3) freigesetzt und führt durch Aktivierung von V2-Rezeptoren zur Permeabilitätssteigerung für Wasser. Dadurch wird Wasser im Körper zurückgehalten. Gleichzeitig führt ADH über V1-Rezeptoren zu einer Gefäßkonstriktion. Wassermangel (Dehydratation) ist die Folge einer verminderten Wasseraufnahme oder eines erhöhten Wasserverlusts. So führt eine hohe Glucosekonzentration im Blut zu einer osmotischen Diurese, da die große Menge renal filtrierter Glucose nicht mehr resorbiert werden kann und bei ihrer Ausscheidung im Harn Wasser mitreißt.

13.7.1 Säure-Basen-Haushalt

Das Säure-Basen-Gleichgewicht in den verschiedenen Flüssigkeitsräumen des Organismus wird über den pH-Wert im Blut eingestellt. Der pH-Wert im Blut liegt im Mittel bei 7,4 während der pH-Wert in den Zellen 7,2 beträgt. Beide Werte werden trotz ständiger Abgabe von sauren Stoffwechselprodukten sehr konstant gehalten. Diese Konstanz ist Voraussetzung für die Wirkung der am Stoffwechsel beteiligten Enzyme und wird durch verschiedene Puffersysteme des Blutes realisiert. Stoffe, die sich durch Aufnahme bzw. Abgabe von Protonen (H^+) ineinander umwandeln, werden als Puffersystem bezeichnet. Solche Puffersysteme, auch konjugierte Säure-Basen-Paare genannt, bestehen aus zwei Stoffen, die durch Aufnahme (Protonierung) bzw. Abgabe (Deprotonierung) von Protonen, in der Lage sind, pH-Wert-Änderungen gezielt auszugleichen. Puffersysteme des Blutes sind:

- Bicarbonat-System mit CO_2 als Säureanhydrid und HCO_3^- als korrespondierende Base:

$$CO_2 + 2\,H_2O \rightleftharpoons H_2CO_3 + H_2O \rightleftharpoons H_3O^+ + HCO_3^-,$$

- Phosphat-Puffersystem mit $H_2PO_4^-$ als Säure und HPO_4^{2-} als korrespondierende Base:

  $H_2PO_4^- + H_2O \rightleftharpoons H_3O^+ + HPO_4^{2-}$,

- Proteinat-Puffersystem, Plasmaproteine (vor allem das Albumin) und Hämoglobin wirken als Puffer, da sie aufgrund ihrer Struktur sowohl Säuren als auch Basen abpuffern (amphoterer Charakter):

  $Hb \cdot H^+ + H_2O \rightleftharpoons H_3O^+ + Hb$.

Unterstützt wird die Regulation des Säure-Basen-Haushalts durch die Atmung und die Niere. Durch den Gasaustausch in der Lunge (▶ Kap. 13.92) und die Abgabe von CO_2 wird durch Hyper- oder Hypoventilation der Säure-Basen-Haushalt des Organismus reguliert. Anfallende H^+-Ionen können über die Niere ausgeschieden werden (▶ Kap. 13.8.1). Zusätzlich kann die Niere durch Bildung von Ammoniak (NH_3) einen H^+-Ionen-Akzeptor dem Primärharn zusetzen und so die Ausscheidung von H^+-Ionen erheblich steigern. In der Leber wird Ammoniak, das nicht zur Harnstoffsynthese benötigt wird, über die Synthese von Glutamin entgiftet.

> **MERKE** Die Verteilung des Gesamtkörperwassers in verschiedene Kompartimente wird durch den osmotischen Druck bestimmt. Elektrolyte liegen intrazellulär und extrazellulär sowie im Blutplasma in unterschiedlichen Konzentrationen vor. Das intrazelluläre Volumen wird nicht aktiv reguliert, das extrazelluläre Volumen und damit das gesamte Körperwasservolumen werden dagegen über Ausscheidung oder Retention von Elektrolyten in den Nieren reguliert.
> Der Säure-Basen-Haushalt ist ein physiologischer Regelkreis, der den pH-Wert im Blut in einem relativ konstanten Bereich hält. Er kann über Puffersysteme und zusätzlich über den Stoffwechsel (Ausscheidung über die Niere) oder über die Atmung (Abatmung von CO_2 über die Lunge) reguliert werden.

13.8 Niere und ableitende Harnwege

Der Mensch scheidet pro Tag etwa 1,5 l Harn (Urin) aus, der größte Teil davon (95 %) ist Wasser. Das Ausmaß der Urinbildung variiert allerdings je nach Wasseraufnahme. Hier unterscheidet man:

- erhöhte Urinbildung (Diurese), erhöht auf mehrere Liter pro Tag aufgrund von erhöhter Wasseraufnahme,
- erniedrigte Urinbildung (Antidiurese), die Urinbildung sinkt durch erniedrigte Wasseraufnahme auf weniger als 0,7 l pro Tag.

Die tatsächliche Menge an Harn, die beide Nieren an einem Tag produzieren, liegt weitaus höher, nämlich bei 150–200 l. Davon werden aber rund 90 % innerhalb der Niere rückresorbiert.

Zu den Ausscheidungsorganen des Harns zählen die paarig angeordneten Nieren mit den ableitenden Harnwegen, die Blase und die Harnröhre.

13.8.1 Niere

Die paarig angeordneten Nieren sind die zentrale Filteranlage des Körpers und daher unerlässlich für die Ausscheidung harnpflichtiger Substanzen, welche entweder als Stoffwechselprodukte im Körper entstehen (z. B. Harnstoff), oder als Fremdstoffe (Xenobiotika) aufgenommen werden. Neben ihrer zentralen Rolle in der Regulation des Wasser-, Säure-Basen- und Elektrolyt-Haushalts dienen sie als Bildungsstätte für Hormone, wie z. B. Erythropoetin, das wichtig für die Bildung der roten Blutkörperchen ist, Renin, das an der Blutdruckregulation beteiligt ist und Vitamin D_3, das in den Calcium-Stoffwechsel eingreift. Einige Nierenfunktionen unterliegen ihrerseits einer hormonellen Kontrolle z. B. durch Aldosteron, Parathormon und Adiuretin. Einige zirkulierende Peptidhormone, wie das blutzuckersenkende Insulin oder das Parathormon, werden hier abgebaut.

Aufbau der Niere

Die bohnenförmigen Nieren sind etwa 11–14 cm lang und liegen, umgeben von einer Bindegewebskapsel, unterhalb des Zwerchfells zu beiden Seiten der Wirbelsäule. Der konvexe Rand weist nach lateral, an der medial gelegenen konkaven Krümmung befindet sich in einer Vertiefung der Hilus (Nierenpforte), durch den die Nierenarterie (A. renalis), die Nierenvene (V. renalis), Lymphgefäße und Nervenfasern sowie der Harnleiter (Ureter) ein- oder austreten. Jede Niere besteht aus mehreren gleichartigen Einheiten, den sogenannten Nierenlappen (Lobi renales), die von außen nach innen in die **Nierenrinde** (Cortex renalis) und das **Nierenmark** (Medulla renalis) untergliedert werden. Die Rinde liegt oberhalb der Basis der Markpyramiden und füllt als Nierensäulen (Columae renalis) den Raum zwischen den Pyramiden aus. Vom Mark ausgehend ragen die geraden Anteile der Nierentubuli (Partes rectae) und Sammelrohre in Form sogenannter Markstrahlen in die Rinde. Das Rindengewebe um die Markstrahlen herum wird als Rindenlabyrinth bezeichnet. Es beinhaltet die gewundenen Tubulusanteile (Partes convolutae) und die Nierenkörperchen. Die Spitzen (Papillen) der Pyramiden münden in die Nierenkelche. Alle Nierenkelche vereinen sich im Nierenbecken (Pelvis renalis), das am Nierenhilus in den Harnleiter (Ureter) übergeht (○ Abb. 13.59).

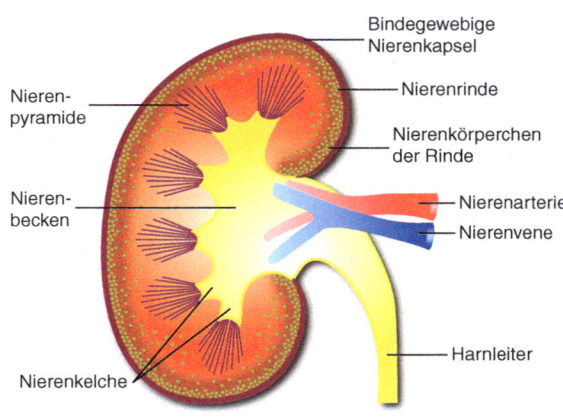

Abb. 13.59 Längsschnitt durch die rechte Niere

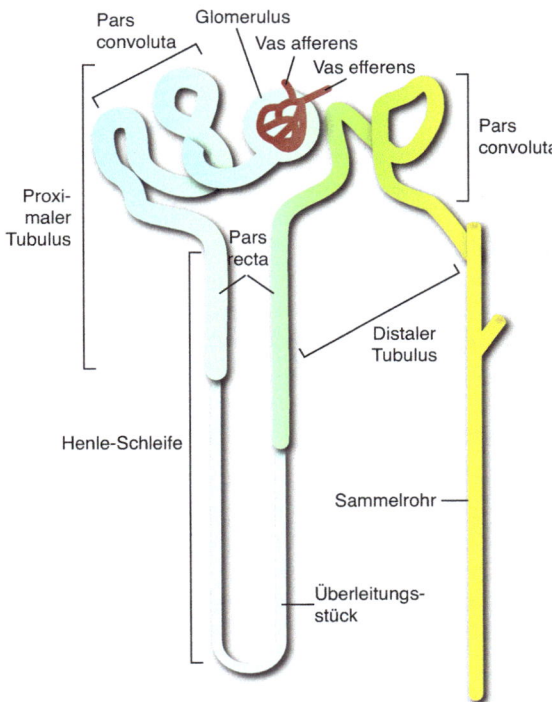

Abb. 13.60 Schematische Darstellung des Aufbaus eines Nephrons. Nach Vaupel, Schaible, Mutschler 2015

Nephron

Jede Niere enthält etwa 800 000–1 500 000 funktionelle Einheiten, die Nephrone, in denen der Harn gebildet wird. Jedes Nephron besteht aus einem **Nierenkörperchen** (Corpusculum renale) und einem nachgeschalteten **Tubulusapparat**.

Das Nierenkörperchen hat einen Gefäßpol mit einem zu- und einem wegführenden Blutgefäß sowie einen Harnpol mit der Öffnung zum Tubulussystem. Das zuführende Gefäß ist das Vas afferens. Es geht aus der Nierenarterie (Arteria renalis) über eine Folge von Verzweigungen hervor. Nach Passage des Kapillarbetts im Glomerulus fließt das Blut durch ein weiteres arterielles Gefäß, das Vas efferens, weiter in ein zweites Kapillarnetz, das die Nierenkanälchen umgibt. Der **Glomerulus** (Kapillarknäuel) wird von einer doppelwandigen Epithelkapsel (Bowman-Kapsel) umgeben. Diese bildet mit ihrem äußeren Blatt die Begrenzung des Nierenkörperchens, während das innere Blatt mit spezialisierten Zellen (Podozyten) den Kapillaren des Glomerulus direkt anliegt. Zwischen beiden Anteilen der Kapsel befindet sich ein schmaler Hohlraum (Bowman-Raum), über den der Primärharn in das ableitende Nierenkanälchen gelangt.

Der **Tubulusapparat** besteht aus einschichtigem, kubischem Resorptionsepithel, das einer Basalmembran mit durchlässigen Zellverbindungen (Tight Junctions) aufliegt. Funktionell und anatomisch lassen sich mehrere Abschnitte unterscheiden (o Abb. 13.60). Unmittelbar nach dem Nierenkörperchen folgt der **proximale Tubulus** mit einem gewundenen (Pars convoluta) und einem geraden Anteil (Pars recta), gefolgt von einem **Überleitungsstück** (Intermediärtubulus). Dieser lässt sich in einen absteigenden (Pars descendens) und einen aufsteigenden (Pars ascendens) Teil unterteilen. Es schließt sich der **distale Tubulus** an, welcher wieder eine Pars recta und eine Pars convoluta besitzt. Der distale Tubulus geht in das **Sammelrohr** über, das auf Höhe der Markpapille schließlich in den zugehörigen Nierenkelch mündet. Die geraden Teile des proximalen und distalen Tubulus und das Überleitungsstück werden aus funktioneller Sicht zur **Henle-Schleife** zusammengefasst. Die gewundenen Anteile des Tubulusapparats liegen in der Nierenrinde, während sich die geraden Anteile überwiegend im Nierenmark befinden. Zwischen Nierenkörperchen und dem gewundenen Teil des distalen Tubulus liegt der **juxtaglomeruläre Apparat**. Er ist eine Kontaktstelle zum Tubulus desselben Nephrons, der zunächst zum Zentrum der Niere wegführt und dann schlaufenförmig in die Nähe seines Ausgangspunkts zurückkehrt. Hier spielen sich bedeutsame Regulationsvorgänge ab. Macula-densa-Zellen sind Osmosensoren und messen hier mithilfe eines speziellen Transporters (Na^+-$2Cl^-$-K^+-Symporter) die Na^+- und Cl^--Konzentration in der Tubulusflüssigkeit.

Das Gewebe, das zwischen den Nephronen liegt und Arterien, Venen, Nerven und Bindegewebe enthält, wird als Niereninterstitium bezeichnet.

Bildung des Primärharns

Pro Minute passieren beim Menschen etwa 1 l Blut bzw. 600 ml Blutplasma die Glomeruli der Nieren (Renaler Plasmafluss). Davon werden etwa 20 % pro Minute filtriert (glomeruläre Filtrationsrate, GFR). Pro Tag werden so etwa 150–200 l Primärharn gebildet. Davon werden 80–90 % in den proximalen Tubuli rückresorbiert.

Das Blut im Nierenkörperchen steht unter relativ hohem Druck, da der Durchmesser der zuführenden Arteriole (Vas afferens) größer ist als der der abführenden Arteriole (Vas efferens). Entscheidend für die Filtration ist die Druckdifferenz zwischen den Kapillaren und der Bowman-Kapsel. Sie ergibt sich aus dem hydrostatischen und dem kolloidosmotischen Druck. Während der Passage durch den Glomerulus nimmt der hydrostatische Druck praktisch nicht ab, denn durch den großen Gesamtquerschnitt der parallelgeschalteten Kapillaren ist der Widerstand gering. Da ein Ultrafiltrat abgepresst wird und die Plasmaproteine zurückbleiben, steigen während der Kapillarpassage kontinuierlich die Proteinkonzentration und somit der kolloidosmotische Druck, sodass der effektive Filtrationsdruck absinkt und am Ende ein Filtrationsgleichgewicht erreicht wird (o Abb. 13.61).

Das gefensterte Endothel und die Basalmembran der Glomeruluskapillaren bilden zusammen mit den Schlitzen zwischen den Podozyten des inneren Blatts der Bowman-Kapsel die Filtermembran im Nierenkörperchen. Die Porenweite bestimmt, welche Substanzen aus dem Blut in den Primärharn gelangen. Große Moleküle wie Plasmaproteine oder Blutzellen können so, wenn überhaupt, nur in sehr geringer Zahl passieren, während z. B. Glucose, Aminosäuren, Elektrolyte und Wasser sehr gut filtrierbar sind.

Der wichtigste Parameter zur Beurteilung der Filtrationsleistung der Nieren ist die **glomeruläre Filtrationsrate** (GFR), also das pro Minute in allen Glomeruli beider Nieren filtrierte Volumen. Sie beträgt im mittleren Lebensalter beim Mann ca. 125 ml/min, bei der Frau 110 ml/min und nimmt mit steigendem Lebensalter ab. Zur Bestimmung der GFR dient die **renale Clearance**. Sie gibt das fiktive Plasmavolumen an, welches pro Zeiteinheit von der entsprechenden Substanz befreit wird, die in der Niere frei filtrierbar und nicht rückresorbierbar ist. Häufig verwendet wird Kreatinin (**Kreatinin-Clearance**), ein Abfallprodukt des muskulären Energiestoffwechsels. Bestimmt werden hierzu das Harnvolumen (V) in 24 Stunden (t), sowie die Kreatinin-Konzentrationen im Sammelurin (C_{Harn}) und Plasma (C_{Plasma}). Die GFR ergibt sich dann aus der Beziehung:

$$GRF = \frac{C_{Harn} \cdot V_{Harn}}{t \cdot C_{Plasma}}$$

Für die Autoregulation des Blutflusses durch die Glomeruli und damit der GFR ist unter anderem ein tubuloglomerulärer Rückkopplungsmechanismus verantwortlich. Ist die Salzkonzentration an der Macula densa hoch, kommt es zu einer Verengung der afferenten Arteriole, sodass die GFR abnimmt. Bei niedriger Salzkonzentration an der Macula densa tritt der umge-

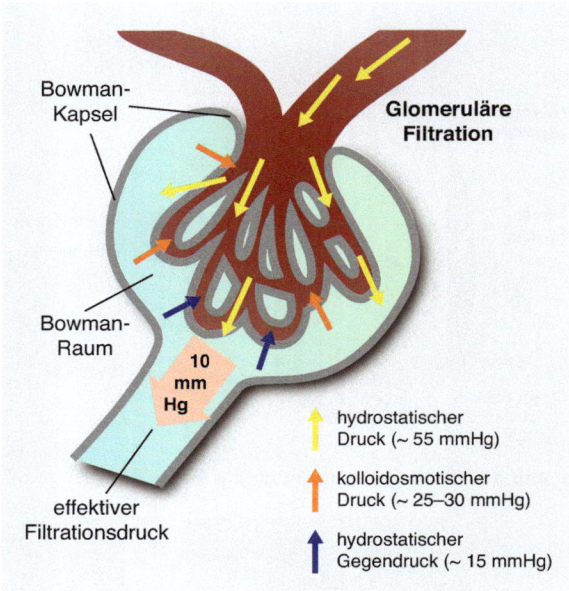

o **Abb. 13.61** Effektiver Filtrationsdruck in der Bowman-Kapsel. Nach Hinghofer-Szalkay

kehrte Effekt ein, wobei das Signal für die Macula densa die Geschwindigkeit des Transports von Na$^+$ und Cl$^-$ durch die Zellen ist. Neben der GFR kontrolliert die Macula densa die Reninfreisetzung aus den granulären Zellen der glomerulären Arteriolen. Renin wird in den reninbildenden juxtaglomerulären Zellen der Niere gebildet. Diese befinden sich in der Wand des blutzuführenden Vas afferens des Glomerulus. Die Freisetzung von Renin wird durch verschiedene Einflüsse bedarfsgerecht reguliert:

- In der Wand der Arteriolen des Glomerulus befinden sich Barorezeptoren, die bei einem Abfall des Perfusionsdrucks in den Nieren die Synthese und Freisetzung von Renin anregen.
- Ein Abfall der Konzentration von Na$^+$ an der Macula densa stimuliert die Reninfreisetzung.
- Durch nervale Einflüsse über die Stimulation von β_1-Rezeptoren kann an den juxtaglomerulären Zellen die Freisetzung gesteigert werden, während sie durch den Einfluss des Parasympathikus abnimmt.
- Durch humorale Faktoren wie Adenosine, Angiotensin II oder Aldosteron wird die Freisetzung von Renin im Sinn eines Feedback-Mechanismus reguliert.

Durch die mehrfache Kontrolle des Na$^+$- und Cl$^-$-Angebots an der Macula densa wird eine chronische Zunahme des Salzhaushalts vermieden.

Tubuläre Transportprozesse

Nur etwa 1,5 l Urin werden täglich ausgeschieden. Der Rest des ursprünglichen Filtrates wird im Tubulusapparat unter Beibehaltung des Volumens, des Salzgehalts und des pH-Werts des Organismus rückresorbiert. Realisiert wird dies durch selektive Resorptionsmechanismen. Die hierfür nötige Triebkraft wird in allen Tubulusabschnitten durch energieverbrauchende Na^+-K^+-ATPasen bereitgestellt, welche Na^+-Ionen aus den Epithelzellen in das Nierengewebe transportieren. Die Art der Transportmechanismen (parazelluläre Diffusion, Kanäle, Symporter, Antiporter) und somit das Muster der zurückgewonnenen oder auch ausgeschiedenen Substrate unterscheiden sich zwischen den verschiedenen Tubulusabschnitten erheblich (o Abb. 13.62). Ungeachtet dessen werden alle resorbierten Anteile als letzter Schritt der Rückgewinnung aus den Zellzwischenräumen des Niereninterstitiums in peritubulären Kapillaren aufgenommen und stehen so dem Organismus wieder zur Verfügung.

Die **Na^+-Resorption** erfolgt zu ca. 67 % im proximalen Tubulus, zu ca. 20 % in der Henle-Schleife, zu ca. 9 % im distalen Tubulus und zu ca. 3 % im Sammelrohr, sodass im Endharn nur ca. 1 % der filtrierten Na^+-Ionen ausgeschieden werden. Im proximalen Tubulus und der Henle-Schleife erfolgt der Na^+-Transport entlang des Konzentrationsgradienten, teilweise durch parazelluläre Diffusion über die Tight Junctions zwischen den Epithelzellen. Zusätzlich dienen Na^+-H^+-Antiporter (proximaler Tubulus), Na^+-$2Cl^-$-K^+-Symporter (Henle-Schleife), Na^+-Cl^--Symporter (distaler Tubulus) und epitheliale Na^+-Kanäle (Sammelrohr) der primären Aufnahme in die Epithelzellen. Die Dichte der epithelialen Na^+-Kanäle im Sammelrohr und somit das Ausmaß der Na^+-Resorption wird, z. B. bei Natriummangel, durch das Hormon Aldosteron hochreguliert. Verantwortlich für dessen Freisetzung ist wiederum Angiotensin II, gebildet nach Aktivierung des juxtaglomerulären Apparats. Der aktive Transport von Na^+-Ionen bildet zugleich den Antrieb für die passive Resorption von Cl^--Ionen und Wasser.

Glucose wird zwar frei filtriert, bei normaler Blutzuckerkonzentration (nüchtern < 6,1 mmol/l) aber nicht in den Harn ausgeschieden. Die Rückresorption erfolgt überwiegend (98 %) bereits im proximalen Tubulus. Verantwortlich für die Aufnahme aus der Tubulusflüssigkeit ist ein Na^+-Glucose-Symporter (SGLT 2, sodium-glucose cotransporter 2), die Abgabe an das Nierengewebe geschieht über den Glucosetransporter Typ-2 (Glut-2). Wird deren Transportkapazität bei Diabetes mellitus überschritten (> 8,9–10 mmol/l Glucose im Plasma), ist Glucose im Urin nachweisbar.

Die **Henle-Schleife** ist für die Harnkonzentrierung erforderlich. Sie besteht aus drei völlig unterschiedlichen Nephronabschnitten. Der **absteigende dicke Teil** der Henle-Schleife gehört zum proximalen Tubulus. In diesem Abschnitt erfolgt der luminale Na^+-Einstrom, gekoppelt mit Glucose, Aminosäuren, Nukleosiden oder Phosphat (Kotransporter oder Symporter) bzw. im Austausch gegen H^+-Ionen (Antiporter). Die H^+-Ionen entstehen unter anderem durch die Spaltung von Kohlensäure, die durch die Carboanhydrase aus CO_2 und H_2O gebildet wird. Der Na^+-H^+-Austauscher und die Carboanhydrase spielen bei der Rückresorption von HCO_3^--Ionen eine wichtige Rolle (o Abb. 13.62 A).

Im **dünnen absteigenden Teil** der Henle-Schleife existieren keine aktiven transepithelialen Transportmechanismen für Elektrolyte, die Permeabilität dieses Nephronabschnitts für Elektrolyte und andere Substanzen wie Harnstoff ist niedrig. Dagegen ist dieser Abschnitt sehr wasserdurchlässig, sodass hier ein großer Anteil des Wassers rückresorbiert wird.

Der wichtigste Teil der Henle-Schleife ist der wasserundurchlässige, **dicke aufsteigende Teil**. Hier wird die Na^+-Aufnahme durch einen Na^+-K^+-$2Cl^-$-Symporter vermittelt. Die über dieses Transportprotein in die Zelle aufgenommenen K^+-Ionen gelangen über K^+-Kanäle zurück in die Tubulusmembran. Dadurch entsteht in diesem Bereich ein transepetheliales Potenzial, das Na^+ und Ca^{2+} durch die Tight Junctions in das Lumen treibt. Die Konzentration von K^+-Ionen im Tubuluslumen ist wesentlich niedriger als die von Na^+- und Cl^--Ionen und würde durch den gekoppelten Transport rasch erschöpft werden, wenn K^+-Ionen nicht ständig über K^+-Kanäle aus der Zelle rezirkulieren könnten (o Abb. 13.62 B).

Im **frühdistalen Tubulus**, der ebenfalls wasserundurchlässig ist, wird der Einstrom von Na^+-Ionen vom Lumen in die Tubuluszellen durch einen Na^+-Cl^--Symporter vermittelt. In diesem Teil werden auch Ca^{2+}-Ionen transzellulär resorbiert, wobei Ca^{2+}-Ionen entsprechend des elektrochemischen Gefälles vom Lumen in die Zellen einströmen. Beim Auswärtstransport von Ca^{2+}-Ionen durch die basolaterale Zellmembran ist ein Ca^{2+}-Na^+-Antiporter beteiligt, der drei Na^+-Ionen gegen ein Ca^{2+}-Ion austauscht (o Abb. 13.62 C).

Im **spätdistalen Tubulus** und **Sammelrohr** befinden sich vorwiegend Hauptzellen, die Na^+- und K^+-Kanäle in der luminalen Zellmembran besitzen. Na^+-Ionen, die in die Zelle gelangen, werden durch die Na^+-K^+-ATPase in der basolateralen Zellmembran wieder aus der Zelle ausgeschleust. Die Zelle nimmt somit Na^+-Ionen im Austausch gegen K^+-Ionen auf, d. h. eine gesteigerte Na^+-Resorption im distalen Nephron zieht eine gesteigerte K^+-Sekretion und K^+-Ausscheidung nach sich. Zwischen den Hauptzellen befinden sich im distalen Nephron sogenannte Schaltzellen, die entweder H^+-Ionen (Typ-A-Schaltzellen) oder HCO_3^--Ionen (Typ-B-Schaltzellen) ausscheiden (o Abb. 13.62 D).

■ **MERKE** Die Niere ist ein paariges Organ, das aus zahlreichen kleineren Einheiten, den Nephronen, besteht. Das Nephron besteht aus dem Nierenkörperchen und einem Tubulusapparat. Im Nierenkörperchen befindet sich der Glomerulus, ein Gefäßknäuel, durch dessen gefensterte Kapillarwände der Primärharn abfiltriert wird. Durch Filtration, Rückresorption und Konzentration wird der Endharn gebildet. Dazu dienen in den einzelnen Abschnitten des Tubulusapparats unterschiedliche Transportsysteme.

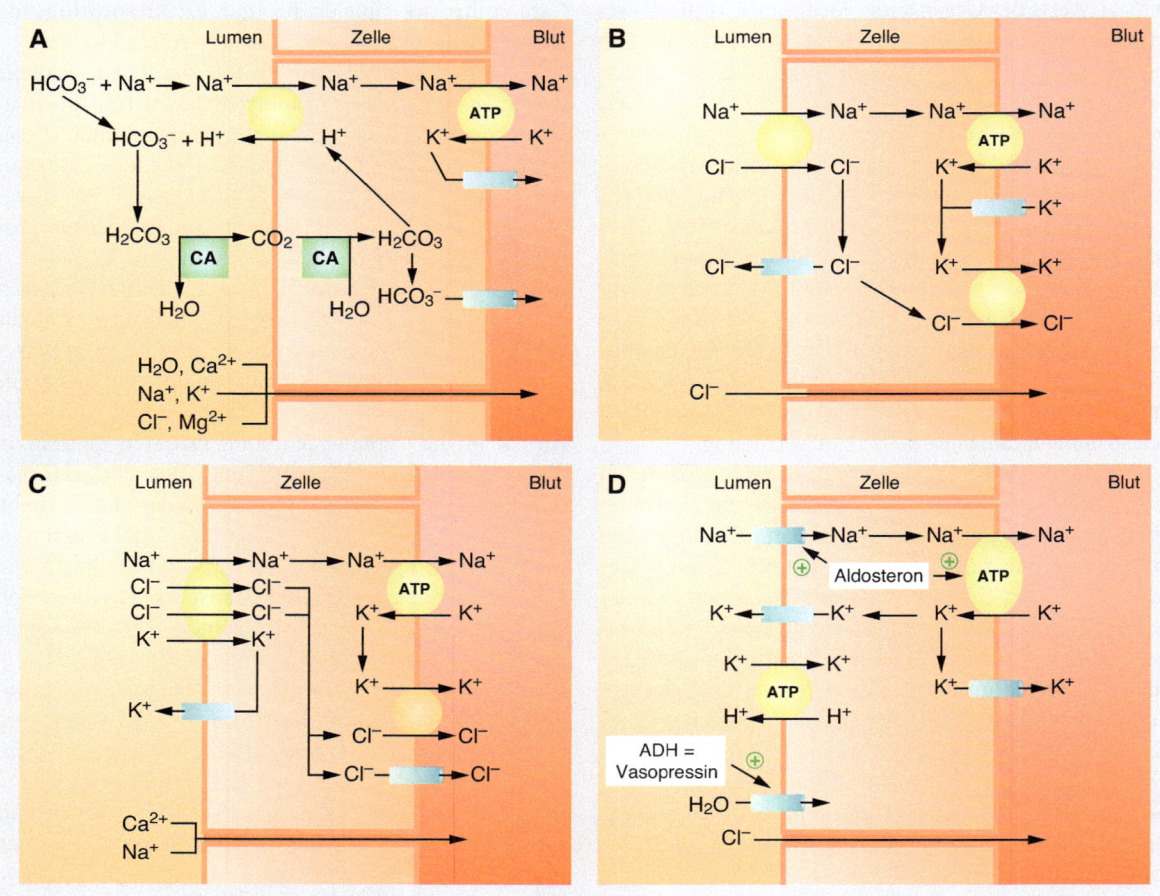

○ **Abb. 13.62** Schematische Darstellung der tubulären Transportprozesse. **A** Proximaler Tubulus, **B** frühdistaler Tubulus, **C** dicker aufsteigender Teil der Henle-Schleife, **D** distaler Tubulus und Sammelrohr, **CA** Carboanhydrase

13.8.2 Ableitende Harnwege

Die ableitenden Harnwege sammeln den Urin, speichern ihn zwischen und führen ihn aus dem Körper heraus. Zu den ableitenden Harnwegen zählen die Nierenbecken, die Harnleiter, die Harnblase und die Harnröhre. Nierenbecken, Harnblase und Harnröhre sind mit einer mehrschichtigen Schleimhaut, dem Urothel, ausgekleidet.

Jede Niere besitzt ein **Nierenbecken** (Pelvis renalis). Es dient als eine Art Sammelraum für den Endharn aus dem Sammelrohr der Niere. Das Nierenbecken ist aus einem System von Nierenkelchen (Calix renalis) aufgebaut. Histologisch kann zwischen Epithelzellen, Bündeln glatten Muskelzellen und Bindegewebe unterschieden werden. Die Muskelstränge im Nierenbecken ziehen sich rhythmisch zusammen. Dadurch wird der Harn kontinuierlich aus den Kelchen gepresst und dem Harnleiter zugeführt.

Der **Harnleiter** (Ureter) ist ein 25–35 cm langes, muskuläres Hohlorgan, welches das Nierenbecken und die Harnblase miteinander verbindet. Die Wand besteht hauptsächlich aus einem Netzwerk von glatten Muskelzellen, die durch Kontraktionen für die Fortbewegung des Harns sorgen. Die Mündung des Harnleiters wird durch eine Schleimhautfalte verschlossen. Durch diese Falte und die schräge Einmündung des Harnleiters in die Blase wird ein Rückfluss des Harns bei Kontraktion der Harnblase verhindert.

Die **Harnblase** (Vesica urinaria) dient als Sammel- und Speicherorgan für den Endharn. Sie ist in der Lage, etwa 500 ml Flüssigkeit zu speichern. Das maximale Fassungsvermögen ist abhängig von der Körpergröße und beträgt zwischen 900 und 1500 ml. Bei halber Füllung nehmen die Dehnungsrezeptoren in der Blasenwand eine zunehmende Wandspannung wahr und führen zur Blasenentleerung (Miktion). Die Innenwand der Harnblase ist mit Urothel ausgekleidet. Dieses besteht aus vier bis sechs Schichten von Zellen, die ihre Form je nach Füllungszustand der Harnblase verändern können. Die Lamina propria, die sich außen direkt an die Mukosa anschließt, enthält sowohl lockeres als auch straffes Bindegewebe mit kollagenen und elastischen Fasern. Es folgt die Muskelschicht (Tunica muscularis). Sie besteht aus glatten Muskelzellen (Detrusor). Die

Tab. 13.10 Zusammensetzung der Atemluft. Nach Zervos-Kopp 2009

Bestandteile	vor Einatmung (Vol %)	nach Ausatmung (Vol %)
Sauerstoff (O_2)	21	16
Kohlendioxid (CO_2)	0,03	4
Stickstoff (N_2)	78	79
Edelgase und Wasserdampf	1	1

Speicherfunktion der Blase wird durch zwei Schließmuskel gewährleistet, einem äußeren, quergestreiften und einem inneren, bestehend aus glatten Muskelzellen. Die Blase wird durch den Sympathikus und Parasympathikus innerviert. Diese Nervenfasern bilden in der Blasenwand ein eigenes Nervengeflecht, den Plexus vesicalis.

Die **Harnröhre** (Urethra) verbindet die Harnblase mit dem Äußeren des Körpers. Sie ist am Ende mit einem ventilartigen Verschlussmechanismus versehen. Bei Frauen endet sie im Scheidenvorhof, bei Männern an der Spitze der Eichel am Penis. Aufgrund der unterschiedlichen Anatomie ist die Harnröhre bei Männern länger (ca. 20 cm) als bei Frauen (3–4 cm). Ein weiterer Unterschied besteht darin, dass beim Mann die Harnröhre gleichzeitig auch Ausführungsgang für die Samenflüssigkeit ist.

Harnkontinenz ist die Fähigkeit, den Harn willkürlich zurückzuhalten. Verantwortlich dafür sind hauptsächlich die Beckenbodenmuskulatur und der Schließmuskel der Harnblase.

Die **Miktion** ist die Entleerung der Harnblase, die willkürlich ausgelöst und dann reflektorisch abläuft. Die im Hirnstamm befindlichen zugeordneten Neuronen der Dehnungsrezeptoren in der Blasenmuskulatur werden von kortikalen und limbischen Neuronen kontrolliert. Dieser Vorgang wird durch komplexe Regelkreise gesteuert, an denen der Sympathikus und Parasympathikus (N. vagus) beteiligt sind.

> **MERKE** Der Endharn gelangt in das Nierenbecken und von dort aus über die Harnröhre durch peristaltische Wellen in die Blase. Der freie Abfluss ist eine der Voraussetzungen für eine ordnungsgemäße Nierenfunktion. Die Funktion der Blase wird durch die glatte Muskulatur und den Schließmuskel garantiert. Die Entleerung unterliegt einer nervalen Steuerung.

13.9 Atmungsorgane

Die Atmungsorgane (Respirationstrakt) sind Transportwege für die Atemluft. Sie dienen als Ort des Gasaustausches zwischen Blut und Atemluft (äußere Atmung), stellen den notwendigen Sauerstoff für den Zellstoffwechsel (innere Atmung) zur Verfügung und geben das Endprodukt Kohlendioxid an die Außenwelt ab. Somit kann zwischen Prozessen der Ventilation und der Diffusion unterschieden werden.

Da die eingeatmete Luft zum größten Teil aus nicht nutzbarem Stickstoff besteht (Tab. 13.10), werden ca. 26 l Luft benötigt, um daraus 1 l Sauerstoff zu extrahieren.

Die luftleitenden Atmungsorgane (Abb. 13.63) werden unterteilt in **obere Luftwege** (Nasen- und Mundhöhle, Nasennebenhöhlen, Rachenraum) und **untere Luftwege** (Kehlkopf, Luftröhre, Bronchien, Bronchiolen). Die luftleitenden Atemwege sind im Inneren mit einem mehrschichtigen, hochprismatischen Flimmerepithel ausgekleidet, in das zahlreiche schleimbildende Becherzellen sowie Drüsen eingelagert sind. So kann die Atemluft angewärmt, befeuchtet und gereinigt (zielgerichteter Transport nach außen) werden. Dies geschieht zuerst in der **Nasenhöhle** (Cavitas nasi), die zum überwiegenden Teil aus Knochen gebildet und durch die Nasenscheidewand geteilt wird. Zu den Nasennebenhöhlen gehören die Stirnbein-, Kiefer-, Siebbein- und Keilbeinhöhle. Die Nasenhöhle öffnet sich nach hinten in den muskulösen **Rachenraum** (Pharynx). Es ist die Verbindung zwischen Nasen-/Mundhöhle und Kehlkopf und ist gemeinsamer Luft- und Speiseweg. Der **Kehlkopf** (Larynx) trennt den Luft- und Speiseweg, regelt den Schluckakt, verschließt die Luftröhre und ist Stimmorgan. Die **Luftröhre** (Trachea) ist ein 10–12 cm langes, elastisches Rohr, das durch halbmondförmige Knorpelspangen offengehalten wird. Die **Bronchien** beginnen in Höhe des vierten Brustwirbels. Dort teilt sich die Trachea in den rechten und linken Hauptbronchus. Jeder Hauptbronchus teilt sich am Eingang in die Lunge baumartig in immer kleiner werdende Bronchien bis hin zu den kleinen Bronchiolen, die nur aus Muskulatur und Schleimhaut bestehen. Der Gasaustauch findet in den **Alveolen** statt. Die Alveolen sind von einem Netz feinster Blutgefäße (Kapillarnetz) umgeben. Blut und Luft sind nur durch Epithelzellen getrennt (Blut-Luft-Schranke).

13.9.1 Bau und Funktion der Lunge

Die Lunge besteht aus dem rechten und linken Lungenflügel. Der rechte Lungenflügel besteht aus drei Lappen, der linke aus zwei Lappen. Jeder Lungenflügel liegt in einer abgeschlossenen Höhle (Pleurahöhle), die von den Pleurablättern gebildet wird. Am Lungenhilius (Eintritt der Nerven, Gefäße und Hauptbronchien) verbinden sich die Blätter. Es entsteht ein geschlossener, mit Flüssigkeit gefüllter Spaltraum (Interpleuralspalt) mit Unterdruck. Da sich Flüssigkeiten fast nicht ausdehnen können, haftet die Lunge an der Innenseite des Brustraums an, ist aber gegen Brustkorb und Zwerchfell verschiebbar, sodass die Lunge den Bewegungen des Brustkorbs folgen muss.

Das Lungengewebe hat einen elastischen, schwammartigen Aufbau, der durch die **Alveolen** entsteht. Alle Alveolen, die jeweils von einem endständigen Bronchus mit Luft versorgt werden, bilden die kleinste funktionelle Einheit der Lunge. Diese werden wiederum zu Lungenläppchen zusammengefasst. Insgesamt bilden ca. 300 Millionen Alveolen in der Lunge eine Gasaustauschfläche von ca. 100 m².

13.9.2 Atmung

Die Atmung besteht aus zwei Teilen:

- Lungenbelüftung (Ventilation), rhythmischer Wechsel von Inspiration (Einatmung) und Exspiration (Ausatmung),
- Gasaustausch in den Alveolen durch Diffusion.

Inspiration und Exspiration

Die Transportprozesse in der Lunge werden durch die Gesetze der Mechanik und Dynamik kontinuierlicher Medien beschrieben. Während der Inspiration erfolgt die Zufuhr O_2-reicher Außenluft durch Veränderung des Brustkorbs (Brustatmung) und des Zwerchfells (Bauchatmung). Die Zwischenrippenmuskeln des Brustkorbs heben sich an und das Zwerchfell senkt sich. Da der mit Flüssigkeit gefüllte Interpleuraspalt sein Volumen nicht ändert, muss die Lunge dieser Ausdehnung folgen und füllt sich über die Atemwege mit Luft. Die Alveolen dehnen sich dabei gegen die Oberflächenspannung aus. Eine seifenähnliche Flüssigkeit (Surfactant) setzt diese Oberflächenspannung herab und entlastet dadurch die Atemmuskulatur. Gleichzeitig verhindert sie, dass die Alveolen zusammenklappen. Zu einer gleichmäßigen Belüftung verschiedener Teile der Lunge trägt auch die Regelung des Bronchiolendurchmessers bei (o Abb. 13.64). Die Inspiration ist ein aktiver Vorgang durch Muskelkontraktion.

Bei der Exspiration entspannt sich die Atemmuskulatur. Die Zwischenrippenmuskeln senken sich und das Zwerchfell hebt sich. Dadurch wird die CO_2-reiche Luft nach außen gepresst. Die Exspiration erfolgt unter Ruhebedingungen durch die Elastizität der Atemmuskulatur und des Brustkorbs, ist also ein passiver Prozess (o Abb 13.64).

Atemvolumina und Atemfrequenz

Die bei der Ventilation ausgetauschte Luftmenge wird durch das Atemvolumen und die Atemfrequenz bestimmt. Ausgehend von einem Lungenvolumen (**Totalkapazität**) von ca. 5 l, beträgt die eingeatmete Luft

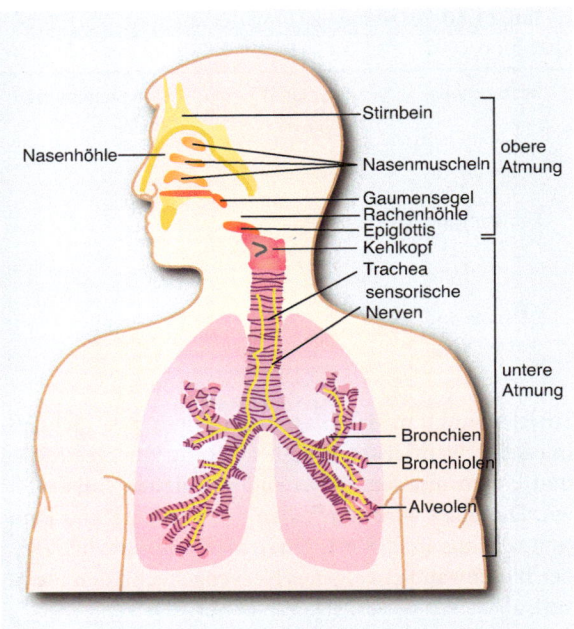

o **Abb. 13.63** Gliederung der Atmungsorgane in obere und untere Luftwege

während eines normalen Atemzugs nur ca. 0,5 l (Atemzugvolumen). Bei maximaler Ein- oder Ausatmung kann das inspiratorische (ca. 2,5–3 l) bzw. exspiratorische Reservevolumen (ca. 1,5–1,7 l) mobilisiert werden. **Atemzugvolumen** und inspiratorisches Reservevolumen ergeben zusammen die inspiratorische Kapazität (ca. 3 l). Die Vitalkapazität (4,5–5,5 l) bezeichnet das maximal ventilierbare Volumen und setzt sich zusammen aus der inspiratorischen Kapazität und dem exspiratorischen Reservevolumen. Diese ist abhängig von Alter, Geschlecht, Körperbau und Trainingszustand. Trotz maximaler Ausatmung verbleibt noch ein Restvolumen in der Lunge, das **Residualvolumen** (1–2 l). Exspiratorisches Reservevolumen und Residualvolumen werden als funktionelle Residualkapazität zusammengefasst. Dieser Wert ist charakteristisch für die Elastizität der Lunge (o Abb. 13.65).

Lungenvolumina werden entweder direkt mithilfe eines Spirometers gemessen oder im Fall der Residualvolumina indirekt über die Verdünnung eines Testgases. Möglich ist auch die Bestimmung mit einem Ganzkörper-Plethysmograph.

Die Atemfrequenz (Atemzüge/min) in Ruhe ist abhängig von Alter, Geschlecht, Größe, Lage, körperlicher Belastung, Temperatur und psychischen Faktoren. Sie beträgt durchschnittlich bei:

- Neugeborenen etwa 40–45 Atemzüge/min,
- Säuglingen etwa 35–40 Atemzüge/min,
- Kleinkindern etwa 20–30 Atemzüge/min,
- Kindern etwa 16–25 Atemzüge/min,
- Erwachsenen etwa 12–18 Atemzüge/min.

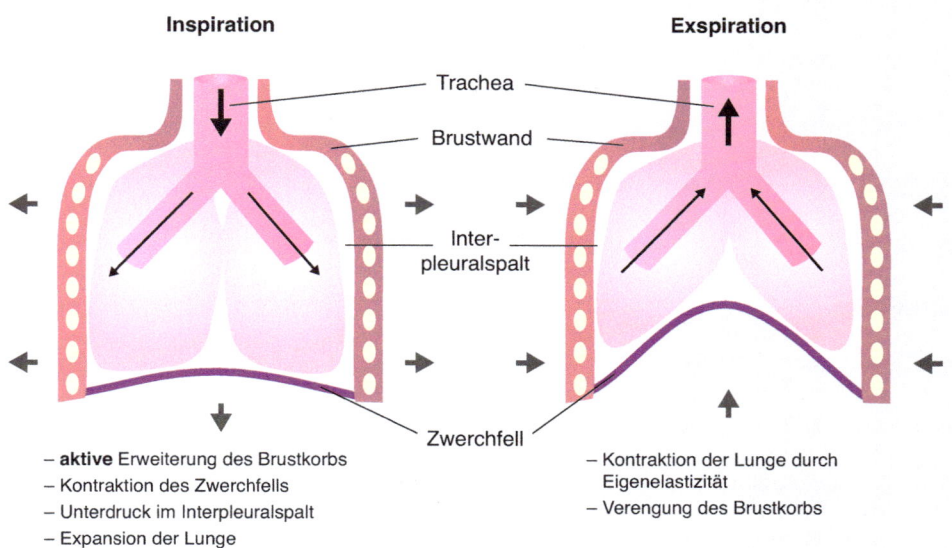

Abb. 13.64 Schematische Darstellung der Inspiration und Exspiration

Als **Atemminutenvolumen** bezeichnet man das Volumen, das pro Minute ein- und ausgeatmet wird. Es ergibt sich als Produkt aus Atemzugvolumen und Atemfrequenz. In Ruhe beträgt das durchschnittliche Atemminutenvolumen 5–8 l/min. Bei sehr starken körperlichen Anstrengungen oder auch bei Panik kann das Atemminutenvolumen auf über 100 l/min ansteigen.

Atmungsregulation
Die Atmung muss ständig dem Sauerstoffbedarf bzw. -verbrauch des Organismus angepasst werden. Diese Anpassung wird von respiratorischen Neuronen im Atemzentrum der Medulla oblongata reguliert (Atemregulation). Im Atemzentrum befinden sich drei Neuronentypen:

- inspiratorische Neurone sind während der Einatmung aktiv,
- postinspiratorische Neurone sind während der passiven Ausatmungsphase aktiv, wodurch die Aktivität der inspiratorischen Neurone nachlässt,
- exspiratorische Neurone sind während der Ausatmung aktiv.

Die Neurone senden abwechselnd Impulse über das Rückenmark zur Atemmuskulatur und werden gegenseitig durch eine Rückmeldung der Dehnungsrezeptoren in der Lunge und durch den N. vagus beeinflusst, was zu der Rhythmik der Atmung führt.

Die aktuelle Anpassung erfolgt allerdings über einen chemischen Reiz. Periphere und zentrale Chemorezeptoren registrieren die O_2/CO_2-Konzentration und den pH-Wert im Blut. Vermittelt durch den N. vagus reagiert das Atemzentrum bei O_2-Abfall bzw. CO_2-Anstieg mit einer Erhöhung des Atemminutenvolumens. Der wichtigste Atemreiz dabei ist der CO_2-**Partialdruck**. Durch unspezifische äußere Reize wie Muskeltätigkeit, Temperaturveränderungen, Schwangerschaft, psychische Einflüsse oder Blutdruckveränderungen kann die Atmung zusätzlich beeinflusst werden.

Gasaustausch und Transport
Der Gasaustausch in den Alveolen erfolgt durch Diffusion entlang des Konzentrationsgefälles. Dabei wird wechselseitig O_2 gegen CO_2 ausgetauscht. Für den Gasaustausch sind die unterschiedlichen Partialdrücke von O_2 (20 kPa) und CO_2 (0,03 kPa) in der Außenluft entscheidend. Der Transport der Atemgase im Blut und in den Atemwegen erfolgt durch Konvektion. O_2 wird an Hämoglobin gebunden durch die Erythrozyten transportiert (▶ Kap. 13.5.6). CO_2 diffundiert zunächst aus den Zellen des Gewebes in die benachbarten Kapillaren. Dort wird es durch die Carboanhydrase zu Kohlensäure hydrolysiert und dissoziiert sofort zu Bicarbonationen und Protonen.

$$CO_2 + H_2O \leftrightharpoons H_2CO_3^- \leftrightharpoons HCO_3^- + H^+$$

Der größte Teil des auf diese Weise als HCO_3^- gebundenen CO_2 diffundiert ins Blut, wird zur Lunge transportiert und nach dem Schema

$$HCO_3^- + H^+ \rightarrow H_2CO_3 \rightarrow H_2O + CO_2$$

zurückverwandelt und abgeatmet. Deshalb hat die Lunge eine wichtige Funktion bei der Regulation des pH-Werts im Organismus.

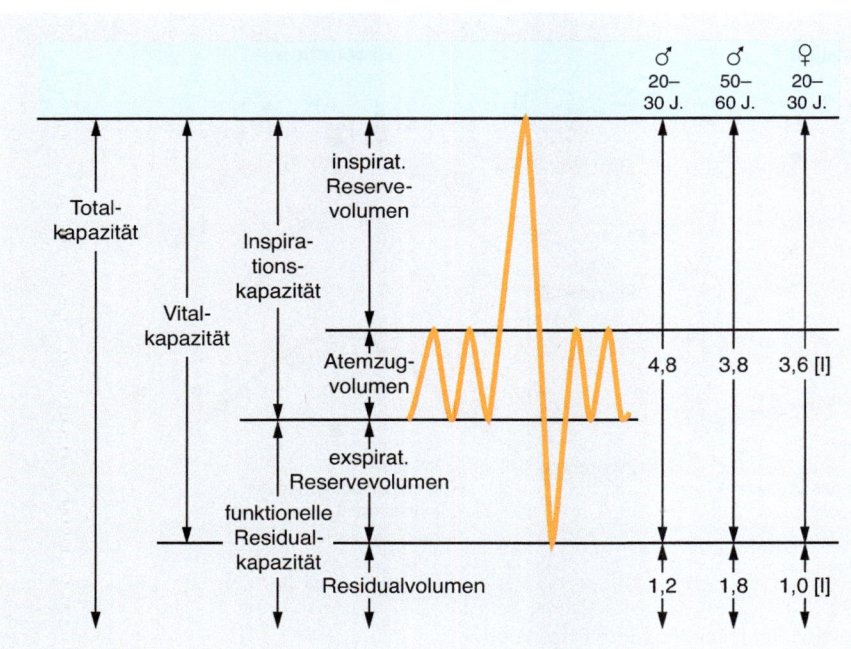

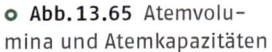 Abb. 13.65 Atemvolumina und Atemkapazitäten

■ **MERKE** Die Atmungsorgane werden in obere und untere Atemwege aufgeteilt. Die Atmung beinhaltet zwei Teilschritte, die Lungenbelüftung (Ventilation), bestehend aus rhythmischem Wechsel von Inspiration (Einatmung) und Exspiration (Ausatmung), sowie den Gasaustausch in den Alveolen durch Diffusion. Es gibt einzelne und zusammengesetzte Atemvolumina, die zusammen mit dem Atemminutenvolumen Aussagen über den Zustand der Atemwege geben. Der Gasaustausch erfolgt durch Diffusion entlang des Konzentrationsgefälles (Alveolen/Blut, Blut/Gewebe) und Konvektion (Atemwege und Blut).

13.10 Haut

Die Haut ist die äußere Oberfläche des Körpers und bildet somit die Grenze zwischen der Außenwelt und dem Inneren des Körpers. Sie ist mit einer Fläche ca. 1,7–2 m² das größte Organ des Menschen und macht rund ein Sechstel des Körpergewichts aus. Die Haut hat vielfältige Funktionen.

13.10.1 Aufgaben der Haut

Schutz- und Barrierefunktion: Die Haut schützt vor mechanischen, biologischen oder chemischen Einflüssen. Sie ist ein mechanischer Stoßpuffer, verhindert weitgehend das Eindringen von Mikroorganismen und ist ein Teil des Immunsystems (skin immune system). Sie schützt vor Austrocknung, lässt aber gleichzeitig Verdunstung zu. Die Wärmeabgabe des Körpers wird durch die Weit- oder Engstellung der Blutgefäße der Haut reguliert, sodass sie eine wichtige Funktion bei der Wärmeregulierung des Körpers hat. Die Haut schützt vor UV-Strahlung durch vermehrte Bildung von Melanin (Bräunung).

Stoffwechselfunktion: Die Haut als wichtiges Stoffwechselorgan speichert Wasser, Fett, synthetisiert Vitamin D_2/D_3, nimmt O_2 auf, gibt CO_2 ab, ist am Umbau von Kohlenhydraten zu Fett und umgekehrt beteiligt und scheidet Wasser sowie Schweiß aus. Außerdem ist sie Aufnahmeorgan für verschiedene wasser- und fettlösliche Substanzen, die entweder direkt oder über die Haarfollikel resorbiert werden.

Sinnesfunktion: Es wird zwischen Tastsinn, Temperatursinn und Schmerz unterschieden. Der **Tastsinn** vermittelt eine Reihe von Empfindungen wie Berührung, Vibration, Druck und Spannung. Dazu hat die Haut verschiedene Hautsensoren (Mechanorezeptoren, ▶ Kap. 13.2.3), die auf unterschiedliche Reize spezialisiert sind. Die Meissner-Körperchen registrieren, wie schnell die Haut an einer Stelle eingedrückt wird (Druckrezeptoren), Ruffini-Körperchen sind Sensoren für die Stärke der Hautdehnung, Merkelzell-Rezeptoren reagieren auf anhaltende Berührung und Vater-Pacini-Körperchen auf Vibration (o Abb. 13.66).

Neben den Mechanorezeptoren gibt es eine weitere Gruppe von Hautsensoren, die **Thermorezeptoren**. Als freie Nervenendigungen reagieren sie entweder auf Wärme oder auf Kälte. Dadurch kann der Körper Schwankungen der Außentemperatur durch seinen Stoffwechsel ausgleichen und die Körpertemperatur konstant bei 37 °C halten.

In der Haut sind ebenfalls als freie Nervenendigungen die **Schmerzrezeptoren** (Nozizeptoren) lokalisiert. Sie benötigen einen vergleichsweise starken Reiz, um erregt zu werden. Ein schnell wiederholter Reiz führt nicht zu einer Verminderung der Erregbarkeit. Die Aktivierung von Schmerzrezeptoren erfolgt durch sogenannte Schmerzmediatoren (Bradykinin, Serotonin, Histamin, K^+), die bei Verletzung der Haut freigesetzt werden. Die Erregbarkeit kann durch Prostaglandine erhöht werden. Ebenfalls zu einer erhöhten Erregbarkeit führen Sauerstoffmangel im Gewebe (z. B. beim Infarkt), ein Absinken des pH-Werts (CO_2-Anstieg) oder eine Änderung der Elektrolytkonzentration im Blut.

Die Informationen aus der Haut werden über die sensiblen Anteile des Spinalnervens ins Rückenmark und weiter über die Medulla oblongata in den Thalamus, der als Filter für Informationen fungiert, geleitet. Schließlich erreichen sie den somatosensorischen Cortex, wo sie bewertet werden. Die Stärke der Empfindung, die durch den berührenden Reiz ausgelöst wird, hängt wesentlich von der Intensität, des zeitlichen Verlaufs und der Reizfläche ab. Das räumliche Auflösungsvermögen ist grundsätzlich abhängig von der Dichteverteilung der Rezeptoren. Am empfindlichsten sind die Fingerkuppen und die Lippen.

- **MERKE** Die Haut besitzt zahlreiche Sensoren, die auf Veränderungen in der Umwelt reagieren. Ihre Aufgabe ist es, vor möglichen Gefahren zu warnen. Dazu dienen Mechanorezeptoren und freie Nervenendigungen. Besondere Bedeutung haben die Tast-, Temperatur- und Schmerzrezeptoren.

13.10.2 Aufbau der Haut

Die Haut ist in drei Schichten gegliedert: Oberhaut, Lederhaut und Unterhaut. Darüber hinaus gehören zur Haut die Anhangsgebilde Drüsen, Haare und Nägel (○ Abb. 13.67).

Außerdem unterscheidet man zwischen der Leistenhaut, einer 1–1,5 mm dicken, nur an den Handflächen und den Fußsohlen vorhandenen, mit genetisch festgelegten Mustern (Papillarleisten) ausgestatteten Haut und der Felderhaut, einer 0,1–0,2 mm dicken, alle restlichen Körperteile bedeckenden, behaarten Haut.

Die Oberhaut (**Epidermis**) ist die äußere Schicht und besteht aus Keratinozyten, die sich zu einem gefäßlosen, mehrschichtigen, verhornten Plattenepithel anordnen. Die Verbindung zur Unterhaut durch die die Epidermis versorgt wird, erfolgt durch kegelförmige Papillen sowie durch Drüsen und Haarbälge. Die Epidermis wird von außen nach innen in folgende Schichten aufgeteilt:

- Hornschicht (Stratum corneum): oberste Lage wird ständig als Schuppen abgestoßen,
- Glanzschicht (Stratum lucidum): ist nur an Hand- und Fußflächen vorhanden,
- Körnerschicht (Stratum granulosum): besteht aus mehreren Schichten von flachen Zellen, die Keratin zur Hornbildung enthalten,
- Regenerationsschicht (Stratum germinativum): besteht aus der Stachelzellschicht (Stratum spinosum) und der Basalschicht (Stratum basale), hier befinden sich ständig teilende Zellen.

Die Lederhaut (**Korium**), in der Blut- und Lymphgefäße, Haarfollikel, Nerven, Talgdrüsen und Schweißdrüsengänge liegen, gibt der Haut Elastizität und Reißfestigkeit. Im oberen Teil liegt die Papillarschicht (Stratum papillare). Sie besteht aus kollagenem Bindegewebe, ist reich an Mastzellen und Kapillaren und gewährleistet die Festigkeit. Darunter liegt die Geflechtschicht (Stratum reticulare). Sie ist aus elastischen Bindegewebsfasern aufgebaut, die für die Elastizität der Haut sorgen.

Die Unterhaut (**Subkutis**) besteht aus lockerem Bindegewebe mit Schweißdrüsen, Haarwurzeln und den Mechanorezeptoren. In ihr ist Fettgewebe eingelagert, das als mechanischer Schutz, Kälteschutz und Depotfett dient.

Die **Hautfarbe** wird durch das Pigment Melanin, das von Melanozyten in der Regenerationsschicht produziert wird, und durch das in der Leder- und Unterhaut gebildete Carotin bestimmt und bietet einen Schutz vor UV-Strahlung.

Die **Hautdrüsen** werden unterteilt in:

- Schweißdrüsen sind fast über den ganzen Körper verteilt und setzen sich aus einem geknäulten Endstück und einem Ausführungsgang zusammen,
- Talgdrüsen bilden im Bereich der Haarfollikel den Hauttalg, der über den Haarschaft abgegeben wird und das Haar vor Austrocknung schützt und die Haut geschmeidig hält,
- Duftdrüsen münden ebenfalls in die Haarfollikel und kommen in der Achselhöhle, im Brustwarzenhof, an den Augenlidern, im äußeren Gehörgang und den Schamhaaren vor. Sie produzieren ein fetthaltiges Sekret, das den individuellen Geruch bestimmt,
- Brustdrüse der weiblichen Brust besteht aus einzelnen Drüsen, die zwischen Fett- und Bindegewebe der Brust eingelagert sind. Jede Einzeldrüse mündet durch den Milchgang in die Milchsäckchen, in denen sich die Milch sammelt.

Die **Haare** (Pili) sind Röhren aus verhornten Epithelzellen. Bei ihnen wird zwischen Haarschaft (sichtbarer Teil) und Haarwurzel (in der Haut befindlicher Teil) unterschieden. Der untere Teil der Haarwurzel, die Haarzwiebel, sitzt auf der Haarpapille. In den Haarfollikel mündet die Talgdrüse. Die Haarfarbe wird durch das in der Haarzwiebel gebildete Melanin bestimmt.

Die **Nägel** dienen dem Schutz der Finger- und Zehenglieder. Die Hornplatten werden von der Epidermis gebildet. Sie sind auf dem Nagelbett befestigt und seitlich vom Nagelfalz umgeben. Ihr Wachstum erfolgt aus der Nagelwurzel.

> **MERKE** Die Haut besteht aus Oberhaut (Epidermis), Lederhaut (Korium) und Unterhaut (Subkutis). Diese Schichten sind jeweils noch in weitere Zellschichten unterteilt. Die Hautfarbe wird durch die Pigmente Melanin und Carotin bestimmt. Haare, Nägel und Drüsen sind die Hautanhangsgebilde, also Strukturen, die auf der Oberfläche nach außen münden.

13.11 Verdauungsorgane

Der Körper benötigt ständig eine ausreichende und richtig zusammengesetzte Nahrung. Als Verdauung (Digestion) bezeichnet man den Aufschluss der Nah-

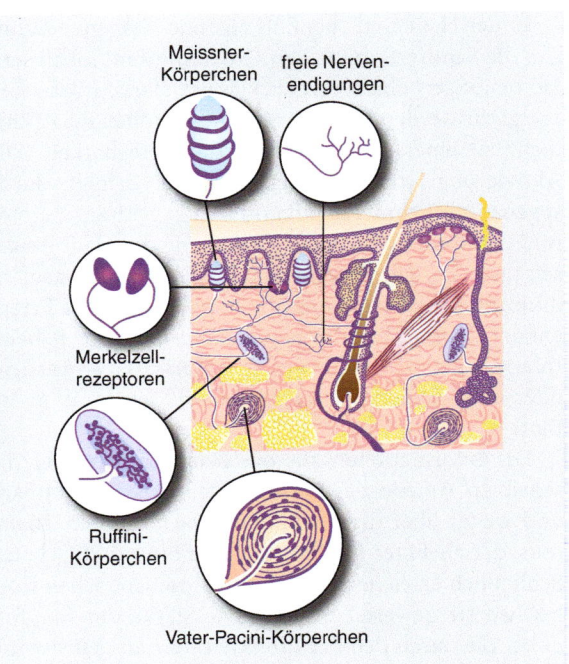

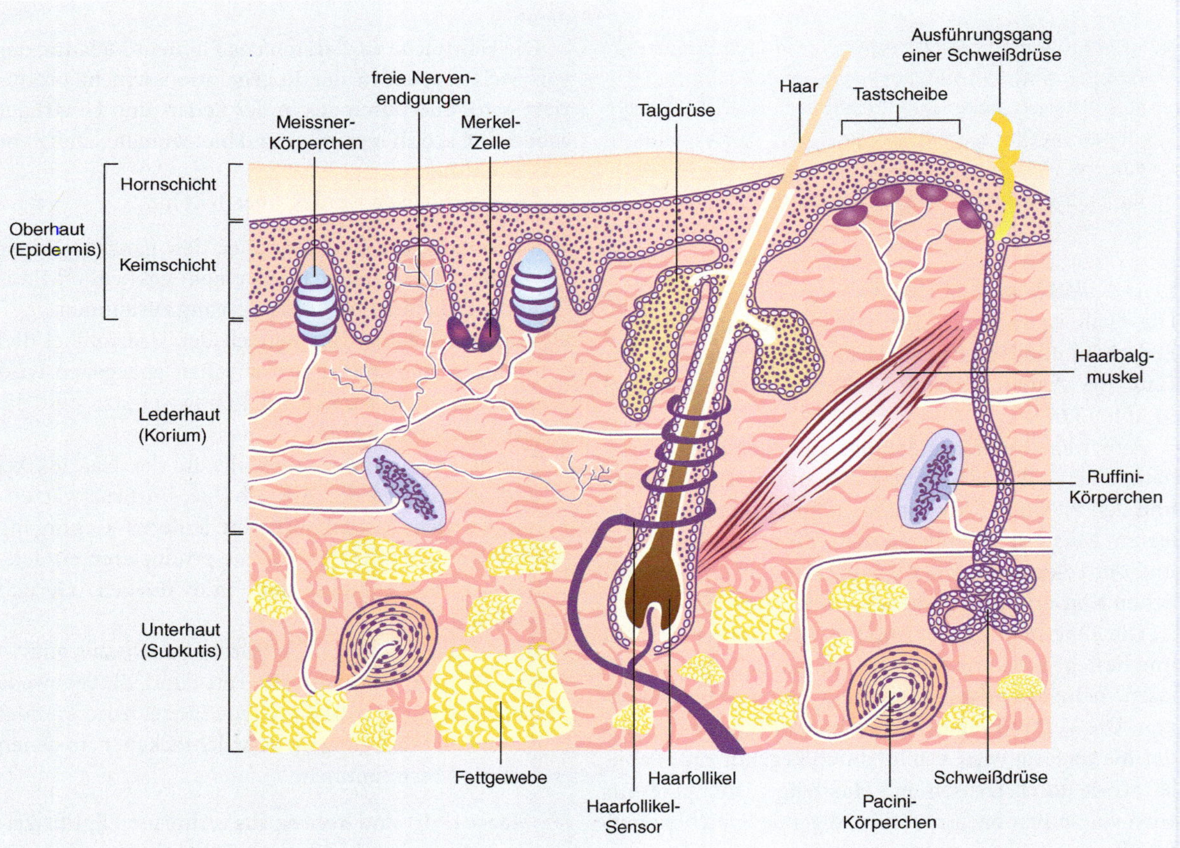

Abb. 13.66 Lage der Mechanorezeptoren und freien Nervenendigungen in der menschlichen Haut

Abb. 13.67 Schnitt durch die menschliche, behaarte Haut. Nach Vaupel, Schaible, Mutschler 2015

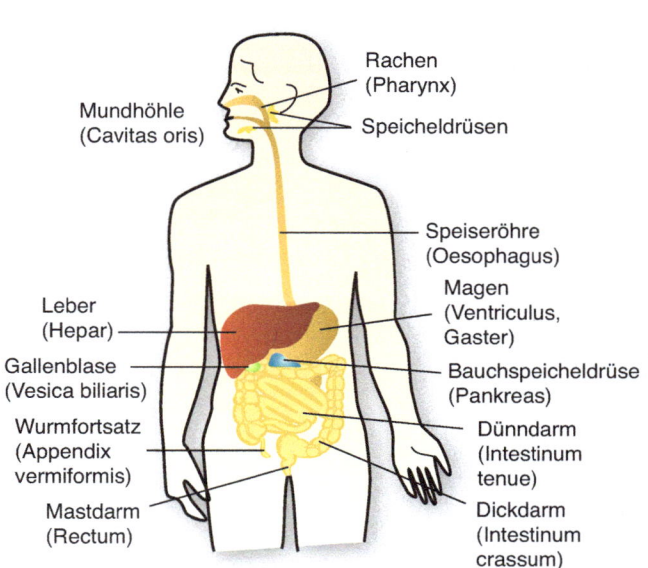

Abb. 13.68 Lage der Verdauungsorgane im Körper und Angaben der Verweildauer des Nahrungsbreis in den einzelnen Abschnitten. Nach Beise et al. 2009

rung in den Verdauungsorganen mithilfe von Verdauungsenzymen. Die Nahrungsbestandteile werden zerkleinert und aufgespalten. Durch die Verdauungsenzyme werden Proteine zu Aminosäuren, Kohlenhydrate zu Monosacchariden und Fette in freie Fettsäuren und 2-Monoacylglycerol hydrolysiert. Diese Bestandteile werden zusammen mit Wasser, Elektrolyten, Mineralstoffen, Vitaminen und Spurenelementen über das Epithel der Darmwand resorbiert. Mit dem Blutstrom gelangen die Nährstoffe dann zu den einzelnen Zellen.

Zu den Verdauungsorganen (○ Abb. 13.68) zählen Mundhöhle, Rachen, Speiseröhre, Magen, Dünndarm (bestehend aus Duodenum, Jejunum und Ileum), Dickdarm (bestehend aus Zäkum, Kolon und Rektum), die Analregion und die Anhangsdrüsen:

- Speicheldrüsen (Glandulae salivariae) münden in die Mundhöhle,
- die Bauchspeicheldrüse (Pankreas) gibt ihr Sekret in das Duodenum ab,
- die Leber mit den Gallenwegen und der Gallenblase.

Die Verweildauer der Nahrung in den einzelnen Abschnitten des Verdauungssystems wird durch die Motorik bestimmt, die autonom funktioniert, aber durch den Sympathikus und Parasympathikus beeinflusst wird (▶ Kap. 13.1.8).

13.11.1 Mundhöhle und Speiseröhre

Der Verdauungsvorgang beginnt bereits in der **Mundhöhle**. Während des Kauens wird die aufgenommene Nahrung zunächst mechanisch zerkleinert und mit dem Speichel zu einem schluckfähigen Speisebrei (Chymus) durchmischt. Die in der Nahrung enthaltenen Kohlenhydrate werden bereits in der Mundhöhle in kleinere Bestandteile enzymatisch aufgespalten. An dieser Aufspaltung ist das Enzym α-Amylase (Ptyalin) des Speichels beteiligt. Es entstehen Polysaccharide und Disaccharide.

Die Mundhöhle ist mit einer Schleimhaut ausgekleidet, die die Speicheldrüsen enthält. Die Speichelproduktion beträgt bis zu 1,7 l pro Tag. Der Speichel besteht zu etwa 99,5 % aus Wasser und enthält etwa 0,5 % gelöste Bestandteile wie Muzine, Proteine und α-Amylase. Die Bildung wird über Reflexe wie Geruch und Geschmack der Speisen sowie durch das vegetative Nervensystem gesteuert. Die Sekretion wird durch die Aktivierung parasympathischer Nerven angeregt und durch sympathische Nerven gehemmt (○ Abb. 13.12).

Der Schluckreflex wird durch die Berührung des hinteren Gaumens durch den Speisebrei ausgelöst. Dabei werden die Luftwege verschlossen.

Nach dem Schlucken gelangt der Speisebrei über die **Speiseröhre** (Ösophagus) in den Magen. Sie ist ein ca. 25–30 cm langer Muskelschlauch und verläuft zwischen Luftröhre und Wirbelsäule. Die Speiseröhre besteht im oberen Teil aus quergestreifter Muskulatur, die dann in glatte Muskulatur übergeht. Durch Muskelkontraktionen wird der Speisebrei weiterbefördert. Am Anfang und am Ende befindet sich die sogenannten Schließmuskeln. Diese erschlaffen bei Nahrungsdurchtritt und kontrahieren danach wieder, um ein Zurückfließen des Speisebreis zu verhindern.

13.11.2 Magen

Der Magen ist ein muskulöses Hohlorgan des Verdauungstrakts, der die aufgenommene Nahrung mit saurem Magensaft vermengt und zerkleinert. Der so entstandene Speisebrei gelangt zur weiteren Verdauung schubweise in den Dünndarm.

Aufbau des Magens

Der Magen als gekrümmter muskulöser Schlauch liegt zwischen Milz und Leber, im linken Oberbauch unterhalb des Zwerchfells. Äußerlich gut erkennbar ist die vordere obere Fläche (Paries anterior) und die hintere untere Fläche (Paries posterior), die große Krümmung (Curvatura major), sowie die kleine Krümmung (Curvatura minor). Anatomisch wird der Magen in fünf Bereiche gegliedert (o Abb. 13.69):

- Cardia: Mageneingang, Mündung der Speiseröhre,
- Fundus: Magengrund, oberhalb der Cardia gelegener und nach oben gewölbter Abschnitt,
- Corpus: zentral gelegener Magenkörper, macht den Hauptteil aus,
- Antrum pyloricum: Erweiterung von dem Magenausgang,
- Pylorus: Magenpförtner.

Die **Magenwand** (Tunica muscularis) besteht aus einer längs-, quer- und schrägverlaufenden Muskelschicht aus glatten Muskelzellen (▶ Kap. 13.4.2). Diese muskulöse Wand ist im Fundusbereich sehr dünn und die Dicke nimmt in Richtung Pylorus zu. Der Pylorus ist ein starker Ringmuskel. Dieser Aufbau garantiert die Funktionen. Während im Fundus die Dehnung und damit die Speicherung im Vordergrund stehen, muss die Corpusmuskulatur rhythmische Kontraktionen ausführen. Die Antrummuskulatur generiert die stärksten Kontraktionen, um den Speisebrei in das Duodenum zu pressen.

Die **Magenschleimhaut** (Tunica mucosa gastrica) besteht aus der Epithelschicht, der Lamina propria mucosae und der Submukosa. Die **Epithelschicht** ist ein einschichtiger, hochprismatischer Zellverband, dessen einzelne Zellen fest durch Tight Junctions untereinander verbunden sind. In ihnen sind zahlreiche schleimproduzierende Nebenzellen eingelagert. Der Schleim ist ein viskoses Gel, der den gesamten Magen überzieht. Er besteht hauptsächlich aus saccharidreichen Glykoproteinen (Muzine). Der Schleim schützt die Magenwand zusammen mit Bicarbonat vor der Selbstverdauung, trägt zur Gleitfähigkeit des Speisebreis bei und dient als Lösungsmittel für Nahrung und Drüsenprodukte.

Die **Lamina propria** ist eine Schicht aus Bindegewebe mit Blut- und Lymphgefäßen und Drüsen sowie einer Schicht glatter Muskelzellen. Die hier liegenden, für die Bildung des Magensafts zuständigen Drüsen sind:

- Hauptzellen bilden das Pepsinogen, eine Vorstufe des Pepsins,
- Nebenzellen bilden den Schleim (Muzin) zum Schutz der Magenwand,

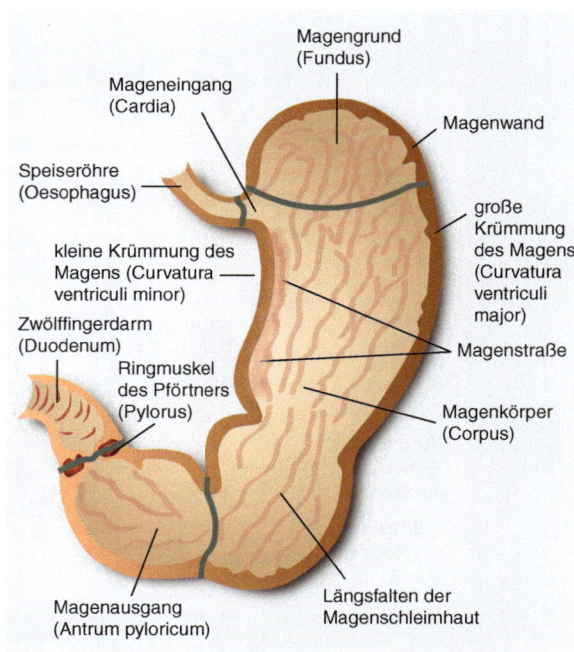

o **Abb. 13.69** Gliederung nach anatomischen Gesichtspunkten und innere Oberfläche des Magens (Längsschnitt). Nach Zervos-Kopp 2009

- Belegzellen (Parietalzellen) bilden Salzsäure und den Intrinsic-Faktor, der für die Resorption von Vitamin B_{12} im Dünndarm notwendig ist,
- G-Zellen, bilden das Peptidhormon Gastrin und kommen vor allem im Antrum vor.

Funktionen des Magens

Der Magen hat folgende Funktionen:

- Vorverdauung,
- Speicherung,
- Durchmischung und Homogenisierung,
- Entleerung.

Im Magen beginnt die **Vorverdauung** des Nahrungsbreis (Chymus), die komplexen endokrinen Regulationsmechanismen unterliegt. Durch die Ansäuerung des Speisebreis mit Magensäure und eine Versetzung mit Pepsin und Kathepsin wird eine erste Aufschließung der Proteine vorgenommen. Sie führt zu einer Denaturierung bzw. Quellung der Eiweiße und Aufspaltung in kleinere Polypeptidfragmente. Darüber hinaus sorgt die Magenperistaltik für eine gründliche Durchmischung des Speisebreis, was eine Emulgierung der in der Nahrung enthaltenen Fette bewirkt und die weitere Fettverdauung optimiert. Die Kohlenhydratverdauung erfolgt nicht im Magen, da die Aktivität der α-Amylase durch den sauren Magen-pH gestoppt wird.

Die **Speicherfunktion** des Magens ist durch seine Dehnbarkeit und seine Verschlussmuskeln gegeben.

Der in den Magen eintretende Speisebrei wird zunächst im Fundus gespeichert. Der Druck im Magen erhöht sich bei zunehmender Füllung. Die Drucksteigerung bleibt aber wesentlich geringer als von der Volumenzunahme zu erwarten wäre, da sich der Kontraktionszustand (Tonus) der Magenwandmuskulatur fortlaufend reflektorisch an die Volumenzunahme anpasst.

Die **Durchmischung und Homogenisierung** des Speisebreis erfolgt im Corpus durch den rhythmischen Wechsel von Kontraktions- und Erschlaffungsphasen der Magenmuskulatur. Im oberen Corpusbereich befinden sich sogenannte Schrittmacherzellen, die langsame Potenzialwellen (slow waves) erzeugen. Sie wandern mit einer Häufigkeit von 3–4/min bis zum Pylorus. Bei Magenfüllung steigt die Aktivität und es werden langsame, sich überlagernde Kontraktionswellen (peristaltische Wellen) ausgelöst. Diese Wellen wandern in Richtung Magenausgang und bewegen dadurch den Speisebrei in Richtung Antrum.

Die **Magenentleerung** wird durch den Kontraktionsgrad des Pylorus gesteuert. Öffnet sich kurzzeitig der Pylorus (Erschlaffung der Muskulatur), wird der Speisebrei durch die starken Kontraktionen des Antrums portionsweise in den Zwölffingerdarm (Duodenum) gepresst. Die Entleerung wird reflektorisch durch den N. vagus ausgelöst und durch Hormone (Sekretin, Cholecystokinin) und Neurotransmitter (Dopamin, Serotonin) moduliert.

Magensaft und Magensaftbildung

Der Magensaft ist eine enzymreiche Flüssigkeit, die von der Magenschleimhaut in das Lumen des Magens abgegeben wird und der Verdauung der aufgenommenen Nahrung dient. Die Magendrüsen bilden am Tag ca. 2–3 l Magensaft. Er enthält Wasser, Salzsäure, Pepsinogen bzw. Pepsin, Muzine, Bicarbonat, Intrinsic-Faktor und geringe Mengen an Lipasen. Der pH-Wert beträgt 1,0–1,5. Für die Bildung der **Salzsäure** sind die Belegzellen wesentlich. In ihnen entsteht aus Wasser (H_2O) und Kohlendioxid (CO_2) durch die Carboanhydrase Kohlensäure (H_2CO_3). Dieses zerfällt in H^+-Ionen und Bicarbonat (HCO_3^-). Die H^+-Ionen werden im Austausch gegen K^+-Ionen mithilfe der K^+/Na^+-Pumpen in das Lumen des Magens gefördert. Die benötigten Cl^--Ionen erhält die Zelle im Austausch gegen HCO_3^- aus dem Blutplasma. Durch passiven Transport über einen Cl^--Kanal gelangen sie ebenfalls in das Lumen, wo sie sich dann mit den H^+-Ionen zur Salzsäure (HCl) verbinden (o Abb. 13.70). Die Salzsäure denaturiert Proteine und bekämpft zusätzlich mit der Nahrung aufgenommene Bakterien und Viren.

Pepsin ist ein eiweißspaltendes Enzym, das ein saures Milieu benötigt, um seine Funktion zu erfüllen. Pepsin entsteht erst unter Mitwirkung von Salzsäure aus der Vorstufe Pepsinogen, das von den Hauptzellen der Magenschleimhaut gebildet wird.

Muzine sind Biopolymere aus Polysacchariden. Sie bilden durch Aufnahme von Wasser Kolloide und Hydrogele und sind die Grundlage des Schleims, der von Oberflächenzellen und den Nebenzellen der Magenschleimhaut gebildet wird. Er überzieht als geschlossener Film das Innere des gesamten Magens und bildet einen Schutz vor dem Angriff der Salzsäure.

Der **Intrinsic-Faktor** ist ein in den Parietalzellen der Magenmukosa gebildetes Glykoprotein, das mit dem aus der Nahrung aufgenommenen Vitamin B_1 einen Komplex bildet und dadurch seine Resorption ermöglicht. An der Bildung des Magensafts sind ACh, Histamin und Gastrin beteiligt. Gastrins hat die Aufgabe, bei Füllung des Magens die Sekretion von Salzsäure und Pepsinogen sowie die Kontraktionstätigkeit des Magens zu fördern. Es wirkt über Gastrin-Rezeptoren in der Membran der betreffenden Zellen. An den Belegzellen des Magens ist ACh an M_3-Rezeptoren bei der Bildung der Salzsäure beteiligt. Histamin stimuliert über die Aktivierung von H_2-Rezeptoren der Belegzellen die Bildung von Salzsäure.

Die Nahrungsaufnahme steigert die geringe Ruhemagensaftsekretion bis auf das Zehnfache. Zeitlich und vom Wirkungsmechanismus lassen sich drei Phasen abgrenzen.

Die **kephale Phase** (über das ZNS) wird durch Sinneseindrücke, psychologische Faktoren und Chemorezeptoren in der Mundschleimhaut vermittelt und erfolgt über die Reizung des N. vagus. Es kommt zur Steigerung der Magensaftsekretion und der Gastrinfreisetzung.

Die **gastrale Phase** (durch den Speisebrei) beginnt, wenn der Speisebrei in den Magen gelangt. Durch die Dehnung der Magenwand wird wiederum Gastrin ausgeschüttet, das über das Blut wieder zur Magenschleimhaut gelangt und die Magensaftbildung aufrechterhält.

Die **intestinale Phase** (durch das Duodenum) beginnt, wenn der Speisebrei in das Duodenum übertritt. Die Magensaftbildung wird zunächst gesteigert, da auch hier Gastrin freigesetzt wird. Am Ende der Magenentleerung hemmt die Ausschüttung der Hormone Sekretin und gastrisches inhibitorisches Polypeptid (GIP) die weitere Bildung von Magensäure.

> ■ MERKE Im Magen werden feste Nahrungsbestandteile gespeichert, zerkleinert und aufbereitet. Die Magenwand besteht hauptsächlich aus glatter Muskulatur und der gefalteten Magenschleimhaut. Die Drüsen der Magenschleimhaut bilden den Magensaft, der im Zusammenhang mit der Nahrungsaufnahme durch nervale und hormonale Mechanismen sezerniert wird. Die Salzsäure wird durch die Belegzellen gebildet. Der in den Nebenzellen gebildete Schleim schützt die Magenschleimhaut zusammen mit Bicarbonat vor mechanischen und chemischen Schäden.

13.11.3 Dünndarm

Der Dünndarm ist etwa 5–6 Meter lang und gliedert sich in die drei Hauptabschnitte: Zwölffingerdarm, Leerdarm und Krummdarm.

Der **Zwölffingerdarm** (Duodenum) liegt im Oberbauch und ist etwa 30 cm lang. In ihn münden die großen Verdauungsdrüsen der Galle (Ductus choledochus) und der Bauchspeicheldrüse (Ductus pancreaticus). Die Schleimhaut ist mit Drüsen ausgestattet, die Na^+-Ionen, HCO_3^--Ionen und schleimhaltiges Sekret absondern. Dieses vermischt sich mit dem Magensaft und bildet den Dünndarmsaft (pH-Wert 7–8). An den Zwölffingerdarm schließt sich der ca. 1,2 m lange **Leerdarm** (Jejunum) und der etwa 1,8 m lange **Krummdarm** (Ileum) an.

Der Dünndarm besteht, wie auch die anderen Abschnitte des Verdauungstrakts, aus vier Wandschichten:

- Schleimhaut: kleidet das Lumen des Dünndarms aus und ist optimal aufgebaut für die Aufnahme der im Speisebrei gelösten und durch Verdauungssäfte von Magen, Galle und Bauchspeicheldrüse aufgespaltenen Nährstoffe,
- Submukosa: besteht aus Bindegewebe und enthält Blut- und Lymphgefäße sowie kleine Drüsen,
- Muskularis: besteht aus einer Ring- und einer Längsmuskelschicht,
- Serosa: inneres Blatt des Bauchfells.

In der **Submukosa** befinden sich die Nerven des Plexus submucosus. Durch ihn wird die Schleimhaut versorgt und er reguliert hauptsächlich die Sekretion von Enzymen in das Darmlumen. In der **Muskularis** ist ein weiteres Nervengeflecht lokalisiert, der Plexus myentericus, dessen Nerven für die Kontraktion der Muskelschichten zuständig sind. Beide gehören zum enterischen Nervensystem (▶ Kap. 13.1.8). Die **Schleimhaut** des Dünndarms ist die Schicht, die die Nährstoffe ans Blut weiterleitet. Sie besteht aus Epithelzellen, die Nährstoffe aufnehmen. Dazwischen liegen schleimproduzierende Becherzellen.

Damit die **Dünndarmschleimhaut** ihre Aufgabe, die Nährstoffe aufzunehmen, erfüllen kann, besitzt sie zur Oberflächenvergrößerung Falten (Kerckring-Falten), die kleine Schleimhautausstülpungen, die **Darmzotten** (◯ Abb. 13.71) tragen, in denen winzige Blut- und Lymphgefäße verlaufen. Diese kontrahieren sich während des Verdauungsvorgangs. Dadurch kommt die Darmschleimhaut mit dem Speisebrei in Berührung und die in die Zotten aufgenommene Flüssigkeit mit den in ihr enthaltenen resorbierten Stoffen wird rhythmisch weitertransportiert. Außerdem hat die Schleimhaut sogenannte **Krypten** (Einstülpungen), in denen sich Drüsen befinden. Diese haben vorwiegend die Aufgabe, Verdauungssekrete und Schleim zu produzieren,

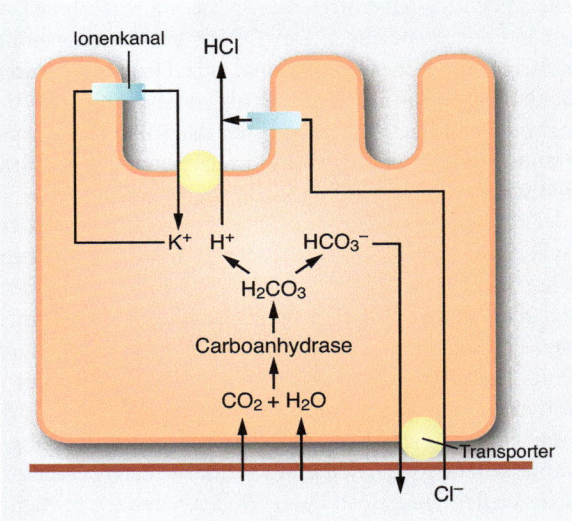

◯ **Abb. 13.70** Salzsäuresekretion in den Belegzellen

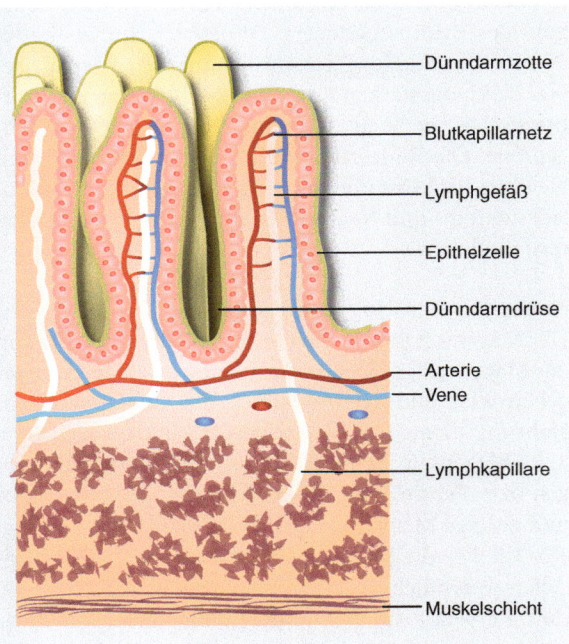

◯ **Abb. 13.71** Aufbau der Dünndarmwand mit Darmzotten.

der den Magensaft weitgehend neutralisiert. Die stärkste Oberflächenvergrößerung der Dünndarmschleimhaut kommt dadurch zustande, dass die Epithelzellen der Schleimhaut selbst noch kleine Ausstülpungen, die **Mikrovilli**, bilden.

Eine weitere wichtige Funktion ist die Wasserresorption. Im Dünndarm wird dem Speisebrei 80 % des Wassers entzogen (ca. 8–9 l pro Tag). Dadurch wird er stark eingedickt. Die restlichen 20 % werden vom Dickdarm aufgenommen.

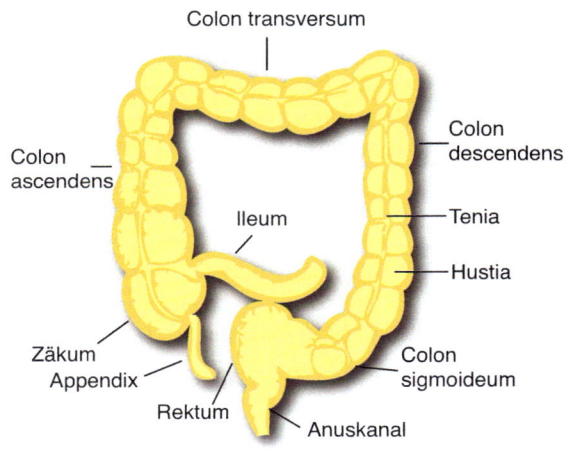

o **Abb. 13.72** Abschnitte des Dickdarms

Gleichzeitig ist der Dünndarm sehr reich an **hormonbildenden Zellen**. Dazu zählt z. B. das Serotonin, das die Beweglichkeit der Muskelwand steigert. Andere wiederum wirken auf die umliegenden Organe wie Bauchspeicheldrüse, Magen und die Produktion der Gallenflüssigkeit.

Auch für die Abwehr von Viren, Bakterien und schädlichen Fremdstoffen ist der Dünndarm durch das sogenannte darmassoziierte **lymphatische Gewebe** mitverantwortlich. Es besteht aus zahlreichen einzelnen Lymphknoten in der Schleimhaut.

Für den Transport des Speisebrei in Richtung Dickdarm sorgt die Motorik. Bei der **Motorik** des Dünndarms wird zwischen Segmentations-, Pendelbewegungen und propulsiven peristaltischen Kontraktionswellen unterschieden. Die propulsiven Kontraktionswellen transportieren den Speisebrei weiter in Richtung Dickdarm. Die Segmentationsbewegungen werden durch einen regelmäßigen Wechsel von Kontraktions- und Erschlaffungsphasen verursacht. Sie durchmischen den Darminhalt genauso wie die Pendelbewegungen, die aus lokalen Kontraktionswellen bestehen. Alle Bewegungstypen werden durch die Dehnung der Darmwand ausgelöst, haben eine unterschiedliche Frequenz und unterliegen der Kontrolle durch den Plexus myentericus. Der Speisebrei wandert mit einer Geschwindigkeit von 6–8 m/min durch den oberen Dünndarm und von 2 cm/min durch den unteren Dünndarm. Die Passagezeit hängt dabei auch von der Nahrungszusammensetzung ab. Kohlenhydratreiche Nahrung wird am schnellsten, fettreiche Nahrung am langsamsten transportiert.

Der Dünndarm wird durch sympathische und parasympathische Fasern und viszerale Afferenzen innerviert (▶ Kap. 13.1.5), die modulierend auf des enterische Nervensystem wirken. Die Aktivierung des Sympathikus hemmt die Darmmotilität, die Aktivierung des Parasympathikus steigert sie.

■ **MERKE** Der Dünndarm teilt sich in Zwölffingerdarm, Leerdarm und Krummdarm. Die Dünndarmschleimhaut hat zur Nahrungsaufnahme Zotten, Krypten und Mikrovilli. Im Dünndarm werden die verdaulichen Nahrungsbestandteile resorbiert. Es erfolgt eine Durchmischung mit den Verdauungssekreten durch Segmentations- und Pendelbewegungen. Der Transport des Speisbreis erfolgt durch propulsive peristaltische Wellen. Gesteuert wird die Motorik durch Schrittmacherzellen und das enterische Nervensystem.

13.11.4 Dickdarm

Den Übergang vom Dünndarm zum Dickdarm bildet die Ileozäkalklappe (Valva ileocaecalis), die einen Transport des Speisebrei nur in eine Richtung zulässt. Der Dickdarm ist etwa 150 cm lang und liegt rahmenförmig um den Dünndarm herum. Er besteht aus folgenden Abschnitten (o Abb. 13.72):

- Zäkum mit Appendix (Wurmfortsatz),
- Kolon, bestehend aus:
    - Colon ascendens: aufsteigender Abschnitt,
    - Colon transversum: querverlaufender Abschnitt,
    - Colon descendes: absteigender Abschnitt,
    - Colon sigmoideum: S-förmiger Abschnitt,
- Rektum.

Das **Zäkum** ist die sackförmige Ausstülpung des beginnenden Colon ascendens. Es ist der weiteste Abschnitt des Dickdarms und enthält in der Wand lymphatisches Gewebe. Daher hat es eine wichtige Funktion bei immunologischen Vorgängen.

Der Wandaufbau des **Kolons** entspricht weitestgehend dem des Dünndarms. Allerdings gibt es morphologische Besonderheiten:

- **Tänien**: drei aus der Längsmuskulatur bestehende Faserstreifen,
- **Haustren**: entstehen durch den Tonus der Tänien und den periodischen Kontraktionen der Ringmuskulatur, sodass sich in einigen Abständen Einschnürungen von Aussackungen bilden,
- **Fettanhängsel** (Appendices epiploicae): hängen von den Tänien herab,
- **Krypten**: schlauchförmige tiefe Einsenkungen, stehen dicht nebeneinander.

Außerdem besitzt das Epithel des Kolons viele **Becherzellen**, die den Schleim produzieren, und besonders lange **Mikrovilli**, die das Mikrorelief der Schleimhaut darstellen. Die Schleimhaut des Kolons besitzt im Gegensatz zum Dünndarm keine Zotten. Die Oberflächenvergrößerung erfolgt durch Krypten und Haustren.

Das **Kolon** dient hauptsächlich der Rückresorption von Wasser und Elektrolyten aus dem Speisebrei sowie der Speicherung des restlichen, nicht verwertbaren Darminhalts (Fäzes). Die Motorik steht stärker als die des Dünndarms unter der Kontrolle des vegetativen Nervensystems. Die Aktivierung des Parasympathikus stimuliert die Kolonmotorik, der Sympathikus hemmt sie (▶ Kap. 13.1.5). Aber auch die Aktivität des enterischen Nervensystems, vor allem die Hemmung des Plexus myentericus auf die Ringmuskulatur ist entscheidend. In diesem Darmbereich überwiegt eine nichtpropulsive Peristaltik mit vielen Segmentationen, Pendelbewegungen und peristaltischen Bewegungen. Die Kolonbewegungen dienen zum einen der Beförderung der Fäzes in Richtung Rektum, zum anderen der Speicherung. Die Fortbewegung des Darminhalts wird vor allem durch eine ein- oder zweimal tägliche Massenbewegung sichergestellt. Die Einleitung dieser Massenbewegung wird durch den gastrokolischen und den duodenokolischen Reflex gefördert und durch die Dehnung von Magen und Duodenum ausgelöst.

Das **Rektum** verbindet das Colon sigmoideum mit dem After. Es fehlen Tänien und Haustren. Im Inneren finden sich jedoch zahlreiche Falten, in denen die Fäzes gesammelt wird. Der unterste Teil wird Ampulla recti genannt, durch deren Füllung der Entleerungsdrang signalisiert und anschließend die Defäkation reflektorisch über Dehnungsrezeptoren und das vegetative Nervensystem gesteuert wird. Hierzu müssen Verschlussmechanismen ausgeschaltet und die Auspressfunktionen (Dickdarmperistaltik, Bauchpresse) aktiviert werden.

Der **Anus** (After) ist die Austrittsöffnung des Darms, durch den die Fäzes den Darm verlässt. Um die Öffnung des Anus sind unter der Haut bzw. Schleimhaut der innere und äußere Analschließmuskel angeordnet. Füllt sich das Rektum durch einen Transportschub aus dem Colon sigmoideum, kommt es zu einem passiven Druckanstieg. Gleichzeitig lösen Dehnungsrezeptoren den Defäkationsdrang aus. Über Afferenzen wird dieser Dehnungsreiz zum Sakralsegment des Rückenmarks geleitet. Hier erfolgt eine Umschaltung auf parasympathische Efferenzen. Diese lösen eine reflektorische Erschlaffung des inneren Analschließmuskels aus. Zusätzlich wird vom Sakralmark über Bahnen des motorischen Nervensystems eine reflektorische Anspannung des äußeren Analschließmuskels ausgelöst, die die Defäkation verhindert. Für die Defäkation ist nicht nur das Erschlaffen dieser Schließmuskeln notwendig, sondern auch die Erhöhung des Bauchinnendrucks, die durch Bauchmuskeln und Zwerchfell ausgelöst wird (Bauchpresse). Die Kontrolle über die Defäkation bezeichnet man als Kontinenz, den Kontrollverlust als Inkontinenz.

Während der Magen und der obere Dünndarm keimfrei sind, nimmt die Mikroorganismenzahl im Dickdarm zu. Hier befinden sich Billionen von Mikroorganismen. Größtenteils handelt es sich bei diesen um Bakterien. Die Gesamtheit dieser Mikroorganismen wurde früher als Darmflora bezeichnet, heute spricht man von intestinaler Mikrobiota. Die Darmbakterien sind für den Menschen ausgesprochen nützlich. Ohne sie könnten unverdauliche Kohlenhydrate (sog. Ballaststoffe) nicht oder nicht vollständig verwertet werden. Im Verlauf ihres mikrobiellen Abbaus kommt es zur Bildung von kurzkettigen Fettsäuren und der Gase Wasserstoff, Kohlendioxid und Methan. Die Fettsäuren werden von den Darmepithelzellen aufgenommen und verstoffwechselt, die Gase ausgeschieden (Flatulenz, Blähungen).

Darüber hinaus haben die Mikroorganismen im Dickdarm noch weitere wichtige Funktionen: Sie

- verhindern die Ausbreitung von Krankheitserregern,
- wirken im positiven Sinne regulierend auf unser Immunsystem,
- bilden das für die Blutgerinnung wichtige Vitamin K,
- tragen zur Energieversorgung der Zellen der Darmschleimhaut bei,
- regen die Darmperistaltik durch Beeinflussung der Kontraktionen an,
- schützen vor Schadstoffen.

> **MERKE** Der Dickdarm, bestehend aus Zäkum, Kolon und Rektum, dient vor allem der Eindickung und Speicherung des Speisebreis. Die Oberflächenvergrößerung erfolgt durch Krypten und Haustren. Darmbakterien bauen unverdaute Nahrungsbestandteile ab. Über das Rektum erfolgt die Defäkation, die durch propulsive Massenbewegung ausgelöst wird. Um den Entleerungsdruck zu steigern, kann dabei zusätzlich die muskuläre Bauchpresse eingesetzt werden.

13.11.5 Bauchspeicheldrüse

Die Bauchspeicheldrüse (Pankreas) befindet sich unterhalb des Magens. Sie besteht aus einem Kopf-, Körper- und Schwanzteil und ist vom Ausführungsgang (Ductus pancreaticus) durchzogen, der in das Duodenum mündet. Die größten exokrinen Drüsenanteile (exokrines Pankreas) bilden den Pankreassaft und geben damit die Verdauungsenzyme ab:

- Trypsinogen und Chymotrypsinogen sind inaktive Vorstufen, die zum Schutz der Selbstverdauung erst

im Darm zu Trypsin und Chymotrypsin aktiviert werden, die Eiweiße spalten,
- Carboxypeptidasen sind Metalloproteasen, die aus ihren Vorstufen durch Trypsin proteolytisch entstehen und Proteine spalten,
- α-Amylasen (Pankreas-Amylasen) spalten Stärke und Glykogen bis zur Maltose und tragen so zur Kohlenhydratverdauung bei,
- Pankreaslipase spaltet Fettsäuren von den Fetten ab.

Die kleineren endokrinen Anteile (endokrines Pankreas) liegen verstreut als Langerhans-Inseln im Gewebe und geben Hormone ab:

- Insulin wird in den B-Zellen der Langerhans-Inseln gebildet und senkt die Blutzuckerkonzentration,
- Glucagon wird in den A-Zellen der Langerhans-Inseln gebildet und steigert die Blutzuckerkonzentration,
- Somatostatin wird in den D-Zellen der Langerhans-Inseln gebildet und hemmt die Bildung von Insulin und Glucagon,
- das pankreatische Polypeptid wird bei eiweißreicher Ernährung ausgeschüttet und vermittelt ein Gefühl der Sättigung, hemmt exokrines Pankreas und bewirkt eine Relaxation der Gallenblase.

13.11.6 Leber und Galle
Leber

Die Leber (Hepar) liegt im rechten Oberbauch unterhalb des Zwerchfells und ist mit einem Gewicht von ca. 1,5 kg die größte Drüse (o Abb. 13.73). Sie ist von einer bindegewebeartigen Kapsel umschlossen und teilt sich in den rechten und linken **Leberlappen** (Lobi). Die ungleich großen Leberlappen sind nochmals in winzige Leberläppchen unterteilt, die durch schwach ausgebildete Bindegewebszüge voneinander getrennt sind. Die Leberläppchen bestehen vorwiegend aus **Leberzellen** (Hepatozyten). Zwischen den Leberzellen sind die erweiterten Kapillaren (Lebersinusoide) angeordnet. Diese sind von einem diskontinuierlich gefensterten, gut durchlässigen Endothel ausgekleidet und enthalten die Kupffer-Zellen (spezielle Makrophagen).

Die **Leberpforte** (Hilius) befindet sich an der Hinterseite. Hier münden die Pfortader und die Leberarterie und es entspringen die Gallengänge (Ductus hepatici). Ebenfalls im Hilius wird das Blut der Zentralvenen in die untere Hohlvene geleitet.

Die Funktionen der Leber als wichtigstes Stoffwechselorgan sind sehr vielfältig. In der Leber finden die zentralen Stoffwechselvorgänge wie Metabolisierung von Fetten, Proteinen und Kohlenhydraten statt. Sie entgiftet schädigende Substanzen aus dem Blutkreislauf und eliminiert sie über die Galle und den Darm oder macht sie für die Nieren ausscheidungsfähig.

Die **Stoffwechselfunktion** umfasst Leistungen, die für den übrigen Körper entscheidend sind. Dazu gehören:

- Verarbeitung der aufgenommenen Nahrungsstoffe zu körpereigenen Substanzen,
- Bildung von Gerinnungsfaktoren,
- die Bildung von Albumin sorgt dafür, dass Blutflüssigkeit nicht ins Gewebe übertritt und schlechtlösliche Substanzen im Blut transportiert werden können (Plasma-Eiweiß-Bindung),
- Bildung von Energiereserven (Glykogen), können im Bedarfsfall rasch nutzbar gemacht werden,
- Bildung und Bereitstellung von Kreatin für die Muskulatur.

Die **Entgiftungsfunktion** beinhaltet das Herausfiltern von Schadstoffen, Bakterien und bakteriellen Giften aus dem Darm. Sie betrifft den Abbau von toxischen Substanzen, inklusive Alkohol, Umweltgiften und Arzneimitteln.

Die **Ausscheidungsfunktion** umfasst Stoffwechselprozesse, durch die primär wasserunlösliche Verbindungen wasserlöslich und damit für die Nieren ausscheidungsfähig gemacht werden. Große, von den Nieren nicht filtrierbare Moleküle werden von der Leber über die Galle ausgeschieden.

Die **Bildung von Galle** ist für die Fettverdauung notwendig. Die Galle ist ein biologischer Emulgator. Sie ist befähigt, Fette in feinste Tröpfchen zu zerteilen und damit für die Verdauungsenzyme aus Darm und Bauchspeicheldrüse angreifbar zu machen. Sie fördert auch die Aufnahme der bei der Fettverdauung entstehenden Spaltprodukte und der fettlöslichen Vitamine A, D, E und K durch die Darmwand. Von den Gallenfarbstoffen ist Bilirubin der Hauptbestandteil. Es entsteht als Abbauprodukt von Hämoglobin.

Die **Blutversorgung** der Leber erfolgt zum einen über die Pfortader (Vena porta). Sie transportiert venöses Blut aus dem Magen, Dünn- und Dickdarm, aber auch aus der Milz und der Bauchspeicheldrüse, welches Insulin und Glucagon enthält. Zum anderen erhält die Galle Blut über die Leberarterie (Arteria hepatica). Sie transportiert Blut aus der Lunge und dem linken Herz zur Galle.

Diese Gefäße gelangen durch die Leberpforte in die Leber und verzweigen sich dort. Aus den Lebersinusoiden gelangt das Blut in das Lebergewebe. Dort umströmt es jede einzelne Leberzelle, sodass der Stoffaustausch optimal stattfinden kann. Das aus den Leberläppchen abfließende Blut vereinigt sich in den Zentralvenen der Leberläppchen, die wiederum in Lebervenen (Venae hepaticae) münden, und gelangt schließlich über die untere Hohlvene (Vena cava inferior) direkt in das rechte Herz.

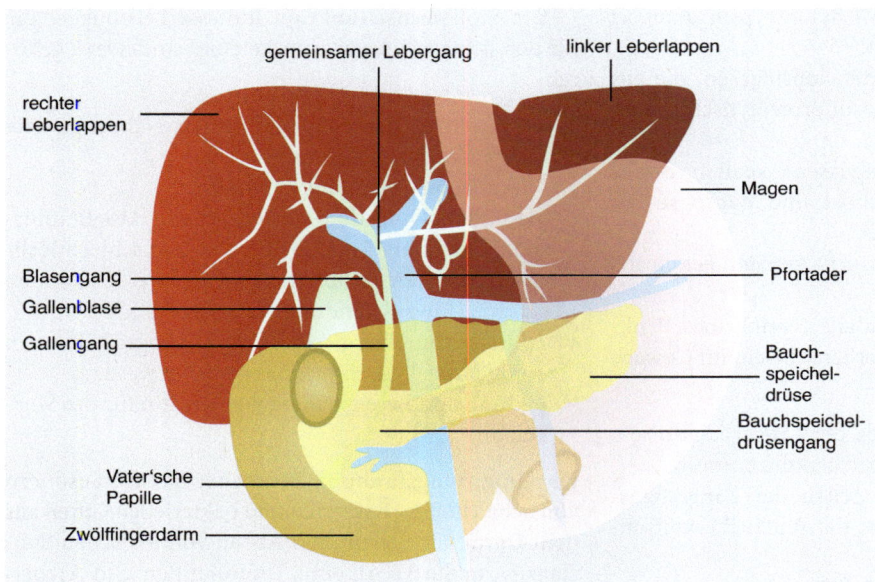

Abb. 13.73 Übersicht über die Lage der Leber und Gallenblase

Galle und Gallenwege

In den Leberzellen (ca. 80 %) und in dem Gallengangepithel (ca. 20 %) wird **Gallenflüssigkeit** produziert, die Wasser, Elektrolyte, Schleim, Gallensäure, Bilirubin, Cholesterol und Phospholipide enthält. Die in der Leber gebildete Gallenflüssigkeit gelangt zunächst in die Gallenkapillaren zwischen den Leberzellen und von dort in die kleinen Gallenkanälchen (Kanalikuli). Die Kanälchen vereinigen sich zu dem linken und rechten Gang in den beiden Leberlappen und anschließend zu einem gemeinsamen Lebergang (Ductus hepaticus communis), der die Leber verlässt. Davon zweigt der Blasengang (Ductus cysticus) ab, der in die Gallenblase mündet. Nach der Abzweigung des Blasengangs wird aus dem gemeinsamen Lebergang der Hauptgallengang (Ductus choledochus), der in den Zwölffingerdarm mündet. Kurz vorher schließt sich ihm der Gang der Bauchspeicheldrüse an, der die Verdauungssäfte der Bauchspeicheldrüse (▸ Kap. 13.11.5) leitet. Die gemeinsame Mündungsstelle von Gallen- und Bauchspeicheldrüsengang (Vater'sche Papille) wird von einem Schließmuskel (Sphincter oddii) kontrolliert, der sich nur bei Bedarf öffnet. Das hat zur Folge, dass sich Gallenflüssigkeit zurückstaut und sich in der Gallenblase sammelt. Wird die Gallenflüssigkeit benötigt, öffnet sich der Schließmuskel und sie wird direkt in das Duodenum abgegeben. Die Gallenflüssigkeit wird teilweise im Ileum wieder rückresorbiert und über das Blut in die Leber zurücktransportiert (**enterohepatischer Kreislauf**), sodass nur ca. 5 % der gebildeten Gallenflüssigkeit ausgeschieden werden. Bilirubin und Cholesterol unterliegen ebenfalls einem enterohepatischen Kreislauf.

Die **Gallenblase** liegt an der Unterseite der Leber im Nebenschluss der extrahepatischen Gallenwege (o Abb. 13.73). Sie ist mit der bindegewebeartigen Kapsel der Leber verwachsen und kann 50–70 ml Gallenflüssigkeit speichern. Sie wird unterteilt in Gallenblasenboden (Fundus vesicae biliaris), Gallenblasenkörper (Corpus vesicae biliaris) und Gallenblasenhals (Collum vesicae biliaris). Die Aufgabe der Gallenblase besteht darin, die Lebergalle in Verdauungsruhe aufzunehmen, einzudicken und bei Bedarf abzugeben. Die Entleerung erfolgt durch Kontraktion der glatten Muskulatur. Auslöser für die Entleerung ist das Hormon Cholecystokinin (CCK), das durch die Zusammensetzung des Darminhalts freigesetzt wird. Das Hormon Sekretin steigert die Entleerung, indem es die Leberdurchblutung fördert und den Nervus vagus aktiviert.

> **Zusammenfassung**
>
> - Die Bauchspeicheldrüse besteht aus einem exokrinen Teil zur Bildung des Pankreassafts und zur Sekretion von Verdauungsenzymen sowie aus einem endokrinen Teil, in dem die Hormone Insulin, Glucagon, Somatostatin und das pankreatische Polypeptid gebildet werden.
>
> - Die Leber ist das Hauptstoffwechselorgan. Die Leberläppchen sind die kleinsten funktionellen Einheiten. In ihnen befinden sich Sinusoide, die Leberzellen und die Kupffer-Zellen. Die Blutversorgung erfolgt über die Pfortader und die Leberarterie.
>
> - In den Leberzellen und im Gallengangepithel wird die Gallenflüssigkeit produziert. Sie wird in der Gallenblase gesammelt, bei Bedarf freigesetzt und unterliegt einem enterohepatischen Kreislauf.

13.12 Fortpflanzungsorgane

Die männlichen und weiblichen Geschlechtsorgane dienen der Fortpflanzung des Menschen und entwickeln sich entsprechend der vorhandenen Geschlechtschromosomen (XX und XY). Die primären Geschlechtsmerkmale sind bereits bei der Geburt ausgebildet. Die sekundären Geschlechtsmerkmale entwickeln sich in der Pubertät durch die Wirkung von Hormonen.

13.12.1 Männliche Geschlechtsorgane

Zu den **primären Geschlechtsmerkmalen** des Mannes gehören die inneren Geschlechtsorgane mit Hoden, Nebenhoden, Samenleiter, Bläschendrüse und Vorsteherdrüse, sowie die äußeren Organe Penis und Hodensack (● Abb. 13.74).

Die **Hoden** (Testis) liegen im Hodensack. Es sind paarige Keimdrüsen, die das Hormon Testosteron bilden. Jeder Hoden besteht aus einzelnen Läppchen (Lobili testis), zwischen denen bindegewebeartigen Trennwände (Septen) mit Blut- und Lymphgefäßen sowie sensiblen Nerven liegen. Diese setzen sich nach außen hin fort und umgeben den Hoden als Hülle (Tunica albuginea). In den Läppchen liegen die Hodenkanälchen, in denen ab der Pubertät die Spermien unter dem Einfluss von Testosteron gebildet werden (Spermatogenese). Die Hodenkanälchen gelangen über ausführende Kanäle in die Nebenhoden.

Die **Nebenhoden** (Epididymis) liegen den Hoden auf und führen im Inneren den Nebenhodengang, der als Speicher für die Spermien dient. Der Nebenhodengang geht in den **Samenleiter** (Ductus deferens) über. Dieser besteht aus glatter Muskulatur und transportiert die Spermien beim Samenerguss. Er verläuft gemeinsam mit Gefäßen und Nerven als Samenstrang (Funiculus spermaticus) durch den Leistenkanal an der Rückseite der Blase. In diesem Bereich erweitert er sich zur Samenleiterampulle und vereinigt sich schließlich mit den Ausführungsgängen der Bläschendrüse zum Spritzkanal. Dieser verläuft durch die Vorsteherdrüse bis zur Harnröhre. Aus den **Bläschendrüsen** (Vesicula seminalis) wird den Spermien ein Sekret beigemischt, das die Hauptmasse der Samenflüssigkeit (Sperma) ausmacht.

Die kastaniengroße **Vorsteherdrüse** (Prostata) liegt zwischen Blase und Beckenboden. Sie besteht hauptsächlich aus glatter Muskulatur und einzelnen Drüsen. Die Drüsen bilden ein alkalisches Sekret, das den typischen Spermageruch ausmacht.

Das **Ejakulat** besteht aus ca. 10 % Spermien, 70–80 % Bläschendrüsensekret und ca. 20 % Prostatasekret. Es ist schwach alkalisch und fördert die Beweglichkeit der Spermien, sobald sie in das saure Milieu der Scheide gelangen. Die Ejakulation wird durch das sympathische Nervensystem gesteuert.

Der **Penis** besteht aus der Peniswurzel (Radix penis), und dem Penisschaft (Corpus penis), der an der Eichel (Glans penis) endet. Die Eichel ist von einer frei beweglichen, dehnbaren Hautverdoppelung, der Vorhaut, bedeckt. Der Penis enthält drei Schwellkörper. Die paarigen **Penisschwellkörper** (Corpus cavernosum penis) dienen der Erektion. Jeder Penisschwellkörper ist von einer Arterie durchzogen, die sich verästeln und blind mündet. Im erschlafften Zustand sind sie geschlossen und blutleer. Bei Erregung kommt es unter dem Einfluss des Parasympathikus und der nachfolgenden Freisetzung von Stickstoffmonoxid (NO) über Vermittlung des second messengers cGMP zur Erschlaffung der glatten Gefäßmuskulatur und Blut kann einströmen. Gleichzeitig wird der venöse Abfluss verhindert. Durch den Druckanstieg strafft sich der Penis. Es kommt zur Erektion. Der **Harnröhrenschwellkörper** (Corpus spongiosum penis) ist im Bereich der Peniswurzel kolbenartig aufgetrieben. Er liegt an der Unterseite des Penis, umgibt die Harnröhre und ist reich an elastischen Fasern, die ihn bei einer Erektion halten und ein Komprimieren der Harnröhre verhindern. Er wird auch im erschlafften Zustand von Blut durchströmt. Die im Gegensatz zum Penisschwellkörper schwache Erektion wird durch Drosselung des venösen Blutabflusses erreicht. Der **Eichelschwellkörper** (Corpus spongiosum glandis) ist die Fortsetzung des Harnröhrenschwellkörpers auf das vordere Penisende und sorgt für die Verdickung der Eichel bei der Erektion.

Der **Hodensack** (Skrotum), ein mehrschichtiger Hautbeutel, umschließt die Hoden, die Nebenhoden und die abführenden Samenstränge. Er ist durch eine Zwischenwand geteilt, die von außen als „Naht" zu erkennen ist. Die meist dunkel pigmentierte Haut enthält Schweiß-, Duft- und Talgdrüsen sowie Nervenendigungen. Die Hodensackwand besteht aus glatter Muskulatur und elastischen Fasern. Dieser Aufbau ist wichtig für die Funktion, denn die Hoden werden im Hodensack einige Grad Celsius kühler gehalten als das Körperinnere, um eine optimale Temperatur für die Spermien zu schaffen. Die Hodentemperatur wird dadurch geregelt, dass sich der Hodensack bei Kälte zusammenzieht und bei Wärme entspannt.

Die **Spermatogenese** bezeichnet den gesamten Vorgang der Bildung der männlichen Keimzellen, von den Urkeimzellen (Ursamenzellen) bis zu den fertigen, ausdifferenzierten Spermien. Sie kann in fünf Abschnitte unterteilt werden, von denen die ersten vier Abschnitte im Hoden und der fünfte im Nebenhoden stattfinden.

- Bildungsphase: umfasst die Bildung von Ursamenzellen bereits während der frühen Embryonalentwicklung,
- Vermehrungsphase: Entstehung der Spermatogonien durch mitotische Proliferation, beginnt in der Pubertät unter dem Einfluss der gonadotropen Hormone,
- Wachstumsphase: Entwicklung der Spermatozyten I. Ordnung aus den Spermatogonien,

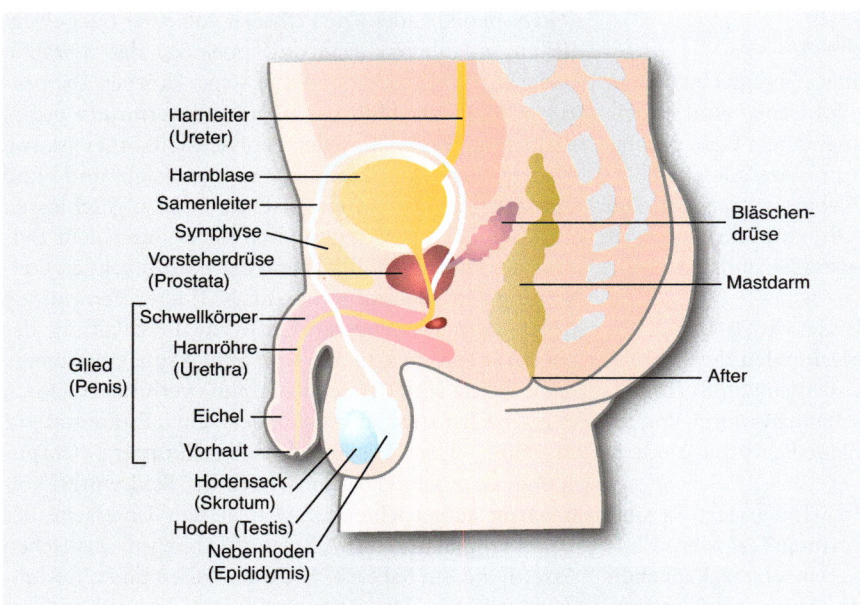

Abb. 13.74 Lage der männlichen Geschlechtsorgane

- Reifungsphase: Bildung von Spermatozyten II. Ordnung aus den Spermatozyten I. Ordnung, danach durch Zellteilung zu insgesamt vier gleichgroßen Spermatiden, je zur Hälfte mit X und Y-Chromosomen,
- Spermiohistogenese: Bildung der fertigen Spermien in den Nebenhoden.

Zu den **sekundären Geschlechtsmerkmalen** beim Mann gehören der vermehrte Haarwuchs an Brust, Bauch, Rücken, Achseln und im Schambereich sowie der Bartwuchs. Auch der Stimmbruch, eine Umverteilung der Körpermasse zur typisch männlichen Statur sowie ein verstärkter Aufbau von Muskulatur zählen zu den sekundären Geschlechtsmerkmalen.

13.12.2 Weibliche Geschlechtsorgane

Die weiblichen Geschlechtsorgane (o Abb. 13.75) dienen der Empfängnis und der Schwangerschaft. Es wird zwischen inneren und äußeren Geschlechtsorganen unterschieden. Zu den inneren gehören die Eierstöcke, die Eileiter, die Gebärmutter und die Scheide. Die äußeren Organe sind der Schamhügel, die großen Schamlippen, die kleinen Schamlippen, der Scheidenvorhof mit Vorhofdrüsen und Vorhofschwellkörper sowie der Kitzler.

Die **Eierstöcke** (Ovarien) sind paarige Organe und liegen im kleinen Becken. Jeder Eierstock ist 3–5 cm lang, 0,5–1 cm dick und besitzt eine mandelähnliche, zu beiden Seiten konvexe Form. Das jugendliche Ovar hat eine glatte Oberfläche. Bei Eintritt der Geschlechtsreife besitzt die Oberfläche durch das Wachstum der Follikel blasige Auftreibungen. Die Blutversorgung erfolgt über die Arteria ovarica, die aus der Aorta abdominalis entspringt. Der venöse Abfluss erfolgt hauptsächlich über die Vena ovarica, die links in die Vena renalis, rechts direkt in die Vena cava inferior mündet. Wie bei anderen Organen innervieren mehrheitlich Fasern des Sympathikus die Gefäße und regulieren damit die Durchblutung des Eierstocks. Im Eierstock werden Eizellen ausgebildet, die während der Geschlechtsreife monatlich ausgestoßen werden (Ovulation). Eine weitere wichtige Aufgabe des Ovars ist die Bildung und Freisetzung von weiblichen Geschlechtshormonen.

Die paarig angelegten **Eileiter** (Tubae uterinae), in denen die Befruchtung stattfindet, bestehen aus glatter Muskulatur und sind mit Flimmerepithel (Kinozilien) besetzter Schleimhaut ausgekleidet. Sie transportieren das Ei durch peristaltische Kontraktionen und Bewegungen des Flimmerepithels in die Gebärmutter.

Die **Gebärmutter** (Uterus) ist ein birnenförmiges Organ zwischen Blase und Rektum. Der obere Teil bildet den Körper (Corpus uteri), das untere Drittel den Gebärmutterhals (Cervix uteri). Dieser mündet in die Scheide und ist von dem äußeren Muttermund verschlossen. Die dreischichtige Wand der Gebärmutter besteht von außen nach innen aus:

- Perimetrium: äußerer Peritoneumüberzug,
- Myometrium: Wandanteil aus glatter Muskulatur, bildet den Hauptanteil der Gebärmutterwand,
- Endometrium: Gebärmutterschleimhaut, besteht aus hochprismatischem Epithel, das zyklusabhängig Drüsen enthält und durch die die Follikel- und Gelbkörperhormone Estradiol und Progesteron reguliert wird.

Die Gebärmutter dient dem befruchteten Ei während der Schwangerschaft als Fruchthöhle und beteiligt sich am Aufbau des Mutterkuchens (Plazenta). Die Muskulatur passt sich der Vergrößerung der Frucht an und dient am Ende der Schwangerschaft der Austreibung.

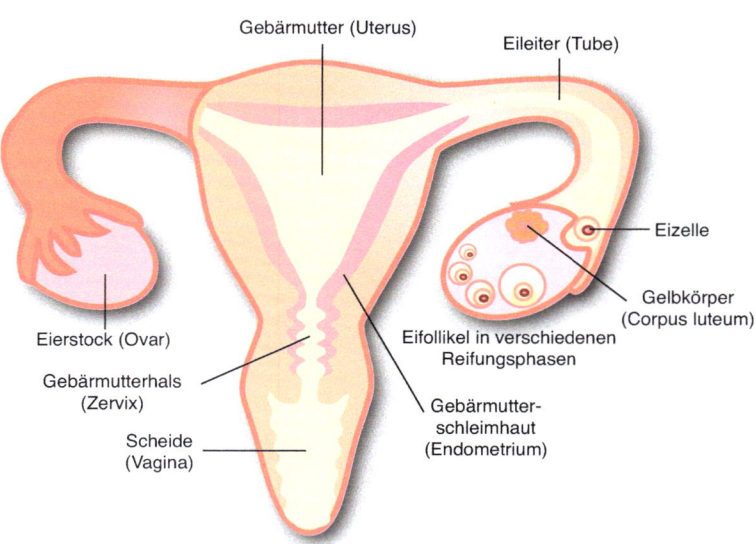

Abb. 13.75 Schematische Darstellung der weiblichen Geschlechtsorgane mit Eifollikel in verschiedenen Reifungsphasen

Die **Scheide** (Vagina) ist ein dehnbarer Schlauch. Sie beginnt am Muttermund und endet im Scheidenvorhof. Im ungedehnten Zustand berühren sich die vordere und die hintere Wand und umschließen das Lumen der Vagina. Es wird ein H-förmiger Spalt gebildet, durch den eine Entfaltung ohne große Spannung möglich ist. An der vorderen und hinteren Scheidenwand befinden sich Querfalten, die als Scheidenrunzeln bezeichnet werden und eine vordere und eine hintere Runzelsäule bilden. Diese verstärken beim Geschlechtsverkehr die Reizwirkung und sind gleichzeitig eine Dehnungsreserve bei der Geburt. Die Scheidenwand besteht aus einer von Bindegewebe durchzogener Muskelschicht und einer Schleimhaut. Die Schleimhaut wird von Milchsäurebakterien (Lactobazillen) abgebaut. Der dadurch erzeugte pH-Wert von ca. 4,0 bietet einen wirksamen Schutz gegen eindringende Keime. Das Schleimhautepithel unterliegt im Verlauf des Zyklus ständigen Umbauprozessen, die durch Estrogene und Progesteron gesteuert werden.

Die Grenze zwischen den äußeren und inneren Geschlechtsorganen bildet das **Jungfernhäutchen** (Hymen), das auch bei Kindern nicht ganz verschlossen ist. Es reißt meist unbemerkt beim ersten Geschlechtsverkehr vollständig ein (Defloration), sodass der Scheideneingang danach weiter ist.

Der **Schamhügel** (Venushügel) ist die aus subkutanem Fettgewebe bestehende, leichte Erhebung über dem weiblichen Schambein. Ab der Pubertät ist er mit Schamhaaren bedeckt.

Der **Scheidenvorhof** (Vestibulum vaginae), in den die Scheide und die Harnröhre münden, liegt zwischen den kleinen Schamlippen. Die glatte Muskulatur der Vorhofwand und die quergestreifte Muskulatur sorgen für den Verschluss des Scheidenvorhofs. In den Scheidenvorhof münden außerdem die Ausführungsgänge der Bartholin-Drüsen, deren Sekret für eine Befeuchtung der Scheide notwendig ist.

Die **Schamlippen** (Labia pudendi) werden unterteilt in große (äußere) und kleine (innere) Schamlippen. Die großen Schamlippen verlaufen vom Schamhügel bis zum Damm und überdecken den Scheidenvorhof. Sie bestehen aus Fettgewebe mit Talg-, Schweiß- und Duftdrüsen. Die kleinen Schamlippen begrenzen seitlich den Scheidenvorhof und treffen am Kitzler zusammen. Sie sind dünne, fettfreie, an der Außenseite stark pigmentierte Hautfalten aus mehrschichtigem Plattenepithel. Die Innenseiten sind wenig pigmentiert, unverhornt und enthalten Talgdrüsen.

Der **Kitzler** (Klitoris) ist ein zylinderförmiges, von Schwellkörpergewebe gebildetes und erektiles Gebilde, das von Nervenenden durchzogen wird und durch Berührung gereizt werden kann. Der Kitzler entspricht entwicklungsgeschichtlich der männlichen Vorsteherdrüse (Penis) und hat ebenfalls eine Eichel (Glans clitoridis) und eine Vorhaut (Praeputium clitoridis). Die Schenkel des Kitzlers bilden die Vorhofschwellkörper, die den Harnröhrenschwellkörpern des Mannes entsprechen.

Die **Brust** (Mamma) ist eine zu den sekundären Geschlechtsmerkmalen der Frau zählende Drüse. Sie liegt auf dem großen Brustmuskel. Die Brust besteht aus Fett- und Bindegewebe und enthält die Brustdrüse (Glandula mammaria). Sie besteht aus einzelnen Drüsenlappen, die durch die Milchgänge im Bereich der Brustwarze die Milch in die Milchsäckchen abgeben. Die Brustwarze (Papilla mammaria) ist von einem Warzenhof, der durch Hautpigmente dunkel gefärbt ist, umgeben. Das weibliche Sexualhormon Estrogen bewirkt die Ausprägung der Brust. Durch hormonelle Einflüsse während der Schwangerschaft vergrößern

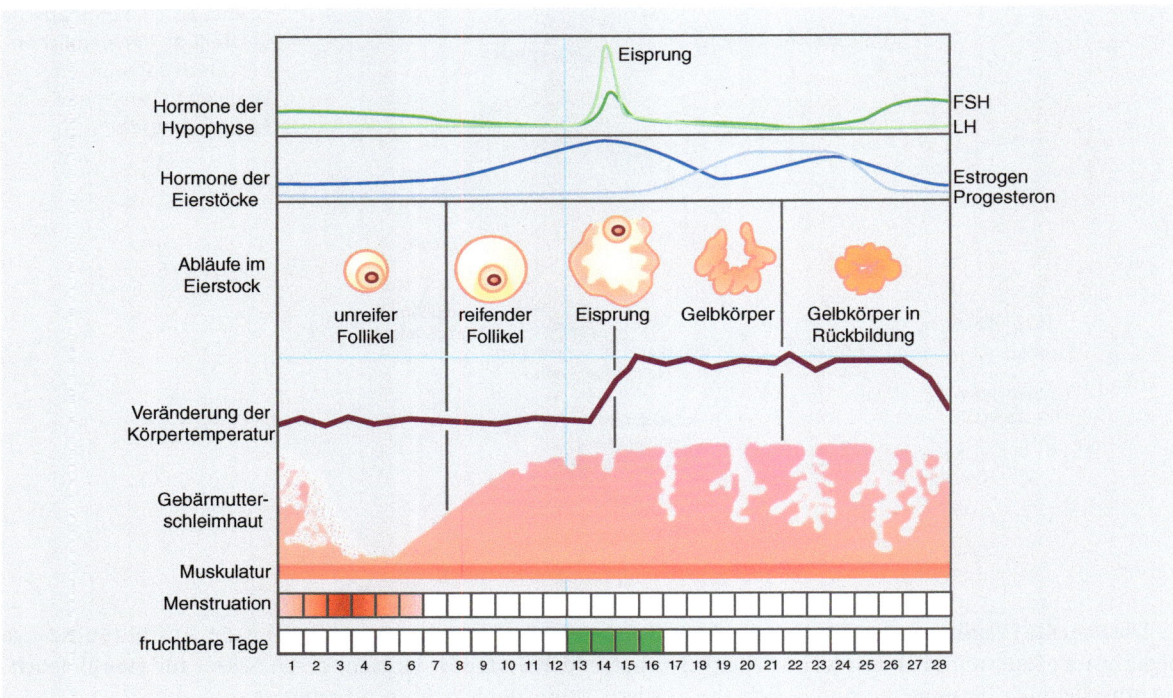

○ **Abb. 13.76** Menstruationszyklus. Periodische Veränderungen der Hormone, Follikelreifung und Gelbkörperbildung, Veränderung der Körpertemperatur und Auf- und Abbau der Gebärmutterschleimhaut

sich Brust und Brustwarze. Nach dem Abstillen verkleinern sie sich wieder.

Die Anlage der Brustdrüse ist prinzipiell geschlechtsunabhängig. Sie entwickelt sich durch den anders gelagerten Hormonstatus nur rudimentär beim Mann.

> **Zusammenfassung**
>
> ■ Es gibt primäre und sekundäre Geschlechtsorgane. Bei den primären Geschlechtsorganen wird zwischen den inneren und äußeren unterschieden.
>
> ■ Die männlichen Keimzellen (Spermien) werden im Hoden unter Einfluss von Testosteron gebildet und reifen im Nebenhoden. Zusammen mit den Sekreten der Bläschendrüsen bilden sie das Sperma.
>
> ■ Die weiblichen Sexualhormone Estrogen und Progesteron werden in den paarig angelegten Eierstöcken gebildet. Die Eibildung setzt erst mit der ersten Regelblutung ein und hält bis zur Menopause an. Nach dem Eisprung wandert das befruchtungsfähige Ei durch den Eileiter in den Uterus.

13.12.3 Menstruationszyklus

Im Alter von 10–14 Jahren tritt normalerweise die erste Menstruation (Monatsblutung) auf. Nach dem 40. Lebensalter tritt die letzte Menstruation auf (Menopause). Während der Menstruation kommt es zu rhythmischen Veränderungen von Hormonkonzentrationen, Follikelreifung, Beschaffenheit der Uterusschleimhaut und Körpertemperatur (○ Abb. 13.73). Während des Menstruationszyklus laufen zwei Zyklen zeitgleich ab, die eng miteinander verknüpft sind, der Schleimhautzyklus und der Eierstockzyklus.

Der **Schleimhautzyklus** beginnt mit dem ersten Tag der Blutung und wiederholt sich im Durchschnitt nach 28 Tagen, wenn keine Befruchtung stattgefunden hat. Er läuft in drei Phasen ab (○ Abb. 13.76). Nachdem sich im abgelaufenen Zyklus der Gelbkörper zurückgebildet und die Produktion des Gelbkörperhormons Progesteron eingestellt hat, wird die neu gebildete Gebärmutterschleimhaut weniger durchblutet und abgestoßen. Etwa 50–150 ml Blut, Gewebereste und Schleim werden ausgeschieden (**Menstruationsphase**: 1. bis 5. Tag). Die Gebärmutterschleimhaut wird dann wieder aufgebaut, angeregt durch das Hormon Estrogen, das vom Follikel in steigenden Konzentrationen ausgeschüttet wird (**Aufbauphase**: 6. bis 14. Tag). Nach dem Eisprung in der Zyklusmitte wird im Eierstock der Follikel zum Gelbkörper (Corpus luteum), der die Hormone Estrogen und Progesteron produziert. Durch die Hormone verdickt sich die Gebärmutterschleimhaut und die Blutgefäße verästeln sich. Bleibt die Befruchtung aus, bildet sich der Gelbkörper zurück und stellt die Hormonproduktion ein (**Absonderungsphase**: 15. bis 28. Tag).

Der **Eierstockzyklus** (○ Abb. 13.76) wird vor allem durch das Follikel-stimulierende Hormon (FSH) und das luteinisierende Hormon (LH) gesteuert. FSH und LH werden von der Hypophyse, durch Vermittlung des Gonadotropin-Releasing-Hormons (GnRH) aus dem Hypothalamus, ins Blut freigesetzt (▶ Kap. 13.13.3). Der Eierstockzyklus läuft ebenfalls in drei Phasen ab. Das FSH regt in den Eierstöcken aus den Primärfollikeln das Wachstum von 20 bis 25 Follikeln an. Diese Sekundärfollikel produzieren Estrogene, die sie in das Blut ausschütten. Durch weiteres Wachstum entstehen die Tertiärfollikel, die die Oozyten enthalten. Nur ein Follikel in einem der beiden Eierstöcke wird besonders groß und erreicht die volle Reife (Graaf-Follikel), die anderen sterben ab und werden resorbiert (**Follikelreifungsphase**: 1. bis 12. Tag). Estrogene regen die Hypophyse zur Ausschüttung des LH an. Durch die hohe Konzentration von LH springt die Oozyte aus dem Graaf-Follikel in den Eileiter (Ovulation) und wird zur Gebärmutter transportiert. Sie ist jetzt etwa 24 Stunden lang befruchtungsfähig (**Eisprungphase**: 13. bis 16. Tag). Der leere Follikel wandelt sich in den Gelbkörper um, der die Hormone Progesteron und Estrogen produziert. Beide hemmen die Ausschüttung von GnRH sowie FSH und LH. Nach zehn Tagen löst sich der Gelbkörper auf, wodurch die Konzentrationen von Progesteron und Estrogen im Blut sinken. Die Ausschüttung von GnRH, FSH und LH ist nicht mehr unterdrückt, ein neuer Zyklus beginnt (**Gelbkörperphase**: 17. bis 28. Tag).

■ MERKE Der Menstruationszyklus wird hormonell gesteuert und ist gekennzeichnet durch den Schleimhaut- und Eierstockzyklus. Beide Zyklen verlaufen in drei Phasen gleichzeitig ab.

13.12.4 Embryonalentwicklung

Aus der befruchteten Eizelle (Zygote) bildet sich durch Spezialisierung der sich teilenden Zellen ein Embryo, der sich über viele Stufen bis zur Geburt weiterentwickelt. Ab dem dritten Monat der Entwicklung nennt man den Embryo Fötus. Diese Entwicklung verläuft in drei Stufen:

- präembryonale Phase: Befruchtung, Furchung, Implantation und Gastrulation,
- embryonale Phase: Gewebe- und Organbildung, Produktion von Schutzschichten für den sich entwickelnden Embryo,
- fetale Phase: Wachstum, Organbildung und Reifung, endet bei der Geburt.

Die **präembryonale Phase** beginnt mit der **Befruchtung** und damit die Bildung der Zygote. Dies geschieht im oberen Teil des weiblichen Eileiters. Ca. 30 min nach der Ejakulation (Samenaustritt) findet man Spermien im Eileiter, die sich mithilfe ihrer Geißel fortbewegen. Nur ein Spermium kann die Eizelle befruchten. Es dockt an spezielle Rezeptoren der Eizelle an, was die anderen Spermien am weiteren Eindringen hindert. Danach verschmelzen die Chromosomensätze der Eizelle und des Spermiums zur Zygote. Im Folgenden beginnt die Zellteilung bis zur Morula, einem runden Zellhaufen. Da dies durch Mitose erfolgt, sind alle der Zygote nachfolgenden Zellen genetisch Klone. Diese erste Zellteilungsphase wird als **Furchung** bezeichnet. Aus der Morula entsteht im Eileiter nach ca. fünf bis sechs Tagen der **Blastozyst** (Keimbläschen), der sich in die Uterusschleimhaut einnistet. Die innere Zellmasse des eingedrungenen Blastozysten bildet eine zweischichtige embryonale Scheibe (zweiblättriges Keimblatt), bestehend aus dem inneren Ektoderm und dem äußeren Endoderm. Mit dieser Keimblattbildung beginnt die **Gastrulation**. Das zweiblättrige Keimblatt (Gastrula) differenziert sich weiter zum dreiblättrigen Keimblatt, indem Zellen zwischen die beiden bereits bestehenden Keimblätter einströmen und so das dritte embryonale Keimblatt (Mesoderm) bilden. Zum Abschluss der präembryonalen Phase beginnt die Plazentabildung. Die präembryonale Phase dauert bis zum Ende der 3. Schwangerschaftswoche.

In der **embryonalen Phase** findet die Organogenese (Organbildung) statt. Direkt auf die Gastrulation folgt die **Neurulation**, bei der die Bildung des Nervensystems beginnt. Das Nervengewebe differenziert sich aus dem Ektoderm (primäre Epidermis) zum Neuroektoderm, das sich zur Neuralplatte verdickt (3. Schwangerschaftswoche). Durch Einsenkung der Neuralplatte entsteht die Neuralrinne mit den beiderseitigen Neuralwülsten, die im Weiteren am oberen Rand verschmelzen. Dadurch entsteht aus der Neuralrinne das **Neuralrohr** (Ende der 4. Schwangerschaftswoche). Gleichzeitig nimmt am vorderen Ende des Neuralrohrs die Zahl der Zellen sehr schnell zu (Anlage des Gehirns) und aus den Neuralwülsten wandern Zellen aus, die auf beiden Seiten des Neuralrohrs je einen Zellstrang bilden (Neuralleisten). Aus den **Neuralleisten** geht das periphere neuronale Gewebe hervor, während aus den Zellen des Neuralrohrs im Wesentlichen die Strukturen des ZNS entstehen. Nach dem Schluss des Neuralrohrs entstehen aus den dort liegenden Neuroepithelzellen die Neuroblasten. Ihre Anzahl erhöht sich durch vermehrte Teilungsvorgänge ständig.

Weiterhin haben sich verschiedene, die Embryoreifung unterstützende Strukturen gebildet, wie das Amnion (innere Fruchthülle), der Dottersack (Ernährungs- und Stoffwechselorgan) und das Chorion (äußere Fruchthülle), die sich weiterentwickeln.

Bis zur 10. Woche ist die **Plazenta** (Mutterkuchen), das wichtigste Organ im vorgeburtlichen Versorgungssystem, voll ausgebildet. Die Plazenta vergrößert sich mit fortschreitendem Wachstum des Embryos. Sie besteht aus einem kindlichen Anteil und einem mütterlichen Anteil. Die mütterliche Plazenta ist mit dem Embryo über die **Nabelschnur** verbunden. Er bezieht aus dem Blut der Mutter Sauerstoff, Nährstoffe und Flüssigkeit, während Abfallprodukte aus dem Stoffwechsel des Embryos zurückgeleitet werden. Die beiden Blutkreisläufe sind durch eine dünne Membran voneinander getrennt, sodass sich das mütterliche Blut und das des Embryos nicht mischen. In der Plazenta werden Hormone wie Progesteron und Estrogen gebildet, die die Menstruation und die weitere Eireifung bei der werdenden Mutter verhindern. Die embryonale Phase dauert bis Ende der 8. Embryonalwoche, was der 10. Schwangerschaftswoche entspricht.

In der **fetalen Phase** wächst der Fötus. Am Ende der neunten Woche sind erste Ansätze für die Ausbildung von Zehen und Nase erkennbar, in der zehnten Woche auch die der Ohrmuscheln. Die Netzhaut pigmentiert sich. Das Augenpaar steht weit auseinander. Augenlider, Augenbrauen und Fingernägel werden gebildet, Knochen ersetzen den Knorpel. Die inneren Organe entwickeln sich in dieser Zeit vollständig, das Gehirn wird von den Schädelknochen bedeckt und wächst stetig. Für die Ausdehnung des Gehirns sind die bindegewebeartigen Knochenspalten zwischen den Schädelknochen (Fontanellen) sehr wichtig. Der Fötus besitzt zwei unpaare Hauptfontanellen, die als große Fontanelle und kleine Fontanelle bezeichnet werden, sowie vier weitere, kleinere Fontanellen. Während dieser Zeit ist die Haut mit dem embryonalen Haarkleid mit Hauttalg überzogen, das als Schutz vor dem Fruchtwasser dient. Die fetale Phase endet mit der Geburt.

13.12.5 Schwangerschaft und Geburt

Die Dauer der Schwangerschaft (Gravidität) kann ab der Befruchtung (post conceptionem) oder ab dem ersten Tag der letzten Regelblutung (post menstruationem) berechnet werden und beträgt 38 bzw. 40 Wochen. Der Schwangerschaftsverlauf wird in drei Abschnitte zu je drei Monaten eingeteilt.

Im **ersten Trimenon** (1. bis 3. Monat) stellt sich der Körper auf die Schwangerschaft ein. Die Blutmenge im mütterlichen Kreislauf erhöht sich von ca. 5 auf 6,5 l, um die Versorgung des Fötus zu gewährleisten. Aufgrund der größeren Blutmenge schlägt das Herz schneller, was die körperliche Leistungsfähigkeit herabsetzt. Estrogene bewirken eine vermehrte Flüssigkeitseinlagerung im Gewebe. Das Hormon Progesteron führt zu einer Entspannung der Muskulatur. Die hohen Hormonkonzentrationen verursachen oft Übelkeit und psychische Probleme.

Im **zweiten Trimenon** (4. bis 6. Monat) nimmt die Schwangere zu und der Fötus wächst rasch bis zur Nabelhöhe. Die Schwangere verändert sich durch Wachstum des Bauches und der Brust.

Im **dritten Trimenon** (7. bis 9. Monat) können die Wassereinlagerungen in Armen und Beinen durch den Bedarf an frischem Fruchtwasser zunehmen. Der Uterus drückt auf die Verdauungsorgane und die Lunge. Dadurch können Atemprobleme entstehen. Das zunehmende Gewicht kann im letzten Trimenon Rücken- und Fußschmerzen verursachen. Der Ausfluss aus den Brüsten kann einsetzen. Es können bereits Kontraktionen des Uterus (Wehen) auftreten, da die Uterusmuskulatur sensibler für das Wehenhormon Oxytocin wird.

Die Geburt wird eingeleitet durch die Abgabe von Hormonen durch den Fötus in das Fruchtwasser und die Abgabe von Oxytocin aus dem Hypophysenhinterlappen. Diese verstärken bei der Mutter die Bildung von Prostaglandinen. Der Geburtsvorgang selbst wird in mehrere Phasen gegliedert.

In der **Eröffnungsphase** treten regelmäßig Wehen auf, der untere Teil des Uterus erweitert sich und der Muttermund wird durch das Eindringen des Kindes in den Geburtskanal gedehnt. Am Ende der Eröffnungsphase ist der Muttermund vollständig geöffnet und die Fruchtblase geplatzt (Blasensprung). In der **Austreibungsphase** werden die Wehen stärker und häufiger. Der Kopf des Kindes hat den Beckenboden erreicht. In der **Pressphase** wird der Geburtsvorgang aktiv von der Gebärenden unterstützt. In der **Nachgeburtsphase** kommt es zu sogenannten Nachwehen, mit denen die Plazenta abgegeben wird. Danach kontrahiert sich der Uterus, um Blutungen zu stoppen. Die Tage nach der Geburt werden bei der Frau als **Wochenbett** bezeichnet. Durch die Wirkung von Hormonen bildet sich in dieser Zeit der Uterus zurück.

> **MERKE** Die Entwicklung vom einzelligen Embryo zum lebensfähigen Organismus ist ein vielschichtiger Vorgang. Eine einzige befruchtete Eizelle muss eine Vielzahl an unterschiedlichen Zellen hervorbringen, die sich innerhalb des entstehenden Körpers organisieren. Dies geschieht durch eine Reihe komplexer Prozesse, die einem räumlich und zeitlich streng kontrollierten Ablauf folgen.
> Die Schwangerschaft ist der Zeitraum, in dem eine befruchtete Eizelle im Körper einer werdenden Mutter zu einem Kind heranreift. Die Schwangerschaft dauert von der Befruchtung bis zur Geburt durchschnittlich 266 Tage. Der Verlauf der Schwangerschaft wird in drei Phasen zu je drei Monaten eingeteilt.

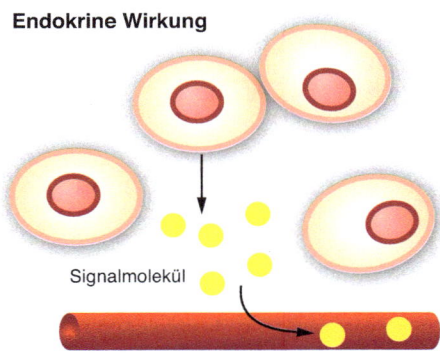
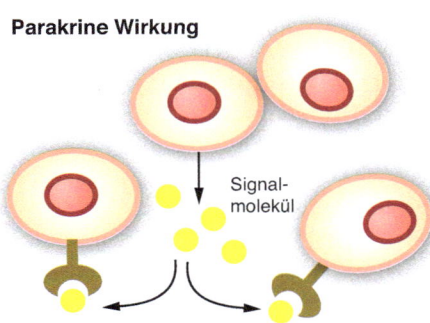
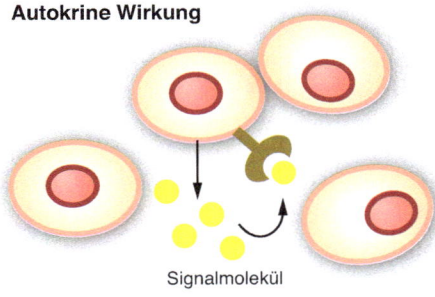

Abb. 13.77 Endokrine, parakrine und autokrine Wirkungen der Hormone

13.13 Hormonsystem

Neben dem Nervensystem (▶ Kap. 13.1), das für kurzfristige, schnelle und zielgerichtete Steuerung von Organen und Körperfunktionen ausgelegt ist, existiert das Hormonsystem zur Informationsübertragung, das langsamer wirkt, dessen Wirkung aber länger andauert. Damit hat der Körper eine weitere Möglichkeit, Körperfunktionen innerhalb sehr enger Grenzen konstant zu halten und Veränderungen wirkungsvoll auszugleichen (Homöostasesicherung). **Hormone** sind Botenstoffe, die für ein reibungsloses Funktionieren des Körpers notwendig sind. Sie werden in verschiedenen Organen gebildet und nutzen das Blut und die Lymphe als Transportmedium um entfernt liegende Organfunktionen zu steuern (**endokrine Wirkung**). Sie können aber auch durch Diffusion benachbarte Zellen erreichen (**parakrine Wirkung**) oder auf die hormonproduzierenden Zellen selbst einwirken (**autokrine Wirkung**) (o Abb. 13.77).

Alle fettlöslichen und die meisten wasserlöslichen Hormone sind während des Transports im Blut an sogenannte Transportproteine gebunden. Die Wirkung der Hormone erfolgt nach Bindung an spezielle Rezeptoren (Hormonrezeptoren) in oder an den Zielzellen. Die Wirkungsvermittlung der Hormone kann auf unterschiedlichen Mechanismen beruhen:

- Phosphorylierung einer intrazellulären Domäne mit nachfolgender Aktivierung einer Rezeptor-Tyrosinkinase z. B. Insulin (▶ Kap. 13.2.3),
- Bildung eines second messengers durch Bindung des Hormons an einen G-Protein-gekoppelten Rezeptor z. B. Peptidhormone, Catecholamine (▶ Kap. 13.2.3),
- Regulation der Proteinsynthese durch Beeinflussung eines Kernrezeptors und anschließender Interaktion mit der DNA (▶ Kap. 13.2.3).

13.13.1 Einteilung der Hormone

Die Hormone lassen sich nach verschiedenen Gesichtspunkten einteilen.

Einteilung nach chemischer Struktur. Nach den Ausgangsstoffen der Synthese lassen sich die Hormone in vier Gruppen einteilen:

- Zu den fettlöslichen Steroidhormonen gehören die Corticosteroide aus der Nebennierenrinde und die Sexualhormone der männlichen und weiblichen Geschlechtsorgane.
- Peptidhormone bestehen aus Aminosäuren, sind meist wasserlöslich und werden in verschiedenen Organen gebildet (z. B. Insulin, Somatostatin, Glucagon, Gastrin). Die Zielrezeptoren, an die sie binden und Second-Messenger-Systeme aktivieren, sitzen in der Zellmembran.
- Zu den Aminosäurederivaten gehören die Schilddrüsenhormone Thyroxin (T_4) und Triiodthyronin (T_3), die Catecholamine aus dem Nebennierenmark, Serotonin und Melatonin aus der Zirbeldrüse.
- Arachidonsäurederivate (Eicosanoide) sind Hormone, die überall im Körper gebildet werden. Zu ihnen gehören Prostaglandine, Leukotriene und Thromboxane.

Einteilung nach Bildungsort. Die meisten Hormone werden in Drüsen gebildet und durch das gefensterte Kapillarendothel ins Blut abgegeben (innersekretorische Drüsen). Daneben sind auch verschiedene Gewebe in der Lage, Hormone zu bilden. Deshalb unterscheidet man zwischen den Drüsenhormonen und den Gewebshormonen.

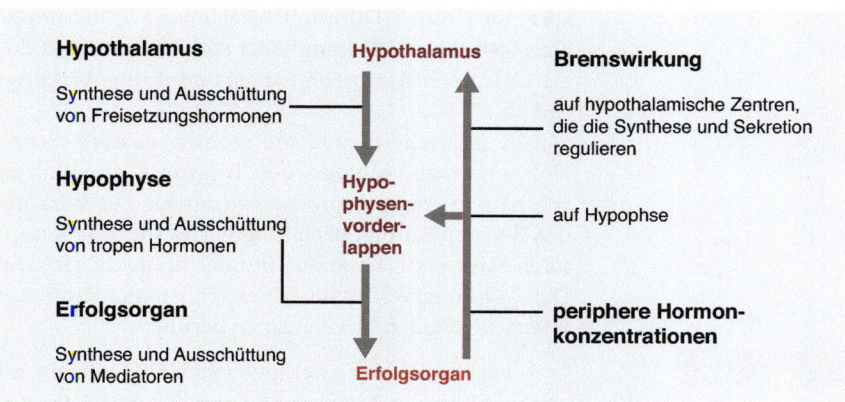

Abb. 13.78 Hierarchie der Hormonregulation

Einteilung nach Wirkort. Nach ihrem Wirkort lassen sich drei Klassen unterscheiden:

- Releasing- und Inhibiting-Hormone: werden im Hypothalamus gebildet und gelangen über das hypothalamo-hypophysäre Portalsystem zum Hypophysenvorderlappen, wo sie die Bildung von glandotropen Hormonen anregen,
- Glandotrope Hormone: werden im Hypophysenvorderlappen gebildet und steuern nachgeordnete Hormondrüsen,
- Effektorhormone: werden häufig in den Hormondrüsen gebildet und wirken auf Zielzellen.

13.13.2 Hormonelle Regulation

Damit die Hormone die gewünschten Wirkungen hervorrufen können, muss immer eine genau festgelegte Konzentration im Blut vorhanden sein. Die Konzentrationen sind aber so gering, dass schon kleine Abweichungen zu unerwünschten Wirkungen führen. Deshalb ist ein hierarchisch aufgebautes Regelsystem für die Stimulation der Hormonfreisetzung ins Blut und die Hemmung dieser Ausschüttung vorhanden. Dieses Regelsystem arbeitet wie ein technischer Regelkreis. Im Hormonsystem ist der Hypothalamus (▶ Kap. 13.1.1) das Regelzentrum. Über benachbarte Hirnregionen erhält er Informationen aus der Umwelt und von den inneren Organen. In der Nähe liegt z.B. das limbische System, das die Emotionen steuert (▶ Kap. 13.1.1). So erklärt sich, dass Gefühle die Konzentration von Hormonen beeinflussen können. Auch eine Verbindung zum peripheren vegetativen Nervensystem (▶ Kap. 13.1.5) wird im Bereich des Hypothalamus hergestellt. Die Hormonregulation erfolgt meistens nach einem generellen Ablauf (◯ Abb. 13.78).

Im Hypothalamus werden Hormone gebildet, die entweder die Freisetzung weiterer Hormone im zweiten Regler, der Hypophyse, anregen oder hemmen. Diese sogenannten Freisetzungshormone sind:

- **Releasing-Hormone** des Hypothalamus: fördern in der Hypophyse die Ausschüttung von Hormonen,
- **Inhibiting-Hormone** des Hypothalamus: hemmen in der Hypophyse die Ausschüttung von Hormonen.

Im Hypophysenvorderlappen (▶ Kap. 13.1.1) wird dann ein zweites Hormon gebildet und freigesetzt, das eine periphere endokrine Drüse beeinflusst. Es wird deshalb als glandotropes Hormon bezeichnet. Das glandotrope Hormon regt in der untergeordneten peripheren Drüse die Bildung und Freisetzung eines effektorischen Hormons an, das sich mit dem Blut im Organismus verteilt und am Erfolgsorgan über Hormonrezeptoren die entsprechenden Wirkungen auslöst. Das ans Blut abgegebene Hormon kann dann über einen negativen Rückkopplungsmechanismus die Bildung des glandotropen Hormons in der Hypophyse oder die Freisetzungshormone im Hypothalamus beeinflussen. Die Hormonkonzentration im Blut ist in diesem Regelkreis die Regelgröße, die konstant gehalten werden soll.

Dieser generelle Ablauf der hormonellen Regulation gilt nicht für jedes Hormon. Es gibt Ausnahmen. So wirkt das vom Hypophysenhinterlappen ausgeschüttete Adiuretin und Oxytocin direkt auf das Erfolgsorgan, ohne eine untergeordnete periphere Drüse zu beeinflussen. Auch die Hormone der Bauchspeicheldrüse oder das Parathormon der Nebenschilddrüse wirken unabhängig vom Hypothalamus oder der Hypophyse. Hierbei ist das Hormon die Stellgröße im Regelsystem.

13.13.3 Endokrine Organe

Die verschiedenen Hormone, die der Körper und seine Organe benötigen, werden in speziellen, sogenannten endokrinen Organen gebildet. Die wichtigsten Organe, die Hormone produzieren, sind der Hypothalamus, die Hypophyse, die Schilddrüse, die Nebenschilddrüsen, die Nebennieren, die Bauchspeicheldrüse, die Hoden beim Mann und die Eierstöcke bei der Frau. Eine zusammenfassende Übersicht der Hormone der endokrinen Organe und ihrer Wirkungen ist in ◻ Tab. 13.11 zu finden.

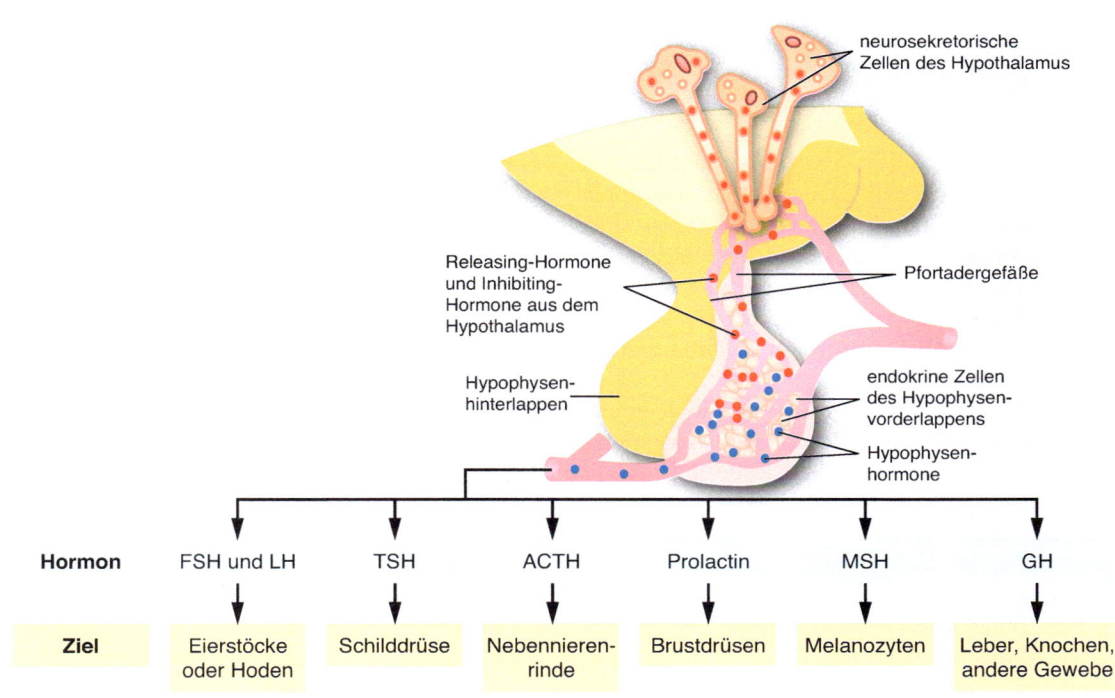

Abb. 13.79 Bildung und Ausschüttung von Hormonen des Hypophysenvorderlappens. Nach Pearson Education 2008

Hypothalamus und Hypophyse

Im Hypothalamus (▶ Kap. 13.1.1) werden lebenswichtige Hormone gebildet, die über die Pfortadergefäße auf den Hypophysenvorderlappen wirken und dort zur Stimulation oder Hemmung der Bildung von weiteren Hormonen führen (o Abb. 13.79). Diese sind die:

- Releasing-Hormone: Thyreotropin-Releasing-Hormon (TRH), Corticotropin-Releasing-Hormon (CRH), Gonadotropin-Releasing-Hormon (GnRH), Prolactin-Releasing-Hormon (PRH), Growth-Hormone-Releasing-Hormon (GHRH)
- Inhibiting-Hormone: Growth-Hormone-Inhibiting-Hormon (GHIH, Somatostatin), Prolactin-Inhibiting-Hormon (PIH, Dopamin), Melatonin-Inhibiting-Hormon (MIH)
- Effektorhormone: Adiuretin (ADH), Oxytocin

Mithilfe des **Thyreotropin-Releasing-Hormons (TRH)** wird das Wachstum, die Iodaufnahme und die Bildung der Schilddrüsenhormone sowie in der Brust die Milchbildung gesteuert. Das TRH stimuliert im Hypophysenvorderlappen die Bildung und Ausschüttung von Thyreoidea-stimulierendem Hormon (TSH) und Prolactin. Durch das **Corticotropin-Releasing-Hormon (CRH)** nimmt der Hypothalamus Einfluss auf die Bildung der Hormone in der Nebennierenrinde und ermöglicht dadurch dem Körper, optimal auf Stresssituationen zu reagieren. Das CRH regt in der Hypophyse die Produktion des **adrenocorticotropen Hormons (ACTH)** an.

Mithilfe des **Gonadotropin-Releasing-Hormons (GnRH)** regelt der Hypothalamus das Wachstum und die Sexualhormone der Hoden und der Eierstöcke. Das GnRH bewirkt im Hypophysenvorderlappen die Bildung der Gonadotropine **Follikel-stimulierendes Hormon** (FSH) und **luteinisierendes Hormon** (LH). Durch das **Growth-Hormone-Releasing-Hormon** (GHRH) steuert der Hypothalamus Stoffwechsel- und Wachstumsprozesse im Körper, indem das GHRH im Hypophysenvorderlappen die Bildung des Wachstumshormons stimuliert.

Mithilfe von Prolactin-Inhibiting-Hormon (PIH) verhindert der Hypothalamus in der Hypophyse die Überproduktion von Prolactin und durch das **Melatonin-Inhibiting-Hormon** die Freisetzung von **Melanotropin** (MSH) sowie durch **Somatostatin** eine Überproduktion von **Thyreoidea-stimulierendem Hormon** (TSH) und von Wachstumshormonen.

Durch das **Adiuretin** (ADH) reguliert der Hypothalamus den Wasserhaushalt im Körper. Adiuretin bewirkt die vermehrte Rückgewinnung von Wasser aus dem Primärharn, wodurch der Urin konzentriert wird und sein Volumen abnimmt (▶ Kap. 13.8.1).

Die Freisetzung der Hormone des Hypophysenvorderlappens wird durch die Releasing- und Inhibiting-Hormone des Hypothalamus gesteuert (o Abb. 13.79). Die Hypophysenhinterlappenhormone ADH und Oxytocin stammen aus dem Hypothalamus. Sie sind an sogenannte Neurophysine gebunden und gelangen durch axionalen Transport zum Hypophysenhinterlappen, wo sie gespeichert und bei Bedarf unter Abspaltung der Neurophysine freigesetzt werden.

Schilddrüse und Nebenschilddrüsen
Die Schilddrüse (Glandula thyreoidea) besteht aus zwei Lappen (Lobus dexter und Lobus sinister), die durch einen schmalen Streifen (Isthmus) verbunden sind. Auffälligstes Strukturmerkmal sind kleine Bläschen, die als Follikel bezeichnet werden. In der Schilddrüse werden die Schilddrüsenhormone **Thyroxin** (T_4) und **Triiodthyronin** (T_3) sowie das Hormon **Calcitonin** gebildet.

Die Regulation der Schilddrüsenhormone erfolgt durch den Hypothalamus und die Hypophyse (o Abb. 13.79). Das TRH stimuliert in der Hypophyse die Ausschüttung von TSH, welches dann auf die Schilddrüse wirkt. Die Bildung der Schilddrüsenhormone erfolgt iodabhängig in den Follikeln der Schilddrüse, dort werden sie auch gespeichert und bei Bedarf abgegeben. In der Schilddrüse wird vorwiegend Thyroxin gebildet, das in den Zielzellen zu Triiodthyronin deiodiert wird. Die Rezeptoren für die Schilddrüsenhormone sind Kernrezeptoren (▸ Kap. 13.2.3), die an die DNA der von ihnen regulierten Gene gebunden sind und eine 15-fach höhere Aktivität für T_3 als für T_4 haben. Durch Bindung der Schilddrüsenhormone werden die Rezeptoren aktiviert, sodass die Genexpression von Proteinen erleichtert oder erst ermöglicht wird. Die Schilddrüsenhormone beeinflussen den Energiestoffwechsel, die Thermogenese, die Organentwicklung und das Längenwachstum. Beim Kind steuern sie die Gehirn- und Nervenentwicklung sowie das Knochenwachstum.

Zwischen den Follikeln der Schilddrüse befinden sich C-Zellen, die das **Calcitonin** bilden. Es spielt eine Rolle bei der Regulation des Calciumhaushalts im Körper, da es die Wirkung von Parathormon antagonisiert und in der Niere die Ausscheidung von Ca^{2+}-Ionen und Phosphat steigert.

Die vier Nebenschilddrüsen (Glandulae parathyreoideae) liegen meist paarig in unmittelbarer Nachbarschaft zur Schilddrüse. Sie produzieren in den Hauptzellen das **Parathormon**. Die Freisetzung wird durch die Ca^{2+}-Konzentration im Extrazellulärraum reguliert. Die Aufgabe des Parathormons ist es, eine Hypocalcämie zu verhindern. Es fördert in der Niere die Ca^{2+}-Rückresorption im dicken aufsteigenden Teil der Henle-Schleife und im distalen Tubulus, die Ausscheidung von HPO_4^{2-} und $H_2PO_4^-$ im proximalen Tubulus und die Synthese von Calcitriol (▸ Kap. 13.8.1). Im Knochen bewirkt das Parathormon eine Osteolyse (Knochenabbau), die auf einer Aktivierung der Osteoklasten beruht.

Nebennieren
Die Nebennieren (Glandulae suprarenalis) bestehen aus dem Nebennierenmark und der Nebennierenrinde. Das Nebennierenmark ist keine klassische Hormondrüse. Die chromaffinen Zellen sind postganglionäre Neurone des Sympathikus und gehört somit zum vegetativen Nervensystem (o Abb. 13.12). Hier werden die **Catecholamine** Dopamin, Noradrenalin und Adrenalin gebildet und direkt ins Blut freigesetzt (▸ Kap. 13.1.5). Es sind sogenannte Stresshormone, die in Stresssituationen durch schnellen Glykogen- und Fettabbau und damit durch Blutzuckererhöhung sowie Blutdrucksteigerung, Erhöhung der Herzfrequenz, Steigerung der Kontraktionskraft des Herzens und Drosselung der Verdauung zur Leistungssteigerung beitragen.

Die Nebennierenrinde bildet drei Gruppen von Hormonen in unterschiedlichen Regionen. In der äußersten Schicht (Zona glomerulosa) werden die **Mineralocorticoide** Aldosteron und Desoxycorticosteron gebildet. Aldosteron ist das wichtigste Mineralocorticoid. Die Freisetzung wird durch das Renin-Angiotensin-Aldosteron-System reguliert und beeinflusst den Wasserhaushalt durch Natriumresorption und Kaliumsekretion in der Niere (▸ Kap. 13.5.5). In der mittleren Schicht (Zona fasciculata) befinden sich die **Glucocorticoide** Cortisol und Cortison. Die Freisetzung wird durch das **adrenocorticotrope Hormon** (ACTH, o Abb. 13.79) gesteuert und unterliegt tageszeitlichen Schwankungen. Ihre Wirkung wird intrazellulär über spezielle Glucocorticoid-Rezeptoren (Kernrezeptoren) im Zytoplasma vermittelt (▸ Kap. 13.2.3). Die Glucocorticoide haben zahlreiche Aufgaben:

- metabolische Wirkungen: Steigerung der Blutzuckerkonzentration durch
  - Stimulation der zellulären Glucoseproduktion (Gluconeogenese),
  - Stimulation der Fettmobilisation (Lipolyse),
  - Stimulation der Glucagonsekretion,
  - Hemmung der zellulären Glucoseaufnahme,
  - Hemmung der Insulinsekretion,
- entzündungshemmende Wirkung: können eine Entzündungsreaktion hemmen, indem sie den Zellstoffwechsel der beteiligten Zellen steuern,
- mineralocorticoide Wirkungen: beeinflussen den Elektrolythaushalt.

In der innersten Schicht (Zona reticularis) produziert die Nebennierenrinde überwiegend männliche Sexualhormone, die Androgene **Corticosteron** und **Testosteron** sowie sein Abbauprodukt **Dihydrotestosteron**. Androgene unterliegen ebenfalls der Steuerung durch ACTH und fördern den Eiweißstoffwechsel sowie den Muskelaufbau (anabole Wirkung). Weiterhin werden in dieser Schicht wenige weibliche Sexualhormone, die **Estrogene**, gebildet. Die Sexualhormone sind an der

Geschlechtsfunktion und der Ausbildung der weiblichen und männlichen Geschlechtsmerkmale mitbeteiligt.

Bauchspeicheldrüse

Die Bauchspeicheldrüse (Pankreas, ▶ Kap. 13.11.5) stellt die Hormone Insulin, Glucagon, Somatostatin und pankreatisches Polypeptid her. Die Hormonproduktion und -freisetzung wird nicht vom Hypothalamus oder der Hypophyse gesteuert.

Insulin ist ein Makromolekül und besteht aus einer A-Kette mit 21 und einer B-Kette mit 30 Aminosäuren. Die beiden Ketten sind durch zwei Disulfidbrücken miteinander verbunden. Eine dritte Disulfidbrücke besteht innerhalb der A-Kette. Sie dient der Stabilisierung der Raumstruktur. Eine steigende Blutzuckerkonzentration ist der wichtigste Sekretionsreiz für Insulin. Auch ein Konzentrationsanstieg von Fettsäuren und Aminosäuren sowie Hormonen, wie Gastrin und Sekretin, fördert die Insulinsekretion, insbesondere nach der Nahrungsaufnahme. Die Freisetzung wird durch das vegetative Nervensystem gesteuert. Durch parasympathische Nerven wird die Sekretion gefördert und durch sympathische Nerven gehemmt. Die Wirkung von Insulin wird über die Bindung an membranständige Insulinrezeptoren (▶ Kap. 13.2.3) im Leber-, Muskel- und Fettgewebe vermittelt, die in der Zelle das sogenannte Insulinsignal auslösen. Insulin beeinflusst den Glucosestoffwechsel durch mehrere Mechanismen. Zu den wichtigsten biologischen Wirkungen des Insulins gehören:

- Membranwirkungen:
  - Beschleunigung der Glucoseaufnahme und Aufnahme von Aminosäuren in Muskel-, Nerven- und Fettzellen,
- metabolische Wirkungen:
  - Glykogensynthese und -speicherung in Leber und Muskel,
  - Steigerung der Triglyceridsynthese in Leber und Muskel,
  - Hemmung der hepatischen Gluconeogenese, der Proteolyse, der Lipolyse und der Glykogenolyse,
  - Regulation des Zellwachstums.

Glucagon ist bei der Regulation der Glucosekonzentration im Blut und bei Stoffwechselprozessen der Gegenspieler des Insulins. In den A-Zellen der Langerhans-Inseln (▶ Kap. 13.11.5) wird zunächst die Vorstufe Präproglucagon gebildet, das von einer spezifischen Convertase zu Glucagon umgesetzt wird. Glucagon steigert die Blutzuckerkonzentration, indem in der Leber Glykogen abgebaut (Glykogenolyse) und die Gluconeogenese gefördert wird. Es steigert die Fettsäureoxidation und die Bildung von Ketonkörpern in der Leber. Auch fördert es die Lipolyse im Fettgewebe und in der Leber. Bei Absinken der Blutzuckerkonzentration (Hypoglykämie) wird Glucagon freigesetzt, sodass die Blutzuckerkonzentration wieder ansteigt. Weitere Stimuli sind proteinreiche Mahlzeiten oder starke körperliche Belastungen bzw. Stress.

Somatostatin beeinflusst die Magensäureproduktion und verhindert eine Überproduktion verschiedener Hormone.

Pankreatisches Polypeptid vermindert die Bildung von Verdauungssaft und senkt den Gallefluss.

Geschlechtsorgane

In den Hoden (▶ Kap. 13.12.1) wird, wie in der Nebennierenrinde, das **Androgene** Testosteron gebildet.

Die Bildung von **Testosteron** wird über den Regelkreis zwischen Hypothalamus, Hypophyse und Hoden gesteuert (○ Abb. 13.78). Das aus dem Hypothalamus freigesetzte GnRH regt in der Hypophyse die Bildung von LH und FSH an. Im Hoden wirkt LH stimulierend auf die Testosteronbildung. Testosteron wird aus den Leydig-Zellen des Hodens in die Blutbahn freigesetzt. Steigt die Testosteronkonzentration, wird die Freisetzung von FSH über einen negativen Rückkopplungsmechanismus durch das Hormon **Inhibin**, das aus den Sertoli-Zellen des Hodens freigesetzt wird, gehemmt und damit die Testosteronkonzentration reguliert. Zu niedrige Testosteronkonzentrationen haben eine stimulierende Wirkung auf diesen Regelkreis. Die Balance des Regelkreises zwischen Hypothalamus, Hypophyse und Hoden kann durch zahlreiche Faktoren, z. B. Licht und Geruch, Emotionen, Stress, Umweltbedingungen, Lebensstil oder Krankheiten, beeinflusst werden.

Die Auswirkungen von Testosteron auf die Entwicklung sind in den verschiedenen Lebens- und Entwicklungsphasen des Mannes unterschiedlich. Beim Ungeborenen sorgt Testosteron für die Entwicklung der männlichen Geschlechtsorgane. In der Pubertät ist es für die Entwicklung der äußerlichen Geschlechtsmerkmale verantwortlich. Beim erwachsenen Mann steuert Testosteron die Sexualfunktionen, löst die Reifung der Samenzellen aus (Spermatogenese, ▶ Kap. 13.12.1) und prägt das männliche Erscheinungsbild. Testosteron beschleunigt bei beiden Geschlechtern das Längenwachstum von Knochen und beeinflusst die Beschaffenheit der Muskulatur, der Haut, die Funktion der Schweißdrüsen, die Libido und die Erythropoese (▶ Kap. 13.5.3).

Dihydrotestosteron ist die erst in den Zielzellen durch die 5α-Reduktase gebildete Wirkform des Testosterons. Entwicklung und Funktion von Prostata und Bläschendrüsen, Körperbehaarung männlichen Typs, die Funktion der Talgdrüsen aber auch die Abnahme der Kopfbehaarung bei genetischer Disposition sind Prozesse, die von Dihydrotestosteron gesteuert werden.

Estrogene sind Steroidhormone und entstehen durch die Umwandlung von männlichen Geschlechtshormonen. Die Umwandlung wird durch das Enzym Aromatase katalysiert. Zu den Estrogenen gehören Estradiol, Estron und Estriol, wobei Estradiol das wichtigste Hormon ist. Estrogene fördern die Reifung einer befruchtungsfähigen Eizelle und lösen indirekt den Eisprung aus. Durch sie wird die Gebärmutterschleimhaut gut durchblutet, der Muttermund geöffnet und der Schleim im Gebärmutterhals (Zervixschleim) durchlässig für Spermien. Die Konzentration der Estrogene ändert sich im Verlauf des weiblichen Zyklus. Gesteuert wird die Bildung von der Hypophyse über die Gonadotropine FSH und LH (o Abb. 13.79). Estrogene bewirken den Schluss der Epiphysenfugen und damit die Beendigung des Längenwachstums. Sie hemmen auch die osteoklastäre Knochenresorption, sodass eine Verminderung der Estrogenkonzentration im Blut zum Knochenschwund führen kann. Estrogene haben auch eine stimulierende Wirkung auf das Immunsystem und erhöhen im Gehirn die Sensibilität für das Hören (▶Kap. 13.3.2).

Estrogene werden insbesondere in den Graaf-Follikeln der Eierstöcke (▶Kap. 13.12.2) und im Gelbkörper während der Schwangerschaft auch in der Plazenta unter dem Einfluss der beiden Gonadotropine Follikelstimulierendes Hormon (FSH) und luteinisierendes Hormon (LH) gebildet (o Abb. 13.79). Sie sind im Blut an Eiweiße gebunden und werden direkt zum Zellkern transportiert. Dort binden sie an Estrogenrezeptoren, die Kernrezeptoren (▶Kap. 13.2.3) sind. Die wichtigste Funktion des Estrogenrezeptors ist ein DNA-bindender Transkriptionsfaktor, der die Genexpression reguliert. Nach der Menopause nimmt die Estrogensynthese im weiblichen Körper stark ab.

Gestagene (Gelbkörperhormone oder Schwangerschafthormone) sind die zweite wichtige Klasse der weiblichen Geschlechtshormone. Das wichtigste Gestagen ist das Progesteron. Progesteron, das von Granulosazellen gebildet wird, die in der Wand des geplatzten Follikels sitzen, und die unter dem Einfluss des luteinisierenden Hormons (LH) den Gelbkörper in der Gebärmutter bilden, bereitet die Gebärmutterschleimhaut auf die Einbettung der Eizelle vor. Kleinere Mengen werden außerdem in den Nebennieren hergestellt. Die tägliche Produktion des Gelbkörperhormons im weiblichen Körper schwankt je nach Zyklusphase der Frau.

Progesteron ist auch für die Erhaltung der Schwangerschaft zuständig. Während einer Schwangerschaft steigt die Konzentration im weiblichen Körper deutlich an, da auch die Plazenta Progesteron bildet. Es bewirkt, dass überschüssige Körperflüssigkeit ausgeschieden wird und sich keine Ödeme bilden. Es bereitet die Brustdrüse auf die Milchproduktion vor. Das Steroidhormon sorgt dafür, dass sich keine weiteren Eier ein-

◘ **Tab. 13.11** Übersicht über wichtige Hormone, Bildungsorte und Wirkungen

Hormon	Wirkungen
Hypophysenvorderlappenhormone	
Glandotrope Hormone	
Gonadotropine (FSH, LH)	Steuerung des Sexualverhaltens
Adrenocorticotropes Hormon (ACTH)	Stimulation der Synthese von Cortisol
Thyreoidea-stimulierendes Hormon (TSH)	Stimulation des Wachstums, der Iodaufnahme und der Hormonbildung in der Schilddrüse
Nichtglandotrope Hormone	
Somatropin	Wachstum, Energiebereitstellung
Prolactin	Brustwachstum, Milchdrüsen
Hypophysenhinterlappenhormone	
Adiuretin (ADH)	Hemmung der Wasserausscheidung durch die Niere, Einfluss auf die Gedächtnisleistung
Oxytocin	Geburt
Hormone der Bauchspeicheldrüse	
Insulin	Stimulation der Proteinsynthese, Reduktion der Glucose im Blut
Glucagon	Gegenspieler zu Insulin
Hormone der Schilddrüse	
Thyroxin (T_4)	Aktivierung des Organismus, Steigerung des Gesamtumsatzes
Triiodthyronin (T_3)	
Hormone des Nebennierenmarks	
Adrenalin	Wirkungen des Sympathikus, Reaktion auf Gefahrensituationen
Noradrenalin	
Hormone der Nebennierenrinde	
Glucocorticoide (z. B. Cortisol)	Erhöhung des Blutzuckers, Entzündungshemmung
Mineralocorticoide	Förderung der Wasserrückresorption
Androgene	Männliche Geschlechtshormone

◻ **Tab. 13.11** Übersicht über wichtige Hormone, Bildungsorte und Wirkungen (Fortsetzung)

Hormon	Wirkungen
Estrogene (gering)	Weibliche Geschlechtshormone
Hormone der Keimdrüsen	
Estrogene (Estradiol), Gestagene (Progesteron)	Ausbildung der Geschlechtsmerkmale, Voraussetzung für Sexualverhalten
Testosteron	
In nicht eigenständigen Organen produzierte Hormone	
Erythropoetin (Niere)	Bildung roter Blutkörperchen
Parathormon (Nebenschilddrüse)	Förderung der Verfügbarkeit von Calcium
Calcitonin (Schilddrüse)	Gegenspieler von Parathormon
Melatonin (Epiphyse)	Steuerung des Schlaf-Wach-Rhythmus
Histamin, Serotonin (Gewebe)	Entzündungsmediatoren

nisten können und verhindert das Reifen der Eier im anderen Eierstock.

Weitere endokrine Organe
Der Organismus verfügt über eine Vielzahl anderer Organe bzw. Gewebe, die zur Bildung und Ausschüttung von Hormonen befähigt sind:

Herz: Das **atriale natriuretische Peptid (ANP)** reguliert den Salz- und Wasserhaushalt und damit letztlich den Blutdruck. ANP wird vor allem in den Kardiomyozyten des rechten Herzvorhofs gebildet (▸ Kap. 13.5.1) und wirkt über Rezeptoren an der Niere (Natrium- und Cloridausscheidung), den Arteriolen (Vasodilatation) und im Hypothalamus (Hemmung des Durstgefühls).

Magen/Darm: Gastrointestinale Hormone sind an der Verdauung und Aufnahme von Nährstoffen (▸ Kap. 13.11) beteiligt, greifen aber auch in die hypothalamischen Zentren regulierend ein, die für Hunger bzw. Sättigungsgefühl verantwortlich sind. Die klassischen gastrointestinalen Hormone sind **Gastrin, Sekretin, Cholecystokinin (CCK)** und **Gastric Inhibiting Peptide (GIP)**. Aber auch gastrointestinale Neuropeptide wie z. B. vasoactive intestinal peptide (VIP), Somatostatin, Motilin, Neurotensin, Substanz P, Gastrin-Freisetzungshormon (GRP) werden häufig zu dieser Gruppe gezählt.

Leber: Die Leber (▸ Kap. 13.11.6) ist an der Bildung von **Vitamin D_3** beteiligt, welches für die Einhaltung der Calcium-Homöostase im Körper verantwortlich ist. Ein weiteres Hormon ist **Insulin-like growth factor 1 (IGF-1)**, der für die Beschleunigung von Wachstum und Muskelaufbau zuständig ist und nach Stimulation mit dem Wachstumshormon **Somatotropin** sezerniert. Auch das Hormon **Angiotensinogen** wird durch die Leber produziert. Dieses ist wiederum an der Regulierung des Blutdrucks und des Flüssigkeitshaushalts beteiligt.

Niere: Neben ihrer Ausscheidungsfunktion (▸ Kap. 13.8.1) produziert die Niere die Hormone **Renin** und **Erythropoetin**, die die Produktion von Erythrozyten stimulieren.

Fettgewebe: Im Fettgewebe werden **Adipokinine** und **Adipozytokine** gebildet. In den Adipozyten werden proentzündliche Faktoren wie TNF-α, IL-6, Faktoren des Komplementsystems, Wachstumsfaktoren und Adhäsionsmoleküle gebildet. Zu den Adipokininen zählen bioaktive Peptide, die lokal oder entfernt autokrine, parakrine oder endokrine Effekte verursachen. Zu ihnen gehören z. B. Leptin, Adiponectin, Resistin, Visfatin und Hepcidin.

▪ **MERKE** Das endokrine System ist neben dem Nervensystem das zweite große Kommunikations- und Regulationssystem im Organismus. Es besteht aus spezialisierten Organen, Geweben und Zellgruppen, die für die Steuerung komplexer Körperfunktionen mithilfe von Hormonen verantwortlich sind. Hormone sind chemische Botenstoffe, die endokrin parakrin oder autokrin auf ihre Zielzellen wirken nachdem sie ins Blut oder Interstitium freigesetzt wurden. Sie wirken als extrazelluläre Signalstoffe über spezifische Hormonrezeptoren in der Zellmembran, im Zellkern oder im Cytosol einer Zelle. Die Freisetzung der Hormone ist hierarchisch geregelt. Die Ausschüttung vieler Hormone erfolgt durch übergeordnete Zentren und wird durch Rückkopplungsmechanismen kontrolliert.

Quellen, Literatur

Albach DC, Meudt HM, Oxelmann B. Piecing together the „new" Plantaginaceae. Am J Bot, 92 (2): 297–315, 2005

Alverson WS, Whitlock BA, Nyffeler R, Bayer C, Baum DA. Phylogeny of the core Malvales: evidence from ndhF sequence data. Am J Bot, 86 (10): 1474–1486, 1999

Amelunxen F. Institut für Pharmazeutische Biologie. Cytobiologie 1: 58, Kiel 1969

APG. An ordinal classification for the families of flowering plants. Ann Missouri Bot Gard, 85: 531–553, 1998

APG III. Bot. J Linn Soc, 161: 105–121, 2009

Barrett CF et al. Cladistics, 29: 65–87, 2013

Baum DA, Dewitt Smith S, Yen A, Alverson WS, Nyffeler R, Whitlock BA, Oldham RL. Phylogenetic relationships of Malvatheca (Bombacoideae and Malvoideae; Malvaceae sensu lato) as inferred from plastid DNA sequences. Am J Bot, 91 (11): 1863–1871, 2004

Bayer C et al. Bot J Linn Soc, 129: 267–303, 1999

Beise U, Heimes S, Schwarz W. Gesundheits- und Krankheitslehre 2. Aufl., Springer 2009

Bendiksby M, Thorbek L, Scheen AC, Lindqvist C, Ryding O. An updated phylogeny and classification of Lamiaceae subfamily Lamioideae. Taxon, 60 (2), 471–484, 2011

Bennett R, Mathews S. Am J Bot, 93: 1039–1051, 2006

Benninghoff A, Drenckhahn D. Anatomie – Band 1. 17. Aufl., Urban & Fischer/Elsevier, München 2008

Bojian Zhong et al. Mol Biol Evol, 27: 2855–2863, 2010

Bowe LM et al. Pro Natl Acad Sci, USA 97:4092–2097, 2000

Braune W, Leman A, Taubert H. Pflanzenanatomisches Praktikum I. Gustav Fischer Verlag, Stuttgart 1983

Brummitt RK. Vascular Plant Families and Genera, Royal Botanic Gardens. Kew 1992

Buddecke E. Grundriss der Biochemie. 9. Aufl., deGruyter, 1994

Burki F et al. Proc R Soc B, 279, 2246, 2012

Cantino PD et al. Taxon, 56: E1–E44, 2007

Chase MW, Reveal JL, Fay MF. Bot J Linn Soc, 161: 132–136, 2009

Chase MW. Aliso, 22: 63–75, 2006

Christenhusz et al. Phytotaxa, 19: 55–70, 2011

Chung-Shien Wu et al. Genome Biol Evol, 3: 1284–1295, 2011

Clauss W, Clauss C. Humanbiologie kompakt. Spektrum Akademischer Verlag 2009

Dahlgren RMT, Clifford HT, Yeo PF. The families of Monocotyledons: Structure, Evolution, and Taxonomy. Springer Verlag, Berlin 1985

Derelle R, Lang BF. Mol Biol Evol, 29, 1277, 2011

Deutschmann F, Hohmann B, Sprecher E, Stahl E. Pharmazeutische Biologie, 3 Drogenanalyse I: Morphologie und Anatomie. Gustav Fischer Verlag, Stuttgart 1992

Eberhardt JL, Persson BR, Brun AE, Salford LG, Malmgren L. Blood-brain barrier permeability and nerve cell damage in rat brain 14 and 28 days after exposure to microwaves from GSM mobile phones. Electromagn Biol Med, 27 (3): 215–229, 2008

Ebersberger I et al. Mol Biol Evol, 29: 1319–1334, 2012

Eichler AW, Engelmann W. Blüthendiagramme. Bd. 1 und Bd. 2, Leipzig 1875 und 1878

Esau K. Pflanzenanatomie. Gustav Fischer Verlag, Stuttgart 1969

Falk H. Institut für Zellbiologie der Universität Freiburg

Faller A et al. Der Körper des Menschen. Thieme Verlag, Stuttgart 2008

Forth W, Hentschler D, Rummel W. Allgemeine und spezielle Pharmakologie und Toxikologie. 7. Aufl., Urban & Fischer, München 1996

Frank H. Elelektronenmikroskopische Aufnahmen

Givnish TJ et al. Ann Missouri Bot Gard, 97: 584–616, 2010

Golenhofen K. Physiologie. Urban & Fischer, München 1997

Haberlandt G. Physiologische Pflanzenanatomie. Verlag Wilhelm Engelmann, Leipzig 1924

Hinghofer-Szalkay H. Institut für Physiologie, Uni Graz

Hoffrichter O. Institut für Biologie I, Zoologie der Universität Freiburg i. Br.

Hohmann B, Reher G, Stahl-Biskup E. Mikroskopische Drogenmonographien der deutschsprachigen Arzneibücher. Wissenschaftliche Verlagsgesellschaft, Stuttgart 2001

Hohmann C. Was die Zellzahlen verraten. Pharm Ztg 5, 2008

Holm G, Herbst V, Eigner B. Botanik und Drogenkunde. 10. Aufl., Deutscher Apotheker Verlag, Stuttgart 2015

James TY. Nature, 443: 818–822, 2006

Karsten G, Weber U, Stahl E. Lehrbuch der Pharmakognosie für Hochschulen. 9. Aufl., Gustav Fischer Verlag, Stuttgart 1962

Kaussmann B, Schiewer U. Funktionelle Morphologie und Anatomie der Pflanzen, VEB Gustav Fischer Verlag, Jena 1989

Klinke R, Pape HC, Kurtz A, Silbernagl S. Physiologie. 6. Auf., Thieme, Stuttgart 2009

Leistner E, Breckle SW. Pharmazeutische Biologie kompakt. 8. Aufl., Wissenschaftliche Verlagsgesellschaft, Stuttgart 2013

Lenz W. Medizinische Genetik

Leonard G, Richards A. Proc Natl Acad Sci USA, 109: 21402–21407, 2012

Liping Zeng et al. Nature Communications, 5: 4956, 2014

Lüllmann H, Mohr K, Hein L. Pharmakologie und Toxikologie. 17. Aufl. Thieme Verlag Stuttgart 2010

Mabberley DJ. The Plant Book. Cambridge 1997

Mutschler E, Geisslinger G, Kroemer HK, Menzel S, Ruth P. Mutschler Arzneimittelwirkungen. 10. Aufl., Wissenschaftliche Verlagsgesellschaft, Stuttgart 2013

Nadimi M et al. Mol Biol Evol, 29: 2199–2210, 2012

Natho G, Müller C, Schmidt H. Funktionelle Morphologie und Anatomie der Pflanzen, VEB Gustav Fischer Verlag, Jena 1990

Nieber K. Schwarz und Stark. Wie Kaffee die Gesundheit fördert. S. Hirzel Verlag, Stuttgart 2013

Nultsch W, Grahle A. Mikroskopisch botanisches Praktikum für Anfänger, Georg Thieme Verlag, Stuttgart 1968

Nyffeler R et al. Org Div Evol, 5: 109–123, 2005

Otte HJ, Brandis H. Lehrbuch der medizinischen Mikrobiologie. 4. Aufl., Gustav Fischer Verlag, Stuttgart 1978

Oxelmann B. Taxon, 54: 411–425, 2005

Panero JL, Funk VA. Mol Phylogenet Evol, 47: 757–782, 2008

Paps J et al. Protist, 164: 2, 2013

Pearson Education, Inc. Hormones and the Endocrine System. 2008

Penzlin H. Lehrbuch der Tierphysiologie. 7. Aufl., Spektrum Akademischer Verlag 2005

Pryer KM et al. Am J Bot, 91: 1582–1598, 2004

PTA heute 24/2014

Qiu YL et al. Proc Natl Acad Sc. USA, 103, 15511–15516, 2006

Rahfeld B. Martin-Luther-Universität Halle-Wittenberg

Refulio-Rodriguez NF, Olmstead RG. Am J Bot, 101: 287–299, 2014

Rothfels CJ et al. Am J Bot 102, 1089–1107, 2015

Ruhfel BR et al. BMC Evol Biol, 14: 23, 2014

Schadé JP. Die Funktion des Nervensystems. 3. Aufl., Gustav Fischer Verlag, Stuttgart 1971

Schmidt RF, Lang F, Heckmann M. Physiologie des Menschen, 31. Aufl., Springer, Heidelberg 2010

Shalchian-Tabrizi K et al. PLoS ONE, e2098, 2008

Shu-Miaw Chaw et al. Pro Natl Acad Sci USA, 97: 4086–4091, 2000

Soltis DE et al. Am J Bot, 98: 704–730, 2011

Spatafora JW et al. Mycologia, 98: 1018–1028, 2006

Strasburger E et al. Lehrbuch der Botanik für Hochschulen. 34. Aufl., Gustav Fischer Verlag, Stuttgart 1998

Suttorp N, Dietel M, Zeitz M (Hrsg). Harrisons Innere Medizin. 18. Aufl., Lehmanns Media 2013

Timme RE et al. PLoS ONE, 71: e29696, 2012

Tschirch A, Oesterle O. Anatomischer Atlas der Pharmakognosie und Nahrungsmittelkunde. Leipzig 1900

Turmel M et al. J Phycol, 44: 739–750, 2008

Vaupel P, Schaible HG, Mutschler E. Anatomie, Physiologie, Pathophysiologie des Menschen. 6. Aufl. 2007 und 7. Aufl., Wissenschaftliche Verlagsgesellschaft Stuttgart, 2015

Vollmar A, Zündorf I, Dingermann T. Immunologie. 2. Aufl., Wissenschaftliche Verlagsgesellschaft Stuttgart, 2013

Whitlock BA, Bayer C, Baum DA. Syst Bot, 26: 420–437, 2001

Zervos-Kopp J. Anatomie, Biologie und Physiologie. 2. Aufl., Georg Thieme Verlag, Stuttgart, 2009

Zilles K et al. Anatomie. Springer Medizin Verlag, Heidelberg 2010

Sachregister

A
AB0-Blutgruppensystem 40, 577
Abacavir 204
Abciximab 238
ABC-Transporter 53
Abschlussgewebe 81
– Emergenzen 84
– Haare 82–84
– inneres 85–86
– primäres 81–84
– sekundäres 84–85, 106
– tertiäres 106
– Typen 77, 81
Abscisinsäure 341
Absorptionsgewebe 86
Abwehrmechanismen
– äußere 580–581
– zelluläre 581
Abwehrsystem 580–584
Acacia-Arten 480–481
Acantharia 405
Aceraceae 469
Acetat-Mevalonat-Weg, Isoprenoide 331
Acetylcholin 530–531, 548
Acetylcholinrezeptoren, nicotinische 544
Acetyl-CoA 294, 330
– Bildung aus Pyruvat 293–294
– Citratzyklus 295
– Decarboxylierung 293
– Fettsäuresynthese 281–282
– Rolle im Stoffwechsel 294
Acetyl-CoA-Carboxylase 247
Acetyl-Transacylase 282
Achäne 124–126
Achillea millefolium 505
Aciclovir 202–203, 371
Acidithiobacillus ferrooxidans 317
Aconitase 296
Aconitat-Hydratase 296
Aconitin 462, 464
Aconitsäure 296
Acoraceae 443
Acquired Immune Deficiency Syndrom s. humanes Immundefizienz-Virus
Acridinderivate 216
Actaea racemosa 465
ACTH 613–614
Actinfilamente 73
Actinidiaceae 494
Actinomyceten 400–402
Actinomycin 199
Acycloguanosine 202–203
Acylcarnitin 284–285
Acyl-Carrier-Protein 282

Acyl-CoA 330
Acyl-CoA-Dehydrogenase 285
Acyl-Dehydrogenase 303
Acyl-Glycerole 284
Acylglykoside 333
Acyltransfer 282
adaptive Enzyme 155, 158
Adenin
– Basenpaarung 137
– Funktion 136
– Strukturformel 134
Adenosin-5'-phosphorylsulfat 327–328
Adenosindiphosphat s. ADP
Adenosinmonophosphat s. AMP
Adenosinphosphorylsulfat-Kinase 328
Adenosintriphosphat s. ATP
Adenosintriphosphatase 27
Adenosylmethionin 268
Adenylatcyclase 171–172
Aderhaut 554–555
ADH 585, 613
Adipokinine 618
Adipozytokine 618
Adiuretin s. ADH
Adkrustierungen, Pflanzenzellwand 23–25
Adonis vernalis 465
Adonitoxin 462, 464
Adoxaceae 495
ADP 310–311
Adrenalin 170, 299, 548–550
adrenocorticotropes Hormon 613–614
Adrenozeptoren 550–551
Adriamycin 197–198
Adventitia 572
Aerenchym 81–82
Ähre 122–123
Äpfelsäure 320
aerobe Organismen
– Chemosynthese 317
– Citratzyklus 295
– Stickstoff-bindende 324
ätherische Öle 53
– Lichteinfluss 345–346
Aesculus hippocastanum 469
afferente Nerven 522, 527, 533
– Herz 570
Aflatoxine 420–421
Afrikanische Pflaumenbaumrinde 486
Agapanthoideae 447
Agar 260–261, 432–433
Agarane 432
Agaricaceae 428
Agaricomycetes 426–428
– Agaricales 427–428
– Boletales 427

– Polyporales 427
– Russulales 427
Agavoideae 447
Aglykon 333
Agrimonia eupatoria 486
Agrobacterium tumefaciens, Plasmide 234–235
Ahnfeltia plicata 432–433
AIDS s. humanes Immundefizienz-Virus
Ajugol 518–519, 521
A-Ketten-Gen, Insulin 230–231
Akkomodation 555
Aktinfilamente
– glatte Muskulatur 564–565
– quergestreifte Muskulatur 561
Aktin-Myosin-Querbrücken 562
Aktinomyceten 384
Aktinomycine 197
Aktionspotenzial 541
– Auslösung durch EPSP 543
– Axone 34–35
– Hemmung durch IPSP 543–544
– Herz 567–568
– Muskeln 563
– Speichervesikel 61
aktiver Transport 38–40
Aktivierungsenergie, Definition 252
Aktivierungskaskade, Komplementsystem 581
Alanin 13–14
L-Alanin 271
Alanin-Alanin-Ligase 15–16
Alanin-Racemase 15–16
Alantoin 326
Alantoinsäure 326
Alanyl-tRNA 143
Albedoschicht 470
Albinismus 219
Alchemilla vulgaris 486
Aldehyd-Dehydrogenase 550–551
Aldehyd-Reduktase 550
Aleuronkörner 3, 52
Aleuronschicht 79
Alginsäure 260–261, 429–431
Alismataceae 443
Alkaloide 332–334
– *Claviceps purpurea* 422–423
– Papaveraceae 466
– Solanales 510–512
Alkohol-Dehydrogenase 309
alkoholische Gärung 287, 309
Allele 133
– dominante 184–185
– intermediäre Vererbung 184–185
– rezessive 184–185
Allelopathie 329

Alliin 448–449
Alliinase 448–449
Allioideae 448–449
Allium sativum 448
Allorhizie 95
allosterische Enzyme 257
Aloetrockenextrakt 449–450
Aloe vera 449–450
Aloin A 449–450
Alphastrahlung, mutagene Wirkung 209
Alstroemeriaceae 445
Althaea officinalis 475–476
Alveolata 405–406
Alveolen 591
Amanita-Arten 428
Amanitaceae 428
Amanitin 428
Amaranthaceae 488
Amarogentin 508–509
Amaryllidaceae 447–449
Amaryllidoideae 447
Amatoxine 428
Amborellaceae 441
Ameisensäure 269
Ames-Test 211–212
Amidbildung 269–270
Amikacin 196
Aminierungen, reduktive 269–270
Aminoacyl-AMP 164–165
Aminoacyl-tRNA-Synthetasen 163–165
4-Aminobenzoesäure, Bakterienwachstum 338–339
γ-Aminobuttersäure, Neurotransmitter 548, 552
Aminoglykosid-Acetyltransferasen 196
Aminoglykosid-Adenylyltransferasen 196
Aminoglykosidantibiotika 402
– biotechnologische Produktion 402
– Inaktivierung 195–196
– Translationshemmung 201
Aminoglykosid-Phosphortransferasen 196
α-Aminogruppe, Entfernung 277–278
Aminopeptidasen 276
Aminosäurederivate, Hormone 611
Aminosäureester 268
Aminosäuren 265–271
– Abbau 277–279
– Aktivierung zur Translation 164–165
– als Energiequelle 277
– als Neurotransmitter 551–552
– aromatische 266
– Bakterienzellwand 13
– basische 266
– Bildung in Photosynthese 320
– Biosynthese 269–271
– biotechnologische Produktion 401
– Carboxylgruppe 269
– essenzielle 267

– genetische Codierung 149
– heterozyklische 266
– Ladungszustände 269
– nicht-essenzielle 267
– nicht-proteinogene 267
– polare 265
– proteinogene 265
– saure 266
– schwefelhaltige 266, 327
– Spiegelbildisomerie 269
– Struktur 268–269
– Transport in Pflanzen 353
– unpolare 265
– Vorstufen zur Biosynthese organischer Verbindungen 272
– Wachstumsfaktoren 338
– Zellbaustein 9
Aminosäuresequenz 149
– s. a. Primärstruktur
Aminosäurestoffwechsel
– Citratzyklus 296
– Homoserin 267
– Pyridoxalphosphat 247
– Pyridoxol 248
Aminotransferasen 246–247, 277–278
Aminozucker
– Bakterienzellwand 13
– Struktur 261
Ammoniak-Stickstoff 326
Ammoniumsalze 326
amöboide Bewegung 404
Amöbose 404
Amoebozoa 404
Amomum-Früchte 452–453
AMP 135
– zyklisches 43
amphibole Stoffwechselwege 289
Ampicillin
– Angriffsort 16–17
– bakterielle Transposons 223
– Inaktivierung durch β-Lactamasen 195
Amprenavir 376
Amygdala 525
Amygdalin 483, 486–487
α-Amylase 262–263
– biotechnische Produktion 397
– industrieller Einsatz 399
β-Amylase 262–263
Amylo-1,6-Glucosidase 264
Amylopektin
– Aufbau 261
– Spaltung 262
Amyloplasten 53, 67
Amylose
– Aufbau 261–262
– Spaltung 262
Amylose-Synthetase 299
anabole Stoffwechselwege 298–301
Anabolismus, Regulation 159–161

Anacardiaceae 469
Anämie 221
anaerobe Organismen 287
– Stickstoff-bindende 324
Analogie 112–113
Anamirta cocculus 460–461
Anamorph 411
Anaphase
– Blockierung durch Colchicin 74
– Meiose 180
– Mitose 178
Anaphylatoxin 582
anaplerotische Reaktionen 307–308
Andornkraut 519
Androeceum 119–120, 441
Androgene 615
Anethol 497–499
Aneuploidie 207–209
Angelica-Arten 497–499
Angelikawurzel 497–499
Angiospermae 440–521
– Abscisinsäure 341
– Blatt 109–110, 113–117
– Blüte 440–441
– Embryo 130–131, 440
– Leitelemente 87, 90
– Phylogenie 442
– Samenentwicklung 128–130, 435, 440
– sekundäres Dickenwachstum 97–98, 103
Angiotensinogen 618
Anionen, Zellbaustein 6–7
Anis 497–499
Anisophyllie 112
Annonaceae 458
anorthoploid 207
ANP 585, 618
Anschlagskontraktion 563–564
Antennenkomplex 313
Antennenpigmente 312
Anthere s. Staubbeutel
Antherenfach s. Theka
Antheridium 407–408
Anthocerotopsida 408
Anthrachinonbildung 340
Anthracycline
– Topoisomerasehemmung 200
– Wirkungsweise 197–198
Anthranoide 449–450, 480, 492
Antibiotika 50–51
– Aminoglykoside 402
– Angriffsorte 14–17
– Cephalosporin C 423
– Chloramphenicol 402
– Fusidinsäure 419
– Hemmung der Elongation 167
– Hemmung von Replikation und Transkription 197–200
– Inaktivierung 194–195
– Penicilline 395, 400, 421

– Peptidantibiotika 396–397
– Peptidoglykansynthese 15
– Produktion durch Protoplastenfusion 235–237
– Störung des Zellzyklus 178
– Tetracycline 402
– Tumortherapie 198–199
Antibiotikaresistenz 50–51, 394
– Transposons 222–223
– Übertragung 193–194
Anticodon 146, 148, 164
Antidiurese 586
antidiueretisches Hormon s. ADH
Antigenbindungsstelle 224, 584
Antigendrift 372–373
Antigene 582
Antigenerkennung 583
antigenpräsentierende Zellen 583
Antigenrezeptoren, klonal verteilte 581
Antigenshift 372–373
Antigenstrukturen
– Bakterienkapsel 11
– Bakterienzellwand 17–18
– *Salmonella* 18
Antikörper 584
– Bildung 224–227
– chimärisierte 237–238
– gentechnisch gewonnene 232
– humanisierte 238
– leichte Ketten 224–226
– monoklonale 237–238
– murine 238
– Proteinfunktion 272–273
Antimetaboliten 370–371
– Hemmung der Proteinbiosynthese 201–205
Antipoden 128–129
Antiport 39
Antiporter, Na^+-H^+ 589
Antirrhinosid 516, 518
Antisense-RNA 235
Antrum pyloricum 598
Anus 602
Aortenklappe 566
AP-Endonukleasen 217
Apiaceae 497–499
Apicomplexa 406
apikale Dominanz 343
Apikalmeristem 80
Apocynaceae 508–510
Apoenzym, Definition 241–243
Apothecium 418–419
Apparat
– dioptrischer 556
– juxtaglomerulärer 587
– kontraktiler 561
Appositionswachstum 19–20
APS 327–328
Aquaporine 526
Aquifoliaceae 495

Arabinogalactane 22
Arabisches Gummi 480–481
Araceae 443
Arachidonsäurederivate 611
Arachis hypogaea 481
Arachnoidea 529
Araliaceae 496–497
Araucariaceae 438
Arbeitskern 46–47
Archaea 359, 383, 391
Archaebakterien s. Archaea
Archaeplastida s. Plantae
Archamoebae 404
Archegonium 407–408, 435
Arctostaphylos uva-ursi 493–494
Arecaceae 451
Arginase 326
L-Arginin 326
Argininosuccinat-Lyase 326
Argininosuccinat-Synthetase 326
Arillus 129
Aristolochiaceae 457
Arnica montana 505
Arnikablüten 505
Artabsin 503–505
Artbastarde 188
– durch Protoplastenfusion 236–237
Artemisia absinthium 505
Arterien 570
Arteriolen 570
Arthrodermataceae 420
Artischockenblätter 504
Artkreuzung 187–188
Artschranke 236
Arzneimittel
– Biotransformation 54, 56
– Blut-Hirn-Schranke 526
– gentechnisch gewonnene 232
Arzneipflanzen
– genetisch veränderte 234–235
– Polyploidisierung 208
– s. a. Pflanzenstoffe
Asclepiadaceae 508–509
Ascogon 417
Ascoma s. Fruchtkörper
Ascomycota 415–423
– Pezizomycotina 417–423
– Saccharomycotina 415–417
Ascophyllum nodosum 431
Ascorbinsäure 393
Ascus 415
Asiatisches Wassernabelkraut 497–499
Asparagaceae 447
Asparagin 271, 326
Asparagoideae 447
Aspartat 319–320
Aspartat-Proteinasen 276
Aspartat-Transaminase 319–320
Aspergillus 236
Aspergillus-Arten 420–421

– Konidienträger 417
Asperulosid 506–508
Asphodeloideae 449–450
Assimilation 107–109
– Gleichung 310
– Kohlendioxid 317–318, 325
– Kohlenstoff 310
– Nitrat 325
– Stickstoff 323–325
Assimilationsparenchym s. Chlorenchym
Assimilationsquotient 321
Assimilationsstärke 66, 318–319
Assimilattransport, Leitgewebe 87, 104–105
Asteraceae 500–505
– Phylogenie 501
Asteridae
– Apiales 496–499
– Aquifoliales 495
– Asterales 499–505
– Boraginales 512–513
– Cornales 493
– Dipsacales 495–496
– Garryales 506
– Gentianales 506–510
– Lamiales 513–521
– Solanales 510–512
Astracantha gummifera 480–481
Astragalus mongholicus 481
Astrozyten 526, 540
Atazanavir 205
Atemfrequenz 592–593
Atemluft, Zusammensetzung 591
Atemminutenvolumen 593
Atemvolumen 592–593
Atemwurzel 98–99
Atemzugvolumen 592
Atmung 592–593
– Energiegewinnung 286–287
– Vergleich zu Gärung 308
Atmungskette 301–306
– Atmungsquotient 306
– Elektronentransportkomplexe 302–305
– Energiebilanz 305–306
– Fettsäureabbau, Energiebilanz 306
– Multiproteinkomplexe 302
– Oxidoreduktasen 245
– Prinzip 301–303
– Redoxkomplexe 301–302
– Struktur 303–304
– Zuckerabbau, Energiebilanz 305
Atmungskettenphosphorylierung 304
Atmungsorgane 591–594
Atmungsquotient 306
Atmungsregulation 593
ATP 135, 328
– alkoholische Gärung 309
– Eigenschaften 249

– Energieübertragung 328
– Lichtreaktion 310
– Milchsäuregärung 308
– Rolle im Stoffwechsel 287
– Stickstoffkreislauf 323
– Synthese 304–305, 315
ATPase 27
ATP Binding Cassette 53
ATP-Sulfurylase 327–328
ATP-Synthase 304
– Mitochondrien 62
ATP-Synthase-Komplex 315–317
Atractylodes-Arten 504
Atractylodes-Wurzelstock 504
atriales natriuretisches Peptid 585, 618
Atrioventrikular-Knoten 567
Atropa belladonna 234–235, 511–512
Atropin 511–512
Atropinsulfat 511–512
auditive Wahrnehmung 558
auditorisches System 557
Auerbach-Plexus 535
Aufstrichphase 541
Augapfel 554
Auge 554–556
Augenhaut 554–555
Augenhöhle 554, 556
Augenkammern 554–555
Augenlider 556
Ausläufer 99–101
Ausscheidung *s.* Exkretion
Austreibungsphase, Geburt 610
Austrittspunkte, Spinalnerven 528
Austrobaileyales 441–443
autonomes Nervensystem 529–532
Autophagie 72–73
Autosomenpaare, Mensch 49
autotrophe Organismen 285–286, 338
– Gluconeogenese 298
Auxine 339–340
auxotrophe Organismen 338
Axone 538
– Aktionspotenzial 34–35
Axonhügel 537
Axoplasma 538
Axopodium 405
Azaserin 198
Azidothymidin 203
Azoferredoxin 323

B

b6f-Komplex 314
Bacillus 396–397
– *anthracis* 396
– Protoplastenfusion 235
Bacitracin 396–397
– Angriffsort 15–16
Bacteriochlorophyll 392–393
Bärentraubenblätter 493–494
Bärlapppflanzen *s.* Lycopodiopsida

Bakterien 1, 10–18, 383–402
– aerobe 317, 324
– anaerobe 324
– äußere Membran 12–13
– Begeißelung 384–385
– biotechnologische Nutzung 391–397, 401
– chemische Zusammensetzung 9
– Chlamydien 392, 396
– Cyanobakterien 324, 392, 396
– Endozytose 31
– Fimbrien 385–386
– Firmicutes 392, 396–402
– Gentechnologie 227–233
– gramnegative 12–14, 17–18, 385, 387
– grampositive 12, 18, 385
– Heterophagie 72
– humanpathogene Vertreter 393, 395–396, 400
– Kapselbildung 386
– Kolonien 11
– lysigene 189–190
– mRNA 145
– nitrifizierende 317, 325, 391
– parameiotischer Genaustausch 188–196
– Pathogenität 385–388
– Phagozytose 11
– photoautotrophe 44
– Pili 385
– Plasmamembran 44
– Protoplastenfusion 235–237
– Purpurbakterien 392–396
– Regulation der Genaktivität 154
– Resistenzverlust 196
– ringförmige DNA 138
– Säurefestigkeit 384
– Spirochäten 392, 396
– sporenbildende Formen 384
– Stickstoff-bindende 324
– Sulfatreduktion 328
– Topoisomerasen 140
– transponierbare Elemente 222–223
– Typendifferenzierung 18
– Wachstum 338–339, 388–389
– Zellaufbau 6
– Zelleigenschaften 2–6
– Zellformen 383–384
Bakterienchromosomen 50
Bakterienkultur 389
Bakterienstoffwechsel 310–335, 389–391
– aerober 390
– anaerober 390
– chemoautotropher 390–391
– heterotropher 389–390
– photoautotropher 390
Bakterientoxine 386–388
Bakterienviren 11
Bakterienzellwand 11–18, 359, 387, 401

– Antigenstrukturen 17–18
– Funktionen 12
– gramnegative Bakterien 11–14
– grampositive Bakterien 11–12
– Lipid A 18
– Lipopolysaccharid-Schicht 12
– Lysozym 14
– Mucopeptideinheit 14
– Mureinschicht 11–14, 16
– plastische Schicht 11–12
– Schema 11
– Stützschicht 11–12, 14–17
Bakteriophagen *s.* Phagen
Bakterizid 17
Balbiani-Ringe 153
Baldrianwurzel 495–496
Balgfrucht 124–125
Ballota nigra 519
BamHI 229–230
Barorezeptoren 573
Basalmembran
– Blutkapillaren 526
– Säugetierzelle 25, 35
Basen
– komplementäre 137
– Transitionen 214
Basenanaloge 215
Basenaustauschmutation, durch Nitrit 214
Basenpaare 137–138
Basenübergang, durch Bromuracil 215
Basenzusammensetzung 139
– Mengenverhältnis 138
Basidie 424
Basidiomycota
– Agaricomycotina 424–428
– Fortpflanzung 424–425
Basitonie 101
Bast 91, 97, 103, 106
Bastarde 184
Bastrübe 99
Bauchspeicheldrüse 602–603, 615–616
Baumwolle 475–476
Becherzellen 601–602
Bedecktsamer *s.* Angiospermae
Beere 124–125
Befruchtung 128, 178, 412, 609
– Phasen 440
Beggiotoa/Thiothrix 317
Begoniaceae 487
Begonienpflanzen 343
Belegzellen 600
Beleuchtungsstärke, Einfluss auf Photosyntheseintensität 321–322
Belladonnablätter 511–512
Benzochinone 197
Benzophenanthridin-Alkaloide 466
Benzylpenicillin 421
Benzyltetrahydroisochinolin-Alkaloide 459

Berberin 462, 466
Bernsteinsäure 320
Bestäubung 128, 435
Betaoxidation s. β-Oxidation
Beta-Rübe 99
Beta vulgaris 488
Betelbissen 457
Betula-Arten 487–488
Betulaceae 487–488
Bewurzelungstypen 95
Bicarbonat-Puffersystem 585
Bildungsgewebe s. Meristem
Bilsenkraut 511–512
– Temperatureinfluss 349
Bindehaut 556
Binsengewächse s. Juncaceae
Biomembranen 5
– Bakterien 44
– Chemie und Aufbau 26–30
– Endoplasmatisches Retikulum 53
– Endozytose 30–31
– Exozytose 32
– Funktion 26–27
– Kohlenhydrate 29–30
– Lipiddoppelschicht 27
– Lipide 28
– Membranfluss 30–32
– Membranpotenzial 34–35
– Mitochondrien 62
– Osmose 33–34
– Permeabilität 32–35
– Phagozytose 30–31
– Pinozytose 30–31
– Proteine 28–29
– Semipermeabilität 33
– Signaltransduktion 40–44
– stoffliche Zusammensetzung 27
– Stofftransport 36–40
– Struktur 27–28
– s. a. Plasmamembran
Biosphäre
– Energiefluss 287
– Kohlenstoff- und Sauerstoffkreislauf 286
– Phosphorkreislauf 328
– Stickstoffkreislauf 322–326
Biosynthese
– Fettsäuren 280–283
– Glucose 318–319
– Glucose-6-phosphat 299
– Glycerolipide 283
– Kohlenhydrate 298, 310–316
– Linolensäure 283
– Linolsäure 283
– Lipide 283–284
– Neutralfette 284
– nukleotidgebundene Zucker 299
– Peptide 269
– Phospholipide 284
– plastidäre 331

– proteingebundene Zucker 260
– Reduktionsäquivalente 292
– Saccharose 300
– von Zellbestandteilen 298
– zytoplasmatische 331
– s. a. anabole Stoffwechselwege, Proteinbiosynthese
Biotin 248
Biotransformation, Arzneimittel 54, 56
Birkenblätter 487–488
Bisabolol 503–505
Bisphosphofructose-Phosphatase 299
Bistorta officinalis 492
Bitterfenchelöl 497–499
Bitterkleeblätter 500
Bittermandel 486–487
Bitterorange 470
Bläschendrüsen 605
Blasser-Sonnenhut-Wurzel 505
Blastozyst 609
Blatt 95, 107–116
– Anatomie 113–117
– Apiaceae 497–498
– äquifazial 113–114
– Asphodeloideae 449
– Asteraceae 501–503
– bifazial 113
– epistomatisch 113
– Fabaceae 478–480
– Formen 109–111
– Funktion 99, 107–109
– hypostomatisch 113
– Malvaceae 474–475
– Poaceae 454–455
– Polygonaceae 491
– Querschnitt 113–115
– Rosaceae 483–485
– Rubiaceae 506–507
– Rutaceae 470
– Spaltöffnungen 353
– unifazial 114
– Zingiberales 451–452
Blattdorn 112
Blattdrogen s. Folium-Drogen
Blattfolge 110–112
Blattgrund 109
Blattnervatur 109–110
Blattprimordium 80, 109
Blattranke 112
Blattspreite 109
Blattspurstrang 109
Blattstellungen 110–111
Blattstiel 109
– Torsion 110
Blaualgen s. Cyanobakterien
Bleomycine
– DNA-Blockierung 198
– Tumortherapie 199
– Wirkungsmechanismus 198
Blühinduktion, Gibberelline 340

Blüte 118–123, 435
– Allioideae 448
– Amaryllidaceae 447–448
– Angiospermae 440–441
– Apiaceae 497–498
– Apocynaceae 508–510
– Asteraceae 500–504
– Asterales 499–500
– Brassicaceae 472–473
– Caryophyllaceae 488–490
– Colchicaceae 445–446
– eingeschlechtliche 120
– epigyner Bau 120, 441, 483–485, 495
– Fabaceae 477–480
– Gentianaceae 508–509
– Gymnospermae 435–436
– hypogyner Bau 120, 441, 506
– Lamiaceae 517–521
– Lauraceae 458–459
– Liliales 445
– Malvaceae 473–475
– Papaveraceae 465–466
– perigyner Bau 120, 441, 458–459, 483–485
– *Pinus*-Arten 438–440
– Plantaginaceae 516–517
– Poaceae 454–455
– Polygonaceae 490–492
– Primulaceae 494–495
– Ranunculaceae 461–463
– Rosaceae 482–484
– Rubiaceae 506–507
– Rutaceae 470–471
– Scrophulariaceae 515
– Solanaceae 510–512
– Symmetrieformen 121, 440
– sympetale 493
– Xanthorrhoeaceae 448–450
– Zingiberaceae 452
– zwittrige 120, 454–455
Blütenbildung
– Lichteinfluss 345
– Temperatureinfluss 349
Blütenblattkreis 120
Blütendiagramm 118, 121, 441
– Apiaceae 497
– Apocynaceae 509
– Asteraceae 501
– *Brassica*-Arten 472
– Caryophyllaceae 488
– *Curcuma longa* 452
– Fabaceae 477
– Gentianaceae 509
– *Glaucium*-Arten 465
– Lamiaceae 519
– Lauraceae 458
– Malvaceae 474
– *Pinus*-Arten 439
– Plantaginaceae 516
– Poaceae 454

– Polygonaceae 491
– Primulaceae 495
– Ranunculaceae 461
– Rosaceae 483
– Rubiaceae 507
– Rutaceae 470
– Scrophulariaceae 515
– Solanaceae 511
Blütendrogen s. Flos-Drogen
Blütenformel 118, 440–441
– Allioideae 448
– Apiaceae 497
– Apocynaceae 508
– Asphodeloideae 449
– Asteraceae 500
– Brassicaceae 472
– Caryophyllaceae 489
– Colchicaceae 445
– Fabaceae 477
– Gentianaceae 508–509
– Lamiaceae 517
– Lauraceae 458
– Malvaceae 473
– Papaveraceae 465
– Plantaginaceae 516
– Poaceae 453
– Polygonaceae 490
– Primulaceae 494
– Ranunculaceae 461
– Rosaceae 482
– Rubiaceae 506
– Rutaceae 470
– Scrophulariaceae 515
– Solanaceae 510
– Zingiberaceae 452
Blütenhülle s. Perianth
Blütenstand 122–123
Blut 574–577
– pH-Wert 585
Blutbestandteile, zelluläre 574–577
Blutdruck
– diastolischer 573
– Regulation 573–574
– systolischer 573
Blutgefäße 570
– Bau und Funktion 571–573
Blutgerinnung 577–579
– Aktivierungsphase 578
– Gerinnungsfaktoren 232, 578
– Gerinnungskaskade 577
Blutgruppen 577
– Antigene 40
Blut-Hirn-Schranke 525–527
Blutkapillaren, Blut-Hirn-Schranke 526
Blutkreislauf 570–571
– großer 570
– kleiner 570
Blut-Liquor-Schranke 527
Blutplasma 574–575
Blutung, Pflanzen 353

Blutversorgung, Leber 603
Blutweiderichkraut 468
Blutwerte 575
B-Lymphozyten 581–583
Bockshornsamen 481
Boden
– Saugkraft 351
– Wasserbereitstellung 351–352
Bodenkapillaren 351
Bogengänge 558
Boldoblätter 458
Bombacaceae 473–474
Boraginaceae 512–513
Borago officinalis 512–513
Borke 106–107
Borretschöl 512–513
Borstenhaar 83–84
Boswellia serrata 469
Botenstoffe
– biochemische 548
– sekundäre 43–44
Botox 399
Botulismus 387, 397
Bowman-Kapseln 588
Brandpilze s. Ustilaginomycotina
Brassica-Arten 473
Brassicaceae 472–473
Braunalgen
– Alginsäure 261
– s. a. Phaeophyceae
Braunellenähren 519–520
Breitspektrumantibiotika 16–17
Brennnessel 482
Brenztraubensäure 271, 289
Brettwurzel 98–99
Bromelain 453
Bromeliaceae 453
Bromuracil, Basenaustauschmutation 215
Bronchien 591
Bruchfrucht 125
Brucin 506
Brust 607–608
Bryophyta 312
Bryopsida 408
Buchweizenkraut 492
Bündelscheide 88–90
Bufadienolide 462
Bulbus oculi 554
Burkitt-Lymphom 210
Burseraceae 469
Buttersäuregärung 287
Butyryl-S-ACP-Enzym-SH 283
Buxaceae 460

C
C_4-Dicarbonsäureweg 319–320
Ca^{2+}-ATPase 38
Calcitonin 162, 614
Calcium, Zellbaustein 6–7

Calciumkanäle 61
Calcium-Konzentration, intrazelluläre 43–44
Calciumoxalat 52, 93
Calciumoxalatdrusen 52
Calendula officinalis 505
Calvinzyklus 292, 317–320
– Schema 319
Calyx s. Kelch
Camellia sinensis 494
cAMP 43, 170–172
– Signaltransduktion 545
– s. a. CAP
Campanulaceae 500
CAM-Pflanzen 320
Campher 459
cAMP-second-messenger-Theorie 171
Camptothecin 200
Candida-Arten 417
Cannabaceae 482
Cannabis sativa 482
Cannaceae 451
CAP 157, 159, 162
– mikroRNA 145–146
– mRNA 144
– s. a. cAMP
Capparaceae 471–472
Caprifoliaceae 495–496
Capsaicin 511–512
Capsicum-Arten 511–512
Carapichea ipecacuanha 507
Carbamoylphosphat 326
Carbenicillin
– Angriffsort 16–17
– Inaktivierung durch β-Lactamasen 195
Carboxypeptidasen 276
Cardenolide 447, 462, 509, 516–517
– Struktur 473, 511, 518
Cardia 598
Cardiolipin 63
Caricaceae 471
Carnaubawachs 451
Carnitinfettsäureverbindung 284–285
Carnivoren 488
β-Carotin 312–313
Carotine 67
Carotinoide
– Schutzfunktion 312–313
– Vorkommen 312
Carrageen 261, 433
– Aufbau 260
Carrageenane 432–434
Carrierproteine 36–37, 39
Carthamus tinctorius 504
Carum carvi 497–499
Caruncula 129–130
Carvon 497–499
Caryophyllaceae 489–490
Cascararinde 482

Sachregister

Caspary-Streifen 85–86, 352
Cassia
– *acutifolia* s. *Senna alexandrina*
– *senna* s. *Senna alexandrina*
Cassiaöl 459
Catalpol 515
Catechingerbstoffe 79
Catecholamine, Neurotransmitter 548
Catharanthus roseus 509–510
Cauloid 429, 431
Cayennepfeffer 511–512
CCAAT-Bindeproteine 161
CCAAT-Box 160
CCK 553, 604, 618
CDK 176
CDK-Inhibitoren 176–177
cDNA 229
Cefalexin, Inaktivierung durch
 β-Lactamasen 195
Cefaloridin, Inaktivierung durch
 β-Lactamasen 195
Cellulose 2, 21, 260
– Aufbau 260
– Struktur 259
Cellulosefibrillen
– Pflanzenzellwand 19–20
– Steuerung durch Mikrotubuli 75
Cellulosenachweis 79
Cellulose-Synthetase 19
Centaurium-Arten 508
Centella asiatica 497–499
Centriolen 178
Centromeren 47, 177–178
Cephaelis ipecacuanha 507
Cephalosporin C 423
Cephalosporine 15–16
Cephalosporium 236
Ceratonia siliqua 480
Ceratophyllidae 459
Cerebellum 524
Cetraria islandica 422
cGMP 44, 170–172, 545
Chalaza 128
Chamaemelum nobile 505
Chamomilla chamomilla 505
Chaperone 274
Charophyten 407
Chelidonin 466
Chelidonium majus 466
Chemoautolithotrophe 317
chemoautotrophe Organismen 285–286
Chemosynthese 9, 317, 390–391
Chiasmata 178–180
chimärisierte Antikörper 237–238
Chinesische-Esche-Rinde 513
Chinesischer-Tragant-Wurzel 481
Chinin 506–508
Chininhydrochlorid 507
Chinolin-Alkaloide 506–507
Chinolizidin-Alkaloide 480

Chinolone
– Gyrasehemmung 199–200
– Strukturformeln 200
Chinone 245–246
Chitin 260, 411, 417
– Aufbau 260
– Pilzzellwand 25
– Struktur 259
Chitosan 25
Chlamydien 392, 396
Chlor, Zellbaustein 6–7
Chloramphenicol 402
– Acetylierung 195
– bakterielle Transposons 223
– Hemmung der Elongation 167
– Knochenmarkschäden 201
– Resistenzdeterminanten 193–194
– Resistenzplasmid R100 194
– Strukturformel 201
– Translationshemmung 200–201
Chloranthaceae 443
Chloranthales 443, 457
Chlorenchym 81
Chlorogensäure 518–519, 521
Chlorophylle 67, 311–314
– Absorptionsspektren 312
– Chlorophyll a 313–314, 405–407, 432
– Chlorophyll b 407
– Chlorophyll c 405
– Vorkommen 312
Chlorophyta 407, 421
– Photosynthesepigmente 312
Chloroplasten 3, 5, 65–66, 113
– C_4-Dicarbonsäureweg 319–320
– Calvinzyklus 317–318
– Definition 406
– DNA 68
– Enzyme 318
– Erbgut 187
– Fettsäuresynthese 281
– Glutamat-Dehydrogenase 326
– Lageveränderung 75
– Lichtreaktion 2 315
– Schema 67
– Sulfatreduktion 328
– Thylakoide 66
– Thylakoidmembran 313
– s. a. Plastiden
Chlorzinkiodlösung 79
Cholecystokinin 553, 604, 618
Cholera 394
Cholesterol
– Membranbestandteil 27–28
– rezeptorvermittelte Endozytose 31
Cholesterolbiosynthese 55
Chondriom 65, 187
Chondrus crispus 433
Chromalveolata 404–406
– Alveolata 405–406
– Heterokonta 406, 429–432

– Rhizaria 405
Chromatiden 175, 177–178
Chromatidentetrade 178–180
Chromatin 47–48
– Aufbau 49–50
Chromatingerüst 3
Chromatosomen 51
Chromomeren 48
Chromomycin 199
Chromonemen 49
Chromopeptidantibiotika 197
Chromoplasten 3, 65, 67
Chromoproteide 346
Chromoproteine 275, 312
Chromosomen 48–50
– Feinbau 49–50
– homologe 48, 132
– menschliche 49–50
– Mitosekern 47
– Nachweis 79
– Riesenchromosomen 50
– Zusammensetzung 49
Chromosomenmutationen 209–211
Chromosomensatz
– haploider 183
– polyploider 207–208
Chromosomentetraden 186–187
Chromosomenverdopplung 177
Chromosomenzahlen 48
Chrysophyceae 312
Chymopapain 471
Chymus 597–598
Ciclosporin 423
Cicuta virosa 499
Cicutoxin 497, 499–500
Ciliophora 406
Cimicifugawurzelstock 465
Cinchona-Arten 507
Cinnamomum-Arten 459
Cinnamoyl-CoA 330
Ciprofloxacin 199
Citrat 295
Citrat-Synthase 296
Citratzyklus 295–296
– Aminosäureabbau 278
– anaplerotische Reaktionen 307–308
– Bilanz 305
– Enzyme 248
– Reaktionsfolgen 295
Citronellöl 455–456, 470
Citronenöl 470
Citronensäure 421
Citrullin 326
Citrullin-Translokase 326
Citrus-Arten 470
Citrus-Öle 470
Claviceps 236
Claviceps purpurea 423
– Fortpflanzungszyklus 418
Clavicipitaceae 422–423

Clearance, renale 588
Clematis armandii 465
Clostridium
– *botulinum* 387
– *perfringens* 387
– *tetani* 387
CMP 135
CO_2 s. Kohlendioxid
Coated
– Pits 30
– Vesicles 30, 72
Cobalamin 248
Cocainhydrochlorid 476–477
Cochlea 557
Cocos nucifera 451
Cocoylcaprylocaprat 451
Code, genetischer 65, 147–149
Codein 466
– Enzyminhibition 56
Codierungssequenzen 141
codogener Strang 152
Codons 148
Coenzyme
– Beziehung zu den Vitaminen 248
– Coenzym Q s. Ubichinon
– Definition 241–243
– dissoziable 243
– Einteilung und Funktionen 244–248
– Elektronen übertragende 244
– gruppenübertragende 244, 246
– katalytische Wirkung 243
– Wasserstoff übertragende 244
– Zellbaustein 9
Cofaktoren, Definition 240–243
Coffea arabica 507
Coffein 475, 494–495, 506–508
Coix lacryma-jobi 455–456
Cola-Arten 475–476
Colchicaceae 445–446
Colchicin 446
– Bindungsstelle am Tubulin 74
– Blockierung der Anaphase 74
– Störung des Zellzyklus 178
Colchicum autumnale 445–446
Colistin 44
Colliculus axonis 537
Commelinaceae 451
Commelinanae 450–457
– Arecales 451
– Commelinales 450–451
– Poales 453–457
– Zingiberales 451–453
Commiphora-Arten 469
Coniferylalkohol 332
Coniin 497, 499–500
Conium maculatum 497, 499
Connexine 542
Convallaria majalis 447
Copernicia prunifera 451
Coptis chinensis 464–465

Coptisin 462, 464
Core-Enzym 150
Core-Partikel 49–50
Co-Repressoren 159
Coriandrum sativum 497–499
Cornaceae 493
Corolle s. Krone
Corpus
– amygdaloideum 525
– mamillare 525
Cortex 523
Cortex-Drogen
– Definition 106
– Übersicht 109
Corticosteroide 413–415, 419
Corticosteron 614–615
Corticotropin-Releasing-Hormon 613
Corti-Organ 558
Corynebacterium diphtheriae 386–387
Corynebakterien 386–387, 400–401
Cosubstrate, Definition 243
Crassula-Arten, Kohlendioxid-
  Fixierung 320
Crassulaceae 466–467
Crassulaceae acid metabolism 320
Crataegus-Arten 486
Creutzfeld-Jakob-Krankheit s. Jakob-
  Creutzfeld-Pseudosklerose
CRH 613
Cristae 62
Crocus sativus 446–447
Cross-over 178–180, 186
– Mutationen 209
Crotonyl-ACP 283
Cruciferae s. Brassicaceae
Cryptochrom 347
Cucurbita-Arten 487
Cucurbitaceae 487
Cumarinderivate 497
Cunninghamella-Arten 415
Cunninghamellaceae 415
Cupressaceae 437
Cupressidae 437
– Araucariales 438
– Cupressales 437–438
Curare 460–461, 506
Curcuma longa 452–453
Curcumawurzelstock 452–453
Curcumin 452–453
Cuticula 23, 81–82, 102, 113
Cuticularwachs 81
Cutin 23–24, 81
– Nachweis 79
Cyamopsis tetragonoloba 480
Cyanobakterien 324, 392, 396, 421
Cyanophyta 312
Cycadaceae 436
Cycadidae 436–437
Cycas revoluta 437
cyclin-dependent kinase s. CDK

Cyclonukleotide 170–172
Cycloserin 15
Cymbopogon winterianus 455–456
Cynara scolymus 504
Cyperaceae 453
Cystein-Proteinasen 276
Cystolithe 23
Cytarabin 201, 371
Cytidin-5'monophosphat 135
Cytochrom-b6/Cytochrom-f-
  Komplex 314–315
Cytochrom-bc1-Komplex 302
Cytochrome
– Cytochrom a,a3 302–303
– Cytochrom b 302–303
– Cytochrom c 302–304
– Cytochrom P450 56
– Definition 251
Cytochrom-Oxidase 63, 302, 304
Cytolysosomen 72
Cytosin
– Basenpaarung 137
– Funktion 136
– Strukturformel 134
Cytosol 46
– Enzyme 248
– Harnstoffzyklus 326

D

Darm, endokrines Organ 618
Darmflora 602
Darmnervensystem 534–535
Darmschleimhaut
– Mikrovilli 73
– Zellaufbau 57
Darmzotten 600
Darunavir, HIV-Therapie 205
Datura stramonium 511–512
Dauergewebe 77–78
Daunomycin, Wirkungsweise 197–198
Daunorubicin
– Topoisomerasehemmung 200
– Tumortherapie 199
– Wirkungsweise 197–198
Decarboxylase-Dehydrogenase 293–294
Decarboxylasen 247
Decarboxylierung, oxidative 246, 294
Deckblatt 83–84, 124–127
Defäkation 602
5,6-Dehydrokavain 330
Deletion, Mutation 210
Dendriten 537–538
dendritische Zellen 583
Dendrogramm
– Angiospermae 442
– Eukaryonten 403
– Fungi 412
– Gymnospermae 436
– Lamiales 514
– Liliidae 444

– Malvaceae 473–474
– Viridiplantae 407
Denitrifikation, bakterielle 323
Dermatomykosen 420
Desaminierung durch Nitrit 214
Desinfektionsmittel, Resistenzen 193
Desmosomen 35
Desmotubulus 4
1-Desoxy-D-xylulose-Weg 331
Desoxyribonukleinsäure s. DNA
2-Desoxyribose 134
Desoxythymidin-5'-monophosphat 135–136
Dextran, Kapselbestandteil 11
Diacylglycerole 43, 284
Diakinese 180
Diaminomonocarbonsäuren 266
Diastole 569
diastolischer Blutdruck 573
Diatomeae 406
Dicer 145–146
Dichasium 101, 122–123
Dickdarm 601–602
Dickenwachstum s. sekundäres Dickenwachstum
Dicotyledoneae 131
– Amborellales 441
– Austrobaileyales 441–443
– Blattformen 109–110
– Ceratophyllidae 459
– Eudicotyledoneae 459–521
– Holz 105–106
– Leitbündeltypen 89–90
– Magnoliidae 443–459
– Nymphaeales 441
– Pollen 122
– primäre Sprossachse 102
– sekundärer Bau der Wurzel 97–98
– sekundäres Dickenwachstum 103
– Spaltöffnungen 114–115
Dictyosomen 4–5, 19, 32, 54–55
– Bau 58
– *cis*-Seite 58
– Funktionen 58–60
– stoffliche Zusammensetzung 58
– *trans*-Seite 58
– Vorkommen 57–58
Didanosin 203, 376
– HIV-Therapie 204
Didesoxyinosin 203
Diencephalon 523
Differenzierung 341–343
– korrelative Hemmungen 342–343
– Phytohormone 339–341
– Polarität 342–343
– Zellen 1, 153–154
Differenzierungswachstum 336
Diffusion 351
– katalysierte 36–38
Diffusionsbarriere

– Bakterienzelle 44
– Biomembranen 26, 33
Diffusionsraum, freier 356
Digitalis-Arten 517
Digitoxin 517–518
Digoxin 517
Dihydroliponamid-Dehydrogenase 293
Dihydrotestosteron 614–615
Dikaryohaplonten 181
Dimerisierung 212
Dimethylallylpyrophosphat 331
Dinoflagellata 406
Diözie 120
dioptrischer Apparat 556
Dioscoreaceae 443–445
Diosgenin 443–445
Diphtherie 386–387, 401
Diphtherietoxin 386–387
Diplohaplonten 181–183
diploid 132
Diplonten 183
– Mendel'sche Regeln 185
– Mutationsauswirkung 206
Diplotän 178–180
Disaccharide, Stoffwechsel 259–261
Discoba 405
Dispersionsmittel 9
Dissimilation, Definition 240
Diurese 586
D-J-Rearrangement 226–227
DMAPP 331
DNA 134, 136–143
– Alkylierung 197
– autokatalytische Funktion 140
– Doppelhelix 137–138
– Einzelstrang 259
– heterokatalytische Funktion 140
– Klonierung 229
– komplementäre 229
– mitochondriale 64–65
– plastidäre 67–68
– Reparatur 216–218
– Replikation 172–175
– ringförmige 138
– spontaner Zerfall 216
– Stabilität 136
– Synthese 173
– topologische Form 138
– Transformation 136, 190
– Verdoppelung 177
DNA-Glykosylasen 216
DNA-Gyrase 139
DNA-Polymerasen 172–173
DNA-Ringe, doppelsträngige 138
DNA-Topoisomerasen 139–140
Docetaxel 437–438
Dolde 122–123
Dolichol 55
Dominanz, apikale 343
Donorbakterium 191

Dopamin 548–550
dopaminerge Nervenbahnen 548–550
Dopaminrezeptoren 549
Doppelähre 122–123
Doppeldolde 122–123
Doppelhelix 137–138
– DNA-Replikation 174
– RNA 143
Doppelköpfchen 122–123
Doppelstrangbruch 174
doppelsträngige DNA-Ringe 138
Doppeltraube 122–123
Dostenkraut 519–520
Dothideomycetes 419
Down-Syndrom 208–209
Doxorubicin
– Topoisomerasehemmung 200
– Tumortherapie 199
– Wirkungsweise 197–198
Drimia maritima 447
Droseraceae 488
Drosha 145–146
Druck
– kolloidosmotischer 585
– osmotischer 33, 585
– s. a. Blutdruck
Drüsenhaar 83–84
– *Mentha piperita* 57
Drüsenschuppe 83–84
Drüsenzellen 92
– Dictyosomen 57
Drynaria roosei 410
Drynariawurzelstock 410
Dünndarm 600–601
Dünndarmschleimhaut 600
Dürreresistenz 354–355
Dunkelpflanze, Entwicklung 344
Dunkelreaktionen 310, 317–320
Dunkelreversion 212
Duplikation, Mutation 210
Dura mater 529
Dynorphin 553

E

Ebenaceae 494
Echinacea-Arten 505
Eckenkollenchym 91
Ecliptakraut 505
Eclipta prostrata 505
EcoRI 229–230
Edwards-Syndrom 208
Efavirenz 204
Efeu 496–497
Effektor 170
Effektorhormone 612
efferente Nerven 522, 527, 533
– Herz 570
EGF-Rezeptor-Typ 546
Eibisch 475–476
Eichelschwellkörper 605

Eichenrinde 487
Eicosanoide 611
Eierstöcke 606
Eierstockzyklus 609
Eigenreflexe 533–534
Eileiter 606
Ein-Gen-ein-Enzym-Hypothese 149
Ein-Gen-ein-Polypeptid-Hypothese 149, 162
Einhäusigkeit s. Monözie
Einkeimblättrige s. Monocotyledoneae
Einzeller 1
Einzelstrangbruch 174
Einzelstrang-DNA, katalytische Aktivität 259
Eisenbakterien 317, 391
Eisen(III)-chlorid 79
Eisenkraut 513–515
Eisenporphyrine 251
Eisen-Proteinkomplex 313–314
Eisen-Schwefelproteine 303
Eisprungphase 609
Eizelle, Entwicklung 128–129, 440
Ejakulat 605
EKG 568–569
Eklipse 364
Elaeagnaceae 482
Elaiosom 129
Elaphocordiceps subsessilis 423
Elektrokardiogramm 568–569
Elektrolyte 7, 585
– Osmose 33
Elektrolythaushalt
– Mensch 584–586
– Pflanzen 355–357
Elektronenakzeptor, Definition 250
Elektronendonor, Definition 250
Elektronenmikroskopie 2–4
Elektronentransport, photosynthetischer 316
Elektronentransportkette 54
– biologische 250
– Thylakoidmembran 315
Elektronentransportkomplexe 302–305
Elektronentransportsysteme 56
Elektronen übertragendes Flavoprotein 303
Elemente
– für Pflanzenernährung 355
– transponierbare 222–224
Eleutherococcus-Arten 496–497
Ellagitannine 485–486
Elongation
– Hemmung durch Antibiotika 167
– Proteinbiosynthese 165
Elymus repens 455–456
Embryo 128–129, 407–408
– Entwicklung 130–131, 440, 609–610
Embryophyta 407–410

Embryosack 128–129, 435
Embryosackzelle 183
Emergenzen 84
Emetin 506–507
Emetindihydrochlorid-Pentahydrat 507
Emtricitabin, HIV-Therapie 204
endergonische Reaktionen, Definition 252
Endharn 590
Endhirn 523–524
Endodermis 85–86, 96
Endoenzym 262
Endokard 565
Endokarp 124
endokrine Organe 612–618
– Bauchspeicheldrüse 615
– Darm 618
– Fettgewebe 618
– Geschlechtsorgane 615–617
– Herz 618
– Hypophyse 613
– Hypothalamus 613
– Leber 618
– Magen 618
– Nebennieren 614–615
– Nebenschilddrüsen 614
– Nieren 618
– Schilddrüse 614
Endomitose 178, 208
Endoneurium 539
Endonukleasen 49
Endopeptidasen 276
Endoplasmatische Glykosylierung 168–169
Endoplasmatisches Retikulum 3–4, 26
– Bau 53–54
– Biotransformation 56
– Enzyme 248
– Enzyminduktion 56
– Funktionen 54–56
– glattes 54–55
– Mitochondrien-assoziierte Membran 63
– Proteinbiosynthese 168–169
– raues 54–55, 537
– Signalpeptide 55, 168–169
– Vorkommen 53
Endorphine 553
Endosperm 128–130
Endospore 384
– aerobe Endosporenbildner 396–397
– anaerobe Endosporenbildner 397–399
– Fungi 413
Endosymbiose, Plastiden 404
Endothecium 121–122
Endothelzellen 571–572
– Blutkapillaren 526
Endotoxine 387–388
– Freisetzung 387

– gramnegative Bakterien 18
– pyrogene Wirkung 18, 387–388
Endotoxinschock 388
Endoxidation 288, 301–306
Endozytose 30–31
– Heterophagie 72
– Virusinfektion 364–365
Endplatte, motorische 560, 562–563
Energide 46
Energie, chemische
– aus Strahlungsenergie 310–311
– s. a. Photosynthese
Energiegewinnung, in Zelle 250–251
Energiekopplung 287–289
Energiespeicherung 249
Energiestoffwechsel 285–310
– anabole Stoffwechselwege 298–301
– anaplerotische Reaktionen 307–308
– Atmungskette 301–306
– Citratzyklus 295–296
– Energiegewinnung durch Gärung 308–310
– Glykolyse 289–293
– Glyoxylsäurezyklus 297–298
– Pyruvat-Decarboxylierung 293–294
– Stoffwechselwege 287–289
Energietransformation, Biomembranen 26
Enfuvirtid, HIV-Therapie 205
Enhancer 140–141, 152, 161
Enkephaline 553
Enolase 290
Entamoeba histolytica 404
enterisches Nervensystem s. Darmnervensystem
Enterobakterien 394–396
– *Escherichia coli* 394–395
– humanpathogene Vertreter 395–396
– R-Faktoren 193
– *Salmonella* 395–396
– β-Lactamasen 195
Enterotoxine 386, 394
Entwicklungsphysiologie
– Elektrolythaushalt von Pflanzen 355–357
– Pflanzen 335–357
– Polarität 342–343
– Totipotenz 335–343
– Transportvorgänge in Pflanzen 350
– Wasserhaushalt in Pflanzen 350–355
Entwicklungsvorgänge
– Lichtwirkung 344–349
– Temperaturwirkung 349–350
Envelope s. Virushülle
Enzianwurzel 508
Enzymaktivität
– Abhängigkeit von Temperatur 255
– Abhängigkeit von Wasserstoffionenkonzentration 255
– Regulation 155, 170

Enzymdefekte, Punktmutationen 210–211
Enzyme 10, 240–259
– adaptive 155, 158
– allosterische 170, 257
– *Aspergillus*-Kulturen 421
– Bau 241–243
– Beispiele 241
– biotechnische Produktion 397–399
– Definition 240
– Einteilung 241–242
– Endprodukthemmung 170
– gentechnisch gewonnene 232
– grundlegende Eigenschaften 241
– gruppenübertragende 246–247
– Inaktivierung von Antibiotika 194
– katabole 158
– konstitutive 155
– lichtabhängige 212
– in Lysosomen 71
– membrangebundene 44
– Nicht-Proteinanteil 243
– Proteinfunktion 272–273
– proteolytische s. Proteinasen
– Rolle von Aminosäureestern 268
– Spezifität 243
– Substrat 9
– zelleigene 5
Enzymhemmung 254–257
– Arzneimittel 56
– s. a. Inhibitoren
Enzyminduktion, Endoplasmatisches Retikulum 56
Enzymreaktionen
– Kinetik 252–258
– Reaktionsgeschwindigkeit 253
Enzym-Substrat-Komplex 253–255
Enzymsysteme, Lokalisation in Zelle 248
Ependymzellen 540
Ephedra-Arten 438
Ephedraceae 438
Ephedrakraut 438
Ephedrin 438
Epidermis 81–83, 102, 113–114, 595
Epiduralraum 529
Epikotyl 130–131
Epirubicin 200
EPSP 543
Epstein-Barr-Virus 370
Equisetaceae 409
Equisetopsida 409
Equisetum arvense 409
Equisetum-Spore 342
Erbgang 133
– Haplonten 183–184
– monohybrider 185–186
– polyhybrider 185
Erbgut 132
– Rekombination 178

Erbsenstärke 480
Erdnussöl 481
Erdrauchkraut 466
Ergastoplasma 54
Ergometrin 422–423
Ergotamin 422–423
Ericaceae 493–494
Erregungsleitung 540–553
– saltatorische 34
Ersatzfaser 88, 105
Erucasäure 472–473
Erysimosid 473
Erythromycin
– Hemmung der Elongation 167
– Translationshemmung 200
Erythropoese 576
Erythropoetin 618
Erythroxylaceae 476–477
Erythrozyten 46, 575
Erythrozythämie 221
Eschenblätter 513
Escherichia coli 394–395
– Insulinproduktion 229
– Mureinstruktur 14
– R-Faktoren 194
– Stickstoff-Fixierung 325
Essigsäure, aktivierte 287–288
Essigsäurebakterien 393
Essigsäuregärung 309–310
Estrogene 614–616
Etagenhaar 84
ETF 303
ETF-Ubichinon-Reduktase 303
Ethylalkohol 309
Ethylen 341
etiolierte Pflanzen 346
Etioplasten 67
Etoposid 200
Eucalyptus-Arten 468
Eucaryota 312
euchromatische Zonen 48
Eucommiaceae 506
Eucommiarinde 506
Eudicotyledoneae 459–521
– Buxales 460
– Gunneridae 466–521
– Proteales 460
– Ranunculales 460–466
Euglenophyta 312
Eukaryonten 2–6, 403–410
– Dictyosomen 57–60
– Mitochondrien 62
– Mosaikstruktur 141
– mRNA 144–145, 170
– Phylogenie 403
– Promotor 152–153
– Proteasomen 73
– RNA-Polymerasen 151
– Topoisomerasen 140
– transponierbare Elemente 223–224

– Zellkern 46, 134
Euphorbiaceae 477
Euploidie 207–208
Eurotiales 420–421
Eurotiomycetes 419–421
Excavata 404–405
exergonische Reaktionen, Definition 252
Exine s. Pollenwand
Exkret, Definition 92
Exkretbehälter 92–95
Exkretionsgewebe 77, 92–95
Exodermis 85–86, 96
Exoenzym 262
Exokarp 124
Exon 141
– differenzielles Spleißen 162
Exonukleasen 173
Exopeptidasen 276
Exospore
– Fungi 415
– Streptomyceten 401–402
Exotoxine 386–387
– Entgiftung 387
– Vibrionen 394
Exozytose 32
– Synapsen 61
– Virusinfektion 368
Exportine 47
Expressionsvektor, Insulinproduktion 231
Exspiration 592–593
Extrazellulärraum 584
Exzissionsreparatur 212
exzitatorische postsynaptische Potenziale 543

F

F_1-Generation 185
F_1-Hybriden 133
F_2-Generation 185
Fabaceae 477–482
– Stickstoff-Fixierung 323, 480
– Taxonomie 478
Fabanae 476–488
Fab-Teile 584
FAD s. Flavin-Adenin-Dinukleotid
Färberdistel 504
Färberwaidwurzel 473
Fagaceae 487
Fagopyrum esculentum 492
Faktorenkopplung 132
Faltblattstruktur, Proteine 273
Fangschleim 59
Farne 408–410
– Equisetopsida 409
– hadrozentrisches Leitbündel 88–90
– Polypodiopsida 409–410
– primäre Homorhizie 95
– Spaltöffnungen 114–115

Farnesylpyrophosphat 331–332
Farnpflanzen, Generationswechsel 182–183
Fasertracheide 88
Faulbaumrinde 482
Feed-back-Regulation 170
Fenchel 497–499
Ferntransport, Pflanzen 350
Ferredoxine 315
– Funktionen 245
Ferredoxin:NADP$^+$-Oxidoreduktase 315
Festigungsgewebe 91–92
– Typen 77
Fette 280
– Stoffwechsel 279–285
– Transport in Pflanzen 353
– Veratmung 306
– s. a. Lipide
Fettgewebe, endokrines Organ 618
Fettsäureabbau 279
– Bilanz 306
– Enzyme 248
– Lipidabbau 284
– β-Oxidation 284–285, 306
Fettsäure-Synthase 281
Fettsäuresynthese 280–283
Feuchtpflanzen 354
F-Faktoren 191
Fibrin 577
Fibrinogen 574, 577
Fibrinolyse 579
Fibroblasten 60
Fibroblasteninterferon 380
Fichtennadelöl 440
Filament 119–120
Filialgeneration 185
Filipendula ulmaria 486
Filopodium 405
Filtrationsrate, glomeruläre 587–588
Fimbrien 385–386
Firmicutes 392, 396–402
– biotechnologische Nutzung 392, 396–397
– humanpathogene Vertreter 396–397, 400
Flachs 476
Flavedoschicht 470
Flavin-Adenin-Dinukleotid 241, 245, 251, 296, 315
Flavinmononukleotid 241, 245, 251
Flavinnukleotide 245
Flavonoide 344
Flavoprotein, Elektronen übertragendes 303
Flechten 422
Fleck, gelber 555
Fließgleichgewicht, Definition 252
Flohsamen 517
Flos-Drogen, Übersicht 123

Fluoreszenz 450
FMN 241, 245, 251
Foeniculum vulgare 497–499
Folgeblatt 110–112
Folgemeristeme 80, 335–336
Folium-Drogen
– Definition 116
– Übersicht 117–118
Follikelreifungsphase 609
Follikel-stimulierendes Hormon 613
Folsäure 248
– Bakterienwachstum 338
Foraminifera 405
Formaldehyd, aktiver 269
Formylmethionin 165, 168
Fortpflanzung
– geschlechtliche 132
– sexuelle 132
Fortpflanzungsorgane 605–610
Fosamprenavir 204
Foscarnet 371
Foscarnet-Natrium 205
Fotorezeptoren s. Photorezeptoren
Frangula-Arten 482
Frank-Starling-Mechanismus 570
Frauenmantelkraut 486
Fraxinus-Arten 513
Fremdreflexe 533–534
Frontallappen 523
Frucht 123–127
– Apiaceae 497, 499
– Apocynaceae 509
– Asphodeloideae 449
– Brassicaceae 472
– *Citrus*-Arten 470–471
– Definition 123–124
– Formen 124–127
– Lauraceae 458–459
– Malvaceae 474–475
– Papaveraceae 465–466
– Poaceae 454–455
– Ranunculaceae 461–464
– Rosaceae 483–486
– Zingiberaceae 452
Fruchtblatt 118, 120, 122, 124, 435
Fruchtdrogen s. Fructus-Drogen
Fruchtfach 124
Fruchtknoten 120, 124, 435, 440
– Blütendiagramm 441
– apokarper 121, 125–126
– chorikarper 121, 125–126
– coenokarper 120–121, 126
– coenokarp-parakarper 120–121
– coenokarp-synkarper 120–121
– einfächeriger 454–455, 488
– Lagevarianten 120
Fruchtkörper
– Agaricomycotina 424–426
– Pezizomycotina 418–419
– Typen 424, 426–427

Fruchtstand 124–127
Fruchtwand s. Perikarp
Fructane 455–456
Fructose 264–265
Fructose-1,6-bisphosphat 298–299
Fructose-6-phosphat 289, 299, 318–319
Fructosebisphosphat-Aldolase 289, 318–319
Fructosebisphosphatase 318–319
Fructus-Drogen, Übersicht 127–128
FSH 613
Fucales 431
Fucoidan 429
Fucus 342–343
Fumarase 296
Fumarat 296
Fumarat-Hydratase 296
Fumaria officinalis 466
Funaria hygrometrica 342
Fundus, Magen 598
Fungi 404, 411–434
– asexuelle Fortpflanzung 411–412
– Phylogenie 412
– sexuelle Fortpflanzung 411–412
– s. a. Pilze
Funiculus 128–129
Furchung 609
Fusidinsäure 419
– Hemmung der Elongation 167
– Translationshemmung 201
Fusion
– interspezifische 236
– intraspezifische 235
– Protoplasten 235–237
– Zellen 237
Fusionsinhibitoren, HIV-Therapie 205

G
G_1-Phase 175, 177
G_2-Phase 175
GABA 548, 552
Gärung
– alkoholische 309
– Energiegewinnung 287, 308–310
– Essigsäuregärung 309–310
– Milchsäuregärung 308–309
– Vergleich zu Atmung 308
Galactane 22, 432
Galactomannane 260, 480
Galactosämie 219
β-Galactosidase 156
β-Galactosid-Permease 156
Galactosyltransferase 58
Galacturonsäure 22
Galle 604
Gallenbildung 603–604
Gallenblase 604
Gallenwege 604
Gallotannin 492
Gametangiogamie 412

Gameten 180
- Kernphasenwechsel 181, 183
- Reinheit 133, 185
Gametogenese 129
Gametophyt 128, 407–408
- Angiospermae 440
- Farne 408–409
- Generationswechsel 181
- Gymnospermae 435
- Laminariales 429
- Moose 408
- Samenpflanzen 435
Ganciclovir 202–203, 371
Ganglion 530
Gap junctions 542
- glatte Muskulatur 565
Gasaustausch 593
Gastric Inhibiting Peptide 618
Gastrin 170, 598, 618
Gastrulation 609
Gattung, Definition 358
GC-Bindeproteine 161
GC-Box 160
Gebärmutter 606
Geburt 610
Gefäßbahnen, Wassertransport 352
Gefäßsystem 570–574
Gehirn 523–525
- Abschnitte 524
Gehör 556–557
Geißeln 76
- Bakterien 384–385
- Heterokonta 406
gelber Fleck 555
Gelbkörperphase 609
Geleitzelle 87
Gelidium-Arten 432–433
Genaktivität, differenzielle 153–155
Genanalyse 227
Genaustausch
- parameiotischer 188–196
- parasexueller 188–196
Gene 140–141
- Definition 149–150
- Familien 142
- Funktionsänderung durch Transposons 223
- Gewinnung 227–229
- Klonierung 229
- Mosaikstruktur 141–142
- Mutationen 210
- Neukombination 133, 186
- regulierbare 155
- springende 222–224
- überlappende 149–150
Generationswechsel 181–183, 407–408
- Basidiomycota 425
- Farne 408
- Moose 408
- Phaeophyceae 429–430

- Samenpflanzen 129, 408, 435
Generationszeit 388
genetische Information 10, 140–141, 172–206
- Mitochondrien 64–65
- Plastiden 67
- Reaktionsnorm der Zelle 342
genetischer Code 147–149
- Aminosäuren 149
- Mitochondrien 65
Genexpression
- Lichtwirkung 348
- Lymphozyten 162
Gengruppen 156
Genin 333
Genistein, Topoisomerase-hemmung 200
Genom 132
Genommutationen 207
Genotyp 132
- Haplonten 183
Genrepression 159
Gensegmente, Antikörper 225
Gensynthese 228
Gentamicin 196, 402
- Inaktivierung 195–196
- Translationshemmung 201
Gentechnologie
- Bakterien 227–233
- höhere Pflanzen 234–235
Gentianaceae 508
Gentiana lutea 508
Genübertragung
- Bakterien 190
- Pflanzenzellen 235
- s. a. Transduktion
Geraniaceae 468–469
Geranylgeranylpyrophosphat 331–332
Geranylpyrophosphat 331
Gerbstoffe 79
- Lauraceae 459
- Nachweis 79
- Pflanzenzellwand 23
- Polygonaceae 492
- Rosaceae 485–486
Gerbstoffvakuolen 53
Gerinnung s. Blutgerinnung
Gerstenfrüchte, Keimung 262
Gerstmann-Sträussler-Scheinker-Syndrom 377–378
Gerüstsubstanzen
- Pflanzenzellwand 21
- Polysaccharide 260
Geschlechtsorgane 605–610
- Hormone 615–617
- männliche 605–606
- weibliche 606–608
Gesichtsfeld 556
Gestagene 616
Gewebe 77

- darmassoziiertes lymphatisches 601
- Klassifikation 77
- s. a. Abschlussgewebe, Fettgewebe, Leitgewebe, Nervengewebe
Gewebespannung 52
Gewebesystem 77
Gewürznelke 468
GFR 587–588
GHRH 613
Gibberella fujikuroi 340
Gibberelline 340–341
Gibberellinsäure 262, 340
Gießkannenschimmel s. *Aspergillus*-Arten
Ginkgoaceae 436–437
Ginkgo biloba 436–437
Ginkgoblätter 436–437
Ginkgoidae 436–437
GIP 618
Glanzstreifen 560, 564
Glaskörper 555
glatte Muskulatur 560, 564–565
Gleichgewicht, Ionen 7
Gleichgewichtsorgan 558
Gleitfilamenttheorie 562
Gliazellen 528, 539–540
Globingene 142
γ-Globuline 584
glomeruläre Filtrationsrate 587–588
Glomerulus 588
Glucagon 170, 299, 615
Glucane 455–456
- β-Glucane 411, 415, 417
- Pilzzellwand 25
Glucocorticoide 614
Glucokinase 289
Gluconeogenese 298–299, 308–309
Glucose
- Abbau 261–264, 289–293
- aerober Abbau 305
- Filtration in der Niere 589
- Grundbaustein von Polysacchariden 259–260
- Phosphatweg 291–292
- Phosphorylierung 253
- Regulation des Lactoseabbaus 158–159
- Synthese 318–319
- Veratmung 306
α-D-Glucose-1-phosphat 334
Glucose-6-phosphat 289, 299
Glucose-6-phosphat-Dehydrogenase 292
Glucose-6-phosphat-Isomerase 289
Glucoseoxidation, Umkehr 310
Glucosinolate 334, 471–472
Glucuronsäure 293
Glutamat 326, 551–552
- Bildung 270
- Neurotransmitter 548

Glutamat-Dehydrogenase 63, 277–278, 326
Glutamin 326
– Amidbildung 270
– Stickstoff-Fixierung 323, 325
Glutaminsäure 271
– Bakterienzellwand 13–14
– biotechnologische Produktion 401
– Stickstoff-Fixierung 323, 325
Glutamin-Synthetase 270, 323
Glycerinaldehyd-3-phosphat 289
Glycerinaldehydphosphat-Dehydrogenase 289
Glycerolipide 28, 283
Glycin
– Bakterienzellwand 13
– Neurotransmitter 552
Glycine max 481
Glycyrrhiza-Arten 481
Glykocalyx 10–25, 29
Glykogen 10, 260
– Abbau 171, 264
– Aufbau 260–262
– Struktur 259
Glykogenphosphorylase 264
Glykogenspeicherkrankheiten 264
Glykogen-Synthase 299
Glykolipide, Rezeptorfunktion 40
Glykolyse 289–293
– Bilanz 305
– Enzyme 248
– Gärung 308
– Reaktionsfolgen 291
– Übersicht 290
Glykoproteine 275
– GP Ib 577
– Pflanzenzellwand 22
– Rezeptorfunktion 40
– Sekretion 59
Glykoside 333–334, 436
– cyanogene 483, 485–486
– Dianthronglykoside 480
– herzwirksame 334, 447, 464
 s. a. Cardenolide
– Iridoidglykoside s. Iridoide
– Secoiridoidglykoside s. Secoiridoide
– Soladulcidin-Glykoside 511–512
Glykosylierung
– Endoplasmatische 168–169
– Proteine 55, 59–60
Glykosyl-Transferase 168–169
Glyoxylat 297–298
Glyoxylatzyklus s. Glyoxylsäurezyklus
Glyoxylsäurezyklus 71, 297–298
Glyoxysomen 5, 71, 297
– Fettsäureabbau 284
GMP 135
Gnetidae 438
– Ephedrales 438
GnRH 613

Goldfadenwurzelstock 464–465
Goldrutenkraut 505
Golgi-Apparat 4–5, 57–60
– Definition 57
– Nervenzellen 537
– Proteinbiosynthese 168–169
– schematische Darstellung 60
– Sekrete 59
Golgi-Vesikel 19, 58
Golgi-Zisternen 58
Gonadotropin-Releasing-Hormon 613
Gossypium-Arten 475–476
GPCR 545
GP Ib 577
G-Proteine 545–547, 549
G-Protein-gekoppelte Rezeptoren 42–43, 545
Gracilariopsis longissima 432–433
Gram-Färbung 385
Gramicidine 396–397
Gramicidin S 269
gramnegative Bakterien
– Endotoxine 18
– Mureinschicht 12–14
– Oberfläche 17–18
– Zellwand 11–14
grampositive Bakterien
– Oberfläche 18
– Zellwand 11–12
Grana 3
– Chloroplasten 65–66
Granulozyten 576
graue Substanz 528, 536
Grenzdextrine 262
Grenzstrang 530
Griffel 120, 124
Griseofulvin 421
Großer-Wiesenknopf-Wurzel 486
Grossulariaceae 466–467
Growth Hormone-Releasing-Hormon 613
Grünalgen s. Chlorophyta
Guanin
– Basenpaarung 137
– Funktion 136
– Strukturformel 134
Guanosinmonophosphat s. cGMP
Guar 480
Guaran 480
Guargalactomannan 480
Gummi arabicum s. Arabisches Gummi
Gunneraceae 466
Gunneridae
– Gunnerales 466
– Superasteridae 488–521
– Superrosidae 466–488
Guttapercha 494
Guttation 95, 353
Gymnospermae 435–440
– Beerenzapfen 124, 437

– Blatt 114–116
– Blüte 435–436, 438
– Holz 104–105
– Leitelemente 90
– Phylogenie 436
– Samen 128, 435
– sekundäres Dickenwachstum 97, 103
Gynoeceum 120, 123–127, 441
– Grundtypen 120–121
– s. a. Frucht
Gyrase 139, 173
– Hemmung 139, 199–200
Gyrus cinguli 525
G-Zellen 598

H
H1-Histon 49–50
Haare 82–84, 595–596
Haarsinneszellen 558
HAART-Konzept 376
Hämagglutinine 371–374
hämatopoetische Stammzellen 576–577, 583
Häm-Gruppe, Strukturformel 575
Hämodynamik 574
Hämoglobin 272–273, 575
– Metallkomplex 275
– mutative Veränderungen 219–221
– Quartärstruktur 274–275
– Sauerstofftransport 593
Hämoproteine 303–304
Hämostase 577–579
Haftwurzel 98–99
Hagebuttenschalen 486
Halbparasit 86
Halophyten 354
Hamamelidaceae 466–467
Hamamelis virginiana 467
Hanf 482
H-Antigen 385
Haplodikaryonten 183
Haplonten 181
– Erbgang 183–184
– Mutationsauswirkung 206
Haptene 17–18
Harnblase 590–591
Harnkontinenz 591
Harnkonzentrierung 589
Harnleiter 590
Harnröhre 591
Harnröhrenschwellkörper 605
Harnsäure 326
Harnstoff 326
Harnstoffzyklus 326–327
Harnwege 590–591
Harpagophytum-Arten 513
Hartfett 451
Harz
– Haschisch 482

– Pinaceae 440
– *Styrax*-Arten 494
Harzdrüse 95
Harzgang 93–94, 105
H⁺-ATPase 38
Hauhechelwurzel 481
Haupthistokompatibilitätskomplex 582
Hauptwurzel 95
Haustorium 86
Haustren 601
Haut 594–596
Hautdrüsen 595
Hautfarbe 595
Hb Zürich 220
Hedera helix 496–497
Hefen 411
– Gärung 309
Heidelbeere 493–494
Helianthus annuus 505
Helikasen 173
Helixstruktur
– DNA 137–138
– Proteine 273
Hellebrin 462, 464
Hellrot-Dunkelrot-Photoreaktionssystem, reversibles 348–349
Hemerocallidoideae 448
Hemicellulosen 20, 22, 59
Hemidesmosomen 35
Hemmungen
– korrelative 342–343
– s. a. Enzymhemmung
Henle-Schleife 587, 589
Heracleum-Arten 499
Herba-Drogen, Übersicht 108–109
– Definition 106
Herceptin 237
Herpesviren 369–371
– Chemotherapie 370–371
– Krankheitsbilder 369–370
Herpesvirus hominis 369–370
Herz 565–570
– endokrines Organ 617
– Erregungsprozesse 566–567
Herzaktion, Regulation 569–570
Herzbeutel 565
Herzfrequenz 566
Herzgeräusche 569
Herzgespannkraut 519
Herzinnenhaut 565
Herzkammer 566
Herzklappen 566
Herzkranzgefäße 566
Herzminutenvolumen 573
Herzmuskel 564–565
– Zellen 560, 564
Herztöne 569
heterochromatische Zonen 48
heterogenes nukleäres Ribonukleo-Protein s. hnRNA

Heterokonta 406
– Diatomeae 406
– Phaeophyceae 406, 429–432
heteronukleäre RNA s. hnRNA
Heterophagie 72
Heterophyllie 112
heteroploid 207
Heteroside 333–334
heterozygot 133, 184
Hexobarbital, Enzyminhibition 56
Hexokinase 246, 289
Hexose
– Bildung in Dunkelreaktionen 317–320
– Struktur 261
hfr-Stämme 191
Hibiscusblüten 475–476
highly active antiretroviral therapy 376
Hilum 129–130
HindIII 229
Hinterhauptslappen 523
Hiobstränensamen 455–456
Hippocampus 525
Hippocastanaceae 469
Hirnabschnitte 524
Hirnhäute 528–529
Hirnnerven 525–526
Hirnstamm 524
His-Bündel 567
Histamin 170
Histidin 267–268
Histidin-Mangelmutanten, *Salmonella typhimurium* 211
Histokompatibilitätskomplex 582
Histone 47, 49
– Zusammensetzung 272
Hitzeschock-Gene 155
HIV s. humanes Immundefizienz-Virus
hnRNA 144, 161–163
hnRNP 162
Hoagland-Spurenelemente 357
Hochblatt 110–111, 122
Hochdrucksystem, Kreislauf 571
Hochintensitätsreaktionen 348
Hoden 605
Hodensack 605
Hören 558
Hörorgan 557–558
Hörschwelle 558
Hoftüpfel s. Tüpfel
Holoenzym 150
– Definition 241–243
Holomycota 404
Holoside 333
Holozoa 404, 413
Holunderblüten 495
Holz 103–106
– Dicotyledoneae 105–106, 460, 469
– Funktionen 104–105
– Gymnospermae 104–105, 436, 439–440

– ringporig 106
– zerstreutporig 106
Holzdrogen s. Lignum-Drogen
Holzfaser 88, 91, 104–105
Holzparenchym 88, 104–105
Holzrübe 99
Holzstrahl 104–105
homologe Chromosomen 132
Homologie 119–120
– Definition 112–113
Homorhizie 95, 443
homozygot 184
Hopfenzapfen 482
Hormone 611–617
– adrenocorticotrope 613
– antidiuretische s. ADH
– Einteilung 611–612
– endokrine Organe 612–617
– endokrine Wirkung 611
– gentechnisch gewonnene 232
– glandotrope 612
– Growth Hormone-Releasing-Hormon 613
– luteinisierendes Hormon 613
– pflanzliche 329
– Proteinfunktion 272–273
– Regulation 612
– Wirkung 611
Hormonproduktion
– Bauchspeicheldrüse 603
– Dünndarm 601
Hormon-Response-Elemente 161
Hormonsystem 611–617
Hornmoose s. Anthocerotopsida
HPV s. Polioviren
5-HT s. Serotonin
Hüllkelch 501–503
Hülse 124–125
Humanbiologie 522–617
– Atmungsorgane 591–594
– Elektrolythaushalt 584–586
– Erregungsleitung 540–553
– Fortpflanzungsorgane 605–610
– Harnwege 590–591
– Haut 594–596
– Hormonsystem 611–617
– Immunsystem 580–584
– kardiovaskuläres System 565–580
– Muskulatur 559–565
– Nervensystem 522–540
– Nieren 586–591
– Sinnesorgane 553–559
– Verdauungsorgane 596–604
– s. a. Mensch
humanes Immundefizienz-Virus
– Bau und molekulare Organisation 377
– Chemotherapie 376–377
– Entwicklungsgang des Virus 203
– Medikamente 204
– Vermehrung 376

humanes Poliovirus s. Polioviren
humanisierte Antikörper 238
Humulus lupulus 482
Hyaluronidase 386, 398
Hyaluronsäure, Kapselbestandteil 11
Hyazinthen 447
Hybride 184
Hybridisierung, somatische 235–238
Hybridomzellen 237
Hybridzellen 237
Hydathoden 95, 353
Hydralazin 221
Hydrangeaceae 493
Hydrastis canadensis 464
Hydratation, Ionen 7–8
Hydrenchym 81
Hydrolasen 71
– als Enzymklasse 242
Hydrophyten 354
4-Hydroxy-3-methoxyzimtalkohol 332
L-3-Hydroxyacyl-CoA-Verbindung 285
Hydroxylgruppe, glykosidische 333
Hydroxymethylgruppen,
 Übertragung 267–268
Hydroxymonoaminomonocarbon-
 säuren 266
Hydroxyprolin-reiche Glykoproteine 22
5-Hydroxytryptamin s. Serotonin
Hygrophyten 354
Hymenium 424
Hymenophor 424
Hyoscyamin 234–235, 511–512
Hyoscyaminsulfat 511–512
Hyoscyamus niger 511–512
– Temperatureinfluss 349
Hypercholesterolämie, familiäre 31
Hypericaceae 477
Hypericum perforatum 477
hypersom 207
Hyphe 411, 413
– ascogene 417
Hypodermis 85, 96
Hypokotyl 99, 130–131
– Wachstumskurven 338
Hypophyse 524
– Hormone 613, 616
Hypophysenhinterlappenhormone 616
Hypophysenvorderlappenhormone 616
hyposom 207
Hypothalamus 523
– Hormone 612–613
Hypoxidaceae 446
Hypoxis hemerocallidea 446

I

Ibotensäure 428
Idioblast 78, 80
– Myrosinzelle 472
– Ölzelle 452, 459
– Oxalat-Raphiden 446, 448

Idoxuridin 201, 370–371
IES 339
IFN s. Interferone
IGF-1 618
IgM-Antikörper 227
Ileozäkalklappe 601
Illicium verum 441–443
Imidazol-Alkaloide 470
Immunantwort 583
Immunglobuline 583–584
– Immunglobulin G 225
Immuninterferon 380
Immunsystem 580–584
– angeborenes 580–581
– erworbenes 581–583
– Lysosomen 72
Immunzellen 581
Impfstoffe 220
– Kapselpolysaccharide 11
Impfung
– Herpesviren 371
– Influenzaviren 373
– Polioviren 374–375
– Tetanus 397–399
– Toxoidimpfstoffe 387, 397–399
Importine 47
Indinavir 204
Indol-3-essigsäure 339–340
Indolalkaloide 480, 506–507, 509–510
Induktor 157
Infloreszenz s. Blütenstand
Influenzaviren 371–374
– Chemotherapie 373–374
– Immunisierung 372–373
– Pandemien 372–373
– RNA-Segmentierung 372
– Serotypen 372–373
Information, genetische 10, 140–141,
 172–206
Informationsverarbeitung 40–44
Ingwerwurzelstock 452–453
Inhibin 615
Inhibiting-Hormone 612
Inhibitoren
– gentechnisch gewonnene 233
– inhibitorische Neurotransmitter 548
– postsynaptische Potenziale 543–544
– Synapsen 543
– s. a. Enzymhemmung
Initialzelle 80
Initiation
– Faktoren 165–166
– Proteinbiosynthese 165
Initiator s. Inr
Inkrustierungen, Pflanzenzell-
 wand 22–23
Innenohr 557
innere Mitochondrienmembran 62–63
Inositoltrisphosphat 43, 545–546
Inr 160

Insertionsmutation 223
Insertionssequenzen 222
Inspiration 592–593
Insulin 615
– A-Ketten-Gen 230–231
– Primärstruktur 273
– Produktion durch *E. coli* 229
Insulin-like growth factor 1 618
Insulinrezeptoren
– Rezeptorkinasen 546
– Signalkaskade 548
Integraseinhibitoren, HIV-Therapie 205
Integument 128
Interferone 365–366, 371, 378–382
– biologische Eigenschaften 381–382
– Induktoren 378–379
– Wirkungsmechanismen 380–381
Interkalation 197, 216
Intermediärfilamente 73
Intermediärstoffwechsel 287
Intermizellarräume 356
Interneurone 528, 537
Internodien 99–101
Interphase
– Mitose 178
– Zellzyklus 175
Interphasekern 46–47
interzellulärer Transport 350
Interzellularsubstanz 10–25
Intima 571
Intine s. Pollenwand
intrazellulärer Stoffaustausch 32
intrazellulärer Transport 350
Intrazellularraum 584
Intrinsic Factor 599
Intron-Ribozyme 258
Introns 141, 161
Inulin 260, 500, 503–504
– Aufbau 260
– Nachweis 79
– Struktur 259
Inversion, Mutation 210
Involucrum 501–503
5-Iod-2'-desoxyuridin 201
Iod-Kaliumiodid 79
Ionen
– Austauschvorgänge, Pflanzen 356
– Funktion in der Zelle 7–8
– Transport, Pflanzen 356
Ionenaufnahme
– freier Diffusionsraum 356
– Pflanzen 355–357
– Zytoplasma 356
Ionenkanäle 42
– ligandengesteuerte 544
Ionenkonzentrationen, Moto-
 neuronen 541
ionisierende Strahlen, Mutagenität 212
Ipecacuanhawurzel 507
IPP 331

IPSP 543–544
Iridaceae 446–447
Iridoide 506–509, 515–516, 518–519
Iris domestica 446–447
Isatis tinctoria 473
Isländisches Moos 422
Iso-Amylase *s.* R-Enzym
Isochinolin-Alkaloide 506–507
Isocitrat 296
– Glyoxylsäurezyklus 297
Isocitrat-Dehydrogenase 296
Isoenzyme 257
Isomerasen
– Enzymklasse 242
– Wirkgruppen 244
Isoniazid 221
isoosmotisch 33
Isopentenylpyrophosphat 331
Isoprenoide 331–332
Isothujon 503–505
Isotypen, Antikörper 224

J
Jahresringe 104–106
Jakob-Creutzfeld-Pseudosklerose 377–378
Japanischer-Pagodenbaum-Blüten 481
Javanische Gelbwurz 452–453
Johannisbrot 479–481
Johanniskraut 477
Juglandaceae 487
Juncaceae 453
Juncaginaceae 443
Junctions, Definition 35
Jungfernhäutchen 607
Juniperus communis 438
juxtaglomerulärer Apparat 587

K
Kätzchen 122–123
Kaffeesäureester 518–519, 521
Kakao 475–476
Kalium, Zellbaustein 6–7
Kallose 87
Kallus 236
Kalyptra 80, 97
Kambium 102
– fasziküläres 80, 89–90, 103
– interfasziküläres 80, 103
Kamille 505
Kammersystole 569
Kammerwasser 555
Kanadische Gelbwurz 464
Kanalproteine 36–37
Kanamycin 402
– bakterielle Transposons 223
– Inaktivierung 195–196
– Resistenzdeterminanten 193–194
– Translationshemmung 201
Kantenkollenchym *s.* Eckenkollenchym

K-Antigene 11
Kanzerogenität 211
Kapillaren 570, 572
Kapillarknäuel, Niere 588
Kapillarwasser 351
Kaposi-Sarkom 375
Kapseln
– Bakterien 11
– Früchte 124–125
Kapselpolysaccharide, Impfstoffe 11
Kapselproteine, Retroviren 163
Kapsid 361–363, 365
Kardiomyozyten 564
kardiovaskuläres System 565–580
Karminessigsäure 79
Karpell *s.* Fruchtblatt
Kartoffel, Entwicklung 344
Kartoffelstärke 511–512
Karyogamie 183, 412
Karyopse 124–126
Kastanie 487
katabole Stoffwechselwege 287–289
Katabolismus, Regulation 157–159
Katabolit-Aktivator-Protein 159
Katabolitrepression 158–159
Katalysator, Definition 252–253
Kationen, Zellbaustein 6–7
Kauliflorie 475
Kehlkopf 591
Keimbahnmutationen 206
Keimblatt 110–111, 129–131
Keimdrüsen, Hormone 617
Keimsporangium 413
Kelch 118–119
Kelchblatt 118–119, 121, 441
Keratenchym 87
Kernäquivalent, Prokaryonten 6, 50, 134
Kernhülle 46
Kernkomplex 313
Kernkörperchen 47
Kernmembran 3–4, 46
Kernphasenwechsel 181–183
– gametischer 183
– intermediärer 181–182
– Laminariales 429–430
– Pilze 412, 417
– zygotischer 181
Kernpolysaccharid 18
Kernporen 3–4, 46
Kernporenkomplex 46–47
Kernrezeptoren 546–548
Kernteilung
– Mikrotubuli 74–75
– Mitosekern 47
– *s. a.* Meiose, Mitose, Zellteilung
β-Ketoacyl-ACP-Reduktase 283
3-Ketoacyl-Coenzym A 285
β-Ketobutyryl-ACP 282–283
α-Ketoglutarat 326

α-Ketosäure 277–278
Ketten
– leichte 224–226
– schwere 224, 226–227
Kiefernnadelöl 440
Kieselalgen *s.* Diatomeae
Kieselgur 406
Killerzellen, natürliche 581
Kinasen 246
Kinderlähmung 374–375
Kinetik, Enzymreaktionen 252–258
Kinetin 341
Kinozilien 558–559
Kitzler 607
Klatschmohnblüten 466
Klause 124, 126
Klebsiella pneumoniae, Stickstoff-Fixierung 325
Kleinhirn 524
Kleistothecium 418–419
klonal verteilte Antigenrezeptoren 581
Klonierung 229
– DNA 229
Knallgasbakterien 317, 391
Knoblauch 448
Knochenmarkschäden, Chloramphenicol 201
Knöllchenbakterien, Stickstoff-Fixierung 323
Knoop'sche Nährlösung 356–357
Koagulase 386
Koagulationsphase 578–579
Königskerzenblüten 516
Köpfchen 122–123
Körbchen 122–123
Körperflüssigkeiten, Zusammensetzung 585
Körperkreislauf 570
Körperwasserräume 584
Kohlendioxid
– Assimilation 317–318
– Atmungsquotient 306
– C_4-Dicarbonsäureweg 319–320
– Dunkelreaktion 317–320
– Fixierung 317–318
– Reduktion 310
Kohlendioxid-Konzentration, Einfluss auf Photosyntheseintensität 322
Kohlendioxid-Partialdruck, Atemreiz 593
Kohlenhydrate
– Biomembranen 29–30
– Biosynthese 298
– Dunkelreaktionen 317–320
– Photosynthese 310–316
– Stoffwechsel 58, 259–265
– Transport in Pflanzen 353
Kohlenstoff
– Assimilation 310
– Zellbaustein 6–7

Kohlenstoff-Kreislauf 286
Kokken 383
Kokosfett 451
Kokzygealmark 527
Kolasamen 475–476
Kolben 122–123
Kollenchym 91, 96, 102, 113
Kolon 601–602
Kolonietyp 11
Kolophonium 440
Kompartimente 3–4
– lysosomale 53
Kompartimentierung 26, 45–46
komplementäre DNA s. cDNA
Komplementaritätsprinzip 137
Komplementaritätsregel 172
Komplementsystem 581
Komplexbildung, DNA und Anthracycline 197–198
Komplexe
– ATP-Synthase 315–317
– Eisen-Protein 313–314
– Elektronentransport 302–305
– Enzym-Substrat 253–255
– Kernporen 46–47
– Ligand-Rezeptor 544
– Lipopolysaccharide 17–18
– Polysomen 169
– Pyruvat-Dehydrogenase-Multienzymkomplex 293
– Redoxkomplexe 301–302
– wasserspaltende 315
Konidium 411–412, 417
Konjugation 191
Konsensus-Sequenzen 160
kontraktiler Apparat 561
Kontraktilität, Ionen 7
Kontraktion, Muskeln 563–564
Kontrollregionen, gentechnischer Einbau 230
Konvergenz 112–113
Konversion, durch Phagen 189–190
Kopoubohnenwurzel 481
Kopplungsbruch 132, 180, 186
Kopplungsgruppen 132, 183–184
– Mendel'sche Regeln 185
Koriander 497–499
Korium 595
Kork s. Phellem
Korkkambium s. Phellogen
Korklamelle 24
Kormophyten 95
Kormus 95, 408, 435
Koronararterien 566
Korpus, Magen 598
Kotransmitter 530–531
– Neuropeptide 552–553
Kotransport 38
Kotyledone s. Keimblatt
Krallenfrosch, Totipotenz 343

Krameriaceae 476
Krautdrogen s. Herba-Drogen
Kreatinin-Clearance 588
Krebsentstehung, Translokation 210
Kreislauf
– Biosphäre s. Biosphäre
– menschlicher, Blutkreislauf 570–571
Kreislaufsystem 570–571
Kretinismus 219
Kreuzdornbeeren 482
Kreuzung
– Diplonten 184–185
– Haplonten 183–184
– Mendel'sche Regeln 185–186
– plasmatische Vererbung 187–188
– reziproke 183–184, 187–188
Kristalle 93
Kristallsand 52
Kristallzelle 93, 113
Kronblatt 118–119, 121, 441
Krone 118–119, 441
Krummdarm 600
Krypten
– Dickdarm 601
– Dünndarm 600
Kümmel 497–499
Kürbissamen 487
Kupferproteide 314
Kuru 377–378
Kurztagpflanzen 345
Kurztrieb 99–101

L
Labiatae s. Lamiaceae
Labyrinth 557–558
lac-Promotor 156
– Aktivierung 158–159
β-Lactamantibiotika
– Angriffsort 16
– Inaktivierung 194
– Resistenzdeterminanten 193
β-Lactamasen 194–195
– Substratprofile 195
Lactat, biotechnologische Gewinnung 399–400
Lactat-Dehydrogenase 308
– Isoenzyme 257
Lactobazillen 399–400
Lactose 265
– Abbau, genetische Regulation 156–159
– Intoleranz 265
– Verwertung, positive Kontrolle, 158–159
Lactose-Operon 156–157
– Insulinproduktion 231
Lagging-Strang 175
Lamiaceae 517–521
Lamiales 513–521
– Phylogenie 513–514

Lamina propria 598
Laminariales 429–430
Lamivudin 376
– HIV-Therapie 204
Landpflanzen s. Embryophyta
Langerhans-Inseln 603
Langtagpflanzen 345
Langtrieb 99–101
Larynx 591
Lateralmeristem 80
Latschenkiefernöl 440
Laubblatt s. Blatt
Laubmoose s. Bryopsida
Lauchöl 448
Lauraceae 458–459
Laurus nobilis 459
Lavandula-Arten 519–520
Lavendel 519–520
LDH s. Lactat-Dehydrogenase
LDL-Cholesterol 31
Leader, mRNA 145
Leading-Strang 175
Leber
– Aminosäurenabbau 277
– Aufbau 603
– endokrines Organ 618
– Funktion 603
– Harnstoffzyklus 326
Lebermoose s. Marchantiopsida
Lecanoromycetes 421–422
Lecithin 55
Lederhaut 595
Leerdarm 600
Leghämoglobin 323
Leguminosae s. Fabaceae
Lein 476
Leinsamen 476
Leishmania-Arten 405
Leitbündel
– bikollaterales 90
– kollaterales 88–90
– konzentrisches 88–90
– oligarches 90
– polyarches 90
– radiäres 88–90, 96
– zerstreute Anordnung 443
Leitenzyme
– Dictyosomen 58
– Zellorganellen 5
Leitgewebe 87–90
– Blatt 109–110
– Spross 102–104
– Typen 77
– Wurzel 96–98
Lektine 480
Lentizellen 85
Leonurus cardiaca 519
Leopardenblumenwurzelstock 446–447
Lepra 401

leptosporangiate Farne s. Polypodiopsida
Leptotän 178
Lesch-Nyhan-Syndrom 218
Leserastermutationen 216
Letalmutationen 206
Leukoplasten 3, 65, 67
- s. a. Plastiden
Leukopoese 576
Leukozyten 575
- Lysosomen 72
Leukozyteninterferone 379–380
Levisticum officinale 497–499
LH 613
Licht, Einfluss auf
- Entwicklungsvorgänge 344–350
- Genexpression 348
- Photosyntheseintensität 321–322
- Polarität 342
- Sekundärstoffwechsel 344
Lichtatmung 319
Lichtenergie 310
- s. a. Photosynthese
Lichtkeimer 348–349
Licht-Kompensationspunkt 321–322
Lichtmikroskopie 2–3
Lichtpflanze, Entwicklung 344
Lichtreaktionen 310, 313–316
- Bilanz 317
lichtregulierte Vorgänge, höhere Pflanzen 347
Lichtsammlersysteme 312
Liebstöckelwurzel 497–499
Liganden, Membrantransport 41–42
Ligand-Rezeptor-Komplex 544
Ligasen 173–174, 212, 296, 307
Lignifizierung 23
Lignin 24
- Nachweis 79
Lignum-Drogen, Übersicht 108
Ligula 99–101
Liliaceae 445
Liliidae 443–457
- Acorales 443
- Alismatales 443
- Asparagales 446–450
- Dioscoreales 443–445
- Liliales 445–446
- Phylogenie 444
- s. a. Monocotyledoneae
limbisches System 525
Limonen 470
Linaceae 476
Lincomycin, Translationshemmung 200
Lindenblüten 475–476
Lineweaver-Burk-Darstellung 255
Linolensäure, Synthese 283
Linolsäure, Synthese 283
Linse, Auge 555

Linum usitatissimum 476
Lipid A 18, 387
Lipiddoppelschicht 27
- Permeabilitätseigenschaften 32–35
- und Membranproteine 29
Lipide 280
- Abbau 284
- Biomembranen 28
- Synthese 283–284
- s. a. Fette
Lipidfloß 27–28
Liponamid 293
Liponsäure 246, 293
Lipopolysaccharid-Komplex 17–18
Lipopolysaccharid-Schicht 12
Lipoproteidmembran 2
Lipoproteine 275
Liquor 529
Liquorraum 529
Lodicula 454–455
Lösung, hypertonische 34
Lösungsmittel 9
Löwenzahn 504
Loganiaceae 506
Lopinavir 204
Lorbeerblätter 459
Lotuseffekt 460
Lückenkollenchym 91
Luftmyzel 401
Luftröhre 591
Luftwege 591
Luftwurzel 86, 98–99
Lumbalmark 527
Lumen, Magensaftsekretion 599
Lunge 591–592
Lungenkraut 512–513
Lungenkreislauf 570
Lutein 312–313
luteinisierendes Hormon 613
Lyasen 296
- als Enzymklasse 242
- Coenzyme 247
- Wirkgruppen 244
Lycopodiopsida 408
lymphatische Organe 579–580
lymphatisches Gewebe, darmassoziiertes 601
Lymphe 579
Lymphgefäße 570, 579
Lymphknoten 579
Lymphopoese 576
Lymphozyten 576, 581
- Genexpression 162
Lymphozytenklone 237
Lymphsystem 579–580
Lysergsäurederivate 422–423
lysosomale Kompartimente 53
Lysosomen 5, 71–73
- Funktion 71–73
Lysozym

- Bakterienzellwand 14
- Immunantwort 581
Lythraceae 467–468
Lythrum-Arten 468

M

Macrocystis pyrifera 429
Macula densa 587–588
Mädesüßkraut 486
Mäusedornwurzelstock 447
Magen 597–599
- endokrines Organ 617
- Epithelschicht 598
- Lumen 599
Magenentleerung 599
Magenpförtner 598
Magensaft 598, 600
Magensaftsekretion 599
Magenschleimhaut 598
Magenwand 598
Magnesium, Zellbaustein 6–7
Magnoliaceae 457
Magnolia officinalis 457
Magnoliidae 443–459
- Laurales 458–459
- Magnoliales 457–458
- Piperales 457
Magnoliopsida s. Angiospermae
Maiglöckchenkraut 447
Mais 455–456
Maispflanze
- Kohlendioxid-Fixierung 319–320
- Wachstumskurve 337
Major Histocompatibility Complex 73
Makrofibrillen, Aufbau 20
Makrogametophyt 183
Makrolide, Translationshemmung 201
Makromoleküle
- Heterophagie 72
- Osmose 33
Makrophagen
- Aktivierung durch Endotoxine 388
- Immunantwort 581
Makula 555
Makulaorgane 558
Malaria 220, 406
Malat 296–298, 319–320
Malat-Dehydrogenase 296, 319–320
Malonyl-Acyltransferase 282
Malonyl-CoA 282, 330
Malonyl-Transacylase 282
Maltase 262–264
Maltose 262
- Struktur 264
Malva-Arten 475–476
Malvaceae 473–476
- Phylogenie 474
MAM 63
Mamillarkörper 525
Mandarinenschale 470

Mandelkern 525
Mandeln 579–580
Mandelöl 486
α-Mannane 415
Mannose-6-Phosphat,
  Lysosomen 72–73
Mantelzellen 540
MAO 550–551
Marantaceae 451
Maraviroc 205
Marchantiopsida 408
Mariendistelfrüchte 504
Marker-Enzyme 5–6
Markergene 230–231
Markstrahlen
– Niere 586
– Spross 103
– Wurzel 97
Marrubium vulgare 519
Masernviren 374
Mastix 469
Mastocarpus stellatus 433
Matrix
– extrazelluäre 25
– Mitochondrien 5
Matrize 144
– DNA-Replikation 172–175
– mRNA-Synthese 152
– Proteinbiosynthese 168
Matrizenblocker 197–199
matrokline Vererbung 65, 187–188
MDR 527
Mechanorezeptoren 544
Media 572
Medulla oblongata 524
Meerzwiebel 447
Megasporen 183
Mehlige Kopoubohnenwurzel 481
Meiose 121–122, 129, 178–180
– haploide Zellen 180
– Mendel'sche Regeln 185
– Phasen 179
– Systeme 181–187
Meiosporen 181, 412
Meiozyten 181
Meissner-Körperchen 594–596
Meissner-Plexus 535
Melaleuca-Arten 468
Melanin 595
Melanotropin 613
Melatonin-Inhibiting-Hormon 613
Melilotus officinalis 481
Melissa officinalis 519–520
Melissenblätter 519–520
Membranen 5
– äußere 12–13
– postsynaptische 542–543
– *s. a.* Biomembranen
Membranfluss 30–32
– Endoplasmatisches Retikulum 54–55

Membrankohlenhydrate 29–30
Membranleitfähigkeit 541
Membranlipide 28
Membranpotenzial 34–35
Membranproteine 28–29
– Coated Pits 30
– Transportproteine 36
Mendel'sche Regeln 133, 180, 185–186
Meningen 529
Menispermaceae 460–461
Mensch
– Autosomenpaare 49
– Blutkreislauf 570–571
– Chromosomen 49–50
– enterohepatischer Kreislauf 604
– Mitochondrien-DNA 64
– Proteinabbau 277
– Punktmutationen 218–222
– *s. a.* Humanbiologie
Menstruationszyklus 608–609
Mentha-Arten 519–520
Mentha piperita, Drüsenhaar 57
Menthol 518–520
Menyanthaceae 500
Menyanthes trifoliata 500
Meristeme 77–78, 80, 130–131
– primäre 335–336
– Typen 77
Meristemoid 80
Merkelzell-Rezeptoren 594–596
Mesangiospermae 443
Mesencephalon 523
Mesodicotyledoneae 457
Mesokarp 124
Mesophyll 113–114, 124
Messenger-RNA *s.* mRNA
metabole Stoffwechselwege 287–289
Metabolismus, Definition 240
Metabolite Channelling 44–45
Metaboliten 287
Metallionen, als Cofaktoren 241–243
Metalloproteine 275
Metall-Proteinasen 276
Metamonada 405
Metamorphose 112–113
Metaphase
– Meiose 180
– Mitose 178
Metaphasenchromosomen 48–49
Metaphasengifte 178
Methanobakterien 317
Methionin 168, 267
Methionyl-tRNA 165
Mevalonsäureweg, Isoprenoide 331
MHC I 73
MHC-Moleküle 582
Michaelis-Menten-Modell 253–255
– Konstante 254
Mikrobiota 602
Mikrofibrillen 20

Mikrofilamente 73
Mikrogametophyt 182–183
Mikroglia 540
Mikroorganismen
– Stickstoff-bindende 324
– Wachstumsfaktoren 337–339
Mikropyle 128–129
Mikrosporangium 182–183
Mikrotubuli 5, 19, 73–76
– Bedeutung für Zelle 74–75
– Geißeln 76
– Zellteilung 178
Mikrovilli
– Darmschleimhaut 73
– Dünndarm 600
– Kolon 601–602
Miktion 590–591
Miktoplasma 87
Milchprodukte, Herstellung 399–400
Milchröhre 93–94
Milchsäure *s.* Lactat
Milchsäurebakterien
– Lactobazillen 399–400
– Streptokokken 400
Milchsäuregärung 287, 308–309, 399–400
Milchsaft 93
Milz 579
Mineralocorticoide 614
Minzöl 519–520
miRNA 145–146
Mistelkraut 488
Mithramycine, Tumortherapie 199
Mitochondrien 3–5, 62–65
– DNA 64–65
– Enzyme 248
– Feinstruktur 62–64
– Fettsäureabbau 284
– Funktion 63–64
– Harnstoffzyklus 326
– Nervenzellen 537
– plasmatische Vererbung 187
– Schema 63
– Vorkommen 62
Mitochondrien-assoziierte ER-Membran 63
Mitochondrienmembran
– äußere 63
– Elektronentransportkomplexe 302–305
– innere 62–63
Mitochondrienproteine, Codierung 65
Mitomycine
– Hemmung der m-RNA-Synthese 197
– Tumortherapie 199
Mitose 177–178
– *s. a.* Meiose, Zellteilung
Mitosehemmung 200
Mitosekern 47
Mitospore 411–412

Mitralklappe 566
Mittelhirn 524
Mittellamelle 19–20, 23
Mittelohr 557
Mizellarstränge 20
Mönchspfefferfrüchte 519
Moleküle, als Cofaktoren 241–243
Molekularbiologie
– Bakterien-Gentechnologie 227–233
– Pflanzen-Gentechnologie 234–235
– Pflanzenzucht mit Protoplasten 238–239
– somatische Hybridisierung 235–238
Molybdänferredoxin 323
Mongolismus 208–209
Monilophyta s. Farne
Monimiaceae 458
Monoaminodicarbonsäuren 266
Monoaminomonocarbonsäuren 266
Monoamin-Oxidase 550–551
Monochasium 101, 122–123
monocistronisch 145
Monocotyledoneae 131
– Blatt 110
– Dickenwachstum 104
– Leitbündeltypen 88–90
– Pollen 122
– primäre Sprossachse 102–103
– Spaltöffnungen 114–115
– Wurzel 95–97
– s. a. Liliidae
monoenergid 2
Monözie 120
monoklonale Antikörper 237–238
Monosaccharide, Stoffwechsel 259–261
Monozyten 576
Moose 408
– Generationswechsel 181–182
– Polarität 342
– Spaltöffnungen 114–115
Moraceae 482
Morphin 466
Morphinan-Alkaloide 466
Mosaikgene 227
Mosaikstruktur 162, 206
– Biomembranen 28
– Gene 141–142
Motoneuronen 537, 562–563
– Darmnervensystem 535
– Ionenkonzentrationen 541
Motorik
– Dünndarm 601
– Kolon 602
Moxifloxacin 199
M-Phase, Zellzyklus 175
mRNA 142–145, 150
– Bildung 152
– Eukaryonten 170
– Lebensdauer 169–170
– Prokaryonten 170

– Startsequenz 145
mRNA-Bindungsstelle 165–166
mtDNA 64–65
Mucopeptideinheit, Bakterienzellwand 14
Mucopolysaccharide 260
Mucoraceae 413
Mucorales 413–415
Mucoromycotina 413–415
Müllerzellen 540
Multienzymsysteme 248
Multiple Drug Resistance Transporter 527
Multiproteinkomplexe, Atmungskette 302
Multi-unit-Typ, glatte Muskulatur 565
Mumpsviren 374
Mundhöhle 597
Muraminbiosynthese 15
Murein 260
Mureinsacculus 14–17
Mureinschicht 2
– Alanin-Alanin-Ligase 15–16
– Alanin-Racemase 15–16
– Bakterienzellwand 11–14, 16
– Polysaccharidketten 13
– Quervernetzung 16
murine Antikörper 238
Musaceae 451–452
Muscimol 428
Muskatellersalbeiöl 519–520
Muskatnuss 457–458
Muskelfasern 559–563
– Typen 563
Muskelkontraktion
– glatte Muskulatur 565
– quergestreifte Muskulatur 562
Muskelzellen, glatte 564–565
Muskularis 600
Muskulatur
– glatte 564–565
– quergestreifte 559–564
– Skelettmuskulatur 560
Mutagene 209, 211–224
– alkylierende 215
– chemische 214–216
– physikalische 212
Mutagenitätsprüfung, Ames-Test 211–212
Mutanten, auxotrophe 183
Mutationen 134, 136, 206–227
– induzierte 207
– somatische 206, 583
Mutationsorte 216
Mutationsrate 186, 206–207
Mutationstypen 207–211
Mutterkornalkaloide 236
Mutterkraut 505
Muzine 598–599
Mycolsäuren 401

Myelinscheide 539
Myeloidkörper 56
Myelomzellen, Antikörperproduktion 237
Myelopoese 576
Mykobakterien 401
Mykoplasmen 400
Mykorrhiza 427, 493–494
Mykotoxine 420–421, 428
Myofibrillen 561, 564
Myoglobin, Tertiärstruktur 274
Myokard 564–565
Myosinfilamente
– glatte Muskulatur 564–565
– quergestreifte Muskulatur 561–562
Myosinkopf 562
Myristicaceae 457–458
Myristica fragrans 457–458
Myrosinase 471–473
Myroxylon-Arten 480–481
Myrrhe 469
Myrtaceae 467–468
Myxobakterien 396
Myxoviren 371–374
Myzel 411
– Basidiomycota 424

N

Na^+-$2Cl^-$-K^+-Symporter 589
Nabelschnur 609–610
N-Acetylglucosamin 13–14
N-Acetyl-Muramidase 14
N-Acetylmuraminsäure 13–14
Nachgeburtsphase 610
Nachhyperpolarisation 541
Nachlast 569
Nachtkerzenöl 468
Nacktsamer s. Gymnospermae
NAD 241, 245, 251
Nadelblatt 115–116, 439–440
– Inhaltsstoffe 440
NADH, Rolle im Stoffwechsel 288
NAD·H, Funktion 245
NADH-Dehydrogenase 302
$NADH + H^+$
– Atmungskette 303
– Decarboxylierung 293
NADH-Ubichinon-Oxidoreduktase 303
NADP 241, 251
– Lichtreaktionen 310–311, 315
NADP·H, Funktion 245
$NADPH + H^+$ 292
– Fettsäuresynthese 283
– Lichtreaktion 310, 315
Nägel 596
Nährlösungen, Zusammensetzung 356–357
Nährstoffe, Pflanzenzelle 7
Na^+-Glucose-Symporter 589
Na^+-H^+-Antiporter 589

Nahrung, Verweildauer 597
Na⁺/K⁺-ATPase 38
Nalixidinsäure 199
Naphthol-Schwefelsäure 79
Naphthylessigsäure, Anthrachinon-
  bildung 340
Narbe 120, 124
Na⁺-Resorption 589
Nartheciaceae 443
Nasenhöhlen 591
Natrium, Zellbaustein 6–7
Natriumalginat 429
Natriumbilanz 585
Natriumfusidat 419
Natriumpumpe 39
Naturstoffe
– Alkaloide 332–334
– Glykoside 333–334
– Isoprenoide 331–332
– Phenylpropan 332
– Polyine 330
– Polyketide 330
– Strukturklassen 330–335
– Terpenoide 331–332
NDP-Glucose 334
Nebenblatt 109
Nebenhoden 605
Nebennieren, Hormone 614–616
Nebenschilddrüsen, Hormone 614
Nebenzelle 115–117
Nebulin 561–562
Negativkontrolle
– Genaktivität 155
– Genrepression 159
Nektarium 119–120, 441
Nektarspalte 95
Nelfinavir 204
Nelkenöl 468
Nelumbonaceae 460
Neocarzinostatin 199
Neomycin 402
– Inaktivierung 196
– Translationshemmung 201
Nephron 587
Neroliöl 470
Nerven, Hirnnerven 525–526
Nervenbahnen
– adrenerge 549
– dopaminerge 548–550
– noradrenerge 548–549
– serotoninerge 549
Nervenfasern 538–539
Nervengeflechte, Darmwand 535
Nervengewebe 535–540
Nervenleitungsgeschwindigkeit 539
Nervensystem 522–540
– autonomes 529–532
– Blut-Hirn-Schranke 525–527
– Darmnervensystem 534–535
– enterisches 534–535

– Gehirn 523–525
– Hirnhäute 528–529
– peripheres 522, 529–532, 540
– Reflexbogen 533–534
– Rückenmark 527–528
– Rückenmarkshäute 529
– sensorisches 532
– somatisches 523, 532–533
– vegetatives 522, 529–532
– zentrales 522, 539
Nervenzellen 536–538
– motorische 536
– Rezeptoren 544–548
– sensorische 537
– Speichervesikel 61
Netzhaut 555
Neuralleisten 609
Neuralrohr 609
Neuraminidase 371–373
– Hemmung 373–374
Neurit 538
Neuroglia 539–540
Neuronen
– Atmungsregulation 593
– s. a. Nervenzellen
Neuropeptide 542, 548, 552–553
Neurospora crassa 183
Neurotransmission 542
Neurotransmitter 530–532, 548–553
– aminerge 548
– cholinerge 548
– exzitatorische 548
– inhibitorische 548
– Speichervesikel 61
– synaptische Übertragung 542
Neutralfette, Synthese 284
Neutronenstrahlung, mutagene
  Wirkung 209
Nevirapin 204
N-Formylmethionyl-tRNA 165
NGF-Rezeptor-Typ, Rezeptor-
  kinasen 546
Niaouliöl vom Cineol-Typ 468
Nichtelektrolyte, polare 33
Nichthistonproteine 49
nichtnukleosidische Reverse-Trans-
  kriptase-Inhibitoren s. NNRTI
nicht-proteinogene Aminosäuren 267
Nicotiana
– *silvestris* 345
– *tabacum* 345, 512
Nicotin 511–512
Nicotinamid 248
Nicotinamid-Adenin-Dinukleotid 245, 251
Nicotinamid-Adenin-Dinukleotid-
  phosphat 251
Niederdrucksystem, Kreislauf 570–571
Niedrigfluenzreaktionen 348
Niedrigstfluenzreaktionen 348

Nieren
– Aufbau 586–587
– endokrine Organe 618
– Filtrationsdruck 588
– Lysosomen 72
– Nephrone 587
– Primärharnbildung 587–588
– tubuläre Transportprozesse 588–590
Nierenbecken 590
Nierenkelch 587
Nierenkörperchen 587
Nierenmark 586
Nierenrinde 586
nif-Gene 325
Nitratreaktion 326
Nitrat-Reduktase 325
Nitrat-Reduktion, assimilatorische 325–326
Nitrifikation 325
nitrifizierende Bakterien 325, 391
– Nitrifizierer 317
Nitrit 214
Nitrit-Reduktase 325
Nitrobacter 317, 325
Nitrofurantoin 221
Nitrogenase 323
Nitrogenase-Reduktase 323
Nitrosomonas 317, 325
NNRTI 203–205
Nodien 99–101
Nolinoideae 447
Nonsense-Proteine 201
Noradrenalin 530–531, 548–550
Notoginsengwurzel 496–497
Novobiocin 200
Nozizeptoren 595
NRTI 203–204
Nucellus 128
Nukleinsäuren 134–149
– DNA s. DNA
– genetischer Code 148
– Replikation 172–175
– RNA s. RNA
– Zellbaustein 9–10
Nukleofilamente 49–50
Nukleohistonkomplex 49
Nukleoide 2, 6, 50
Nukleoli 3, 47
Nukleoproteine 275
Nukleosidanaloga 203, 376
Nukleosiddiphosphatzucker 299
Nukleoside 134–135
nukleosidische Reverse-Transkriptase-
  Inhibitoren s. NRTI
Nukleosidtriphosphate 249
Nukleosomen 49–51
Nukleotide 9, 134–135
– Funktion 136
Nukleotidsequenzen 136–137, 163
Nukleotidstrang 137

Nukleotidtripletts 141, 146–147
– Folge 147–148
– s. a. Tripletts
Nukleotidyl-Transferasen 246–247
Nukleus 3
Nussfrucht 124–125
Nymphaeaceae 441

O

O⁶-Methylguanin-Transferase 217
O-Antigene 17–18
Oberhaut 595
Ochrea 109
Odermennigkraut 486
Öffnungsfrucht s. Streufrucht
Ölbaumblätter 513
Öle
– ätherische 53
– Lichteinfluss 345–346
Ölgang 93–94
Ölidioblasten 53
Ölstrieme s. Ölgang
Oenothera biennis 468
Ösophagus 597
Ofloxacin 199
Ohr 557–558
Okazaki-Fragmente 173–174
Okzipitallappen 523
Oleaceae 513
Olea europaea 513
Oleosomen 53
Olibanum indicum 469
Oligodendrozyten 539–540
Oligopeptide 269
Oligosaccharide
– Stoffwechsel 259–261
– Synthese 55
Olivenöl 513
Omnipotenz, Zellen 1, 343
Omphalotaceae 428
Onagraceae 467–468
Onkologika, Störung des Zellzyklus 178
Ononis spinosa 481
Onygenales 420
Operator 156–157
Operon 156
Ophiocordycipitaceae 423
Opine 234
Opioide 553
Opioidrezeptoren 553
Opisthokonta 404
Opium 466
Opsonin 582
Orbita s. Augenhöhle
Orchidaceae 446
Organdurchblutung 572
Organe 77
– Atmungsorgane 591–594
– endokrine s. endokrine Organe
– Fortpflanzungsorgane 605–610
– lymphatische 579–580
– Sinnesorgane 553–559
– Verdauungsorgane 596–604
Organisation, molekulare 9
organische Verbindungen, Aminosäuren als Vorstufen 272
Organismen
– anaerobe 287
– auxotrophe 338
– Einteilung nach Kohlenstoff- und Energiequellen 286
– frei lebende Stickstoff-bindende 324
– Gluconeogenese 298
– heterotrophe 240, 286
– photoautotrophe 44
– photosynthetisierende 240
– prototrophe 338
– Stickstoff-autotrophe 322–323
– Stickstoff-heterotrophe 323
– symbiontische, Stickstoff-bindende 323–324
– Wassergehalt 8
Origanum vulgare 519–520
Ornithin-Carbamoyl-Transferase 326
Orobanchaceae 515
Orsellinsäure 330
orthoploid 207
Orthosiphon-Arten 519–520
Orthosiphonblätter 519–520
Oryza sativa 455–456
Oseltamivir 374
Osmose 33–34, 52, 351
osmotischer
– Druck 33, 585
– Wert 33
Ostindischer-Tintenbaum-Früchte 469
Ouabain 509–511
Ovalbumingen 141
Ovarium s. Fruchtknoten
Oxalacetat 295–299
Oxalacetat-Aspartat-Transaminase 319–320
Oxalat-Raphiden 93
Oxalidaceae 476
β-Oxidation, Fettsäuren 284–285, 306
Oxidations-Reduktions-Reaktionen, Definition 250
oxidative Phosphorylierung s. Atmungskettenphosphorylierung
Oxidoreduktasen
– als Enzymklasse 242
– Coenzyme 245
α-Oxoglutarat 296
α-Oxoglutarat-Dehydrogenase 296
Oxytocin 170, 269, 613

P

p21 176–177
p53 176–177
p53-Gen, Mutation 177
P-680 313
P-700 314–315
Pachytän 178–180
Paclitaxel 437–438
– Wirkung auf Mikrotubuli 74
Paeoniaceae 466–467
Palisadenparenchym 113–114
Palmae s. Arecaceae
Palmfarne s. Cycadaceae
Palmitinsäure 281–282
– Abbaubilanz 306
Panax notoginseng 496–497
Pankreas 602–603
Pantothensäure 248
Papain 471
Papaveraceae 465–466
Papaver-Arten 466
Papille 82–83
PAPS 328
parakrine Wirkung, Hormone 611
Paramyxoviren 374
Parasiten
– Typen 86
– Viren 360
Parasympathikus 523, 530–531
Parathormon 614
Paratope 224
Paratyphus 395
Parenchym 77–78, 81
Parentaltyp 185
Parietallappen 523
Parietalzellen 598
Parmeliaceae 422
Partialglyceride 451
Partialinfloreszenz 122–123
Passifloraceae 476
Passionsblumenkraut 476
passiver Transport 37–38
Pasteureffekt 309
Patau-Syndrom 208
Pathogene 580
Paukentreppe 557–558
P_{DR} 346–349
Pedaliaceae 513
Pektine 22, 59
– Aufbau 260
– Pflanzenzellwand 20
Pektinstoffe, Pflanzenzellwand 22
Pelargonium-Arten 468–469
Pelargoniumwurzel 468–469
Penicillinacylase 394–395, 398
Penicillinase-Plasmide 193
Penicilline 269, 400, 421
– Angriffsort 15–17
– bakterizide Wirkung 17
– biotechnische Produktion 395
– Penicillin G 16–17, 195
Penicillium
– Arten 417, 420–421
– Protoplastenfusion 236

Penis 605
Penisschwellkörper 605
Pentaglycylglycin, Bakterienzellwand 13
Pentosen 134
– Struktur 261
Pentosephosphatweg 291–292
– NADPH + H⁺ 283
PEP-Carboxylierung 320
Pepsin
– Bildung 599
– Zusammensetzung 272
Pepsinogen 598
Peptidantibiotika, biotechnische Produktion 396–397
Peptidbindung 269
– Bildung 167
Peptide
– atriale natriuretische 585
– Gastric Inhibiting 618
– Synthese 269
Peptidhormone 611
– Regulation der Proteinbiosynthese 170–172
Peptidketten 270
Peptidoglykane 14, 260
Peptidoglykansynthese 15
Peptidyltransferase 165–166
– Hemmung durch Chloramphenicol 200
Peptidyltransferase-Reaktion 167
Perianth 118–119
Periderm 84, 107
Perigon 118–119, 441
Perikambium s. Perizykel
Perikard 565
Perikarp 124
peripheres Nervensystem 522, 529–532
– Neuroglia 540
periplasmatischer Raum 12–13
Perisperm 129, 440
Peristaltik 602
peristaltische Reflexe 535
Perithecium 418–419
Perizykel 80, 96–97
Perizyten 526
Permeabilität
– Biomembranen 32–35
– Ionen 7
Peroxisomen 5, 70
Perubalsam 480–481
Petal s. Kronblatt
Peumus boldus 458
Peyer-Plaques 580
Pfeffer 457
Pfefferminze 519–520
Pflanzen
– carnivore 59
– Elektrolythaushalt 355–357
– Entwicklungsphysiologie 335–357
– etiolierte 346

– Fettsäuresynthese 281
– Gentechnologie 234–235
– heterotrophe, Nährlösungen 357
– Ionenaufnahme 355–357
– Ionenaustauschvorgänge 356
– Ionentransport 356
– Kohlenhydratstoffwechsel 58, 259–265
– Lichtwirkung 344–349
– morphologisch-anatomische Anpassungen 354–355
– Nährlösungen 356–357
– Nitrat-Reduktion 325–326
– Phosphorkreislauf 328
– photoperiodische Einflüsse 344–350
– Photosynthese 310–316
– Protoplastenfusion 235–237
– Schwefelstoffwechsel 326–328
– Sekundärstoffwechsel 329–335
– Stickstoffkreislauf 322–326
– Stoffwechsel 310–335
– Temperaturwirkung 349–350
– Totipotenz 335–343
– Transpiration 352–353
– Transport organischer Moleküle 353–354
– Transportvorgänge 350
– Wachstum 335–341
– Wahlvermögen für Ionen 357
– Wasserabgabe 352–353
– Wasserhaushalt 52, 350–355
– Wasserspeicherung 354
– Wassertransport 352
– Wasserversorgung 354–355
– wesentliche Elemente 355
– s. a. Samenpflanzen
Pflanzenreich, Vorkommen von Photosynthesepigmenten 312
Pflanzenstoffe
– sekundäre 52, 329–334
– s. a. Arzneipflanzen
Pflanzenzellen 2–4
– Dictyosomen 59
– Genübertragung 235
– meristematische 3
– Nährstoffe 7
– Saugkräfte 52
– Zentralvakuole 51–53
Pflanzenzellwand 18–24
– Adkrustierungen 23–25
– Bildung 19–20
– Cellulosefibrillen 19–20
– chemische Zusammensetzung 21–22
– Chitin 21–22
– Gerbstoffe 23
– Gerüstsubstanzen 21
– Glykoproteine 22
– Grundsubstanzen 22, 62
– Hemicellulose 20, 22
– Inkrustierungen 22–23
– Mineralisierung 23

– Mittellamelle 23
– Paralleltextur 20
– Pektine 20
– Pektinstoffe 22
– Primärwand 20, 23
– Schichtenbau 20–21
– Sekundärwand 20, 23
– Streutextur 20
– Tertiärwand 20
– Verkorkung 24
Pflanzenzucht, mit Protoplasten 238
Pfropf, Blutgerinnung 577
Phänotyp 132
– bei Deletionen 210
– Haplonten 183
– Mutationen 206
Phaeophyceae 406, 429–431
– Fucales 431
– Laminariales 429–430
– Photosynthesepigmente 312
Phagen 11, 188–190, 364
– DNA-Aufbau 188–189
Phagenkonversion 189–190
Phagenrezeptoren 17–18
Phagozyten 31
Phagozytose 30–31
– Amoebozoa 404
– Bakterien 11
– Immunabwehr 386
– Immunantwort 581
Phalloidin 269
Phallotoxine 428
Pharynx 591
Phasen
– embryonale 609
– fötale 610
– Koagulation 578–579
– Magensaftsekretion 599
– präembryonale 609
– Zellzyklus 175–177
Phellem 84–85, 106
Phelloderm 84–85
Phellogen 84–85, 106
Phenacetin 221
Phenazon, Enzyminhibition 56
Phenobarbital, Enzyminduktion 56
Phenoxymethylpenicillin 421
Phenylalanin 159, 332, 345
Phenylalanin-Ammonium-Lyase 344
Phenylbrenztraubensäure 332
Phenylketonurie 219
Phenylpropane 332, 452–453, 459, 497
Pheophytin a 313–314
Phlein 455–456
Phloem 87–90, 96, 102
– internes 506, 509, 511
– Leitelemente 87
– Parenchym 87
– sekundäres 97
– Siebröhren 353

Phloroglucin-Salzsäure 79
Phosphatidsäure 283
Phosphatidylcholin 55
Phosphat-Puffersystem 586
Phosphoadenosinphosphorylsulfat 328
Phosphodiesterase 171–172
Phosphoenolpyruvat 290, 298, 319–320
– Muraminbiosynthese 15–16
Phosphoenolpyruvat-Carboxy-
  kinase 299
Phosphoenolpyruvat-Carboxylase 319–
  320
Phosphoenolpyruvat-Carboxy-
  lierung 320
Phosphofructokinase 289
6-Phosphogluconat-Dehydrogenase 292
3-Phosphoglycerat 318–319
Phosphoglyceratkinase 289, 318
Phosphoglyceride 284
3-Phosphoglycerinaldehyd 318
Phosphoglycerinaldehyd-Dehydro-
  genase 318
Phosphoglycerinsäure 290, 318–319
3-Phosphoglyceroyl-1-phosphat 289
Phospholipide 28
– Synthese 284
Phosphonomycin 15
Phosphoproteine 275
Phosphor, Zellbaustein 6–7
Phosphorkreislauf, Pflanzen 328
Phosphorsäure 134
5'-Phosphorsäureester 135
Phosphorylierung
– Glucose 253
– oxidative 288, 304
Phosphorylierungsreaktionen, Kinase-
  katalysierte 249
Photoassimilation s. Assimilation
photoautotrophe Organismen 44, 285–
  286
Photodermatitis 499
Photolyase 213
Photolyse 310–311, 315
Photomorphogenese 344–349
Photonenfluenzen 348
Photoperiodizität, Einfluss auf Entwick-
  lungsvorgänge 344–350
Photophosphorylierung 66, 310–311
– ATP-Synthese 315
Photoreaktionen s. Lichtreaktionen
Photoreaktivierung, UV-Schäden 212
Photorespiration 70
Photorezeptoren 311, 555
– Chlorophylle 311–314
– höhere Pflanzen 347
– s. a. Photosynthesepigmente
Photosynthese 9, 67, 310–316
– allgemeine Gleichung 310
– Bakterien 390
– Bilanz der Lichtreaktionen 317

– Dunkelreaktionen 317–320
– Elektronentransport 314
– Energiegewinnung 286–287
– Intensität 321–322
– Lichtreaktionen 313–316
– ökologische Faktoren 321–322
– Redoxreaktionen 311
Photosynthesekurven 321–322
Photosynthesepigmente 66, 311–313
– akzessorische 312–313
– primäre 311–312
– s. a. Photorezeptoren
Photosysteme 312
– Photosystem I 315
– Photosystem II 313–315
– Schema 313
Phototropin 347
P_{HR} 346–348
Phragmoplasten 19, 75
phyA 346
phyB-F 346
Phycobiline, Vorkommen 312
Phycobiliproteine 432
Phycoerythrin 432
Phycoerythrobilin 313
Phyllodium 112
Phylloid 429, 431
Phylogenie, Klassifikationssysteme 358
Physostigmin 480–481
Physostigminsalicylat 481
Phytoalexine 329
Phytochrome 346–349
Phytochrom-Holoprotein 347
Phytochromobilin-Chromophor 347
Phytochromsystem 346–349
Phytohormone
– Abscisinsäure 341
– Auxine 339–340
– Einfluss auf Mikrotubuli 75
– Ethylen 341
– Gibberelline 340–341
– Zytokinine 341
Phytol 311
Phytomelane 445–446
Phytosterol 440, 446
Pia mater 529
Picornaviren 374–375
Pigment
– 680 313
– 700 314–315
Pilocarpin 470
Pilocarpinhydrochlorid 470
Pilus 191–193, 385
Pilze
– Fettsäuresynthese 281
– Protoplastenfusion 235–237
– Zellwand 25
– s. a. Fungi
Pimpinella anisum 497–499
Pinaceae 438–440

Pinidae 438–440
Pinopsida s. Gymnospermae
Pinosomen 32
Pinozytose 30–31
Pinselschimmel s. Penicillium
Pinus-Arten 439–440
Piperaceae 457
Piper-Arten 457
Pistacia lentiscus 469
Pistillium s. Stempel
Pisum sativum 480
Placenta 120–121
Plantae
– Plastiden-Evolution 404, 406
– Rhodophyta 406, 432–434
– Viridiplantae 407–410
Plantaginaceae 515–518
Plantago-Arten 517
Plasmabrücken 191, 193
Plasmalemma 26
Plasmamembran 2–4, 26
– Archaea 359
– Bakterien 44
– Prokaryonten 6
– Rezeptoren 41–43
– Rezeptorfunktion 40
– Transport von Zellwandbestand-
  teilen 16
– s. a. Biomembranen
Plasmapolarität 342
Plasmaproteine 574
Plasmazellen 582–583
Plasmide 50–51, 191–196, 394
– Agrobacterium tumefaciens 234–235
– DNA-Klonierung 229–233
– Resistenzfaktoren 190
– tumorinduzierende 234
– Verlust 196
Plasmodesmen 3, 19–20, 35–36, 356
Plasmodium-Arten 406
Plasmogamie 412
Plasmolyse 34
Plasmon 65, 187
plastidäre Biosynthese 331
Plastiden 3, 65–68, 187
– DNA 68
– Endosymbiose 404–406
– Feinstruktur 65–67
– Funktionen 67
– genetisches System 67
– plasmatische Vererbung 187
– s. a. Chloroplasten, Leukoplasten
Plastochinol 313–314
Plastochinol:Plastocyanin-
  Reduktase 314
Plastochinon 246, 313–314
– Elektronenübertragung 314
Plastochinon-Eisen-Protein-
  komplex 313–314
Plastocyanin, kupferhaltiges 314

Plastocyanin:Ferredoxin-Oxido-
    reduktase 315
Plastohydrochinon 313–314
Plastom 187
Platanaceae 460
Plateauphase, Herzmuskel 567
Plattenkollenchym 91, 107
Plazenta 609–610
Pleiochasium 101, 122–123
Pleurotaceae 428
Plexus
– myentericus 535
– submucosus 535
Plumula 99–101, 130–131
Pneumokokken, Kapsel 11
Poaceae 453–457
Pockenvirus 366
Podophyllotoxin
– Bindungsstelle am Tubulin 74
– Mitosehemmstoff 200
Podozyten 588
– Niere 588
Polarität 136–137
– Außenfaktoren 342
– Pflanzen 342–343
Poliomyelitis s. Kinderlähmung
Polioviren 364–366, 374–375
Polkern 128–129
Pollenkorn 121–122, 128–129
Pollenmutterzelle 121–122, 128
Pollensack 119–121
Pollenschlauch 120, 129
Pollenwand 122
polycistronisch 145
Polycystinea 405
polyenergid 2
Polyethylenglykol, Protoplasten-
    fusion 235, 237
Polygala-Arten 477
Polygalaceae 477
Polygenie 132
Polygonaceae 490–492
Polygonum-Arten 492
Polyine 330, 497, 503–505
Polyketide 330
Polymerisation, DNA-Synthese 173
Polymyxine 396–397
– bakterizide Wirkung 44
Polypeptidantibiotika, Biosynthese 169
Polypeptide 269
– pankreatische 615
Polypeptidketten
– Quartärstruktur 274–275
– Sekundärstruktur 274
Polypeptid-Komplex, mangan-
    haltiger 315
Polyphänie 132
Polyploidie 207–208
Polyploidisierung 178
Polypodiaceae 410

Polypodiopsida 409–410
Polyprenolzyklus 39
Polyprenylchinone 303
Polyprenylpyrophosphate 331–332
Polysaccharide
– Abbau 261–264
– Kapselbestandteil 11
– nukleotidgebundene 299
– proteingebundene 260
– Speicherfunktion 10
– Stoffwechsel 259–265
– Zellbaustein 9
Polysaccharidketten, Mureinschicht 13
Polysomen 70, 168
– membrangebundene 71
Polysomenkomplex 169
Polyzythämie 221
Pomeranze 470
Pons 524
P/O-Quotient 304
Poria-cocos-Fruchtkörper 426–427
Porine 12
– Mitochondrienmembran 63
Porphyrin 311
Potamogetonaceae 443
Potentilla erecta 486
Potenziale
– exzitatorische postsynaptische 543
– inhibitorische postsynaptische 543–
    544
– Standard-Redoxpotenzial 250–251
– s. a. Aktionspotenzial
PQ-Strecke, EKG 569
prä-mRNA 162
Prämutationen 211
– Reparatur 216
Präribosomen 47
pRB 176
Primaquin 221
Primärblatt 110–111
Primärharn 587
Primärstärke 318–319
Primärstoffwechsel, Vergleich mit
    Sekundärstoffwechsel 329
Primärstruktur, Proteine 273
Primärwand, Pflanzenzelle 20, 23
Primasen 173–174
Primelwurzel 494–495
Primer-DNA 172–173
Primula-Arten 495
Primulaceae 494–496
Primulasaponin 494, 496
Prinzip, transformierendes 190
Prionen 1, 377–378
– Tertiärstruktur 274
Proanthocyanidine 485–486, 492
Probenecid, bei erblichem Enzym-
    defekt 221
Procaryota, Photosynthese-
    pigmente 312

Progenitorzellen 576–577
Progesteron 616–617
Prokaryonten 6, 383–402
– Archaea 359
– Definition 359
– Kernäquivalente 50, 134
– mRNA 144, 170
– parameiotischer Genaustausch 188–
    196
– Promotor 151–152
– Proteasomen 73
– RNA-Polymerasen 150–151
– Topoisomerasen 140
– s. a. Bakterien
Prolin, Helixbrecher 273
Promitochondrien 64
Promotoren 140–141, 151–153
– gentechnischer Einbau 230
– Lactoseabbau 156
Promotor-Kontrollelemente 160–161
Prophagen 189, 191
Prophase
– Meiose 178
– Mitose 177–178
Proplastiden 65
Prosenchym 77–78
Prostata 605
prosthetische Gruppen
– Beispiele 244
– Definition 243–245
Proteaceae 460
Protease-Inhibitoren 376
Proteasen, biotechnische
    Produktion 397
Proteasomen 73
Proteinasen 276–277
Proteinat-Puffersystem 586
Proteinbiosynthese 150
– Chloroplasten 67
– Endoplasmatisches Retikulum 54–55
– Hemmung 199–205
– Initiation 165
– Interferonwirkung 380–381
– Regulation 154–156, 168–172
– Ribosomen 70
– Termination 166
– Translation 163–168
– tRNA 146
– s. a. Biosynthese
Protein-Bodies 52
Proteine
– Aminosäureester 268
– Aminosäuresequenz 149
– Aufbau 272–275
– Biomembranen 28–29
– Funktion 272–273
– Helixstruktur 273
– Komplexe 275
– Modifikation 169
– Molekülmasse 272

– nativer Zustand 273
– Nonsense 201
– Polypeptide 269
– Primärstruktur 273
– Quartärstruktur 274–275
– ribosomale 272
– Ribosomen 69
– Sekundärstruktur 273
– Spaltung 276–277
– Speicherfunktion 10, 52
– Tertiärstruktur 273–274
– Zellbaustein 9
Proteinglykosylierung 55, 59–60
Proteinkinasekaskade 43
Proteinkinasen 42, 171
– Zellzyklus 176
Proteinkristalle 52
proteinogene Aminosäuren 265–266
Proteobacteria s. Purpurbakterien
Proteoglykane, Säugetierzelle 25
Prothallium 181–183, 408–409
Protoanemonin 462, 464
Protoberberin-Alkaloide 462, 466
Protonema 181–182
Protonenpumpen 34, 302
– Plastochinon-Zyklus 313–314
Protonenzyklus 316
Protopektine 19
Protopin 466
Protoplasma 2
Protoplasten 26
– Fusion 235–237
– Pflanzenzucht 238
prototrophe Organismen 338
Protozoen, Lysosomen 72
Prunella vulgaris 519–520
Prunus-Arten 486
Pseudanthium 122
Pseudogene 142
Pseudomonaden 393–394
Pseudomonas aeruginosa 393
Pseudomurein 359
Pseudopodien 73
Pseudopodium, Amoebozoa 404
Psilocybin 427
ptDNA 68
Pteridophyta, Photosynthese-pigmente 312
Pucciniomycotina 424
Pueraria-Arten 481
Puffersysteme, Säure-Basen-Haushalt 585
Puffmuster 153–154
Pulmonalklappe 566
Pulmonaria officinalis 512–513
Pulpa, Milz 579
Punktmutationen 210
– Auswirkungen beim Menschen 218–222
Pupille 555

Pupillenreaktion 556
Purinbasen 134–135
– Mengenverhältnis 138
Purinbasenanaloge 214
Purine, Wachstumsfaktoren 338
Purkinje-Fasern 567
Purkinje-Zellen 537
Purpurbakterien 310, 390
– biotechnologische Nutzung 392
– humanpathogene Vertreter 393–395
Purpur-Sonnenhut 505
Pylorus 598
pyramidal-motorisches System 532
Pyramidenbahnen 532
Pyramidenzellen 537
Pyrethrum 505
Pyridoxalphosphat 247
Pyridoxol 248
Pyrimidinbasen 134–135
– Mengenverhältnis 138
Pyrimidinbasenanaloge 214
Pyrrolringe, Chlorophyll 311
Pyruvat
– alkoholische Gärung 309
– Aminosäureabbau 278
– Glykolyse 289–293
– Milchsäuregärung 308
Pyruvat-Carboxylase 296, 298, 307
Pyruvat-Decarboxylase 247, 309
Pyruvat-Decarboxylierung 293–294
Pyruvat-Dehydrogenase 293
– Regulation 293–294
Pyruvat-Dehydrogenase-Kinase 293–294
Pyruvat-Dehydrogenase-Komplex, prosthetische Gruppen 293
Pyruvat-Dehydrogenase-Multienzymkomplex 293
Pyruvat-Kinase 290
P-Zacke, EKG 569

Q

QRS-Komplex, EKG 569
QT-Strecke, EKG 569
Quartärstruktur, Proteine 274–275
Queckenwurzelstock 455–456
Quecksilber
– bakterielle Transposons 223
– Resistenzplasmid R100 194
Quellung 351
Quercus-Arten 487
quergestreifte Muskulatur 559–564
Querstreifung 560–561
Quillajaceae 477
Q-Zacke, EKG 569
Q-Zyklus 303–304

R

R100, Resistenzplasmid 194
Rachenraum 591

Radialglia 539
Radicula 130–131
Radiolaria 405
Radix-Drogen
– Definition 99
– Übersicht 100
Ralstonia eutropha 317
Raltegravir, HIV-Therapie 205
Ramiflorie 479
Ramularia coccinea 419
Ranunculaceae 461–464
Ranunculales 460–466
Ranunculin 462, 464
Raphe 129–130
Rapsöl 472–473
Rastercode 148
Rasterverschiebungen 148
Ratanhiawurzel 476
raues Endoplasmatisches Retikulum 537
Rautenhirn 524
Rauvolfia-Arten 509–510
Rauwolfiawurzel 509–510
Reaktionen
– anaplerotische 307–308
– endergonische 252
– exergonische 252
– photoreversible 346
– s. a. Enzymreaktionen, Lichtreaktionen
Reaktionsgeschwindigkeit, Enzymreaktionen 253
Reaktionsnorm, Zelle 342
Reaktionsräume 3–4
Redoxkomplexe, Atmungskette 301–302
Redoxpotenzial, Standard 250–251
Redoxsysteme 250–252
Reduktionsäquivalente, Biosynthese 292
Reduktionsteilung, Meiose 180
reduktive Aminierungen 269–270
Reflexbogen 533–534
– monosynaptischer 533
– polysynaptischer 533
Reflexe
– enterische 535
– peristaltische 535
– vestibulookuläre 558–559
Refraktärperiode, Herzmuskel 567
Refraktärphase 541
Regenbogenhaut 555
Regulation
– Anabolismus 159–161
– Enzymaktivität 155
– Genaktivität 153–155
– hormonelle 612
– Katabolismus 157–159
– Proteinbiosynthese 154–156, 168–172
– Stoffwechselprozesse 155
Regulationselemente 161

Regulationsgene 149
Regulator-Enzyme 298
regulatorische T-Zellen 582
Regulator-Operon 156
Regulon 154
Reisstärke 455–456
Reizvorgänge, Ionen 7
Rekombinanten 183–184, 186
Rekombination
– Erbgut 178
– somatische 225, 583
Rektum 602
Releasing-Hormone 612
Renin, Bildung 588, 618
R-Enzym 262
Reo-Pro® 238
Reparatur
– chemische DNA-Schäden 216–218
– UV-Schäden an DNA 212
repetitive Sequenzen 142
Replikation
– DNA 172–175
– Hemmung durch Antibiotika 197–200
– Hemmung durch Antimetaboliten 201–205
– Nukleinsäuren 172–175
– RNA 175
– semikonservative 172
Replikationsgabel 172–174
Repolarisation 541
Repressoren 156–157, 159
Reserpin 509–510
Reservekohlenhydrate 260
Reservesubstanzen, Hemicellulose 22
Residualvolumen, Lunge 592
Resistenzdeterminanten 193
Resistenzen, plasmidbedingte 193–194
Resistenzfaktoren s. R-Faktoren
Resistenzgene 194, 222–223
– als Marker 230
– Transformation 191
Resistenzplasmide 223
– R100 194
Respirationstrakt 591–594
Restmeristem 80
Restriktionsendonukleasen 229–230
Retikulum
– Endoplasmatisches s. Endoplasmatisches Retikulum
– Sarkoplasmatisches 56, 560, 562–563
Retina 555
Retinoblastom-Protein 176
Retraktionsphase, Gerinnung 578–579
Retroposons 222–223
Retro-Pseudogene 142
Retroviren 367–368, 375–377
– Entwicklungszyklus 376
– Kapselproteine 163
– RNA-Replikation 175

Reverse Transkriptase 175, 367–368, 375–376
Reverse-Transkriptase-Inhibitoren
– nichtnukleosidische s. NNRTI
– nukleosidische s. NRTI
Rezeptorantagonisten, gentechnisch gewonnene 233
Rezeptoren
– biochemisch-pharmakologische 544
– Biomembranen 29
– G-Protein-gekoppelte 545
– ionotrope 544, 548, 551–552
– metabotrope 545, 548, 551–552
– muscarinerge 548
– Nerven- und Sinneszellen 544–548
– nicotinische 548
– nukleäre 546
– physiologische 544
– postsynaptische Membran 543
– Proteinfunktion 272–273
– Signalübertragung 41–43
– zytoplasmatische 41
– s. a. Photorezeptoren
Rezeptorfunktion, Plasmamembran 40
Rezeptorkinasen 546
Rezeptor-Tyrosinkinasen 546
Rezipientenbakterium 191
Reziprozitätsgesetz 133, 185
R-Faktoren 191–194
– Plasmide 190
– Verlust 196
Rhabarberwurzel 492
Rhabdoviren 366–367
Rhamnaceae 482
Rhaphiden 52
Rhein-8-glucosid 492
Rhesusfaktor 577
Rhesus-System 577
Rheum-Arten 492
Rhizaria 405
– Cercozoa 405
– Retaria 405
Rhizobium-Arten 480
Rhizodermis 86, 96
Rhizoid 429, 431
Rhizoidbildung 342
Rhizom 99–101
Rhizom-Drogen
– Definition 106
– Übersicht 100
Rhizopodaceae 413–414
Rhizopus-Arten 413–415
– Fortpflanzungszyklus 414
Rhodophyta 406, 432–434
– Agar 260–261
– Bangiophyceae 432
– Florideophyceae 432–434
– Photosynthesepigmente 312
Rhodospirillaceae, Photosynthesepigmente 312

Rhombencephalon 523
Ribes nigrum 467
Riboflavin 248
Ribonuklease P 259
Ribonukleinsäure s. RNA, rRNA
Ribonukleo-Protein, heterogenes nukleäres 162
Ribose 134
Ribose-5-phosphat 292
70S-Ribosom 166
ribosomale RNA s. rRNA
Ribosomen 68–70
– 70S-Ribosomen 68
– 80S-Ribosomen 68
– Bindungsstellen 165–166
– Endoplasmatisches Retikulum 54
– Eukaryonten 4
– Funktion 70–71
– Mitochondrien 64
– Prokaryonten 6
– Proteinbiosynthese 165, 168
– Proteine 272
– stoffliche Zusammensetzung 69–70
– Struktur 68–69
– Untereinheiten 69
Ribozyme 147, 258–259
Ribulose-1,5-bisphosphat 318–319
D-Ribulose-5-phosphat 292
Ribulose-5-phosphat-Isomerase 292
Ribulosebisphosphat-Carboxylase 319
Ribulosebisphosphat-Carboxylase-Oxygenase 318
Ricinus communis 477
Riesenchromosomen 50, 153
Riesenmitochondrien 62
Rifampicin, Tuberkulose 199
Rifamycine
– Polymerasehemmung 153
– Rifamycin B 199
– RNA-Polymerase-Hemmung 199
Rinde
– primäre 97–98, 102
– sekundäre 97, 103, 106
Rindendrogen s. Cortex-Drogen
Ringchromosomen 210
Ringelblumenblüten 505
Ringelborke 106–107
RISC 145–146
Rispe 122–123
Ristocetin, Angriffsort 15
Ritonavir, HIV-Therapie 204
Rizinusöl 477
Rizolipase 413–414
RNA
– katalytische Aktivität 258
– Messenger-RNA 144–145
– MikroRNA 145–146
– Prozessierung 161–163
– Replikation 175
– ribosomale 144

– selbstspaltende 259
– selbstspleißende 258
– Transfer-RNA 146–147
– Ribozyme 147
RNA induced silencing complex 145–146
RNA-Interferenz 145–146
RNA-Polymerasen 150–151
– Hemmung 199
Römische Kamille 505
Röntgenstrahlung, mutagene Wirkung 209
Rosa-Arten 486
Rosaceae 482–487
– Taxonomie 483
Rosidae
– Brassicales 471–473
– Cucurbitales 487
– Fabales 477–482
– Fagales 487–488
– Geraniales 468–469
– Malpighiales 476–477
– Malvales 473–476
– Myrtales 467–468
– Oxalidales 476
– Rosales 482–487
– Sapindales 469–470
– Vitales 467
– Zygophyllales 476
Rosmarinöl 519–520
Rosmarinsäure 518–519, 521
Rosmarinus officinalis 519–520
Rosskastaniensamen 469
Rostpilze *s.* Pucciniomycotina
Rotalgen *s.* Rhodophyta
Rotwurzsalbei-Wurzelstock 519–520
rRNA 69, 142–144
– Sedimentationskonstante 69
– Synthese 47
RTF-Teil 194
RTK 545
Rubiaceae 506–507
Rübe 99
Rückenmark 527–528
Rückenmarkshäute 529
Ruffini-Körperchen 594–596
Ruhemembranpotenzial 540
Ruhepotenzial, Axone 34–35
Ruscus aculeatus 447
Russulaceae 427
Rutaceae 470
R-Zacke, EKG 569

S

Sabin-Impfstoff 374–375
Saccharase 264–265
Saccharide
– Stoffwechsel 259–265
– *s. a.* Polysaccharide
Saccharina-Arten 429

Saccharomyces-Arten 416–417
– Fortpflanzungszyklus 416
Saccharomyces cerevisiae, rRNA 70
Saccharomycetaceae 416–417
Saccharose 264–265
– Biosynthese 300
– Transport in Pflanzen 353
Sacculi, Mitochondrien 62
S-Adenosylmethionin 267
Sägepalmenfrüchte 451
Säugetiere, Fettsäuresynthese 281
Säugetierzellen 24–25
– Basalmembran 25, 35
– Eigenschaften 2–6
Säureamid 269
Säure-Basen-Haushalt 585–586
Safran 446–447
Sakralmark 527
Salbei 519–521
Salicaceae 476
Salicin 476
Salix-Arten 476
Salk-Impfstoff 374–375
Salmonella
– Antigenstrukturen 18
– *newington* 18
– *typhimurium* 211
Salmonellen 395–396
salpetrige Säure 214
saltatorische Erregungsleitung 34–35
Salvia-Arten 519–520
Salzdrüse 95
Salzpflanzen 354
Salzsäure, Bildung 599
Salzsäuresekretion, Belegzellen 600
Salztransport, Leitgewebe 87–88, 104–105
Sambucus nigra 495
Samen 128–131, 435
– Aufbau 129–130
– Definition 128
– Gehäuse 124
Samenanlage 128
– Asteridae 493
– Lage 120–121
Samendrogen *s.* Semen-Drogen
Samenleiter 605
Samenpflanzen
– Abschlussgewebe 81–86
– Absorptionsgewebe 86
– Blatt 107–116
– Blüte 118–123
– Entwicklungszyklus 435
– Exkretionsgewebe 92–95
– Frucht 123–127
– Generationswechsel 182–183
– Grundgewebe 81
– Histochemie 78–80
– Histologie 77–78
– Klassen 435–521

– Leitbündel 88–90
– Leitgewebe 87–90
– Meristeme 77–78
– Photosynthesepigmente 312
– Samen 435
– Sprossachse 99–107
– taxonomische Einordnung 435
– Vegetationskörper 435
– Wurzeln 95–99
– Zelleigenschaften 2–6
– *s. a.* Pflanzen
Samenschale 129–130
Sammelfrucht 124–127
Sammelrohr, Niere 589
Sanguisorba officinalis 486
Santalaceae 488
Sapindaceae 469
Saponin G1 490
Sapotaceae 494
Saquinavir 376
– HIV-Therapie 204
Sarcotesta 468
Sarkolemm 560, 562–563
Sarkoplasma 560
Sarkoplasmatisches Retikulum 56, 560, 562–563
Sarkosom 560
SAT-Bereiche 47–48
Saubohne, Saugkräfte 352
Sauergräser *s.* Cyperaceae
Sauerstoff
– Atmungskette 301
– Atmungsquotient 306
– Photolyse 315
– Zellbaustein 6–7
Sauerstoff-Kreislauf 286
Saughaar 84
Saugkräfte
– Pflanzenzelle 52
– Wurzeln 352
Saugkraftgradient 352
Saxifragaceae 466–467
Scaffoldproteine 48
Schachtelhalmgewächse 409
Schachtelhalmkraut 409
Schafgarbenkraut 505
Schallwellen 558
– Verstärkung 557
Schamhügel 607
Schamlippen 607
Schattenpflanzen, Photosyntheseintensität 322
Schattenvermeidungsreaktionen 346
Scheide 607
Scheidenvorhof 607
Scheinfrucht 124–127
Scheitellappen 523
Scheitelmeristem *s.* Meristem
Schierling 497, 499
Schilddrüse

- Hormone 614, 616
- Lysosomen 72
Schimmelpilze 420–421
Schisandraceae 441–443
Schisandrafrüchte 441–443
Schläfenlappen 523
Schlangenwiesenknöterichwurzelstock 492
Schleim 53
- Nachweis 79
Schleimgang 436, 473, 475
Schleimhautzyklus, Menstruation 608
Schleimstoffe 59
Schleimzelle 473, 475
Schließfrucht 124–125
Schließzelle 114–117
- Turgor 114–115
Schmalblättriger-Sonnenhut-Wurzel 505
Schmerzrezeptoren 595
Schnecke, Innenohr 557
Schneckengang 557–558
Schöllkraut 466
Schote 124–125
Schrittmacherzellen 564
- glatte Muskulatur 565
- Magen 599
Schrittmacherzentren, Herz 567
Schuppenborke 106–107
Schutzfunktion, Haut 594
Schwammparenchym 81–82, 113
Schwangerschaft 610
Schwann-Zellen 539
Schwarze-Johannisbeere-Blätter 467
Schwarznesselkraut 519
Schwefel 326
- Zellbaustein 6–7
- s. a. Sulfat
Schwefelbakterien 310, 317, 328, 390–391
Schwefelstoffwechsel 326–328
Schwefelwasserstoffbildung 396
Schwellenpotenzial 541
Schwerkraft, Einfluss auf Polarität 342
Schwimmblatt 112, 441
Scilloideae 447
Scopolamin 234–235
Scrapie 377–378
Scrophulariaceae 515
Secoiridoide 506–509
second messenger 43–44, 171
Second-Messenger-Systeme 545
Sedimentationskonstante
- Ribosomen 68
- rRNA 69
Sedum-Arten, Kohlendioxid-Fixierung 320
Sehnerv 555
Seifenrinde 477
Seitenwurzeln 95–96

Sekretin 618
Sekretion
- Dictyosomen 58–59
- tierische 59
sekundäres Dickenwachstum 80, 102
- Spross 103
- Typen 103
- Wurzel 80–98
Sekundärstoffwechsel
- Lichteinfluss 344
- Pflanzen 329–335
- Vergleich mit Primärstoffwechsel 329
Sekundärwand, Pflanzenzelle 20, 23
Semecarpus anacardium 469
Semen-Drogen, Übersicht 131
Semipermeabilität 33
Senegawurzel 477
Senfkeimlinge, Wachstumskurven 338
Senföle 471–473
Senfölglykoside *s.* Glucosinolate
Senna alexandrina 481
Sennesfrüchte 481
Sennosid B 480–481
sensorische Nervenzellen 537
sensorisches Nervensystem 532
Sepal *s.* Kelchblatt
Sequenzen, repetitive 142
Sequenzwiederholungen 142
Serenoa repens 451
Serin 267–268
Serin-Proteinasen 276
Serotonin 551–552
- Neurotransmitter 548
Serumalbumin 272–273
Sesamöl 513
Sesamum indicum 513
Sesquiterpene 452–453, 503–504
Shikimisäure-Chorisminsäure-Weg 332–333
Siam-Benzoe 494
Sichelzellenanämie 219–220
Siebplatte 87
Siebpore 87
Siebröhren 353
Siebröhrenglied 87
Siebzelle 87
Signale, Zellkommunikation 40–41
Signalentstehung, Innenohr 558
Signalerkennung 544
Signalkaskaden 41
- G-Protein-gekoppelter Rezeptor 545–546
- Insulinrezeptor 548
Signalmoleküle 544, 546
Signalpeptide, Endoplasmatisches Retikulum 55, 168–169
Signalstoffe 41
Signaltransduktion 40–44, 545
- Transduktionswege 41, 547

Signalübertragung, synaptische 541–544
Signalweiterleitung 544
Silencer 140–141
Silicium, Zellbaustein 7
Silybum marianum 504
Simmondsiaceae 488
Simulect® 237
Sine Acido Thymonucleinico 47–48
Single-unit-Typ, glatte Muskulatur 565
Sinigrin 473
Sinnesorgane 553–559
Sinneszellen, Rezeptoren 544–548
Sinomenium acutum 460–461
Sinusknoten 567
Sisomicin 402
Skelettmuskulatur 560
Sklereide 91–92, 106
Sklerenchym 91–92, 96, 113
- Fasern 91–92
- Steinzellen 92
Skleroproteine 272–273
Sklerotium 418–419, 422
snRNP-Partikel 162
Soja 481
Solanaceae 510–512
Solanum tuberosum 511–512
- Entwicklung 344
Solidago-Arten 505
Soma 537
somatische
- Mutation 583
- Rekombination 583
somatisches Nervensystem 523, 532–533
Somatogamie 183, 412, 424
Somatostatin 553, 613, 615
Somatotropin 618
Sonnenblumenöl 505
Sonnenlicht 310
- s. a. Photosynthese
Sonnenpflanzen, Photosyntheseintensität 322
Sordariomycetes 422–423
Sorus 409–410
SOS-System 218
Spacer 142
Spaltfrucht 125
Spaltöffnung 113–116, 353
Spaltöffnungsbewegungen, Regulation durch Abscisinsäure 341
Spaltöffnungsindex 116
Spaltungsgesetz 133, 186
Spartein 480
Spectinomycin, Inaktivierung 196
Speicheldrüsen 597
Speicherfunktion
- Polysaccharide 10
- Proteine 10
Speicherparenchym 81

Speichervesikel 61–62
Speicherwurzel 99
Speiköl 519–520
Speiseröhre 597
Spermatogenese 605
Spermatophyta s. Samenpflanzen
Spermazelle 128–129
S-Phase 175
Spinalnerven 527
– Austrittspunkte 528
Spindelapparat
– Mikrotubuli 74–75
– Zellteilung 178
Spindelfasern 47
Spirillen 383–384
Spirochäten 392, 396
Spiroketalenoletherpolyine 503–505
Spitzwegerichblätter 517
Spleißen 162
– alternatives 162–163
Spleißkörperchen 162
Splintholz 106
Sporangium 407–408
– Farne 409–410
– Moose 408
– Pilze 411–412
Sporen
– Bakterien 384
– Pilze 411–412, 415
Sporogenese 129
Sporophyt 128–129, 407–408
– Farne 408–409
– Generationswechsel 181–182
– Gymnospermae 435
– Laminariales 429
– Moose 408
Spross
– Festigungsgewebe 102
– Leitgewebe 87–90, 102
– Vegetationskegel 80
Sprossachse 95, 99–107
– Funktion 102
– Poaceae 454–455
– primärer Bau 102
– sekundärer Bau 103–104
– Verzweigungstypen 99–101
Sprossknolle 112–113
Sprossmyzel 411
Sprossparasit 86
Sprosspflanzen 95
Sprossung 411, 415
Spurenelemente
– nach Hoagland 357
– Zellbaustein 7
Stachelpanaxwurzelrinde 496–497
Stäbchen-Bakterien 383–384
Stängeldrogen s. Stipites-Drogen
Stärke 10
– Aufbau 260–261, 300
– Bildung in Dunkelreaktion 318–319

– Spaltung 262–264
– Struktur 259
Stärkephosphorylase 262
Stamen s. Staubblatt
Staminodium 119–120, 441
Stammzellen, hämatopoetische 576–577, 583
Standard-Redoxpotenzial 250–251
Staphylokokken
– Resistenzfaktoren 190
– R-Faktoren 193
– β-Lactamasen 194–195
Start-Codon 148
Staubbeutel 119–121
Staubblatt 118–122
– Blütendiagramm 441
– Morphologie 119, 121
Staubblattbündel 119–120
Stavudin, HIV-Therapie 204
Stearinsäure 281
Steinfrucht 124–125
Steinkleekraut 481
Steinzelle 91–92, 106
Stelzwurzel 98–99
Stempel 120, 124
Stephania tetrandra 460–461
Sterculiaceae 473–474
Stereom s. Festigungsgewebe
Sterigma 424
Sternanis 441–443
Sternparenchym 81
Steroide, Membranbestandteile 27
Steroidhormone 611
Steroidsaponine 443–445, 447–448
Stickstoff
– Ausscheidung 326
– organische Verbindungen 323–325
– Zellbaustein 6–7
Stickstoff-autotrophe Organismen 322–323
Stickstoff-Fixierung, symbiontische 323
Stickstoff-heterotrophe Organismen 323
Stickstoffkreislauf 322–326
– Bindung von molekularem Stickstoff 323–325
– Reaktionen 323
Stickstoffmonoxid 44
Stickstoffstoffwechsel 265–279
– Aminosäuren 265–271, 277–279
– Proteine 272–277
Stiefmütterchen 476
Stigma s. Narbe
Stigma-Drogen, Definition 123
Stipites-Drogen, Definition 107
Stirnlappen 523
Stoffaustausch, intrazellulärer 32
Stofftransport
– Biomembranen 36–40

– Leitgewebe 87–90
– spezifischer 37–40
Stoffwechsel
– Aminosäuren s. Aminosäurestoffwechsel
– Bakterien 310–335
– Energie s. Energiestoffwechsel
– Fett 279–285
– Kohlenhydrate 259–265
– Pflanzen 310–335
– Schwefel 326–328
– Stickstoff s. Stickstoffstoffwechsel
– Zellen 5
Stoffwechselfunktion
– Haut 594
– Leber 603
Stoffwechselphysiologie 240–335
Stoffwechselräume, Zelle 54
Stoffwechselregulation 155
Stoffwechselwege
– amphibole 289
– anabole 298–301
– Energiestoffwechsel 287–289
– katabole 287–289
Stomata s. Spaltöffnung
stomatäre Transpiration 353
Stopp-Codon 148, 166–168
Strahlen, ionisierende 212
Strahlenpilze s. Streptomyceten
Strahlungsenergie
– Umwandlung in chemische Energie 311
– s. a. Photosynthese
Stramoniumblätter 511–512
Strang, codogener 152
Streckungswachstum 77–78, 336
– Auxine 339
– Gibberelline 340
Strelitziaceae 451
Streptokinase 386, 400
Streptokokken 400
Streptomyces, Protoplastenfusion 236
Streptomyceten 401–402
Streptomycin 402
– Inaktivierung 195–196
– Resistenzplasmid R100 194
– Strukturformel 201
– Translationshemmung 201
Streptophyta 407
Streufrucht 124–125
Stroma 5
– Calvinzyklus 317–318
– Chloroplasten 65–66
– Lichtreaktion 2 315
Strophanthus gratus 509–510
Strophariaceae 427
Strukturgene 149
– Lactoseabbau 156–158
– R-Faktoren 194

Strukturklassen, Naturstoffe 330–335
Strychnin 506
Strychnos-Arten 506
ST-Strecke, EKG 569
Stylus *s.* Griffel
Styphnolobium japonicum 481
Styracaceae 494
Styrax-Arten 494
Suberin 24, 84
– Nachweis 79
Subkutis 595
Submukosa 600
Substanz
– graue 528, 536
– Substanz P 553
– weiße 527, 536
Substrate
– Definition 240
– Enzyme 9
Substratkettenphosphorylierung 289
Substratprofile, β-Lactamasen 195
Substratspezifität, Definition 243
Succinat 297–298
Succinat-Dehydrogenase 296, 302
Succinat-Oxidoreduktase 303
Succinat-Ubichinon-Oxidoreduktase 303
Succinylcholinchlorid, bei erblichem Enzymdefekt 220
Succinyl-CoA 296
Sudan III 79
südafrikanischer Krallenfrosch, Totipotenz 343
Süßholzwurzel 481
Süßorangenschalenöl 470
Sukkulenten, Kohlendioxid-Fixierung 320
Sukkulenz 112–113, 354
Sulfadimidin, bei erblichem Enzymdefekt 221
Sulfanilamid
– Bakterienwachstum 338
– bei erblichem Enzymdefekt 221
Sulfat 326
– *s. a.* Schwefel
Sulfatadenyl-Transferase 327–328
Sulfationen
– Aktivierung 327–328
– Schwefelstoffwechsel 326–328
Sulfatreduktion, assimilatorische 327–328
Sulfid, Schwefelstoffwechsel 327
Sulfonamide
– hämolytische Krisen 221
– Resistenzen 193
– Resistenzplasmid R100 194
Sulfotransferase 326–327
Sumatra-Benzoe 494
Superasteridae 488–521
– Asteridae 493–521

– Caryophyllales 488–492
– Santalales 488
Superhelix 138
– DNA-Gyrase 139
Superrosidae 466–488
– Rosidae 467–488
– Saxifragales 466–467
Sympathikus 523, 530–531
Symplasten 3, 19–20, 26, 356
sympodiales Wachstum 101
Symport 39
Symporter
– Na⁺-2Cl⁻-K⁺ 589
– Na⁺-Glucose 589
Synapsen 61, 541–543
Synapsis 178
Synergiden 128–129
System
– auditorisches 557
– kardiovaskuläres 565–580
– limbisches 525
– pyramidal-motorisches 532
Systematik, Klassifikationssysteme 358
systolischer Blutdruck 573
Syzygium aromaticum 468
S-Zacke, EKG 569

T

Tabakpflanzen, Totipotenz 343
Taenien, Kolon 601
Taigawurzel 496–497
Tallöl 440, 446
Tanacetum parthenium 505
Tang 431
Tapetum 121–122
Taraxacum campylodes 504
Tastsinn 594
– Gleichgewichtsorgan 558
TATA-Bindeprotein 161
TATA-Box 151–152, 160
Tausendgüldenkraut 508
Taxaceae 437–438
Taxol, zytostatische Wirkung 178
Taxon 358
– binäre Nomenklatur 358–359
Taxonomie
– Definition 358
– taxonomische Kategorien 359
Taxus baccata 437–438
Teebaumöl 468
Teichonsäure, Bakterienzellwand 18
Teilinformation, transportable 152–153
Teilung, erbgleiche 177
Teilungswachstum 80, 335
– Gibberelline 340
Telencephalon 523
Teleomorph 411, 414
Telophase
– Meiose 180
– Mitose 178

Temperatur, Einfluss auf
– Entwicklungsvorgänge 349–350
– Photosyntheseintensität 322
Temporallappen 523
Teniposid, Topoisomerasehemmung 200
Tenofovir, HIV-Therapie 204
Tepal 118–119, 441
Termination, Proteinbiosynthese 166
Terminationsfaktoren 166–168
Terminationssignal 152
– mRNA 145
Terminatoren 140–141
– gentechnischer Einbau 230
Terpenoide 331–332
Terpentinöl 440
Tertiärstruktur, Proteine 273–274
Tertiärwand, Pflanzenzelle 20
Testa *s.* Samenschale
Testosteron 614–615
Tetanustoxin 387, 397
Tetracycline 402
– bakterielle Transposons 223
– – Hemmung der Elongation 167
– – Inaktivierung 195
– – Resistenzdeterminanten 193–194
– – Resistenzplasmid R100 194
– – Strukturformel 201
– – Translationshemmung 201
Tetrahydrofolsäure 248, 267–268
Tetraterpene 332
Teufelskrallenwurzel 513
TFII-D 161
T-Gedächtniszellen 582
Thalamus 523
Thalassämie 221
Thallus
– Algen 406, 429, 431
– Flechten 421–422
– Pilze 411
Thalluszellen, Rhizoidbildung 342
Theaceae 494
Theka 119–120
T-Helferzellen 582
– HIV-Infektion 375–376
Theobroma cacao 475–476
Thermorezeptoren 594
Theviridosid 509, 511
Thiamin 248
Thiamindiphosphat 247, 293
Thiaminpyrophosphat 309, 327
Thiocyanate 472
Thioester 249
Thiolase 285
Thionin 79
Thiorhodaceae 312
Thorakalmark 527
Thrombin 577–579
Thrombopoese 576
Thrombozyten 575

Thrombozytopenie 575
Thrombus 577
Thylakoide
– Anordnung 66
– Chloroplasten 65–66
– Eukaryonten 5
– Prokaryonten 6
Thylakoidmembran 66, 313
– Elektronentransportkette 315
Thyllen 106
Thymian 519–521
Thymin
– Basenpaarung 137
– Funktion 136
– Strukturformel 134
Thyminmoleküle 212
Thymus-Arten 519–520
Thyreoidea-stimulierendes Hormon 613
Thyreotropin-Releasing-Hormon 613
Thyroxin (T_4) 614
Thyrse 122–123
tierische Zellen 3–4
– Dictyosomen 59
Tight junctions 35
– Blut-Hirn-Schranke 526–527
– Nierenepithel 587
Tilia-Arten 475–476
Tiliaceae 473–474
Tinnevelli-Sennesfrüchte 481
Ti-Plasmide 234
– Protoplastenfusion 236
Tipranavir 376
– HIV-Therapie 205
Titin 561–562
T-Lymphozyten 581–582
TMP 135–136
Tobramycin 196
Tofieldiaceae 443
Tolbutamid 221
Tolubalsam 480–481
Toluidinblau 79
Tomaten, Antisense-RNA 235
Tonoplast 5, 51–52, 356
Topoisomerasen 139–140, 173–175
– Hemmung 199–200
Topoisomere 138
Tormentillwurzelstock 486
Totipotenz 335–343
Toxine, Bakterien 17–18
Toxoidimpfstoff 387
Toxoplasmose 406
Trachea 591
Trachee 87–88, 105–106
Tracheide 87–88, 104–105
Tracheophyta 408
Tragant 480–481
Tränenapparat 556
Transacetylase 156, 293
Transacylase-Reaktion 283

Transaminasen 246–247, 277–278
– prosthetische Gruppe 271
Transaminierung 269–270, 277–278
– Reaktionen 247, 271
Transduktion
– Phagen 136, 188–190
– Plasmide 191
Transferasen 246–247
– als Enzymklasse 242
Transfer-RNA *s.* tRNA
Transkription 142, 149–172
– Ablauf 150–161
– Hemmung 197–205
Transkriptionsfaktoren 151, 154, 160, 546
Translation 142, 163–168
– Hemmung 200–205
Translokation
– Krebsentstehung 210
– Mutation 210
– reziproke 210
Translationskontrolle
– negative 163
– positive 163
Translationsraster 163
Translokationsreaktion 167
Translokatoren 36, 38
Transmembranproteine 28
– Endoplasmatisches Retikulum 54–55
Transmitter *s.* Neurotransmitter
Transpiration 107–109
– cuticuläre 353
– Pflanzen 352–353
– stomatäre 353
Transpirationsschutz, Pflanzen 354–355
Transpirationsstrom 352
Transport
– aktiver 38–40
– apoplastischer 350
– Elektronen *s.* Elektronentransport
– extrafaszikulärer 350, 352
– extravaskulärer 352
– faszikulärer 350, 352
– Ferntransport in Pflanzen 350
– Fette 353
– interzellulärer 350
– intrazellulärer 350
– Ionentransport in Pflanzen 356
– Kohlenhydrate 353
– organische Moleküle 353–354
– passiver 37–38
– spezifischer 37
– symplastischer 350
– tubulärer 588–589
– vaskulärer 352
– Wassertransport in Pflanzen 352
Transporter
– Blut-Hirn-Schranke 526
– Multiple Drug Resistance 527
Transportmetaboliten, Definition 243

Transportmittel 9
Transportvorgänge, Pflanzen 350
Transposons 222–224
Traube 122–123
Treg regulatorische T-Zellen 582
Tremellomycetes 426
TRH 613
Triacylglyceride 284
Triacylglycerole 284
Tricarbonsäurezyklus 295
Trichoblast 82–83
Trichocomaceae 420–421
Trichom 82–83, 113
Trichterzelle 113
Tricolpatae *s.* Eudicotyledoneae
Triiodthyronin (T_3) 614
Trikuspidalklappe 566
Trimenon 610
Triosephosphat-Isomerase 289, 318–319
Triphosphate, energiereiche 249
Tripletts
– Code für Aminosäuren 149
– Triplettfolgen 147–148
– Triplettraster 148, 149–150
Triploidie 208
Trisomie 208–209
Triterpene 332
Triterpensaponine 480, 490, 494, 496
Triticum aestivum 455–456
tRNA 142–143, 146–147, 163–167
Trockenpflanzen 354
Tropaeolaceae 471
Trophophyll 409–410
Tropolon-Alkaloide 445–446
Troponin C 562
Tropophyten 355
Truncus sympathicus 530
Trypanosoma-Arten 405
Tryptophan 159
TSH 613
Tuberkulin-Test 401
Tuberkulose 401
– Rifampicin 199
Tubuli, Mitochondrien 62
Tubulin 73–74
Tubulusapparat, Niere 587–589
Tüpfel 3, 19, 87–88, 105–106
Tumoren, pflanzliche 234
tumorinduzierende Plasmide 234
Tumorsuppressor, p53 177
Tumortherapie
– Antibiotika 198–199
– Topoisomerasehemmer 200
Tunica
– conjunctiva 556
– externa 554
Turgeszens 52
Turgor 52, 114–115
T-Welle, EKG 569

Typhaceae 453
Typhus 395
Tyrocidin 396
Tyrosin 332
Tyrosinphosphorylierung 275
Tyrothricin, bakterizide Wirkung 44
T-Zellen
– Interferon 380
– regulatorische 582
– zytotoxische 582

U

UAA, Stopp-Codon 166–168
UAG, Stopp-Codon 166–168
Übergangszustand, chemische Reaktion 252–253
Überspiralisierung, DNA 140
Übertragersubstanz 530–531
Ubichinon
– Atmungskette 302–303
– Definition 246, 251
Ubihydrochinon 303
Ubihydrochinon-Cytochrom-c-Oxidoreduktase 303
UDP 299
UGA, Stopp-Codon 166–168
Umbelliferae s. Apiaceae
UMP 135
Undecaprenol 16
Undecaprenylphosphat 15–16
Undecaprenylzyklus 16
Uniformitätsgesetz 133, 186
Uniport 39
Unterhaut 595
Unterstützungskontraktion 563
Unterwasserblatt 112
Uracil
– Funktion 136
– Strukturformel 134
Ureter 590, 606
Urethra 591, 606
Uridindiphosphat 299
Uridindiphosphatglucose 334
Uridinmonophosphat s. UMP
Urin 586
Uronsäure, Struktur 261
Urticaceae 482
Urtica dioica 482
Ustilaginomycotina 424
Uvea 554
uvr-Endonuklease 212
UV-Schäden, Reparatur 212
UV-Strahlen, Mutagenität 212
U-Welle, EKG 569

V

Vaccinium myrtillus 493–494
Vakuolen 5
– Ionenaufnahme 356
– spezialisierte 53
– Zentralvakuole 3, 51–53
Vakuolisierung 336
Valeriana officinalis 495–496
Vancomycin, Angriffsort 15–16
Vanille 446
Vanillin-Salzsäure 79
Variation, somaklonale 238
Varicella-Zoster-Virus 370
Vas afferens 587
vasointestinales Polypeptid 553
Vasokonstriktion, Hämostase 577
Vasopressin 170, 269
Vater-Pacini-Zellen 594–596
V-D-J-Rearrangement 226–227
Vegetationskegel 80, 109, 118
Vegetationspunkt s. Meristem
vegetatives Nervensystem 522, 529–532
Venen 570, 572
Venolen 570
Verbandwatte 475–476
Verbascosid 518–519, 521
Verbascum-Arten 516
Verbenaceae 513–515
Verbena officinalis 513–515
Verdauung, Regulation 535
Verdauungsenzyme 602
Verdauungsorgane 596–604
Vererbung
– intermediäre 184
– plasmatische 187–188
Vererbungsregeln s. Mendel'sche Regeln
Verholzung 23
Verkorkung 24
Vermehrung, vegetative 132
Vernalisation 349–350
Vestibularapparat 558
vestibuläre Wahrnehmung 558
vestibulookulärer Reflex 558–559
Vi-Antigene 11
Vibrio cholerae 394
Vibrionen 383–384, 394
Vidarabin 201, 371
Vielblütiger-Knöterich-Wurzel 492
Vinblastin
– Bindungsstelle am Tubulin 74
– Störung des Zellzyklus 178
Vinblastinsulfat 509–510
Vincristin 178, 509–510
Violaceae 476
VIP 553
Viren 1
– Aufbau 360–363
– DNA-Viren 360, 362, 369–371
– Eigenschaften 360
– Endozytose 31
– Größe 360
– Heterophagie 72
– humanpathogene 369–377
– Inaktivierung 220
– Interferonwirkung 378–381
– Merkmale 360–363
– Mosaikstruktur 141
– mRNA 145
– RNA-Replikation 175
– RNA-Viren 360, 362, 371–377
– Selbstaggregation 368
– Struktur 361–362
– Vermehrung 364–369
Viridiplantae 407–410, 435
– Chlorophyta 407
– Phylogenie 407
– Streptophyta 407
Virion 360
Viroide 1, 377
Virostatika 202
Virushülle 361–364, 368–369
Virusinfektion 136
Viscum album 488
visuelle Wahrnehmung 558
Vitaceae 467
Vitamine 247–248
– Vitamin D_3 618
– Wachstumsfaktoren 338
Vitex agnus-castus 519
Vogelknöterichkraut 492
Vollparasit 86
von-Willebrand-Faktor 577
Vorblatt 441
Vorhof, Herz 566
Vorhofsystole 569
Vorhoftreppe 557–558
Vorlast 569
Vorverdauung 598
vWF 577

W

Wachholder 437
Wachse 280
Wachsschicht, Cuticula 23–24
Wachstum
– Definition 337
– Differenzierungswachstum 336
– Mikroorganismen 338–339
– monopodiales 101
– Parameter 337
– Pflanzen 335–341
– Phytohormone 339–341
– Streckungswachstum 336
– Teilungswachstum 335
– Verlauf 337–338
Wachstumsfaktoren 172
– gentechnisch gewonnene 233
Wachstumskurven, sigmoide 337–338
Wahrnehmung
– auditive 558
– vestibuläre 558
– visuelle 558
Walnuss 487
Wanddehnung, Streckungswachstum 336

Wasser
- Einfluss auf Photosynthese-
  intensität 321
- Zellbestandteil 8–9
Wasserabgabe, Pflanzen 352–353
Wasseraufnahme, aus Boden 351–352
Wasserbilanz 585
Wasserfäden, zusammenhängende
  kapillare 352
Wassergehalt, Organismen 8
Wasserhaushalt 584–586
- Pflanzen 52, 350–355
Wasserpflanzen 354
Wasserresorption, Dünndarm 600
Wasserschierling 497, 499
Wasserspalte s. Hydathode
wasserspaltender Komplex 315
Wasserspaltung 315
Wasserspeicherung, Pflanzen 354
Wasserstoff
- Atmungskette 301
- nukleotid gebundener 295–296
- Zellbaustein 6–7
Wasserstoffbrücken
- Basenpaare 137–138
- Mutagene 214
- Proteine 273
Wasserstoffdonator 9
Wassertransport
- Leitgewebe 87–88, 104–105
- Pflanzen 352
Wasserversorgung, Pflanzen 354–355
Watson-Crick-Modell 138
Weidenrinde 476
Weihrauch 469
Weinrebe 467
Weißdorn 486
weiße Substanz 527, 536
Weißlicht, Einfluss auf Photomorpho-
  genese 349
Weizen 455–456
Wermutkraut 505
Wert, osmotischer 33
Wildtyp 183
- prototropher 183
Windkesselfunktion, Aorta 572
Windpocken 370
Wochenbett 610
Wuchsstoffe s. Phytohormone
Wundstarrkrampf 387, 397–399
Wurzeldrogen s. Radix-Drogen
Wurzeldruck 352
Wurzelhaar 59, 86, 96–97
Wurzelhalsgallen 234
Wurzelhaube s. Kalyptra
Wurzelhülle 86
Wurzelknolle 99, 112–113
- Fabaceae 480
Wurzelkork 97–98
Wurzelmark 96

Wurzeln
- Absorptionsgewebe 86
- Endodermis 85–86
- Funktion 95
- Längsschnitt 97
- Leitgewebe 88–90
- Metamorphosen 98–99
- primärer Bau 95–97
- Querschnitt 96
- Saugkräfte 352
- sekundärer Bau 97–98
- sekundäres Dickenwachstum 80–98
- sprossbürtig 95
- Vegetationskegel 80, 97
- Wasseraufnahme 351–352
Wurzelparasit 86
Wurzelrinde 96
Wurzelspitze 97
Wurzelstockdrogen s. Rhizom-Drogen

X
Xanthinderivate 506–507
Xanthophylle 67
Xanthorrhoeaceae 448–450
Xanthorrhoeoideae 448
Xanthotoxin 497, 499–500
Xeroderma pigmentosum 218–219
Xerophyten 354
Xylane 22
Xylem 87–90, 96, 102
- Leitelemente 87–88
- primäres und sekundäres 88, 97, 103
- Wasserleitungsbahnen 352

Y
Yamswurzelknolle 443–445
Yohimbin 506–508

Z
Zäkum 601
Zamiaceae 436
Zanamivir 373–374
Zea mays 455–456
Zeatin 341
Zelleinschlüsse, tote 3
Zellen
- antigenpräsentierende 583
- Bestandteile 3, 6–7, 9
- dendritische 583
- Differenzierung 1, 153–154
- Energiegewinnung 250–251
- eukaryontische 2–6
- Größe 1–2
- haploide 180
- Hauptbestandteile 7
- Ionen 7–8
- juxtaglomeruläre 588
- kernlose 46
- molekulare Organisation 9

- Morphologie 1–10
- organische Bausteine 9–10
- pflanzliche 2–3
- prokaryontische 6
- Reaktionsnorm 342
- tierische 3–4, 24–25, 59
- Totipotenz 343
- Vakuolisierung 336
- Wachstumsstadien 336
- Wasser 8–9
- s. a. Eukaryonten, Prokaryonten
Zellfusion 237
Zellkern 2–3, 46–51, 403
- Chromosomen 48–50
- Eukaryonten 134
- Interphasekern 46–47
- Kernäquivalente 50
- Mitosekern 47
- Nervenzellen 537
- Prokaryonten 6
Zellkommunikation, Signale 40–41
Zellkontakte 35–36
Zellkörper, Nervenzellen 537
Zelllinien, Hämatopoese 576
Zellorganellen
- Anzahl 5
- Funktion 5
- Größe 2–3
- Marker-Enzyme 5–6
- s. a. Dictyosomen, Mitochondrien, Ribosomen, Zellkern
Zellplasma, Vermehrung 335–336
Zellplatte 19, 59, 75
Zellpolymere 9
Zellstoffwechsel 5
Zellstrukturen 45–76
Zellteilung
- erbgleiche 177
- inäquale 342
- Kontrollpunkte 176
- Phasen 175
- Zytokine 341
Zellwand 3, 59
- Archaea 359, 383
- Bakterien s. Bakterienzellwand
- Ionenaufnahme 356
- Pflanzen s. Pflanzenzellwand
- Phaeophyceae 429
- Pilze 25, 411, 415, 417
- Rhodophyceae 432
Zellwandpolysaccharide 260–261
Zellzyklus 175–177
zentrales Nervensystem 522
- Neuroglia 539
Zentralvakuole 3, 51–53
Zentralzylinder 85–86, 96–97
- Leitbündel 90
Zentrum, aktives 241, 243
Zerfallfrucht 124
Zervikalmark 527

Zidovudin 203, 376
– HIV-Therapie 204
Ziliarkörper 555
Zimt 459
Zimtaldehyd 332
Zimtsäure 344–345
Zingiberaceae 452–453
Zingiber officinale 452–453
Zinkfinger 154, 161
Zisternen 53
– Chloroplasten 65–66
– Dictyosomen 58
Zitronenverbenenblätter 513–515
ZNS *s.* zentrales Nervensystem
Zonulafasern 555
Zosteraceae 443
Zucker
– Abbau, Energiebilanz 305

– nukleotidgebundene 299
– *s. a.* Polysaccharide, Saccharide
Zuckerrohr, Kohlendioxid-
   Fixerung 319–320
Zweihäusigkeit *s.* Diözie
Zweikeimblättrige *s.* Dicotyledoneae
Zwiebel 99–101
– Speicherblatt 110–111
Zwischenhirn 523–524
Zwölffingerdarm 600
Zygomycota 413
Zygosporangium 413
Zygotän 178
Zygote 128, 132
– Kernphasenwechsel 181–183
– Kreuzung 183–184
Zykline 176
Zytokine 172

– gentechnisch gewonnene 233
Zytokinine 341
Zytomegalievirus 370
Zytoplasma 2–3, 46
– Fettsäuresynthese 280
– Ionenaufnahme 356
– Membran 59
– Muraminbiosynthese 15
– Polarität 342
Zytoskelett 5, 403
– Actinfilamente 73
– Intermediärfilamente 73
– Mikrotubuli 73–76
Zytostatika
– Topoisomerasehemmung 200
– Wirkung 178

Autoren

Theodor Dingermann

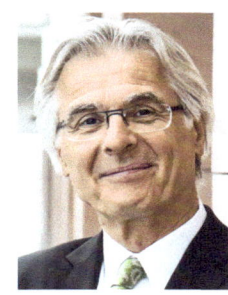

Prof. Dr. Theodor Dingermann studierte Pharmazie in Erlangen. 1980 Promotion in der Arbeitsgruppe Biochemie an der Universität Erlangen-Nürnberg unter Leitung von Professor Helga Kersten. Forschungsaufenthalt an der Yale University, 1987 Habilitation in Erlangen-Nürnberg. Seit 1990 Lehrstuhlinhaber für Pharmazeutische Biologie der Goethe-Universität Frankfurt am Main. Forschungsschwerpunkte: Monoklonale Antikörper und chromosomale Translokationen

Wolfgang Kreis

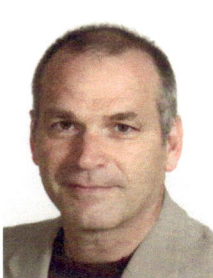

Prof. Dr. Wolfgang Kreis studierte Biologie in Stuttgart-Hohenheim. 1987 Promotion an der Universität Tübingen unter Leitung von Professor Ernst Reinhard, 1991 Habilitation. Forschungsaufenthalte in Indien und den Niederlanden. 1993 Professor für Analytik Biogener Arzneistoffe an der Universität Halle-Wittenberg (Lehrstuhl Prof. Martin Luckner) und seit 1994 Lehrstuhlinhaber für Pharmazeutische Biologie an der Universität Erlangen-Nürnberg. Forschungsschwerpunkte: Pflanzliche Zell- und Gewebekulturen, Biosynthese der Herzglykoside, Enzyme in pflanzlichen Drogen und Zubereitungen.

Karen Nieber

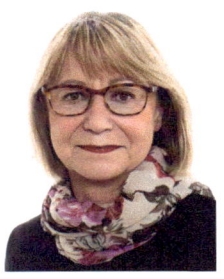

Prof. Dr. Karen Nieber arbeitete nach ihrer Promotion in der Pharmakologie am Institut für Wirkstoffforschung in Berlin, leitete die Abteilung Experimentelle Asthmaforschung am Forschungsinstitut für Lungenkrankheiten und Tuberkulose in Berlin-Buch und war Mitarbeiterin am Pharmakologischen Institut der Universität Freiburg. Dort habilitierte sie sich für Pharmakologie und Toxikologie. Von 1995 bis 2013 war sie Professorin für Pharmakologie für Naturwissenschaftler am Institut für Pharmazie der Universität Leipzig. Forschungsschwerpunkte: Neuropharmakologie, Wirkungsmechanismen von Phytopharmaka.

Horst Rimpler

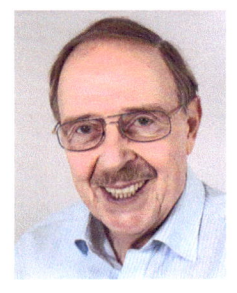

Prof. Dr. Horst Rimpler studierte Pharmazie in Berlin. 1964 Promotion am Institut für Pharmakognosie der Freien Universität Berlin unter der Leitung von Prof. Rudolf Hänsel. 1971 Professor am Institut für Pharmakognosie und Phytochemie der FU Berlin. 1976 Übernahme der Professur für Pharmazeutische Biologie an der Universität Freiburg. Seit 2000 emeritiert. Forschungsschwerpunkte: Struktur und Verbreitung von Iridoiden. Phytochemische Untersuchungen von gerbstoffhaltigen Arzneipflanzen.

Ilse Zündorf

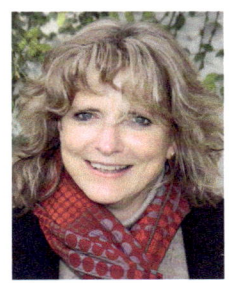

Dr. Ilse Zündorf studierte Biologie in Erlangen. Forschungsaufenthalt an der University of Kentucky, Lexington, USA. 1995 Promotion am Institut für Pharmazeutische Biologie der Universität Frankfurt; seit 1995 Akademische Rätin am Institut für Pharmazeutische Biologie der Universität Frankfurt. Forschungsschwerpunkt: Monoklonale Antikörper

Schritt für Schritt zum Durchblick!

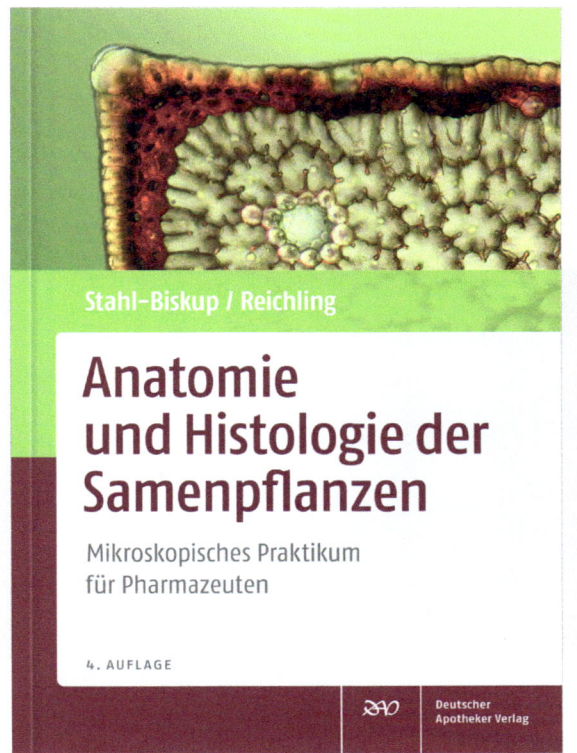

Von Prof. Dr. Elisabeth Stahl-Biskup und
Prof. Dr. Jürgen Reichling.

4., völlig neu bearbeitete Auflage. XII, 205 Seiten.
200 farbige Abbildungen. 11 s/w Tabellen.
Kartoniert.
ISBN 978-3-7692-6118-9

E-Book, PDF.
ISBN 978-3-7692-6567-5

Das Erlernen mikroskopischer Fertigkeiten, sowie die Kenntnis der pflanzlichen Zellen und Gewebe gehören zu den Grundlagen der pharmazeutischen Biologie.

Zwei erfahrene Hochschullehrer begleiten die Studierenden beim Erarbeiten der theoretischen Grundlagen und geben detaillierte Anleitungen zum Präparieren, Erkennen und Zeichnen mikroskopischer Strukturen von Arzneipflanzen. So wird der Leser Schritt für Schritt in die faszinierende Welt der pflanzlichen Zellen und Gewebe eingeführt und versteht die Zusammenhänge zwischen Struktur und Funktion. In jedem Kapitel wird der Bezug zu den Drogen des Arzneibuchs hergestellt.

Ein Lehr- und Praktikumsbuch für Studierende der Pharmazie, Apotheker und PTA in Ausbildung und Beruf.

Deutscher Apotheker Verlag
Birkenwaldstraße 44 | 70191 Stuttgart
Telefon 0711 2582 -341 | Telefax 0711 2582 -390
www.deutscher-apotheker-verlag.de

Der Hänsel / Sticher –
seit 50 Jahren das Standardwerk

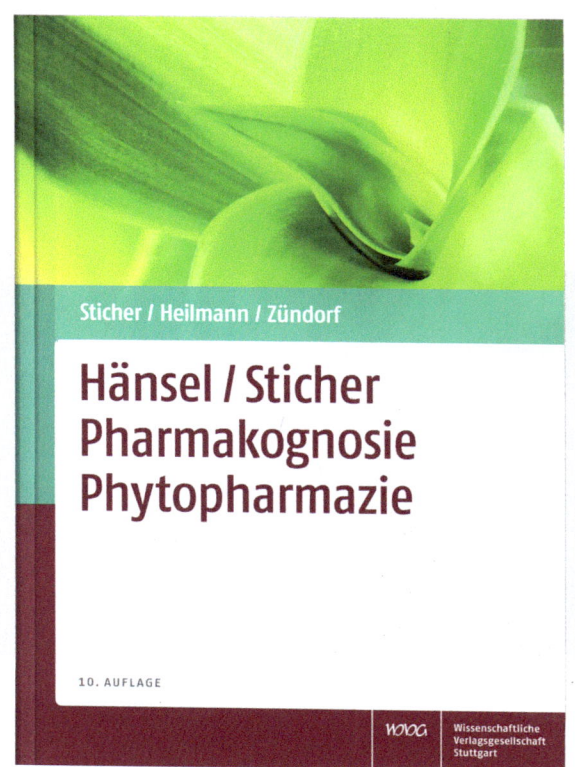

Von Prof. Dr. Otto Sticher, Prof. Dr. Jörg Heilmann und Dr. Ilse Zündorf.

10., vollständig überarbeitete Auflage.
XXVI, 1.014 Seiten. 629 s/w Abbildungen.
112 s/w Tabellen. Gebunden.
ISBN 978-3-8047-3144-8

E-Book, PDF.
ISBN 978-3-8047-3347-3

… über Arzneidrogen, Phytopharmazie, pflanzliche Arzneimittel, deren Wirkungen und Wirksamkeit.

- **Phytochemie:** Biosynthese von Sekundärstoffen, Analytik, Wirk- und Inhaltsstoffe
- **Phytopharmaka:** von der Pflanze zum Arzneimittel, Screening-Methoden, Herstellung und Prüfung
- **Phytopharmakologie:** Rationale und traditionelle Phytotherapie, TCM, klinische Studien, Wirkungen und Nebenwirkungen
- **Stoffgruppen:** Kohlenhydrate, Lipide, Isoprenoide, Terpene, Phenole, Alkaloide

Ein neues Autorenteam bietet Studierenden, Apothekern und Ärzten aktuelles Wissen aus erster Hand.

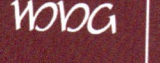

Wissenschaftliche Verlagsgesellschaft Stuttgart
Birkenwaldstraße 44 | 70191 Stuttgart
Telefon 0711 2582 -341 | Telefax 0711 2582 -390
www.wissenschaftliche-verlagsgesellschaft.de